化学药品对照品图谱集
——核磁共振

中国食品药品检定研究院　组织编写
主编　何　兰　卢忠林
主审　胡昌勤

中国医药科技出版社

图书在版编目（CIP）数据

化学药品对照品图谱集——核磁共振/何兰，卢忠林主编；中国食品药品检定研究院组织编写．—北京：中国医药科技出版社，2014.12

ISBN 978－7－5067－7091－0

Ⅰ.①化…　Ⅱ.①何…　②卢…　③中…　Ⅲ.①药品检定－光谱图　Ⅳ.①R927－64

中国版本图书馆CIP数据核字（2014）第249861号

策划编辑　甄　杰

责任编辑　甄　杰

美术编辑　陈君杞

版式设计　郭小平

出版　中国医药科技出版社

地址　北京市海淀区文慧园北路甲22号

邮编　100082

电话　发行：010－62227427　邮购：010－62236938

网址　www.cmstp.com

规格　A4

印张　75

字数　2216千字

版次　2014年12月第1版

印次　2014年12月第1次印刷

印刷　三河市万龙印装有限公司

经销　全国各地新华书店

书号　ISBN 978－7－5067－7091－0

定价　498.00元

ISBN 978-7-5067-7091-0

9 787506 770910 >

《化学药品对照品图谱集》

编 委 会

名誉主编 李云龙

主　　编 胡昌勤　马双成　杨化新　何　兰　宁保明　卢忠林　肖新月

副 主 编 （按姓氏笔画排序）

许鸣镝　孙翠荣　张　玫　张启明　林　兰　南　楠

编　　委 （按姓氏笔画排序）

马　超　马玲云　王秋花　王彩芳　牛剑钊　乔晋萍　华　瑞　刘　阳　刘　毅　刘朝霞　严　菁　李　婕　李　焱　李月琪　李敏峰　孙　明　孙雅轩　杨正红　吴建敏　余振喜　宋绪东　沈甸甸　张　红　张　娜　张才煜　张龙浩　陆立明　陈　辰　陈亚飞　郁　露　林菁菁　岳祥军　周　颖　赵　影　耿　颖　袁　松　柴云峰　唐远旺　姚　静　黄海伟　黄涛宏　曹　磊　庚丽菊　程奇蕾　熊　婧　魏宁漪　魏京京

Charles G. Thibault

《化学药品对照品图谱集——核磁共振》

编 委 会

主 审 胡昌勤

主 编 何 兰 卢忠林

副主编 程奇蕾 刘 阳 袁 松

王彩芳 宁保明

编 委（按姓氏笔画排序）

王秋花 刘 毅 孙雅轩

孙翠荣 张 影 张才煜

岳祥军 周 颖 唐 权

庚丽菊 魏宁漪

目　　录

序

药品质量和安全问题是关系人民健康和国计民生的重大问题。国家药品安全“十二五”规划明确提出：全面提高药品标准，进一步提高药品质量，完善药品监管体系，规范药品研制、生产、流通和使用，落实药品安全责任，加强技术支撑体系建设，提升药品安全保障能力，降低药品安全风险，确保人民群众用药安全。全面提高国家药品标准，实施国家药品标准提高行动计划。参照国际标准，优先提高基本药物及高风险药品的质量标准。药品生产必须严格执行国家标准，达不到国家标准的，一律不得生产、销售和使用。加强国家药品标准研究，重点加强安全性指标研究。

国家药品标准物质是执行国家药品标准的重要物质基础，同时，药品标准物质也是国家标准物质的重要组成部分。国家药品标准物质系指供国家法定药品标准中药品的物理、化学和生物学等测试用，具有确定的特性或量值，用于校准设备、评价测量方法、给供试药品赋值或鉴别用的物质，分为标准品、对照品、对照药材、对照提取物和参考品五大类。国家药品标准物质在新药研发、药品生产、市场监管、国际贸易、实验室质量体系运行中发挥了重要的不可替代的作用。

根据《药品管理法》和《药品注册管理办法》，中国食品药品检定研究院（简称中检院）负责制备、标定、供应国家药品标准物质。我国药品标准物质的研制始于20世纪50年代。1956年《中国药典》收载共3种化学对照品；1956~1977年，陆续建立的国家生物标准物质共60余种，化学对照品共19种，熔点对照品10种，供抗生素测定用的化学对照品6种；1977年后，历版《中国药典》应用标准物质特别是化学对照品的数量都在快速增长，至2000年版《中国药典》化学对照品已增至375种；近10年来，对化学对照品的需求更是飞速增长，中检院提供的各类化学对照品2005年为900种，2010年为1456种，目前已达1820种，且每年以约10%的速度增长，这也加大了工作压力和难度。如何保证化学对照品的准确溯源一直是中检院的首要工作任务。

近20年来，新的分析技术迅速发展，许多新方法和新技术已经逐步引入到国家药品标准物质的制备标定中，特别是各类现代化分析仪器的应用促使人们对国家药品标准物质的特征量值有了更深入的认知，促进了国家药品标准物质的研制。常用的光谱分析方法，如红外（IR）光谱法、拉曼（Raman）光谱法和紫外（UV）光谱法是表征有机化合物分子结构的重要手段；质谱（MS）和核磁共振谱（NMR）是化合物结构鉴定的有效方法；动态水分吸附法（dynamic vapor sorption，DVS）、差示扫描量热法（differential scanning calorimetry，DSC）和热重分析法（thermogravimetric analysis，TGA）可有效区分化合物的重要物理特性，如引湿性、晶型、纯度等，并可快速评价化合物的相容性、稳定性等化学特性。

中检院在长期的国家药品标准物质研制过程中积累了大量的数据。为进一步促进我国药品标准物质的研制与应用，分类整理了近600个常用化学对照品的各类谱学数据（包括红外、拉曼、紫外、质谱、核磁共振、动态水分吸附、差示扫描量热法、热重分析法等），每个品种同时给出中英文名、中英文化学名、分子式、分子量和CAS号等基本信息，并同时配合给出每一种化学对照品的性状、溶解性和对照品编号与批号等使用信息，并按照总谱《化学药品对照品图谱集——总谱》和分册出版，分册包括《化学药品对照品图谱集——红外、拉曼、紫外光谱》、《化学药品对照品图谱集——核磁共振》、《化学药品对照品图谱集——质谱》、《化学药品对照品图谱集——热分析》和《化学药品对照品图谱集——动态水分吸附》。

该系列图书图文并茂、层次清楚，是我国有关化学药品对照品的第一本图谱集，为广大长期从事化学药品质量控制和化学对照品制备标定的工作人员提供了一套非常实用的参考书和工具书，相信该书的出版，对提高和完善化学药品质量控制标准，进一步保障人民用药安全有效具有重要的技术保障作用。

第十届国家药典委员会执行委员
中国药品监督管理研究会执行副会长
中国食品药品检定研究院原院长、党委书记

李云龙

2014年6月

前　言

核磁共振（nucleus magnetic resonance，NMR）是磁矩不为零的原子核在外磁场作用下自旋能级发生塞曼分裂，共振吸收某一定频率的射频辐射的物理过程。其共振频率在射频波段，相应的跃迁是核自旋在核塞曼能级上的跃迁。在磁场中，这种带核磁性的分子或原子核吸收从低能态向高能态跃迁的两个能级差的能量会产生共振谱，可用于测定分子中某些原子的数目、类型和相对位置。

核磁共振波谱的创立归功于美国哈佛大学的学者 E. M. Purcell 和斯坦福大学的学者 F. Bloch，他们于 1946 年各自独立地发现了凝聚态物质中的核磁共振（NMR）信号。在 NMR 波谱的发展历史中诞生了 10 多位诺贝尔奖获得者，特别值得一提的是 1991 年的诺贝尔化学奖得主瑞士苏黎世联邦高等工业学院的 R. R. Ernst。他发明的傅里叶变换技术和二维技术使 NMR 成为现代化学分析不可缺少的重要手段。目前，NMR 波谱在化学、材料科学和生命科学等众多的学科中得到了广泛的应用。

NMR 波谱技术在结构分析中不仅可用于化合物结构鉴定、化合物空间构型的确定等定性分析，还可用于定量分析，因此，具有其他波谱技术无法替代的优势。

目前已有相关的核磁共振波谱方面的书籍出版，有教科书，也有介绍核磁共振波谱发展以及原理和解析的实例。本书汇集了中国食品药品检定研究院发放的近 600 个常用化学对照品的核磁共振氢谱（^{1}H NMR）和核磁共振碳谱（^{13}C NMR），核磁数据尽可能进行了详细的归属并附有相关的参考文献。每个品种还配合给出了中英文名、分子式、分子量和 CAS 号等基本信息，同时在备注项中给出了该品种的中文化学名、英文化学名、性状、溶解性和对照品编号与批号等信息，全书力求做到直观、详实。希望本图谱集既能为从事药物研发和药物分析的科研人员提供详实的化学药品的结构信息，又能成为高校和科研院所科研人员和研究生波谱分析的案例参考书，增强 NMR 波谱分析学习的应用性和实践性。

本书的编写得到了中国食品药品检定研究院有关领导的亲切关怀和大力支持，参加编写的人员有中国食品药品检定研究院、北京师范大学等单位的有关人员，在此一并感谢！感谢北京师范大学岳攀、高永光、李志芬、郝虎君、史幼荻、张可欣、丁爱祥、陈华龙、宋扬、宋玲、卢富华、张莉君等在图谱测试及解析、整理中给予的大力支持。需要指出的是由于编者水平有限，时间仓促，纰漏之处在所难免，恳请读者批评指正。

中国食品药品检定研究院
2014 年 5 月

编 写 说 明

样品介绍

本图谱集中的所有化学药品对照品，均源自中国食品药品检定研究院，相关样品信息仅供参考。

样品制备

样品溶于相应的0.5 ml氘代试剂中，样品浓度没有准确控制。

测试仪器

本图谱集中的所有化学药品对照品的核磁共振氢谱（^{1}H NMR）和核磁共振碳谱（^{13}C NMR）数据采用德国Brucker公司的Advance400核磁共振仪测得，均在北京师范大学化学学院完成。

数据处理

数据处理采用Mestrelab Research SL公司的核磁数据处理软件Mestnova 6.0。每一种化学药品对照品的核磁共振氢谱（^{1}H NMR）和核磁共振碳谱（^{13}C NMR）通过氘代试剂定标。

药品标准品结构中基本只对碳原子进行编号，编号的目的主要是为了将不同碳原子区分开来以便归属。活泼氢直接用OH、NH、NH_2、COOH等标明，有重复时采用附带基团标示。

核磁共振氢谱（^{1}H NMR）图谱的标识范围一般设定为0～10 ppm，当有活泼氢时，图谱范围进行适当地放宽。为了便于计算偶合常数，化学位移值在图谱中的标注采用小数点后面4位有效数字。氢谱中化学位移的列出由低场到高场，即化学位移值由大到小。图谱中有些区域的放大其原则是为了尽可能显示出所有峰的化学位移，方便进行偶合情况的判断和偶合常数的计算。对于明确的多重偶合峰，分别用q、t、td、dt、dd、d和s表示四重峰、三重峰、三重二重峰、二重三重峰、二重二重峰、二重峰和单峰，并通过计算列出相应的偶合常数。对于复杂的多重峰，宽峰分别用m、br表示；对于应该是多重峰，但显示为宽单峰的采用brs表示。对于多个氢在一起的多重峰一般采用化学位移范围表示，数字由大到小排列；对于单个氢的多重峰，只标注多重峰的中心位置为其化学位移值；连续芳环氢无法归属的采用Ar－H表示。

核磁共振碳谱（^{13}C NMR）图谱的标识范围一般设定为0～200 ppm，当有更低场的碳信号时，图谱范围进行适当地放宽。碳谱的化学位移值在图谱中的标注采用小数点后面两位有效数字。图谱中有些区域的放大其原则是为了尽可能显示出所有峰的化学位移，方便进行偶合常数的计算。碳谱中化学位移数据的列出则保留小数点后两位，化学位移的列出由低场到高场，即化学位移值由大到小。当结构中存在F、P等杂原子时，碳谱的裂分会采用q、t和d表示四重峰、三重峰和二重峰，并通过计算列出相应的偶合常数。

核磁共振氢谱和碳谱的结构解析及信号归属存在三种情况：①有参考文献佐证，包括了专业期刊、学位论文和数据库等。②有二维核磁图谱佐证。③应用Chemdraw和Mestrenova软件佐证。

对照品图谱

醋酸甲羟孕酮

英文名 Medroxyprogesterone Acetate

分子式 $C_{24}H_{34}O_4$

分子量 386.53

CAS 号 71 - 58 - 9

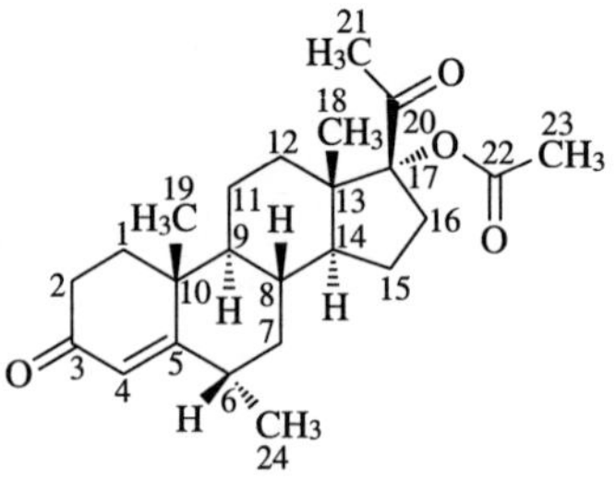

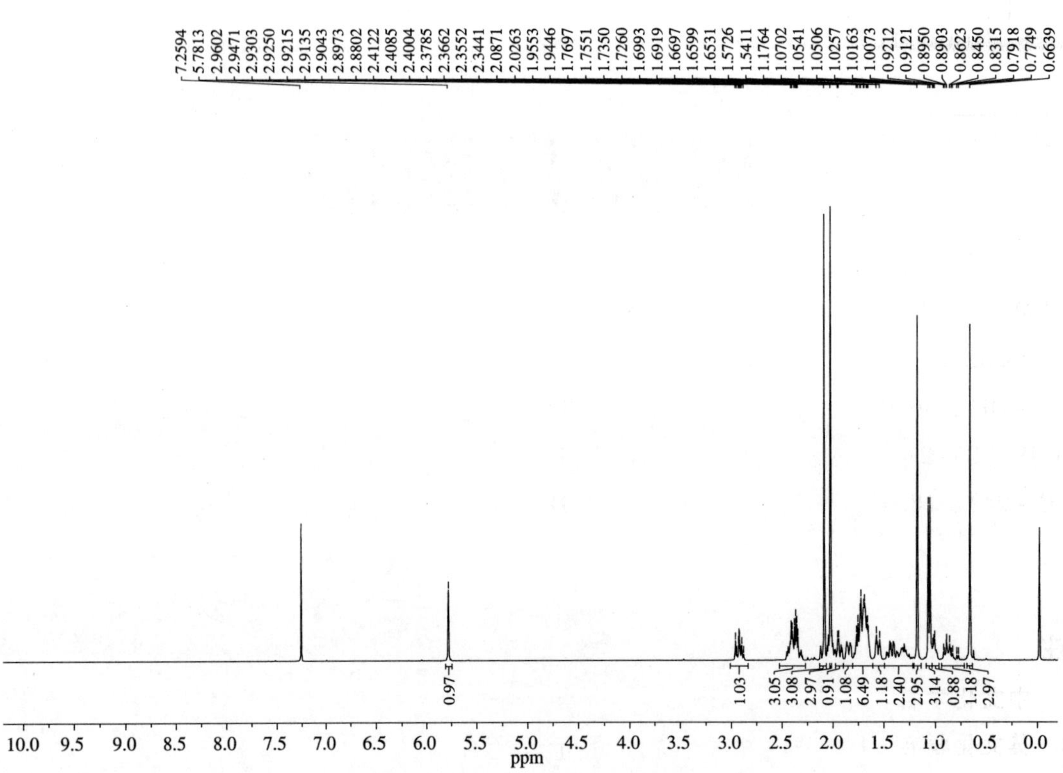

图 1 醋酸甲羟孕酮的 ^{1}H NMR 谱（溶剂：$CDCl_3$）

^{1}H NMR：δ 5.78（H - 4，s，1H），2.94（m，1H），2.53 ~ 2.27（m，3H），2.09（H - 21，s，3H），2.03（H - 23，s，3H），1.94（m，1H），1.86（m，1H），1.81 ~ 1.61（m，7H），1.56（m，1H），1.50 ~ 1.22（m，2H），1.18（H - 19，s，3H），1.06（H - 24，d，*J* = 6.5 Hz，3H），1.01（m，1H），0.85（m，1H），0.66（H - 18，s，3H）

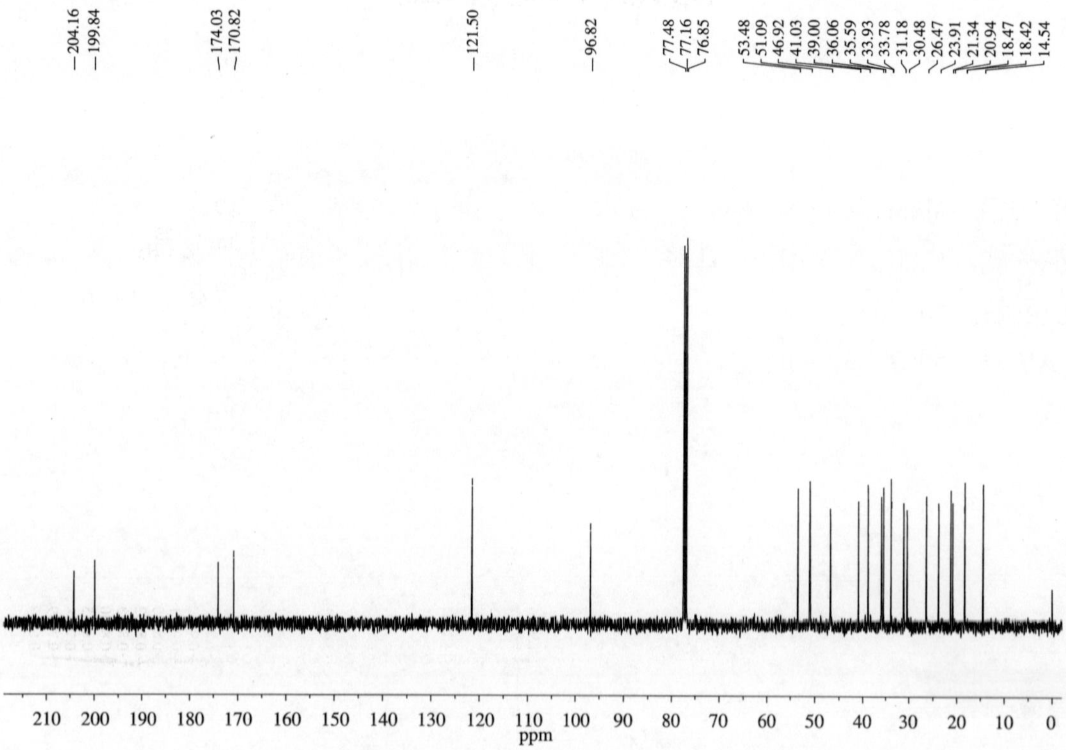

图2　醋酸甲羟孕酮的^{13}C NMR谱（溶剂：$CDCl_3$）

^{13}C NMR：δ 204.16（C－20），199.84（C－3），174.03（C－5），170.82（C－22），121.50（C－4），96.82（C－17），53.48（C－7），51.09（C－14），46.92（C－13），41.03（C－7），39.00（C－10），36.06（C－1），35.59（C－8），33.93（C－2），33.78（C－6），31.18（C－12），30.48（C－21），26.47（C－16），23.91（C－15），21.34（C－23），20.94（C－11），18.47（C－24），18.42（C－19），14.54（C－18）

备注

1. **中文化学名**　6α－甲基－17α－羟基孕甾－4－烯－3,20－二酮－17－醋酸酯
2. **英文化学名**　17α－acetoxy－6α－methylprogesterone
3. **性状**　本品为白色或类白色的结晶性粉末；无臭。
4. **溶解性**　本品在三氯甲烷中极易溶解，在丙酮中溶解，在乙酸乙酯中略溶，在无水乙醇中微溶，在水中不溶。
5. **对照品编号与批号**　100001－200504

安　乃　近

英文名　Metamizole Sodium

分子式　$C_{13}H_{16}N_3NaO_4S \cdot H_2O$

分子量　351.36

CAS 号　5907－38－0

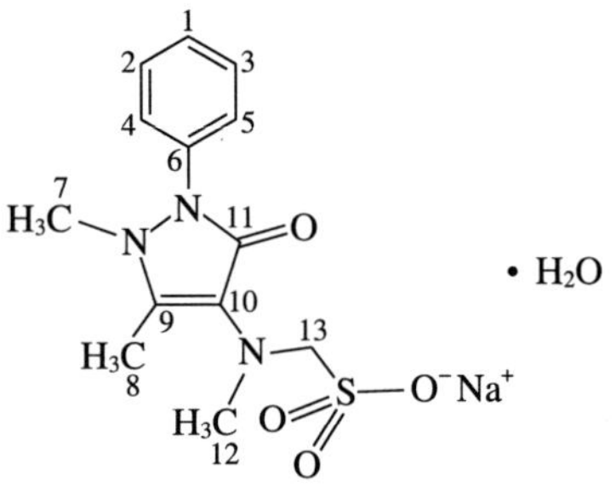

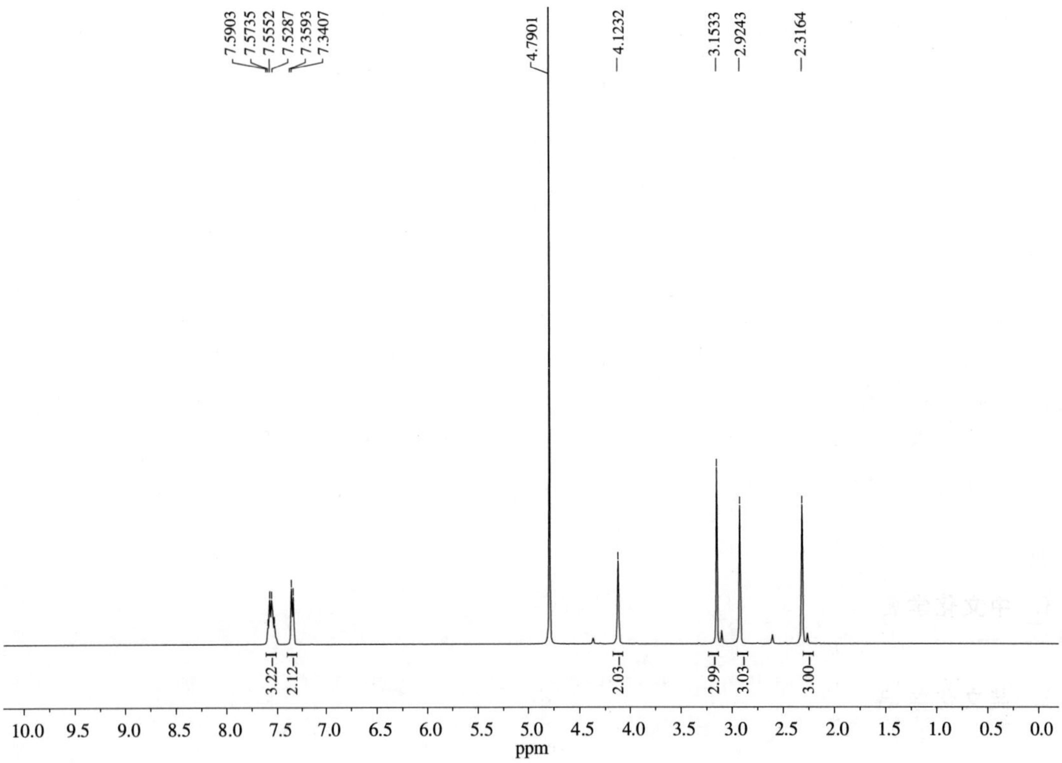

图 1　安乃近的^{1}H NMR 谱（溶剂：D_2O）

^{1}H NMR：δ 7.61～7.49（H－1，4，5，m，3H），7.40～7.27（H－2，3，m，2H），4.12（H－13，s，2H），3.15（H－7，s，3H），2.92（H－12，s，3H），2.32（H－8，s，3H）

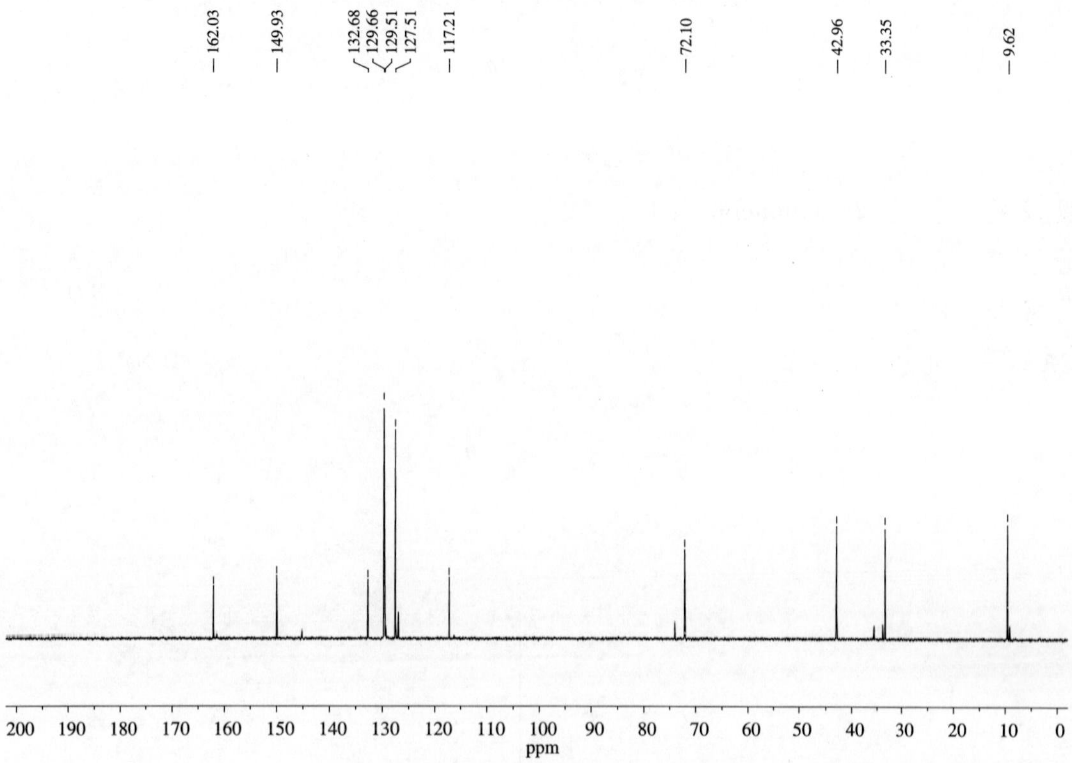

图 2　安乃近的^{13}C NMR 谱（溶剂：D_2O）

^{13}C NMR：δ 162.03（C－11），149.93（C－6），132.68（C－9），129.66（C－2，3），129.51（C－4，5），127.51（C－1），117.21（C－10），72.10（C－13），42.96（C－12），33.35（C－7），9.62（C－8）

备注

1. **中文化学名**　[(1,5－二甲基－2－苯基－3－氧代－2,3－二氢－1*H*－吡唑－4－基)甲氨基]甲烷磺酸钠盐一水合物
2. **英文化学名**　[(2,3－dihydro－1,5－dimethyl－3－oxo－2－phenyl－1*H*－pyrazol－4－yl)methylamino]methanesulfonic acid sodium salt monohydrate
3. **性状**　本品为白色至略带微黄色的结晶或结晶性粉末；无臭，味微苦；水溶液放置后渐变黄色。
4. **溶解性**　本品在水中易溶，在乙醇中略溶，在乙醚中几乎不溶。
5. **对照品编号与批号**　100002－200605

(+)2 - 氨基丁醇(乙胺丁醇杂质 A)

英文名　(+) 2 - Aminobutanol

分子式　$C_4H_{11}NO$

分子量　89. 14

CAS 号　5856 - 62 - 2

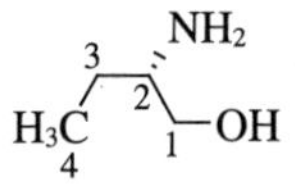

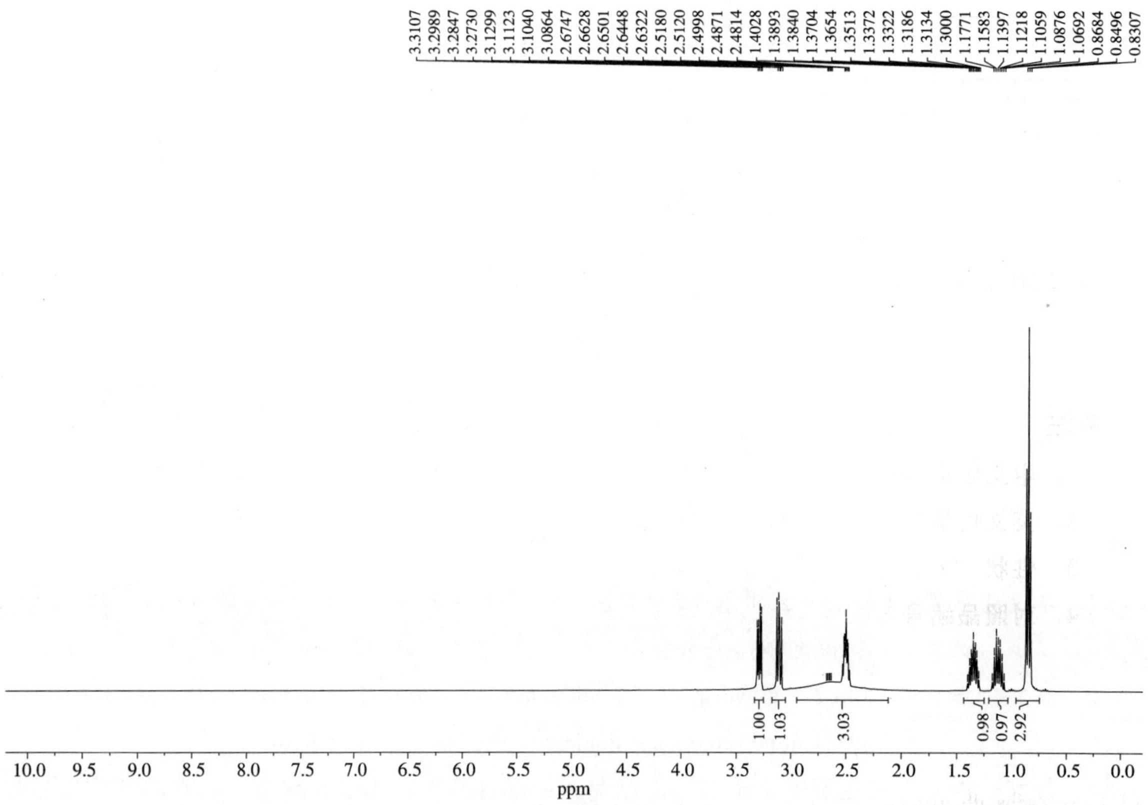

图 1　(+)2 - 氨基丁醇的 ^{1}H NMR 谱（溶剂：CD_3SOCD_3）

^{1}H NMR：δ 3.29 (H - 1a, dd, J = 10.4, 4.7 Hz, 1H), 3.11 (H - 1b, dd, J = 10.4, 7.0 Hz, 1H), 3.01 ~ 2.17 (NH_2, H - 2, m, 3H), 1.35 (H - 3a, m, 1H), 1.14 (H - 3b, m, 1H), 0.85 (H - 4, t, J = 7.5 Hz, 3H)

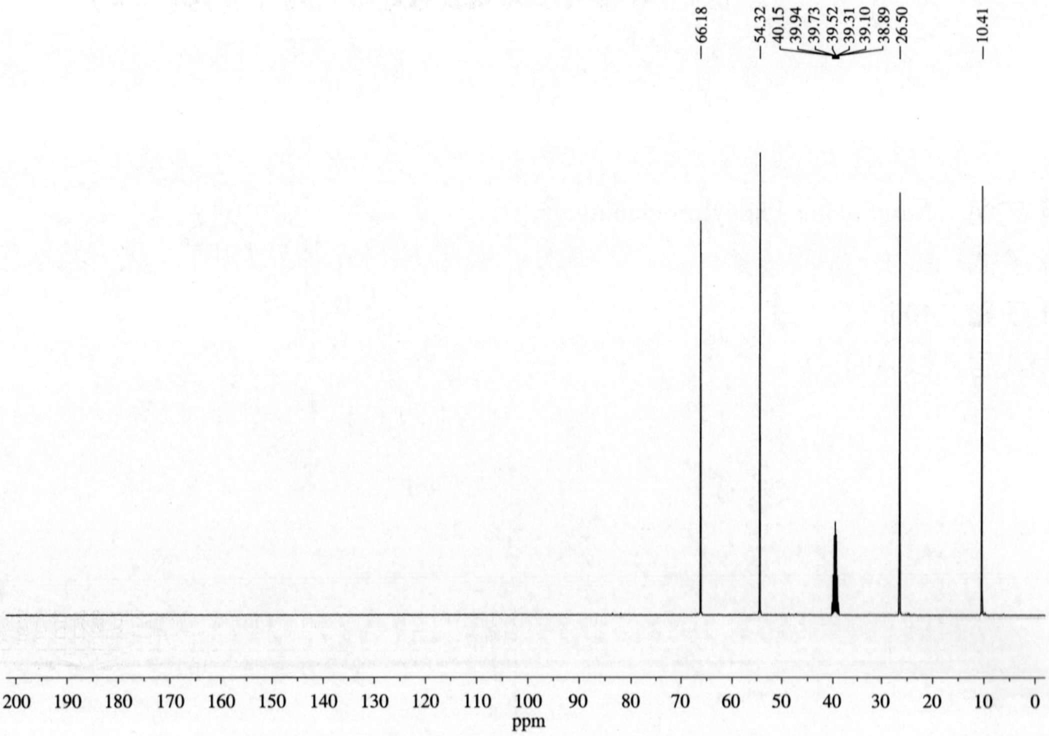

图 2　(+)2-氨基丁醇的 ^{13}C NMR 谱（溶剂：CD_3SOCD_3）

^{13}C NMR：δ 66.18（C-1），54.32（C-2），26.50（C-3），10.41（C-4）

备注

1. **中文化学名**　2-氨基-1-丁醇
2. **英文化学名**　2-amino-1-butanol
3. **性状**　本品为无色澄明液体。
4. **对照品编号与批号**　100003-200703

参 考 文 献

[1] http://sdbs.db.aist.go.jp/sdbs/cgi-bin/cre_index.cgi? lang=eng(SDBS)(^1H NMR, ^{13}C NMR).

苯丙酸诺龙

英文名 Nandrolone Phenylpropionate

分子式 $C_{27}H_{34}O_3$

分子量 406.57

CAS 号 62-90-8

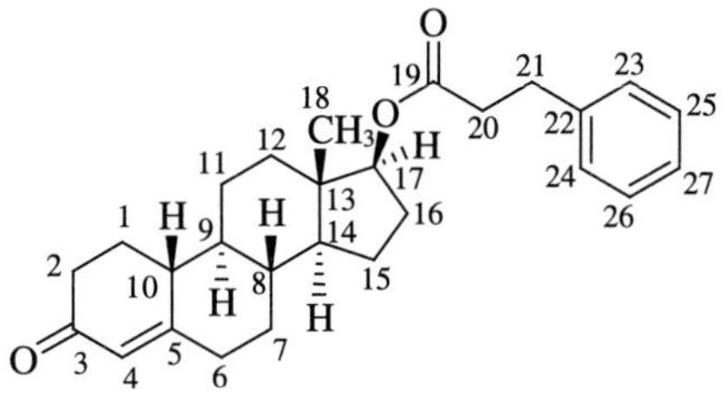

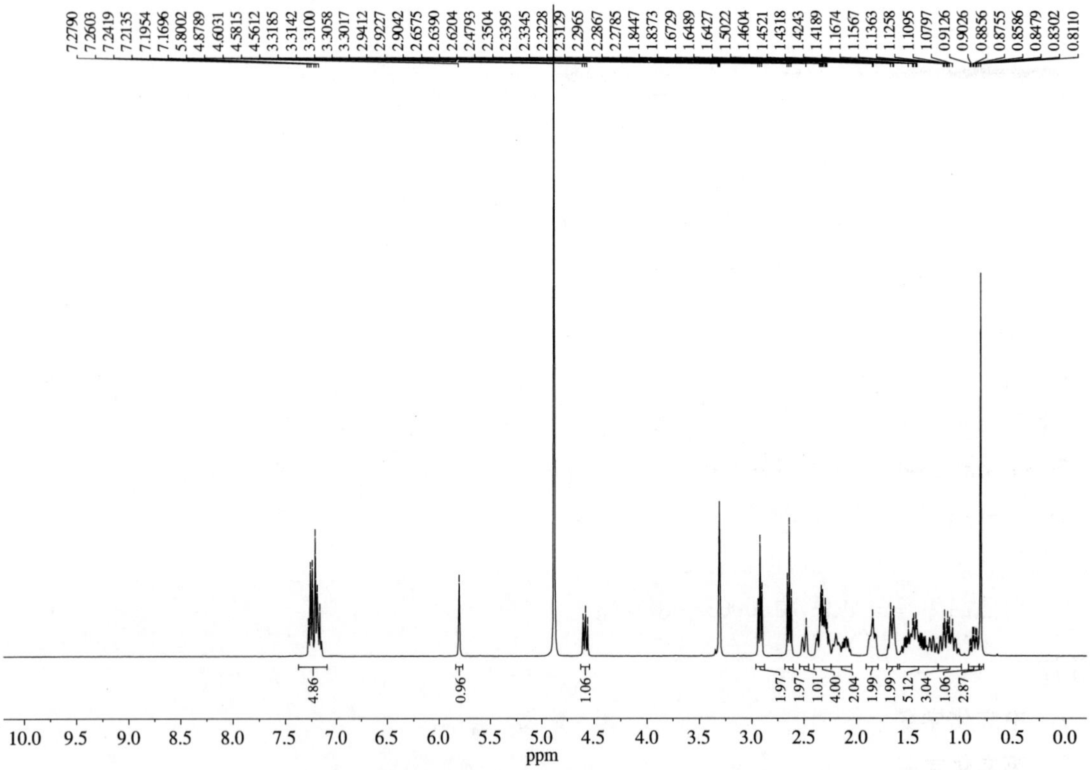

图 1 苯丙酸诺龙的^{1}H NMR 谱（溶剂：CD_3OD）

^{1}H NMR：δ 7.47～7.00（Ar-H，m，5H），5.80（H-4，s，1H），4.59（H-17，m，1H），2.92（H-21，t，J = 7.4 Hz，2H），2.64（H-20，t，J = 7.4 Hz，2H），2.50（m，1H），2.39～2.24（m，4H），2.23～2.05（m，2H），1.91～1.79（m，2H），1.71～1.60（m，2H），1.59～1.22（m，5H），1.20～1.00（m，3H），0.88（m，1H），0.81（H-18，s，3H）

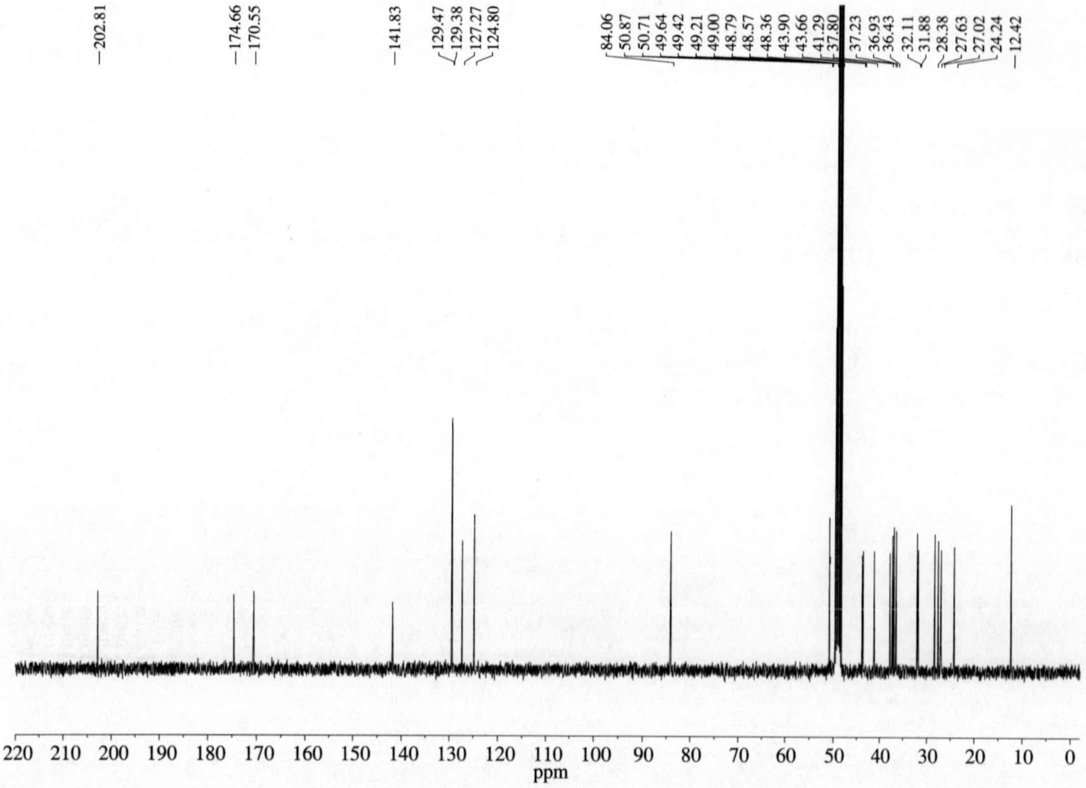

图2　苯丙酸诺龙的^{13}C NMR 谱（溶剂：CD_3OD）

^{13}C NMR：δ 202.81（C－3），174.66（C－19），170.55（C－5），141.83（C－22），129.47（C－23，24），129.38（C－25，26），127.27（C－27），124.80（C－4），84.06（C－17），50.87（C－14），50.71（C－13），43.90（C－9），43.66（C－10），41.29（C－8），37.80（C－12），37.23（C－2），36.93（C－6），36.43（C－20），32.11（C－7），31.88（C－21），28.38（C－16），27.63（C－1），27.02（C－11），24.24（C－15），12.42（C－18）

备注

1. **中文化学名**　17*β*－羟基雌甾－4－烯－3－酮－3－苯丙酸酯
2. **英文化学名**　17*β*－hydroxyestr－4－en－3－one hydrocinnamate
3. **性状**　本品为白色或类白色结晶性粉末；有特殊臭味。
4. **溶解性**　本品在甲醇或乙醇中溶解，在植物油中略溶，在水中几乎不溶。
5. **对照品编号与批号**　100004－200603

苯丁酸氮芥

英文名 Chlorambucil

分子式 $C_{14}H_{19}Cl_2NO_2$

分子量 304.21

CAS 号 305-03-3

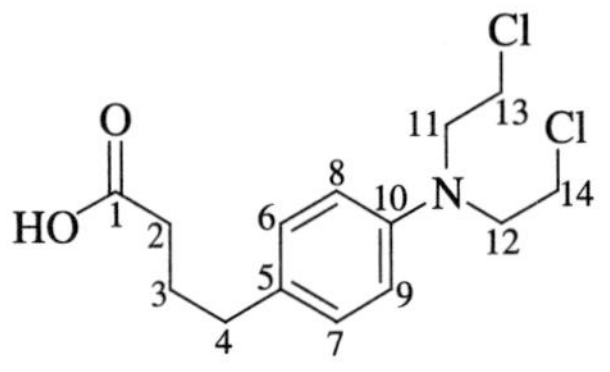

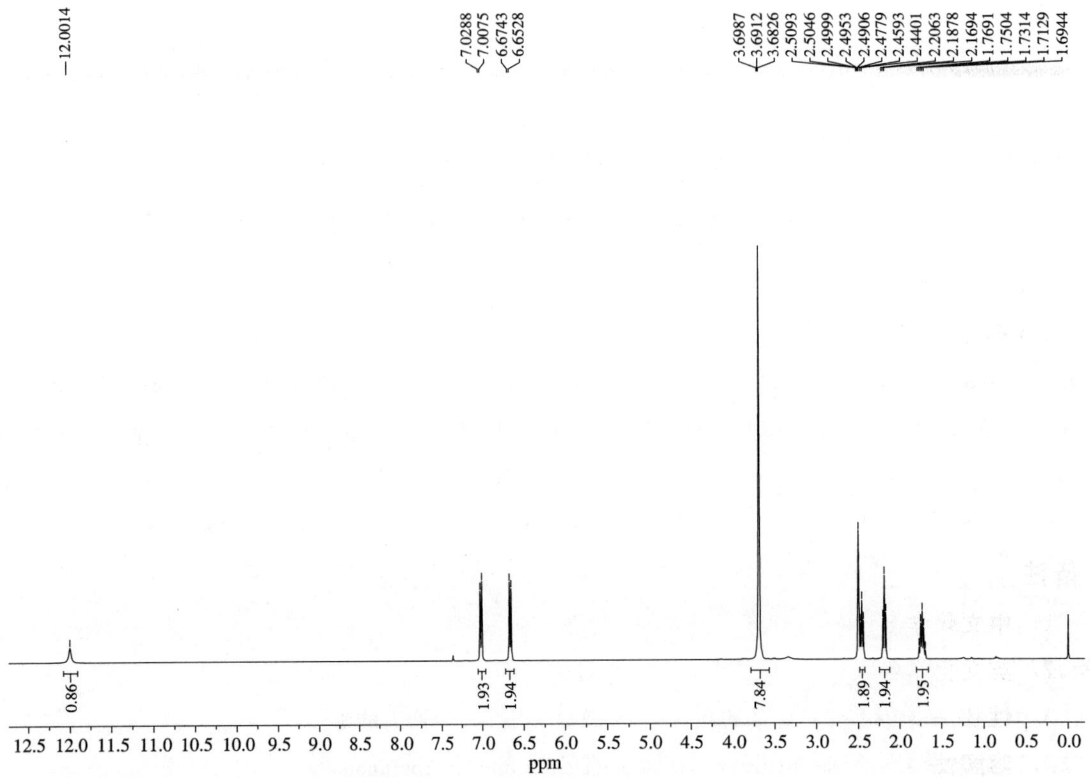

图 1 苯丁酸氮芥的^{1}H NMR 谱（溶剂：CD_3SOCD_3）

^{1}H NMR：δ 12.00（COOH，s，1H），7.02（H-6，7，d，J=8.5 Hz，2H），6.66（H-8，9，d，J=8.6 Hz，2H），3.69（H-11，12，13，14，t，J=3.0 Hz，8H），2.46（H-4，t，J=7.6 Hz，2H），2.19（H-2，t，J=7.4 Hz，2H），1.73（H-3，p，J=7.5 Hz，2H）

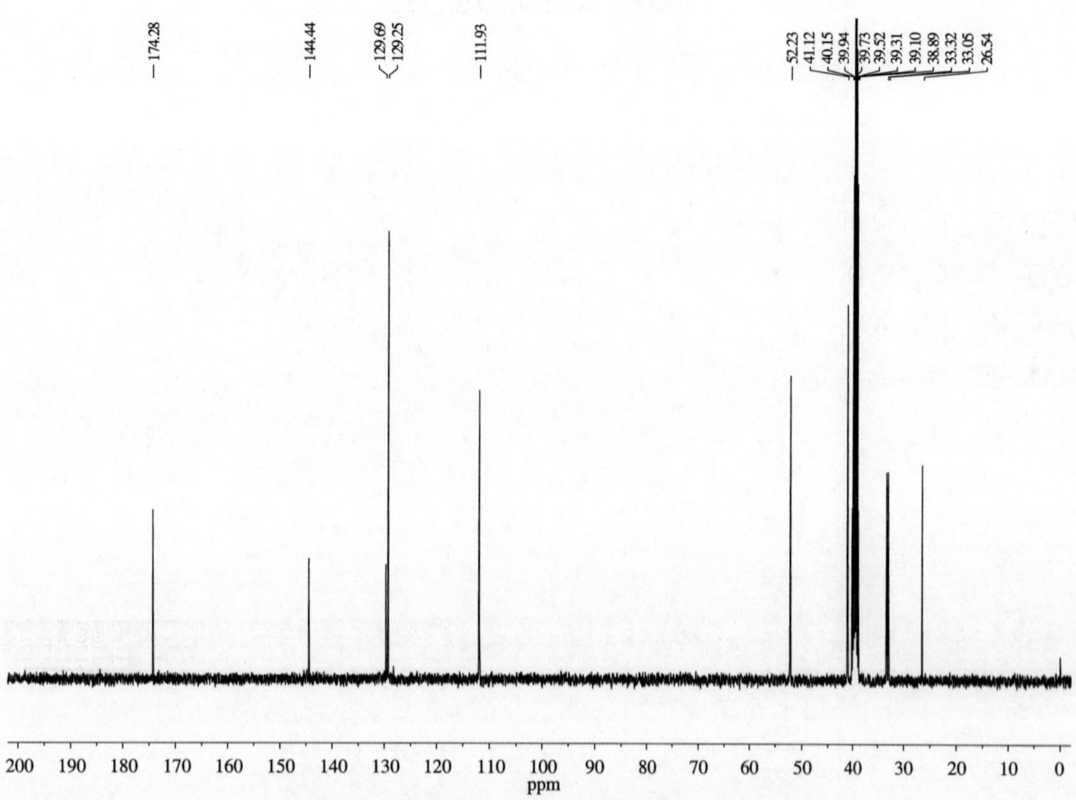

图 2　苯丁酸氮芥的 ^{13}C NMR 谱（溶剂：CD_3SOCD_3）

^{13}C NMR：δ 174.28（C-1），144.44（C-10），129.69（C-5），129.25（C-6，7），111.93（C-8，9），52.23（C-11，12），41.12（C-13，14），33.32（C-4），33.05（C-2），26.54（C-3）

备注

1. **中文化学名**　4-[双(2-氯乙基)氨基]苯丁酸
2. **英文化学名**　4-[bis(2-chloroethyl)amino]benzenebutanoic acid
3. **性状**　本品为类白色结晶性粉末；微臭；遇光或放置日久色渐变深。
4. **溶解性**　本品在丙酮中极易溶解，在乙醇或三氯甲烷中易溶，在水中不溶。
5. **对照品编号与批号**　100005-199402

苯甲酸雌二醇

英文名 Estradiol Benzoate

分子式 $C_{25}H_{28}O_3$

分子量 376.49

CAS 号 50－50－0

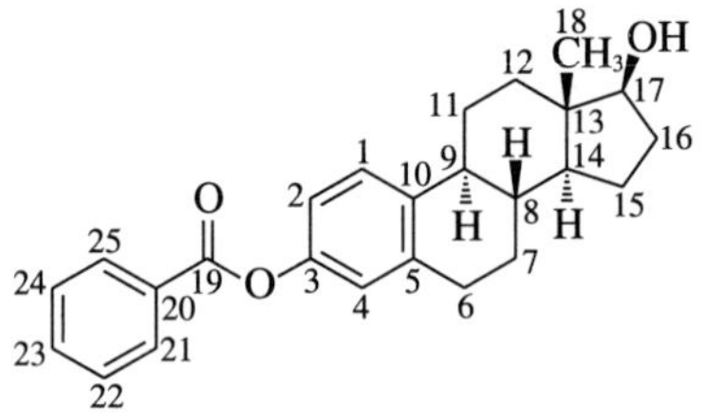

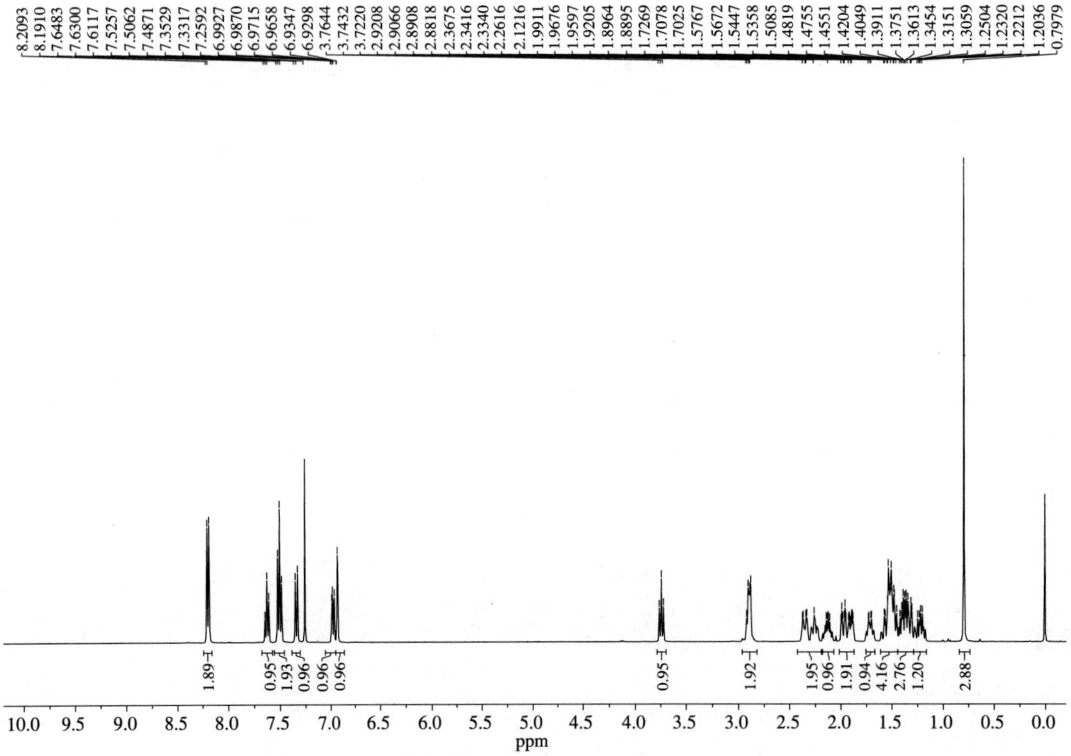

图 1 苯甲酸雌二醇的¹H NMR 谱（溶剂：$CDCl_3$）

^{1}H NMR：δ 8.20（H－21，25，d，J＝7.3 Hz，2H），7.63（H－23，t，J＝7.3 Hz，1H），7.51（H－22，24，t，J＝7.7 Hz，2H），7.34（H－1，d，J＝8.5 Hz，1H），6.98（H－2，dd，J＝8.5，2.3 Hz，1H），6.93（H－4，d，J＝2.0 Hz，1H），3.74（H－17，t，J＝8.5 Hz，1H），2.86～2.72（H－6，m，2H），2.30～2.20（m，2H），2.12（m，1H）2.03～1.73（m，2H），1.60（m，1H），1.51～1.45（m，4H），1.45～1.29（m，3H），1.22（m，1H），0.80（H－18，s，3H）

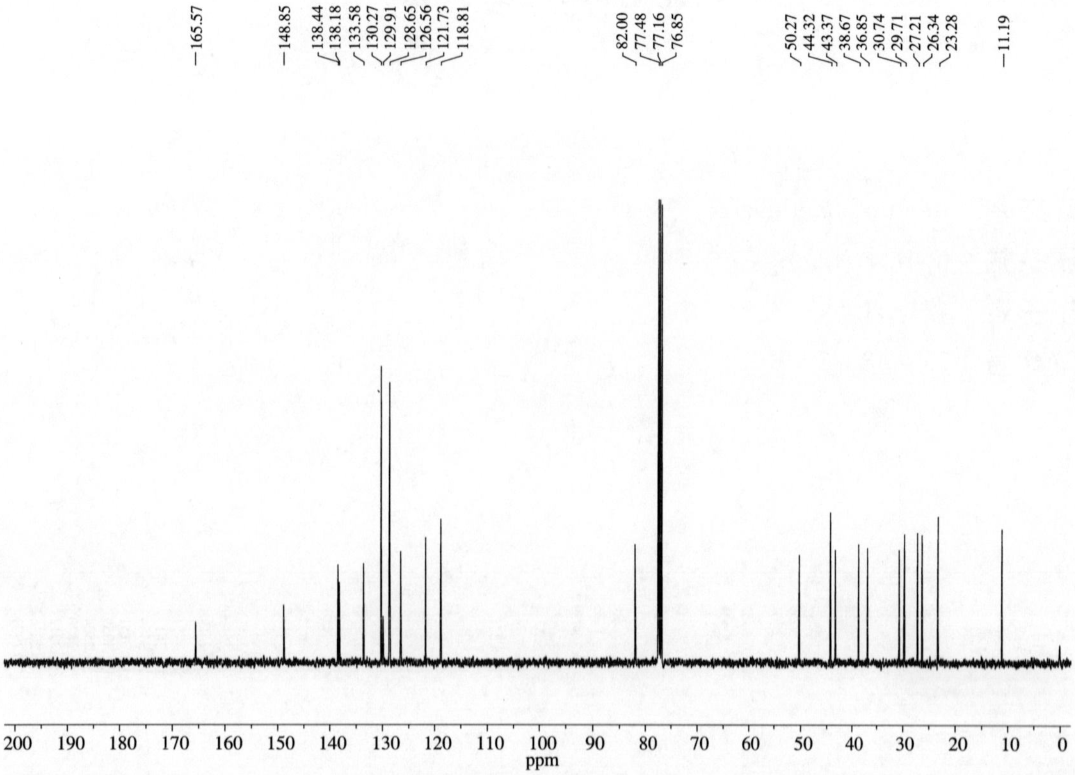

图 2　苯甲酸雌二醇的 ^{13}C NMR 谱（溶剂：$CDCl_3$）

^{13}C NMR δ：165.57（C－19），148.85（C－3），138.44（C－5），138.18（C－10），133.58（C－23），130.27（C－21，25），129.91（C－20），128.65（C－24，22），126.56（C－1），121.73（C－4），118.81（C－2），82.00（C－17），50.27（C－14），44.32（C－9），43.37（C－13），38.67（C－8），36.85（C－12），30.74（C－16），29.71（C－6），27.21（C－7），26.34（C－11），23.28（C－15），11.19（C－18）

备注

1. 中文化学名　3－羟基雌甾－1,3,5(10)－三烯－17β－醇－3－苯甲酸酯

2. 英文化学名　3－(benzoyloxy)estra－1,3,5(10)－triene－17β－ol

3. 性状　本品为白色结晶性粉末；无臭。

4. 溶解性　本品在丙酮中略溶，在乙醇或植物油中略溶，在水中不溶。

5. 对照品编号与批号　100006－201105

参考文献

[1] http://sdbs.db.aist.go.jp/sdbs/cgi－bin/cre_index.cgi? lang＝eng(SDBS)(^{1}H NMR,^{13}C NMR).

苄氟噻嗪

英文名 Bendroflumethiazide

分子式 $C_{15}H_{14}F_3N_3O_4S_2$

分子量 421.41

CAS 号 73-48-3

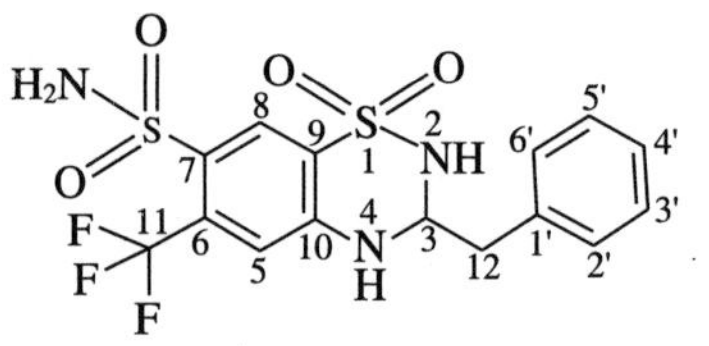

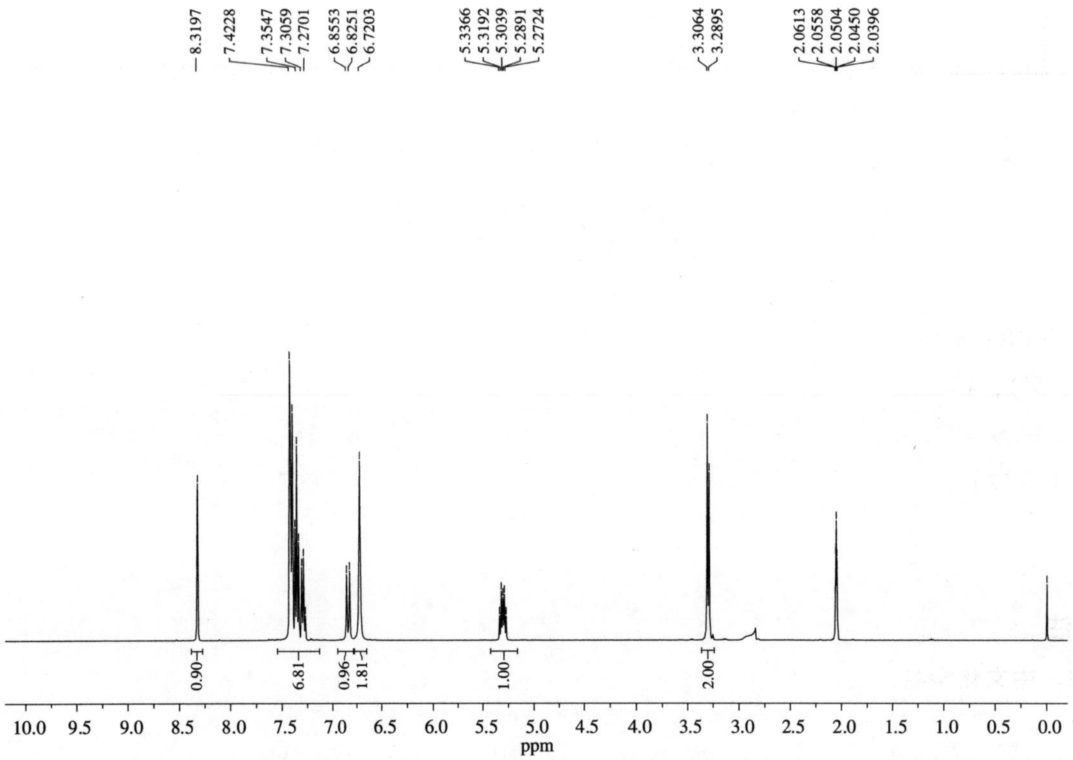

图 1 苄氟噻嗪的^{1}H NMR 谱（溶剂：CD_3COCD_3）

^{1}H NMR：δ 8.32（H-8，s，1H），7.54 ~ 7.18（H-5，2′，3′，4′，5′，6′，S—NH，m，7H），6.84（C—NH，d，J = 12.1 Hz，1H），6.72（NH_2，s，2H），5.31（H-3，dt，J = 12.6，6.8 Hz，1H），3.30（H-12，d，J = 6.8 Hz，2H）

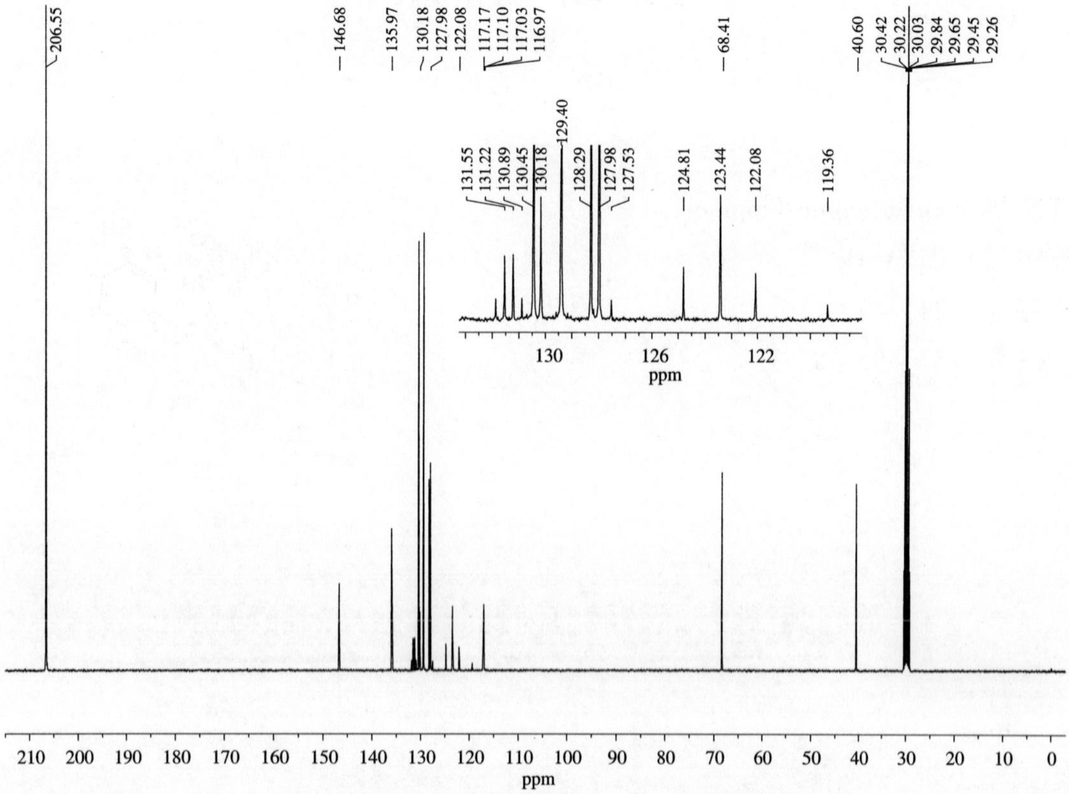

图 2　苄氟噻嗪的^{13}C NMR 谱（溶剂：CD_3COCD_3）

^{13}C NMR：δ 146.68（C－10），135.97（C－1′），131.38（C－6，q，J＝33.1 Hz），130.45（C－3′，5′），130.18（C－7），129.40（C－2′，6′），128.29（C－4′），127.98（C－8），123.44（C－11，q，J＝275.05 Hz），123.44（C－9），117.07（C－5，q，J＝6.7 Hz），68.41（C－3），40.60（C－12）

备注

1. 中文化学名　3－苄基－6－三氟甲基－7－磺酰氨基－3,4－二氢－2*H*－1,2,4－苯并噻二嗪－1,1－二氧化物

2. 英文化学名　3,4－dihydro－3－(phenylmethyl)－6－(trifluoromethyl)－2*H*－1,2,4－benzothiadiazine－7－sulfonamide－1,1－dioxide

3. 性状　本品为白色或几乎白色的结晶性粉末；无臭，无味。

4. 溶解性　本品在丙酮中易溶，在乙醇中溶解，在乙醚中微溶，在水或三氯甲烷中不溶；在碱性溶液中溶解。

5. 对照品编号与批号　100007－200703

丙 酸 睾 酮

英文名 Testosterone Propionate

分子式 $C_{22}H_{32}O_3$

分子量 344.49

CAS 号 57-85-2

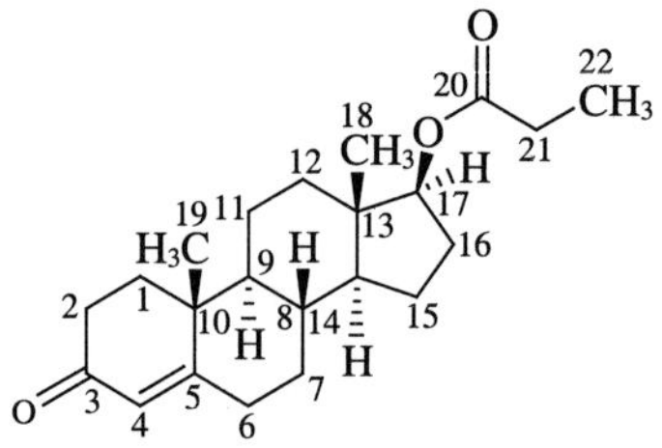

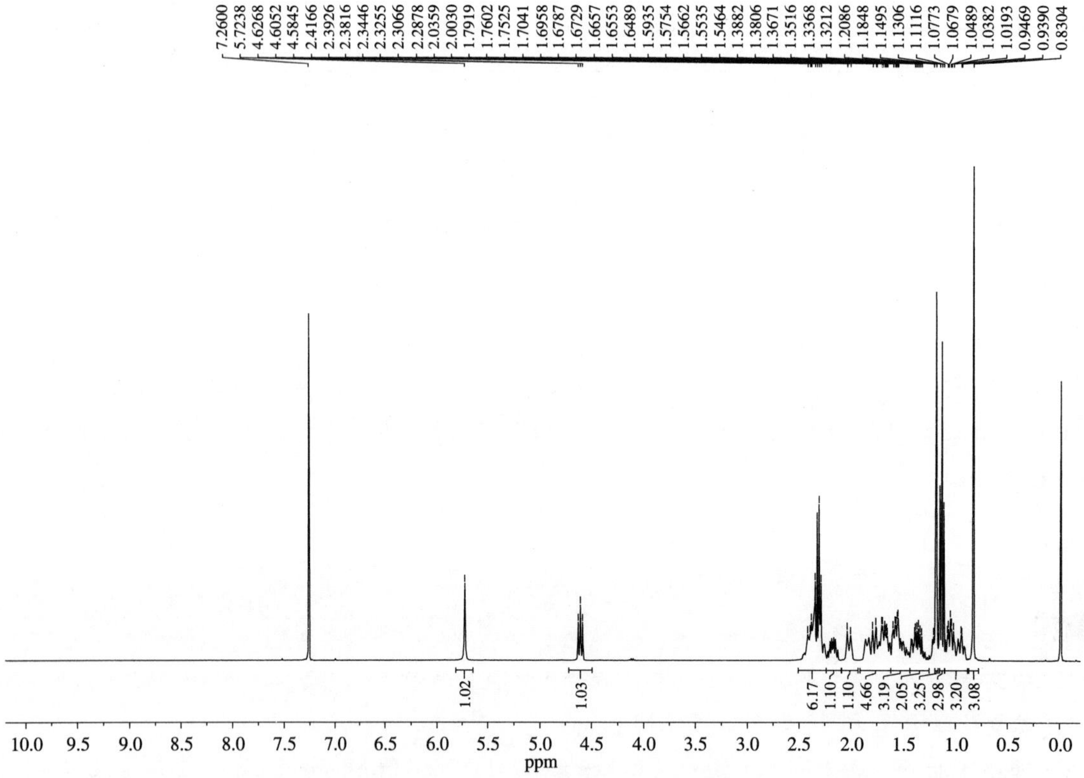

图 1 丙酸睾酮的^{1}H NMR 谱（溶剂：$CDCl_3$）

^{1}H NMR：δ 5.72 (H-4, s, 1H), 4.61 (H-17, t, J=8.5 Hz, 1H), 2.51~2.25 (m, 6H), 2.17 (m, 1H), 2.01 (m, 1H), 1.91~1.62 (m, 5H), 1.62~1.44 (m, 3H), 1.44~1.20 (m, 2H), 1.18 (H-18, s, 3H), 1.13 (H-22, t, J=7.6 Hz, 3H), 1.10~0.88 (m, 3H), 0.83 (H-19, s, 3H)

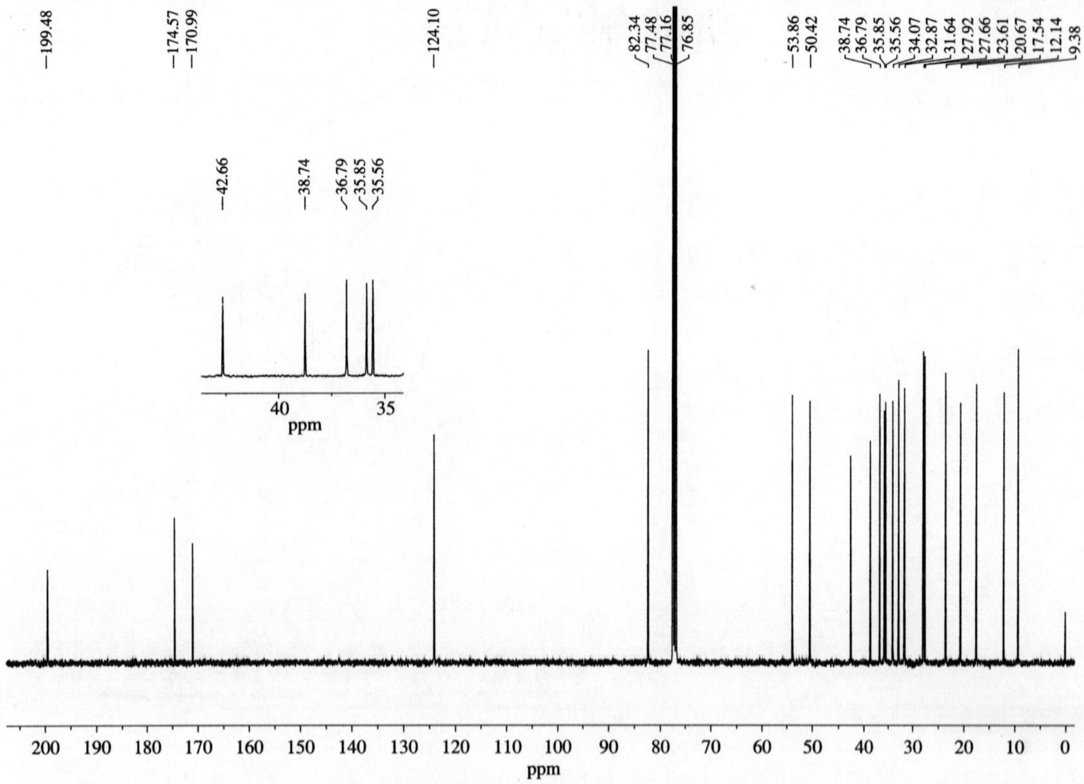

图 2　丙酸睾酮的 ^{13}C NMR 谱（溶剂：$CDCl_3$）

^{13}C NMR：δ 199.48（C－3），174.57（C－20），170.99（C－5），124.10（C－4），82.34（C－17），53.86（C－9），50.42（C－14），42.66（C－13），38.74（C－10），36.79（C－12），35.85（C－1），35.56（C－8），34.07（C－2），32.87（C－6），31.64（C－7），27.92（C－16），27.66（C－21），23.61（C－15），20.67（C－11），17.54（C－19），12.14（C－18），9.38（C－22）

备注

1. **中文化学名**　17β－羟基雄甾－4－烯－3－酮丙酸酯
2. **英文化学名**　（17β）－17－hydroxyandrost－4－en－3－one propionate
3. **性状**　本品为白色结晶或类白色结晶性粉末；无臭。
4. **溶解性**　本品在三氯甲烷中极易溶解，在甲醇、乙醇或乙醚中易溶，在乙酸乙酯中溶解，在植物油中略溶，在水中不溶。
5. **对照品编号与批号**　100008－200505

参 考 文 献

[1] http://sdbs.db.aist.go.jp/sdbs/cgi-bin/cre_index.cgi? lang=eng(SDBS)(^{13}C NMR).

[2] Bartmanska A, Dmochowska-Gladysz J, Huszcza E. Steroids' transformation in penicillium notatumculture. Steroids, 2005, 70: 193(^{1}H NMR).

醋酸氟氢可的松

英文名 Fludrocortisone Acetate

分子式 $C_{23}H_{31}FO_6$

分子量 422.49

CAS 号 514-36-3

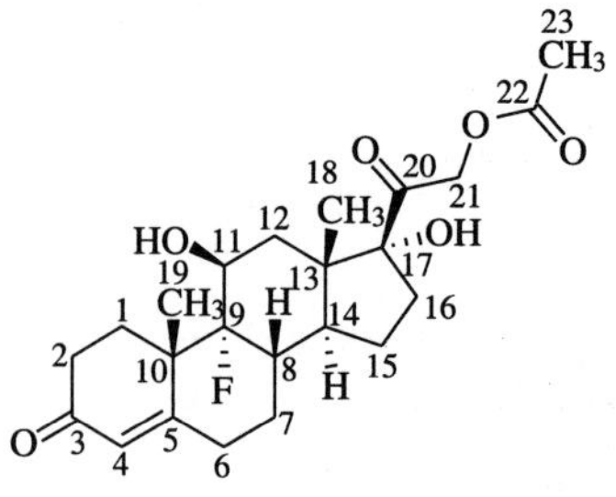

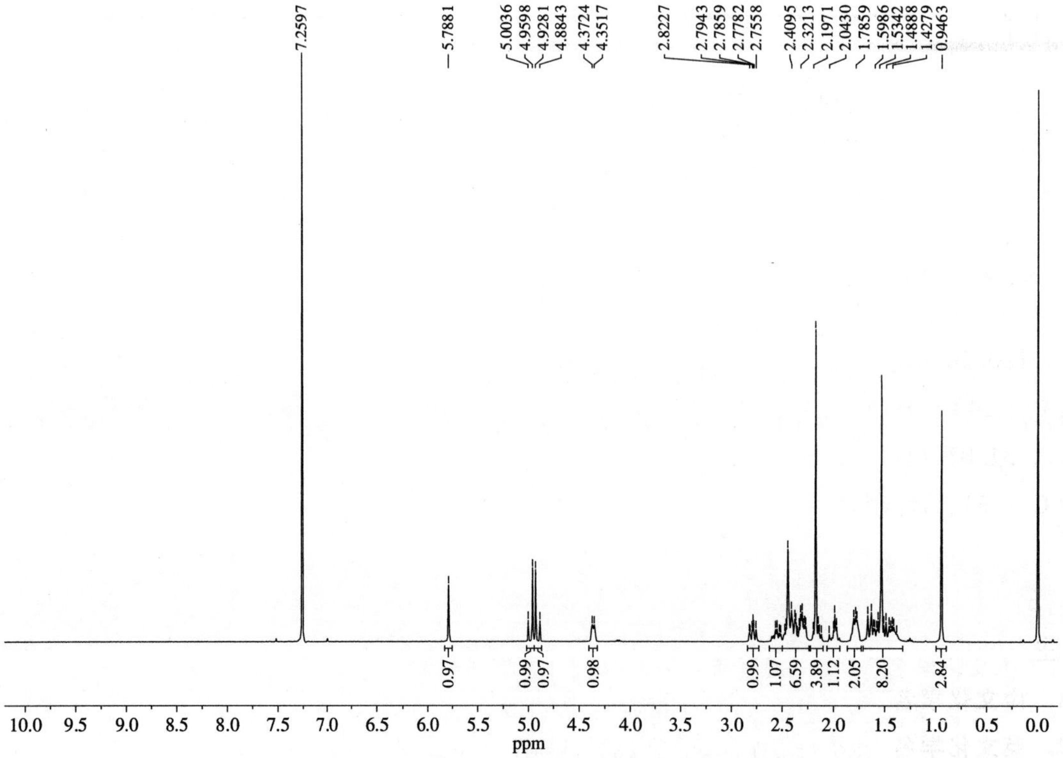

图 1 醋酸氟氢可的松的^{1}H NMR 谱（溶剂：$CDCl_3$）

^{1}H NMR：δ 5.79（H-4，s，1H），4.98（H-21a，d，J=17.5 Hz，1H），4.91（H-21b，d，J=17.5 Hz，1H），4.36（H-11，m，1H），2.78（m，1H），2.57（m，1H），2.50～2.24（m，7H），2.16（m，1H），2.15（H-23，s，3H），2.00（m，1H），1.87～1.73（m，2H），1.71～1.33（m，5H），1.53（H-19，s，3H），0.95（H-18，s，3H）

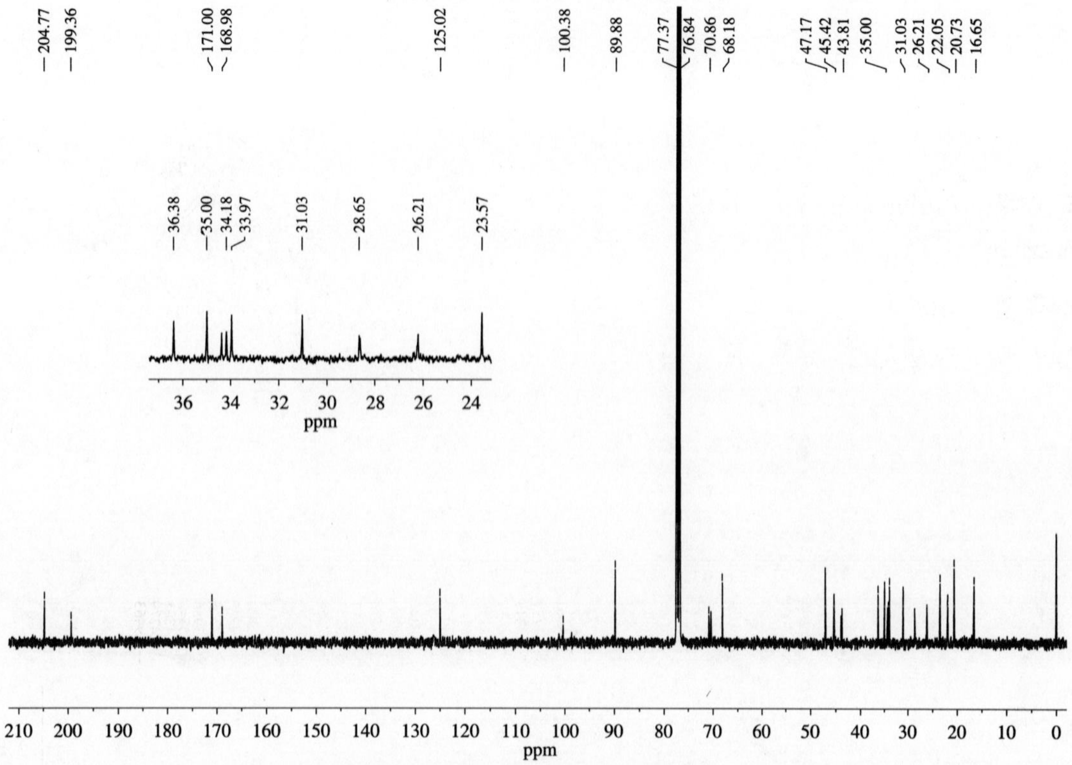

图 2　醋酸氟氢可的松的^{13}C NMR 谱（溶剂：$CDCl_3$）

^{13}C NMR：δ 204.77（C－20），199.36（C－3），171.00（C－22），168.98（C－5），125.02（C－4），100.38（C－9），89.88（C－17），70.86（C－11），68.18（C－21），47.17（C－13），45.42（C－14），43.81（C－10），36.38（C－12），35.00（C－2），34.18（C－8），33.97（C－16），31.03（C－6），28.65（C－1），26.21（C－7），23.57（C－15），22.05（C－19），20.73（C－23），16.65（C－18）

备注

1. 中文化学名　11*β*,17*α*,21－三羟基－9*β*－氟孕甾－4－烯－3,20－二酮－21－醋酸酯

2. 英文化学名　[2－[(9*S*)－9－fluoro－11,17－dihydroxy－10,13－dimethyl－3－oxo－1,2,6,7,8,11,12,14,15,16－decahydrocyclopenta[*a*]phenanthren－17－yl]－2－oxo－ethyl]acetate

3. 性状　本品为白色至微黄色的结晶性粉末；无臭，无味；有引湿性。

4. 溶解性　本品在乙醇或三氯甲烷中略溶，在乙醚中微溶，在水中不溶。

5. 对照品编号与批号　100009－200704

醋酸氯地孕酮

英文名 Chlormadinone Acetate

分子式 $C_{23}H_{29}ClO_4$

分子量 404.93

CAS 号 302-22-7

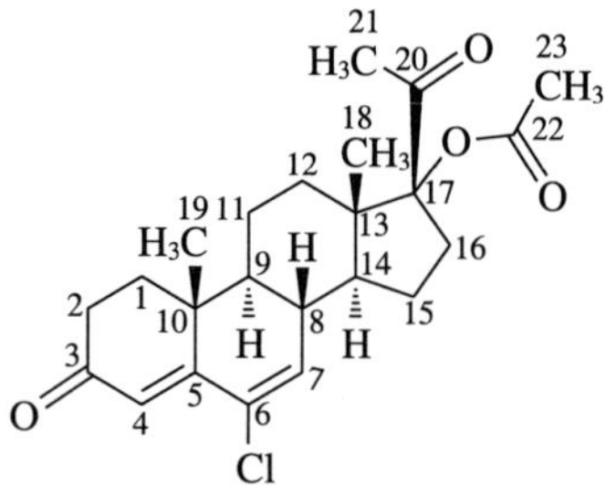

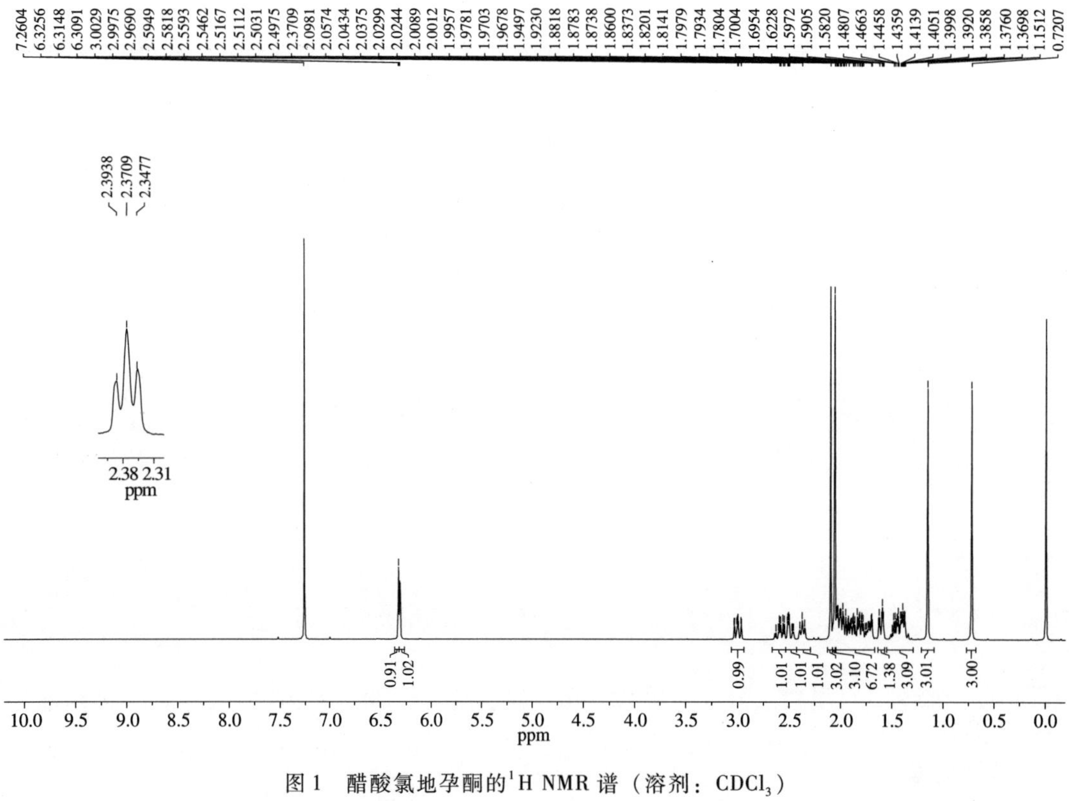

图 1 醋酸氯地孕酮的 ^{1}H NMR 谱（溶剂：$CDCl_3$）

^{1}H NMR：δ 6.33 (H-4, s, 1H), 6.31 (H-7, d, J = 2.3 Hz, 1H), 3.11 (m, 1H), 2.60 (m, 1H), 2.48 (m, 1H), 2.37 (t, J = 9.5 Hz, 1H), 2.10 (H-23, s, 3H), 2.06 (H-21, s, 3H), 2.05~1.67 (m, 7H), 1.60 (m, 1H), 1.55~1.29 (m, 3H), 1.15 (H-19, s, 3H), 0.72 (H-18, s, 3H)

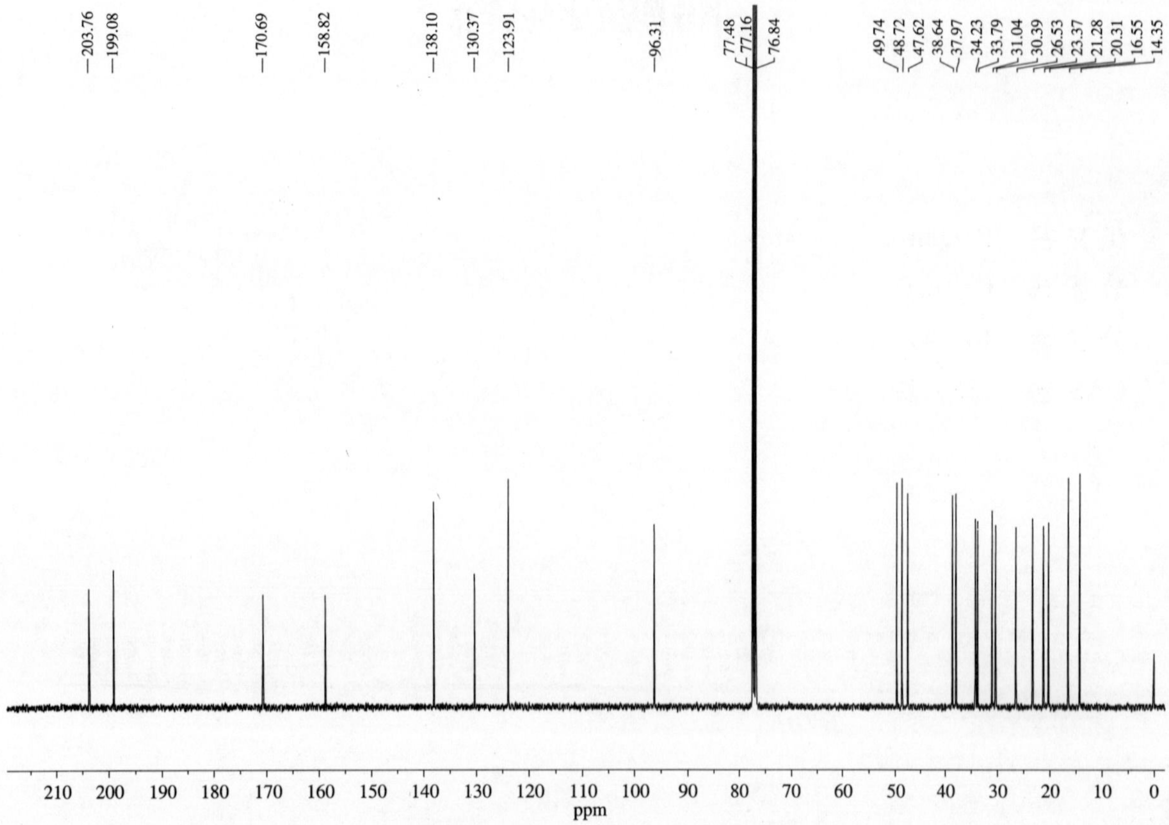

图 2　醋酸氯地孕酮的 ^{13}C NMR 谱（溶剂：$CDCl_3$）

^{13}C NMR：δ 203.76（C－20），199.08（C－3），170.69（C－22），158.82（C－5），138.10（C－7），130.37（C－6），123.91（C－4），96.31（C－17），49.74（C－9），48.72（C－14），47.62（C－13），38.64（C－8），37.97（C－10），34.23（C－1），33.79（C－2），31.04（C－12），30.39（C－16），26.53（C－21），23.37（C－15），21.28（C－23），20.31（C－11），16.55（C－19），14.35（C－18）

备注

1. 中文化学名　17α－羟基－6－氯孕甾－4,6－二烯－3,20－二酮酸酯

2. 英文化学名　6－chloro－3,20－dioxopregna－4,6－dien－17－yl acetate

3. 性状　本品为白色至微黄色结晶性粉末；无臭，无味。

4. 溶解性　本品在三氯甲烷中易溶，在甲醇中略溶，在乙醇中微溶，在水中不溶。

5. 对照品编号与批号　100011－201103

参 考 文 献

[1] Bratoeff E, Zambrano A, Heuze I, et al. Synthesis and biological activity of progesterone derivatives as 5α－reductase inhibitions, and their effect on hamster prostate weight. Enzym Inhib Med Ch 2010, 25, 306(^{1}H NMR, ^{13}C NMR).

[2] http://sdbs.db.aist.go.jp/sdbs/cgi－bin/cre_index.cgi? lang＝eng(SDBS)(^{13}C NMR).

醋酸泼尼松

英文名 Prednisone Acetate

分子式 $C_{23}H_{28}O_6$

分子量 400.47

CAS 号 125-10-0

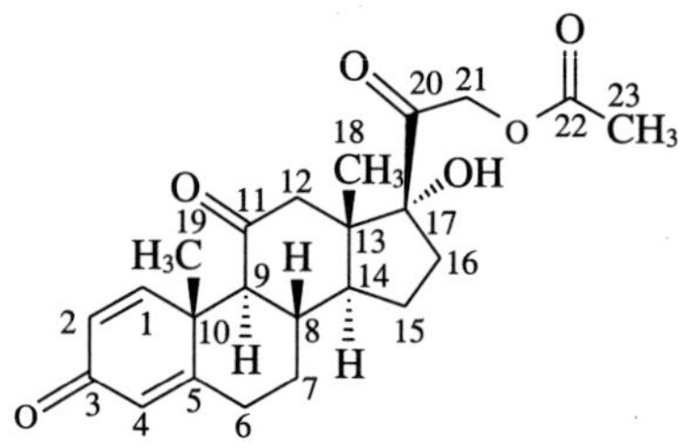

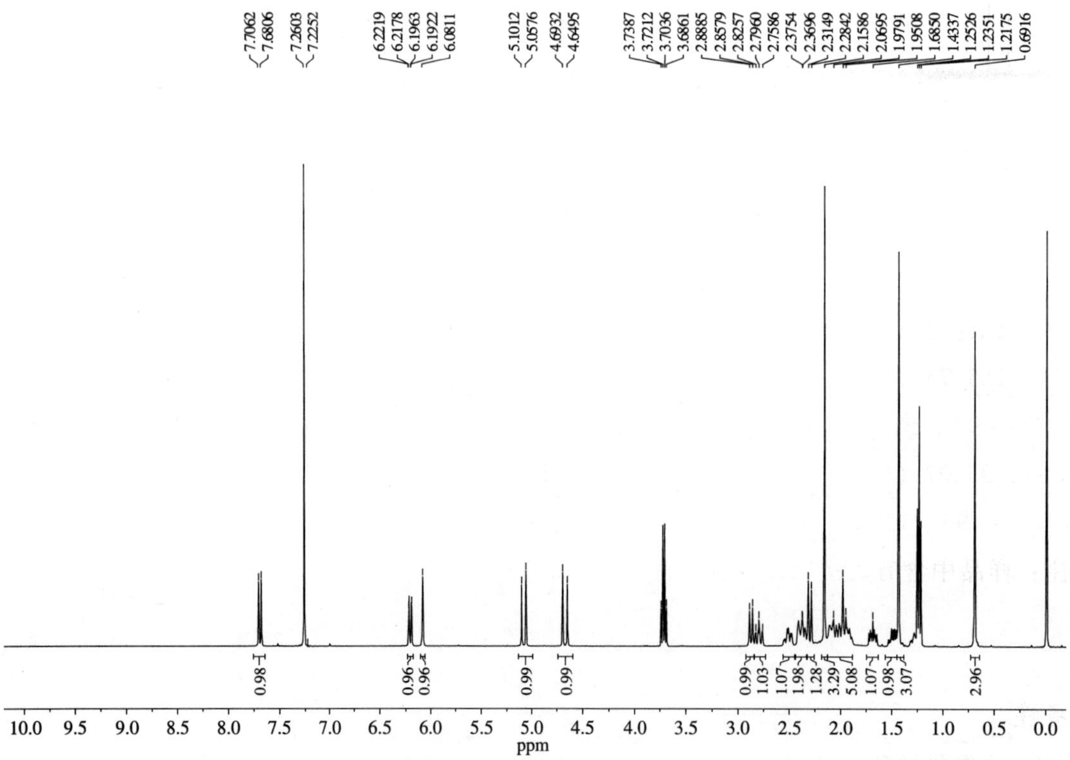

图 1 醋酸泼尼松的 ^{1}H NMR 谱（溶剂：$CDCl_3$）

^{1}H NMR：δ 7.69 (H-1, d, *J* = 10.2 Hz, 1H), 6.21 (H-2, dd, *J* = 10.2, 1.7 Hz, 1H), 6.08 (H-4, s, 1H), 5.08 (H-21a, d, *J* = 17.5 Hz, 1H), 4.67 (H-21b, d, *J* = 17.5 Hz, 1H), 2.87 (H-12a, d, *J* = 12.3 Hz, 1H), 2.77 (m, 1H), 2.50 (m, 1H), 2.41~2.33 (m, 2H), 2.30 (H-12b, d, *J* = 12.3 Hz, 1H), 2.16 (H-23, s, 3H), 2.14~1.87 (m, 5H), 1.69 (m, 1H), 1.50 (m, 1H) 1.43 (H-19, s, 3H), 0.69 (H-18, s, 3H)

注：样品中含有乙醇杂质，δ 3.71 (CH_2, q, *J* = 7.0 Hz), 1.24 (CH_3, t, *J* = 7.0 Hz)

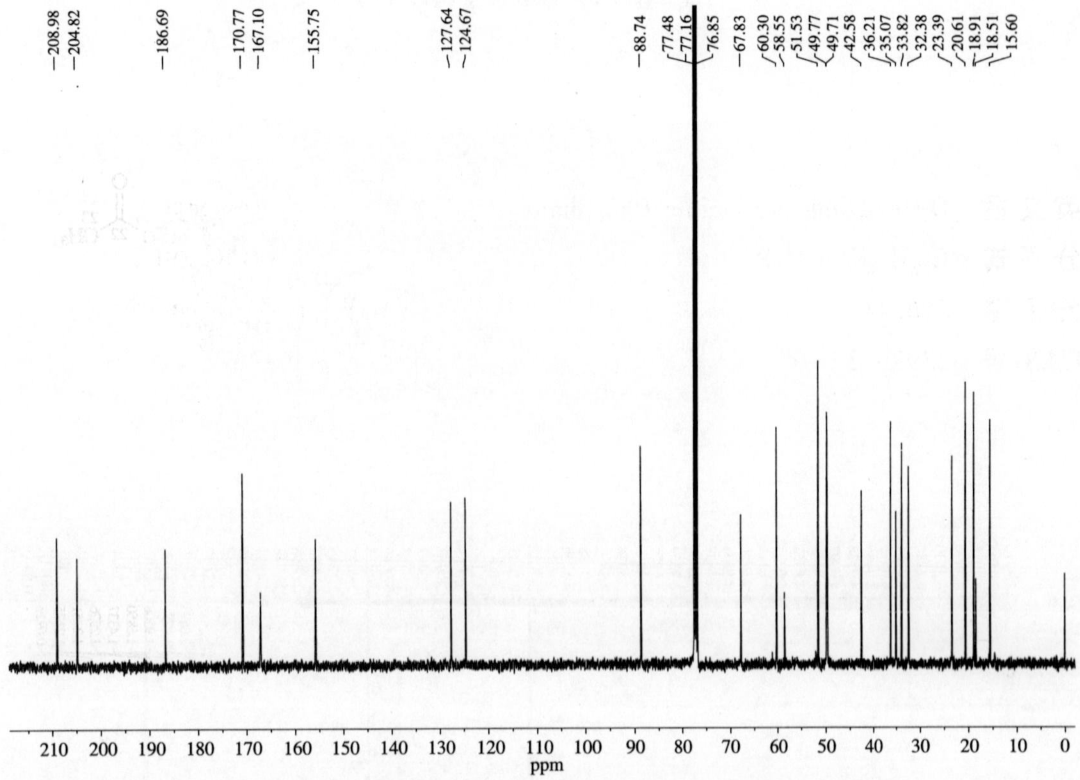

图 2 醋酸泼尼松的^{13}C NMR 谱（溶剂：$CDCl_3$）

^{13}C NMR：δ 208.98（C－11），204.82（C－20），186.69（C－3），170.77（C－22），167.10（C－5），155.75（C－1），127.64（C－2），124.67（C－4），88.74（C－17），67.83（C－21），60.30（C－9），51.53（C－12），49.77（C－14），49.71（C－13），42.58（C－10），36.21（C－16），35.07（C－8），33.82（C－6），32.38（C－7），23.39（C－15），20.61（C－23），18.91（C－19），15.60（C－18）

注：样品中含有乙醇杂质 δ 58.55（CH_2），18.51（CH_3）

备注

1. **中文化学名** 17α,21－二羟基孕甾－1,4－二烯－3,11,20－三酮－21－醋酸酯
2. **英文化学名** 17α,21－dihydroxypregna－1,4－diene－3,11,20－trione 21－acetate
3. **性状** 本品为白色或类白色的结晶性粉末；无臭，味苦。
4. **溶解性** 本品在三氯甲烷中易溶，在丙酮中略溶，在乙醇或乙酸乙酯中微溶，在水中不溶。
5. **对照品编号与批号** 100012－200706

地塞米松磷酸钠

英文名 Dexamethasone Sodium Phosphate

分子式 $C_{22}H_{28}FNa_2O_8P$

分子量 516.41

CAS 号 2392-39-4

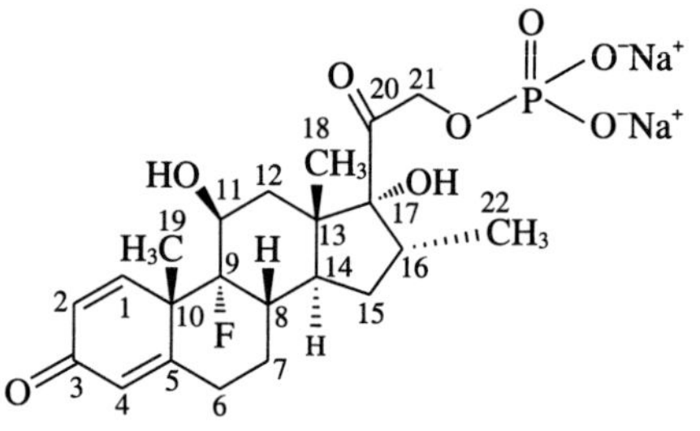

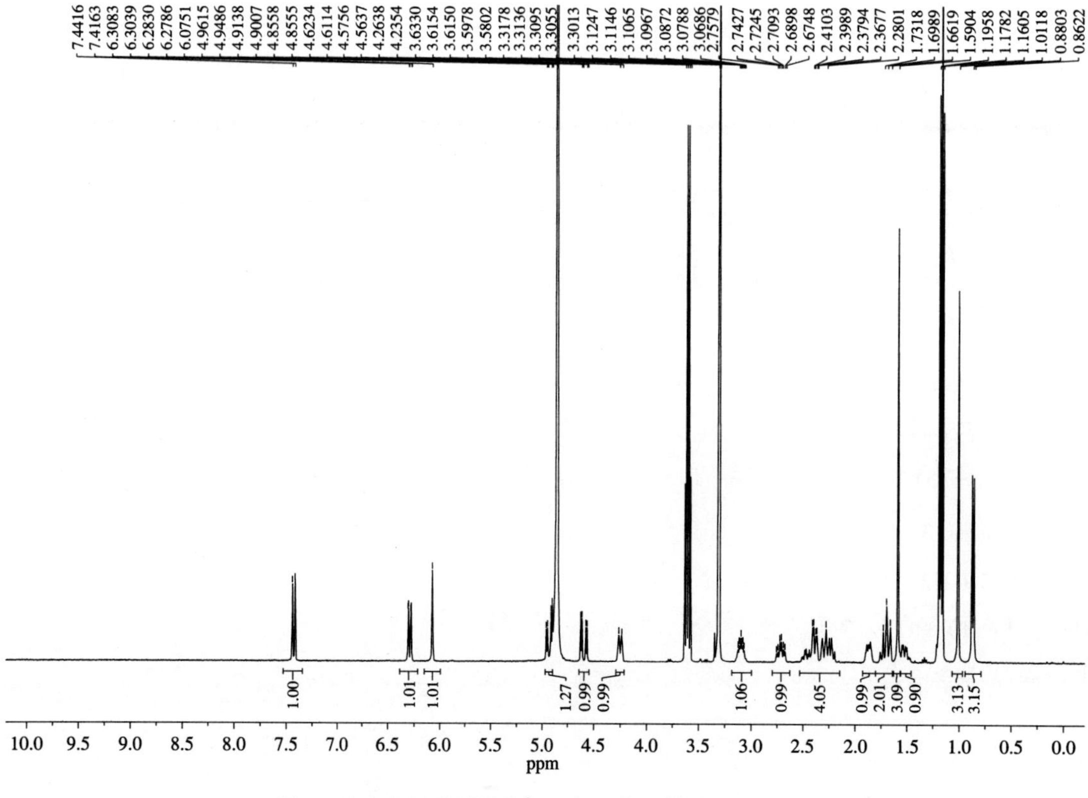

图 1 地塞米松磷酸钠的^{1}H NMR 谱（溶剂：CD_3OD）

^{1}H NMR：δ 7.43（H-1，d，J=10.1 Hz，1H），6.29（H-2，dd，J=10.1，1.7 Hz，1H），6.08（H-4，s，1H），4.93（H-21a，dd，J=19.1，5.2 Hz，1H），4.59（H-21b，dd，J=19.1，4.8 Hz，1H），4.25（H-11，d，J=11.4 Hz，1H），3.10（m，1H），2.71（dt，J=13.6，5.4 Hz，1H），2.53～2.15（m，4H），1.86（m，1H），1.80～1.64（m，2H），1.59（H-19，s，3H），1.51（m，1H），1.01（H-18，s，3H），0.87（H-22，d，J=7.2 Hz，3H）

注：样品中含有乙醇杂质，δ 3.61（CH_2，q，J=7.0 Hz），1.18（CH_3，t，J=7.1 Hz）

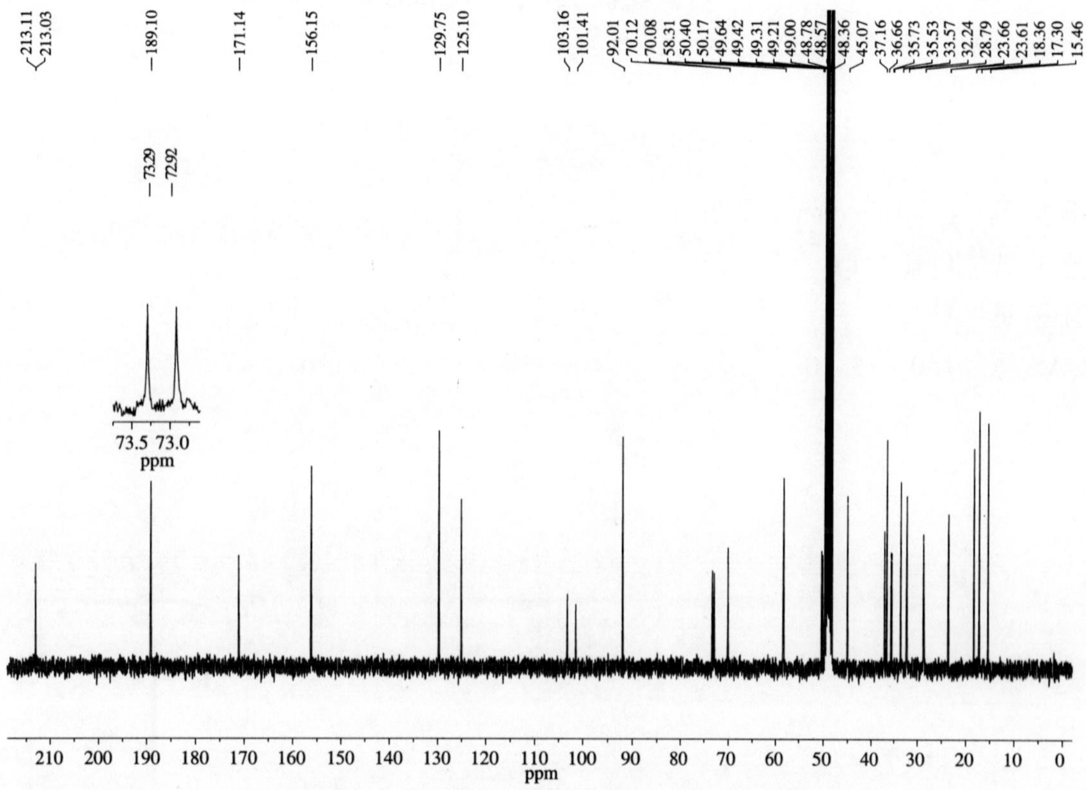

图2 地塞米松磷酸钠的^{13}C NMR谱（溶剂：CD_3OD）

^{13}C NMR：δ 213.07（C－20，d，J＝7.07 Hz），189.10（C－3），171.14（C－5），156.15（C－1），129.75（C－2），125.10（C－4），102.29（C－9，d，J＝175.74 Hz），92.01（C－17），73.16（C－11，d，J＝37.37 Hz），70.10（C－21，d，J＝3.03 Hz），50.29（C－10，d，J＝22.9 Hz），49.31（C－13），45.07（C－14），37.16（C－16），36.66（C－12），35.63（C－8，d，J＝19.19 Hz,），33.57（C－6），32.24（C－15），28.79（C－7），23.63（C－19，d，J＝6.06 Hz），17.30（C－22），15.46（C－18）

注：样品中含有乙醇杂质，δ 58.31（CH_2），18.36（CH_3）

备注

1. 中文化学名 16α－甲基－11β,17α,21－三羟基－9α－氟孕甾－1,4－二烯－3,20－二酮－21－磷酸酯二钠

2. 英文化学名 （11β,16α）－9－fluoro－11,17,21－trihydroxy－16－methylpregna－1,4－diene－3,20－dione

3. 性状 本品为白色至微黄色粉末；无臭，味微苦。

4. 溶解性 本品在水或甲醇中溶解，在丙酮或乙醚中几乎不溶。

5. 对照品编号与批号 100016－201015

对氨基苯甲酸

英文名 *p* - Aminobenzoic Acid

分子式 $C_7H_7NO_2$

分子量 137.14

CAS 号 150 - 13 - 0

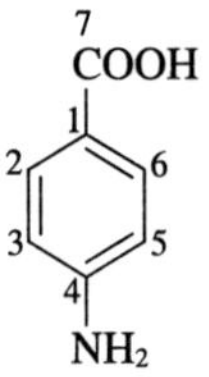

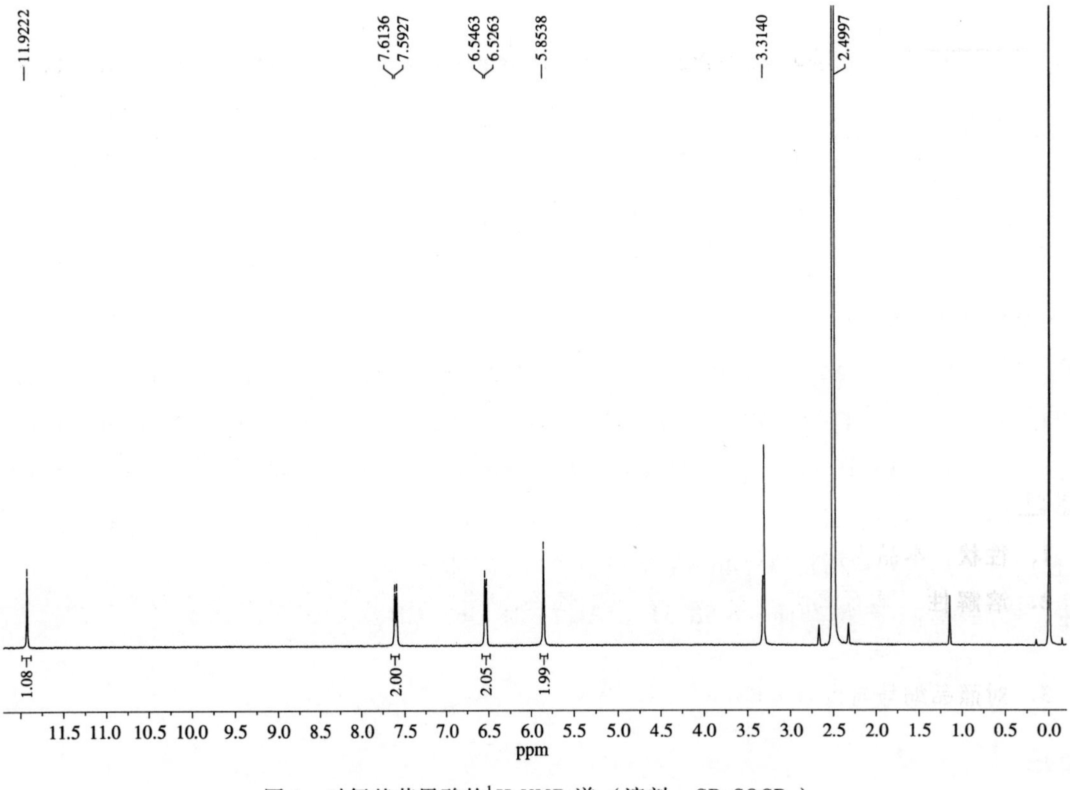

图 1 对氨基苯甲酸的 ^1H NMR 谱（溶剂：CD_3SOCD_3）

^1H NMR：δ 11.92（COOH, s, 1H），7.60（H－2, 6, d, J＝8.4 Hz, 2H），6.54（H－3, 5, d, J＝8.0 Hz, 2H），5.85（NH_2, s, 2H）

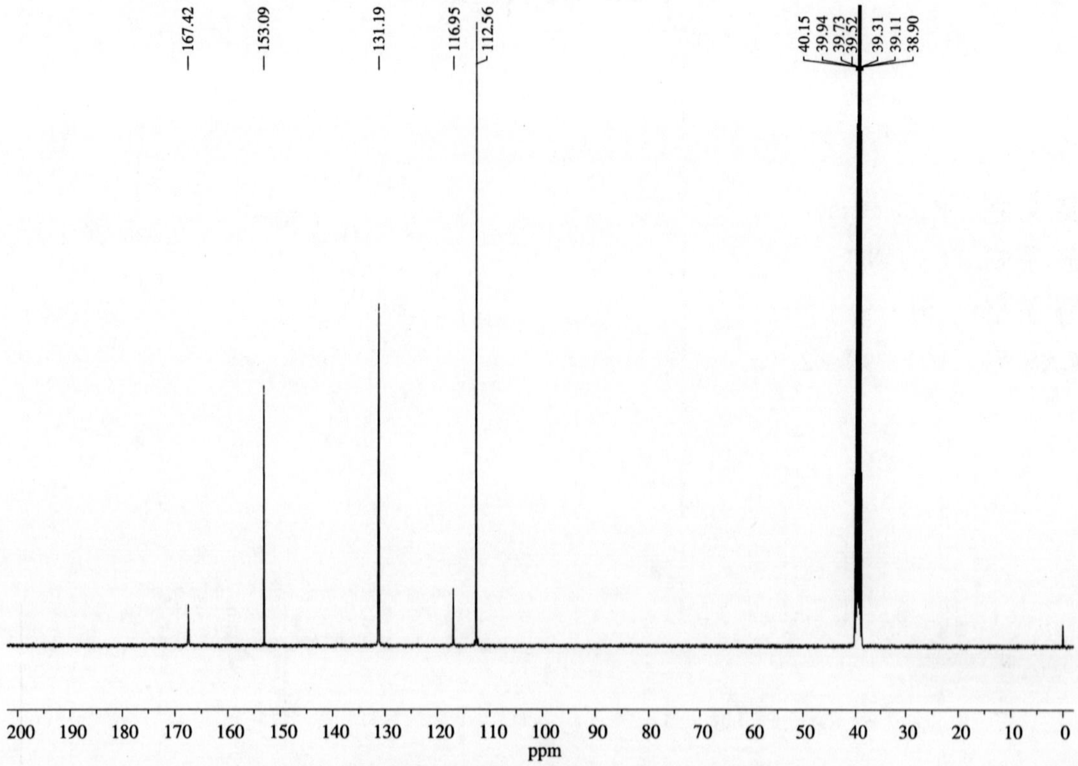

图 2　对氨基苯甲酸的^{13}C NMR 谱（溶剂：CD_3SOCD_3）

^{13}C NMR：δ 167.42（C-7），153.09（C-4），131.19（C-2，6），116.95（C-1），112.56（C-3，5）

备注

1. **性状**　本品为白色或微黄色结晶性粉末。
2. **溶解性**　本品易溶于热水、乙醚、乙酸乙酯、乙醇和冰醋酸，难溶于水、苯，不溶于石油醚。
3. **对照品编号与批号**　100017-200509

参考文献

[1] http://sdbs.db.aist.go.jp/sdbs/cgi-bin/cre_index.cgi?lang=eng(SDBS)(^{1}H NMR).

对乙酰氨基酚

英文名 Paracetamol

分子式 $C_8H_9NO_2$

分子量 151.16

CAS 号 103-90-2

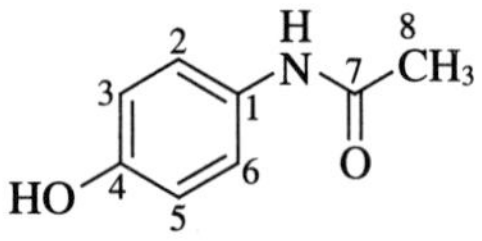

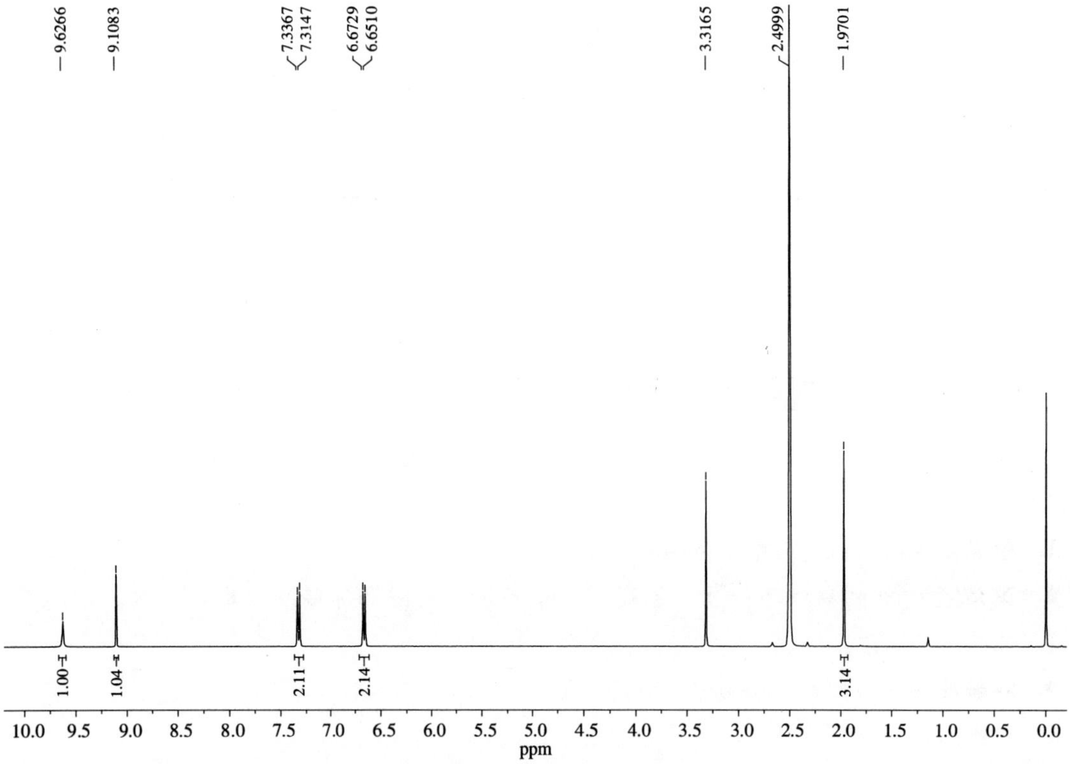

图 1 对乙酰氨基酚的 ^{1}H NMR 谱（溶剂：CD_3SOCD_3）

^{1}H NMR：δ 9.63（NH，s，1H），9.11（OH，s，1H），7.33（H-2，6，d，J = 8.8 Hz，2H），6.66（H-3，5，d，J = 8.8 Hz，2H），1.97（H-8，s，3H）

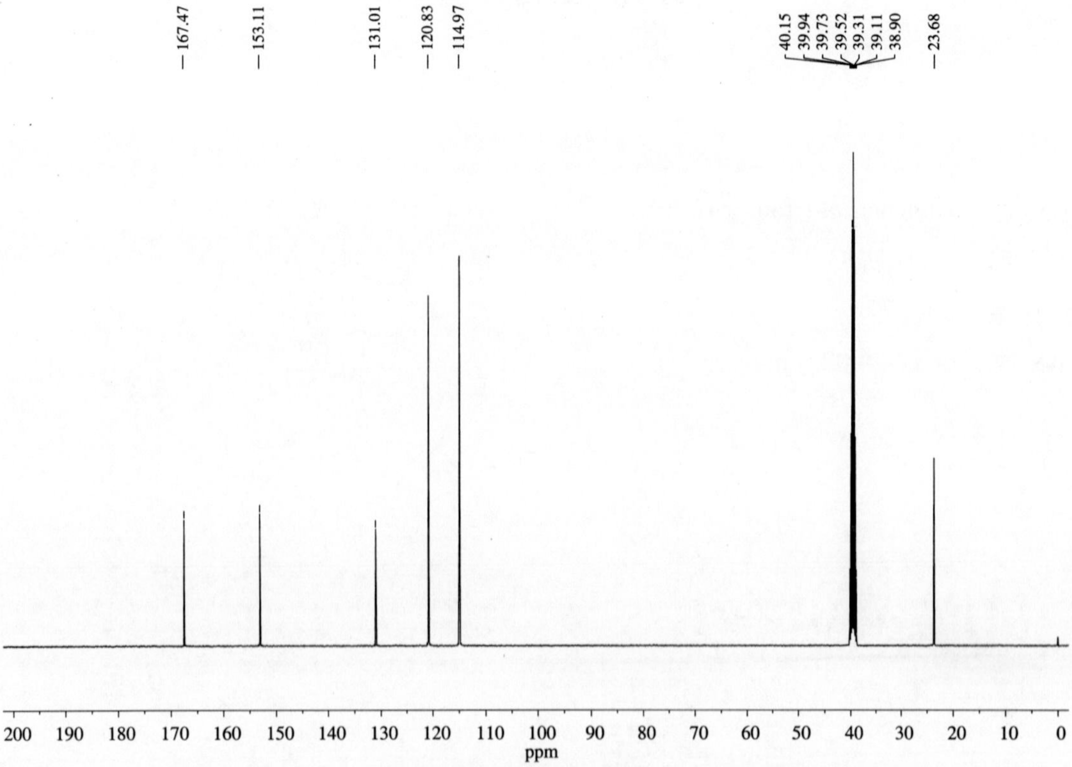

图 2　对乙酰氨基酚的^{13}C NMR 谱（溶剂：CD_3SOCD_3）

^{13}C NMR：δ 167.47（C－7），153.11（C－4），131.01（C－1），120.83（C－2，6），114.97（C－3，5），23.68（C－8）

备注

1. 中文化学名　4′－羟基乙酰苯胺

2. 英文化学名　*N*－(4－hydroxyphenyl) acetamide

3. 性状　本品为白色结晶或结晶性粉末；无臭，味微苦。

4. 溶解性　本品在热水或乙醇中易溶，在丙酮中溶解，在水中略溶。

5. 对照品编号与批号　100018－200408

参 考 文 献

[1] http://sdbs.db.aist.go.jp/sdbs/cgi－bin/cre_index.cgi? lang = eng(SDBS)(^{1}H NMR, ^{13}C NMR).

克霉唑杂质 A

英文名 Clotrimazole Impurity A

分子式 $C_{19}H_{15}ClO$

分子量 294.77

CAS 号 66774-02-5

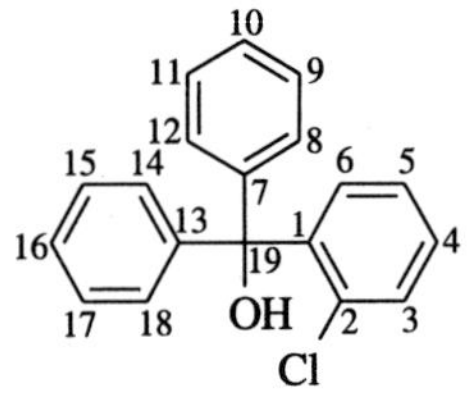

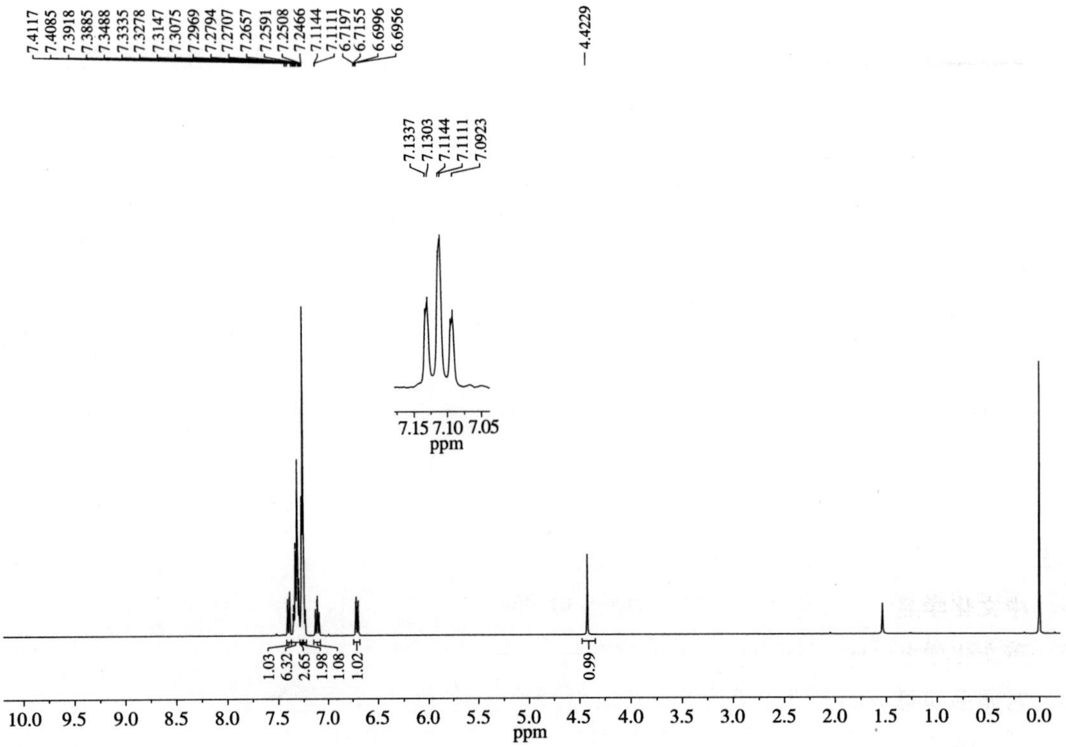

图 1 克霉唑杂质 A 的 ^{1}H NMR 谱（溶剂：$CDCl_3$）

^{1}H NMR：δ 7.39（H-3，dd，J=7.9，1.3 Hz，1H），7.37~7.29（Ar-H，6H），7.29-7.26（Ar-H，3H），7.25~7.22（Ar-H，2H），7.12（H-5，td，J=7.6，1.3 Hz，1H），6.71（H-6，dd，J=8.0，1.6 Hz，1H），4.42（OH，s，1H）

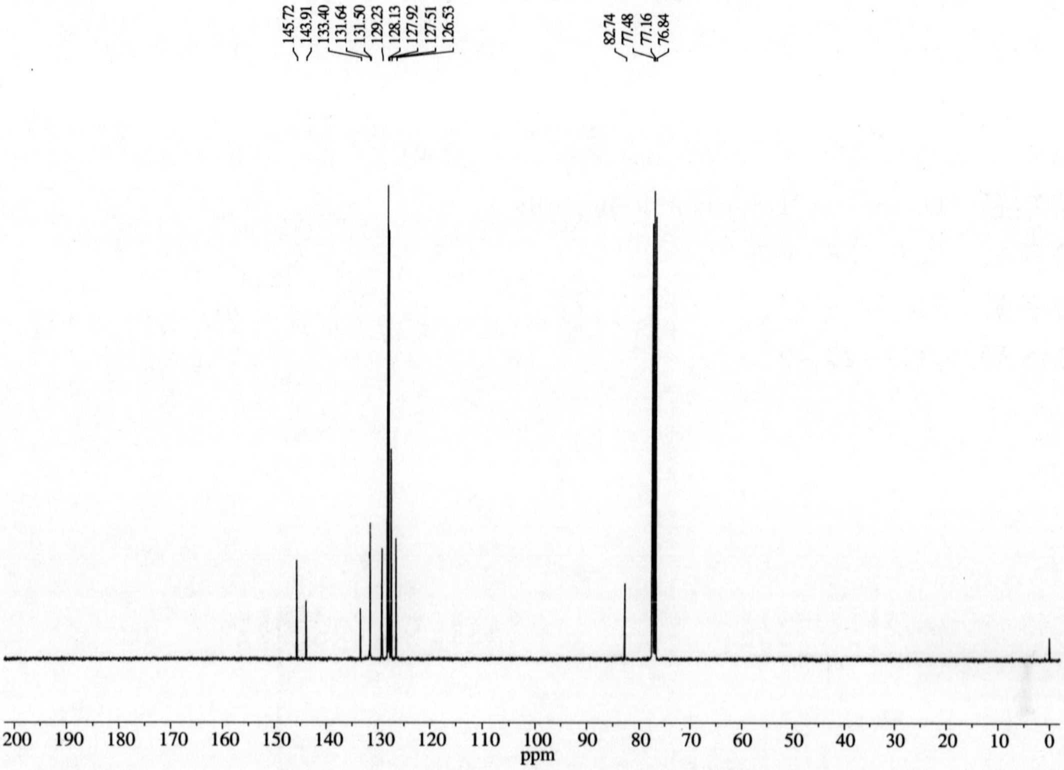

图 2　克霉唑杂质 A 的 ^{13}C NMR 谱（溶剂：$CDCl_3$）

^{13}C NMR：δ 145.72（C－7，13），143.91（C－1），133.40（C－2），131.64（C－6），131.50（C－4），129.23（C－3），128.13（C－9，11，15，17），127.92（C－8，12，14，18），127.51（C－10，16），126.53（C－5），82.74（C－19）

备注

1. 中文化学名　二苯基－(2－氯苯基)甲醇

2. 英文化学名　(2－chlorophenyl)－diphenyl methanol

3. 对照品编号与批号　100019－200603

盐酸左旋咪唑杂质

英文名 Levamisole Hydrochloride Impurity

分子式 $C_{11}H_{10}N_2S \cdot HCl$

分子量 238.74

CAS 号 4335 - 29 - 9

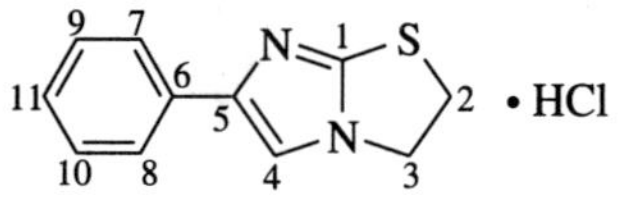

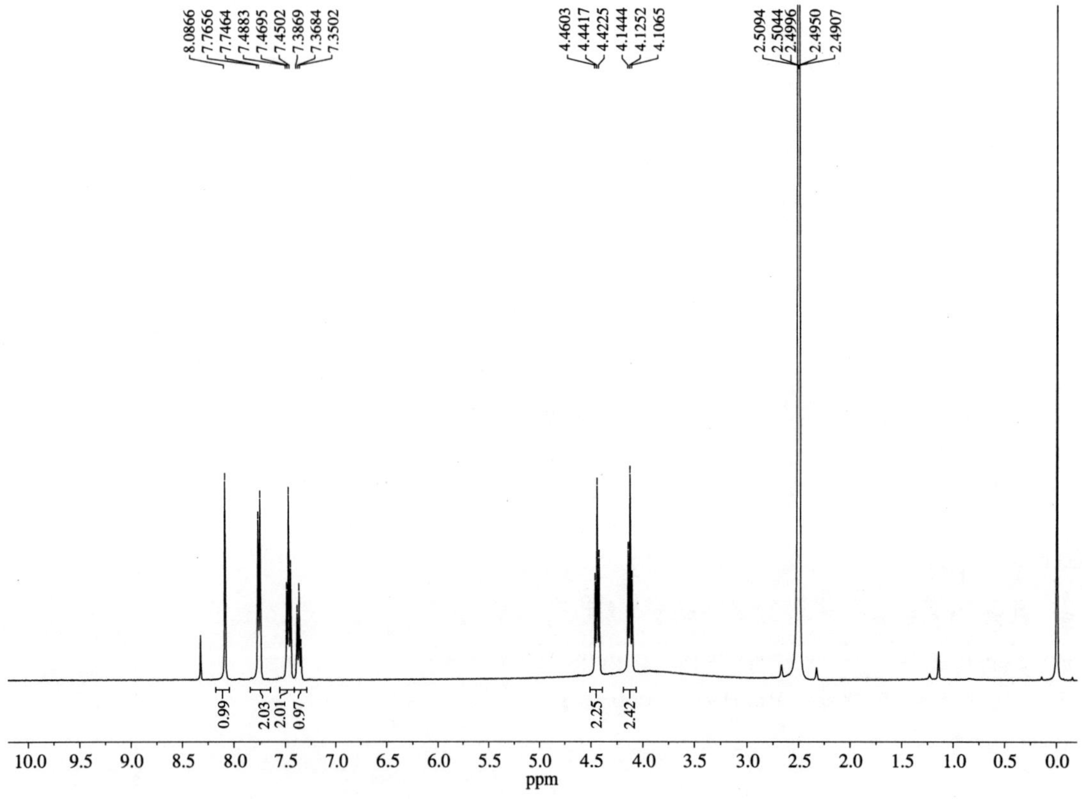

图 1 盐酸左旋咪唑杂质的 ^1H NMR 谱（溶剂：CD_3SOCD_3）

^1H NMR：δ 8.09（H-4，s，1H），7.76（H-7，8，d，J=7.7 Hz，2H），7.47（H-9，10，t，J=7.6 Hz，2H），7.37（H-11，t，J=7.4 Hz，1H），4.44（H-3，t，J=7.6 Hz，2H），4.13（H-2，t，J=7.6 Hz，2H）

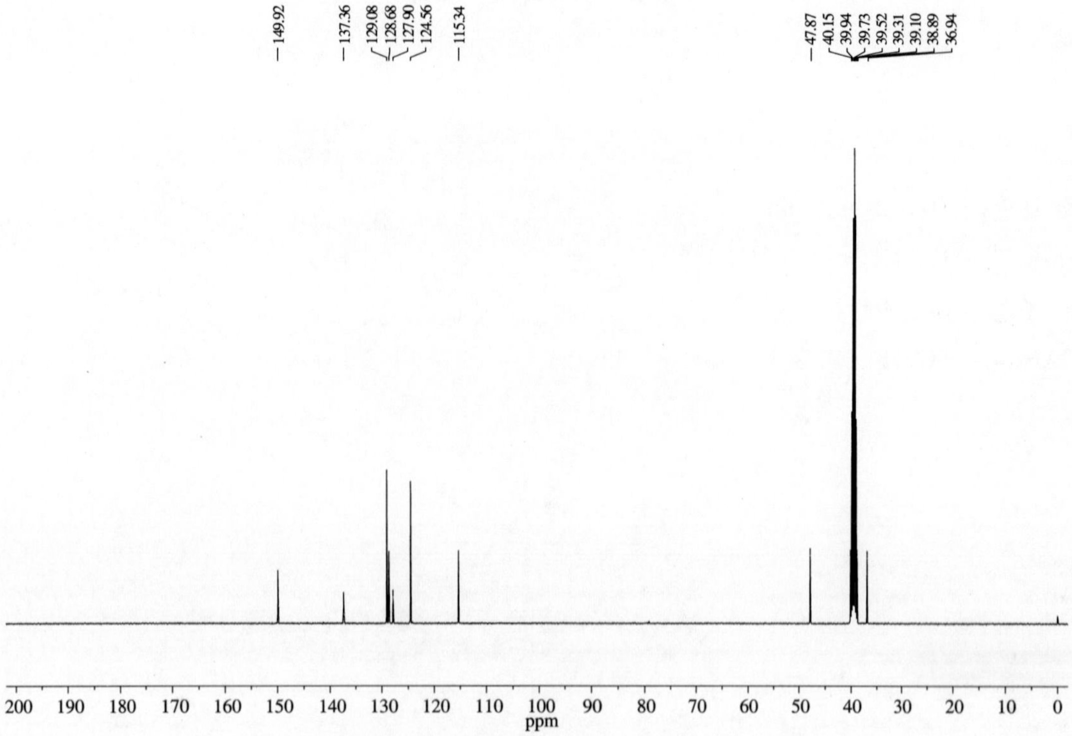

图 2　盐酸左旋咪唑杂质的^{13}C NMR 谱（溶剂：CD_3SOCD_3）

^{13}C NMR：δ 149.92 (C-1), 137.36 (C-5), 129.08 (C-9, 10), 128.68 (C-11), 127.90 (C-6), 124.56 (C-7, 8), 115.34 (C-4), 47.87 (C-3), 36.94 (C-2)

备注

1. **中文化学名**　2,3-二氢-6-苯基咪唑[2,1-*b*]噻唑盐酸盐
2. **英文化学名**　2,3-dihydro-6-phenylimidazo[2,1-*b*]thiazole hydrochloride
3. **性状**　本品为白色结晶性粉末。
4. **对照品编号与批号**　100020-200604

泛 影 酸

英文名 Diatrizoic Acid

分子式 $C_{11}H_9I_3N_2O_4 \cdot 2H_2O$

分子量 649.94

CAS 号 50978－11－5

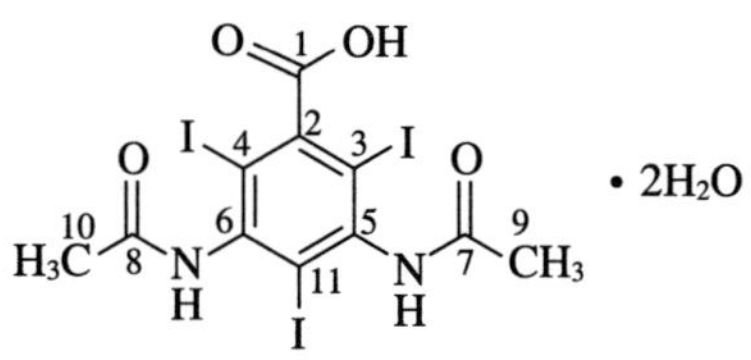

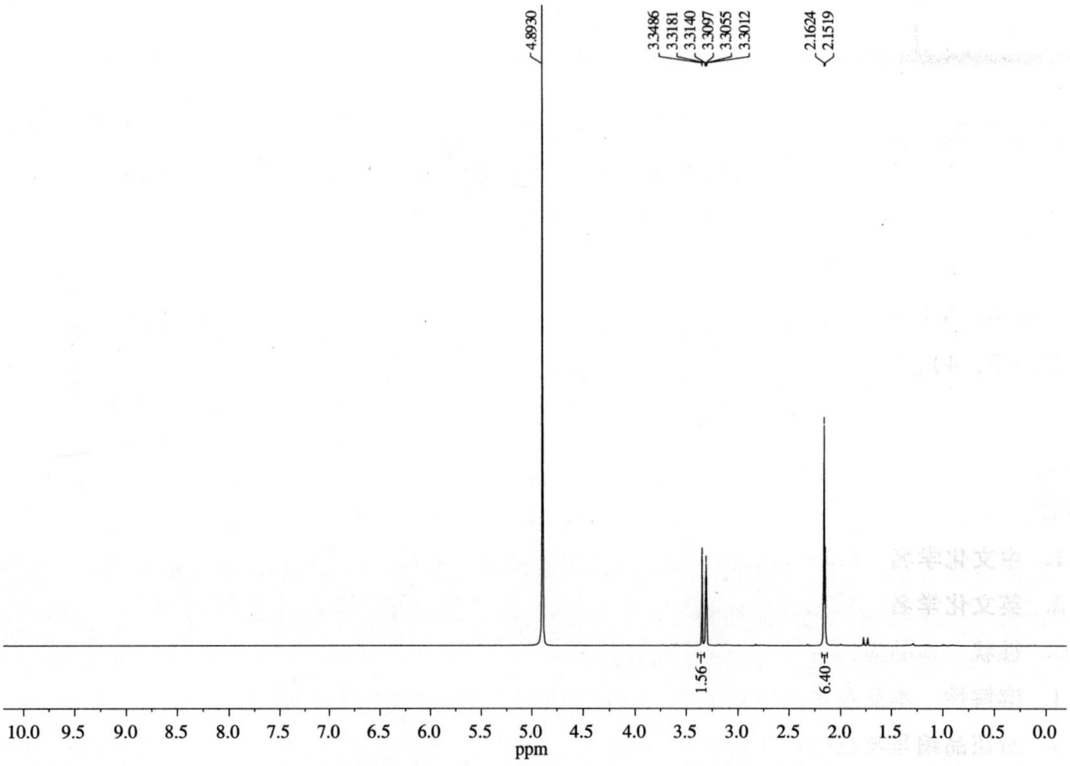

图 1 泛影酸的^{1}H NMR 谱（溶剂：CD_3OD）

^{1}H NMR：δ 3.35（2NH，s，2H），2.16（H－9，10，d，J＝4.4 Hz，6H）

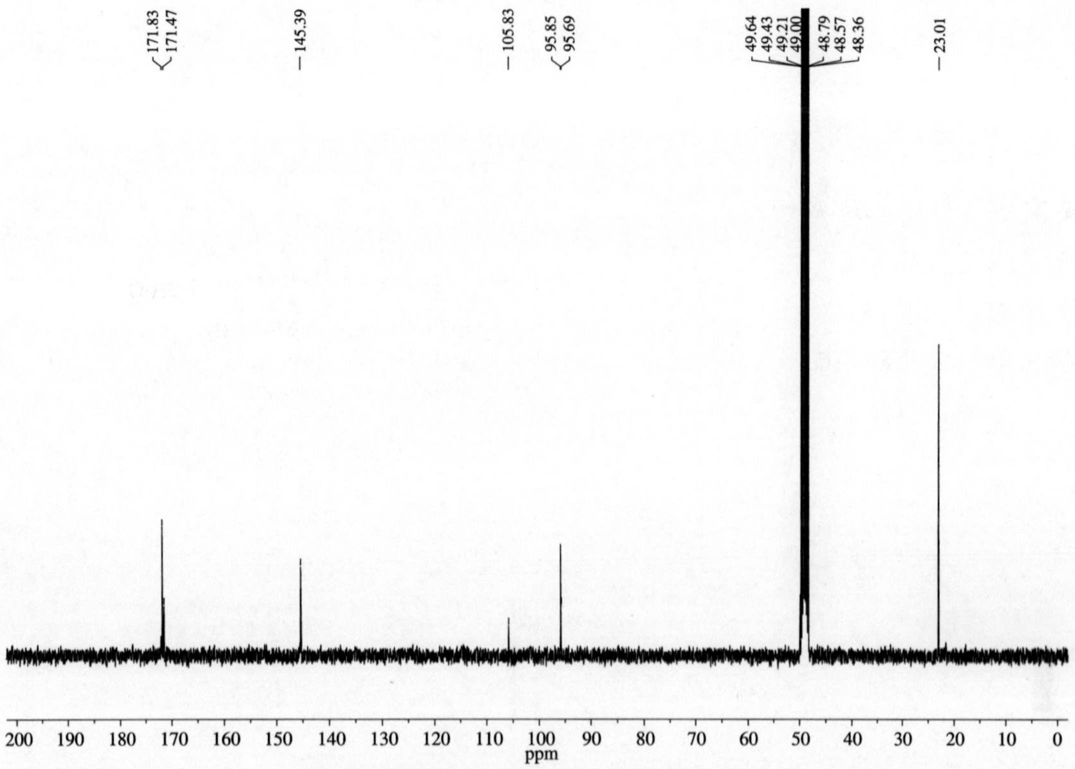

图 2　泛影酸的^{13}C NMR 谱（溶剂：CD_3OD）

^{13}C NMR：δ 171.83（C－7，8），171.47（C－1），145.39（C－5，6），105.83（C－2），95.85（C－3，4），95.69（C－11），23.01（C－9，10）

备注

1. 中文化学名　3,5－二乙酰氨基－2,4,6－三碘苯甲酸二水合物

2. 英文化学名　3,5－bis(acetylamino)－2,4,6－triiodo－benzoic acid dihydrate

3. 性状　本品为白色粉末；无臭，味微酸。

4. 溶解性　本品在水中极微溶解，在氨溶液或氢氧化钠溶液中溶解。

5. 对照品编号与批号　100021－200503

谷 氨 酸

英文名 Glutamic Acid

分子式 $C_5H_9NO_4$

分子量 147. 13

CAS 号 56 - 86 - 0

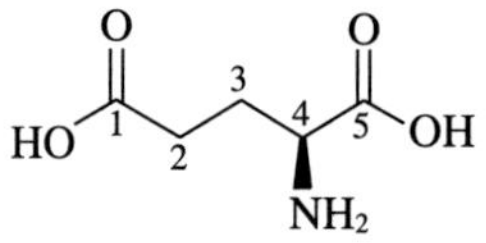

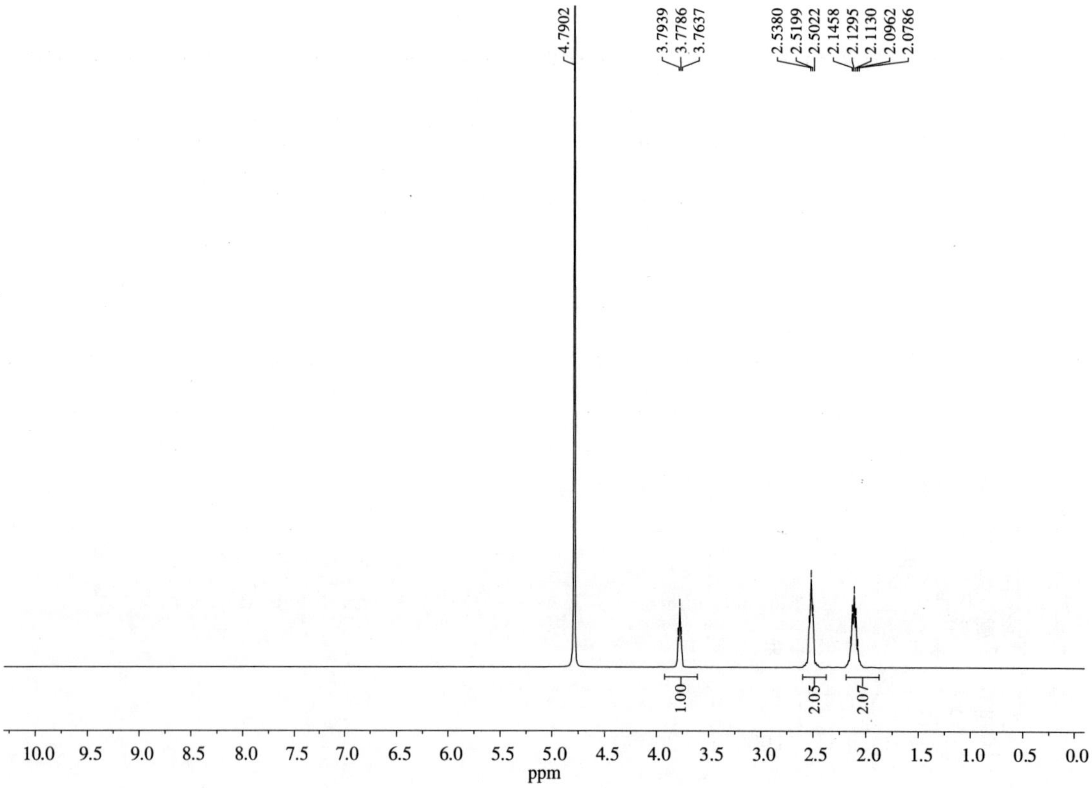

图 1 谷氨酸的^{1}H NMR 谱（溶剂：D_2O）

^{1}H NMR：δ 3. 78 (H - 4, t, J = 6. 0 Hz, 1H), 2. 52 (H - 2, t, J = 7. 2 Hz, 2H), 2. 21 ~ 2. 02 (H - 3, m, 2H)

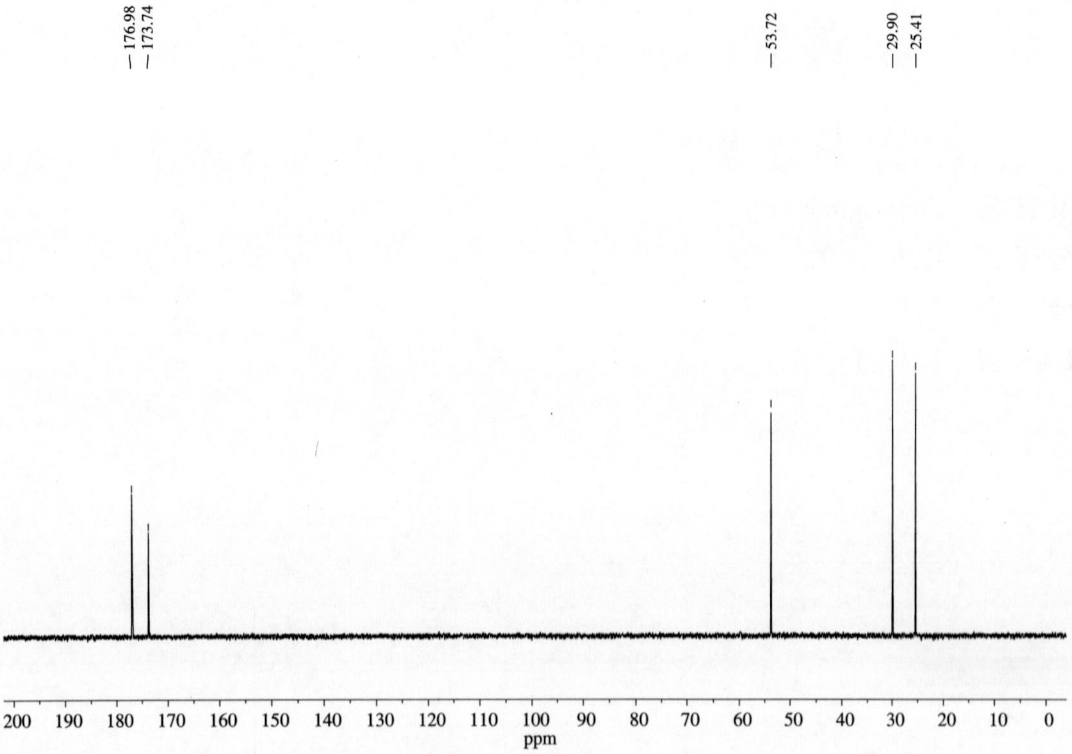

图 2　谷氨酸的^{13}C NMR 谱（溶剂：D_2O）

^{13}C NMR：δ 176.98（C－1），173.74（C－5），53.72（C－4），29.90（C－2），25.41（C－3）

备注

1. 中文化学名　*L*－2－氨基戊二酸

2. 英文化学名　*L*－glutamic acid

3. 性状　本品为白色晶体或结晶性粉末；味微酸。

4. 溶解性　本品在热水中溶解，在水中微溶，在乙醇、丙酮或乙醚中不溶，在稀盐酸或 1 mol/L 氢氧化钠溶液中易溶。

5. 对照品编号与批号　100023－198601

参 考 文 献

[1] http://sdbs.db.aist.go.jp/sdbs/cgi－bin/cre_index.cgi? lang＝eng(SDBS)(^{1}H NMR).

磺胺甲噁唑

英文名 Sulfamethoxazole

分子式 $C_{10}H_{11}N_3O_3S$

分子量 253.28

CAS 号 723-46-6

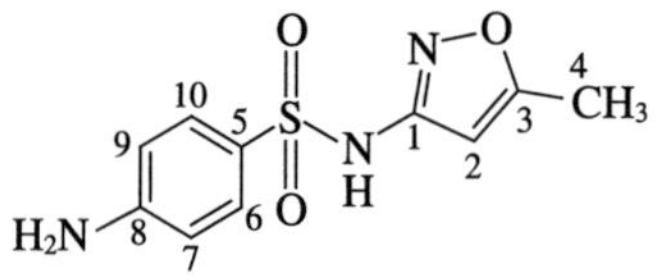

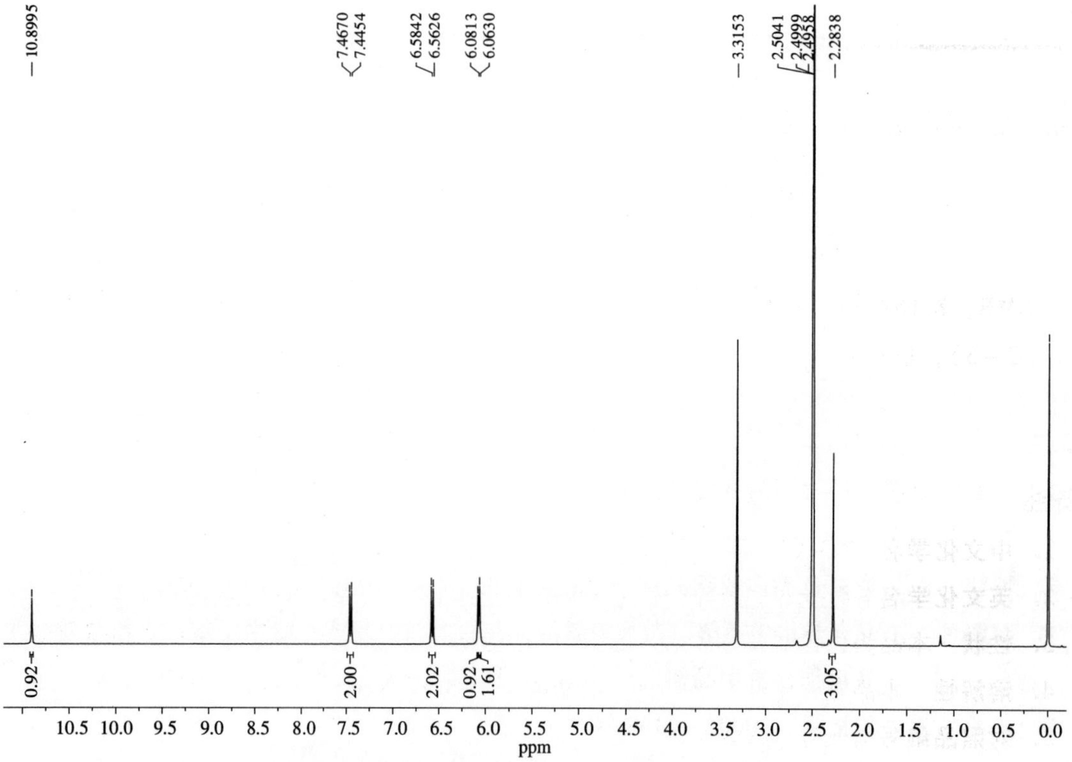

图 1 磺胺甲噁唑的¹H NMR 谱（溶剂：CD_3SOCD_3）

¹H NMR：δ 10.90 (NH, s, 1H), 7.46 (H-6, 10, d, *J* = 8.7 Hz, 2H), 6.58 (H-7, 9, d, *J* = 8.7 Hz, 2H), 6.08 (H-2, s, 1H), 6.06 (NH_2, s, 2H), 2.29 (H-4, s, 3H)

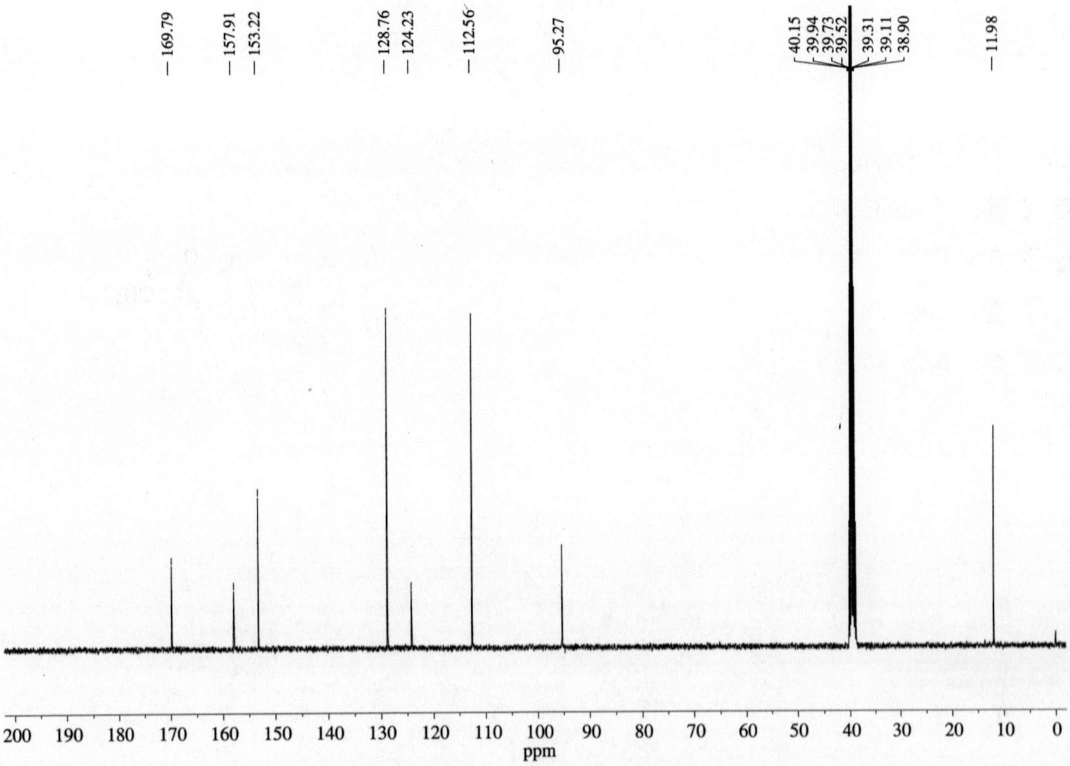

图 2　磺胺甲噁唑的 ^{13}C NMR 谱（溶剂：CD_3SOCD_3）

^{13}C NMR：δ 169.79（C－3），157.91（C－1），153.22（C－8），128.76（C－6，10），124.23（C－5），112.56（C－7，9），95.27（C－2），11.98（C－4）

备注

1. 中文化学名　*N*－(5－甲基－3－异噁唑基)－4－氨基苯磺酰胺

2. 英文化学名　4－amino－*N*－(5－methyl－3－isoxazolyl) benzene sulfonamide

3. 性状　本品为白色结晶性粉末；无臭，味微苦。

4. 溶解性　本品在水中几乎不溶；在稀盐酸、氢氧化钠试液或氨试液中易溶。

5. 对照品编号与批号　100025－200904

参考文献

[1] http://sdbs.db.aist.go.jp/sdbs/cgi－bin/cre_index.cgi? lang＝eng(SDBS)(^{1}H NMR, ^{13}C NMR).

磺胺嘧啶

英文名 Sulfadiazine

分子式 $C_{10}H_{10}N_4O_2S$

分子量 250.28

CAS 号 68-35-9

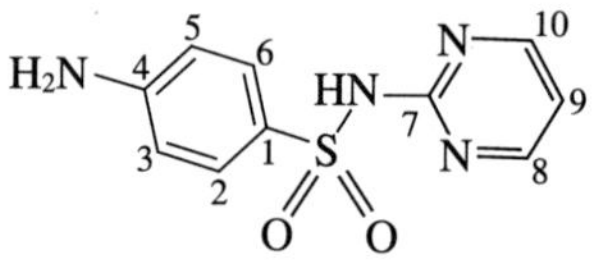

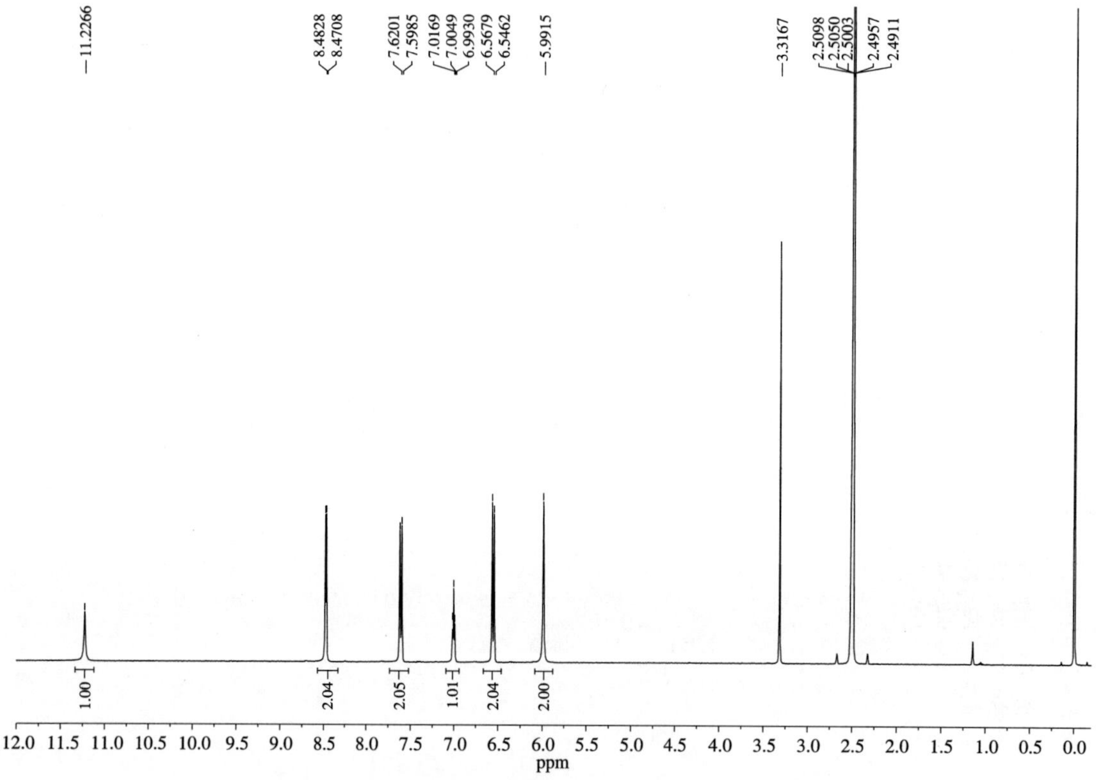

图 1 磺胺嘧啶的 ^1H NMR 谱（溶剂：CD_3SOCD_3）

^1H NMR：δ 11.23 (NH, s, 1H), 8.48 (H-8, 10, d, J=4.8 Hz, 2H), 7.61 (H-2, 6, d, J=8.6 Hz, 2H), 7.01 (H-9, t, J=4.8 Hz, 1H), 6.56 (H-3, 5, d, J=8.7 Hz, 2H), 5.99 (NH_2, s, 2H)

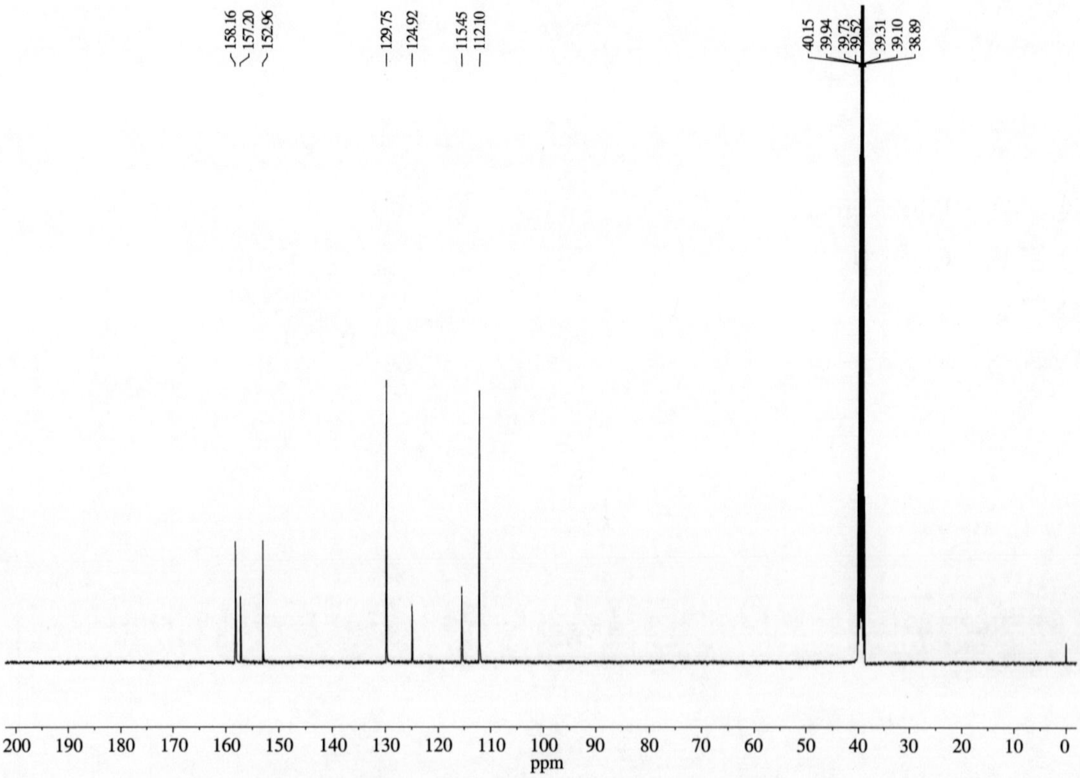

图 2　磺胺嘧啶的 ^{13}C NMR 谱（溶剂：CD_3SOCD_3）

^{13}C NMR：δ 158.16（C－8，10），157.20（C－7），152.96（C－4），129.75（C－2，6），124.92（C－1），115.45（C－9），112.10（C－3，5）

备注

1. **中文化学名**　*N*－2－嘧啶基－4－氨基苯磺酰胺
2. **英文化学名**　4－amino－*N*－2－pyrimidinylbenzene sulfonamide
3. **性状**　本品为白色或类白色的结晶或粉末；无臭，无味；遇光色渐变暗。
4. **溶解性**　本品在乙醇或丙酮中微溶，在水中几乎不溶；在氢氧化钠试液或氨试液中易溶，在稀盐酸中溶解。
5. **对照品编号与批号**　100026－200903

黄 体 酮

英文名 Progesterone

分子式 $C_{21}H_{30}O_2$

分子量 314.47

CAS 号 57－83－0

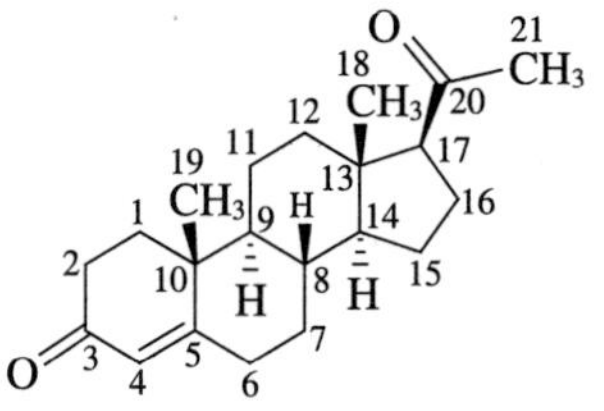

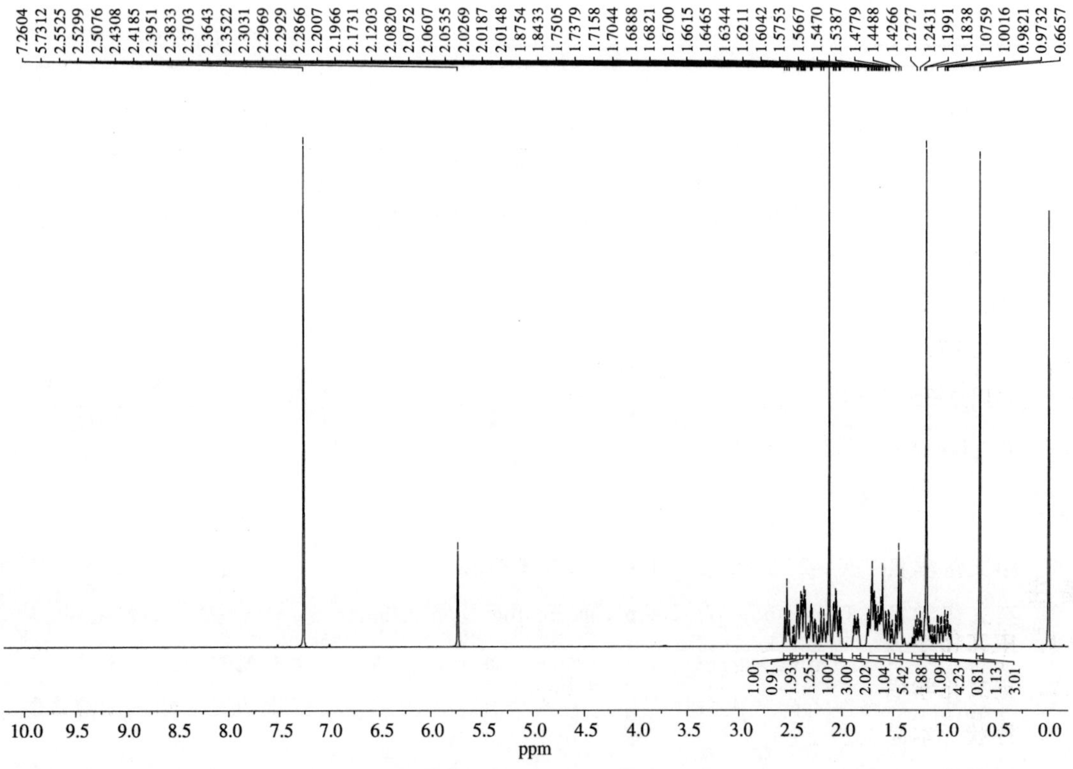

图 1　黄体酮的^{1}H NMR 谱（溶剂：$CDCl_3$）

^{1}H NMR：δ 5.73（H－4，s，1H），2.53（H－17，t，J＝9.0 Hz，1H），2.45（H－6a，m，1H），2.37（H－2，m，2H），2.28（H－6b，m，1H），2.18（H－16a，m，1H），2.12（H－21，s，3H），2.09～2.00（H－12a，14a，m，2H），1.85（H－7a，m，1H），1.73～1.54（H－1b，15a，16b，11a，8，m，5H），1.48～1.40（H－12b，11b，m，2H），1.26（H－15b，m，1H），1.16（H－14，m，1H），1.18（H－19，s，3H），1.07（H－7b，m，1H），0.98（H－9，m，1H），0.67（H－18，s，3H）

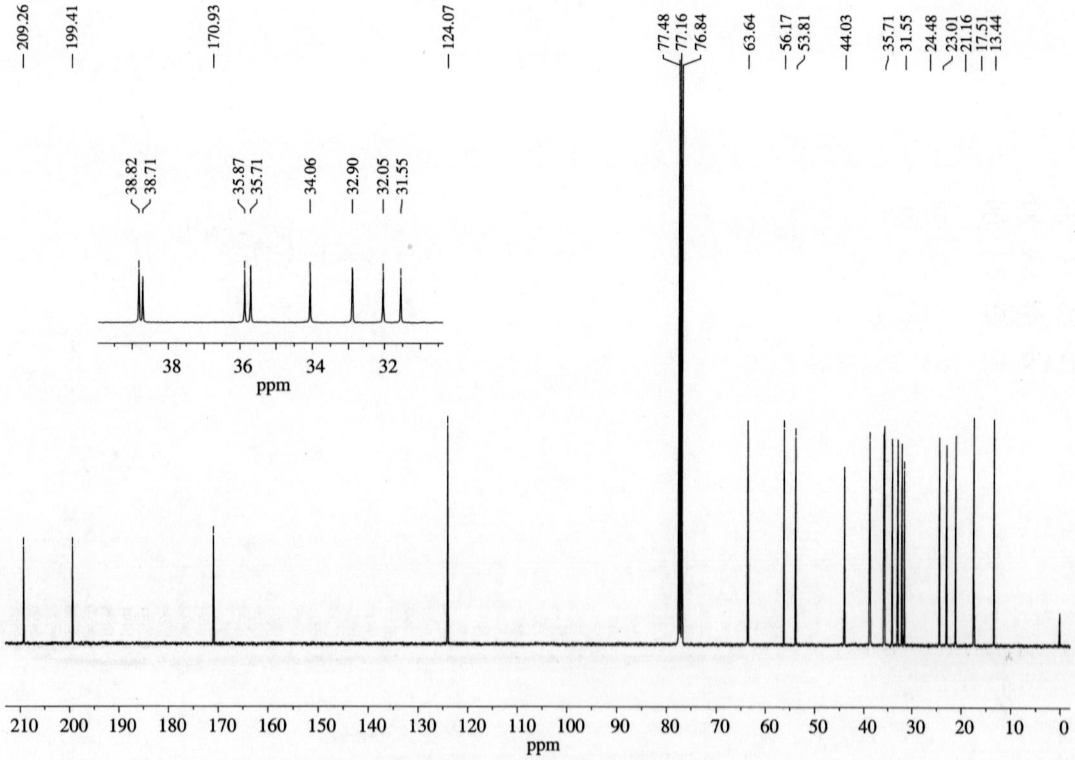

图 2　黄体酮的 ^{13}C NMR 谱（溶剂：$CDCl_3$）

^{13}C NMR：δ 209.26（C－20），199.41（C－3），170.93（C－5），124.07（C－4），63.64（C－17），56.17（C－14），53.81（C－9），44.03（C－13），38.82（C－12），38.71（C－10），35.87（C－1），35.71（C－8），34.06（C－2），32.90（C－6），32.05（C－7），31.55（C－21），24.48（C－15），23.01（C－16），21.16（C－11），17.51（C－19），13.44（C－18）

备注

1. 中文化学名　孕甾－4－烯－3,20－二酮

2. 英文化学名　pregn－4－ene－3,20－dione

3. 性状　本品为白色或类白色的结晶性粉末；无臭，无味。

4. 溶解性　本品在三氯甲烷中极易溶解，在乙醇、乙醚或植物油中溶解，在水中不溶。

5. 对照品编号与批号　100027－200307

参 考 文 献

[1] http://sdbs.db.aist.go.jp/sdbs/cgi－bin/cre_index.cgi? lang＝eng(SDBS)(^1H NMR, ^{13}C NMR).

炔诺孕酮

英文名 Norgestrel

分子式 $C_{21}H_{28}O_2$

分子量 312.45

CAS 号 6533-00-2

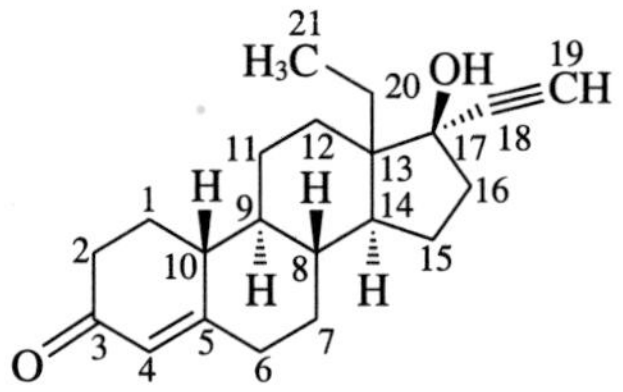

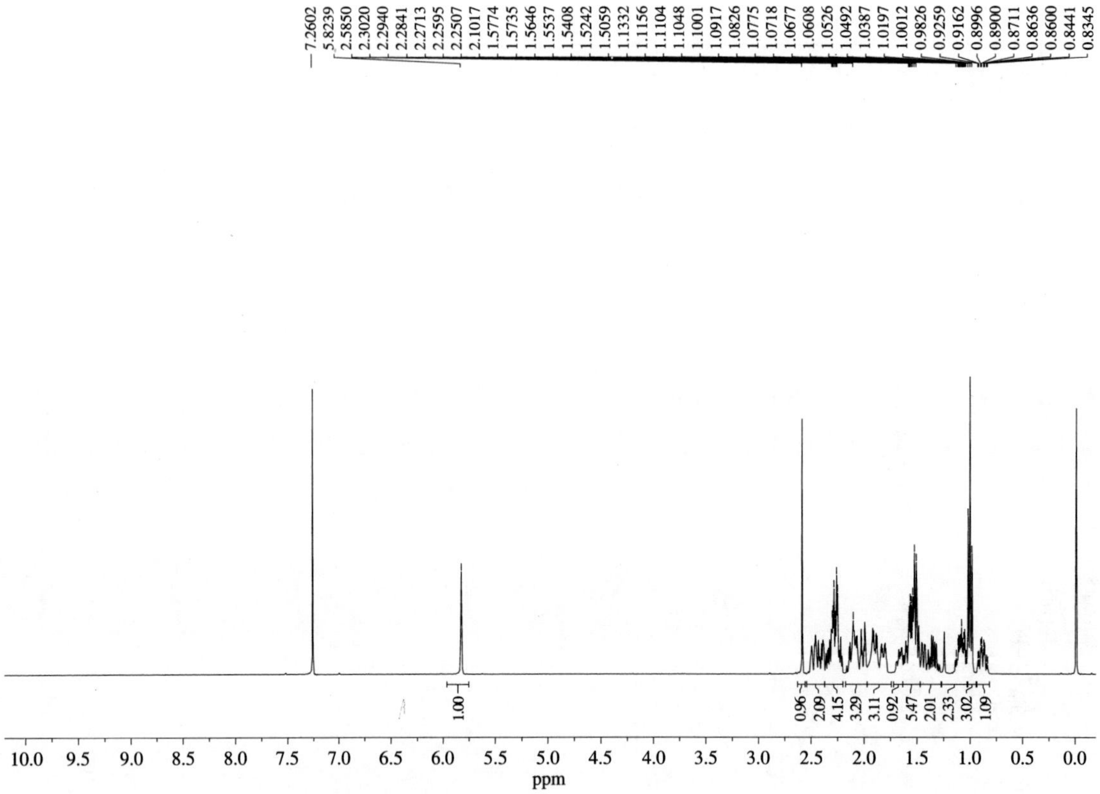

图 1 炔诺孕酮的 ^1H NMR 谱（溶剂：$CDCl_3$）

^1H NMR：δ 5.82（H-4，s，1H），2.59（H-19，s，1H），2.55~2.38（m，2H），2.38~2.20（m，4H），2.18~1.97（m，3H），1.97~1.75（m，3H），1.69（m，1H），1.64~1.48（m，5H），1.48~1.28（m，2H），1.27~1.03（m，2H），1.00（H-21，t，J=7.4 Hz，3H），0.90（m，1H）

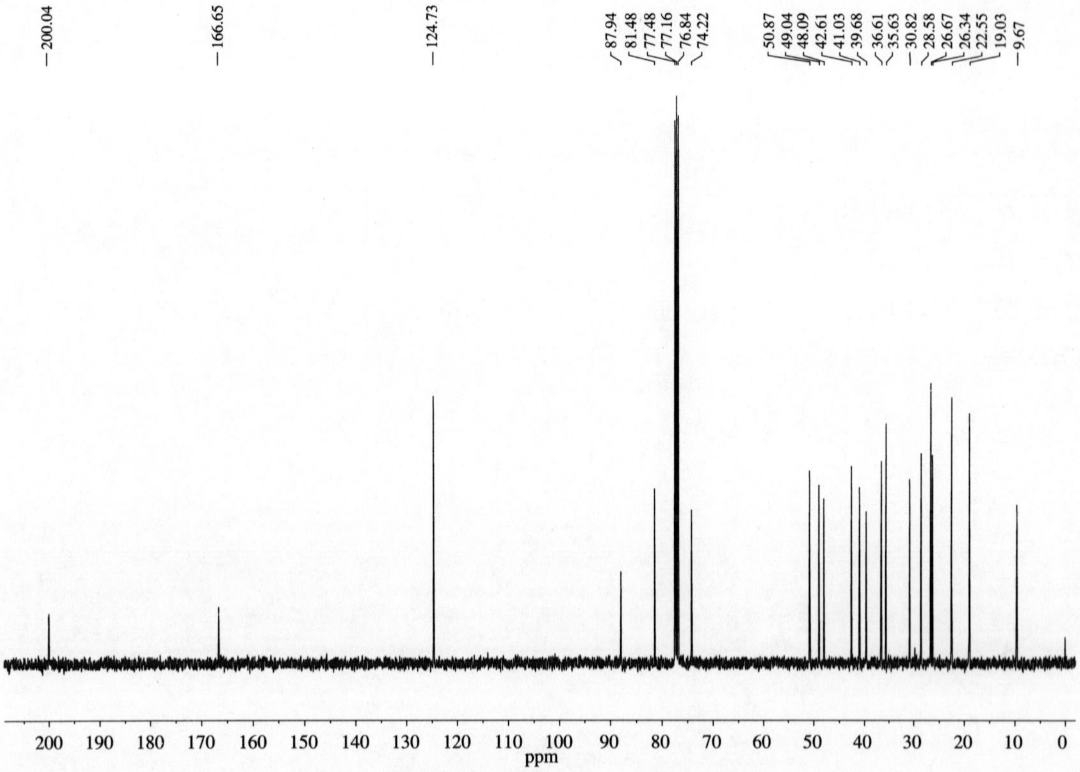

图 2　炔诺孕酮的 ^{13}C NMR 谱（溶剂：$CDCl_3$）

^{13}C NMR：δ 200.04（C－3），166.65（C－5），124.73（C－4），87.94（C－18），81.48（C－17），74.22（C－19），50.87（C－13），49.04（C－14），48.09（C－9），42.61（C－10），41.03（C－8），39.68（C－12），36.61（C－2），35.63（C－6），30.82（C－7），28.58（C－16），26.67（C－1），26.34（C－11），22.55（C－15），19.03（C－20），9.67（C－21）

备注

1. 中文化学名　13－乙基－17－羟基－18,19－二去甲－17α－孕甾－4－烯－20－炔－3－酮

2. 英文化学名　（±）－13－ethyl－17－hydroxy－18,19－dinor－17α－pregn－4－en－20－yn－3－one

3. 性状　本品为白色或类白色结晶性粉末；无臭，无味。

4. 溶解性　本品在三氯甲烷中溶解，在甲醇中微溶，在水中不溶。

5. 对照品编号与批号　100028－199907

参 考 文 献

[1] http://sdbs.db.aist.go.jp/sdbs/cgi-bin/cre_index.cgi? lang=eng(SDBS)(^{13}C NMR).

甲 萘 醌

英文名 Menadione

分子式 $C_{11}H_8O_2$

分子量 172.18

CAS 号 58-27-5

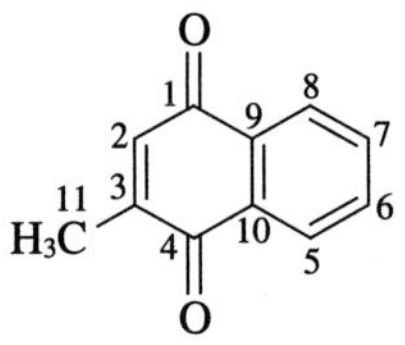

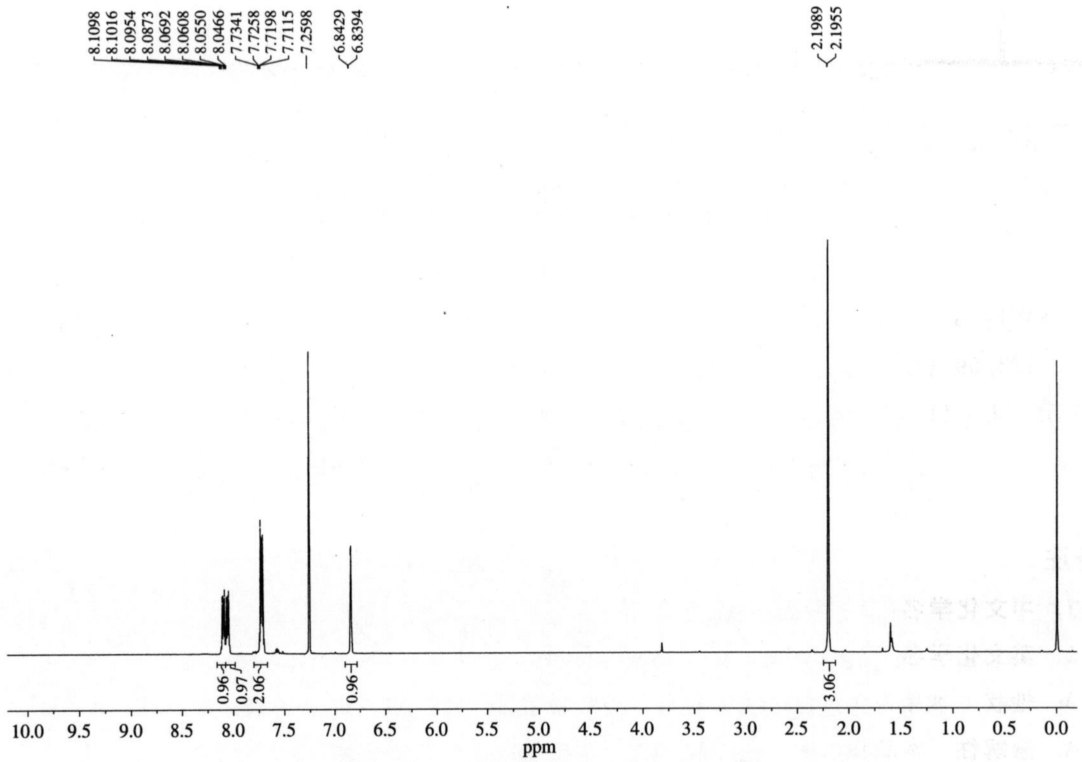

图 1 甲萘醌的^{1}H NMR 谱（溶剂：$CDCl_3$）

^{1}H NMR：δ 8.10（H-8，dd，J=5.7，3.3 Hz，1H），8.06（H-5，dd，J=5.7，3.3 Hz，1H），7.72（H-6，7，dd，J=5.7，3.3 Hz，2H），6.84（H-2，d，J=1.4 Hz，1H），2.20（H-11，d，J=1.4 Hz，3H）

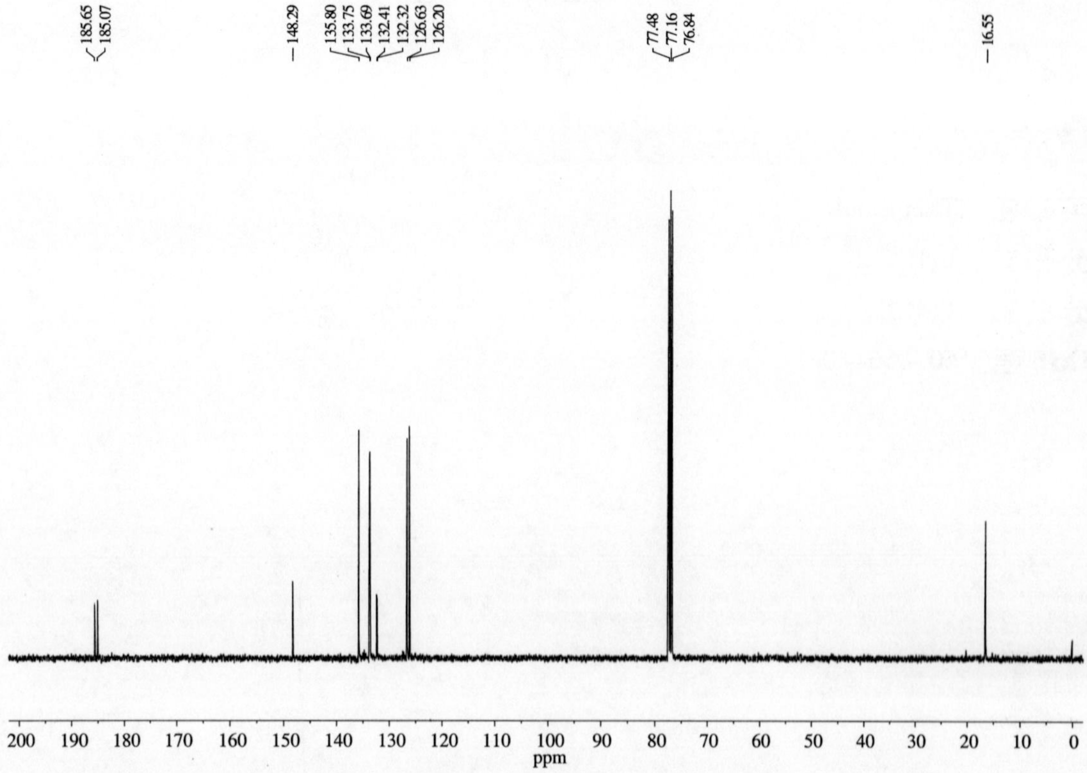

图 2　甲萘醌的 ^{13}C NMR 谱（溶剂：$CDCl_3$）

^{13}C NMR：δ 185.65（C-1），185.07（C-4），148.29（C-3），135.80（C-2），133.75（C-7），133.69（C-6），132.41（C-10），132.32（C-9），126.63（C-5），126.20（C-8），16.55（C-11）

备注

1. 中文化学名　2-甲基-1,4 萘二酮

2. 英文化学名　2-methyl-1,4-naphthalenedione

3. 性状　本品为淡黄色结晶性粉末；遇光易分解。

4. 溶解性　本品在水中几乎不溶，在甲苯中易溶，在乙醇或甲醇中略溶。

5. 对照品编号与批号　100029-200710

参考文献

[1] http://sdbs.db.aist.go.jp/sdbs/cgi-bin/cre_index.cgi? lang=eng(SDBS)(^{1}H NMR, ^{13}C NMR).

甲 巯 咪 唑

英文名 Thiamazole

分子式 $C_4H_6N_2S$

分子量 114.17

CAS 号 60－56－0

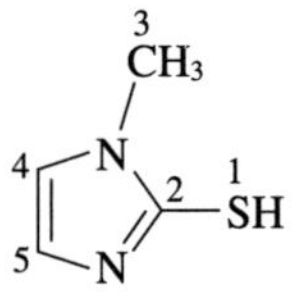

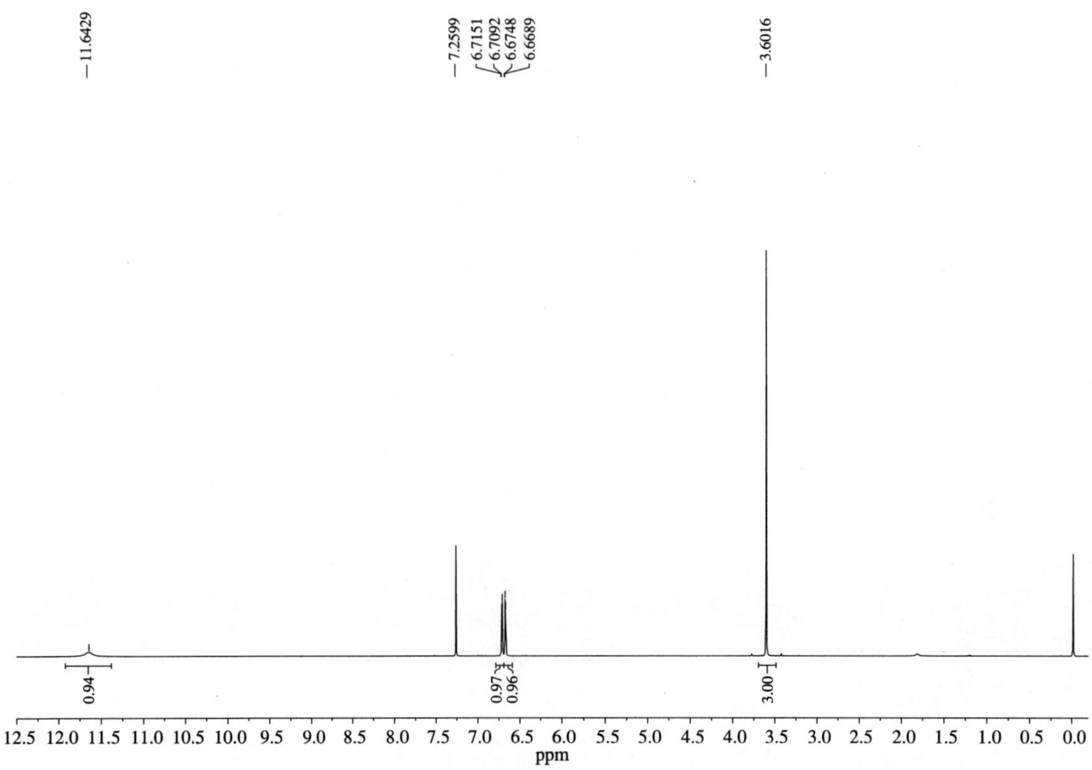

图 1　甲巯咪唑的 ^{1}H NMR 谱（溶剂：$CDCl_3$）

^{1}H NMR：δ 11.64（H－1，brs，1H），6.71（H－4，d，J=2.4 Hz，1H），6.67（H－5，d，J=2.4 Hz，1H），3.60（H－3，s，3H）

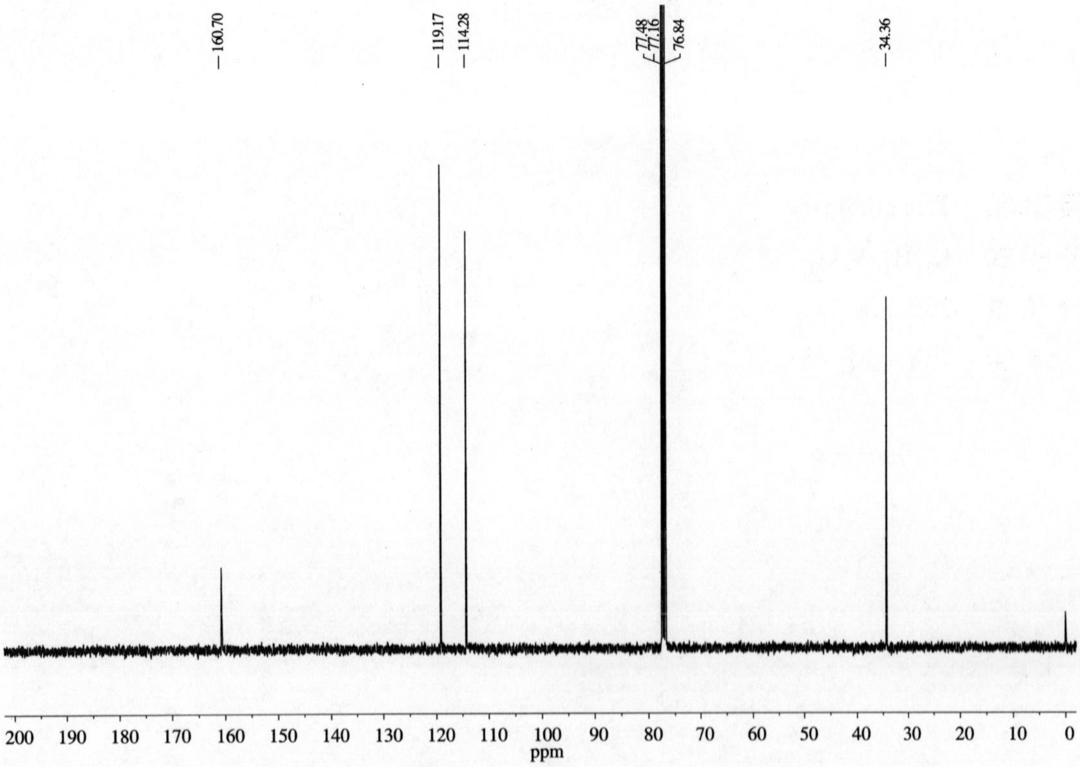

图 2 甲巯咪唑的^{13}C NMR 谱（溶剂：$CDCl_3$）

^{13}C NMR：δ 160.70（C－2），119.17（C－5），114.28（C－4），34.36（C－3）

备注

1. **中文化学名** 1－甲基咪唑－2－硫醇
2. **英文化学名** 1－methyl－2*H*－imidazole－2－thione
3. **性状** 本品为白色至淡黄色结晶性粉末；微有特臭。
4. **溶解性** 本品在水、乙醇或三氯甲烷中易溶，在乙醚中微溶。
5. **对照品编号与批号** 100030－200504

参 考 文 献

[1] http://sdbs.db.aist.go.jp/sdbs/cgi－bin/cre_index.cgi? lang＝eng(SDBS)(^{1}H NMR, ^{13}C NMR).

甲 氧 苄 啶

英文名 Trimethoprim

分子式 $C_{14}H_{18}N_4O_3$

分子量 290.32

CAS 号 738 - 70 - 5

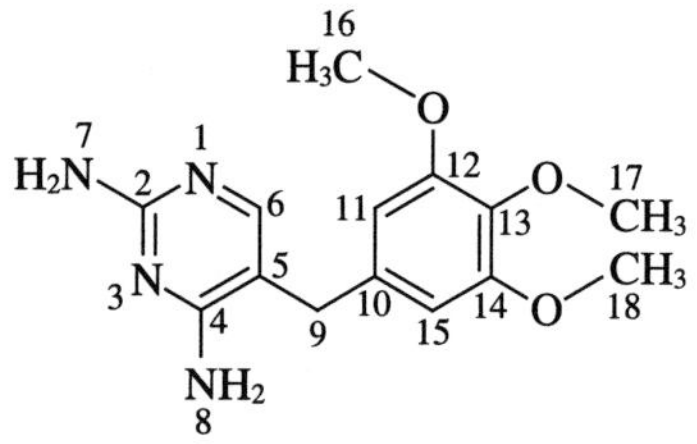

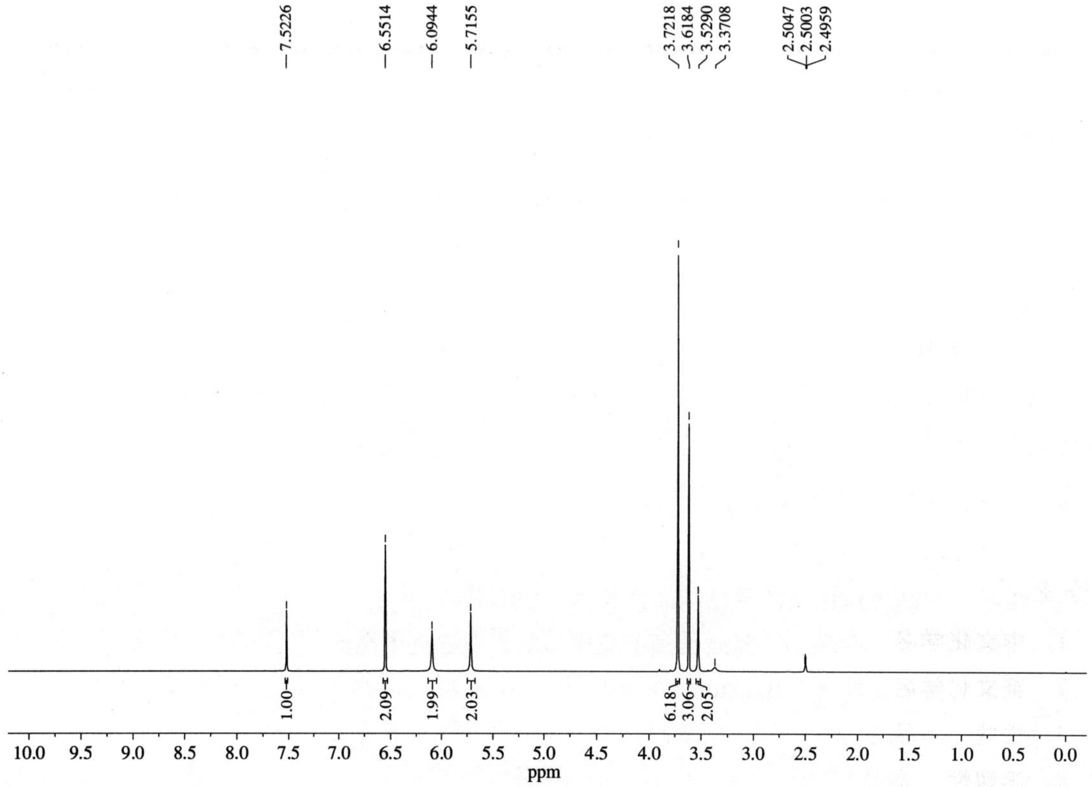

图 1 甲氧苄啶的 ^1H NMR 谱（溶剂：CD_3SOCD_3）

^1H NMR：δ 7.52（H-6，s，1H），6.55（H-11，15，s，2H），6.09（H-7，s，2H），5.72（H-8，s，2H），3.72（H-16，18，s，6H），3.62（H-17，s，3H），3.53（H-9，s，2H）

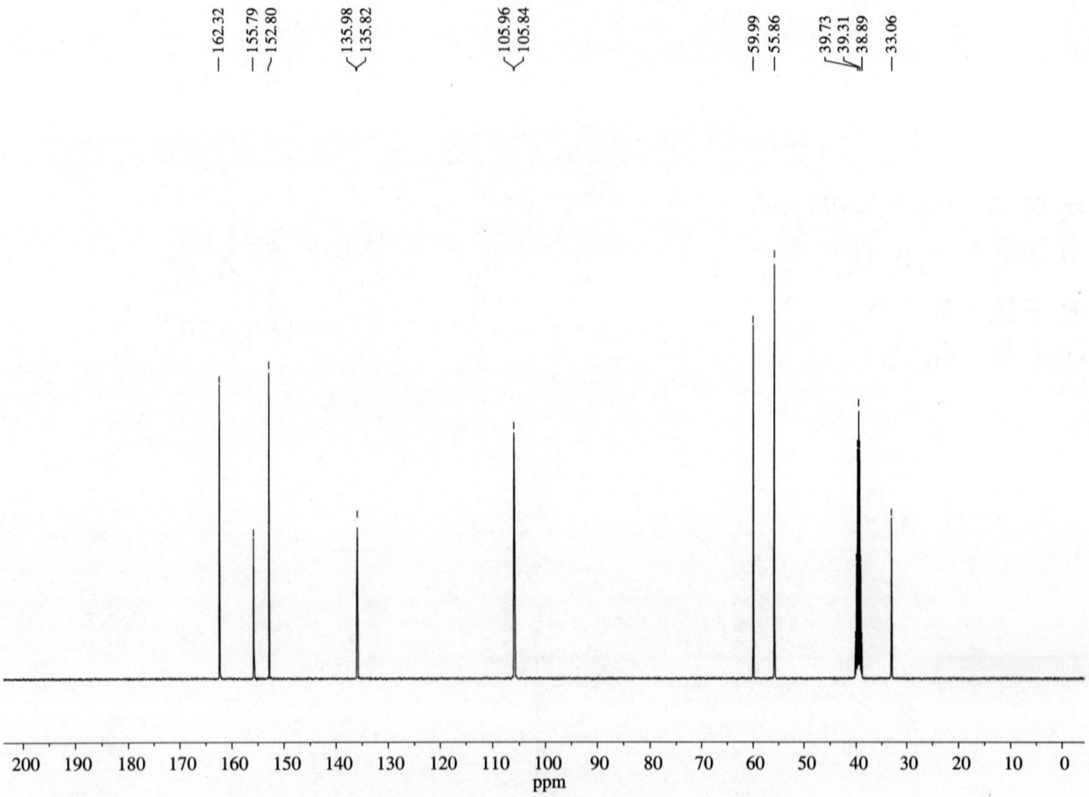

图 2　甲氧苄啶的^{13}C NMR 谱（溶剂：CD_3SOCD_3）

^{13}C NMR：δ 162.32（C－2，4），155.79（C－6），152.80（C－12，14），135.98（C－10），135.82（C－13），105.96（C－11，15），105.84（C－5），59.99（C－17），55.86（C－16，18），33.06（C－9）

备注

1. **中文化学名**　5－[（3,4,5－三甲氧基苯基）－甲基]－2,4－嘧啶二胺
2. **英文化学名**　5－[（3,4,5－trimethoxyphenyl）methyl]－2,4－pyrimidinediamine
3. **性状**　本品为白色或类白色结晶性粉末；无臭，味苦。
4. **溶解性**　本品在三氯甲烷中略溶，在乙醇或丙酮中微溶，在水中几乎不溶，在冰醋酸中易溶。
5. **对照品编号与批号**　100031－200304

参考文献

[1] Kofink C C, Knochel P Synthesis of functionalized diarylmethanes via copper－catalyzed cross－coupling of arylmagnesium reagents with benzylic phosphates. Org Lett, 2006, 8: 4121.

[2] http://sdbs.db.aist.go.jp/sdbs/cgi－bin/cre_index.cgi? lang=eng(SDBS)(^1H NMR, ^{13}C NMR).

己烯雌酚

英文名 Diethylstilbestrol

分子式 $C_{18}H_{20}O_2$

分子量 268.35

CAS 号 56－53－1

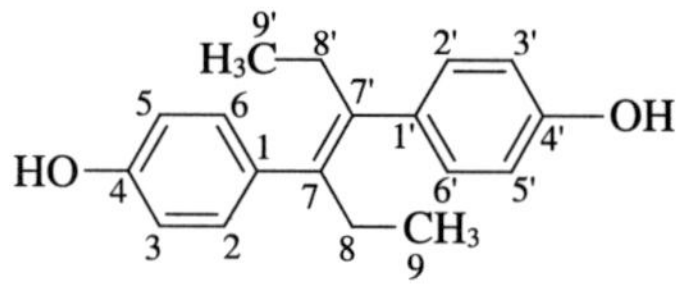

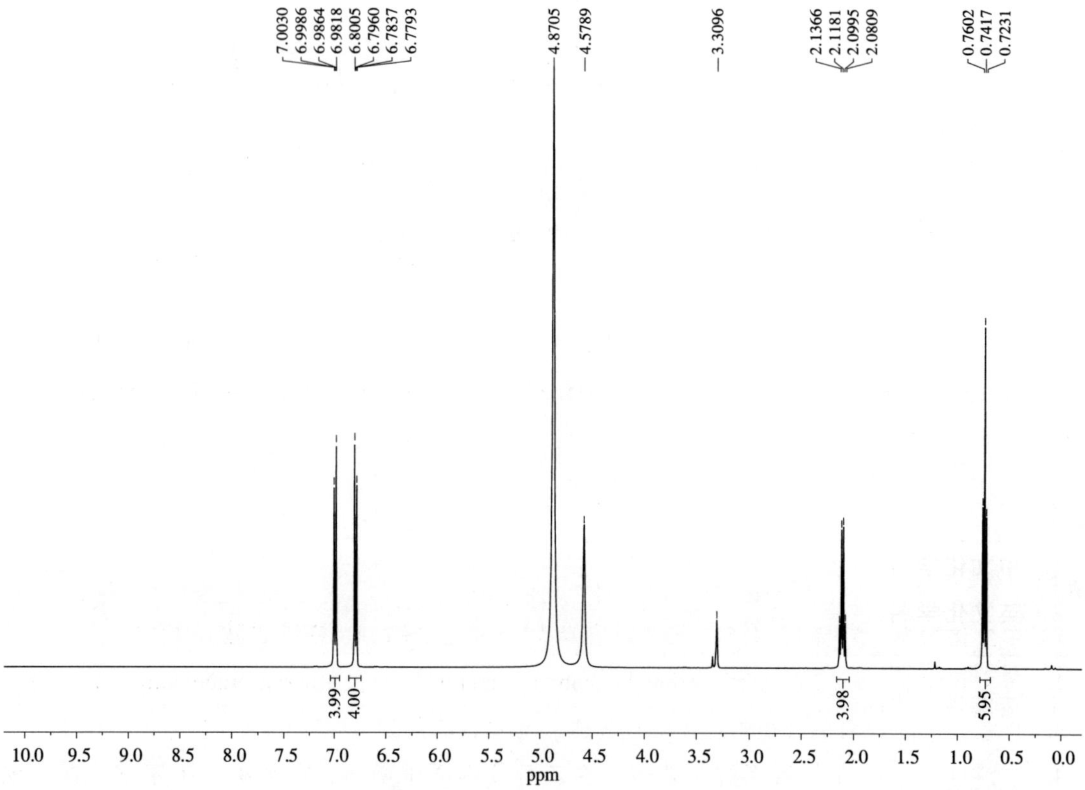

图 1　己烯雌酚的 ^{1}H NMR 谱（溶剂：CD_3OD）

^{1}H NMR：δ 6.99（H－2，6，2′，6′，dd，J＝6.6，1.8 Hz，4H），6.79（H－3，5，3′，5′，dd，J＝6.6，1.8 Hz，4H），2.11（H－8，8′，q，J＝7.4 Hz，4H），0.74（H－9，9′，t，J＝7.4 Hz，6H）

注：4.57 处应该是氘代甲醇的杂质峰

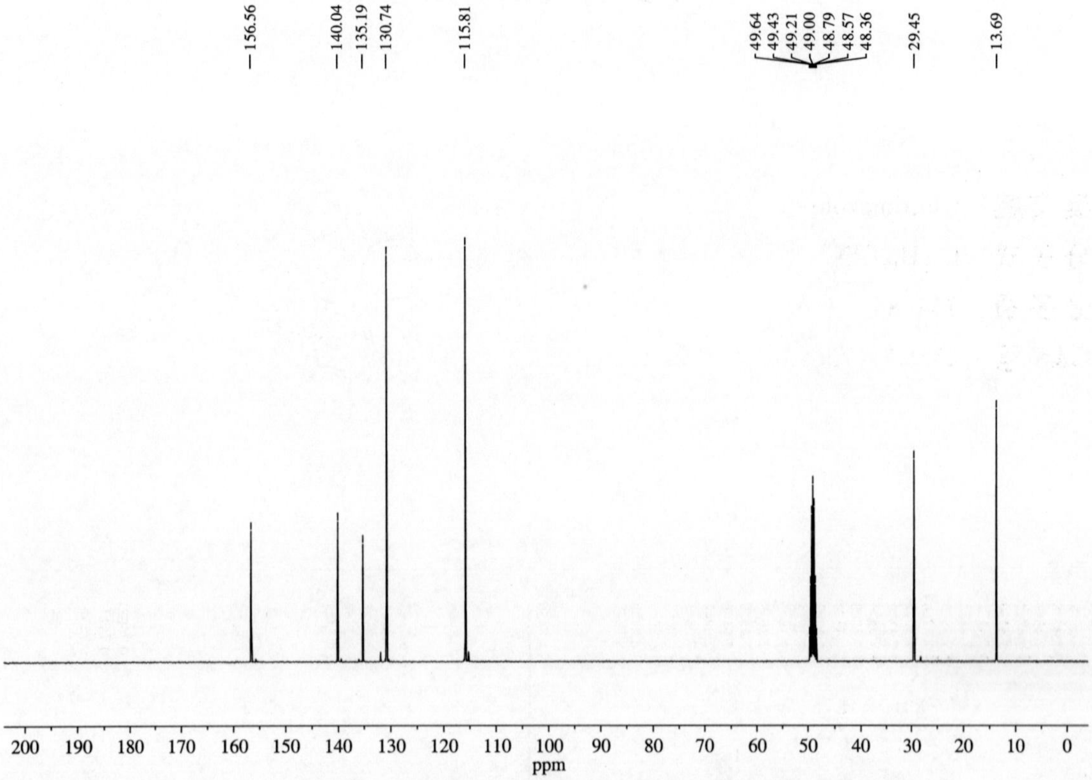

图2　己烯雌酚的^{13}C NMR 谱（溶剂：CD_3OD）

^{13}C NMR：δ 156.56（C－4，4′），140.04（C－7，7′），135.19（C－1，1′），130.74（C－2，6，2′，6′），115.81（C－3，5，3′，5′），29.45（C－8，8′），13.69（C－9，9′）

备注

1. **中文化学名**　(*E*)－4,4′－(1,2－二乙基－1,2－亚乙烯基)双苯酚
2. **英文化学名**　4,4′－[(1*E*)－1,2－diethyl－1,2－ethenediyl]bisphenol
3. **性状**　本品为无色结晶或白色结晶性粉末；几乎无臭。
4. **溶解性**　本品在甲醇中易溶，在乙醇、乙醚或脂肪油中溶解，在三氯甲烷中微溶，在水中几乎不溶；在稀氢氧化钠溶液中溶解。
5. **对照品编号与批号**　100033－200607

参考文献

[1] http://sdbs.db.aist.go.jp/sdbs/cgi－bin/cre_index.cgi? lang = eng(SDBS)(^{1}H NMR,^{13}C NMR).

克　霉　唑

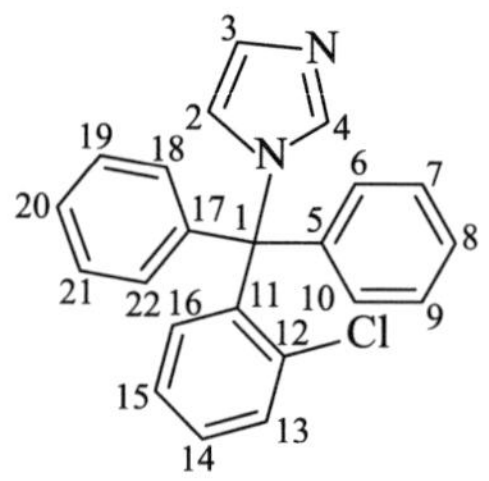

英文名　Clotrimazole

分子式　$C_{22}H_{17}ClN_2$

分子量　344.84

CAS 号　23593-75-1

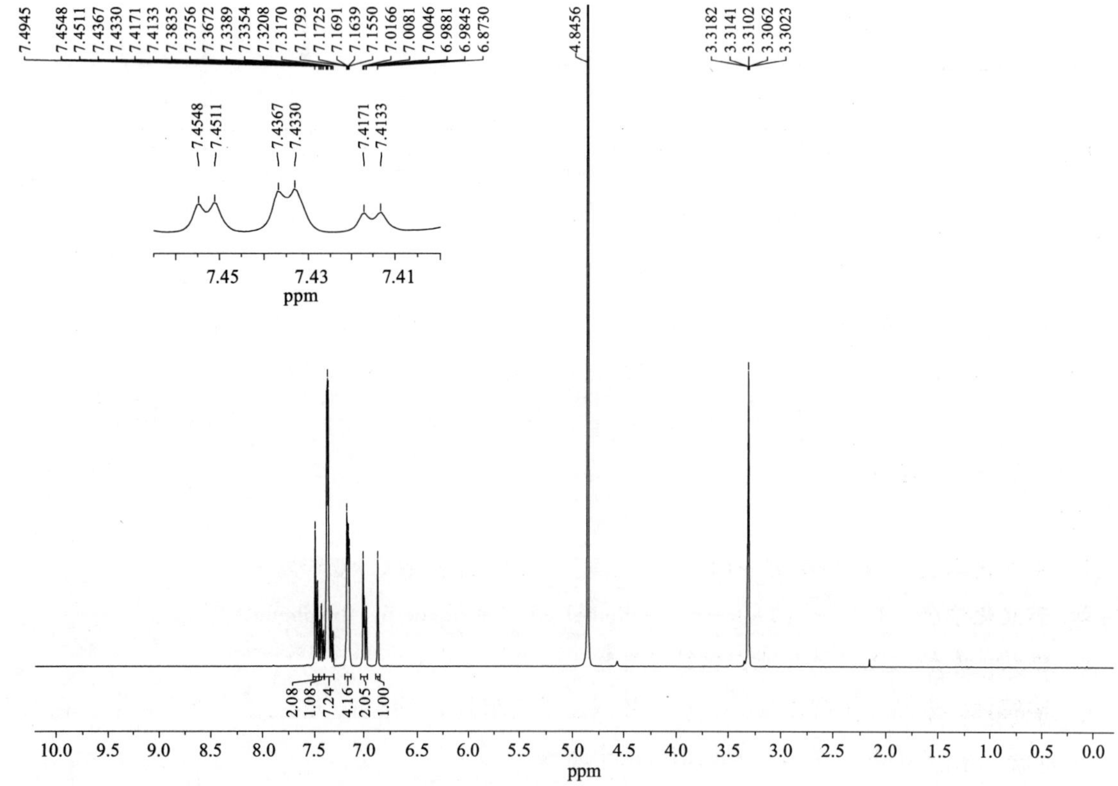

图 1　克霉唑的^{1}H NMR（溶剂：CD_3OD）

^{1}H NMR：δ 7.50～7.46（H-4，13，m，2H），7.45（H-14，td，J=7.6，1.5 Hz，1H），7.40～7.31（H-7，8，9，15，19，20，21，m，7H），7.20～7.14（H-6，10，18，22，m，4H），7.04～6.98（H-2，16，m，2H），6.87（H-3，m，1H）

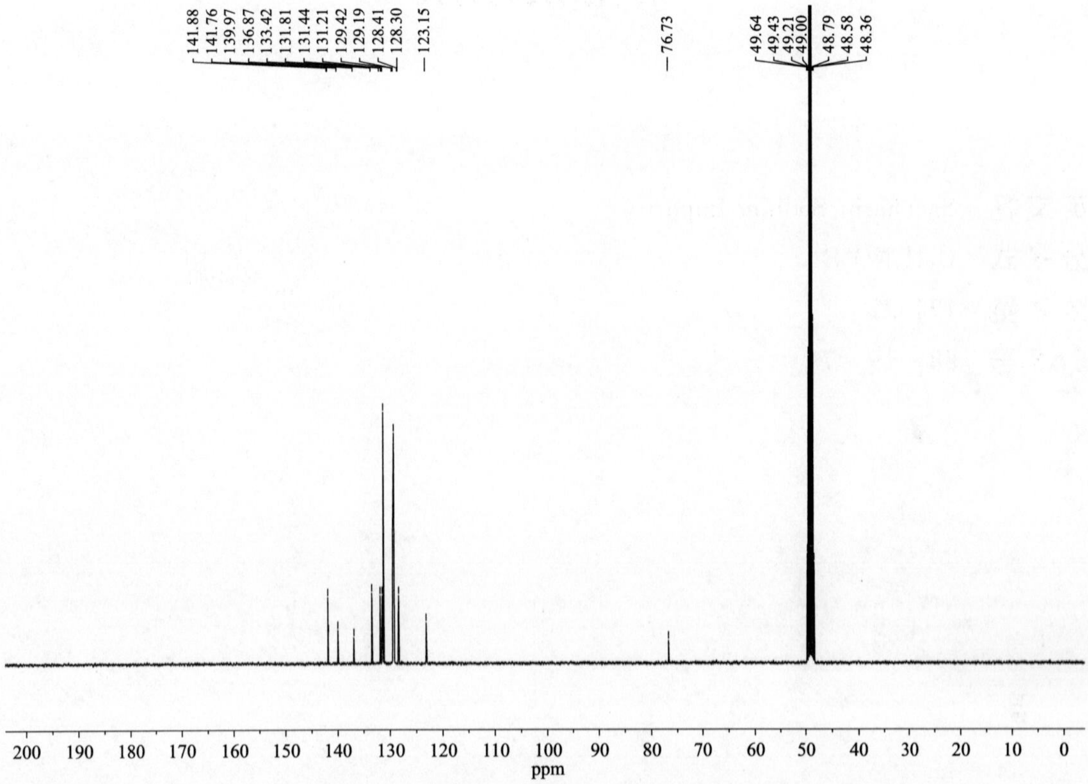

图 2　克霉唑的^{13}C NMR（溶剂：CD_3OD）

^{13}C NMR：δ 141. 88（C－11），141. 76（C－5），139. 97（C－17），136. 87（C－4），133. 42（C－12），131. 81（C－13，16），131. 44（C－7，9，19，21），131. 21（C－6，10，18，22），129. 42（C－14），129. 19（C－15），128. 41（C－3），128. 30（C－8，20），123. 15（C－2），76. 73（C－1）

备注

1. 中文化学名　1－[(2－氯苯基)二苯基甲基]－1*H*－咪唑

2. 英文化学名　1－[(2－chlorophenyl)diphenylmethyl]－1*H*－imidazole

3. 性状　本品为白色至微黄色的结晶性粉末，无臭，无味。

4. 溶解性　本品在甲醇或三氯甲烷中易溶，在乙醇或丙酮中溶解，在水中几乎不溶。

5. 对照品编号与批号　100037－200306

糖精钠杂质

英文名 Saccharin Sodium Impurity

分子式 $C_7H_9NO_2S$

分子量 171.22

CAS 号 88－19－7

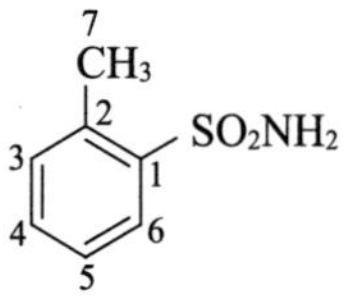

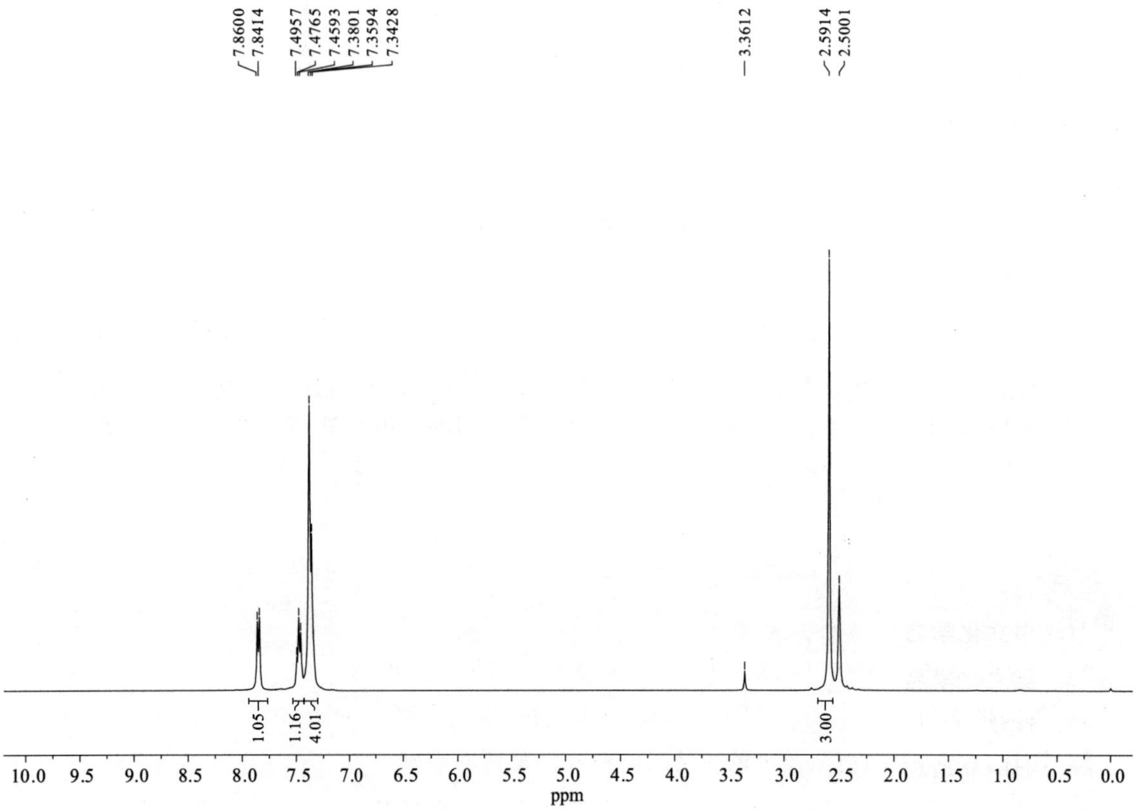

图 1　糖精钠杂质的 ^1H NMR 谱（溶剂：CD_3SOCD_3）

^1H NMR：δ 7.85（H－6，d，J＝7.4 Hz，1H），7.48（H－5，t，J＝7.4 Hz，1H），7.53～7.30（NH_2，H－3，4，m，4H），2.59（H－7，s，3H）

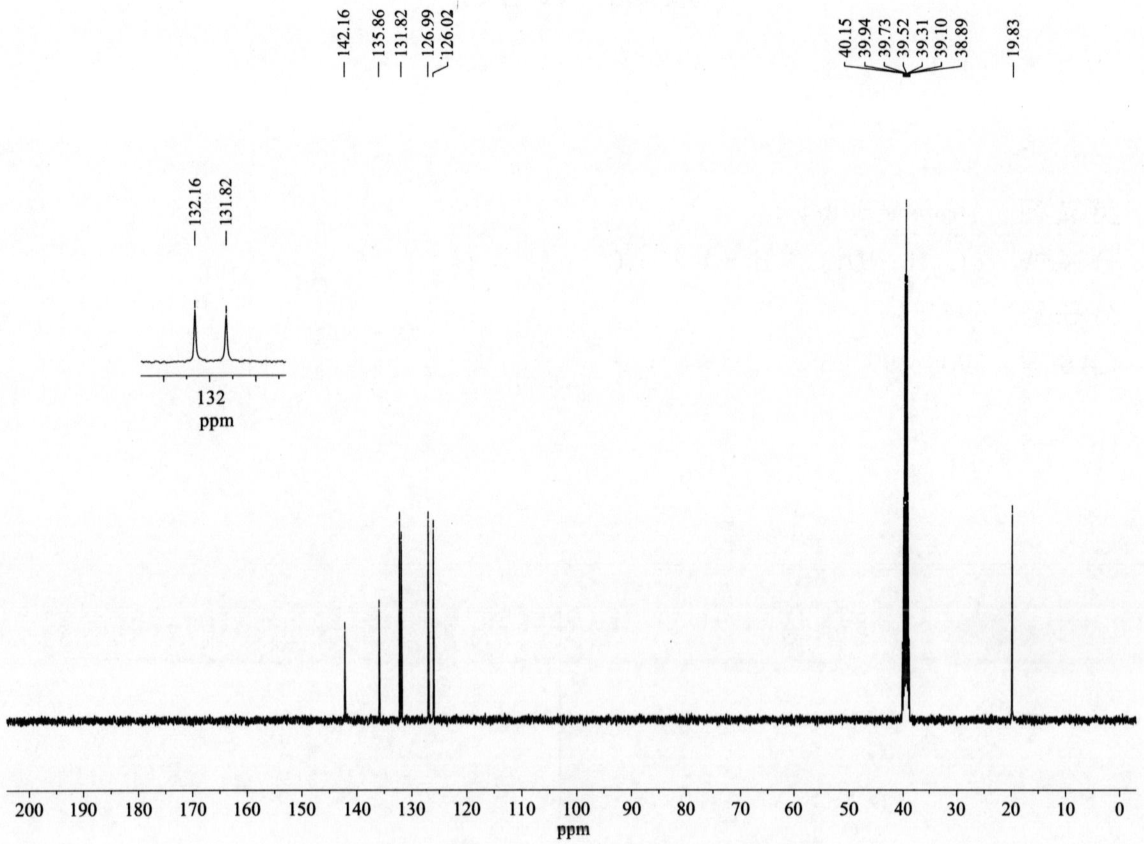

图 2　糖精钠杂质的^{13}C NMR 谱（溶剂：CD_3SOCD_3）

^{13}C NMR：δ 142.16（C－1），135.86（C－2），132.16（C－5），131.82（C－6），126.99（C－4），126.02（C－3），19.83（C－7）

备注

1. **中文化学名**　2－甲苯磺酰胺
2. **英文化学名**　2－methylbenzene sulfonamide
3. **性状**　本品为白色结晶性粉末。
4. **对照品编号与批号**　100038－200803

参 考 文 献

[1] http://sdbs.db.aist.go.jp/sdbs/cgi-bin/direct_frame_top.cgi(SDBS)(^{1}H NMR,^{13}C NMR).

硫酸阿托品

英文名 Atropine Sulfate

分子式 $(C_{17}H_{23}NO_3)_2 \cdot H_2SO_4 \cdot H_2O$

分子量 694.84

CAS 号 5908-99-6

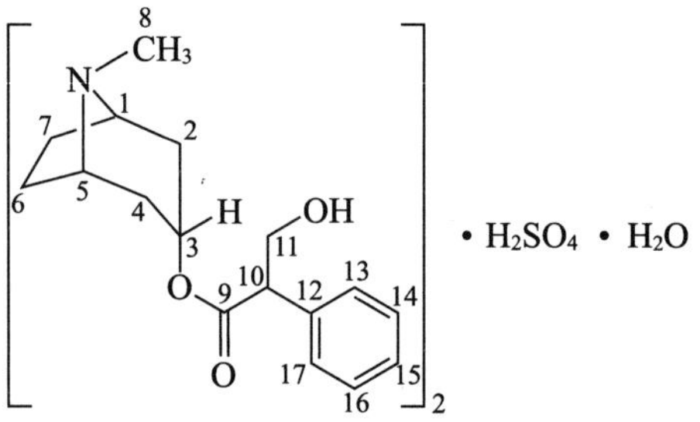

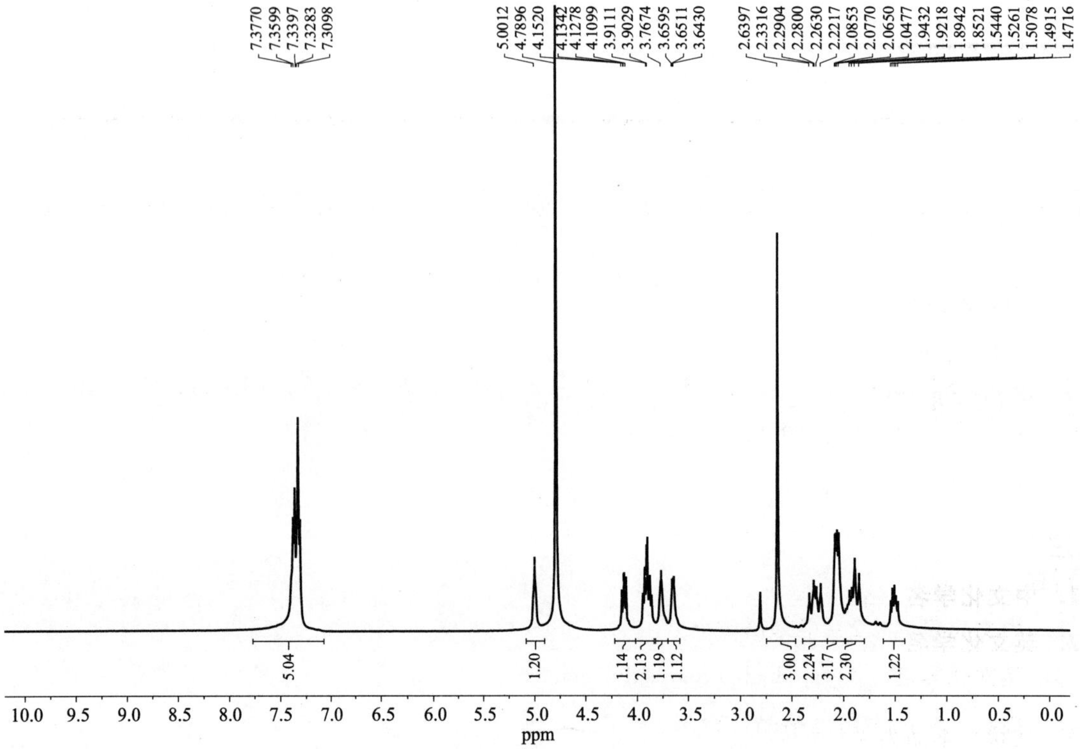

图 1 硫酸阿托品的 ^1H NMR 谱（溶剂：D_2O）

^1H NMR：δ 7.55 ~ 7.11（Ar-H，m，5H），5.00（H-3，brs，1H），4.12（H-11a，m，1H），4.02 ~ 3.84（H-10，11b，m，2H），3.76（H-1，brs，1H），3.65（H-5，m，1H），2.64（H-8，s，3H），2.40 ~ 2.15（H-4a，2a，m，2H），2.15 ~ 1.98（H-6a，7，m，3H），1.97 ~ 1.81（H-2b，6b，m，2H），1.52（H-4b，m，1H）

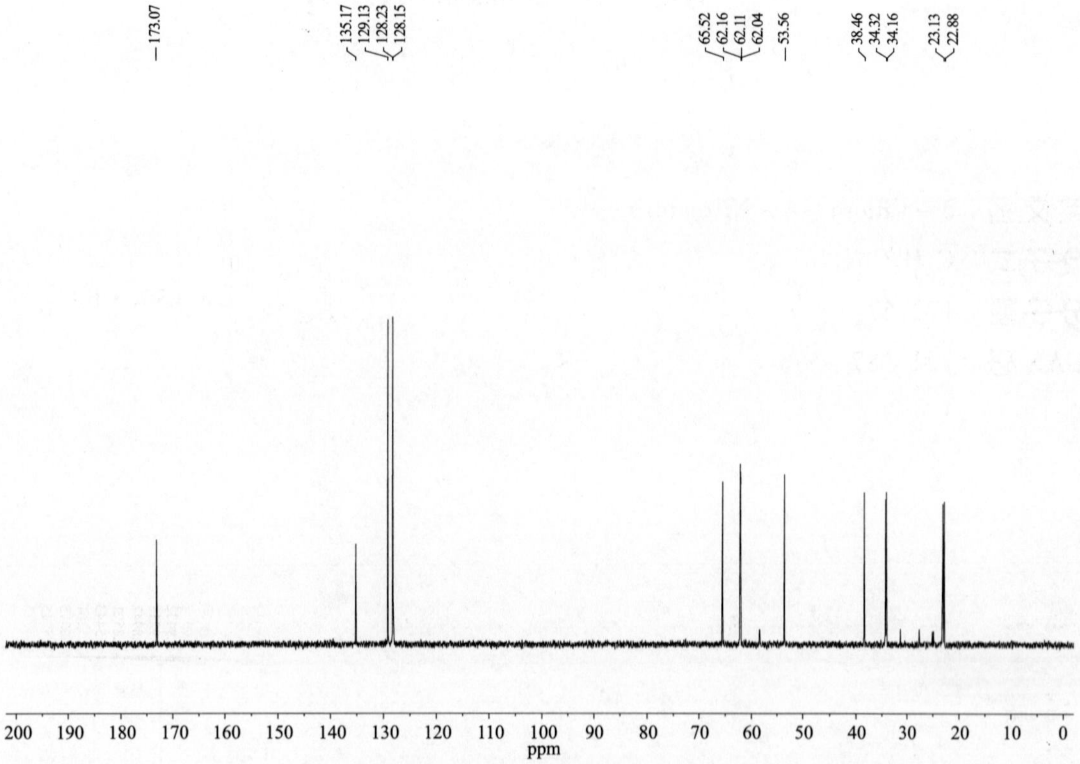

图 2　硫酸阿托品的 ^{13}C NMR 谱（溶剂：D_2O）

^{13}C NMR：δ 173.07 （C-9），135.17 （C-12），129.13 （C-14，16），128.23 （C-13，17） 128.15 （C-15），65.52 （C-3），62.16 （C-11），62.11 （C-5），62.04 （C-1），53.56 （C-10），38.46 （C-8），34.32 （C-2），34.16 （C-4），23.13 （C-6），22.88 （C-7）

备注

1. 中文化学名　α-(羟甲基)苯乙酸 8-甲基-8-氮杂双环[3.2.1]-3-辛酯硫酸盐一水合物

2. 英文化学名　α-(hydroxymethyl) benzeneacetic acid 8-methyl-8-azabicyclo[3.2.1]oct-3-yl ester sulfate monohydrate

3. 性状　本品为无色结晶或白色结晶性粉末，无臭。

4. 溶解性　本品在水中极易溶解，在乙醇中易溶。

5. 对照品编号与批号　100040-201011

参 考 文 献

[1] http://sdbs.db.aist.go.jp/sdbs/cgi-bin/cre_index.cgi? lang=eng(SDBS)(^{1}H NMR, ^{13}C NMR).

2-氯-4-硝基苯胺

英文名 2-Chloro-4-Nitroaniline

分子式 $C_6H_5ClN_2O_2$

分子量 172.57

CAS 号 121-87-9

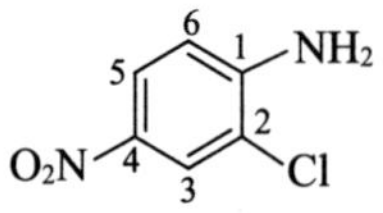

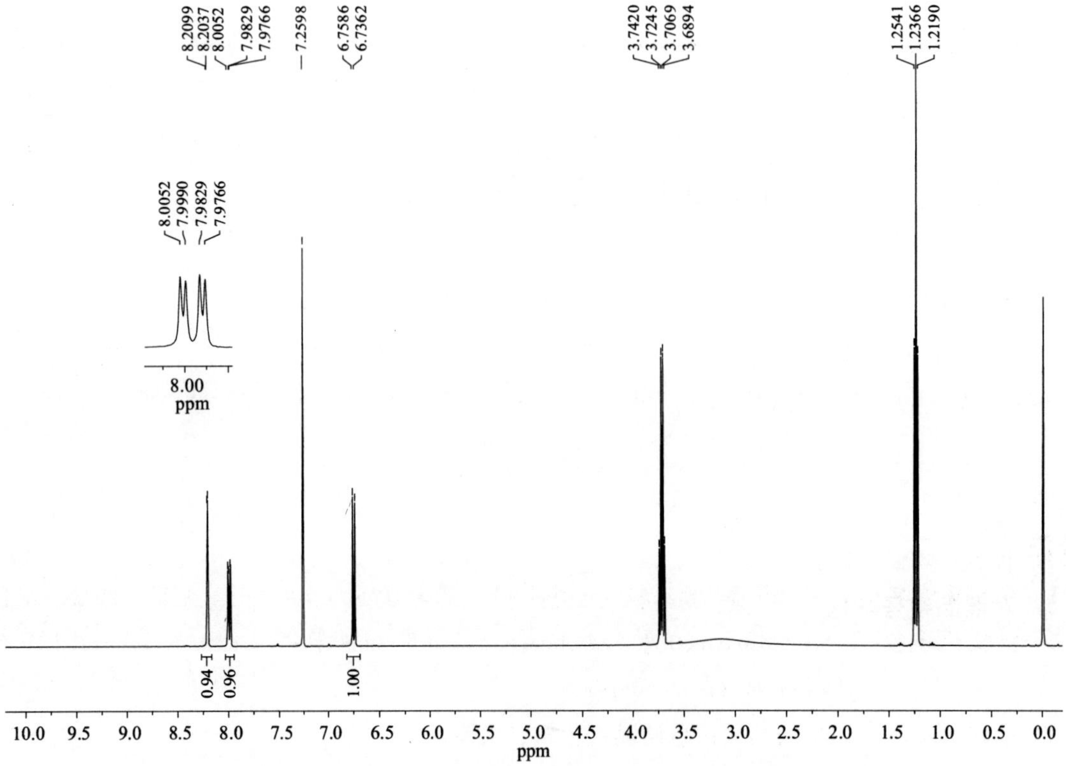

图 1 2-氯-4-硝基苯胺的^{1}H NMR 谱（溶剂：$CDCl_3$）

^{1}H NMR：δ 8.21（H-3，d，J=2.5 Hz，1H），7.99（H-5，dd，J=8.9，2.5 Hz，1H），6.75（H-6，d，J=9.0 Hz，1H）

注：样品含有乙醇杂质，δ 3.72（CH_2，q，J=7.0 Hz），1.24（CH_3，t，J=7.0 Hz）

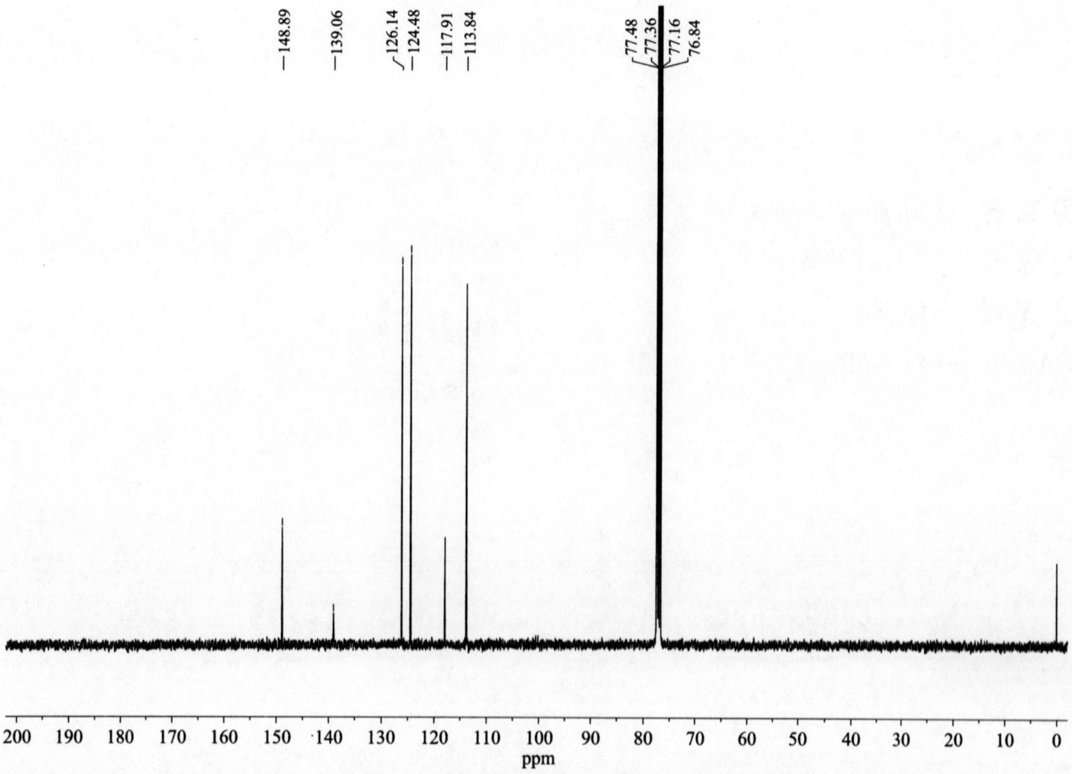

图 2　2 - 氯 - 4 - 硝基苯胺的[13]C NMR 谱（溶剂：$CDCl_3$）

^{13}C NMR：δ 148.89（C - 1），139.06（C - 4），126.14（C - 2），124.48（C - 3），117.91（C - 5），113.84（C - 6）

备注

1. 性状　本品为黄色粉末。

2. 对照品编号与批号　100042 - 200002

参 考 文 献

[1] http://sdbs.db.aist.go.jp/sdbs/cgi - bin/cre_index.cgi? lang = eng(SDBS)(^{1}H NMR, ^{13}C NMR).

氯普噻吨

英文名 Chlorprothixene

分子式 $C_{18}H_{18}ClNS$

分子量 315.86

CAS 号 113-59-7

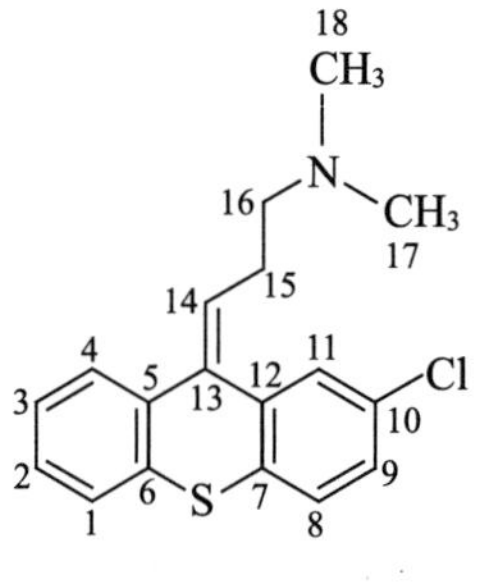

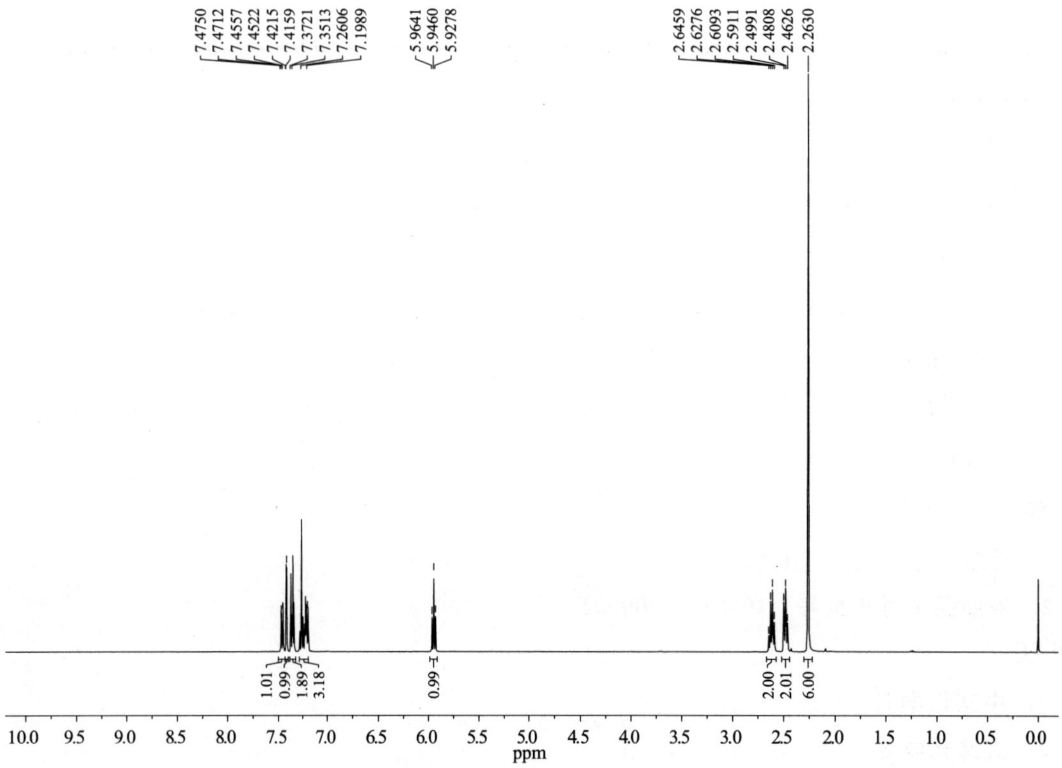

图 1 氯普噻吨的 ^1H NMR 谱（溶剂：$CDCl_3$）

^1H NMR：δ 7.46（H-1，dd，J=7.7，1.5 Hz，1H），7.42（H-8，d，J=2.2 Hz，1H），7.38~7.32（H-4，9，m，2H），7.29~7.18（H-2，3，11，m，3H），5.95（H-14，t，J=7.3 Hz，1H），2.62（H-15，m，2H），2.48（H-16，t，J=7.3 Hz，2H），2.26（H-17，18，s，6H）

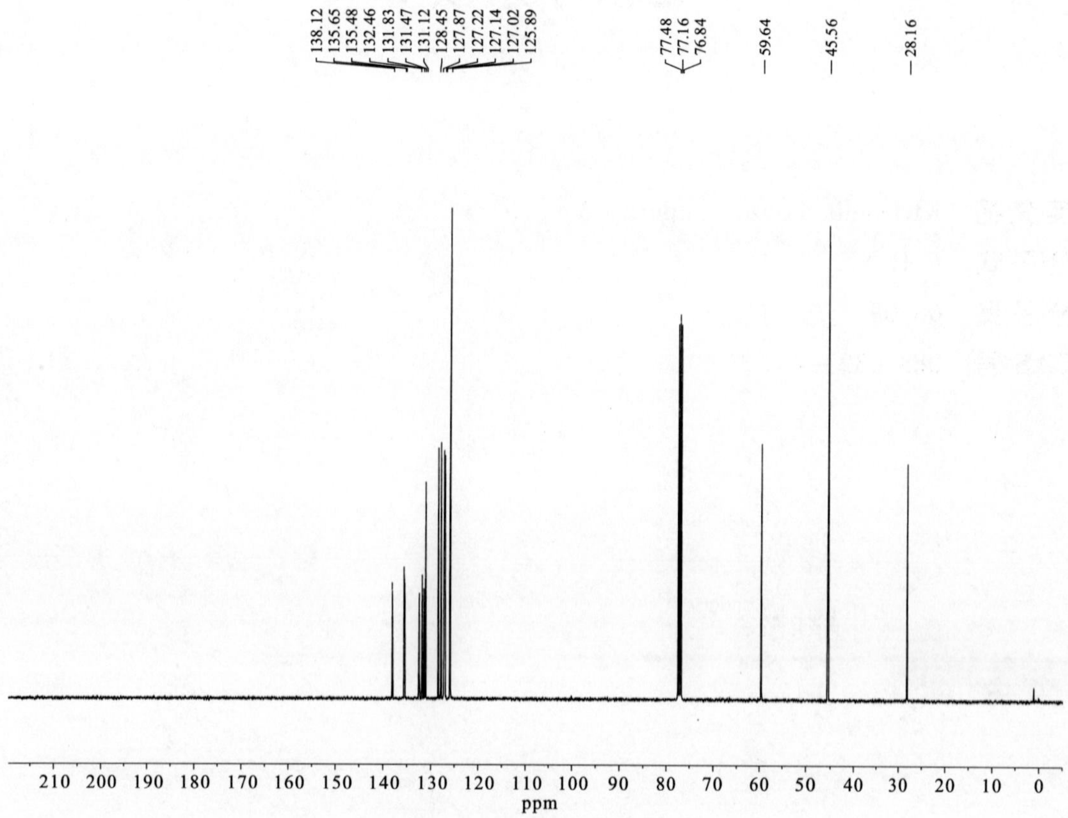

图 2　氯普噻吨的^{13}C NMR 谱（溶剂：$CDCl_3$）

^{13}C NMR：δ 138.12（C－12），135.65（C－5），135.48（C－13），132.46（C－6），131.83（C－10），131.47（C－8），131.12（C－7），128.45（C－9），127.87（C－2），127.22（C－3），127.14（C－4，11），127.02（C－1），125.89（C－14），59.64（C－16），45.56（C－17，18），28.16（C－15）

备注

1. **中文化学名**　（*Z*）－*N*,*N*－二甲基－3－（2－氯－9*H*－亚噻吨基）－1－丙胺
2. **英文化学名**　（*Z*）－*N*,*N*－dimethyl－3－（2－chloro－9*H*－thioxanthen－alkylene）－1－propanamine
3. **性状**　本品为淡黄色结晶性粉末;无臭,无味。
4. **溶解性**　本品在三氯甲烷中易溶,在水中不溶。
5. **对照品编号与批号**　100043－199701

克雷唑杂质 A

英文名 Klebsiella Triazde Impurity A

分子式 $C_3H_4N_2$

分子量 68.08

CAS 号 288 - 32 - 4

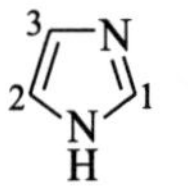

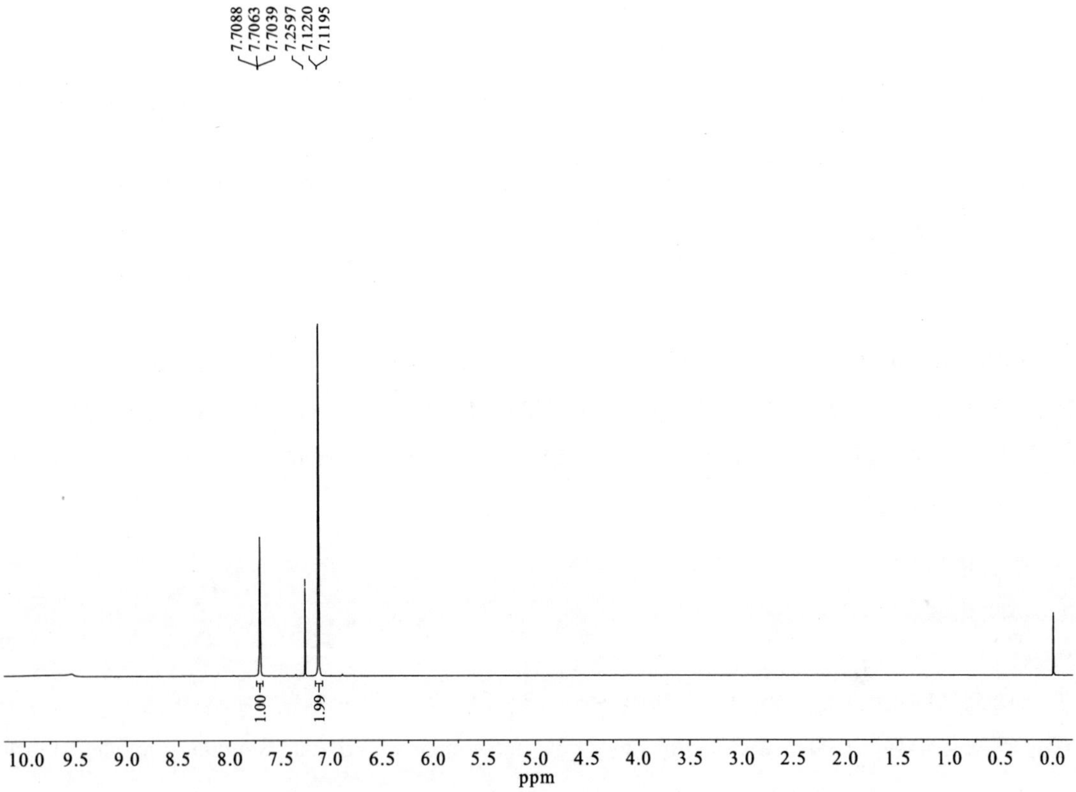

图 1 克雷唑杂质 A 的 ^{1}H NMR 谱（溶剂：$CDCl_3$）

^{1}H NMR：δ 7.71 (H - 1, t, J = 1.0 Hz, 1H), 7.12 (H - 2, 3, d, J = 1.0 Hz, 2H)

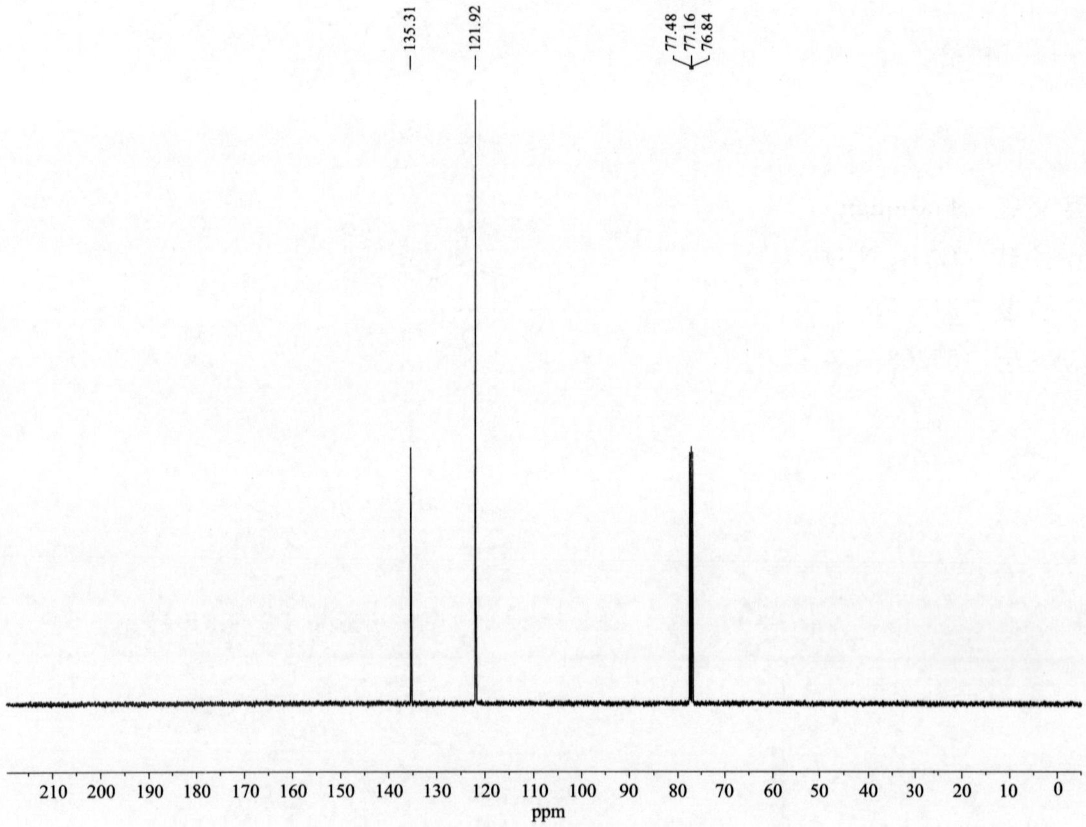

图 2　克雷唑杂质 A 的^{13}C NMR 谱（溶剂：$CDCl_3$）

^{13}C NMR：δ 135.31（C－1），121.92（C－2，3）

备注

1. 中文化学名　咪唑

2. 英文化学名　imidazole

3. 性状　本品为白色结晶性粉末。

4. 对照品编号与批号　100045－199903

参 考 文 献

[1] http://sdbs. db. aist. go. jp/sdbs/cgi－bin/cre_index. cgi? lang＝eng(SDBS)(^{1}H NMR,^{13}C NMR).

吡 喹 酮

英文名 Praziquantel

分子式 $C_{19}H_{24}N_2O_2$

分子量 312.41

CAS 号 55268－74－1

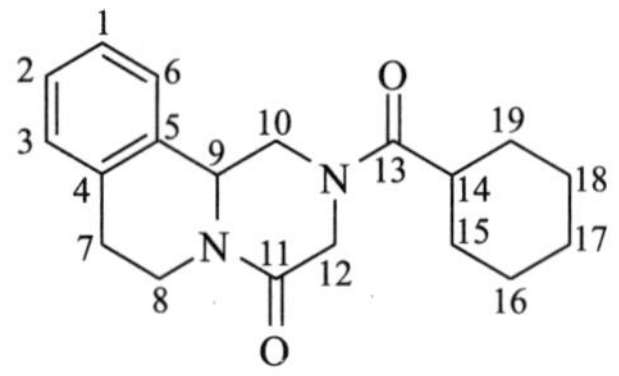

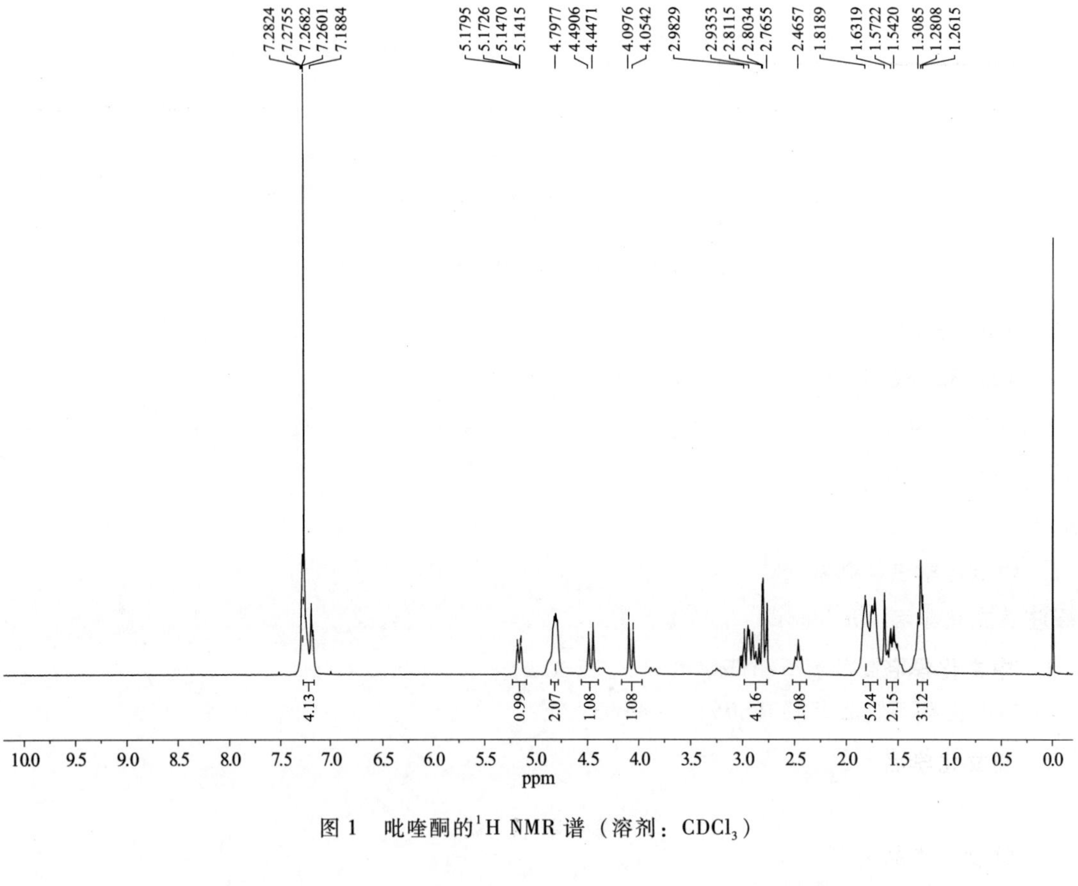

图 1 吡喹酮的 ^{1}H NMR 谱（溶剂：$CDCl_3$）

^{1}H NMR：δ 7.30～7.10（Ar－H，m，4H），5.16（H－9，m，1H），4.91～4.73（H－12，m，2H），4.47（H－10a，d，J＝17.4 Hz，1H），4.08（H－10b，d，J＝17.4 Hz，1H），3.05～2.72（H－7，8，m，4H），2.47（H－14，m，1H），1.90～1.62（m，5H），1.61～1.50（m，2H），1.28（m，3H）

注：7.30～7.10（H－1，2，3，6，m，4H）与溶剂峰重合

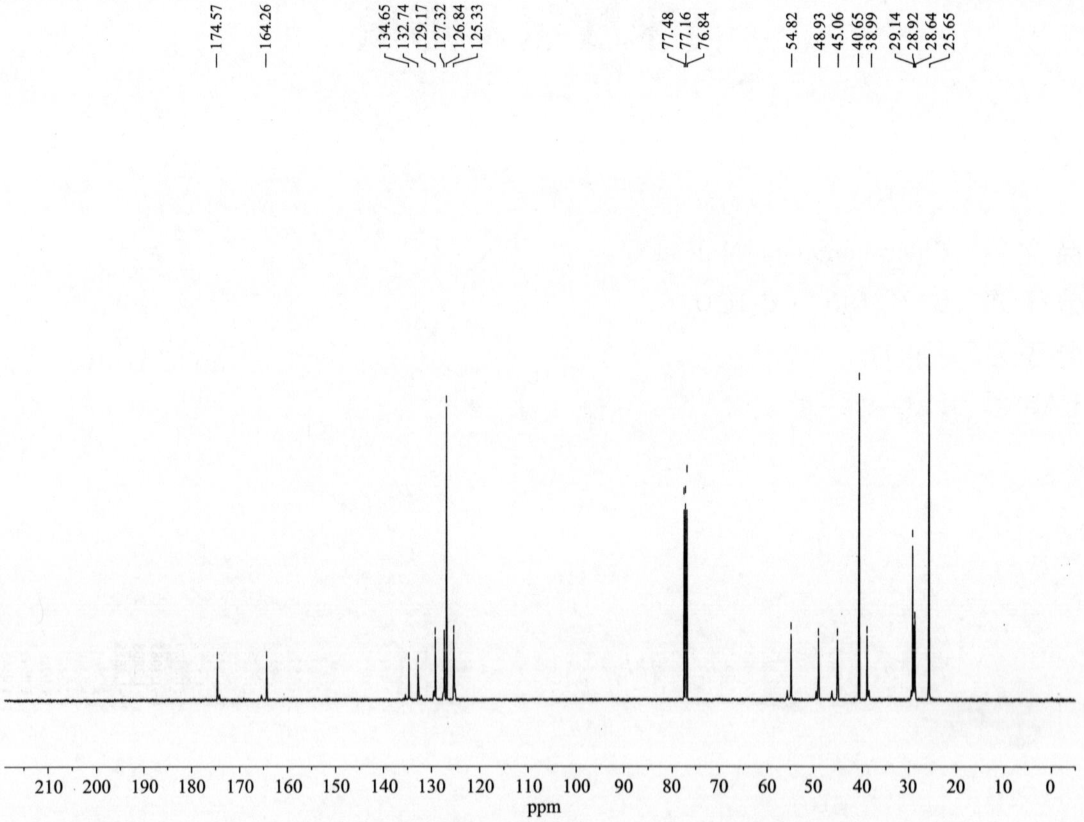

图 2　吡喹酮的^{13}C NMR 谱（溶剂：$CDCl_3$）

^{13}C NMR：δ 174.57（C－13），164.26（C－11），134.65（C－5），132.74（C－4），129.17（C－3），127.32（C－2），126.84（C－1），125.33（C－6），54.82（C－9），48.93（C－12），45.06（C－10），40.65（C－8），38.99（C－14），29.14（C－15，19），28.92（C－7），28.64（C－17），25.65（C－16，18）

备注

1. 中文化学名　2－（环己基羰基）－1,2,3,6,7,11*b*－六氢－4*H*－吡嗪并[2,1－α]异喹啉－4－酮

2. 英文化学名　2－(cyclohexylcarbonyl)－1,2,3,6,7,11*b*－hexahydro－4*H*－pyrazino[2,1－α]isoquinolin－4－one

3. 性状　本品为白色或类白色的结晶性粉末，味苦。

4. 溶解性　本品在三氯甲烷中易溶，在乙醇中溶解，在乙醚或水中不溶。

5. 对照品编号与批号　100046－200504

参 考 文 献

[1] Cao H, Liu H, Doemling A. Complexation and extraction of PAHs to the aqueous phase with a dinuclear Pt^{II} diazapyrenium－based metaclacyde. Chem－Eur J, 2010, 16: 12296.

马来酸氯苯那敏

英文名　Chlorphenamine Maleate

分子式　$C_{16}H_{19}ClN_2 \cdot C_4H_4O_4$

分子量　390.86

CAS 号　113-92-8

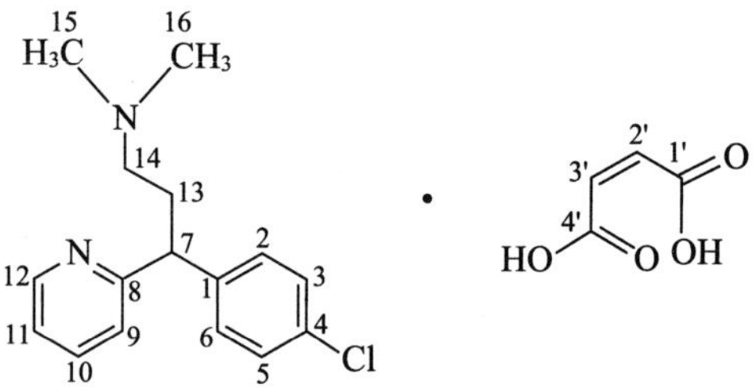

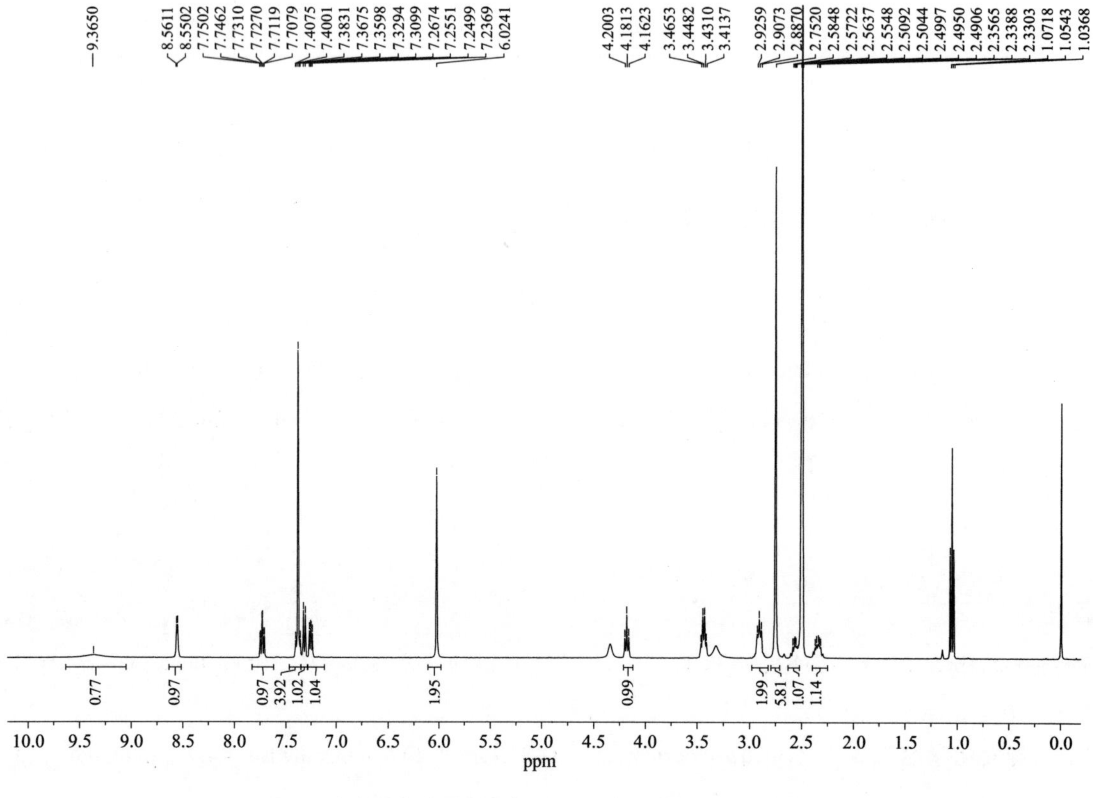

图 1　马来酸氯苯那敏的^{1}H NMR 谱（溶剂：CD_3SOCD_3）

^{1}H NMR：δ 9.37（OH，brs，1H），8.56（H-12，d，J=4.3 Hz，1H），7.73（H-10，td，J=7.7，1.6 Hz，1H），7.41～7.34（H-3，5，2，6，m，4H），7.32（H-9，d，J=7.8 Hz，1H），7.25（H-11，dd，J=7.1，5.1 Hz，1H），6.02（H-2′，3′，s，2H），4.18（H-7，t，J=7.6 Hz，1H），3.02～2.82（H-14，m，2H），2.75（H-16，15，s，6H），2.58（H-13a，m，1H），2.33（H-13b，m，1H）

注：样品中含有乙醇杂质，δ 3.44（CH_2，q，J=6.9 Hz），1.05（CH_3，t，J=6.9 Hz）

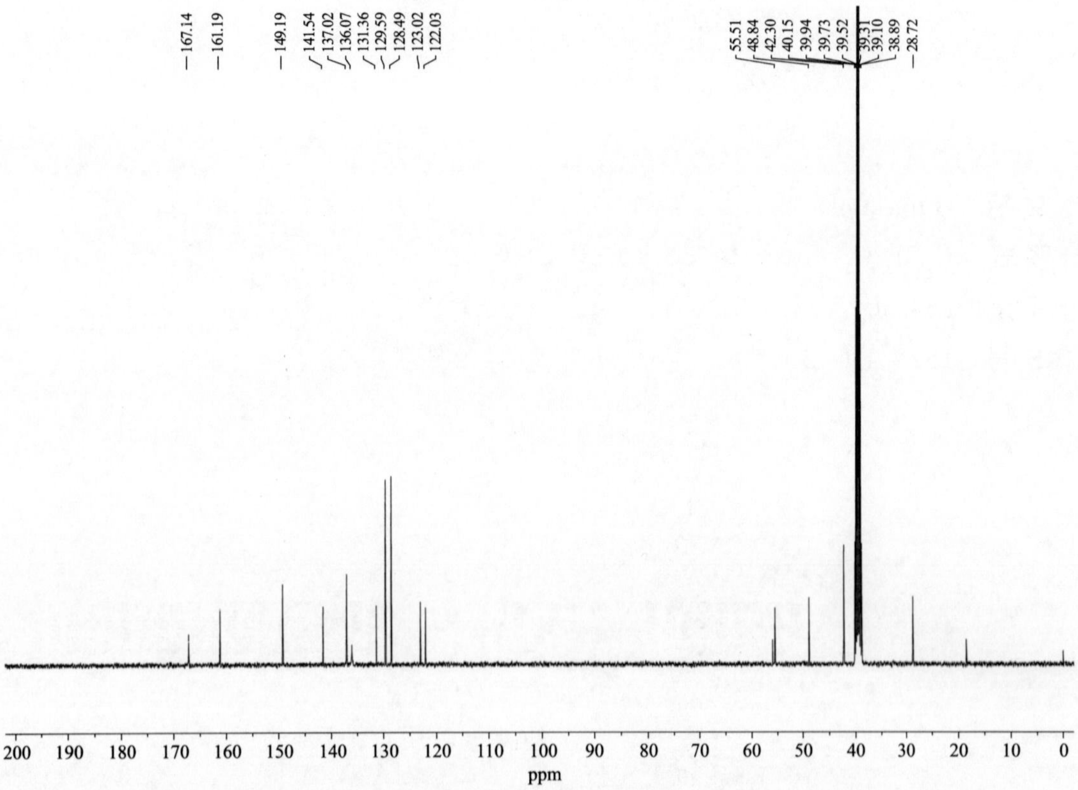

图2 马来酸氯苯那敏的^{13}C NMR谱（溶剂：CD_3SOCD_3）

^{13}C NMR：δ 167.14（C－1′, 4′），161.19（C－8），149.19（C－12），141.54（C－1），137.02（C－10），136.07（C－2′, 3′）131.36（C－4），129.59（C－2，6），128.49（C－5，3），123.02（C－9），122.03（C－11），55.51（C－14），48.84（C－7），42.30（C－16，15），28.72（C－13）

注：样品中含有乙醇杂质，δ 57.55（CH_2），17.51（CH_3）

备注

1. **中文化学名** 2－[对－氯－α－[2－(二甲氨基)乙基]苯基]吡啶马来酸盐
2. **英文化学名** γ－(4－chlorophenyl)－*N*,*N*－dimethyl－2－pyridinepropanamine
3. **性状** 本品为白色结晶性粉末；无臭，味苦。
4. **溶解性** 本品在水、乙醇或三氯甲烷中易溶，在乙醚中微溶。
5. **对照品编号与批号** 100047－200606

参 考 文 献

[1] http://sdbs.db.aist.go.jp/sdbs/cgi－bin/cre_index.cgi? lang = eng(SDBS)(^{1}H NMR,^{13}C NMR).

炔 雌 醚

英文名 Quinestrol

分子式 $C_{25}H_{32}O_2$

分子量 364.50

CAS 号 152-43-2

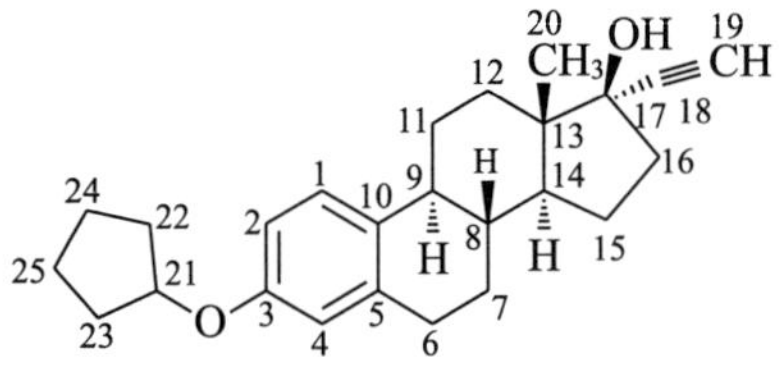

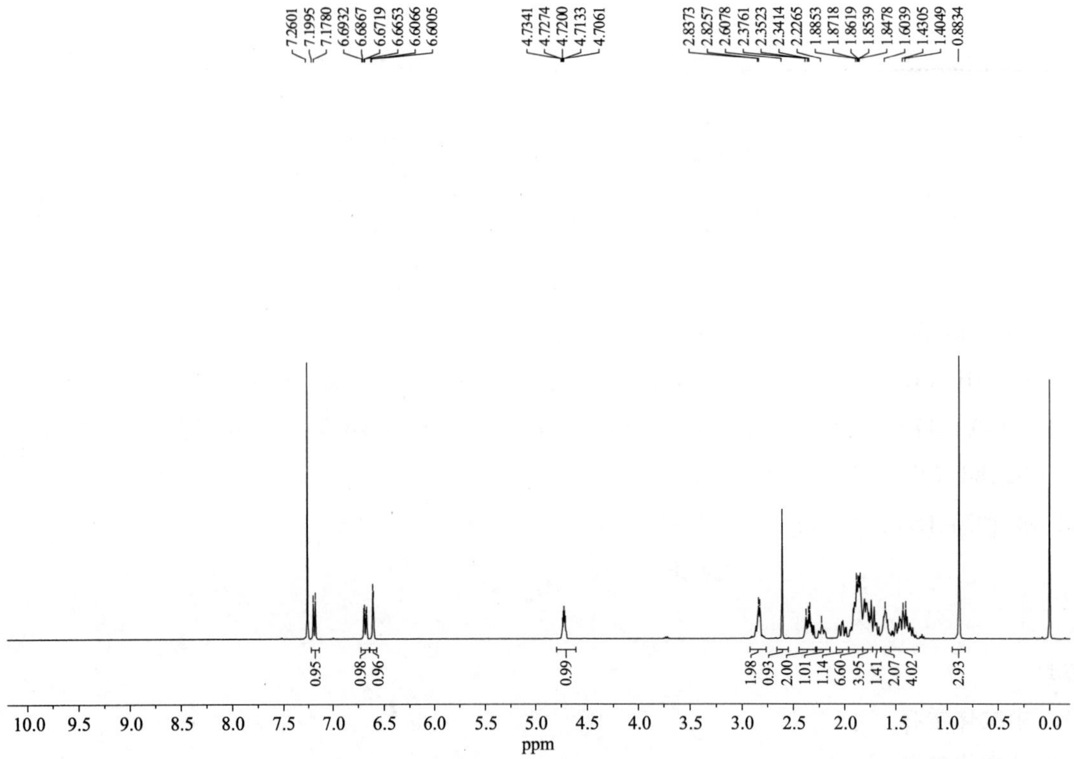

图 1 炔雌醚的[1]H NMR 谱（溶剂：$CDCl_3$）

^{1}H NMR：δ 7.19（H-1，d，J=8.6 Hz，1H），6.68（H-2，dd，J=8.6，2.6 Hz，1H），6.60（H-4，d，J=2.4 Hz，1H），4.72（H-21，m，1H），2.79（H-6，m，2H），2.61（H-19，s，1H），2.28～2.41（m，2H），2.22（m，1H），2.02（m，1H），1.96～1.83（m，7H），1.83～1.73（m，4H），1.69（m，1H），1.65～1.55（m，2H），1.55～1.29（m，4H），0.88（H-20，s，3H）

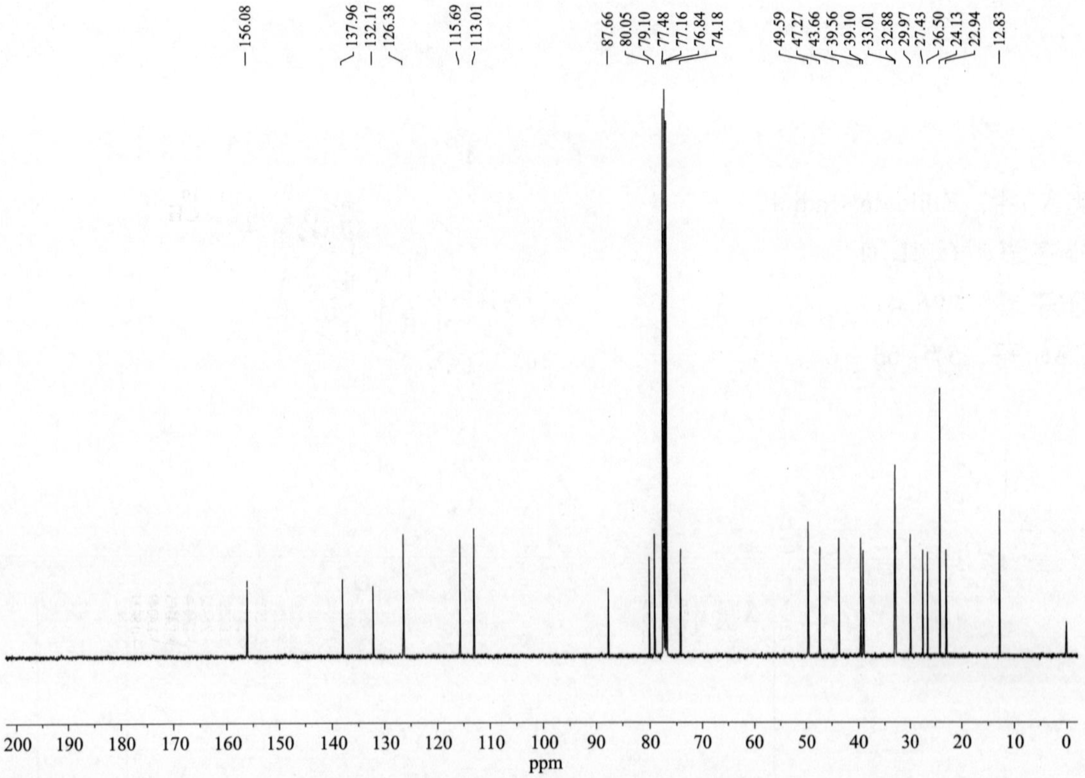

图 2　炔雌醚的 ^{13}C NMR 谱（溶剂：$CDCl_3$）

^{13}C NMR：δ 156.08（C－3），137.96（C－5），132.17（C－10），126.38（C－1），115.69（C－4），113.01（C－2），87.66（C－18），80.05（C－21），79.10（C－17），74.18（C－19），49.59（C－14），47.27（C－13），43.66（C－9），39.56（C－8），39.10（C－16），33.01（C－22，23），32.88（C－12），29.97（C－6），27.43（C－11），26.50（C－7），24.13（C－24，25），22.94（C－15），12.83（C－20）

备注

1. **中文化学名**　3－环戊基氧基－19－去甲－17α－孕甾－1,3,5(10)－三烯－20－炔－17－醇
2. **英文化学名**　(17)－3－(cyclopentyloxy)－19－norpregna－1,3,5(10)－trien－20－yn－17－ol
3. **性状**　本品为白色或类白色的结晶或结晶性粉末。
4. **溶解性**　本品在乙醇、丙酮、乙酸乙酯或三氯甲烷中溶解，在水中几乎不溶。
5. **对照品编号与批号**　100048－200902

炔雌醇

英文名 Ethinylestradiol

分子式 $C_{20}H_{24}O_2$

分子量 296.41

CAS 号 57-63-6

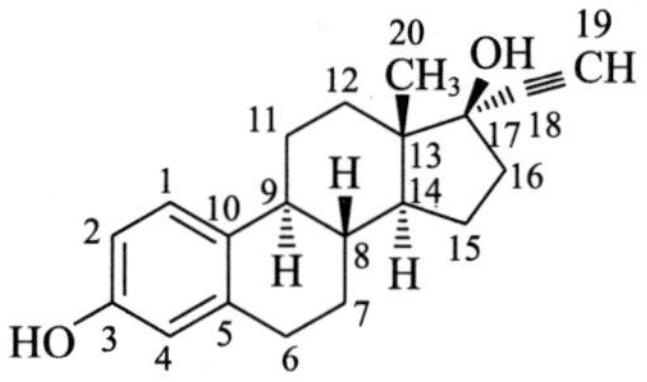

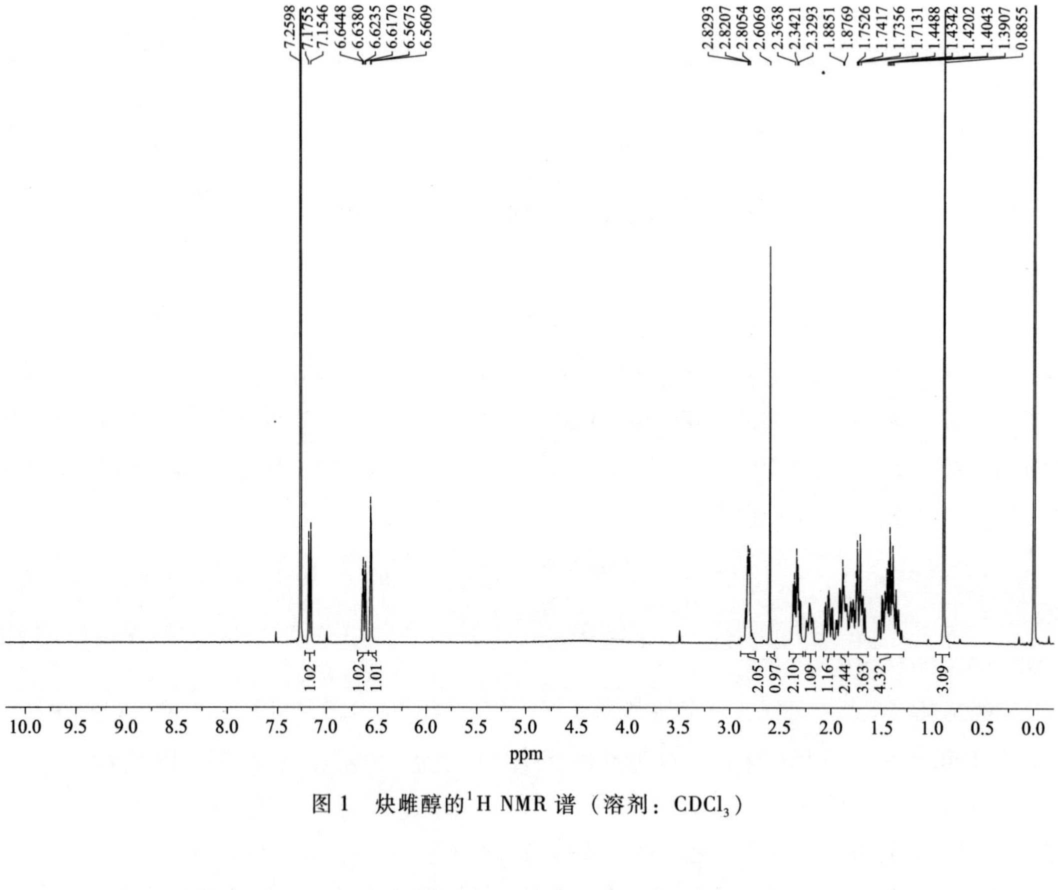

图 1 炔雌醇的^{1}H NMR 谱（溶剂：$CDCl_3$）

^{1}H NMR：δ 7.17（H-1，d，J=8.4 Hz，1H），6.62（H-2，dd，J=8.4，2.3 Hz，1H），6.56（H-4，d，J=2.6 Hz，1H），2.82（m，2H），2.61（H-19，s，1H），2.41～2.28（m，2H），2.20（m，1H），1.99（m，1H），1.97～1.83（m，2H），1.83～1.64（m，4H），1.58～1.26（m，4H），0.89（H-20，s，3H）

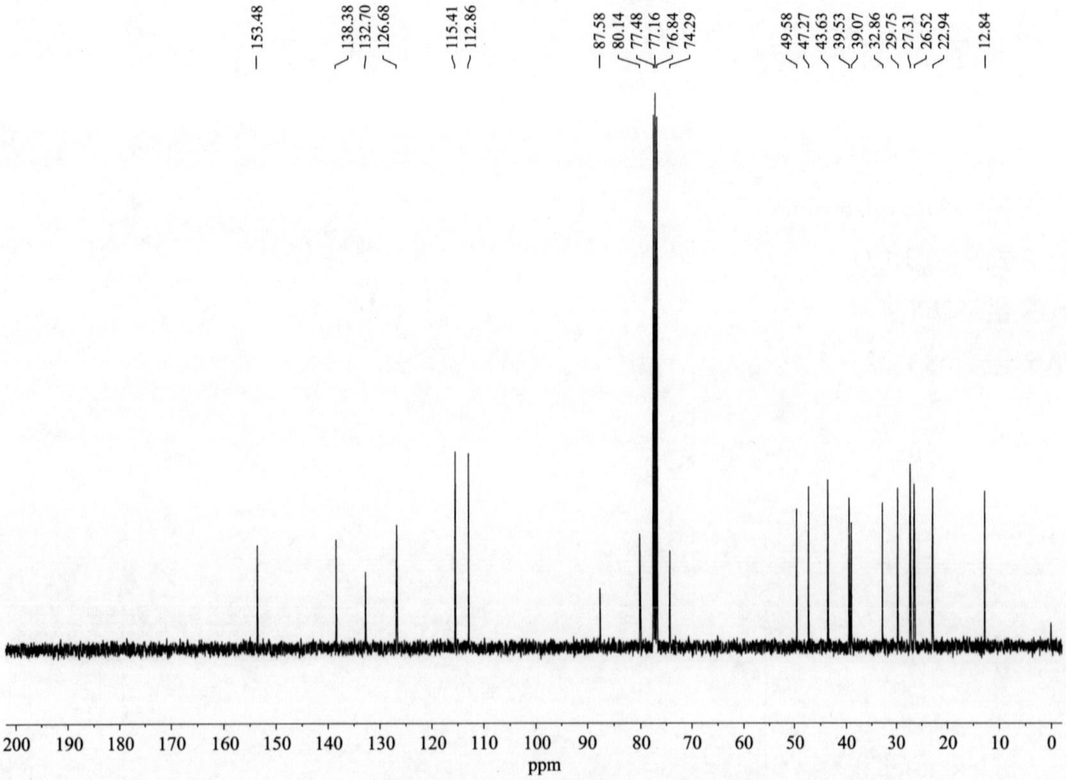

图 2　炔雌醇的^{13}C NMR 谱（溶剂：$CDCl_3$）

^{13}C NMR：δ 153.48 (C－3), 138.38 (C－5), 132.70 (C－10), 126.68 (C－1), 115.41 (C－4), 112.86 (C－2), 87.58 (C－18), 80.14 (C－17), 74.29 (C－19), 49.58 (C－14), 47.27 (C－13), 43.63 (C－9), 39.53 (C－8), 39.07 (C－12), 32.86 (C－16), 29.75 (C－6), 27.31 (C－11), 26.52 (C－7), 22.94 (C－15), 12.84 (C－20)

备注

1. **中文化学名**　3－羟基－19－去甲－17α－孕甾－1,3,5(10)－三烯－20－炔－17－醇
2. **英文化学名**　(17α)－19－norpregna－1,3,5(10)－trien－20－yne－3,17－diol
3. **性状**　本品为白色或类白色结晶性粉末；无臭。
4. **溶解性**　本品在乙醇、丙醇或乙醚中易溶，在三氯甲烷中溶解，在水中不溶。
5. **对照品编号与批号**　100052－200308

参 考 文 献

[1] http://sdbs.db.aist.go.jp/sdbs/cgi－bin/cre_index.cgi? lang＝eng (SDBS) (^{13}C NMR).

炔 诺 酮

英文名 Norethisterone

分子式 $C_{20}H_{26}O_2$

分子量 298.42

CAS 号 68-22-4

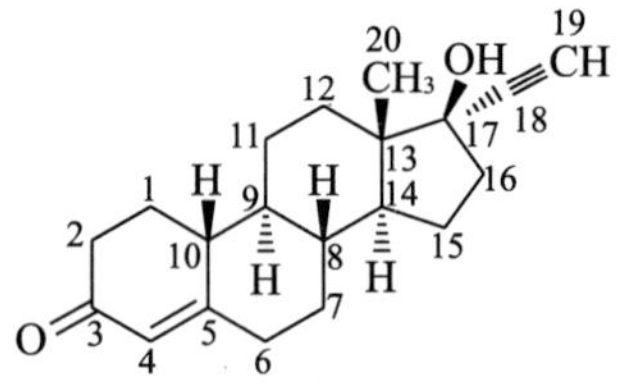

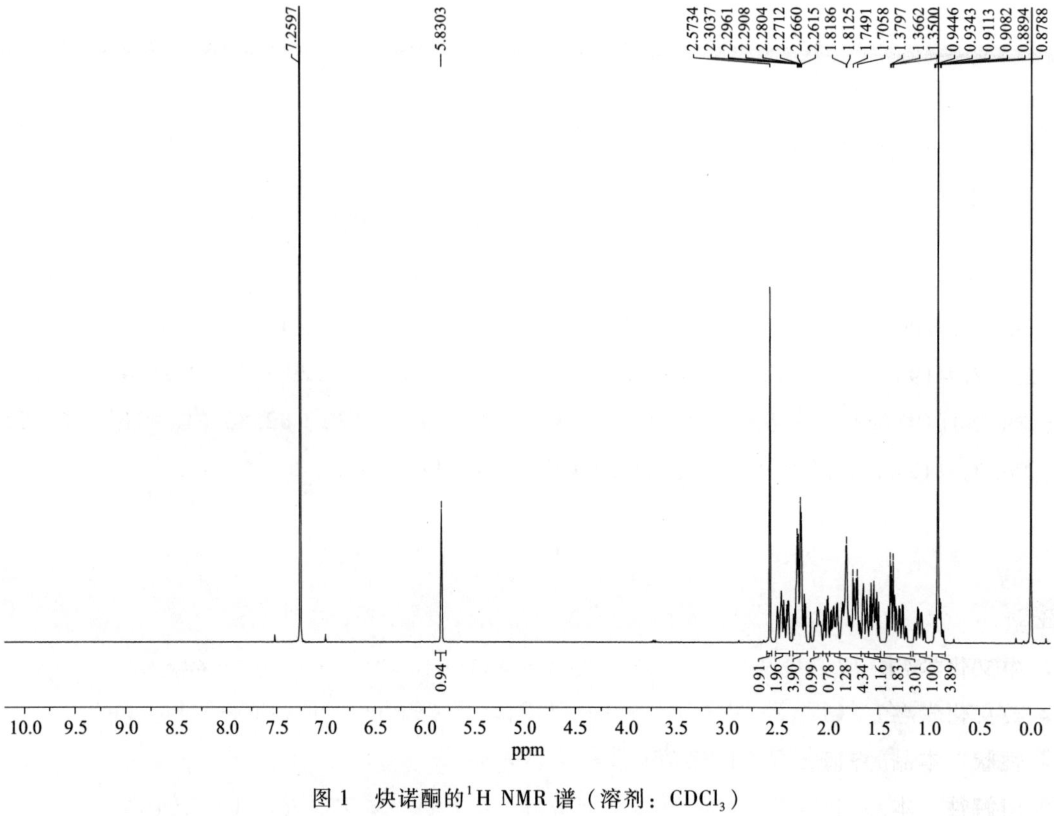

图 1 炔诺酮的 ^1H NMR 谱（溶剂：$CDCl_3$）

^1H NMR：δ 5.83 (H-4, s, 1H), 2.57 (H-19, s, 1H), 2.52~2.38 (H-6a, 2a, m, 2H), 2.34~2.20 (H-1a, 2b, 16a, 6b, m, 4H), 2.10 (m, 1H), 2.02 (m, 1H), 1.93 (m, 1H), 1.88~1.61 (m, 4H), 1.78 (m, 1H), 1.63 (m, 1H), 1.60~1.48 (m, 2H), 1.44~1.18 (H-11b, 14, 8, m, 3H), 1.09 (H-7a, m, 1H), 0.97~0.83 (H-20, 9, m, 4H)

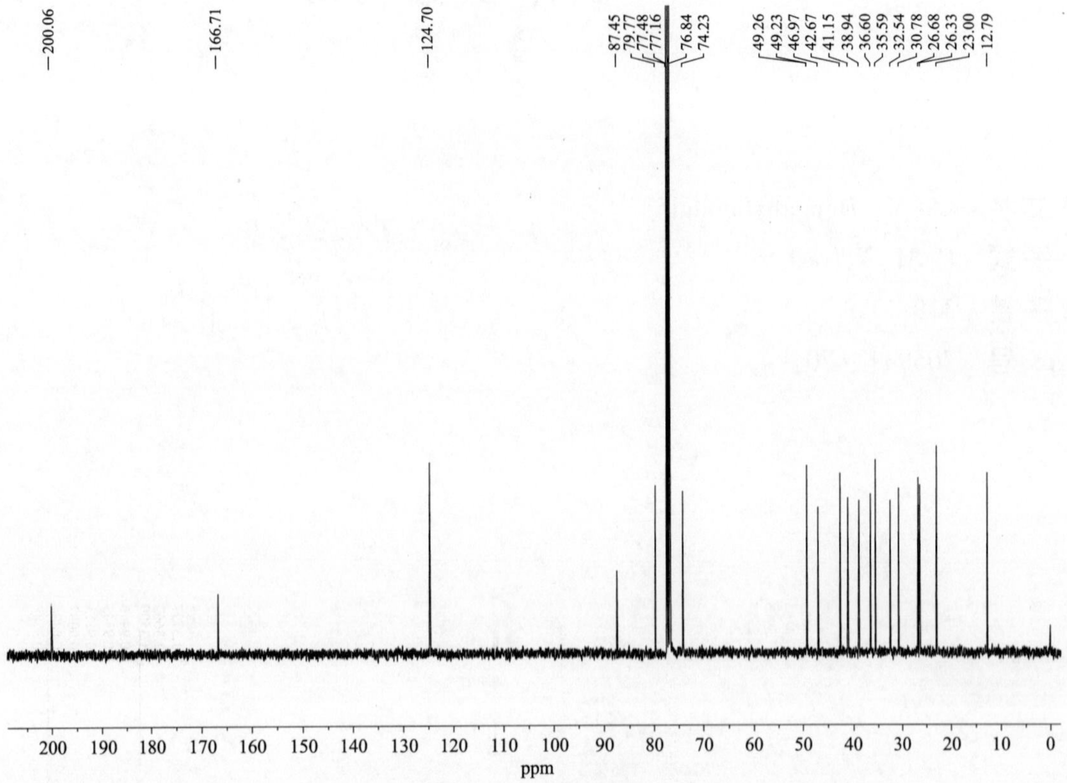

图 2 炔诺酮的^{13}C NMR 谱（溶剂：$CDCl_3$）

^{13}C NMR：δ 200.06（C－3），166.71（C－5），124.70（C－4），87.45（C－18），79.77（C－17），74.23（C－19），49.26（C－14），49.23（C－9），46.97（C－13），42.67（C－10），41.15（C－8），38.94（C－16），36.60（C－2），35.59（C－6），32.54（C－12），30.78（C－7），26.68（C－1），26.33（C－11），23.00（C－15），12.79（C－20）

备注

1. **中文化学名** 17β－羟基－19－去甲－17α－孕甾－4－烯－20－炔－3－酮
2. **英文化学名** 17α－ethynyl－17β－hydroxyoestr－4－en－3－one
3. **性状** 本品为白色或类白色粉末或结晶性粉末；无臭，味微苦。
4. **溶解性** 本品在三氯甲烷中溶解，在乙醇中微溶，在丙酮中略溶，在水中不溶。
5. **对照品编号与批号** 100053－200705

参考文献

[1] http://sdbs.db.aist.go.jp/sdbs/cgi-bin/cre_index.cgi? lang=eng（SDBS）（^{1}H NMR）.

4-*N*-去甲基安乃近

英文名 4-*N*-Demethylanalgin

分子式 $C_{12}H_{14}N_3NaO_4S$

分子量 319.31

CAS 号 705941-70-4

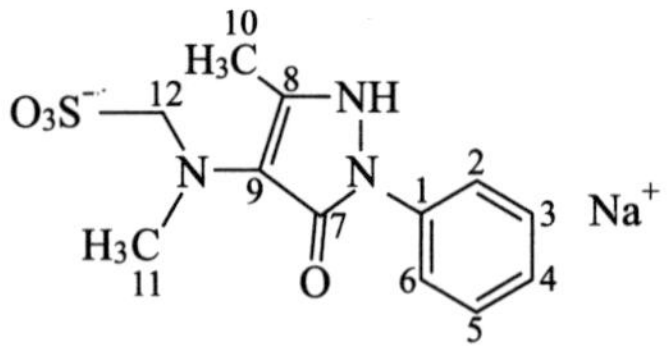

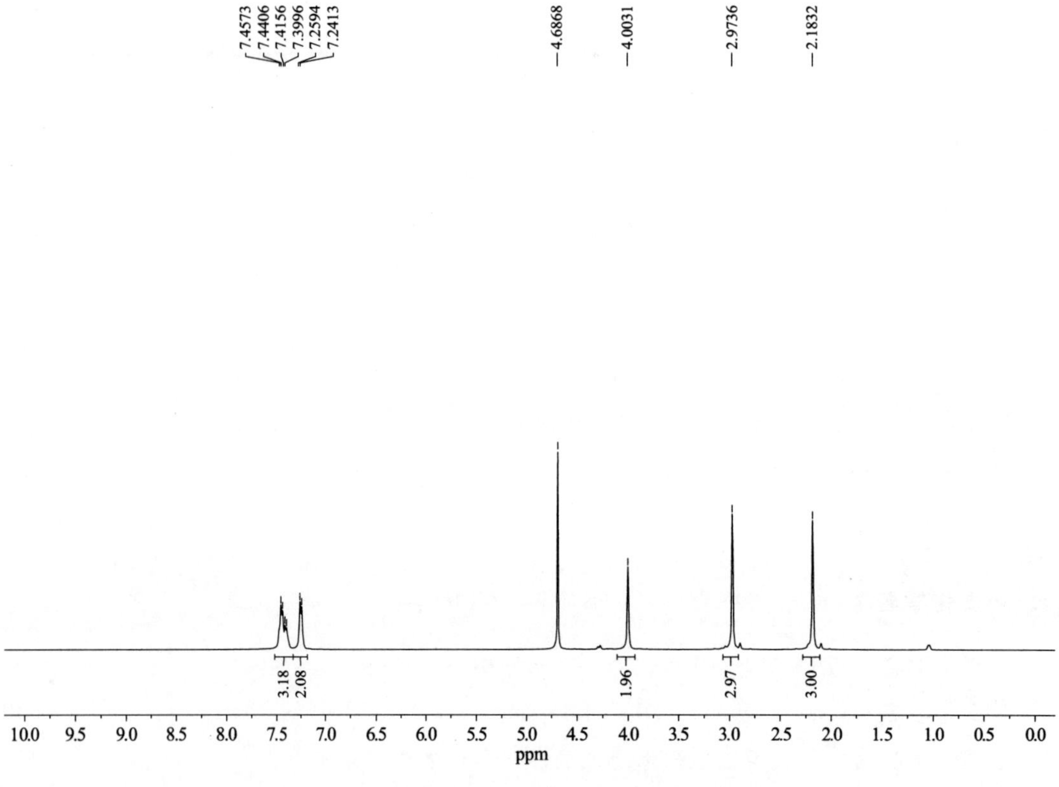

图 1 4-*N*-去甲基安乃近的 ^1H NMR 谱（溶剂：D_2O）

^1H NMR：δ 7.43～7.39（Ar-H，m，3H），7.38～7.23（Ar-H，m，2H），4.00（H-12，s，2H），2.97（H-11，s，3H），2.18（H-10，s，3H）

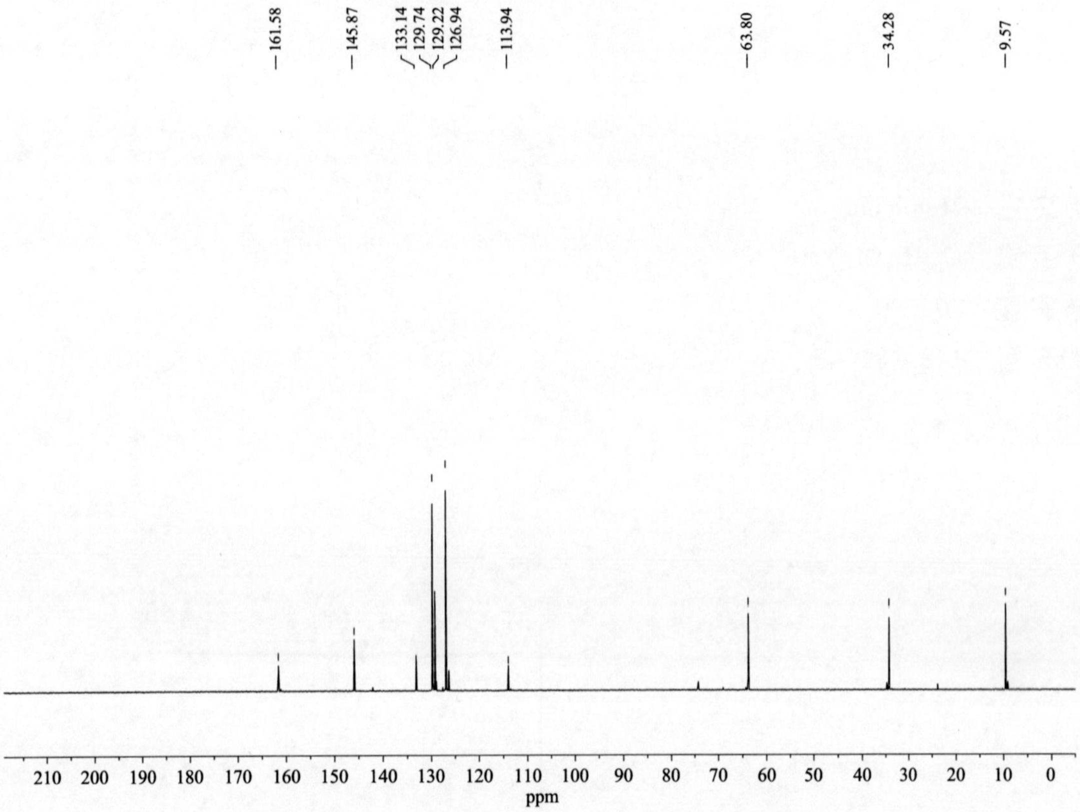

图 2　4－N－去甲基安乃近的^{13}C NMR 谱（溶剂：D_2O）

^{13}C NMR：δ 161.58（C－7），145.87（C－1），133.14（C－8），129.74（C－3，5），129.22（C－4），126.94（C－2，6），113.94（C－9），63.80（C－12），34.28（C－11），9.57（C－10）

备注

1. 中文化学名　[甲基(5－甲基－3 氧代－2－苯基－2,3－二氢－1H－吡唑－4－基)氨基]甲磺酸钠

2. 英文化学名　sodium[methyl(5－methyl－3－oxo－2－phenyl－2,3－dihydro－1H－pyrazol－4－yl)amino]methanesulfonate

3. 性状　本品为白色粉末。

4. 对照品编号与批号　100054－201104

美 法 仑

英文名 Melphalan

分子式 $C_{13}H_{18}Cl_2N_2O_2$

分子量 305.20

CAS 号 148－82－3

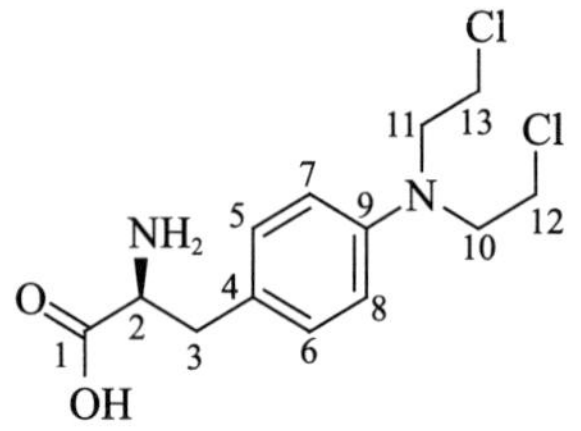

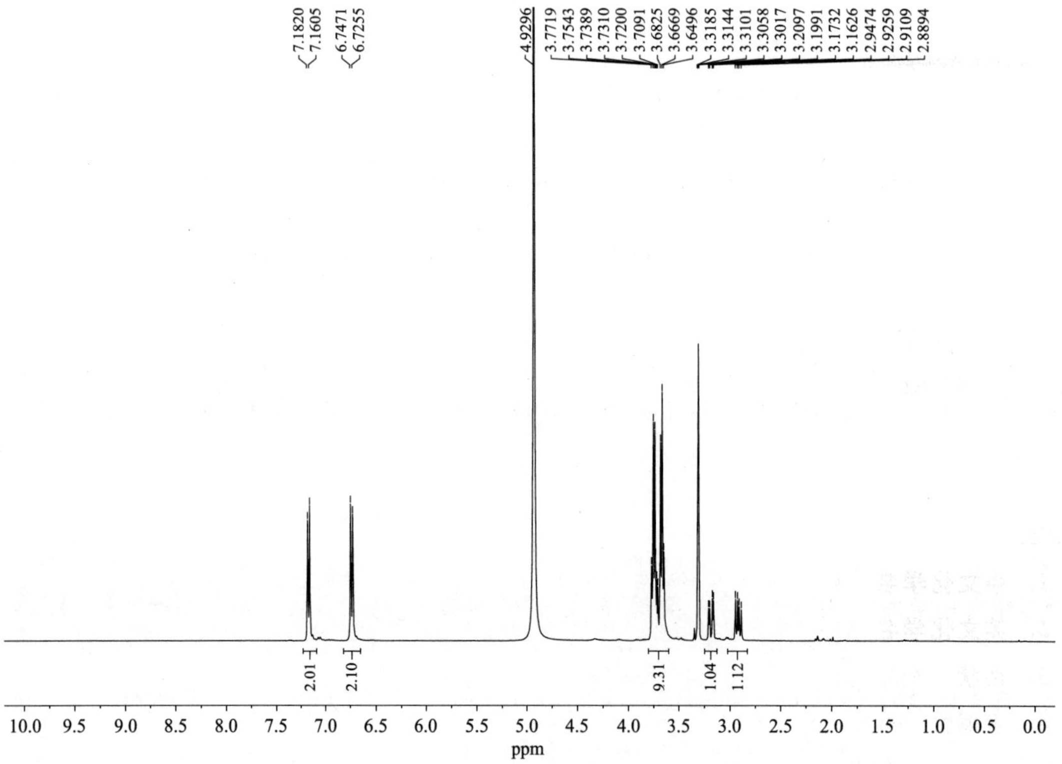

图 1　美法仑的 ^{1}H NMR 谱（溶剂：CD_3OD）

^{1}H NMR：δ 7.17（H－5，6，d，J＝8.6 Hz，2H），6.74（H－7，8，d，J＝8.6 Hz，2H），3.80～3.60（H－2，10，11，12，13，m，9H），3.19（H－3a，dd，J＝14.6，4.3 Hz，1H），2.92（H－3b，dd，J＝14.6，8.6 Hz，1H）

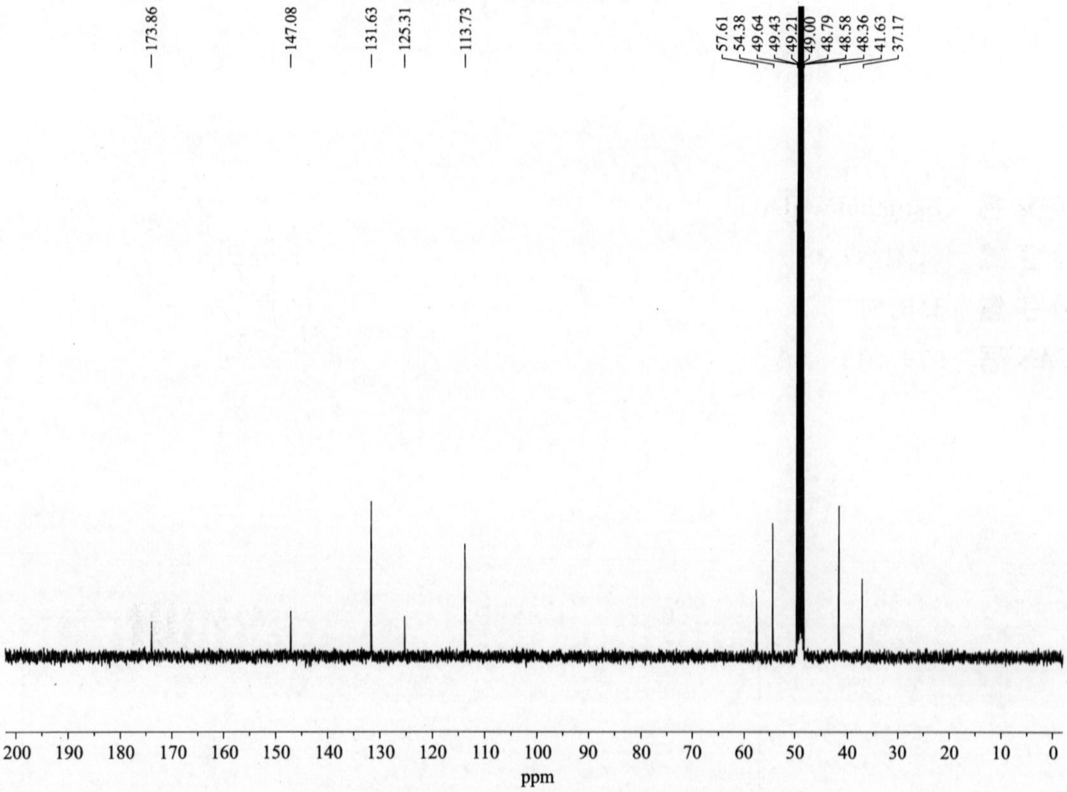

图 2　美法仑的^{13}C NMR 谱（溶剂：CD_3OD）

^{13}C NMR：δ 173.86（C－1），147.08（C－9），131.63（C－5，6），125.31（C－4），113.73（C－7，8），57.61（C－2），54.38（C－10，11），41.63（C－12，13），37.17（C－3）

备注

1. 中文化学名　4－[双(2－氯乙基)氨基]－*L*－苯丙氨酸

2. 英文化学名　4－[bis(2－chloroethyl)amino]－*L*－phenylalanine

3. 性状　本品为白色或类白色粉末。

4. 溶解性　本品在乙醇和丙二醇中溶解，在甲醇中微溶，在水、二氯甲烷和乙醚中几乎不溶，在稀酸中溶解。

5. 对照品编号与批号　100059－200702

戊酸雌二醇

英文名 Estradiol Valerate

分子式 $C_{23}H_{32}O_3$

分子量 356.51

CAS 号 979－32－8

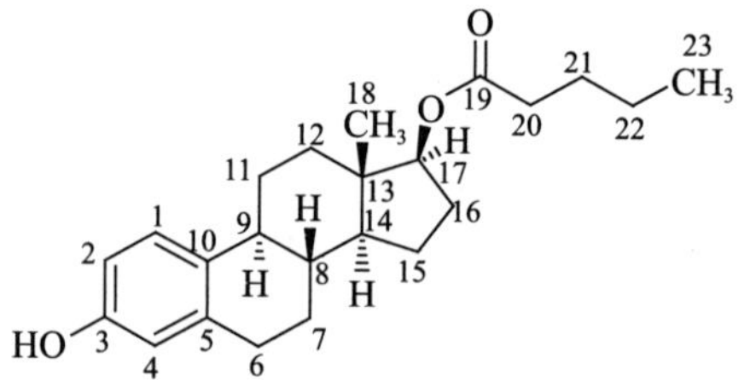

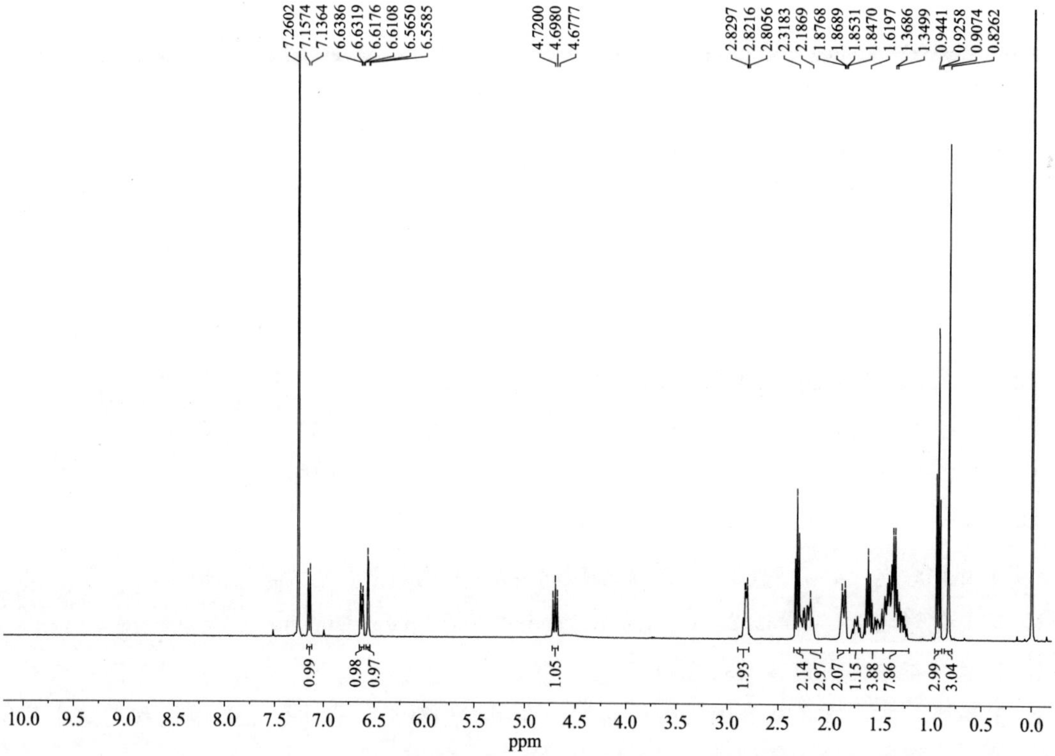

图 1 戊酸雌二醇的^{1}H NMR 谱（溶剂：$CDCl_3$）

^{1}H NMR：δ 7.15（H－1，d，J＝8.4 Hz，1H），6.62（H－2，dd，J＝8.4，2.7 Hz，1H），6.56（H－4，d，J＝2.6 Hz，1H），4.70（H－17，m，1H），2.84（H－6，m，2H），2.35～2.10（m，5H），2.00～1.88（m，2H），1.78（m，1H），1.68～1.45（m，4H），1.45～1.22（m，8H），0.93（H－23，t，J＝7.3 Hz，3H），0.83（H－18，s，3H）

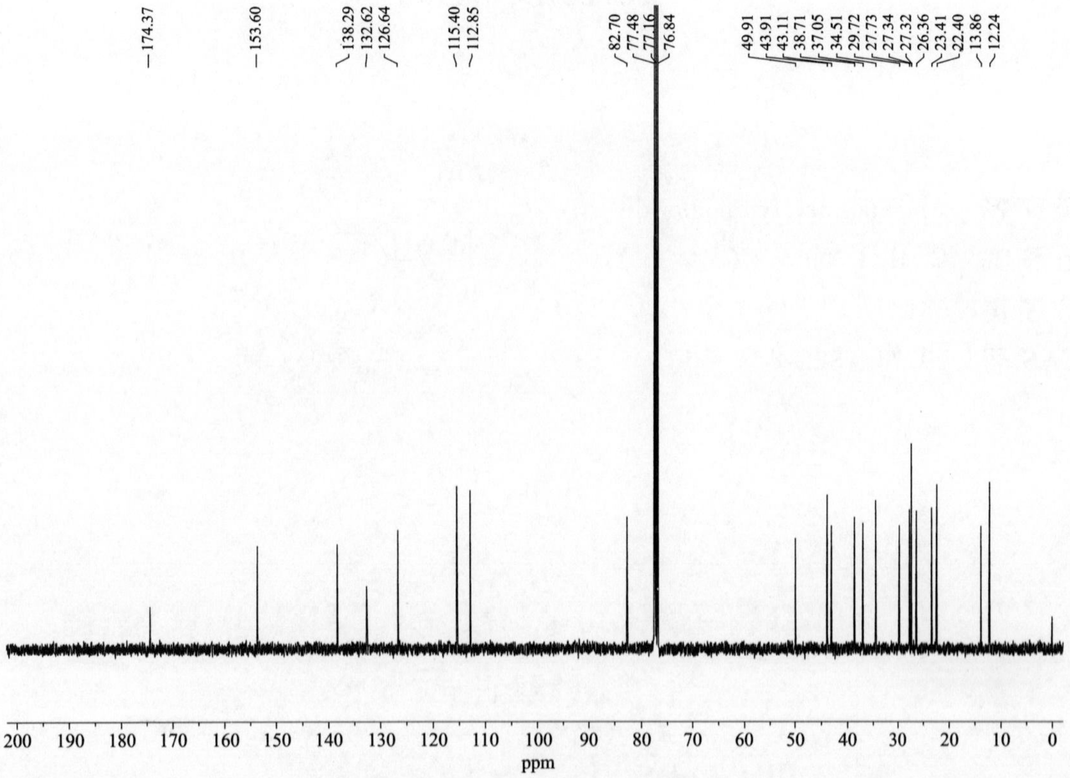

图 2　戊酸雌二醇的^{13}C NMR 谱（溶剂：$CDCl_3$）

^{13}C NMR：δ 174.37（C－19），153.60（C－3），138.29（C－5），132.62（C－10），126.64（C－1），115.40（C－4），112.85（C－2），82.70（C－17），49.91（C－14），43.91（C－9），43.11（C－13），38.71（C－8），37.05（C－12），34.51（C－20），29.72（C－6），27.73（C－7），27.34（C－16），27.32（C－21），26.36（C－11），23.41（C－15），22.40（C－22），13.86（C－23），12.24（C－18）

备注

1. **中文化学名**　3－羟基雌甾－1,3,5（10）－三烯－17β－醇－17－戊酸酯
2. **英文化学名**　（17β）－estra－1,3,5(10)－triene－3,17－diol－17－valerate
3. **性状**　本品为白色结晶性粉末；无臭。
4. **溶解性**　本品在乙醇、丙酮或三氯甲烷中易溶，在甲醇中溶解，在植物油中微溶，在水中几乎不溶。
5. **对照品编号与批号**　100063－200904

盐酸胺碘酮

英文名 Amiodarone Hydrochloride

分子式 $C_{25}H_{29}I_2NO_3 \cdot HCl$

分子量 681.77

CAS 号 19774－82－4

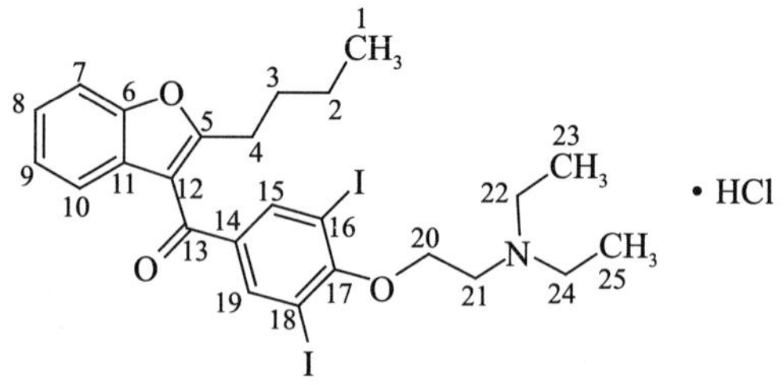

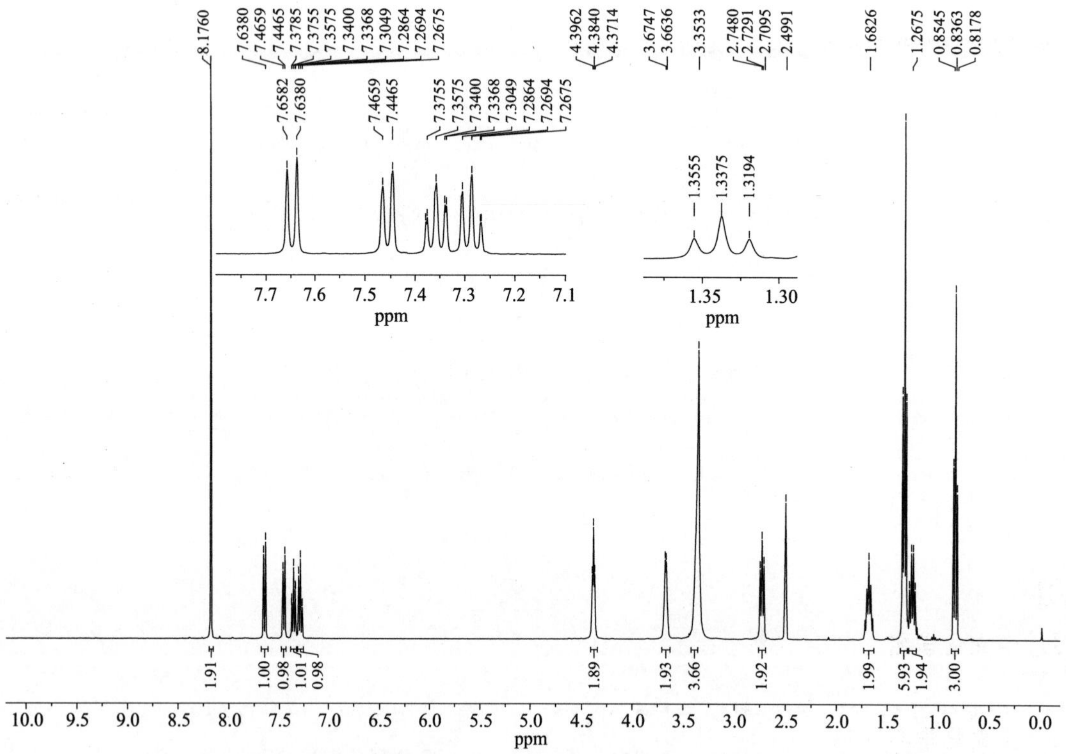

图 1 盐酸胺碘酮的[1]H NMR 谱（溶剂：CD_3SOCD_3）

^{1}H NMR：δ 8.18（H－15，19，s，2H），7.65（H－10，d，J＝8.0 Hz，1H），7.46（H－7，d，J＝7.8 Hz，1H），7.36（H－8，td，J＝7.8，1.3 Hz，1H），7.27（H－9，td，J＝8.0，1.3 Hz，1H），4.38（H－20，t，J＝5.0 Hz，2H），3.67（H－21，m，2H），3.35（H－22，24，brs，4H），2.73（H－4，t，J＝7.7 Hz，2H），1.73～1.62（H－3，m，2H），1.34（H－23，25，t，J＝7.2 Hz，6H），1.30～1.21（H－2，m，2H），0.84（H－1，t，J＝7.3 Hz，3H）

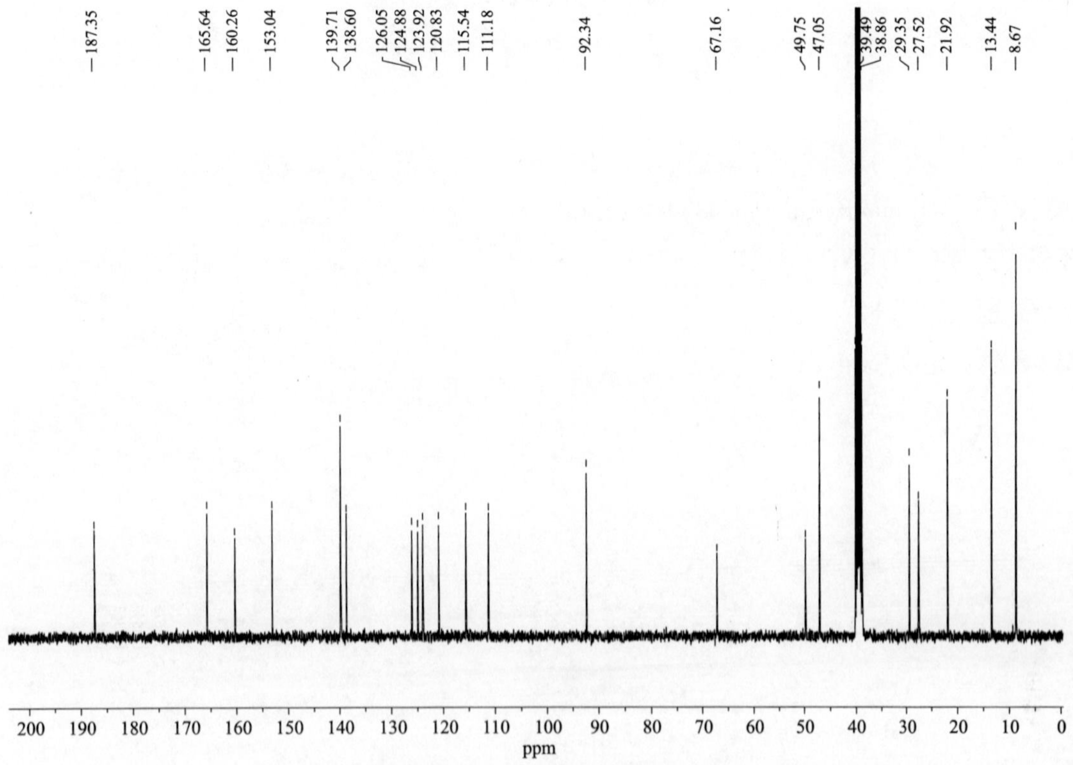

图 2　盐酸胺碘酮的 ^{13}C NMR 谱（溶剂：CD_3SOCD_3）

^{13}C NMR：δ 187.35（C－13），165.64（C－17），160.26（C－5），153.04（C－6），139.71（C－15，19），138.60（C－14），126.05（C－11），124.88（C－8），123.92（C－10），120.83（C－9），115.54（C－12），111.18（C－7），92.34（C－16，18），67.16（C－20），49.75（C－21），47.05（C－22，25），29.35（C－3），27.52（C－4），21.92（C－2），13.44（C－1），8.67（C－23，24）

备注

1. **中文化学名**　(2－丁基－3－苯并呋喃基)[4－[2－(二乙氨基)乙氧基]－3,5－二碘苯基]甲酮盐酸盐
2. **英文化学名**　(2－butylbenzofuran－3－yl)[4－[－2－(diethylamino)ethoxy]－3,5－diiodophenyl]methanone hydrochloride
3. **性状**　本品为白色至微黄色结晶性粉末；无臭，无味。
4. **溶解性**　本品在三氯甲烷中易溶，在乙醇中溶解，在丙酮中微溶，在水中几乎不溶。
5. **对照品编号与批号**　100065－201006

参 考 文 献

[1] Khan M A, Kumar S, Jayachandran J, et al. Validation of a stability indicating LC method for amiodarone HCl and related substances. Chromatographia, 2005, 61: 599(^{1}H NMR, ^{13}C NMR).

盐酸苯海拉明

英文名 Diphenhydramine Hydrochloride

分子式 $C_{17}H_{21}NO \cdot HCl$

分子量 291.82

CAS 号 147-24-0

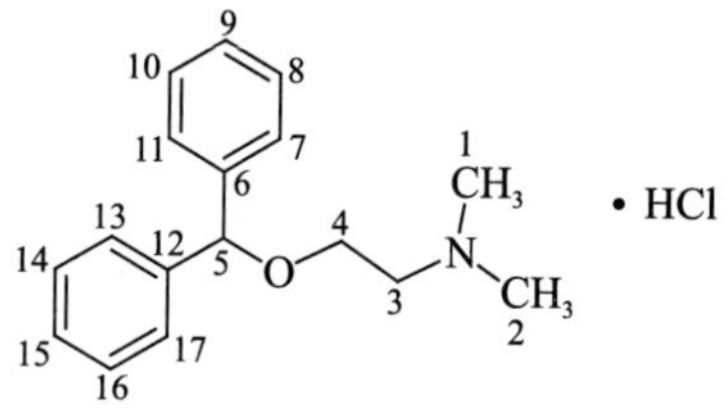

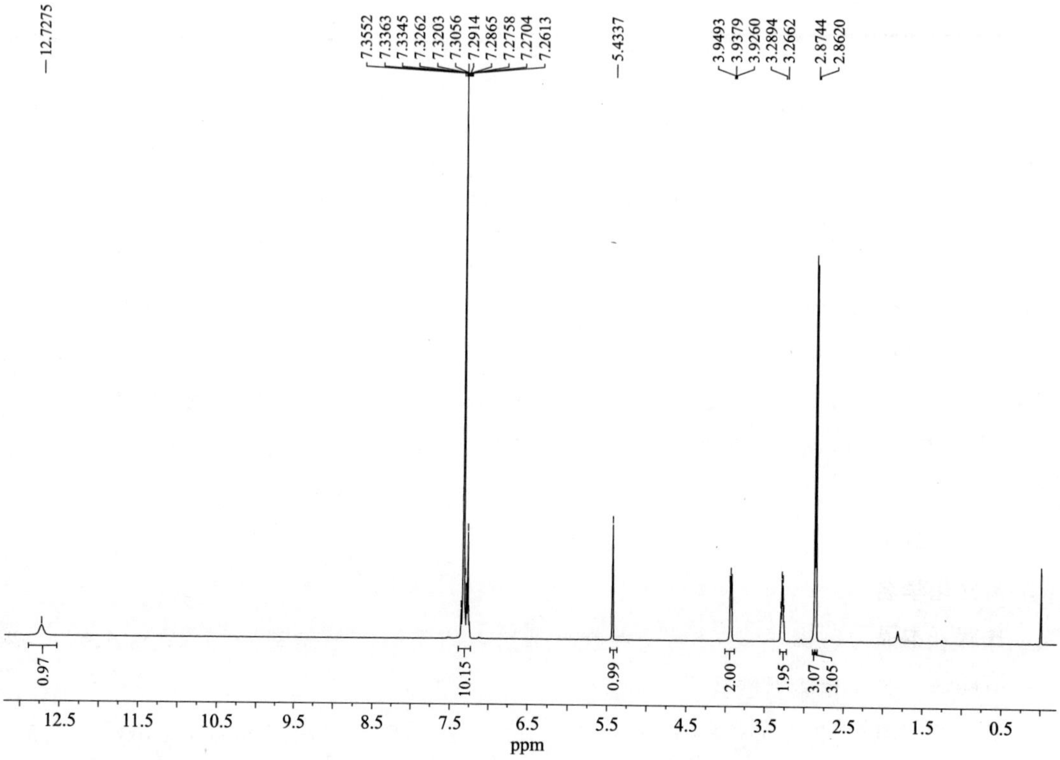

图 1 盐酸苯海拉明的[1]H NMR 谱（溶剂：$CDCl_3$）

^{1}H NMR：δ 12.73 (HCl, brs, 1H), 7.39 ~ 7.23 (Ar-H, m, 10H), 5.43 (H-5, s, 1H), 4.00 ~ 3.89 (H-4, m, 2H), 3.31 ~ 3.23 (H-3, m, 2H), 2.87 (H-2, s, 3H), 2.86 (H-1, s, 3H)

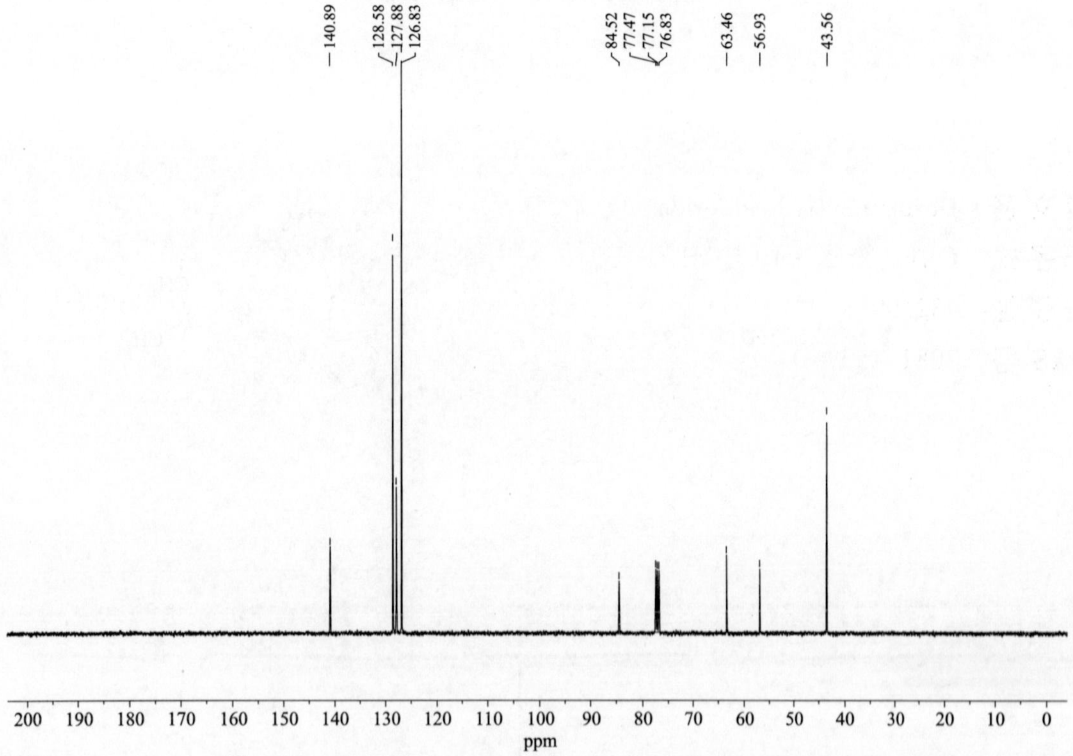

图 2　盐酸苯海拉明的^{13}C NMR 谱（溶剂：$CDCl_3$）

^{13}C NMR：δ 140.89（C－6，12），128.58（C－8，10，14，16），127.88（C－9，15），126.83（C－7，11，13，17），84.52（C－5），63.46（C－4），56.93（C－3），43.56（C－1，2）

备注

1. 中文化学名　*N*,*N*－二甲基－2－(二苯基甲氧基)乙胺盐酸盐

2. 英文化学名　2－diphenylmethoxy－*N*,*N*－dimethylethanamine

3. 性状　本品为白色结晶性粉末；无臭，味苦，随后有麻痹感。

4. 溶解性　本品在水中极易溶解，在乙醇或三氯甲烷中易溶，在丙酮中略溶，在乙醚中极微溶解。

5. 对照品编号与批号　100066－200807

参考文献

[1] http://sdbs.db.aist.go.jp/sdbs/cgi－bin/cre_index.cgi? lang = eng（SDBS）（^{13}C NMR）.

盐酸多沙普仑

英文名　Doxapram Hydrochloride

分子式　$C_{24}H_{30}N_2O_2 \cdot HCl \cdot H_2O$

分子量　432.99

CAS 号　7081－53－0

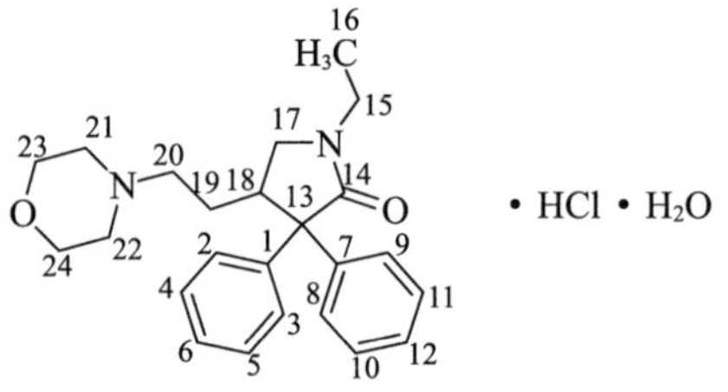

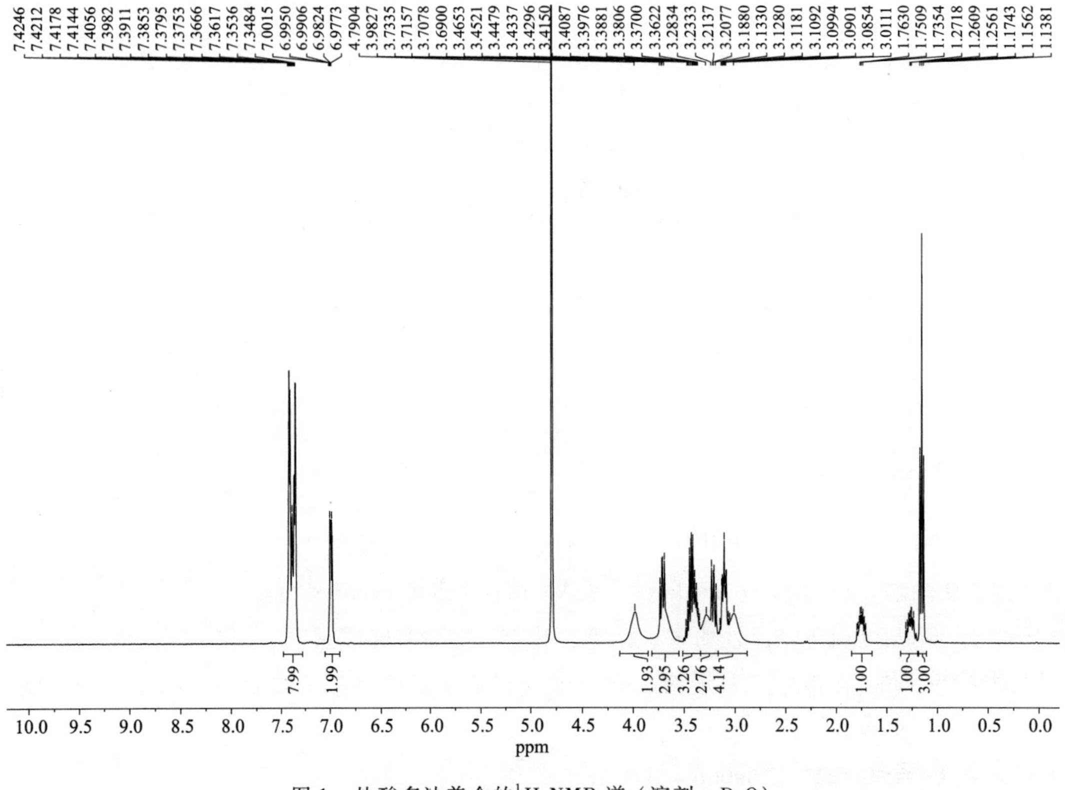

图 1　盐酸多沙普仑的¹H NMR 谱（溶剂：D_2O）

^{1}H NMR：δ 7.48～7.28（Ar－H，m，8H），7.05～6.90（Ar－H，m，2H），3.98（brs，2H），3.80～3.58（m，3H），3.52～3.34（m，3H），3.34～3.17（m，3H），3.17～2.88（m，4H），1.75（H－19a，m，1H），1.28（H－19b，m，1H），1.16（H－16，t，J=7.3 Hz，3H）

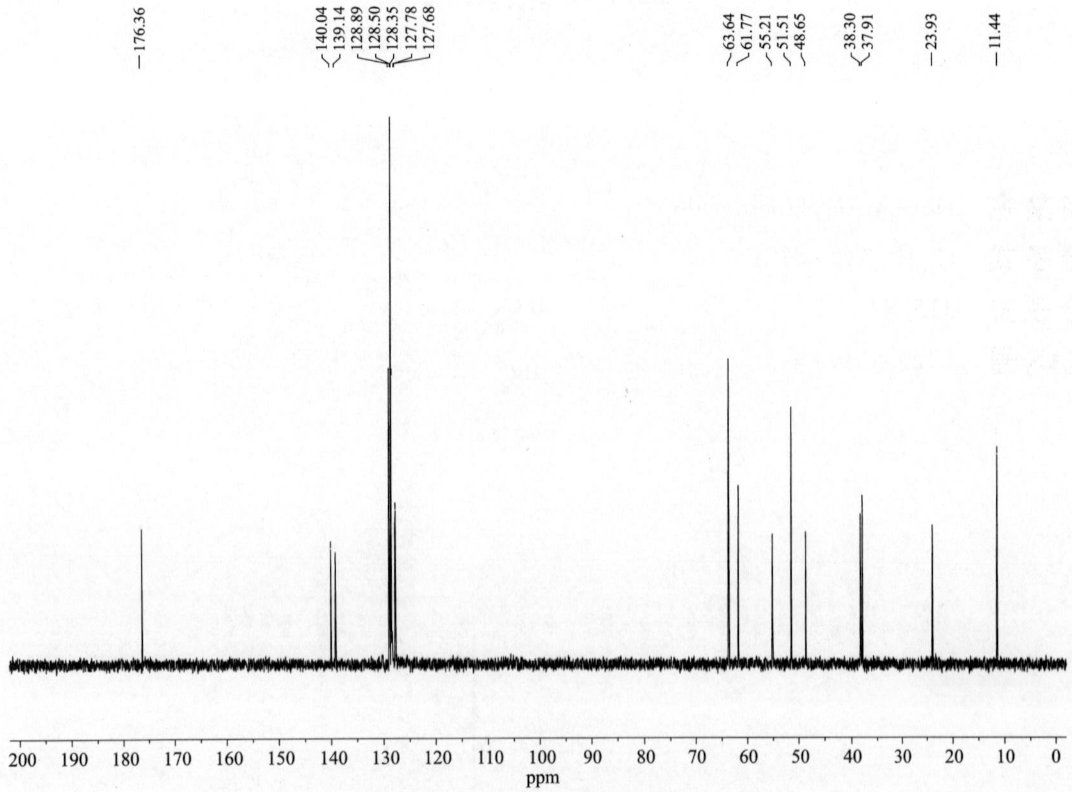

图 2　盐酸多沙普仑的^{13}C NMR 谱（溶剂，D_2O）

^{13}C NMR：δ 176.36（C－14），140.04（C－1），139.14（C－7），128.89（C－4，5），128.50（C－2，3，10，11），128.35（C－8，9），127.78（C－6），127.68（C－12），63.64（C－23，24），61.77（C－13），55.21（C－20），51.51（C－21，22），48.65（C－17），38.30（C－18），37.91（C－15），23.93（C－19），11.44（C－16）

备注

1. 中文化学名　（±）－1－乙基－3,3－二苯基－4－(2－吗啉乙基)－2－吡咯烷酮盐酸盐一水合物

2. 英文化学名　1－ethyl－4－[2－(4－morpholinyl) ethyl] 3,3－diphenyl－2－pyrrolidinone hydrochloride monohydrate

3. 性状　本品为白色至类白色结晶性粉末。

4. 溶解性　本品在水、三氯甲烷或乙醇中略溶，在乙醚中不溶。

5. 对照品编号与批号　100068－199701

盐酸多塞平

英文名 Doxepin Hydrochloride

分子式 $C_{19}H_{21}NO \cdot HCl$

分子量 315.84

CAS 号 1229-29-4

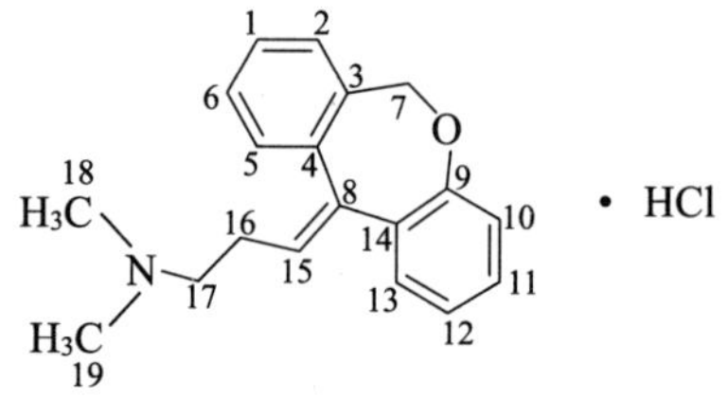

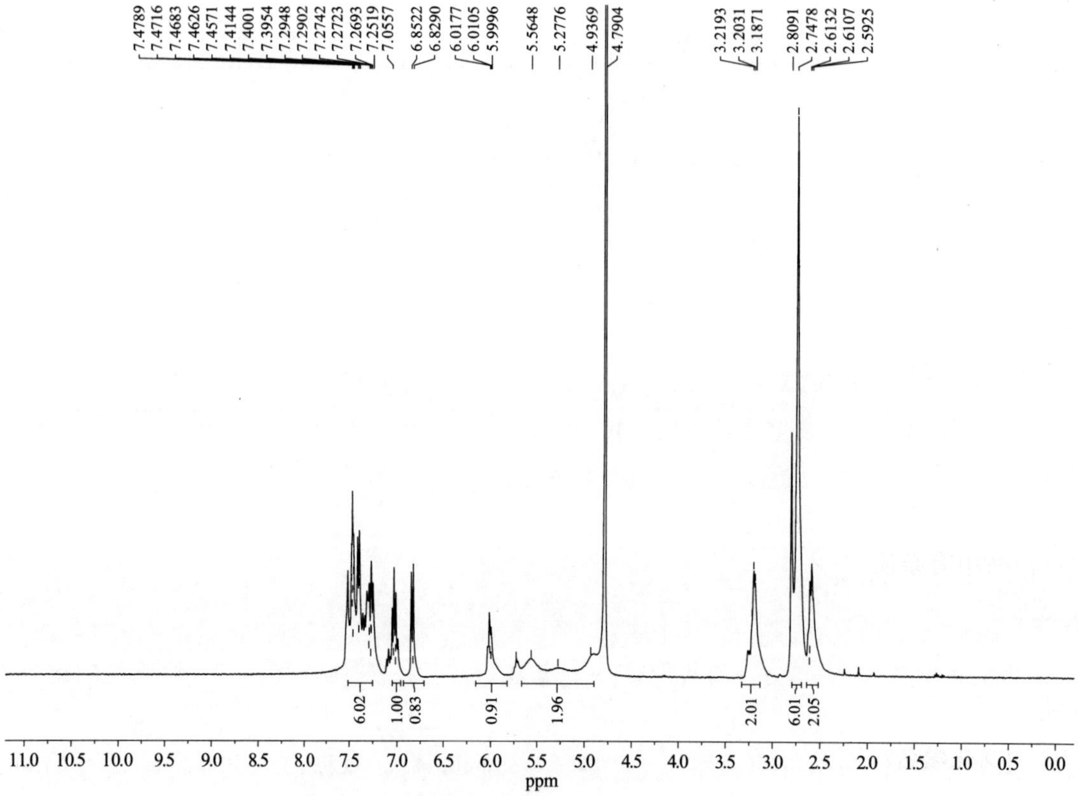

图 1 盐酸多塞平的 ^1H NMR 谱（溶剂：D_2O）

^1H NMR：δ 7.60～7.16（Ar－H，m，6H），7.05（Ar－H，m，1H），6.86（Ar－H，m，1H），6.01（H－15，m，1H），5.81～4.89（H－7，m，2H），3.22～3.17（H－17，m，2H），2.81～2.70（H－18，19，m，6H），2.64～2.47（H－16，m，2H）

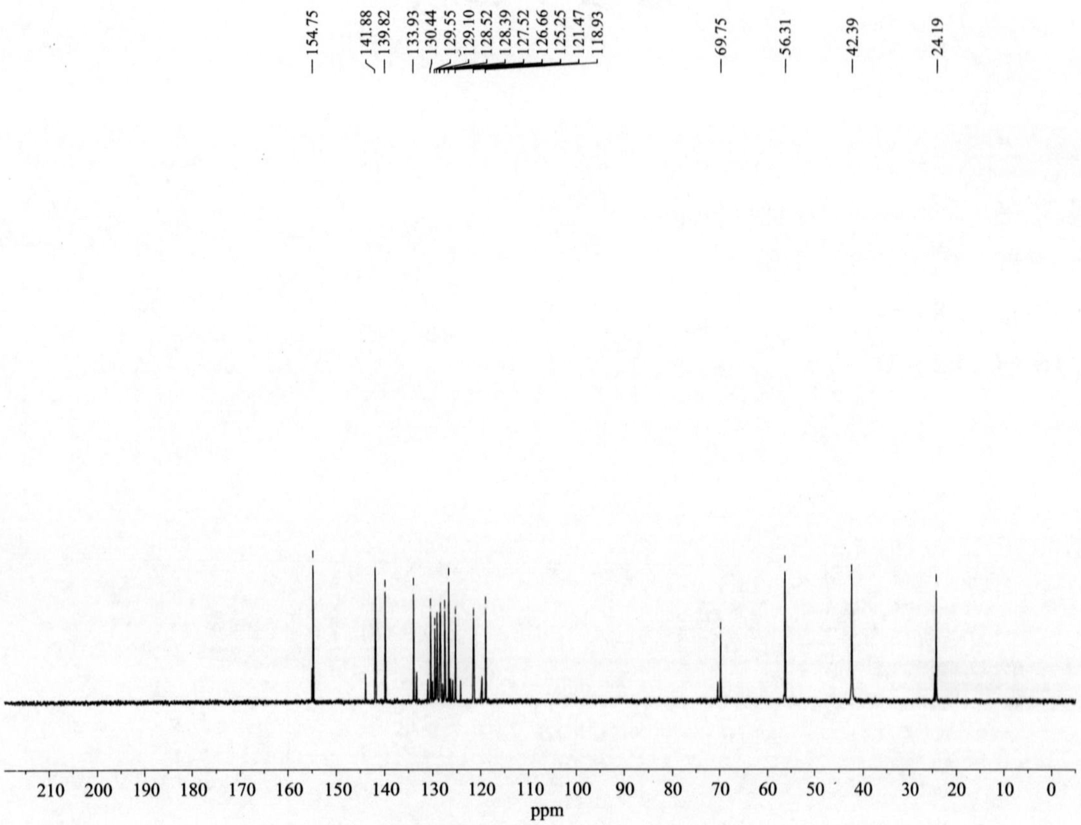

图 2　盐酸多塞平的 ^{13}C NMR 谱（溶剂：D_2O）

^{13}C NMR：δ 154.75（C－9），141.88（C－8），139.82（C－4），133.93（C－3），130.44（C－6），129.55（C－5），129.10（C－11），128.52（C－1），128.39（C－13），127.52（C－2），126.66（C－12），125.25（C－15），121.47（C－10），118.93（C－14），69.75（C－7），56.31（C－17），42.39（C－18，19），24.19（C－16）

注：样品中有杂质

备注

1. **中文化学名**　*N*,*N*－二甲基－3－二苯并[*b*,*e*]噁庚英－11(6*H*)亚基－1－丙胺盐酸盐顺反异构体混合物
2. **英文化学名**　3－dibenz[*b*,*e*] oxepn－11(6*H*)－ylidene－*N*,*N*－dimethyl－1－propanamine hydrochloride
3. **性状**　本品为白色粉末，极易引湿，引湿后颜色渐变微黄色；味略甜，随后有麻痹感。
4. **溶解性**　本品在水中易溶，在乙醇或三氯甲烷中溶解。
5. **对照品编号与批号**　100069－201103

盐酸多巴胺

英文名 Dopamine Hydrochloride

分子式 $C_8H_{11}NO_2 \cdot HCl$

分子量 189.64

CAS 号 62-31-7

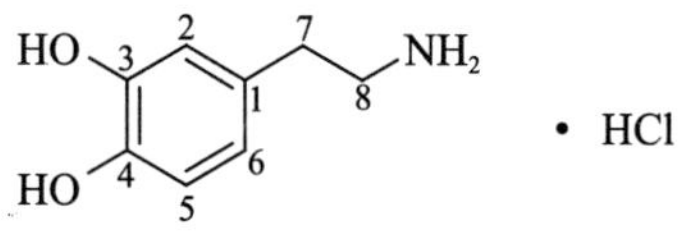

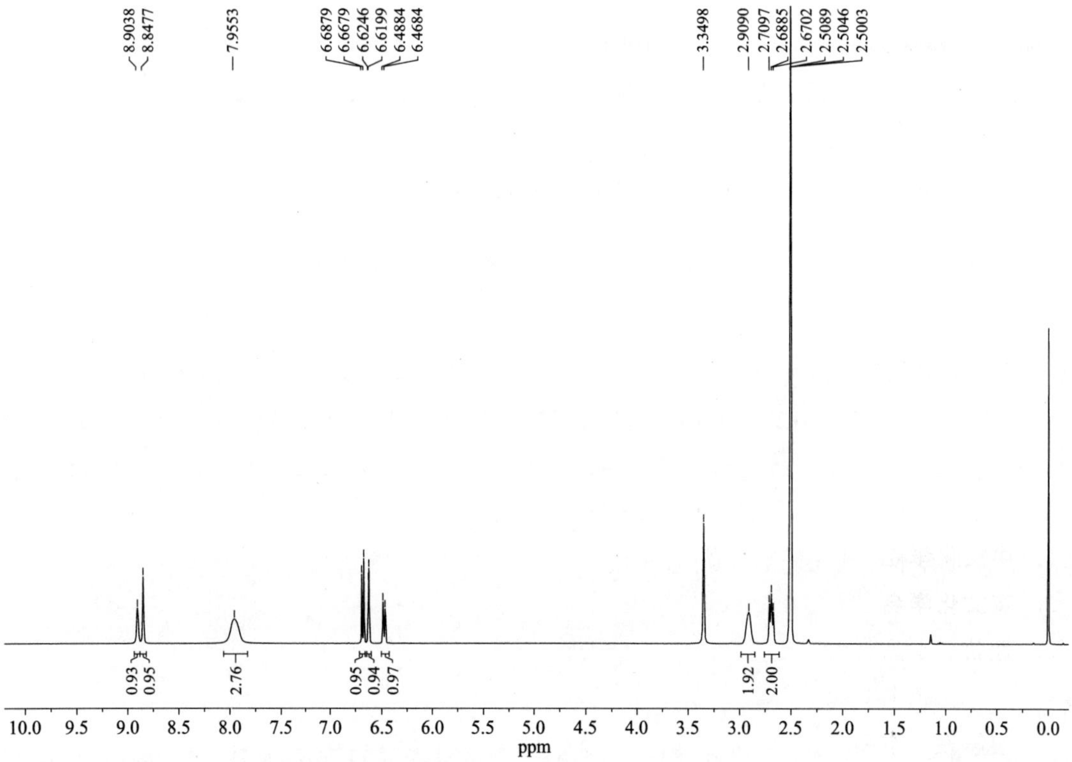

图 1 盐酸多巴胺的^{1}H NMR 谱（溶剂：CD_3SOCD_3）

^{1}H NMR：δ 8.90 (OH, s, 1H), 8.85 (OH, brs, 1H), 7.96 (NH_2, HCl, brs, 3H), 6.68 (H-5, d, J = 8.0 Hz, 1H), 6.62 (H-2, d, J = 1.9 Hz, 1H), 6.48 (H-6, d, J = 8.0, 1H), 2.91 (H-7, brs, 2H), 2.67 (H-8, t, J = 8.5 Hz, 2H)

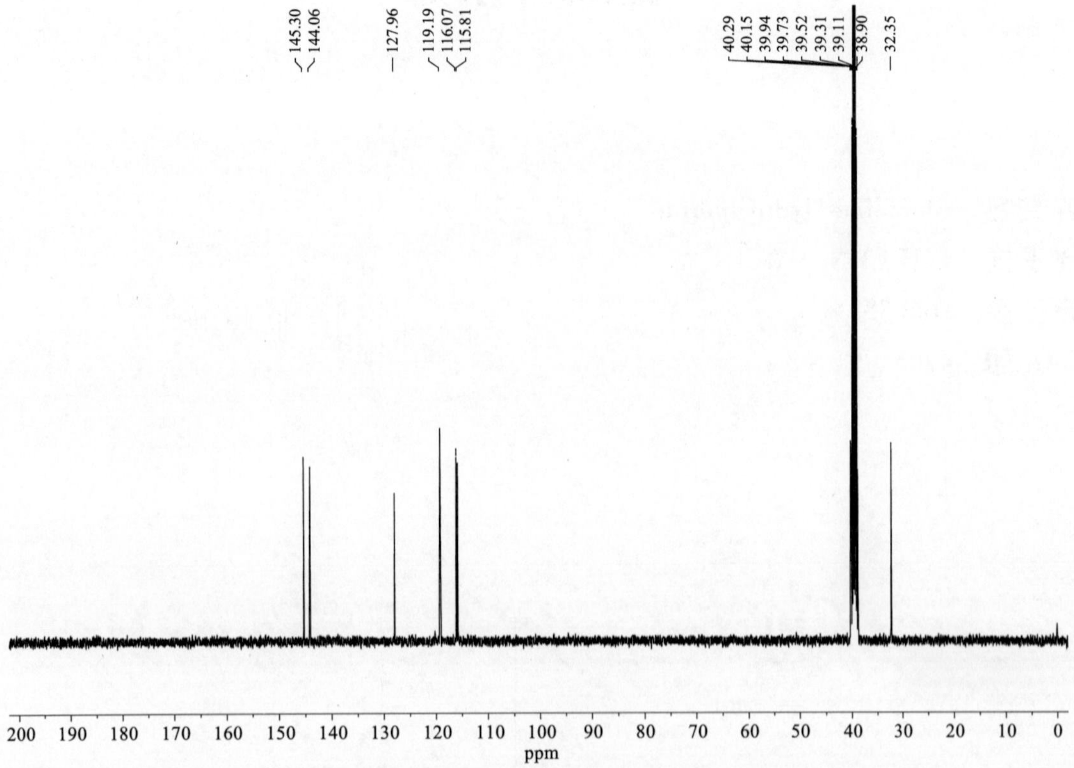

图 2　盐酸多巴胺的 ^{13}C NMR 谱（溶剂：CD_3SOCD_3）

^{13}C NMR：δ 145.30（C－1），144.06（C－2），127.96（C－5），119.19（C－4），116.07（C－3），115.81（C－6），40.29（C－8），32.35（C－7）

备注

1. 中文化学名　4－(2－氨基乙基)－1,2－苯二酚盐酸盐

2. 英文化学名　4－(2－aminoethyl)－1,2－benzenediol hydrochloride

3. 性状　本品为白色或类白色有光泽的结晶或结晶性粉末；无臭，味微苦；露置空气中及遇光色渐变深。

4. 溶解性　本品在水中易溶，在无水乙醇中微溶，在三氯甲烷或乙醚中极微溶解。

5. 对照品编号与批号　100070－201006

参 考 文 献

[1] http://sdbs.db.aist.go.jp/sdbs/cgi－bin/cre_index.cgi? lang＝eng (SDBS) (^1H NMR, ^{13}C NMR).

盐酸可乐定

英文名 Clonidine Hydrochloride

分子式 $C_9H_9Cl_2N_3 \cdot HCl$

分子量 266.55

CAS 号 4205－91－8

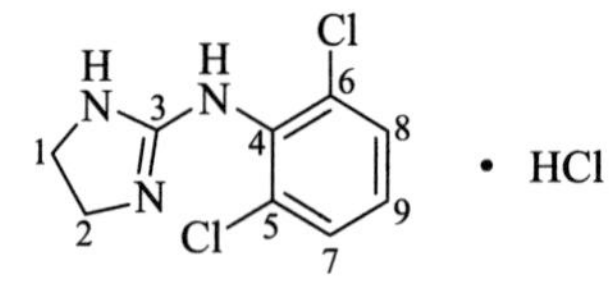

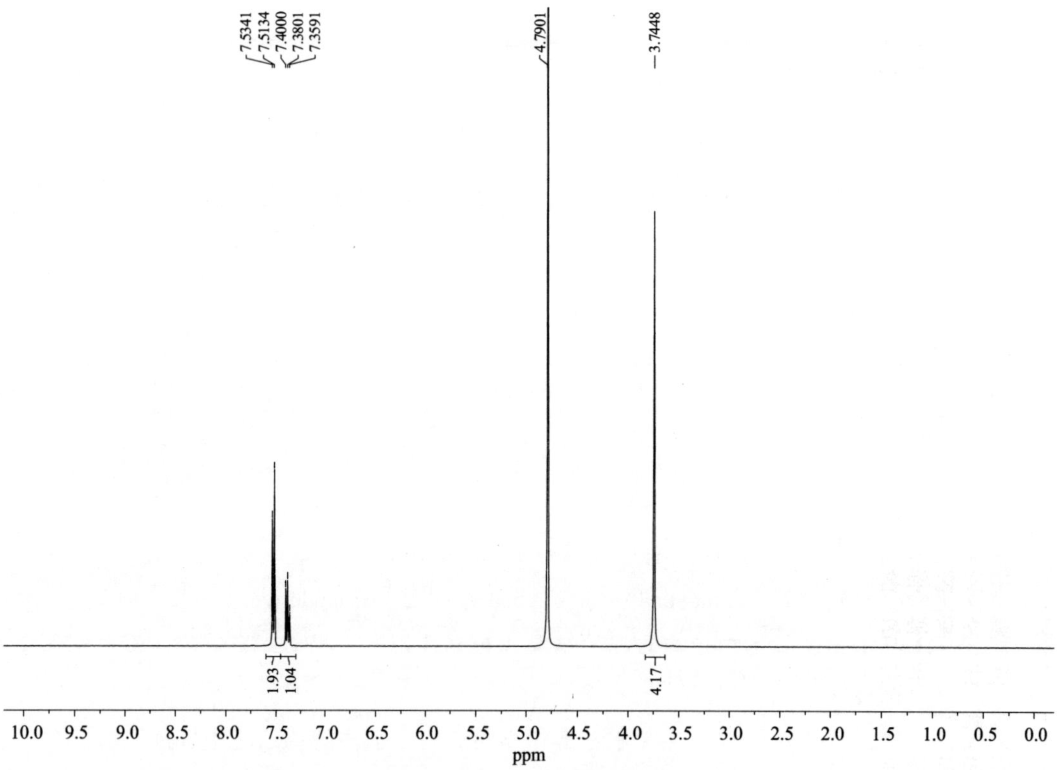

图 1　盐酸可乐定的 ^{1}H NMR 谱（溶剂：D_2O）

^{1}H NMR：δ 7.72～7.46（H－8，7，d，J＝8.3 Hz，2H），7.38（H－9，t，J＝8.3 Hz，1H），3.74（H－1，2，s，4H）

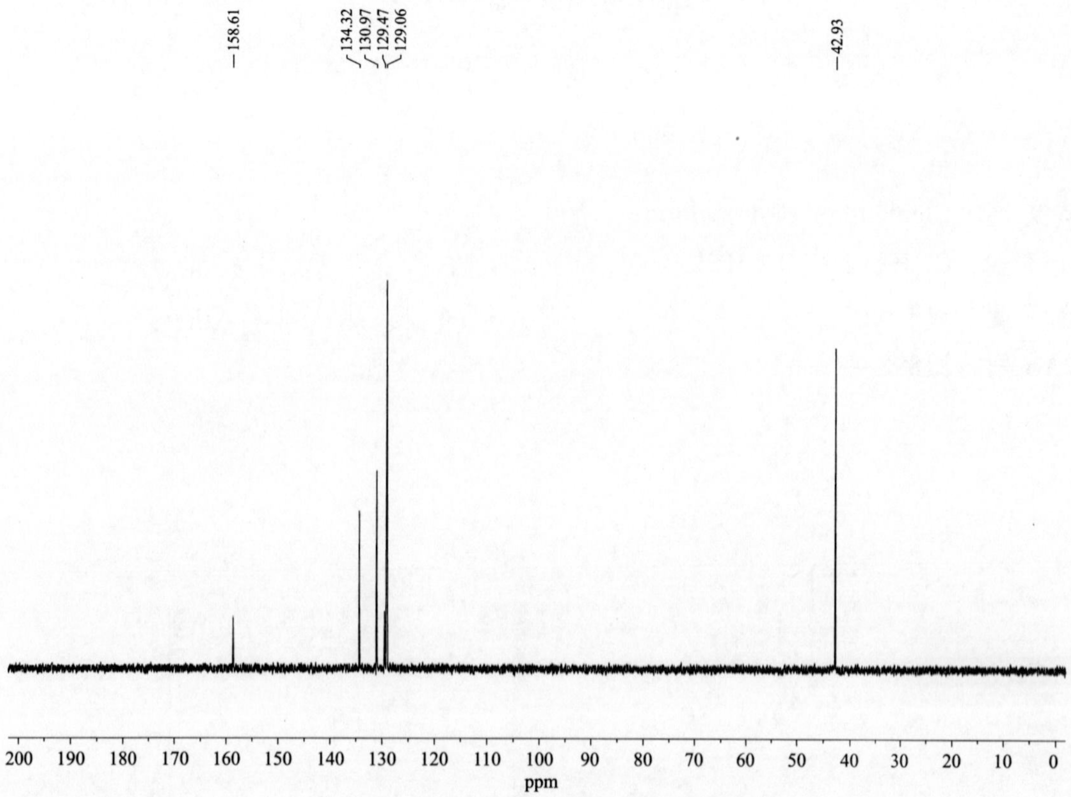

图 2　盐酸可乐定的 ^{13}C NMR 谱（溶剂，D_2O）

^{13}C NMR：δ 158.61（C－3），134.32（C－6，5），130.97（C－9），129.47（C－4），129.06（C－7，8），42.93（C－1，2）

备注

1. 中文化学名 2－［(2,6－二氯苯基)亚氨基］咪唑烷盐酸盐

2. 英文化学名 2－(2,6－dichloroanilino)－2－imidazoline hydrochloride

3. 性状 本品为白色结晶性粉末；无臭。

4. 溶解性 本品在水或乙醇中溶解，在三氯甲烷中极微溶解，在乙醚中几乎不溶。

5. 对照品编号与批号 100071－201106

参考文献

［1］ http://sdbs.db.aist.go.jp/sdbs/cgi－bin/cre_index.cgi? lang＝eng（SDBS）（^1H NMR，^{13}C NMR）.

盐酸克仑特罗

英文名 Clenbuterol Hydrochloride

分子式 $C_{12}H_{18}Cl_2N_2O \cdot HCl$

分子量 313.65

CAS 号 21898－19－1

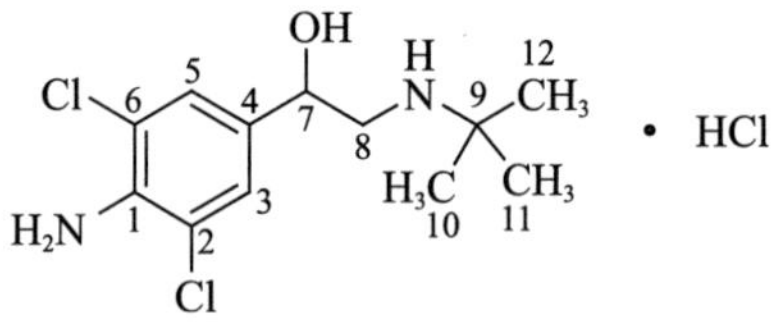

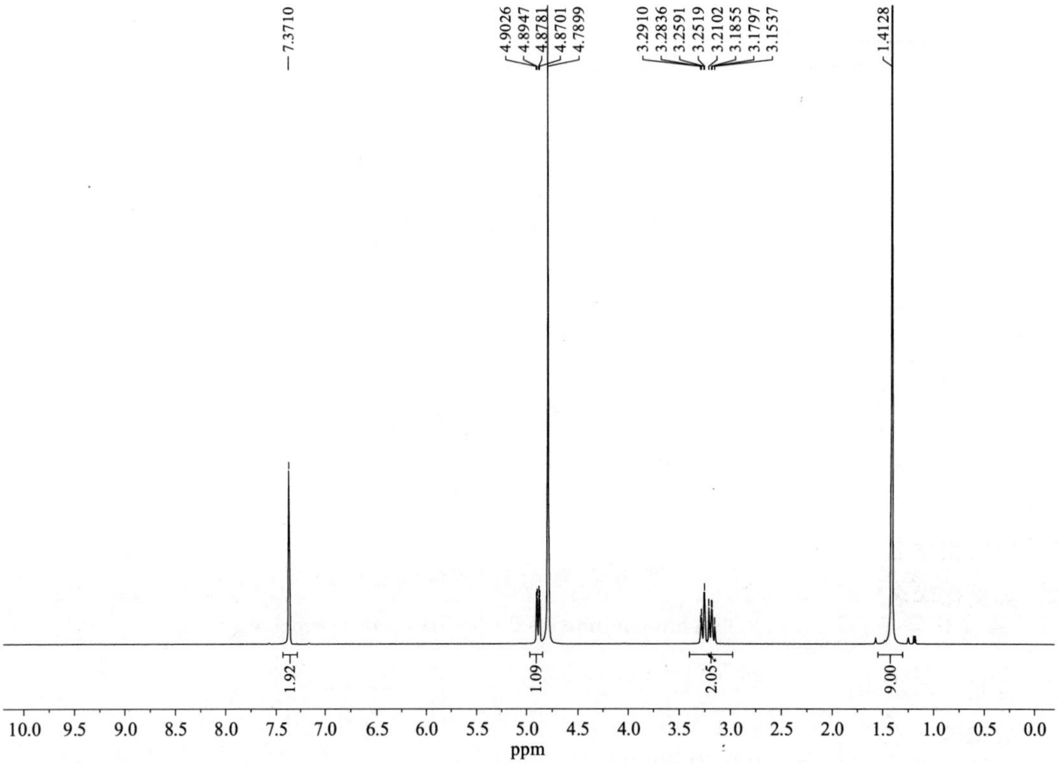

图 1　盐酸克仑特罗的 ^{1}H NMR 谱（溶剂：D_2O）

^{1}H NMR：δ 7.37（H－3，5，s，2H），4.88（H－7，dd，J＝9.8，3.2 Hz，1H），3.22（H－8，m，2H），1.41（H－10，11，12，s，9H）

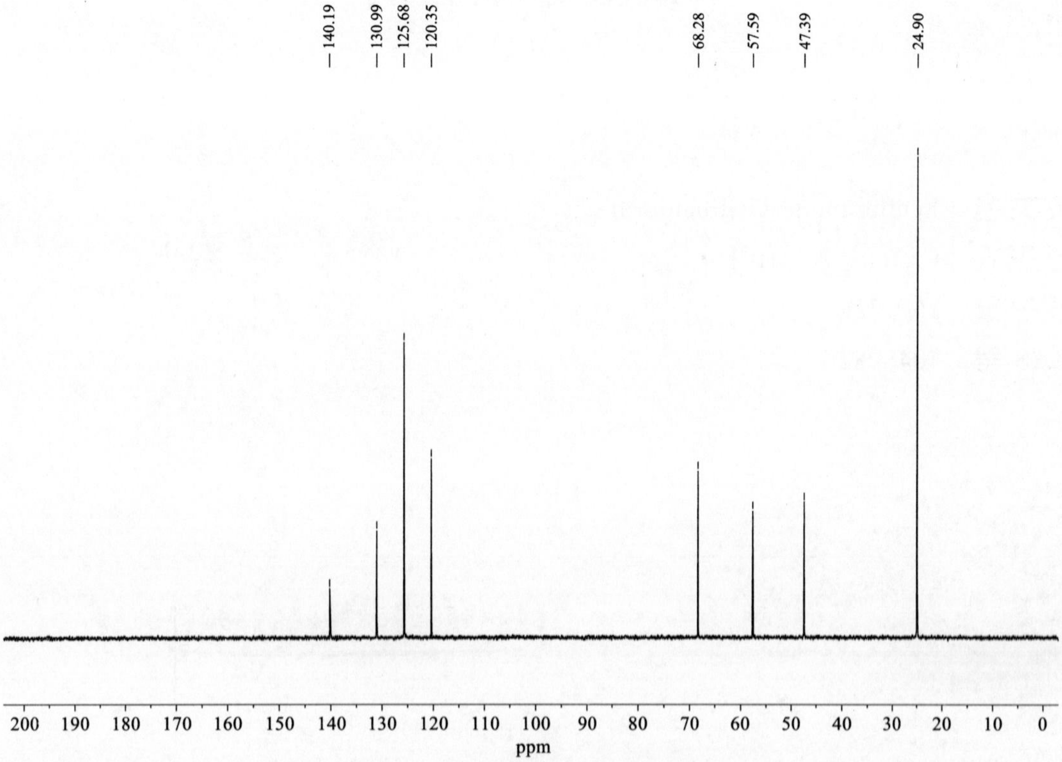

图 2　盐酸克仑特罗的 ^{13}C NMR 谱（溶剂：D_2O）

^{13}C NMR：δ 140.19（C－1），130.99（C－4），125.68（C－2，6），120.35（C－3，5），68.28（C－7），57.59（C－9），47.39（C－8），24.90（C－10，11，12）

备注

1. 中文化学名　α－[(叔丁氨基)甲基]－4－氨基－3,5－二氯苯甲醇盐酸盐

2. 英文化学名　4－amino－α－[(*tert*－butylamino)methyl]－3,5－dichlorobenzyl alcohol hydrochloride

3. 性状　本品为白色或几乎白色的结晶性粉末；无臭，味略苦。

4. 溶解性　本品在水或乙醇中溶解，在三氯甲烷或丙酮中微溶，在乙醚中不溶。

5. 对照品编号与批号　100072－200402

盐酸芬氟拉明

英文名 Fenfluramine Hydrochloride

分子式 $C_{12}H_{16}F_3N \cdot HCl$

分子量 267.72

CAS 号 404-82-0

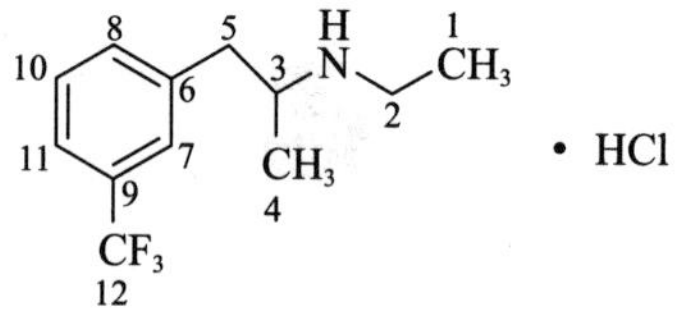

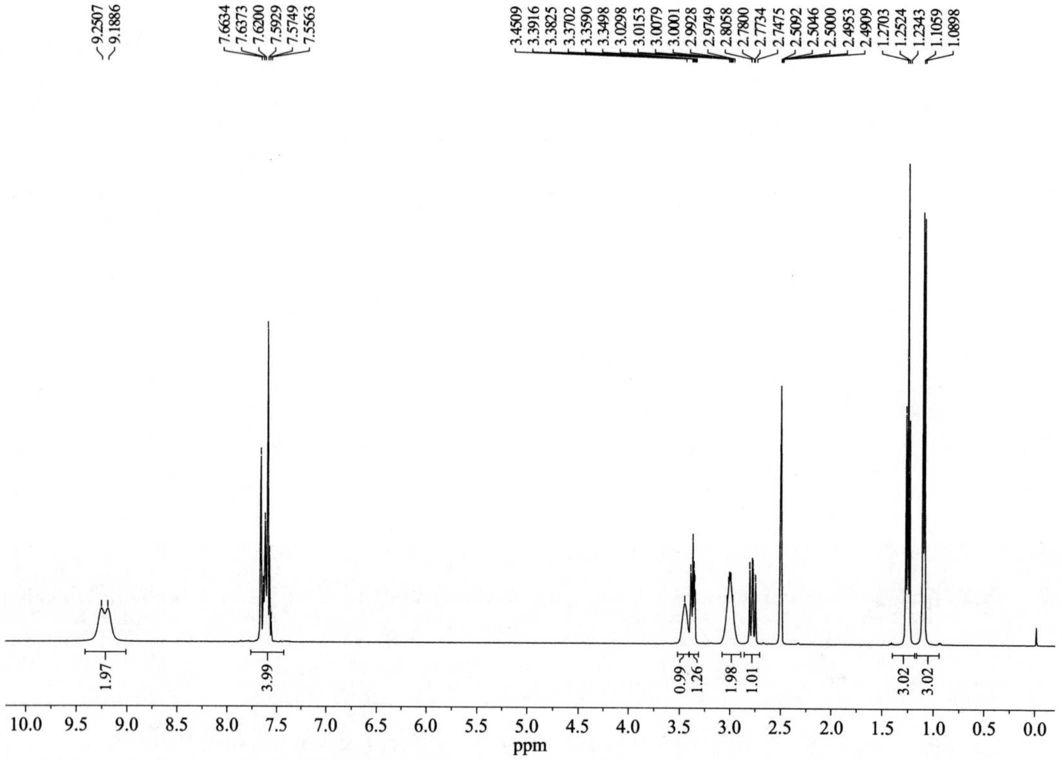

图 1 盐酸芬氟拉明的 ^1H NMR 谱（溶剂：CD_3SOCD_3）

^1H NMR：δ 9.50~9.00（NH，HCl，m，2H），7.86~7.36（Ar-H，m，4H），3.45（H-5a，brs，1H），3.37（H-3，m，1H），3.01（H-2，m，2H），2.78（H-5b，dd，J=13.0，10.4 Hz，1H），1.25（H-1，t，J=7.2 Hz，3H），1.10（H-4，d，J=6.5 Hz，3H）

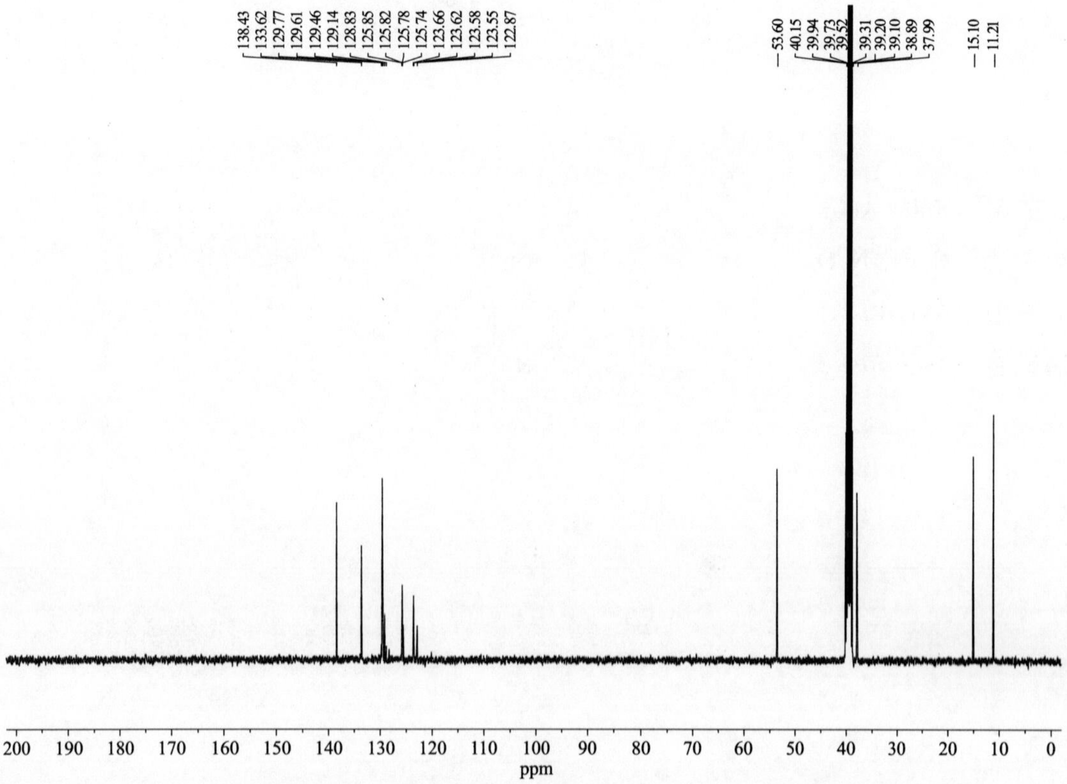

图 2　盐酸芬氟拉明的^{13}C NMR 谱（溶剂：CD_3SOCD_3）

^{13}C NMR：δ 138.43（C－6），133.62（C－8），129.61（C－10），129.25（C－9，q，J＝31.5 Hz），125.78（C－7，q，J＝3.9 Hz），123.62（C－12，q，J＝272.3 Hz），122.87（C－11），53.60（C－3），39.20（C－5），37.99（C－2），15.10（C－4），11.21（C－1）

备注

1. 中文化学名　*N*－乙基－α－甲基－3－氟甲基苯乙基胺盐酸盐

2. 英文化学名　*N*－ethyl－α－methyl－3－(trifluoromethyl) benzeneethanamine hydrochloride

3. 性状　本品为白色结晶性粉末；无臭。

4. 溶解性　本品在三氯甲烷或乙醇中易溶，在水中溶解，在乙醚中不溶。

5. 对照品编号与批号　100073－200002

参考文献

[1] Salsbury J S, Isbester P K, Quantitative ^{1}H NMR method for the routine spectroscopic determination of enantiomeric purity of active pharmaceutical ingredients fenfuramine sertraline and paroxetine. Magn Reson Chem, 2005, 4:910.

叶　　酸

英文名　Folic Acid

分子式　$C_{19}H_{19}N_7O_6$

分子量　441.40

CAS 号　59－30－3

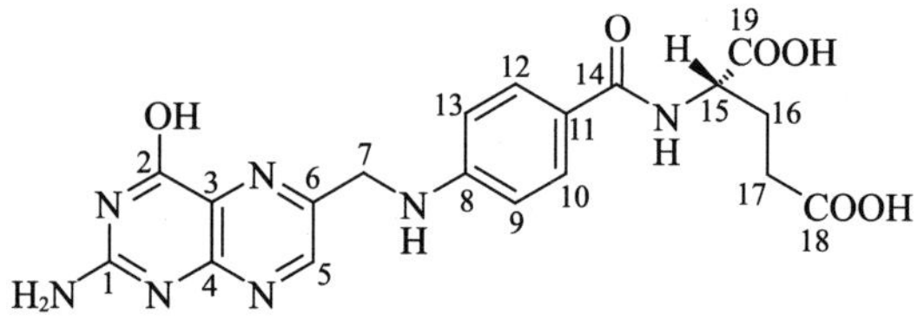

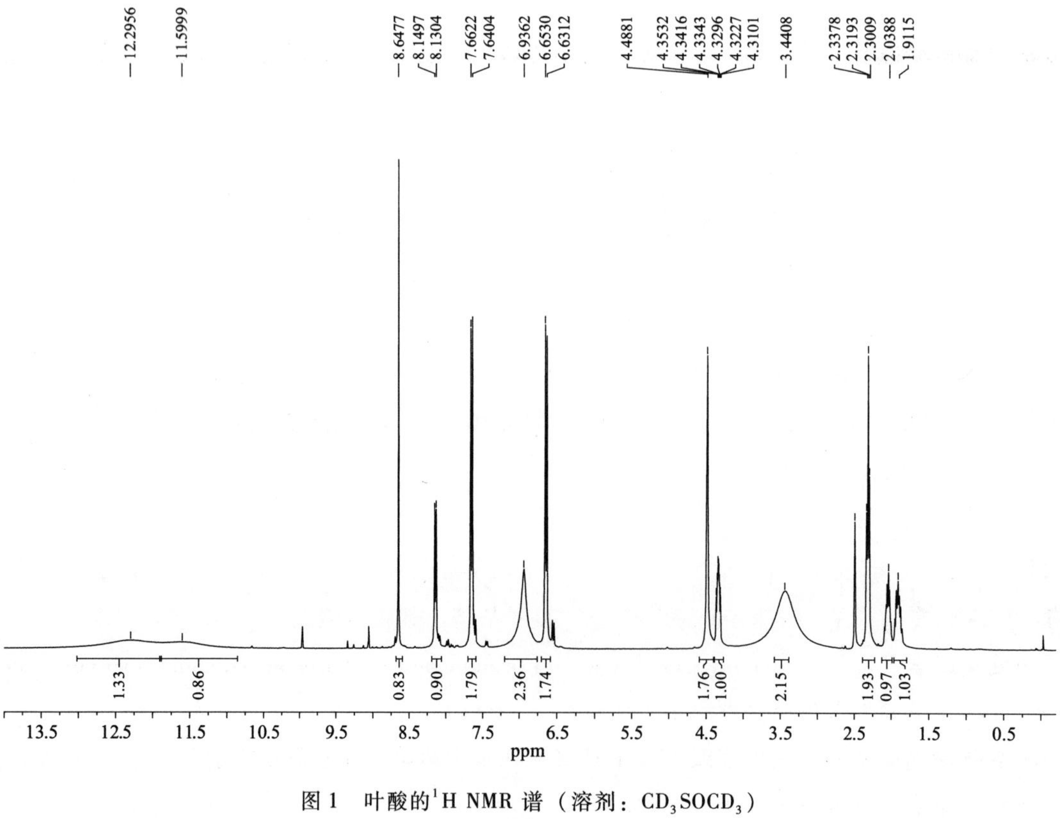

图 1　叶酸的^{1}H NMR 谱（溶剂：CD_3SOCD_3）

^{1}H NMR：δ 12.30（COOH，brs，1H），11.60（COOH，brs，1H），8.65（H－5，s，1H），8.14（CONH，d，J=7.7 Hz，1H），7.65（H－10，12，d，J=8.7 Hz，2H），6.94（NH_2，brs，2H），6.64（H－9，13，d，J=8.7 Hz，2H），4.49（H－7，s，2H），4.33（H－15，m，1H），3.44（C_8—NH，OH，brs，2H），2.32（H－17，t，J=7.4 Hz，2H），2.05（H－16a，m，1H），1.89（H－16b，m，1H）

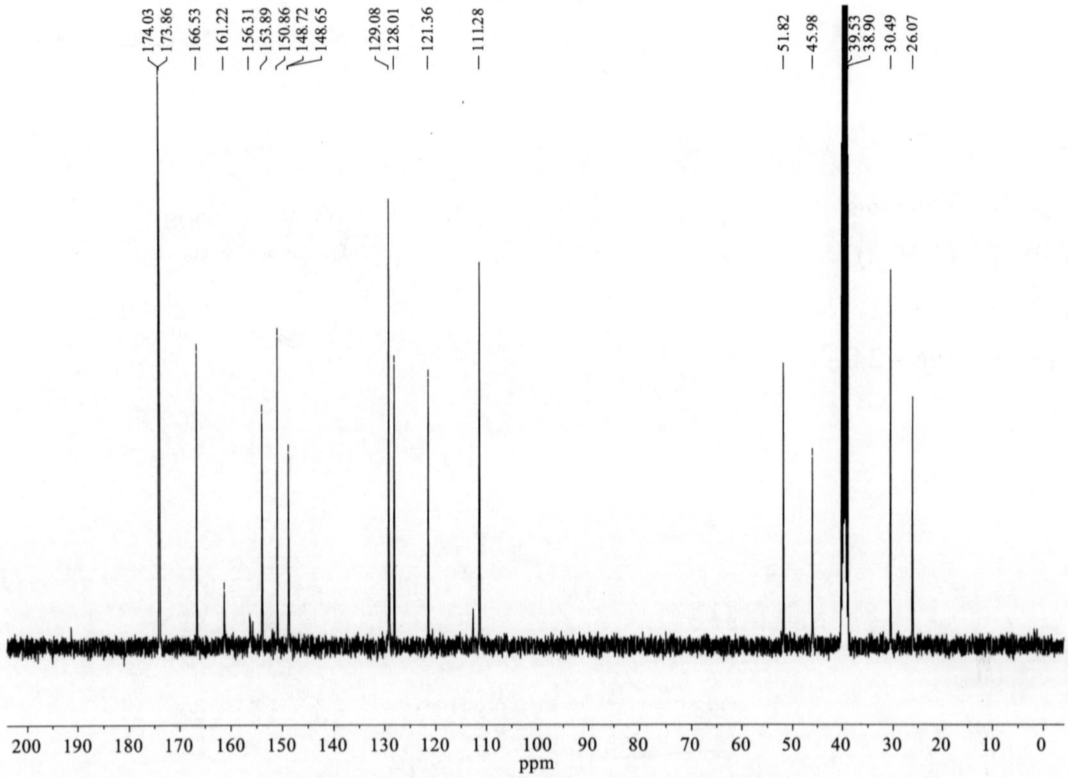

图 2　叶酸的^{13}C NMR 谱（溶剂：CD_3SOCD_3）

^{13}C NMR：δ 174.03（C－18），173.86（C－19），166.53（C－14），161.22（C－2），156.31（C－1），153.89（C－4），150.86（C－8），148.72（C－6），148.65（C－5），129.08（C－10，12），128.01（C－3），121.36（C－11），111.28（C－9，13），51.82（C－15），45.98（C－7），30.49（C－17），26.07（C－16）

备注

1. 中文化学名　*N*－[4－[(2－氨基－4－氧代－1,4－二氢－6－蝶啶)甲氨基]苯甲酰基]－*L*－谷氨酸

2. 英文化学名　*N*－[4－[[(2－amino－1,4－dihydro－4－oxo－6－pteridinyl) methyl] amino] benzoyl]－*L*－glutamic acid

3. 性状　本品为黄色至橙黄色结晶性粉末；无臭，无味。

4. 溶解性　本品在水、乙醇、丙酮、三氯甲烷或乙醚中不溶；在氢氧化钠试液或10%碳酸钠溶液中易溶。

5. 对照品编号与批号　100074－200913

参 考 文 献

[1] http://sdbs. db. aist. go. jp/sdbs/cgi－bin/cre_index. cgi? lang＝eng（SDBS）（^{1}H NMR，^{13}C NMR）.

荧 光 母 素

英文名 Fluorane

分子式 $C_{20}H_{12}O_3$

分子量 300.31

CAS 号 596-24-7

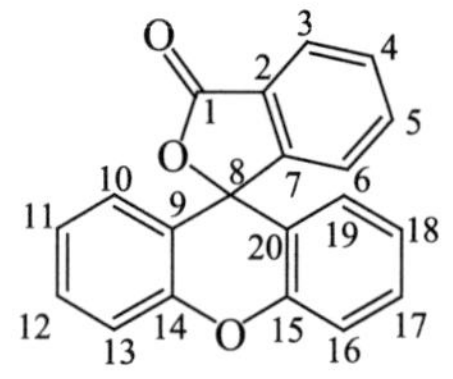

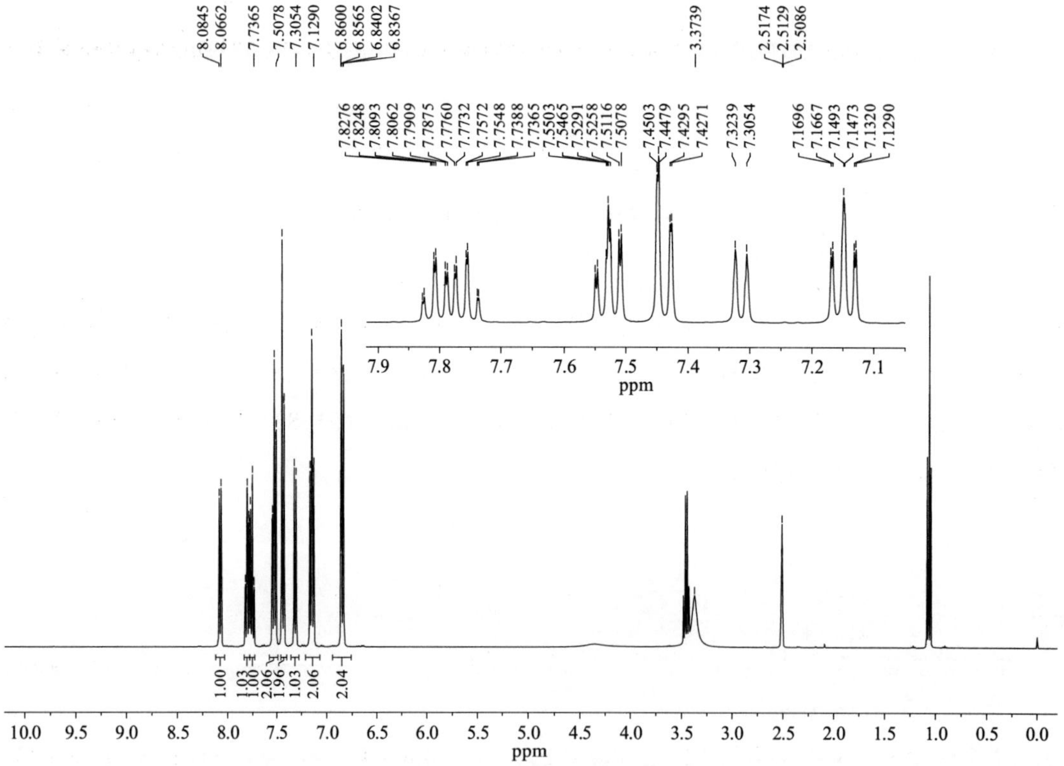

图 1 荧光母素的¹H NMR 谱（溶剂：CD_3SOCD_3）

¹H NMR：δ 8.08（H-3，d，J=7.3 Hz，1H），7.81（H-5，td，J=7.4，1.2 Hz，1H），7.76（H-4，td，J=7.4，1.0 Hz，1H），7.53（H-12，17，td，J=7.7，1.4 Hz，2H），7.44（H-13，16，dd，J=8.3，1.0 Hz，2H），7.31（H-6，d，J=7.4 Hz，1H），7.15（H-11，18，td，J=7.7，1.4 Hz，2H），6.85（H-10，19，dd，J=7.9，1.4 Hz，2H）

注：样品含有乙醇杂质，δ 3.65（CH_2，q，J=7.0 Hz），1.07（CH_3，t，J=7.0 Hz）

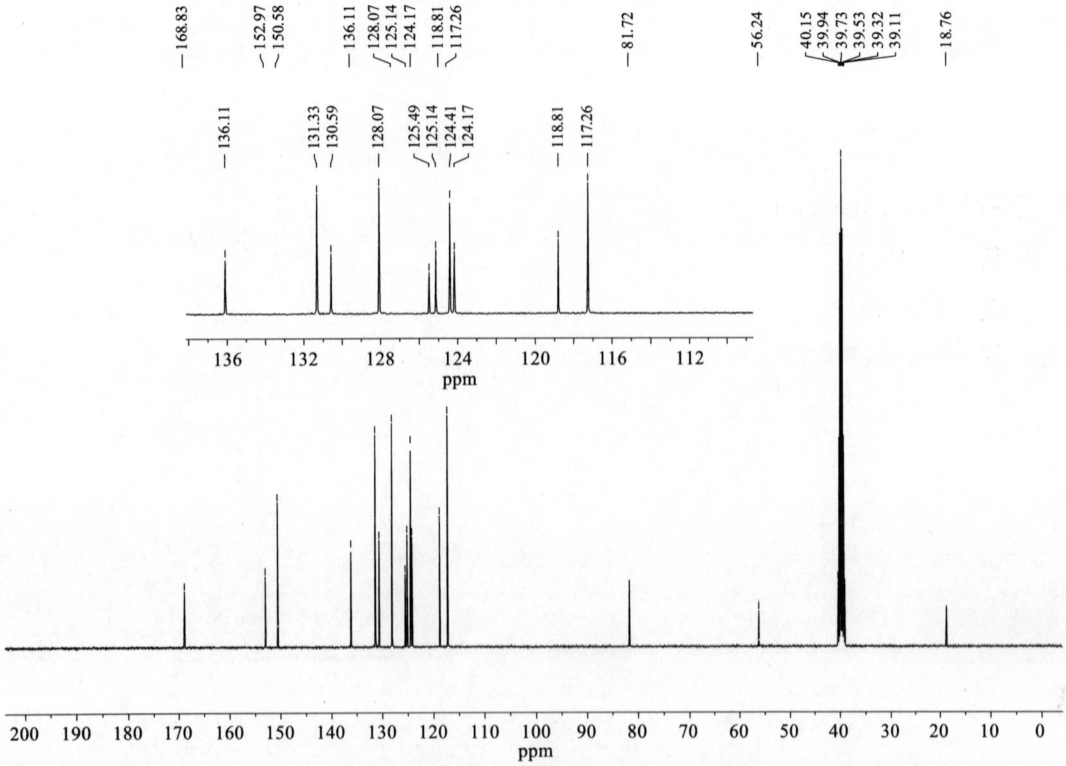

图 2　荧光母素的 ^{13}C NMR 谱（溶剂：CD_3SOCD_3）

^{13}C NMR：δ 168.83（C－1），152.97（C－7），150.58（C－14，15），136.11（C－5），131.33（C－12，17），130.59（C－3），128.07（C－10，19），125.49（C－2），125.14（C－4），124.41（C－11，18），124.17（C－6），118.81（C－9，20），117.26（C－13，16），81.72（C－8）

注：样品含有乙醇杂质，δ 56.24（CH_2），18.76（CH_3）

备注

1. 英文化学名　spiro[isobenzofuran－1(3*H*),9′－xanthen]－3－one

2. 性状　本品为白色结晶性粉末。

3. 对照品编号与批号　100075－197902

左炔诺孕酮

英文名 Levonorgestrel

分子式 $C_{21}H_{28}O_2$

分子量 312.47

CAS 号 797-63-7

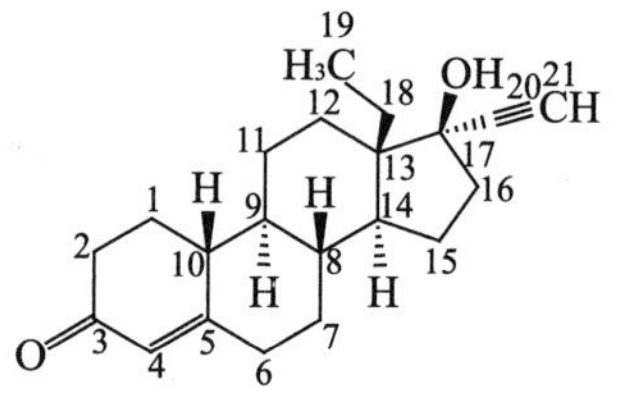

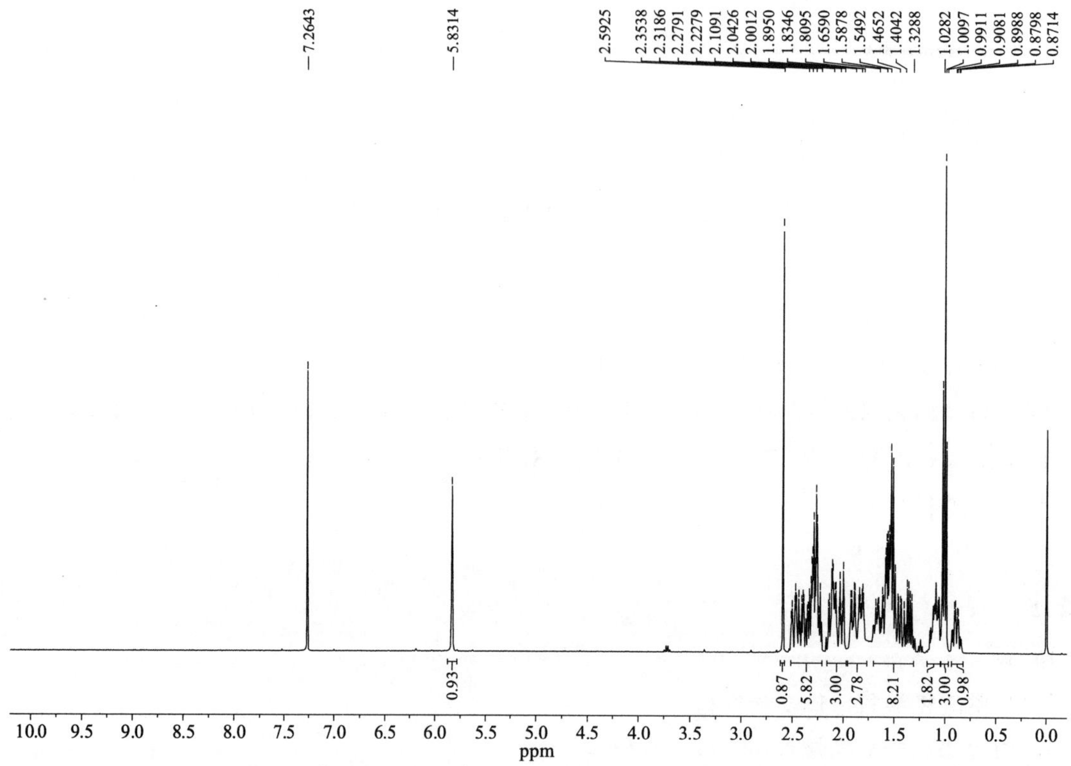

图 1 左炔诺孕酮的[1]H NMR 谱（溶剂：$CDCl_3$）

^{1}H NMR：δ 5.83 (H-4, s, 1H), 2.59 (H-21, s, 1H), 2.52 ~ 2.20 (m, 6H), 2.15 ~ 1.96 (m, 3H), 1.95 ~ 1.76 (m, 3H), 1.70 ~ 1.31 (m, 8H), 1.18 ~ 1.04 (m, 2H), 1.01 (H-19, t, J = 7.4 Hz, 3H), 0.88 (m, 1H)

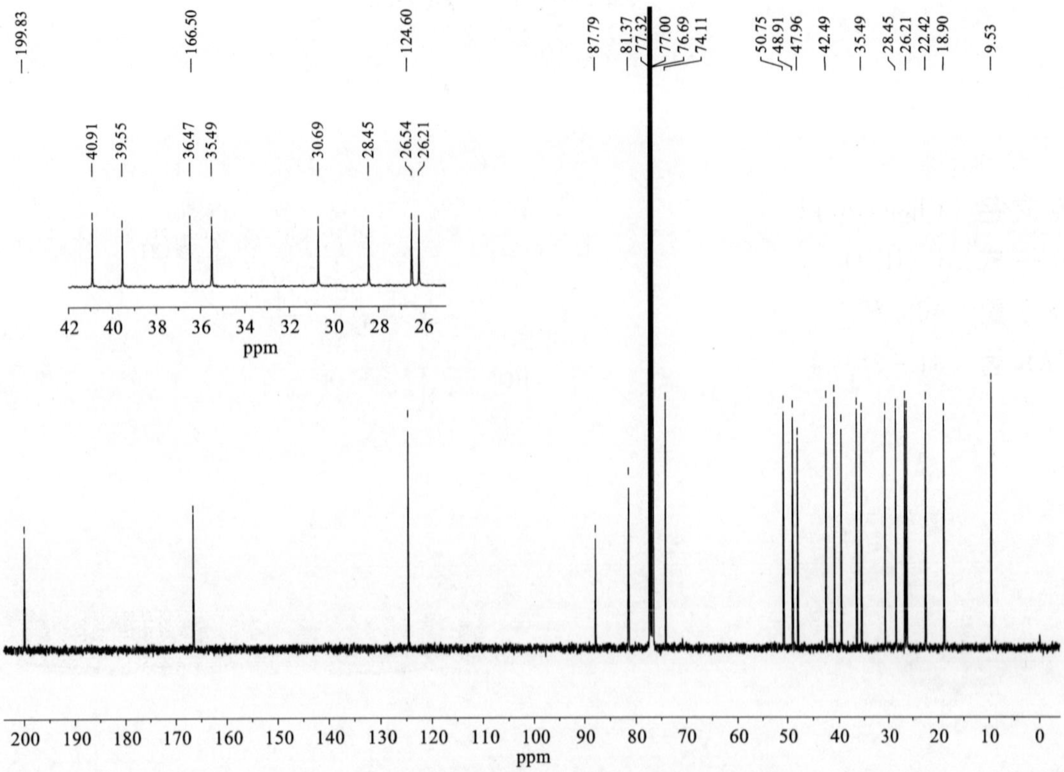

图 2　左炔诺孕酮的 ^{13}C NMR 谱（溶剂：$CDCl_3$）

^{13}C NMR：δ 199. 83（C－3），166. 50（C－5），124. 60（C－4），87. 79（C－20），81. 37（C－17），74. 11（C－21），50. 75（C－13），48. 91（C－14），47. 96（C－9），42. 49（C－10），40. 91（C－8），39. 55（C－16），36. 47（C－2），35. 49（C－6），30. 69（C－7），28. 45（C－12），26. 54（C－1），26. 21（C－11），22. 42（C－15），18. 90（C－18），9. 53（C－19）

注：文献中为 39. 55（C－12），28. 45（C－16）

备注

1. **中文化学名**　（－）－13－乙基－17－羟基－18,19－双去甲基－17α－孕甾－4－烯－20－炔－3－酮
2. **英文化学名**　17α－13－ethyl－17β－hydroxy－18,19－dinorpregn－4－en－20－yn－3－one
3. **性状**　本品为白色或类白色结晶性粉末；无臭，无味。
4. **溶解性**　本品在三氯甲烷中溶解，在甲醇中微溶，在水中不溶。
5. **对照品编号与批号**　100076－201104

参 考 文 献

[1] http://sdbs. db. aist. go. jp/sdbs/cgi－bin/cre_index. cgi? lang＝eng（SDBS）（^{13}C NMR）.

胆　　酸

英文名　Cholic Acid

分子式　$C_{24}H_{40}O_5$

分子量　408.57

CAS 号　81 - 25 - 4

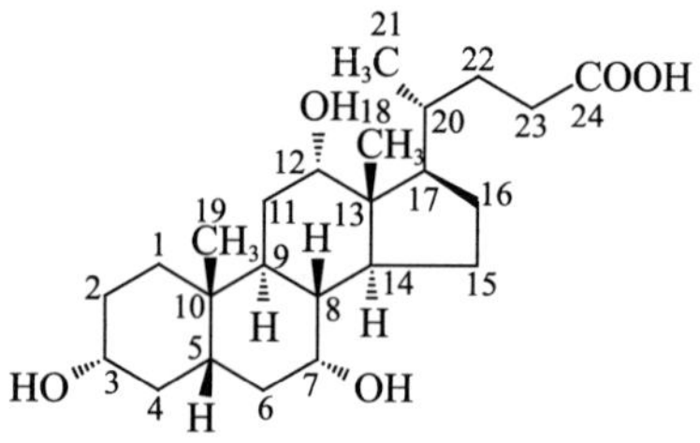

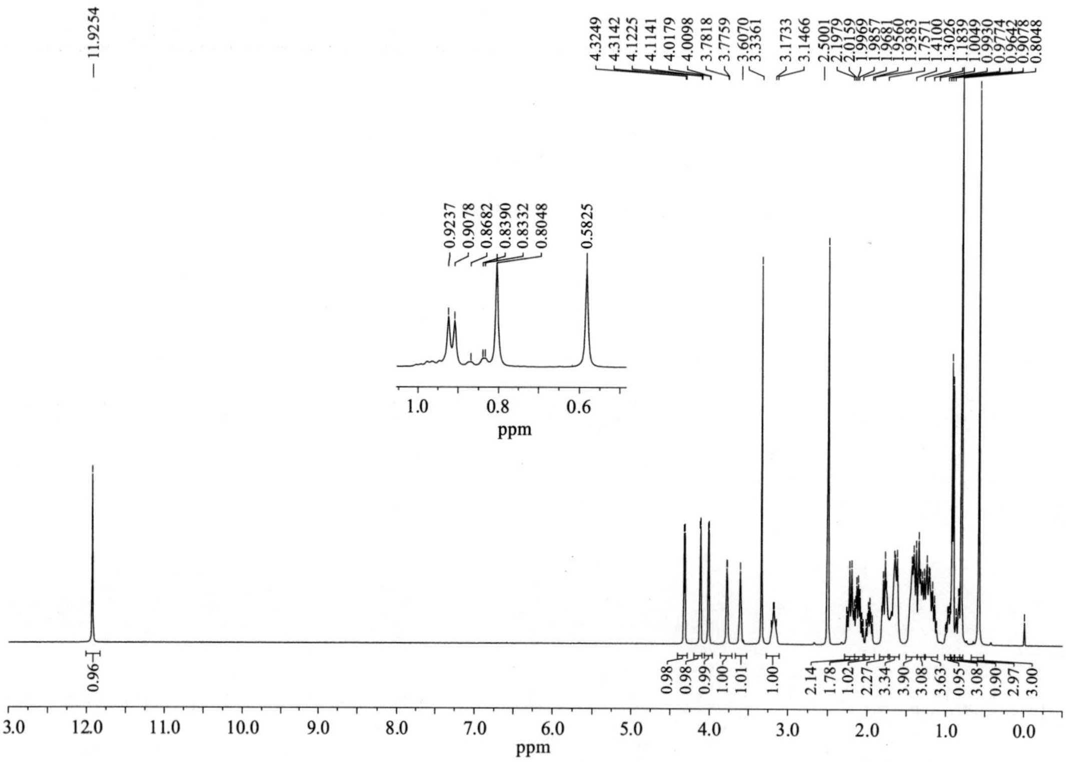

图 1　胆酸的 ^{1}H NMR 谱（溶剂：CD_3SOCD_3）

^{1}H NMR：δ 11.93（COOH，s，1H），4.32（OH，d，J = 4.3 Hz，1H），4.12（OH，d，J = 3.4 Hz，1H），4.02（OH，d，J = 3.2 Hz，1H），3.78（H - 7，m，1H），3.61（H - 12，s，1H），3.19（H - 3，m，1H），2.29 ~ 2.16（m，2H），2.16 ~ 2.05（m，2H），1.79 ~ 1.75（m，2H），1.72 ~ 1.60（m，4H），1.51 ~ 1.37（m，4H），1.37 ~ 1.28（m，3H），1.26 ~ 1.11（m，4H），1.98（td，J = 12.0，7.3 Hz，1H），0.97（dd，J = 11.9，6.7 Hz，1H），0.92（H - 21，d，J = 6.3 Hz，3H），0.86（m，1H），0.81（H - 19，s，3H），0.59（H - 18，s，3H）

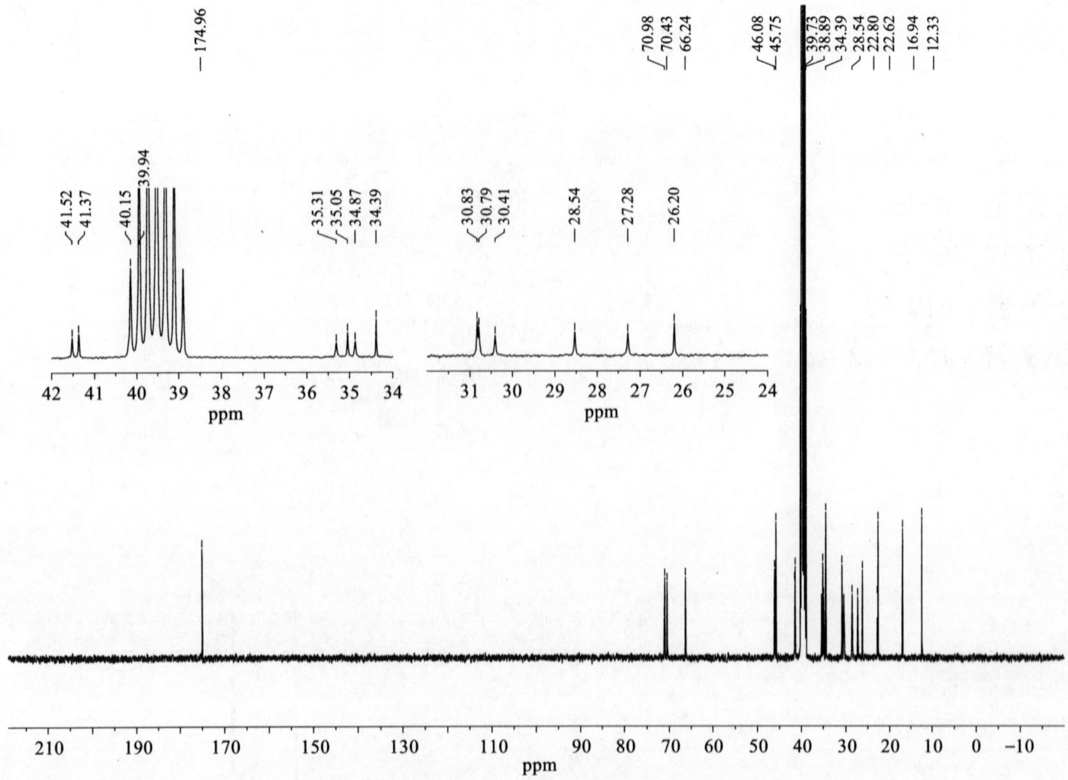

图2　胆酸的^{13}C NMR谱（溶剂：CD_3SOCD_3）

^{13}C NMR：δ 174.96（C－24），70.98（C－12），70.43（C－3），66.24（C－7），46.08（C－17），45.75（C－13），41.52（C－14），41.37（C－5），40.15（C－8），39.94（C－4），35.31（C－6），35.05（C－20），34.87（C－1），34.39（C－10），30.83（C－23），30.79（C－22），30.41（C－2），28.54（C－11），27.28（C－16），26.20（C－9），22.80（C－15），22.62（C－19），16.94（C－21），12.33（C－18）

备注

1. 英文化学名　(3α,5β,7α,12α)－3,7,12－trihydroxycholan－24－oic－acid

2. 性状　本品为类白色粉末，无臭。

3. 对照品编号与批号　100078－200414

参考文献

[1] 苏红,叶利民,杨轶浠,等.猪去氧胆酸的纯化工艺.华西药学杂志,2006,21:360(^{1}H NMR,^{13}C NMR).

芦　丁

英文名 Rutin

分子式 $C_{27}H_{30}O_{16}$

分子量 610.52

CAS 号 153-18-4

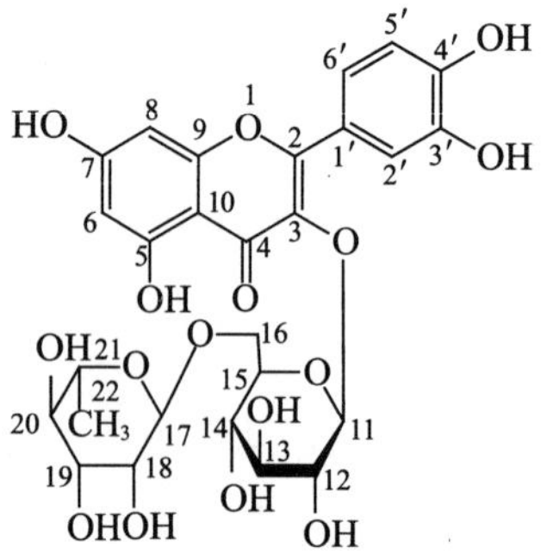

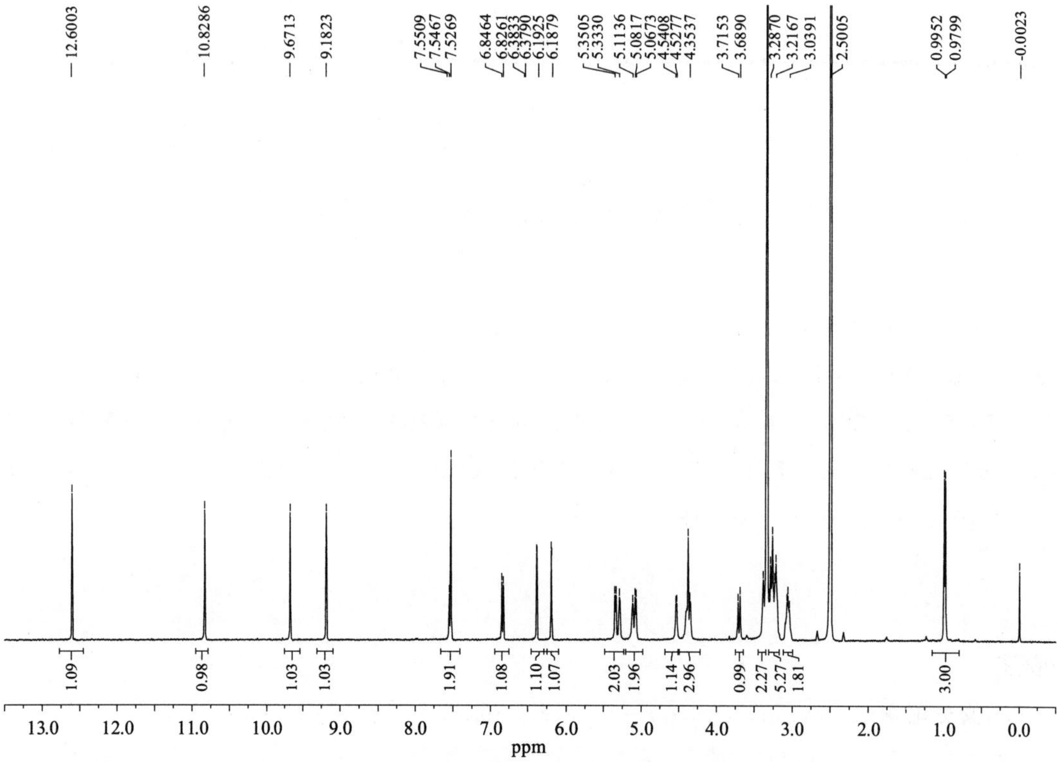

图 1　芦丁的 ^{1}H NMR 谱（溶剂：CD_3SOCD_3）

^{1}H NMR：δ 12.60（C_5—OH，s，1H），10.83（C_7—OH，s，1H），9.67（$C_{4'}$—OH，s，1H），9.18（$C_{3'}$—OH，s，1H），7.54（H-6′，d，J=8.0 Hz，1H），7.53（H-2′，s，1H），6.84（H-5′，d，J=8.0 Hz，1H），6.38（H-8，d，J=1.7 Hz，1H），6.19（H-6，d，J=1.7 Hz，1H），5.34（H-11，d，J=7.0 Hz，1H），5.29（brs，1H），5.11（brs，1H），5.08（H-17，d，J=5.8 Hz，1H），4.54（d，J=4.9 Hz，1H），4.44～4.32（m，3H），3.70（d，J=10.5 Hz，1H），3.43～3.17（m，6H），3.12～3.01（m，2H），0.99（H-22，d，J=6.1 Hz，3H）

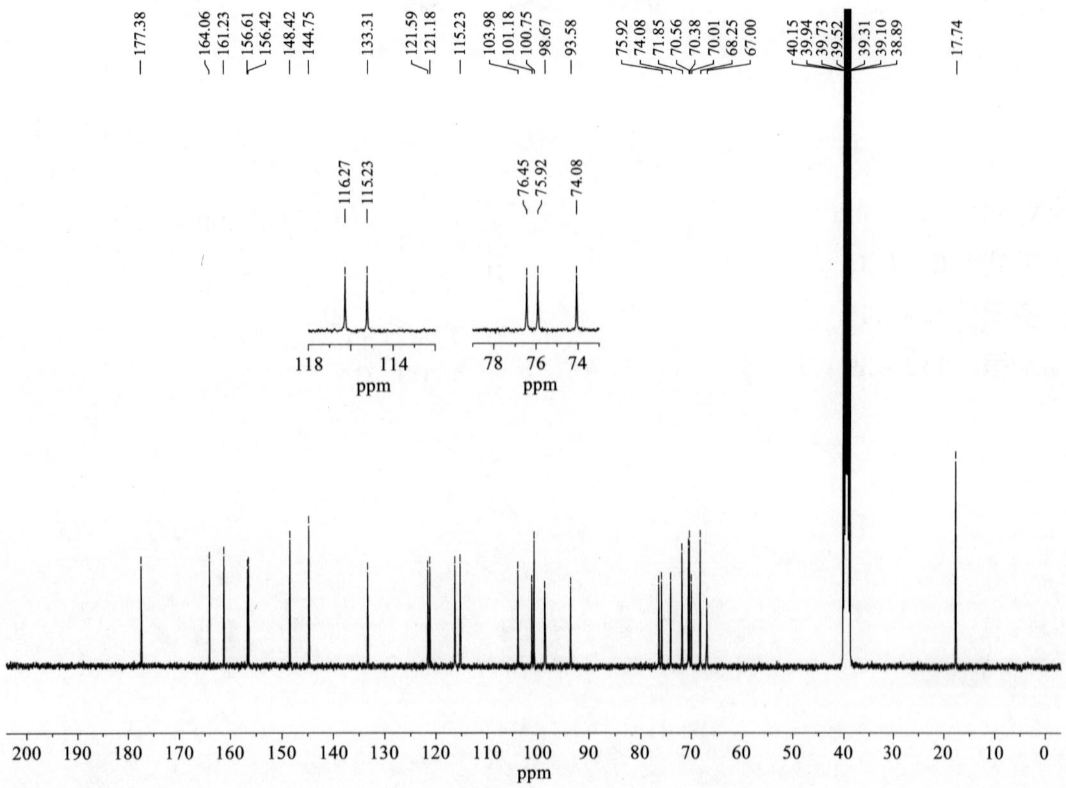

图 2 芦丁的 ^{13}C NMR 谱（溶剂：CD_3SOCD_3）

^{13}C NMR：δ 177.38（C－4），164.06（C－7），161.23（C－5），156.61（C－9），156.42（C－2），148.42（C－4′），144.75（C－3′），133.31（C－3），121.59（C－6′），121.18（C－1′），116.27（C－5′），115.23（C－2′），103.98（C－10），101.18（C－11），100.75（C－17），98.67（C－6），93.58（C－8），76.45（C－13），75.92（C－15），74.08（C－12），71.85（C－20），70.56（C－19），70.38（C－18），70.01（C－14），68.25（C－21），67.00（C－16），17.74（C－22）

备注

1. 英文化学名 3－[[6－*O*－(6－deoxy－α－*L*－mannopyranosyl)－β－*D*－glucopyranosyl]oxy]－2－(3,4－dihydroxyphenyl)－5,7－dihydroxy－4*H*－1－benzopyran－4－one

2. 性状 本品为黄色或黄绿色粉末，或极细针状结晶；无味；在空气中色渐变深。

3. 溶解性 本品在沸乙醇中略溶，在沸水中微溶，在冷水中极微溶解，在三氯甲烷和乙醚中不溶；在氢氧化碱溶液中易溶。

4. 对照品编号与批号 100080－200707

参考文献

[1] 韩树，张云，王俊儒. 黄珠子草叶化学成分的研究. 安徽农业科学，2012，40：5167（^{1}H NMR，^{13}C NMR）.

槲 皮 素

英文名 Quercetin

分子式 $C_{15}H_{10}O_7$

分子量 302.24

CAS 号 117－39－5

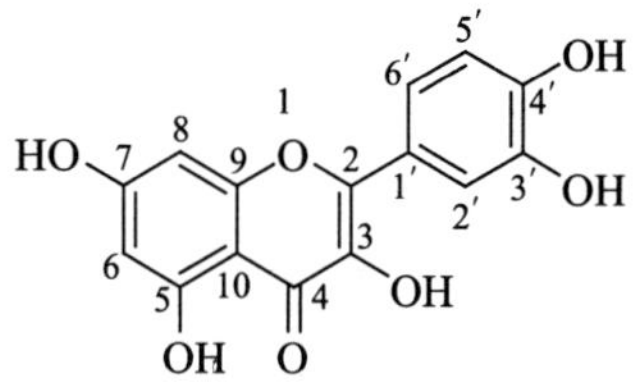

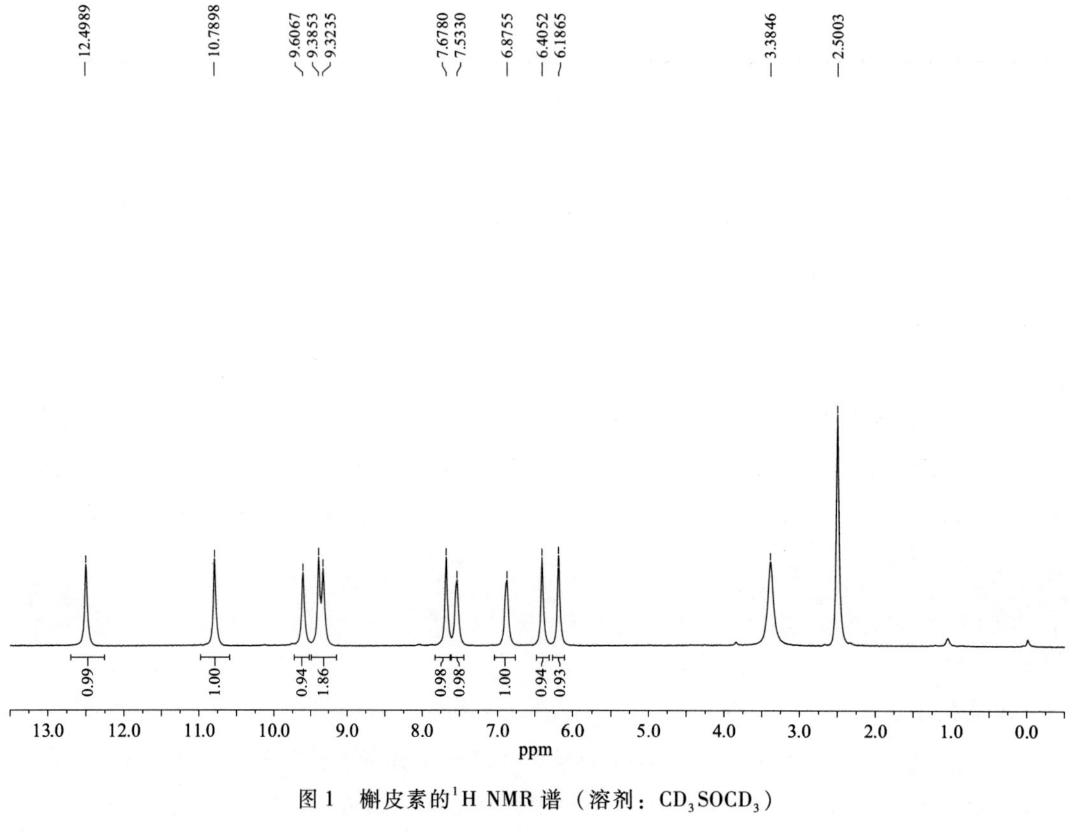

图 1 槲皮素的^{1}H NMR 谱（溶剂：CD_3SOCD_3）

^{1}H NMR：δ 12.50（C_5—OH，s，1H），10.79（C_3—OH，s，1H），9.61（C_7—OH，s，1H），9.38（C_4'—OH，s，1H），9.32（C_3'—OH，s，1H），7.68（H－2′，s，1H），7.53（H－6′，brs，1H），6.88（H－5′，brs，1H），6.41（H－8，s，1H），6.19（H－6，s，1H）

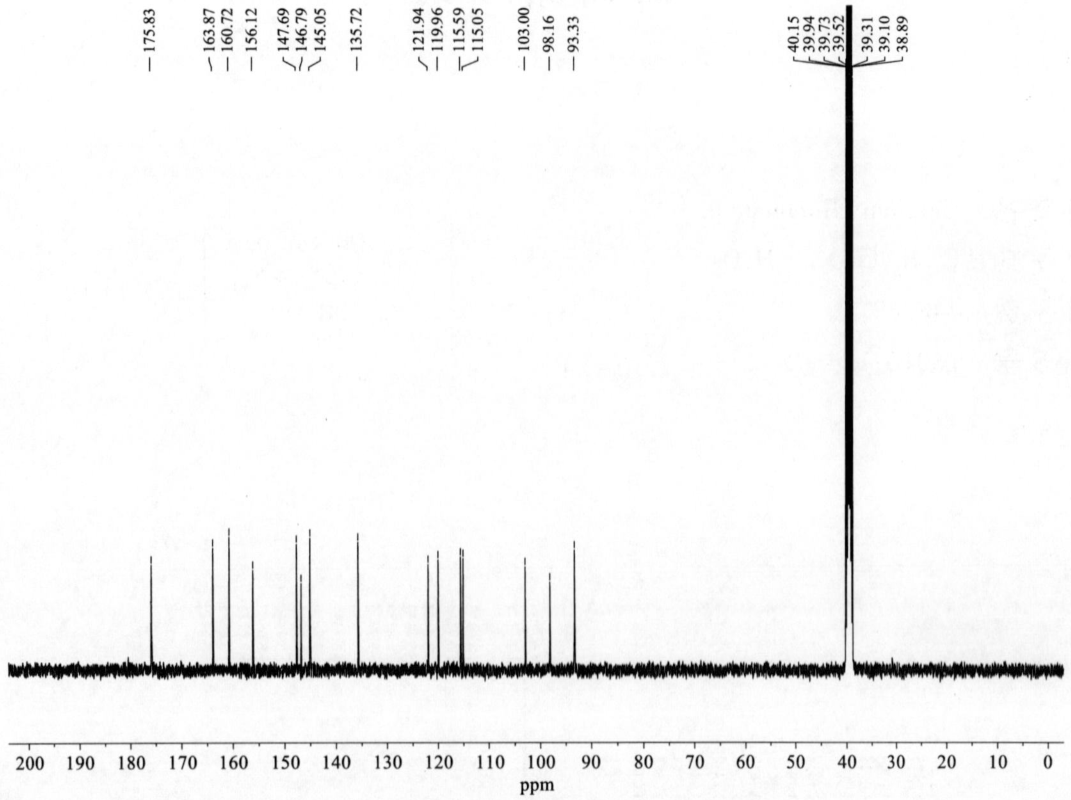

图 2　槲皮素的 ^{13}C NMR 谱（溶剂：CD_3SOCD_3）

^{13}C NMR：δ 175.83（C－4），163.87（C－7），160.72（C－5），156.12（C－9），147.69（C－3′），146.79（C－2），145.05（C－4′），135.72（C－3），121.94（C－1′），119.96（C－6′），115.59（C－2′），115.05（C－5′），103.00（C－10），98.16（C－8），93.33（C－6）

备注

1. 中文化学名　2－(3,4－二羟苯基)－3,5,7－三羟基－4*H*－1－苯并吡喃－4－酮

2. 英文化学名　2－(3,4－dihydroxyphenyl)－3,5,7－trihydroxy－4*H*－1－benzopyran－4－one

3. 性状　本品为黄色粉末。

4. 对照品编号与批号　100081－200907

参 考 文 献

[1] 戴忠,王钢力,刘燕,等.思茅蛇菰的化学成分研究Ⅱ.中国中药杂志,2005,30:1131(^{1}H NMR,^{13}C NMR).

葡萄糖酸钙

英文名 Calcium Gluconate

分子式 $C_{12}H_{22}CaO_{14} \cdot H_2O$

分子量 448.39

CAS 号 18016－24－5

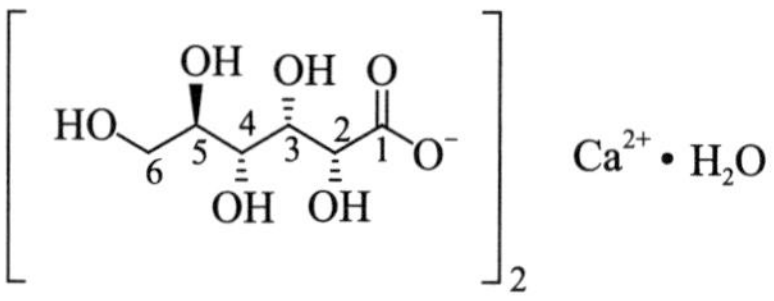

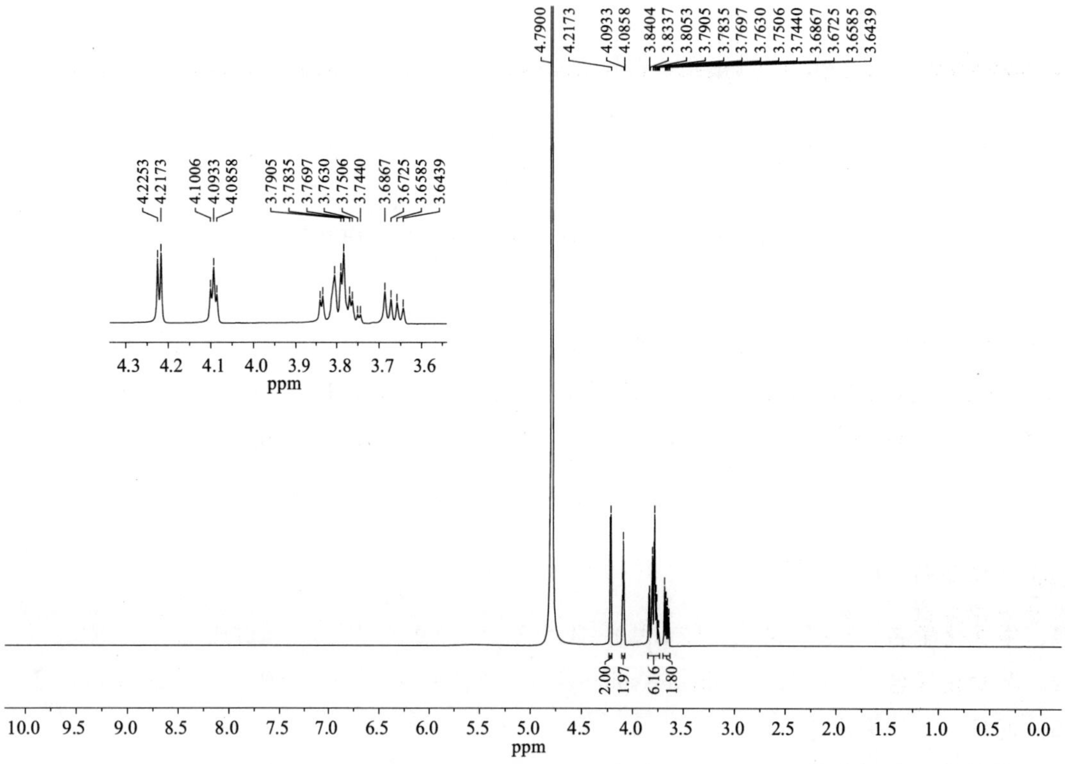

图 1 葡萄糖酸钙的 ^1H NMR 谱（溶剂：D_2O）

^1H NMR：δ 4.22（H－2，d，J＝3.2 Hz，2H），4.09（H－3，t，J＝3.0 Hz，2H），3.87～3.72（H－4，5，6a，m，6H），3.67（H－6b，dd，J＝11.4，5.7 Hz，2H）

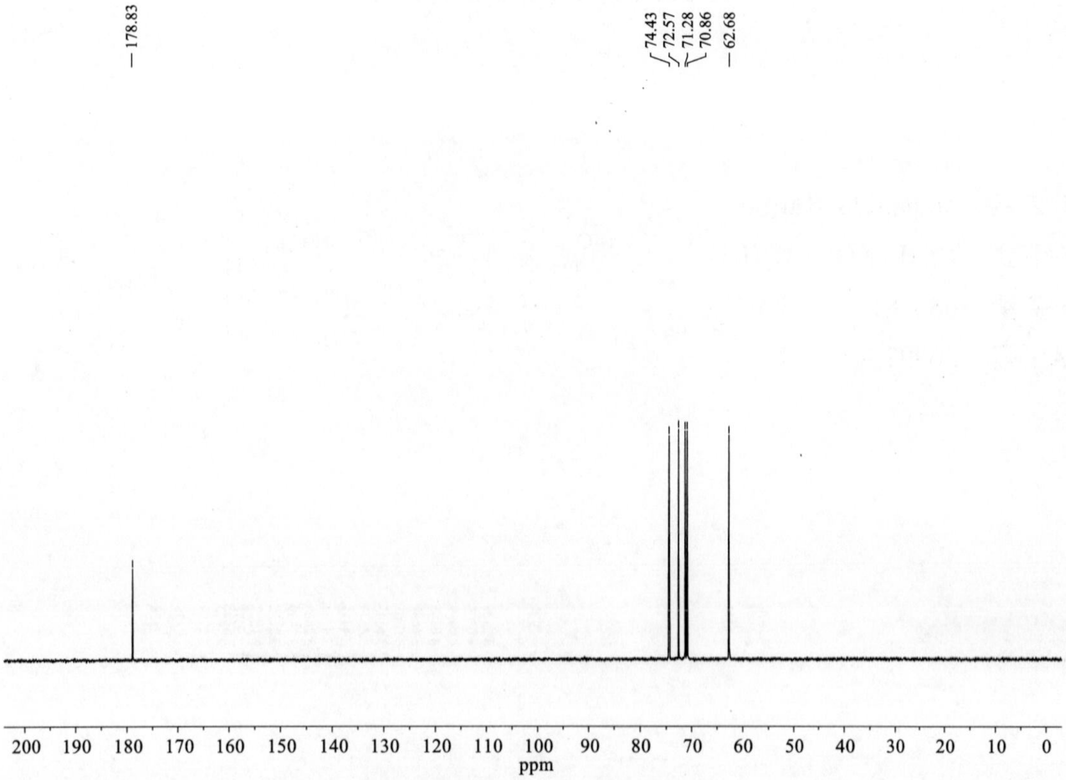

图 2　葡萄糖酸钙的 ^{13}C NMR 谱（溶剂：D_2O）

^{13}C NMR：δ 178.83（C－1），74.43（C－3），72.57（C－5），71.28（C－2），70.86（C－4），62.68（C－6）

备注

1. 中文化学名　*D*－葡萄糖酸钙一水合物

2. 英文化学名　monocalcium di－*D*－gluconate monohydrate

3. 性状　本品为白色颗粒性粉末；无臭，无味。

4. 溶解性　本品在沸水中易溶，在水中缓缓溶解，在无水乙醇、三氯甲烷或乙醚中不溶。

5. 对照品编号与批号　100082－201102

酒石酸美托洛尔

英文名 Metoprolol Tartrate

分子式 $C_{15}H_{25}NO_3 \cdot C_4H_6O_6$

分子量 684.81

CAS 号 56392－17－7

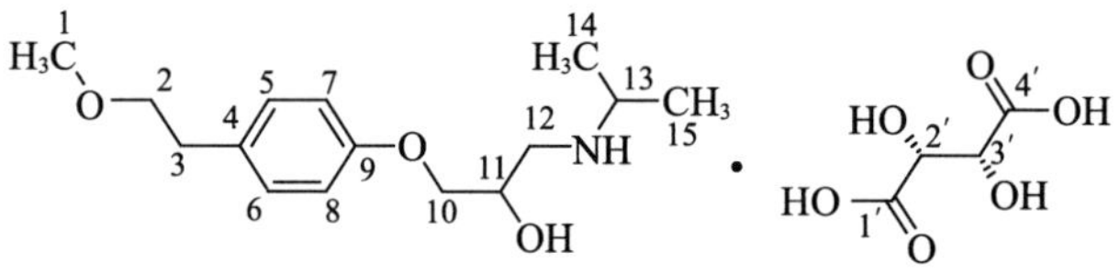

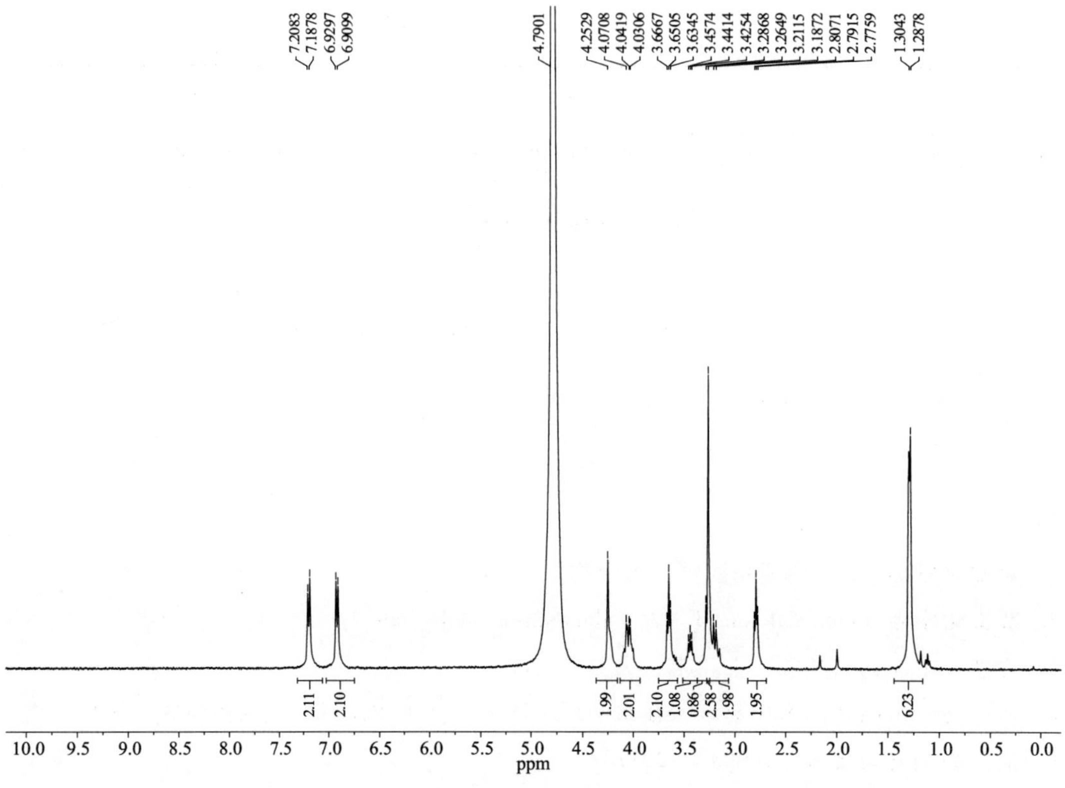

图 1 酒石酸美托洛尔的 ^{1}H NMR 谱（溶剂：D_2O）

^{1}H NMR：δ 7.20（H－5，6，d，J＝8.2 Hz，2H），6.92（H－7，8，d，J＝7.9 Hz，2H），4.25（H－2′，3′，m，2H），4.30～3.95（m，2H），3.75～3.53（m，2H），3.41（m，1H），3.32（m，1H），3.28～3.24（m，3H），3.24～3.06（H－12，m，2H），2.79（H－3，t，J＝6.3 Hz，2H），1.29（H－14，15，d，J＝6.6 Hz，6H）

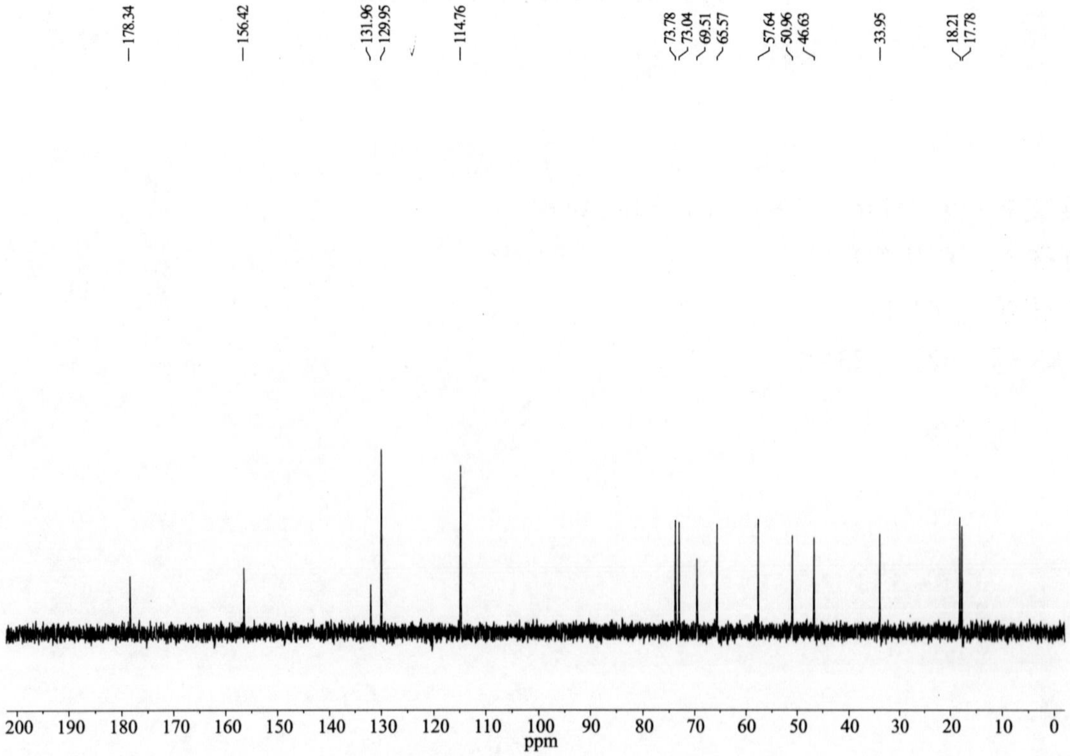

图 2　酒石酸美托洛尔的^{13}C NMR 谱（溶剂：D_2O）

^{13}C NMR：δ 178.34（C－1′，4′），156.42（C－9），131.96（C－4），129.95（C－5，6），114.76（C－7，8），73.78（C－2′，3′），73.04（C－2），69.51（C－10），65.57（C－11），57.64（C－1），50.96（C－13），46.63（C－12），33.95（C－3），18.21（C－14），17.78（C－15）

备注

1. 中文化学名　1－异丙氨基－3－[对－(2－甲氧乙基)苯氧基]－2－丙醇 *L*(＋)－酒石酸盐

2. 英文化学名　bis[(2*RS*)－1－[4－(2－methoxyethyl)phenoxy]－3－[(1－methylethyl)amino]propan－2－ol]－(2*R*,3*R*)－2,3－dihydroxy butanedioate

3. 性状　本品为白色或类白色的结晶性粉末；无臭，味苦。

4. 溶解性　本品在水中极易溶解，在乙醇或三氯甲烷中易溶，在无水乙醇中略溶，在丙酮中极微溶解，在乙醚中几乎不溶；在冰醋酸中易溶。

5. 对照品编号与批号　100084－201102

参 考 文 献

[1] Moctezuma E, Leyva E, Lopez M, et al. Photocatalytic degradation of metoprolol tartate. Top Catal, 2013, 56: 1875(^{1}H NMR).

硝基呋喃丙烯酸

英文名 5 - Nitro - 2 - Furanacrylic Acid

分子式 $C_7H_5NO_5$

分子量 183. 12

CAS 号 6281 - 23 - 8

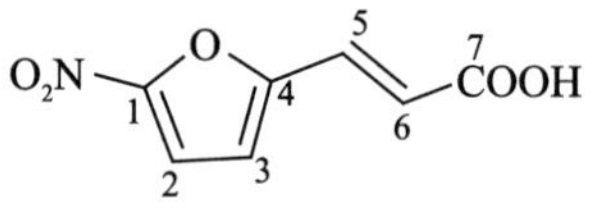

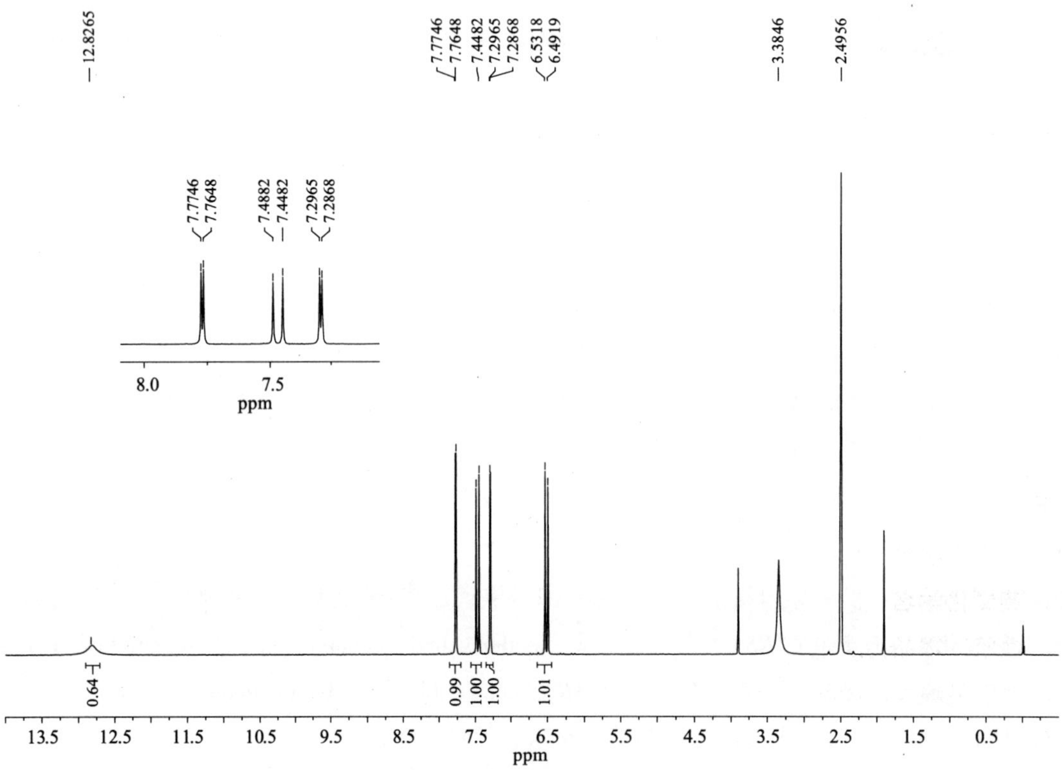

图 1　硝基呋喃丙烯酸的 ^{1}H NMR 谱（溶剂：CD_3SOCD_3）

^{1}H NMR：δ 12. 83 (OH, s, 1H), 7. 77 (H - 2, d, J = 3. 9 Hz, 1H), 7. 47 (H - 5, d, J = 16. 0 Hz, 1H), 7. 29 (H - 3, d, J = 3. 9 Hz, 1H), 6. 51 (H - 6, d, J = 16. 0 Hz, 1H)

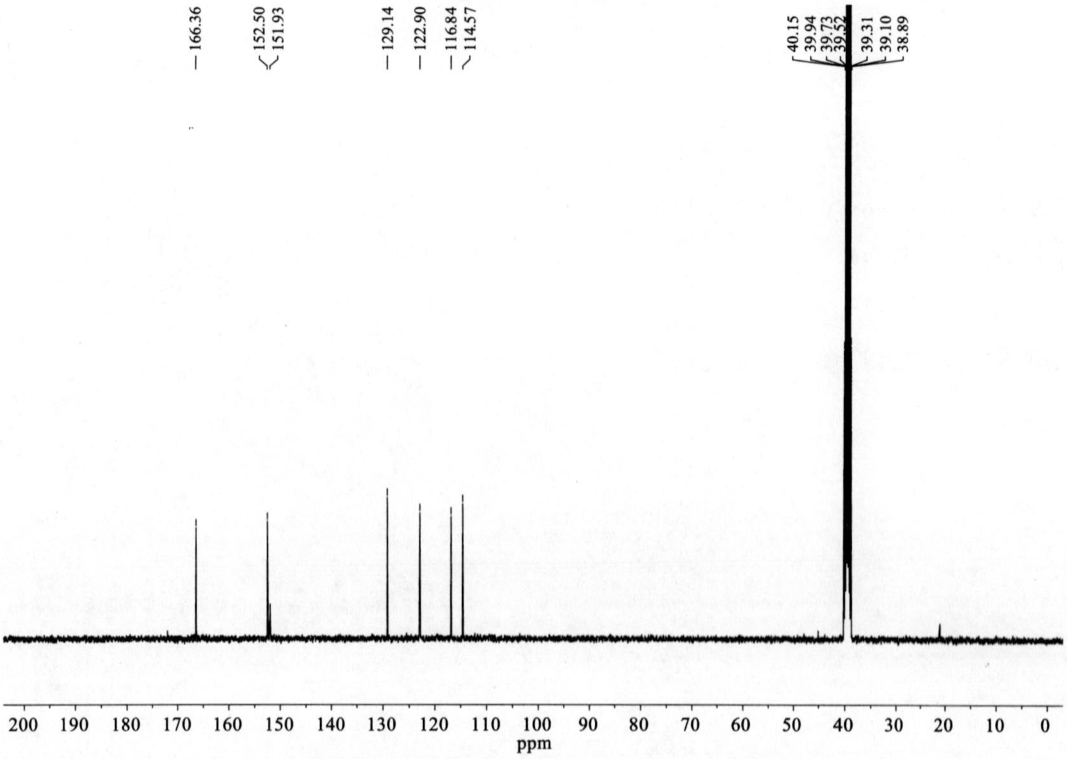

图 2　硝基呋喃丙烯酸的 ^{13}C NMR 谱（溶剂：CD_3SOCD_3）

^{13}C NMR：δ 166.36（C－7），152.50（C－1），151.93（C－4），129.14（C－6），122.90（C－5），116.84（C－2），114.57（C－3）

备注

1. **中文化学名**　5－硝基－2－呋喃丙烯酸
2. **英文化学名**　5－nitro－2－furanacrylic acid
3. **性状**　本品为黄色粉末。
4. **对照品编号与批号**　100086－200703

猪去氧胆酸

英文名 Hyodeoxycholic Acid

分子式 $C_{24}H_{40}O_4$

分子量 392.57

CAS 号 83－49－8

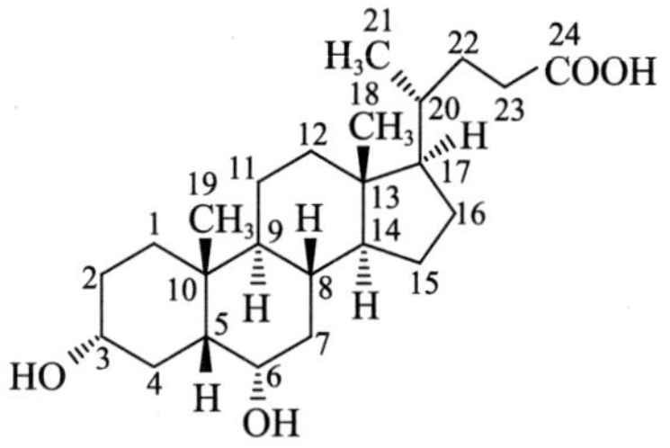

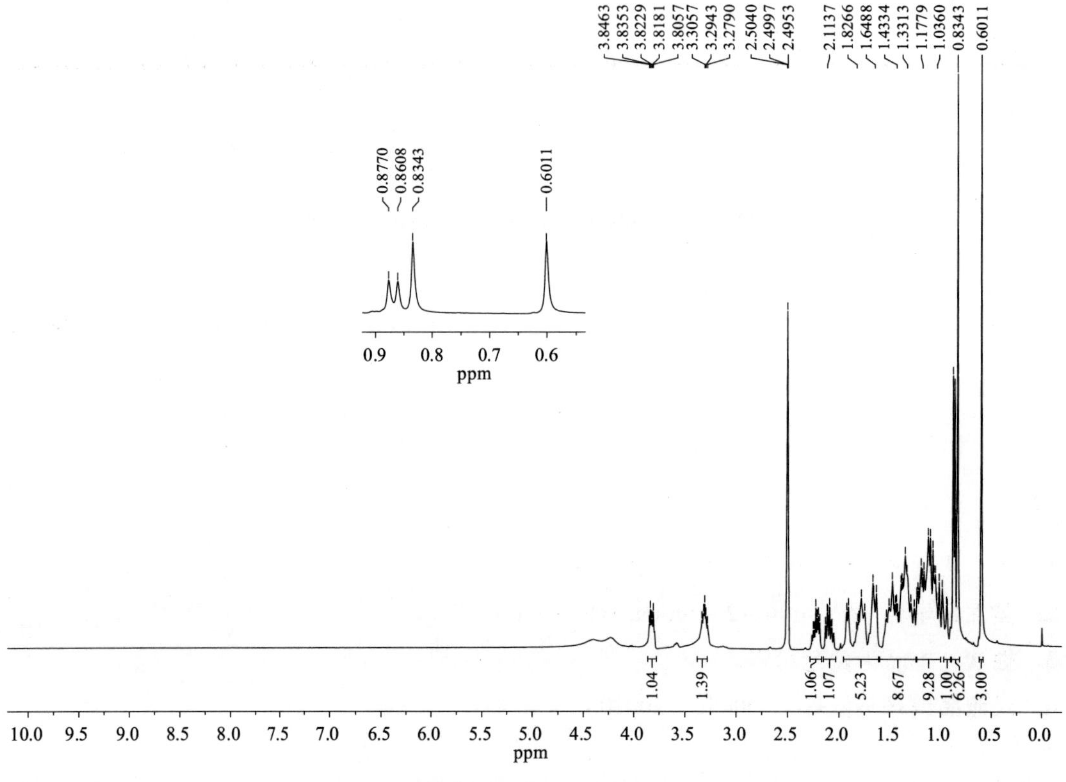

图 1　猪去氧胆酸的 ^1H NMR 谱（溶剂：CD_3SOCD_3）

^1H NMR：δ 3.83（H－6，m，1H），3.31（H－3，m，1H），2.22（H－23a，m，1H），2.10（H－23b，m，1H），1.98～1.59（m，5H），1.54～1.25（m，9H），1.25～0.99（m，9H），0.94（H－15，m，1H），0.87（H－21，d，J＝6.5 Hz，3H），0.84（H－19，s，3H），0.60（H－18，s，3H）

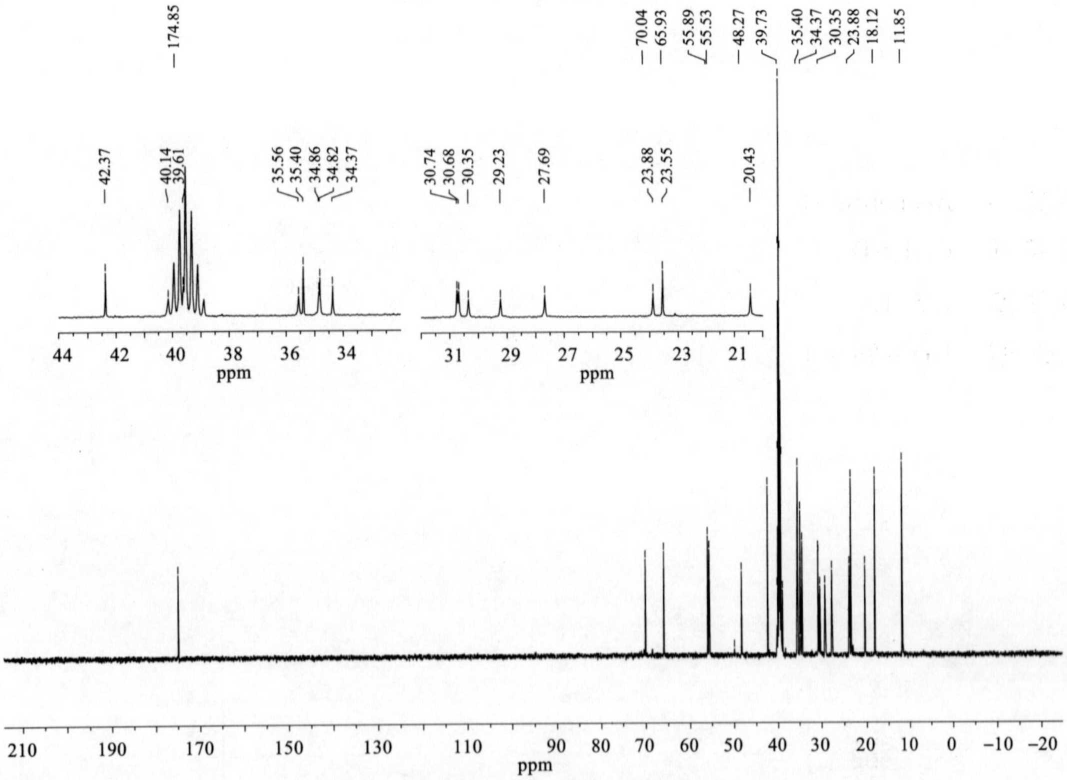

图 2　猪去氧胆酸的^{13}C NMR 谱（溶剂：CD_3SOCD_3）

^{13}C NMR：δ 174.85（C－24），70.04（C－3），65.93（C－6），55.89（C－14），55.53（C－17），48.27（C－5），42.37（C－13），40.14（C－12），39.61（C－9），35.56（C－10），35.40（C－1），34.86（C－20），34.82（C－7），34.37（C－8），30.74（C－22），30.68（C－23），30.35（C－16），29.23（C－2），27.69（C－4），23.88（C－15），23.55（C－19），20.43（C－11），18.12（C－21），11.85（C－18）

备注

1. 中文化学名　3α,6α－二羟基－5β－胆烷酸

2. 英文化学名　(3α,5β,6α)－3,6－dihydroxycholan－24－oic acid

3. 性状　本品为白色或略带微黄色粉末，味苦；臭，微腥。

4. 溶解性　本品略溶于醇，在丙酮中微溶，在乙醚、三氯甲烷中极微溶，几乎不溶于水。

5. 对照品编号与批号　100087－200610

参 考 文 献

[1] 王凯,张秀兰,葛燕丽,等. 猪去氧胆酸的波谱学研究. 化学世界,2007,48:278(^1H NMR,^{13}C NMR).

乙酰苯胺

英文名 Acetanilide

分子式 C_8H_9NO

分子量 135.16

CAS 号 103-84-4

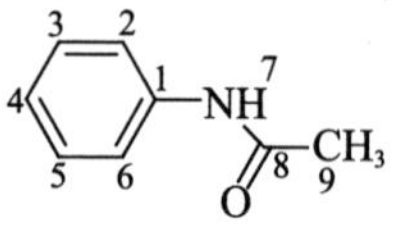

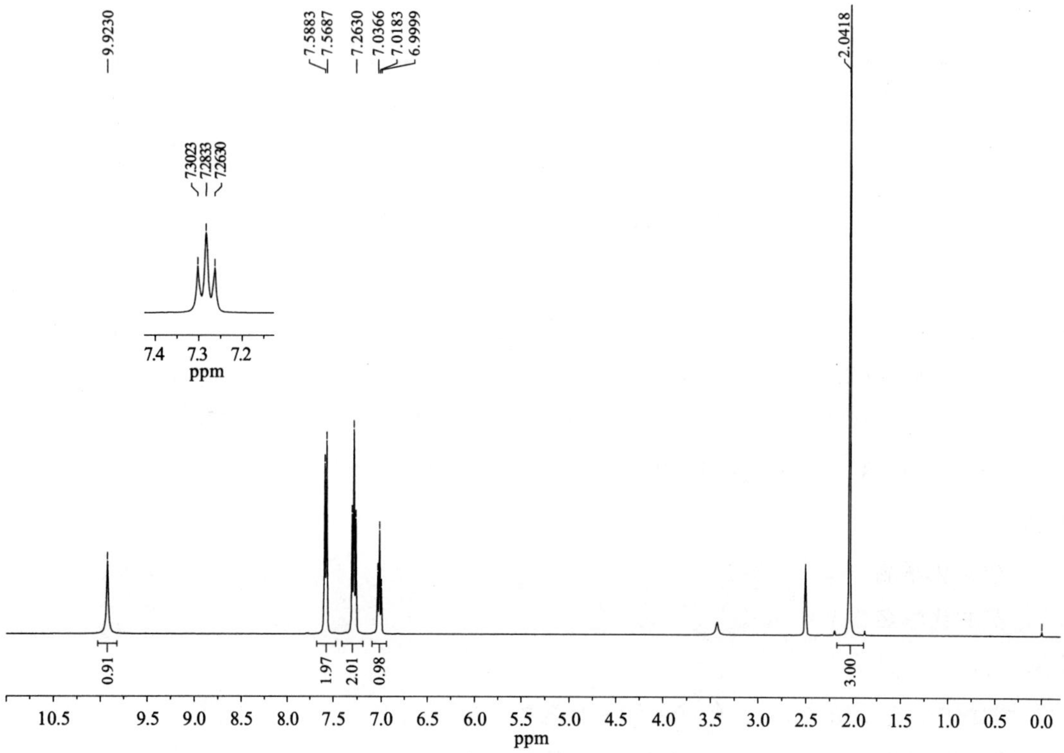

图1 乙酰苯胺的 ^{1}H NMR 谱（溶剂：CD_3SOCD_3）

^{1}H NMR：δ 9.92（H-7，s，1H），7.57（H-2，6，d，J=7.8 Hz，2H），7.28（H-3，5，t，J=7.9 Hz，2H），7.01（H-4，t，J=7.4 Hz，1H），2.04（H-9，s，3H）

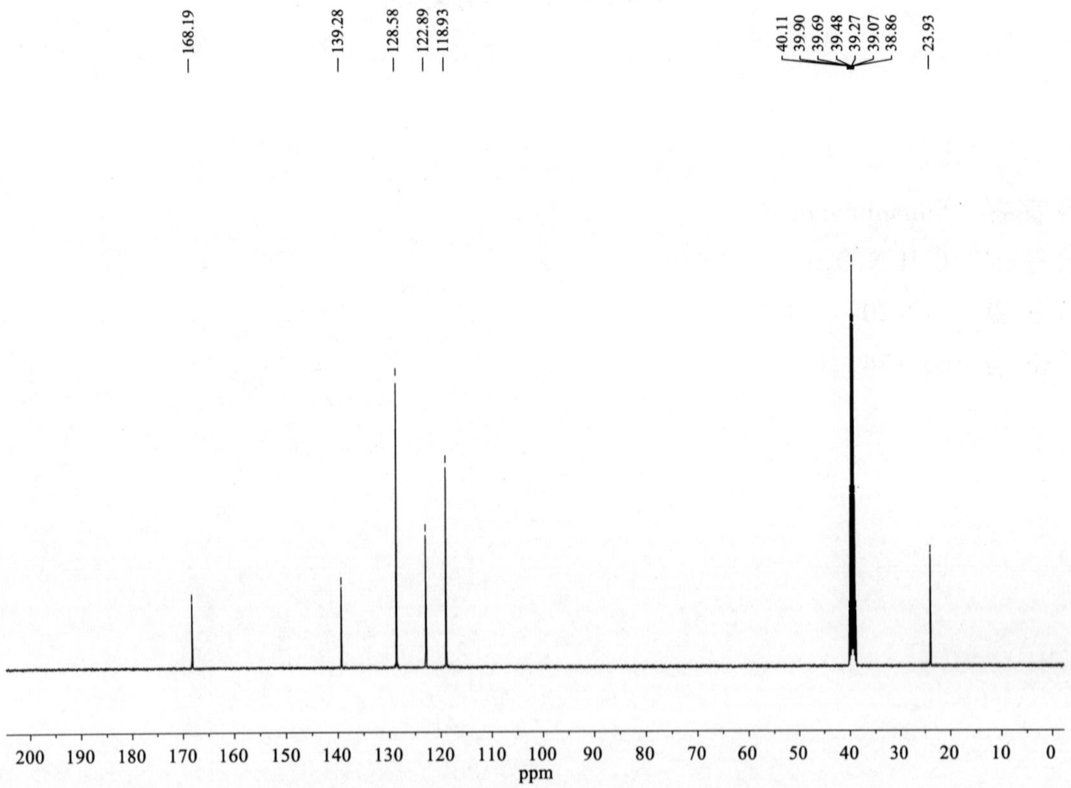

图 2　乙酰苯胺的 ^{13}C NMR 谱（溶剂：CD_3SOCD_3）

^{13}C NMR：δ 168.19（C-8），139.28（C-1），128.58（C-3，5），122.89（C-4），118.93（C-2，6），23.93（C-9）

备注

1. **中文化学名**　*N*-苯基乙酸胺
2. **英文化学名**　*N*-phenylacetamide
3. **性状**　本品为白色结晶。
4. **溶解性**　本品溶于水、乙醇，微溶于乙醚、苯。
5. **对照品编号与批号**　100094-200204

参考文献

[1] http://sdbs.db.aist.go.jp/sdbs/cgi-bin/direct_frame_top.cgi(SDBS)(^1H NMR, ^{13}C NMR).

磺　　胺

英文名 Sulfanilamide

分子式 $C_6H_8N_2O_2S$

分子量 172.20

CAS 号 63－74－1

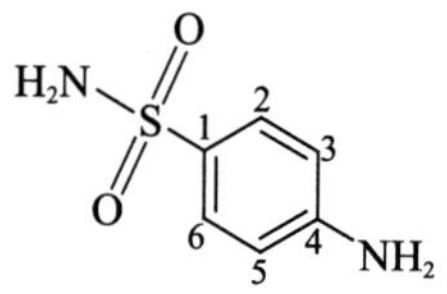

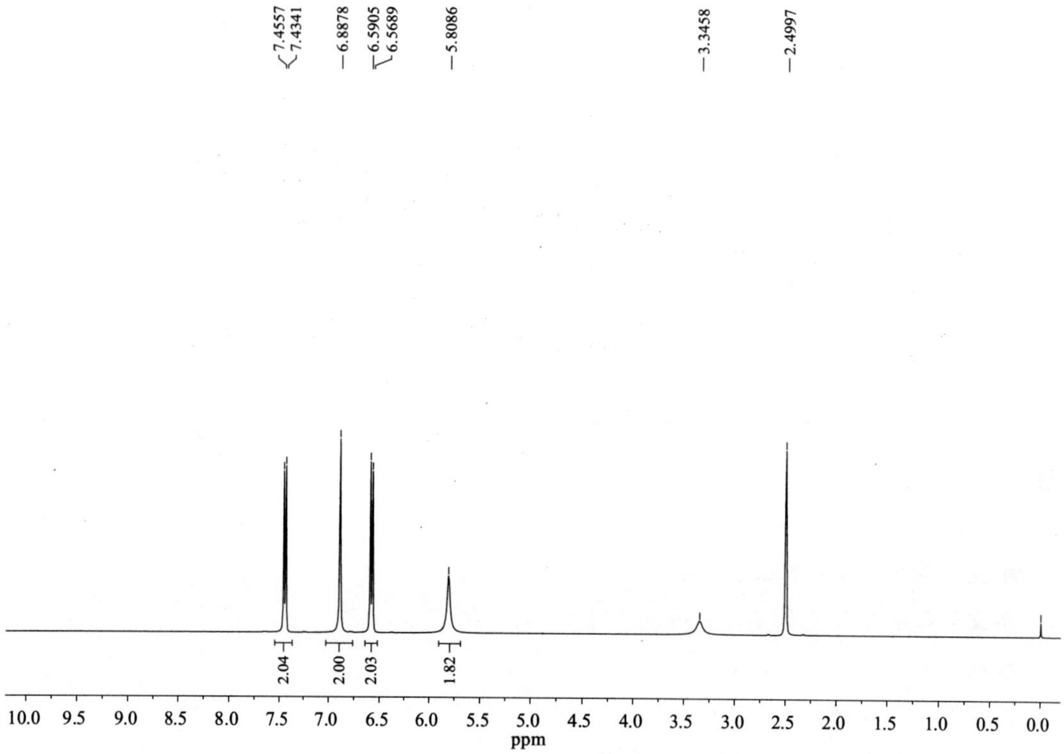

图 1　磺胺的^{1}H NMR 谱（溶剂：CD_3SOCD_3）

^{1}H NMR：δ 7.44（H－2，6，d，J＝8.6 Hz，2H），6.89（S—NH_2，s，2H），6.58（H－3，5，d，J＝8.6 Hz，2H），5.81（C—NH_2，s，2H）

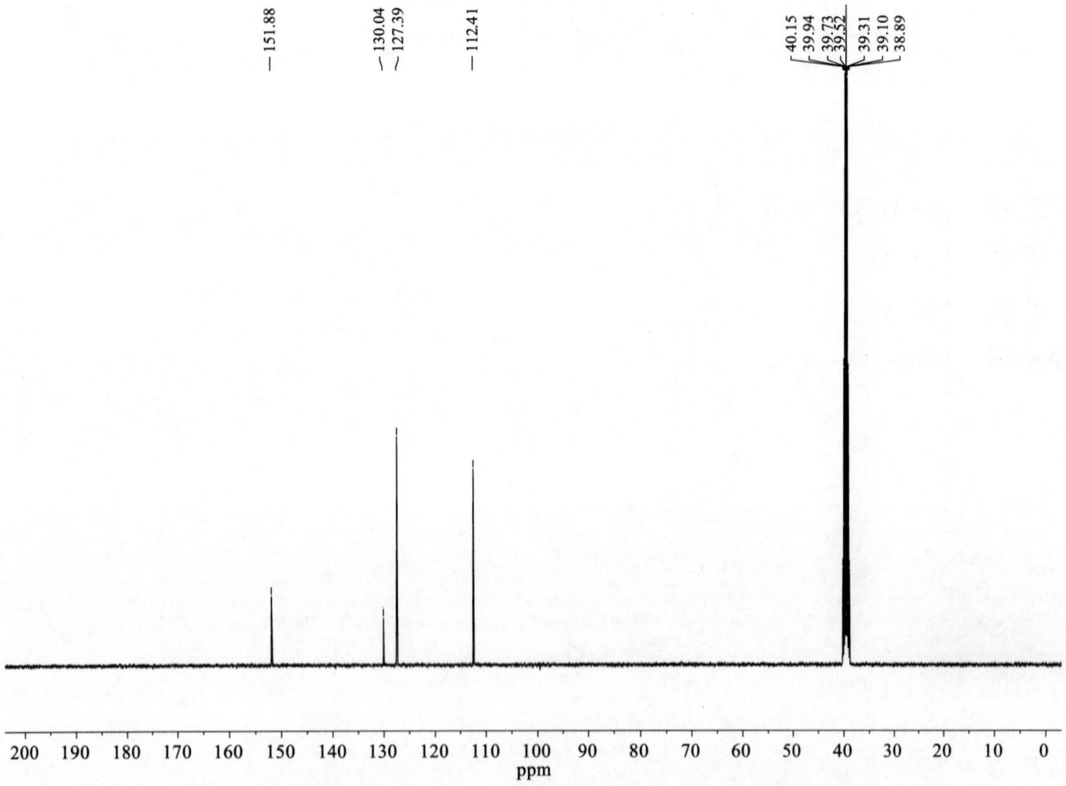

图 2　磺胺的 ^{13}C NMR 谱（溶剂：CD_3SOCD_3）

^{13}C NMR：δ 151. 88（C－4），130. 04（C－1），127. 39（C－3，5），112. 41（C－2，6）

备注

1. **中文化学名**　4－氨基苯磺酰胺
2. **英文化学名**　4－aminobenzene sulfonamide
3. **性状**　本品为白色结晶性粉末。
4. **对照品编号与批号**　100096－199404

参 考 文 献

[1] http://sdbs. db. aist. go. jp/sdbs/cgi－bin/direct_frame_top. cgi(SDBS)(^{1}H NMR, ^{13}C NMR).

茴 香 酸

英文名 *p* - Anisic Acid

分子式 $C_8H_8O_3$

分子量 152. 15

CAS 号 100 - 09 - 4

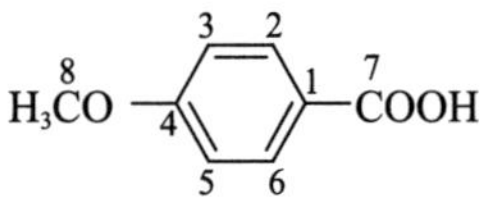

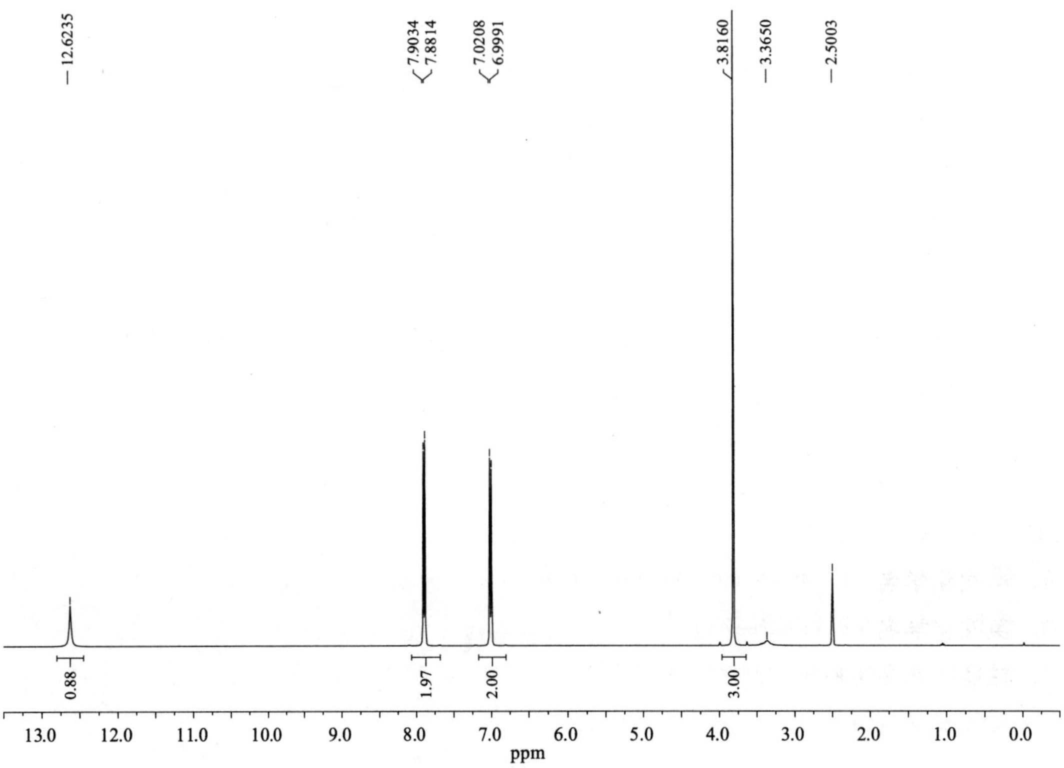

图 1 茴香酸的 ^1H NMR 谱（溶剂：CD_3SOCD_3）

^1H NMR：δ 12. 62 (OH, s, 1H), 7. 89 (H - 2, 6, d, J = 8. 7 Hz, 2H), 7. 01 (H - 3, 5, d, J = 8. 7 Hz, 2H), 3. 82 (H - 8, s, 3H)

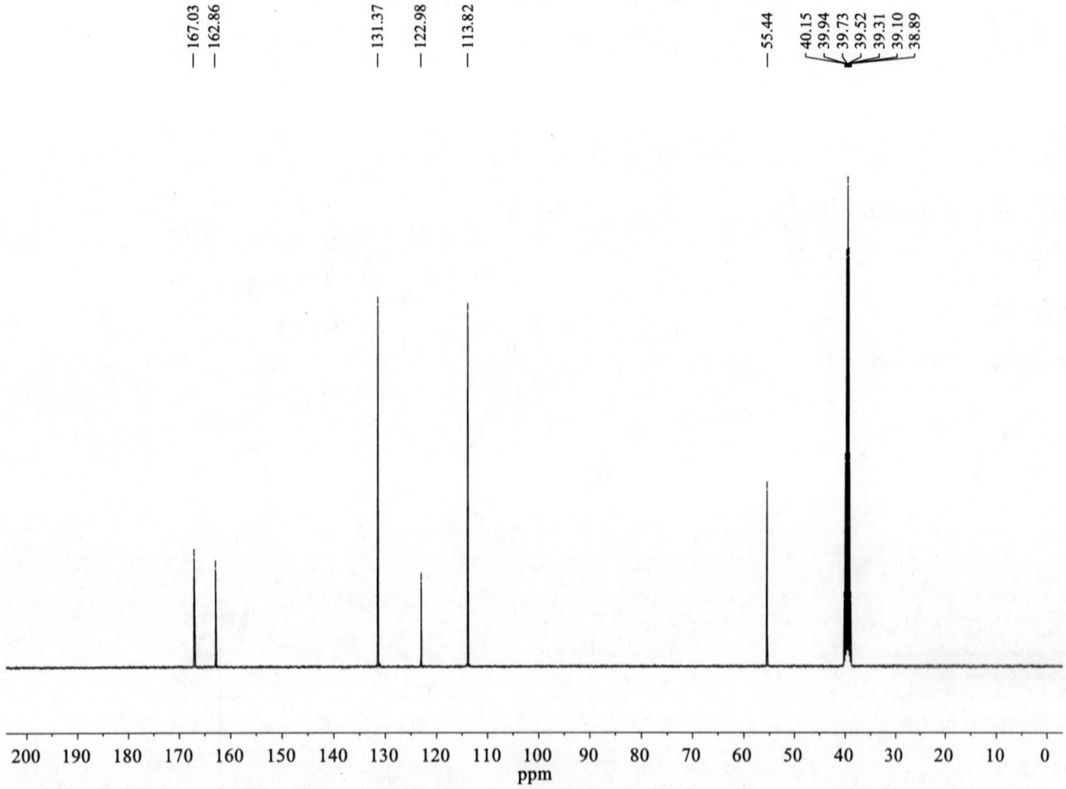

图2 茴香酸的 ^{13}C NMR 谱（溶剂：CD_3SOCD_3）

^{13}C NMR：δ 167.03（C－7），162.86（C－4），131.37（C－2，6），122.98（C－1），113.82（C－3，5），55.44（C－8）

备注

1. 中文化学名 4－甲氧基苯甲酸

2. 英文化学名 4－methoxybenzoic acid

3. 性状 本品为白色结晶性粉末。

4. 对照品编号与批号 100097－199402

参考文献

[1] http://sdbs.db.aist.go.jp/sdbs/cgi－bin/direct_frame_top.cgi(SDBS)(^{1}H NMR, ^{13}C NMR).

磺胺二甲嘧啶

英文名 Sulfadimidine

分子式 $C_{12}H_{14}N_4O_2S$

分子量 278.33

CAS 号 57-68-1

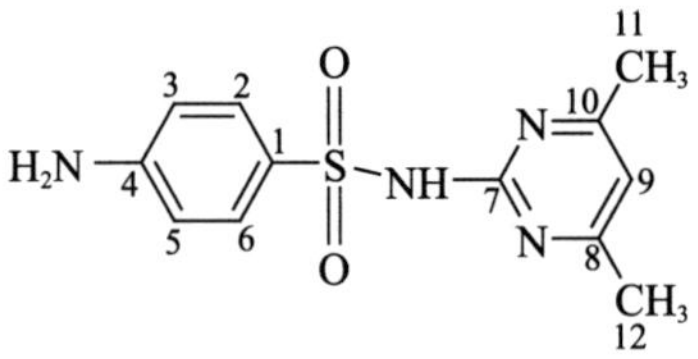

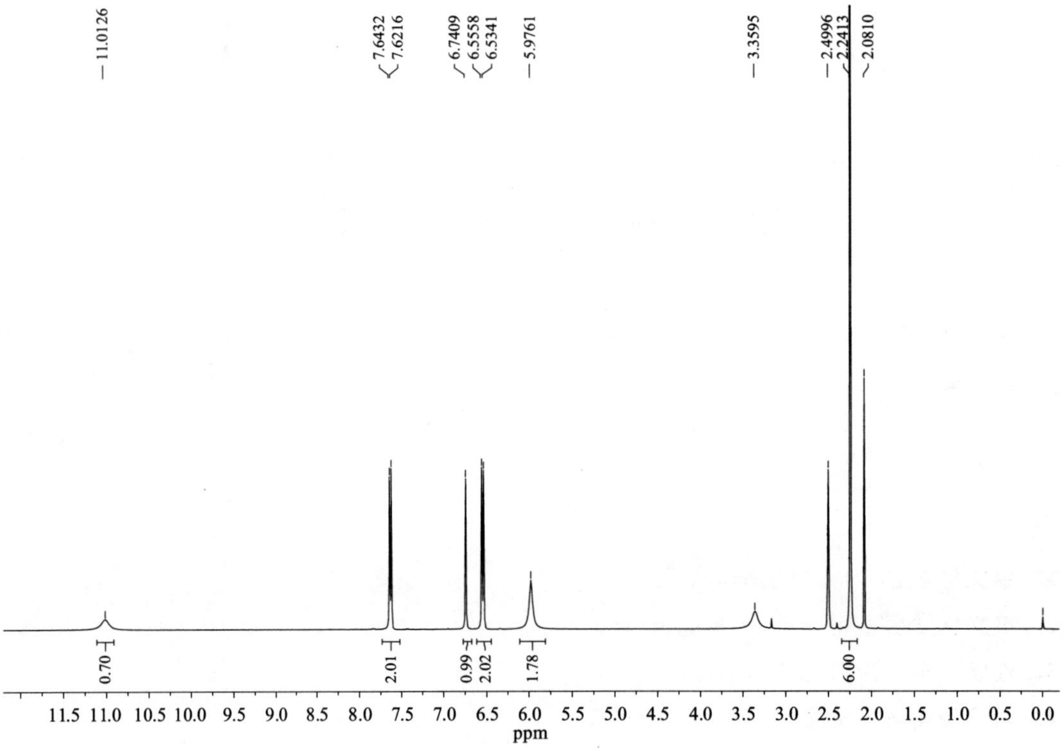

图 1 磺胺二甲嘧啶的^{1}H NMR 谱（溶剂：CD_3SOCD_3）

^{1}H NMR：δ 11.01（S—NH，s，1H），7.63（H-2，6，d，J=8.6 Hz，2H），6.74（H-9，s，1H），6.54（H-3，5，d，J=8.6 Hz，2H），5.98（NH_2，s，2H），2.24（H-11，12，s，6H）

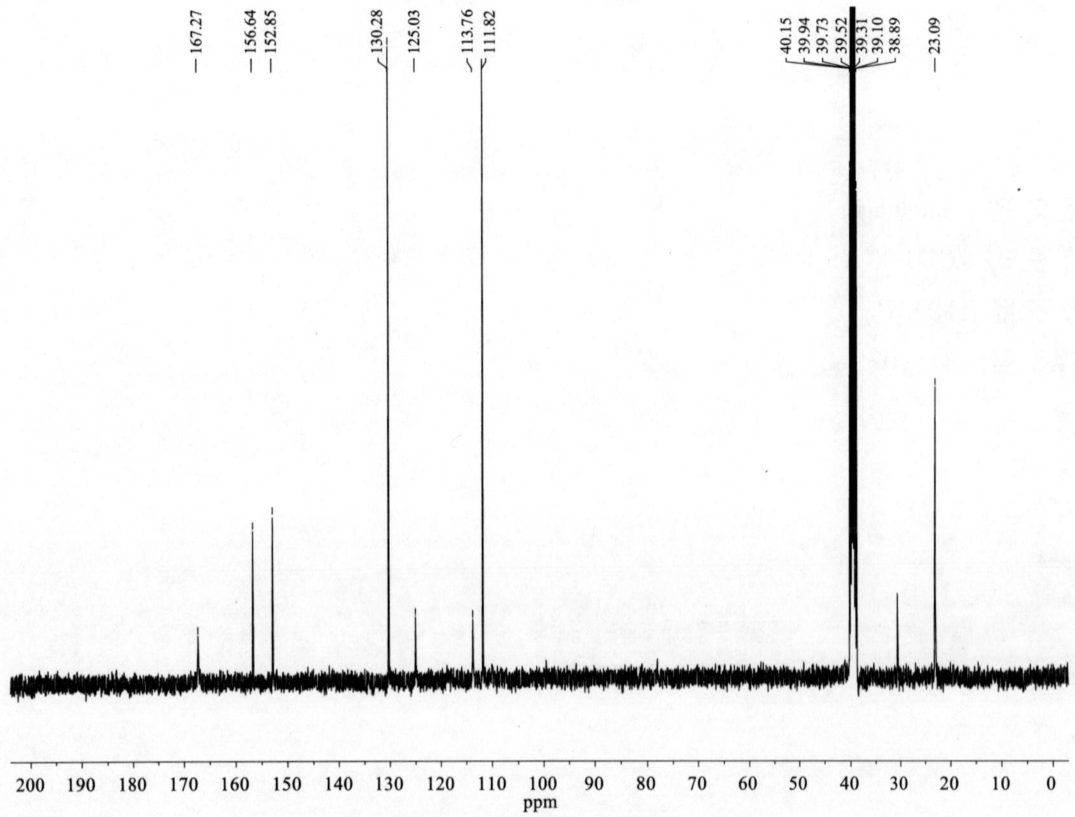

图 2 磺胺二甲嘧啶的^{13}C NMR 谱（溶剂：CD_3SOCD_3）

^{13}C NMR：δ 167.27（C－8，10），156.64（C－7），152.85（C－4），130.28（C－2，6），125.03（C－1），113.76（C－9），111.82（C－3，5），23.09（C－11，12）

备注

1. 中文化学名 *N*－(4,6－二甲基－2－嘧啶基)－4－氨基苯磺酰胺

2. 英文化学名 4－amino－*N*－(4,6－dimethyl－2－pyrimidinyl) benzene sulfonamide

3. 性状 本品为白色或微黄色的结晶或粉末；无臭，味微苦；遇光色渐变深。

4. 溶解性 本品在水和乙醇中微溶，在丙酮中溶解。

5. 对照品编号与批号 100098－200804

参考文献

[1] http://sdbs.db.aist.go.jp/sdbs/cgi－bin/direct_frame_top.cgi(SDBS)(^{1}H NMR,^{13}CNMR).

糖　　精

英文名 Saccharin

分子式 $C_7H_5NO_3S$

分子量 183.18

CAS 号 81－07－2

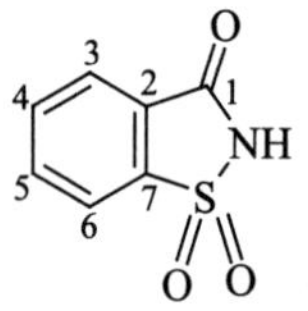

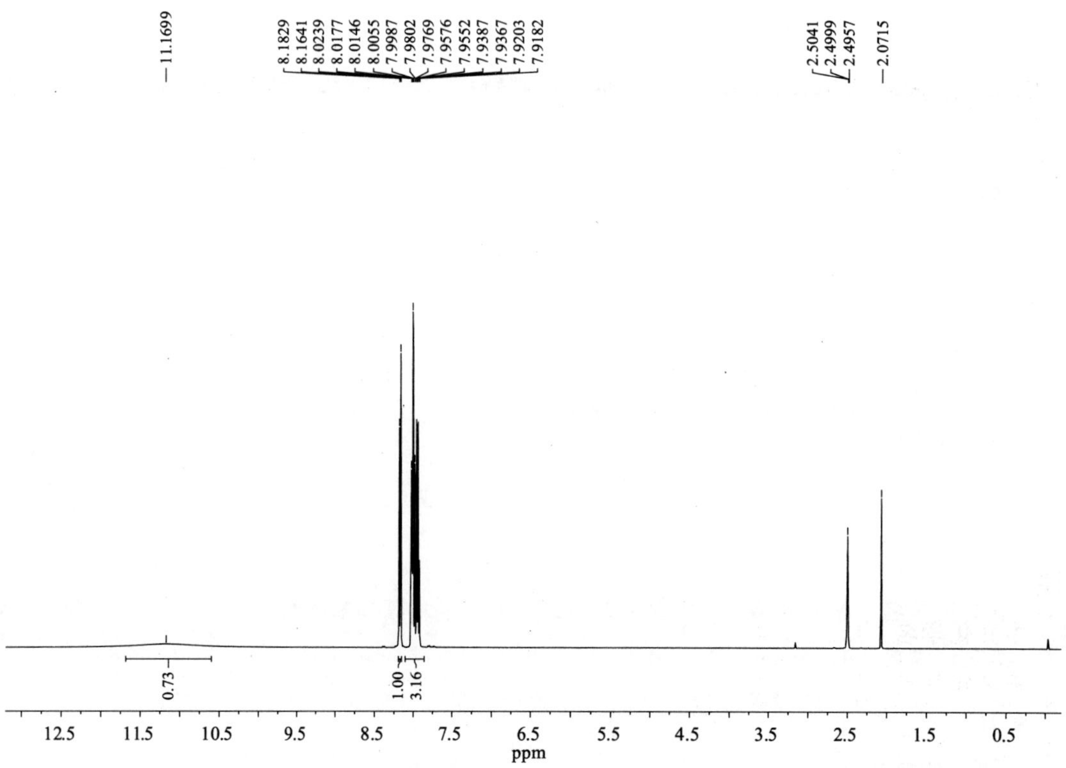

图 1　糖精的^{1}H NMR 谱（溶剂：CD_3SOCD_3）

^{1}H NMR：δ 11.17（NH，brs，1H），8.17（H－3，d，J＝7.5 Hz，1H），8.11～7.84（H－4，5，6，m，3H）

注：样品含有丙酮杂质，δ 2.07（CH_3）

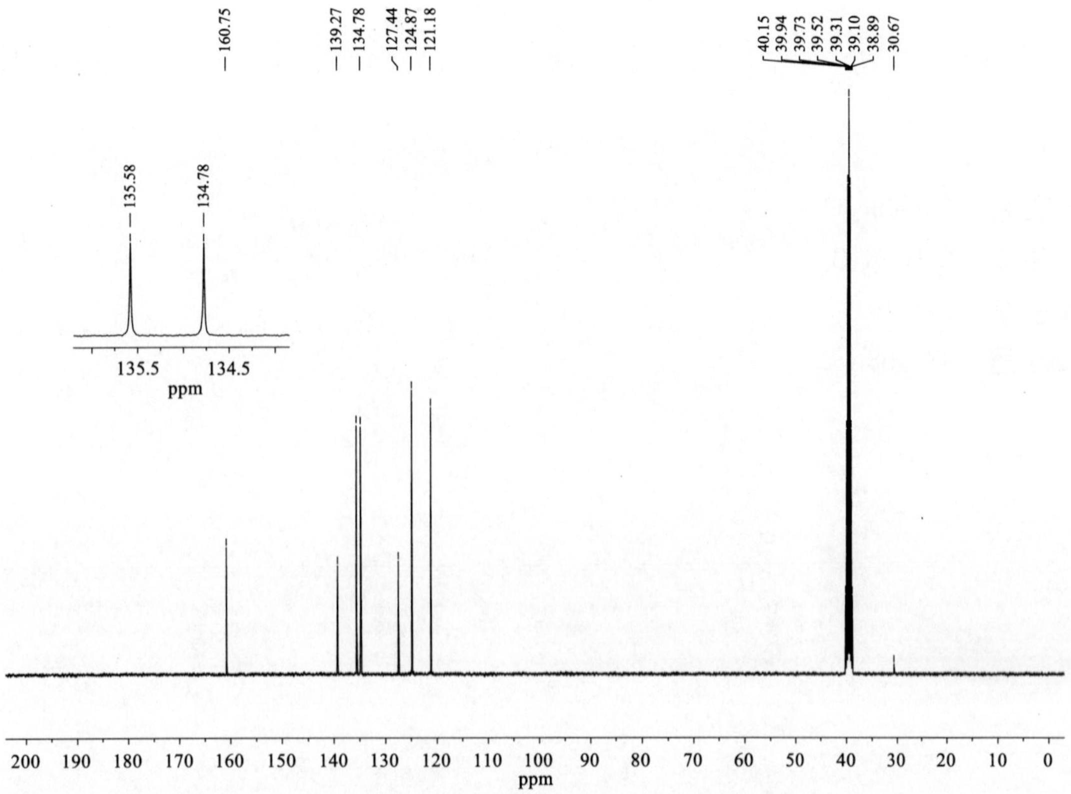

图 2 糖精的 ^{13}C NMR 谱（溶剂：CD_3SOCD_3）

^{13}C NMR：δ 160.75（C－1），139.27（C－2），135.58（C－4），134.78（C－5），127.44（C－7），124.87（C－6），121.18（C－3）

注：样品含有丙酮杂质，δ 30.67（CH_3）

备注

1. 中文化学名 1,1－二氧代－1,2－苯并噻唑－3－酮

2. 英文化学名 1,1－dioxo－1,2－benzothiazol－3－one

3. 性状 本品为白色或类白色结晶性粉末或无色结晶。

4. 对照品编号与批号 100100－200804

参考文献

[1] http://sdbs.db.aist.go.jp/sdbs/cgi－bin/direct_frame_top.cgi(SDBS)(^{1}H NMR).

咖　啡　因

英文名　Caffeine

分子式　$C_8H_{10}N_4O_2$

分子量　194.19

CAS 号　58－08－2

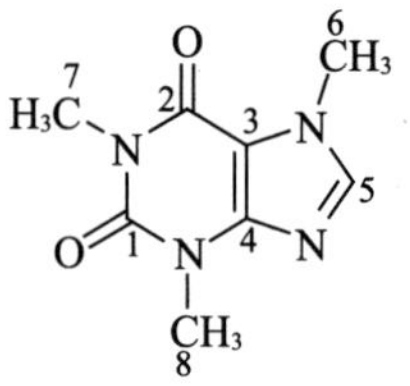

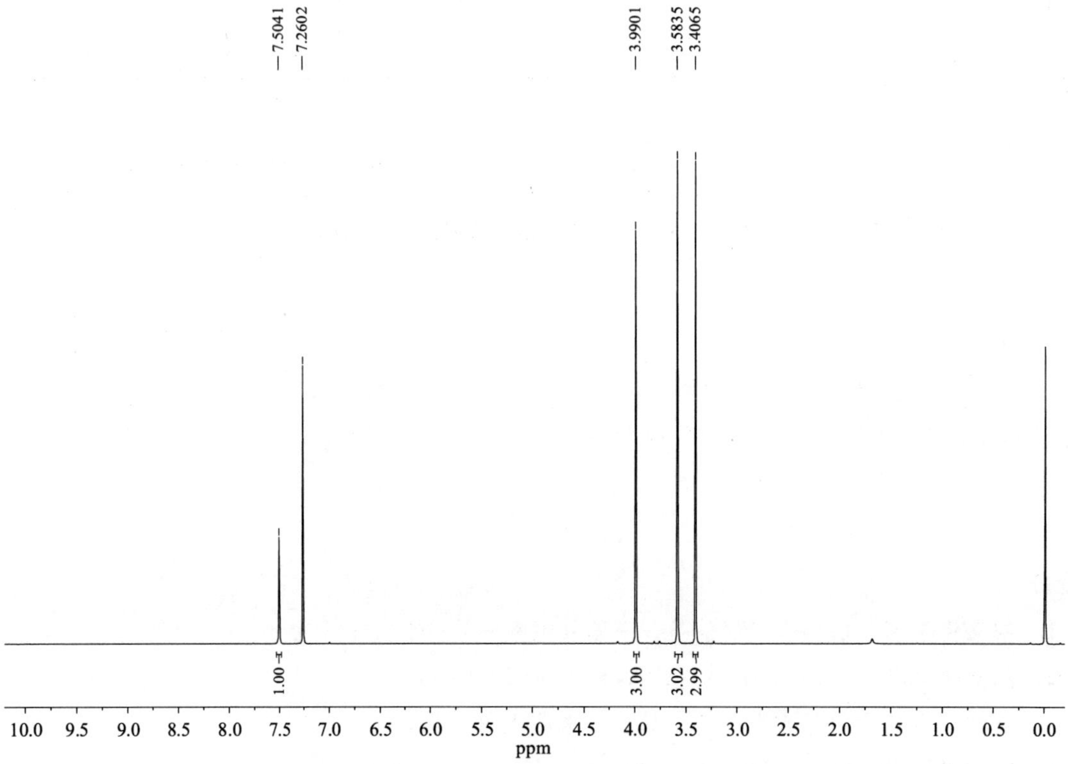

图 1　咖啡因的 ^1H NMR 谱（溶剂：$CDCl_3$）

^1H NMR：δ 7.50（H－5，s，1H），3.99（H－6，s，3H），3.58（H－7，s，3H），3.41（H－8，s，3H）

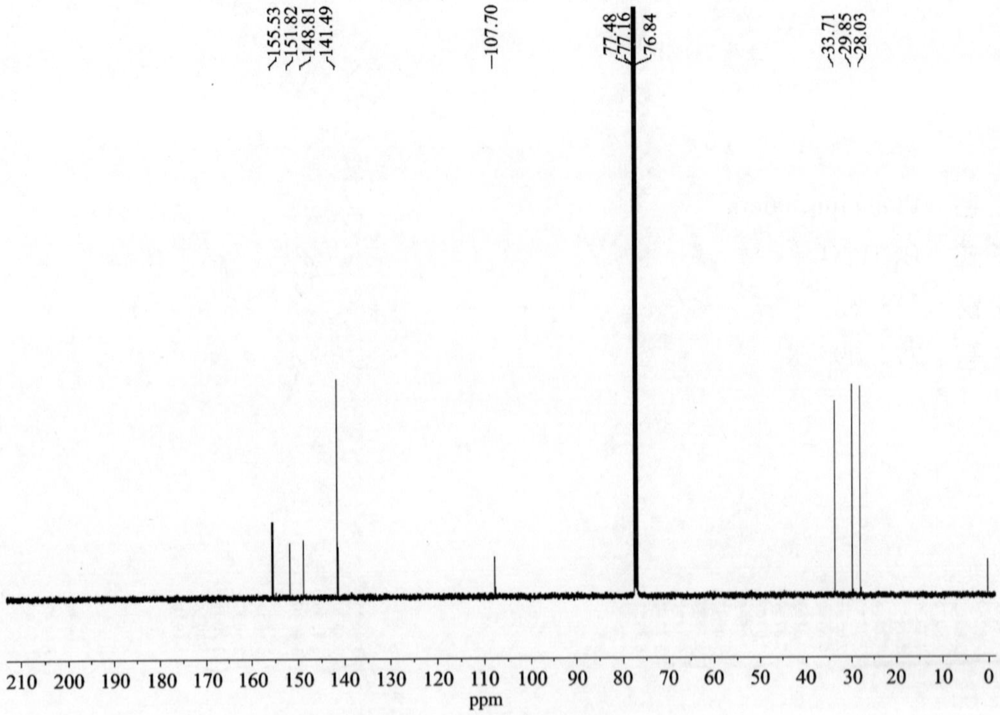

图 2　咖啡因的 ^{13}C NMR 谱（溶剂：$CDCl_3$）

^{13}C NMR：δ 155.53（C－2），151.82（C－4），148.81（C－1），141.49（C－5），107.70（C－3），33.71（C－6），29.85（C－8），28.03（C－7）

备注

1. 中文化学名　3,7－二氢－1,3,7 三甲基－1*H*－嘌呤－2,6－二酮

2. 英文化学名　3,7－dihydro－1,3,7－trimethyl－1*H*－purine－2,6－dione

3. 性状　本品为白色或带极微黄绿色、有丝光的针状结晶；无臭，味苦；有风化性。

4. 溶解性　本品在热水或三氯甲烷中易溶，在水、乙醇或丙酮中略溶，在乙醚中极微溶解。

5. 对照品编号与批号　100101－198403

参 考 文 献

[1] http://sdbs.db.aist.go.jp/sdbs/cgi－bin/cre_index.cgi? lang = eng (SDBS)（^{1}H NMR，^{13}C NMR）.

酚　　酞

英文名 Phenolphthalein

分子式 $C_{20}H_{14}O_4$

分子量 318.32

CAS 号 77-09-8

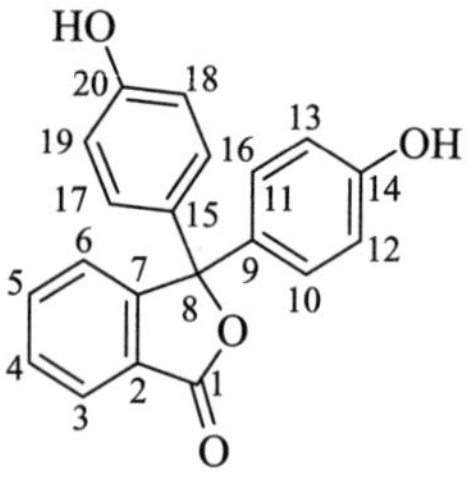

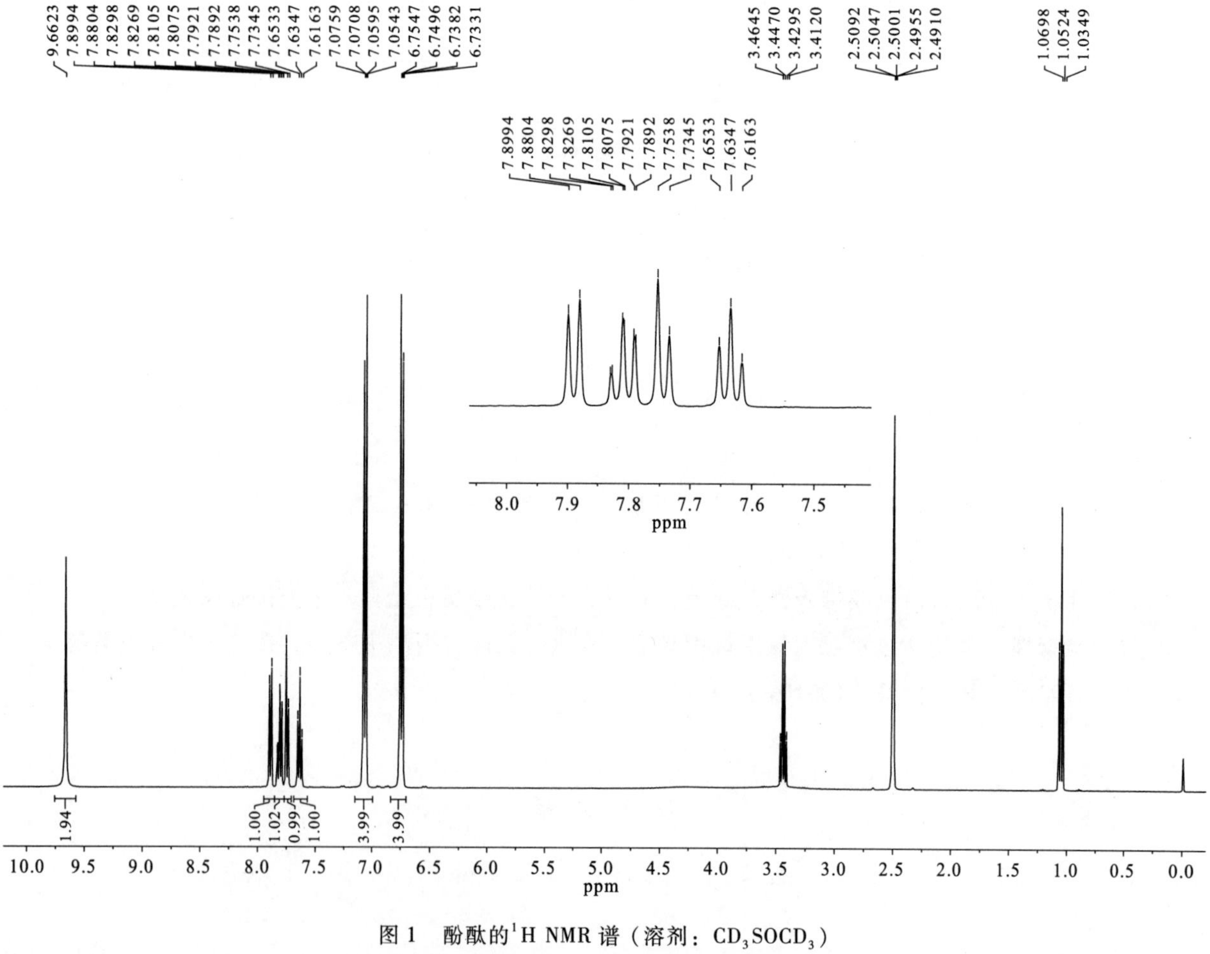

图 1　酚酞的 ^{1}H NMR 谱（溶剂：CD_3SOCD_3）

^{1}H NMR：δ 9.66（C_{14}—OH，C_{20}—OH，s，2H）7.89（H－3，d，J＝7.6 Hz，1H），7.81（H－5，td，J＝7.5，1.2 Hz，1H），7.74（H－6，d，J＝7.7 Hz，1H），7.63（H－4，t，J＝7.4 Hz，1H），7.10～6.99（H－10，11，16，17，m，4H），6.79～6.69（H－12，13，19，18，m，4H）

注：样品中含有乙醇杂质，δ 3.44（CH_2，q，J＝7.0 Hz），1.05（CH_3，t，J＝7.0 Hz）

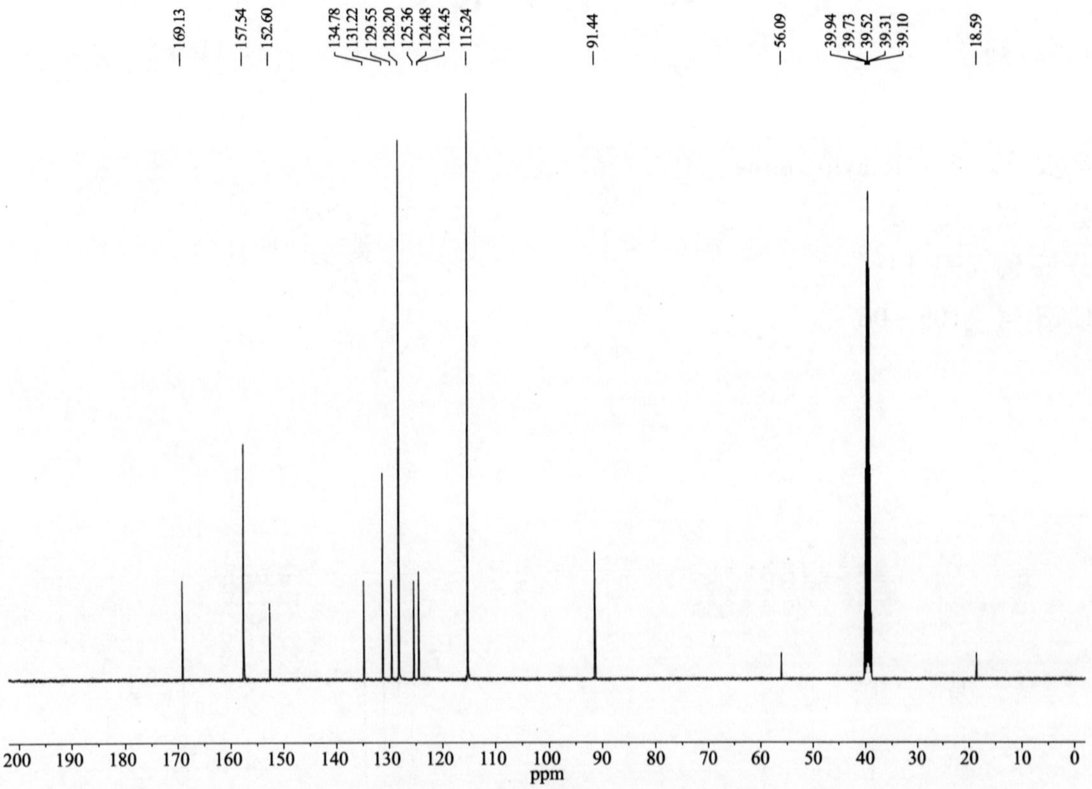

图 2 酚酞的 ^{13}C NMR 谱（溶剂：CD_3SOCD_3）

^{13}C NMR：δ 169.13（C－1），157.54（C－14，20），152.60（C－7），134.78（C－5），131.22（C－9，15），129.55（C－4），128.20（C－10，11，16，17），125.36（C－3），124.48（C－2），124.45（C－6），115.24（C－12，13，18，19），91.44（C－8）

注：样品中含有乙醇杂质，δ 56.90（CH_2），18.59（CH_3）

备注

1. 中文化学名 3,3－双(4－羟基苯基)－1(3*H*)－异苯并呋喃酮

2. 英文化学名 3,3－bis(4－hydroxyphenyl)－1(3*H*)－isobenzofuranone

3. 性状 本品为白色至微带黄色的结晶或粉末；无臭，无味。

4. 溶解性 本品在乙醇中溶解，在乙醚中略溶，在水中几乎不溶。

5. 对照品编号与批号 100102－198403

参考文献

[1] http://sdbs.db.aist.go.jp/sdbs/cgi－bin/cre_index.cgi? lang＝eng（SDBS）（^1H NMR，^{13}C NMR）.

α-甲基吡啶

英文名 2-Methylpyridine

分子式 C_6H_7N

分子量 93.13

CAS号 109-06-8

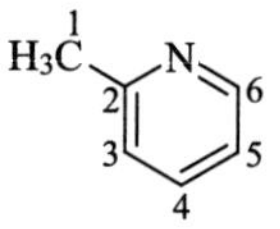

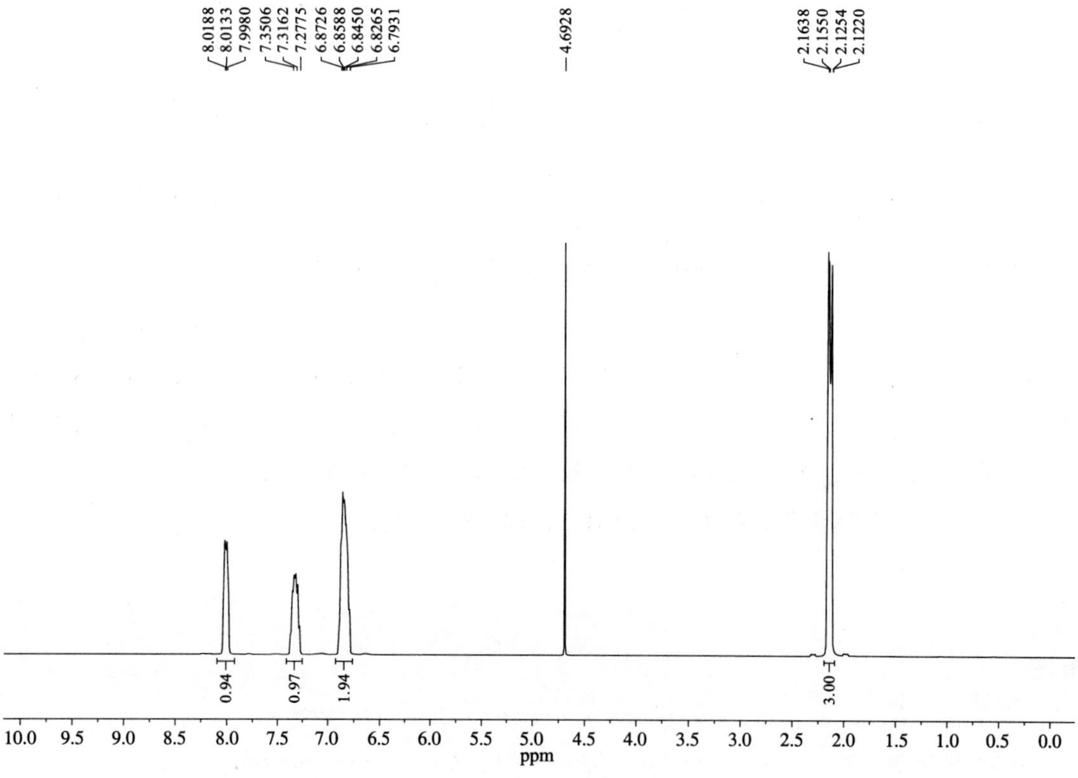

图1 α-甲基吡啶的^{1}H NMR谱（溶剂：D_2O）

^{1}H NMR：δ 8.09～7.92（H-6，m，1H），7.32（H-4，m，1H），6.92～6.76（H-3，5，m，2H），2.14（H-1，dd，J=14.3，2.4 Hz，3H）

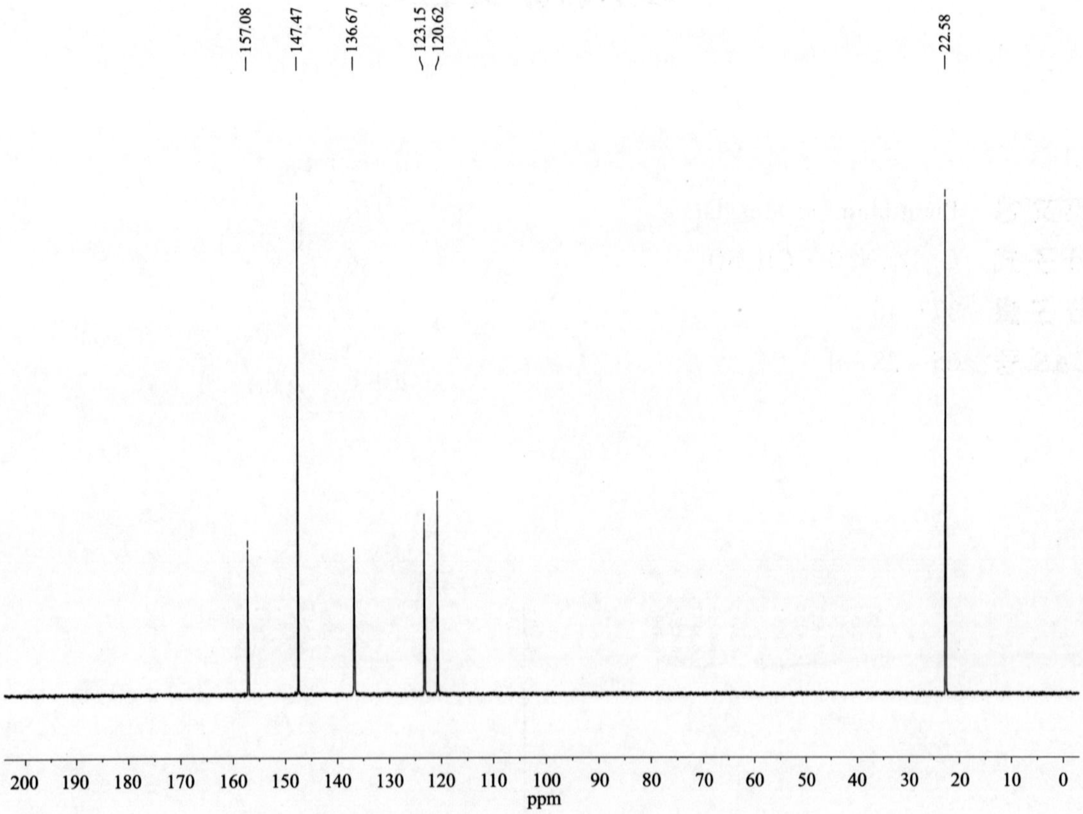

图 2 α－甲基吡啶的^{13}C NMR 谱（溶剂：D_2O）

^{13}C NMR：δ 157.08（C－2），147.47（C－6），136.67（C－4），123.15（C－3），120.62（C－5），22.58（C－1）

备注

1. 中文化学名 α－picoline

2. 性状 本品为淡黄色澄明液体。

3. 对照品编号与批号 100109－201102

参考文献

[1] http://sdbs.db.aist.go.jp/sdbs/cgi－bin/direct_frame_top.cgi(SDBS)(^{1}H NMR,^{13}C NMR).

甲磺酸酚妥拉明

英文名 Phentolamine Mesylate

分子式 $C_{17}H_{19}N_3O \cdot CH_4SO_3$

分子量 377.46

CAS 号 65－28－1

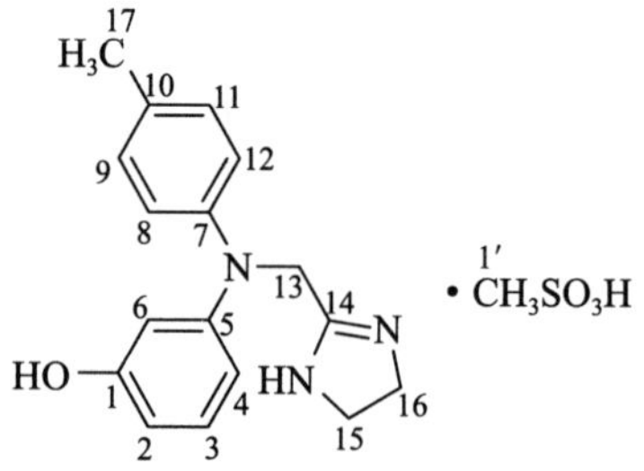

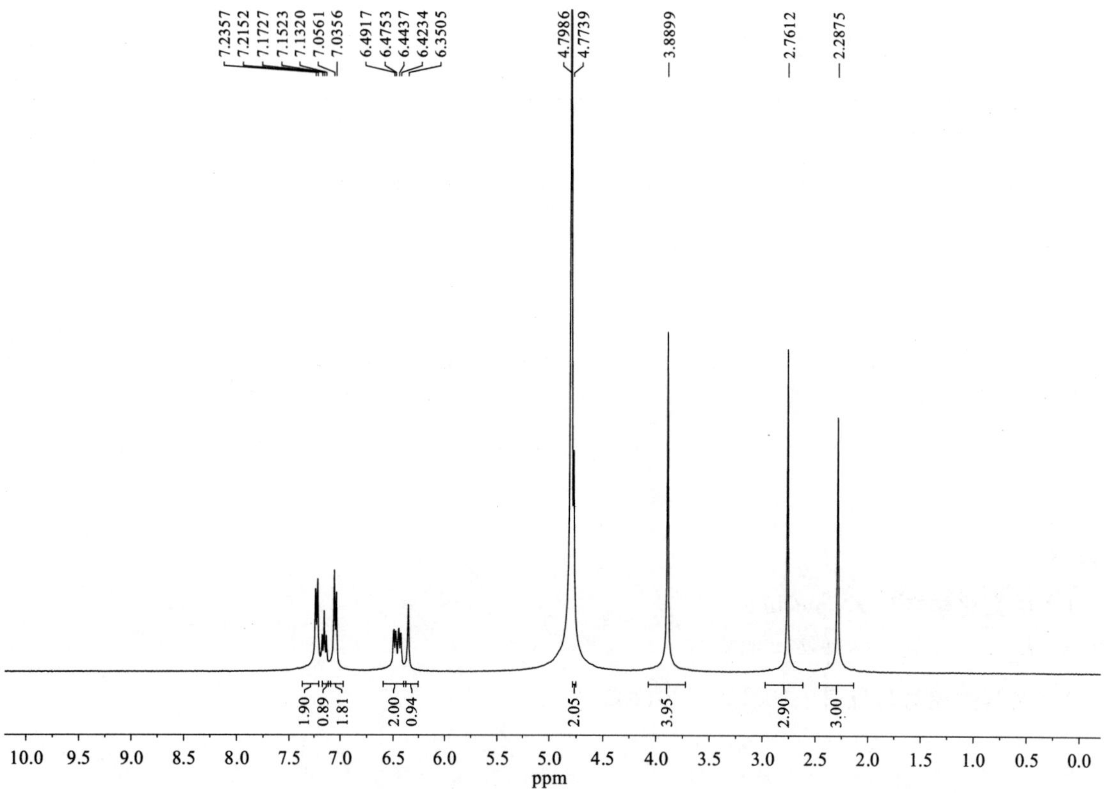

图 1 甲磺酸酚妥拉明的^{1}H NMR 谱（溶剂：D_2O）

^{1}H NMR：δ 7.23（H－8，12，d，J=8.2 Hz，2H），7.15（H－3，t，J=8.1 Hz，1H），7.05（H－9，11，d，J=8.2 Hz，2H），6.49（H－4，m，1H），6.44（H－2，m，1H），6.35（H－6，s，1H），4.77（H－13，s，2H），4.21～3.68（H－15，16，m，4H），2.76（H－1′，s，3H），2.29（H－17，s，3H）

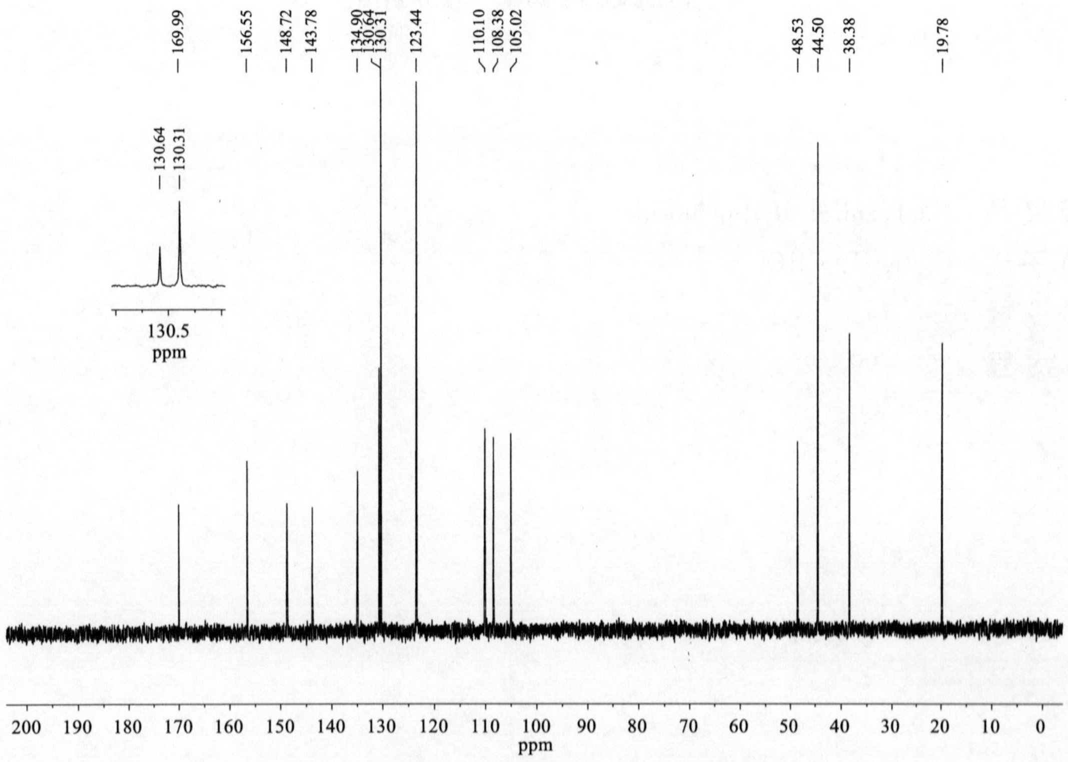

图 2　甲磺酸酚妥拉明的^{13}C NMR 谱（溶剂：D_2O）

^{13}C NMR：δ 169.99（C－1），156.55（C－14），148.72（C－5），143.78（C－7），134.90（C－10），130.64（C－3），130.31（C－9，11，），123.44（C－8，12），110.10（C－4），108.38（C－2），105.02（C－6），48.53（C－13），44.50（C－15，16），38.38（C－1′），19.78（C－17）

备注

1. 中文化学名　3－[[(4,5－二氢－2－1*H*－咪唑－2－基)甲基](4－甲苯基)氨基]苯酚甲磺酸盐

2. 英文化学名　3－[[(4,5－dihydro－1*H*－imidazol－2－yl)methyl](4－methylphenyl)amino]phenol methanesulfonate

3. 性状　本品为白色或类白色的结晶性粉末；无臭，味苦。

4. 溶解性　本品在水或乙醇中易溶，在三氯甲烷中微溶。

5. 对照品编号与批号　100110－200602

盐酸萘甲唑啉

英文名 Naphazoline Hydrochloride

分子式 $C_{14}H_{14}N_2 \cdot HCl$

分子量 246.74

CAS 号 550-99-2

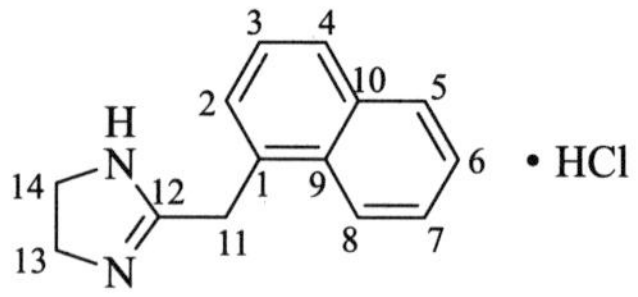

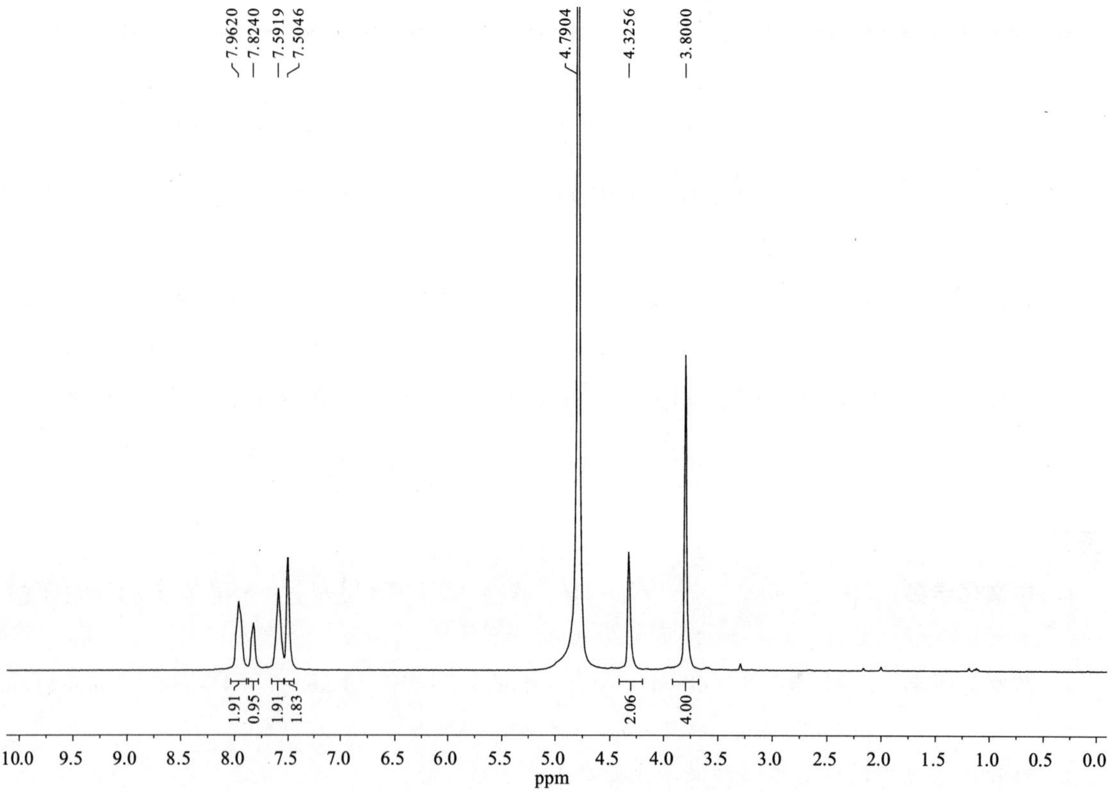

图 1 盐酸萘甲唑啉的 ^1H NMR 谱（溶剂：D_2O）

^1H NMR：δ 8.03 ~ 7.90 (H-5, 8, m, 2H), 7.82 (H-4, m, 1H), 7.66 ~ 7.55 (H-2, 7, m, 2H), 7.50 (H-3, 6, brs, 2H), 4.32 (H-11, brs, 2H), 3.95 ~ 3.64 (H-13, 14, brs, 4H)

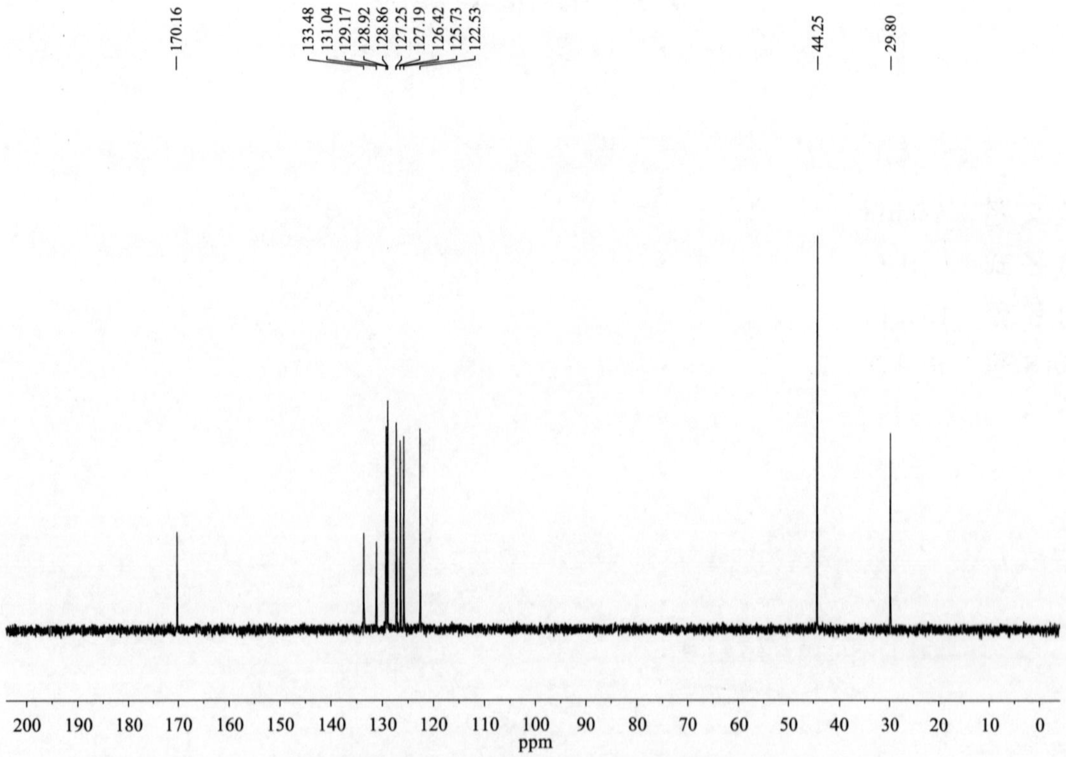

图 2　盐酸萘甲唑啉的^{13}C NMR 谱（溶剂：D_2O）

^{13}C NMR：δ 170.16（C－12），133.48（C－10），131.04（C－9），129.17（C－1），128.92（C－5），128.86（C－4），127.25（C－2），127.19（C－7），126.42（C－6），125.73（C－3），122.53（C－8），44.25（C－13，14），29.80（C－11）

备注

1. 中文化学名　4,5－二氢－2－(1－萘甲基)－1*H*－咪唑盐酸盐

2. 英文化学名　2－(naphthalen－1－ylmethyl)－4,5－dihydro－1*H*－imidazole hydrochloride

3. 性状　本品为白色或类白色结晶性粉末；无臭，味苦。

4. 溶解性　本品在水中易溶，在乙醇中溶解，在三氯甲烷中极微溶解，在乙醚中不溶。

5. 对照品编号与批号　100111－201104

参考文献

[1] http://sdbs.db.aist.go.jp/sdbs/cgi－bin/direct_frame_top.cgi(SDBS)(^{1}H NMR,^{13}C NMR).

阿 司 匹 林

英文名 Aspirin

分子式 $C_9H_8O_4$

分子量 180.16

CAS 号 50－78－2

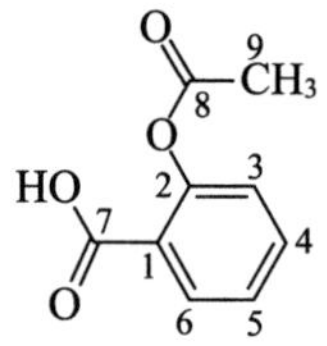

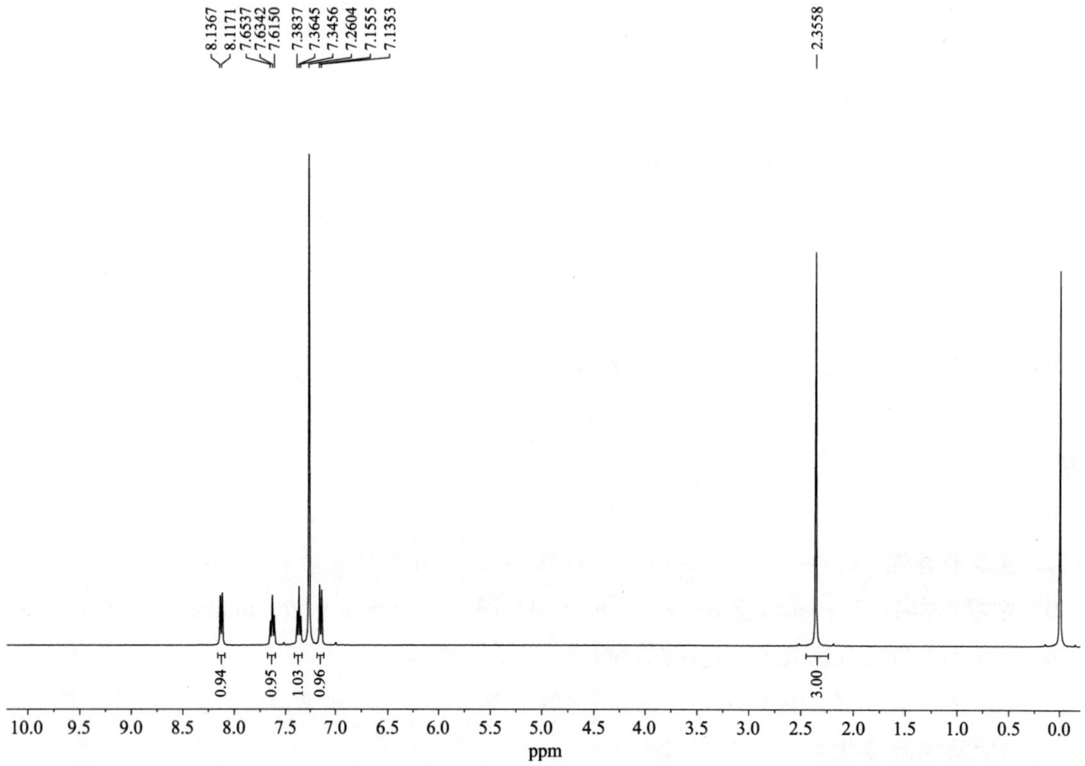

图 1 阿司匹林的^{1}H NMR 谱（溶剂：$CDCl_3$）

^{1}H NMR：δ 8.13（H－6，d，J=7.8 Hz，1H），7.63（H－4，t，J=7.6 Hz，1H），7.36（H－5，t，J=7.6 Hz，1H），7.14（H－3，d，J=8.1 Hz，1H），2.36（H－9，s，3H）

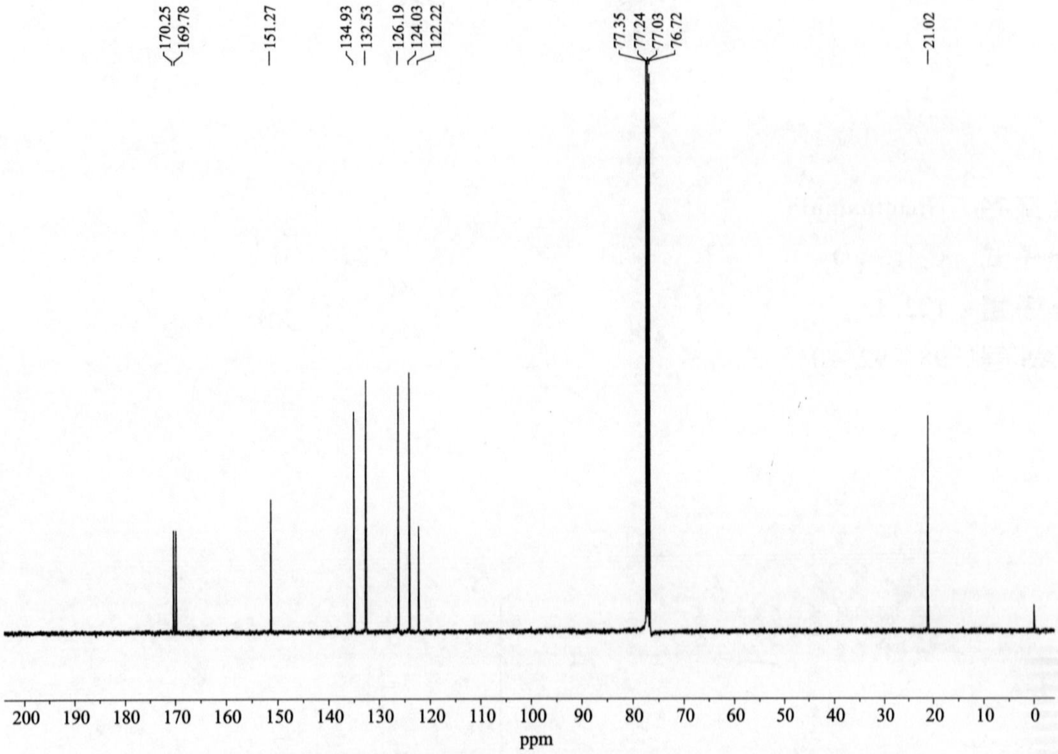

图 2　阿司匹林的^{13}C NMR 谱（溶剂：$CDCl_3$）

^{13}C NMR：δ 170.25（C－7），169.78（C－8），151.27（C－2），134.93（C－4），132.53（C－6），126.19（C－5），124.03（C－3），122.22（C－1），21.02（C－9）

备注

1. **中文化学名**　2－(乙酰氧基)苯甲酸
2. **英文化学名**　2－(acetyloxy)benzoic acid
3. **性状**　本品为白色结晶性粉末；无臭或微带醋酸臭，味微酸；遇湿气即缓缓水解。
4. **溶解性**　本品在乙醇中易溶，在三氯甲烷或乙醚中溶解，在水或无水乙醚中微溶；在氢氧化钠溶液或碳酸钠溶液中溶解，但同时分解。
5. **对照品编号与批号**　100113－201104

参考文献

[1] Chandrasekhar S, Kumar H V. The reaction of aspirin with base. Tetrahedron Let, 2011, 52: 3561.

烟　酰　胺

英文名　Nicotinamide

分子式　$C_6H_6N_2O$

分子量　122.13

CAS 号　98 - 92 - 0

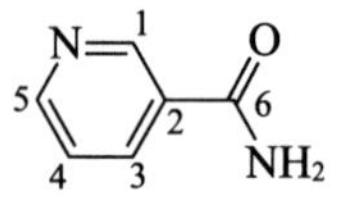

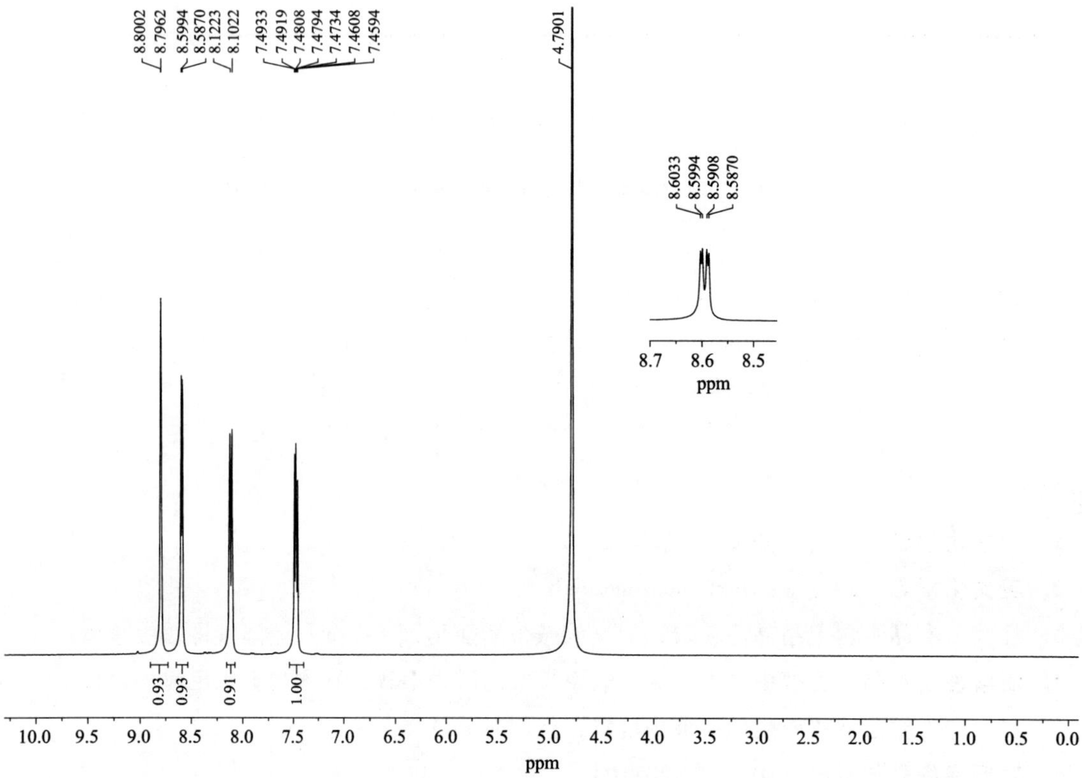

图 1　烟酰胺的 ^1H NMR 谱（溶剂：D_2O）

^1H NMR：δ 8.80（H - 1，d，J = 1.5 Hz，1H），8.59（H - 5，dd，J = 5.0，1.5 Hz，1H），8.11（H - 3，m，1H），7.54 ~ 7.41（H - 4，m，1H）

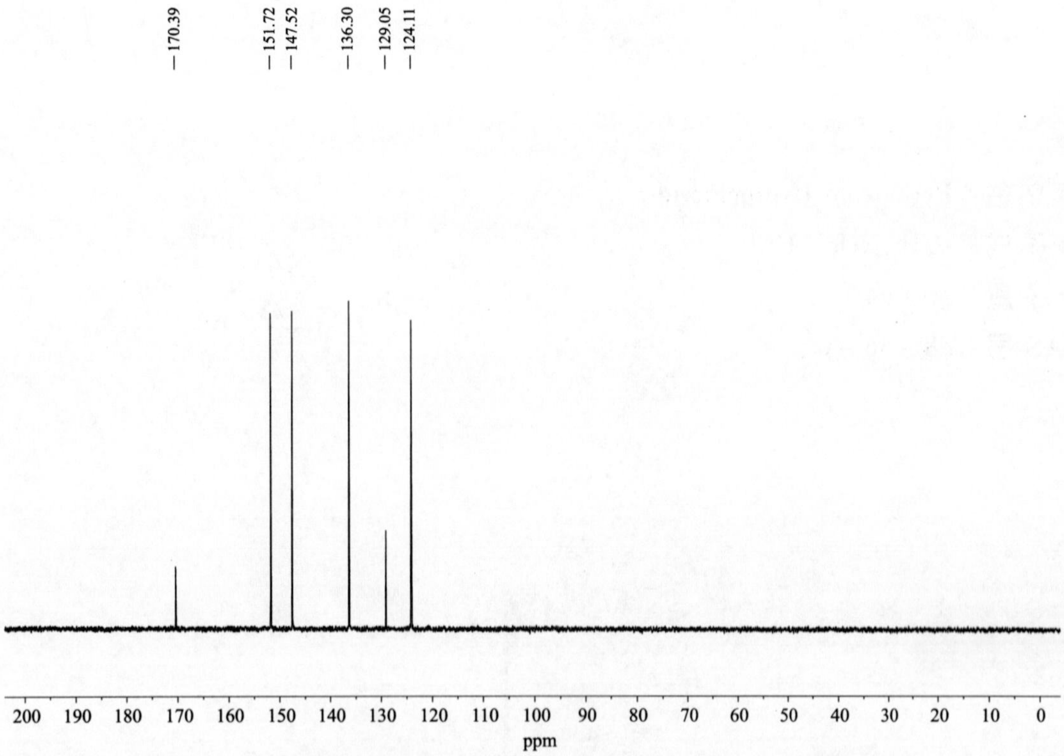

图 2　烟酰胺的^{13}C NMR 谱（溶剂：D_2O）

^{13}C NMR：δ 170.39（C－6），151.72（C－1），147.52（C－5），136.30（C－3），129.05（C－2），124.11（C－4）

备注

1. 中文化学名　3－吡啶甲酰胺

2. 英文化学名　3－pyridinecarboxamide

3. 性状　本品为白色结晶性粉末；无臭或几乎无臭，味苦。

4. 溶解性　本品在水或乙醇中易溶，在甘油中溶解。

5. 对照品编号与批号　100115－200703

参 考 文 献

[1] Angeles N A, Villavicencio F, Guadarrama C, et al. Novel synthesis of primary arylamides from aryl methyl ketone oxidations using iodine in aqueous ammonia. J Braz Chem Soc, 2010, 21: 905.

盐酸吡哆辛

英文名 Pyridoxine Hydrochloride

分子式 $C_8H_{11}NO_3 \cdot HCl$

分子量 205.64

CAS 号 58－56－0

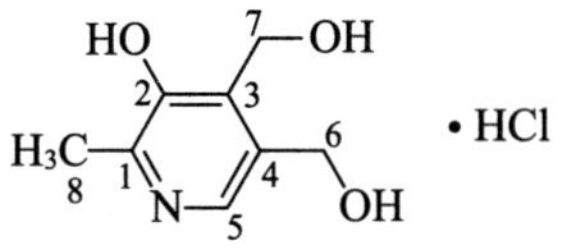

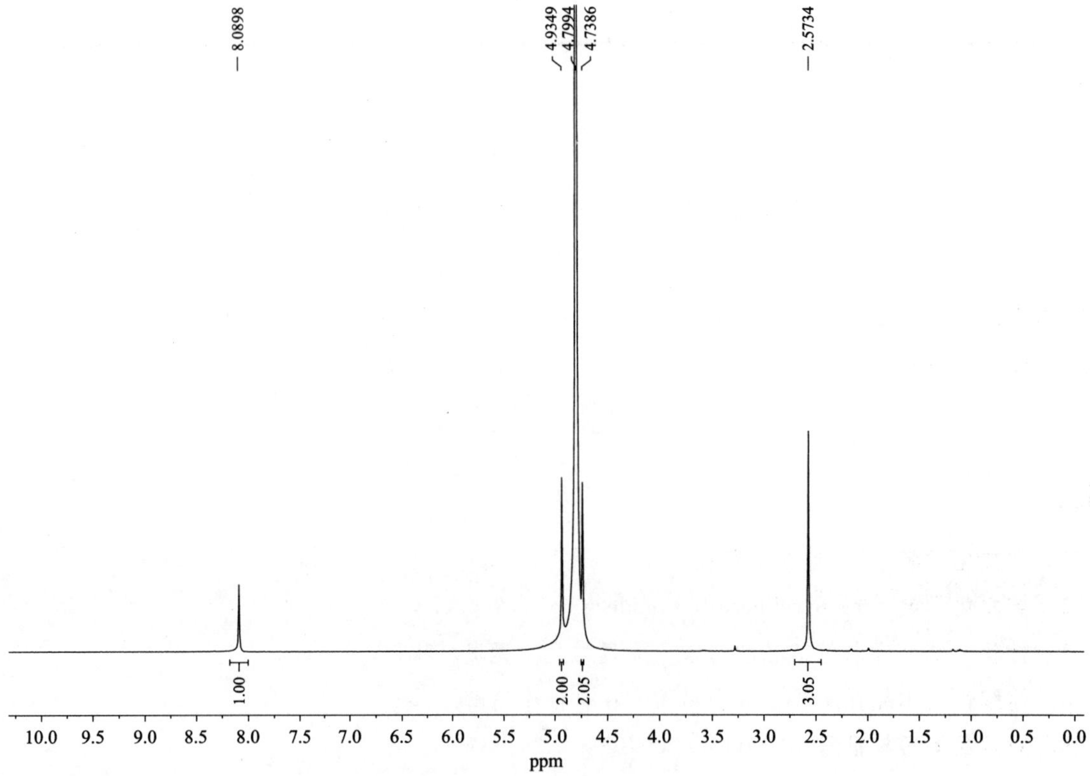

图 1　盐酸吡哆辛的 ^1H NMR 谱（溶剂：D_2O）

^1H NMR：δ 8.09（H－5，s，1H），4.93（H－7，s，2H），4.74（H－6，s，2H），2.57（H－8，s，3H）

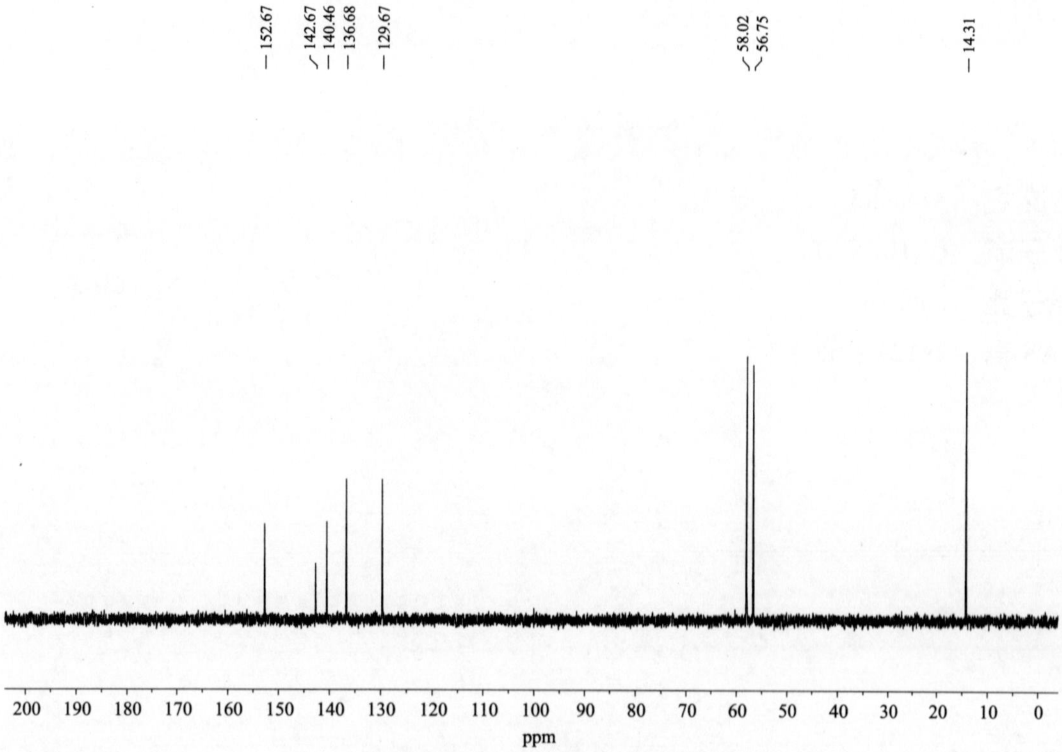

图 2　盐酸吡哆辛的 ^{13}C NMR 谱（溶剂：D_2O）

^{13}C NMR：δ 152.67（C－2），142.67（C－1），140.46（C－3），136.68（C－4），129.67（C－5），58.02（C－6），56.75（C－7），14.31（C－8）

备注

1. **中文化学名**　6－甲基－5－羟基－3,4－吡啶二甲醇盐酸盐
2. **英文化学名**　(5－hydroxy－6－methylpyridine－3,4－diyl) dimethanol hydrochloride
3. **性状**　本品为白色或类白色结晶或结晶性粉末，无臭，味酸苦。
4. **溶解性**　本品在水中易溶，在乙醇中微溶，在三氯甲烷或乙醚中不溶。
5. **对照品编号与批号**　100116－201103

参考文献

[1] Adrover M, Vilanova B, munoz F, et al. Pyridoxamine, a scavenger agent of carbohydrates. Int J Chem Kinet, 2007, 39: 154.

[2] http://sdbs.db.aist.go.jp/sdbs/cgi－bin/direct_frame_top.cgi (SDBS) (^{1}H NMR, ^{13}C NMR).

阿替洛尔

英文名 Atenolol

分子式 $C_{14}H_{22}N_2O_3$

分子量 266.34

CAS 号 29122 - 68 - 7

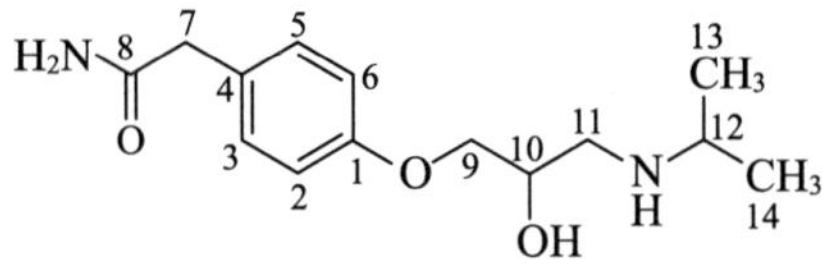

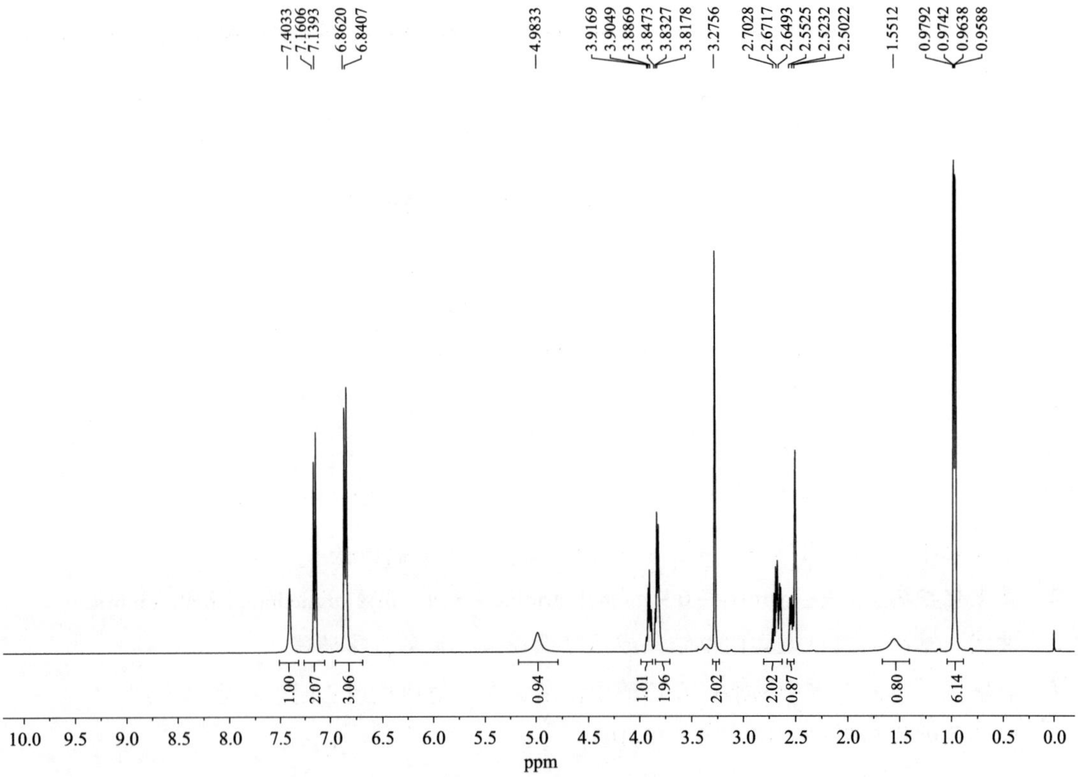

图 1 阿替洛尔的 ^1H NMR 谱（溶剂：CD_3SOCD_3）

^1H NMR：δ 7.40（$CONH_2$，brs，1H），7.15（H - 3，5，d，J = 8.5 Hz，2H），6.85（H - 2，6，d，J = 8.5 Hz，2H），6.84（$CONH_2$，brs，1H），4.98（OH，brs，1H），3.90（H - 10，m，1H），3.86 ~ 3.78（H - 9，m，2H），3.28（H - 7，s，2H），2.74 ~ 2.62（H - 11a，12，m，2H），2.54（H - 11b，m，1H），1.55（NH，brs，1H），0.97（H - 13，d，J = 6.2 Hz，3H），0.96（H - 14，d，J = 6.2 Hz，3H）

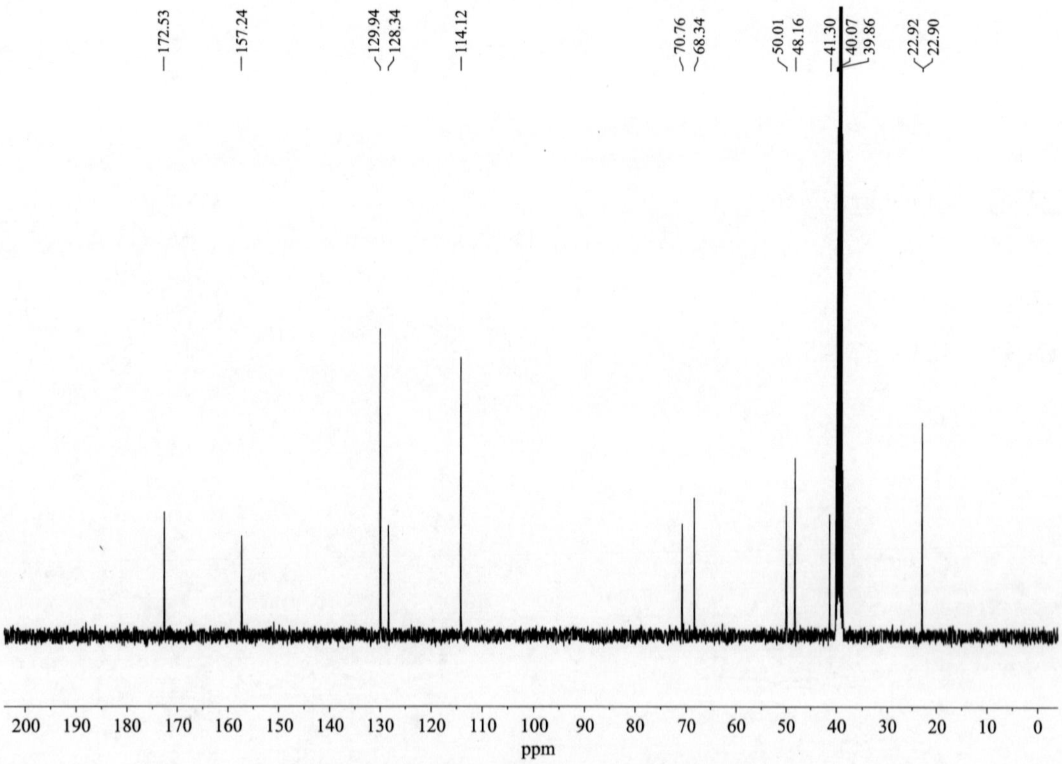

图 2 阿替洛尔的 ^{13}C NMR 谱（溶剂：CD_3SOCD_3）

^{13}C NMR：δ 172.53（C-8），157.24（C-1），129.94（C-3，5），128.34（C-4），114.12（C-2，6），70.76（C-9），68.34（C-10），50.01（C-11），48.16（C-12），41.30（C-7），22.92，22.90（C-13，14）

备注

1. 中文化学名 4-[3-(2-羟基-3-异丙氨基)丙氧基]苯乙酰胺

2. 英文化学名 4-[2-hydroxy-3-[(1-methylethyl)amino]propoxy]benzene acetamide

3. 性状 本品为白色粉末；无臭或微臭。

4. 溶解性 本品在乙醇中溶解，在三氯甲烷或水中微溶，在乙醚中几乎不溶。

5. 对照品编号与批号 100117-200504

参考文献

[1] http://sdbs.db.aist.go.jp/sdbs/cgi-bin/direct_frame_top.cgi(SDBS)(^{1}H NMR, ^{13}C NMR).

茶苯海明

英文名 Dimenhydrinate

分子式 $C_{17}H_{21}NO \cdot C_7H_7ClN_4O_2$

分子量 469.97

CAS 号 523-87-5

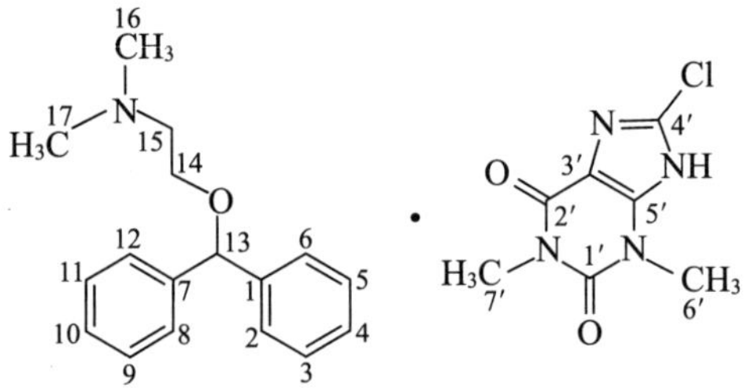

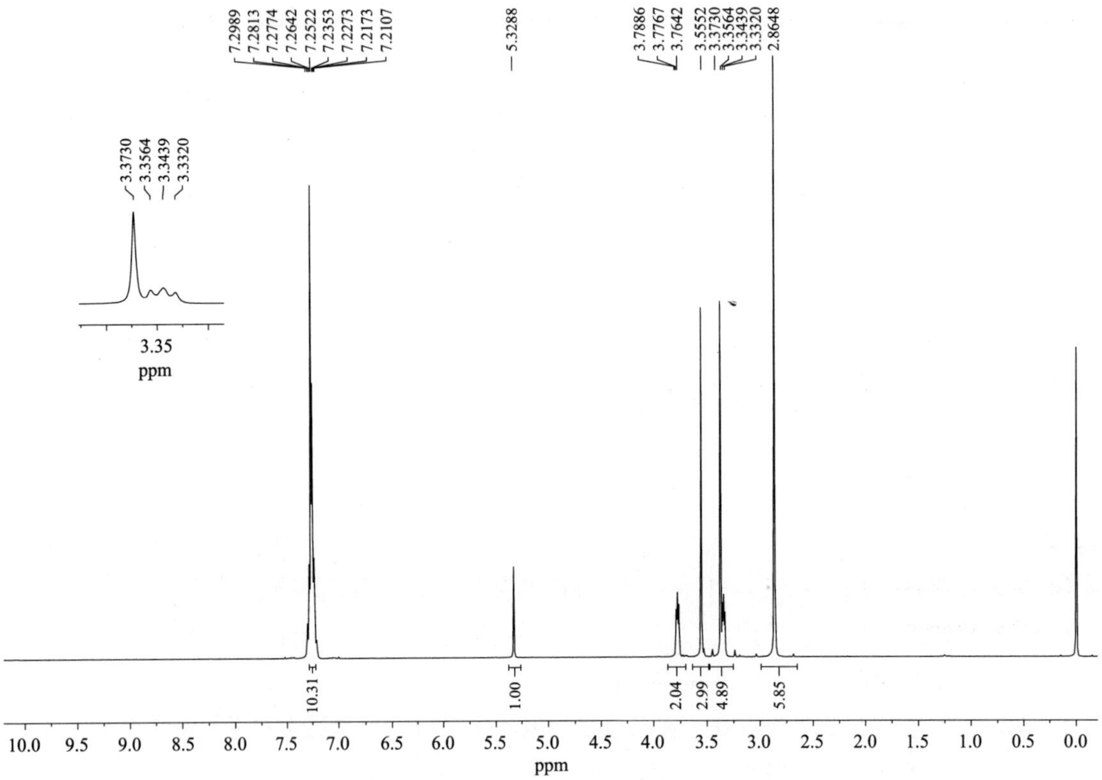

图 1 茶苯海明的^{1}H NMR 谱（溶剂：$CDCl_3$）

^{1}H NMR：δ 7.29～7.21（Ar-H，m，10H），5.33（H-13，s，1H），3.77（H-14，t，J=4.9 Hz，2H），3.56（H-6′，s，3H），3.37（H-7′，s，3H），3.34（H-15，t，J=4.9 Hz，2H），2.86（H-16，17，s，6H）

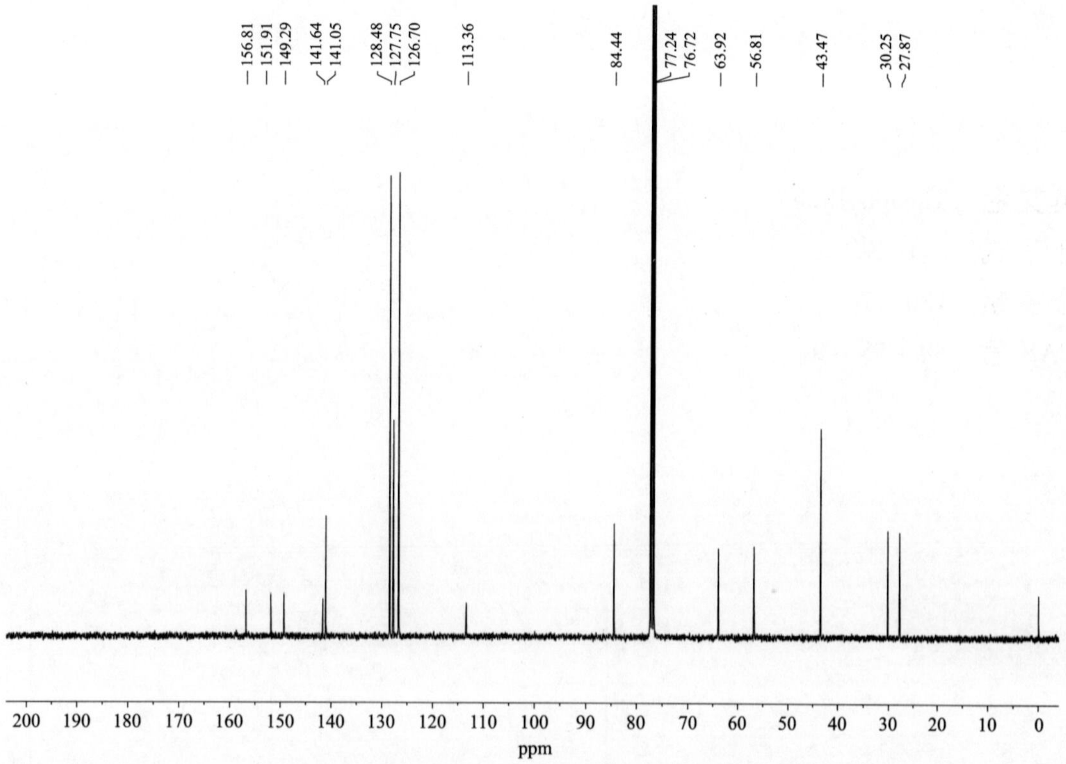

图 2　茶苯海明的^{13}C NMR 谱（溶剂：$CDCl_3$）

^{13}C NMR：δ 156.81（C－2′），151.91（C－1′），149.29（C－5′），141.64（C－4′），141.05（C－1，7），128.48（C－3，5，9，11），127.75（C－4，10），126.70（C－2，6，8，12），113.36（C－3′），84.44（C－13），63.92（C－14），56.81（C－15），43.47（C－16，17），30.25（C－6′），27.87（C－7′）

备注

1. 中文化学名　1,3－二甲基－8－氯－3,7－二氢－1*H*－嘌呤－2,6－二酮 和 *N*,*N*－二甲基－2－(二苯基甲氧基)乙胺(1∶1)

2. 英文化学名　8－chloro－3,7－dihydro－1,3－dimethyl－1*H*－purine－2,6－dione compd with 2－(diphenylmethoxy)－*N*,*N*－dimethylethanamine(1∶1)

3. 性状　本品为白色结晶性粉末；无臭。

4. 溶解性　本品在乙醇或三氯甲烷中易溶，在水或乙醚中微溶。

5. 对照品编号与批号　100120－200403

茶　　碱

英文名 Theophylline

分子式 $C_7H_8N_4O_2$

分子量 180.17

CAS 号 58－55－9

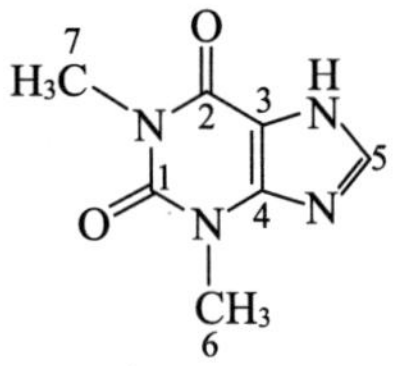

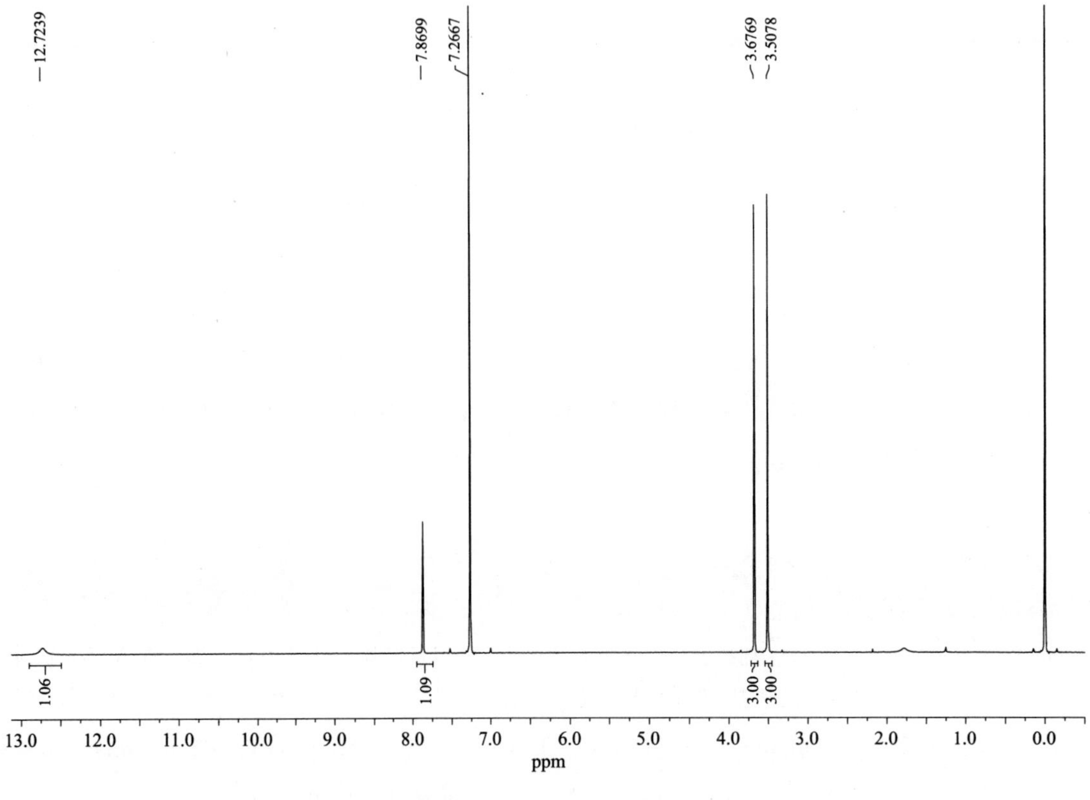

图 1　茶碱的^{1}H NMR 谱（溶剂：$CDCl_3$）

^{1}H NMR δ 12.72（NH, brs, 1H），7.87（H－5, s, 1H），3.68（H－6, s, 3H），3.51（H－7, s, 3H）

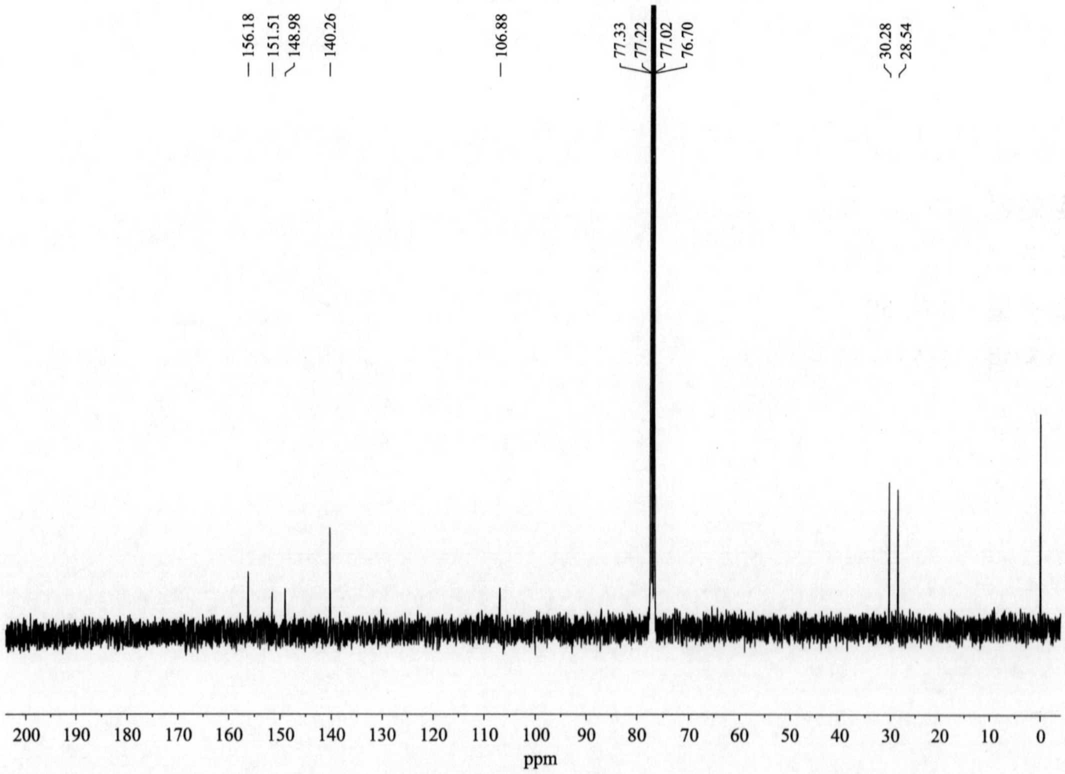

图 2　茶碱的^{13}C NMR 谱（溶剂：$CDCl_3$）

^{13}C NMR：δ 156.18（C－2），151.51（C－1），148.98（C－4），140.26（C－5），106.88（C－3），30.28（C－6），28.54（C－7）

备注

1. **中文化学名**　1,3－二甲基－3,7－二氢－1*H*－嘌呤－2,6－二酮
2. **英文化学名**　3,7－dihydro－1,3－dimethyl－1*H*－purine－2,6－dione
3. **性状**　本品为白色结晶性粉末；无臭，味苦。
4. **溶解性**　本品在乙醇或三氯甲烷中微溶，在水中极微溶解，在乙醚中几乎不溶；在氢氧化钾溶液或氨溶液中易溶。
5. **对照品编号与批号**　100121－201104

醋酸地塞米松

英文名 Dexamethasone Acetate

分子式 $C_{24}H_{31}FO_6$

分子量 434.50

CAS 号 1177-87-3

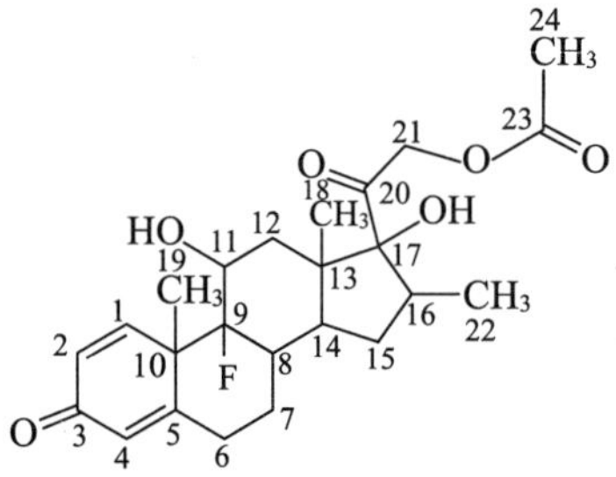

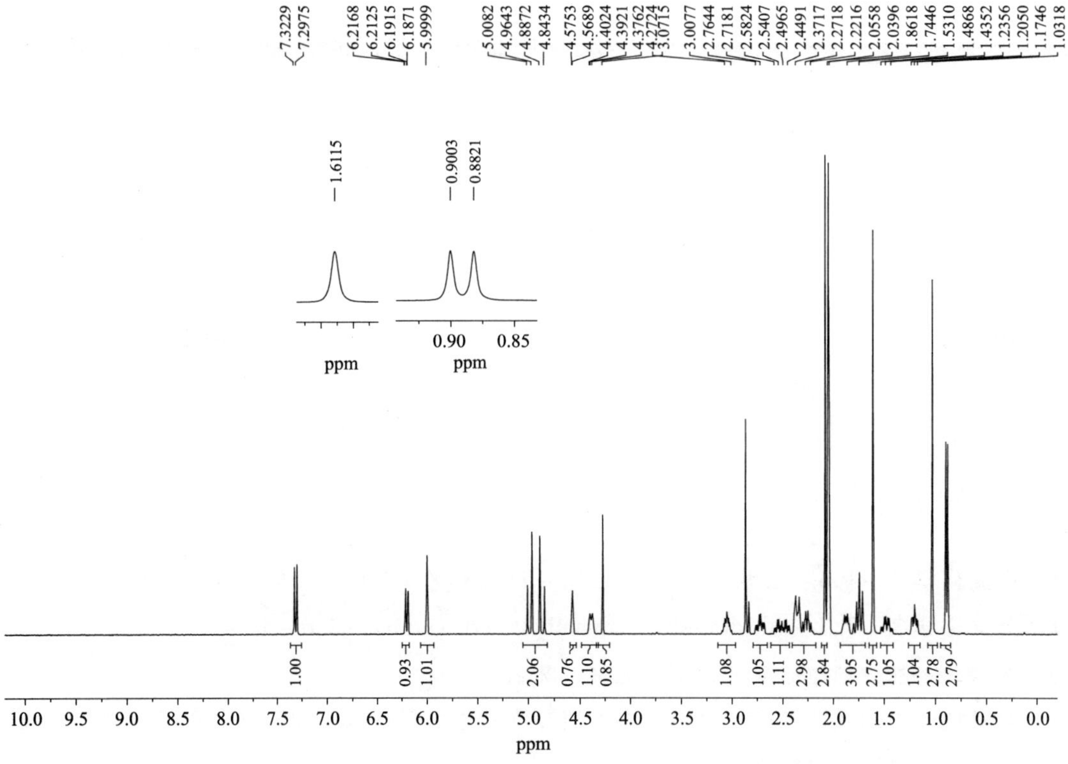

图 1 醋酸地塞米松的 ^1H NMR 谱（溶剂：CD_3COCD_3）

^1H NMR：δ 7.31 (H-1, d, J=10.1 Hz, 1H), 6.20 (H-2, dd, J = 10.1, 1.7 Hz, 1H), 6.00 (H-4, s, 1H), 4.99 (H-21a, d, J=17.5 Hz, 1H), 4.87 (H-21b, d, J=17.5 Hz, 1H), 4.58~4.57 (C_{11}—OH, m, 1H), 4.38 (H-11, m, 1H), 4.27 (C_{17}—OH, s, 1H), 3.07 (H-16, m, 1H), 2.70 (H-6a, m, 1H), 2.54 (H-6b, m, 1H), 2.38~2.28 (H-8, 14, m, 2H), 2.25 (H-12a, m, 1H), 2.06 (H-24, s, 3H), 1.86 (H-7a, m, 1H), 1.77~1.71 (H-12b, 15a, m, 2H), 1.61 (H-19, s, 3H), 1.48 (H-7b, m, 1H), 1.19 (H-15b, m, 1H), 1.03 (H-18, s, 3H), 0.89 (H-22, d, J=7.3 Hz, 3H)

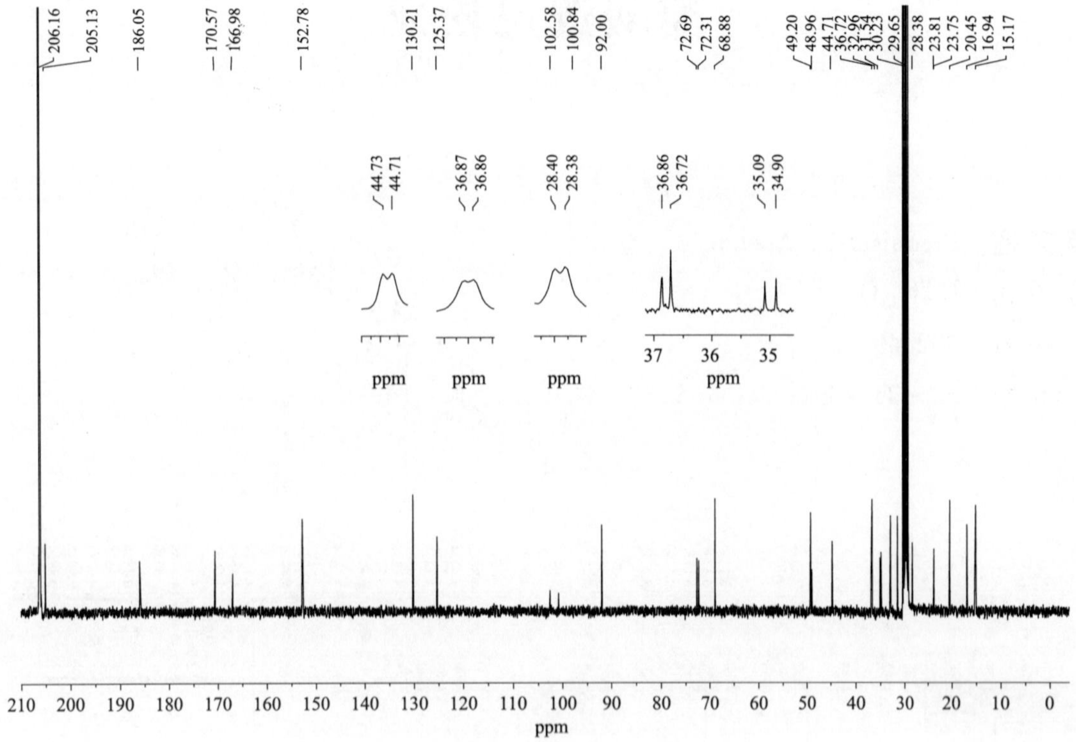

图 2　醋酸地塞米松的^{13}C NMR 谱（溶剂：CD_3COCD_3）

^{13}C NMR：δ 205. 13 （C－20），186. 05 （C－3），170. 57 （C－23），166. 98 （C－5），152. 78 （C－1），130. 21 （C－2），125. 37 （C－4），101. 71 （C－9，d，J＝175. 8 Hz），92. 00 （C－17），72. 50 （C－11，d，J＝38. 4 Hz），68. 88 （C－21），49. 20 （C－13），49. 08 （C－10，d，J＝23. 2 Hz），44. 71 （C－14，d，J＝2. 0 Hz），36. 86 （C－12，d，J＝1. 0 Hz），36. 72 （C－16），35. 05 （C－8，d，J＝19. 2 Hz），32. 96 （C－15），31. 54 （C－6），28. 39 （C－7，d，J＝2. 0 Hz），23. 78 （C－19，d，J＝6. 1 Hz），20. 45 （C－24），16. 94 （C－18），15. 17 （C－22）

备注

1. 中文化学名　16α－甲基－11β,17α,21－三羟基－9α－氟孕甾－1,4－二烯－3,20－二酮－21－醋酸酯

2. 英文化学名　1,4－pregnadien－9－α－fluoro－16－α－methyl－11β,17,21－triol－3,20－dione－21－acetate

3. 性状　本品为白色或类白色的结晶或结晶性粉末；无臭，味微苦。

4. 溶解性　本品在丙酮中易溶，在甲醇或无水乙醇中溶解，在乙醇或三氯甲烷中略溶，在乙醚中极微溶解，在水中不溶。

5. 对照品编号与批号　100122－200805

参 考 文 献

[1] http://sdbs. db. aist. go. jp/sdbs/cgi－bin/direct_frame_top. cgi(SDBS)(^{1}H NMR,^{13}C NMR).

醋酸泼尼松龙

英文名 Prednisolone Acetate

分子式 $C_{23}H_{30}O_6$

分子量 402.49

CAS 号 52-21-1

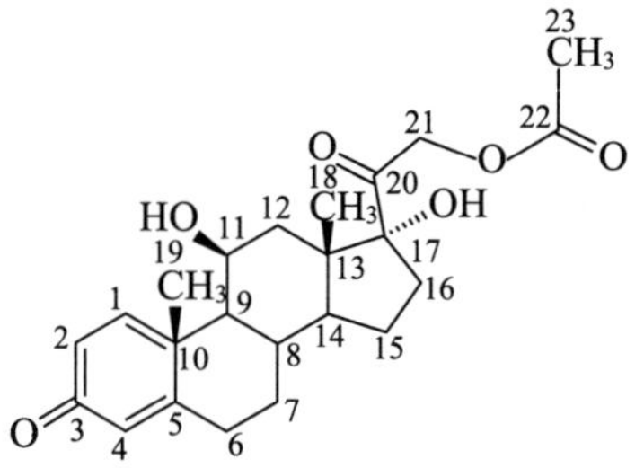

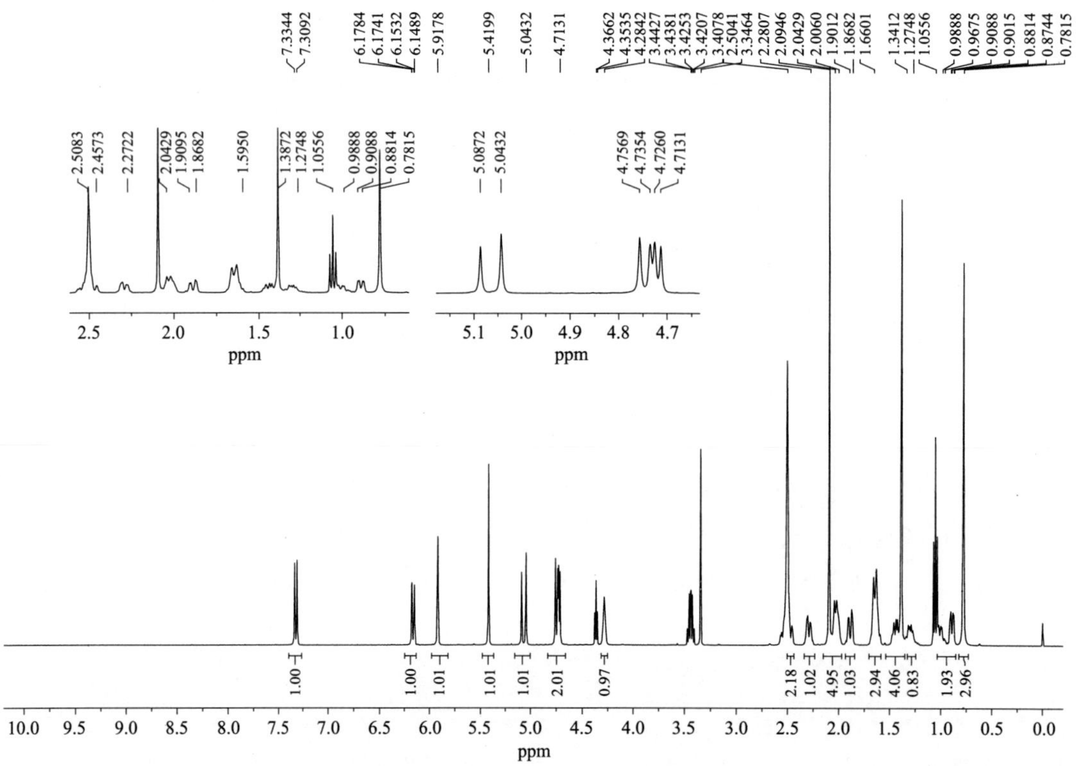

图1 醋酸泼尼松龙的 ^1H NMR 谱（溶剂：CD_3SOCD_3）

^1H NMR：δ 7.32（H-1，d，J=10.1 Hz，1H），6.16（H-2，dd，J=10.1，1.7 Hz，1H），5.92（H-4，s，1H），5.42（C_{17}—OH，brs，1H），5.07（H-21a，d，J=17.6 Hz，1H），4.73～4.71（H-21b，C_{11}—OH，m，2H），4.28（H-11，brs，1H），2.54～2.48（H-6a，7a，m，2H），2.30（H-6b，m，1H），2.09（H-19，s，3H），2.07～1.95（H-8，7b，m，2H），1.92（H-12a，m，1H），1.71～1.57（H-12b，14，15a，m，3H），1.49～1.40（H-16a，m，1H），1.39（H-23，s，3H），1.30（H-15b，m，1H），1.01（H-16b，m，1H），0.91（H-9，m，1H），0.78（H-18，s，3H）

注：样品含有乙醇及未知杂质，δ 4.36，δ 3.65，（CH_2，q，J=7.0 Hz），1.07（CH_3，t，J=7.0 Hz）

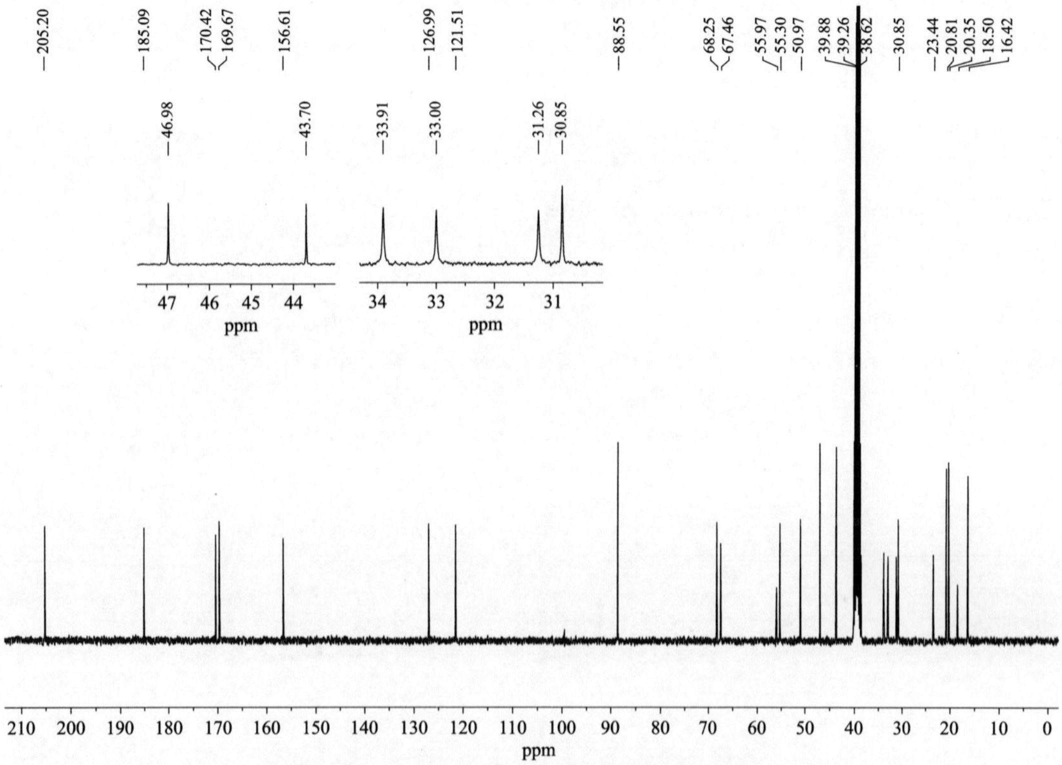

图 2 醋酸泼尼松龙的^{13}C NMR 谱（溶剂：CD_3SOCD_3）

^{13}C NMR：δ 205.20（C－20），185.09（C－3），170.42（C－5），169.67（C－22），156.61（C－1），126.99（C－2），121.51（C－4），88.55（C－17），68.25（C－11），67.46（C－21），55.30（C－9），50.97（C－14），46.98（C－13），43.70（C－10），38.62（C－12），33.91（C－16），33.00（C－7），31.26（C－6），30.85（C－8），23.44（C－15），20.81（C－19），20.35（C－23），16.42（C－18）

注：样品中含乙醇杂质，δ 55.97（CH_2），18.50（CH_3）

备注

1. 中文化学名 11β,17α,21－三羟基孕甾－1,4－二烯－3,20－二酮－21－醋酸酯

2. 英文化学名 11β,17α,21－trihydroxypregna－1,4－diene－3,20－dione 21－acetate

3. 性状 本品为白色或类白色的结晶性粉末；无臭，味苦。

4. 溶解性 本品在甲醇、乙醇或三氯甲烷中微溶，在水中几乎不溶。

5. 对照品编号与批号 100124－200303

参 考 文 献

[1] http://sdbs.db.aist.go.jp/sdbs/cgi－bin/direct_frame_top.cgi(SDBS)(^{1}H NMR,^{13}C NMR).

醋酸曲安奈德

英文名 Triamcinolone Acetonide Acetate

分子式 $C_{26}H_{33}FO_7$

分子量 476.53

CAS 号 3870 - 07 - 3

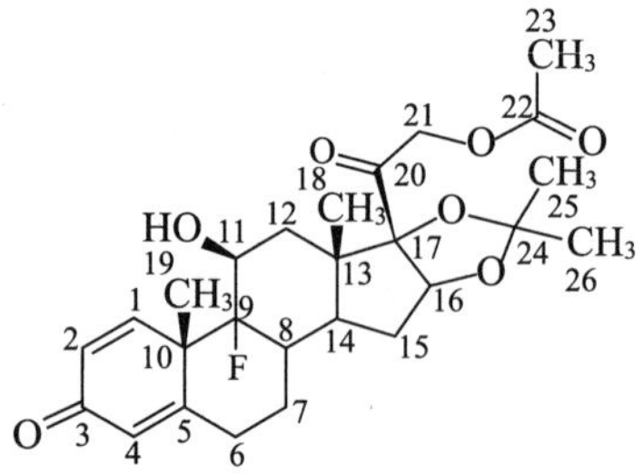

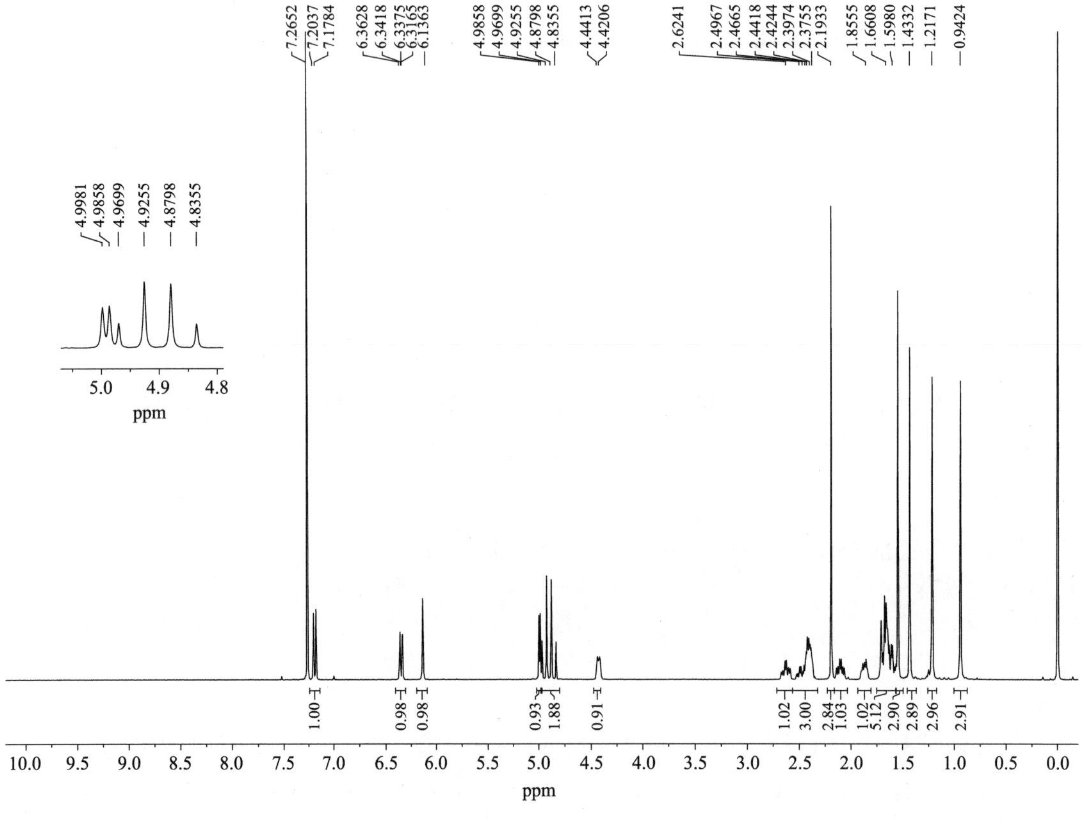

图 1 醋酸曲安奈德的^{1}H NMR 谱（溶剂：$CDCl_3$）

^{1}H NMR：δ 7.19（H－1，d，J=10.1 Hz，1H），6.35（H－2，dd，J=10.1，1.7 Hz，1H），6.14（H－4，s，1H），4.99（H－16，d，J=4.9 Hz，1H），4.95（H－21a，d，J=17.7 Hz，1H），4.86（H－21b，d，J=17.7 Hz，1H），4.43（H－11，d，J=8.3 Hz，1H），2.63（H－6a，m，1H），2.54～2.34（H－6b，8，C_{11}—OH，m，3H），2.19（H－23，s，3H），2.10（H－14，m，1H），1.85（H－12a，m，1H），1.65～1.63（H－7，12b，15，m，5H），1.60（H－19，s，3H），1.43（H－25，s，3H），1.22（H－26，s，3H），0.94（H－18，s，3H）

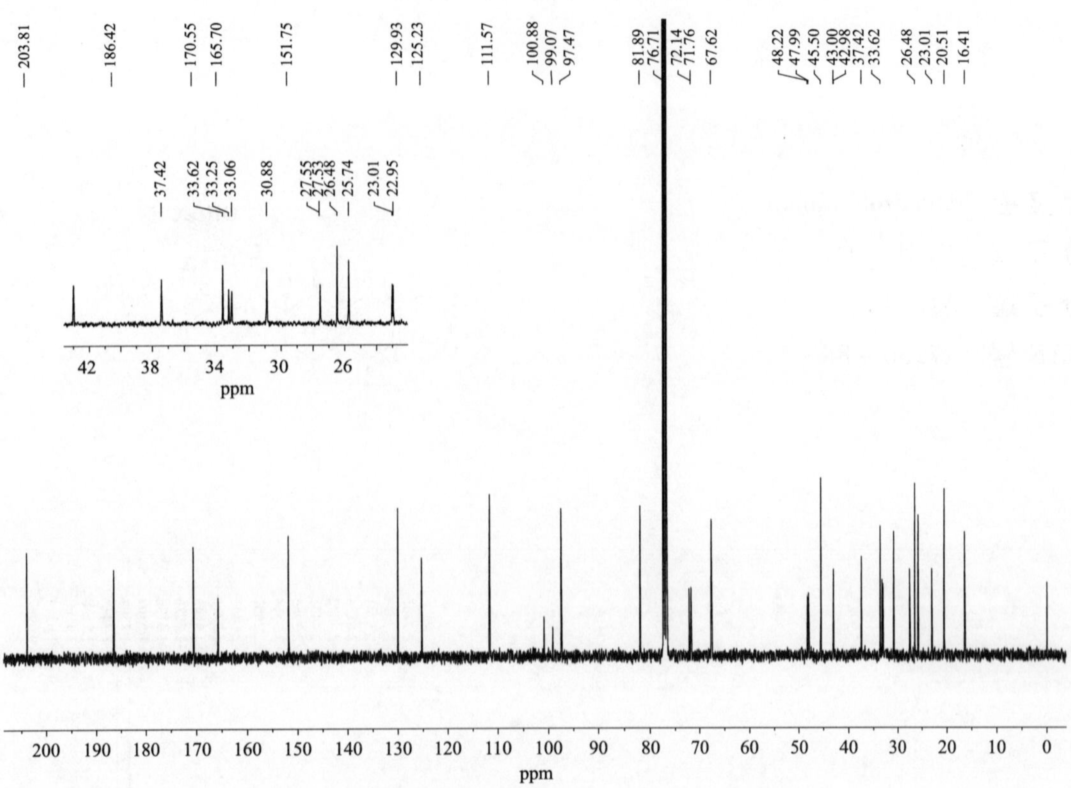

图 2　醋酸曲安奈德的^{13}C NMR 谱（溶剂：$CDCl_3$）

^{13}C NMR：δ 203.81（C－20），186.42（C－3），170.55（C－22），165.70（C－5），151.75（C－1），129.93（C－2），125.23（C－4），111.57（C－24），100.50（C－9，d，J＝177.8 Hz），97.47（C－19），81.89（C－16），71.95（C－11，d，J＝38.4 Hz），67.62（C－17），48.11（C－10，d，J＝23.2 Hz），45.50（C－13），42.99（C－14，d，J＝2.0 Hz），37.42（C－12），33.62（C－15），33.15（C－8，d，J＝19.2 Hz），30.88（C－6），27.54（C－7，d，J＝1.0 Hz），26.48（C－25），25.74（C－26），22.98（C－21，d，J＝6.1 Hz），20.51（C－23），16.41（C－18）

备注

1. 中文化学名　16α,17－[(1－甲基亚乙基)双(氧)]－11β,21－二羟基－9－氟孕甾－1,4－二烯－3,20－二酮－21－醋酸酯

2. 英文化学名　9－fluoro－11β,21－dihydroxy－16α,17－(isopropylidenedioxy)pregna－1,4－diene－3,20－dione－21－acetate

3. 性状　本品为白色或类白色的结晶性粉末；无臭。

4. 溶解性　本品在三氯甲烷中溶解，在丙酮中略溶，在甲醇或乙醇中微溶，在水中不溶。

5. 对照品编号与批号　100125－201105

达 那 唑

英文名 Danazol

分子式 $C_{22}H_{27}NO_2$

分子量 337.46

CAS 号 17230-88-5

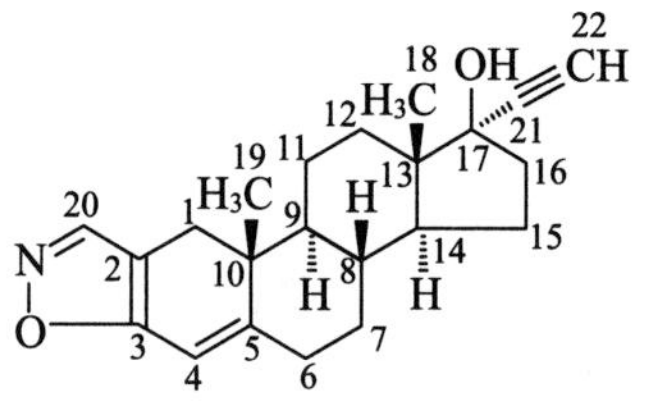

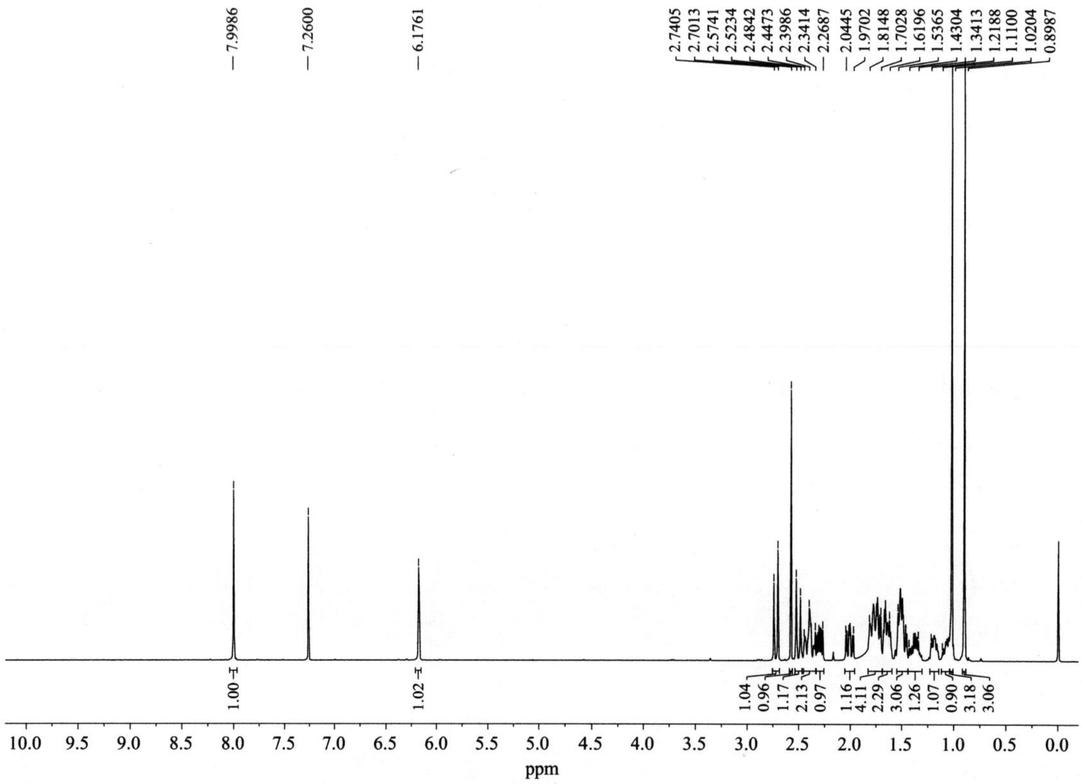

图 1 达那唑的[1]H NMR 谱（溶剂：$CDCl_3$）

^{1}H NMR：δ 8.00（H-20，s，1H），6.18（H-4，s，1H），2.72（H-1a，d，*J* = 15.7 Hz，1H），2.57（H-22，s，1H），2.50（H-1b，d，*J* = 15.7 Hz，1H），2.46 ~ 2.33（m，2H），2.29（m，1H），2.01（m，1H），1.83 ~ 1.69（m，4H），1.68 ~ 1.60（m，2H），1.55 ~ 1.45（m，3H），1.36（m，1H），1.18（m，1H），1.08（m，1H），1.02（H-19，s，3H），0.90（H-18，s，3H）

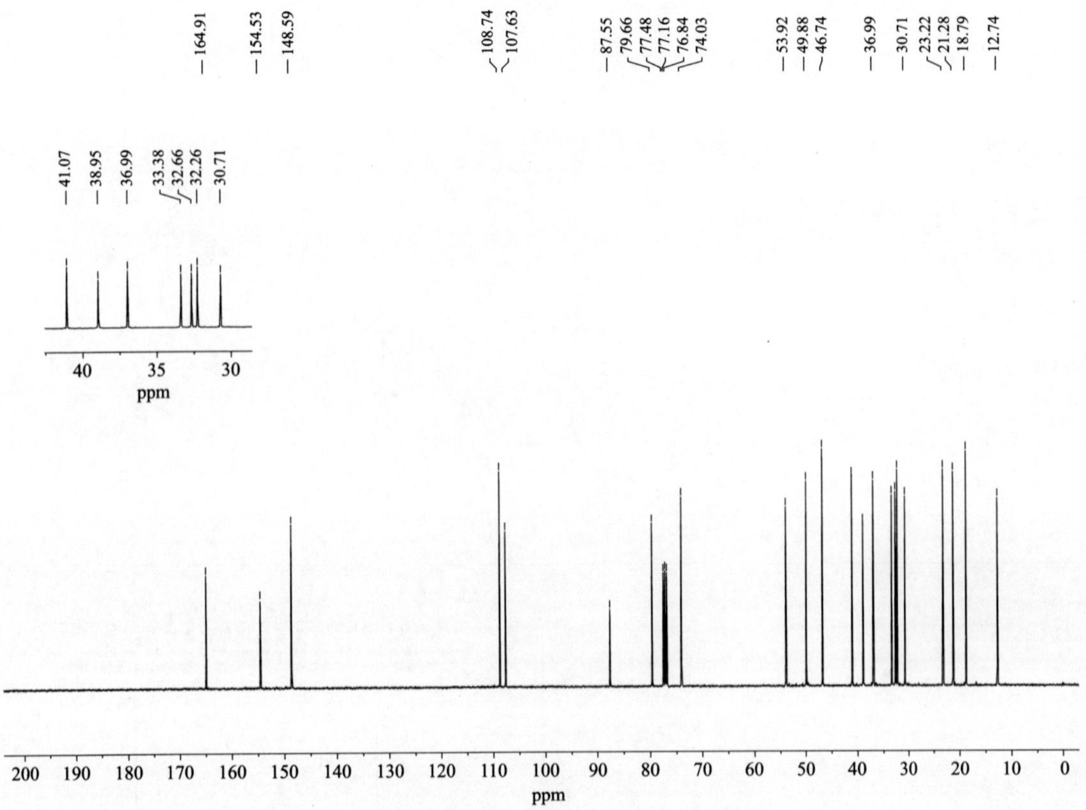

图 2　达那唑的^{13}C NMR 谱（溶剂：$CDCl_3$）

^{13}C NMR：δ 164.91（C－3），154.53（C－5），148.59（C－20），108.74（C－4），107.63（C－2），87.55（C－21），79.66（C－17），74.03（C－22），53.92（C－9），49.88（C－14），46.74（C－13），41.07（C－1），38.95（C－10），36.99（C－16），33.38（C－12），32.66（C－8），32.26（C－6），30.71（C－7），23.22（C－15），21.28（C－11），18.79（C－19），12.74（C－18）

备注

1. 中文化学名　17α－孕甾－2,4－二烯－20－炔并[2,3－*d*]异噁唑－17β－醇

2. 英文化学名　(17α)－pregna－2,4－dien－20－yno[2,3－*d*]isoxazol－17－ol

3. 性状　本品为白色或类白色结晶或结晶性粉末。

4. 溶解性　本品在三氯甲烷中易溶，在丙酮中溶解，在乙醇中略溶，在水中不溶。

5. 对照品编号与批号　100126－200402

胆 石 酸

英文名 Lithocholic Acid

分子式 $C_{24}H_{40}O_3$

分子量 376.57

CAS 号 434-13-9

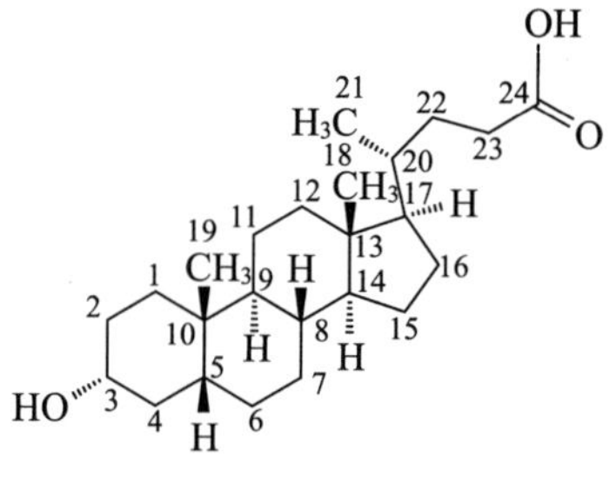

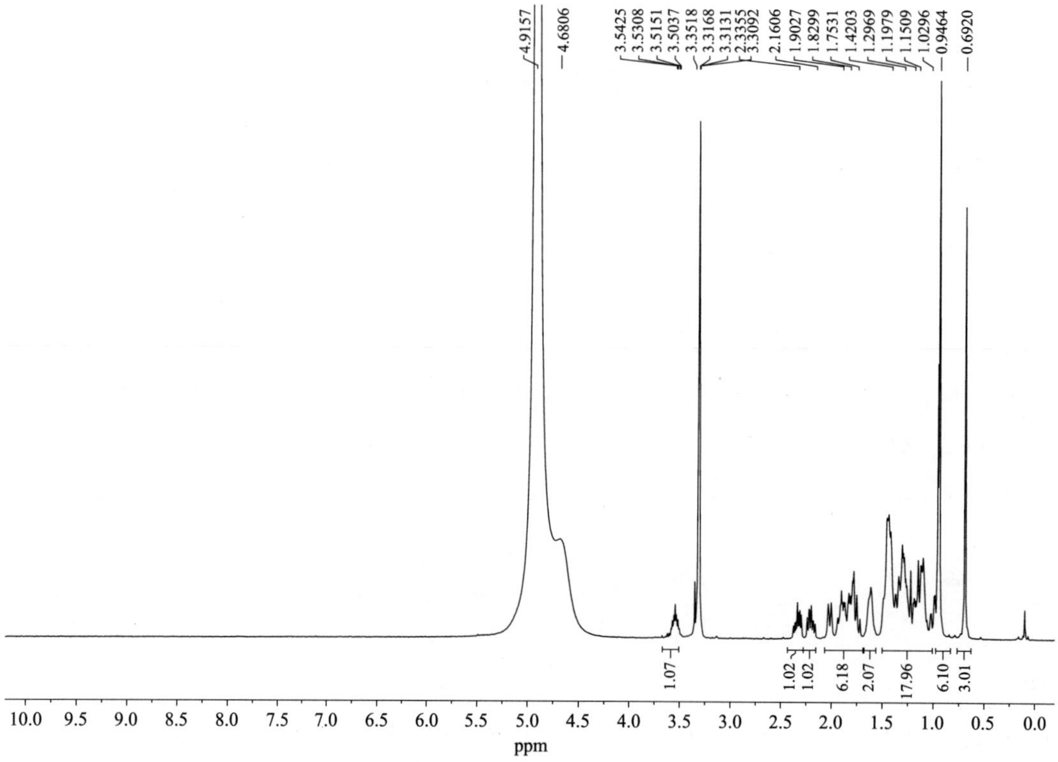

图 1 胆石酸的^{1}H NMR 谱（溶剂：CD_3OD）

^{1}H NMR：δ 3.53（H-3, m, 1H），2.30（H-22a, m, 1H），2.20（H-22b, m, 1H），2.03～1.72（m, 6H），1.63～1.60（m, 2H），1.56～1.02（m, 18H），0.97～0.92（H-19, 21, m, 6H），0.69（H-18, s, 3H）

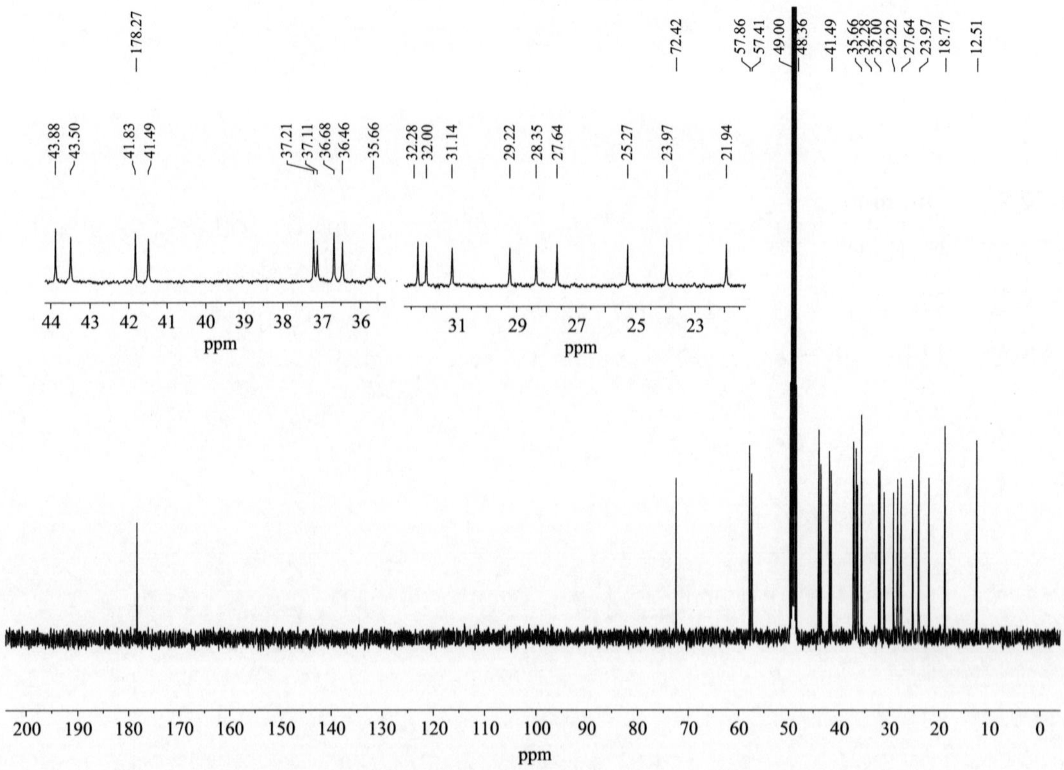

图2 胆石酸的^{13}C NMR谱（溶剂：CD_3OD）

^{13}C NMR：δ 178.27（C－24），72.42（C－3），57.86（C－14），57.41（C－17），43.88（C－13），43.50（C－5），41.83（C－9），41.49（C－12），37.21（C－4），37.11（C－8），36.68（C－1），36.46（C－18），35.66（C－10），32.28（C－19），32.00（C－23），31.14（C－2），29.22（C－16），28.35（C－6），27.64（C－7），25.27（C－15），23.97（C－22），21.94（C－11），18.77（C－21），12.51（C－20）

备注

1. **中文化学名** 3α－羟基－5β－胆甾烷－24－酸
2. **英文化学名** 3α－hydroxy－5β－cholan－24－oic acid
3. **性状** 本品为白色粉末。
4. **对照品编号与批号** 100127－201102

参考文献

[1] http://sdbs.db.aist.go.jp/sdbs/cgi－bin/direct_frame_top.cgi(SDBS)(^{13}C NMR).

地　蒽　酚

英文名　Dithranol

分子式　$C_{14}H_{10}O_3$

分子量　226.23

CAS 号　1143-38-0

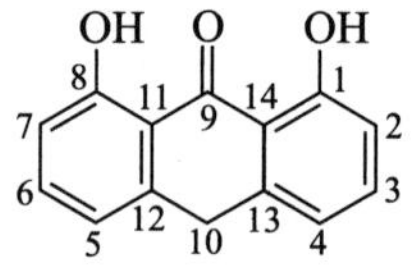

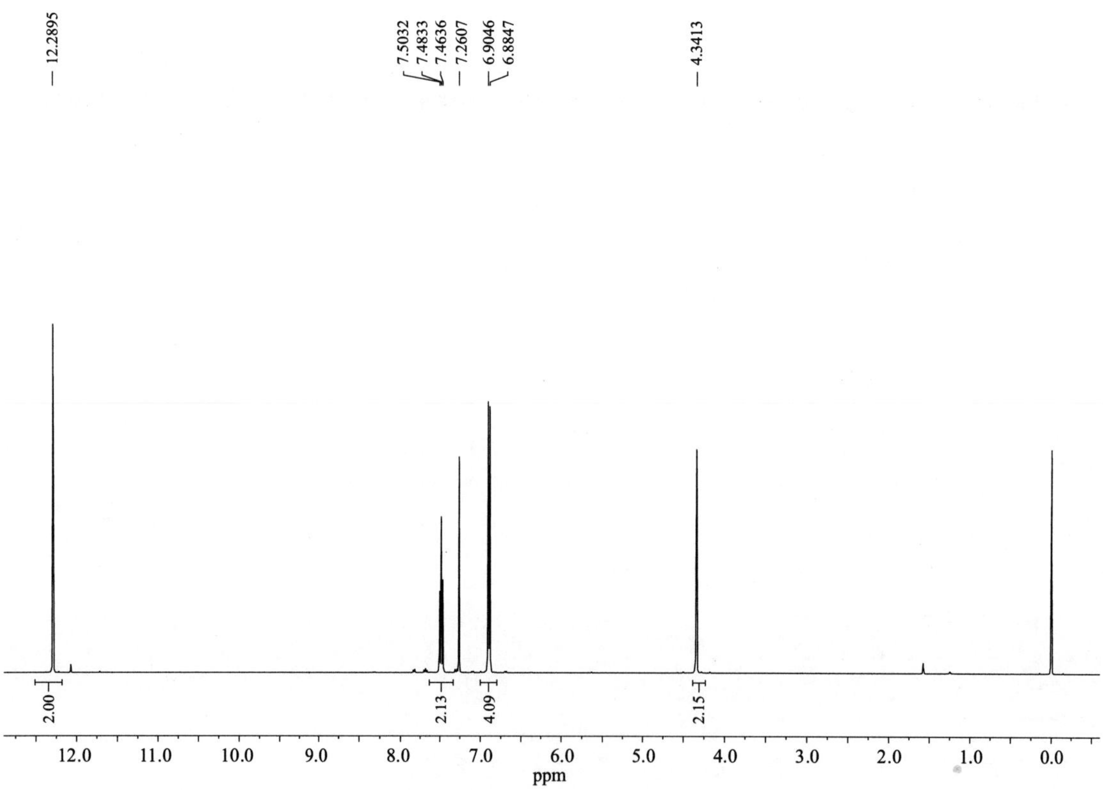

图 1　地蒽酚的 ^{1}H NMR 谱（溶剂：$CDCl_3$）

^{1}H NMR：δ 12.29（OH，brs，2H），7.48（H-3，6，t，J=8.0 Hz，2H），6.89（H-2，4，5，7，d，J=8.0 Hz，4H），4.34（H-10，s，2H）

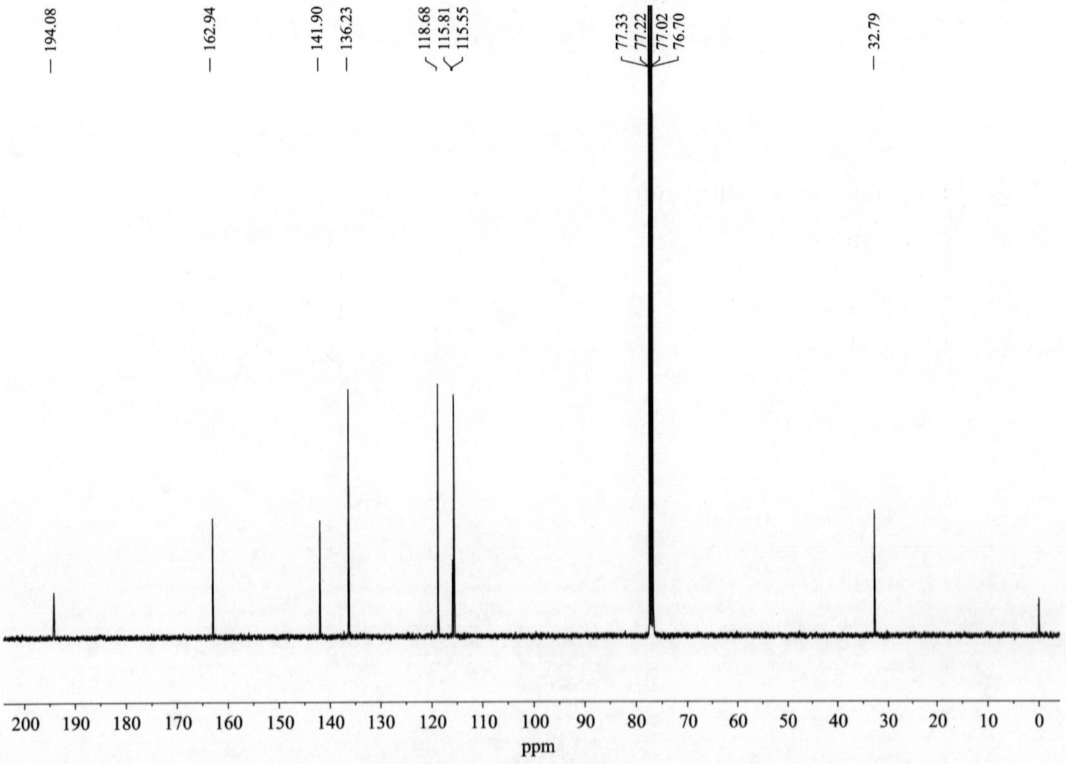

图 2　地蒽酚的 ^{13}C NMR 谱（溶剂：$CDCl_3$）

^{13}C NMR：δ 194.08（C－9），162.94（C－1，8），141.90（C－12，13），136.23（C－3，6），118.68（C－2，7），115.81（C－11，14），115.55（C－4，5），32.79（C－10）

备注

1. 中文化学名　1,8－二羟基－9－蒽酮

2. 英文化学名　1,8－dihydroxy－9(10*H*)－anthracenone

3. 性状　本品为黄色至淡黄棕色结晶或粉末，无臭。

4. 溶解性　本品在三氯甲烷中溶解，在乙醇中极微溶，在水中几乎不溶；在冰醋酸中微溶。

5. 对照品编号与批号　100128－200201

参考文献

[1] Liang W M, Du C J. Potent antipsoriatic agents: a facile preparation of acylated derivatives from dithranol in a mild basic reaction. J Chin Chem Soc(Taipei, Taiwan), 2004, 51: 115.

[2] http://sdbs.db.aist.go.jp/sdbs/cgi-bin/direct_frame_top.cgi(SDBS)(^1H NMR, ^{13}C NMR).

丁溴东莨菪碱

英文名 Scopolamine Butylbromide

分子式 $C_{21}H_{30}BrNO_4$

分子量 440.38

CAS 号 149-64-4

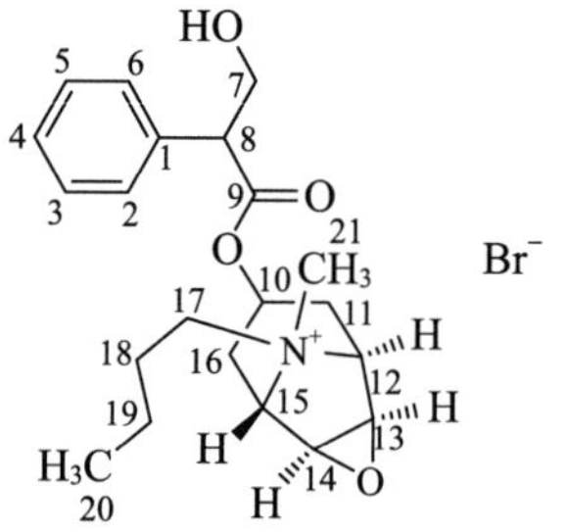

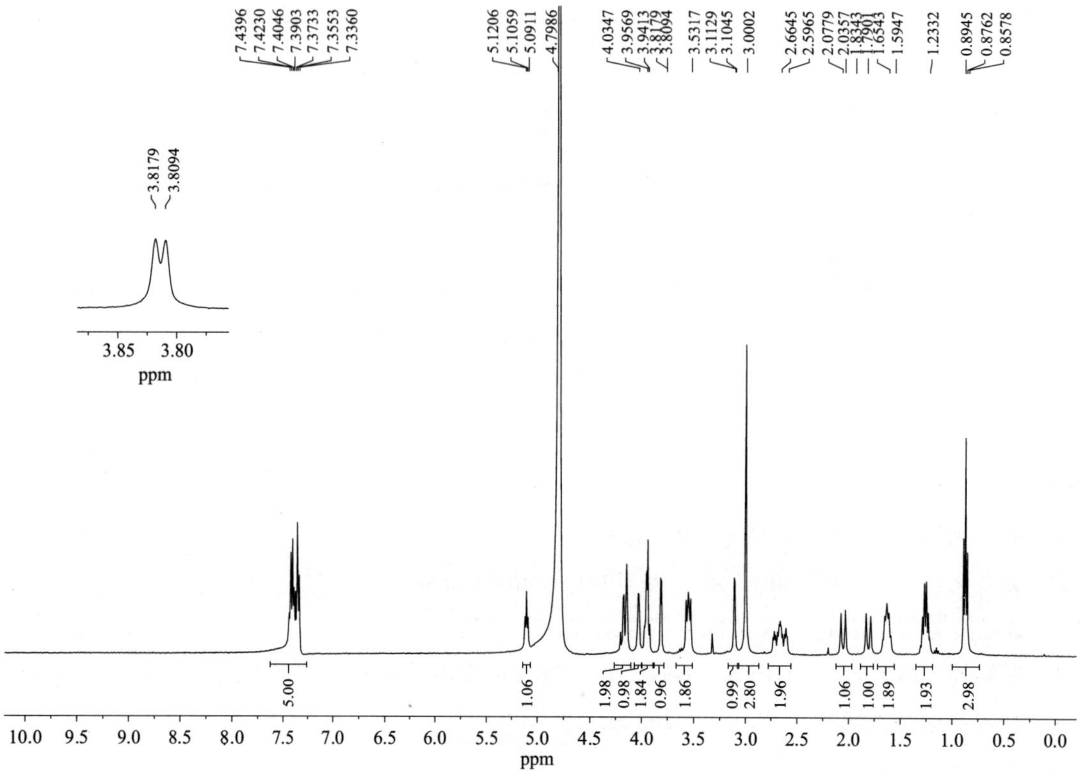

图1 丁溴东莨菪碱的^1H NMR谱（溶剂：D_2O）

^1H NMR：δ 7.44~7.33（Ar-H, m, 5H），5.11（H-10, t, J=5.9 Hz, 1H），4.18~4.15（H-7a, 12, m, 2H），4.03（H-15, m, 1H），4.00~3.89（H-7b, 8, m, 2H），3.81（H-13, d, J=3.4 Hz, 1H），3.63~3.49（H-17, m, 2H），3.11（H-14, d, J=3.4 Hz, 1H），3.00（H-21, s, 3H），2.76~2.56（H-11a, 16a, m, 2H），2.06（H-11b, d, J=16.9 Hz, 1H），1.81（H-16b, d, J=17.7 Hz, 1H），1.72~1.53（H-18, m, 2H），1.33~1.19（H-19, m, 2H），0.88（H-20, t, J=7.3 Hz, 3H）

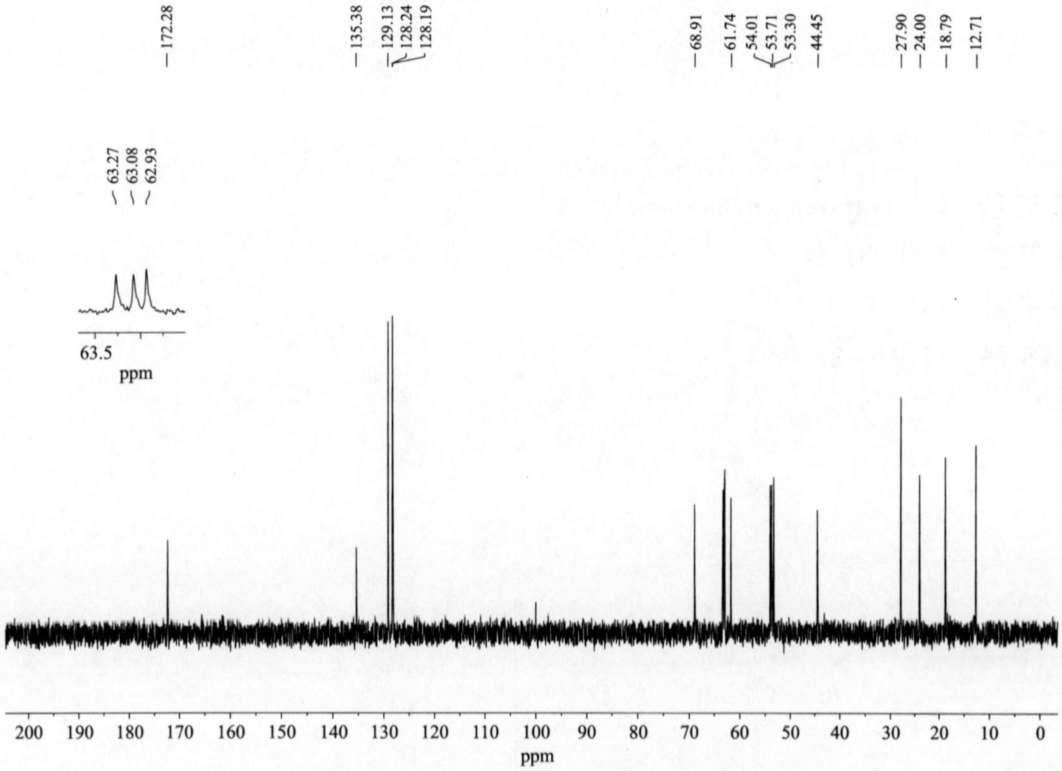

图 2　丁溴东莨菪碱的 ^{13}C NMR 谱（溶剂：D_2O）

^{13}C NMR：δ 172.28（C－9），135.38（C－1），129.13（C－3，5），128.24（C－2，6），128.19（C－4），68.91（C－10），63.27（C－12），63.08（C－15），62.93（C－7），61.74（C－17），54.01（C－13），53.71（C－14），53.30（C－8），44.45（C－21），27.90（C－11，16），24.00（C－18），18.79（C－19），12.71（C－20）

备注

1. 中文化学名　溴化－6*β*,7*β*－环氧－3α－羟基－8－丁基－1*αH*,5*αH*－托烷(－)－托品酸酯

2. 英文化学名　(1*S*,2*S*,4*R*,5*R*,7*S*)－9－butyl－7－[(2*S*)－3－hydroxy－2－phenyl－propanoyloxyl]－9－methyl－3－oxa－9－azoniatricyclo[3.3.1.$0^{2,4}$]nonane bromide

3. 性状　本品为白色或类白色结晶性粉末；无臭或几乎无臭。

4. 溶解性　本品在水或三氯甲烷中易溶，在乙醇中略溶。

5. 对照品编号与批号　100130－201103

对羟基苯乙酰胺

英文名 *p* – Hydroxyphenylacetamide

分子式 $C_8H_9NO_2$

分子量 151. 16

CAS 号 17194 – 82 – 0

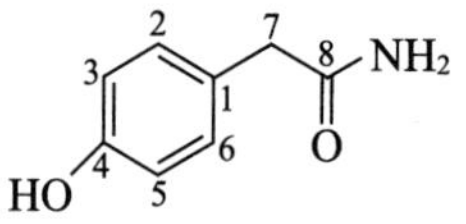

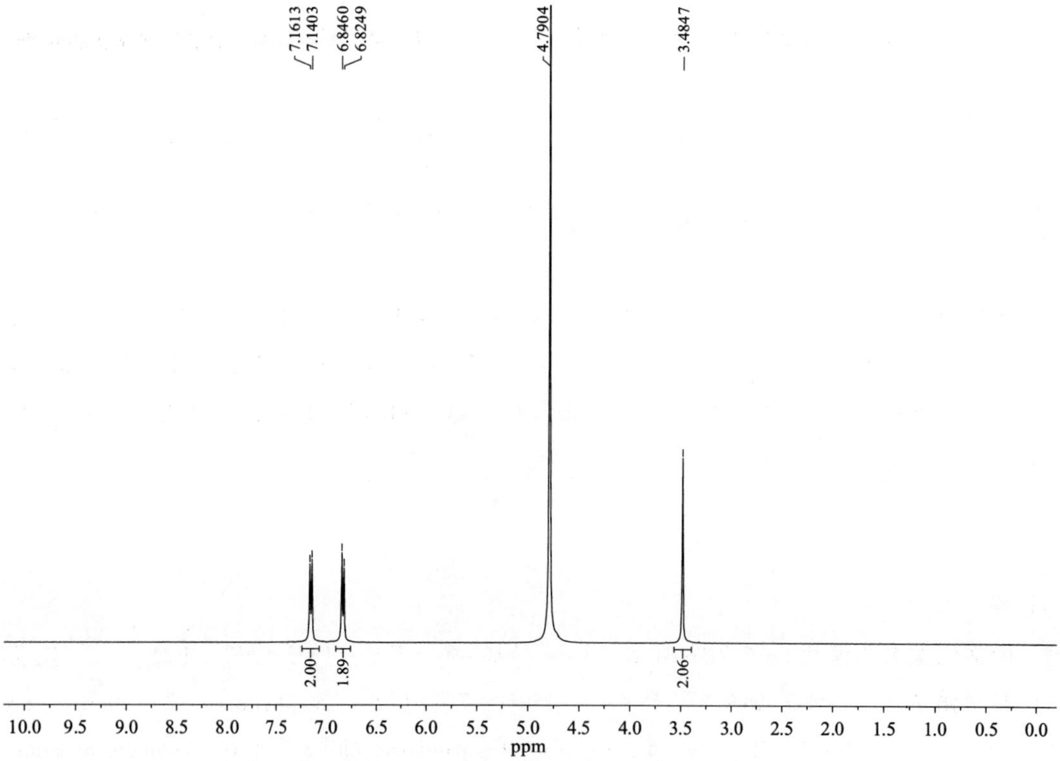

图 1　对羟基苯乙酰胺的^{1}H NMR 谱（溶剂：D_2O）

^{1}H NMR：δ 7. 15（H – 2，6，d，*J* = 8. 4 Hz，2H），6. 84（H – 3，5，d，*J* = 8. 5 Hz，2H），3. 48（H – 7，s，2H）

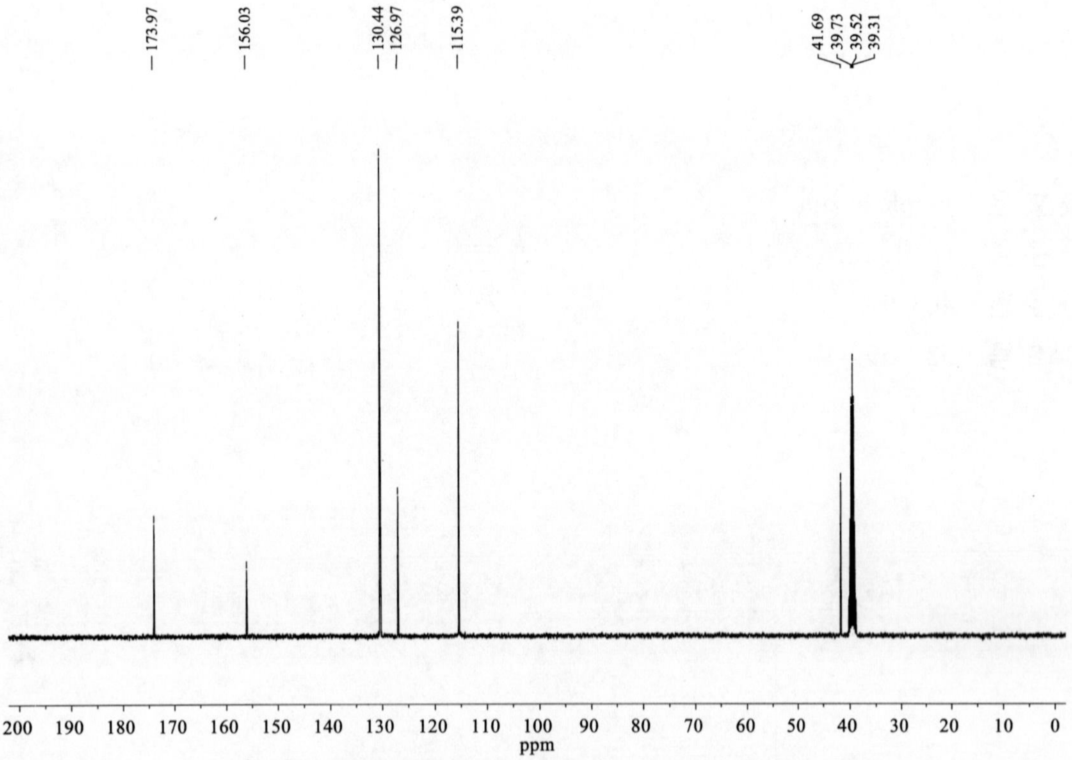

图 2　对羟基苯乙酰胺的^{13}C NMR 谱（溶剂：CD_3SOCD_3）

^{13}C NMR：δ 173.97（C－8），156.03（C－4），130.44（C－2，6），126.97（C－1），115.39（C－3，5），41.69（C－7）

备注

1. 中文化学名　4－羟基苯乙酰胺

2. 英文化学名　4－hydroxyphenylacetamide

3. 性状　本品为类白色结晶状粉末。

4. 对照品编号与批号　100132－199702

参 考 文 献

[1] http://sdbs. db. aist. go. jp/sdbs/cgi－bin/cre_index. cgi? lang = eng(SDBS)(^1H NMR, ^{13}C NMR).

奋 乃 静

英文名 Perphenazine

分子式 $C_{21}H_{26}ClN_3OS$

分子量 403.97

CAS 号 58-39-9

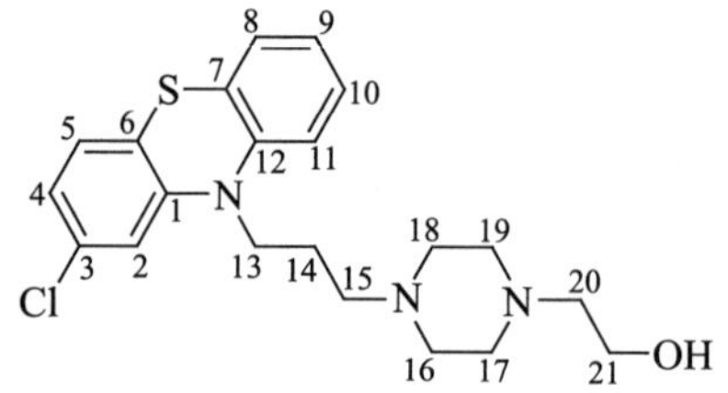

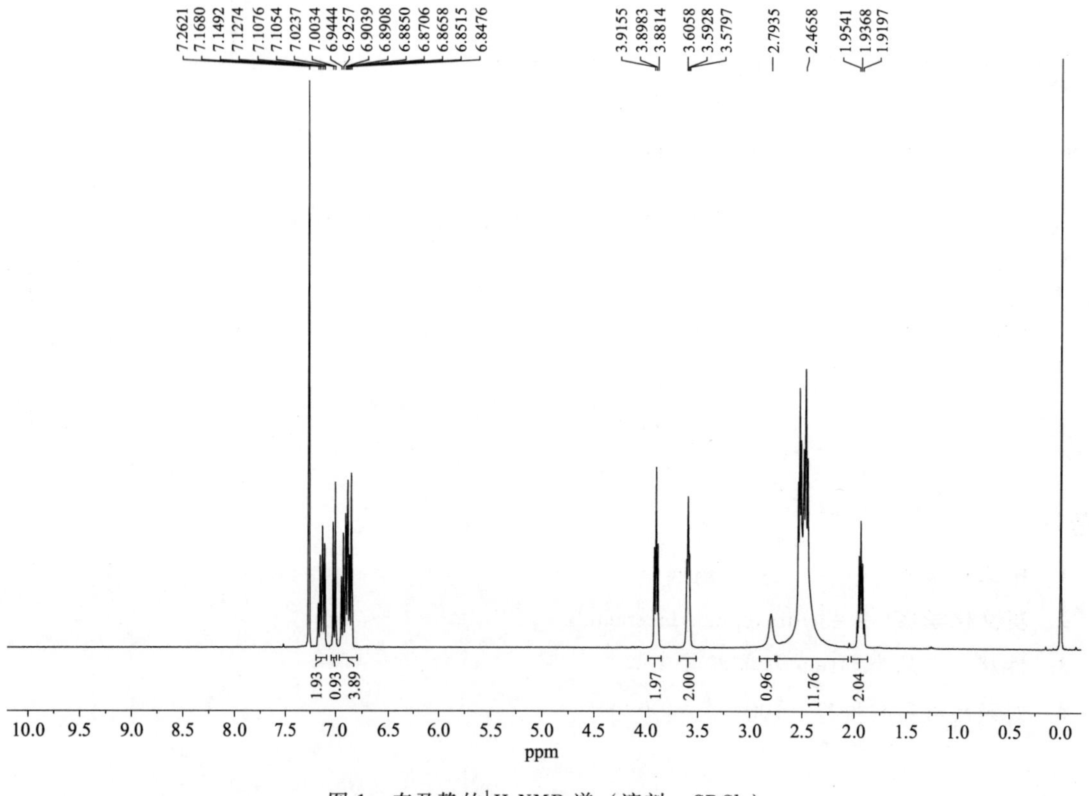

图 1 奋乃静的¹H NMR 谱（溶剂：$CDCl_3$）

^{1}H NMR：δ 7.19～7.09（H-8, 10, m, 2H），7.01（H-5, d, J=8.1 Hz, 1H），6.94（H-11, d, J=7.5 Hz, 1H），6.92～6.83（H-2, 4, 9, m, 3H），3.90（H-21, t, J=6.8 Hz, 2H），3.59（H-13, t, J=5.2 Hz, 2H），2.79（OH, brs, 1H），2.62～2.31（H-15, 16, 17, 18, 19, 20, m, 12H），1.97-1.90（H-14, m, 2H）

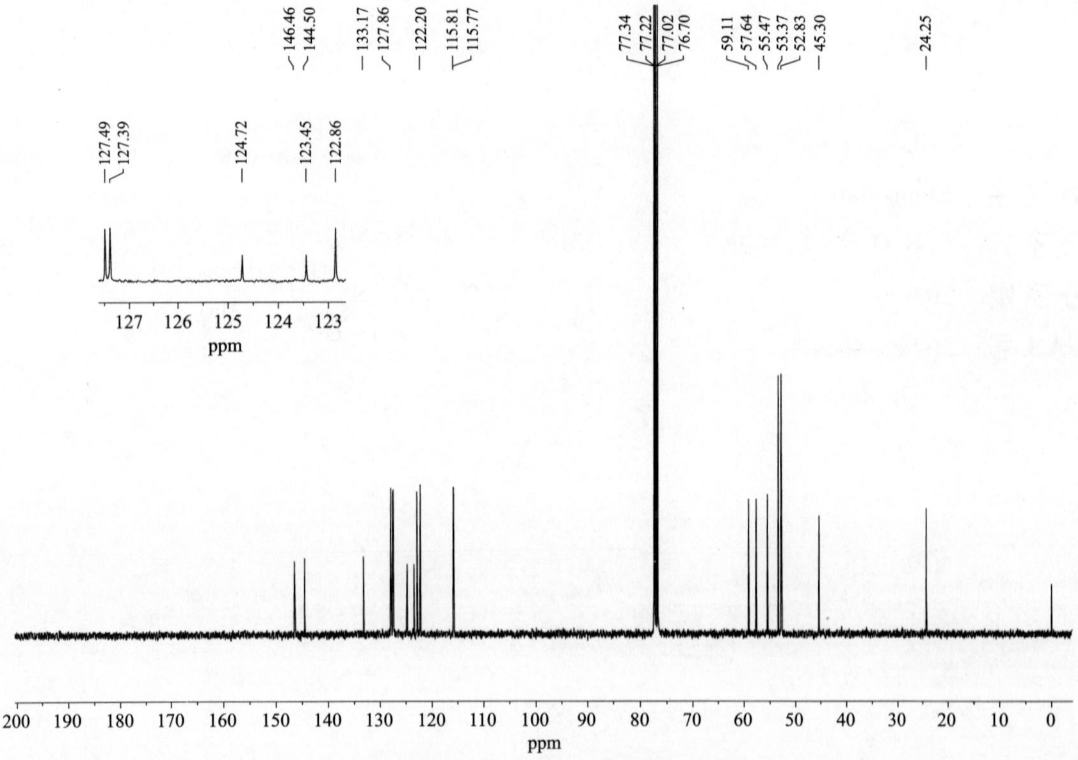

图 2　奋乃静的^{13}C NMR 谱（溶剂：$CDCl_3$）

^{13}C NMR：δ 146.46（C－1），144.50（C－12），133.17（C－3），127.86（C－5），127.49（C－8），127.39（C－10），124.72（C－7），123.45（C－6），122.86（C－9），122.20（C－4），115.81（C－2），115.77（C－11），59.11（C－21），57.64（C－20），55.47（C－15），53.37（C－17，19），52.83（C－16，18），45.30（C－13），24.25（C－14）

备注

1. 中文化学名　4－[3－(2－氯吩噻嗪－10*H*－基)丙基]－1－哌嗪乙醇

2. 英文化学名　4－[3－(2－chloro－10*H*－phenothiazin－10－yl)propyl]－1－piperazineethanol

3. 性状　本品为白色至淡黄色的结晶性粉末；几乎无臭，味微苦。

4. 溶解性　本品在三氯甲烷、甲醇中易溶，在乙醇、稀盐酸中溶解，在水中几乎不溶。

5. 对照品编号与批号　100133－200602

酚磺乙胺

英文名 Etamsylate

分子式 $C_6H_6O_5S \cdot C_4H_{11}N$

分子量 263.31

CAS 号 2624-44-4

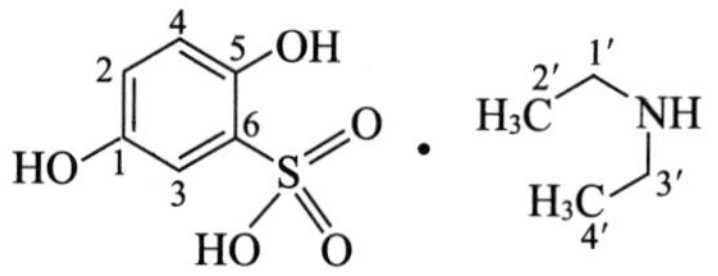

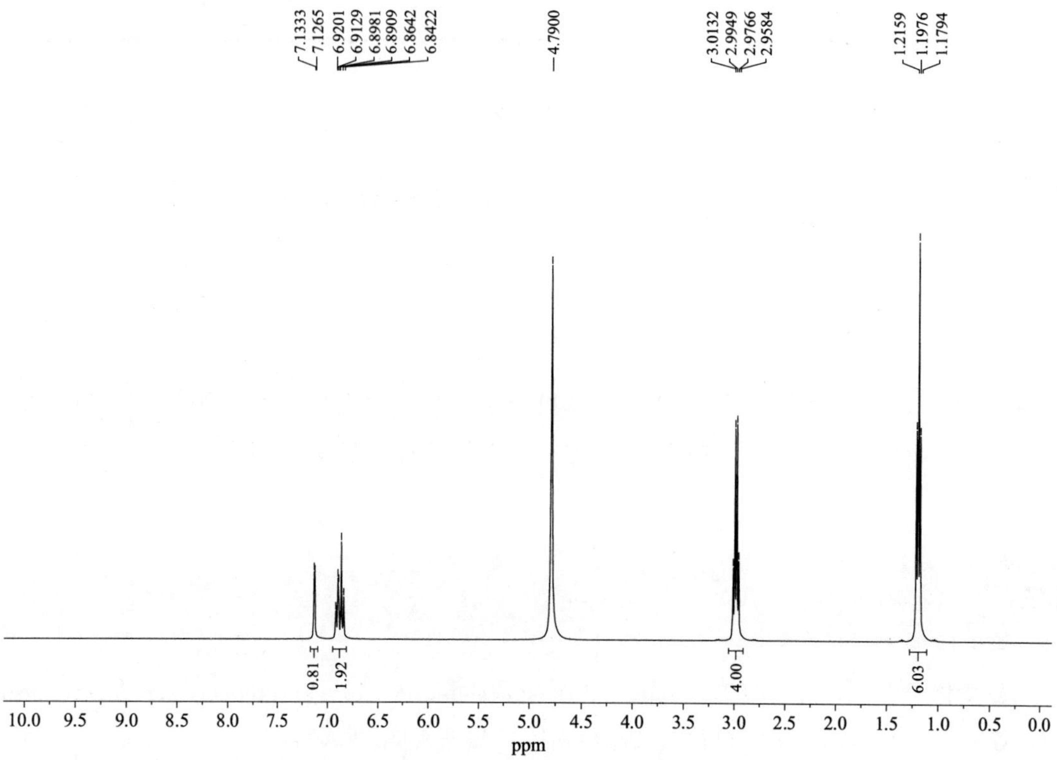

图 1 酚磺乙胺的^{1}H NMR 谱（溶剂：D_2O）

^{1}H NMR：δ 7.13（H-3，d，J=2.7 Hz，1H），6.92～6.84（H-2，4，m，2H），2.99（H-1′，3′，q，J=7.3 Hz，4H），1.20（H-2′，4′，t，J=7.3 Hz，6H）

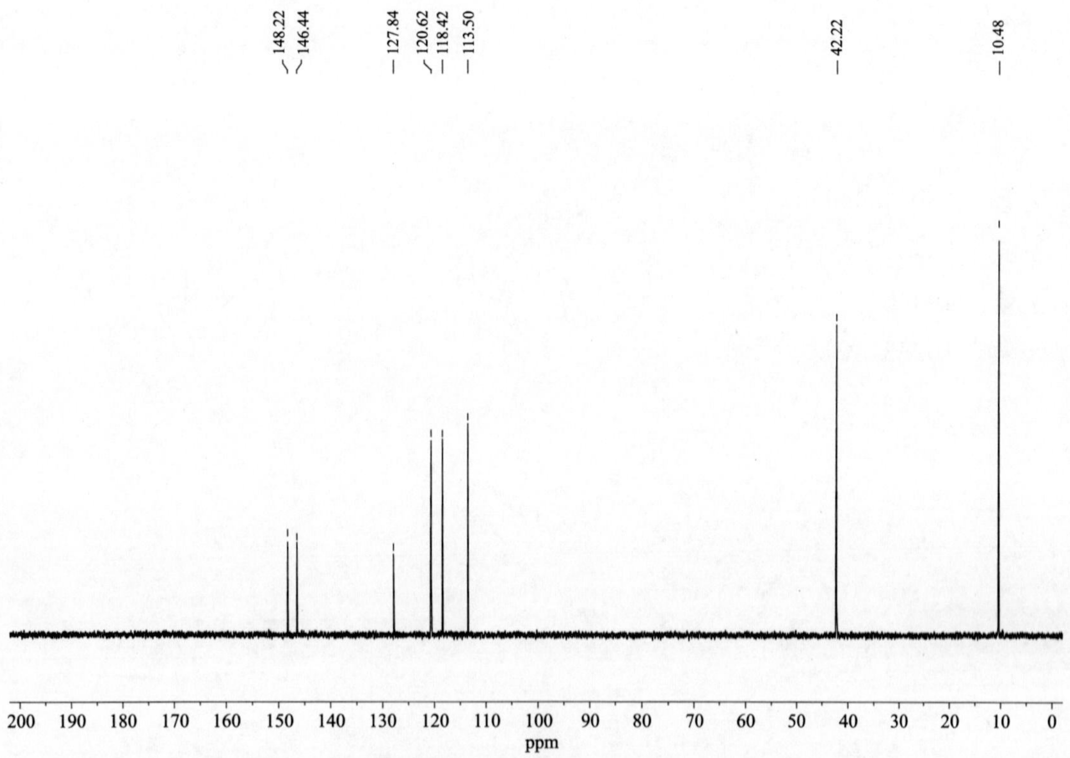

图 2　酚磺乙胺的 ^{13}C NMR 谱（溶剂：D_2O）

^{13}C NMR：δ 148.22（C－5），146.44（C－2），127.84（C－1），120.62（C－3），118.42（C－4），113.50（C－6），42.22（C－1′，3′），10.48（C－2′，4′）

备注

1. 中文化学名　2,5－二羟基苯磺酸二乙胺盐

2. 英文化学名　2,5－dihydroxybenzenesulfonic acid *N*－ethylethanamine

3. 性状　本品为白色结晶或结晶性粉末；无臭，味苦；有引湿性；遇光易变质。

4. 溶解性　本品在水中极易溶解，在甲醇中易溶，在无水乙醇中溶解，在二氯甲烷中几乎不溶。

5. 对照品编号与批号　100134－201103

格 列 本 脲

英文名 Glibenclamide

分子式 $C_{23}H_{28}ClN_3O_5S$

分子量 494.00

CAS 号 10238－21－8

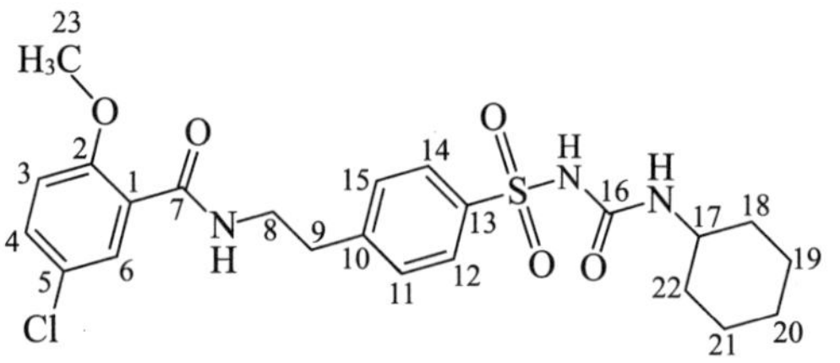

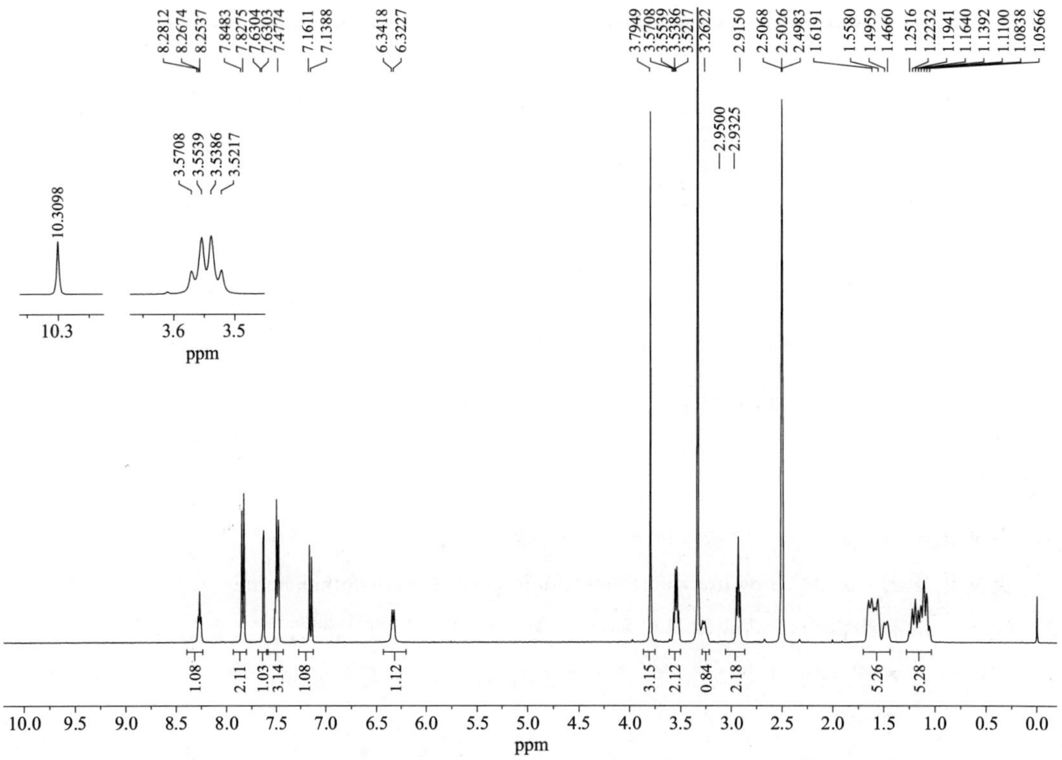

图 1 格列本脲的¹H NMR 谱（溶剂：CD_3SOCD_3）

¹H NMR：δ 10.31（SO_2NH, brs, 1H），8.27（C_{16}—NH, t, J=5.5 Hz, 1H），7.84（H－12, 14, d, J=8.3 Hz, 2H），7.63（H－6, d, J=2.8 Hz, 1H），7.57～7.42（H－4, 11, 15, m, 3H），7.15（H－3, d, J=8.9 Hz, 1H），6.33（C_7—NH, d, J=7.6 Hz, 1H），3.79（H－23, s, 3H），3.55（H－8, dd, J=12.9, 6.8 Hz, 2H），3.26（C－17, m, 1H），2.93（H－9, t, J=7.0 Hz, 2H），1.71～1.41（H－18a, 19a, 20a, 21a, 22a, m, 5H），1.31～1.02（H－18b, 19b, 20b, 21b, 22b, m, 5H）

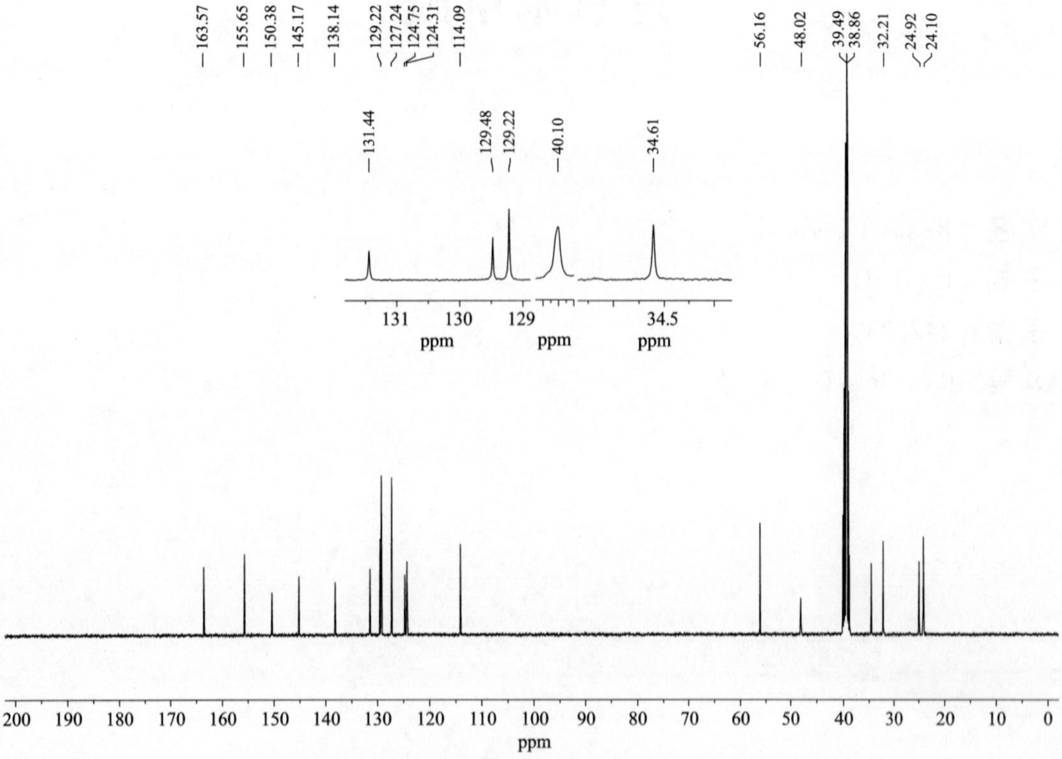

图 2　格列本脲的^{13}C NMR 谱（溶剂：CD_3SOCD_3）

^{13}C NMR：δ 163.57（C－16），155.65（C－7），150.38（C－2），145.17（C－10），138.14（C－5），131.44（C－12，14），129.48（C－6），129.22（C－4，13），127.24（C－11，15），124.75（C－10），124.31（C－1），114.09（C－3），56.16（C－23），48.02（C－17），40.10（C－8），34.61（C－9），32.21（C－18，22），24.92（C－20），24.10（C－19，21）

备注

1．中文化学名　*N*－[2－[4－[[[(环己氨基)羰基]氨基]磺酰基]苯基]乙基]－2－甲氧基－5－氯苯甲酰胺

2．英文化学名　5－chloro－*N*－[2－[4－[[[(cyclohexylamino)carbonyl]amino]sulfonyl]phenyl]ethyl]－2－methoxybenzamide

3．性状　本品为白色结晶性粉末；几乎无臭，无味。

4．溶解性　本品在三氯甲烷中略溶，在甲醇或乙醇中微溶，在水或乙醚中不溶。

5．对照品编号与批号　100135－200404

参考文献

[1] Rasheed K, Tariq M, Munir C, et al. Synthesis, characterization and hypoglycemic activity of Zn(Ⅱ), Cd(Ⅱ) and Hg(Ⅱ) complexes with glibenclamide. Chem Pharm Bull, 2008, 56: 168(^{1}H NMR, ^{13}C NMR).

过氧苯甲酰

英文名 Benzoyl Peroxide

分子式 $C_{14}H_{10}O_4$

分子量 242.23

CAS 号 94-36-0

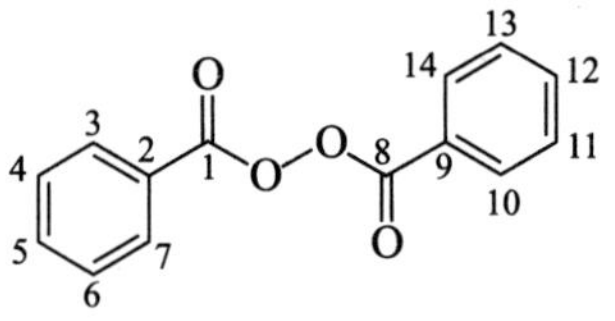

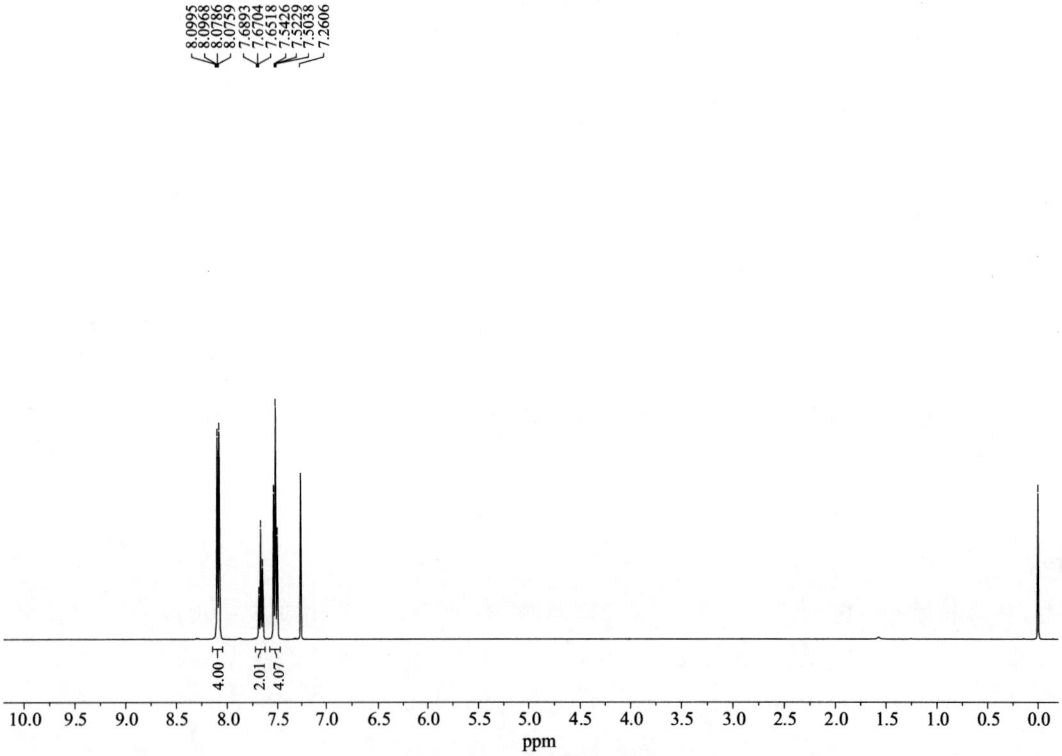

图 1 过氧苯甲酰的 ^{1}H NMR 谱（溶剂：$CDCl_3$）

^{1}H NMR：δ 8.10（H-3，7，10，14，dd，J=7.5，1.1 Hz，4H），7.67（H-5，12，t，J=7.5 Hz，2H），7.52（H-4，6，11，13，t，J=7.8 Hz，4H）

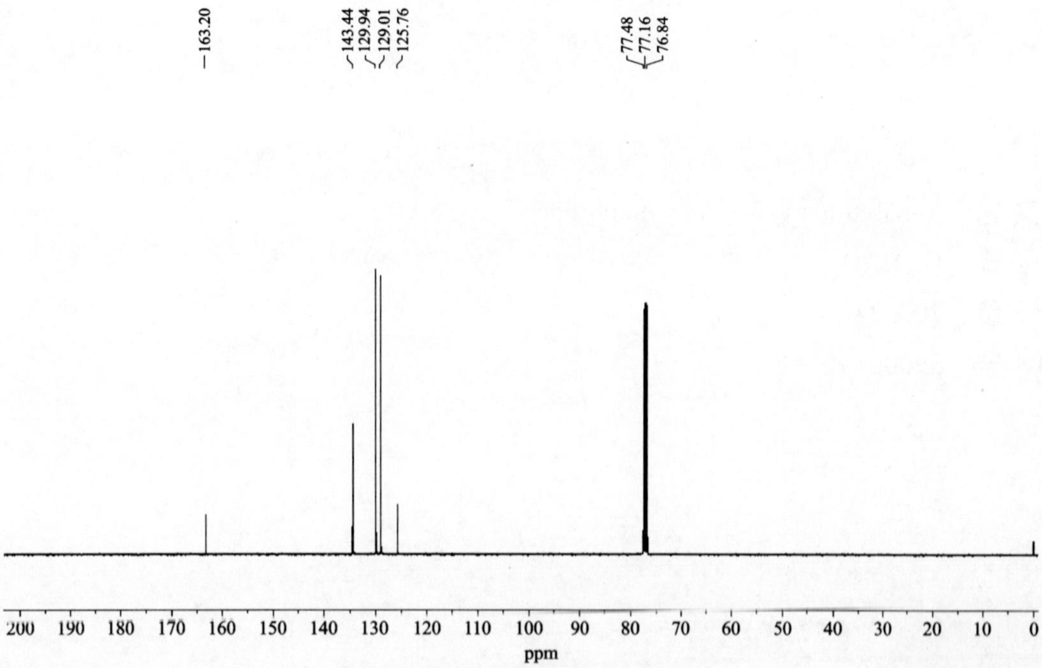

图 2　过氧苯甲酰的^{13}C NMR 谱（溶剂：$CDCl_3$）

^{13}C NMR：δ 163.20（C－1，8），143.44（C－5，12），129.94（C－3，7，10，14），129.01（C－4，6，11，13），125.76（C－2，9）

备注

1. 中文化学名　过氧化二苯甲酰

2. 英文化学名　dibenzoylperoxide

3. 性状　本品为白色结晶性粉末；有特殊臭。

4. 溶解性　本品在丙酮或三氯甲烷中易溶，在甲醇或乙醇中略溶，在水中极微溶解。

5. 对照品编号与批号　100137－200701

参考文献

[1] http://sdbs.db.aist.go.jp/sdbs/cgi-bin/cre_index.cgi? lang=eng(SDBS)(^{1}H NMR, ^{13}C NMR).

萘普生杂质 A

英文名 6 - Methoxy - 2 - Acetonaphthone

分子式 $C_{13}H_{12}O_2$

分子量 200. 24

CAS 号 3900 - 45 - 6

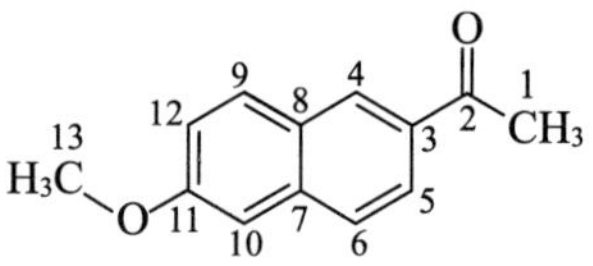

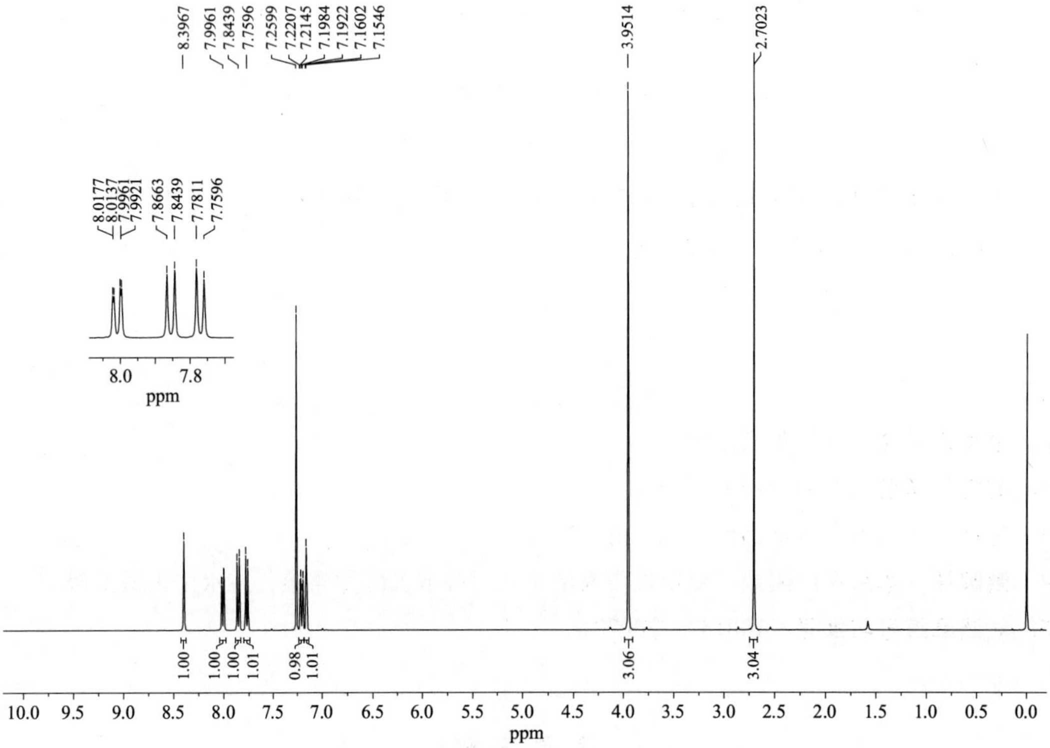

图 1 萘普生杂质 A 的 ^{1}H NMR 谱（溶剂：$CDCl_3$）

^{1}H NMR：δ 8.40（H - 4，s，1H），8.01（H - 5，dd，J = 8.6，1.6 Hz，1H），7.86（H - 9，d，J = 8.9 Hz，1H），7.77（H - 6，d，J = 8.6 Hz，1H），7.21（H - 12，dd，J = 8.9，2.5 Hz，1H），7.16（H - 10，d，J = 2.3 Hz，1H），3.95（H - 13，s，3H），2.70（H - 1，s，3H）

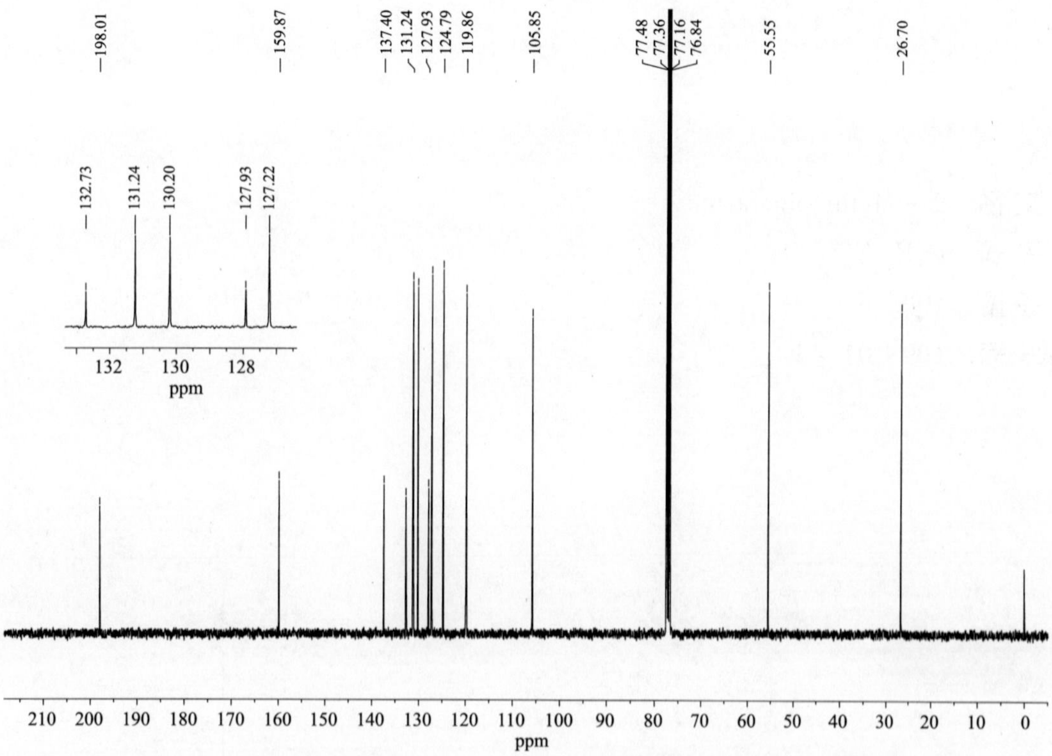

图 2　萘普生杂质 A 的 ^{13}C NMR 谱（溶剂：$CDCl_3$）

^{13}C NMR：δ 198.01（C-2），159.87（C-11），137.40（C-7），132.73（C-3），131.24（C-9），130.20（C-4），127.93（C-8），127.22（C-6），124.79（C-5），119.86（C-12），105.85（C-10），55.55（C-13），26.70（C-1）

备注

1. **性状**　本品为白色结晶性粉末。
2. **溶解性**　本品不溶于水，易溶于乙醇、乙酸乙酯等有机溶剂。
3. **对照品编号与批号**　100140-200303

参 考 文 献

[1] http://sdbs.db.aist.go.jp/sdbs/cgi-bin/cre_index.cgi? lang=eng(SDBS)(^{1}H NMR,^{13}C NMR).

乙氨嗪杂质 A

英文名 *N* - Methylpiperazine

分子式 $C_5H_{12}N_2$

分子量 100. 16

CAS 号 109 - 01 - 3

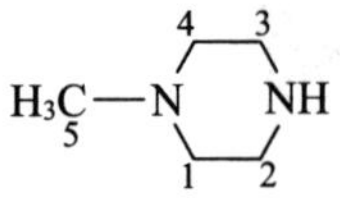

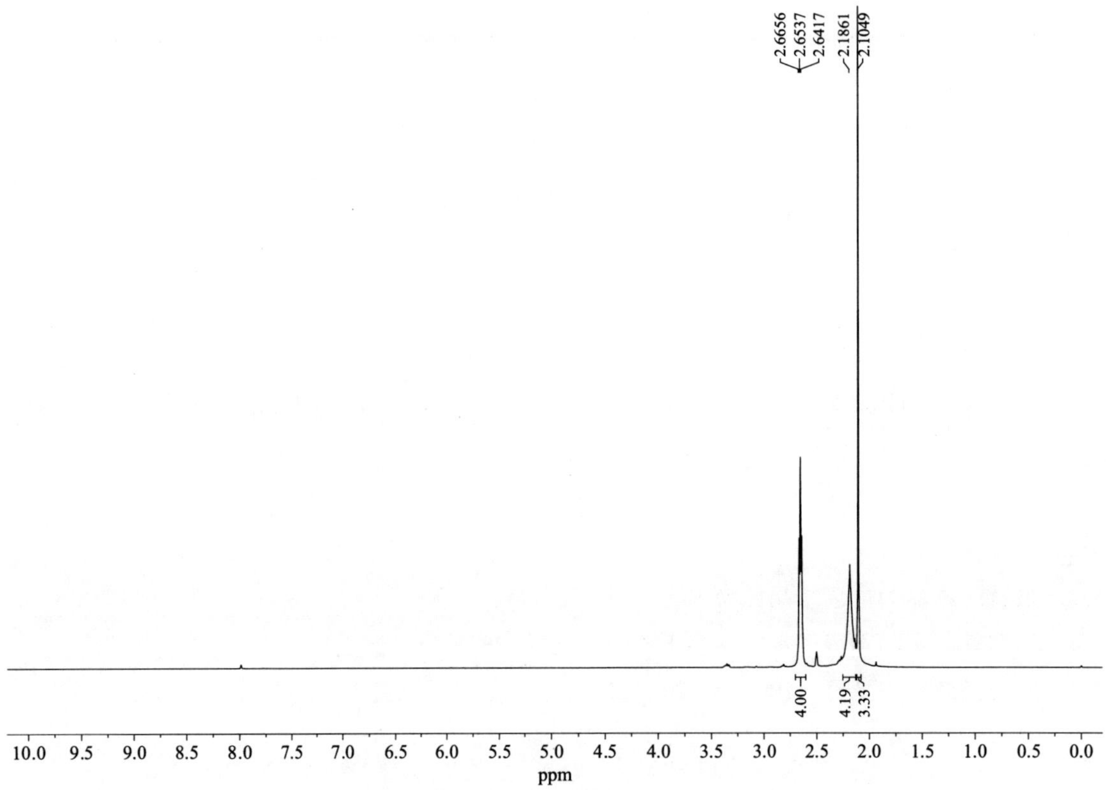

图 1　乙氨嗪杂质 A 的 ^{1}H NMR 谱（溶剂：CD_3SOCD_3）

^{1}H NMR：δ 2. 65 （H - 2，3，t，J = 4. 8 Hz，4H），2. 19 （H - 1，4，brs，4H），2. 10 （H - 5，s，3H）

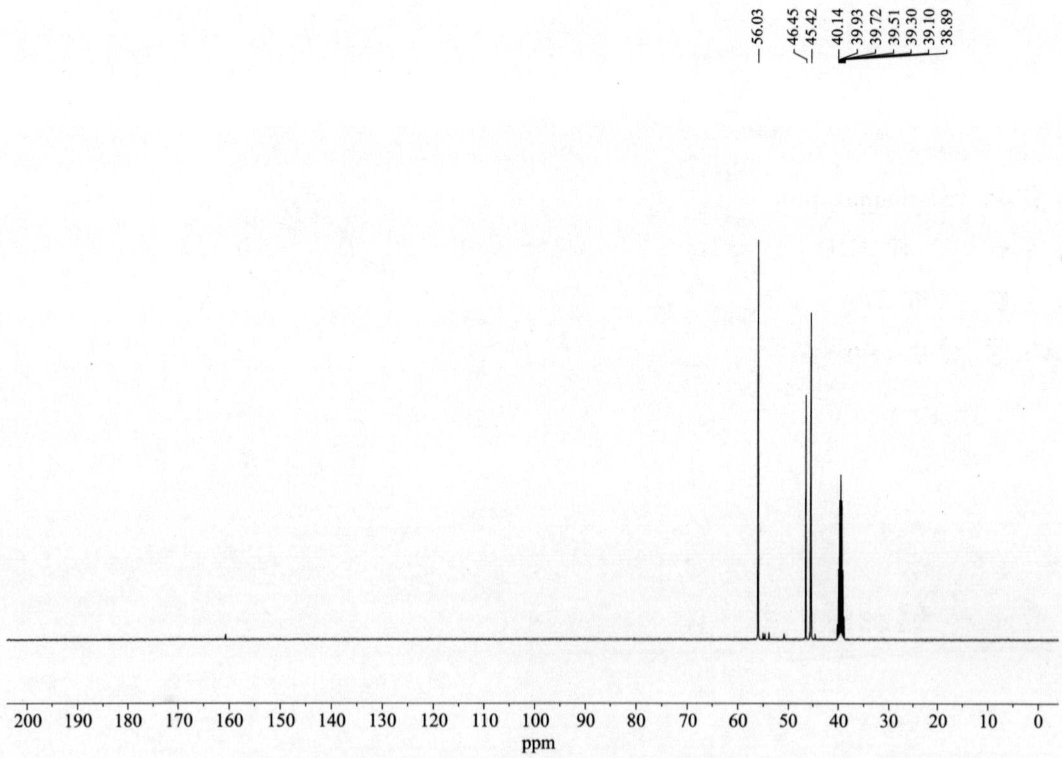

图 2　乙氨嗪杂质 A 的^{13}C NMR 谱（溶剂：CD_3SOCD_3）

^{13}C NMR：δ 56.03 （C－1，4），46.45 （C－5），45.42 （C－2，3）

备注

1. 性状　本品为淡黄色液体。

2. 对照品编号与批号　100141－199301

卡 马 西 平

英文名 Carbamazepine

分子式 $C_{15}H_{12}N_2O$

分子量 236.27

CAS 号 298-46-4

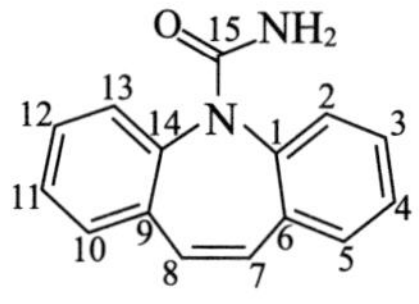

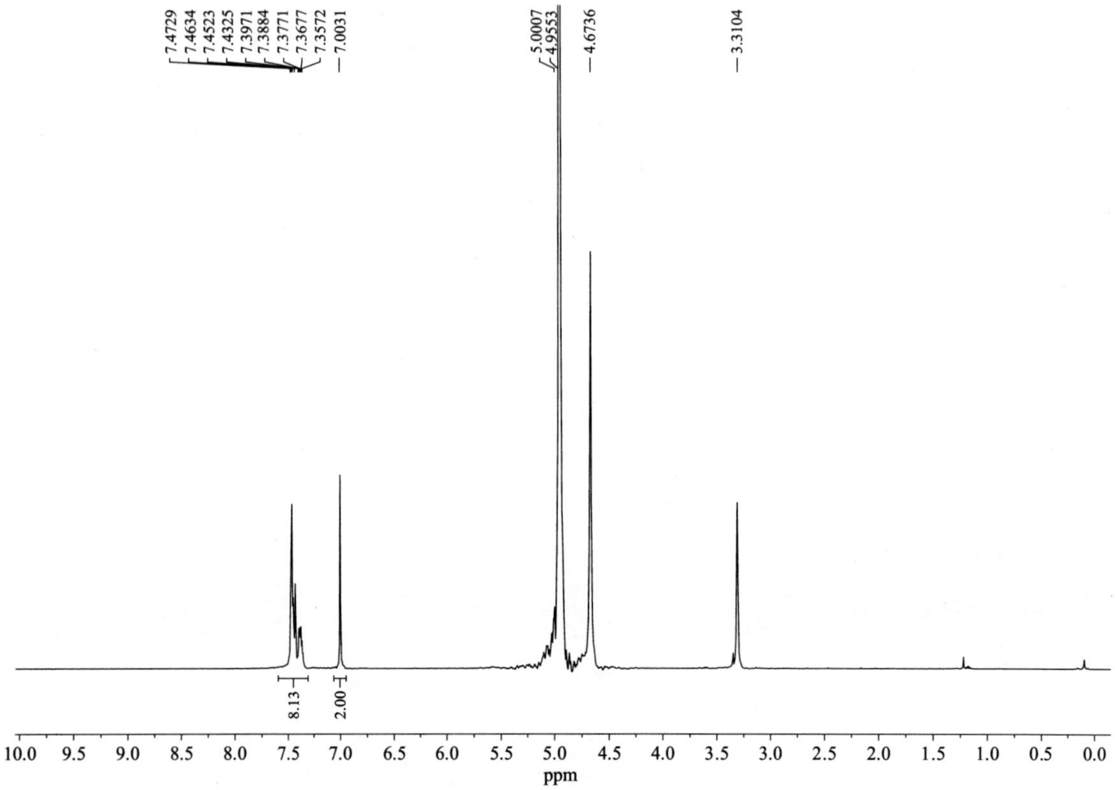

图 1 卡马西平的 ^{1}H NMR 谱（溶剂：CD_3OD）

^{1}H NMR：δ 7.49～7.30（Ar-H，m，8H），7.00（H-7，8，s，2H）

注：δ 4.67 为氘代溶剂杂质峰

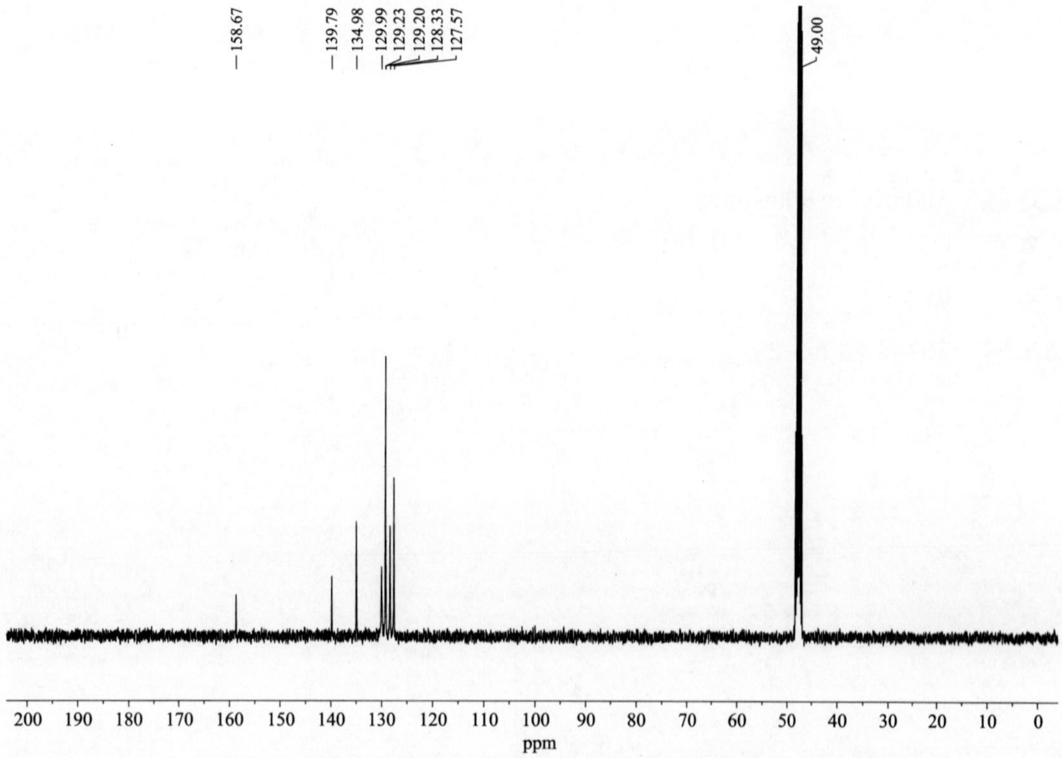

图 2　卡马西平的 ^{13}C NMR 谱（溶剂：CD_3OD）

^{13}C NMR：δ 158.67（C－15），139.79（C－1，14），134.98（C－7，8），129.99（C－6，9），129.23（C－10，12，13），129.20（C－2，3，5），128.33（C－11），127.57（C－4）

备注

1. 中文化学名　5*H*－二苯并[*b*,*f*]氮杂䓬－5－甲酰胺

2. 英文化学名　5*H*－dibenz[*b*,*f*]azepine－5－carboxamide

3. 性状　本品为白色或类白色的结晶性粉末；几乎无臭。

4. 溶解性　本品在三氯甲烷中易溶，在乙醇中溶解，在水或乙醚中几乎不溶。

5. 对照品编号与批号　100142－201105

参 考 文 献

[1] Kumata K, Takei M, Ogawa M, et al. One－pot radiosynthesis of [^{13}N] urea and [^{13}N] carbamate using no－carrier－added [^{13}N] NH_3. J Labelled Compd Radiopharm, 2009, 52: 166.

磷酸咯萘啶

英文名 Malaridine Phosphate

分子式 $C_{29}H_{32}ClN_5O_2 \cdot 4H_3PO_4$

分子量 910.04

CAS 号 76748－86－2

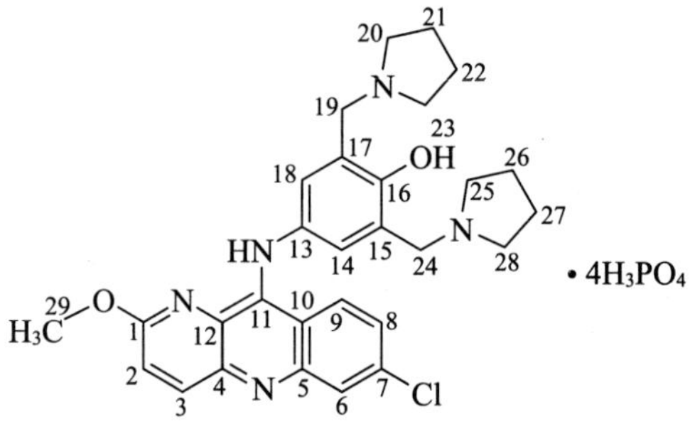

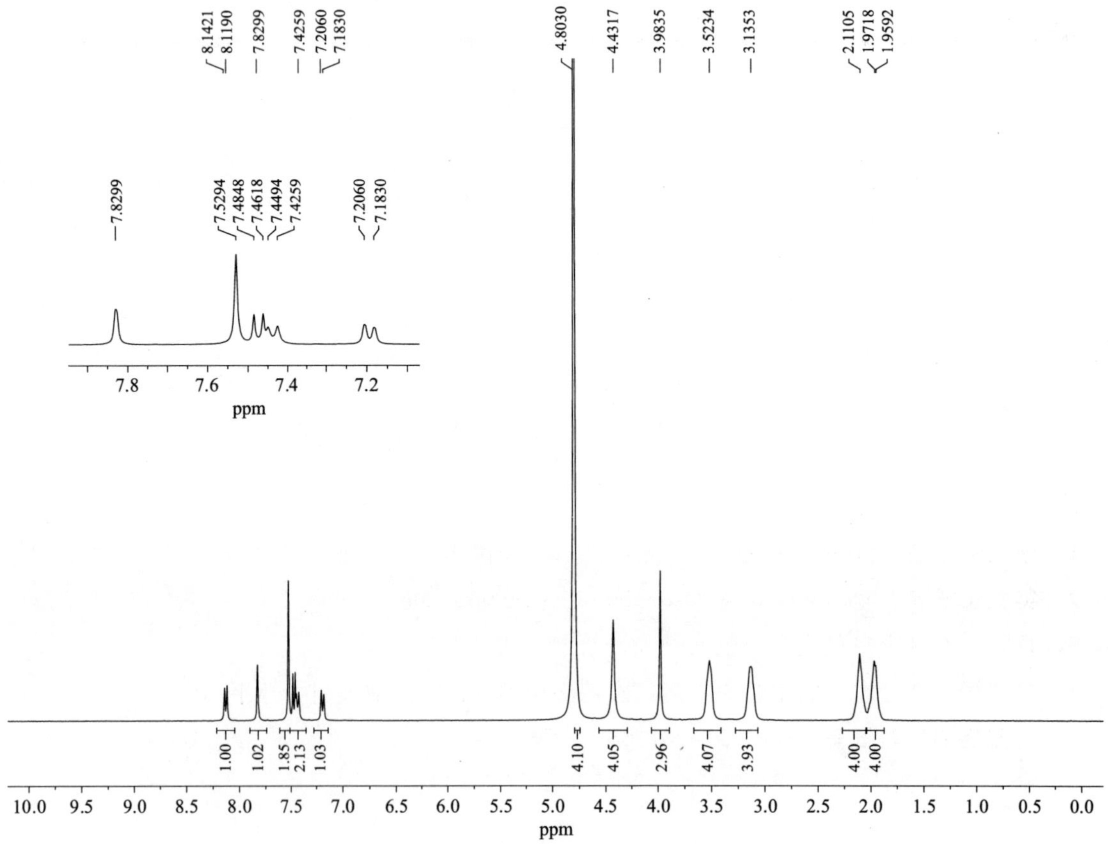

图 1 磷酸咯萘啶的^{1}H NMR 谱（溶剂：D_2O）

^{1}H NMR：δ 8.13（H－3，d，J=9.2 Hz，1H），7.83（H－6，s，1H），7.53（H－14，18，s，2H），7.47（H－2，d，J=9.2 Hz，1H），7.44（H－9，d，J=9.2 Hz，1H），7.19（H－8，d，J=9.2 Hz，1H），4.43（H－19，24，brs，4H），3.98（H－29，s，3H），3.52（H－20a，23a，25a，28a，brs，4H），3.13（H－20b，23b，25b，28b，brs，4H），2.11（H－21a，22a，26a，27a，brs，4H），1.96（H－21b，22b，26b，27b，brs，4H）

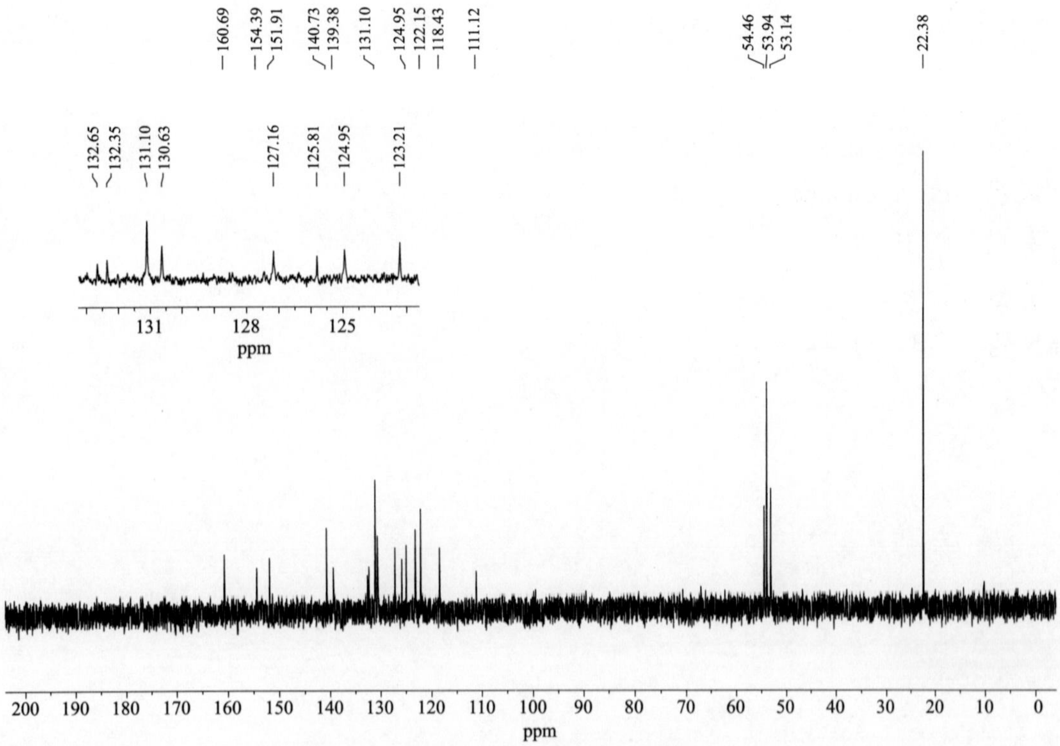

图 2　磷酸咯萘啶的^{13}C NMR 谱（溶剂：D_2O）

^{13}C NMR：δ 160.69（C－1），154.39（C－16），151.91（C－7），140.73（C－5），139.38（C－12），132.65（C－11），132.35（C－13），131.10（C－15，17），130.63（C－4），127.16（C－3），125.81（C－6），124.95（C－9），123.21（C－8），122.15（C－14，18），118.43（C－2），111.12（C－10），54.46（C－29），53.94（C－20，23，25，28），53.14（C－19，24），22.38（C－21，22，26，27）

备注

1. 中文化学名　10－[[3′,5′－双(1－吡咯烷甲基)－4′－羟基苯基]氨基]－2－甲氧基－7－氯苯并[*b*]－1,5－萘啶四磷酸盐

2. 英文化学名　4－[(7－chloro－2－methoxybenzo[*b*]－1,5－naphthyridin－10－yl)amino]－2,6－bis(1－pyrrolidinylmethyl)phenol

3. 性状　本品为黄色至橙黄色结晶性粉末；无臭，味苦；具引湿性。

4. 溶解性　本品在水中溶解，在乙醇或乙醚中几乎不溶。

5. 对照品编号与批号　100144－200502

苯丙氨酯

英文名 Phenprobamate

分子式 $C_{10}H_{13}NO_2$

分子量 179.22

CAS 号 673-31-4

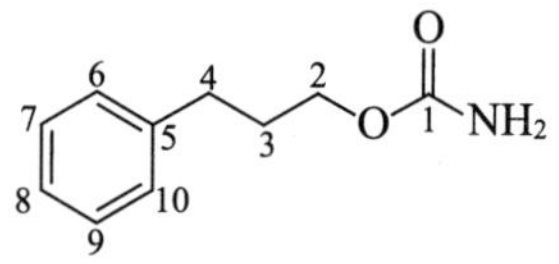

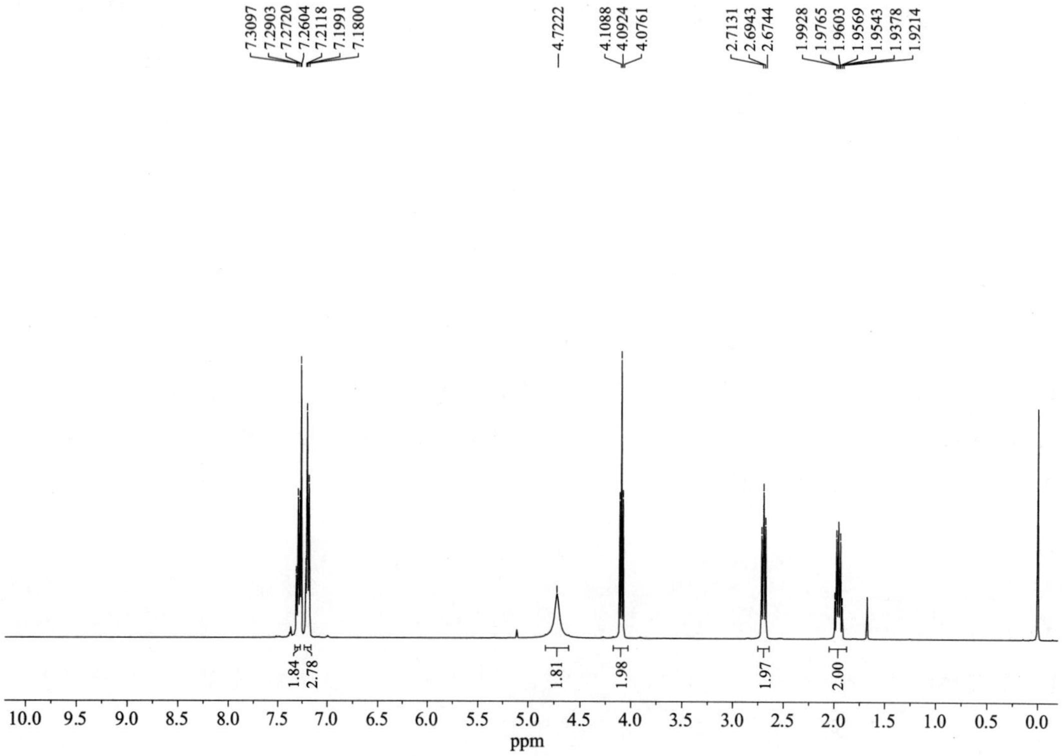

图 1 苯丙氨酯的^{1}H NMR 谱（溶剂：$CDCl_3$）

^{1}H NMR：δ 7.32～7.24（H-6, 10, m, 2H），7.22～7.16（H-7, 8, 9, m, 3H），4.72（NH_2, brs, 2H），4.09（H-2, t, J=6.5 Hz, 2H），2.69（H-4, t, J=7.5 Hz, 2H），2.05～1.88（H-3, m, 2H）

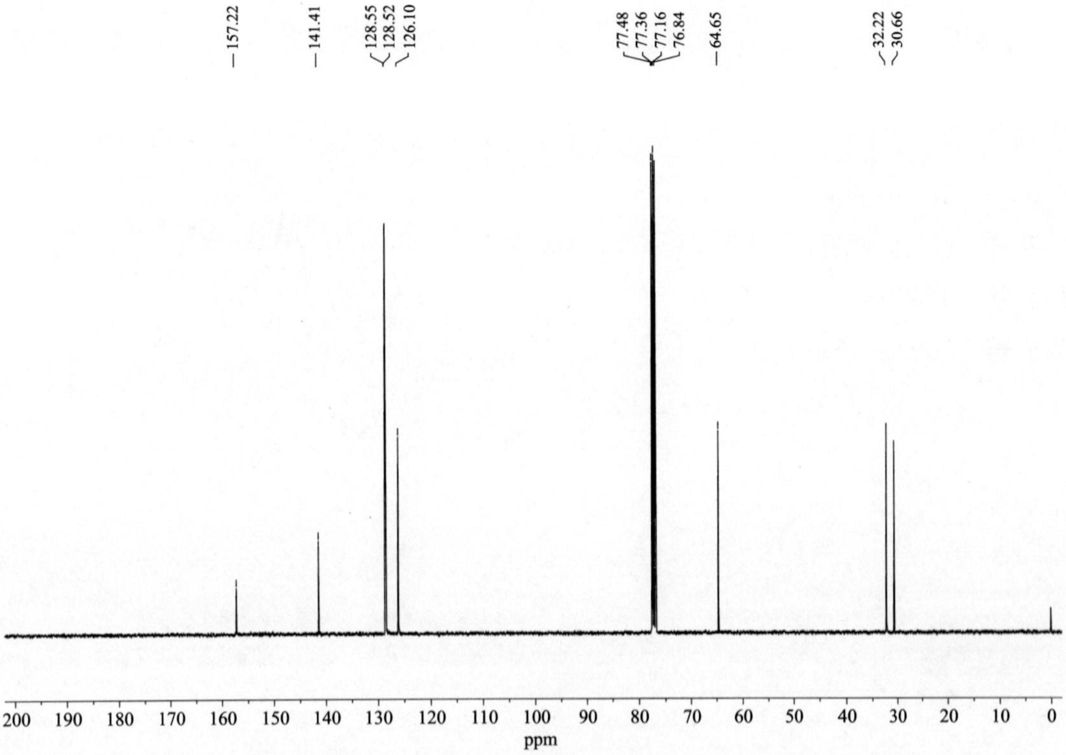

图 2 苯丙氨酯的^{13}C NMR 谱（溶剂：$CDCl_3$）

^{13}C NMR：δ 157.22（C－1），141.41（C－5），128.55（C－6，7），128.52（C－8，9），126.10（C－10），64.65（C－2），32.22（C－4），30.66（C－3）

备注

1. **中文化学名** 3－苯基－1－丙醇氨基甲酸酯
2. **英文化学名** 3－phenyl－1－propanolcarbamate
3. **性状** 本品为白色有光泽的结晶性粉末；微有特异臭。
4. **溶解性** 本品在三氯甲烷中易溶，在乙醇中溶解，在水或乙醇中微溶。
5. **对照品编号与批号** 100145－199501

哈西奈德

英文名 Halcinonide

分子式 $C_{24}H_{32}ClFO_5$

分子量 454.96

CAS 号 3093-35-4

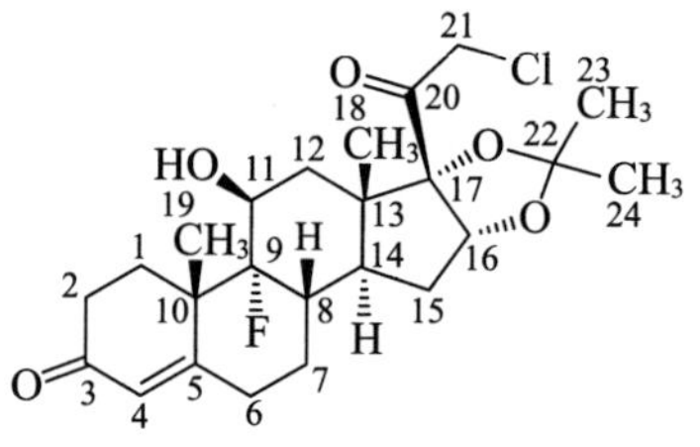

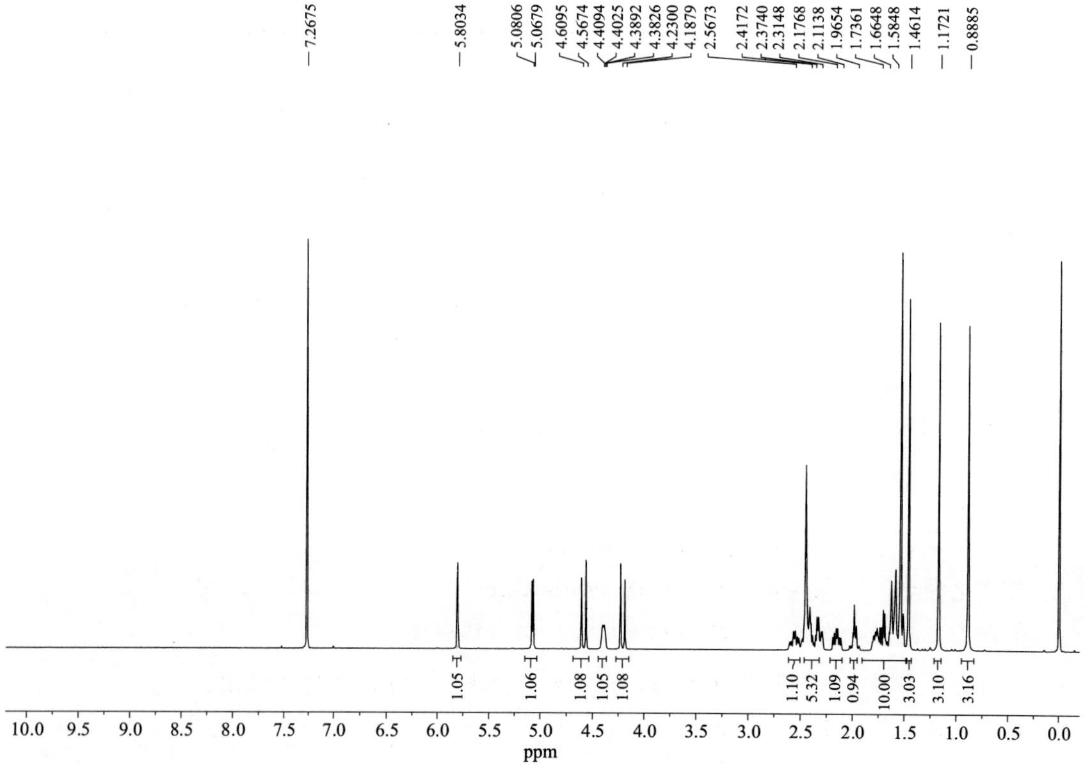

图 1 哈西奈德的 ^{1}H NMR 谱（溶剂：$CDCl_3$）

^{1}H NMR：δ 5.80 (H-4, s, 1H), 5.07 (H-16, d, J=5.1 Hz, 1H), 4.59 (H-21a, d, J=16.8 Hz, 1H), 4.41 (H-11, m, 1H), 4.21 (H-21b, d, J=16.8 Hz, 1H), 2.56 (m, 1H), 2.50～2.26 (m, 5H), 2.15 (m, 1H), 2.01 (m, 1H), 1.82～1.49 (m, 7H), 1.58 (H-23, s, 3H), 1.46 (H-24, s, 3H), 1.17 (H-19, s, 3H), 0.89 (H-18, s, 3H)

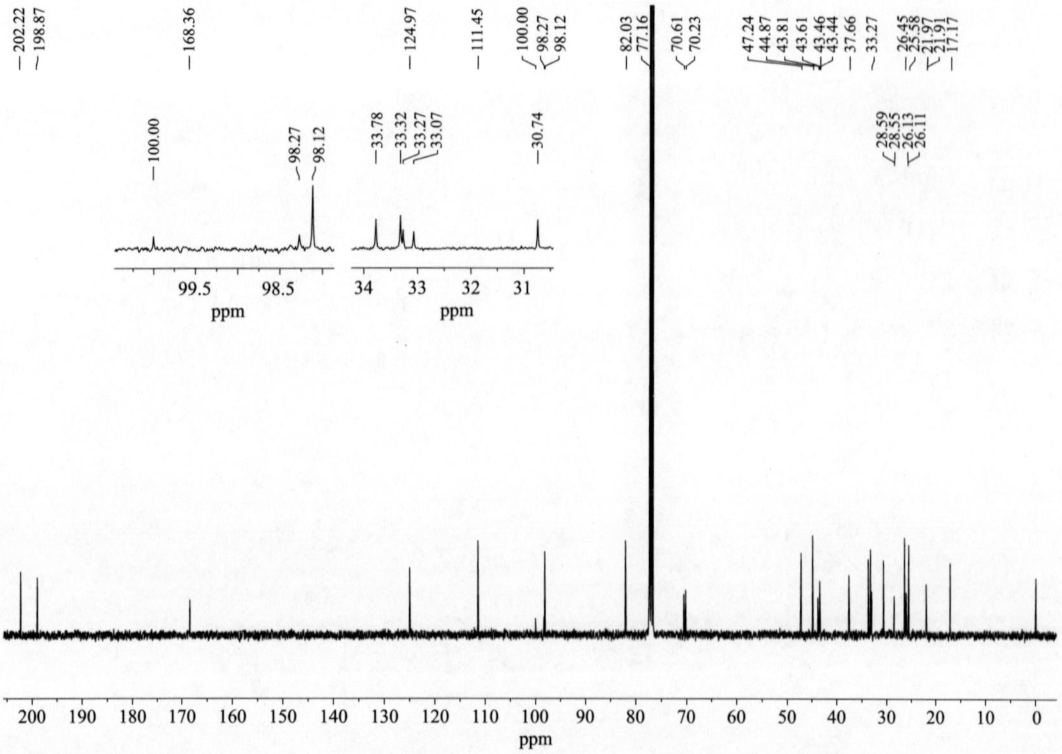

图 2　哈西奈德的 ^{13}C NMR 谱（溶剂：$CDCl_3$）

^{13}C NMR：δ 202.22（C－20），198.87（C－3），168.36（C－5），124.97（C－4），111.45（C－22），99.14（C－9，d，J＝174.7 Hz），98.12（C－17），82.03（C－16），70.42（C－11，d，J＝38.4 Hz），47.24（C－13），44.87（C－21），43.71（C－10，d，J＝20.2 Hz），43.45（C－14，d，J＝2.0 Hz），37.66（C－12），33.78（C－2），33.32（C－15），33.17（C－8，d，J＝20.2 Hz），30.74（C－6），28.57（C－7，d，J＝4.0 Hz），26.45（C－23），26.12（C－1，d，J＝2.0 Hz），25.58（C－24），21.94（C－19，d，J＝6.1 Hz），17.17（C－18）

备注

1. **中文化学名**　16α,17－[(1－甲基亚乙基)双(氧)]－11β 羟基－21－氯－9－氟孕甾－4－烯－3,20－二酮
2. **英文化学名**　(11β,16α)－21－chloro－9－fluoro－11－hydroxy－16,17－[(1－methylethylidene)bis(oxy)] pregn－4－ene－3,20－dione
3. **性状**　本品为白色至微黄色结晶性粉末；无臭。
4. **溶解性**　本品在三氯甲烷中溶解，在甲醇或乙醇中微溶，在水中不溶。
5. **对照品编号与批号**　100146－200403

氯化胆碱

英文名 Choline Chloride

分子式 $C_5H_{14}ClNO$

分子量 139.62

CAS 号 67-48-1

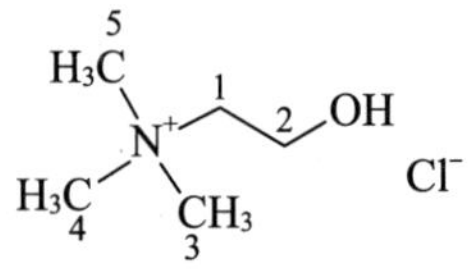

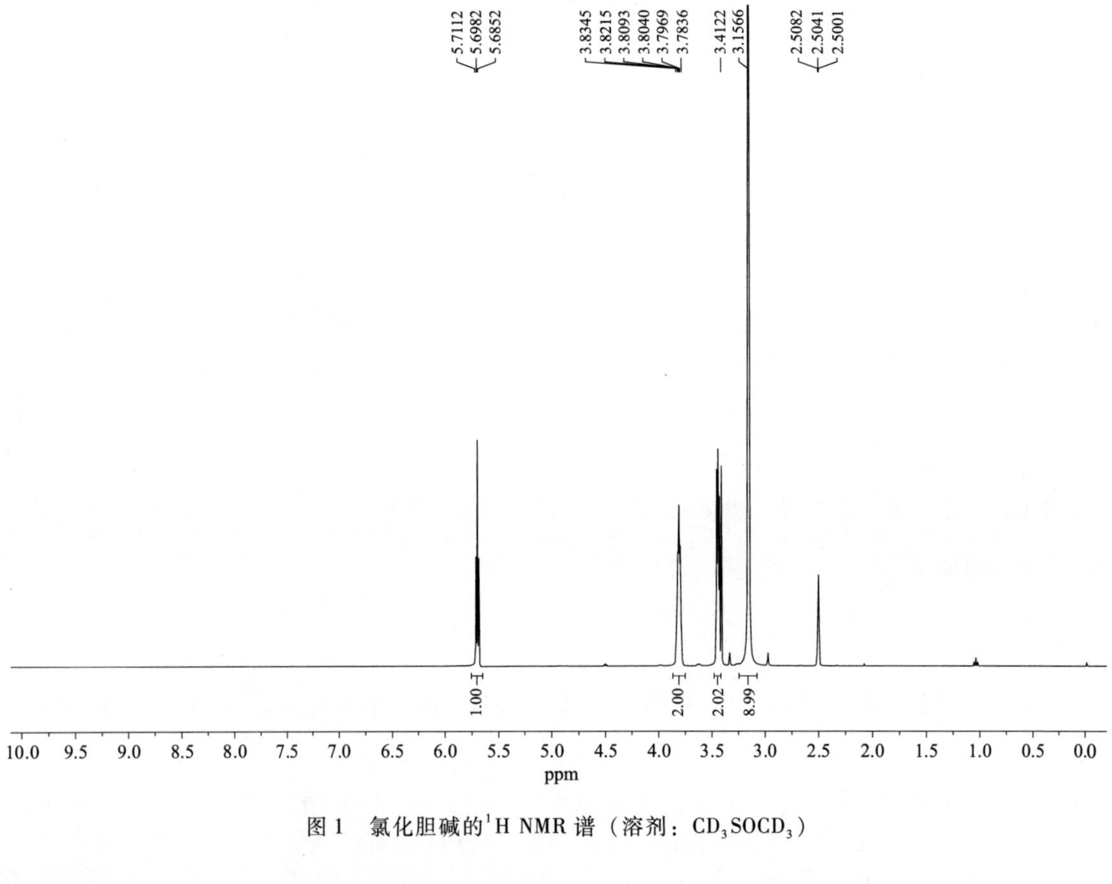

图1 氯化胆碱的 ^{1}H NMR 谱（溶剂：CD_3SOCD_3）

^{1}H NMR：δ 5.71 (OH, t, J = 5.2 Hz, 1H), 3.86～3.71 (H-1, m, 2H), 3.49～3.43 (H-2, m, 2H), 3.16 (H-3, 4, 5, s, 9H)

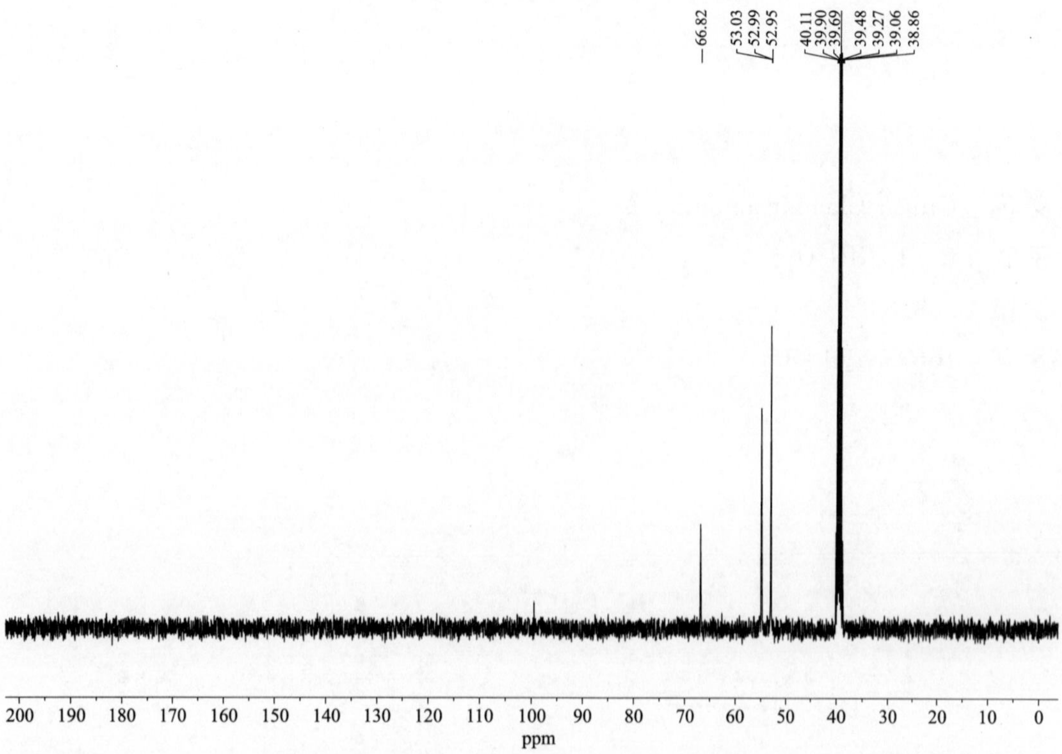

图 2 氯化胆碱的^{13}C NMR 谱（溶剂：CD_3SOCD_3）

^{13}C NMR：δ 66.82（C－2），54.90（C－1），52.99（C－3，4，5）

备注

1. 中文化学名 氯化 2－羟乙基三甲铵

2. 英文化学名 2－hydroxy－*N*,*N*,*N*－trimethylethanaminium chloride

3. 性状 本品为无色柱状结晶，极易吸潮。

4. 对照品编号与批号 100147－200302

参 考 文 献

[1] Lu C F. Task specific onium salt as soluble support in multicomponent synthesis of 4－aryl－2－amino－3－ethoxycarbonyl－naphtopyrans. Chin J Chem,2010,28:2469.

格列本脲杂质 A

英文名 Gliben Clamide Impurity A

分子式 $C_{16}H_{17}ClN_2O_4S$

分子量 368.84

CAS 号 16673-34-0

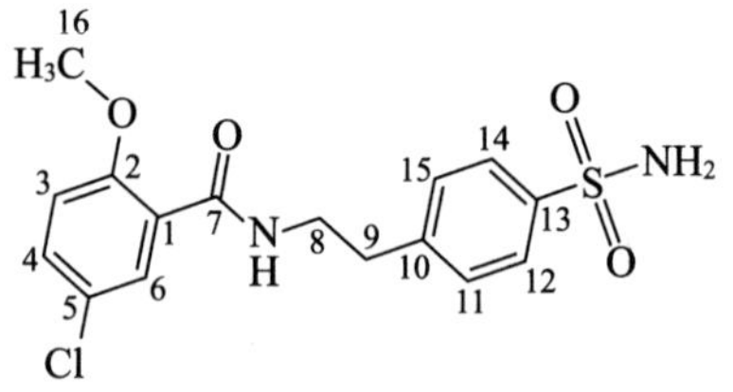

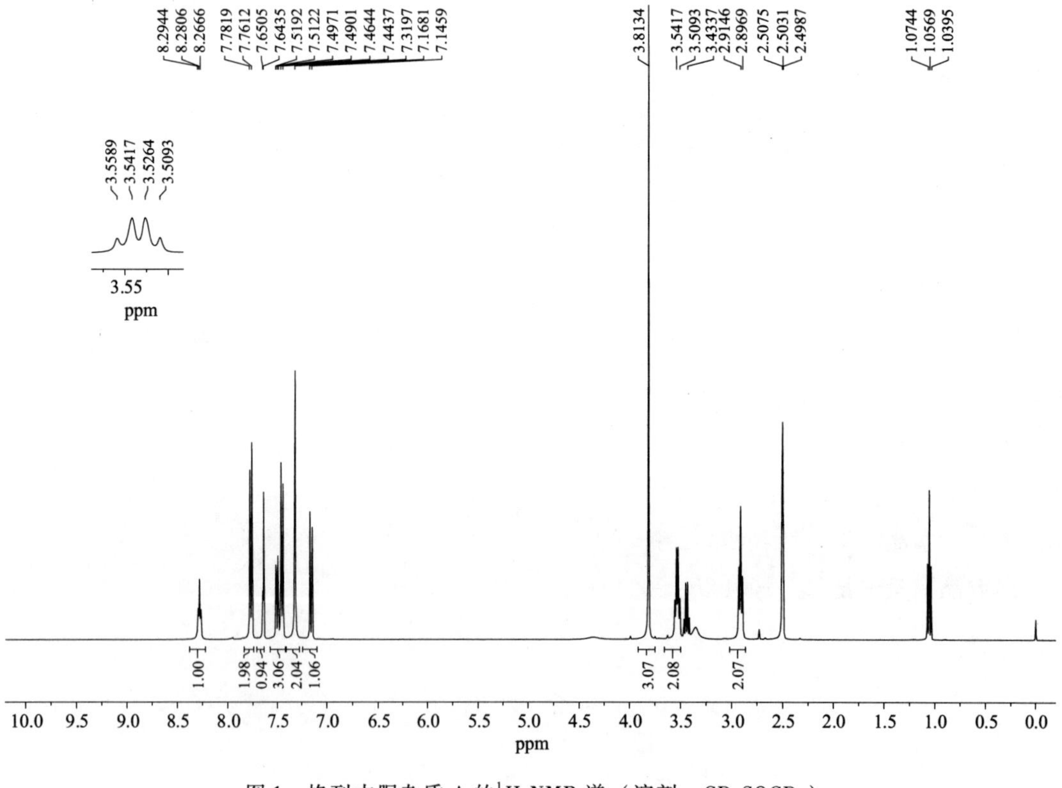

图 1 格列本脲杂质 A 的 ^{1}H NMR 谱（溶剂：CD_3SOCD_3）

^{1}H NMR：δ 8.28（NH，t，J=5.6 Hz，1H），7.77（H-12，14，d，J=8.3 Hz，2H），7.65（H-6，d，J=2.8 Hz，1H），7.50（H-4，dd，J=8.9，2.8 Hz，1H），7.45（H-11，15，d，J=8.3 Hz，2H），7.32（NH_2，brs，2H），7.16（H-3，d，J=8.9 Hz，1H），3.81（H-16，s，3H），3.53（H-8，dd，J=13.0，6.9 Hz，2H），2.91（H-9，t，J=7.1 Hz，2H）

注：样品含有乙醇杂质，δ 3.65（CH_2，q，J=7.0 Hz），1.07（CH_3，t，J=7.0 Hz）

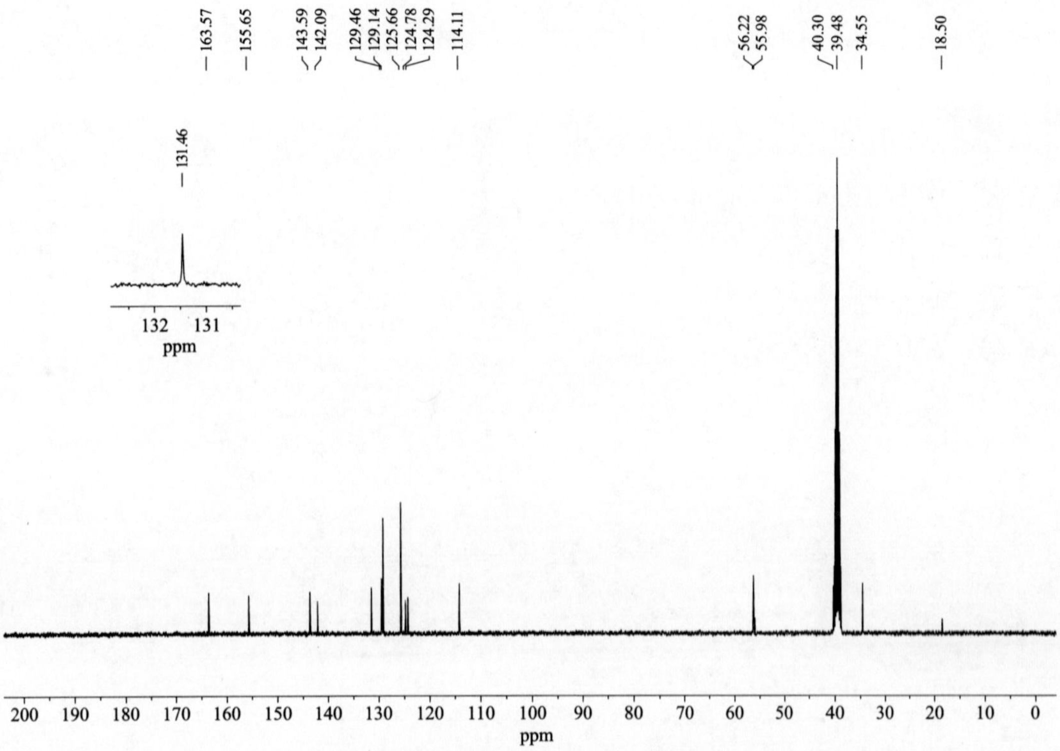

图 2　格列本脲杂质 A 的^{13}C NMR 谱（溶剂：CD_3SOCD_3）

^{13}C NMR：δ 163.57（C－7），155.65（C－2），143.59（C－10），142.09（C－13），131.46（C－4），129.46（C－6），129.14（C－11，15），125.66（C－12，14），124.78（C－5），124.29（C－1），114.11（C－3），56.22（C－16），40.30（C－8），34.55（C－9）

注：样品中含乙醇杂质，δ 55.98（CH_2），18.50（CH_3）

备注

1. **中文化学名**　4－[2－(5－氯－2－甲氧基苯甲酰胺)－乙基]－苯磺酰胺
2. **英文化学名**　4－[2－(5－chloro－2－methoxybenzamido)－ethyl]phenylsulfonamide
3. **性状**　本品为白色结晶性粉末。
4. **对照品编号与批号**　100149－200102

格列本脲杂质 B

英文名 Glibenclamide Impurity B

分子式 $C_{19}H_{21}ClN_2O_6S$

分子量 440.90

CAS 号 21165-77-5

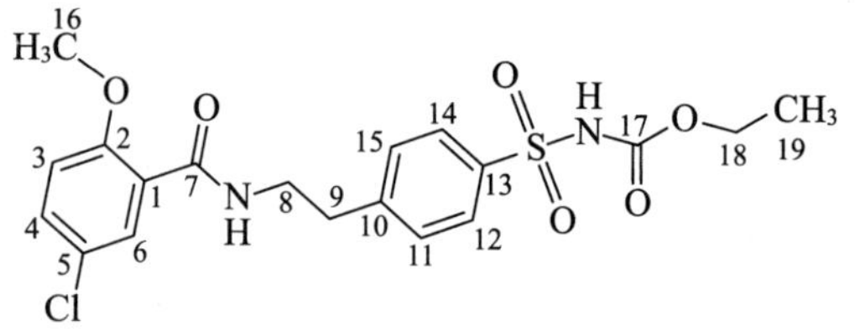

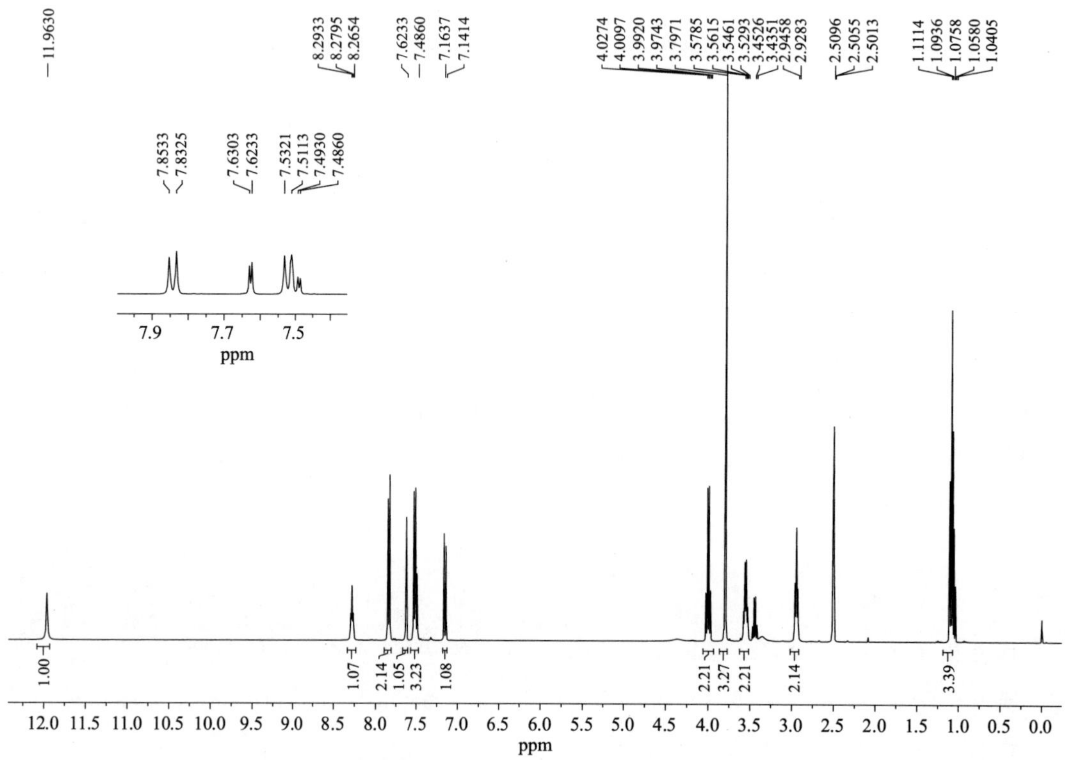

图 1 格列本脲杂质 B 的 ^1H NMR 谱（溶剂：CD_3SOCD_3）

^1H NMR：δ 11.96（SO_2NH，brs，1H），8.28（C_7—NH，t，$J=5.6$ Hz，1H），7.84（H-12，14，d，$J=8.3$ Hz，2H），7.63（H-6，d，$J=2.8$ Hz，1H），7.52（H-11，15，d，$J=8.3$ Hz，2H），7.48（H-4，d，$J=2.8$ Hz，1H），7.15（H-3，d，$J=8.9$ Hz，1H），4.00（H-18，q，$J=7.1$ Hz，2H），3.80（H-16，s，3H），3.55（H-8，q，$J=6.8$ Hz，2H），2.95（H-9，t，$J=7.0$ Hz，2H），1.09（H-19，t，$J=7.1$ Hz，3H）

注：样品含有乙醇杂质，δ 3.65（CH_2，q，$J=7.0$ Hz），1.07（CH_3，t，$J=7.0$ Hz）

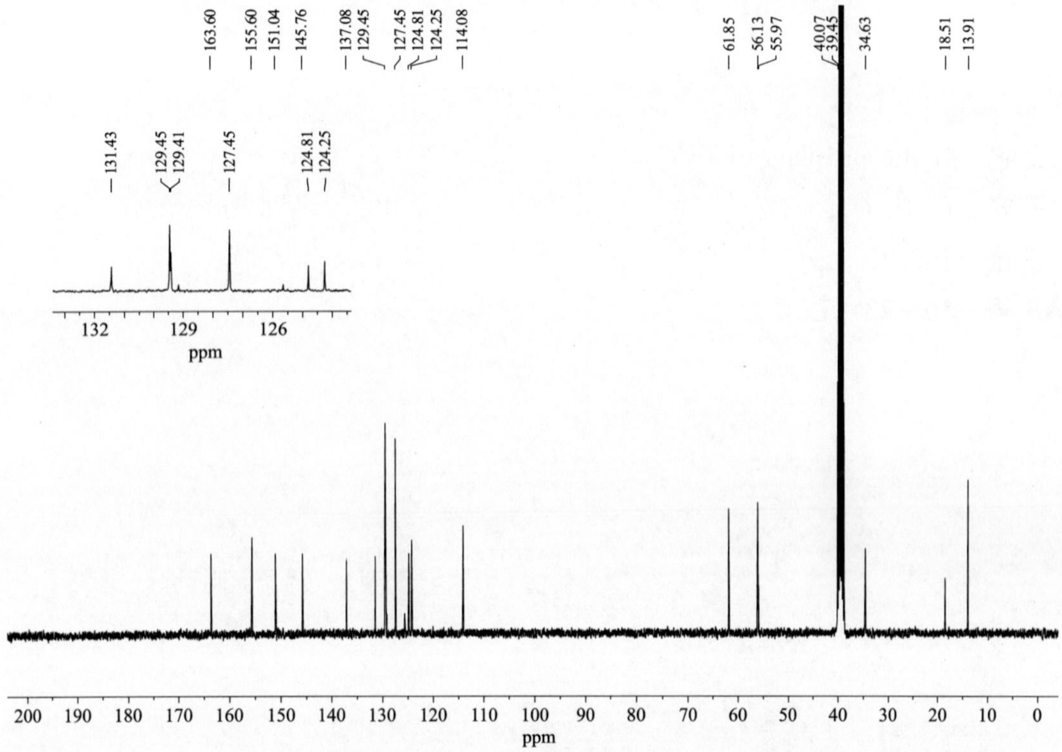

图 2　格列本脲杂质 B 的^{13}C NMR 谱（溶剂：CD_3SOCD_3）

^{13}C NMR：δ 163.60（C－7），155.60（C－17），151.04（C－2），145.76（C－10），137.08（C－13），131.43（C－4），129.45（C－11，15），129.41（C－6），127.45（C－12，14），124.81（C－5），124.25（C－1），114.08（C－3），61.85（C－18），56.05（C－16），40.07（C－8），34.63（C－9），13.91（C－19）

注：样品中含乙醇杂质 δ 55.97（CH_2），18.51（CH_3）

备注

1. 中文化学名　4－[2－(5－氯－2－甲氧基苯甲酰胺)－乙基]－苯磺酰胺基－甲酸乙酯

2. 英文化学名　ehyl [[4－[2－[(5－chloro－2－methoxybenzoyl) amino] ethyl] phenyl] sulphonyl] carbamate

3. 性状　本品为白色结晶性粉末。

4. 对照品编号与批号　100150－200603

氢化可的松

英文名 Hydrocortisone

分子式 $C_{21}H_{30}O_5$

分子量 362.47

CAS 号 50-23-7

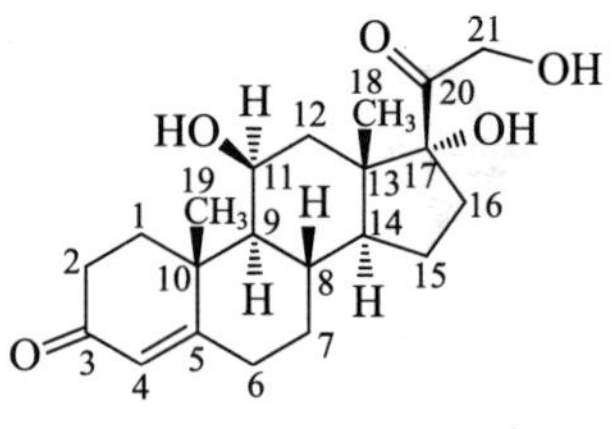

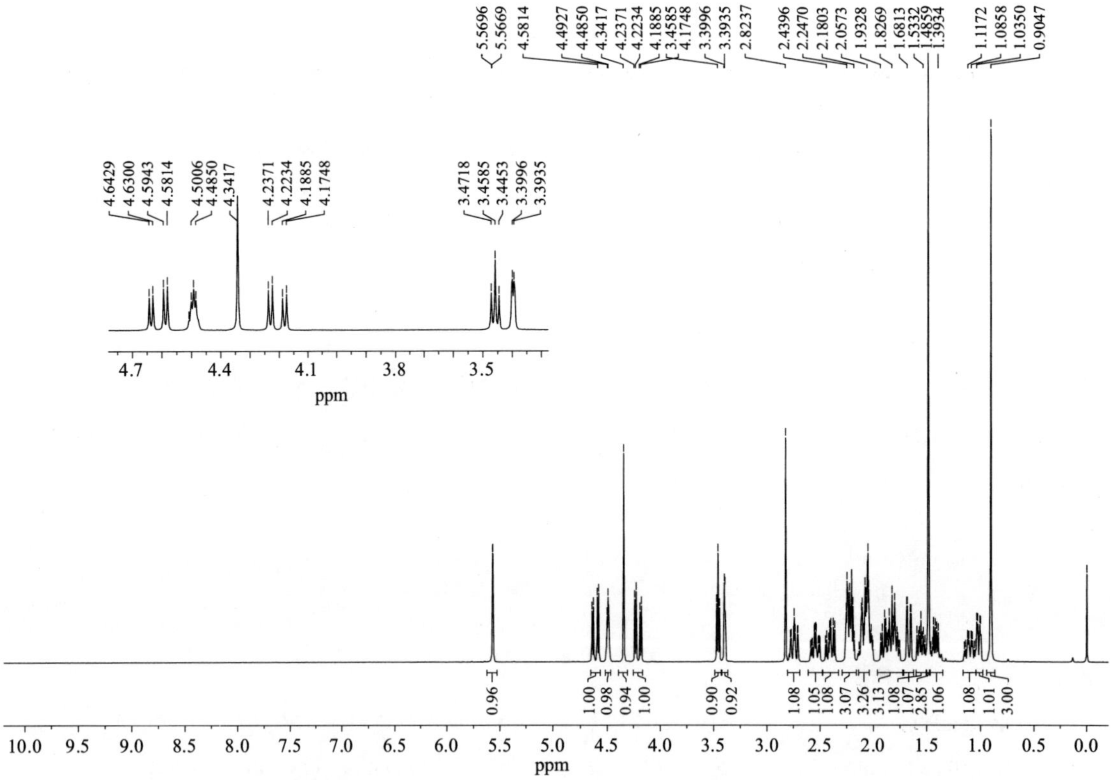

图 1　氢化可的松的 ^{1}H NMR 谱（溶剂：CD_3COCD_3）

^{1}H NMR：δ 5.57 (H-4, d, J=1.1 Hz, 1H), 4.61 (H-21a, dd, J=19.5, 5.1 Hz, 1H), 4.50 (H-11, m, 1H), 4.34 (OH, s, 1H), 4.21 (H-21b, dd, J=19.5, 5.1 Hz, 1H), 3.46 (OH-21, t, J=5.1 Hz, 1H), 3.40 (OH, d, J=2.5 Hz, 1H), 2.74 (m, 1H), 2.55 (m, 1H), 2.41 (m, 1H), 2.28~2.17 (m, 3H), 2.15~1.99 (m, 3H), 1.95~1.74 (m, 3H), 1.67 (m, 1H), 1.55 (m, 1H), 1.49 (H-19, s, 3H), 1.42 (m, 1H), 1.10 (m, 1H), 1.02 (m, 1H), 0.90 (H-18, s, 3H)

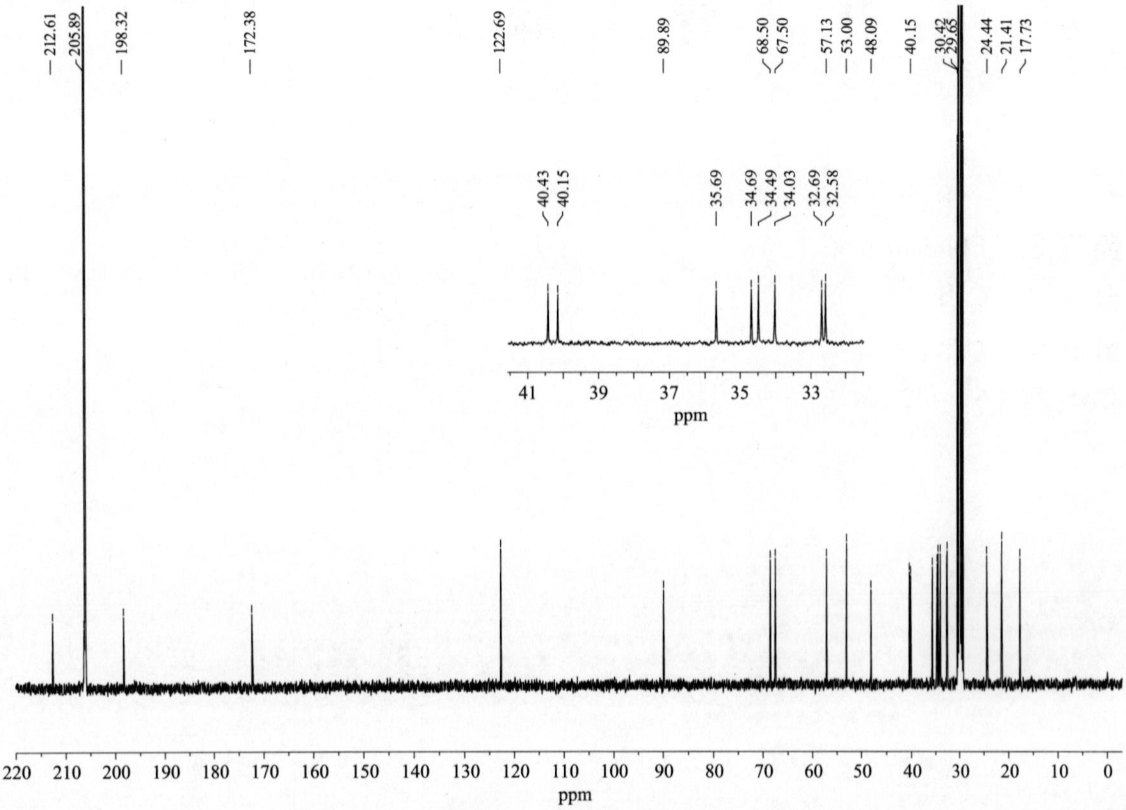

图 2　氢化可的松的^{13}C NMR 谱（溶剂：CD_3COCD_3）

^{13}C NMR：δ 212.61（C－20），198.32（C－3），172.38（C－5），122.69（C－4），89.89（C－17），68.50（C－11），67.50（C－21），57.13（C－9），53.00（C－14），48.09（C－13），40.43（C－12），40.15（C－10），35.69（C－1），34.69（C－2），34.49（C－6），34.03（C－16），32.69（C－8），32.58（C－7），24.44（C－15），21.41（C－19），17.73（C－18）

备注

1. **中文化学名**　11β,17α,21－三羟基孕甾－4－烯－3,20－二酮
2. **英文化学名**　(11β)－11,17,21－trihydroxypregn－4－ene－3,20－dione
3. **性状**　本品为白色或类白色的结晶性粉末；无臭，初无味，随后有持续的苦味；遇光渐变质。
4. **溶解性**　本品在乙醇或丙酮中略溶，在三氯甲烷中微溶，在乙醚中几乎不溶，在水中不溶。
5. **对照品编号与批号**　100152－200206

参考文献

[1] Yang J H, Ho Y, Tzou D L M. ^{13}C Solid－state NMR analysis of steroid compounds. Magn Reson Chem, 2008, 46: 718(^{1}H NMR, ^{13}C NMR).

[2] Yazdi M T, Arabi H, Faramarzi M A, et al. Biotransformation of hydrocortisone by a natural isolate of nostoc muscorum. Phytochemistry, 2004, 65: 2205(^{13}C NMR).

肾上腺素

英文名　Epinephrine

分子式　$C_9H_{13}NO_3$

分子量　183.20

CAS 号　51-43-4

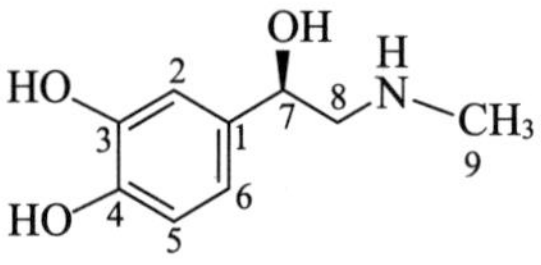

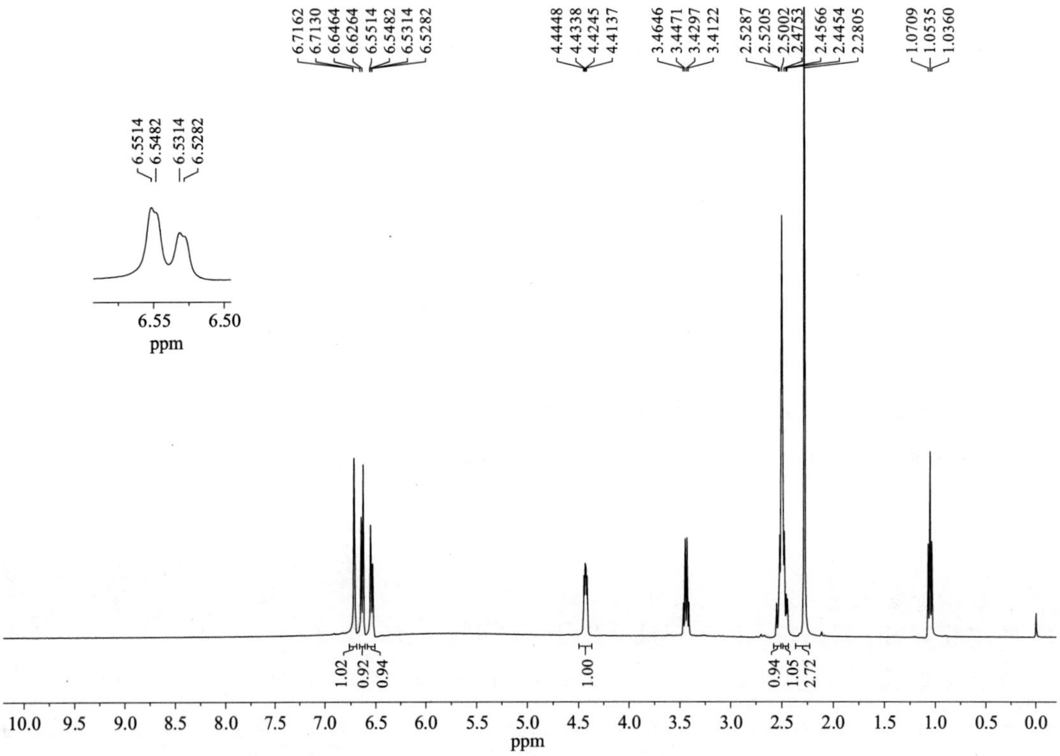

图 1　肾上腺素的[1]H NMR 谱（溶剂：CD_3SOCD_3）

^{1}H NMR：δ 6.72（H-2, d, J = 1.3 Hz, 1H），6.64（H-5, d, J = 8.0 Hz, 1H），6.54（H-6, dd, J = 8.0, 1.3 Hz, 1H），4.43（H-7, q, J = 4.4 Hz, 1H），2.52（H-8a, m, 1H），2.45（H-8b, m, 1H），2.28（H-9, s, 3H）

注：样品含有乙醇杂质，δ 3.65（CH_2, q, J=7.0 Hz），1.07（CH_3, t, J=7.0 Hz）

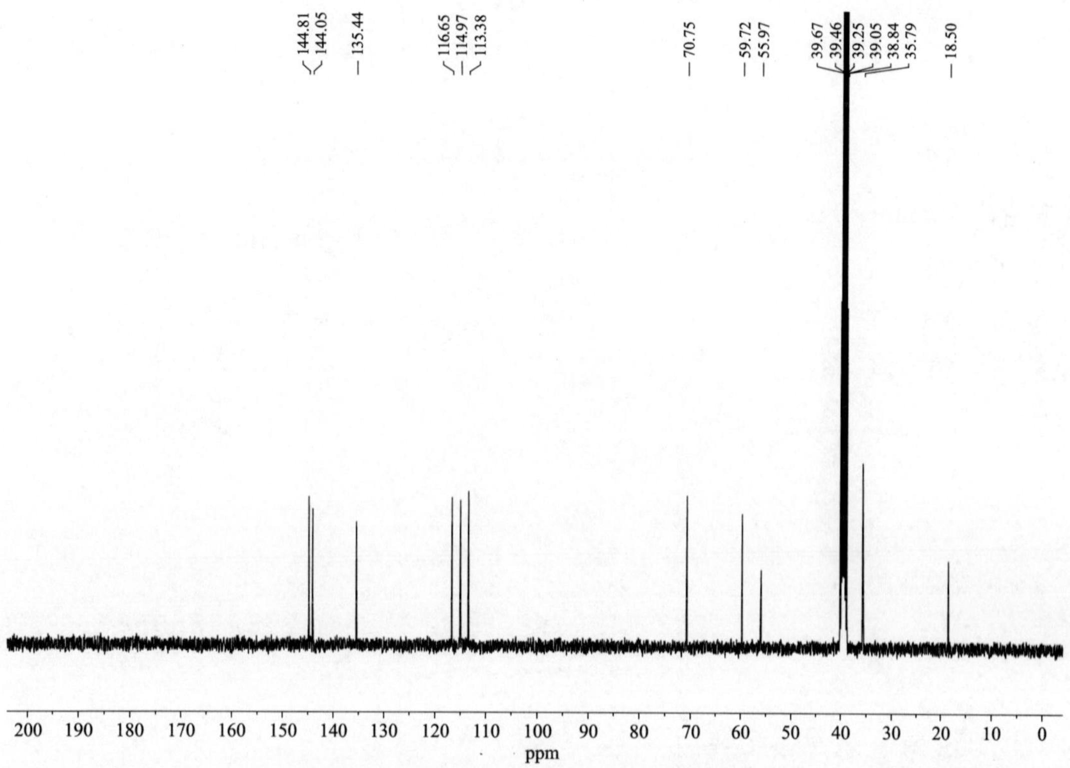

图 2 肾上腺素的^{13}C NMR 谱（溶剂：CD_3SOCD_3）

^{13}C NMR：δ 144.81（C－4），144.05（C－3），135.44（C－1），116.65（C－6），114.97（C－5），113.38（C－2），70.75（C－7），59.72（C－8），35.79（C－9）

注：样品中含乙醇杂质，δ 55.97（CH_2），18.50（CH_3）

备注

1. 中文化学名 （*R*）－4－[2－(甲氨基)－1－羟基乙基]－1,2－苯二酚

2. 英文化学名 4－[(1*R*)－1－hydroxy－2－(methylamino)ethyl]－1,2－benzenediol

3. 性状 本品为白色或类白色结晶性粉末；无臭，味苦；与空气接触或受日光照射易氧化变质；在中性或碱性水溶液中不稳定；饱和水溶液显弱碱性反应。

4. 溶解性 本品在水中极微溶解，在乙醇、三氯甲烷、乙醚、脂肪油或挥发油中不溶；在无机酸或氢氧化钠溶液中易溶，在氨溶液或碳酸钠溶液中不溶。

5. 对照品编号与批号 100154－201104

参考文献

[1] Bonechi C, Martini S, Rossi C. Interaction study of bioactive molecules with fibrinogen and human platelets determined by ^{1}H NMR relaxation. Bioorg Med Chem, 2009, 17: 1630.

维 生 素 D_2

英文名 Vitamin D_2

分子式 $C_{28}H_{44}O$

分子量 396.65

CAS 号 50－14－6

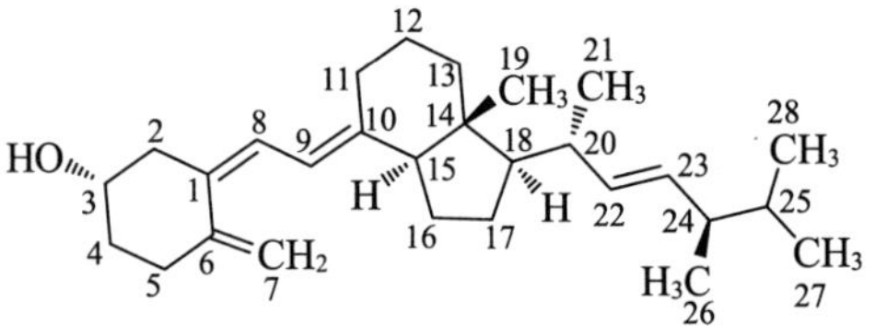

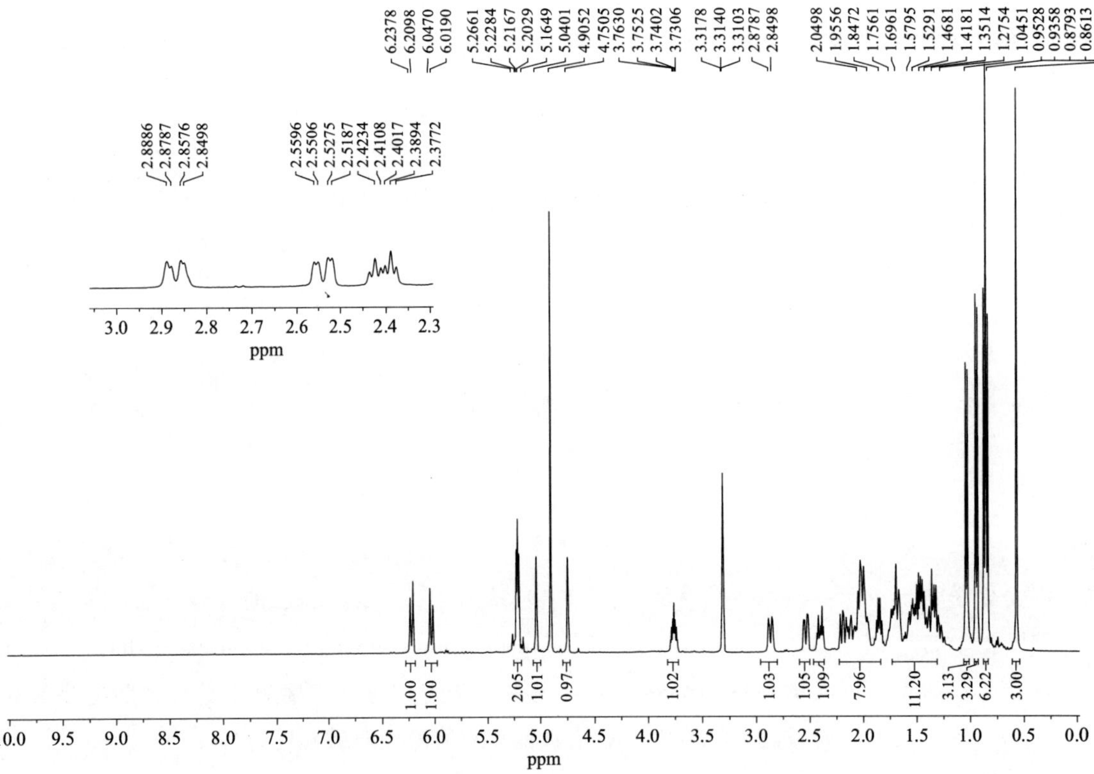

图 1　维生素 D_2的^{1}H NMR 谱（溶剂：CD_3OD）

^{1}H NMR：δ 6.22（H－8，d，J＝11.2 Hz，1H），6.03（H－9，d，J＝11.2 Hz，1H），5.28～5.21（H－22，23，m，2H），5.04（H－7a，s，1H），4.75（H－7b，s，1H），3.75（H－3，m，1H），2.87（H－24，dd，J＝12.0，3.5 Hz，1H），2.54（H－20，dd，J＝12.8，3.6 Hz，1H），2.40（m，1H），2.31～1.86（m，8H），1.76～1.46（m，11H），1.04（H－21，d，J＝6.6 Hz，3H），0.94（H－26，d，J＝6.8 Hz，3H），0.87（H－28，d，J＝7.4 Hz，3H），0.85（H－27，d，J＝7.0 Hz，3H），0.57（H－19，s，3H）

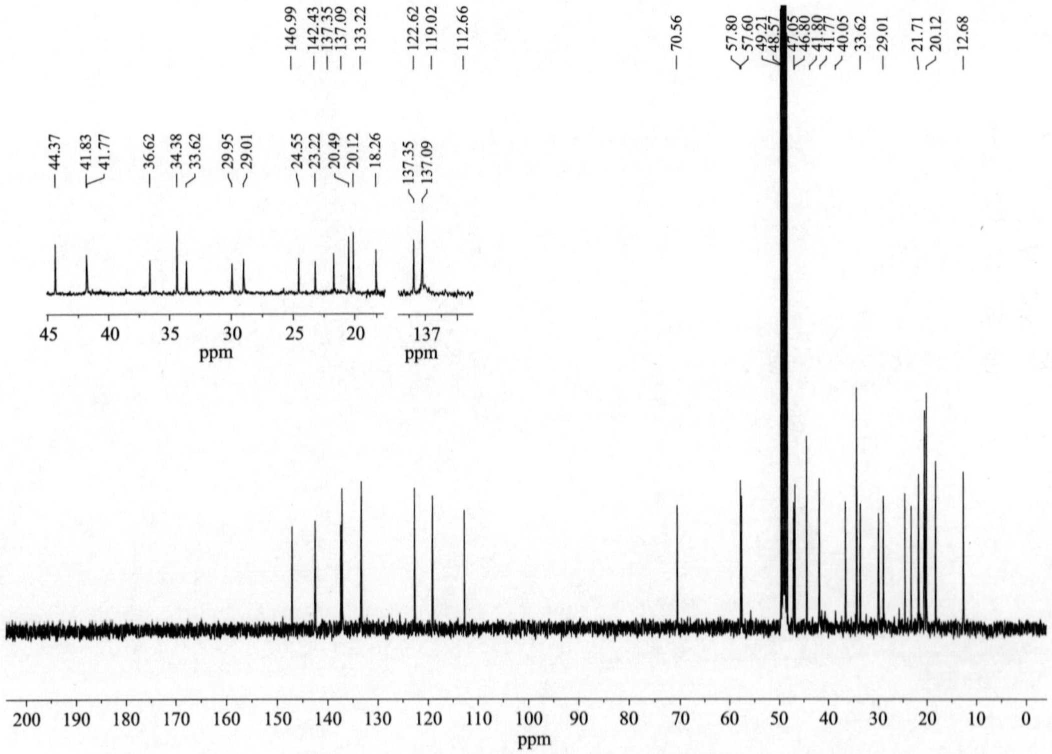

图 2　维生素 D_2的 ^{13}C NMR 谱（溶剂：CD_3OD）

^{13}C NMR：δ 146.99（C－6），142.43（C－10），137.35（C－22），137.09（C－1），133.22（C－23），122.62（C－8），119.02（C－9），112.66（C－7），70.56（C－3），57.80（C－18），57.60（C－15），47.05（C－14），46.80（C－2），44.37（C－24），41.80（C－13），36.62（C－20），34.38（C－4），33.62（C－25），29.95（C－5），29.01（C－11），24.55（C－17），23.22（C－12），21.71（C－16），20.49（C－21），20.12（C－27，28），18.26（C－26），12.68（C－19）

备注

1. 中文化学名　9,10－开环麦角甾－5,7,10(19),22－四烯－3β－醇

2. 英文化学名　9,10－secoergosta－5,7,10(19),22－tetraen－3β－ol

3. 性状　本品为无色针状结晶或白色结晶性粉末；无臭，无味；遇光或空气均易变质。

4. 溶解性　本品在三氯甲烷中极易溶解，在乙醇、丙酮或乙醚中易溶，在植物油中略溶，在水中不溶。

5. 对照品编号与批号　100155－200806

参考文献

[1] http://sdbs.db.aist.go.jp/sdbs/cgi－bin/direct_frame_top.cgi(SDBS)(^{13}C NMR).

西 咪 替 丁

英文名 Cimetidine

分子式 $C_{10}H_{16}N_6S$

分子量 252.34

CAS 号 51481－61－9

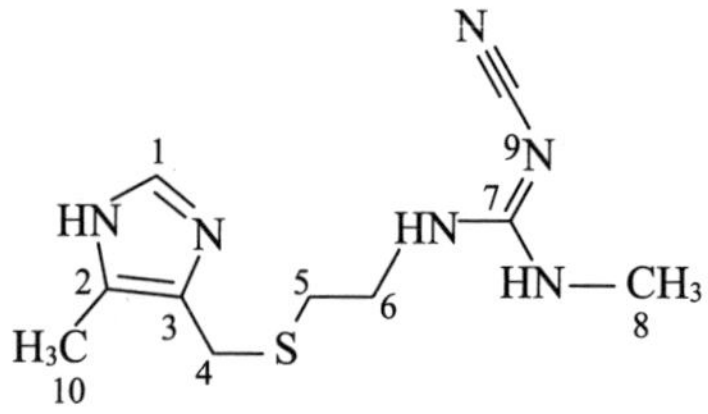

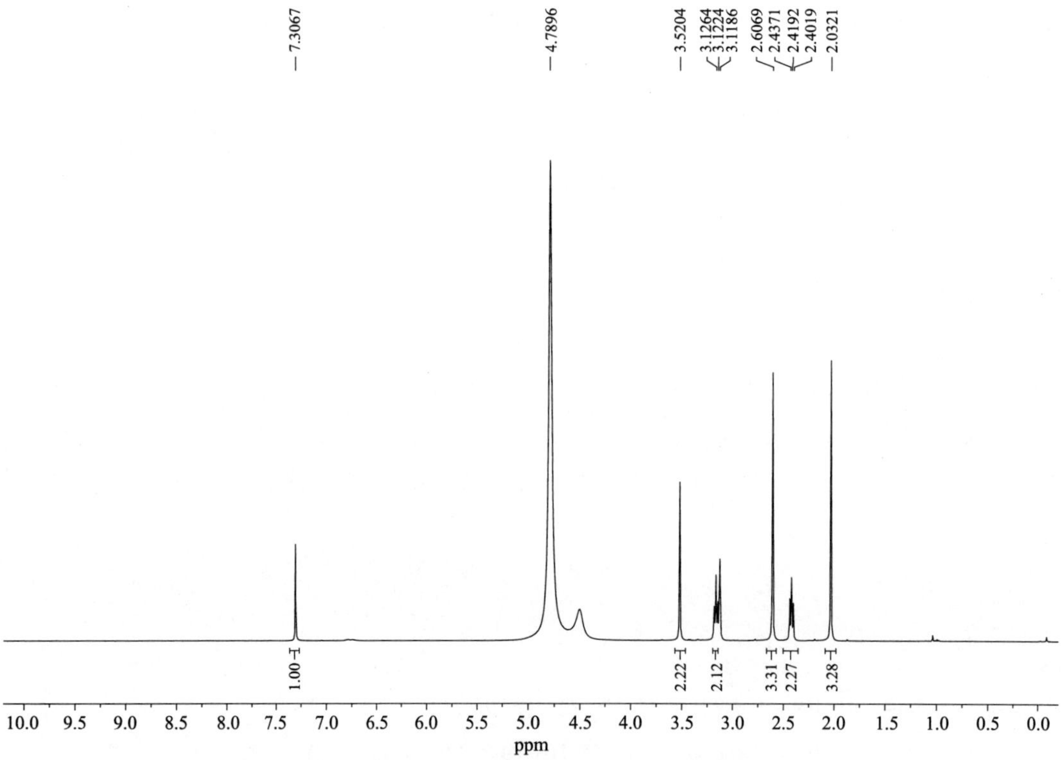

图 1 西咪替丁的 ^1H NMR 谱（溶剂：CD_3OD）

^1H NMR：δ 7.31（H－1，s，1H），3.52（H－4，s，2H），3.12（H－6，t，J＝7.1 Hz，2H），2.61（H－8，s，3H），2.42（H－5，t，J＝7.1 Hz，2H），2.03（H－10，s，3H）

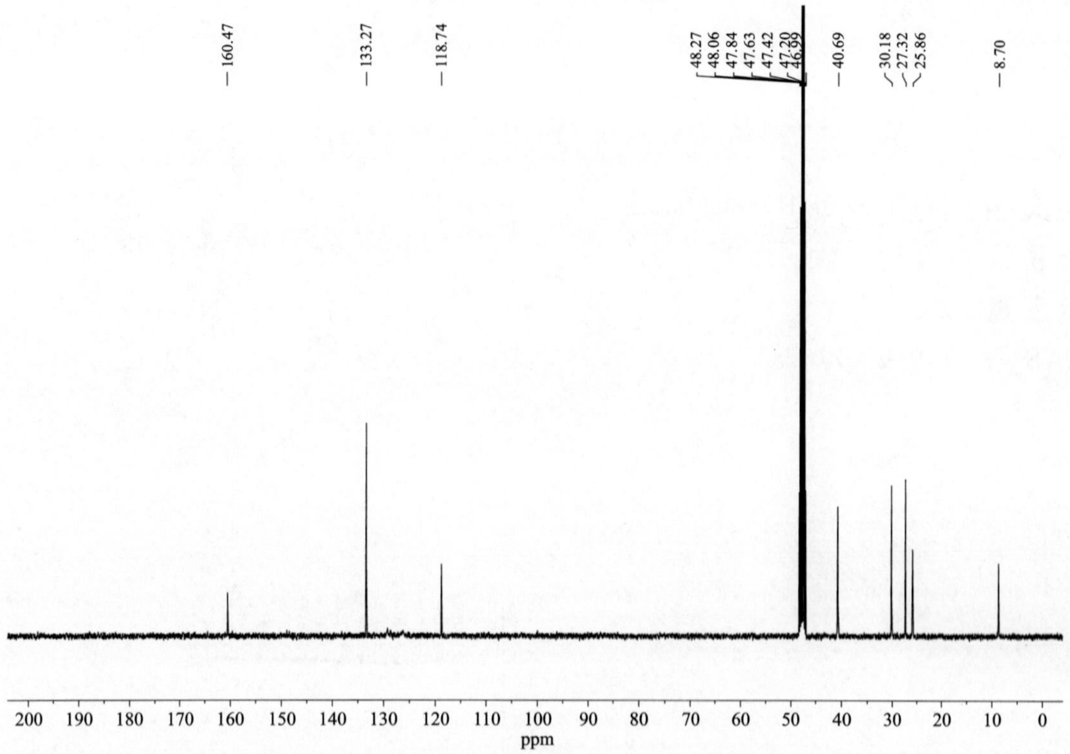

图 2　西咪替丁的 ^{13}C NMR 谱（溶剂：CD_3OD）

^{13}C NMR：δ 160.47（C－7），133.27（C－1，2，3），118.74（C－9），40.69（C－6），30.18（C－4），27.32（C－5），25.86（C－8），8.70（C－10）

备注

1. 中文化学名　1－甲基－2－氰基－3－[2－[[(5－甲基咪唑－4－基)甲基]硫代]乙基]胍

2. 英文化学名　2－cyano－1－methyl－3－[2－[[(5－methyl－1*H*－imidazol－4－yl)methyl]sulphanyl]ethyl]guanidine

3. 性状　本品为白色或类白色结晶性粉末；几乎无臭，味苦。

4. 溶解性　本品在甲醇中易溶，在乙醇中溶解，在异丙醇中略溶，在水中微溶，在稀盐酸中易溶。

5. 对照品编号与批号　100158－201105

参考文献

[1] http://sdbs.db.aist.go.jp/sdbs/cgi－bin/direct_frame_top.cgi(SDBS)(^{1}H NMR).

盐酸苄丝肼

英文名 Benserazide Hydrochloride

分子式 $C_{10}H_{15}N_3O_5 \cdot HCl$

分子量 293.70

CAS 号 14919-77-8

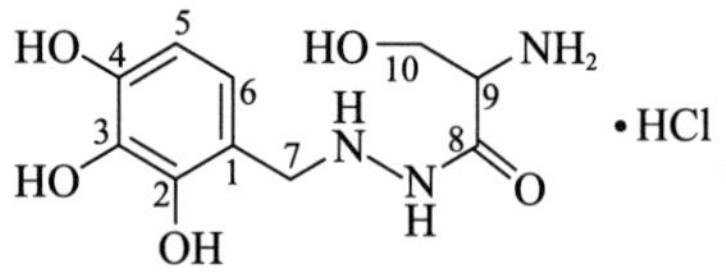

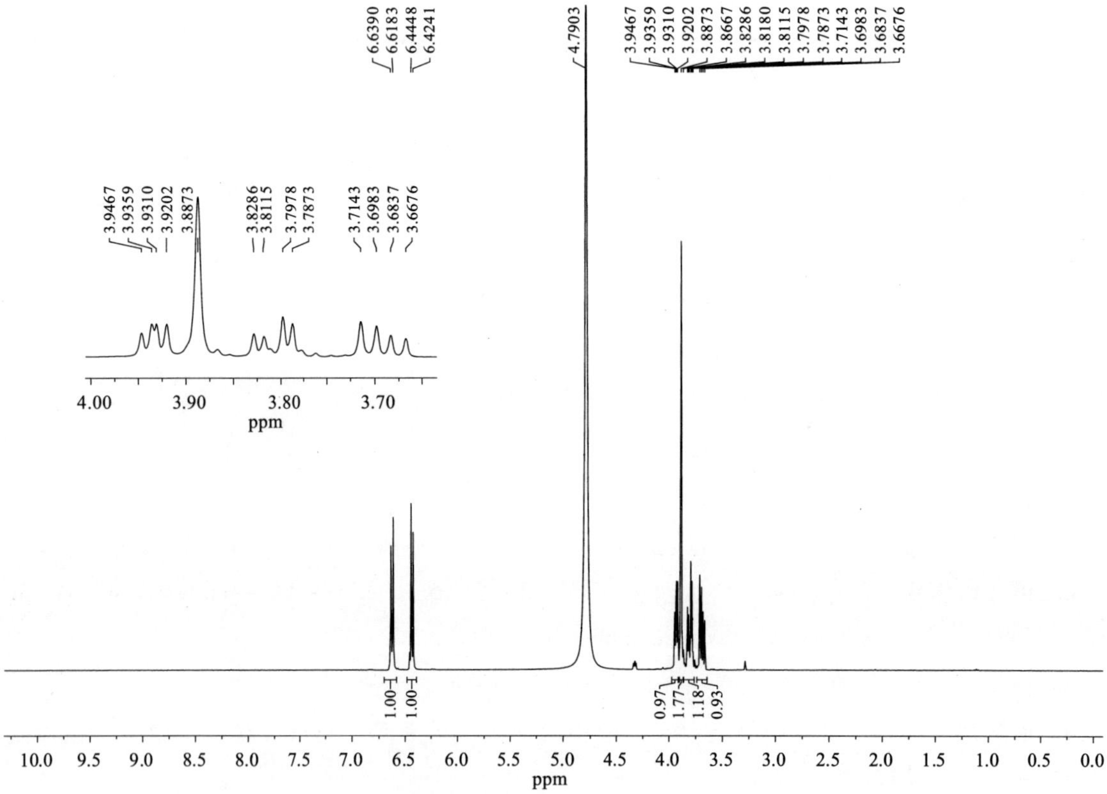

图 1 盐酸苄丝肼的 ^{1}H NMR 谱（溶剂：D_2O）

^{1}H NMR：δ 6.62（H-6，d，J = 8.3 Hz，1H），6.43（H-5，d，J = 8.3 Hz，1H），3.94（H-9，dd，J = 6.3，4.3 Hz，1H），3.89（H-7，s，2H），3.80（H-10a，dd，J = 12.3，4.2 Hz，1H），3.70（H-10b，dd，J = 12.3，6.4 Hz，1H）

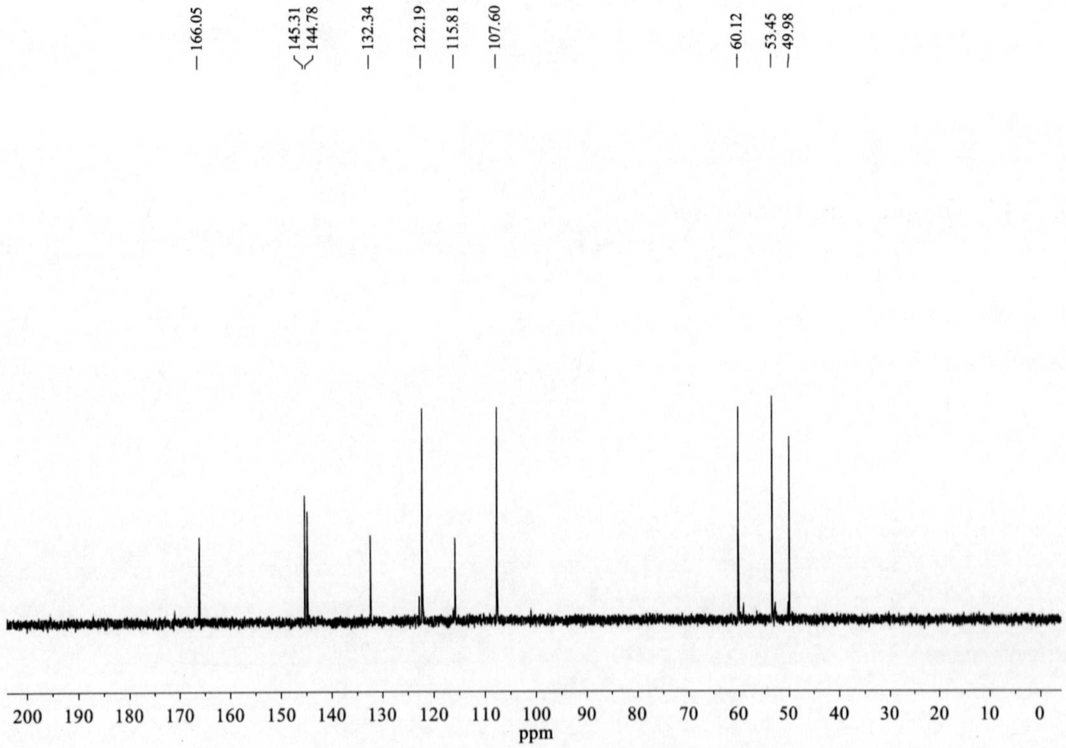

图 2　盐酸苄丝肼的 ^{13}C NMR 谱（溶剂：D_2O）

^{13}C NMR：δ 166.05（C－8），145.31（C－4），144.78（C－2），132.34（C－3），122.19（C－6），115.81（C－1），107.60（C－5），60.12（C－10），53.45（C－9），49.98（C－7）

备注

1. **中文化学名**　2－[(2,3,4－三羟基苯基)甲基]酰肼－*DL*－丝氨酸盐酸盐
2. **英文化学名**　2′－(2,3,4－trihydroxybenzyl)－*DL*－serinohydrazide monohydrochloride
3. **性状**　本品为白色或类白色结晶性粉末；有引湿性；遇光色变深。
4. **溶解性**　本品在水中易溶，在甲醇中略溶，在乙醇或丙酮中不溶。
5. **对照品编号与批号**　100159－201004

盐酸丙咪嗪

英文名 Imipramine Hydrochloride

分子式 $C_{19}H_{24}N_2 \cdot HCl$

分子量 316.87

CAS 号 113－52－0

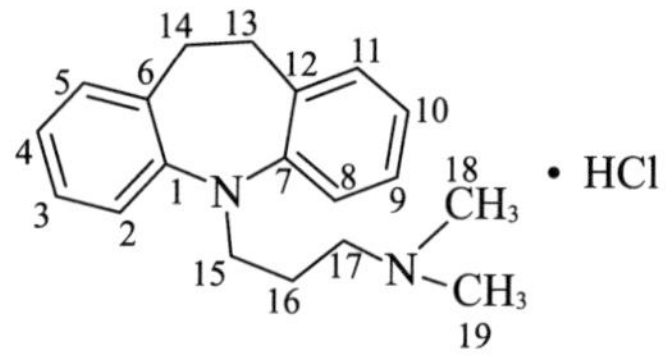

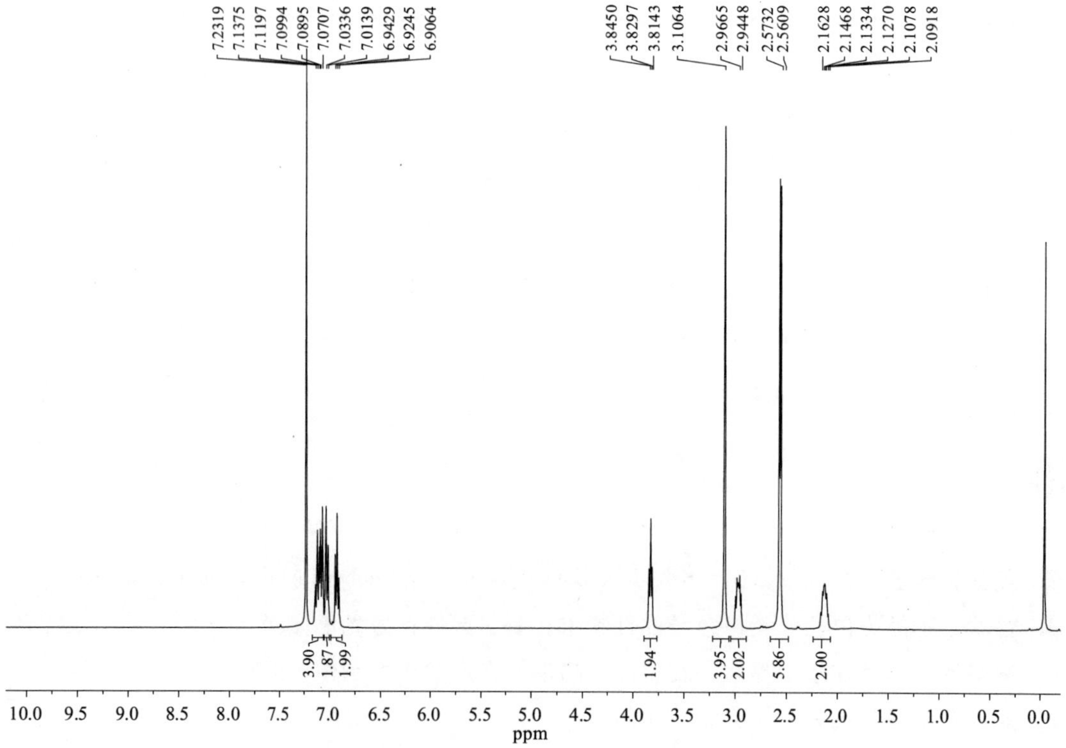

图 1　盐酸丙咪嗪的 ^{1}H NMR 谱（溶剂：$CDCl_3$）

^{1}H NMR：δ 7.17～7.05（H－3，5，9，11，m，4H），7.02（H－2，8，d，J=7.9 Hz，2H），6.92（H－4，10，t，J=7.3 Hz，2H），3.83（H－15，t，J=6.1 Hz，2H），3.11（H－13，14，s，4H），3.05～2.91（H－17，m，2H），2.57（H－18，s，3H），2.56（H－19，s，3H），2.25～2.07（H－16，m，2H）

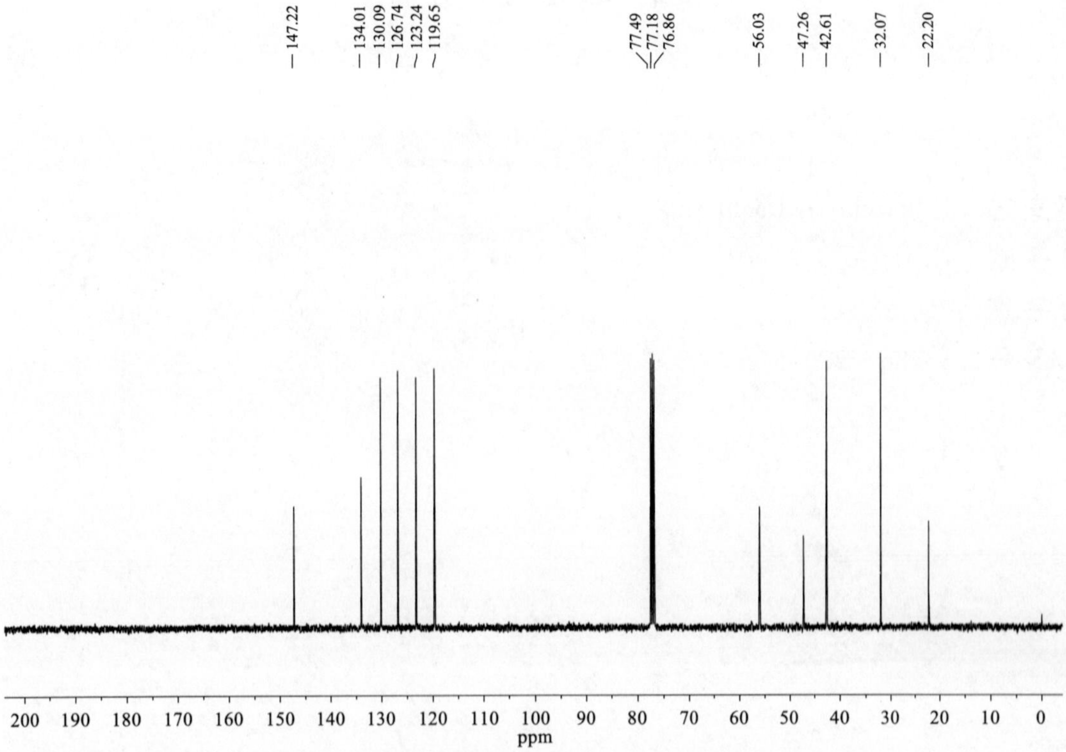

图 2　盐酸丙咪嗪的 ^{13}C NMR 谱（溶剂：$CDCl_3$）

^{13}C NMR：δ 147.22（C－1，7），134.01（C－6，12），130.09（C－5，11），126.74（C－3，9），123.24（C－2，8），119.65（C－4，10），56.03（C－15），47.26（C－17），42.61（C－18，19），32.07（C－13，14），22.20（C－16）

备注

1. 中文化学名　*N*,*N*－二甲基－10,11－二氢－5*H*－二苯并[*b*,*f*]氮杂䓬－5－丙胺盐酸盐

2. 英文化学名　10,11－dihydro－*N*,*N*－dimethyl－5*H*－dibenz[*b*,*f*]azepine－5－propanamine hydrochloride

3. 性状　本品为白色或类白色结晶性粉末；无臭或几乎无臭；遇光渐变色。

4. 溶解性　本品在水、乙醇或三氯甲烷中易溶，在乙醚中几乎不溶。

5. 对照品编号与批号　100160－201103

盐酸地尔硫䓬

英文名 Diltiazem Hydrochloride

分子式 $C_{22}H_{26}N_2O_4S \cdot HCl$

分子量 450.99

CAS 号 33286-22-5

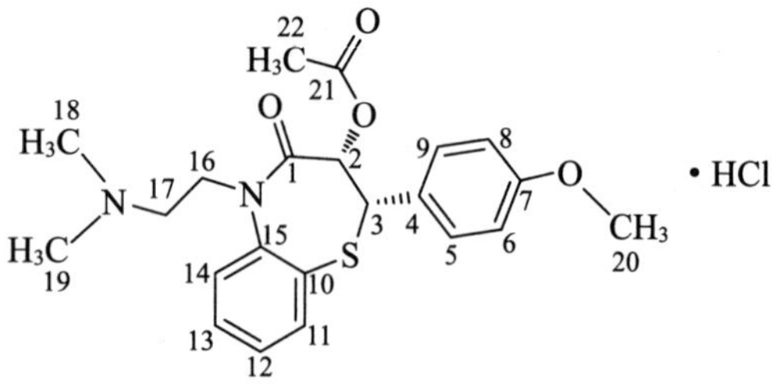

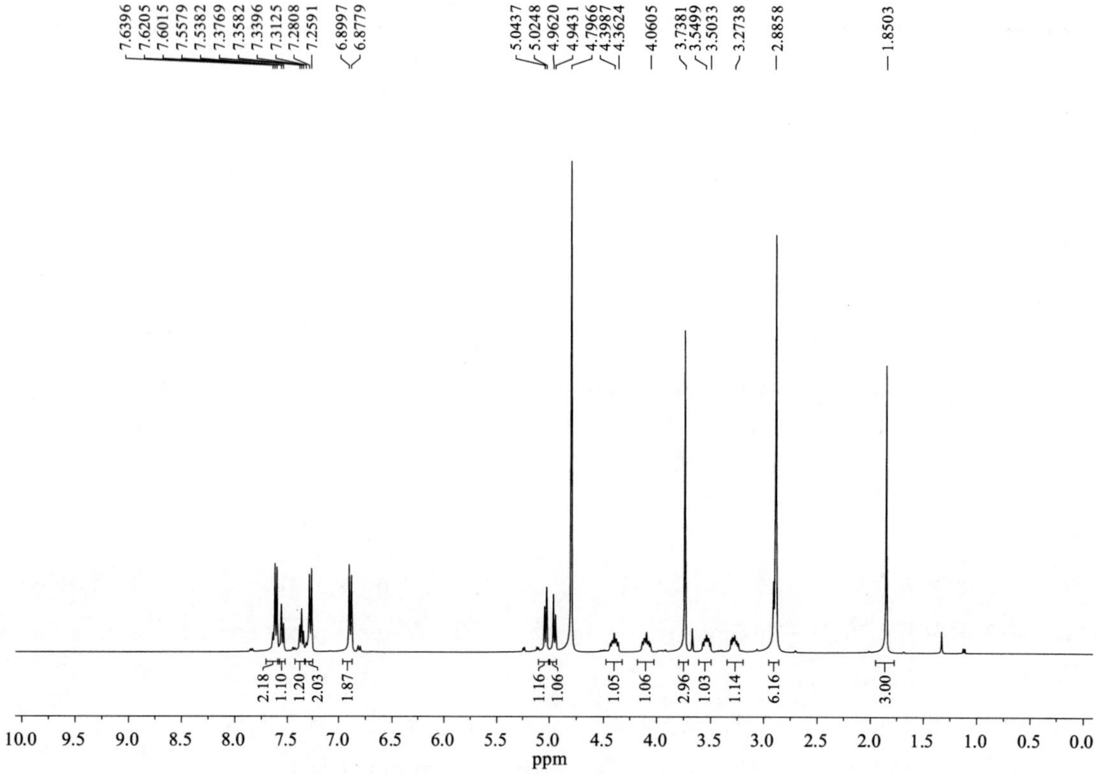

图 1 盐酸地尔硫䓬的 ^{1}H NMR 谱（溶剂：D_2O）

^{1}H NMR：δ 7.66 ~ 7.59（H-11，12，m，2H），7.55（H-14，d，*J* = 7.9 Hz，1H），7.36（H-13，t，*J* = 7.5 Hz，1H），7.27（H-5，9，d，*J* = 8.7 Hz，2H），6.88（H-6，8，d，*J* = 8.7 Hz，2H），5.03（H-2，d，*J* = 7.6 Hz，1H），4.95（H-3，d，*J* = 7.6 Hz，1H），4.37（H-16a，m，1H），4.06（H-16b，m，1H），3.74（H-20，s，3H），3.53（H-17a，m，1H），3.28（H-17b，m，1H），2.89（H-18，19，s，6H），1.85（H-22，s，3H）

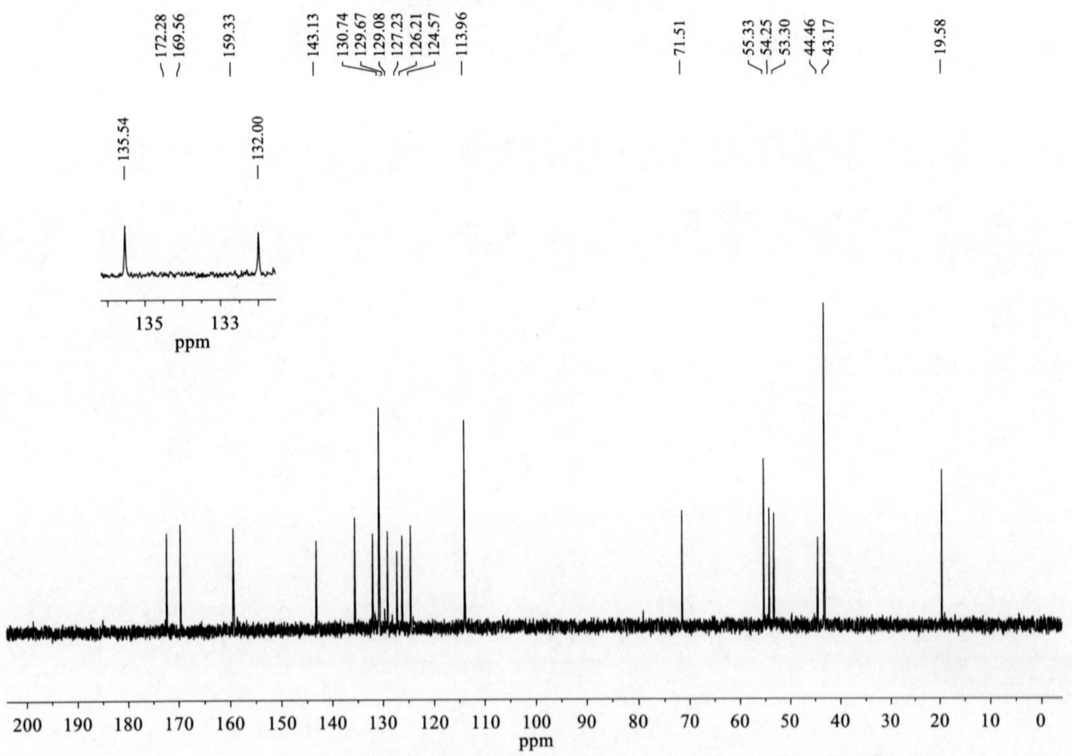

图 2　盐酸地尔硫䓬的^{13}C NMR 谱（溶剂：D_2O）

^{13}C NMR：δ 172.28（C－21），169.56（C－1），159.33（C－7），143.13（C－15），135.54（C－11），132.00（C－10），130.74（C－5），129.67（C－9），129.08（C－13），127.23（C－4），126.21（C－12），124.57（C－14），113.96（C－6，8），71.51（C－2），55.33（C－20），54.25（C－3），53.30（C－17），44.46（C－16），43.17（C－18，19），19.58（C－22）

备注

1. 中文化学名　顺－(＋)－5－[(2－二甲氨基)乙基]－2－(4－甲氧基苯基)－3－乙酰氧基－2,3－二氢－1,5－苯并硫氮杂䓬－4(5*H*)酮盐酸盐

2. 英文化学名　(2*S*－*cis*)－3－(acetyloxy)－5－[2－(dimethylamino)ethyl]－2,3－dihydro－2－(4－methoxy phenyl)－1,5－benzothiazepin－4(5*H*)－one hydrochloride

3. 性状　本品为白色或类白色的结晶或结晶性粉末；无臭，味苦。

4. 溶解性　本品在水、甲醇或三氯甲烷中易溶，在乙醚中不溶。

5. 对照品编号与批号　100161－200503

参考文献

[1] Biserka K P, Ziva R T, Sunjif V. Absolute conformation and configuration of (2*S*,3*S*)－3－acetoxy－5－(dimethylaminoethyl)－2－(4－methoxyphenyl)－2,3－dihydro－1,5－benzothiazepin－4(5*H*)－one chloride (dilthiazem hydrochloride). Helv Chim Acta, 1984, 67: 916.

盐酸哌唑嗪

英文名 Prazosin Hydrochloride

分子式 $C_{19}H_{21}N_5O_4 \cdot HCl$

分子量 419.86

CAS 号 19237－84－4

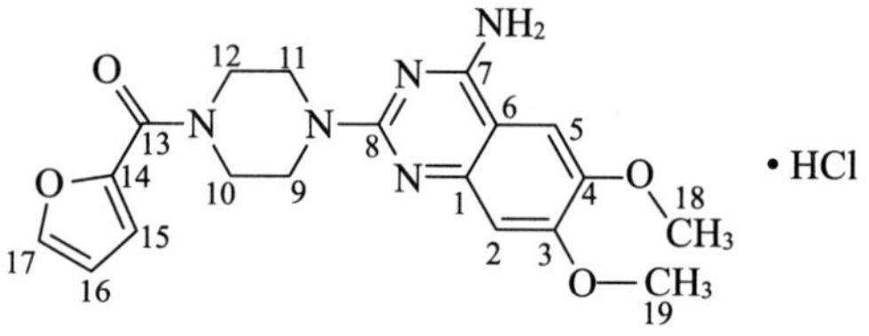

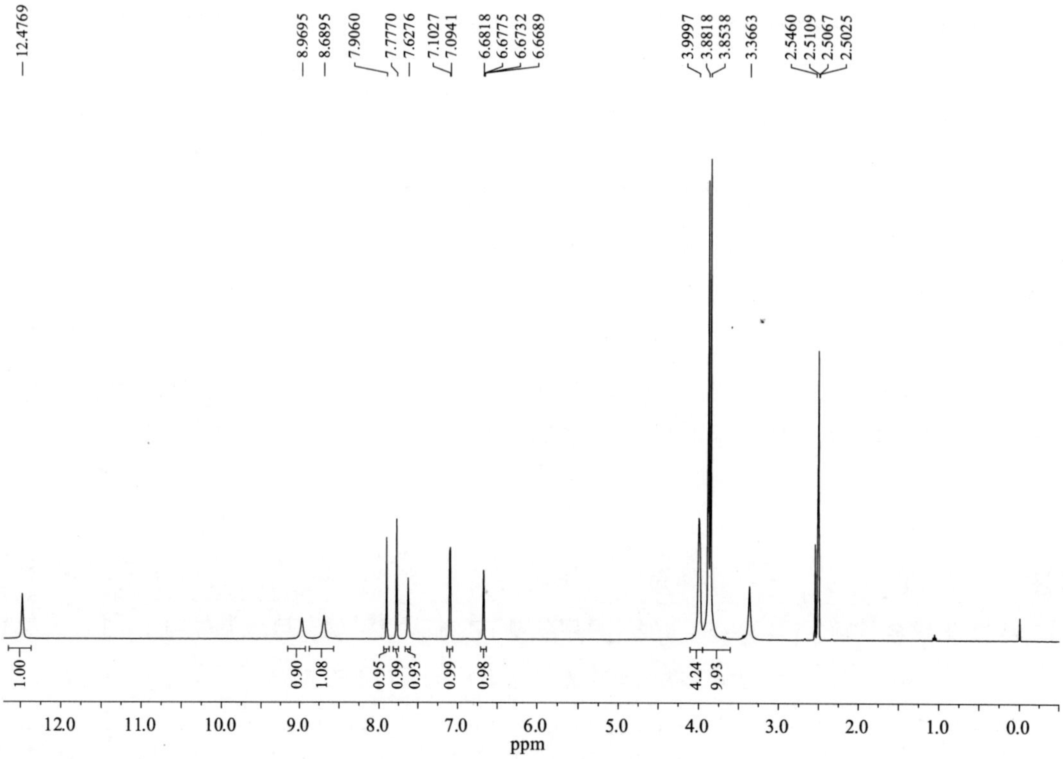

图 1 盐酸哌唑嗪的 ^1H NMR 谱（溶剂：CD_3SOCD_3）

^1H NMR：δ 12.48（HCl，brs，1H），8.97（NH_2，brs，1H），8.69（NH_2，brs，1H），7.90（H－17，d，J＝1.0 Hz，1H），7.78（H－2，s，1H），7.63（H－5，s，1H），7.10（H－15，d，J＝3.4 Hz，1H），6.68（H－16，dd，J＝3.4，1.7 Hz，1H），4.15～3.89（H－10，12，m，4H），3.88（H－18，s，3H），3.85（H－19，s，3H），3.95～3.85（H－9，11，m，4H）

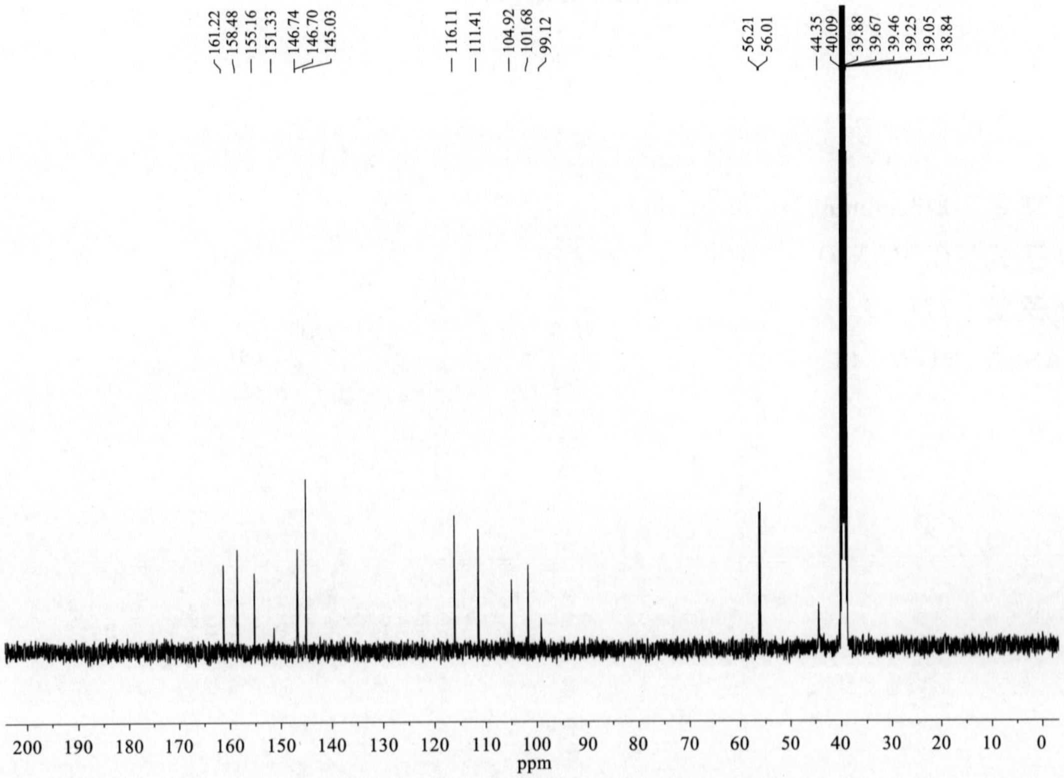

图 2　盐酸哌唑嗪的^{13}C NMR 谱（溶剂：CD_3SOCD_3）

^{13}C NMR：δ 161.22（C－8），158.48（C－7），155.16（C－3），151.33（C－13），146.74（C－1），146.70（C－4），145.03（C－14，17），116.11（C－15），111.41（C－16），104.92（C－6），101.68（C－2），99.12（C－5），56.21（C－10，12），56.01（C－9，11），44.35（C－18，19）

备注

1．中文化学名　1－(4－氨基－6,7－二甲氧基－2－喹唑啉基)－4－(2－呋喃甲酰)哌嗪盐酸盐

2．英文化学名　1－(4－amino－6,7－dimethoxy－2－quinazolinyl)－4－(2－furanylcarbonyl) piperazine hydrochloride

3．性状　本品为白色或类白色结晶性粉末；无臭，无味。

4．溶解性　本品在乙醇中微溶，在水中几乎不溶。

5．对照品编号与批号　100164－201204

盐酸乙胺丁醇

英文名 Ethambutol Hydrochloride

分子式 $C_{10}H_{24}N_2O_2 \cdot 2HCl$

分子量 277.23

CAS 号 1070 - 11 - 7

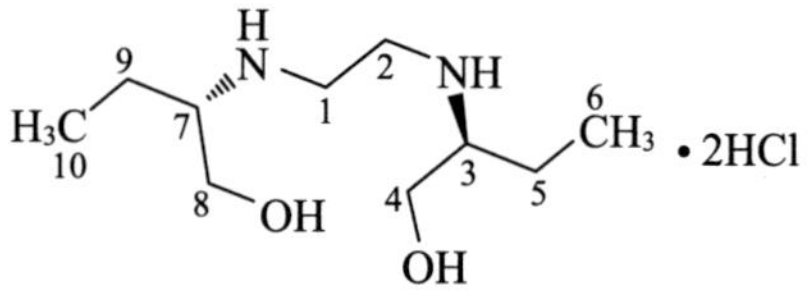

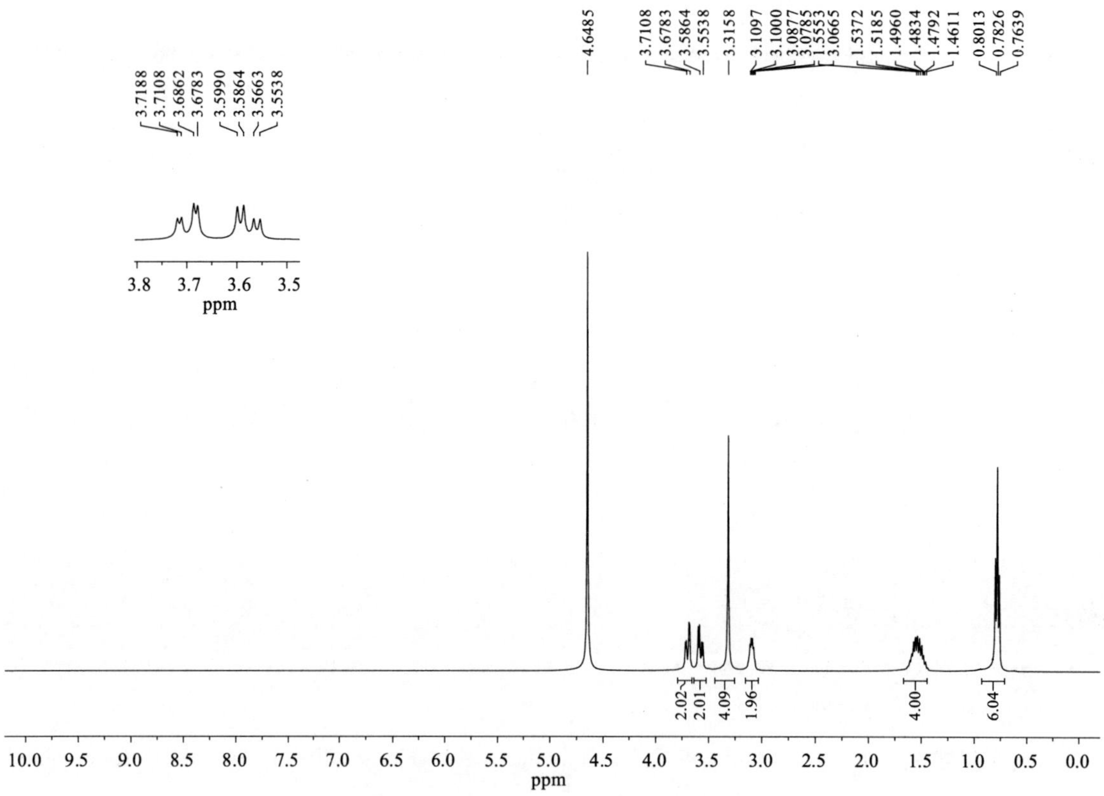

图 1 盐酸乙胺丁醇的^{1}H NMR 谱（溶剂：D_2O）

^{1}H NMR：δ 3.70 (H - 4a, 8a, dd, J = 13.0, 3.2 Hz, 2H), 3.58 (H - 4b, 8b, dd, J = 13.1, 5.0 Hz, 2H), 3.45 ~ 3.29 (H - 1, 2, brs, 4H), 3.16 ~ 3.05 (H - 3, 7, m, 2H), 1.68 ~ 1.45 (H - 5, 9, m, 4H), 0.78 (H - 6, 10, t, J = 7.5 Hz, 6H)

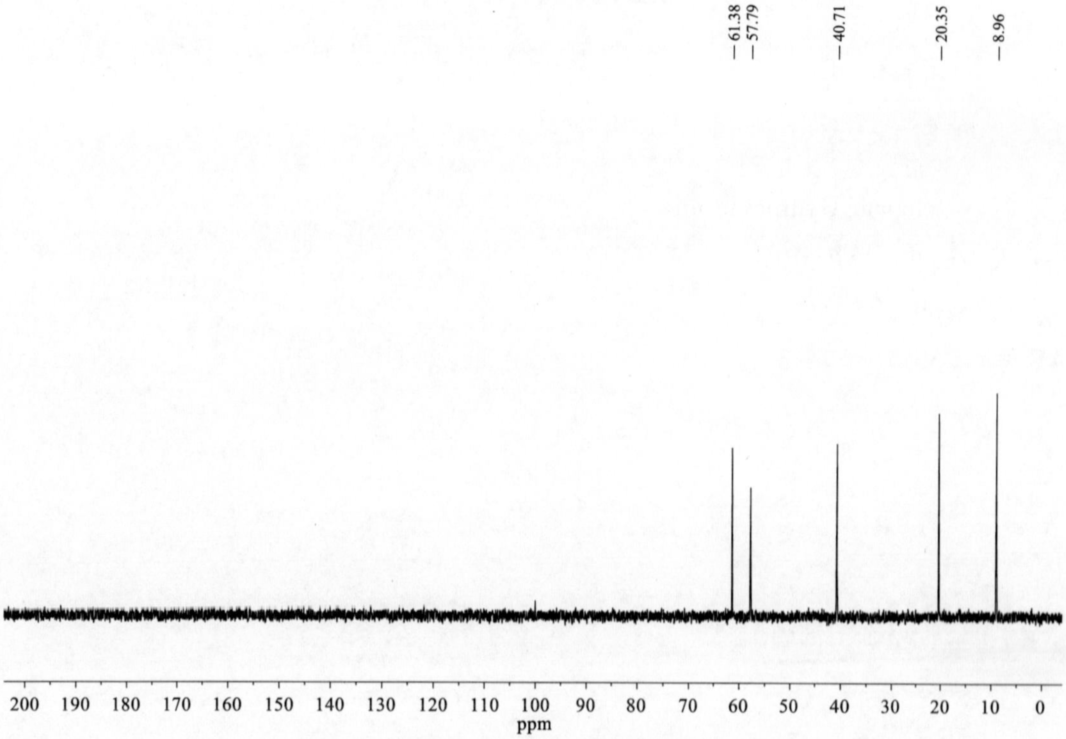

图 2　盐酸乙胺丁醇的^{13}C NMR 谱（溶剂：D_2O）

^{13}C NMR：δ 61.38（C－4，8），57.79（C－3，7），40.71（C－1，2），20.35（C－5，9），8.96（C－6，10）

备注

1. **中文化学名**　[2*R*,2[*S*－(*R**,*R**)]－*R*]－(＋)2,2′－(1,2－乙二基二亚氨基)－双－1－丁醇二盐酸盐
2. **英文化学名**　[*S*－(*R**,*R**)]－2,2′－(ethylenediimino)dibutan－1－ol dihydrochloride
3. **性状**　本品为白色结晶性粉末；无臭或几乎无臭；略有引湿性。
4. **溶解性**　本品在水中极易溶解，在乙醇中略溶，在三氯甲烷中极微溶解，在乙醚中几乎不溶。
5. **对照品编号与批号**　100165－201104

盐酸奈福泮

英文名 Nefopam Hydrochloride

分子式 $C_{17}H_{19}NO \cdot HCl$

分子量 289.80

CAS 号 23327 - 57 - 3

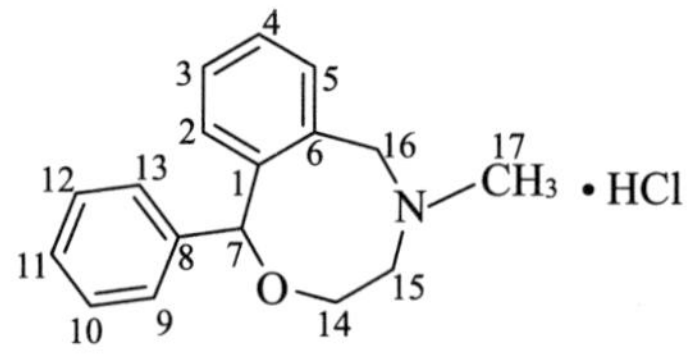

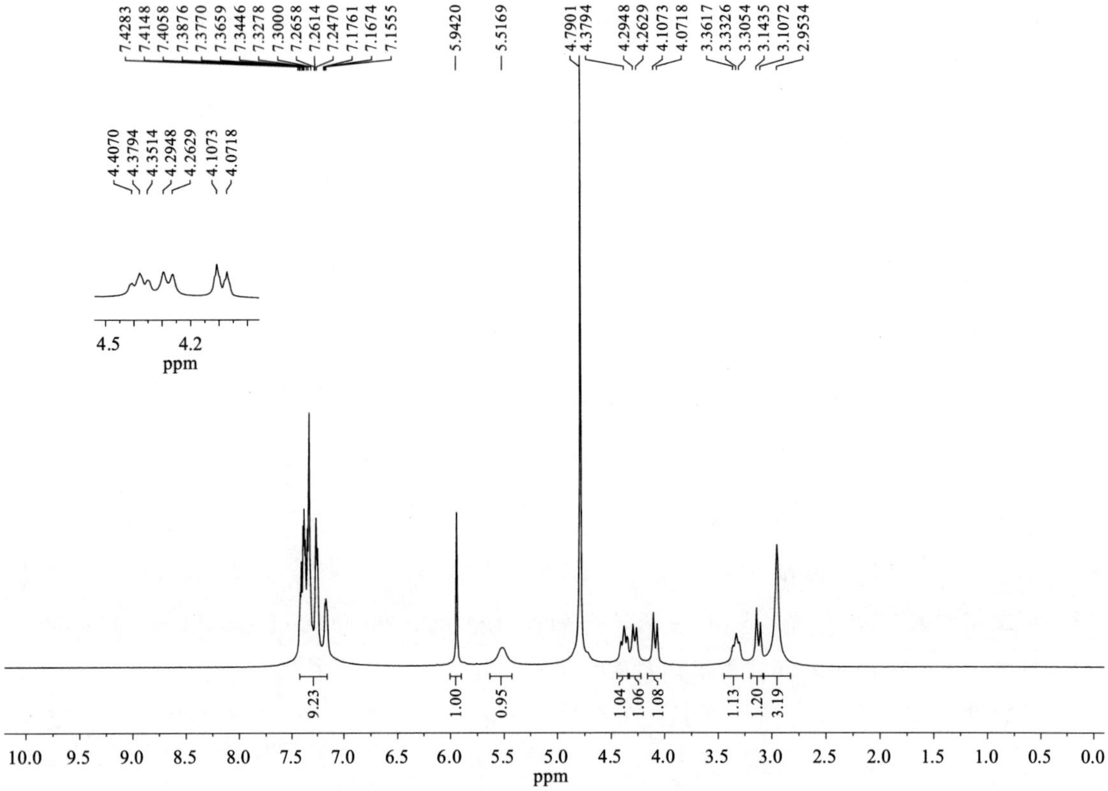

图 1　盐酸奈福泮的^{1}H NMR 谱（溶剂：D_2O）

^{1}H NMR：δ 7.42 ~ 7.13（Ar - H，m，9H），5.94（H - 7，s，1H），5.52（H - 14a，brs，1H），4.38（H - 15a，m，1H），4.28（H - 14b，d，J = 12.7 Hz，1H），4.09（H - 16a，d，J = 14.2 Hz，1H），3.33（H - 15b，m，1H），3.12（H - 16b，d，J = 14.2 Hz，1H），2.95（H - 17，s，3H）

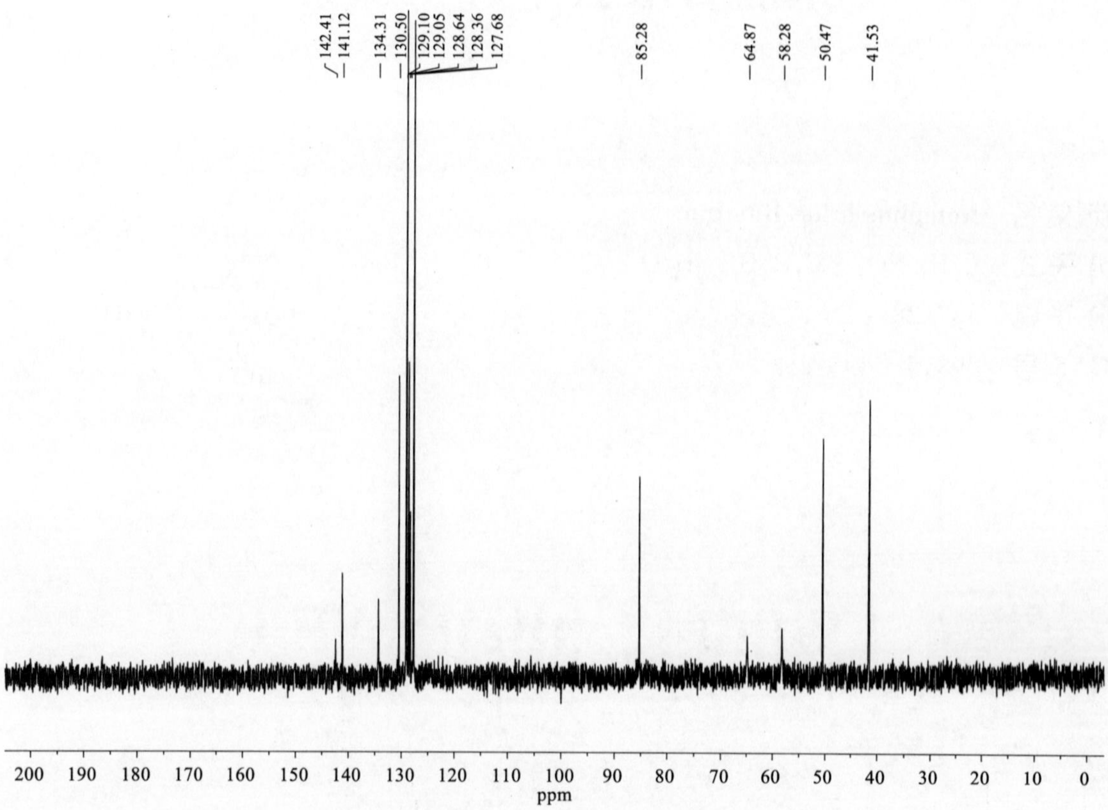

图 2　盐酸奈福泮的^{13}C NMR 谱（溶剂：D_2O）

^{13}C NMR：δ 142.41（C－8），141.12（C－6），134.31（C－1），130.50（C－5），129.10（C－2），129.05（10，12），128.64（C－3，4），128.36（C－11），127.68（C－9，13），85.28（C－7），64.87（C－14），58.28（C－16），50.47（C－15），41.53（C－17）

备注

1. **中文化学名**　5－甲基－1－苯基－3,4,5,6－四氢－1*H*－2,5－氧氮苯并辛因盐酸盐
2. **英文化学名**　3,4,5,6－tetrahydro－5－methyl－1－phenyl－1*H*－2,5－benzoxazocine hydrochloride
3. **性状**　本品为白色结晶性粉末；无臭，味微苦。
4. **溶解性**　本品在水中略溶，在乙醇中微溶。
5. **对照品编号与批号**　100168－200602

重酒石酸去甲肾上腺素

英文名 Norepinephrine Bitartrate

分子式 $C_8H_{11}NO_3 \cdot C_4H_6O_6 \cdot H_2O$

分子量 337.28

CAS 号 69815-49-2

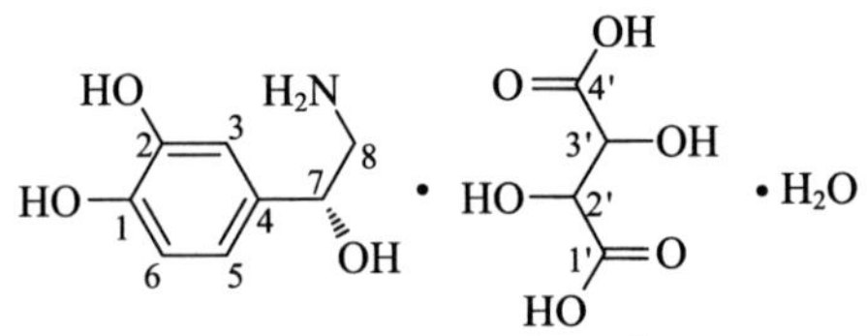

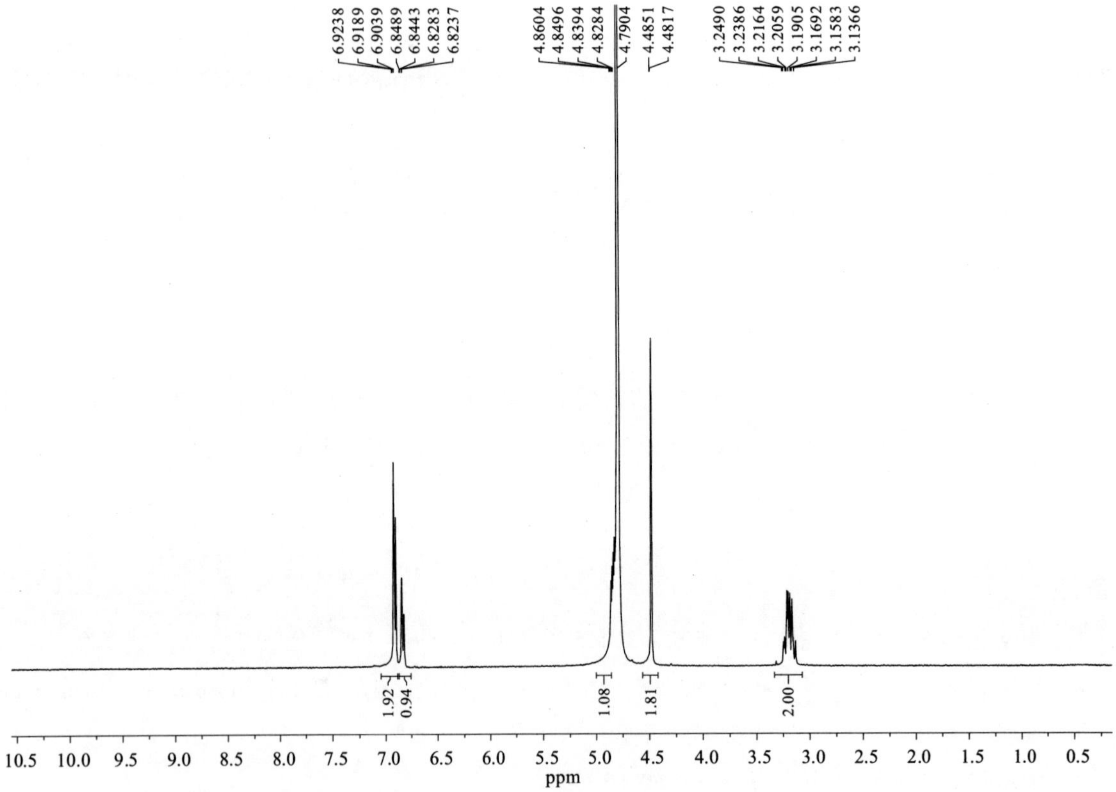

图 1 重酒石酸去甲肾上腺素的 ^1H NMR 谱（溶剂：D_2O）

^1H NMR：δ 7.06～6.90（H-3，6，m，2H），6.83（H-5，dd，J=8.2，1.8 Hz，1H），4.84（H-7，m，1H），4.48（H-2′，3′，d，J=1.4 Hz，2H），3.26～3.12（H-8，m，2H）

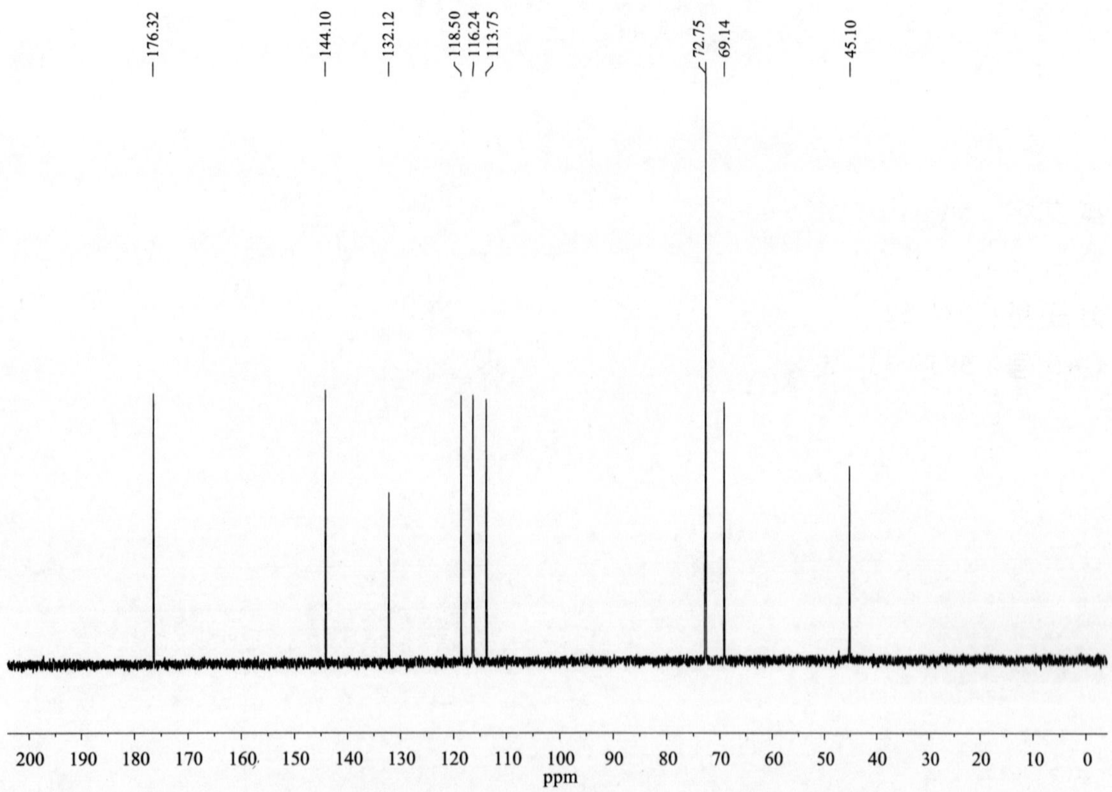

图 2 重酒石酸去甲肾上腺素的 ^{13}C NMR 谱（溶剂：D_2O）

^{13}C NMR：δ 176.32（C－1′，4′），144.10（C－1，2），132.12（C－4），118.50（C－5），116.24（C－6），113.75（C－3），72.75（C－2′，3′），69.14（C－7），45.10（C－8）

备注

1. **中文化学名**　（*R*）－4－（2－氨基－1－羟基乙基）－1,2－苯二酚重酒石酸盐一水合物
2. **英文化学名**　（*R*）－4－（2－amino－1－hydroxyethyl）－1,2－benzenediol bitartrate monohydrate
3. **性状**　本品为白色或类白色的结晶性粉末；无臭，味苦；遇光和空气易变质。
4. **溶解性**　本品在水中易溶，在乙醇中微溶，在三氯甲烷或乙醚中不溶。
5. **对照品编号与批号**　100169－201103

醋酸甲地孕酮

英文名 Megestrol Acetate

分子式 $C_{24}H_{32}O_4$

分子量 384.52

CAS 号 595－33－5

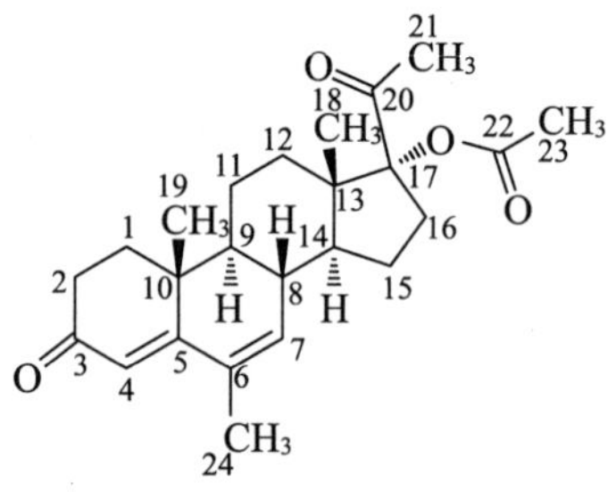

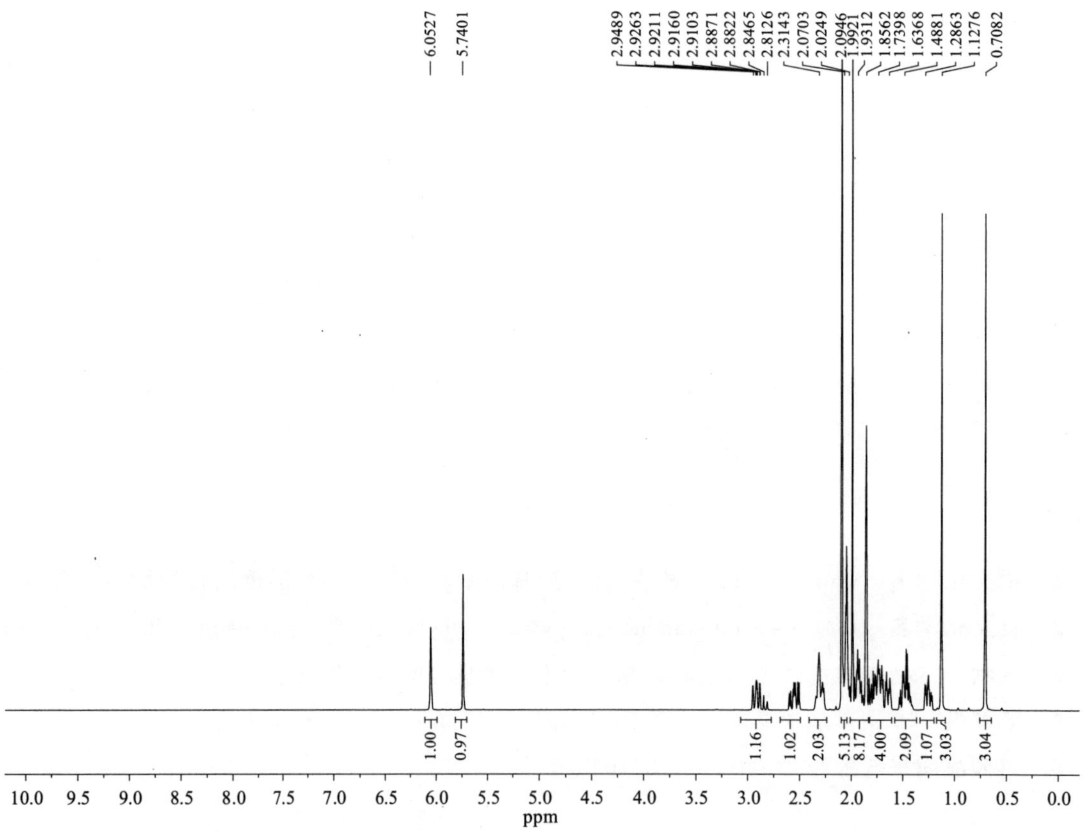

图 1　醋酸甲地孕酮的^{1}H NMR 谱（溶剂：CD_3COCD_3）

^{1}H NMR：δ 6.05（H－7，s，1H），5.74（H－4，s，1H），2.88（H－16a，m，1H），2.56（H－16b，m，1H），2.37～2.23（m，2H），2.09（H－21，s，3H），2.08～2.00（m，2H），1.99（H～23，s，3H），1.98～1.88（m，2H），1.86（H－24，s，3H），1.84～1.69（m，3H），1.64（m，1H），1.58～1.37（m，2H），1.28（m，1H），1.13（H－21，s，3H），0.71（H－18，s，3H）

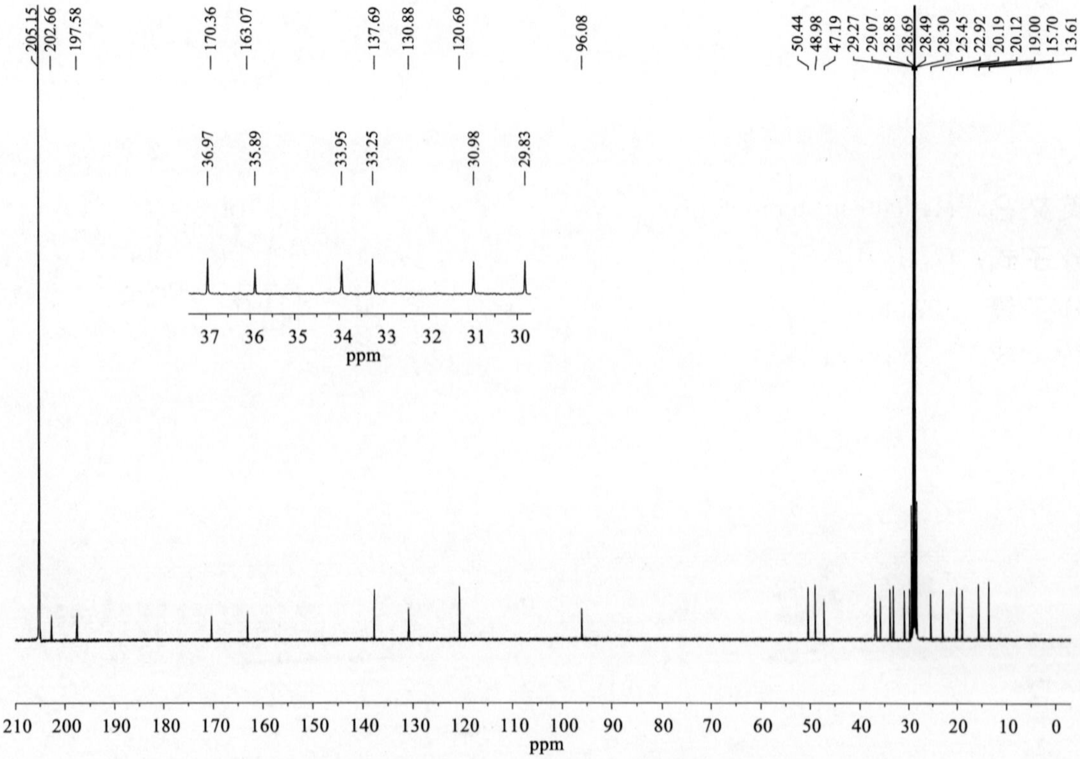

图 2　醋酸甲地孕酮的 ^{13}C NMR 谱（溶剂：CD_3COCD_3）

^{13}C NMR：δ 202.66（C－20），197.58（C－3），170.36（C－22），163.07（C－5），137.69（C－6），130.88（C－7），120.69（C－4），96.08（C－17），50.44（C－14），48.98（C－9），47.19（C－13），36.97（C－8），35.89（C－10），33.95（C－1），33.25（C－2），30.98（C－16），29.83（C－12），25.45（C－21），22.92（C－15），20.19（C－23），20.12（C－11），19.00（C－24），15.70（C－19），13.61（C－18）

备注

1. **中文化学名**　6－甲基－17α－羟基孕甾－4,6－二烯－3,20－二酮－17－醋酸酯
2. **英文化学名**　17－hydroxy－6－methylpregna－4,6－diene－3,20－dione acetate
3. **性状**　本品为白色或类白色的结晶性粉末；无臭，无味。
4. **溶解性**　本品在三氯甲烷中易溶，在丙酮或乙酸乙酯中溶解，在乙醇中略溶，在乙醚中微溶，在水中不溶。
5. **对照品编号与批号**　100171－200503

参考文献

[1] Guo F J, Feng H J, Wang Y F, et al. Characterization of related impurities in megestrol acetate. J Pharm Biomed Anal, 2006, 41:1418(^{1}H NMR, ^{13}C NMR).

甲 睾 酮

英文名 Methyltestosterone

分子式 $C_{20}H_{30}O_2$

分子量 302.46

CAS 号 58 - 18 - 4

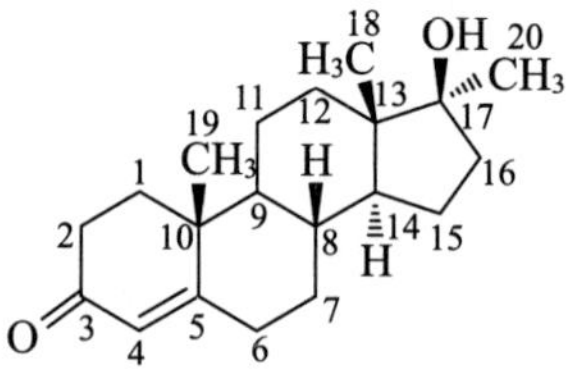

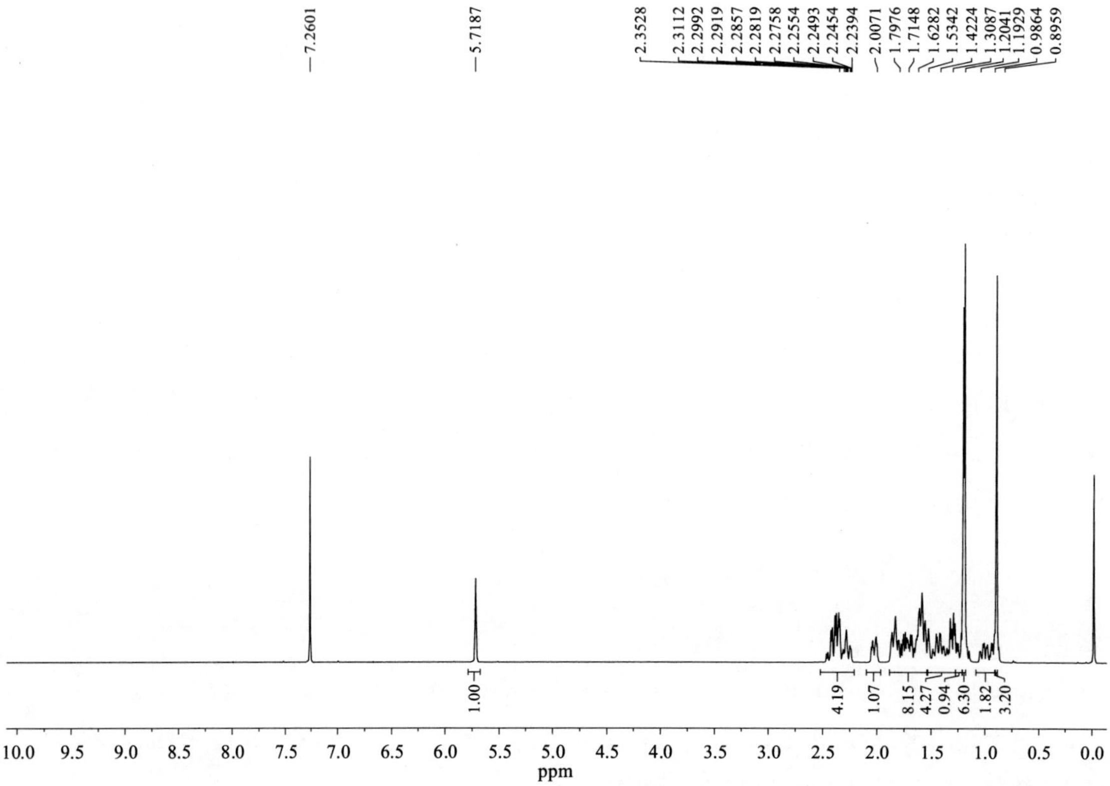

图 1　甲睾酮的 ^{1}H NMR 谱（溶剂：$CDCl_3$）

^{1}H NMR：δ 5.72（H - 4，s，1H），2.52 ~ 2.19（m，4H），2.01（m，1H），1.90 ~ 1.54（m，8H），1.53 ~ 1.27（m，4H），1.24（m，1H），1.20（H - 19，s，3H），1.19（H - 20，s，3H），1.08 ~ 0.95（m，2H），0.90（H - 18，s，3H）

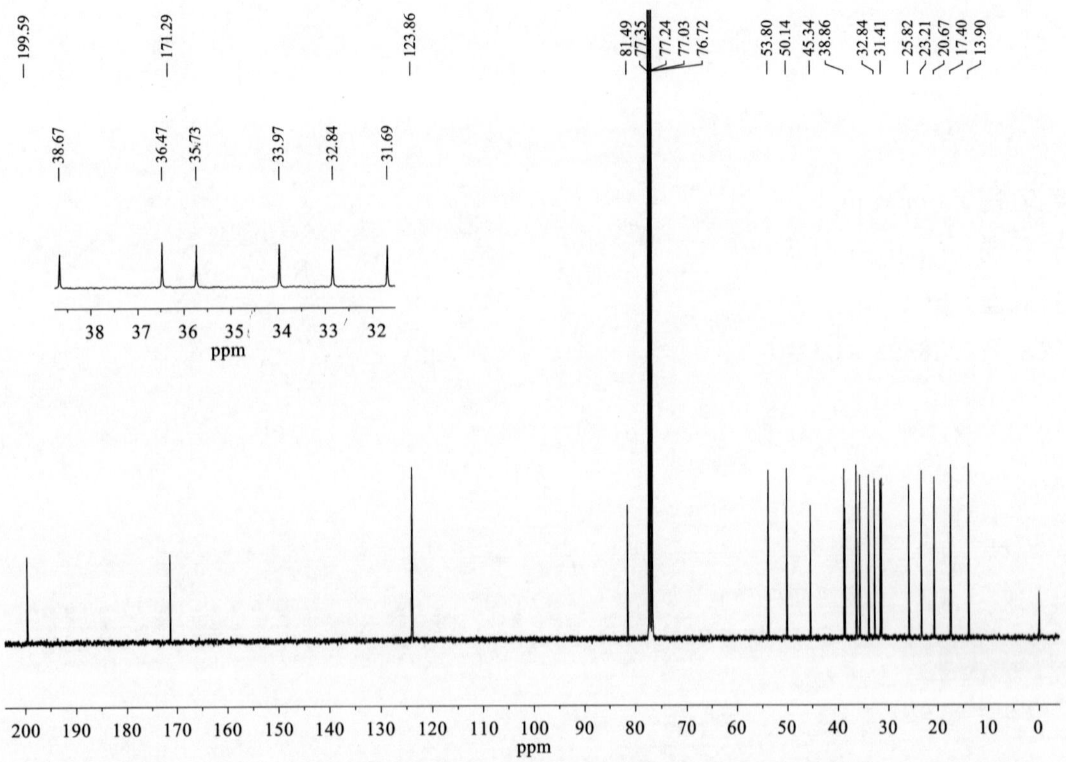

图 2 甲睾酮的^{13}C NMR 谱（溶剂：$CDCl_3$）

^{13}C NMR：δ 199.59（C－3），171.29（C－5），123.86（C－4），81.49（C－17），53.80（C－9），50.14（C－14），45.34（C－13），38.86（C－16），38.67（C－10），36.47（C－1），35.73（C－8），33.97（C－2），32.84（C－6），31.69（C－7），31.41（C－12），25.82（C－20），23.21（C－15），20.67（C－11），17.40（C－19），13.90（C－18）

备注

1. **中文化学名** 17α－甲基－17β－羟基雄甾－4－烯－3－酮
2. **英文化学名** 17β－hydroxy－17α－methylandrost－4－en－3－one
3. **性状** 本品为白色或类白色结晶性粉末；无臭，无味；微有引湿性。
4. **溶解性** 本品在乙醇、丙酮或三氯甲烷中易溶，在乙醚中略溶，在植物油中微溶，在水中不溶。
5. **对照品编号与批号** 100172－200503

布 美 他 尼

英文名 Bumetanide

分子式 $C_{17}H_{20}N_2O_5S$

分子量 364.42

CAS 号 28395－03－1

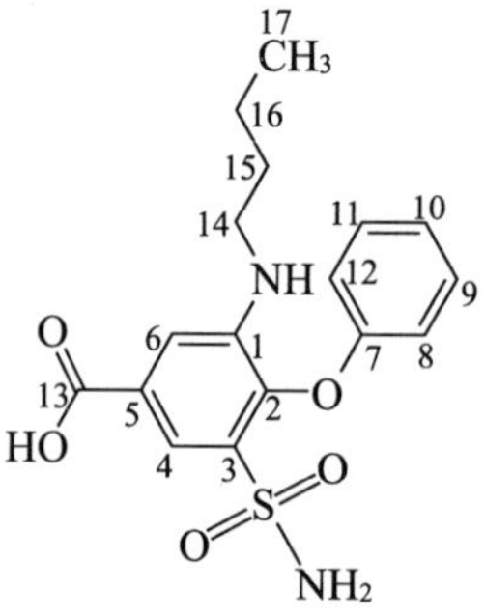

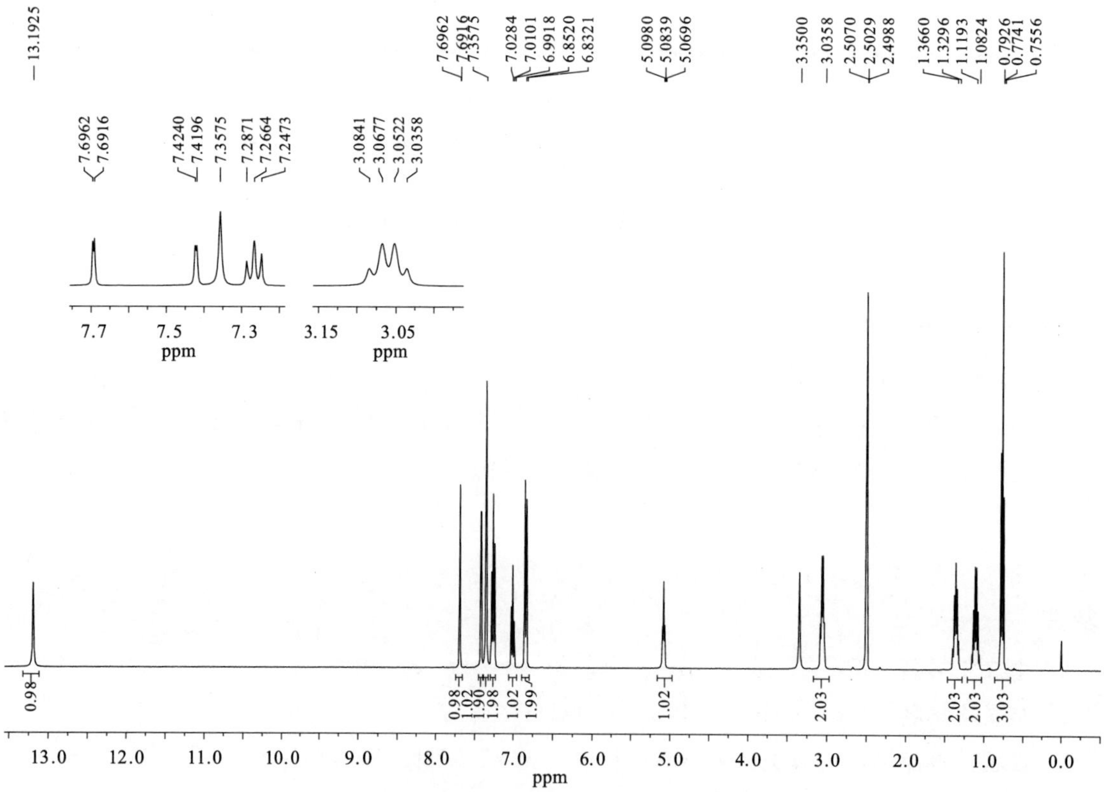

图 1　布美他尼的 ^1H NMR 谱（溶剂：CD_3SOCD_3）

^1H NMR：δ 13.19（COOH，s，1H），7.69（H－6，d，J＝1.8 Hz，1H），7.42（H－4，d，J＝1.8 Hz，1H），7.36（NH_2，s，2H），7.27（H－9，11，t，J＝8.0 Hz，2H），7.01（H－10，t，J＝7.3 Hz，1H），6.84（H－8，12，d，J＝8.0 Hz，2H），5.08（NH，t，J＝5.7 Hz，1H），3.06（H－14，q，6.4 Hz，2H），1.48～1.28（H－15，m，2H），1.12～1.08（H－16，m，2H），0.77（H－17，t，J＝7.3 Hz，3H）

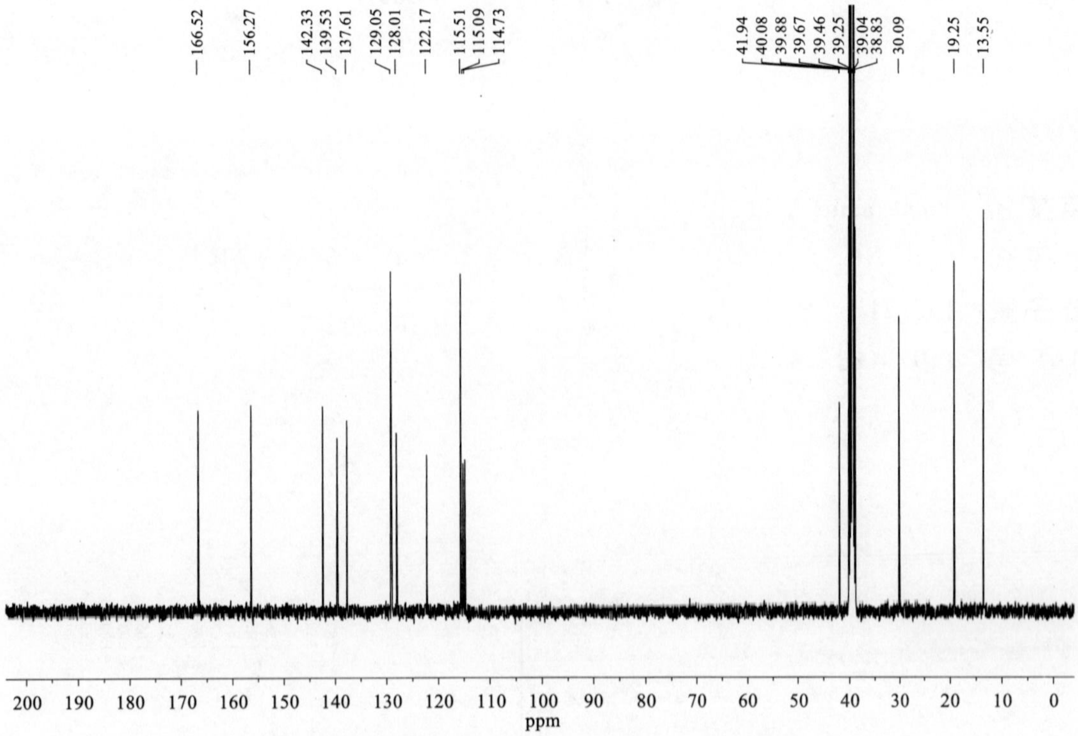

图 2　布美他尼的^{13}C NMR 谱（溶剂：CD_3SOCD_3）

^{13}C NMR：δ 166.52（C－13），156.27（C－7），142.33（C－2），139.53（C－1），137.61（C－3），129.05（C－9，11），128.01（C－4），122.17（C－10），115.51（C－8，12），115.09（C－5），114.73（C－6），41.94（C－14），30.09（C－15），19.25（C－16），13.55（C－17）

备注

1. **中文化学名**　3－丁氨基－4－苯氧基－5－磺酰基苯甲酸
2. **英文化学名**　3－(butylamino)－4－phenoxy－5－sulfamoylbenzoic acid
3. **性状**　本品为白色的结晶或结晶性粉末；无臭，味微苦。
4. **溶解性**　本品在乙醇中溶解，在三氯甲烷中极微溶解，在水中不溶。
5. **对照品编号与批号**　100173－201002

氨甲环酸

英文名 Tranexamic Acid

分子式 $C_8H_{15}NO_2$

分子量 157.21

CAS 号 1197-18-8

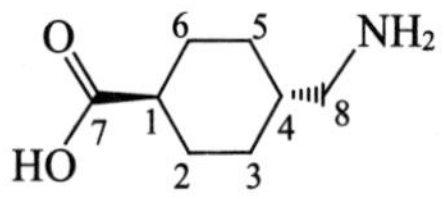

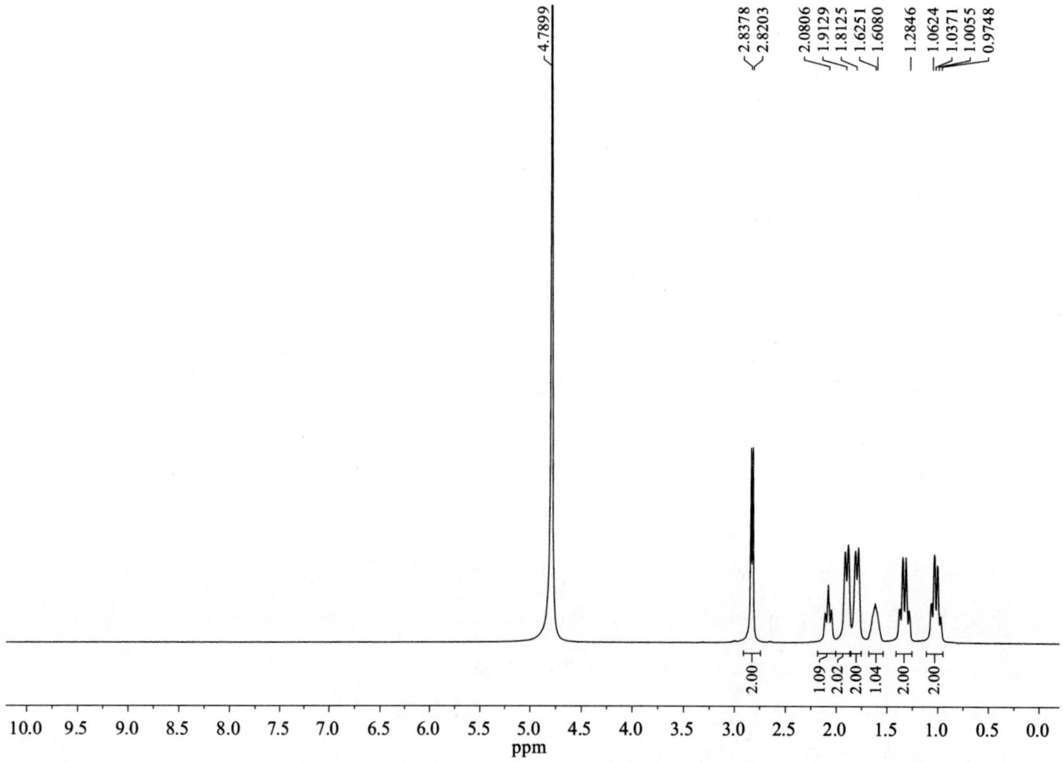

图 1 氨甲环酸的^{1}H NMR 谱（溶剂：D_2O）

^{1}H NMR：δ 2.83（H-8，d，J=7.0 Hz，2H），2.08（H-1，m，1H），1.92~1.87（H-2a，6a，m，2H），1.82~1.76（H-3a，5a，m，2H），1.62（H-4，m，1H），1.41~1.25（H-2b，6b，m，2H），1.10~0.94（H-3b，5b，m，2H）

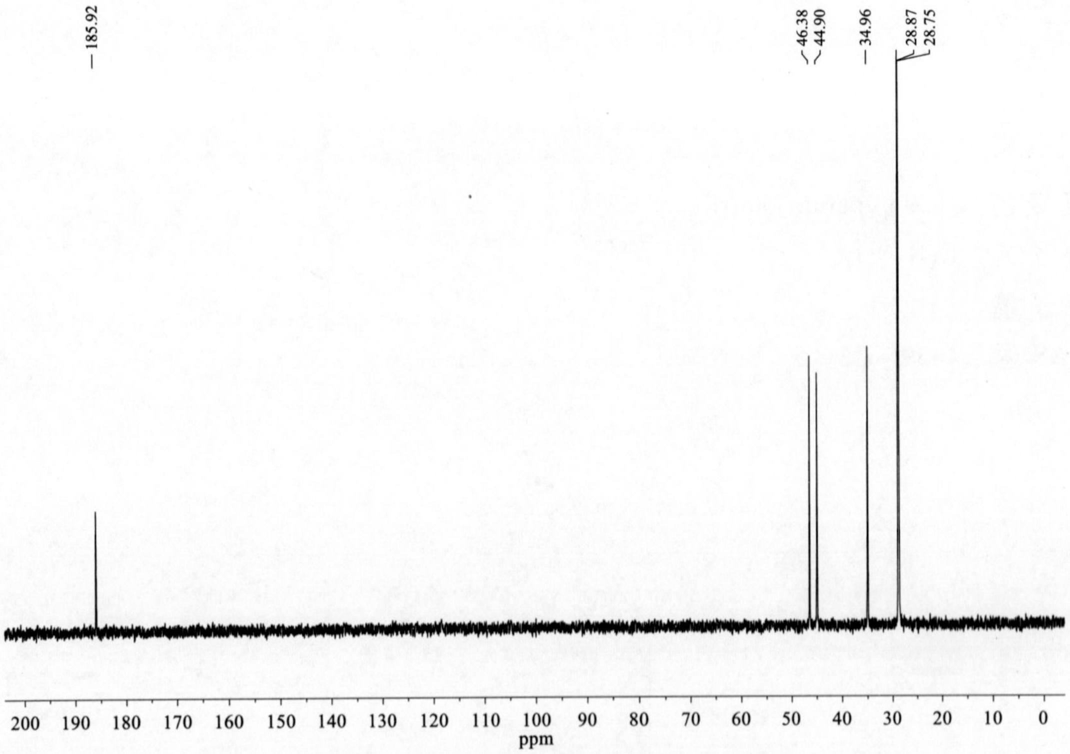

图 2　氨甲环酸的 ^{13}C NMR 谱（溶剂：D_2O）

^{13}C NMR：δ 185.92（C－7），46.38（C－8），44.90（C－1），34.96（C－4），28.87（C－2，6），28.75（C－3，5）

备注

1. 中文化学名　反－4－氨甲基环己烷甲酸

2. 英文化学名　*trans*－4－(ainomethyl)cyclohexanecarboxylic acid

3. 性状　本品为白色结晶性粉末；无臭，味微。

4. 溶解性　本品在水中易溶，在乙醇、丙酮、三氯甲烷或乙醚中几乎不溶。

5. 对照品编号与批号　100174－201203

胡椒乙腈

英文名 Homopiperonylonitrile

分子式 $C_9H_7NO_2$

分子量 161.16

CAS 号 4439－02－5

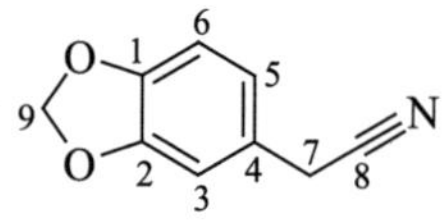

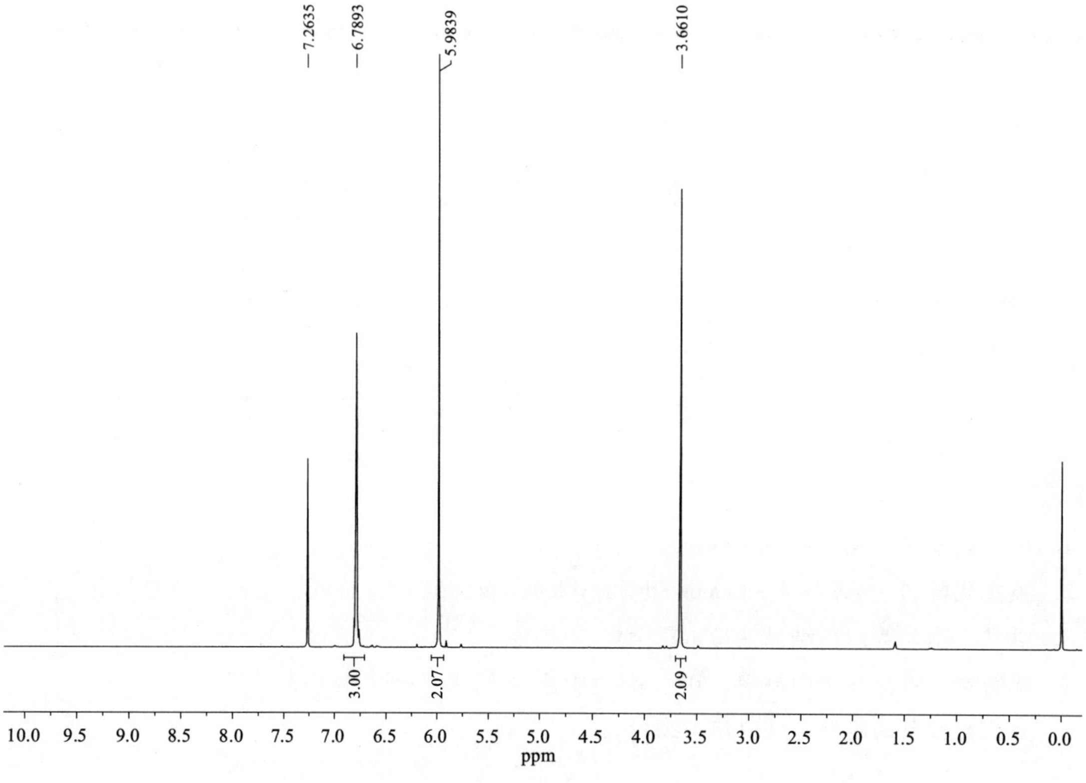

图 1　胡椒乙腈的^{1}H NMR 谱（溶剂：$CDCl_3$）

^{1}H NMR：δ 6.82～6.75（H－3，5，6，brs，3H），5.98（H－9，s，2H），3.66（H－7，s，2H）

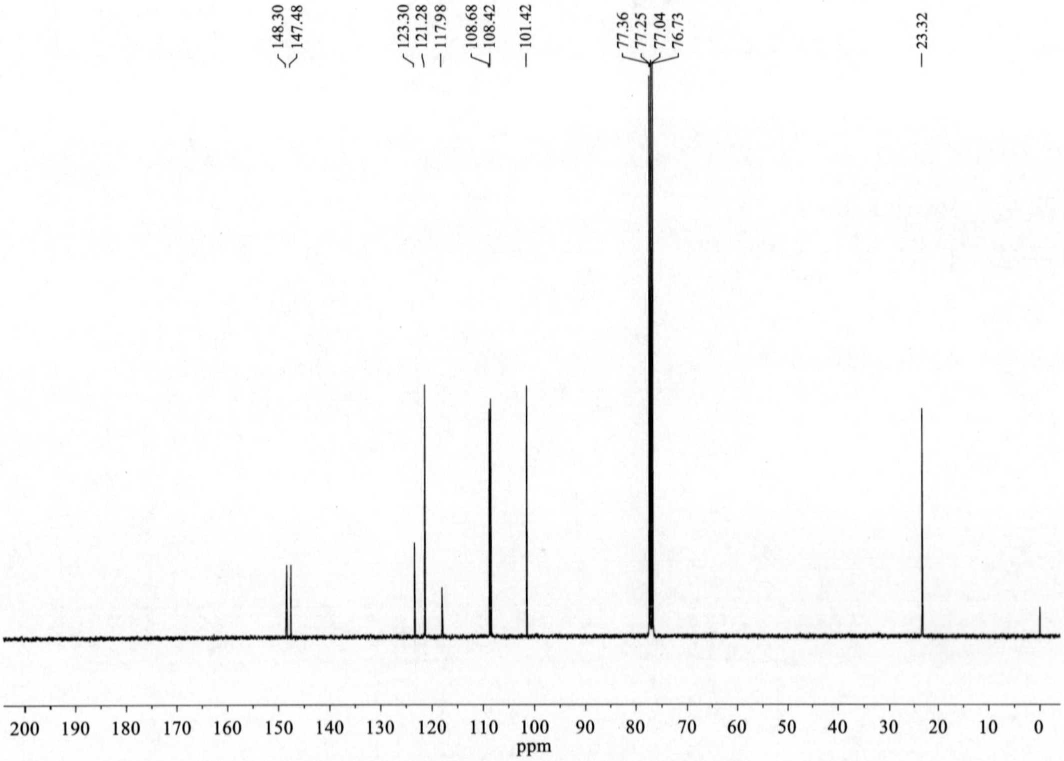

图 2　胡椒乙腈的^{13}C NMR 谱（溶剂：$CDCl_3$）

^{13}C NMR：δ 148.30（C－1），147.48（C－2），123.30（C－4），121.28（C－5），117.98（C－8），108.68（C－6），108.42（C－3），101.42（C－9），23.32（C－7）

备注

1. **中文化学名**　3,4－亚甲二氧苯基乙腈
2. **英文化学名**　1,3－benzodioxol－5－ylacetonitrile
3. **性状**　本品为类白色结晶性粉末。
4. **对照品编号与批号**　100175－200602

参 考 文 献

[1] Tamura Y, Choi H D Mizutani M, Ueda Y, et al. Synthesis of arylacetone and arylacetonitrile by friedel－crafts reaction with α－chloro－α－(cmethylthior)－substituted acetone and acetonitrile. Chem Pharm Bull, 1982, 30: 3574.

丙　谷　胺

英文名　Proglumide

分子式　$C_{18}H_{26}N_2O_4$

分子量　334.42

CAS 号　6620－60－6

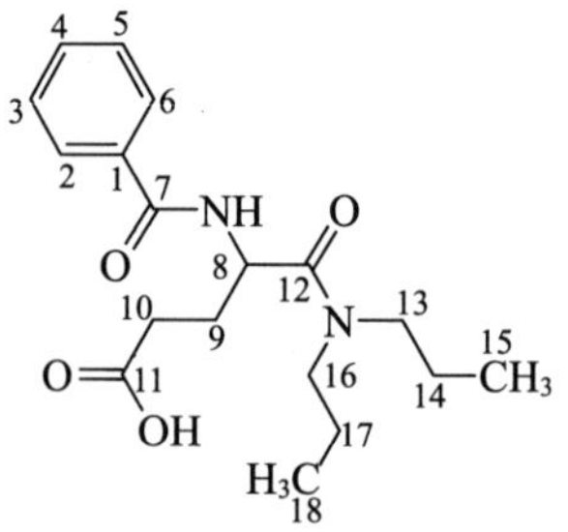

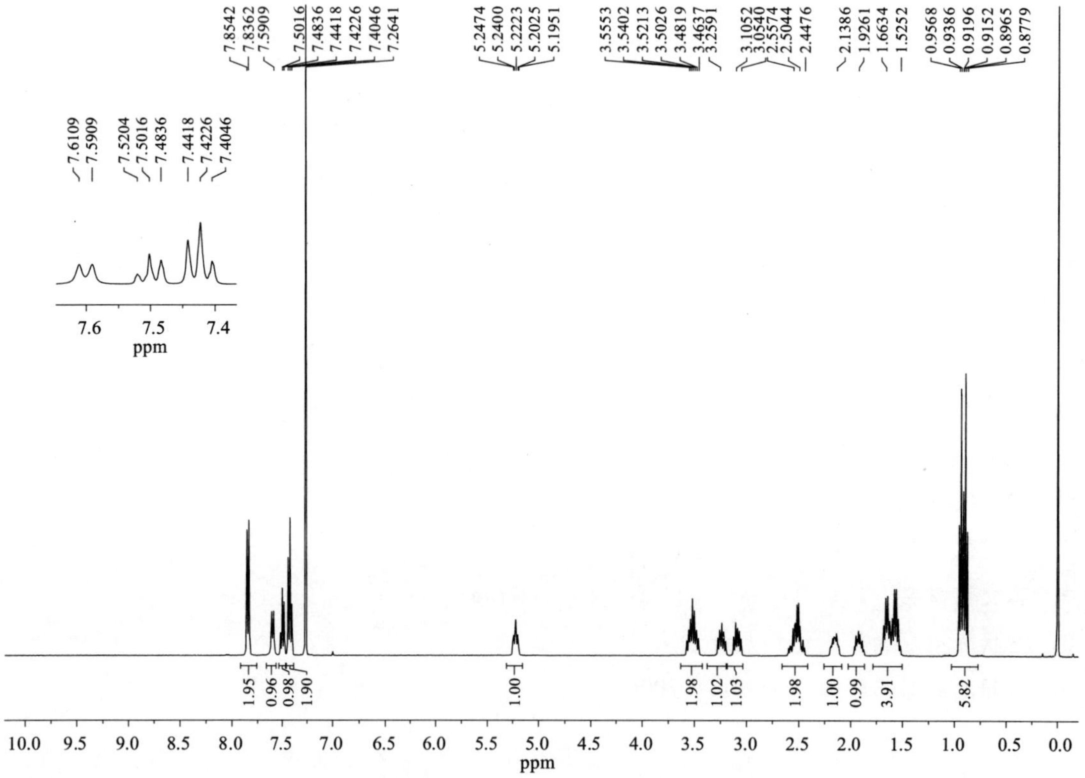

图 1　丙谷胺的^{1}H NMR 谱（溶剂：$CDCl_3$）

^{1}H NMR：δ 7.85（H－2, 6, d, J＝7.4 Hz, 2H），7.60（NH, d, J＝8.0 Hz, 1H），7.50（H－4, t, J＝7.4 Hz, 1H），7.42（H－3, 5, t, J＝7.4 Hz, 2H），5.22（H－8, m, 1H），3.64～3.45（H－13a, 16a, m, 2H），3.24（H－10a, m, 1H），3.11（H－10b, m, 1H），2.65～2.42（H－13b, 16b, m, 2H），2.15（H－9a, m, 1H），1.92（H－9b, m, 1H），1.72～1.61（H－14a, 17a, m, 2H），1.61～1.50（H－14b, 17b, m, 2H），0.94（H－15, t, J＝7.4 Hz, 3H），0.90（H－18, t, J＝7.4 Hz, 3H）

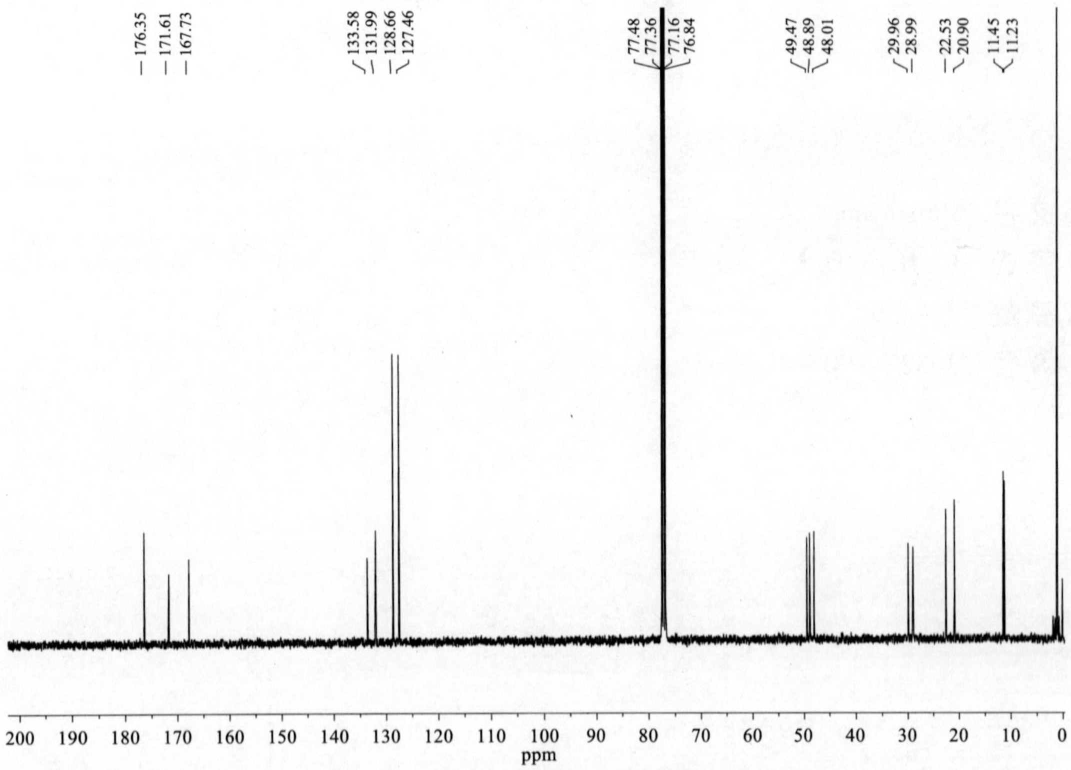

图 2　丙谷胺的^{13}C NMR 谱（溶剂：$CDCl_3$）

^{13}C NMR：δ 176.35（C－11），171.61（C－12），167.73（C－7），133.58（C－1），131.99（C－4），128.66（C－3，5），127.46（C－2，6），49.47（C－8），48.89（C－13），48.01（C－16），29.96（C－10），28.99（C－9），22.53（C－14），20.90（C－17），11.45（C－15），11.23（C－18）

备注

1. 中文化学名　（±）－4－苯甲酰胺基－*N*,*N*－丙基戊酰胺酸

2. 英文化学名　*DL*－4－benzamido－*N*,*N*－dipropylglutaramic acid

3. 性状　本品为白色结晶性粉末；无臭，味略苦。

4. 溶解性　本品在乙醇或三氯甲烷中易溶，在水中极微溶解，在氢氧化钠试液中溶解。

5. 对照品编号与批号　100176－200003

吡罗昔康

英文名 Piroxicam

分子式 $C_{15}H_{13}N_3O_4S$

分子量 331.35

CAS 号 36322 - 90 - 4

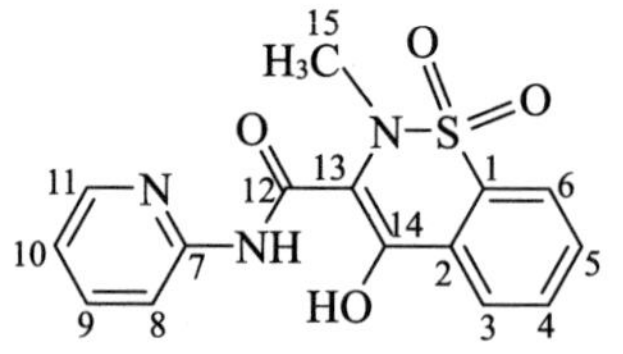

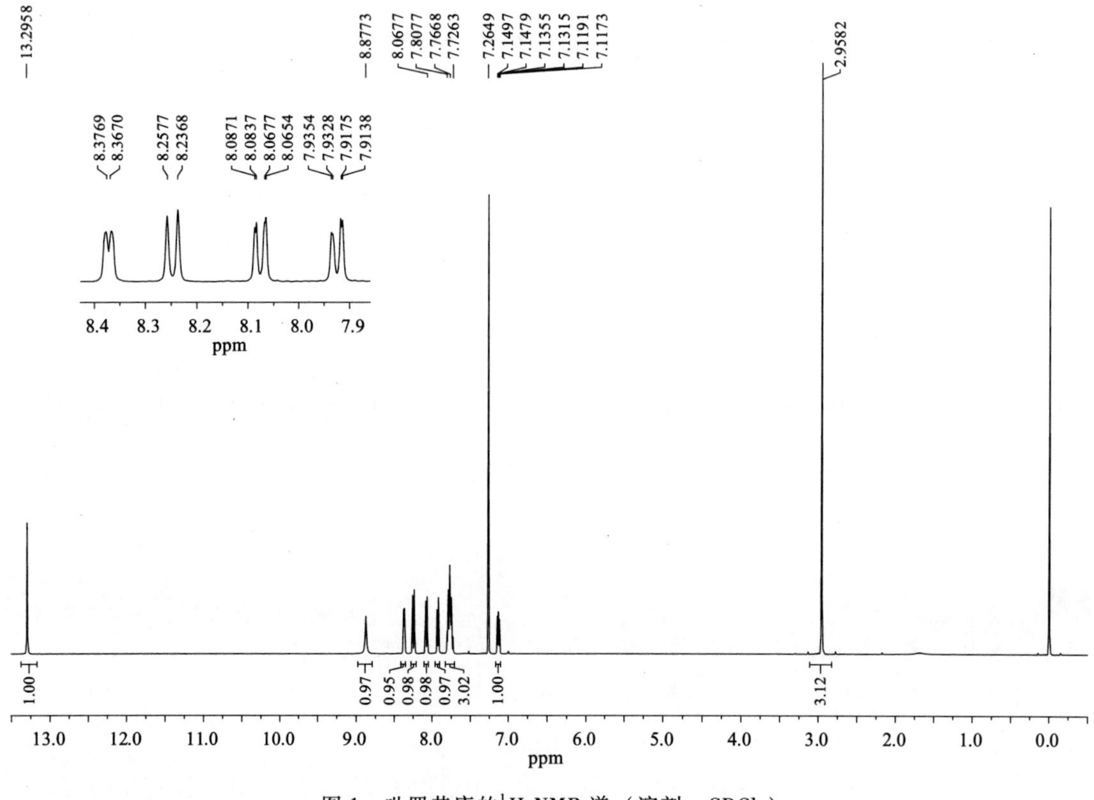

图 1 吡罗昔康的^{1}H NMR 谱（溶剂：$CDCl_3$）

^{1}H NMR：δ 13.30（OH - 14，s，1H），8.88（NH，brs，1H），8.37（H - 11，d，J = 4.0 Hz，1H），8.25（H - 8，d，J = 8.4 Hz，1H），8.08（H - 3，dd，J = 7.6，1.2 Hz，1H），7.92（H - 6，dd，J = 7.4，1.2 Hz，1H），7.82 ~ 7.73（H - 4，5，9，m，3H），7.12（H - 10，m，1H），2.96（H - 15，s，3H）

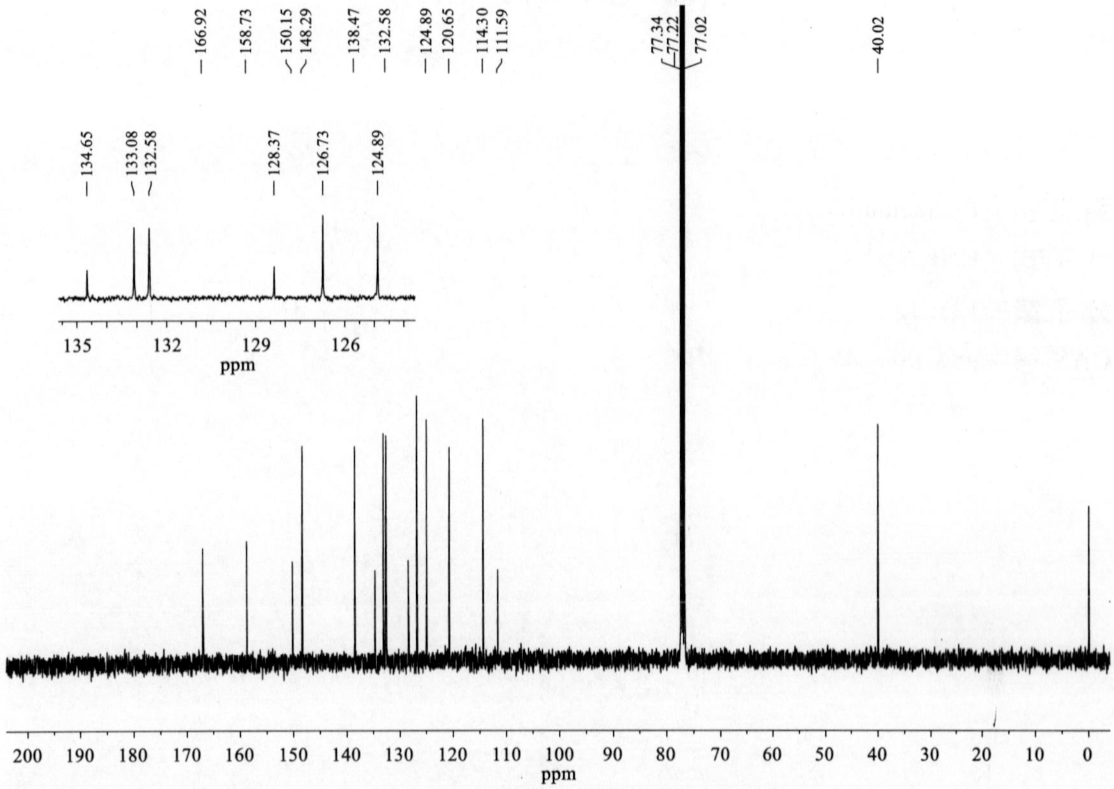

图 2　吡罗昔康的^{13}C NMR 谱（溶剂：$CDCl_3$）

^{13}C NMR：δ 166.92（C－12），158.73（C－14），150.15（C－7），148.29（C－11），138.47（C－9），134.65（C－1），133.08（C－4），132.58（C－5），128.37（C－2），126.73（C－3），124.89（C－6），120.65（C－10），114.30（C－8），111.59（C－13），40.02（C－15）

备注

1. 中文化学名　2 －甲基－4－羟基－*N*－（2－吡啶基）－2*H*－1,2－苯并噻嗪－3－甲酰胺－1,1－二氧化物

2. 英文化学名　4 – hydroxy – 2 – methyl – *N* – 2 – pyridinyl – 2*H* – 1,2 – benzothiazine – 3 – carboxamide – 1,1 – dioxide

3. 性状　本品为类白色至微黄绿色的结晶性粉末；无臭，无味。

4. 溶解性　本品在三氯甲烷中易溶，在丙酮中略溶，在乙醇或乙醚中微溶，在水中几乎不溶；在酸中溶解，在碱中略溶。

5. 对照品编号与批号　100177－200603

吡嗪酰胺

英文名 Pyrazinamide

分子式 $C_5H_5N_3O$

分子量 123.12

CAS 号 98－96－4

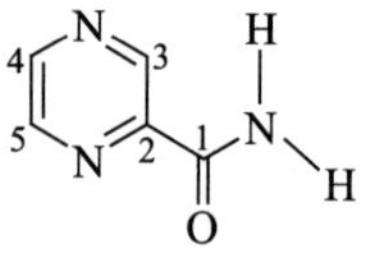

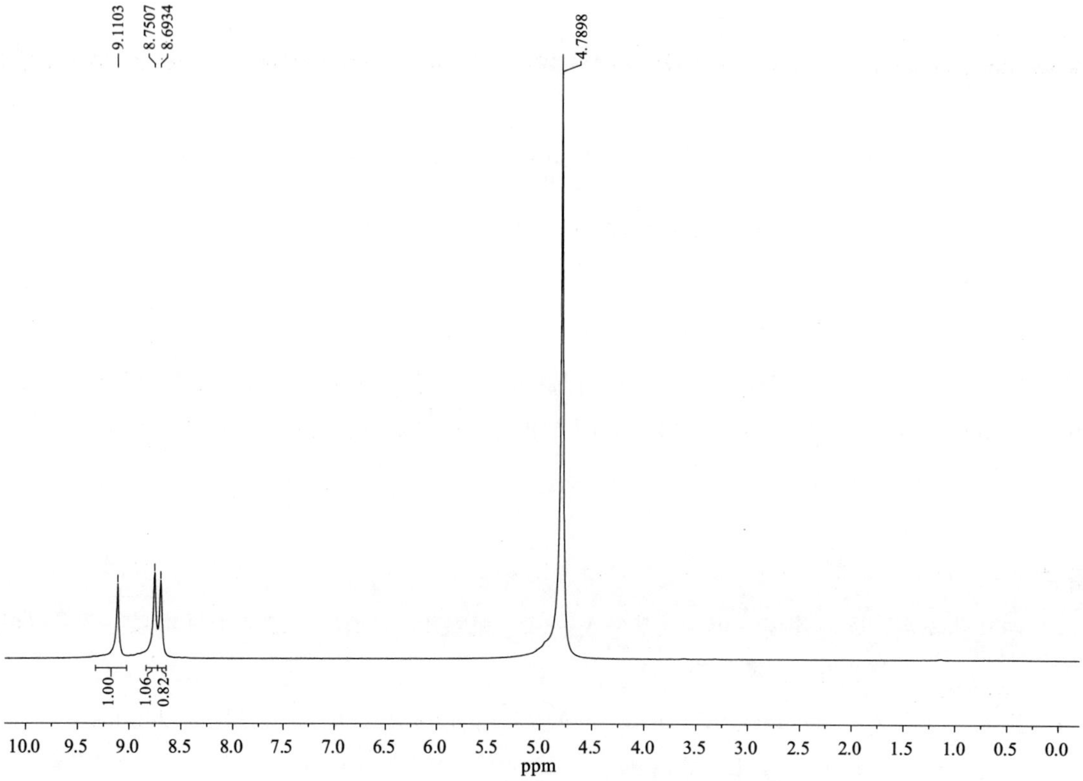

图 1 吡嗪酰胺的 ^1H NMR 谱（溶剂：D_2O）

^1H NMR：δ 9.11（H－3，s，1H），8.75（H－5，s，1H），8.69（H－4，s，1H）

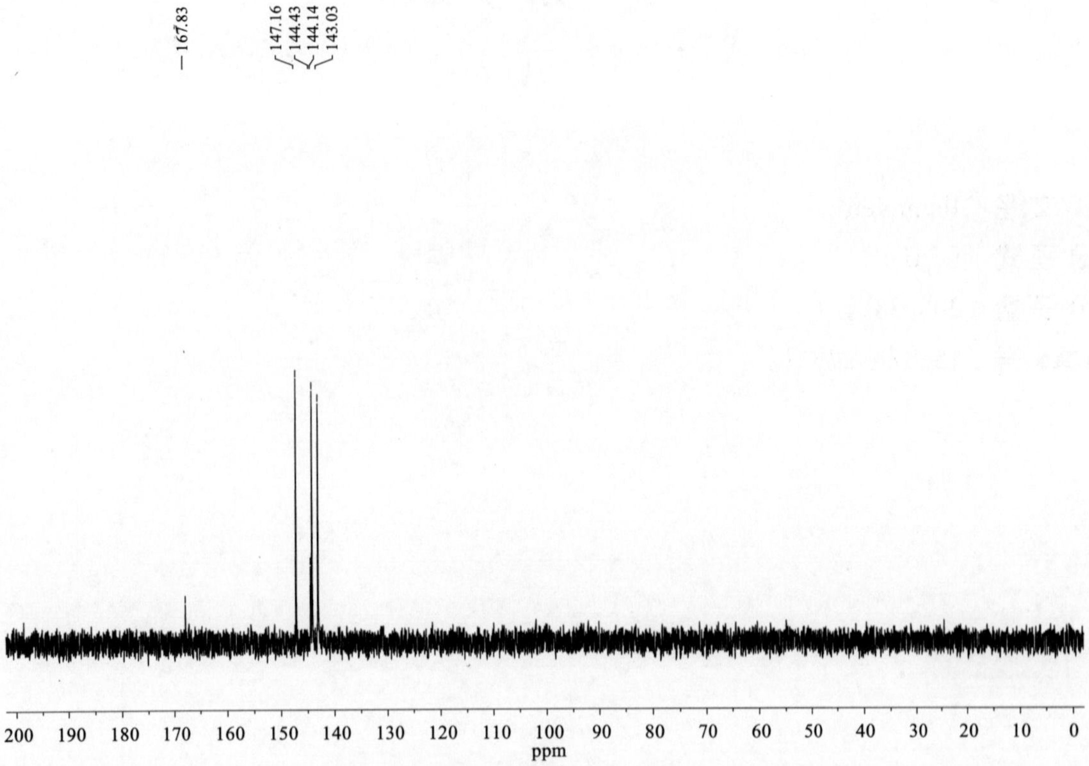

图 2　吡嗪酰胺的 ^{13}C NMR 谱（溶剂：D_2O）

^{13}C NMR：δ 167.83（C－1），147.16（C－4），144.43（C－2），144.14（C－5），143.03（C－3）

备注

1. **中文化学名**　吡嗪甲酰胺
2. **英文化学名**　pyrazinecarboxamide
3. **性状**　本品为白色或类白色结晶性粉末；无臭或几乎无臭，味微苦。
4. **溶解性**　本品在水中略溶，在乙醇中微溶，在乙醚中极微溶解。
5. **对照品编号与批号**　100178－200403

参 考 文 献

[1] http://sdbs.db.aist.go.jp/sdbs/cgi-bin/cre_index.cgi?lang=eng(SDBS)(^{1}H NMR,^{13}C NMR).

布　洛　芬

英文名　Ibuprofen

分子式　$C_{13}H_{18}O_2$

分子量　206. 28

CAS 号　15687 - 27 - 1

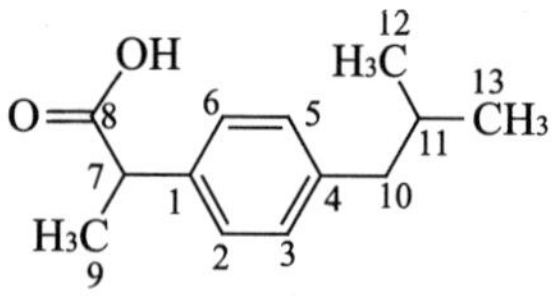

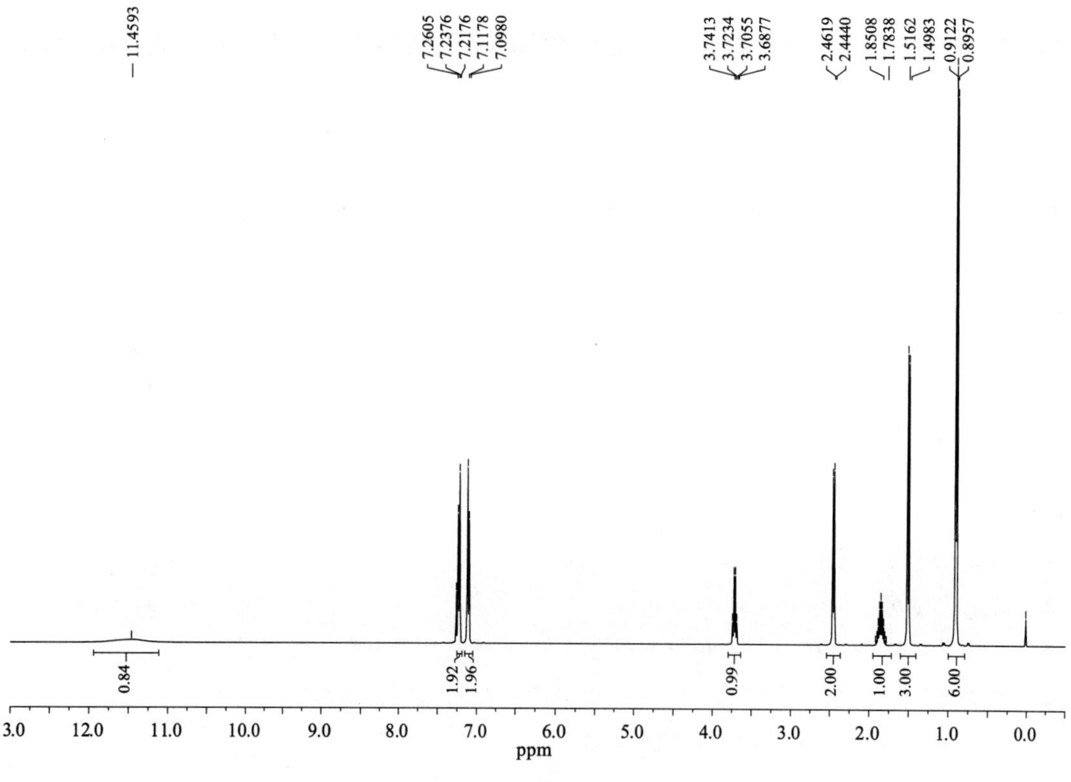

图 1　布洛芬的¹H NMR 谱（溶剂：$CDCl_3$）

¹H NMR：δ 11.46（OH，s，1H），7.24（H - 2，6，d，J = 8.0 Hz，2H），7.11（H - 3，5，d，J = 8.0 Hz，2H），3.71（H - 7，q，J = 7.1 Hz，1H），2.45（H - 10，d，J = 7.2 Hz，2H），1.85（H - 11，m，1H），1.51（H - 9，d，J = 7.1 Hz，3H），0.90（H - 12，13，d，J = 6.6 Hz，6H）

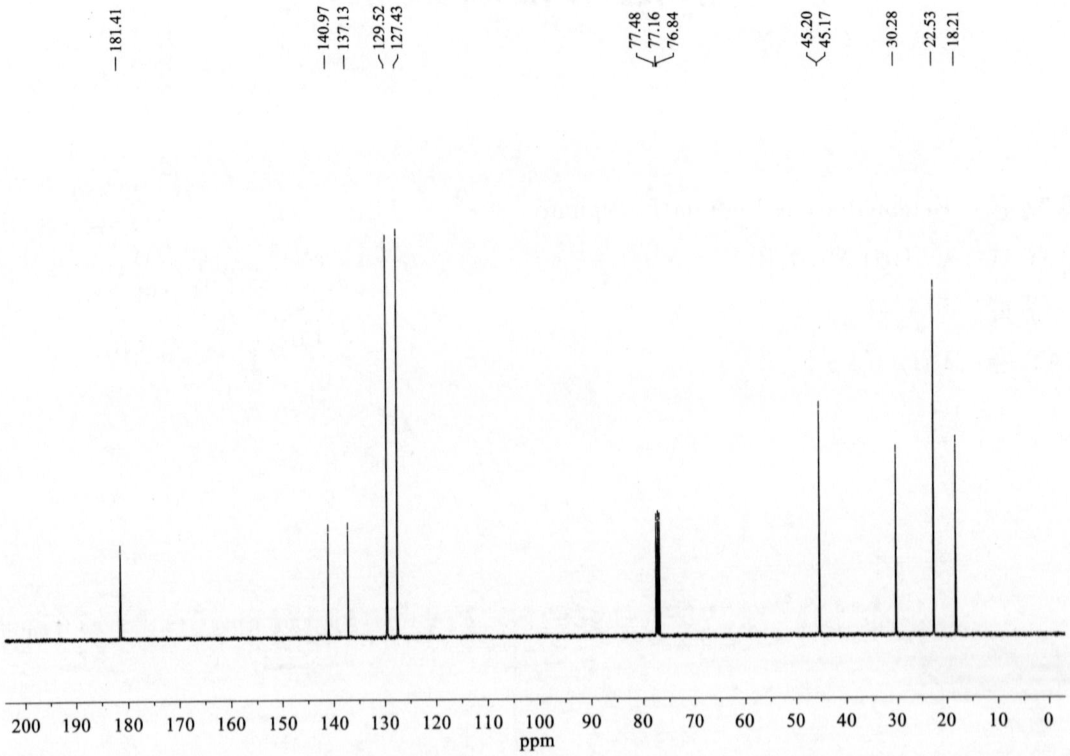

图 2　布洛芬的^{13}C NMR 谱（溶剂：$CDCl_3$）

^{13}C NMR：δ 181.41（C－8），140.97（C－1），137.13（C－4），129.52（C－2，6），127.43（C－3，5），45.20（C－10），45.17（C－7），30.28（C－11），22.53（C－12，13），18.21（C－9）

备注

1. **中文化学名**　α－甲基－4－(2－甲基丙基)苯乙酸
2. **英文化学名**　α－methyl－4－(2－methylpropyl) benzeneacetic acid
3. **性状**　本品为白色结晶性粉末；稍有特异臭，几乎无味。
4. **溶解性**　本品在乙醇、丙酮、三氯甲烷或乙醚中易溶，在水中几乎不溶；在氢氧化钠或碳酸钠试液中易溶。
5. **对照品编号与批号**　100179－201105

参考文献

[1] http://sdbs.db.aist.go.jp/sdbs/cgi－bin/direct_frame_top.cgi(SDBS)(^{1}H NMR, ^{13}C NMR).

倍他米松磷酸钠

英文名 Betamethasone Sodium Phosphate

分子式 $C_{22}H_{28}FNa_2O_8P$

分子量 516.41

CAS 号 151－73－5

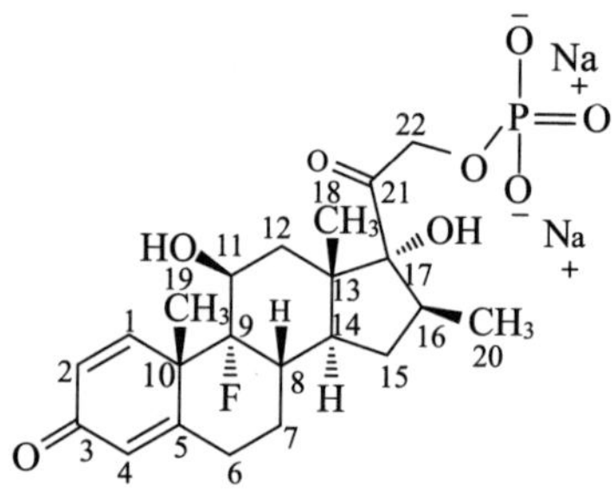

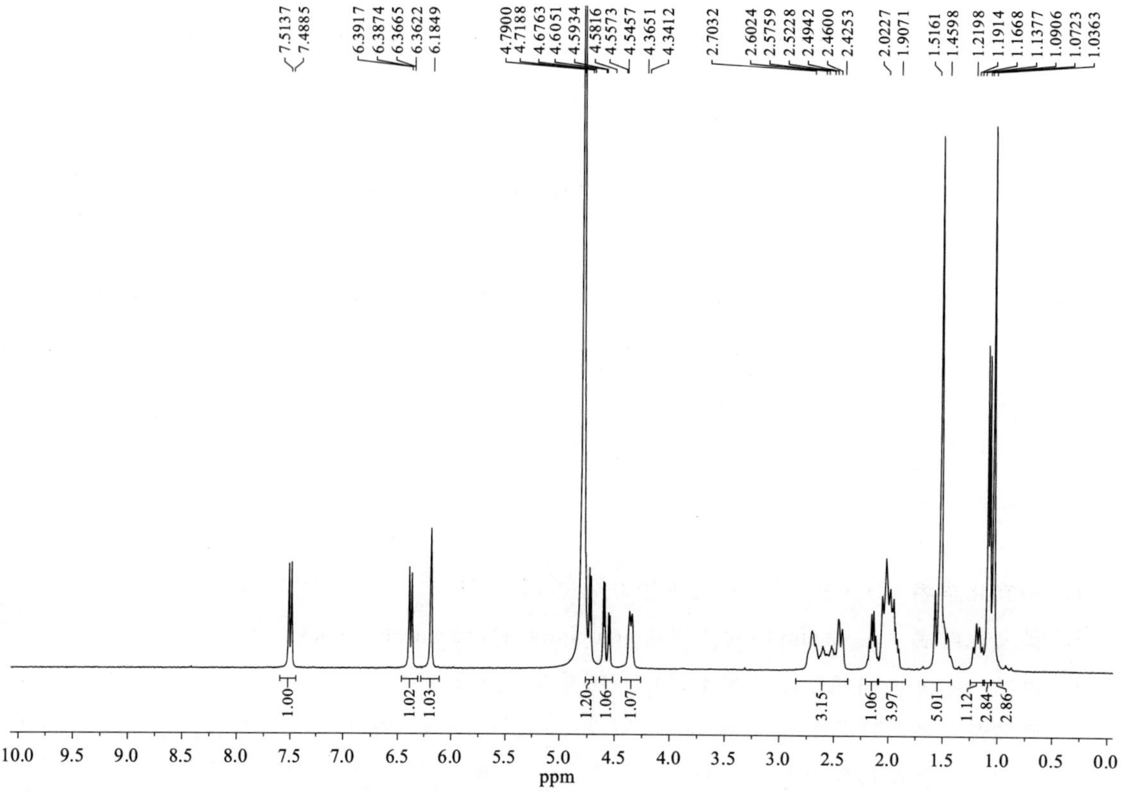

图 1　倍他米松磷酸钠的 ^1H NMR 谱（溶剂：D_2O）

^1H NMR：δ 7.50（H－1，d，J＝10.1 Hz，1H），6.37（H－2，dd，J＝10.1，1.7 Hz，1H），6.18（H－4，s，1H），4.72（H－22a，dd，J＝19.1，4.9 Hz，1H），4.58（H－22b，dd，J＝19.1，4.7 Hz，1H），4.35（H－11，d，J＝9.6 Hz，1H），2.88～2.39（m，3H），2.20（m，1H），2.09～1.85（m，4H），1.65～1.40（m，2H），1.52（H－19，s，3H），1.22（m，1H），1.08（H－20，d，J＝7.3 Hz，3H），1.04（H－18，s，3H）

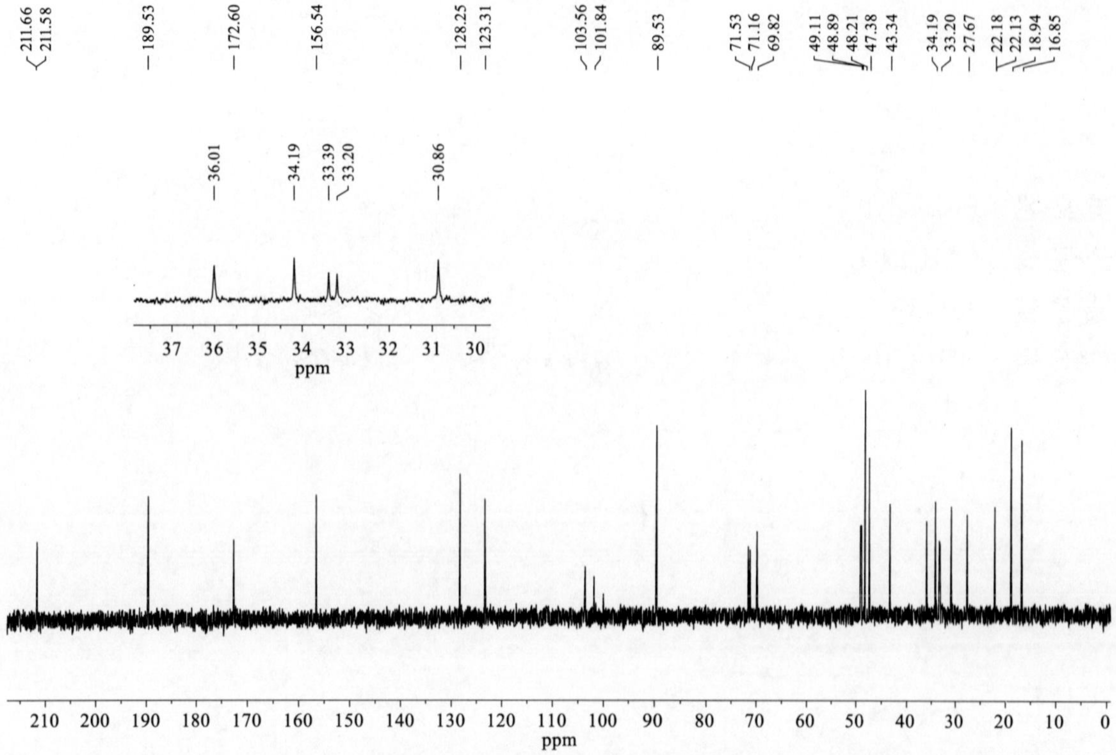

图 2 倍他米松磷酸钠的 ^{13}C NMR 谱（溶剂：D_2O）

^{13}C NMR：δ 211.62（C－21，d，J = 8.1 Hz），189.53（C－3），172.60（C－5），156.54（C－1），128.25（C－2），123.31（C－4），102.70（C－9，d，J = 173.7 Hz），89.53（C－17），71.35（C－11，d，J = 37.4 Hz），69.84（C－22，d，J = 4.0 Hz），49.00（C－10，d，J = 22.2 Hz），48.21（C－13），47.38（C－16），43.34（C－14），36.01（C－15），34.19（C－12），33.30（C－8，d，J = 19.2 Hz），30.86（C－6），27.67（C－7），22.16（C－19，d，J = 5.1 Hz），18.94（C－20），16.85（C－18）

备注

1. **中文化学名** 16β－甲基－11β,17α,21－三羟基－9α－氟孕甾－1,4－二烯－3,20－二酮－21－磷酸二钠盐
2. **英文化学名** 9α－fluoro－11β,17α,21－trihydroxy－16β－methylpregna－1,4－diene－3,20－dione 21－phos phoric acid disodium salt
3. **性状** 本品为白色或类白色粉末；无臭或几乎无臭；有引湿性。
4. **溶解性** 本品在水中易溶，在丙酮或三氯甲烷中几乎不溶。
5. **对照品编号与批号** 100180－200902

参 考 文 献

[1] http://sdbs.db.aist.go.jp/sdbs/cgi－bin/direct_frame_top.cgi(SDBS)(^{13}C NMR).

比 沙 可 啶

英文名 Bisacodyl

分子式 $C_{22}H_{19}NO_4$

分子量 361.39

CAS 号 603 - 50 - 9

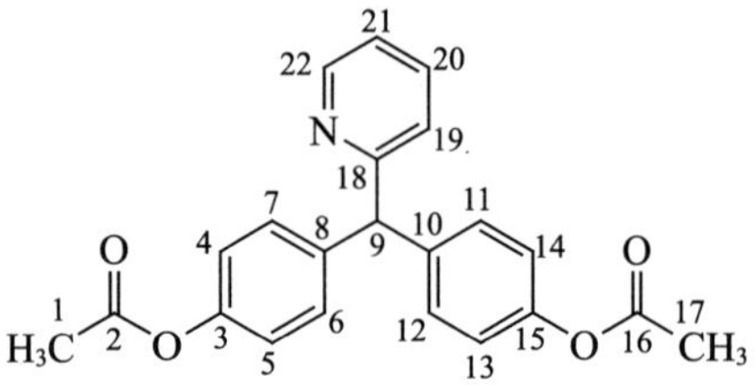

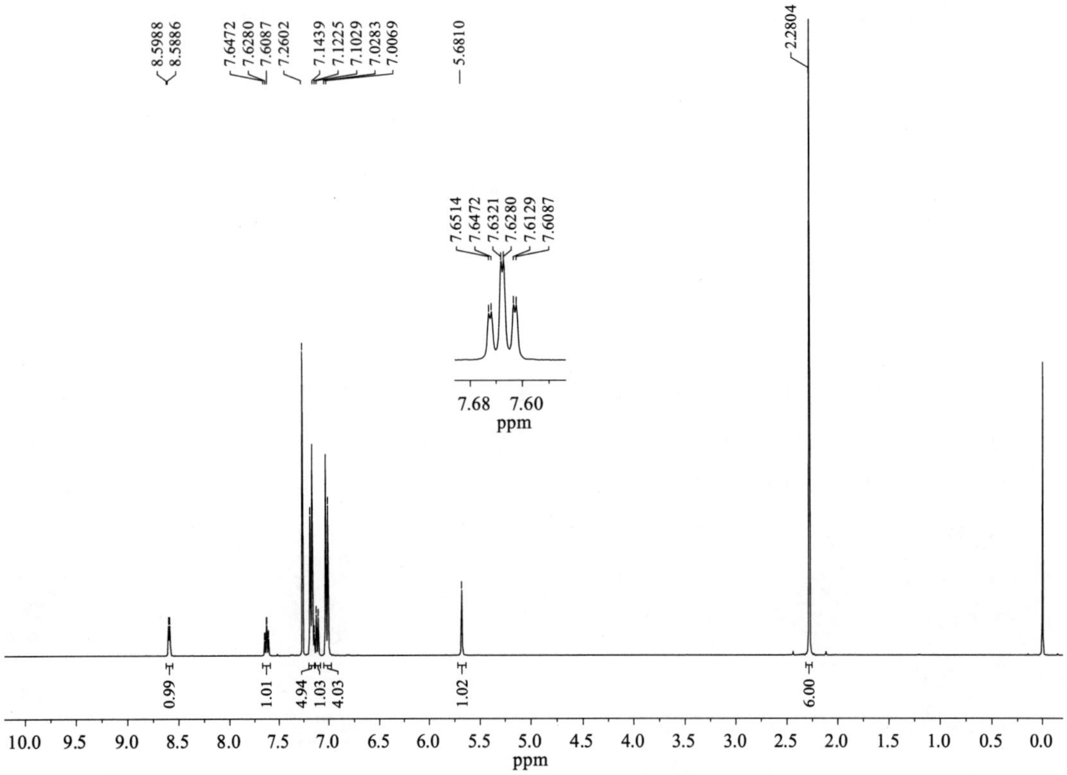

图 1 比沙可啶的 ^{1}H NMR 谱（溶剂：$CDCl_3$）

^{1}H NMR：δ 8.59（H－22，d，J＝4.1 Hz，1H），7.63（H－20，td，J＝7.7，1.7 Hz，1H），7.19～7.15（H－6，7，11，12，19，m，5H），7.11（H－21，t，J＝7.9 Hz，1H），7.02（H－4，5，13，14，d，J＝8.6 Hz，4H），5.68（H－9，s，1H），2.28（H－1，17，s，6H）

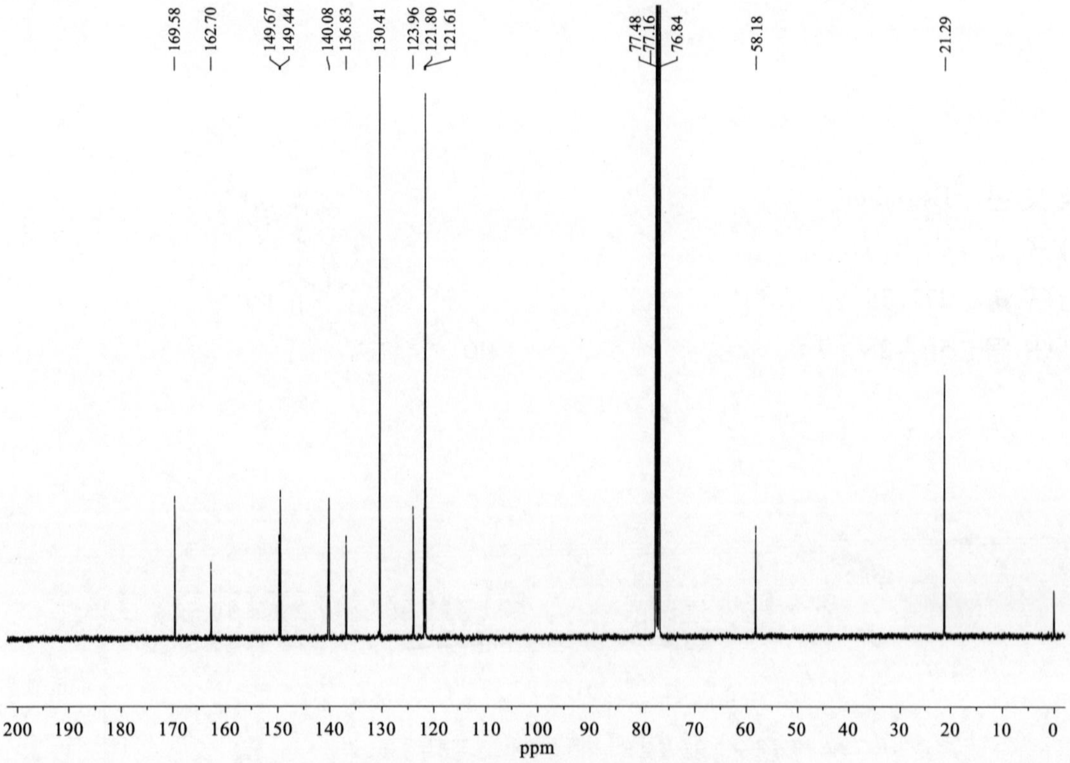

图2 比沙可啶的¹³C NMR谱（溶剂：$CDCl_3$）

^{13}C NMR：δ 169.58（C-2，16），162.70（C-18），149.67（C-22），149.44（C-3，15），140.08（C-8，10），136.83（C-20），130.41（C-6，7，11，12），123.96（C-19），121.80（C-21），121.61（C-4，5，13，14），58.18（C-9），21.29（C-1，17）

备注

1. 中文化学名 4,4′-(2-吡啶亚甲基)二苯酚双醋酸酯

2. 英文化学名 4,4′-(2-pyridylmethylene)bisphenol diacetate

3. 性状 本品为白色或类白色结晶性粉末；无臭，无味。

4. 溶解性 本品在三氯甲烷中易溶，在丙酮中溶解，在乙醇或乙醚中微溶，在水中不溶。

5. 对照品编号与批号 100181-200402

参考文献

[1] Mereyala H B, Sambaru K. Synthesis of triphenylmethane derivative: bisacodyl. Indian J Chem, 2005, 44B: 615(^{1}H NMR).

雌　二　醇

英文名　Estrodiol

分子式　$C_{18}H_{24}O_2$

分子量　272.39

CAS 号　50－28－2

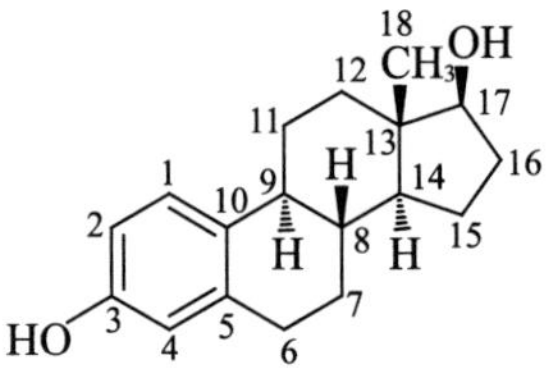

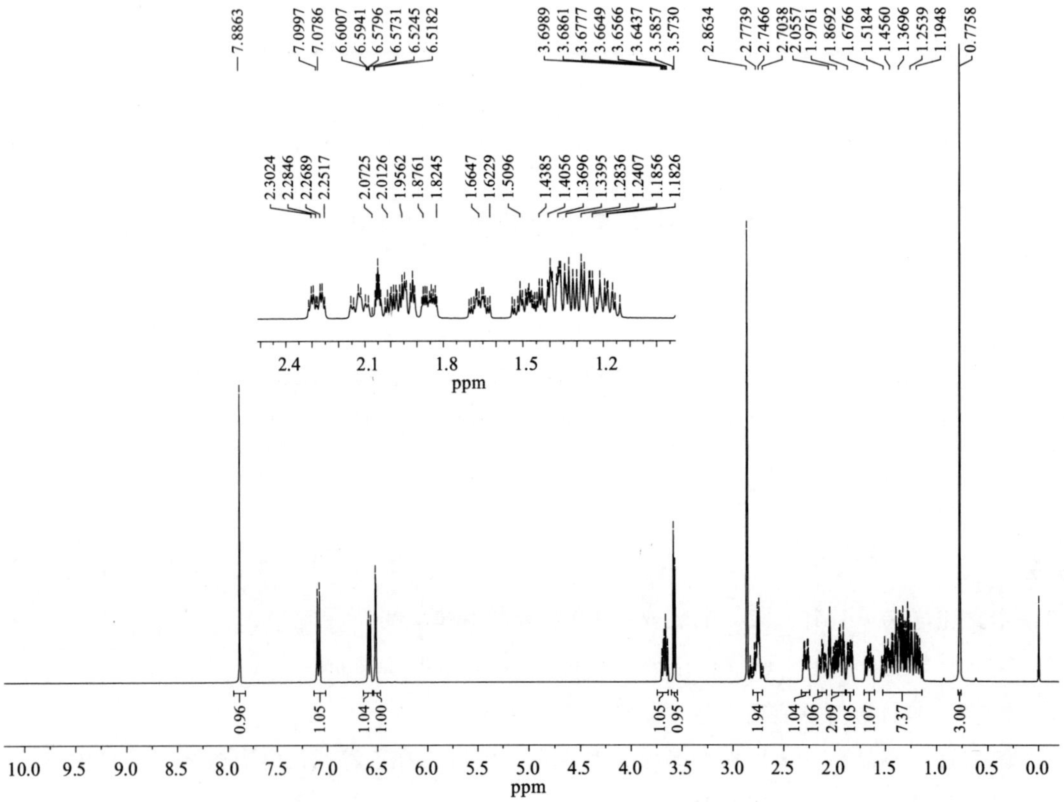

图 1　雌二醇的^{1}H NMR 谱（溶剂：CD_3COCD_3）

^{1}H NMR：δ 7.89（OH－3，s，1H），7.09（H－1，d，J＝8.4 Hz，1H），6.59（H－2，dd，J＝8.4，2.6 Hz，1H），6.52（H－4，d，J＝2.6 Hz，1H），3.67（H－17，td，J＝8.5，5.1 Hz，1H），3.58（C_{17}—OH，d，J＝5.1 Hz，1H），2.84～2.69（H－6，m，2H），2.28（H－9，m，1H），2.11（m，1H），2.03～1.89（m，2H），1.90～1.80（m，1H），1.74～1.59（m，1H），1.66～1.12（m，7H），0.78（H－18，s，3H）

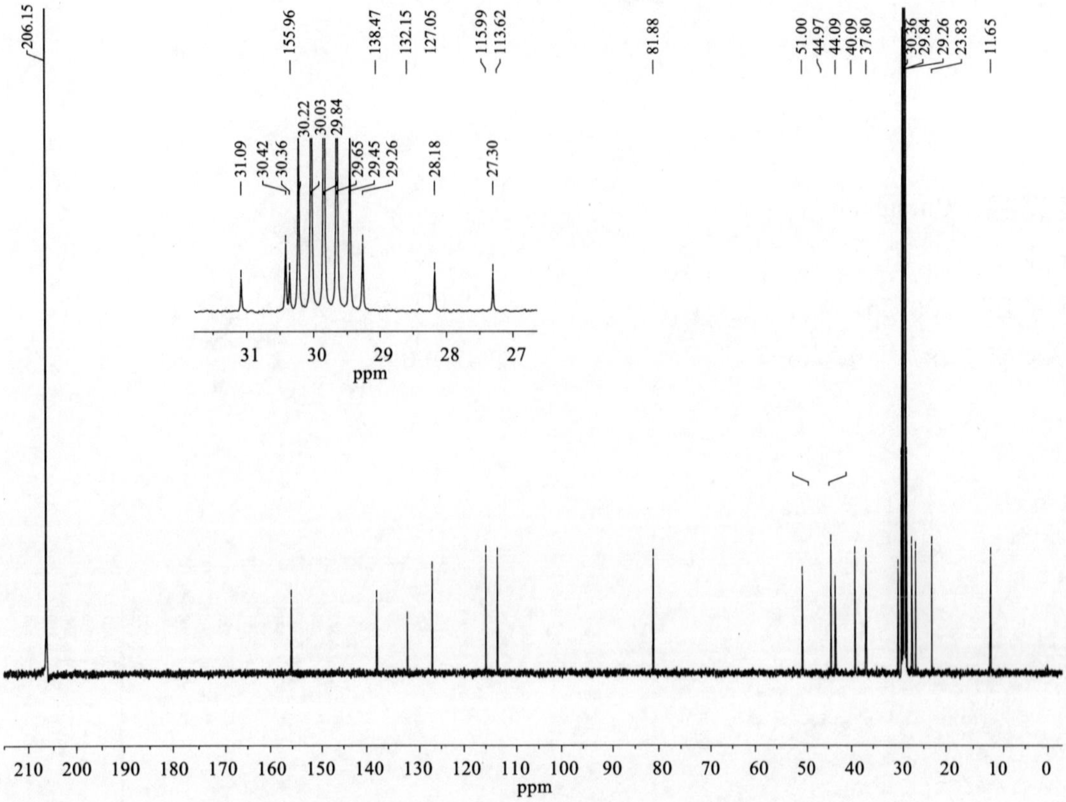

图2　雌二醇的^{13}C NMR谱（溶剂：CD_3COCD_3）

^{13}C NMR：δ 155.96（C－3），138.47（C－5），132.15（C－10），127.05（C－1），115.99（C－4），113.62（C－2），81.88（C－17），51.00（C－14），44.97（C－9），44.09（C－13），40.09（C－8），37.80（C－12），31.09（C－6），30.36（C－16），28.18（C－7），27.30（C－11），23.83（C－15），11.65（C－18）

备注

1. **中文化学名**　雌甾－1,3,5(10)－三烯－3,17β－二醇
2. **英文化学名**　(17β)－estra－1,3,5(10)－triene－3,17－diol
3. **性状**　本品为白色或乳白色结晶性粉末；无臭。
4. **溶解性**　本品在二氧六环或丙酮中溶解，在乙醇中略溶，在水中不溶。
5. **对照品编号与批号**　100182－200404

参 考 文 献

[1] Yang J H, Ho Y, Tzou D L M. A ^{13}C · solid－state NMR analysis of steroid compounds. Magn Reson Chem, 2008, 46: 718 (^{13}C NMR).

莪 术 醇

英文名 Curcumol

分子式 $C_{15}H_{24}O_2$

分子量 236.35

CAS 号 4871-97-0

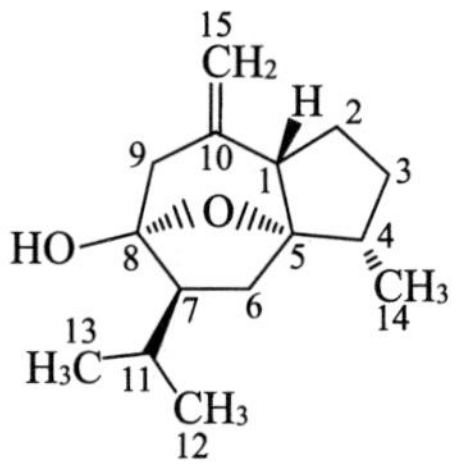

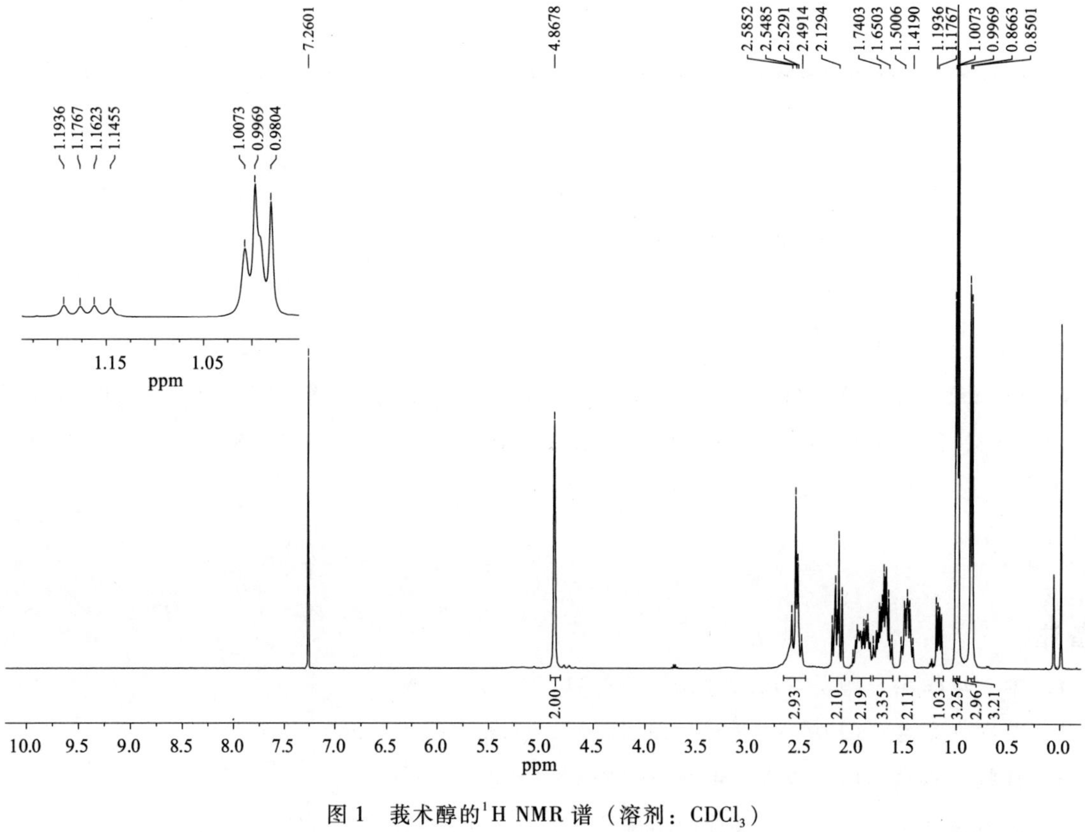

图 1 莪术醇的^{1}H NMR 谱（溶剂：$CDCl_3$）

^{1}H NMR：δ 4.87（H-15，s，2H），2.62～2.45（H-1，9，m，3H），2.22～2.07（m，2H），2.00～1.82（m，2H），1.80～1.61（m，3H），1.54～1.40（m，2H），1.17（dd，J = 12.5，6.6 Hz，1H），1.00（H-12，d，J = 6.6 Hz，3H），0.99（H-13，d，J = 6.6 Hz，3H），0.86（H-14，d，J = 6.5 Hz，3H）

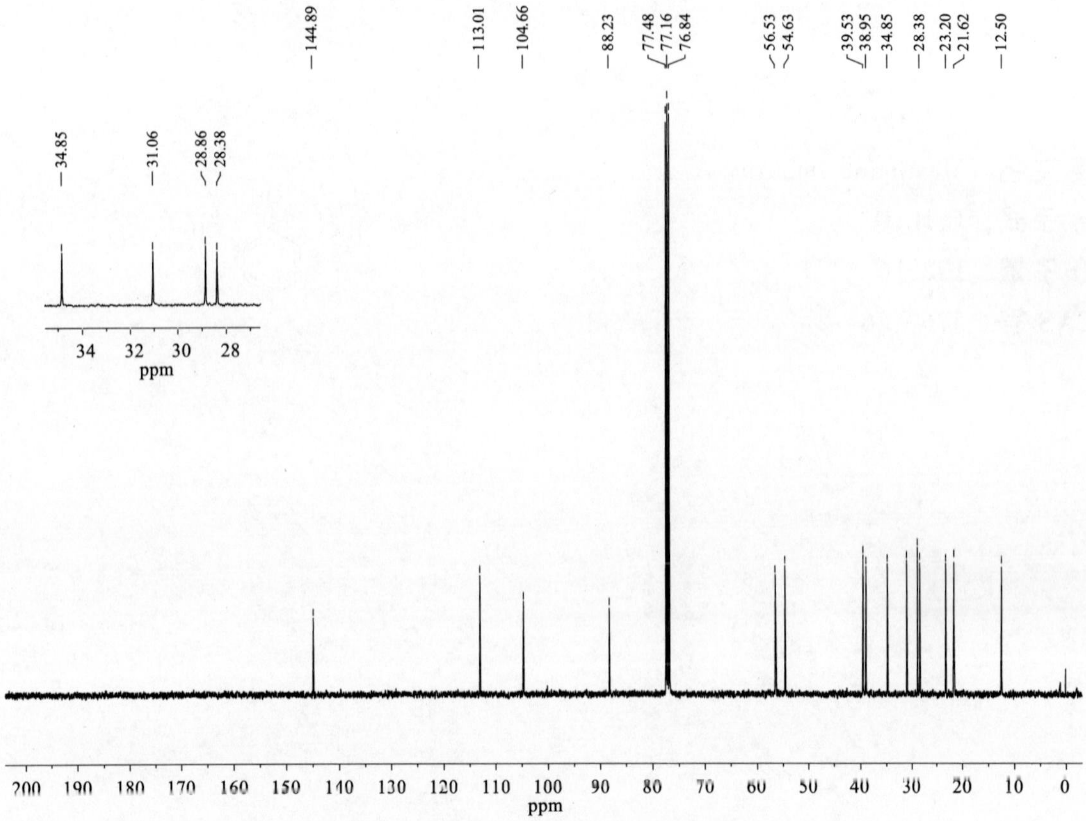

图 2　莪术醇的^{13}C NMR 谱（溶剂：$CDCl_3$）

^{13}C NMR：δ 144.89（C－10），113.01（C－15），104.66（C－8），88.23（C－5），56.53（C－1），54.63（C－7），39.53（C－9），38.95（C－4），34.85（C－6），31.06（C－3），28.86（C－11），28.38（C－2），23.20（C－12），21.62（C－13），12.50（C－14）

备注

1. 英文化学名　[3*S*－(3α,3aα,5α,6α,8aβ)]－octahydro－3－methyl－8－methylene－5－(1－methyl ethyl)－6*H*－3a,6－epoxyazulen－6－ol

2. 性状　本品为白色针状结晶。

3. 对照品编号与批号　100185－201007

参 考 文 献

[1] Zhang W, Lou H－X, Li G－Y, et al. A new triterpenoid from entodon okamurae broth. J Asian Nat Prod Res, 2003, 5: 189(^{1}H NMR, ^{13}C NMR).

美西律杂质 A

英文名 Mexiletine Impurity A

分子式 $C_8H_{10}O$

分子量 122.16

CAS 号 576－26－1

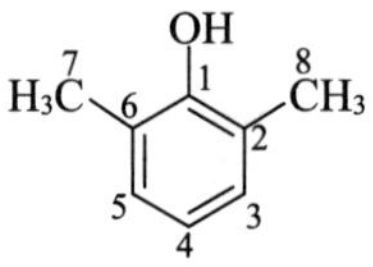

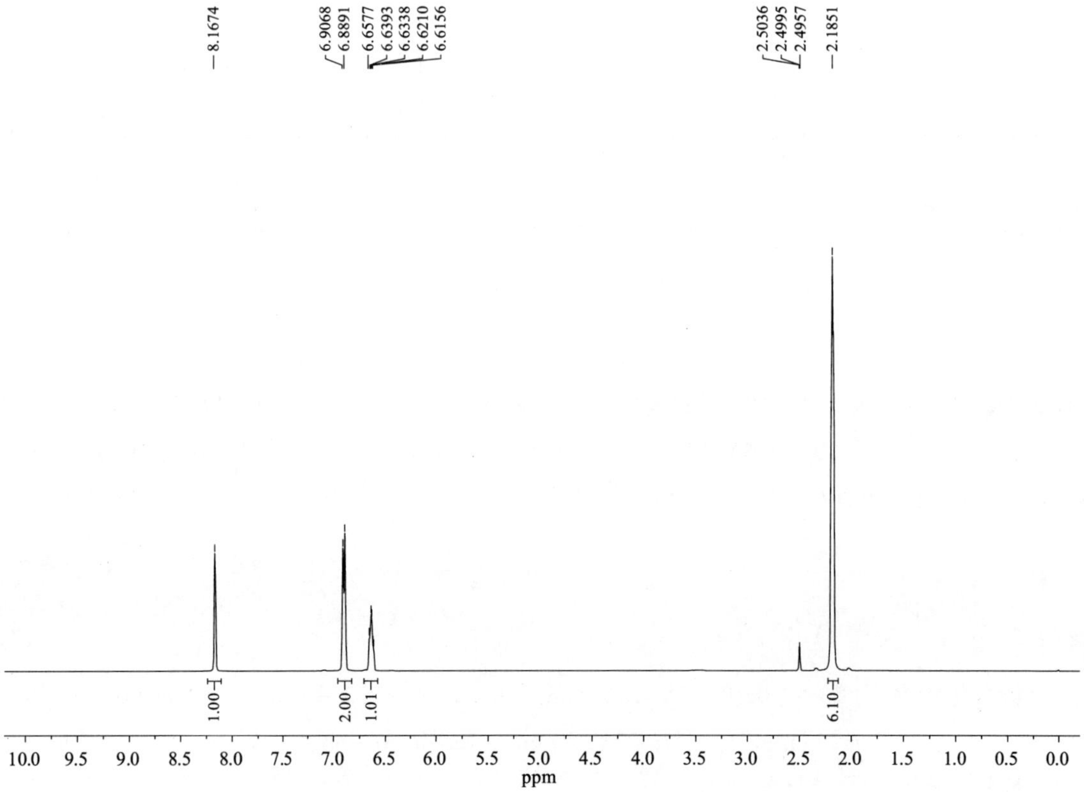

图 1 美西律杂质 A 的 ^{1}H NMR 谱（溶剂：CD_3SOCD_3）

^{1}H NMR：δ 8.17（OH，s，1H），6.90（H－3，5，d，J＝7.1 Hz，2H），6.64（H－4，m，1H），2.19（H－7，8，s，6H）

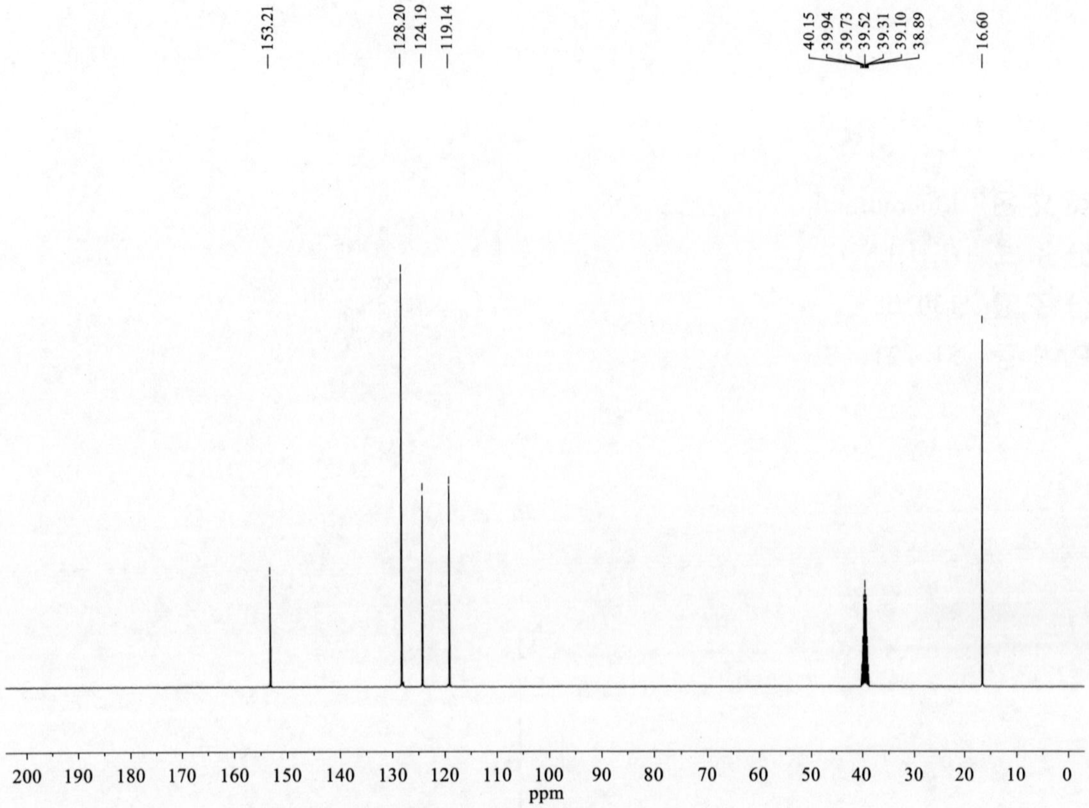

图 2　美西律杂质 A 的 ^{13}C NMR 谱（溶剂：CD_3SOCD_3）

^{13}C NMR：δ 153.21（C－1），128.20（C－3，5），124.19（C－2，6），119.14（C－4），16.60（C－7，8）

备注

1. **中文化学名**　2,6－二甲基苯酚
2. **英文化学名**　2,6－dimethylphenol
3. **性状**　本品为类白色针状结晶。
4. **溶解性**　本品在醇、醚、三氯甲烷、苯和碱液中易溶，在水中微溶。
5. **对照品编号与批号**　100186－201202

参考文献

[1] Archer R A, Johnson D W, Hagaman E W, et al. Carbon－13 nuclear magnetic resonance spectroscopy of naturally occurring substances 47 cannabinoid compounds. J Org Chem, 1977, 42: 490(^{13}C NMR).

[2] http://sdbs.db.aist.go.jp/sdbs/cgi－bin/cre_index.cgi? lang＝eng(SDBS)(^{1}H NMR, ^{13}C NMR).

氟 尿 嘧 啶

英文名 Fluorouracil

分子式 $C_4H_3FN_2O_2$

分子量 130.08

CAS 号 51－21－8

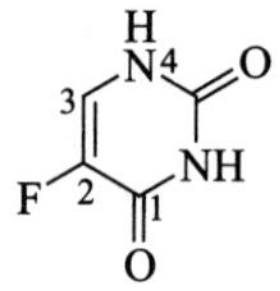

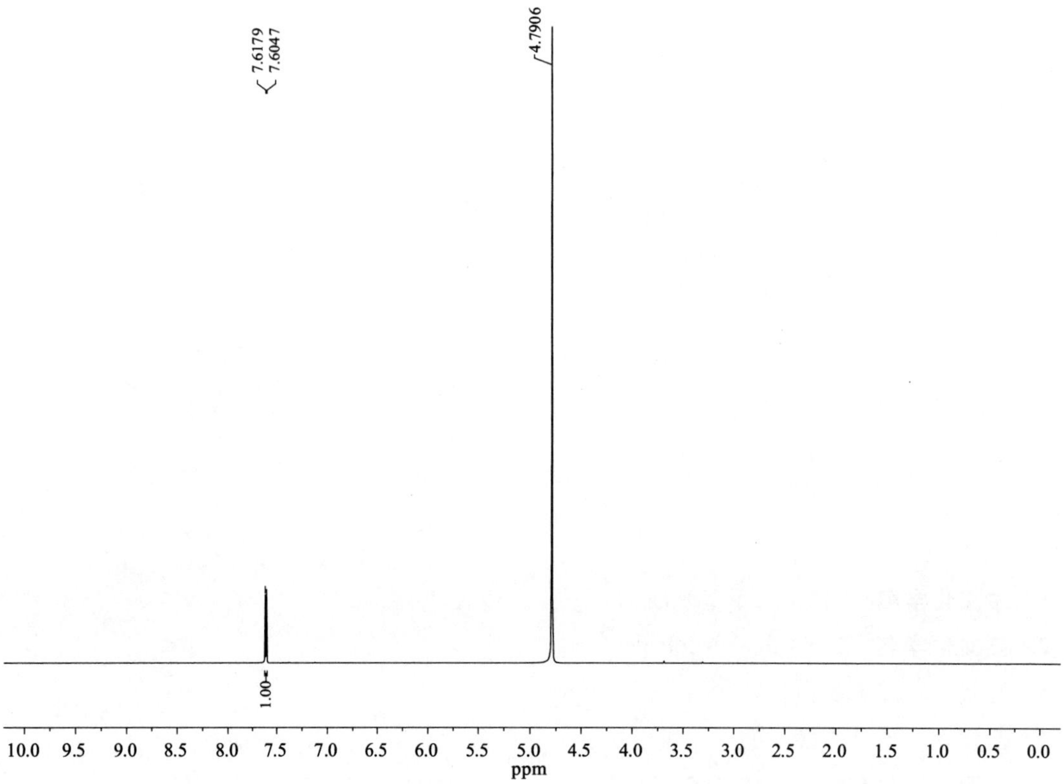

图 1 氟尿嘧啶的 ^{1}H NMR 谱（溶剂：D_2O）

^{1}H NMR：δ 7.61（H－3，d，J＝5.3 Hz，1H）

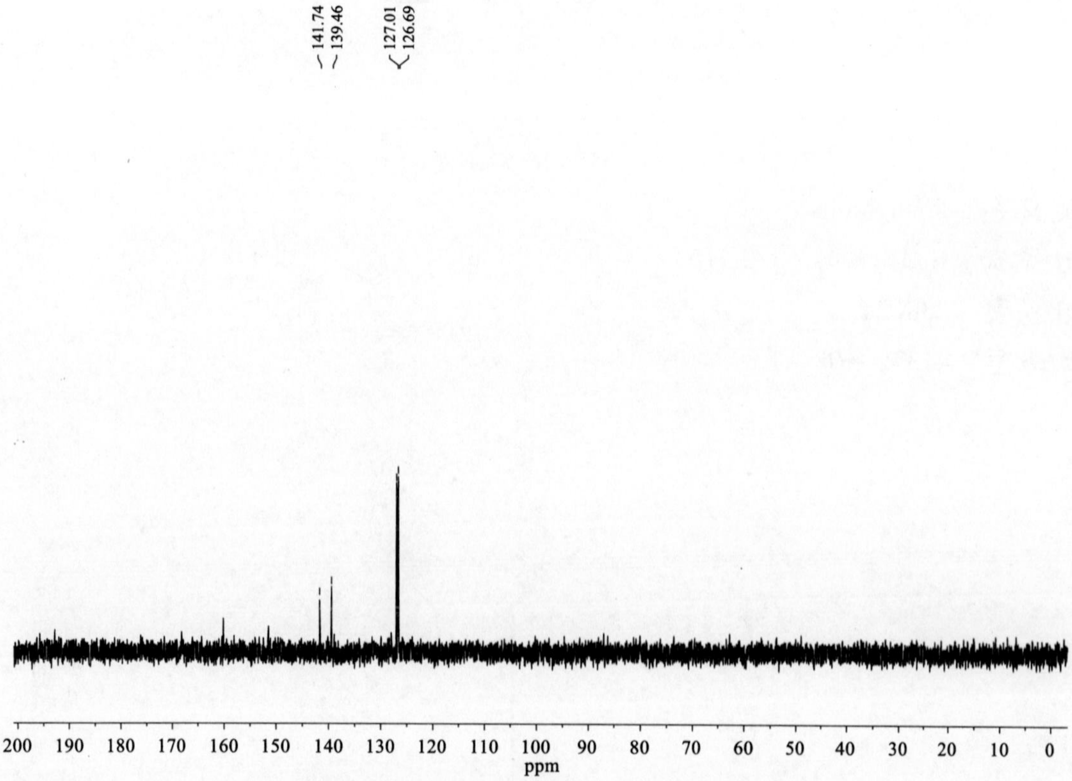

图 2　氟尿嘧啶的¹³C NMR 谱（溶剂：D_2O）

^{13}C NMR：δ 141.74（C－1），139.46（C－4），127.01（C－2），126.69（C－3）

备注

1. 中文化学名　5－氟－2,4(1*H*,3*H*)－嘧啶二酮

2. 英文化学名　5－fluoro－2,4(1*H*,3*H*)－pyrimidinedione

3. 性状　本品为白色或类白色的结晶或结晶性粉末。

4. 溶解性　本品在水中略溶，在乙醇中微溶，在三氯甲烷中几乎不溶；在稀盐酸或氢氧化钠溶液中溶解。

5. 对照品编号与批号　100187－200602

参 考 文 献

[1] http://sdbs.db.aist.go.jp/sdbs/cgi－bin/cre_index.cgi? lang＝eng(SDBS)(^{1}H NMR).

甲 基 多 巴

英文名 Methyldopa

分子式 $C_{10}H_{13}NO_4 \cdot 3/2\ H_2O$

分子量 238.24

CAS 号 41372-08-1

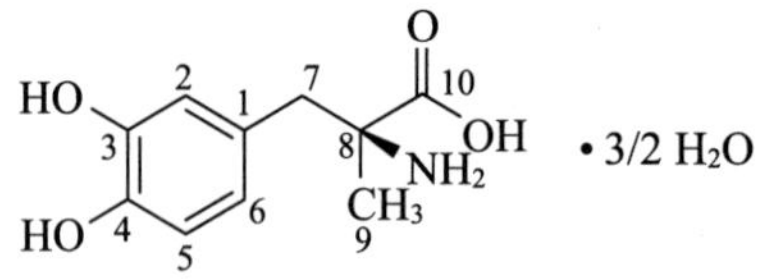

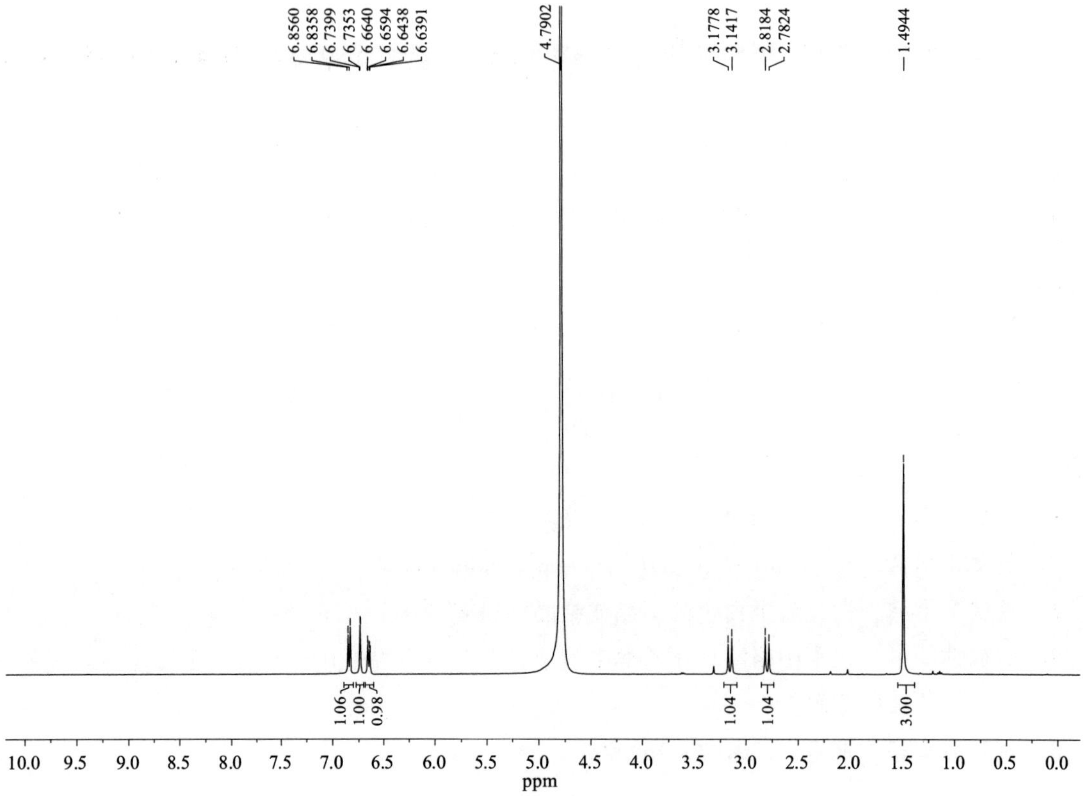

图 1 甲基多巴的 ^1H NMR 谱（溶剂：D_2O）

^1H NMR：δ 6.85（H-5，d，J = 8.1 Hz，1H），6.74（H-2，d，J = 1.8 Hz，1H），6.65（H-6，dd，J = 8.1，1.8 Hz，1H），3.16（H-7a，d，J = 14.4 Hz，1H），2.80（H-7b，d，J = 14.4 Hz，1H），1.49（H-9，s，3H）

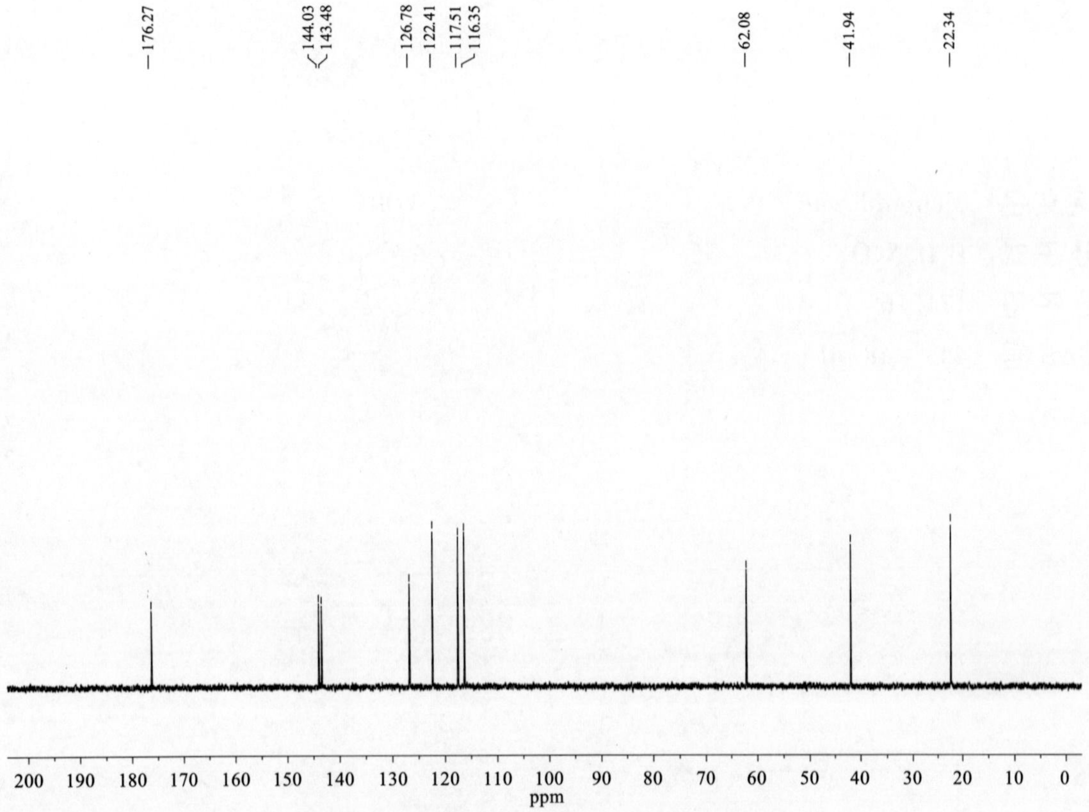

图 2　甲基多巴的^{13}C NMR 谱（溶剂：D_2O）

^{13}C NMR：δ 176.27（C－10），144.03（C－3），143.48（C－4），126.78（C－1），122.41（C－6），117.51（C－2），116.35（C－5），62.08（C－8），41.94（C－7），22.34（C－9）

备注

1. **中文化学名**　*L*－3－(3,4－二羟基苯基)－2－甲基丙氨酸倍半水合物
2. **英文化学名**　*L*－3－(3,4－dihydroxyphenyl)－2－methylalanine sesquihydrate
3. **性状**　本品为白色或类白色结晶性粉末；无臭。
4. **溶解性**　本品在水中略溶，在乙醇中微溶，在乙醚中极微溶解，在稀盐酸中易溶。
5. **对照品编号与批号**　100189－201102

参 考 文 献

[1] Manini P, Napolitano A. Reactions of D－glucose with phenolic amino acids: further insights into the competition between maillard and pictet－spengler condensation pathways. Carbohydr Res, 2005, 340: 2719(^{1}H NMR, ^{13}C NMR).

甲 硝 唑

英文名 Metronidazole

分子式 $C_6H_9N_3O_3$

分子量 171.16

CAS 号 443-48-1

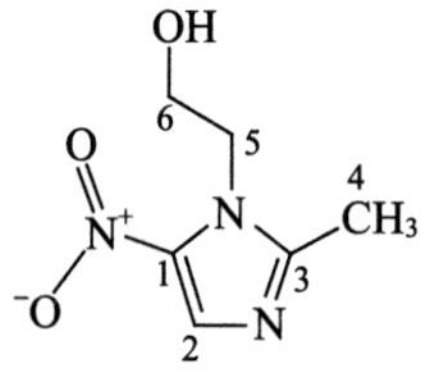

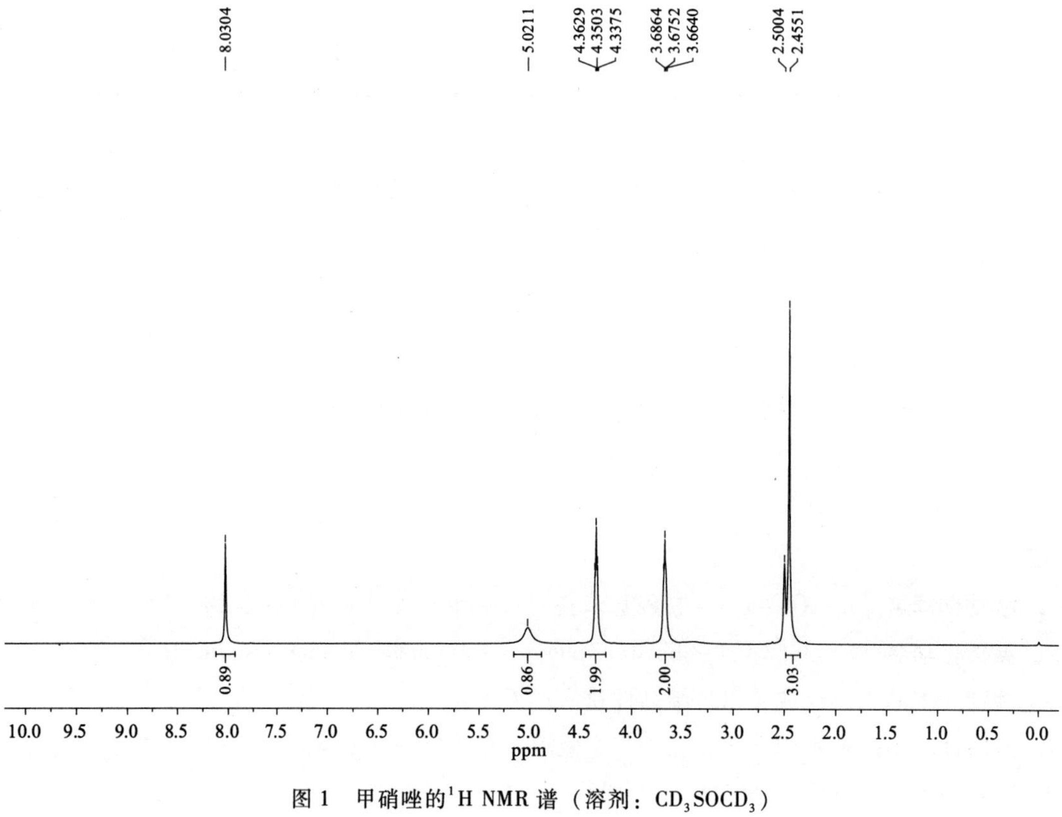

图 1 甲硝唑的^{1}H NMR 谱（溶剂：CD_3SOCD_3）

^{1}H NMR：δ 8.03（H-2，s，1H），5.02（OH，brs，1H），4.35（H-5，t，J=5.1 Hz，2H），3.68（H-6，t，J=4.5 Hz，2H），2.46（H-4，s，3H）

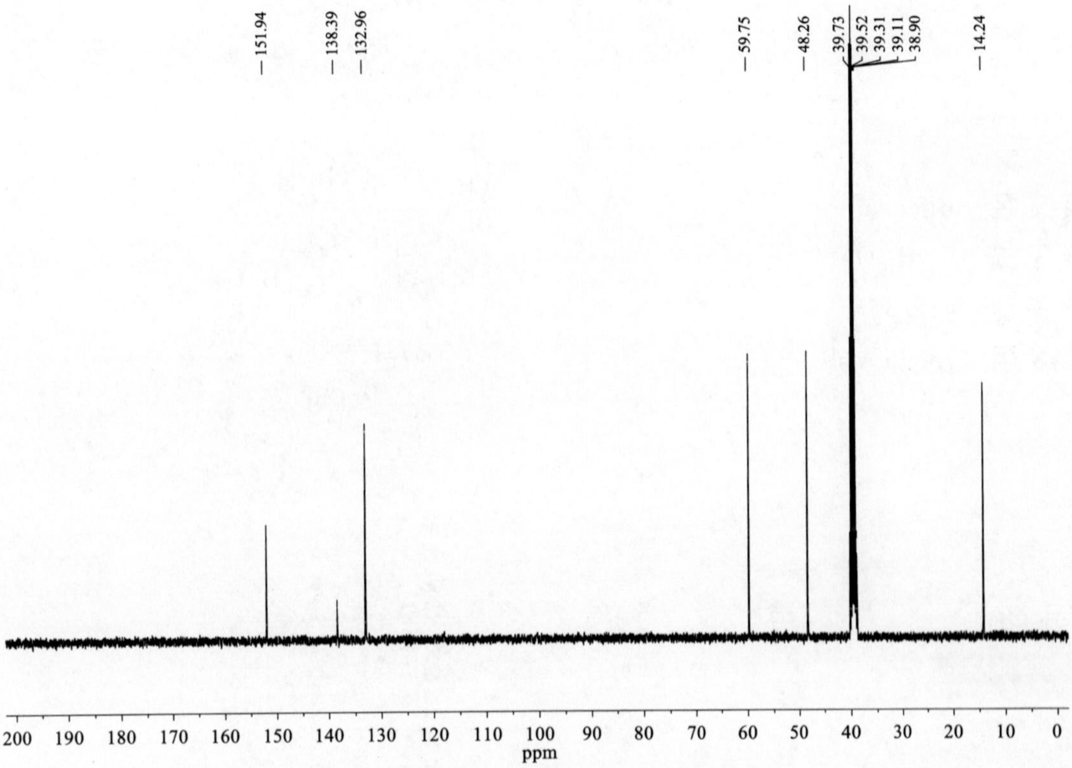

图 2　甲硝唑的^{13}C NMR 谱（溶剂：CD_3SOCD_3）

^{13}C NMR：δ 151.94（C－3），138.39（C－1），132.96（C－2），59.75（C－6），48.26（C－5），14.24（C－4）

备注

1. 中文化学名　2－甲基－5－硝基咪唑－1－乙醇

2. 英文化学名　2－methyl－5－nitroimidazole－1－ethanol

3. 性状　本品为白色至微黄色的结晶或结晶性粉末；有微臭，味苦而略咸。

4. 溶解性　本品在乙醇中略溶，在水或三氯甲烷中微溶，在乙醚中极微溶解。

5. 对照品编号与批号　100191－200305

参 考 文 献

[1] http://sdbs.db.aist.go.jp/sdbs/cgi-bin/cre_index.cgi? lang=eng(SDBS)(^{1}H NMR, ^{13}C NMR).

联 苯 双 酯

英文名 Bifendate

分子式 $C_{20}H_{18}O_{10}$

分子量 418.35

CAS 号 73536-69-3

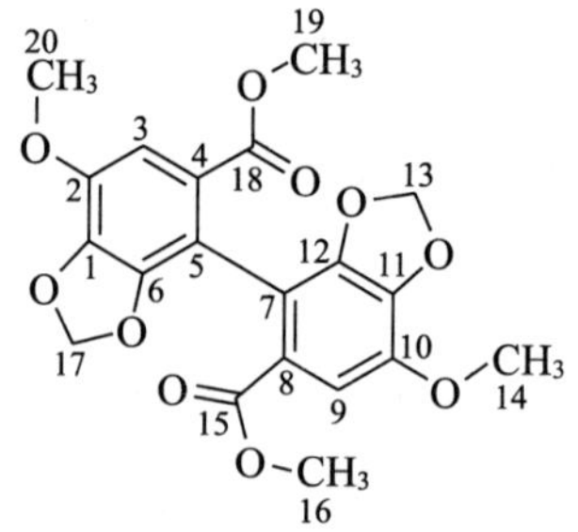

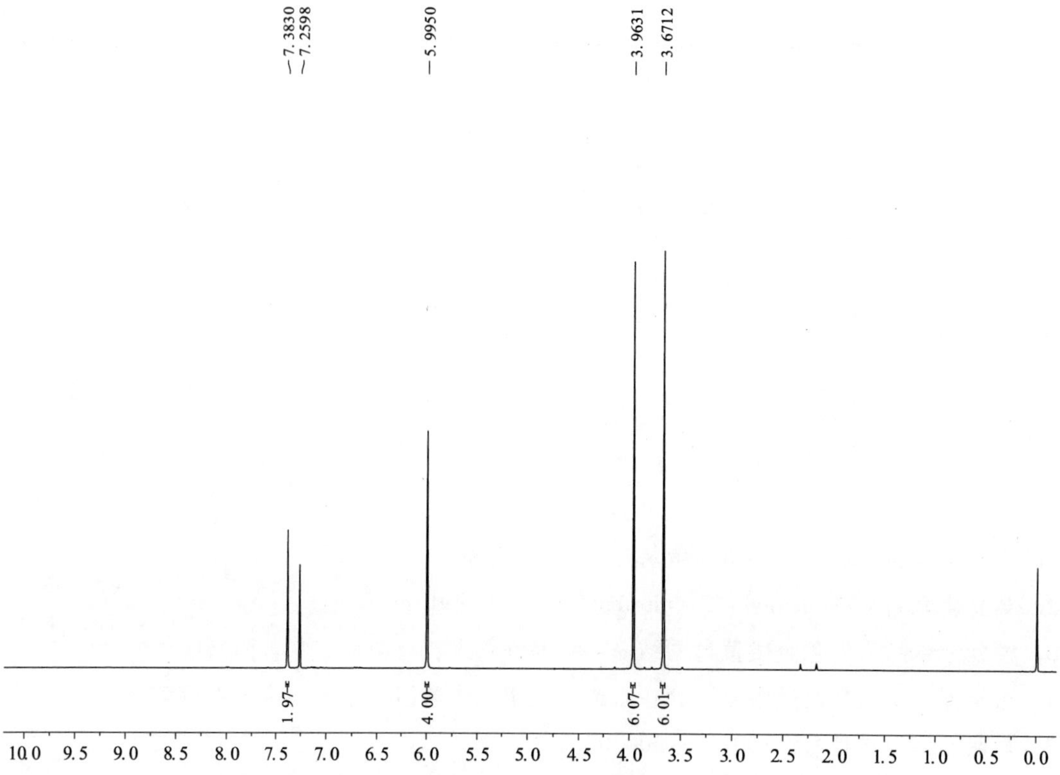

图 1 联苯双酯的 ^{1}H NMR 谱（溶剂：$CDCl_3$）

^{1}H NMR：δ 7.38（H-3，9，s，2H），6.00（H-13，17，s，4H），3.96（H-16，19，s，6H），3.67（H-14，20，s，6H）

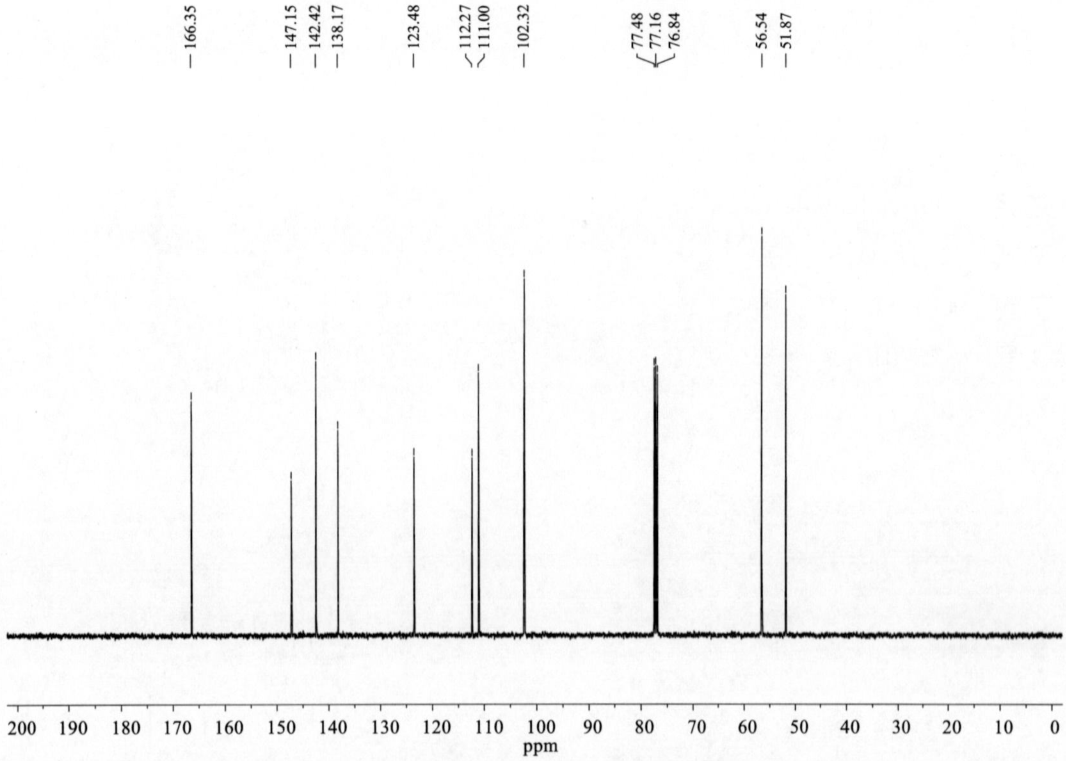

图 2　联苯双酯的^{13}C NMR 谱（溶剂：$CDCl_3$）

^{13}C NMR：δ 166.35（C－15，18），147.15（C－6，12），142.42（C－2，10），138.17（C－1，11），123.48（C－4，8），112.27（C－5，7），111.00（C－3，9），102.32（C－13，17），56.54（C－14，20），51.87（16，19）

备注

1. 中文化学名　4,4′－二甲氧基－5,6,5′,6′－二次甲二氧－2,2′－联苯二甲酸二甲酯

2. 英文化学名　dimethyl－4,4′－dimethoxy－5,6,5′,6′－dimethylenedioxy biphenyl－2,2′－dicarboxylate

3. 性状　本品为白色结晶性粉末;无臭,无味。

4. 溶解性　本品在三氯甲烷中易溶,在乙醇或水中几乎不溶。

5. 对照品编号与批号　100192－200503

螺　内　酯

英文名 Spironolactone

分子式 $C_{24}H_{32}O_4S$

分子量 416.57

CAS 号 52-01-7

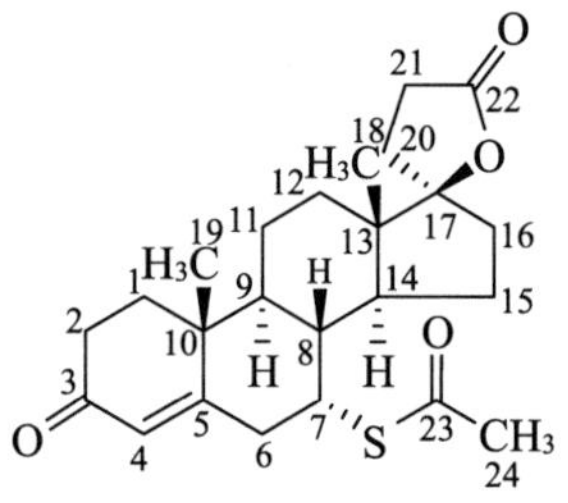

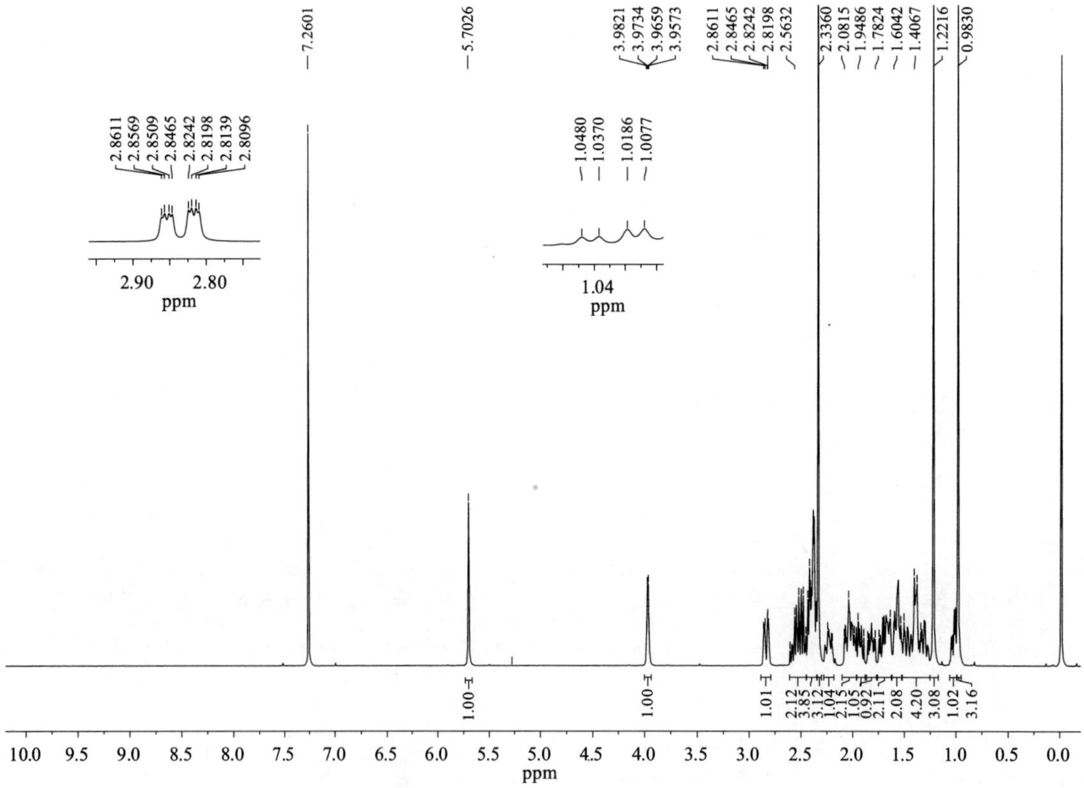

图 1　螺内酯的^{1}H NMR 谱（溶剂：$CDCl_3$）

^{1}H NMR：δ 5.70（H-4，s，1H），3.97（H-9，m，1H），2.84（H-1a，ddd，J = 14.7，4.1，1.7 Hz，1H），2.61～2.45（H-2a，21a，m，2H），2.45～2.35（H-2b，14，20a，21b，m，4H），2.34（H-24，s，3H），2.23（m，1H），2.11～1.97（H-15a，16a，m，2H），1.96～1.77（H-15b，20b，m，2H），1.76～1.63（m，2H），1.61～1.53（m，2H），1.52～1.26（m，4H），1.22（H-19，s，3H），1.03（H-7，dd，J = 11.7，4.4 Hz，1H），0.98（H-18，s，3H）

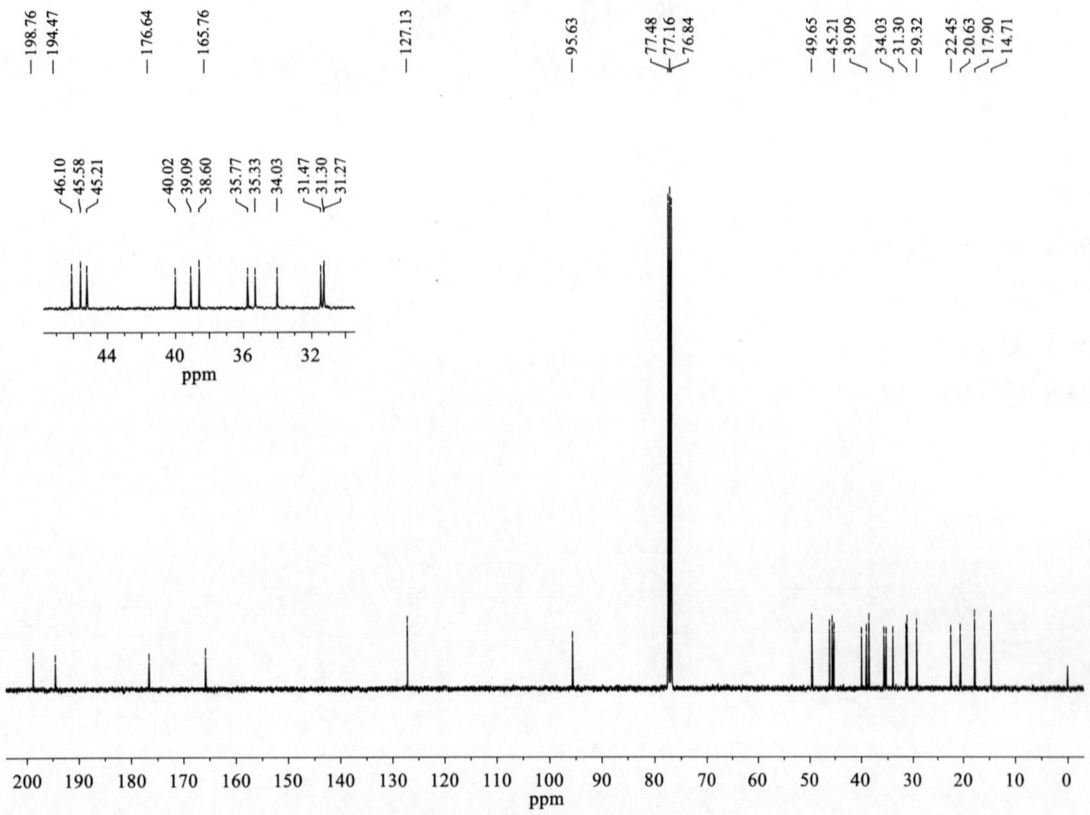

图 2　螺内酯的 ^{13}C NMR 谱（溶剂：$CDCl_3$）

^{13}C NMR：δ 198.76（C-3），194.47（C-23），176.64（C-22），165.76（C-5），127.13（C-4），95.63（C-17），49.65（C-7），46.10（C-8），45.58（C-9），45.21（C-13），40.02（C-1），39.09（C-10），38.60（C-14），35.77（C-16），35.33（C-15），34.03（C-2），31.47（C-24），31.30（C-12），31.27（C-20），29.32（C-21），22.45（C-11），20.63（C-6），17.90（C-19），14.71（C-18）

备注

1. **中文化学名**　17β-羟基-3-氧代-7α-(乙酰硫基)-17α-孕甾-4-烯-21-羧酸-γ-内酯
2. **英文化学名**　17β-hydroxy-7α-mercapto-3-oxo-17α-pregn-4-ene-21-carboxylic acid-γ-lactone
3. **性状**　本品为白色或类白色的细微结晶性粉末；有轻微硫醇臭。
4. **溶解性**　本品在三氯甲烷中极易溶解，在苯或乙酸乙酯中易溶，在乙醇中溶解，在水中不溶。
5. **对照品编号与批号**　100193-201102

参考文献

[1] Lula I, Gomes M F, Duarte H, et al. Spironolactone and its complexes with β-cyclodextrin: modern NMR characterization and structural DFTB-SCC calculations. J Incl Phenom Macrocycl Chem, 2006, 56: 293 (^{1}H NMR, ^{13}C NMR).

邻 位 甲 酚

英文名 *o* - Cresol

分子式 C_7H_8O

分子量 108. 14

CAS 号 95 - 48 - 7

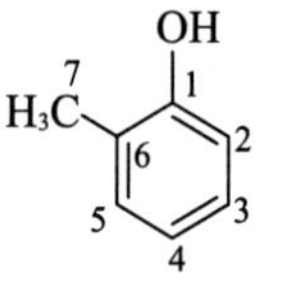

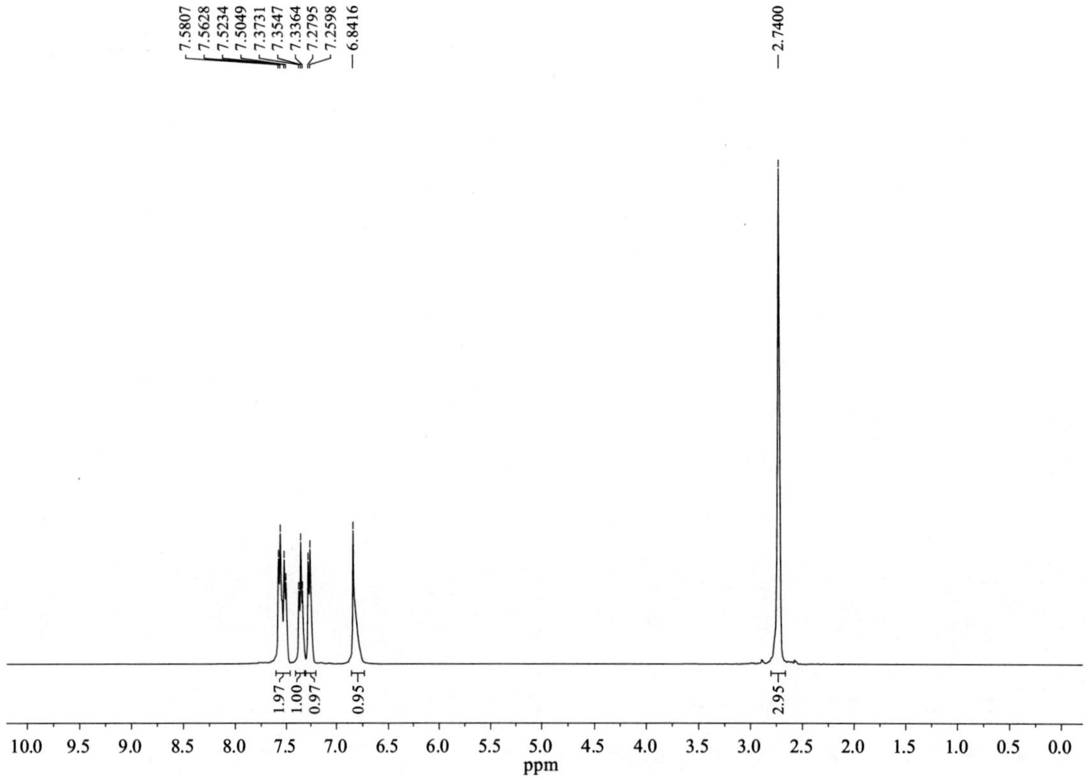

图 1 邻位甲酚的 ^{1}H NMR 谱（溶剂：$CDCl_3$）

^{1}H NMR：δ 7. 61 ~ 7. 46 (H - 3, 5, m, 2H), 7. 36 (H - 4, t, *J* = 7. 4 Hz, 1H), 7. 27 (H - 2, d, *J* = 7. 9 Hz, 1H), 6. 84 (OH, brs, 1H), 2. 74 (H - 7, s, 3H)

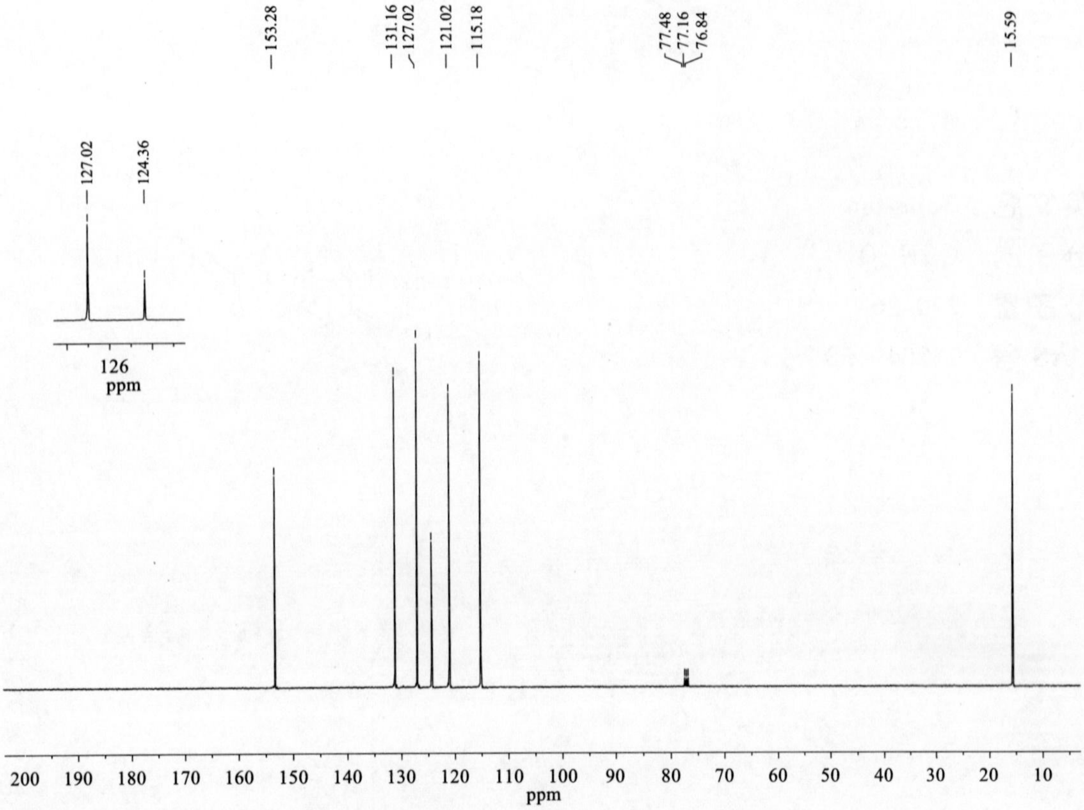

图 2　邻位甲酚的^{13}C NMR 谱（溶剂：$CDCl_3$）

^{13}C NMR：δ 153.28（C－1），131.16（C－5），127.02（C－3），124.36（C－6），121.02（C－4），115.18（C－2），15.59（C－7）

备注

1. 中文化学名　2－甲基苯酚

2. 英文化学名　2－methylphenol

3. 性状　本品在 30℃以下为无色结晶，30℃以上为几乎无色的澄清黏稠液体。

4. 对照品编号与批号　100196－200803

参 考 文 献

[1] Archer R A, Johnson D W, Hagaman E W, et al. Carbon－13 nuclear magnetic resonance spectroscopy of naturally occurring substances 47cannabinoid compounds. J Org Chem, 1977, 42: 490(^{13}C NMR).

[2] http://sdbs.db.aist.go.jp/sdbs/cgi－bin/cre_index.cgi? lang＝eng(SDBS)(^{1}H NMR, ^{13}C NMR).

萘普生

英文名 Naproxen

分子式 $C_{14}H_{14}O_3$

分子量 230.26

CAS 号 22204-53-1

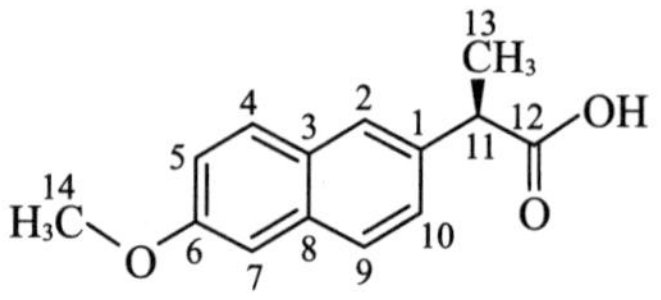

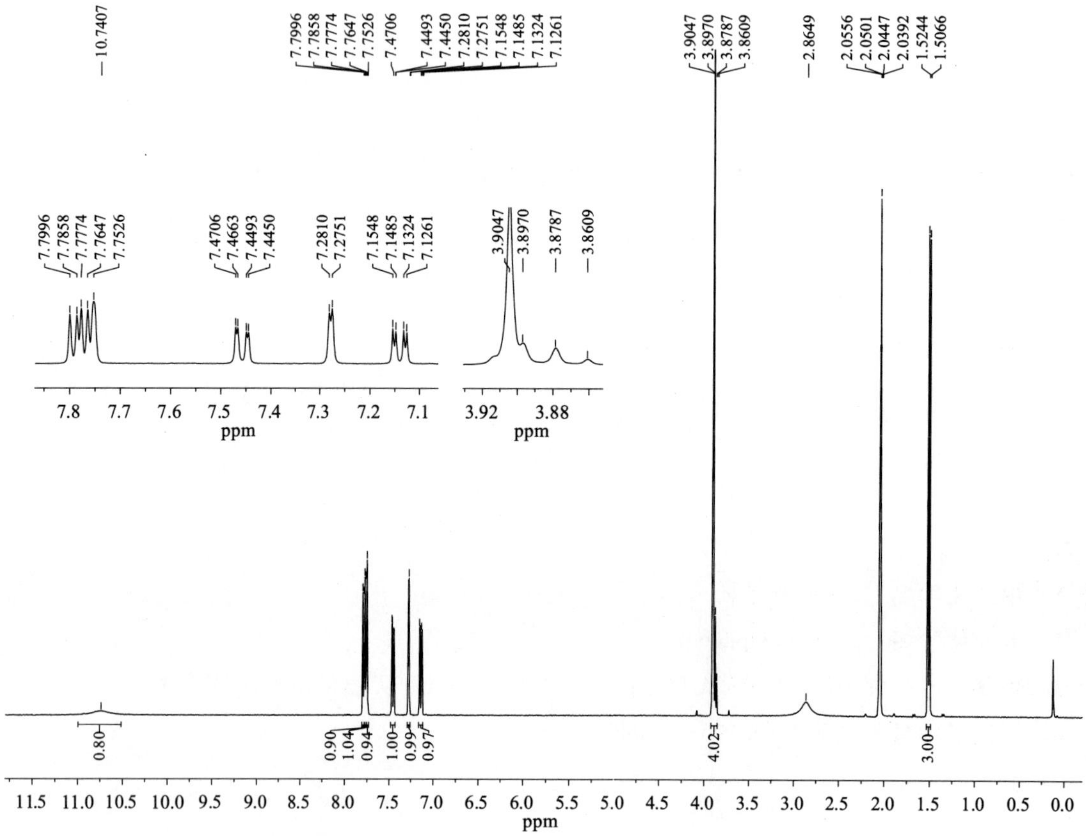

图 1 萘普生的^{1}H NMR 谱（溶剂：CD_3COCD_3）

^{1}H NMR：δ 10.74（COOH，brs，1H），7.78（H-4，d，J=9.0 Hz，1H），7.77（H-9，d，J=8.5 Hz，1H），7.75（H-2，s，1H），7.46（H-10，dd，J=8.5，1.7 Hz，1H），7.28（H-7，d，J=2.3 Hz，1H），7.14（H-5，dd，J=9.0，2.5 Hz，1H），3.90（H-14，s，3H），3.89（H-11，q，J=7.2 Hz，1H），1.52（H-13，d，J=7.1 Hz，3H）

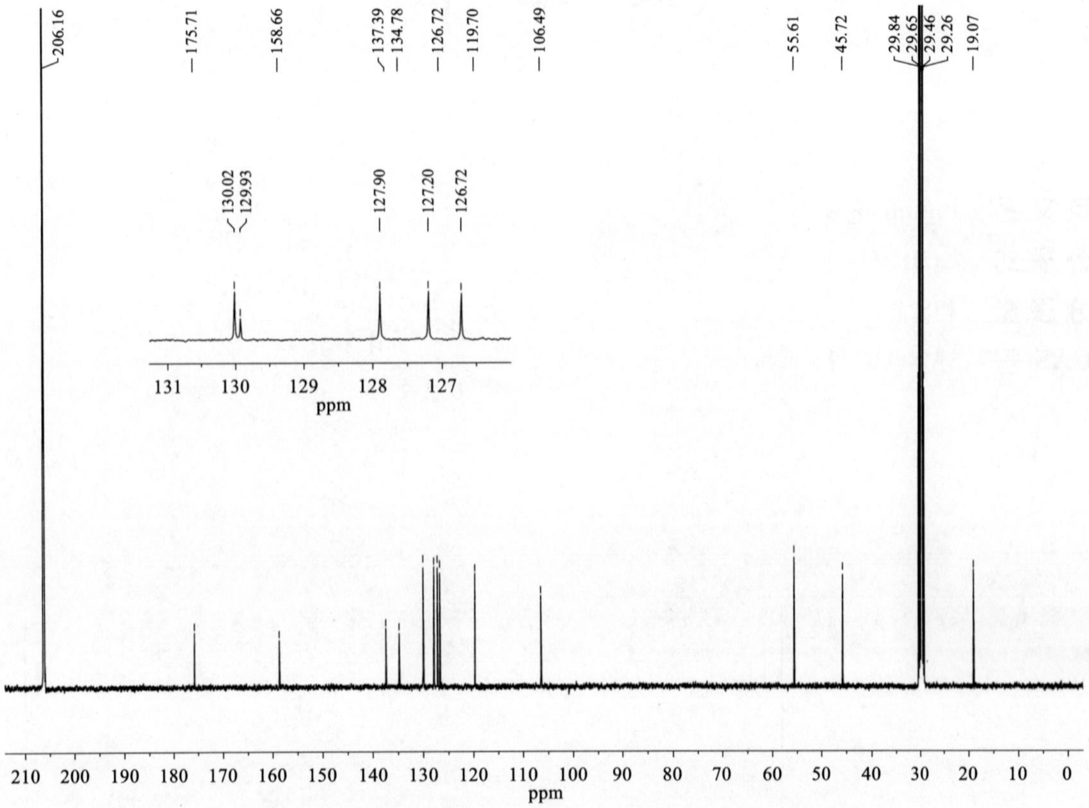

图 2 萘普生的^{13}C NMR 谱（溶剂：CD_3COCD_3）

^{13}C NMR：δ 175.71 （C－12），158.66 （C－6），137.39 （C－1），134.78 （C－8），130.02 （C－4），129.93 （C－3），127.90 （C－9），127.20 （C－10），126.72 （C－2），119.70 （C－5），106.49 （C－7），55.61 （C－14），45.72 （C－11），19.07 （C－13）

备注

1. **中文化学名** （＋）－(*S*)－α－甲基－6－甲氧基－2－萘乙酸
2. **英文化学名** （α*S*）－6－methoxy－α－methyl－2－naphthaleneacetic acid
3. **性状** 本品为白色或类白色结晶性粉末；无臭或几乎无臭。
4. **溶解性** 本品在甲醇、乙醇或三氯甲烷中溶解，在乙醚中略溶，在水中几乎不溶。
5. **对照品编号与批号** 100198－201004

参考文献

[1] Ludwig C, Marin－Montesinos I, Saunders M G, et al. Optimizing the polarization matrix for exsitu dynamic nuclear polarization. J Am Chem Soc, 2010, 132: 2508 (^1H NMR, ^{13}C NMR).

[2] http://sdbs. db. aist. go. jp/sdbs/cgi－bin/cre_index. cgi? lang＝eng (SDBS) (^1H NMR, ^{13}C NMR).

泼 尼 松

英文名 Prednisone

分子式 $C_{21}H_{26}O_5$

分子量 358.43

CAS 号 53-03-2

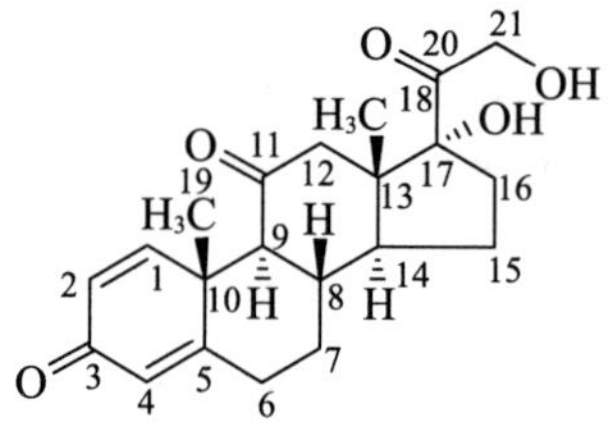

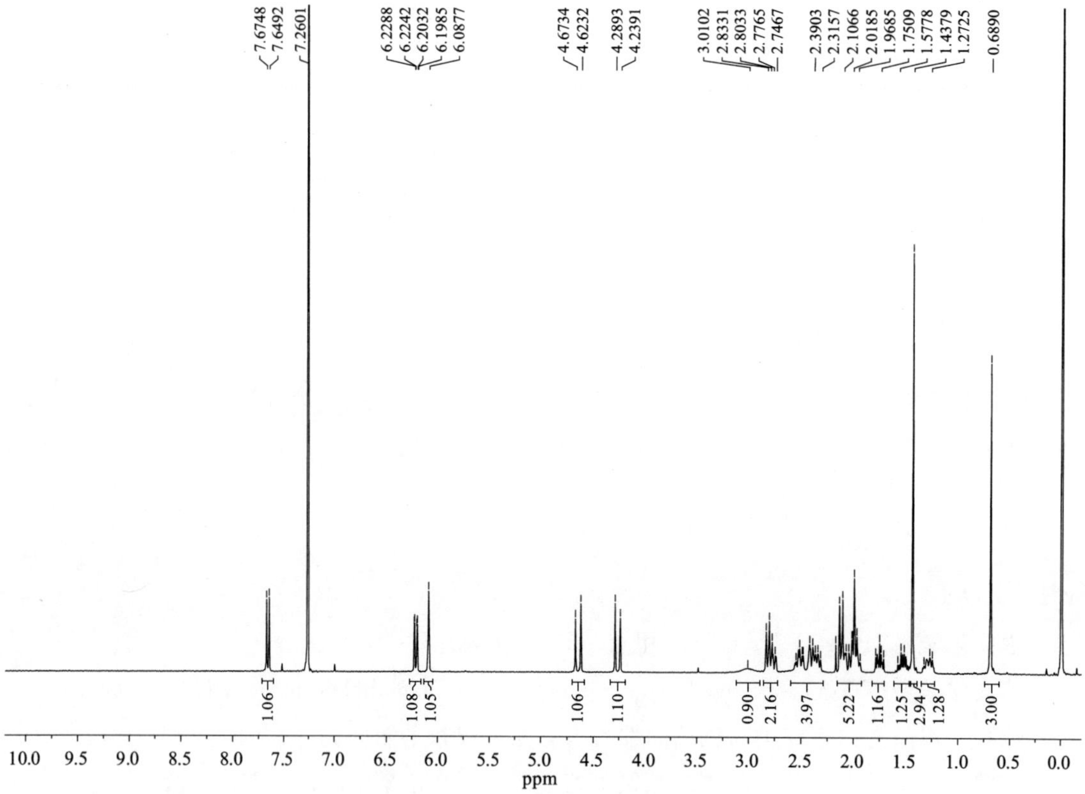

图 1 泼尼松的 ^{1}H NMR 谱（溶剂：$CDCl_3$）

^{1}H NMR：δ 7.66（H-1，d，J=10.3 Hz，1H），6.21（H-2，dd，J=10.3，1.9 Hz，1H），6.09（H-4，s，1H），4.65（H-21a，d，J=20.1 Hz，1H），4.26（H-21b，d，J=20.1 Hz，1H），3.01（brs，1H），2.86~2.72（m，2H），2.60~2.29（m，4H），2.16~1.92（m，5H），1.75（m，1H），1.52（m，1H），1.44（H-19，s，3H），1.27（m，1H），0.69（H-18，s，3H）

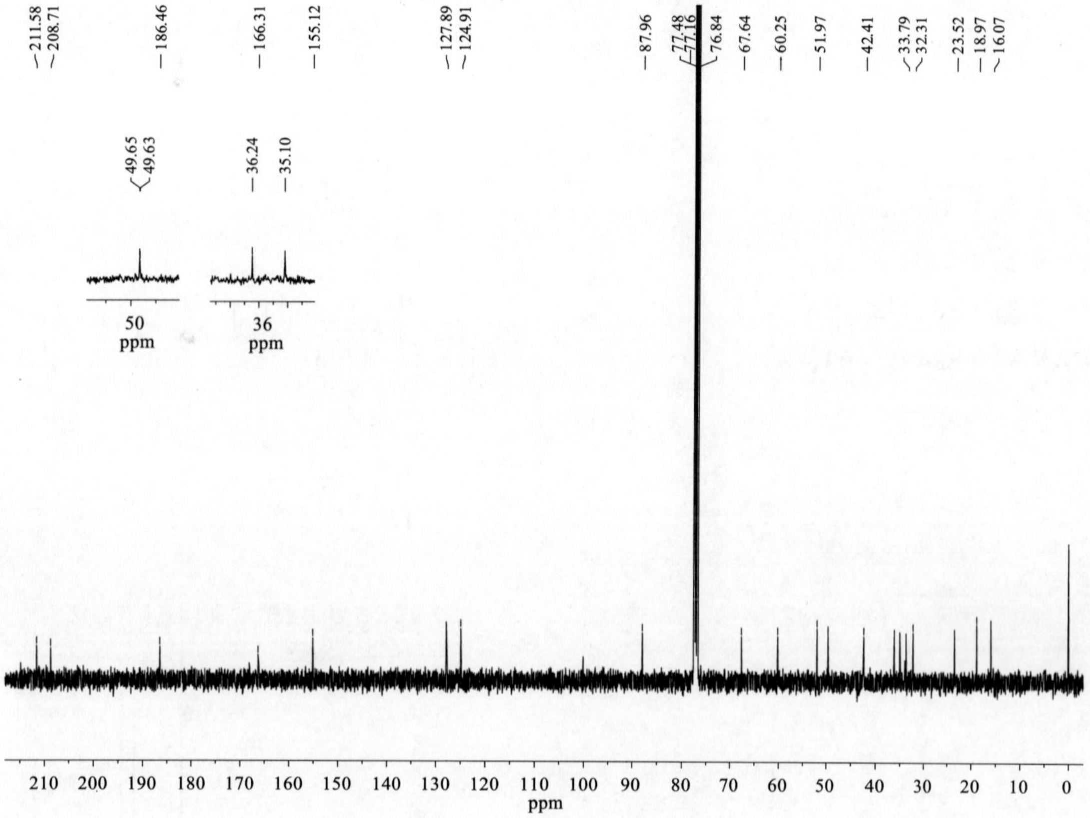

图 2 泼尼松的 ^{13}C NMR 谱（溶剂：$CDCl_3$）

^{13}C NMR：δ 211.58（C－20），208.71（C－11），186.46（C－3），166.31（C－5），155.12（C－1），127.89（C－2），124.91（C－4），87.96（C－17），67.64（C－21），60.25（C－9），51.97（C－12），49.65（C－13），49.63（C－14），42.41（C－10），36.24（C－8），35.10（C－16），33.79（C－6），32.31（C－7），23.52（C－15），18.97（C－19），16.07（C－18）

备注

1. **中文化学名** 17α,21－二羟基孕甾－1,4－二烯－3,11,20－三酮
2. **英文化学名** 1－[10－[3－(4－methyl－1－piperazinyl) propyl]－10*H*－phenothiazin－2－yl]－1－butanone
3. **性状** 本品为白色或类白色的结晶性粉末；无臭。
4. **溶解性** 本品在乙醇或三氯甲烷中微溶，在水中几乎不溶。
5. **对照品编号与批号** 100199－201002

青蒿琥酯

英文名 Artesunate

分子式 $C_{19}H_{28}O_8$

分子量 384.42

CAS 号 88495－63－0

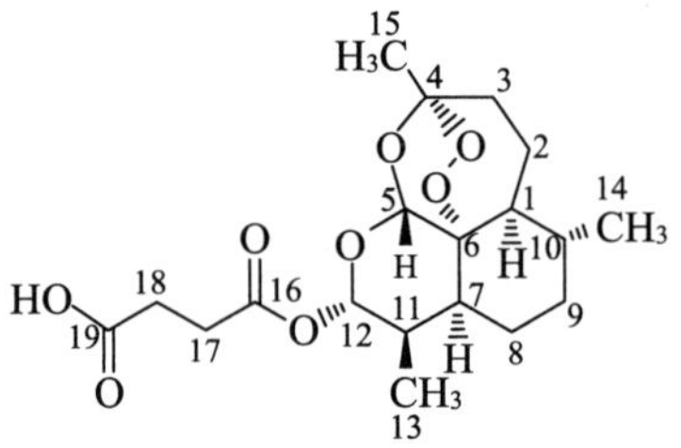

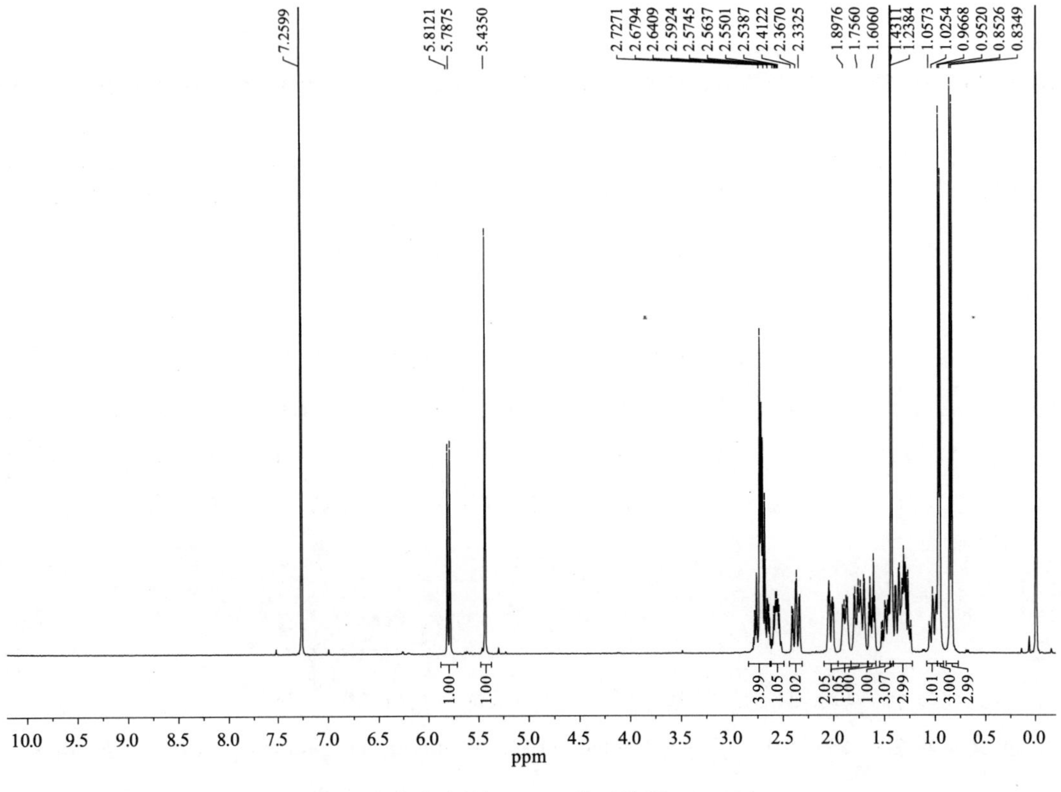

图 1 青蒿琥酯的[1]H NMR 谱（溶剂：$CDCl_3$）

^{1}H NMR：δ 5.80（H－12，d，J=9.9 Hz，1H），5.44（H－5，s，1H），2.84～2.64（H－17，18，m，4H），2.57（H－11，m，1H），2.37（H－3a，m，1H），2.03（H－3b，m，1H），1.89（H－2a，m，1H），1.83～1.67（H－8a，9a，m，2H），1.62（H－7，m，1H），1.50（H－8b，m，1H），1.43（H－15，s，3H），1.40～1.23（H－2b，1，10，m，3H），1.00（H－9b，m，1H），0.96（H－14，d，J=5.9 Hz，3H），0.84（H－13，d，J=7.1 Hz，3H）

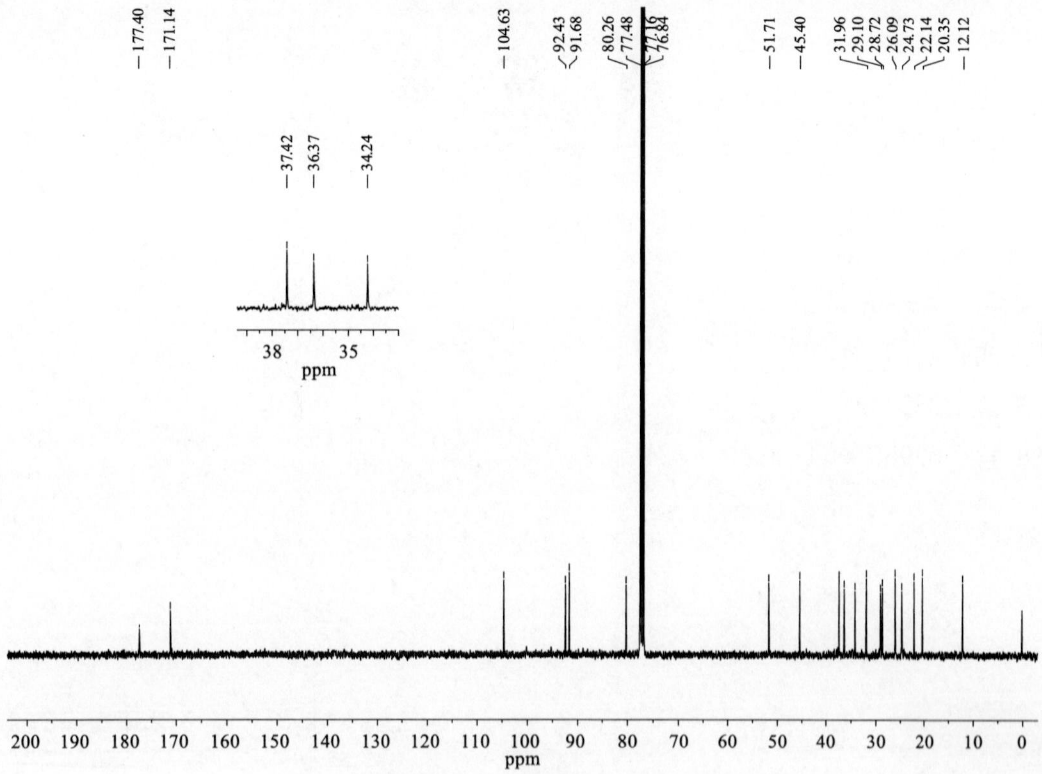

图 2　青蒿琥酯的 ^{13}C NMR 谱（溶剂：$CDCl_3$）

^{13}C NMR：δ 177.40（C－19），171.14（C－16），104.63（C－4），92.43（C－12），91.68（C－5），80.26（C－6），51.71（C－1），45.40（C－7），37.42（C－10），36.37（C－3），34.24（C－9），31.96（C－11），29.10（C－8），28.72（C－17），26.09（C－18），24.73（C－15），22.14（C－2），20.35（C－14），12.12（C－13）

备注

1. **中文化学名**　二氢青蒿素－10α－丁二酸单酯
2. **英文化学名**　butanedioic acid mono[(3*R*,5α*S*,6*R*,8α*S*,9*R*,10*R*,12*R*,12α*R*)－decahydro－3,6,9－trimethyl－3,12－epoxy－12*H*－pyrano[4,3－*j*]－1,2－benzodioxepin－10－yl] ester
3. **性状**　本品为白色结晶性粉末；无臭，几乎无味。
4. **溶解性**　本品在乙醇、丙酮或三氯甲烷中易溶，在水中极微溶解。
5. **对照品编号与批号**　100200－201003

参考文献

[1] Nyadong L, Harris G A, Balayssac S, et al. Combining two－dimensional diffusion－ordered nuclear magnetic resonance spectroscopy imaging desorption electrospray ionization mass spectrometry and direct analysis in real－time mass spectrometry for the integral investigation of counterfeit pharmaceuticals. Anal Chem, 2009, 81:4803(^{1}H NMR).

[2] Galasso V, Kovac B, Modelli A. A theoretical and experimental study on the molecular and electronic structures of artemisinin and related drug molecules. Chem Phys, 2007, 335:141(^{13}C NMR).

青　蒿　素

英文名　Artemisinin

分子式　$C_{15}H_{22}O_5$

分子量　282.34

CAS 号　63968－64－9

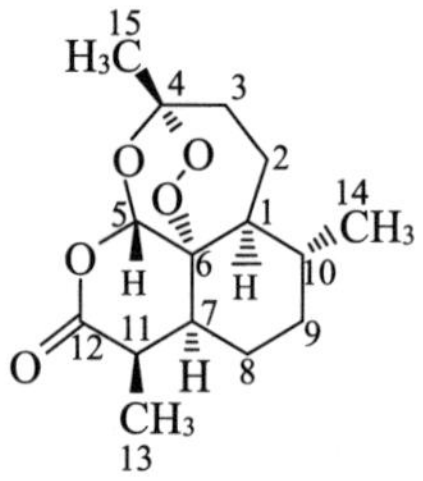

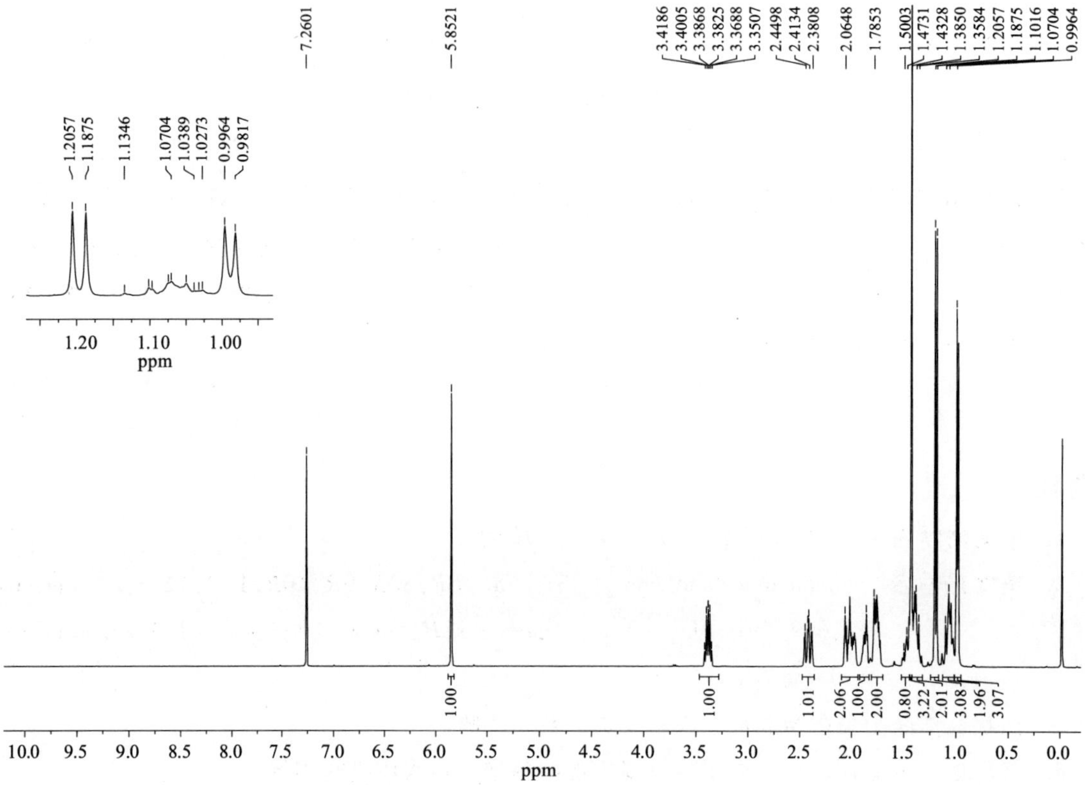

图 1　青蒿素的¹H NMR 谱（溶剂：$CDCl_3$）

¹H NMR：δ 5.85（H－5，s，1H），3.38（H－11，m，1H），2.42（H－3a，m，1H），2.10～1.94（H－2a，3b，m，2H），1.87（H－7，m，1H），1.81～1.70（H－8a，9a，m，2H），1.48（H－10，m，1H），1.43（H－15，s，3H），1.42～1.32（H－1，2b，m，2H），1.20（H－13，d，J＝7.3 Hz，3H），1.14～1.02（H－8b，9b，m，2H），0.99（H－14，d，J＝5.9 Hz，3H）

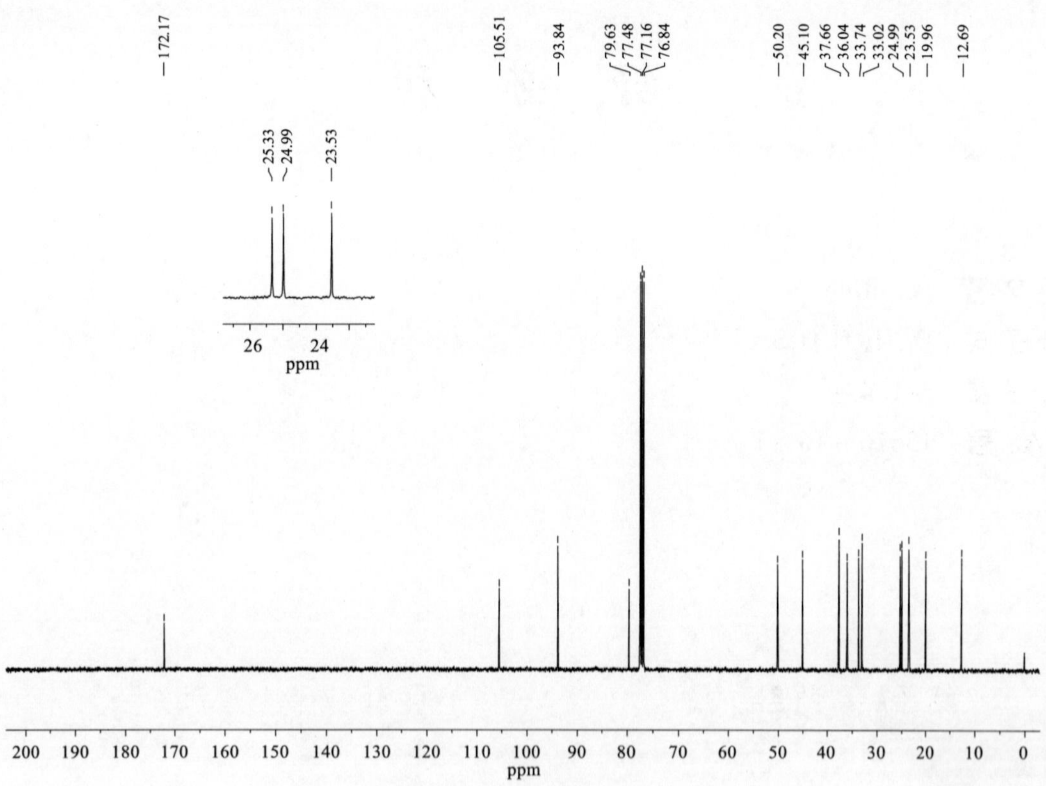

图 2　青蒿素的 ^{13}C NMR 谱（溶剂：$CDCl_3$）

^{13}C NMR：δ 172.17（C－12），105.51（C－4），93.84（C－5），79.63（C－6），50.20（C－1），45.10（C－7），37.66（C－10），36.04（C－3），33.74（C－9），33.02（C－11），25.33（C－15），24.99（C－2），23.53（C－8），19.96（C－14），12.69（C－13）

备注

1. 中文化学名　(3*R*,5α*S*,6*R*,8α*S*,9*R*,12*S*,12α*R*)－八氢－3,6,9－三甲基－3,12－桥氧－12*H*－吡喃[4,3－*j*]－1,2－苯并二塞平－10(3*H*)－酮

2. 英文化学名　(3*R*,5a*S*,6*R*,8a*S*,9*R*,12*S*,12a*R*)－octahydro－3,6,9－trimethyl－3,12－epoxy－12*H*－pyrano[4,3－*j*]－1,2－benzodioxepin－10(3*H*)－one

3. 性状　本品为无色针状结晶，味苦。

4. 溶解性　本品在丙酮、乙酸乙酯、三氯甲烷中易溶，在甲醇、乙醇、稀乙醇、乙醚及石油醚中溶解，在水中几乎不溶；在冰醋酸中易溶。

5. 对照品编号与批号　100202－201004

参 考 文 献

[1] Nyadong L, Harris G A, Balayssac S, et al. Combining two－dimensional diffusion－ordered nuclear magnetic resonance spectroscopy imaging desorption electrospray ionization mass spectrometry and direct analysis in real－time mass spectrometry for the integral investigation of counterfeit pharmaceuticals. Anal Chem, 2009, 81: 4803(^{1}H NMR).

[2] Han J, Lee J－G, Min S－S, et al. Synthesis of new artemisinin analogues from artemisinic acid modified at C－3 and C－13 and their antimalarial activity. J Nat Prod, 2001, 64: 1201(^{13}C NMR).

舒 必 利

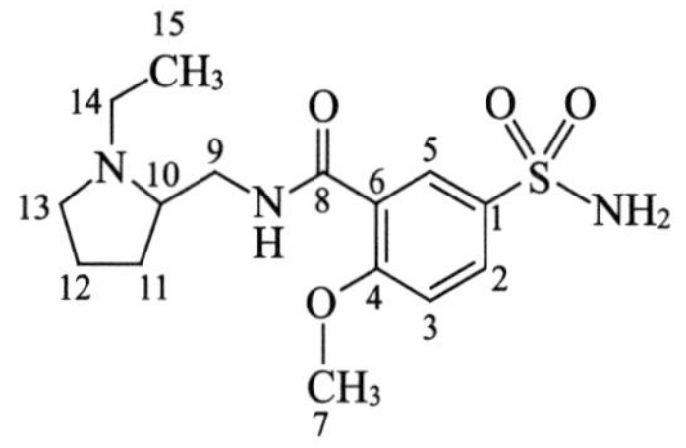

英文名 Sulpiride

分子式 $C_{15}H_{23}N_3O_4S$

分子量 341.43

CAS 号 15676 - 16 - 1

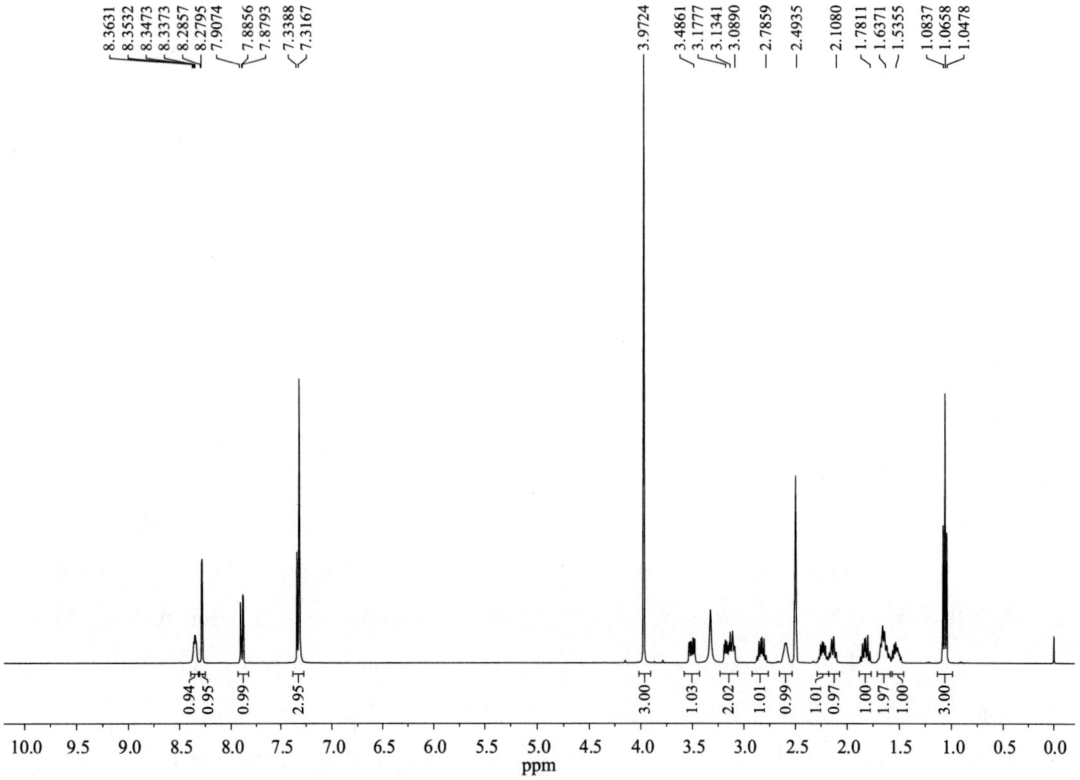

图 1 舒必利的 ^{1}H NMR 谱（溶剂：CD_3SOCD_3）

^{1}H NMR：δ 8.35（NH，brs，1H），8.28（H－5，d，J＝2.5 Hz，1H），7.89（H－2，dd，J＝8.7，2.5 Hz，1H），7.33（H－3，NH_2，m，3H），3.97（H－7，s，3H），3.51（H－9a，m，1H），3.23～3.06（H－9b，10，m，2H），2.83（H－14a，m，1H），2.60（H－14b，m，1H），2.23（H－13a，m，1H），2.14（H－13b，m，1H），1.83（H－11a，m，1H），1.71～1.59（H－11b，12a，m，2H），1.53（H－12b，m，1H），1.06（H－15，t，J＝7.2 Hz，3H）

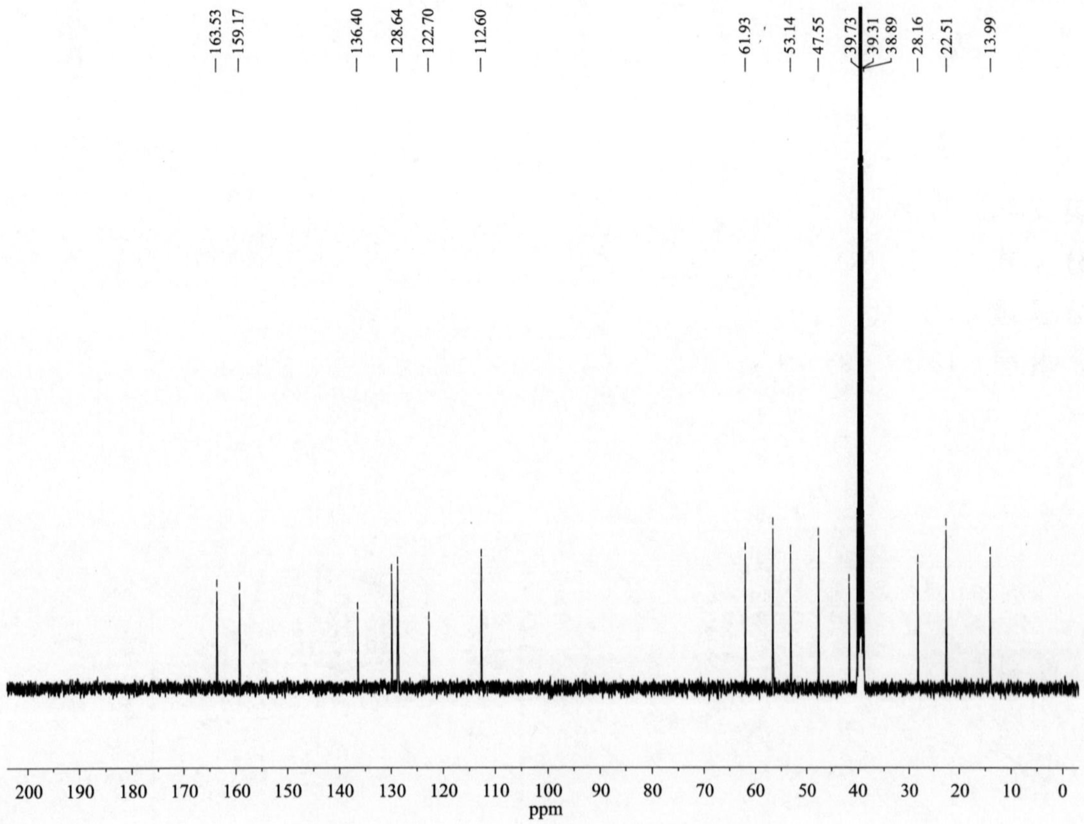

图 2　舒必利的^{13}C NMR 谱（溶剂：CD_3SOCD_3）

^{13}C NMR：δ 163.53（C－8），159.17（C－4），136.40（C－1），129.82（C－2），128.64（C－5），122.70（C－6），112.60（C－3），61.93（C－10），56.57（C－7），53.14（C－13），47.55（C－14），41.67（C－9），28.16（C－11），22.51（C－12），13.99（C－15）

备注

1. 中文化学名　*N*－[（1－乙基－2－吡咯烷基）甲基]－2－甲氧基－5－（氨基磺酰基）苯甲酰胺

2. 英文化学名　*N*－[（1－ethyl－2－pyrrolidinyl）methyl]－5－sulfamoyl－*o*－anisamide

3. 性状　本品为白色或类白色结晶性粉末，无臭，味微苦。

4. 溶解性　本品在乙醇或丙酮中微溶，在三氯甲烷中极微溶解，在水中几乎不溶，在氢氧化钠溶液中极易溶解。

5. 对照品编号与批号　100203－200503

沙 丁 胺 醇

英文名 Salbutamol

分子式 $C_{13}H_{21}NO_3$

分子量 239.31

CAS 号 18559 - 94 - 9

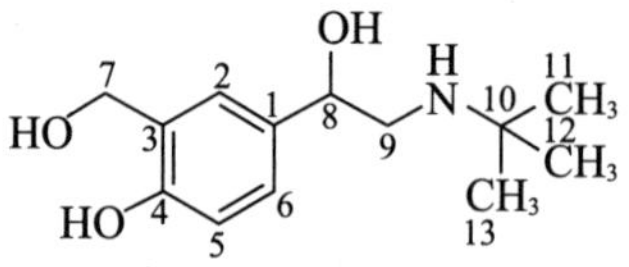

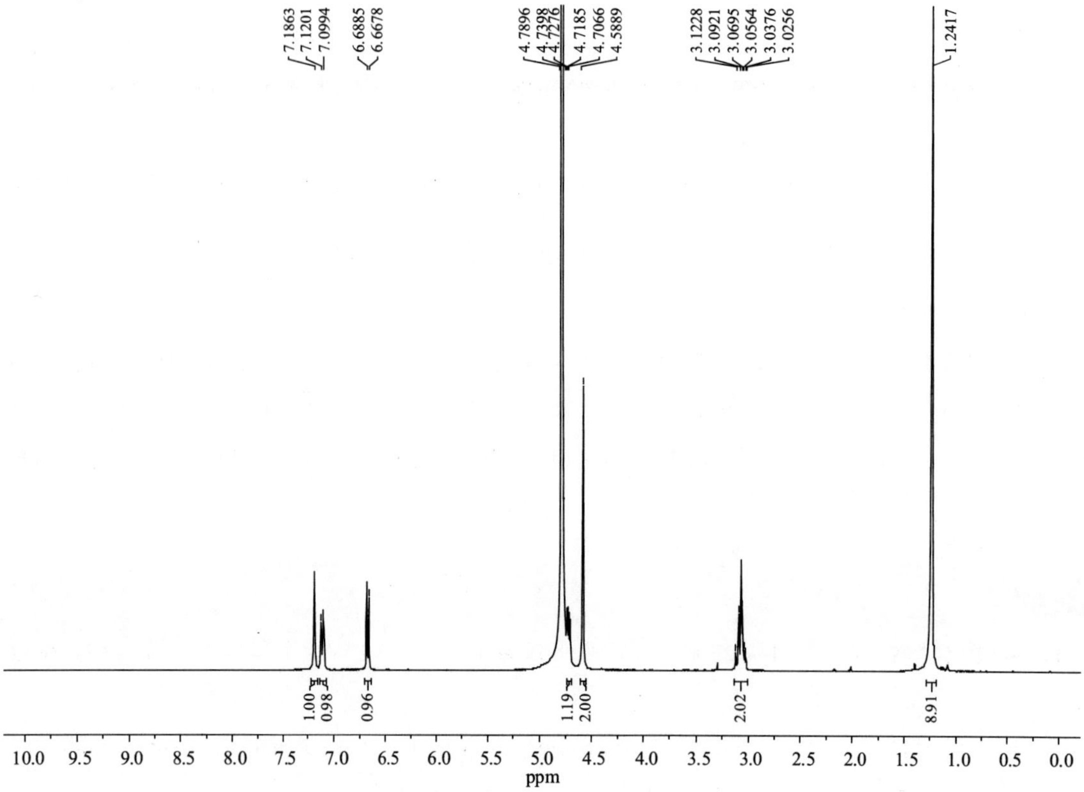

图 1 沙丁胺醇的 ^1H NMR 谱（溶剂：D_2O）

^1H NMR：δ 7.19 (H - 2, s, 1H), 7.11 (H - 6, d, J = 8.3 Hz, 1H), 6.68 (H - 5, d, J = 8.3 Hz, 1H), 4.73 (H - 8, m, 1H), 4.59 (H - 7, s, 2H), 3.13 ~ 3.01 (H - 9, m, 2H), 1.24 (H - 11, 12, 13, s, 9H)

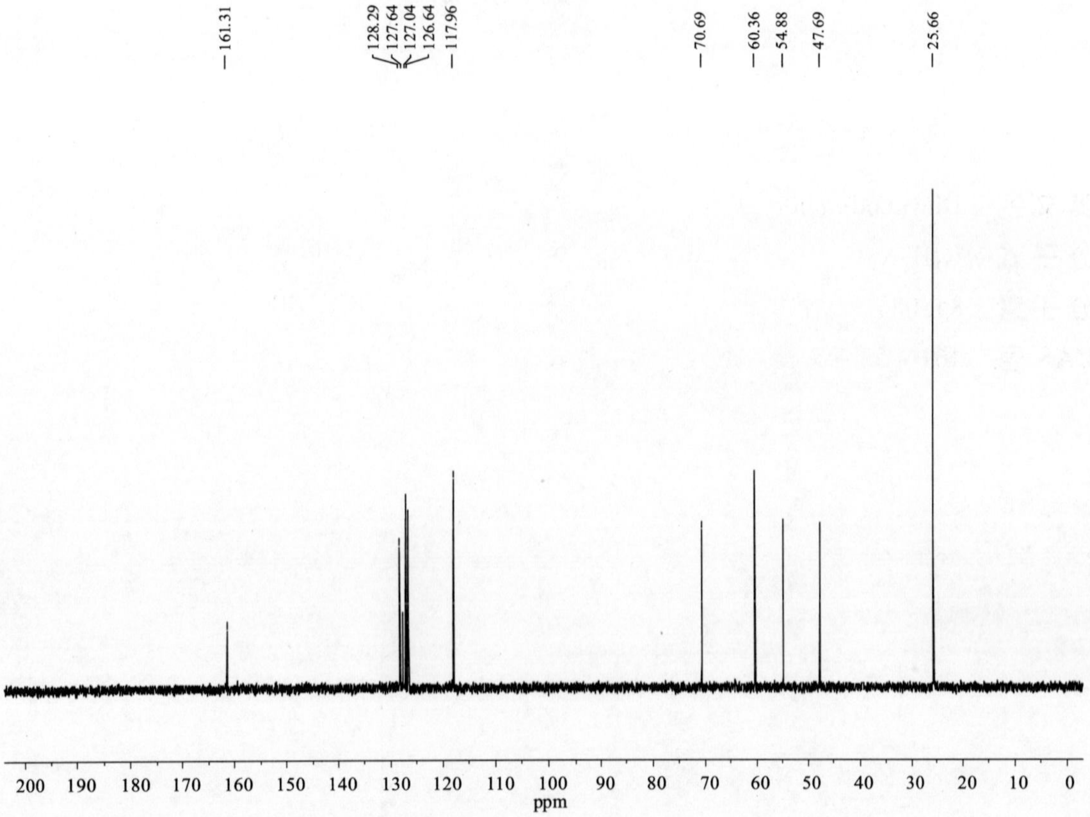

图 2　沙丁胺醇的^{13}C NMR 谱（溶剂：D_2O）

^{13}C NMR：δ 161. 31 (C－4), 128. 29 (C－1), 127. 64 (C－3), 127. 04 (C－2), 126. 64 (C－6), 117. 96 (C－5), 70. 69 (C－8), 60. 36 (C－7), 54. 88 (C－10), 47. 69 (C－9), 25. 66 (C－11, 12, 13)

备注

1. 中文化学名　1－(4－羟基－3－羟甲基苯基)－2－(叔丁氨基)乙醇

2. 英文化学名　(1*RS*)－2－[(1,1－dimethylethyl)amino]－1－[4－hydroxy－3－(hydroxymethyl) phenyl]ethanol

3. 性状　本品为白色结晶性粉末；无臭，几乎无味。

4. 溶解性　本品在乙醇中溶解，在水中略溶，在乙醚中不溶。

5. 对照品编号与批号　100204－201103

参 考 文 献

[1] Pasaribu S J, Brophy G C. C－13 NMR－studies of some beta－adrenergic agents. Aust J Chem, 1978, 31: 2629 (^{13}C NMR).

双 氰 胺

英文名 Dicyanodiamide

分子式 $C_2H_4N_4$

分子量 84.08

CAS 号 461 - 58 - 5

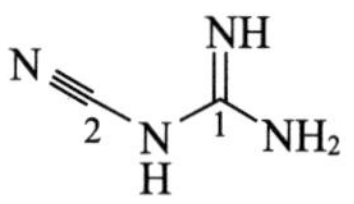

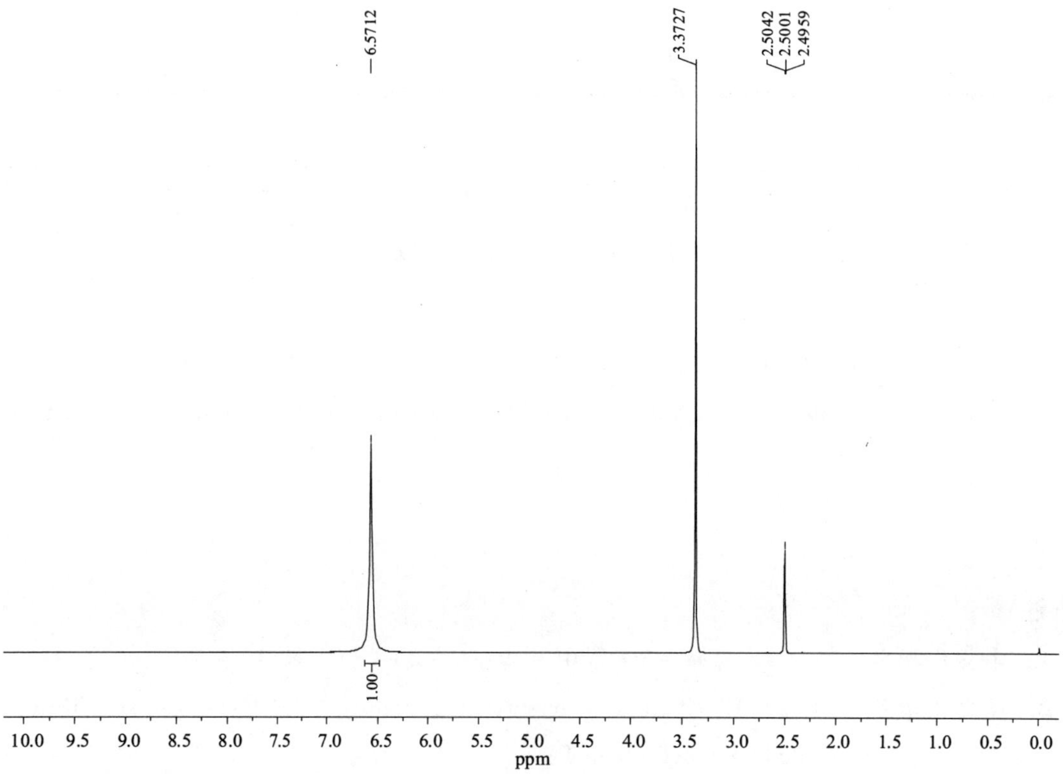

图 1　双氰胺的 ^1H NMR 谱（溶剂：CD_3SOCD_3）

^1H NMR：δ 6.57（NH, s, 1H）

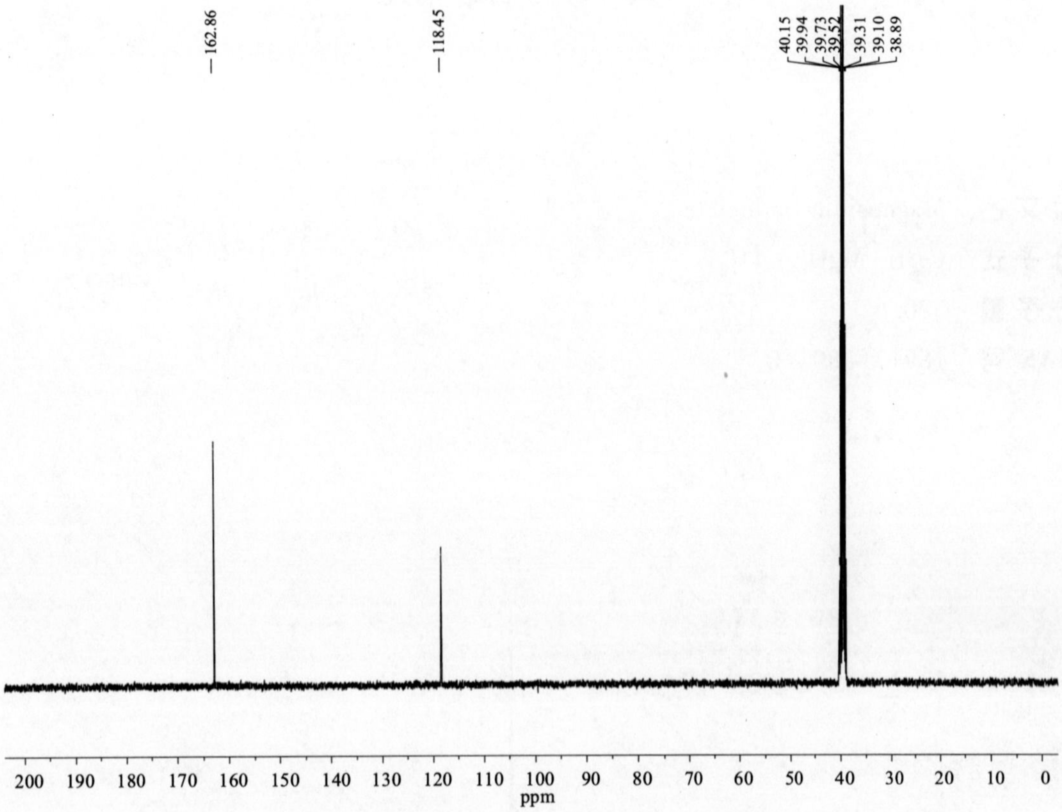

图 2　双氰胺的^{13}C NMR 谱（溶剂：CD_3SOCD_3）

^{13}C NMR：δ 162.86（C－1），118.45（C－2）

备注

1. 英文化学名　2－cyanoguanidine

2. 性状　本品为白色结晶性粉末。

3. 对照品编号与批号　100206－201103

水杨酸镁

英文名 Magnesium Salicylate

分子式 $C_{14}H_{10}MgO_6 \cdot 4H_2O$

分子量 370.6

CAS 号 18917-89-0

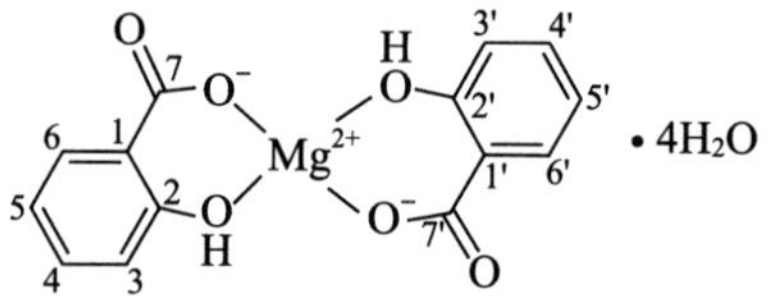

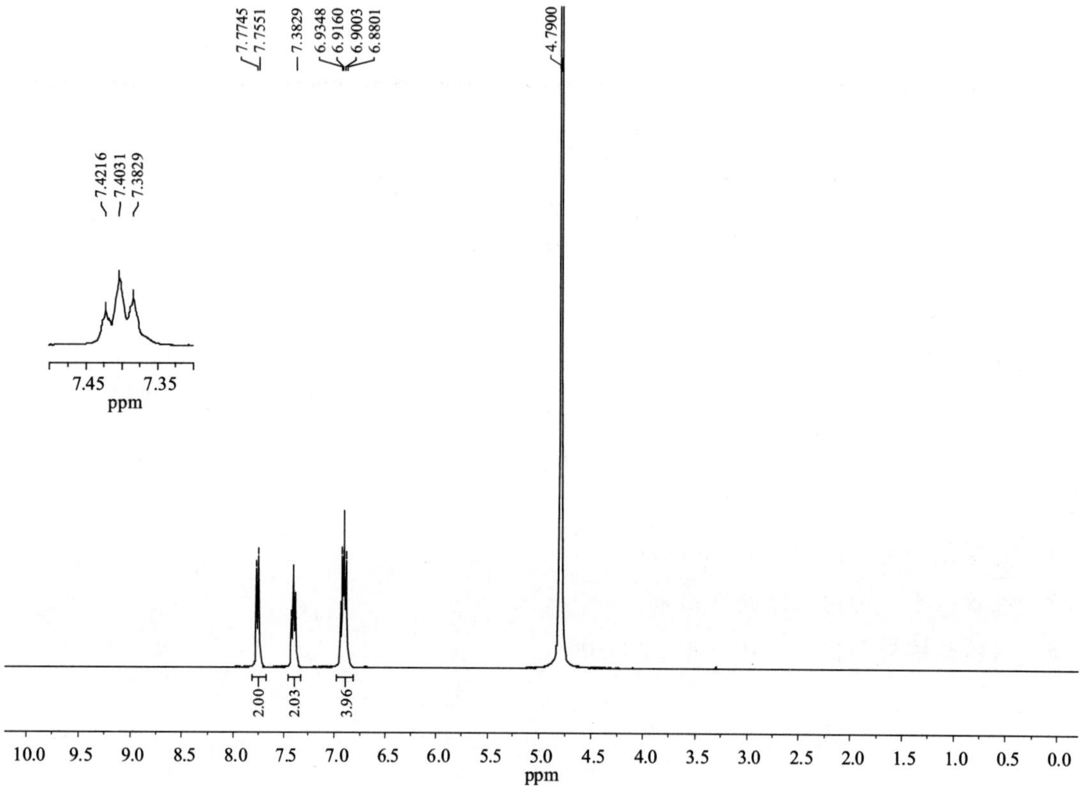

图 1 水杨酸镁的 ^1H NMR 谱（溶剂：D_2O）

^1H NMR：δ 7.76（H-6, 6′, d, J = 7.7 Hz, 2H），7.40（H-4, 4′, t, J = 7.7 Hz, 2H），7.02～6.76（H-3, 3′, 5, 5′, m, 4H）

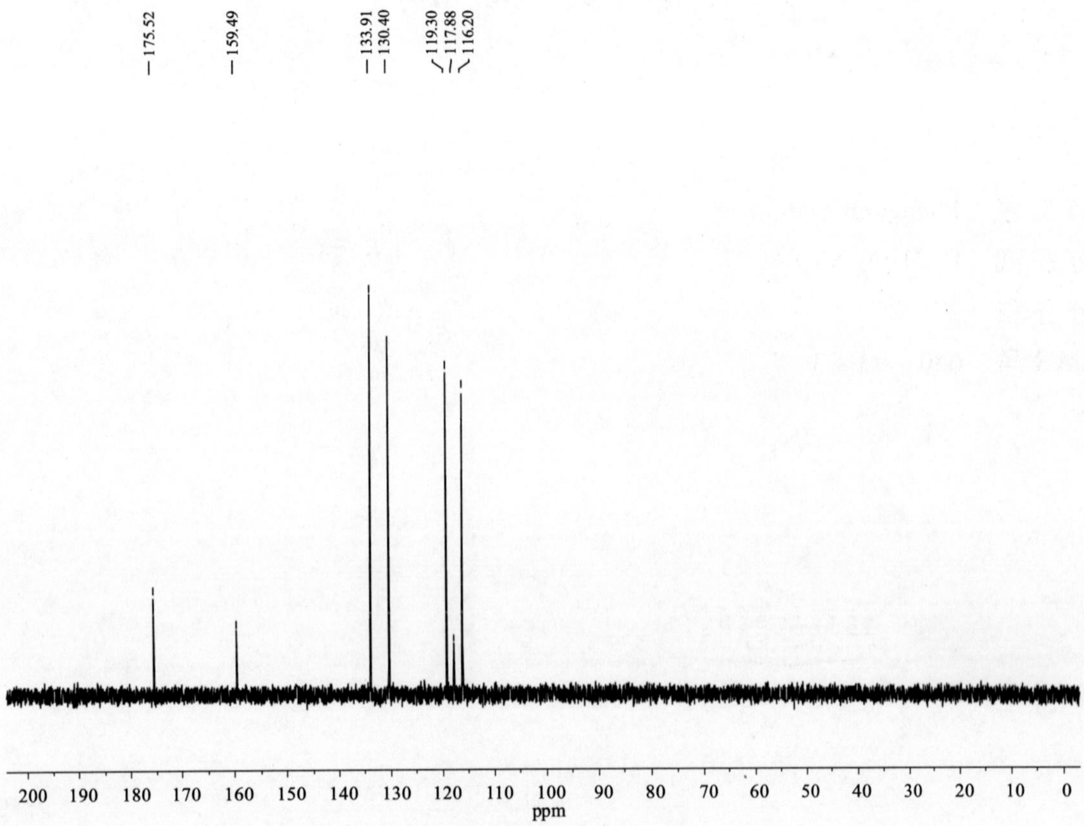

图 2　水杨酸镁的^{13}C NMR 谱（溶剂：D_2O）

^{13}C NMR：δ 175. 52 (C－7, 7′), 159. 49 (C－2, 2′), 133. 91 (C－4, 4′), 130. 40 (C－6, 6′), 119. 30 (C－5, 5′), 117. 88 (C－1, 1′), 116. 20 (C－3, 3′)

备注

1. 中文化学名　双(2－羟基苯甲酸－O^1,O^2)镁四水合物

2. 英文化学名　magnesium bis (2－hydroxy－benzoic acid－O^1, O^2)－,(T－4)－

3. 性状　本品为白色结晶性粉末；无臭；有风化性；水溶液显微酸性反应。

4. 溶解性　本品在乙醇中易溶，在水中溶解。

5. 对照品编号与批号　100208－200102

苯妥英钠

英文名 Phenytoin Sodium

分子式 $C_{15}H_{11}N_2NaO_2$

分子量 274.25

CAS 号 630－93－3

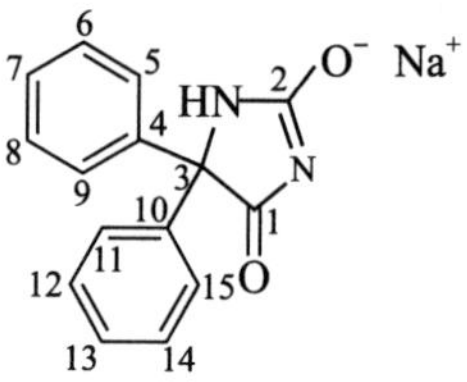

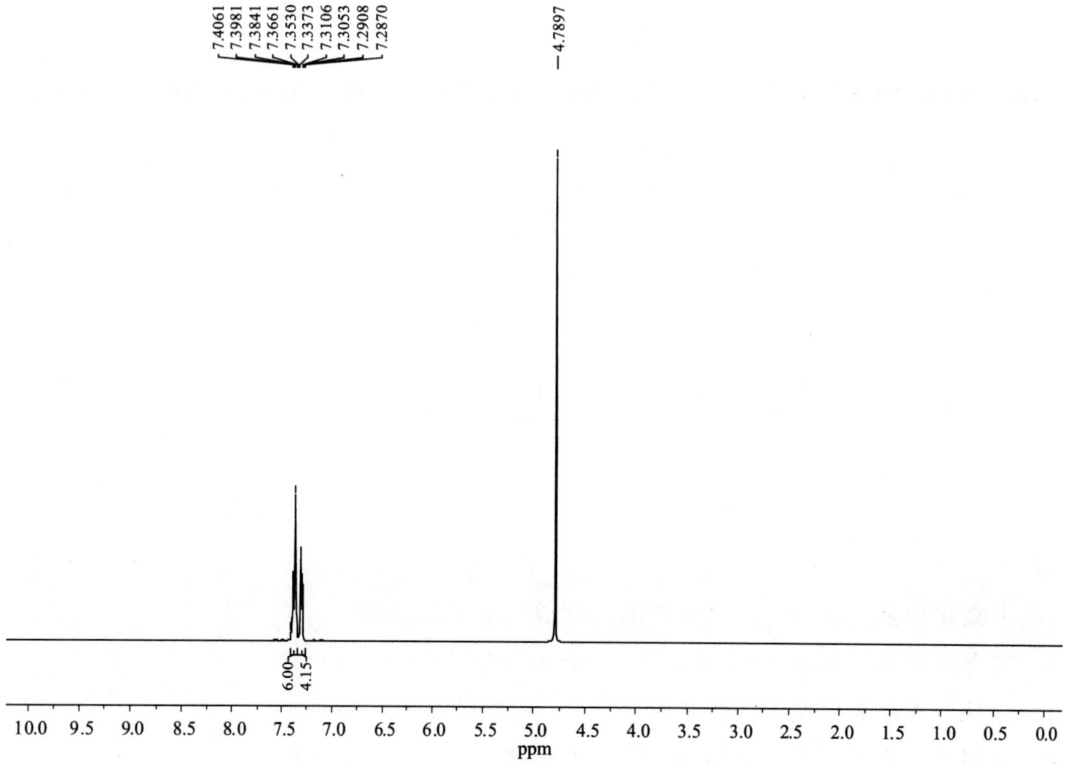

图 1　苯妥英钠的^{1}H NMR 谱（溶剂：D_2O）

^{1}H NMR：δ 7.41～7.34（H－6，7，8，12，13，14，m，6H），7.32～7.28（H－5，9，11，15，m，4H）

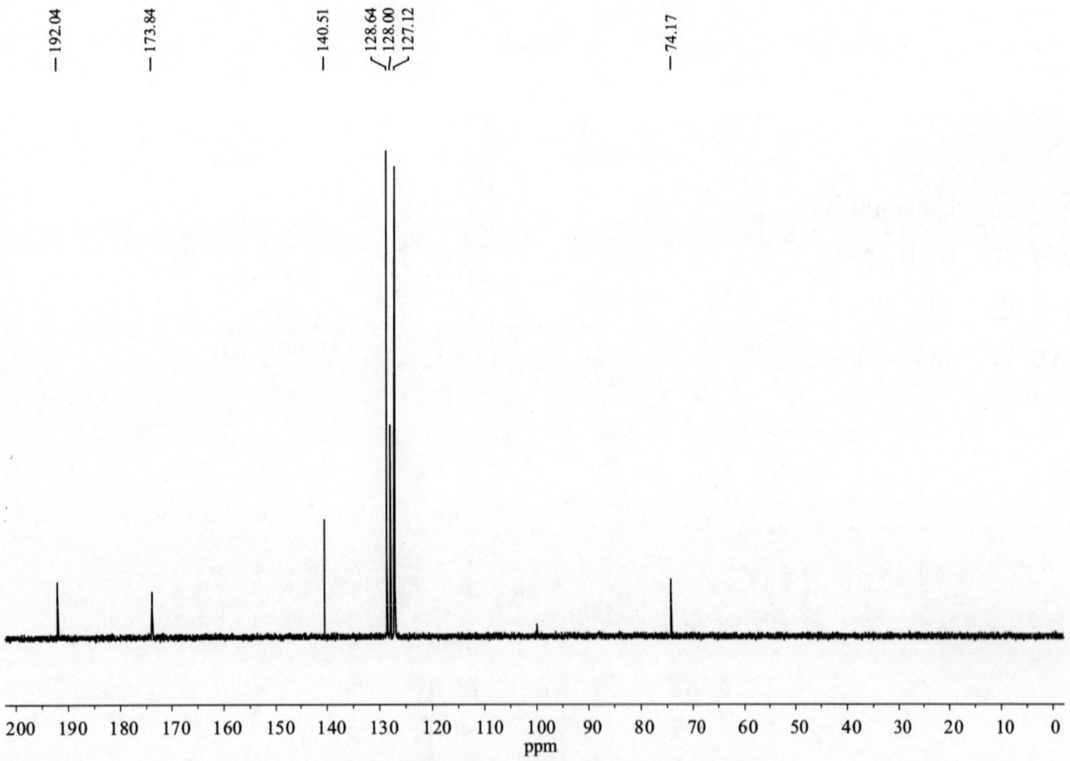

图 2　苯妥英钠的^{13}C NMR 谱（溶剂：D_2O）

^{13}C NMR：δ 192.04（C－1），173.84（C－2），140.51（C－4，10），128.64（C－6，8，12，14），128.00（C－5，9，10，15），127.12（C－7，13），74.17（C－3）

备注

1. 中文化学名　5,5－二苯基乙内酰脲钠盐

2. 英文化学名　5,5－diphenylhydantoin sodium salt

3. 性状　本品为白色粉末；无臭，味苦；微有引湿性。

4. 溶解性　本品在水中易溶，在乙醇中微溶，在三氯甲烷或乙醚中几乎不溶。

5. 对照品编号与批号　100210－201002

辛可尼丁

英文名 Cinchonidine

分子式 $C_{19}H_{22}N_2O$

分子量 294.39

CAS 号 485 - 71 - 2

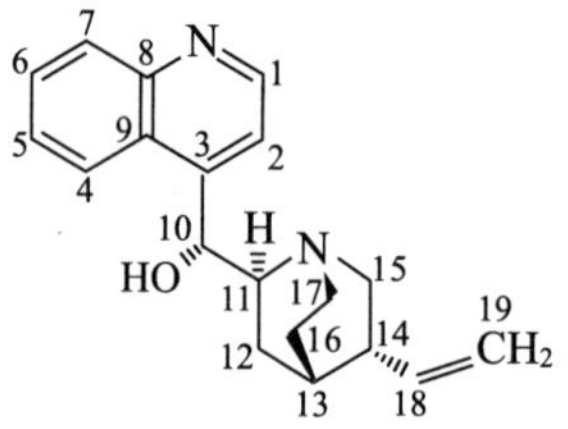

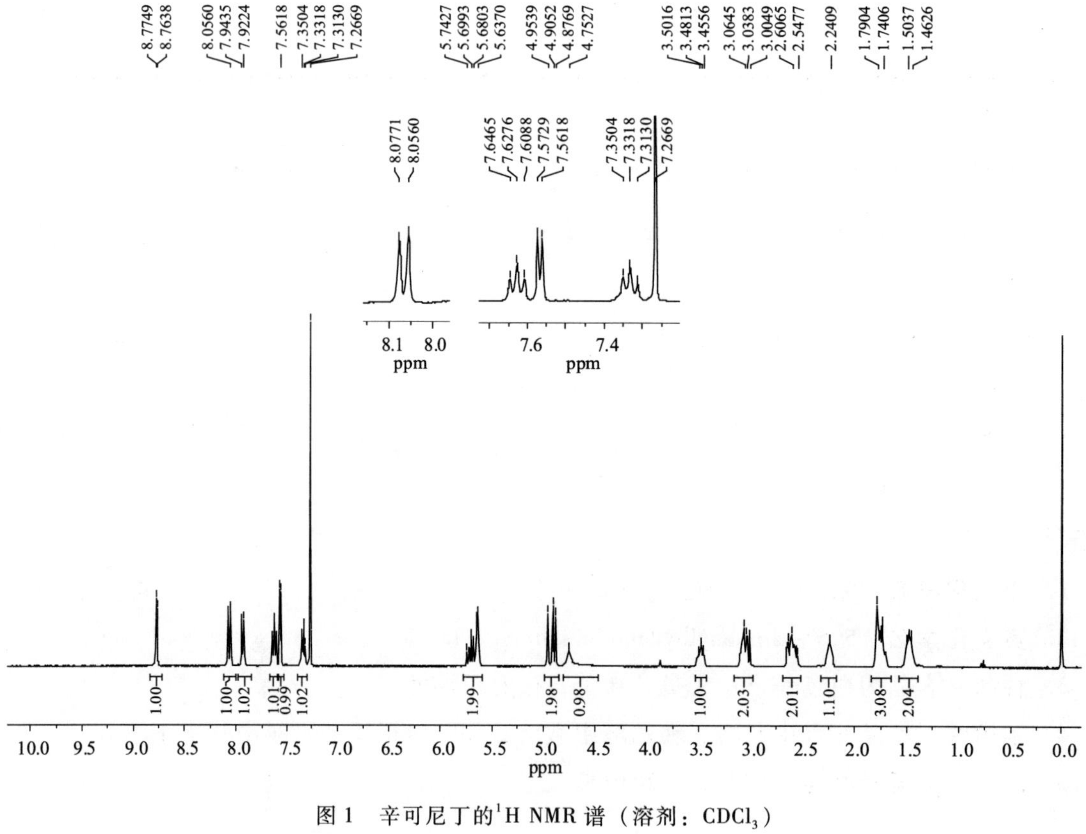

图 1 辛可尼丁的 ^{1}H NMR 谱（溶剂：$CDCl_3$）

^{1}H NMR：δ 8.76 (H - 1, d, J = 4.4 Hz, 1H), 8.06 (H - 7, d, J = 8.4 Hz, 1H), 7.93 (H - 4, d, J = 8.4 Hz, 1H), 7.62 (H - 6, t, J = 7.5 Hz, 1H), 7.56 (H - 2, d, J = 4.5 Hz, 1H), 7.32 (H - 5, t, J = 7.5 Hz, 1H), 5.76 ~ 5.62 (H - 18, 10, m, 2H), 4.98 ~ 4.84 (H - 19, m, 2H), 4.75 (OH, brs, 1H), 3.47 (H - 17b, m, 1H), 3.11 ~ 2.97 (H - 11, 15a, m, 2H), 2.68 ~ 2.51 (H - 15b, 17a, m, 2H), 2.24 (H - 14, brs, 1H), 1.83 ~ 1.65 (H - 13, 16b, 12b, m, 3H), 1.57 ~ 1.39 (H - 16a, 12a, m, 2H)

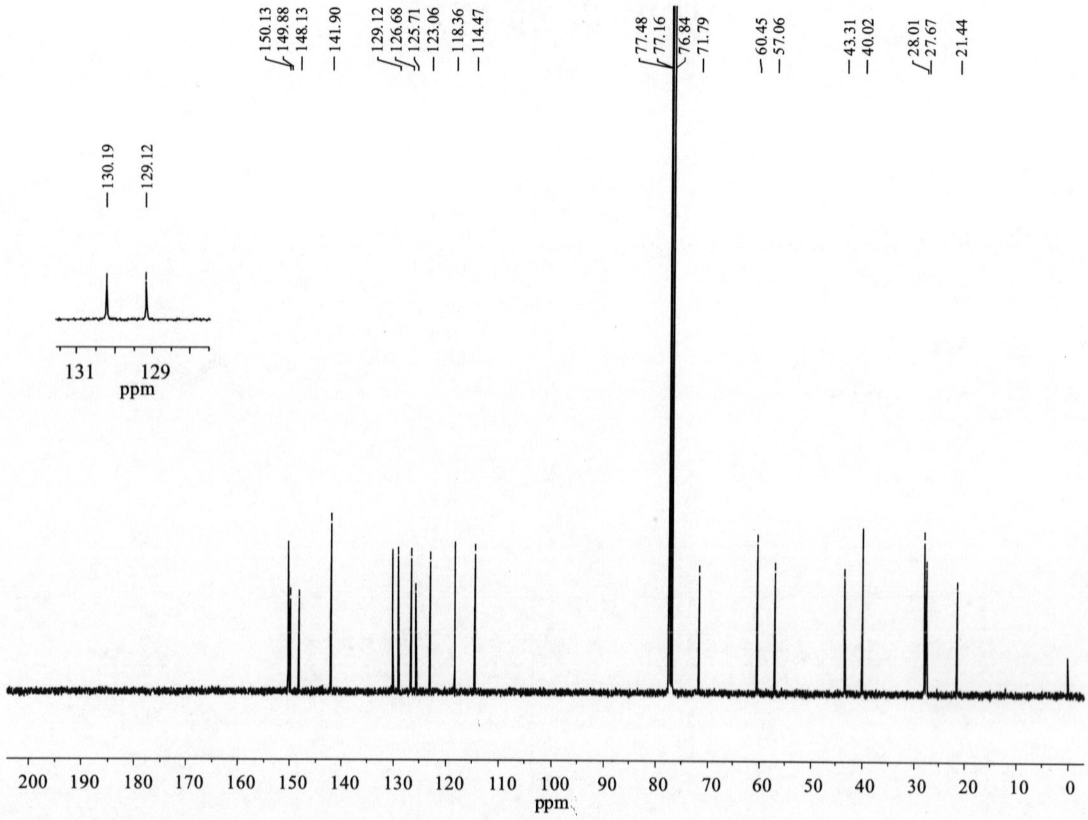

图2　辛可尼丁的^{13}C NMR谱（溶剂：$CDCl_3$）

^{13}C NMR：δ 150.13（C－1），149.88（C－3），148.13（C－8），141.90（C－18），130.19（C－7），129.12（C－6），126.68（C－5），125.71（C－9），123.06（C－4），118.36（C－2），114.47（C－19），71.79（C－10），60.45（C－11），57.06（C－15），43.31（C－17），40.02（C－14），28.01（C－13），27.67（C－16），21.44（C－12）

备注

1. 中文化学名　4－喹啉基－(5－乙烯基－1－氮杂双环[2.2.2]辛烷－2－基)甲醇

2. 英文化学名　(8*α*,9*R*)－cinchonan－9－ol

3. 性状　本品为白色结晶、结晶性或颗粒性粉末。

4. 对照品编号与批号　100211－200502

参考文献

[1] Lindholm A, Mäki－Arvela P, Toukoniitty E, et al. Hydrosilylation of cinchonidine and 9－O－TMS－cinchonidine with triethoxysilane: application of 11－(triethoxysilyl)－10, 11－dihydrocin chonidine as a chiral modifier in the enantioselective hydrogenation of 1－phenylpropane－1, 2－dione. J Chem Soc Perkin Trans,2002, 2605(^{1}H NMR, ^{13}C NMR).

[2] Moreland C G, Philip A, Carroll F I. Carbon－13 nuclear magnetic resonance spectra of cinchona alkaloids. J Org Chem, 1974, 39:2413(^{13}C NMR).

溴甲贝那替嗪

英文名 Methylbenactyzium Bromide

分子式 $C_{21}H_{28}BrNO_3$

分子量 422.36

CAS 号 3166－62－9

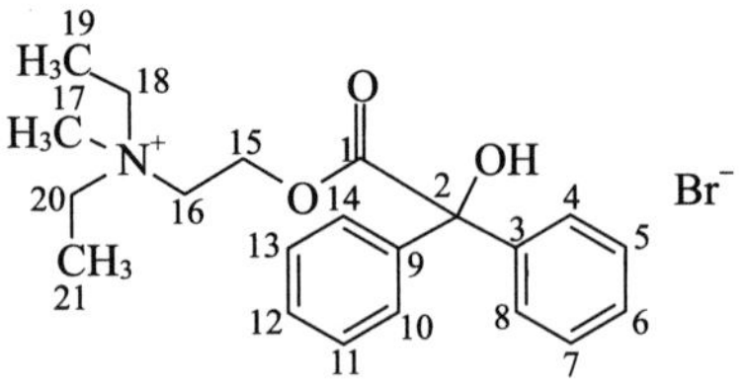

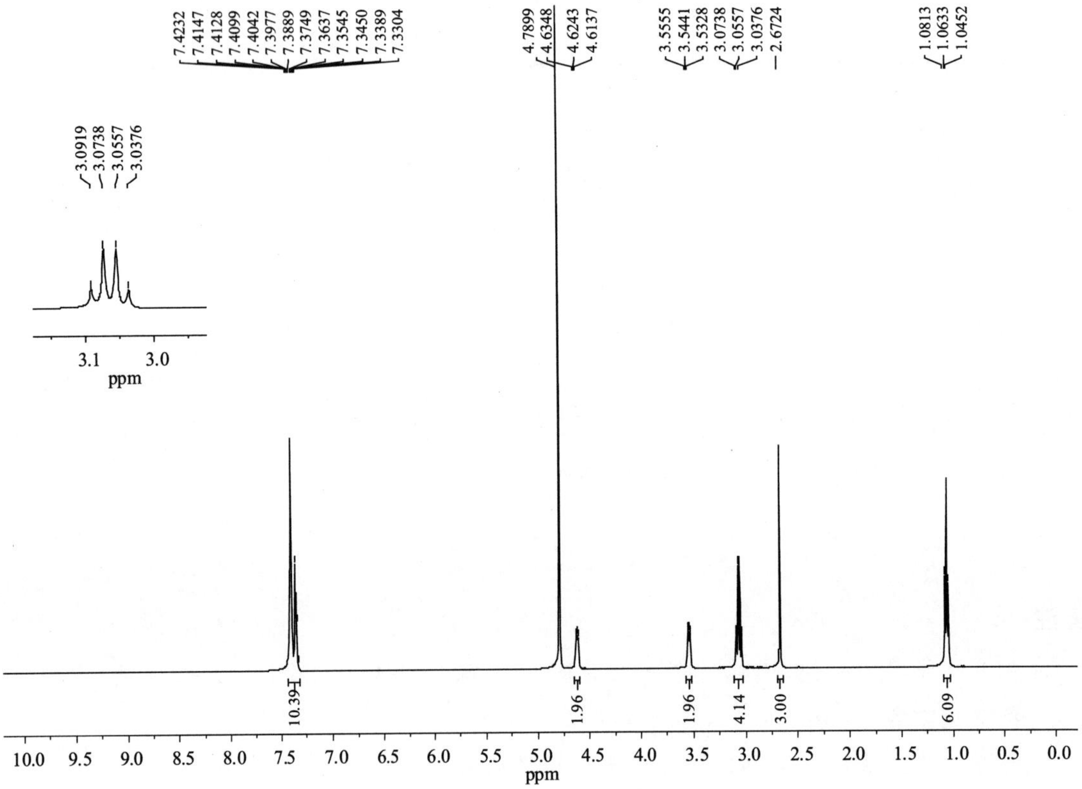

图 1　溴甲贝那替嗪的 ^{1}H NMR 谱（溶剂：D_2O）

^{1}H NMR：δ 7.44～7.32（Ar－H，m，10H），4.62（H－15，t，J = 4.2 Hz，2H），3.58～3.50（H－16，m，2H），3.06（H－18，20，q，J = 7.2 Hz，4H），2.67（H－17，s，3H），1.06（H－19，21，t，J = 7.2 Hz，6H）

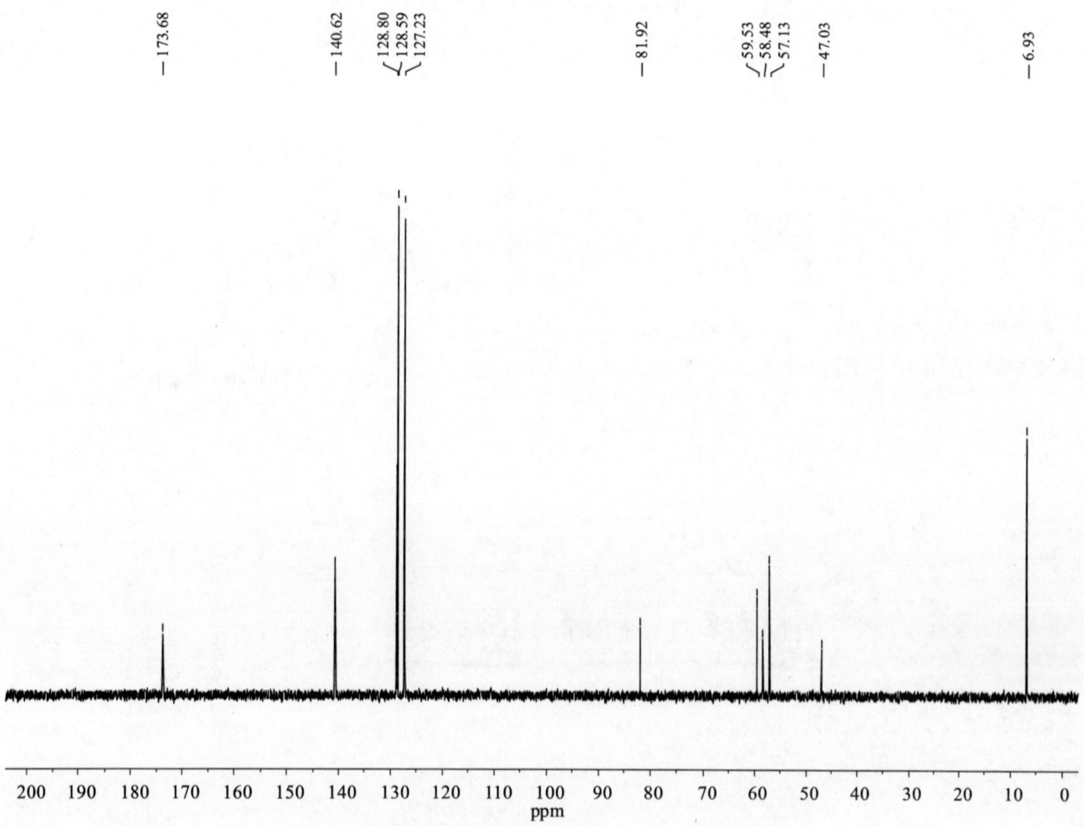

图 2　溴甲贝那替嗪的 ^{13}C NMR 谱（溶剂：D_2O）

^{13}C NMR：δ 173.68（C-1），140.62（C-3，9），128.80（C-6，12），128.59（C-4，8，10，14），127.23（C-5，7，11，13），81.92（C-2），59.53（C-15），58.48（C-16），57.13（C-18，20），47.03（C-17），6.93（C-19，21）

备注

1. 中文化学名　溴化二乙基(2-羟乙基)甲基铵的二苯基乙醇酸酯

2. 英文化学名　brominated ethyl (2-hydroxyethyl) ammonium methyl diphenyl glycolate

3. 性状　本品为白色结晶或结晶性粉末；无臭，味极苦。

4. 溶解性　本品在水中易溶，在乙醇中溶解，在三氯甲烷中微溶，在乙醚中几乎不溶。

5. 对照品编号与批号　100212-199701

硝酸咪康唑

英文名 Miconazole Nitrate

分子式 $C_{18}H_{14}Cl_4N_2O \cdot HNO_3$

分子量 479.15

CAS 号 22832 - 87 - 7

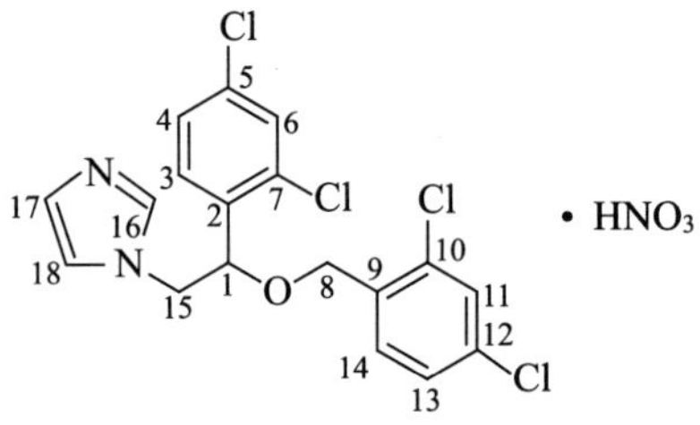

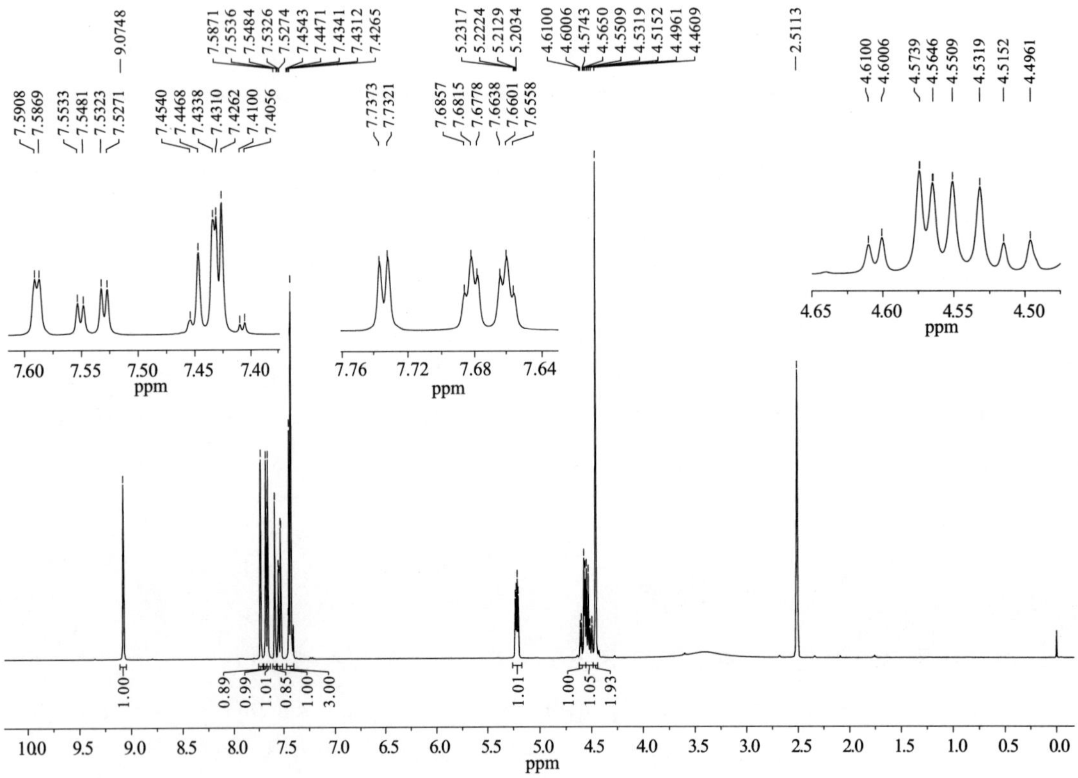

图 1 硝酸咪康唑的^{1}H NMR 谱（溶剂：CD_3SOCD_3）

^{1}H NMR：δ 9.07（H-16，s，1H），7.73（H-6，d，*J* = 2.1 Hz，1H），7.68（H-17，t，*J* = 1.6 Hz），7.66（H-18，t，*J* = 1.6 Hz，1H），7.59（H-11，d，*J* = 1.6 Hz，1H），7.54（H-4，dd，*J* = 8.4，2.1 Hz，1H），7.47 ~ 7.40（H-13，14，17，m，3H），5.22（H-1，dd，*J* = 7.6，3.7 Hz，1H），4.59（H-15a，dd，*J* = 14.3，3.8 Hz，1H），4.52（H-15b，dd，*J* = 14.3，7.6 Hz，1H），4.46（H-8，s，2H）

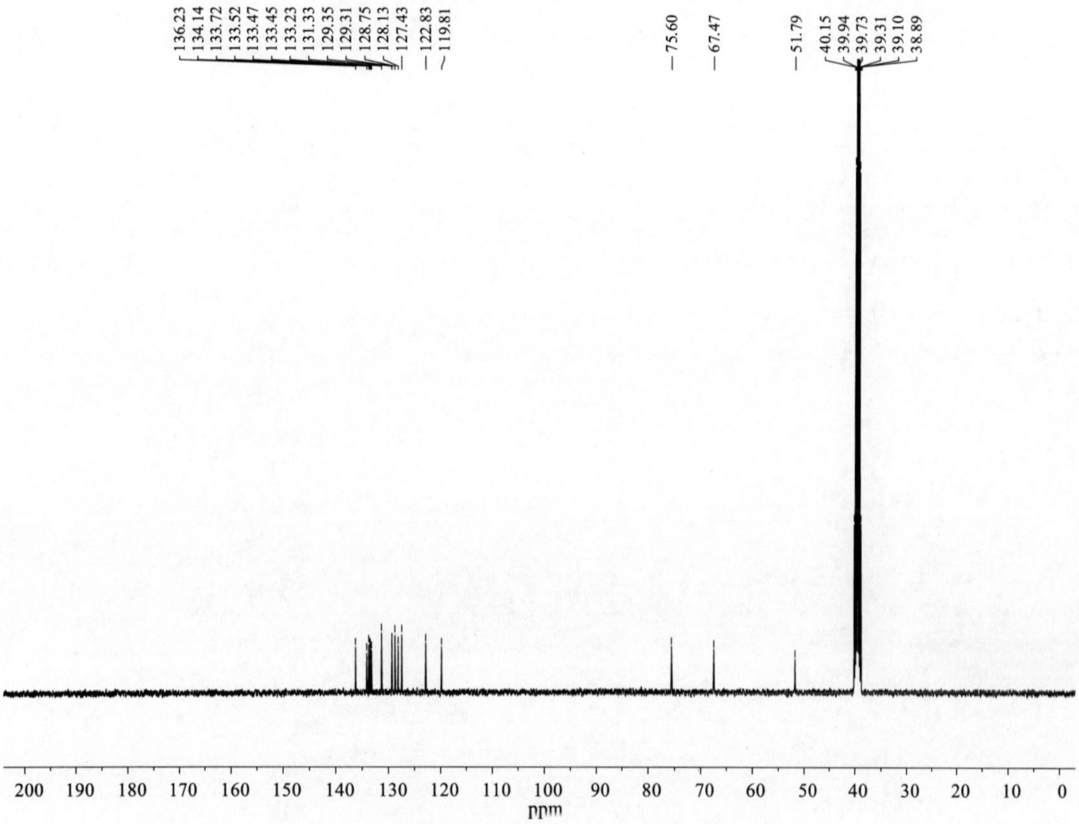

图 2 硝酸咪康唑的^{13}C NMR 谱（溶剂：CD_3SOCD_3）

^{13}C NMR：δ 136.23（C－16），134.14，133.72（C－5，12），133.52，133.47，133.45（C－7，9，10），133.23（C－2），131.33，129.35（C－6，11），129.31，128.75（C－3，14），128.13，127.43（C－4，13），122.83（C－17），119.81（C－18），75.60（C－1），67.47（C－8），51.79（C－15）

备注

1. 中文化学名 1－[2－(2,4－二氯苯基)－2－[(2,4－二氯苯基)甲氧基]乙基]－1*H*－咪唑硝酸盐

2. 英文化学名 1*H*－imidazole－1－[2－(2,4－dichlorophenyl)－2－[(2,4－dichlorophenyl)methoxy]ethyl] mononitrate

3. 性状 本品为白色或类白色的结晶或结晶性粉末，无臭或几乎无臭。

4. 溶解性 本品在甲醇中略溶，在三氯甲烷或乙醇中微溶，在水或乙醚中不溶。

5. 对照品编号与批号 100213－200705

参考文献

[1] http://sdbs.db.aist.go.jp/sdbs/cgi－bin/direct_frame_top.cgi(SDBS)(^{1}H NMR,^{13}C NMR).

硝酸益康唑

英文名 Econazole Nitrate

分子式 $C_{18}H_{15}Cl_3N_2O \cdot HNO_3$

分子量 444.70

CAS 号 68797－31－9

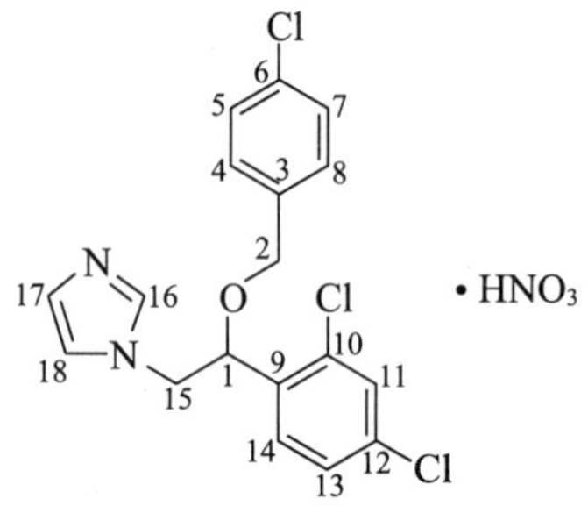

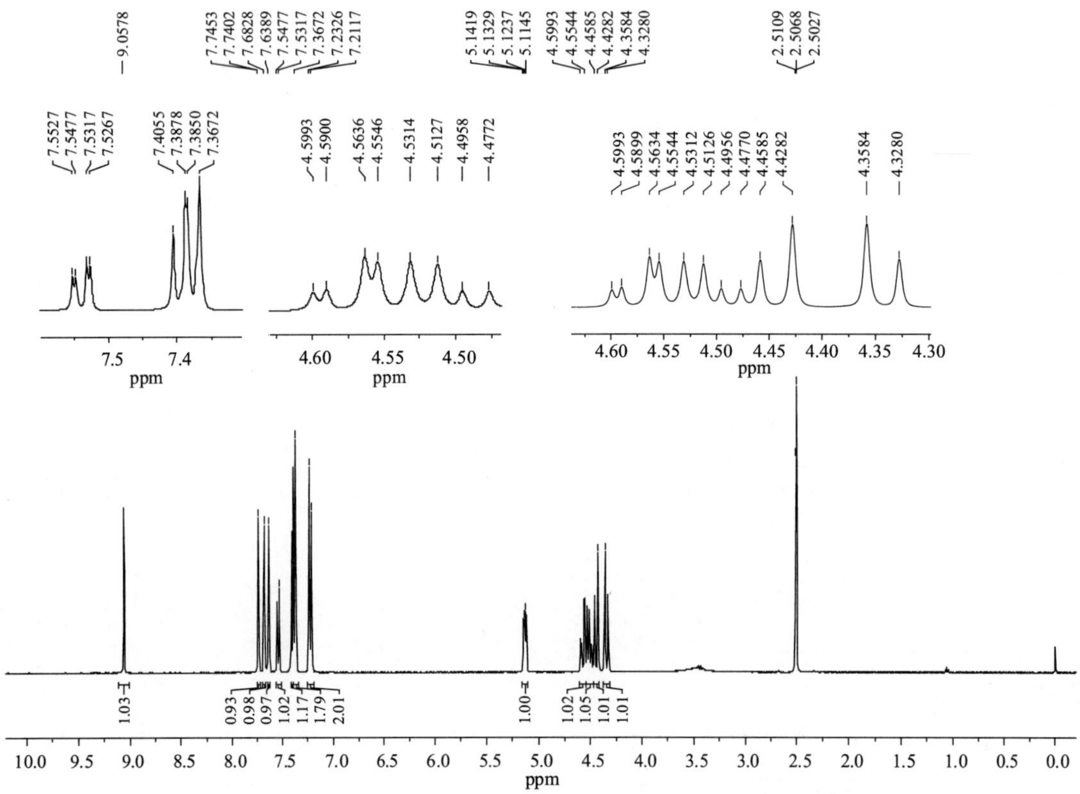

图 1 硝酸益康唑的^{1}H NMR 谱（溶剂：CD_3SOCD_3）

^{1}H NMR：δ 9.06（H－16，s，1H），7.74（H－11，d，J = 2.0 Hz，1H），7.68（H－17，m，1H），7.64（H－18，m，1H），7.54（H－13，dd，J = 8.4，2.0 Hz，1H），7.39（H－14，d，J = 8.4 Hz，1H），7.38（H－5，7，d，J = 8.4 Hz，2H），7.22（H－4，8，d，J = 8.4 Hz，2H），5.13（H－1，dd，J = 7.4，3.6 Hz，1H），4.58（H－15a，dd，J = 14.2，3.6 Hz，1H），4.50（H－15b，dd，J = 14.2，7.5 Hz，1H），4.44（H－2a，d，J = 12.1 Hz，1H），4.34（H－2b，d，J = 12.1 Hz，1H）

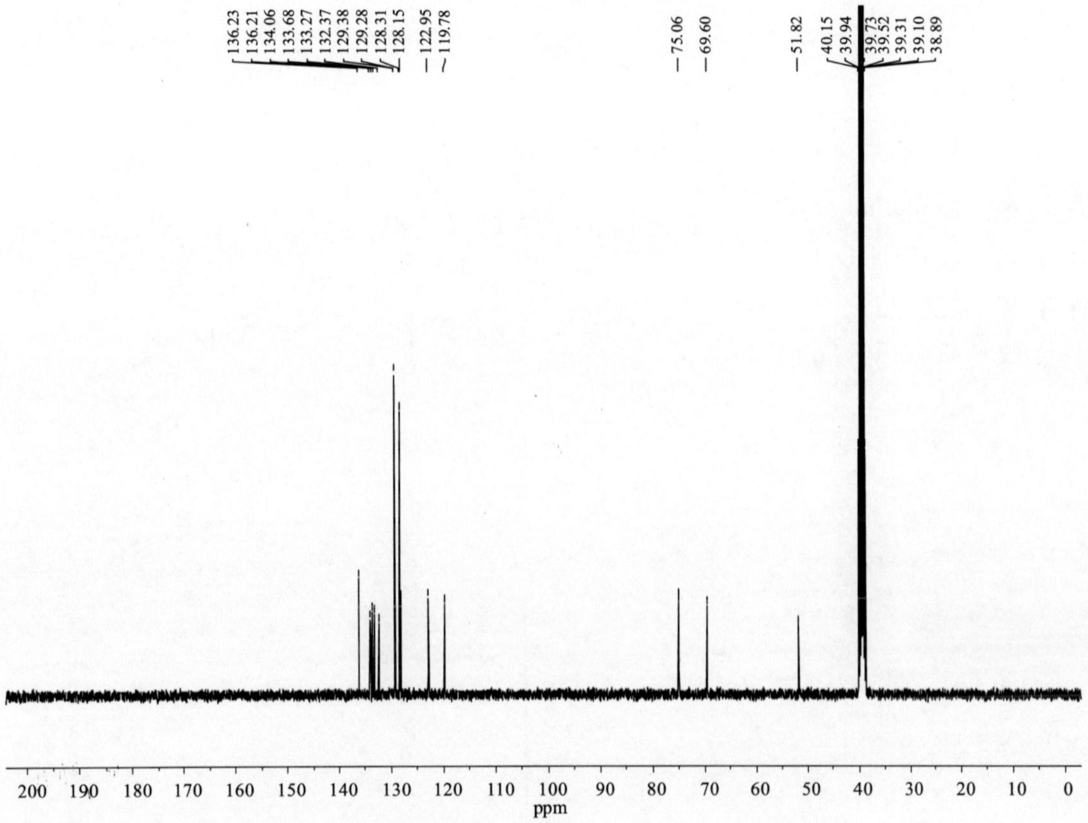

图 2　硝酸益康唑的 ^{13}C NMR 谱（溶剂：CD_3SOCD_3）

^{13}C NMR：δ 136.23（C－9），136.21（C－16），134.06（C－10），133.68（C－6），133.27（C－3），132.37（C－12），129.38（C－4，8，11），129.28（C－14），128.31（C－5，7），128.15（C－13），122.95（C－17），119.78（C－18），75.06（C－1），69.60（C－2），51.82（C－15）

备注

1. 中文化学名　（±）－1－[2,4－二氯－β－(4－氯苄氧基)苯乙基]咪唑硝酸盐

2. 英文化学名　（±）－1－[2,4－dichloro－β－[(*p*－chlorobenzyl)oxy]phenethyl]－imidazole mononitrate

3. 性状　本品为白色至微黄色的结晶或结晶性粉末；无臭。

4. 溶解性　本品在甲醇中易溶，在三氯甲烷中微溶，在水中极微溶解。

5. 对照品编号与批号　100214－200903

乙 羟 茶 碱

英文名　Etofylline

分子式　$C_9H_{12}N_4O_3$

分子量　224.22

CAS 号　519 - 37 - 9

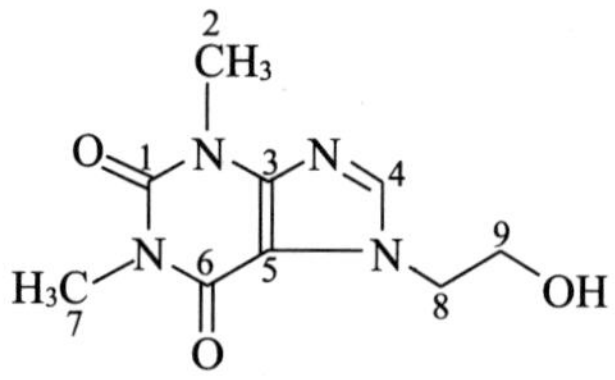

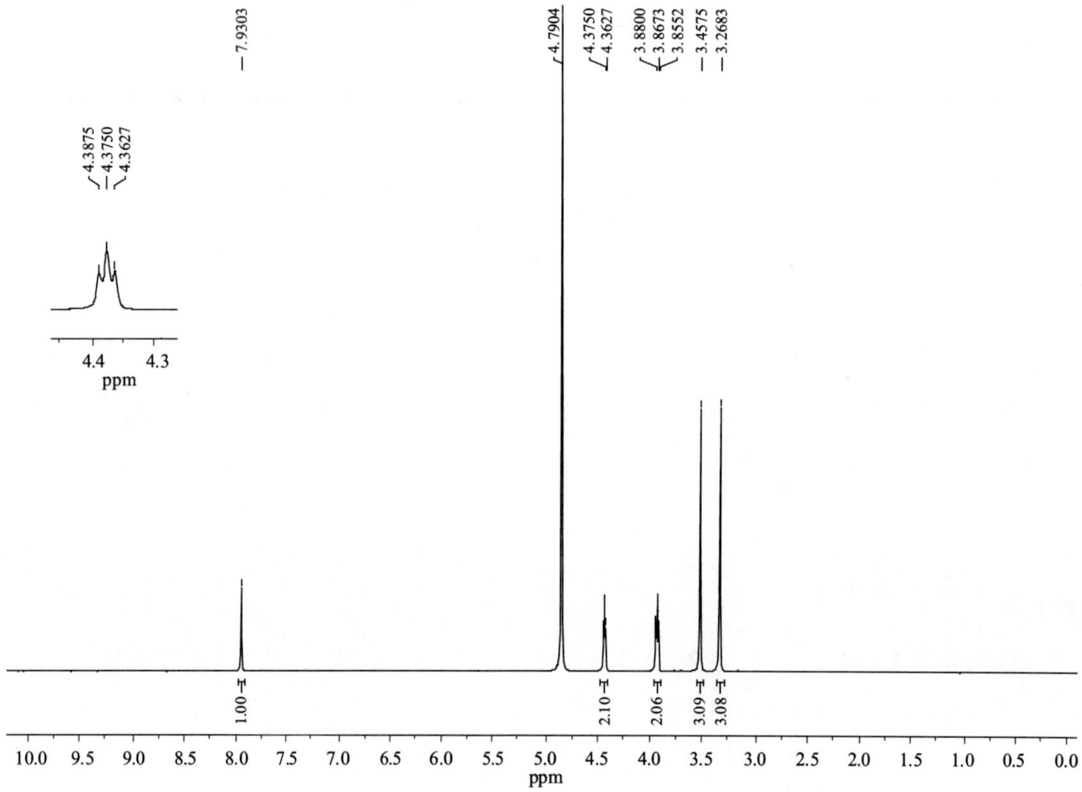

图 1　乙羟茶碱的^{1}H NMR 谱（溶剂：D_2O）

^{1}H NMR：δ 7.93（H-4, s, 1H），4.38（H-8, t, J = 5.0 Hz, 2H），3.87（H-9, t, J = 5.0Hz, 2H），3.46（H-2, s, 3H），3.27（H-7, s, 3H）

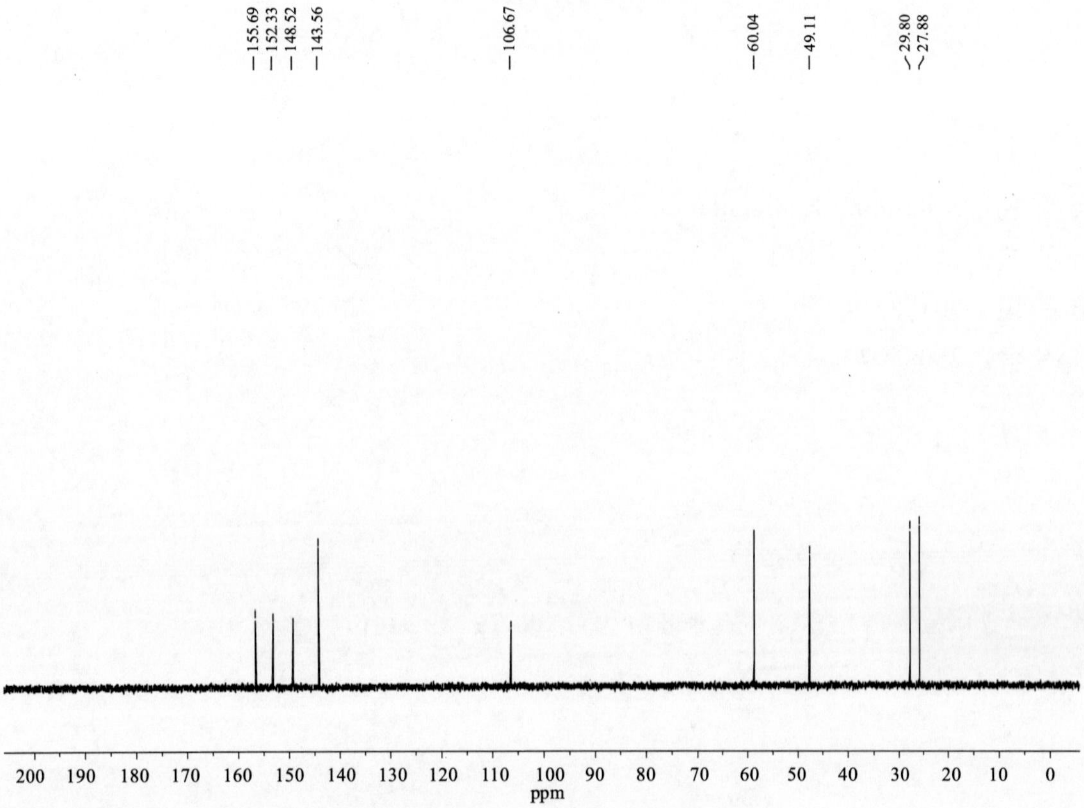

图 2　乙羟茶碱的^{13}C NMR 谱（溶剂：D_2O）

^{13}C NMR：δ 155.69（C－6），152.33（C－1），148.52（C－3），143.56（C－4），106.67（C－5），60.04（C－9），49.11（C－8），29.80（C－2），27.88（C－7）

备注

1. **中文化学名**　3,7－二氢－7－(2－羟乙基)－1,3－二甲基－1*H*－嘌呤－2,6－二酮
2. **英文化学名**　3,7－dihydro－7－(2－hydroxyethyl)－1,3－dimethyl－1*H*－purine－2,6－dione
3. **性状**　本品为白色或类白色结晶性粉末；无臭，味苦。
4. **溶解性**　本品在水中溶解，在甲醇和乙醇中微溶，在三氯甲烷中难溶，在乙醚中几乎不溶。
5. **对照品编号与批号**　100215－200601

参考文献

[1] http://sdbs.db.aist.go.jp/sdbs/cgi－bin/cre_index.cgi? lang＝eng（SDBS）（^{1}H NMR，^{13}C NMR）.

盐酸安他唑啉

英文名　Antazoline Hydrochloride

分子式　$C_{17}H_{19}N_3 \cdot HCl$

分子量　301.82

CAS 号　2508－72－7

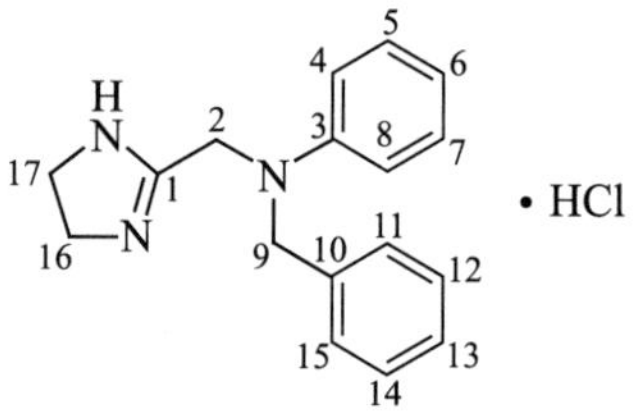

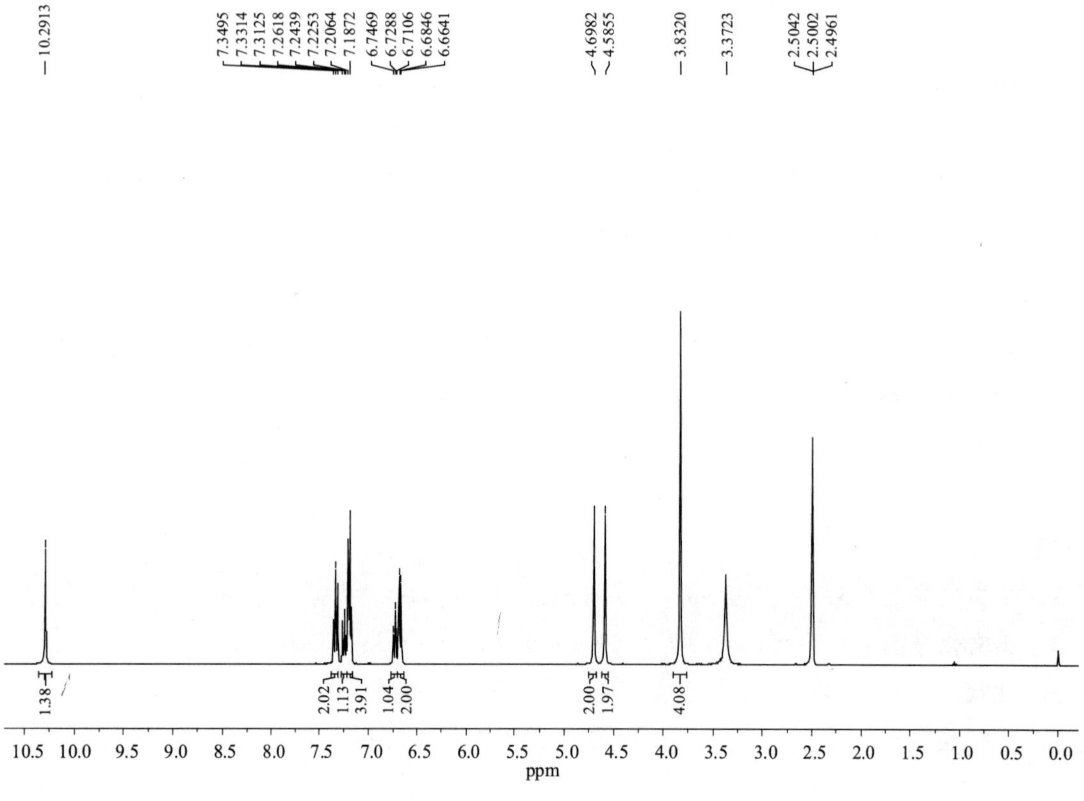

图 1　盐酸安他唑啉的^{1}H NMR 谱（溶剂：CD_3SOCD_3）

^{1}H NMR：δ 10.29 (NH, s, 1H), 7.33 (H－12, 14, t, J = 7.4 Hz, 2H), 7.24 (H－13, t, J = 7.2 Hz, 1H), 7.23～7.16 (H－5, 7, 11, 15, m, 4H), 6.73 (H－6, t, J = 7.3 Hz, 1H), 6.67 (H－4, 8, d, J = 8.2 Hz, 2H), 4.70 (H－9, s, 2H), 4.59 (H－2, s, 2H), 3.83 (H－16, 17, s, 4H)

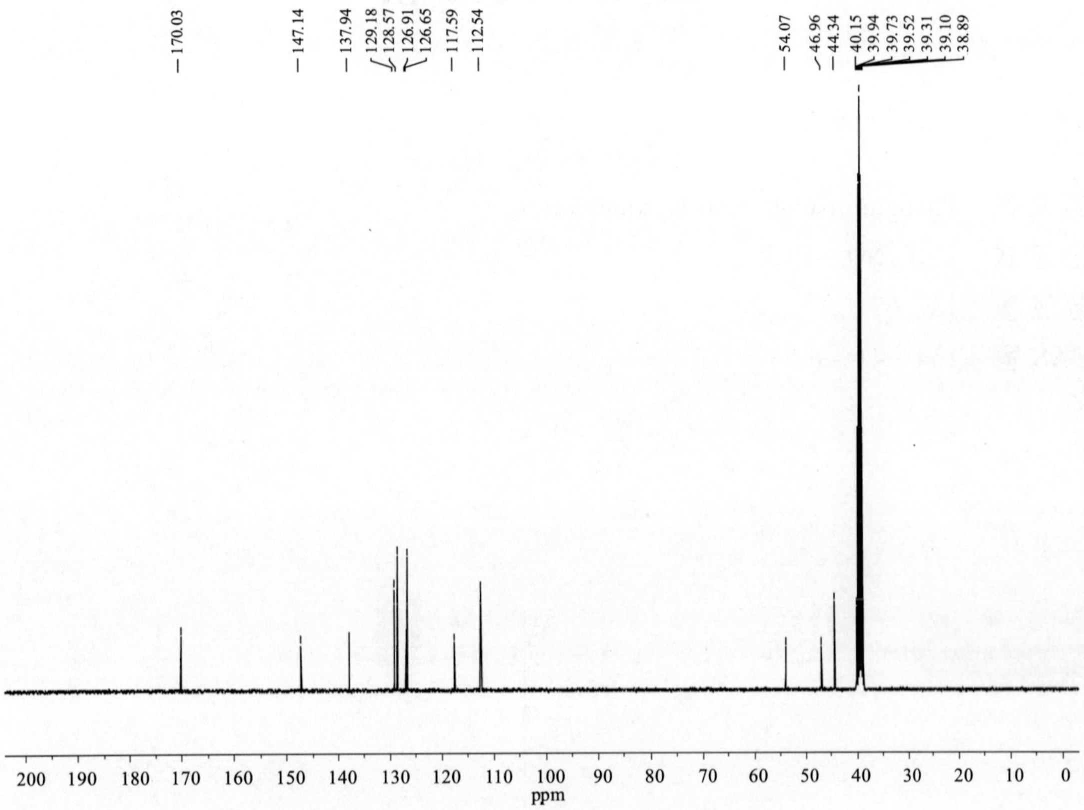

图 2　盐酸安他唑啉的^{13}C NMR 谱（溶剂：CD_3SOCD_3）

^{13}C NMR：δ 170.03（C－1），147.14（C－3），137.94（C－10），129.18（C－5，7），128.57（C－12，14），126.91（C－13），126.65（C－11，15），117.59（C－6），112.54（C－4，8），54.07（C－9），46.96（C－2），44.34（C－16，17）

备注

1. **中文化学名**　4,5－二氢－*N*－苯基－*N*－苯甲基－1*H*－咪唑－2－甲胺盐酸盐
2. **英文化学名**　4,5－dihydro－*N*－phenyl－*N*－(phenylmethyl)－1*H*－imidazole－2－methanamine hydrochloride
3. **性状**　本品为白色或类白色结晶性粉末；无臭或几乎无臭；味苦。
4. **溶解性**　本品在乙醇中溶解，在水中略溶，在三氯甲烷中微溶，在乙醚中几乎不溶。
5. **对照品编号与批号**　100216－200702

参 考 文 献

[1] Dash P, Kudav D P, Parihar J A. A new and convenient synthesis of antazoline derivatives. J Heterocyclic Chem, 2006, 43: 401(^{1}H NMR).

盐酸苯丙醇胺

英文名 Phenylpropanolamine Hydrochloride

分子式 $C_9H_{13}NO \cdot HCl$

分子量 187.67

CAS 号 154-41-6

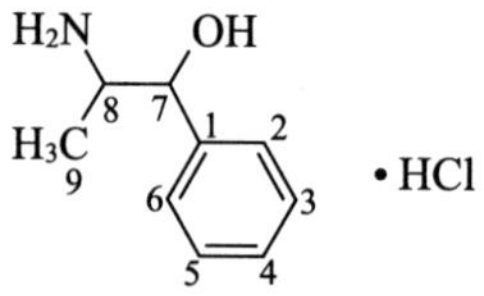

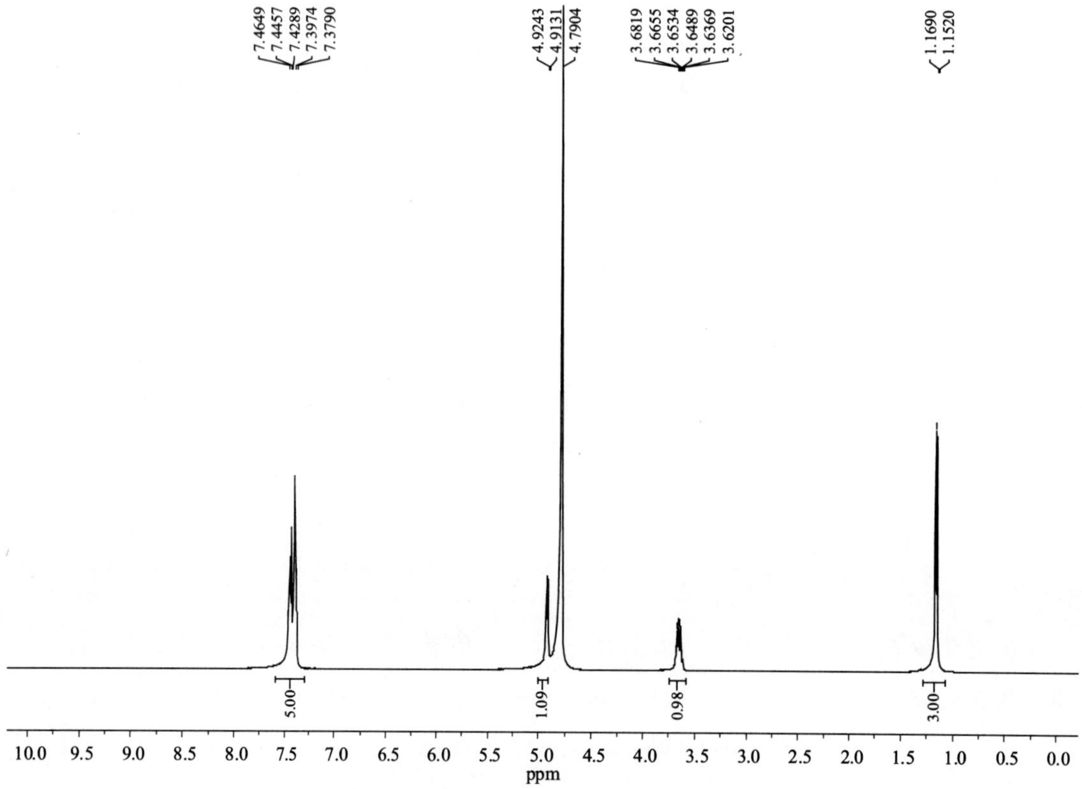

图 1 盐酸苯丙醇胺的[1]H NMR 谱（溶剂：D_2O）

^{1}H NMR：δ 7.59 ~ 7.29 (Ar-H, m, 5H), 4.92 (H-7, d, J = 4.5 Hz, 1H), 3.67 (H-8, m, 1H), 1.16 (H-9, d, J = 6.8 Hz, 3H)

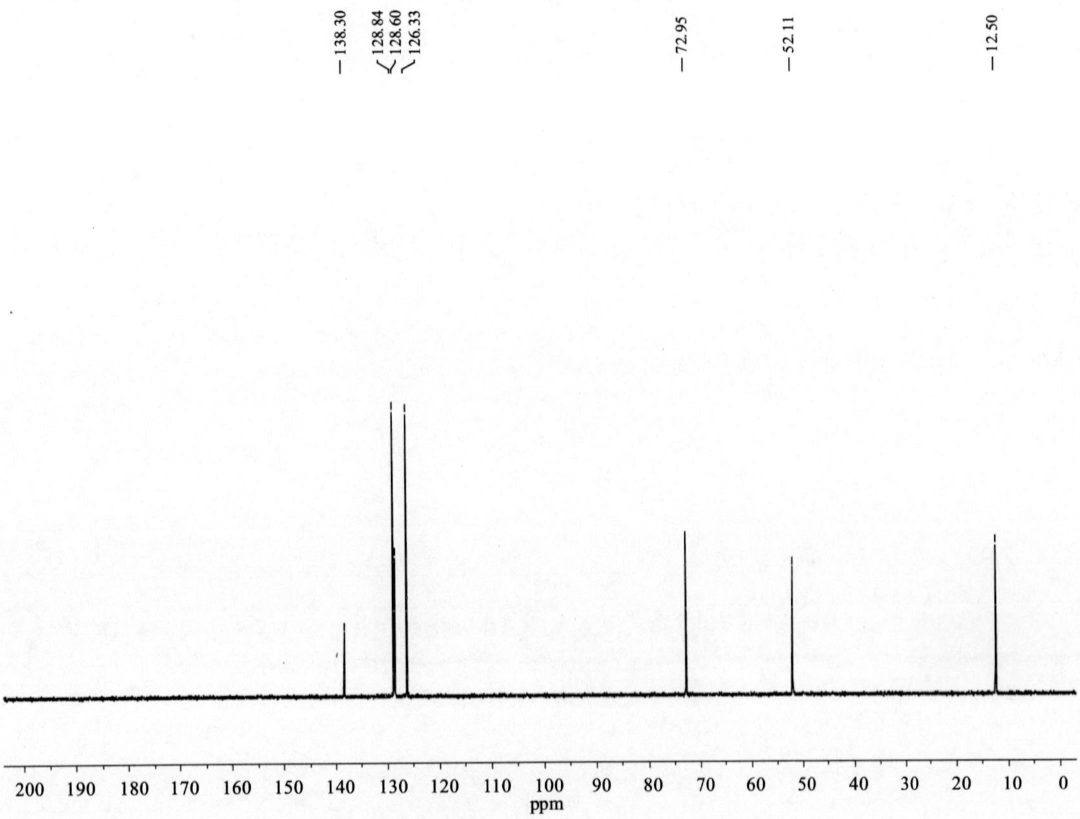

图 2　盐酸苯丙醇胺的 ^{13}C NMR 谱（溶剂：D_2O）

^{13}C NMR：δ 138.30（C－1），128.84（C－3，5），128.60（C－4），126.33（C－2，6），72.95（C－7），52.11（C－8），12.50（C－9）

备注

1. 中文化学名　*DL*－2－氨基－1－苯基－1－丙醇盐酸盐

2. 英文化学名　（1*RS*,2*SR*）－2－amino－1－phenyl－1－propanol hydrochloride

3. 性状　本品为白色结晶性粉末。

4. 溶解性　本品在水和醇中溶解，在醚、三氯甲烷和苯中不溶。

5. 对照品编号与批号　100217－200303

参考文献

[1] Osorio－Olivares M，Rezende M C，Sepúlveda－Boza S，et al. MAO inhibition by arylisopropylamines：the effect of oxygen substituents at the β－position. Bioorg Med Chem，2004，12:4055（^{1}H NMR，^{13}C NMR）.

[2] http://sdbs. db. aist. go. jp/sdbs/cgi－bin/cre_index. cgi? lang＝eng（SDBS）（^{1}H NMR，^{13}C NMR）.

盐酸美西律

英文名 Mexiletine Hydrochloride

分子式 $C_{11}H_{17}NO \cdot HCl$

分子量 215.72

CAS 号 5370-01-4

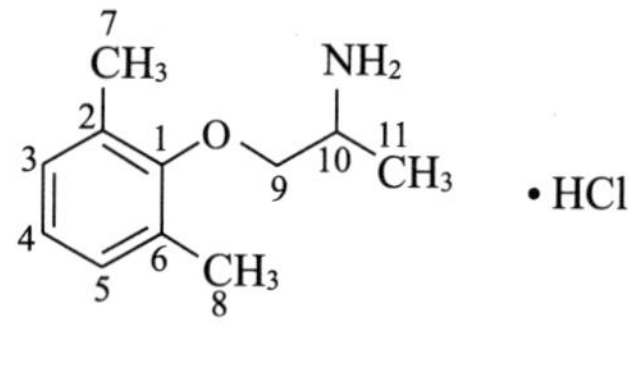

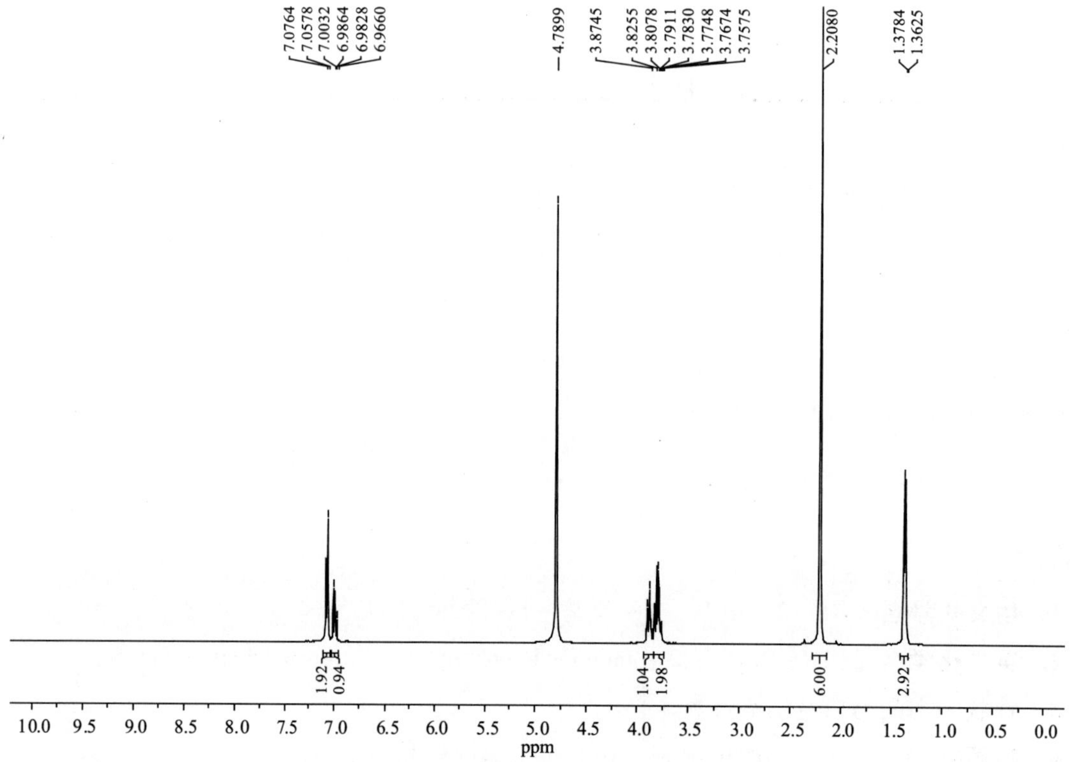

图 1 盐酸美西律的^{1}H NMR 谱（溶剂：D_2O）

^{1}H NMR：δ 7.07 (H-3, 5, d, J = 7.4 Hz, 2H), 6.98 (H-4, dd, J = 8.2, 6.7 Hz, 1H), 3.89 (H-9a, m, 1H), 3.84~3.73 (H-9b, 10, m, 2H), 2.21 (H-7, 8, s, 6H), 1.37 (H-11, d, J = 6.4 Hz, 3H)

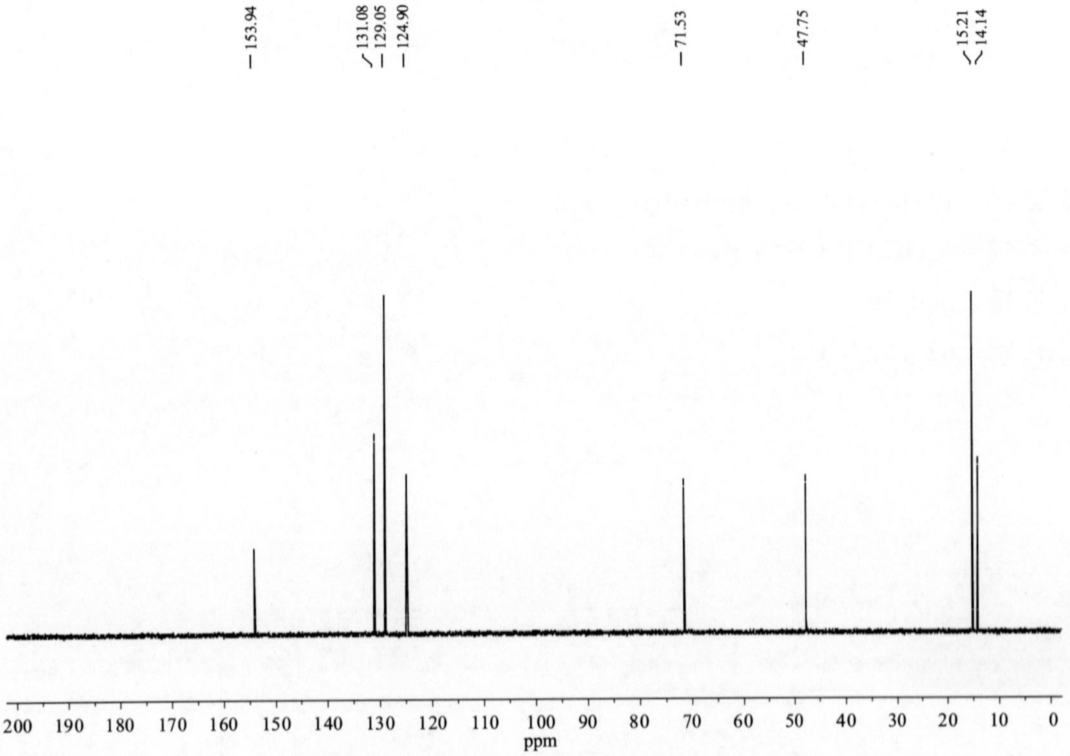

图 2 盐酸美西律的 ^{13}C NMR 谱（溶剂：D_2O）

^{13}C NMR：δ 153.94（C－1），131.08（C－2，6），129.05（C－3，5），124.90（C－4），71.53（C－9），47.75（C－10），15.21（C－7，8），14.14（C－11）

备注

1. 中文化学名 （±）－1－(2,6－二甲基苯氧基）－2－丙胺盐酸盐

2. 英文化学名 （1*RS*）－2－（2,6 – dimethylphenoxy）－1 – methylethylamine monohydrochloride

3. 性状 本品为白色或类白色结晶性粉末；几乎无臭，味苦。

4. 溶解性 本品在水或乙醇中易溶，在乙醚中几乎不溶。

5. 对照品编号及批号 100218－201203

参 考 文 献

[1] http://sdbs.db.aist.go.jp/sdbs/cgi－bin/cre_index.cgi? lang＝eng（SDBS）（^{1}H NMR，^{13}C NMR）.

盐酸酚苄明

英文名 Phenoxybenzamine Hydrochloride

分子式 $C_{18}H_{22}ClNO \cdot HCl$

分子量 340.29

CAS 号 63-92-3

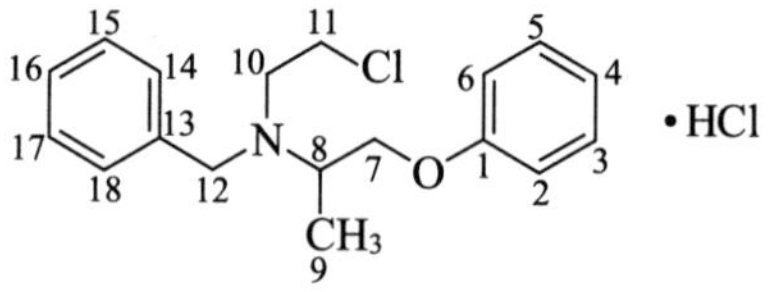

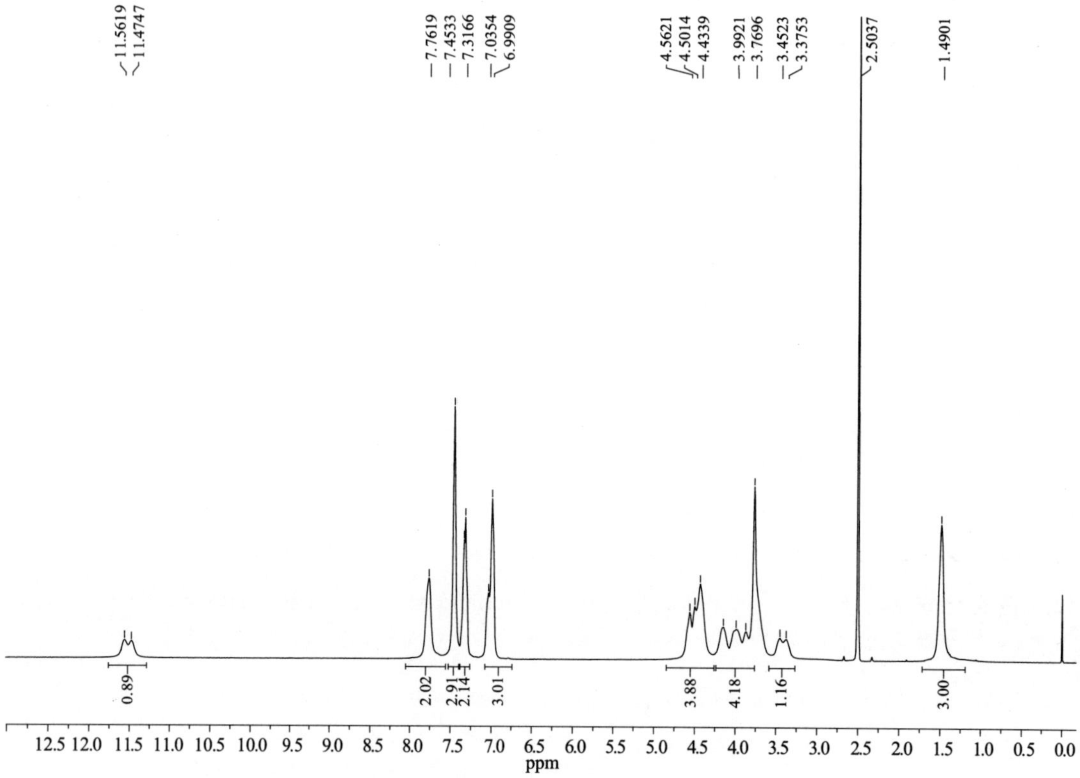

图 1 盐酸酚苄明的 ^1H NMR 谱（溶剂：CD_3SOCD_3）

^1H NMR：δ 11.52（HCl，d，J = 34.9 Hz，1H），7.76（Ar-H，brs，2H），7.45（Ar-H，brs，3H），7.33（Ar-H，m，2H），7.01（Ar-H，m，3H），4.85～4.26（H-12，7，m，4H），4.24～3.76（H-11，10，m，4H），3.40（H-8，m，1H），1.49（H-9，s，3H）

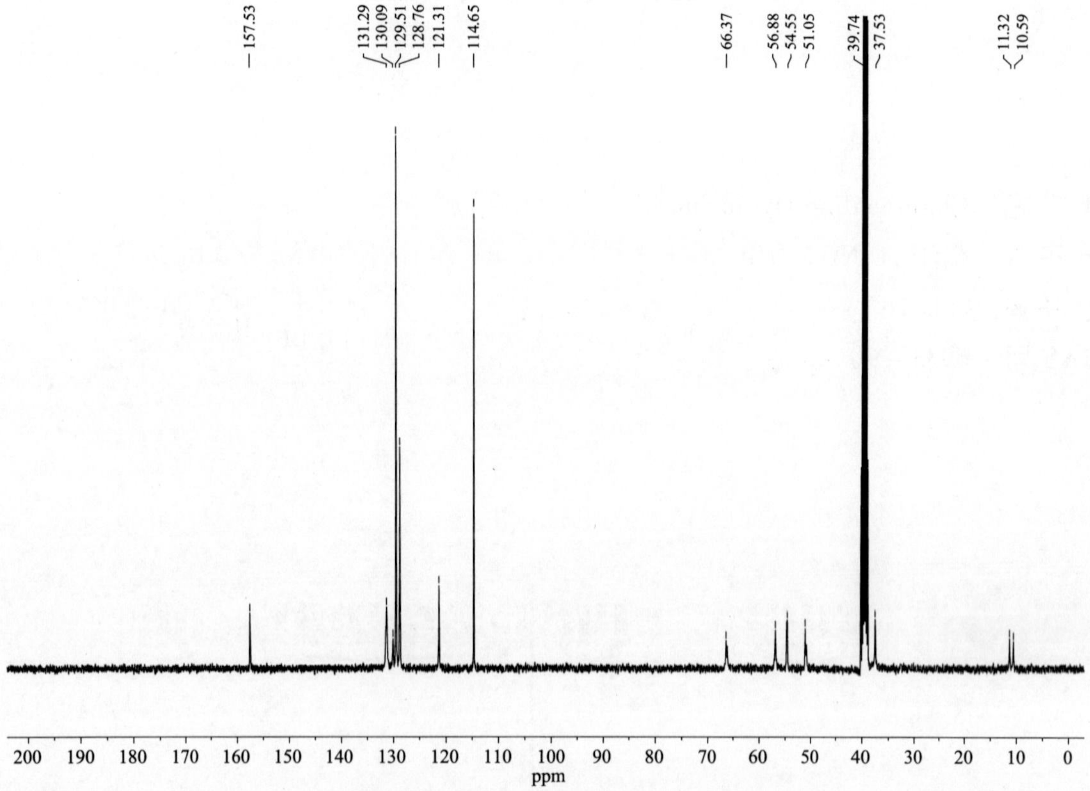

图 2　盐酸酚苄明的^{13}C NMR 谱（溶剂：CD_3SOCD_3）

^{13}C NMR：δ 157.53（C－1），131.29（C－14，18），130.09（C－16），129.51（C－13），128.76（C－3，5，15，17），121.31（C－4），114.65（C－2，6），66.37（C－7），56.88（C－12），54.55（C－10），51.05（C－8），37.53（C－11），10.95（C－9）

备注

1. 中文化学名　*N*－(1－甲基－2－苯氧乙基)－*N*－(2－氯乙基)苯甲胺盐酸盐

2. 英文化学名　*N*－(1－methyl－2－phenoxyethyl)－*N*－(2－chloroethyl)benzylamine hydrochloride

3. 性状　本品为白色或类白色结晶性粉末，无臭，几乎无味。

4. 溶解性　本品在乙醇或三氯甲烷中易溶，在水中极微溶解。

5. 对照品编号与批号　100219－201203

参 考 文 献

[1] http://sdbs.db.aist.go.jp/sdbs/cgi－bin/direct_frame_top.cgi(SDBS)(^{13}C NMR).

盐酸氯丙那林

英文名 Clorprenaline Hydrochloride

分子式 $C_{11}H_{16}ClNO \cdot HCl$

分子量 250.16

CAS 号 6933-90-0

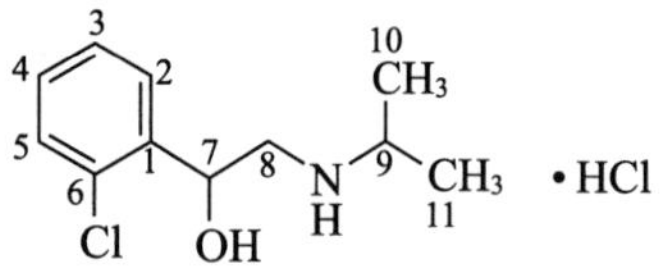

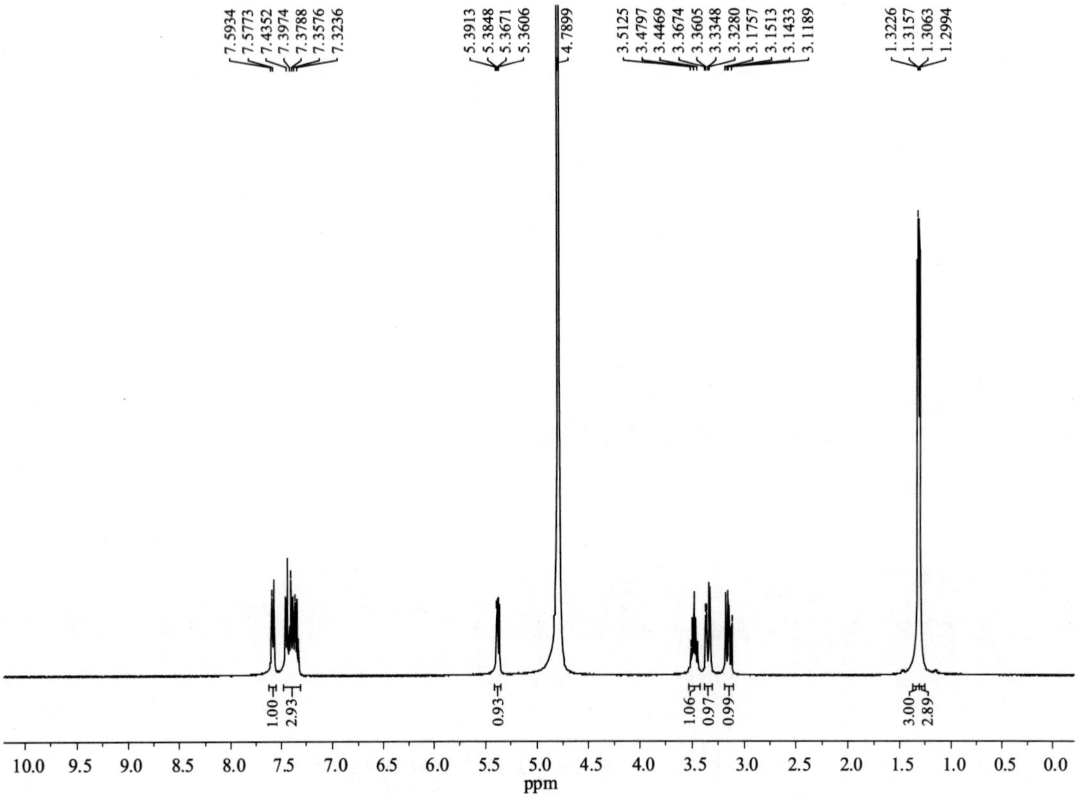

图 1 盐酸氯丙那林的 ^{1}H NMR 谱（溶剂：D_2O）

^{1}H NMR：δ 7.59 (H-5, d, J = 6.4 Hz, 1H), 7.47~7.30 (H-2, 3, 4, m, 3H), 5.38 (H-7, dd, J = 9.7, 2.6 Hz, 1H), 3.49 (H-9, m, 1H), 3.35 (H-8a, dd, J = 13.0, 2.7 Hz, 1H), 3.15 (H-8b, dd, J = 13.0, 9.8 Hz, 1H), 1.31 (H-10, d, J = 2.8 Hz, 3H), 1.30 (H-11, d, J = 2.8 Hz, 3H)

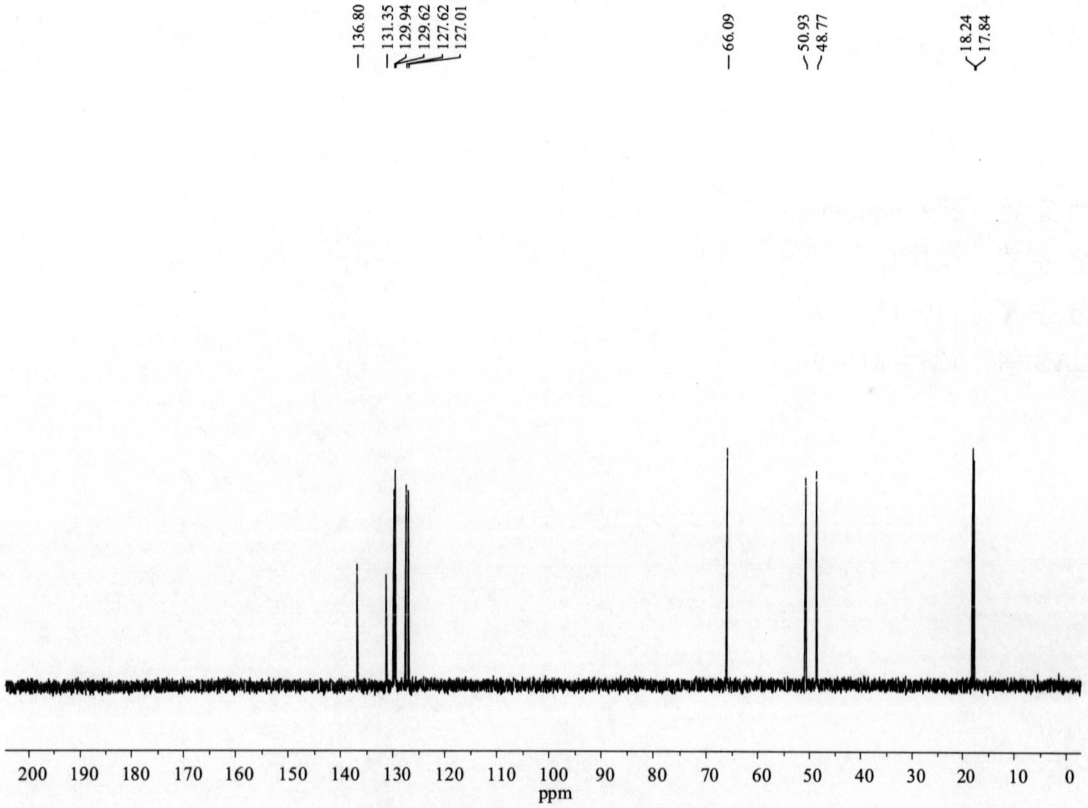

图 2　盐酸氯丙那林的 ^{13}C NMR 谱（溶剂：D_2O）

^{13}C NMR：δ 136.80（C－1），131.35（C－6），129.94（C－5），129.62（C－4），127.62（C－2），127.01（C－3），66.09（C－7），50.93（C－9），48.77（C－8），18.24（C－10），17.84（C－11）

备注

1. **中文化学名**　（±）－α－[[(1－甲基乙基)氨基]甲基]－2－氯苯甲醇盐酸盐
2. **英文化学名**　（±）－1－*O*－chlorophenyl－2－isopropylaminoethanol hydrochloride
3. **性状**　本品为白色或类白色结晶性粉末；无臭，味苦。
4. **溶解性**　本品在水或乙醇中易溶，在三氯甲烷中溶解，在丙酮中微溶，在乙醚中不溶。
5. **对照品编号与批号**　100220－200802

氢　　醌

英文名　Hydroquinone

分子式　$C_6H_6O_2$

分子量　110.11

CAS 号　123－31－9

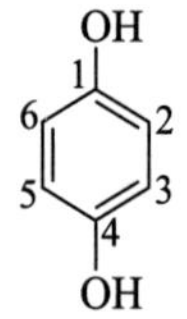

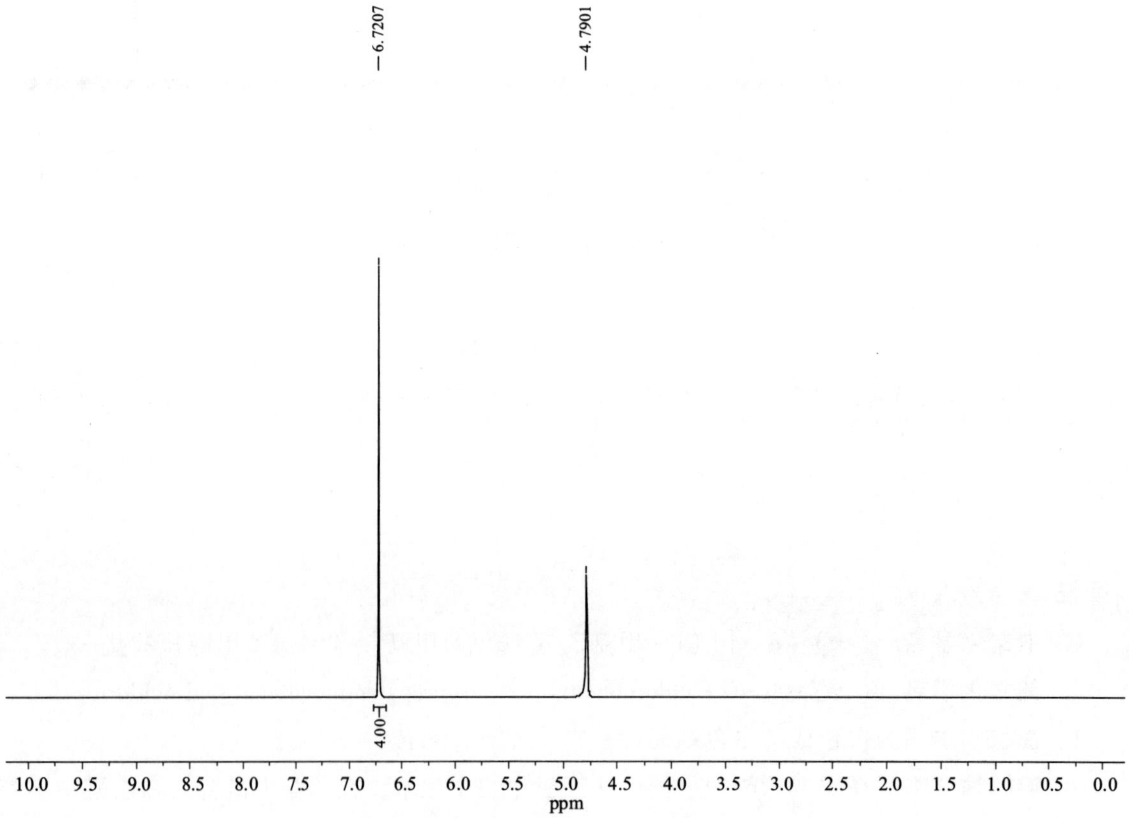

图 1　氢醌的 ^{1}H NMR 谱（溶剂：D_2O）

^{1}H NMR：δ 6.72（H－2, 3, 5, 6, s, 4H）

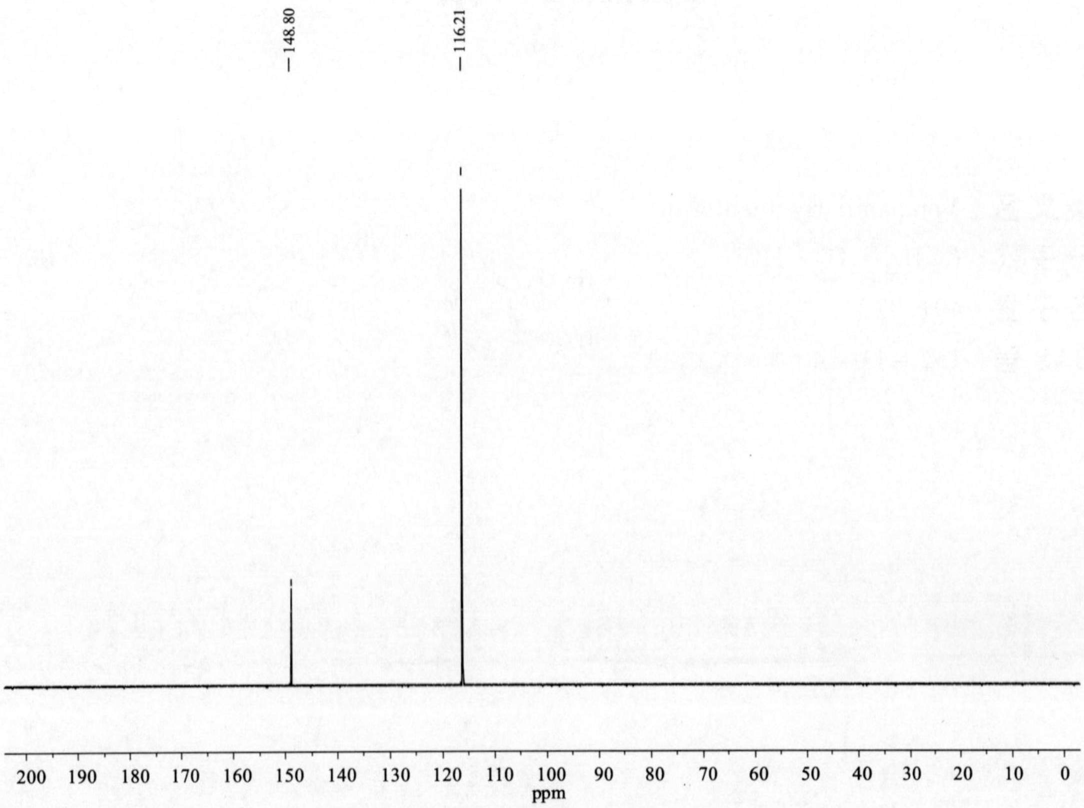

图 2　氢醌的^{13}C NMR 谱（溶剂：D_2O）

^{13}C NMR：δ 148.80（C－1，4），116.21（C－2，3，5，6）

备注

1. 中文化学名　1,4－二羟基苯

2. 英文化学名　1,4－benzenediol

3. 性状　本品为白色、针状结晶。

4. 溶解性　本品在乙醇、乙醚中易溶，在苯中略溶。

5. 对照品编号与批号　100221－200301

盐酸维拉帕米

英文名 Verapamil Hydrochloride

分子式 $C_{27}H_{38}N_2O_4 \cdot HCl$

分子量 491.07

CAS 号 152－11－4

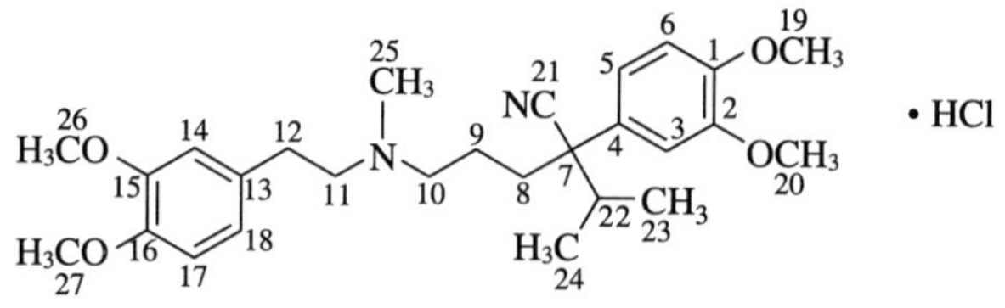

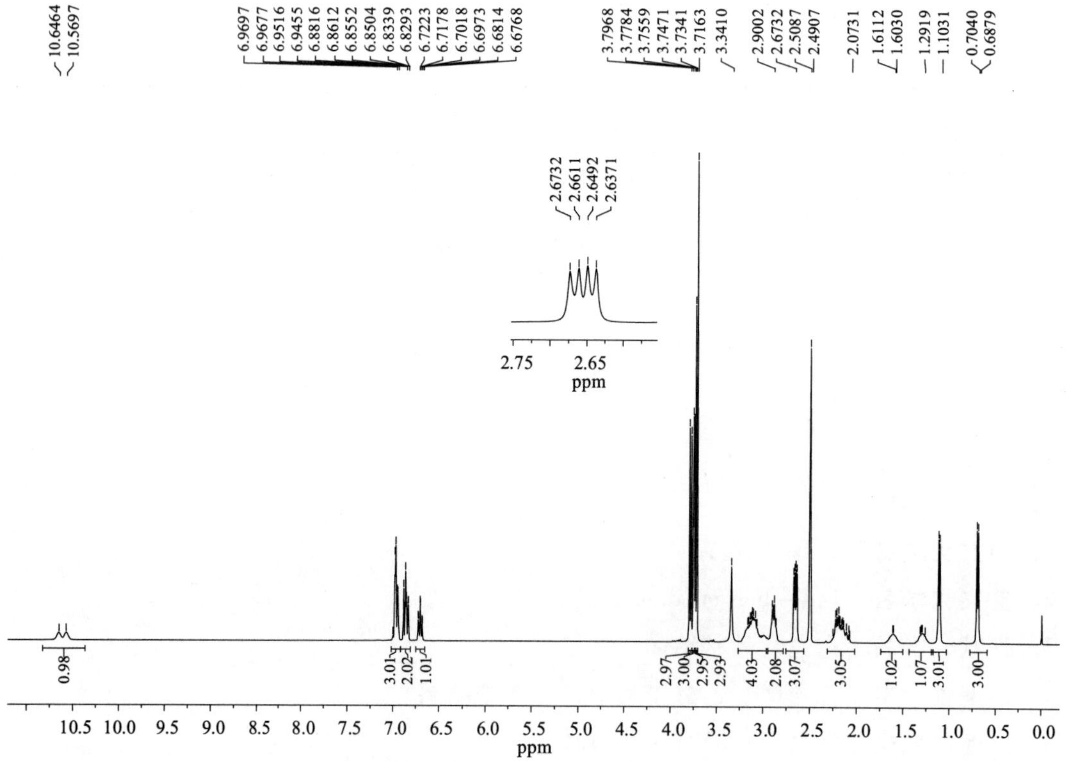

图 1 盐酸维拉帕米的 ^1H NMR 谱（溶剂：CD_3SOCD_3）

^1H NMR：δ 10.61（HCl，brd，1H），7.01～6.96（H－14，17，m，2H），6.95（H－3，d，J=2.4 Hz，1H），6.87（H－6，d，J=8.2 Hz，1H），6.84（H－5，dd，J=8.5，1.8 Hz，1H），6.70（H－18，td，J=8.2，1.8 Hz，1H），3.79（H－19，d，J=7.4 Hz，3H），3.75（H－20，d，J=3.5 Hz，3H），3.73（H－26，s，3H），3.72（H－27，s，3H），3.25～2.95（H－11，12，m，4H），2.95～2.83（H－10，m，2H），2.66（H－25，dd，J=9.6，4.8 Hz，3H），2.32～1.99（H－8，22，m，3H），1.61（H－9a，m，1H），1.29（H－9b，m，1H），1.11（H－23，d，J=5.5 Hz，3H），0.70（H－24，d，J=6.5 Hz，3H）

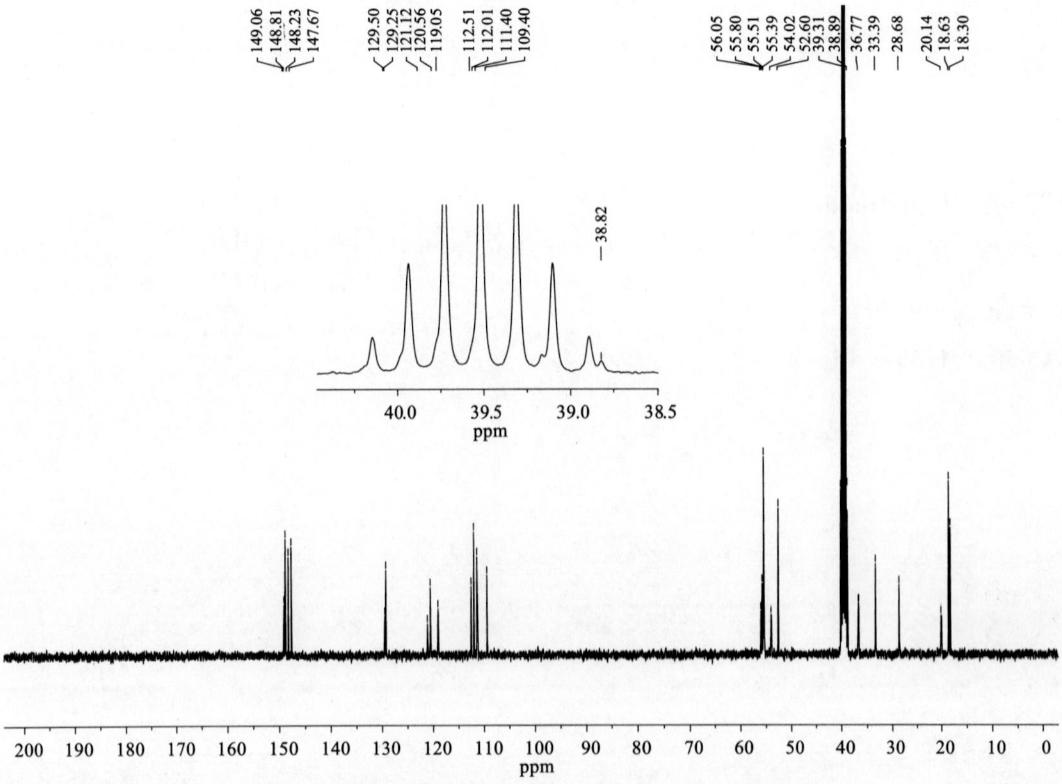

图 2　盐酸维拉帕米的^{13}C NMR 谱（溶剂：CD_3SOCD_3）

^{13}C NMR：δ 149.06（C－2），148.81（C－15），148.23（C－1），147.67（C－16），129.50（C－4），129.25（C－13），121.12（C－21），120.56（C－5），119.05（C－18），112.51（C－17），112.01（C－6），111.40（C－3），109.40（C－14），56.05（C－11），55.80（C－10），55.51（C－20），55.39（C－15），54.02（C－19），52.60（C－16），39.31（C－25），38.82（C－7），36.77（C－12），33.39（C－22），28.68（C－8），20.14（C－9），18.63（C－23），18.30（C－24）

备注

1. 中文化学名　α－[3－[[2－(3,4－二甲氧苯基)乙基]甲氨基]丙基]－α－异丙基－3,4－二甲氧基苯乙腈盐酸盐

2. 英文化学名　α－[3－[[2－(3,4－dimethoxyphenyl)ethyl]methylamino]propyl]－3,4－dimethoxy－α－(1－methylethyl)－benzeneacetonitrile hydrochloride

3. 性状　本品为白色粉末;无臭。

4. 溶解性　本品在甲醇、乙醇或三氯甲烷中易溶,在水中溶解。

5. 对照品编号与批号　100223－201002

异 维 A 酸

英文名 Isotretinoin

分子式 $C_{20}H_{28}O_2$

分子量 300.44

CAS 号 4759-48-2

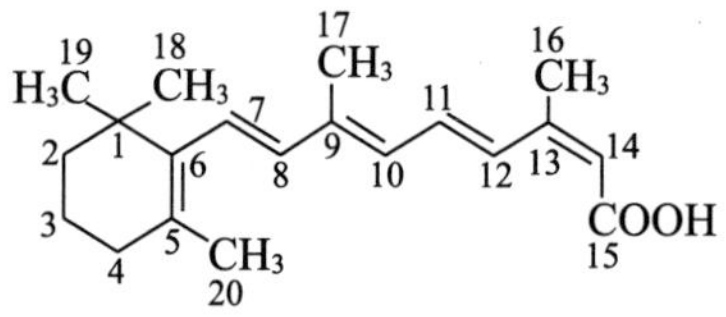

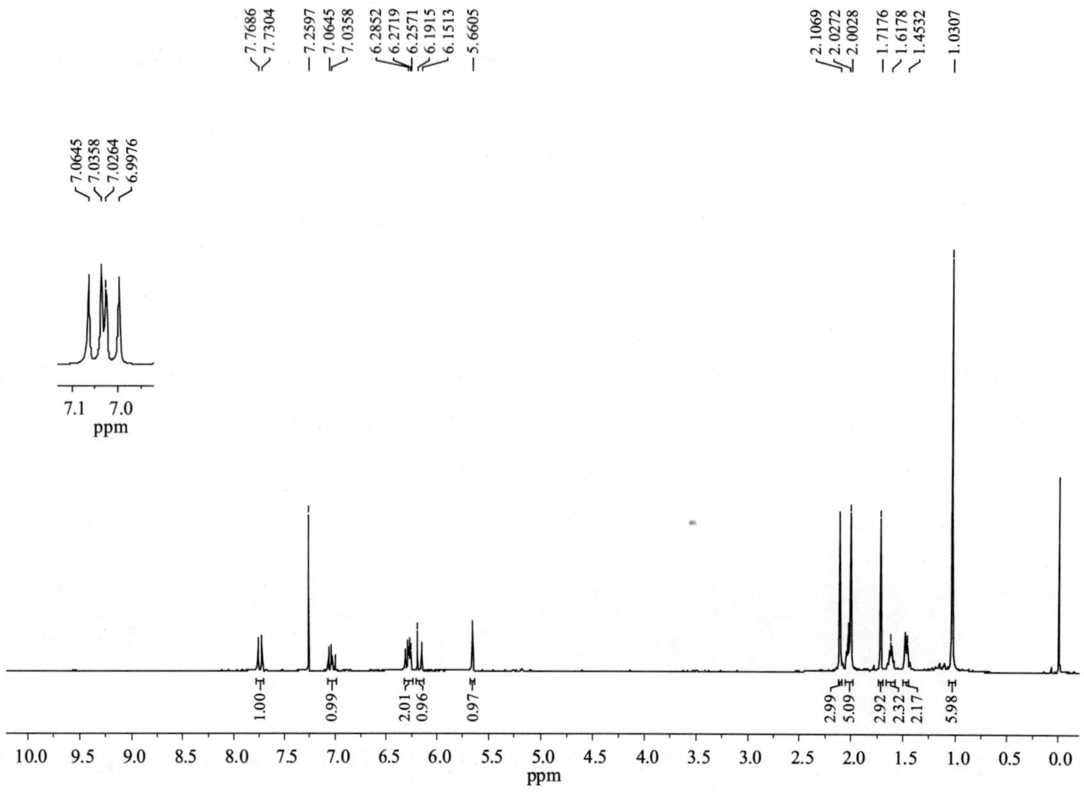

图 1 异维 A 酸的 ^{1}H NMR 谱（溶剂：$CDCl_3$）

^{1}H NMR：δ 7.75（H-12, d, J = 15.3 Hz, 1H）, 7.03（H-11, dd, J = 15.3, 11.5 Hz, 1H）, 6.37～6.23（H-7, 10, m, 2H）, 6.17（H-8, d, J = 16.1 Hz, 1H）, 5.66（H-14, s, 1H）, 2.11（H-16, s, 3H）, 2.06～2.00（H-4, m, 2H）, 2.00（H-17, s, 3H）, 1.72（H-20, s, 3H）, 1.63～1.58（H-3, m, 2H）, 1.49～1.44（H-2, m, 2H）, 1.03（H-18, 19, s, 6H）

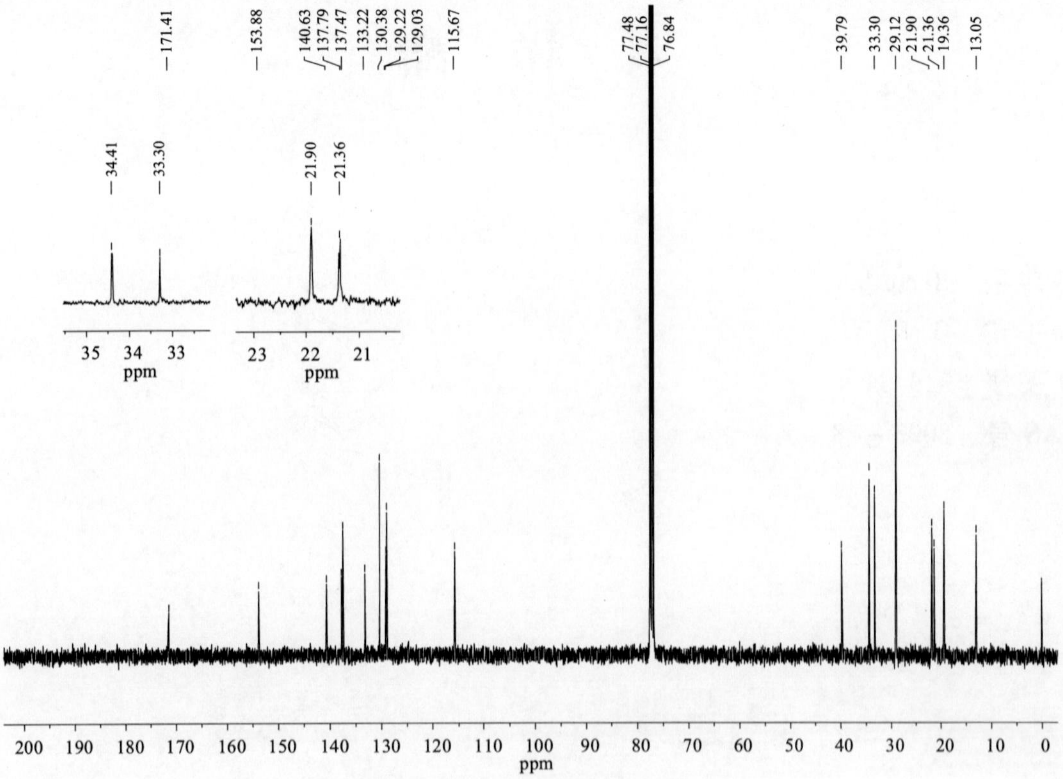

图 2　异维 A 酸的 ^{13}C NMR 谱（溶剂：$CDCl_3$）

^{13}C NMR：δ 171.41（C－15），153.88（C－13），140.63（C－9），137.79（C－6，8），137.47（C－12），133.22（C－11），130.38（C－10），129.22（C－5），129.03（C－7），115.67（C－14），39.79（C－2），34.41（C－1），33.30（C－4），29.12（C－18，19），21.90（C－20），21.36（C－16），19.36（C－3），13.05（C－17）

备注

1. **中文化学名**　3,7－二甲基－9－(2,6,6－三甲基－1－环己烯基)2 顺－4 反－6 反－8 反－壬四烯酸
2. **英文化学名**　3,7－dimethyl－9－(2,6,6－trimethyl－1－cyclohexen－1－yl)－2－*cis*－4－*trans*－6－*trans*－8－*trans*－nonatetraenoic acid
3. **性状**　本品为黄色至橙黄色的结晶性粉末；对空气、热、光敏感，在溶液中尤为敏感。
4. **溶解性**　本品在三氯甲烷或乙醚中溶解，在乙醇或异丙醇中微溶，在水中几乎不溶。
5. **对照品编号与批号**　100224－200903

参 考 文 献

[1] Lewin A H, Whaley M G, Parker S R, et al. 12－Carboxyretinoic acids synthesis and structure. J Org Chem, 1982, 47: 1799 (^{1}H NMR, ^{13}C NMR).

[2] Salman M, Babu S J, Kaul V K, et al. An efficient commercial process for the preparation of isotretinoin. Org Process Res, 2005, 9:302(^{1}H NMR).

贝　诺　酯

英文名　Benorilate

分子式　$C_{17}H_{15}NO_5$

分子量　313.31

CAS 号　5003 - 48 - 5

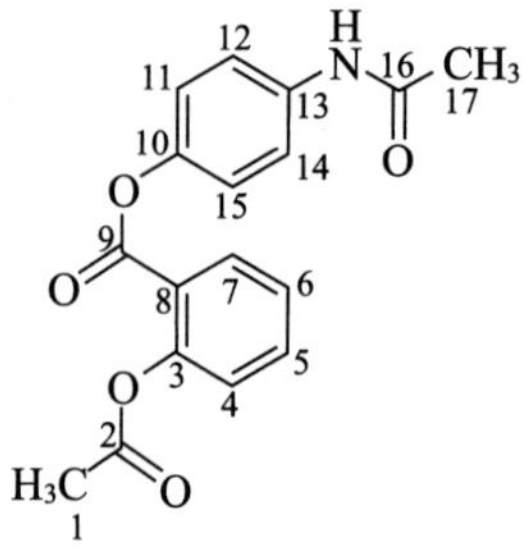

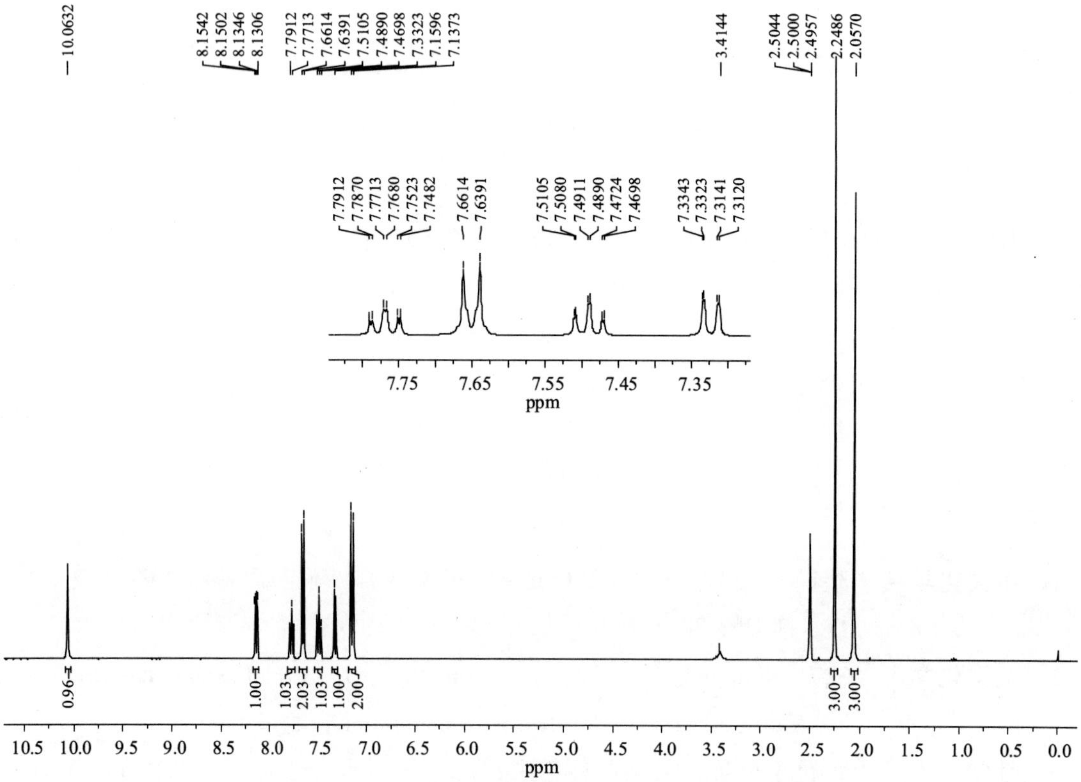

图 1　贝诺酯的[1]H NMR 谱（溶剂：CD_3SOCD_3）

^{1}H NMR：δ 10.06 (NH, s, 1H), 8.14 (H - 7, dd, J = 7.7, 1.6 Hz, 1H), 7.77 (H - 6, td, J = 8.0, 1.7 Hz, 1H), 7.65 (H - 12, 14, d, J = 8.9 Hz, 2H), 7.49 (H - 5, td, J = 7.7, 1.0 Hz, 1H), 7.32 (H - 4, dd, J = 8.1, 0.8 Hz, 1H), 7.15 (H - 11, 15, d, J = 8.9 Hz, 2H), 2.25 (H - 1, s, 3H), 2.06 (H - 17, s, 3H)

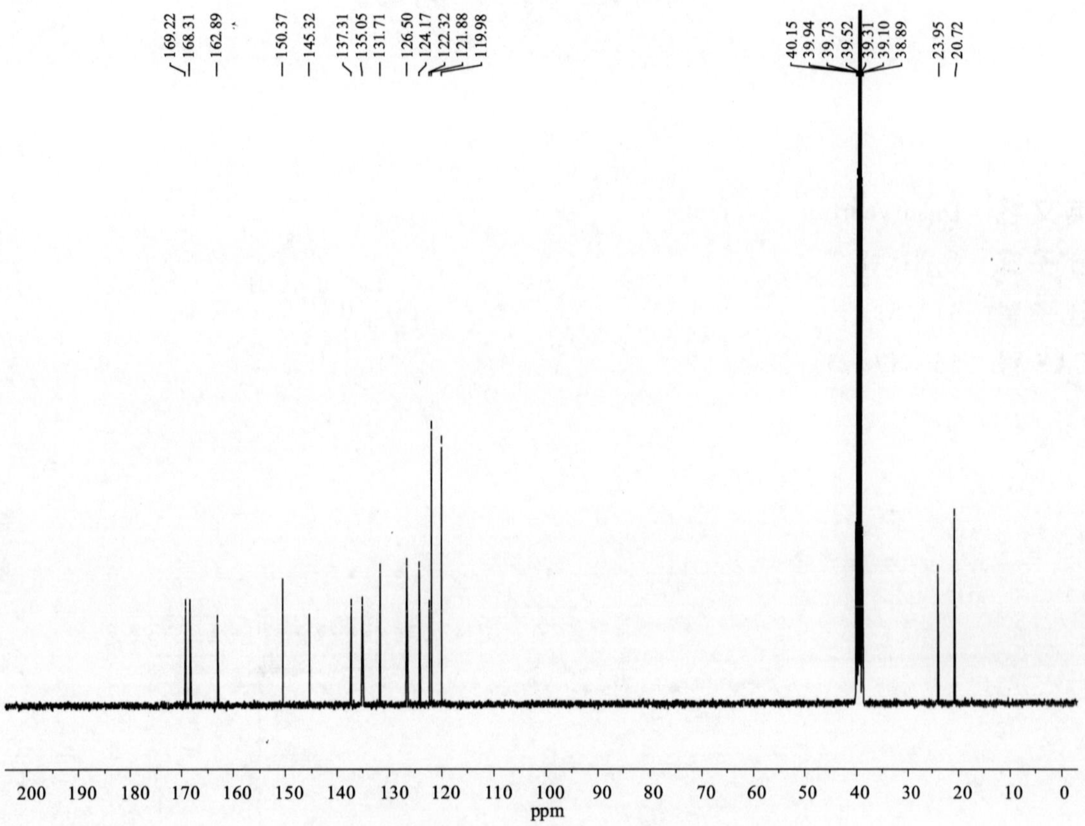

图 2　贝诺酯的[13]C NMR 谱（溶剂：CD_3SOCD_3）

^{13}C NMR：δ 169.22 (C－2), 168.31 (C－16), 162.89 (C－9), 150.37 (C－3), 145.32 (C－10), 137.31 (C－13), 135.05 (C－5), 131.71 (C－7), 126.50 (C－6), 124.17 (C－4), 122.32 (C－8), 121.88 (C－11, 15), 119.98 (C－12, 14), 23.95 (C－17), 20.72 (C－1)

备注

1. **中文化学名**　2－乙酰氧基苯甲酸－4－乙酰氨基苯酯
2. **英文化学名**　2－(acetyloxy)benzoic acid－4－(acetylamino)phenyl ester
3. **性状**　本品为白色结晶或结晶性粉末；无臭，无味。
4. **溶解性**　本品在沸乙醇中易溶，在沸甲醇中溶解，在甲醇或乙醇中微溶，在水中不溶。
5. **对照品编号与批号**　100225－200502

醋酸去氧皮质酮

英文名 Desoxycortone Acetate

分子式 $C_{23}H_{32}O_4$

分子量 372.51

CAS 号 56－47－3

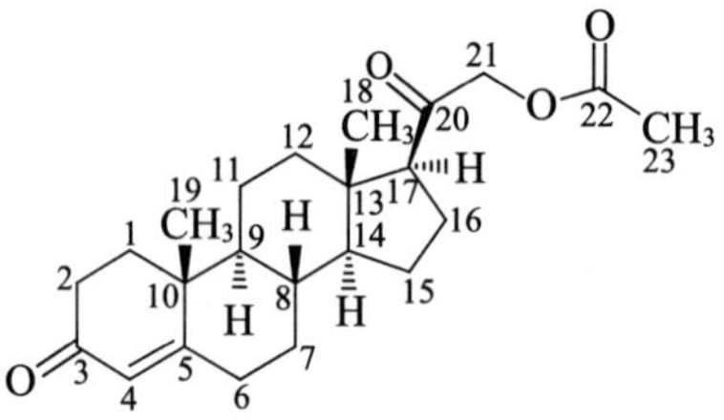

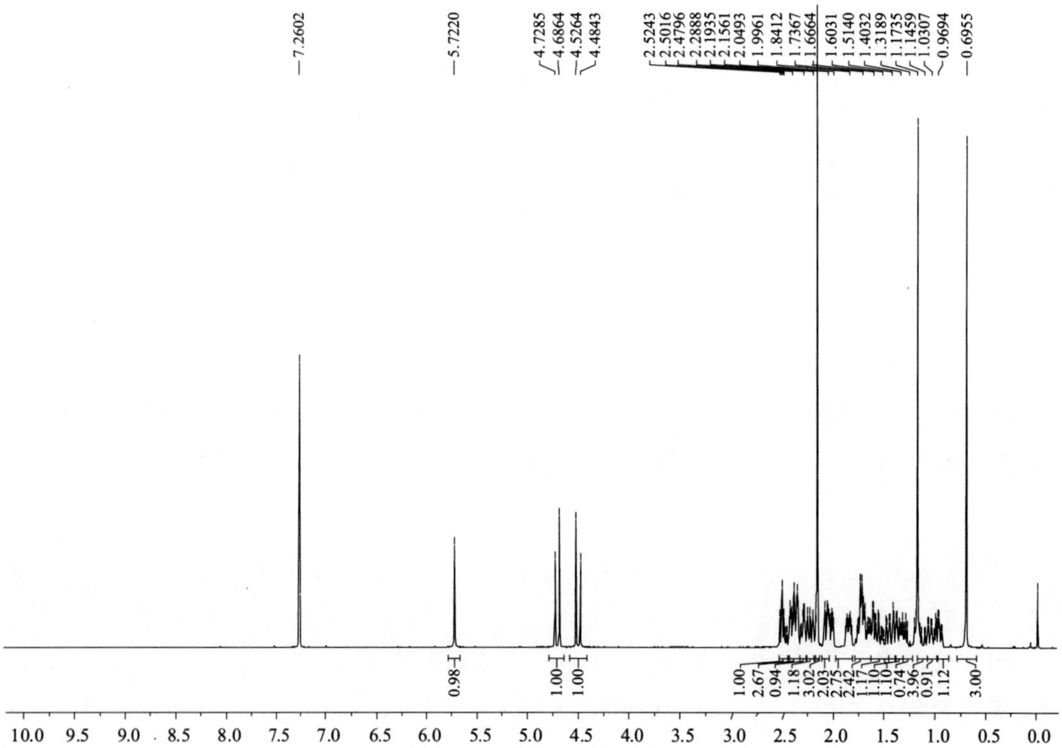

图 1　醋酸去氧皮质酮的 ^{1}H NMR 谱（溶剂：$CDCl_3$）

^{1}H NMR：δ 5.72（H－4，s，1H），4.71（H－21a，d，J ＝ 16.9 Hz，1H），4.51（H－21b，d，J＝16.9 Hz，1H），2.50（t，J ＝ 8.9 Hz，1H），2.44～2.34（m，3H），2.33～2.18（m，2H），2.16（H－23，s，3H），2.11～1.96（m，2H），1.85（m，1H），1.79～1.66（m，3H），1.66～1.52（m，2H），1.51～1.25（m，3H），1.19（m，1H），1.17（H－19，s，3H），1.05（m，1H），0.95（m，1H），0.70（H－18，s，3H）

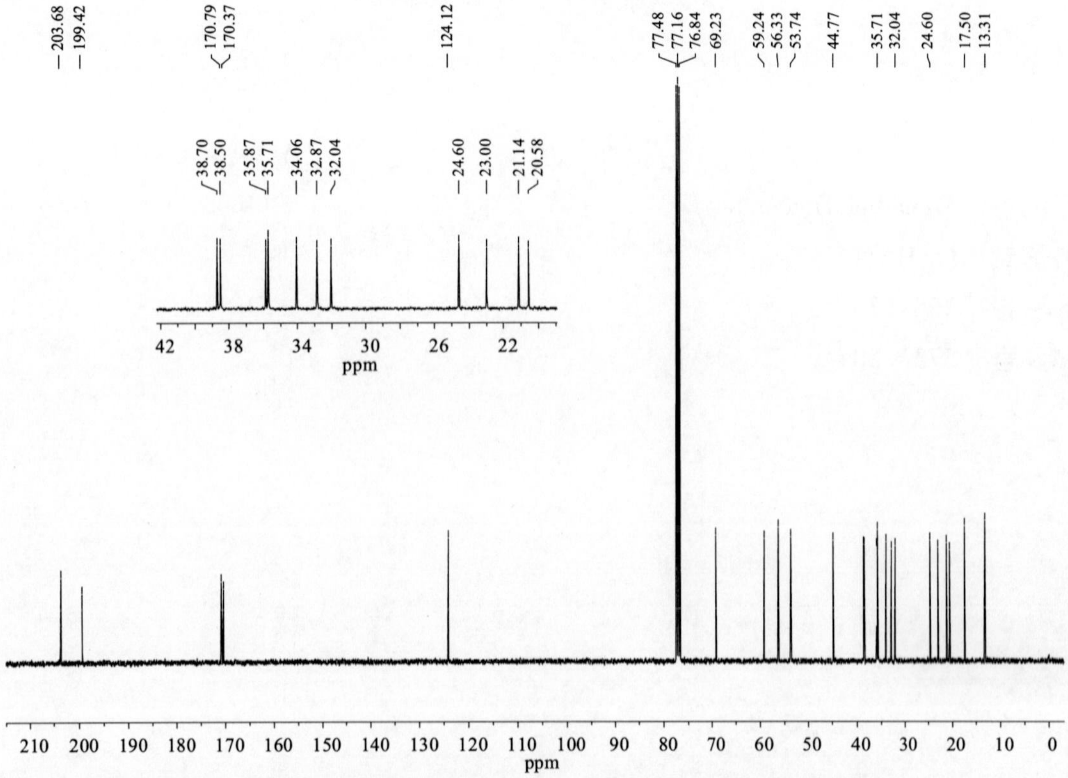

图 2　醋酸去氧皮质酮的 ^{13}C NMR 谱（溶剂：$CDCl_3$）

^{13}C NMR：δ 203.68（C－20），199.42（C－3），170.79（C－5），170.37（C－22），124.12（C－4），69.23（C－21），59.24（C－17），56.33（C－14），53.74（C－9），44.77（C－13），38.70（C－10），38.50（C－12），35.87（C－1），35.71（C－8），34.06（C－2），32.87（C－6），32.04（C－7），24.60（C－16），23.00（C－15），21.14（C－23），20.58（C－11），17.50（C－19），13.31（C－18）

备注

1. **中文化学名**　孕甾－4－烯－3,20－二酮－21－醋酸酯
2. **英文化学名**　21－acetyloxypregn－4－ene－3,20－dione
3. **性状**　本品为白色或类白色结晶性粉末；无臭，无味。
4. **溶解性**　本品在乙醇或丙酮中略溶，在植物油中微溶，在水中不溶。
5. **对照品编号与批号**　100227－201001

参 考 文 献

[1] http://sdbs.db.aist.go.jp/sdbs/cgi－bin/direct_frame_top.cgi(SDBS)(^{1}H NMR, ^{13}C NMR).

醋酸甲萘氢醌

英文名 Menadiol Diacetate

分子式 $C_{15}H_{14}O_4$

分子量 258.27

CAS 号 573 - 20 - 6

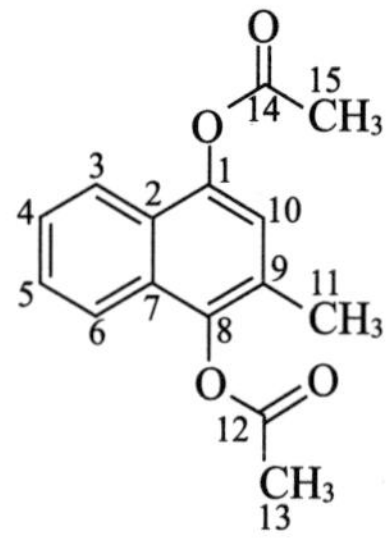

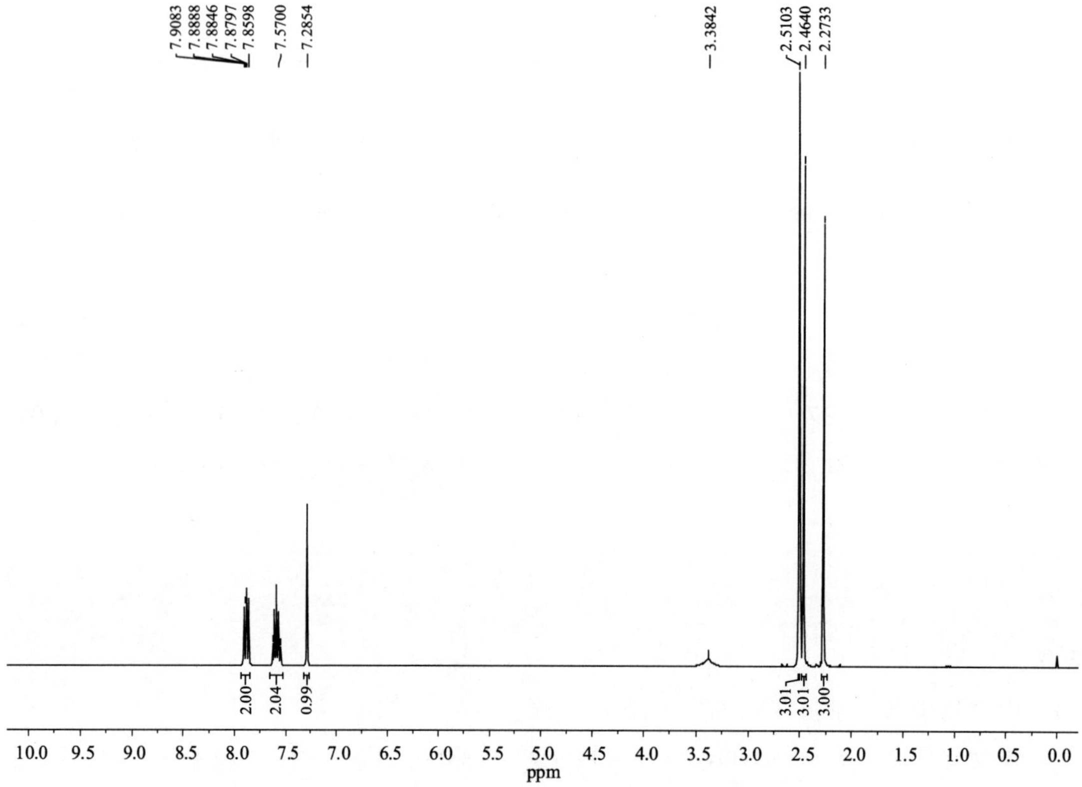

图 1 醋酸甲萘氢醌的 ^{1}H NMR 谱（溶剂：CD_3SOCD_3）

^{1}H NMR：δ 7.93 ~ 7.83 (H - 3, 6, m, 2H), 7.66 ~ 7.53 (H - 4, 5, m, 2H), 7.29 (H - 10, s, 1H), 2.51 (H - 15, s, 3H), 2.46 (H - 13, s, 3H), 2.27 (H - 11, s, 3H)

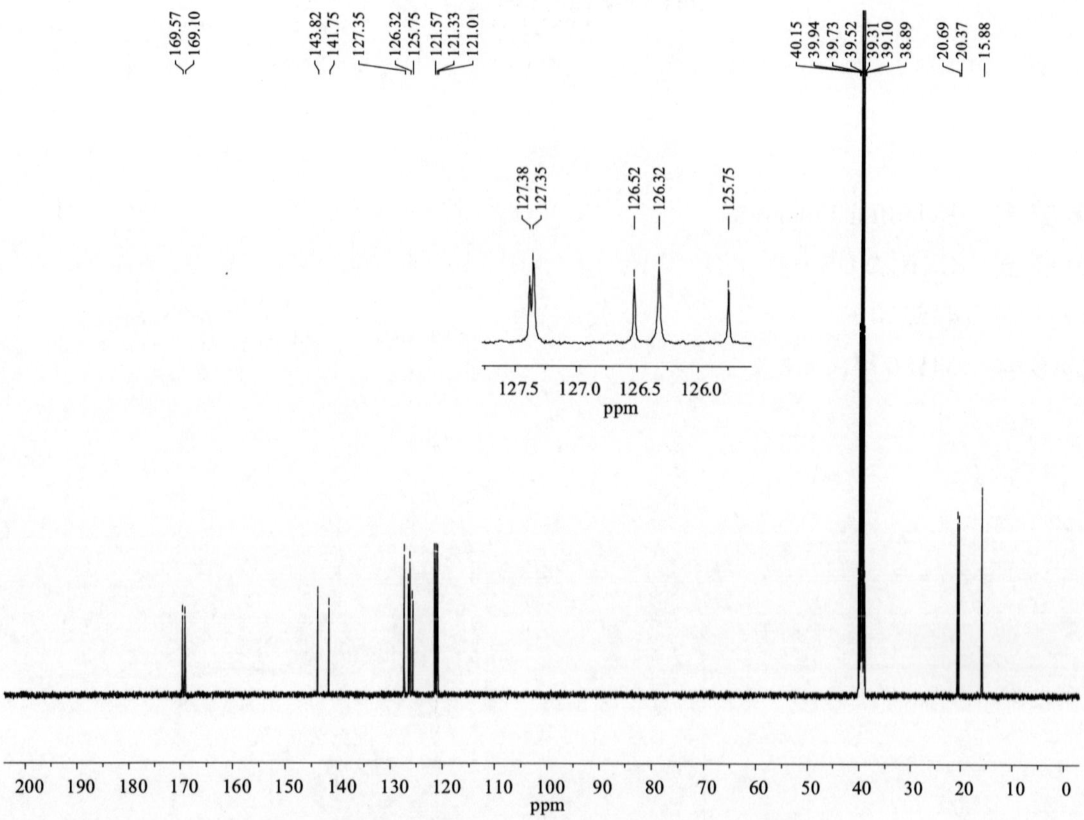

图 2　醋酸甲萘氢醌的^{13}C NMR 谱（溶剂：CD_3SOCD_3）

^{13}C NMR：δ 169. 57（C－12），169. 10（C－14），143. 82（C－8），141. 75（C－1），127. 38（C－2），127. 35（C－5），126. 52（C－9），126. 32（C－7），125. 75（C－4），121. 57（C－3），121. 33（C－6），121. 01（C－10），20. 69（C－15），20. 37（C－13），15. 88（C－11）

备注

1. **中文化学名**　2－甲基－1,4－萘二酚双醋酸酯
2. **英文化学名**　1,4－diacetoxy－2－methylnaphthalene
3. **性状**　本品为白色或类白色结晶性粉末；无臭或微有醋酸的臭味。
4. **溶解性**　本品在甲醇或乙醇中微溶，在水中几乎不溶。
5. **对照品编号与批号**　100228－201003

参 考 文 献

[1] http://sdbs. db. aist. go. jp/sdbs/cgi－bin/cre_index. cgi? lang＝eng（SDBS）（^{1}H NMR，^{13}C NMR）.

富马酸酮替芬

英文名 Ketotifen Fumarate

分子式 $C_{19}H_{19}NOS \cdot C_4H_4O_4$

分子量 425.50

CAS 号 34580-14-8

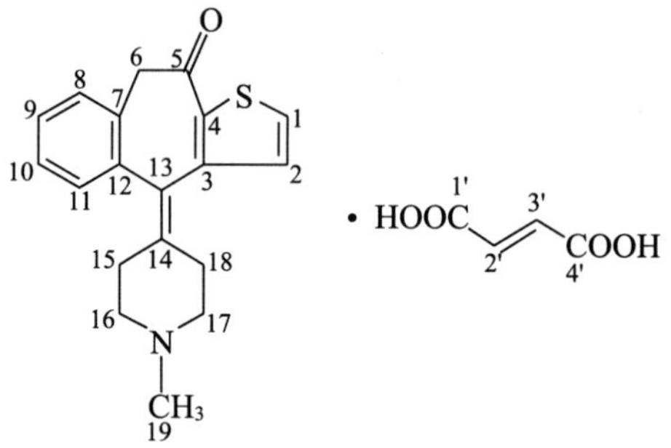

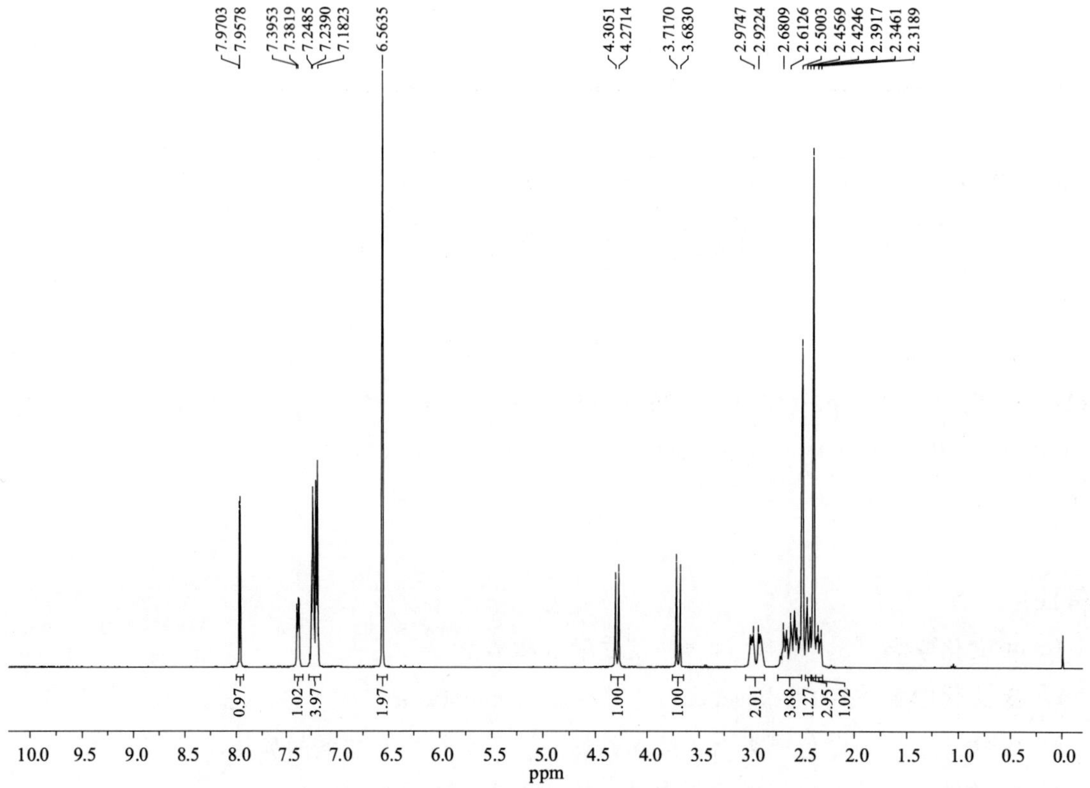

图 1 富马酸酮替芬的 ^1H NMR 谱（溶剂：CD_3SOCD_3）

^1H NMR：δ 7.96 (H-1, d, J = 5.0 Hz, 1H), 7.38 (H-11, m, 1H), 7.28~7.16 (H-2, 8, 9, 10, m, 4H), 6.56 (H-2′, 3′, s, 2H), 4.29 (H-6a, d, J = 13.5 Hz, 1H), 3.70 (H-6b, d, J = 13.6 Hz, 1H), 3.04~2.86 (m, 2H), 2.73~2.51 (m, 4H), 2.44 (m, 1H), 2.39 (H-19, s, 3H), 2.33 (m, 1H)

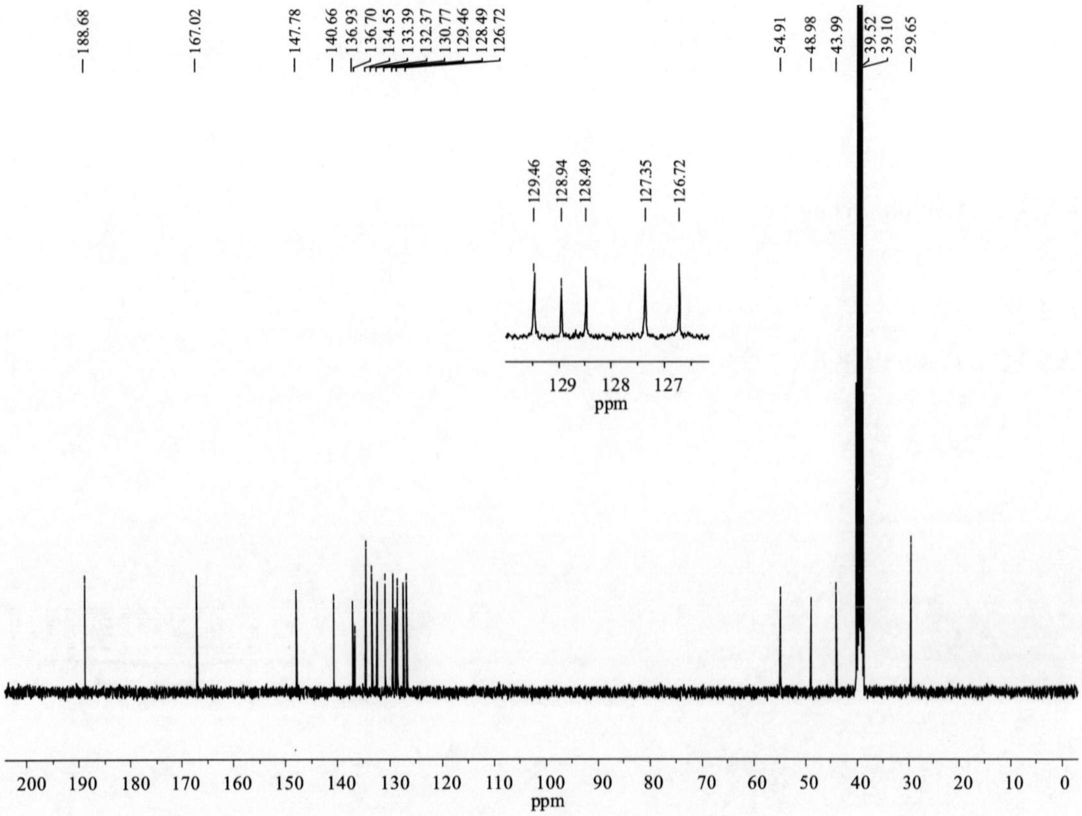

图 2　富马酸酮替芬的 ^{13}C NMR 谱（溶剂：CD_3SOCD_3）

^{13}C NMR：δ 188.68（C－5），167.02（C－1′，4′），147.78（C－3），140.66（C－13），136.93（C－14），136.70（C－12），134.55（C－2′，3′），133.39（C－11），132.37（C－1），130.77（C－7），129.46（C－2），128.94（C－8），128.49（C－4），127.35（C－9），126.72（C－10），54.91（C－16，17），48.98（C－6），43.99（C－19），29.65（C－15，18）

备注

1. **中文化学名**　4,9－二氢－4－(1－甲基－4－亚哌啶基)－10*H*－苯并[4,5]环庚[1,2－*b*]噻吩－10－酮反丁烯二酸
2. **英文化学名**　4,9－dihydro－4－(1－methyl－4－piperidinylidene)－10*H*－benzo[4,5]cyclohepta[1,2－*b*]thiophen－10－one
3. **性状**　本品为类白色结晶性粉末；无臭，味苦。
4. **溶解性**　本品在甲醇中溶解，在水或乙醇中微溶，在丙酮或三氯甲烷中极微溶解。
5. **对照品编号与批号**　100230－200602

环 己 胺

英文名 Cyclohexylamine

分子式 $C_6H_{13}N$

分子量 99.17

CAS 号 108－91－8

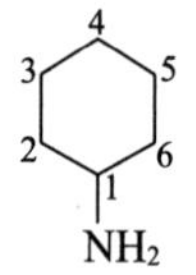

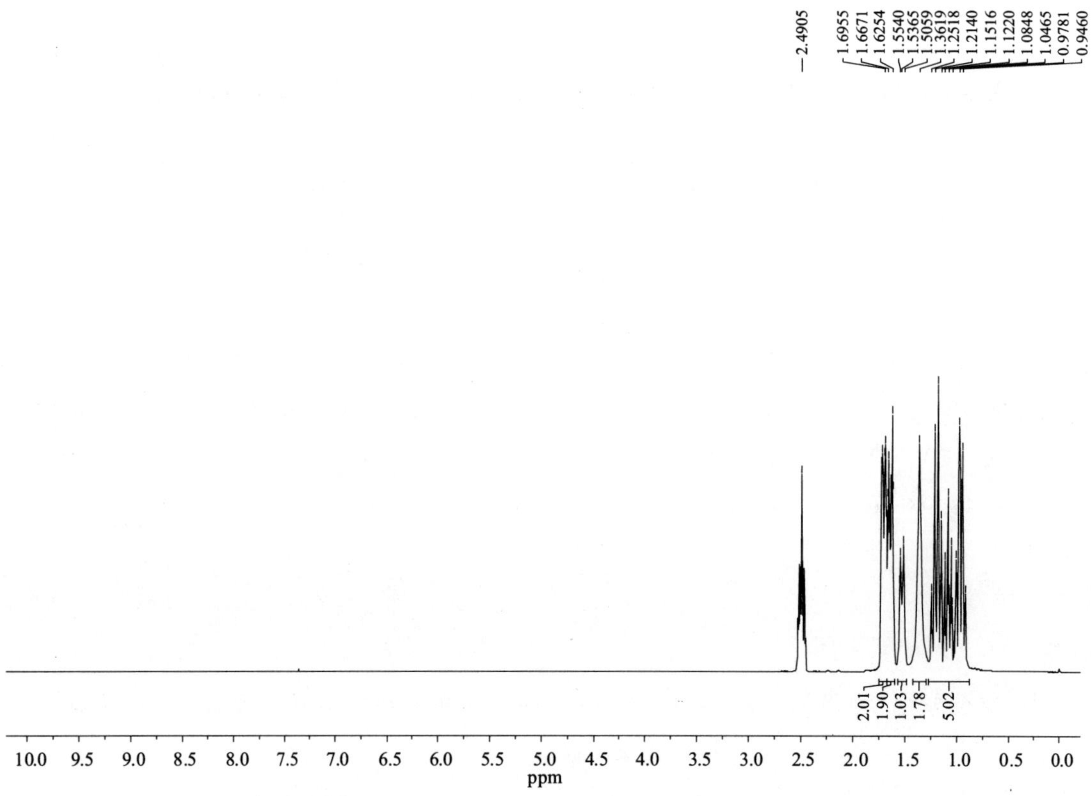

图 1 环己胺的[1]H NMR 谱（溶剂：CD_3SOCD_3）

^{1}H NMR：δ 1.75～1.67（m，2H），1.67～1.60（m，2H），1.53（m，1H），1.36（brs，2H），1.26～0.90（m，5H）

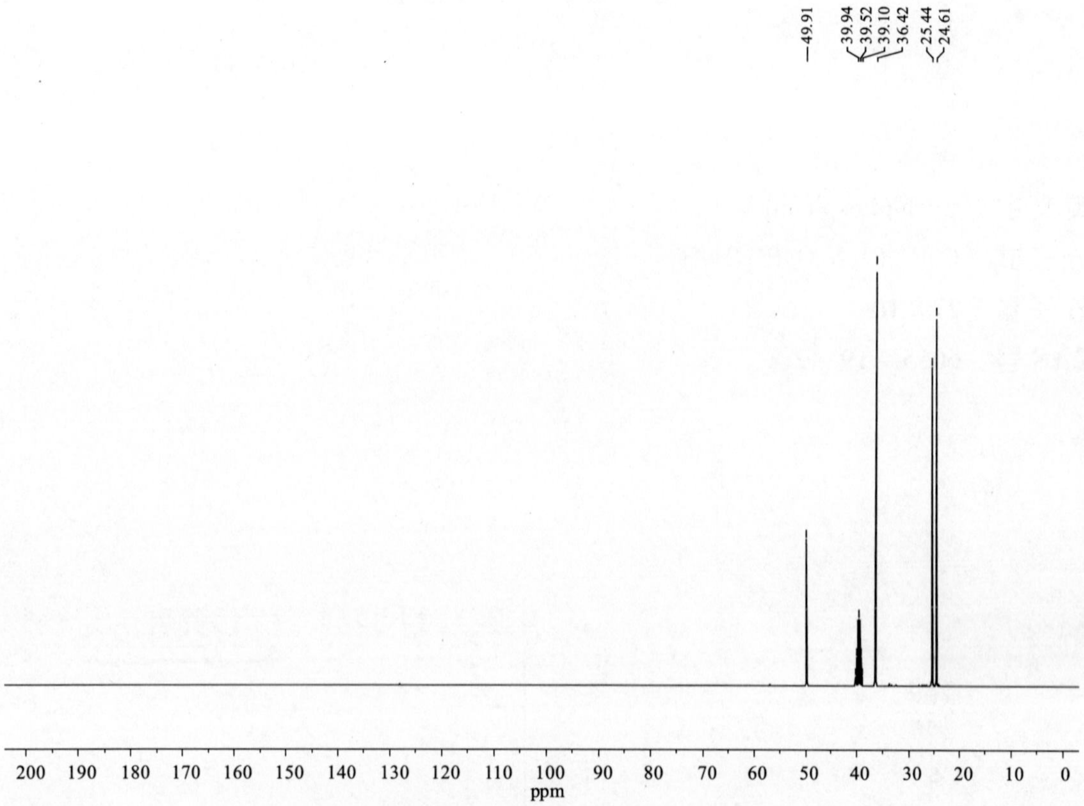

图 2 环已胺的 ^{13}C NMR 谱（溶剂：CD_3SOCD_3）

^{13}C NMR：δ 49.91（C－1），36.42（C－2，6），25.44（C－4），24.61（C－3，5）

备注

1. **性状** 本品为无色的澄明液体。
2. **溶解性** 本品在水中溶解，与乙醇、乙醚、丙酮、乙酸乙酯、三氯甲烷、苯等一般有机溶剂混溶。
3. **对照品编号与批号** 100233－201102

参考文献

[1] Pehk T, Lippmaa E. Carbon－13 chemical shifts of monosubstituted cyclohexanes. Org Magn Resonance, 1971, 3:679 (^{13}C NMR).

[2] Batchelor J G. Conformational analysis of cyclic amines using carbon－13 chemical shift measurements: dependence of conformation upon ionisation state and solvent. J Chem Soc Perkin Trans, 2, 1976, 1585 (^{13}C NMR).

[3] http://sdbs.db.aist.go.jp/sdbs/cgi－bin/cre_index.cgi? lang＝eng (SDBS) (^{1}H NMR, ^{13}C NMR).

环 磷 酰 胺

英文名 Cyclophosphamide

分子式 $C_7H_{15}Cl_2N_2O_2P \cdot H_2O$

分子量 279.10

CAS 号 6055－19－2

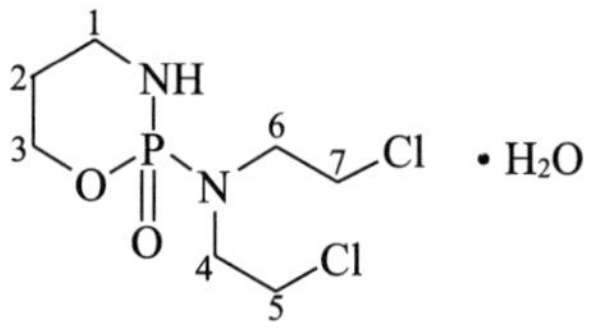

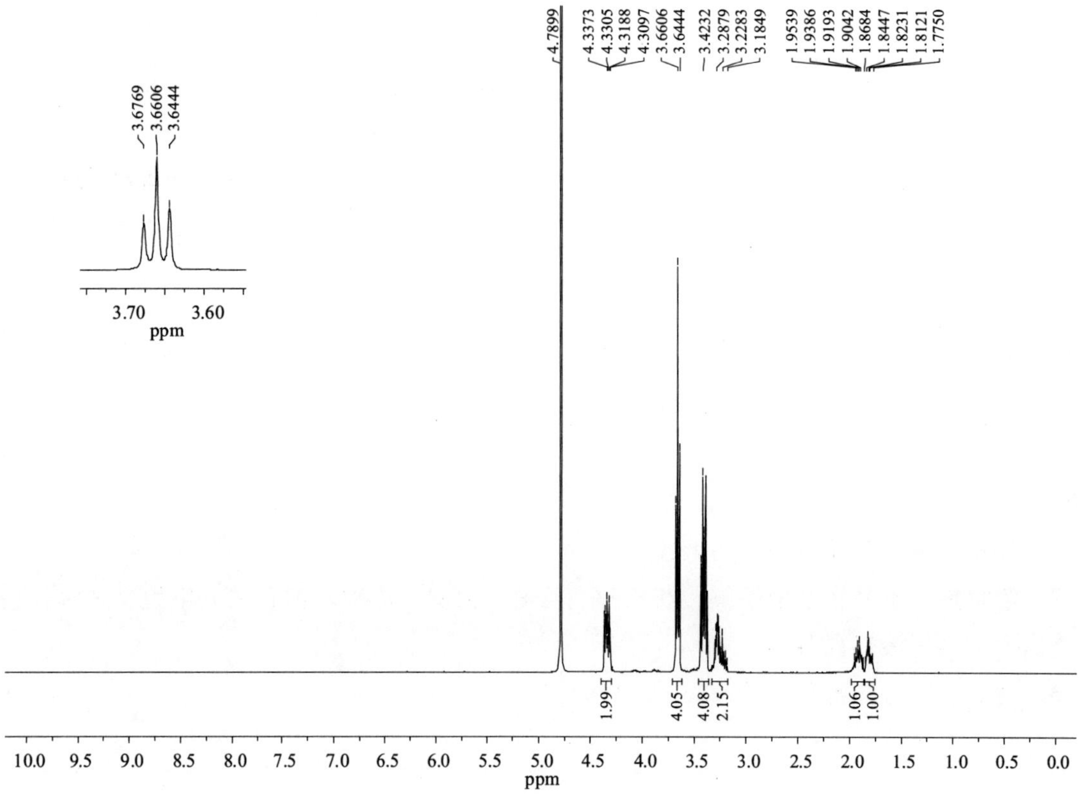

图 1　环磷酰胺的 ^{1}H NMR 谱（溶剂：D_2O）

^{1}H NMR：δ 4.38～4.28（H－3，m，2H），3.66（H－5，7，t，J = 6.5 Hz，4H），3.46～3.36（H－4，6，m，4H），3.33～3.18（H－1，m，2H），1.92（H－2a，m，1H），1.81（H－2b，m，1H）

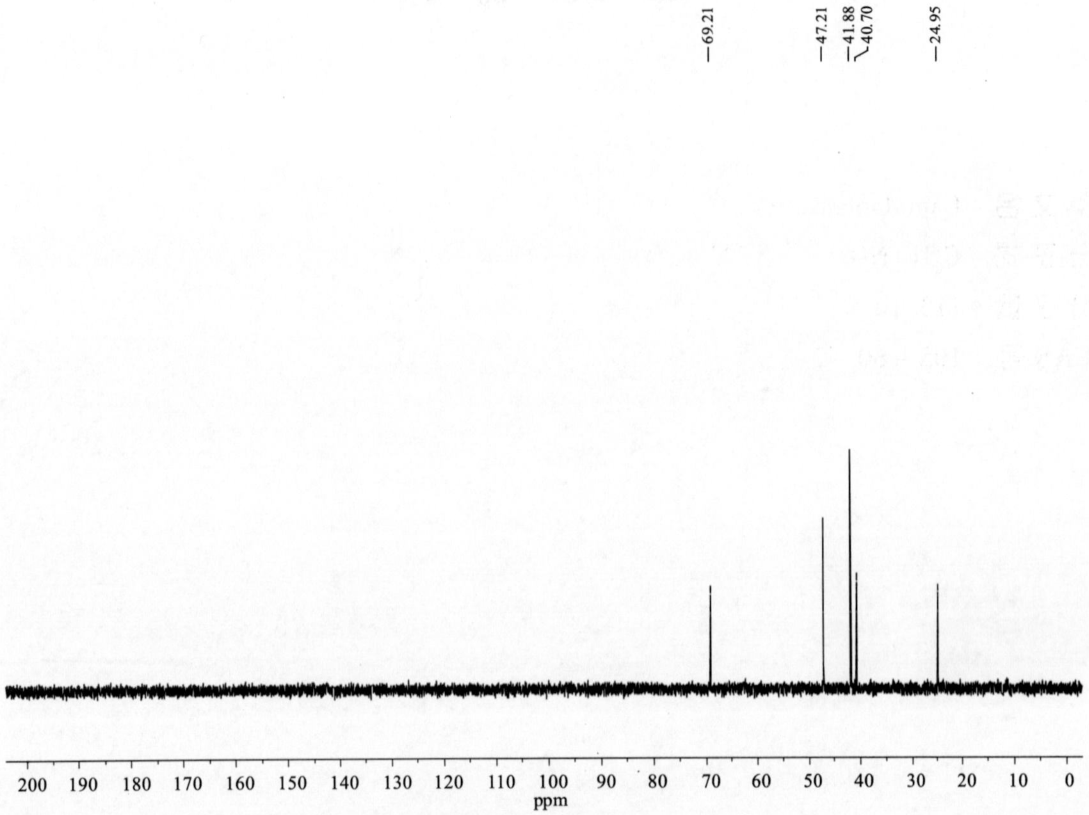

图 2　环磷酰胺的^{13}C NMR 谱（溶剂：D_2O）

^{13}C NMR：δ 69.21（C－3），47.21（C－5，7），41.88（C－4，6），40.70（C－1），24.95（C－2）

备注

1. **中文化学名**　*p*－[*N*,*N*－双(*β*－氯乙基)]－1－氧－3－氮－2－磷杂环己烷－*p*－氧化物一水合物
2. **英文化学名**　*N*,*N*－bis(2－chloroethyl)tetrahydro－2*H*－1,2,3－oxazaphosphorin－2－amine 2－oxide monohydrate
3. **性状**　本品为白色结晶或结晶性粉末；失去结晶水即液化。
4. **溶解性**　本品在乙醇中易溶，在水或丙酮中溶解。
5. **对照品编号与批号**　100234－200502

参考文献

[1] Gholivand K, Dorosti N, Shariatinia Z, et al. Cyclophosphamide analogues: synthesis, spectroscopic study, and antitumor activity of diazaphosphorinanes. Med Chem Res, 2011, 20:1287(^{1}H NMR).

[2] http://sdbs.db.aist.go.jp/sdbs/cgi-bin/cre_index.cgi? lang=eng (SDBS)（^{1}H NMR，^{13}C NMR）.

己内酰胺

英文名 Caprolactam

分子式 $C_6H_{11}NO$

分子量 113.16

CAS 号 105－60－2

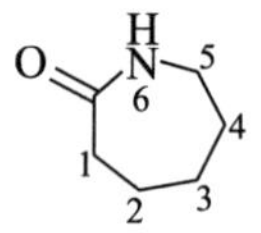

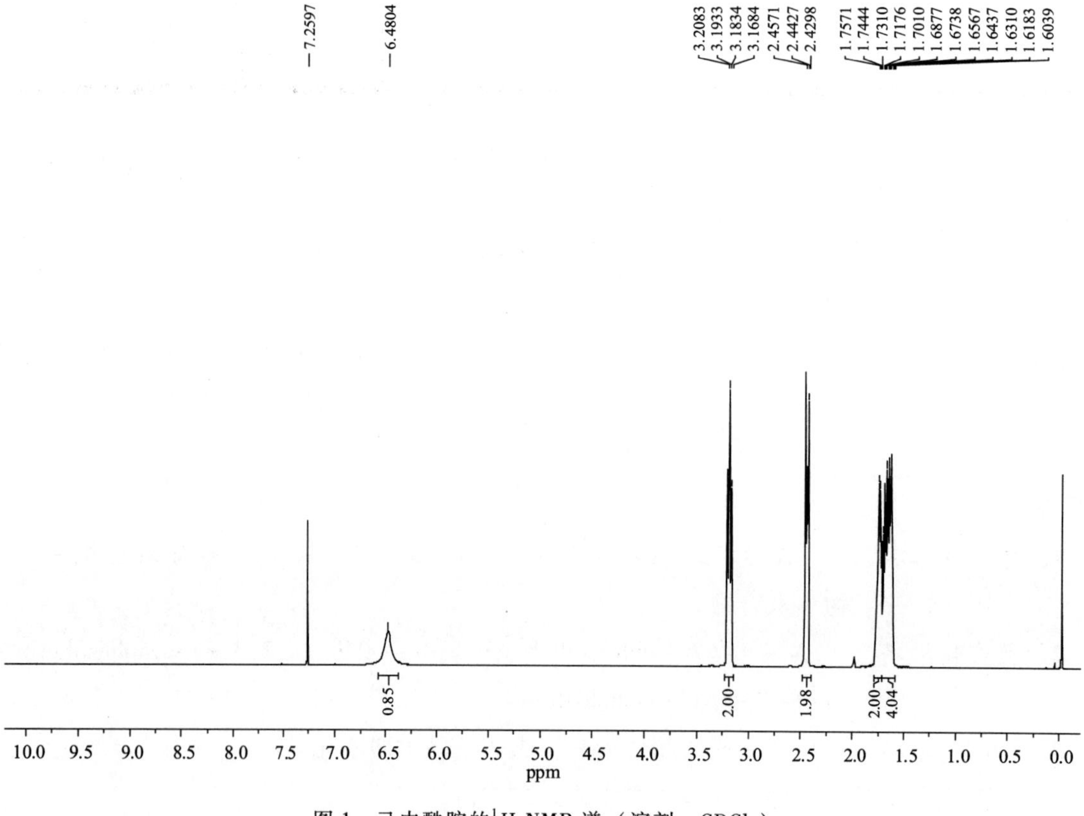

图 1　己内酰胺的^{1}H NMR 谱（溶剂：$CDCl_3$）

^{1}H NMR：δ 6.48（NH, brs, 1H），3.23～3.15（H－5, m, 2H），2.48～2.40（H－1, m, 2H），1.78～1.71（H－3, m, 2H），1.71～1.59（H－2, 4, m, 4H）

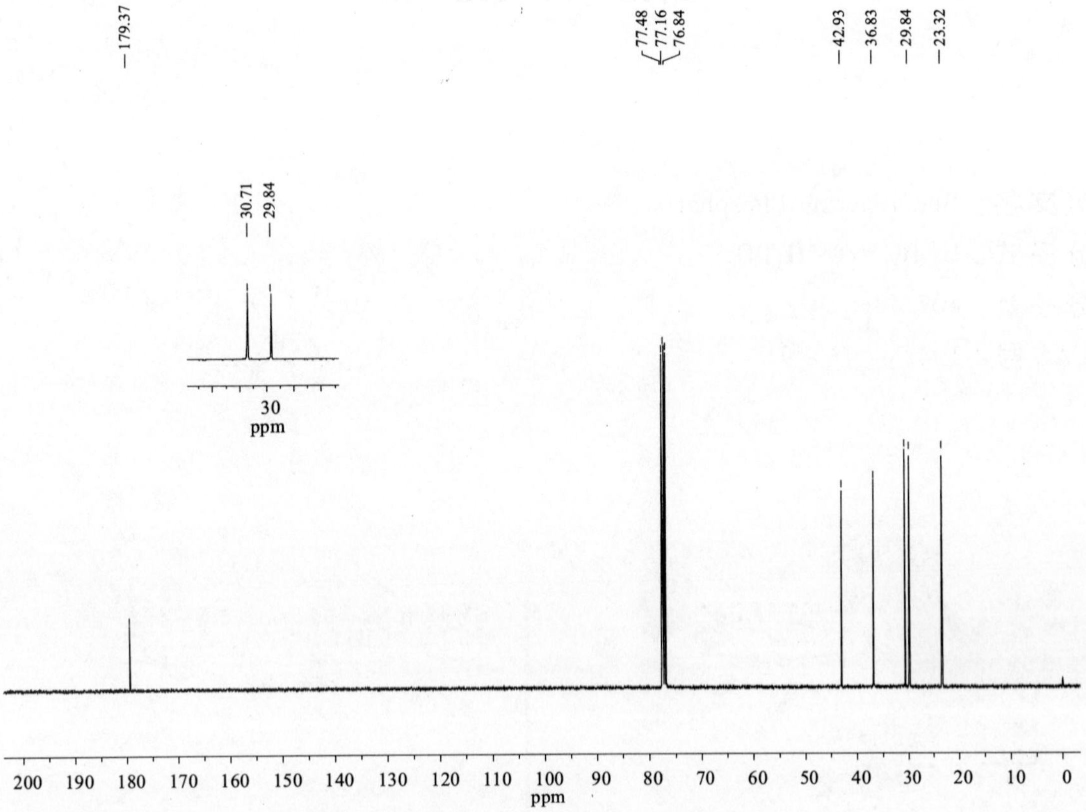

图 2　己内酰胺的^{13}C NMR 谱（溶剂：$CDCl_3$）

^{13}C NMR：δ 179.37（C－6），42.93（C－5），36.83（C－1），30.71（C－4），29.84（C－3），23.32（C－2）

备注

1. **中文化学名**　六氢－2*H*－吖庚因－2－酮
2. **英文化学名**　hexahydro－2*H*－azepin－2－one
3. **性状**　本品为白色结晶或结晶性粉末。
4. **溶解性**　本品在水、三氯甲烷、石油烃、环已烯、苯、甲醇、乙醇、乙醚中溶解。
5. **对照品编号与批号**　100235－199701

参 考 文 献

[1] Marchal J P, Brondeau J, Canet D. A convenient method of observing relatively broad nuclear magnetic resonances in the fourier transform mode. Org Magn Resonance,1982, 191:1(^{13}C NMR).

[2] http://sdbs. db. aist. go. jp/sdbs/cgi－bin/cre_index. cgi? lang＝eng (SDBS) (^{1}H NMR, ^{13}C NMR).

磷酸苯丙哌啉

英文名 Benproperine Phosphate

分子式 $C_{21}H_{27}NO \cdot H_3PO_4$

分子量 407.44

CAS 号 19428-14-9

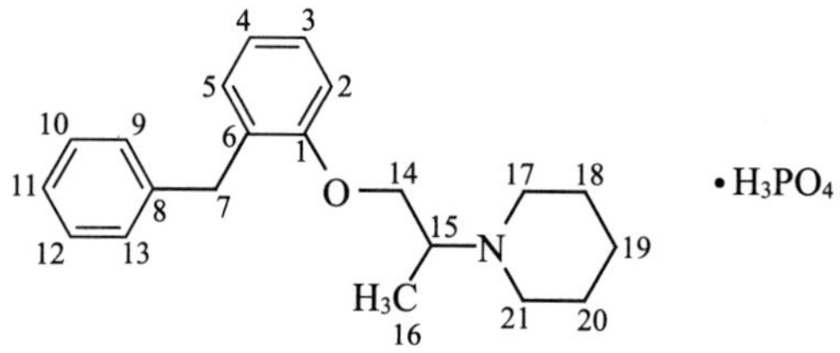

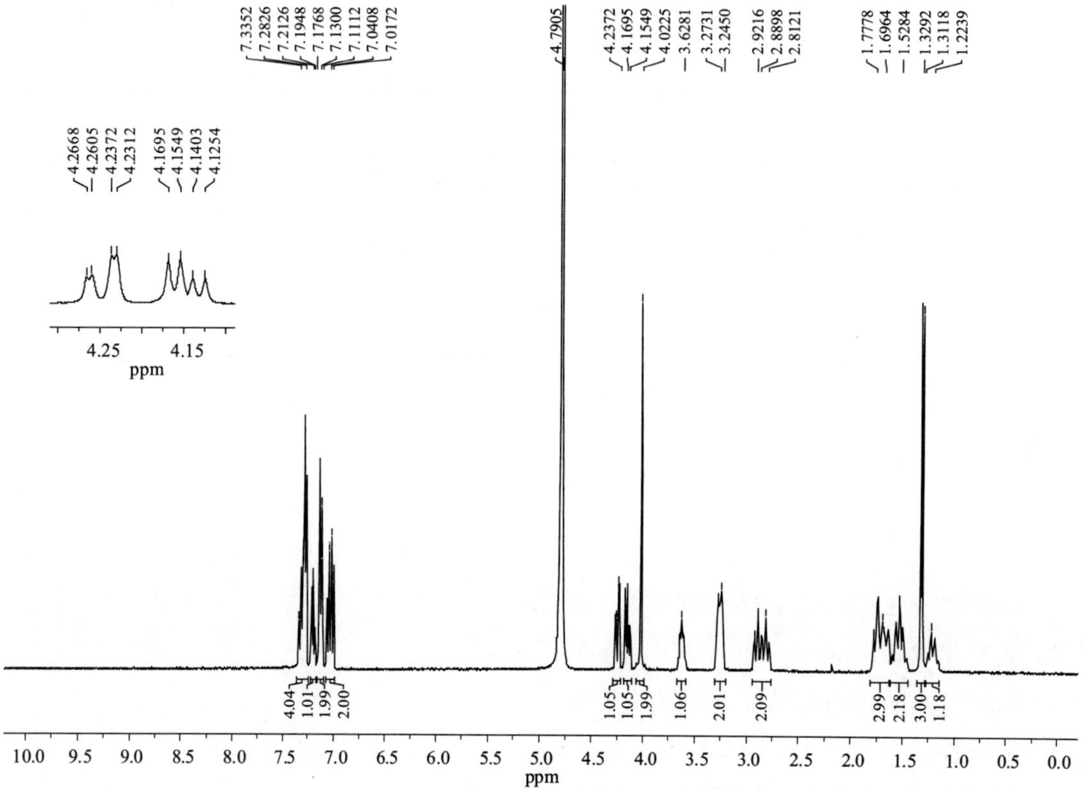

图 1 磷酸苯丙哌啉的^{1}H NMR 谱（溶剂：D_2O）

^{1}H NMR：δ 7.36～7.24 (H-3, 5, 10, 12, m, 4H), 7.19 (H-11, t, J = 7.2 Hz, 1H), 7.12 (H-9, 13, d, J = 7.5 Hz, 2H), 7.08～6.98 (H-2, 4, m, 2H), 4.25 (H-14a, dd, J = 11.8, 2.5 Hz, 1H), 4.15 (H-14b, dd, J = 11.8, 5.9 Hz, 1H), 4.02 (H-7, s, 2H), 3.62 (H-15, m, 1H), 3.32～3.19 (H-17a, 21a, m, 2H), 2.94～2.76 (H-17b, 21b, m, 2H), 1.81～1.63 (m, 3H), 1.61～1.44 (m, 2H), 1.32 (H-16, d, J = 7.0 Hz, 3H), 1.21 (m, 1H)

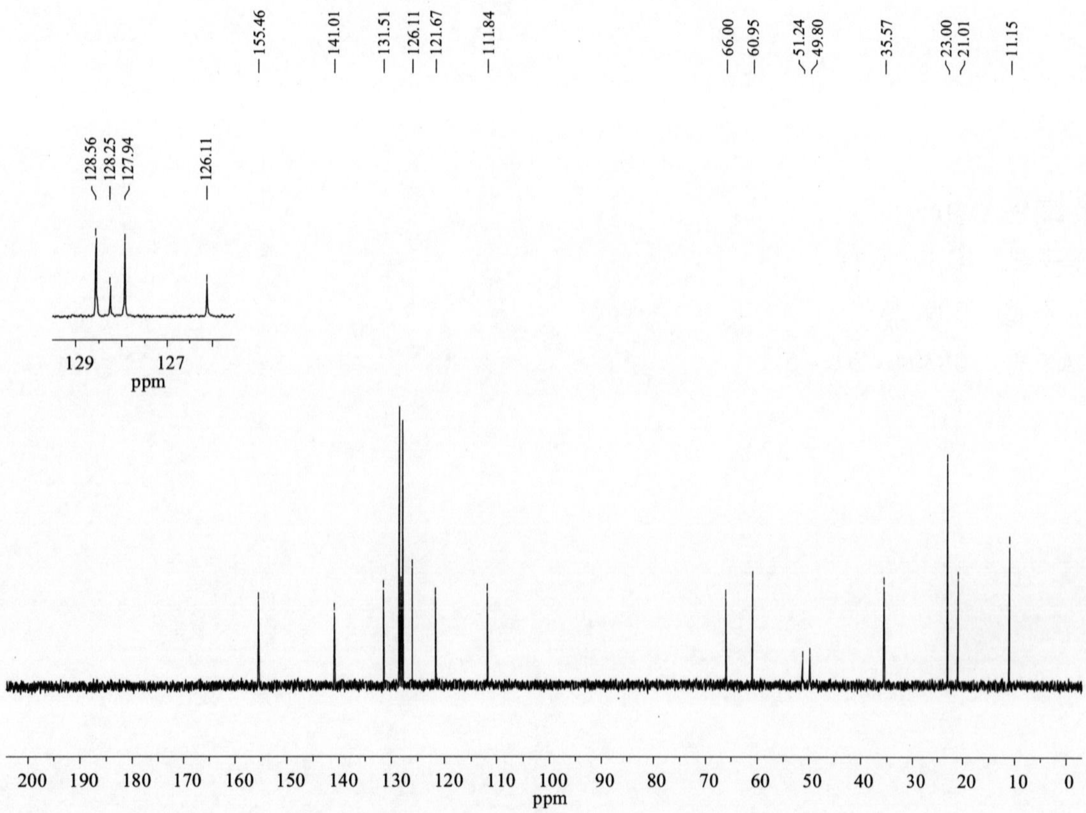

图 2　磷酸苯丙哌啉的^{13}C NMR 谱（溶剂：D_2O）

^{13}C NMR：δ 155.46（C－1），141.01（C－8），131.51（C－6），128.56（C－9，13），128.25（C－5），127.94（C－10，12），126.11（C－3，11），121.67（C－4），111.84（C－2），66.00（C－14），60.95（C－15），51.24（C－17），49.80（C－21），35.57（C－7），23.00（C－18，20），21.01（C－19），11.15（C－16）

备注

1. 中文化学名　1－[2－(2－苄基苯氧基)－1－甲基乙基]哌啶磷酸盐

2. 英文化学名　1－[2－(2－benzyloxy－phenoxy)－1－methylethyl]piperidin－phosphate

3. 性状　本品为白色或类白色粉末；微带特臭，味苦。

4. 溶解性　本品在水中易溶，在乙醇、三氯甲烷或苯中略溶，在丙酮或乙醚中不溶。

5. 对照品编号与批号　100237－200702

米 诺 地 尔

英文名 Minoxidil

分子式 $C_9H_{15}N_5O$

分子量 209.25

CAS 号 38304－91－5

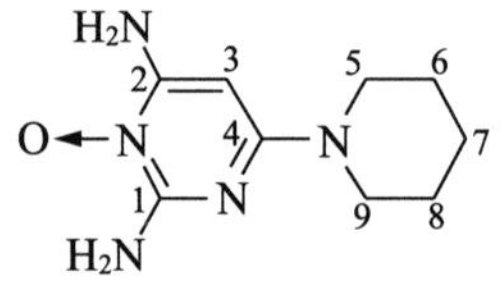

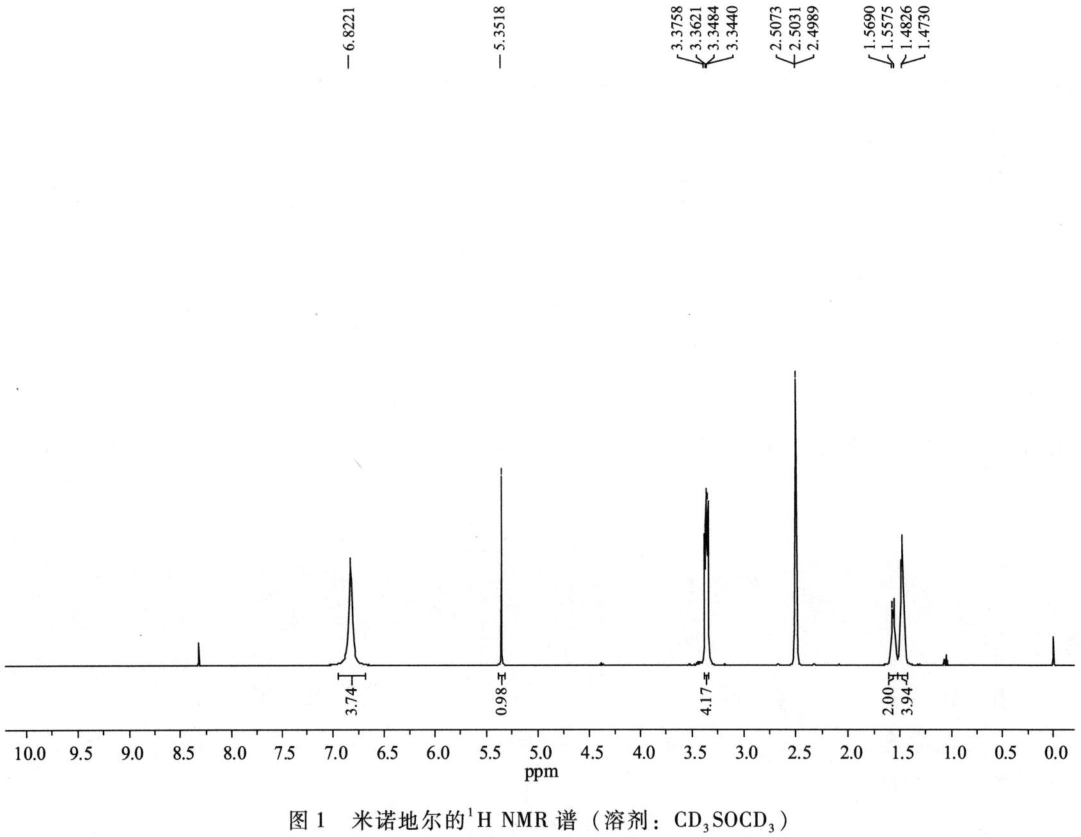

图 1 米诺地尔的^{1}H NMR 谱（溶剂：CD_3SOCD_3）

^{1}H NMR：δ 6.82（NH_2，brs，4H），5.35（H－3，s，1H），3.40～3.32（H－5，9，m，4H），1.61～1.52（H－7，m，2H），1.52～1.43（H－6，8，m，4H）

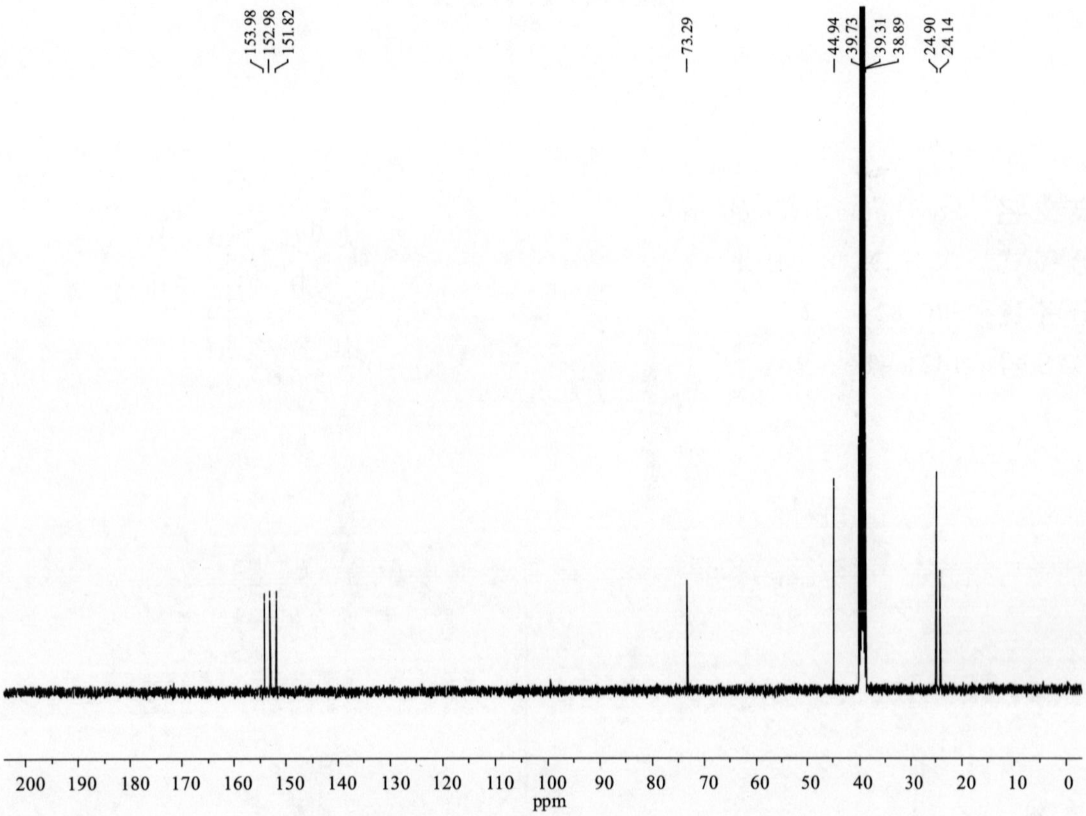

图 2　米诺地尔的 ^{13}C NMR 谱（溶剂：CD_3SOCD_3）

^{13}C NMR：δ 153.98（C－4），152.98（C－2），151.82（C－1），73.29（C－3），44.94（C－5，9），24.90（C－6，8），24.14（C－7）

备注

1. **中文化学名**　6－(1－哌啶基)－2,4－嘧啶二胺－3－氧化物
2. **英文化学名**　6－(1－piperidinyl)－2,4－pyrimidinediamine－3－oxide
3. **性状**　本品为白色或类白色结晶性粉末。
4. **溶解性**　本品在乙醇中略溶，在三氯甲烷或水中微溶，在丙酮中极微溶解；在冰醋酸中溶解。
5. **对照品编号与批号**　100238－199701

盐酸士的宁

英文名 Strychnine Hydrochloride

分子式 $C_{21}H_{22}N_2O_2 \cdot HCl$

分子量 370.87

CAS 号 1421-86-9

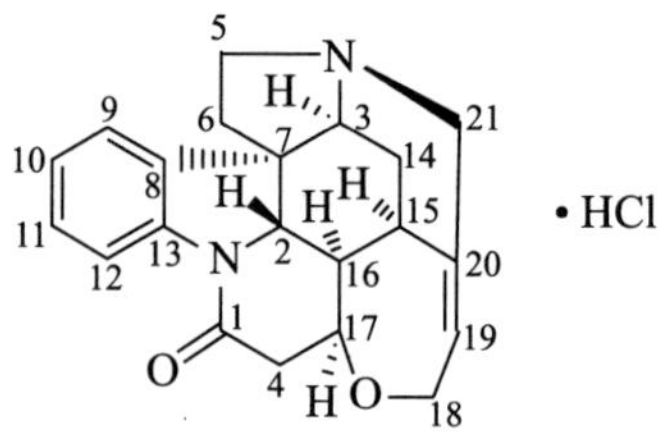

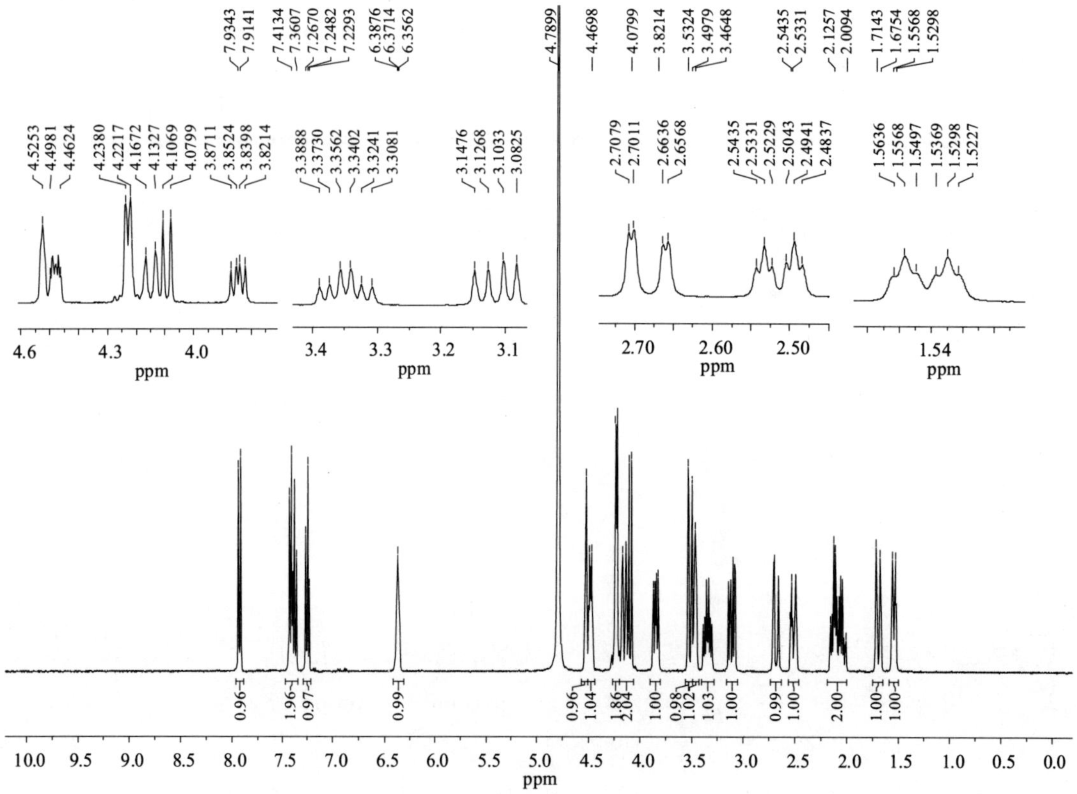

图 1 盐酸士的宁的 ^{1}H NMR 谱（溶剂：D_2O）

^{1}H NMR：δ 7.92 (H-12, d, J = 8.1 Hz, 1H), 7.47~7.34 (H-9, 11, m, 2H), 7.25 (H-10, t, J = 7.6 Hz, 1H), 6.37 (H-19, t, J = 6.0 Hz, 1H), 4.53 (H-17, s, 1H), 4.47 (H-3, m, 1H), 4.23 (H-18, d, J = 6.5 Hz, 2H), 4.12 (H-21, dd, J = 22.6, 12.3 Hz, 2H), 3.85 (H-2, dd, J = 12.5, 7.4 Hz, 1H), 3.52 (H-5β, d, J = 13.8 Hz, 1H), 3.46 (H-15, s, 1H), 3.35 (H-5α, td, J = 13.0, 6.4 Hz, 1H), 3.12 (H-4α, dd, J = 17.8, 8.3 Hz, 1H), 2.68 (H-4β, dd, J = 17.7, 2.7 Hz, 1H), 2.51 (H-14β, dt, J = 15.7, 4.2 Hz, 1H), 2.19~2.00 (H-6, m, 2H), 1.69 (H-14α, d, J = 15.6 Hz, 1H), 1.54 (H-16, dt, J = 10.8, 2.8 Hz, 1H)

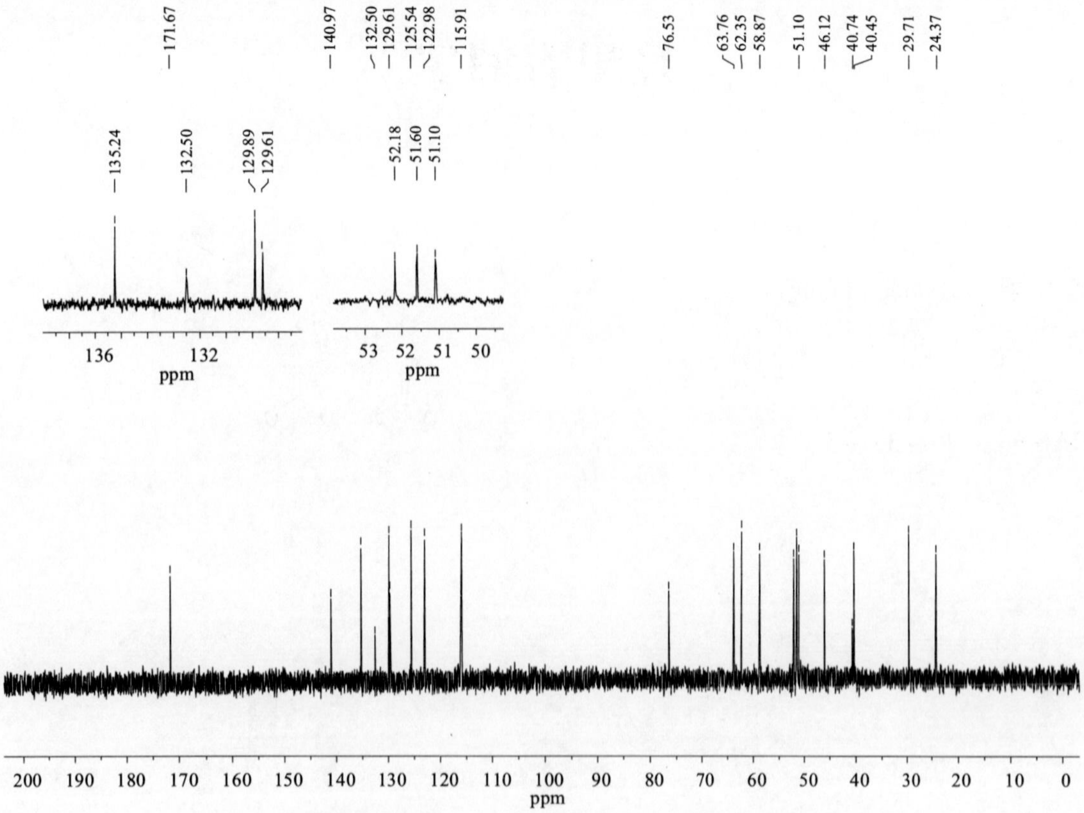

图 2　盐酸士的宁的 ^{13}C NMR 谱（溶剂：D_2O）

^{13}C NMR：δ 171.67（C－1），140.97（C－13），135.24（C－19），132.50（C－8），129.89（C－20），129.61（C－11），125.54（C－10），122.98（C－9），115.91（C－12），76.53（C－17），63.76（C－18），62.35（C－3），58.87（C－2），52.18（C－7），51.60（C－21），51.10（C－5），46.12（C－16），40.74（C－4），40.45（C－6），29.71（C－15），24.37（C－14）

备注

1. **中文化学名**　士的宁定－10－酮盐酸盐
2. **英文化学名**　strychnidin－10－one sulfate hydrochloride
3. **性状**　本品为无色或白色结晶性粉末。
4. **溶解性**　本品在水或乙醇中略溶，在乙醚中不溶。
5. **对照品编号与批号**　100240－200701

参考文献

[1] Wenkert E, Cheung H A, Gottlieb H E, et al. Carbon－13 nuclear magnetic resonance spectroscopy of naturally occurring substances 56 strychnos alkaloids. J Org Chem, 1978, 43：1099（^{1}H NMR，^{13}C NMR）.

[2] Leung J, Jones A J. Carbon－13 NMR analysis of selected strychnos alkaloids. Org Magn Resonance, 1977, 9：333（^{13}C NMR）.

[3] http://sdbs.db.aist.go.jp/sdbs/cgi－bin/cre_index.cgi? lang＝eng（SDBS）（^{1}H NMR，^{13}C NMR）.

羟甲香豆素

英文名 Hymecromone

分子式 $C_{10}H_8O_3$

分子量 176.17

CAS 号 90-33-5

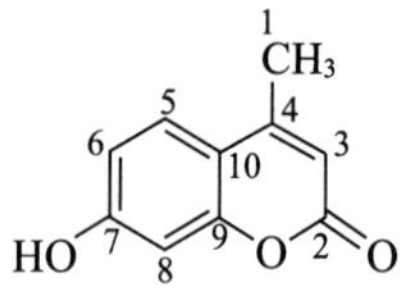

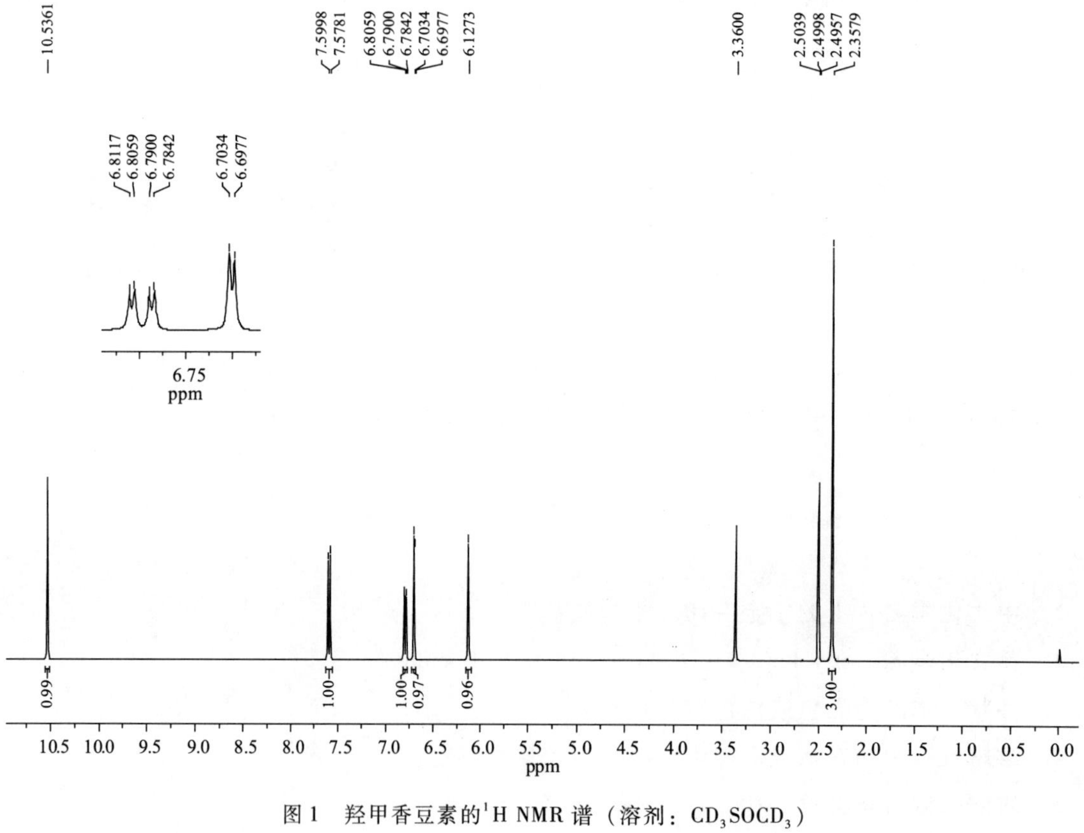

图 1 羟甲香豆素的 ^1H NMR 谱（溶剂：CD_3SOCD_3）

^1H NMR：δ 10.54（OH，s，1H），7.59（H-5，d，J = 8.7 Hz，1H），6.80（H-6，dd，J = 8.7，2.3 Hz，1H），6.70（H-8，d，J = 2.3 Hz，1H），6.13（H-3，s，1H），2.36（H-1，s，3H）

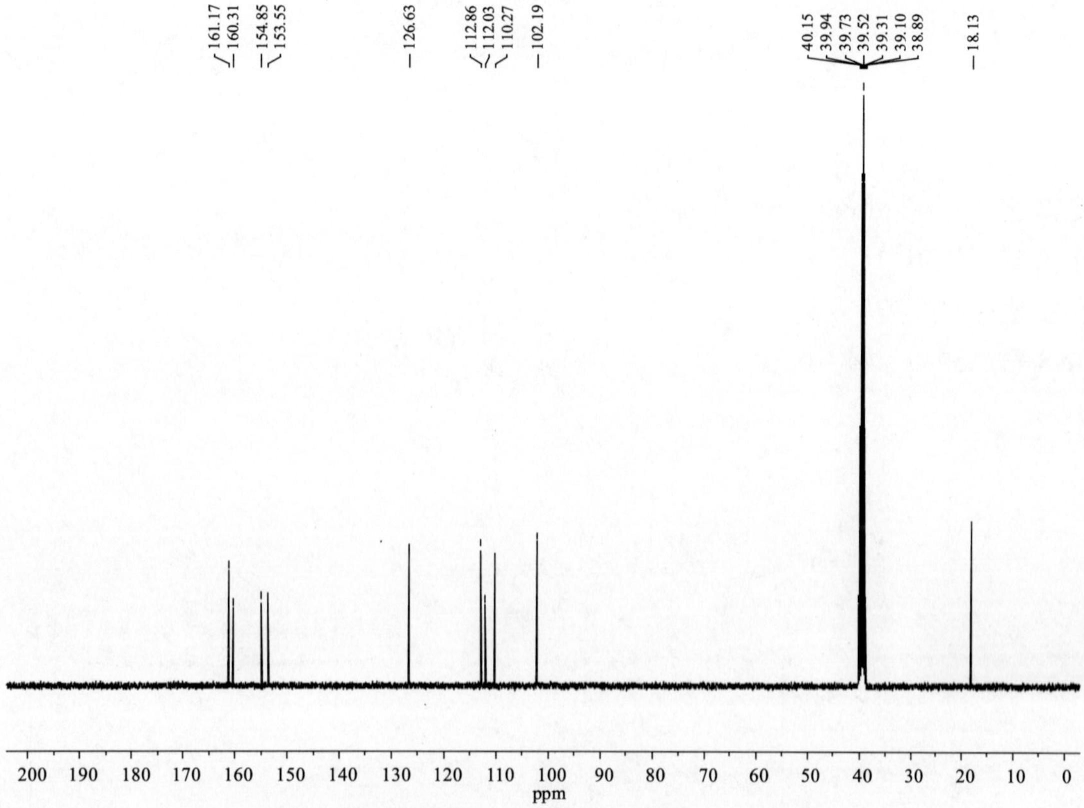

图 2 羟甲香豆素的 ^{13}C NMR 谱（溶剂：CD_3SOCD_3）

^{13}C NMR：δ 161.17（C－7），160.31（C－2），154.85（C－9），153.55（C－4），126.63（C－5），112.86（C－6），112.03（C－10），110.27（C－3），102.19（C－8），18.13（C－1）

备注

1. 中文化学名 4－甲基－7－羟基－2*H*－1－苯并吡喃－2－酮

2. 英文化学名 7－hydroxy－4－methyl－2*H*－1－benzopyran－2－one

3. 性状 本品为白色或类白色结晶性粉末；无臭，无味。

4. 溶解性 本品在甲醇、乙醇或丙酮中略溶，在水中不溶；在氢氧化钠溶液中易溶。

5. 对照品编号与批号 100241－200503

参考文献

[1] Sankar S S, Gilbert R D, Fornes R E. ^{13}C NMR studies of some hydroxycoumarins and related compounds. Org Magn Resonance, 1982, 19: 222(^{13}C NMR).

十一酸睾酮

英文名 Testostdrone Undecanoate

分子式 $C_{30}H_{48}O_3$

分子量 456.70

CAS 号 5949 - 44 - 0

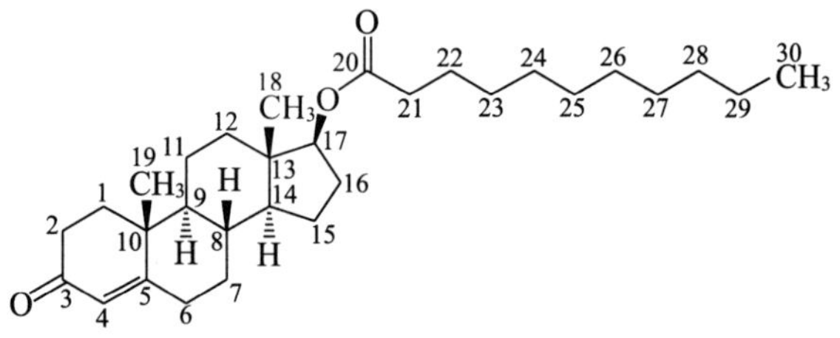

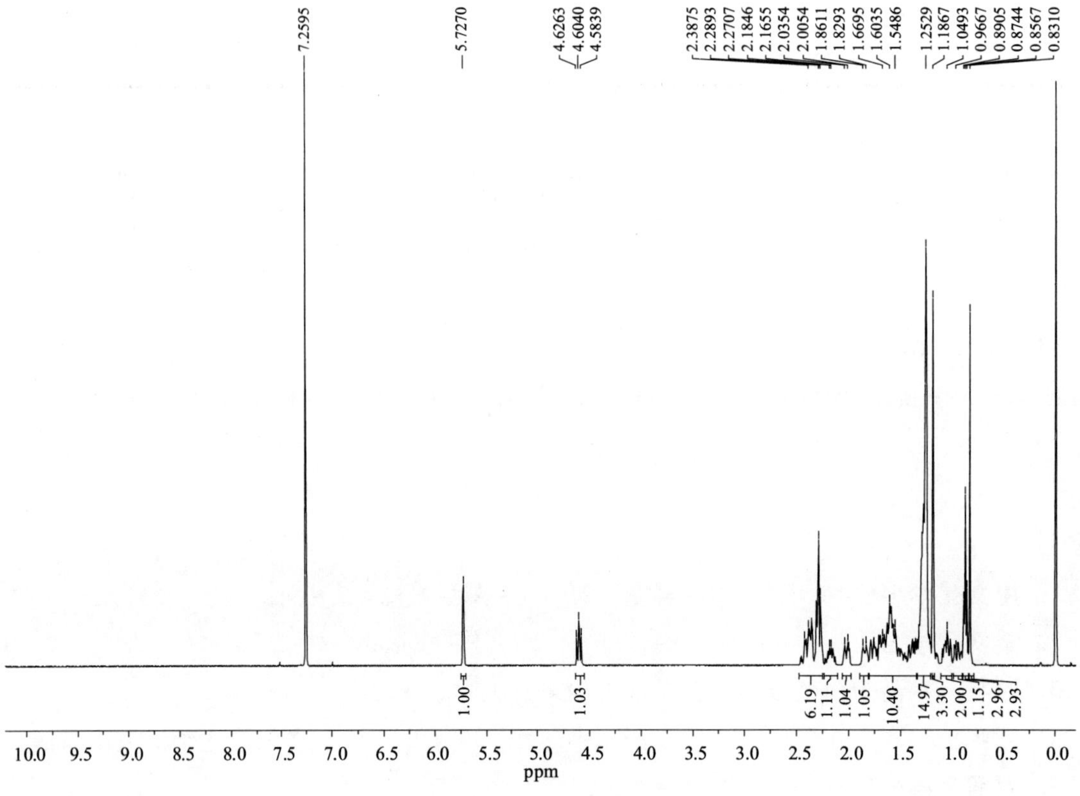

图 1 十一酸睾酮的 ^{1}H NMR 谱（溶剂：$CDCl_3$）

^{1}H NMR：δ 5.73 (H - 4, s, 1H), 4.60 (H - 17, t, J = 8.5 Hz, 1H), 2.48 ~ 2.25 (m, 6H), 2.17 (m, 1H), 2.02 (m, 1H), 1.85 (m, 1H), 1.80 ~ 1.33 (m, 10H), 1.32 ~ 1.12 (m, 15H), 1.19 (H - 19, s, 3H), 1.11 ~ 1.00 (m, 2H), 0.94 (m, 1H), 0.87 (H - 30, t, J = 6.8 Hz, 3H), 0.83 (H - 18, s, 3H)

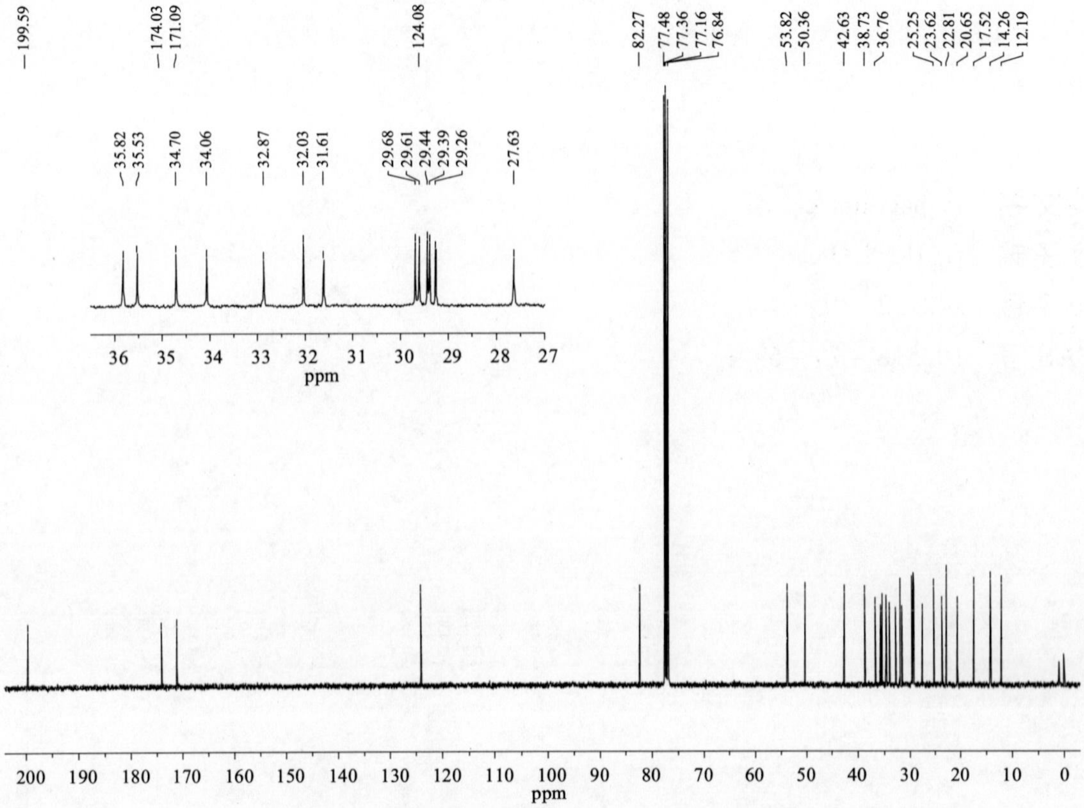

图 2　十一酸睾酮的 ^{13}C NMR 谱（溶剂：$CDCl_3$）

^{13}C NMR：δ 199.59（C-3），174.03（C-20），171.09（C-5），124.08（C-4），82.27（C-17），53.82（C-9），50.36（C-14），42.63（C-13），38.73（C-10），36.76（C-12），35.82（C-1），35.53（C-8），34.70（C-21），34.06（C-2），32.87（C-6），32.03（C-28），31.61（C-7），29.68（C-25），29.61（C-26），29.44（C-27），29.39（C-24），29.26（C-23），27.63（C-16），25.25（C-22），23.62（C-15），22.81（C-29），20.65（C-11），17.52（C-19），14.26（C-30），12.19（C-18）

备注

1. 中文化学名　17*β*-羟基雄甾-4-烯-3酮十一烷酸酯

2. 英文化学名　17*β*-hydroxy-androst-4-ene-3-one undecylate

3. 性状　本品为白色结晶或结晶性粉末；无臭。

4. 溶解性　本品在三氯甲烷中极易溶解，在乙醇中溶解，在甲醇、植物油中略溶，在水中不溶。

5. 对照品编号与批号　100242-201103

石 杉 碱 甲

英文名 Huperzine A

分子式 $C_{15}H_{18}N_2O$

分子量 242.32

CAS 号 102518 - 79 - 6

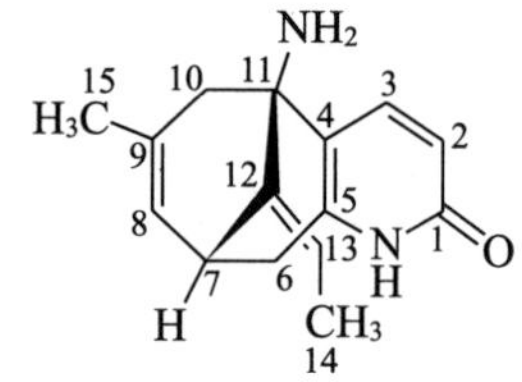

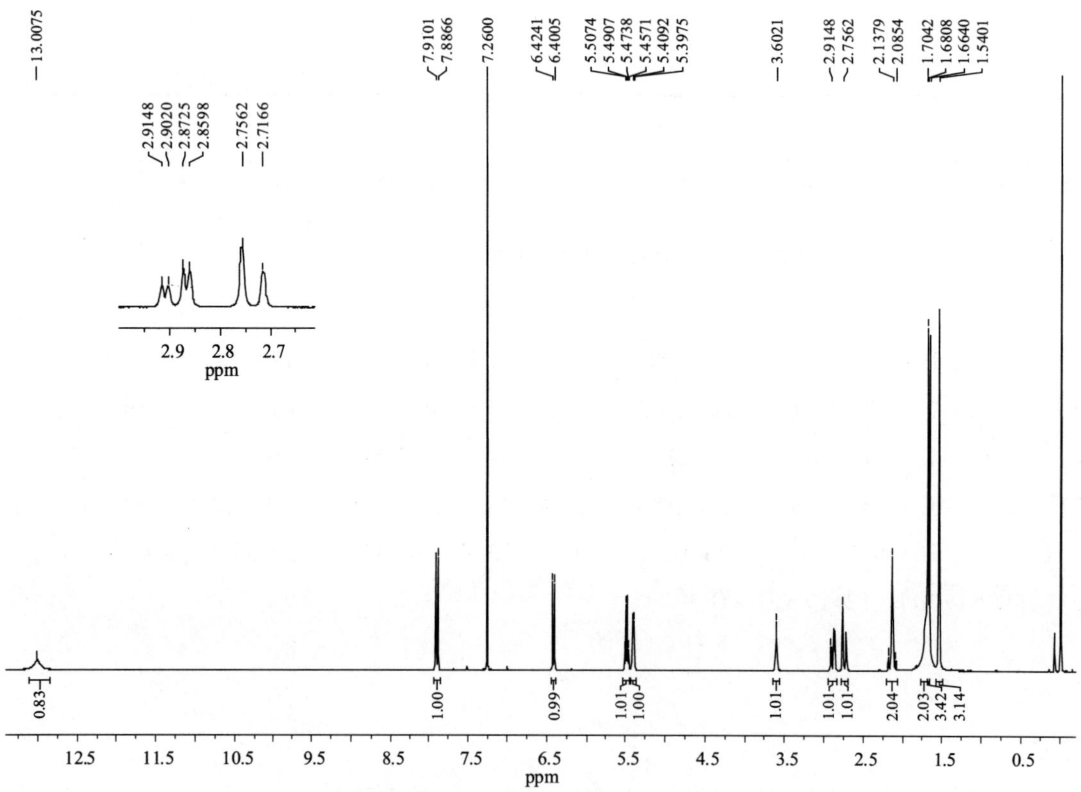

图 1　石杉碱甲的¹H NMR 谱（溶剂：$CDCl_3$）

^{1}H NMR：δ 13.01（NH，s，1H），7.90（H－3，d，J = 9.4 Hz，1H），6.41（H－2，d，J = 9.4 Hz，1H），5.48（H－13，q，J = 6.7 Hz，1H），5.40（H－8，d，J = 4.7 Hz，1H），3.60（H－7，m，1H），2.89（H－6a，dd，J = 16.9，5.1 Hz，1H），2.74（H－6b，d，J = 15.9 Hz，1H），2.21～2.06（H－10，m，2H），1.70（NH_2，s，2H），1.67（H－14，d，J = 6.7 Hz，3H），1.54（H－15，s，3H）

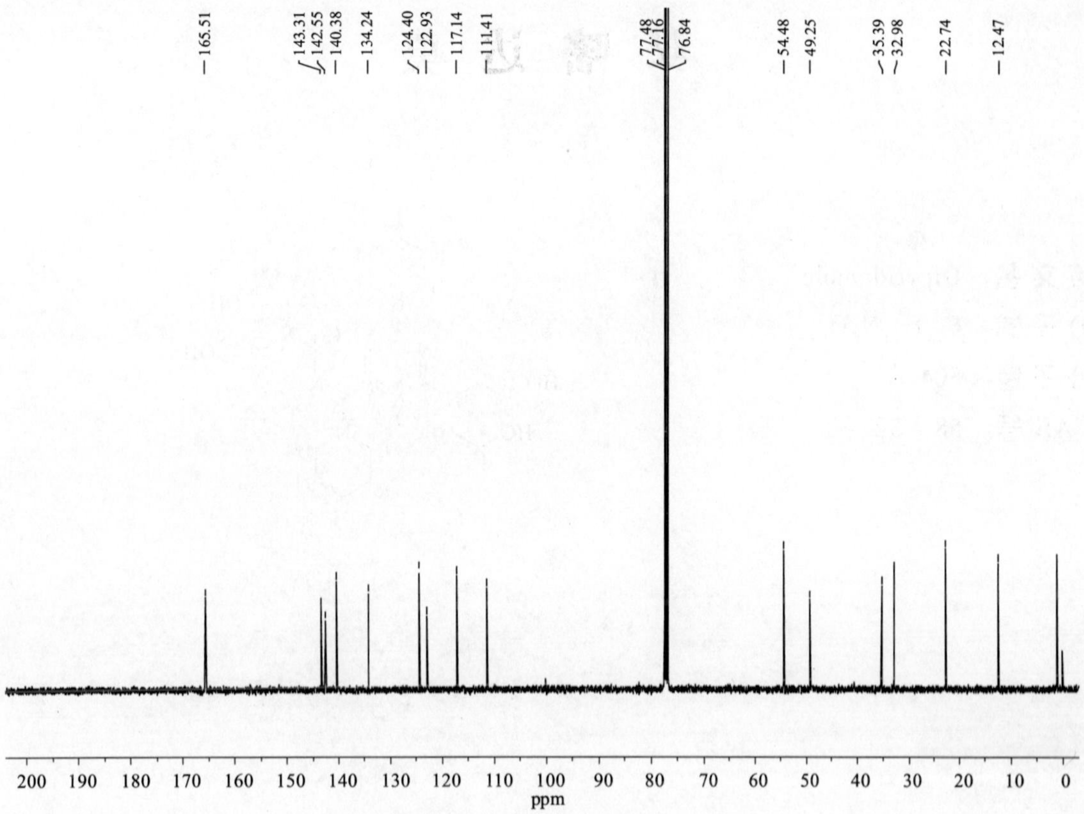

图 2　石杉碱甲的 ^{13}C NMR 谱（溶剂：$CDCl_3$）

^{13}C NMR：δ 165.51（C－1），143.31（C－3），142.55（C－12），140.38（C－5），134.24（C－9），124.40（C－8），122.93（C－13），117.14（C－2），111.41（C－4），54.48（C－11），49.25（C－10），35.39（C－6），32.98（C－7），22.74（C－15），12.47（C－14）

备注

1. **中文化学名**　(5*R*,9*R*,11*E*)－5－氨基－11－亚乙基－5,8,9,10－四氢－7－甲基－5,9－亚甲基环辛四烯并[6]吡啶－2(1*H*)－酮
2. **英文化学名**　(5*R*,9*R*,11*E*)－5－amino－11－ethylene－5,8,9,10－tetrahydro－7－methyl－5,9－methylene－cyclooctatetraene and [6] pyridin－2(1*H*)－one
3. **性状**　本品为白色或类白色的结晶性粉末；无臭，味微苦；有引湿性。
4. **溶解性**　本品在甲醇中易溶，在乙醇中溶解，在水中不溶；在 0.01 mol/L 盐酸溶液中微溶。
5. **对照品编号与批号**　100243－201202

参考文献

[1] Morel M, Thomassin M, Berthelot A, et al. Modelisation of the association mechanism of a series of huperzine derivatives used for alzheimer disease with human serum albumin: effect of the magnesium cation. Chromatographia, 2005, 61: 253 (^1H NMR).

双嘧达莫

英文名 Dipyridamole

分子式 $C_{24}H_{40}N_8O_4$

分子量 504.63

CAS 号 58-32-2

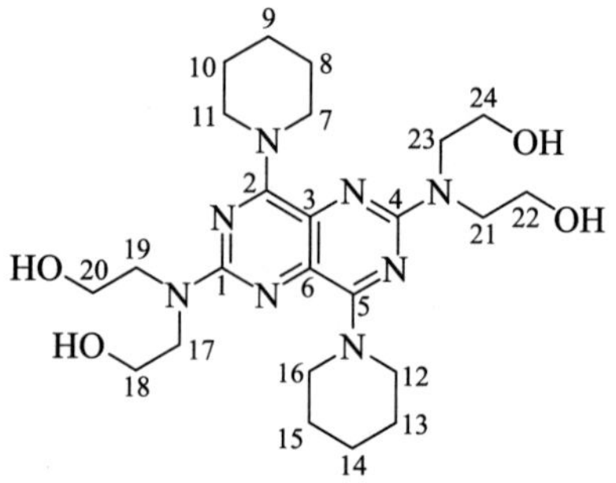

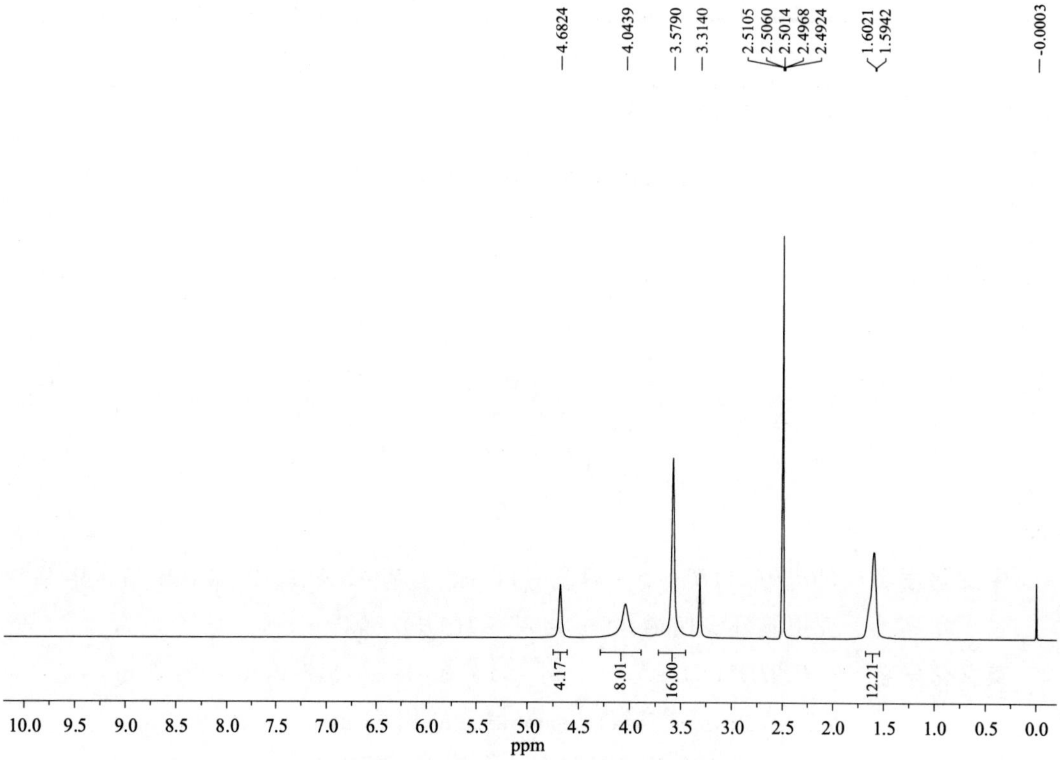

图 1 双嘧达莫的 ^1H NMR 谱（溶剂：CD_3SOCD_3）

^1H NMR：δ 4.68（OH，brs，4H），4.25～3.86（H-7，11，12，16，m，8H），3.70～3.45（H-17，18，19，20，21，22，23，24，m，16H），1.70～1.53（H-8，9，10，13，14，15，m，12H）

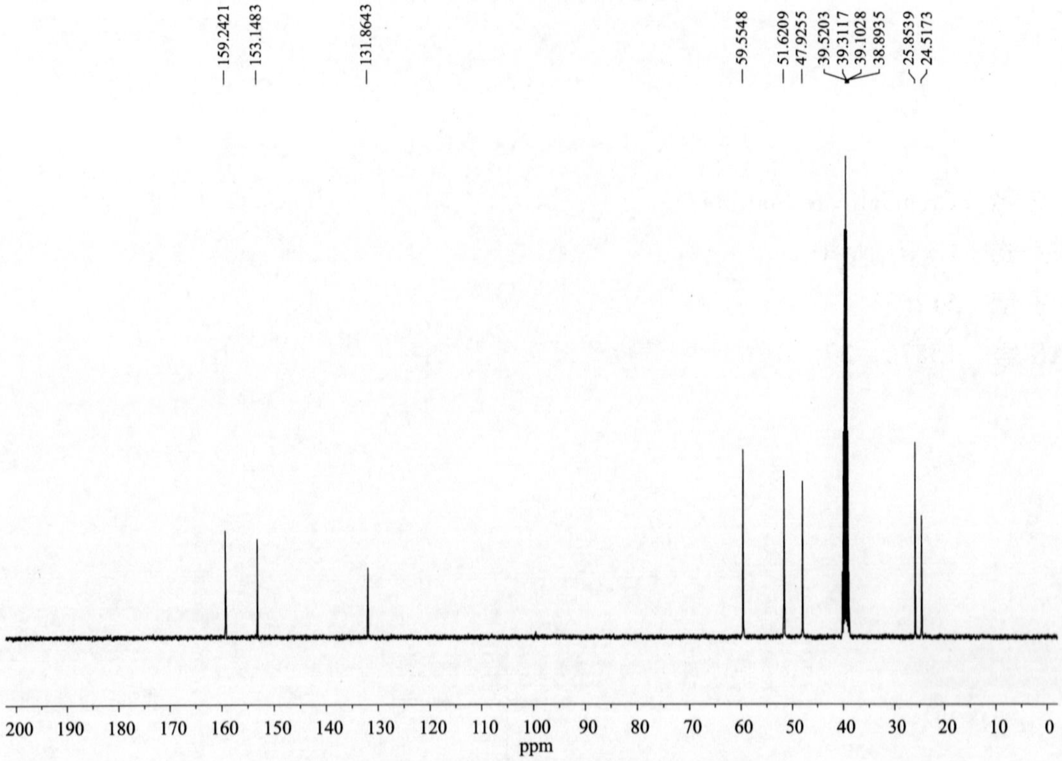

图 2　双嘧达莫的^{13}C NMR 谱（溶剂：CD_3SOCD_3）

^{13}C NMR：δ 159.24（C－1，4），153.15（C－2，5），131.86（C－3，6），59.55（C－18，20，22，24），51.62（C－17，19，21，23），47.93（C－7，11，12，16），25.85（C－8，10，13，15），24.52（C－9，14）

备注

1. 中文化学名　2,2′,2″,2‴－[(4,8－二哌啶基嘧啶并[5,4－*d*]嘧啶－2,6－二基)双次氮基]－四乙醇

2. 英文化学名　2,2′,2″,2‴－[(4,8－di－1－piperidinylpyrimido[5,4－*d*]pyrimidine－2,6－diyl)dinitrilo]tetrakisethanol

3. 性状　本品为黄色结晶性粉末；无臭；味微苦。

4. 溶解性　本品在三氯甲烷中易溶，在乙醇中溶解，在丙酮中微溶，在水中几乎不溶，在稀酸中易溶。

5. 对照品编号与批号　100244－201003

参 考 文 献

[1] http://sdbs. db. aist. go. jp/sdbs/cgi－bin/direct_frame_top. cgi(SDBS)(^{1}H NMR, ^{13}C NMR).

色 甘 酸 钠

英文名 Cromoglicate Sodium

分子式 $C_{23}H_{14}Na_2O_{11}$

分子量 512.33

CAS 号 15826-37-6

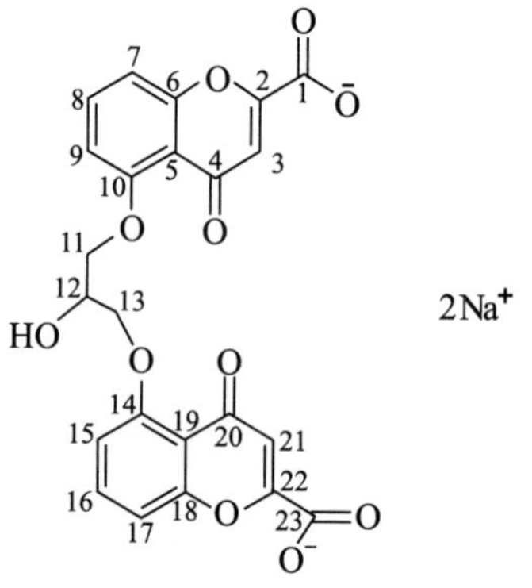

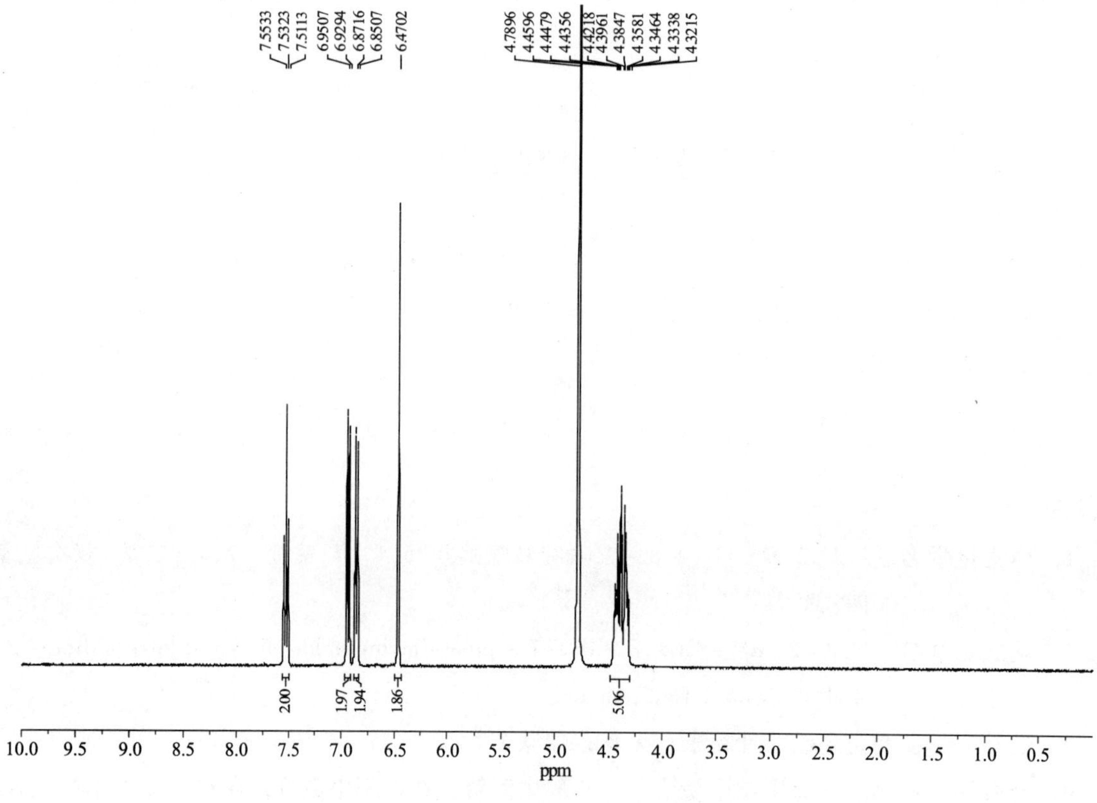

图 1 色甘酸钠的^{1}H NMR 谱（溶剂：D_2O）

^{1}H NMR：δ 7.53 (H-8, 16, t, J = 8.4 Hz, 2H), 6.94 (H-7, 17, d, J = 8.4 Hz, 2H), 6.86 (H-9, 15, d, J = 8.4 Hz, 2H), 6.47 (H-3, 21, s, 2H), 4.47 ~ 4.31 (H-11, 12, 13, m, 5H)

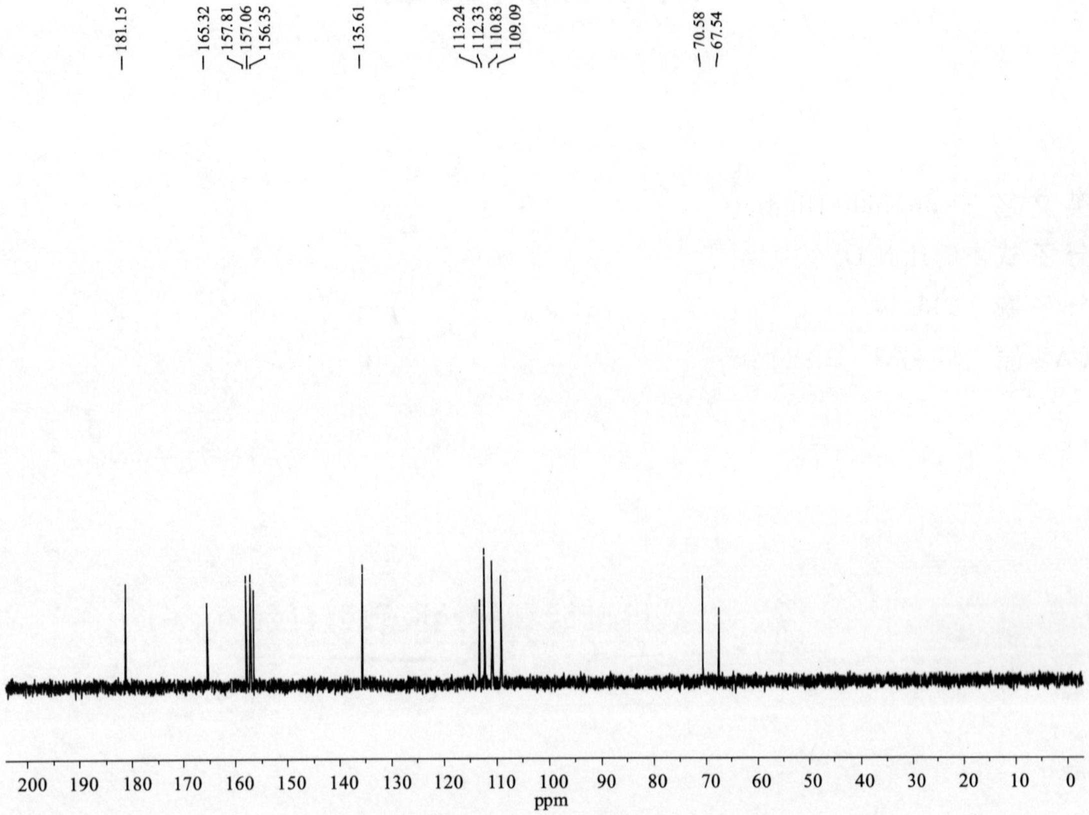

图 2　色甘酸钠的 ^{13}C NMR 谱（溶剂：D_2O）

^{13}C NMR：δ 181.15（C－4，20），165.32（C－1，23），157.81（C－10，14），157.06（C－6，18），156.35（C－2，22），135.61（C－8，16），113.24（C－5，19），112.33（C－3，21），110.83（C－7，17），109.09（C－9，15），70.58（C－11，13），67.54（C－12）

备注

1. 中文化学名　5,5′－[(2－羟基－1,3－亚丙基)二氧]双(4－氧代－4*H*－1－苯并吡喃－2－羧酸)二钠盐

2. 英文化学名　disodium 5,5′－[(2－hydroxytrimethylene)dioxy]bis(4－oxo－4*H*－1－benzopyran－2－carboxylate)

3. 性状　本品为白色结晶性粉末；无臭；有引湿性；遇光易变色。

4. 溶解性　本品在水中溶解，在乙醇或三氯甲烷中不溶。

5. 对照品编号与批号　100245－201002

参 考 文 献

[1] http://sdbs.db.aist.go.jp/sdbs/cgi－bin/cre_index.cgi? lang=eng (SDBS) (^{1}H NMR，^{13}C NMR).

硝酸异山梨酯

英文名 Isosorbide Dinitrate

分子式 $C_6H_8N_2O_8$

分子量 236.14

CAS 号 87-33-2

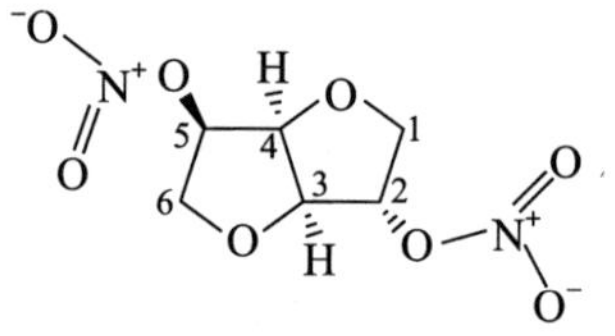

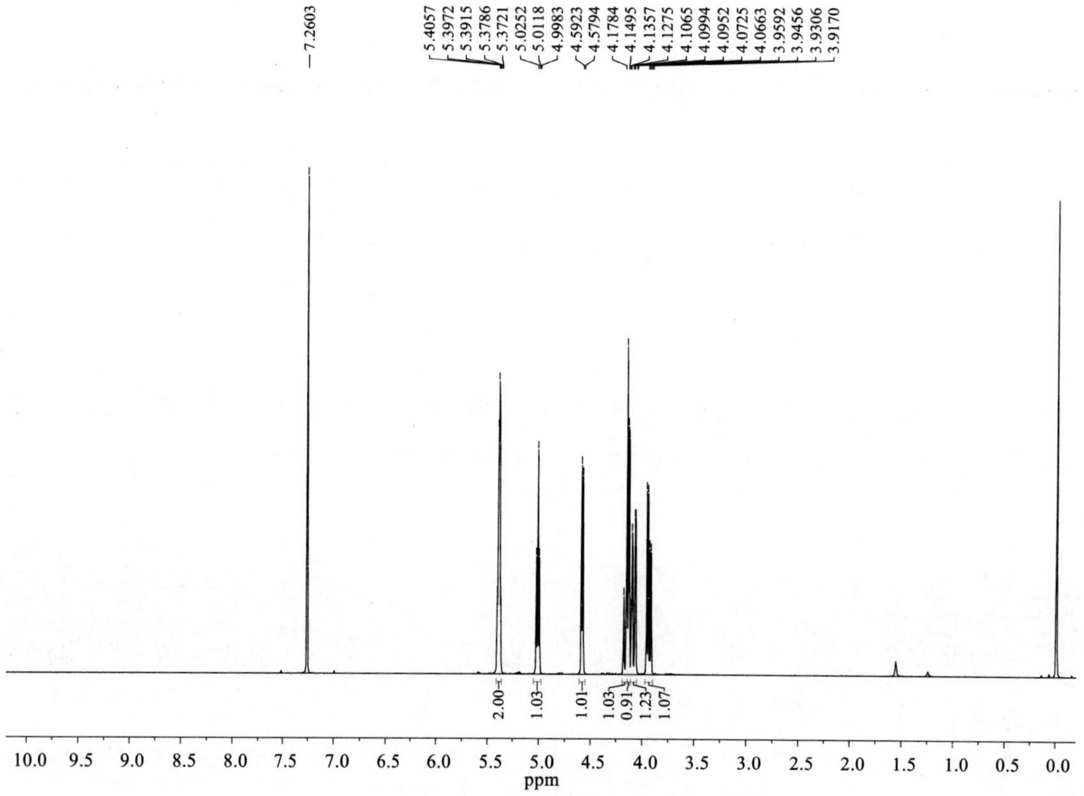

图 1 硝酸异山梨酯的 ^1H NMR 谱（溶剂：$CDCl_3$）

^1H NMR：δ 5.44 ~ 5.34（H-2, 5, m, 2H），5.01（H-4, t, *J* = 5.4 Hz, 1H），4.59（H-3, d, *J* = 5.2 Hz, 1H），4.16（H-1a, d, *J* = 11.5 Hz, 1H），4.13（H-1b, d, *J* = 3.3 Hz, 1H），4.08（H-6a, m, 1H），3.94（H-6b, dd, *J* = 11.5, 5.4 Hz, 1H）

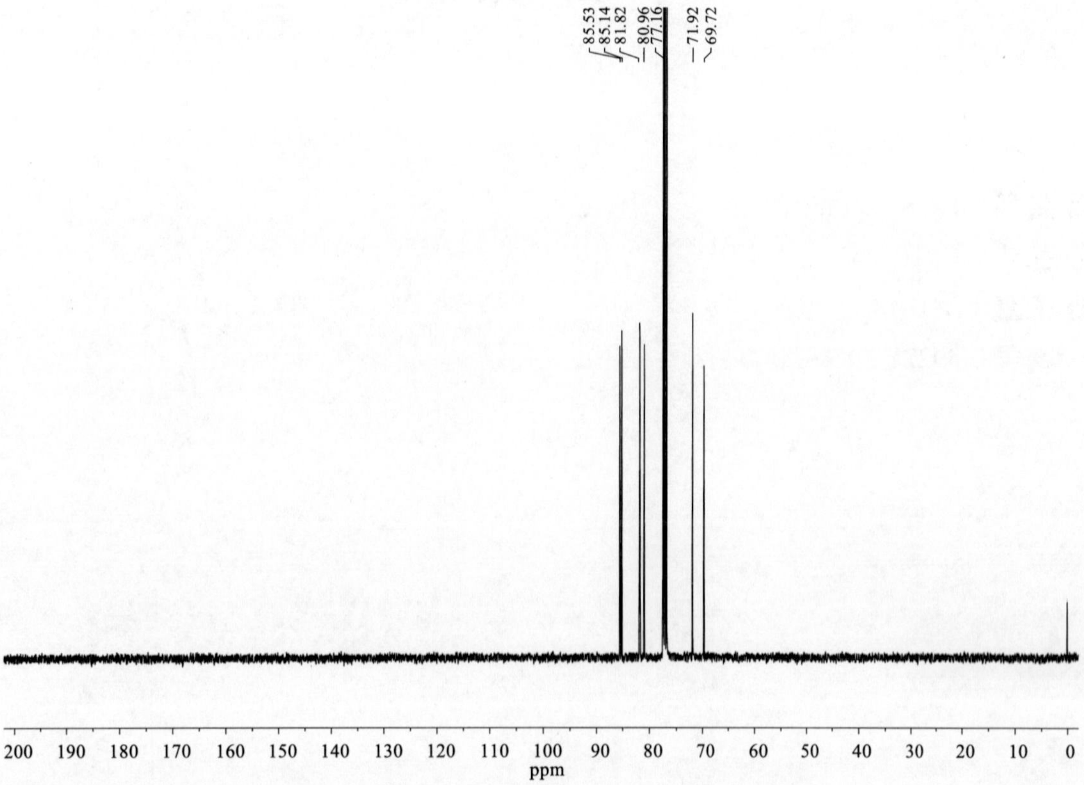

图7　硝酸异山梨酯的^{13}C NMR谱（溶剂：$CDCl_3$）

^{13}C NMR：δ 85.53（C－5），85.14（C－2），81.82（C－3），80.96（C－4），71.92（C－1），69.72（C－6）

备注

1. 中文化学名　1,4:3,6－二脱水－*D*－山梨醇二硝酸酯

2. 英文化学名　1,4:3,6－dianhydro－*D*－glucitol dinitrate

3. 性状　本品为白色结晶性粉末；无臭；受热或受到撞击易发生爆炸。

4. 溶解性　本品在丙酮或三氯甲烷中易溶，在乙醇中略溶，在水中微溶。

5. 对照品编号与批号　100250－201004

参考文献

[1] Hopton F J, Thomas G H S. Conformations of some dianhydrohexitols. Can J Chem, 1969, 47: 2395(^{1}H NMR).

月 桂 氮 酮

英文名 Laurocapram

分子式 $C_{18}H_{35}NO$

分子量 281.48

CAS 号 59227－89－3

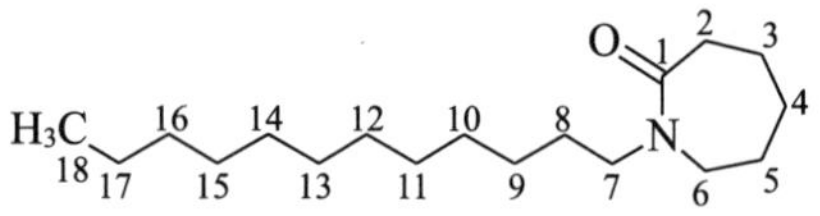

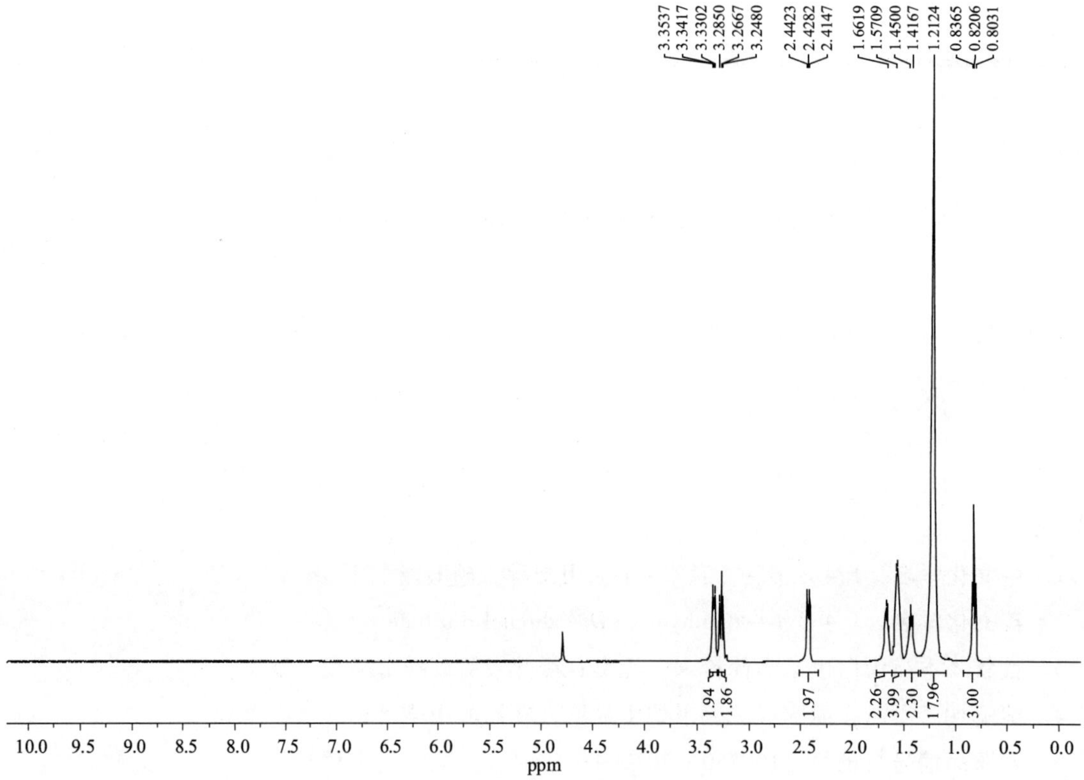

图 1　月桂氮酮的 ^{1}H NMR 谱（溶剂：CD_3OD）

^{1}H NMR：δ 3.37～3.31 (H－6, m, 2H), 3.30～3.22 (H－7, m, 2H), 2.50～2.33 (H－2, m, 2H), 1.73～1.62 (H－3, m, 2H), 1.56 (H－4, 5, m, 4H), 1.50～1.37 (H－8, m, 2H), 1.33～1.10 (H－9, 10, 11, 12, 13, 14, 15, 16, 17, m, 18H), 0.82 (H－18, t, J = 6.7 Hz, 3H)

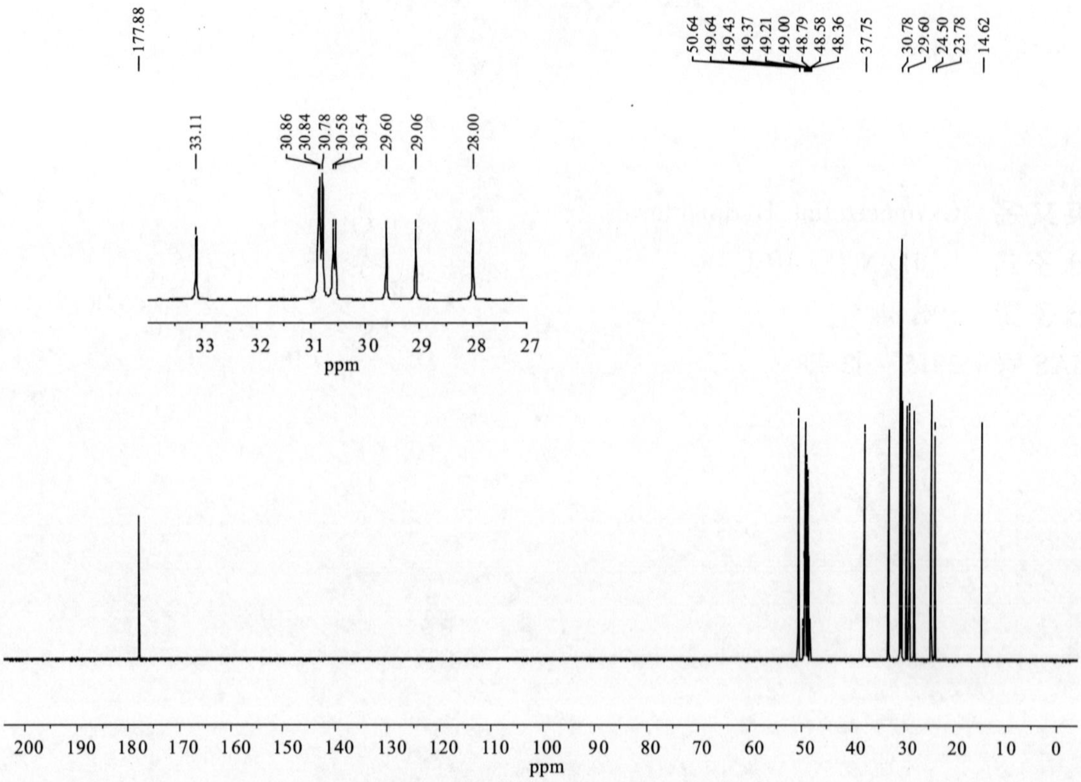

图 2　月桂氮酮的^{13}C NMR 谱(溶剂:CD_3OD)

^{13}C NMR: δ 177. 88 (C－1), 50. 64 (C－6), 49. 37 (C－7), 37. 75 (C－8), 33. 11 (C－2), 30. 86 (C－16), 30. 84 (C－10, 13), 30. 78 (C－5, 14), 30. 58 (C－15), 30. 54 (C－12), 29. 60 (C－11), 29. 06 (C－4), 28. 00 (C－9), 24. 50 (C－3), 23. 78 (C－17), 14. 62 (C－18)

注: 49. 37 (C－7)和溶剂峰重叠

备注

1. **中文化学名**　1－十二烷基－六氢－2*H*－氮杂萆－2－酮
2. **英文化学名**　1－dodecylhexahydro－2*H*－azepin－2－one
3. **性状**　本品为无色透明的黏稠液体；几乎无臭，无味。
4. **溶解性**　本品在无水乙醇、乙酸乙酯、乙醚或环己烷中极易溶解，在水中不溶。
5. **对照品编号与批号**　100251－201103

盐酸羟甲唑啉

英文名 Oxymetazoline Hydrochloride

分子式 $C_{16}H_{24}N_2O \cdot HCl$

分子量 296.84

CAS 号 2315－02－8

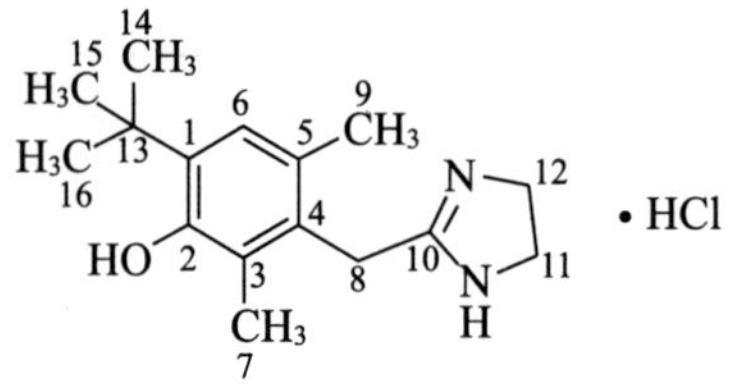

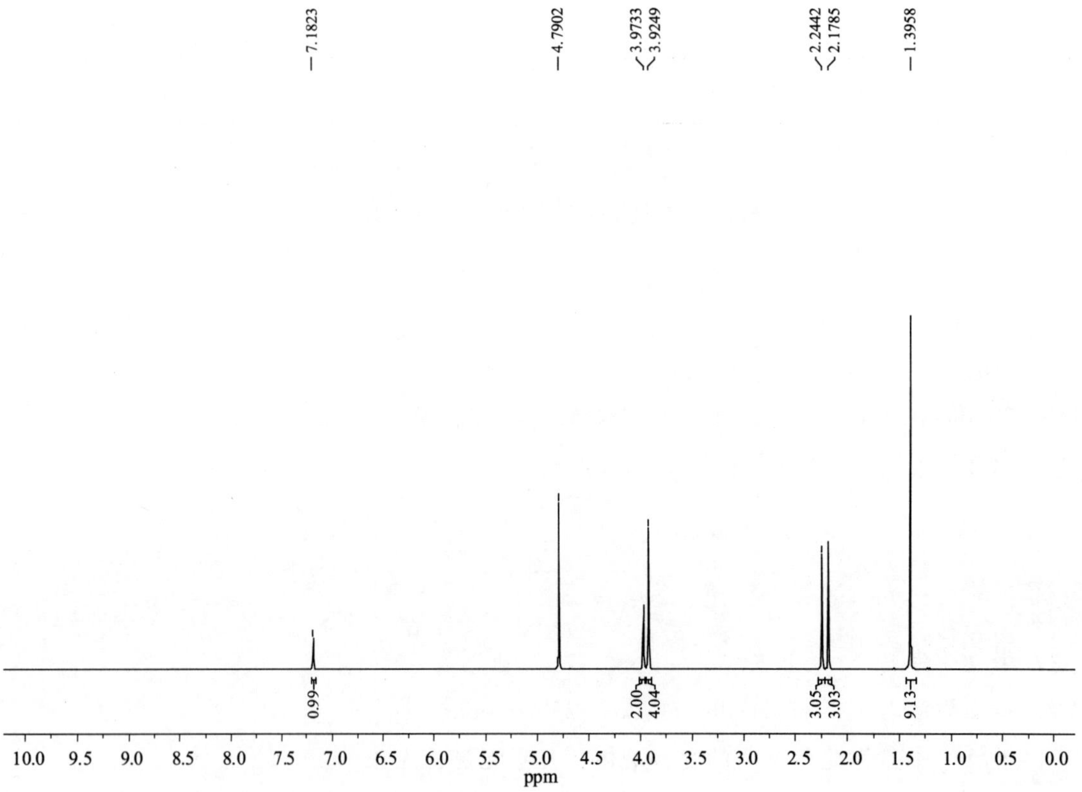

图 1　盐酸羟甲唑啉的¹H NMR 谱（溶剂：D_2O）

^{1}H NMR：δ 7.18 (H－6, s, 1H), 3.97 (H－8, s, 2H), 3.92 (H－11, 12, s, 4H), 2.24 (H－9, s, 3H), 2.18 (H－7, s, 3H), 1.40 (H－14, 15, 16, s, 9H)

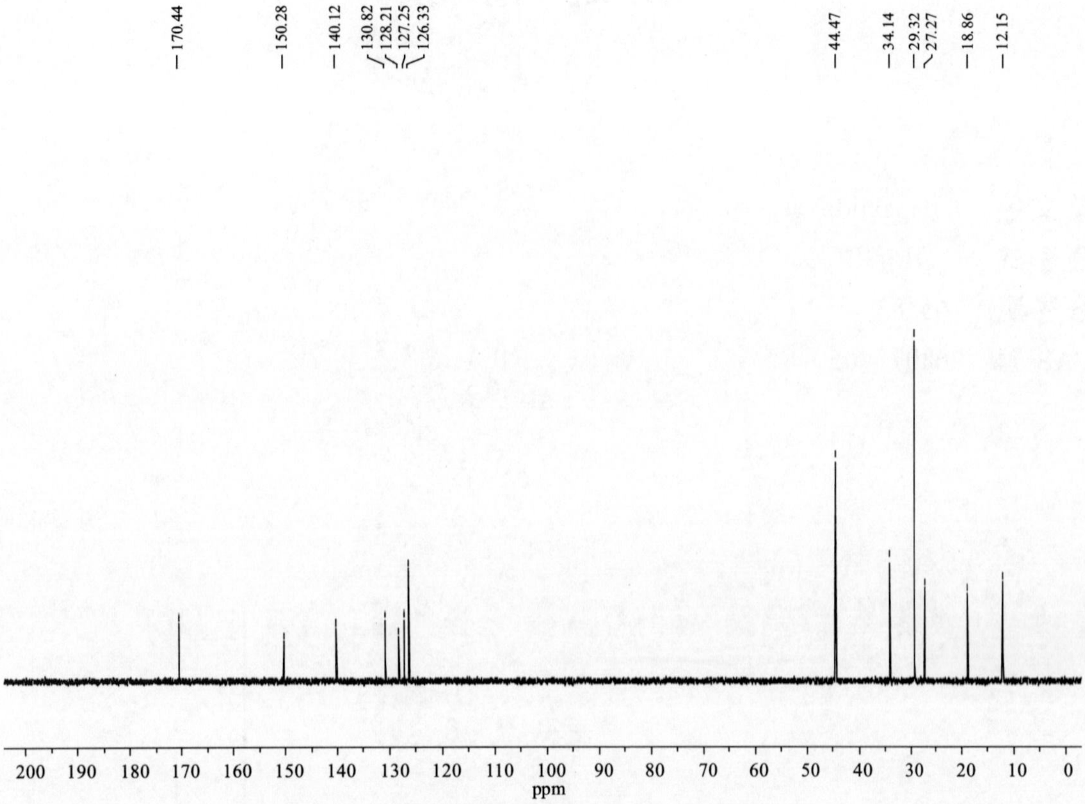

图 2　盐酸羟甲唑啉的 ^{13}C NMR 谱（溶剂：D_2O）

^{13}C NMR：δ 170.44（C－10），150.28（C－2），140.12（C－1），130.82（C－5），128.21（C－4），127.25（C－3），126.33（C－6），44.47（C－11，12），34.14（C－13），29.32（C－14，15，16），27.27（C－8），18.86（C－9），12.15（C－7）

备注

1. 中文化学名　3－[(4,5－二氢－1*H*－2－咪唑基)甲基]－6－(1,1－二甲基乙基)－2,4－二甲基苯酚盐酸盐

2. 英文化学名　2－(3－hydroxy－2,6－dimethyl－4－*tert*－butylbenzyl)－2－imidazoline hydrochloride

3. 性状　本品为白色或类白色的结晶性粉末；无臭，无味。

4. 溶解性　本品在水或甲醇中易溶，在乙醚或三氯甲烷中不溶。

5. 对照品编号与批号　100253－201102

参 考 文 献

[1] Mahajan M K, Uttamsingh V, Gan L S, et al. Identification and characterization of oxymetazoline glucuronidation in human liver microsomes: evidence for the involvement of UGT1A9. J Pharm Sci, 2011, 100:784(^{1}H NMR).

吲达帕胺

英文名　Indapamide

分子式　$C_{16}H_{16}ClN_3O_3S$

分子量　365.83

CAS 号　26807-65-8

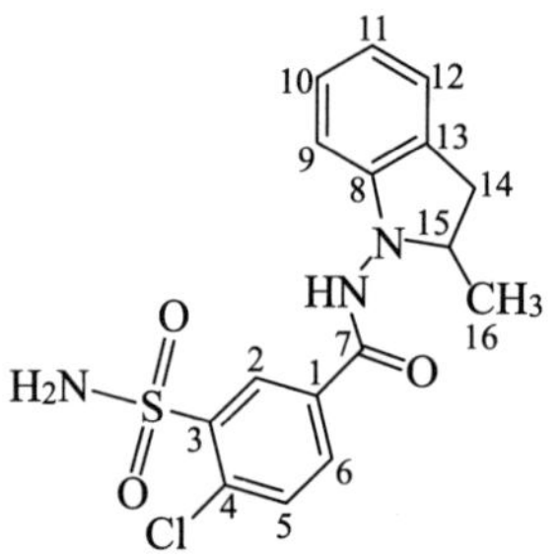

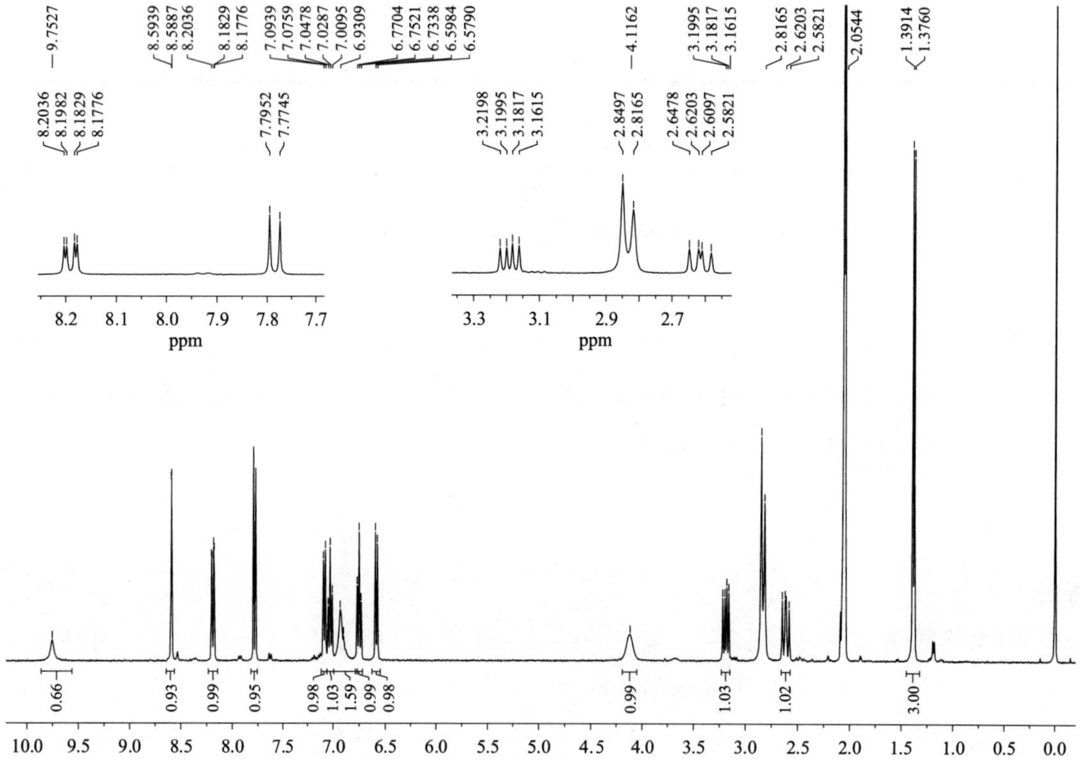

图 1　吲达帕胺的¹H NMR 谱（溶剂：CD_3COCD_3）

¹H NMR：δ 9.75 (NH, s, 1H), 8.59 (H-2, d, *J*=2.1 Hz, 1H), 8.19 (H-6, dd, *J*=8.3, 2.1 Hz, 1H), 7.78 (H-5, d, *J*=8.3 Hz, 1H), 7.08 (H-12, d, *J*=7.2 Hz, 1H), 7.03 (H-10, t, *J*=7.7 Hz, 1H), 6.97~6.84 (NH_2, brs, 2H), 6.75 (H-11, t, *J*=7.3 Hz, 1H), 6.59 (H-9, d, *J*=7.8 Hz, 1H), 4.12 (H-15, brs, 1H), 3.19 (H-14a, dd, *J*=15.2, 8.1 Hz, 1H), 2.61 (H-14b, dd, *J*=15.2, 11.0 Hz, 1H), 1.38 (H-16, d, *J*=6.2 Hz, 3H)

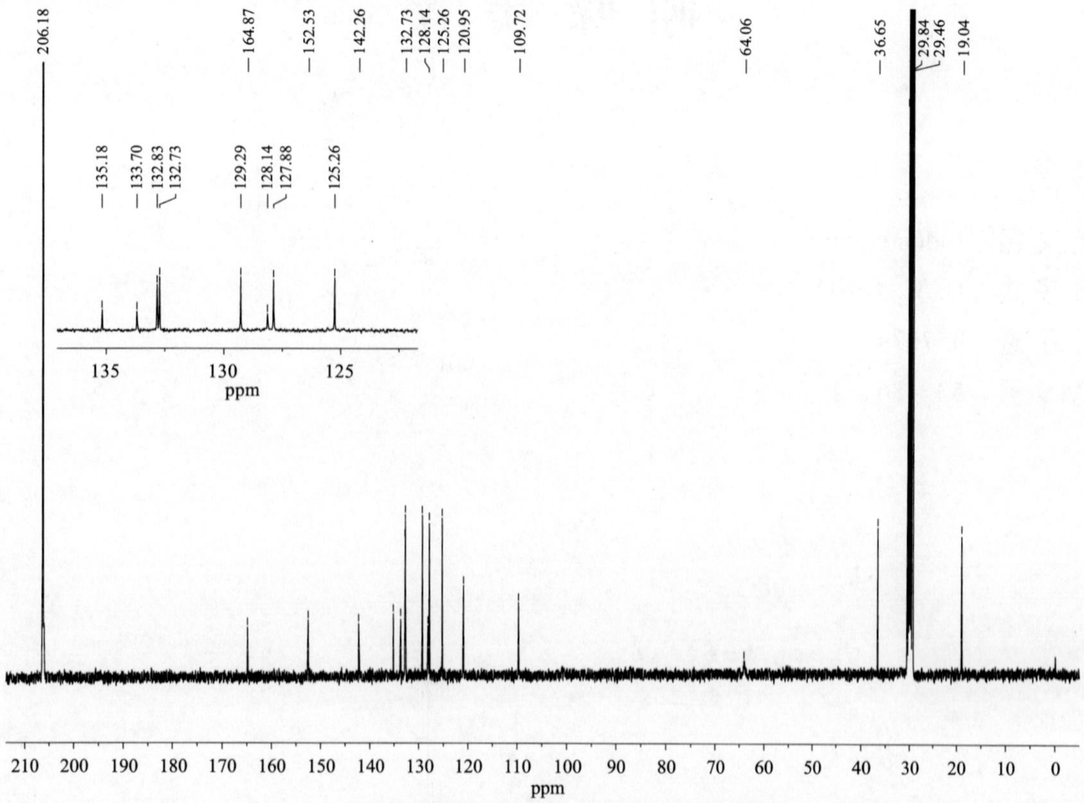

图 2　吲达帕胺的^{13}C NMR 谱（溶剂：CD_3COCD_3）

^{13}C NMR：δ 164.87（C－7），152.53（C－8），142.26（C－3），135.18（C－1），133.70（C－4），132.83（C－5），132.73（C－6），129.29（C－10），128.14（C－13），127.88（C－2），125.26（C－12），120.95（C－11），109.72（C－9），64.06（C－15），36.65（C－14），19.04（C－16）

备注

1. **中文化学名**　*N*－(2－甲基－2,3－二氢－1*H*－吲哚基)3－氨磺酰基－4－氯－苯甲酰胺
2. **英文化学名**　3－(aminosulfonyl)－4－chloro－*N*－(2,3－dihydro－2－methyl－1*H*－indol－1－yl)benzamide
3. **性状**　本品为类白色针状结晶或结晶性粉末；无臭，无味。
4. **溶解性**　本品在丙酮、冰醋酸中易溶，在乙醇或乙酸乙酯中溶解，在三氯甲烷或乙醚中微溶，在水中几乎不溶；在稀盐酸中几乎不溶。
5. **对照品编号与批号**　100257－200903

参 考 文 献

[1] Metwally M M F. Spectroscopic infra red and proton magnetic resonance determination of indapamide. Egy J Biomed Sci, 2004,16:180(^{1}HNMR).

[2] Ziobro B, Sienkiewicz B, Kowalski P. One－pot synthesis of the indole derivative 4－chloro－3－sulphamoyl－*N*－(2,3－dihydro－2－methyl－1*H*－indol－1－yl)ben zamide(indapamide). J Heterocyclic Chem, 2004,41:95(^{1}H NMR).

吲 哚 美 辛

英文名　Indometacin

分子式　$C_{19}H_{16}ClNO_4$

分子量　357.79

CAS 号　53-86-1

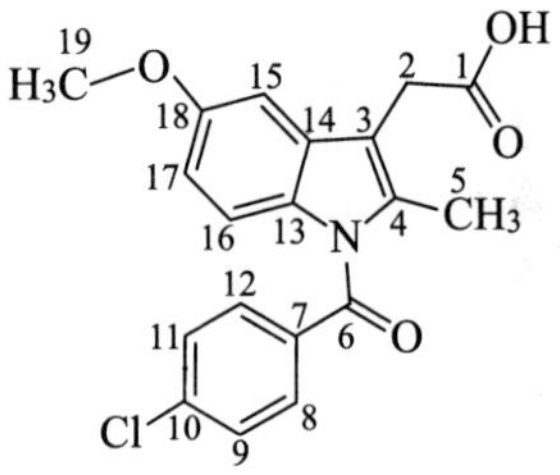

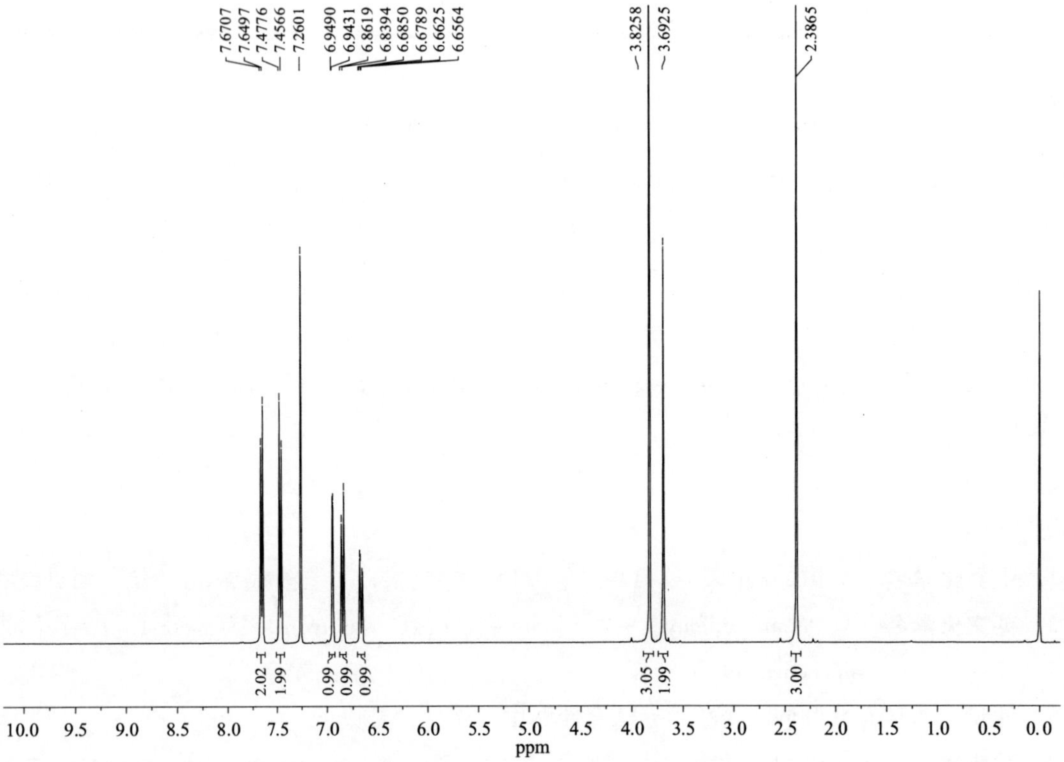

图 1　吲哚美辛的^{1}H NMR 谱（溶剂：$CDCl_3$）

^{1}H NMR：δ 7.66（H-8，12，d，J=8.4 Hz，2H），7.47（H-9，11，d，J=8.4 Hz，2H），6.95（H-15，d，J=2.4 Hz，1H），6.85（H-16，d，J=9.0 Hz，1H），6.67（H-17，dd，J=9.0，2.4 Hz，1H），3.83（H-19，s，3H），3.69（H-2，s，2H），2.39（H-5，s，3H）

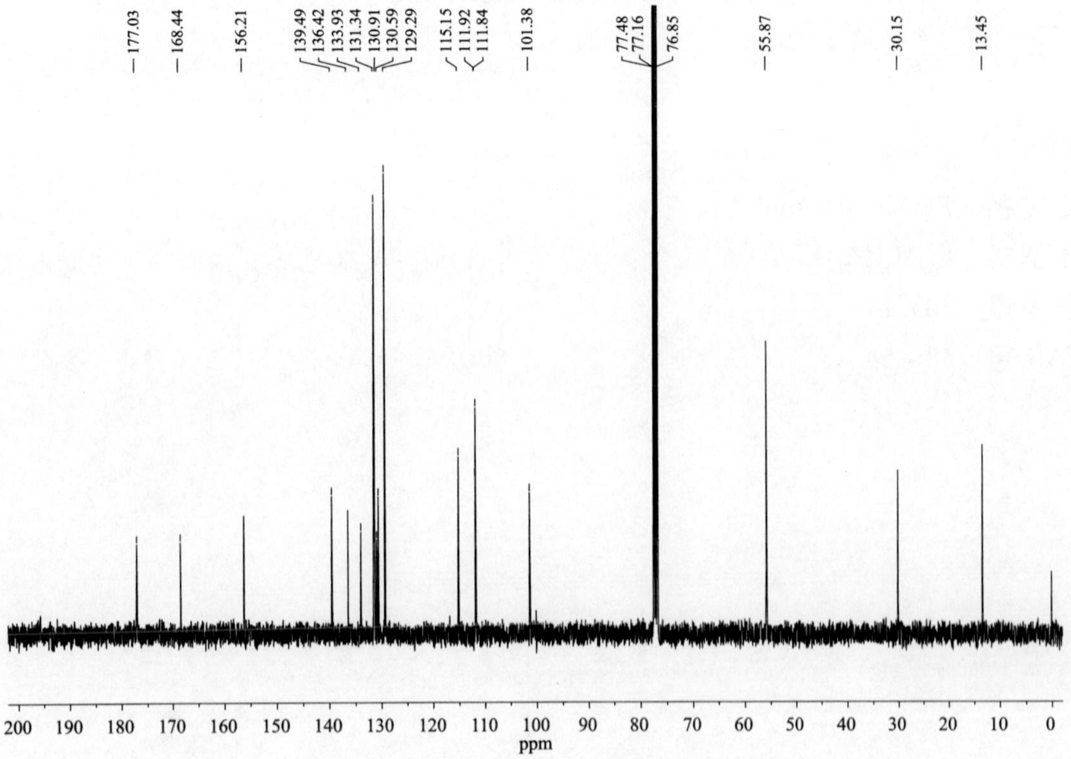

图 2　吲哚美辛的 ^{13}C NMR 谱（溶剂：$CDCl_3$）

^{13}C NMR：δ 177.03（C－1），168.44（C－6），156.21（C－18），139.49（C－10），136.42（C－4），133.93（C－7），131.34（C－8，12），130.91（C－13），130.59（C－14），129.29（C－9，11），115.15（C－16），111.92（C－3），111.84（C－17），101.38（C－15），55.87（C－19），30.15（C－2），13.45（C－5）

备注

1. 中文化学名　2－甲基－1－(4－氯苯甲酰基)－5－甲氧基－1*H*－吲哚－3－乙酸

2. 英文化学名　1－(4－chlorobenzoyl)－5－methoxy－2－methyl－1*H*－indole－3－acetic acid

3. 性状　本品为类白色至微黄色结晶性粉末；几乎无臭，无味。

4. 溶解性　本品在丙酮中溶解，在甲醇、乙醇、三氯甲烷或乙醚中略溶，在甲苯中极微溶解，在水中几乎不溶。

5. 对照品编号与批号　100258－200904

参 考 文 献

[1] http://sdbs. db. aist. go. jp/sdbs/cgi－bin/cre_index. cgi? lang＝eng(SDBS)(^{1}H NMR,^{13}C NMR).

依 他 尼 酸

英文名 Ethacrynic Acid

分子式 $C_{13}H_{12}Cl_2O_4$

分子量 303.14

CAS 号 58-54-8

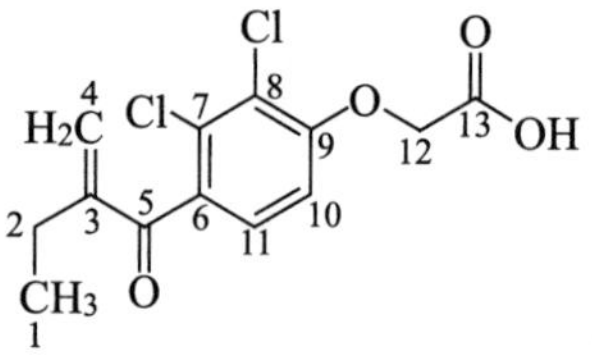

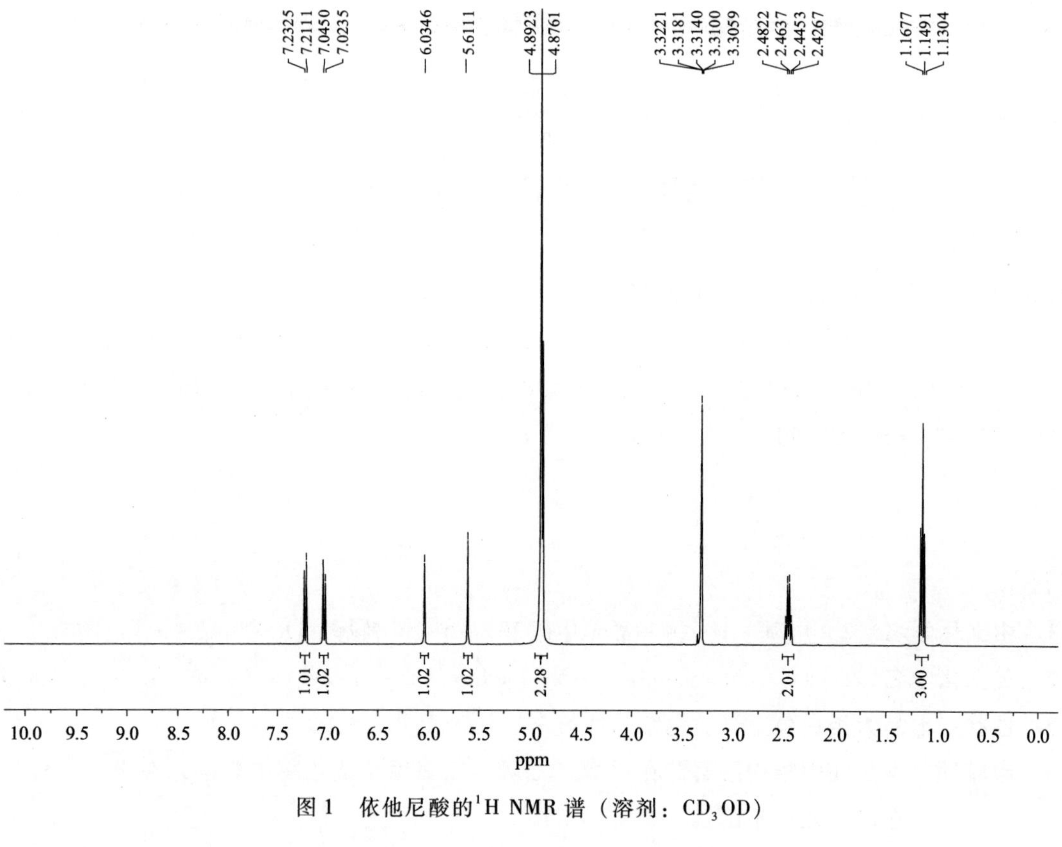

图 1 依他尼酸的^{1}H NMR 谱（溶剂：CD_3OD）

^{1}H NMR：δ 7.22（H-11，d，J=8.6 Hz，1H），7.03（H-10，d，J=8.6 Hz，1H），6.03（H-4a，s，1H），5.61（H-4b，s，1H），4.88（H-12，s，2H），2.45（H-2，q，J=7.4 Hz，2H），1.15（H-1，t，J=7.5 Hz，3H）

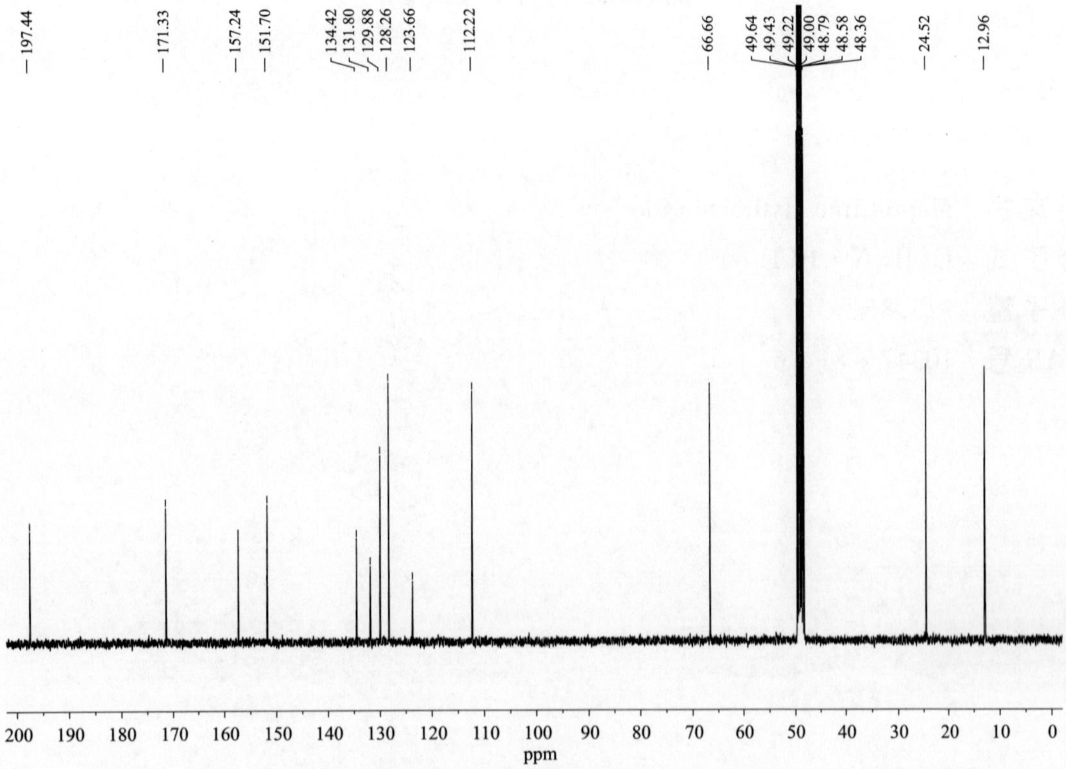

图 2　依他尼酸的^{13}C NMR 谱（溶剂：CD_3OD）

^{13}C NMR：δ 197.44 （C－5），171.33 （C－13），157.24 （C－9），151.70 （C－3），134.42 （C－7），131.80 （C－6），129.88 （C－11），128.26 （C－8），123.66 （C－4），112.22 （C－10），66.66 （C－12），24.52 （C－2），12.96 （C－1）

备注

1. 中文化学名　[2,3－二氯－4－(2－亚甲基丁酰基)苯氧基]乙酸

2. 英文化学名　[2,3－dichloro－4－(2－ethylacryloyl)phenoxy]acetic acid

3. 性状　本品为白色结晶性粉末；无臭，味微苦涩。

4. 溶解性　本品在乙醇或乙醚中易溶，在水中几乎不溶；在冰醋酸中易溶。

5. 对照品编号及批号　100259－201302

盐酸马普替林

英文名 Maprotiline Hydrochloride

分子式 $C_{20}H_{23}N \cdot HCl$

分子量 313.86

CAS 号 10347 - 81 - 6

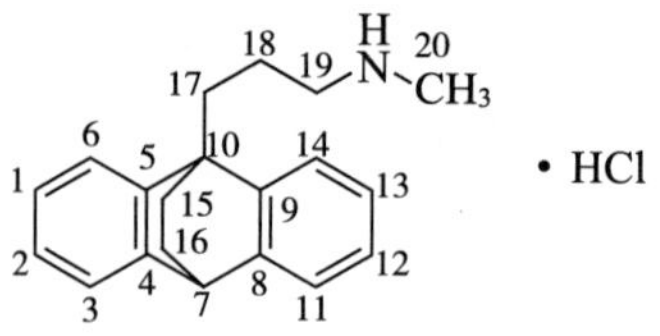

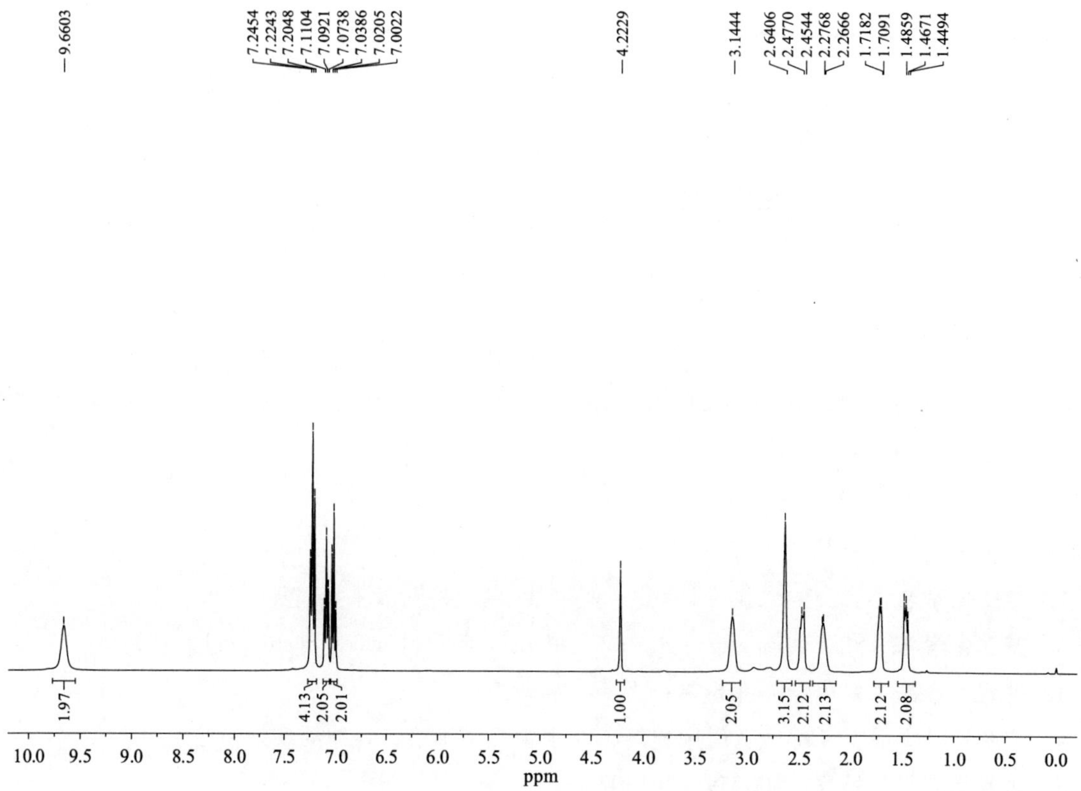

图 1 盐酸马普替林的^{1}H NMR 谱（溶剂：$CDCl_3$）

^{1}H NMR：δ 9.66（NH，brs，2H），7.27 ~ 7.18（H - 3，6，11，14，m，4H），7.09（H - 1，13，t，J = 7.3 Hz，2H），7.02（H - 2，12，t，J = 7.3 Hz，2H），4.22（H - 7，s，1H），3.24 ~ 3.07（H - 19，m，2H），2.64（H - 20，s，3H），2.53 ~ 2.39（H - 16，m，2H），2.37 ~ 2.14（H - 15，m，2H），1.78 1.64（H - 18，m，2H），1.54 ~ 1.37（H - 17，m，2H）

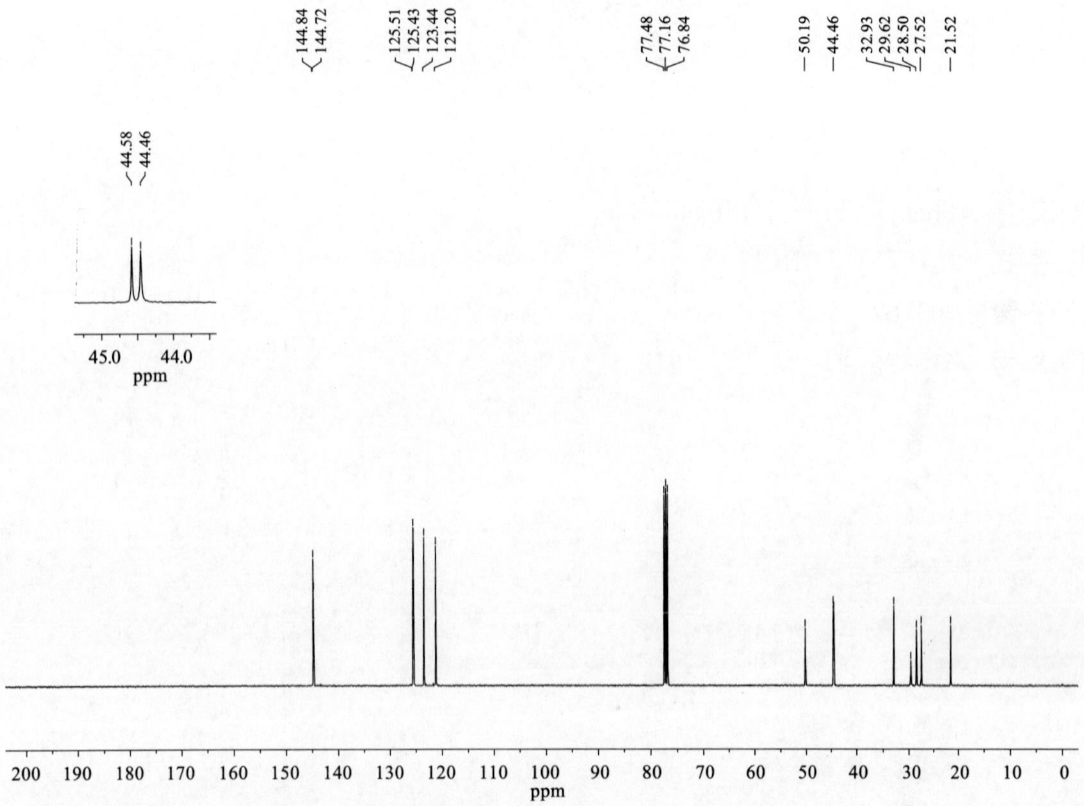

图 2　盐酸马普替林的 ¹³C NMR 谱（溶剂：$CDCl_3$）

^{13}C NMR：δ 144.84（C－5，9），144.72（C－4，8），125.51（C－1，13），125.43（C－2，12），123.44（C－3，11），121.20（C－6，14），50.19（C－19），44.58（C－10），44.46（C－7），32.93（C－20），29.62（C－17），28.50（C－15），27.52（C－16），21.52（C－18）

备注

1. 中文化学名　*N*－甲基－9,10－桥亚乙基蒽－9(10*H*)－丙胺盐酸盐

2. 英文化学名　*N*－methyl－9,10－ethanoanthracene－9(10*H*)－propanamine hydrochloride

3. 性状　本品为白色或类白色结晶性粉末；无臭，味苦。

4. 溶解性　本品在甲醇或三氯甲烷中易溶，在水中微溶，在正庚烷中不溶。

5. 对照品编号与批号　100260－200902

盐酸去氧肾上腺素

英文名 Phenylephrine Hydrochloride

分子式 $C_9H_{13}NO_2 \cdot HCl$

分子量 203.67

CAS 号 61-76-7

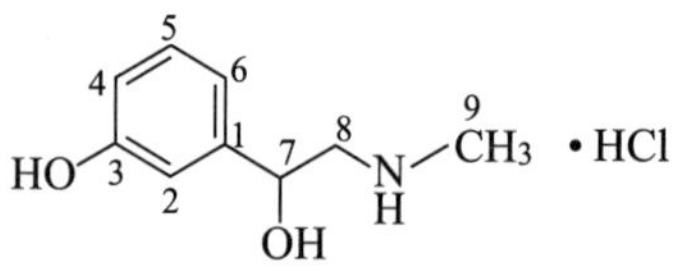

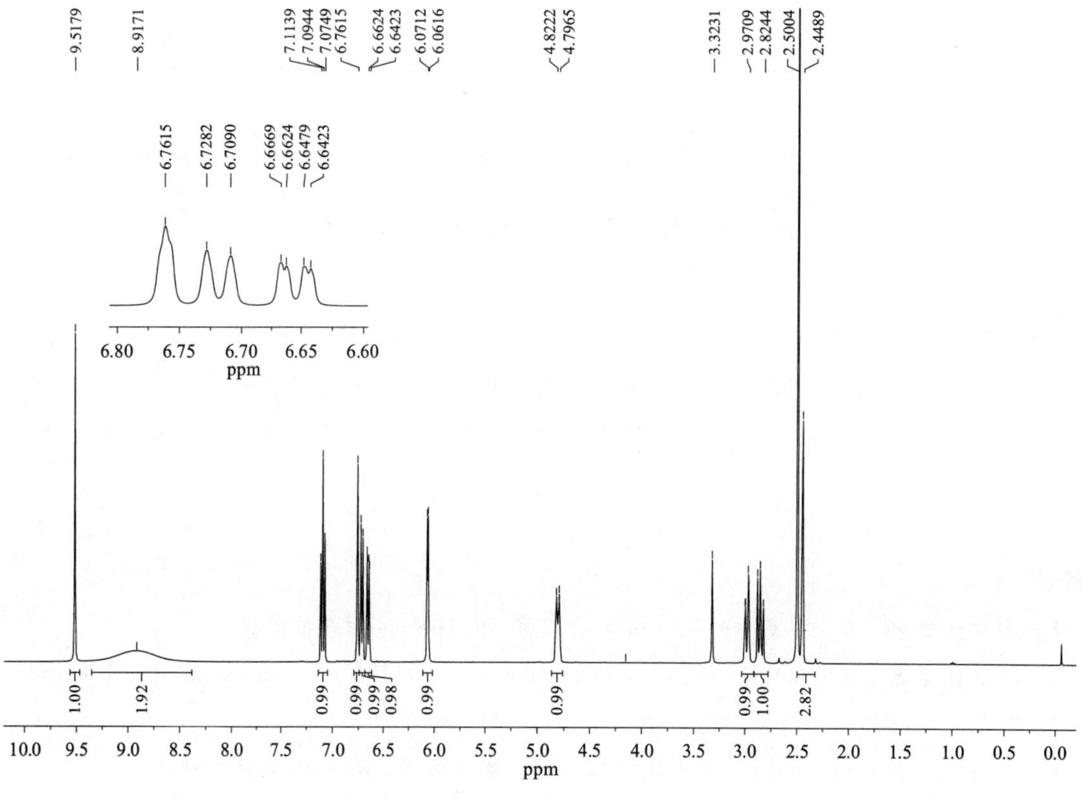

图 1 盐酸去氧肾上腺素的 ^{1}H NMR 谱（溶剂：CD_3SOCD_3）

^{1}H NMR：δ 9.52（OH，s，1H），8.92（NH · HCl，brs，2H），7.09（H-5，t，J=7.8 Hz，1H），6.76（H-2，s，1H），6.72（H-6，d，J=7.7 Hz，1H），6.65（H-4，dd，J=7.8，2.0 Hz，1H），6.02（OH—CH，d，J=3.9 Hz，1H），4.81（H-7，m，1H），2.97（H-8a，m，1H），2.85（H-8b，m，1H），2.45（H-9，s，3H）

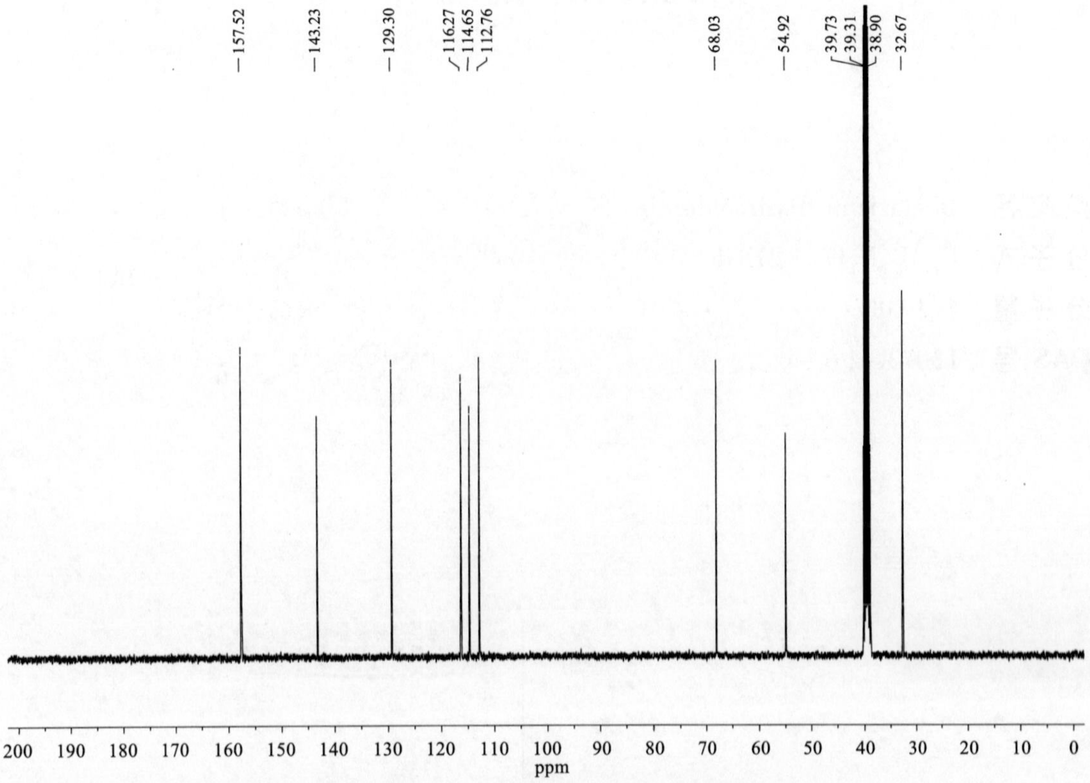

图 2 盐酸去氧肾上腺素的 ^{13}C NMR 谱（溶剂：CD_3SOCD_3）

^{13}C NMR：δ 157.52（C－3），143.23（C－1），129.30（C－5），116.27（C－6），114.65（C－4），112.76（C－2），68.03（C－7），54.92（C－8），32.67（C－9）

备注

1. 中文化学名 （*R*）－（－）－α－［（甲氨基）甲基］－3－羟基苯甲醇盐酸盐

2. 英文化学名 （αR）－3－hydroxy－α－［（methylamino）methyl］benzenemethanol hydrochloride

3. 性状 本品为白色或类白色的结晶性粉末；无臭，味苦。

4. 溶解性 本品在水或乙醇中易溶，在三氯甲烷或乙醚中不溶。

5. 对照品编号与批号 100261－200802

参 考 文 献

［1］ http://sdbs.db.aist.go.jp/sdbs/cgi－bin/cre_index.cgi? lang＝eng(SDBS)(^{1}HNMR, ^{13}CNMR).

盐酸去氯羟嗪

英文名 Decloxizine Hydrochloride

分子式 $C_{21}H_{28}N_2O_2 \cdot 2HCl$

分子量 413.38

CAS 号 13073－96－6

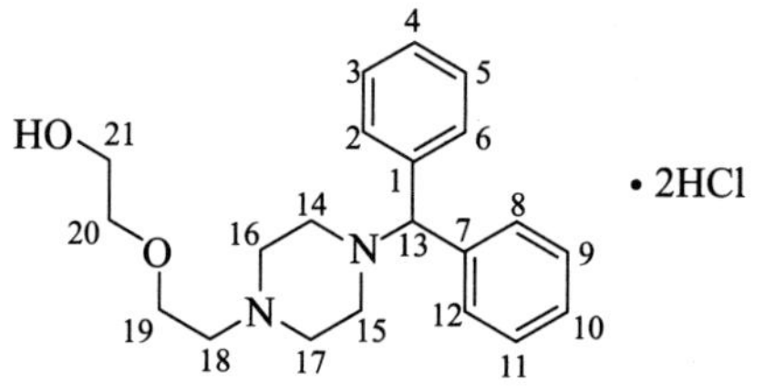

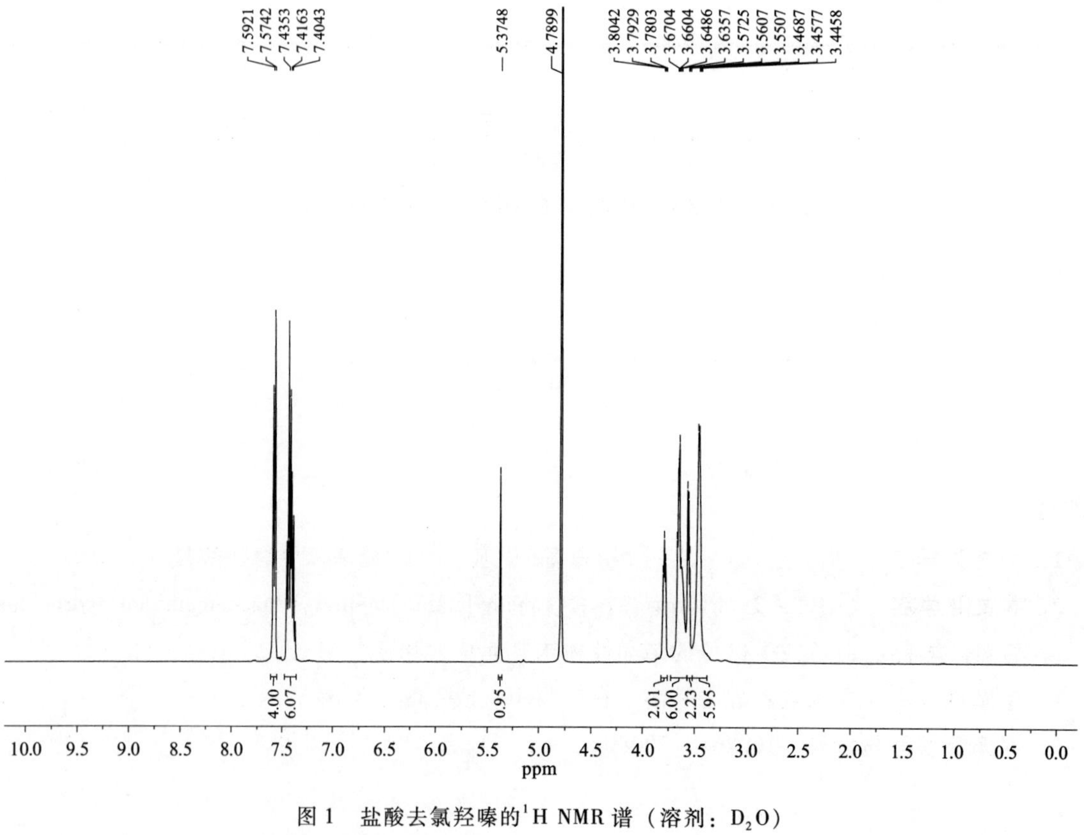

图 1 盐酸去氯羟嗪的^{1}H NMR 谱（溶剂：D_2O）

^{1}H NMR：δ 7.58（H－2, 6, 8, 12, d, J＝7.2 Hz, 4H），7.43～7.40（H－3, 4, 5, 9, 10, 11, m, 6H），5.37（H－13, s, 1H），3.80～3.78（H－20, m, 2H），3.67～3.64（m, 6H），3.57～3.55（m, 2H），3.47～3.45（m, 6H）

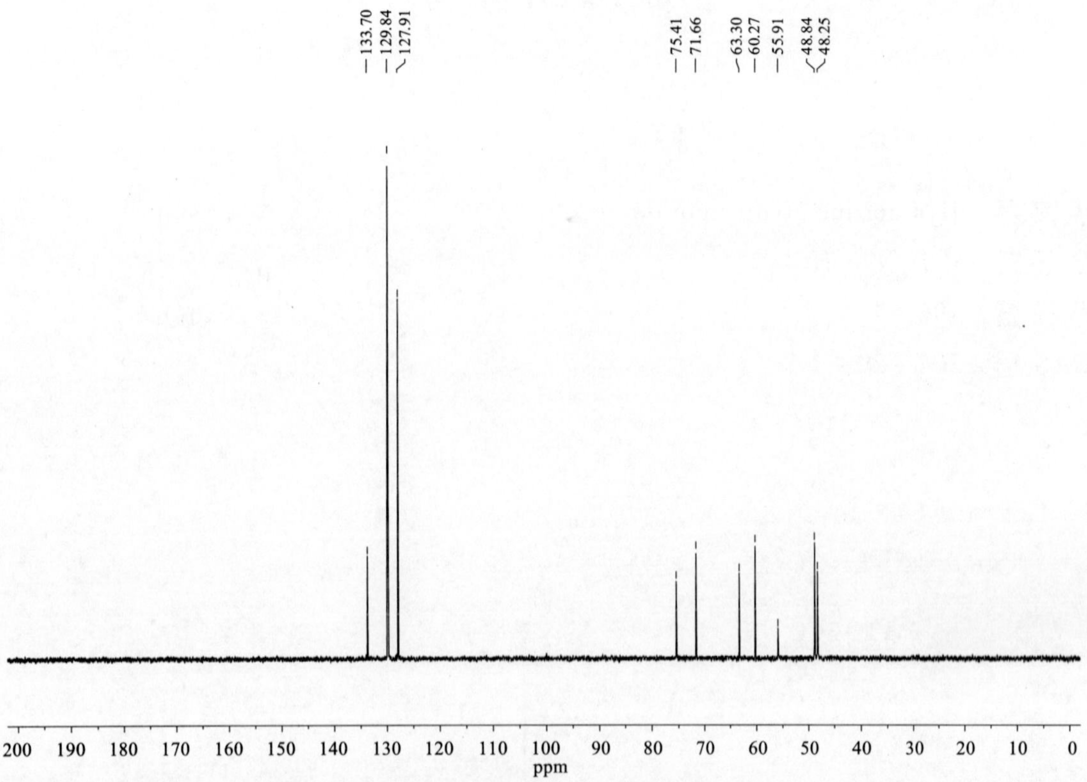

图 2 盐酸去氯羟嗪的^{13}C NMR 谱（溶剂：D_2O）

^{13}C NMR：δ 133.70（C-1，7），129.84（C-3，5，9，11），127.91（C-2，6，8，12，4，10），75.41（C-13），71.66（C-20），63.30（C-19），60.27（C-21），55.91（C-18），48.84（C-16，17），48.25（C-14，15）

备注

1. 中文化学名 2-[2-[4-(二苯基甲基)-1-哌嗪基]乙氧基]乙醇二盐酸盐

2. 英文化学名 2-[2-(4-benzhydrylpiperazin-1-yl)ethoxy]ethanol dihydrochloride

3. 性状 本品为白色至微黄色粉末；无臭，味苦；有引湿性。

4. 溶解性 本品在水中极易溶解，在乙醇中易溶，在三氯甲烷中略溶，在丙酮中极微溶解，在乙醚中不溶。

5. 对照品编号与批号 100262-200301

盐酸肼屈嗪

英文名 Hydralazine Hydrochloride

分子式 $C_8H_8N_4 \cdot HCl$

分子量 196.64

CAS 号 304-20-1

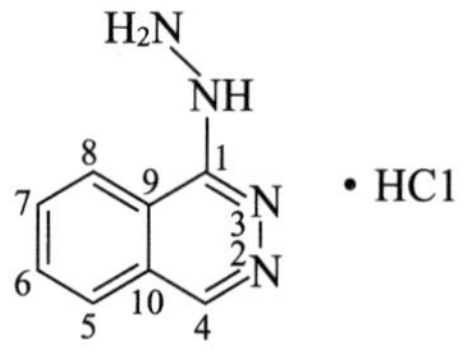

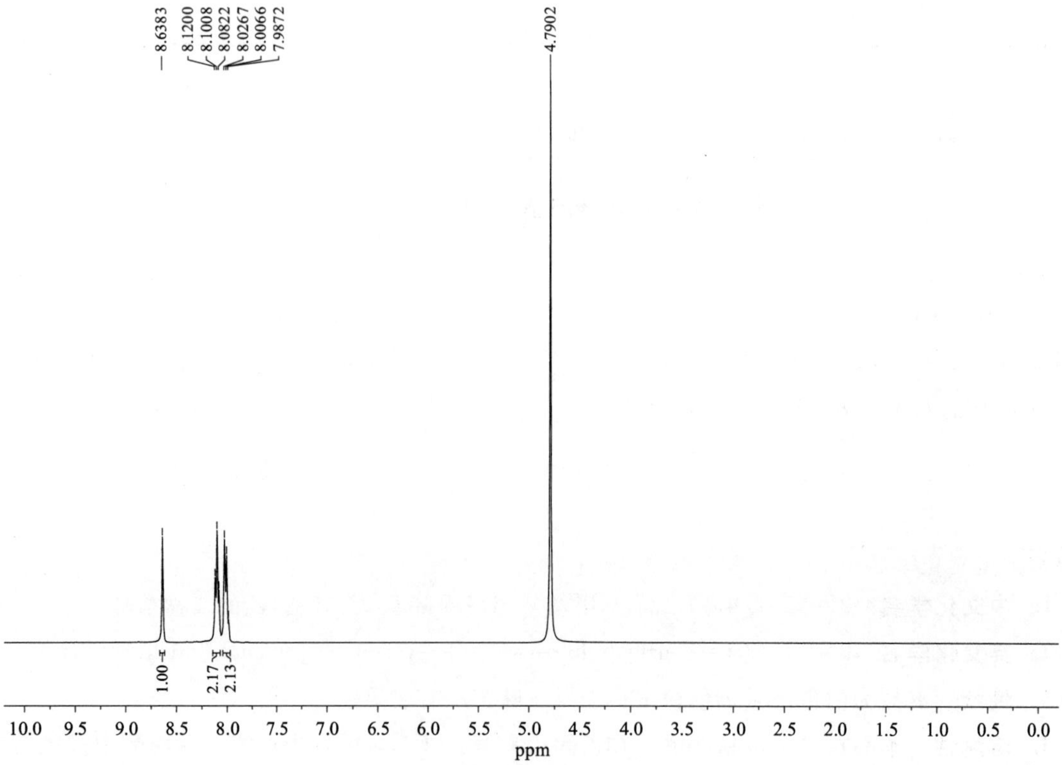

图 1 盐酸肼屈嗪的^{1}H NMR 谱（溶剂：D_2O）

^{1}H NMR：δ 8.64（H-4，s，1H），8.14～8.06（H-5，8，t，J=7.6 Hz，2H），8.05～7.96（H-6，7，m，2H）

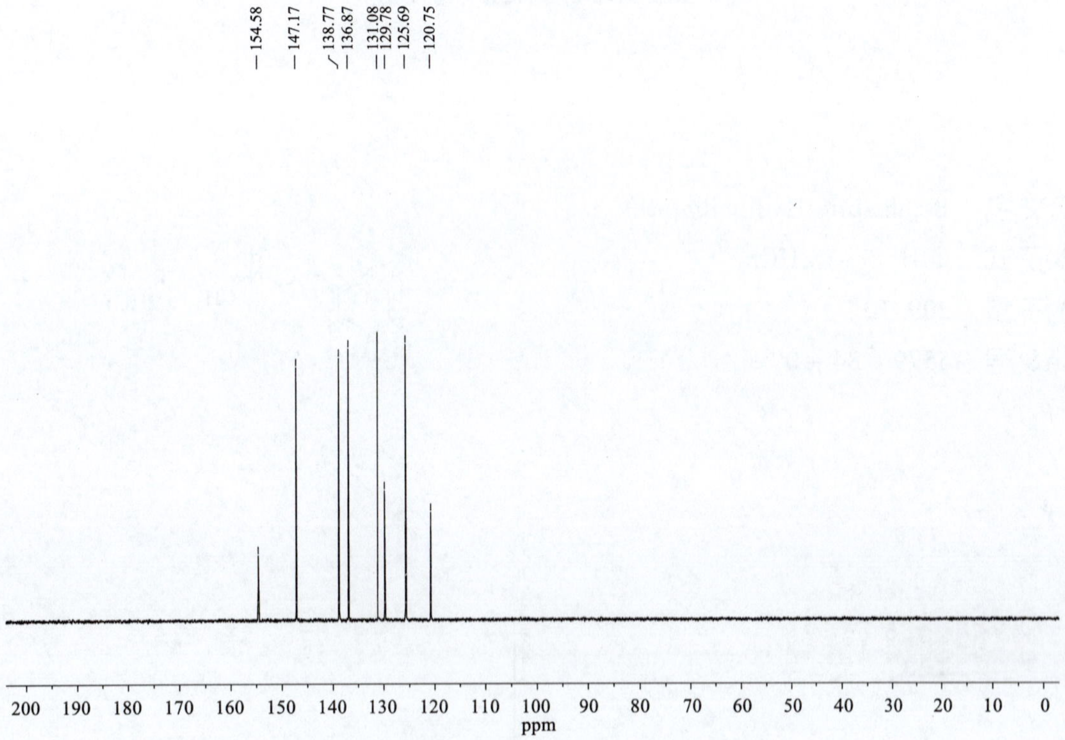

图 2　盐酸肼屈嗪的 ^{13}C NMR 谱（溶剂：D_2O）

^{13}C NMR：δ 154.58（C－1），147.17（C－4），138.77（C－7），136.87（C－6），131.08（C－5），129.78（C－10），125.69（C－8），120.75（C－9）

备注

1. **中文化学名**　1－肼基－2,3－二氮杂萘的盐酸盐
2. **英文化学名**　1(2*H*)－phthalazinone hydrazone
3. **性状**　本品为白色至淡黄色结晶性粉末；无臭。
4. **溶解性**　本品在水中溶解，在乙醇中微溶，在乙醚中极微溶解。
5. **对照品编号与批号**　100263－200301

参考文献

[1] http://sdbs.db.aist.go.jp/sdbs/cgi－bin/direct_frame_top.cgi(SDBS)(^{1}HNMR,^{13}CNMR).

盐酸倍他司汀

英文名 Betahistine Hydrochloride

分子式 $C_8H_{12}N_2 \cdot 2HCl$

分子量 209.12

CAS 号 5579-84-0

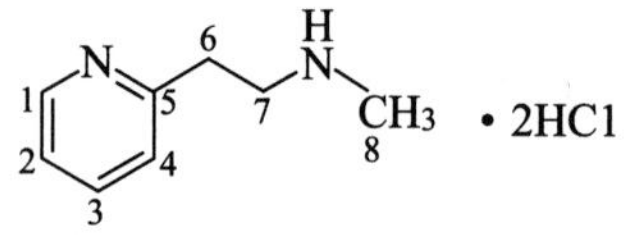

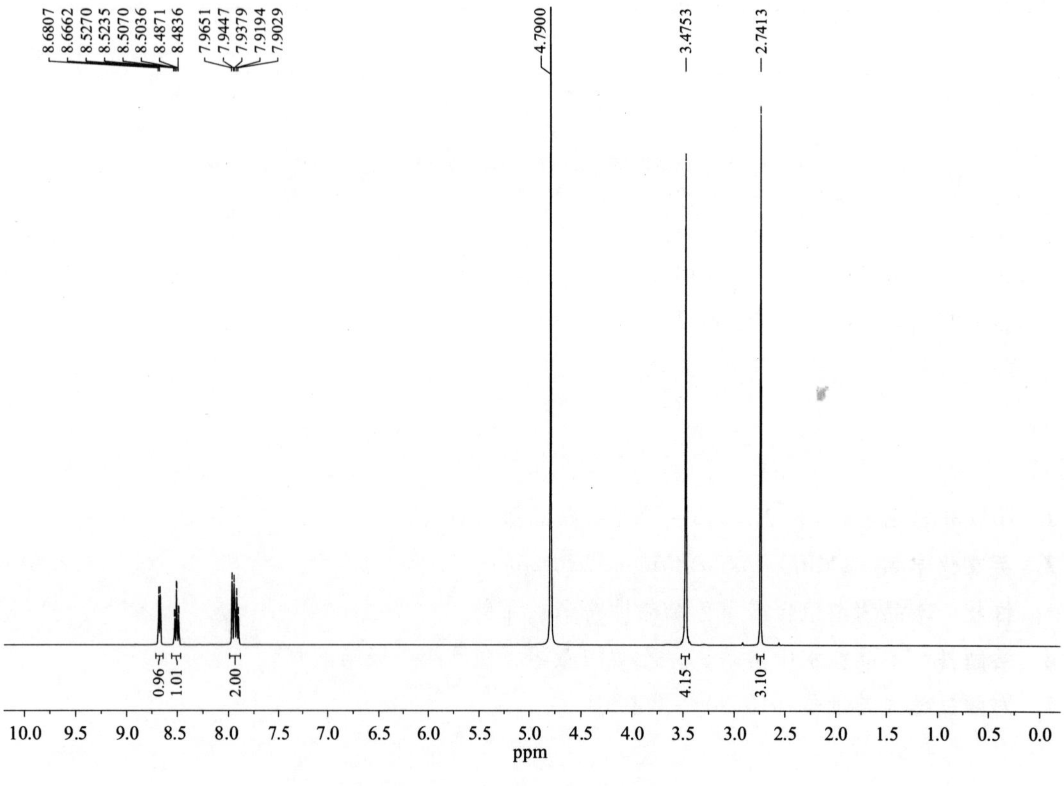

图 1 盐酸倍他司汀的^{1}H NMR 谱（溶剂：D_2O）

^{1}H NMR：δ 8.67（H-1，d，J=5.8 Hz，1H），8.51（H-3，td，J=8.0，1.4 Hz，1H），7.99～7.88（H-2，4，m，2H），3.48（H-6，7，brs，4H），2.74（H-8，s，3H）

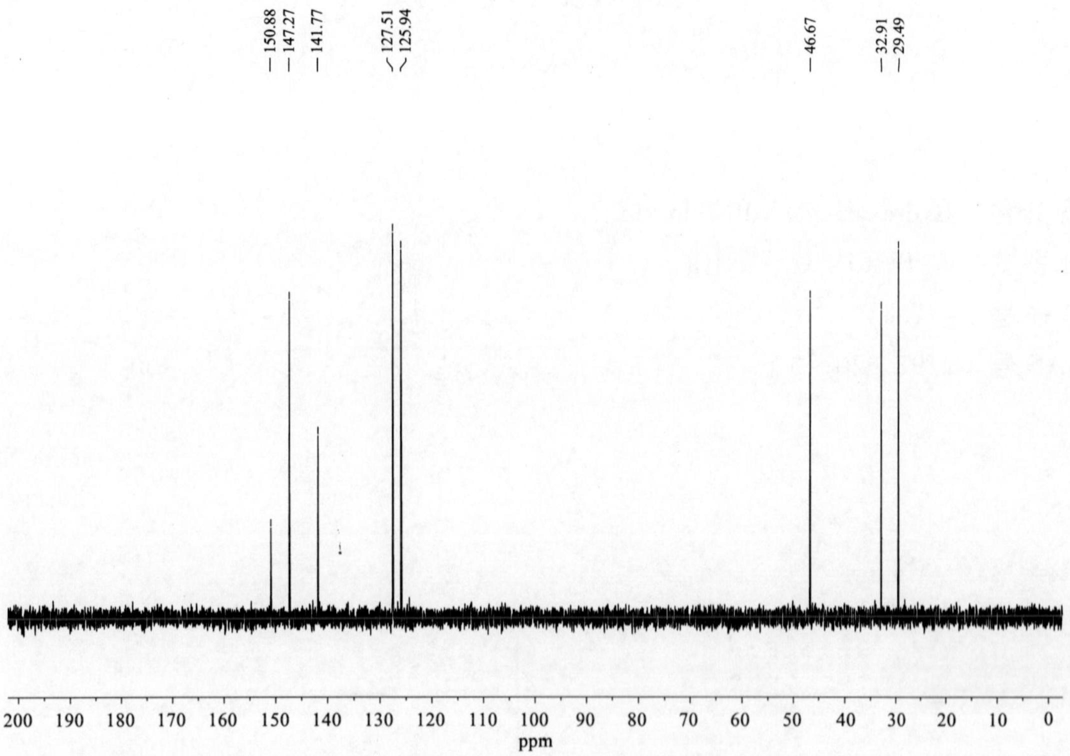

图 2　盐酸倍他司汀的^{13}C NMR 谱（溶剂：D_2O）

^{13}C NMR：δ 150.88（C－5），147.27（C－3），141.77（C－1），127.51（C－4），125.94（C－2），46.67（C－7），32.91（C－8），29.49（C－6）

备注

1. 中文化学名　*N*－甲基－2－吡啶乙胺二盐酸盐

2. 英文化学名　*N*－methyl－2－pyridineethanamine dihydrochloride

3. 性状　本品为白色或类白色的结晶或结晶性粉末；无臭；味微苦；易潮解。

4. 溶解性　本品在水中极易溶解，在乙醇中微溶，在丙酮中几乎不溶。

5. 对照品编号与批号　100265－200602

盐 酸 羟 嗪

英文名 Hydroxyzine Hydrochloride

分子式 $C_{21}H_{27}ClN_2O_2 \cdot 2HCl$

分子量 447.83

CAS 号 2192 - 20 - 3

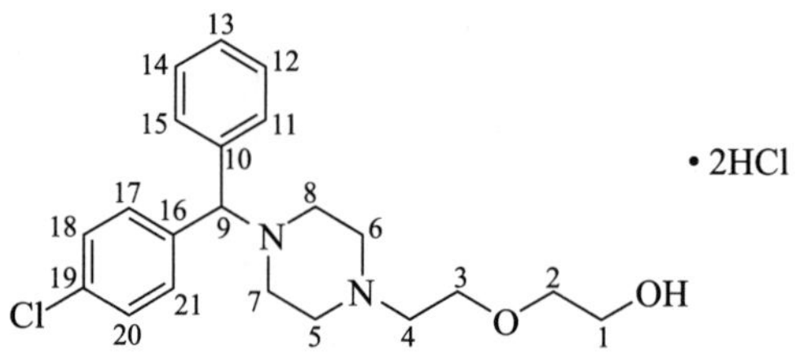

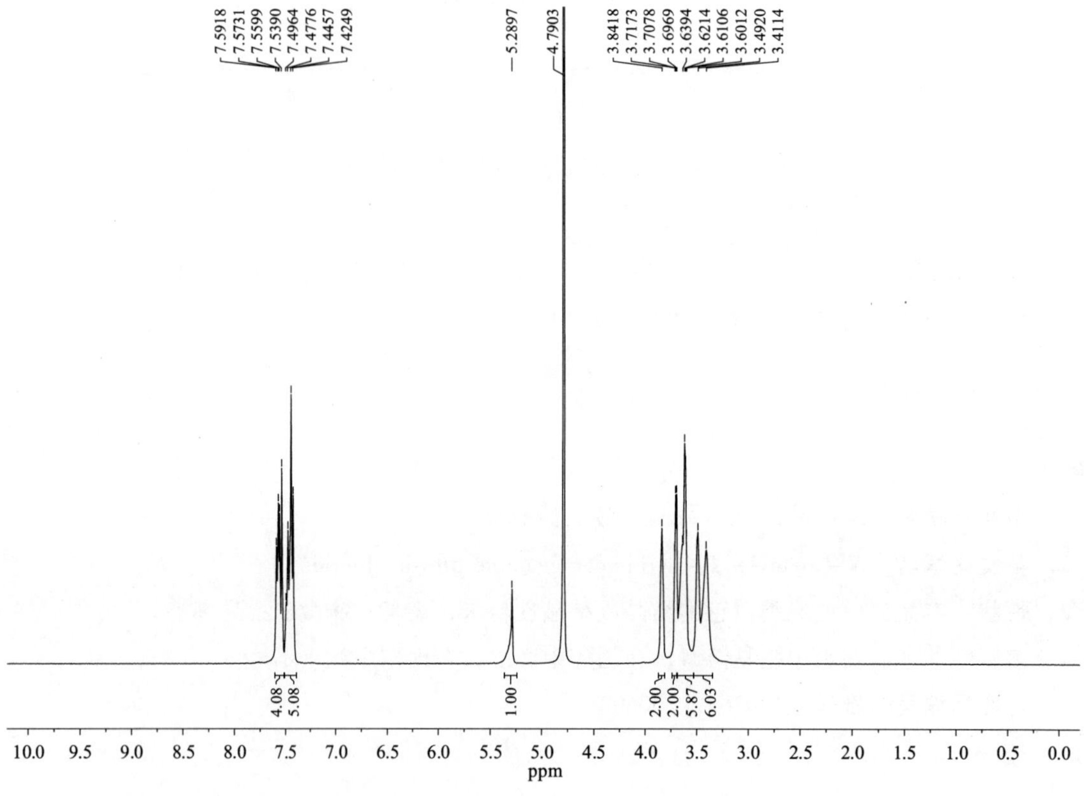

图 1 盐酸羟嗪的^{1}H NMR 谱（溶剂：D_2O）

^{1}H NMR：δ 7.59 ~ 7.53（Ar - H, m, 4H），7.49 ~ 7.42（Ar - H, m, 5H），5.29（H - 9, s, 1H），3.86 ~ 3.83（H - 1, m, 2H），3.71 ~ 3.70（H - 3, m, 2H），3.68 ~ 3.53（m, 6H），3.54 ~ 3.35（m, 6H）

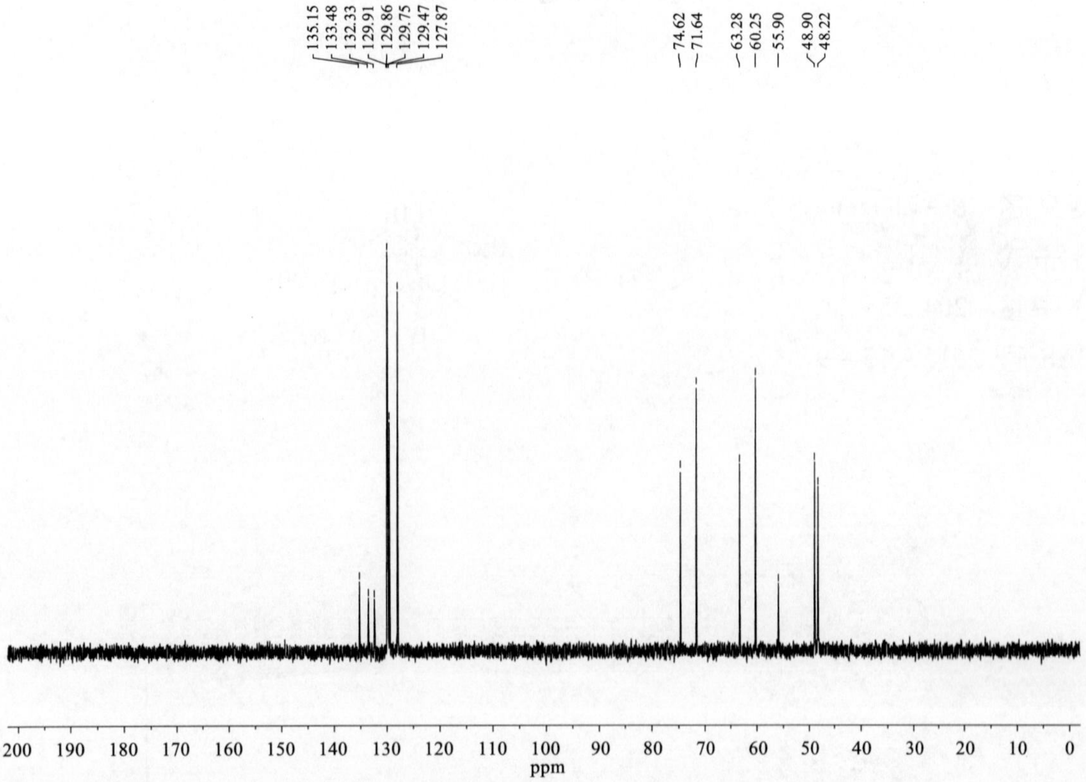

图 2 盐酸羟嗪的^{13}C NMR 谱（溶剂：D_2O）

^{13}C NMR：δ 135.15（C-10），133.48（C-16），132.33（C-19），129.91（C-13），129.86（C-17，21），129.75（C-18，20），129.47（C-12，14），127.87（C-11，15），74.62（C-9），71.64（C-2），63.28（C-3），60.25（C-1），55.90（C-4），48.90（C-5，6），48.22（C-7，8）

备注

1. **中文化学名** 2-[2-[4-(4-氯苯基)苯甲基-1-哌嗪基]乙氧基]-乙醇二盐酸盐
2. **英文化学名** 2-[2-[4-[(4-chlorophenyl)phenylmethyl]-1-piperazinyl]ethoxy]ethanoldihy drochloride
3. **性状** 本品为白色或类白色粉末；无臭；有引湿性。
4. **溶解性** 本品在水或丙酮中易溶，在三氯甲烷中溶解，在乙醚中不溶。
5. **对照品编号与批号** 100266-200201

β-榄香烯

英文名 β-Elemene

分子式 $C_{15}H_{24}$

分子量 204.35

CAS 号 515-13-9

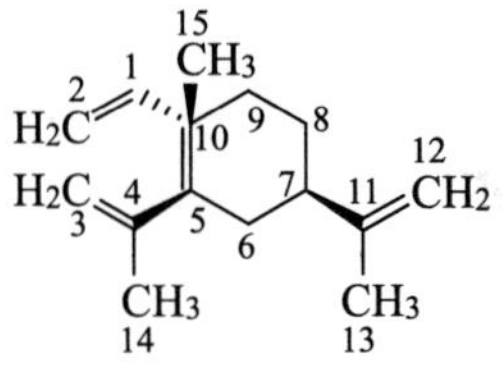

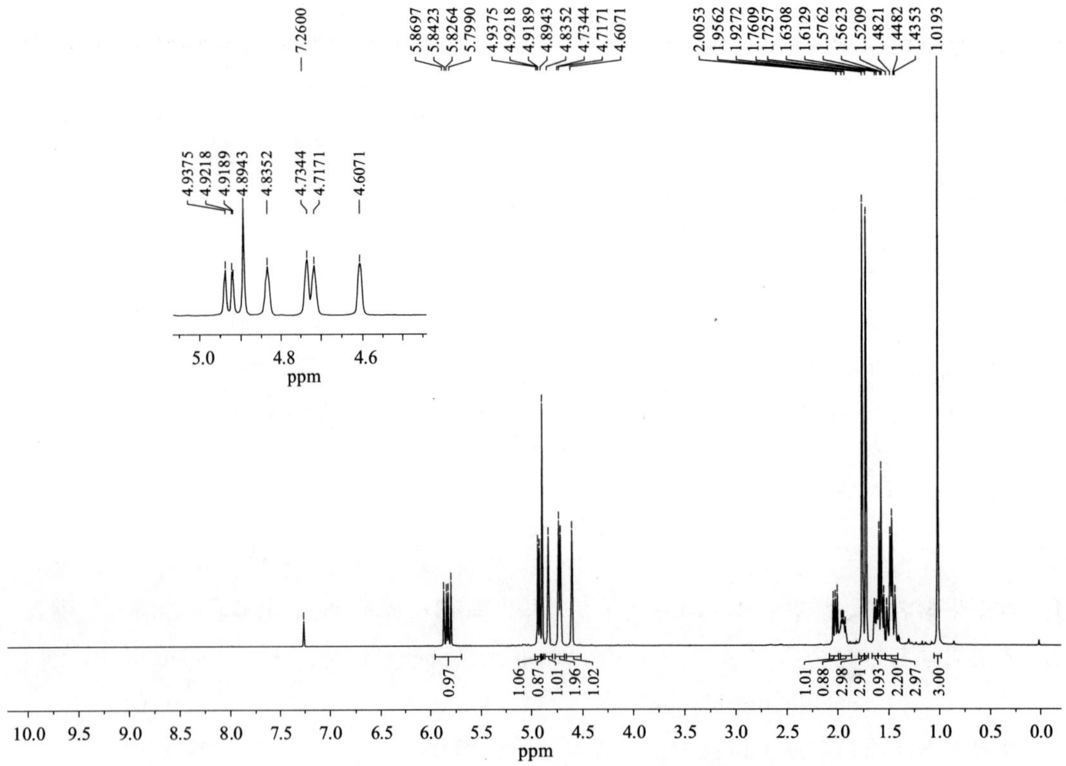

图 1 β-榄香烯的 ^{1}H NMR 谱（溶剂：$CDCl_3$）

^{1}H NMR：δ 5.83（H-1，dd，J = 17.3，11.0 Hz，1H），4.93（H-2a，m，1H），4.89（H-12a，m，1H），4.84（H-3a，m，1H），4.73（H-2b，12b，m，2H），4.61（H-3b，m，1H），2.03（H-5，m，1H），1.95（H-7，m，1H），1.76（H-13，s，3H），1.73（H-14，s，3H），1.66～1.42（H-6，8，9，m，6H），1.02（H-15，s，3H）

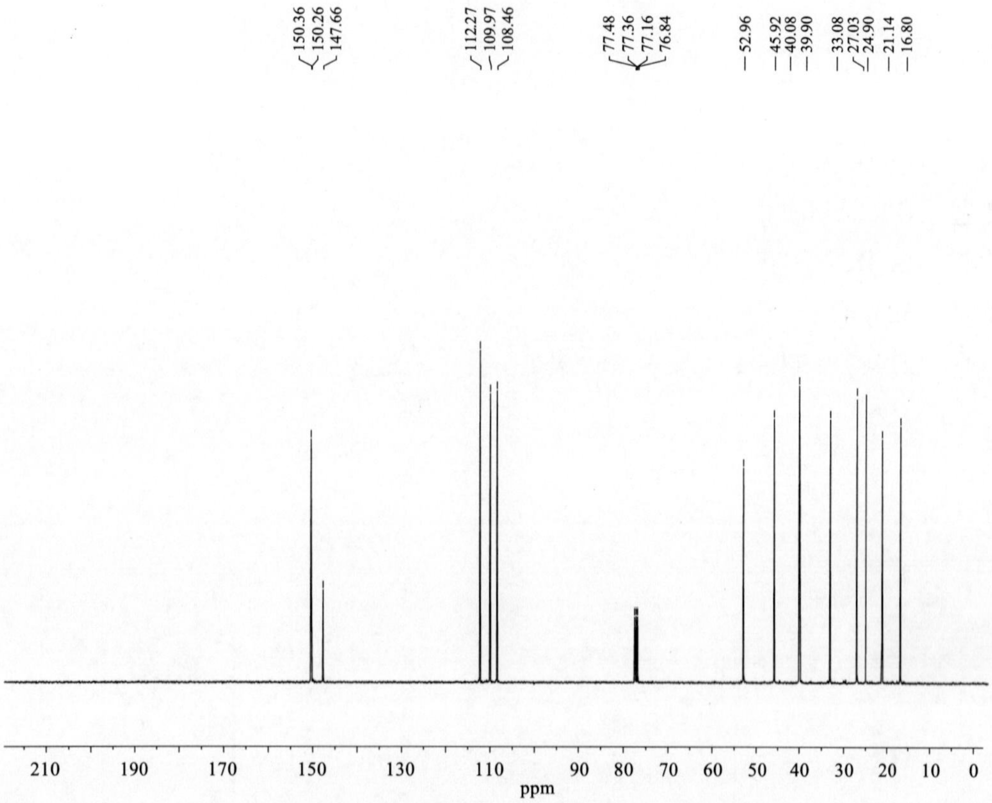

图 2　β－榄香烯的^{13}C NMR 谱（溶剂：$CDCl_3$）

^{13}C NMR：δ 150.36（C－1），150.26（C－11），147.66（C－4），112.27（C－3），109.97（C－2），108.46（C－12），52.96（C－5），45.92（C－7），40.08（C－9），39.90（C－10），33.08（C－6），27.03（C－8），24.90（C－14），21.14（C－13），16.80（C－15）

备注

1. **中文化学名**　1－甲基－1－乙烯基－2,4－二异烯基环己烷
2. **英文化学名**　1－methyl－1－vinyl－2,4－di－iso－allylcyclohexane
3. **性状**　本品为无色澄明的油状液体，有挥发性，略有柠檬香，味辛辣。
4. **溶解性**　本品在石油醚、乙醚、三氯甲烷或乙醇中易溶，在水中几乎不溶。
5. **对照品编号与批号**　100268－200401

参 考 文 献

[1] 叶金星，程国宝. 榄香烯及其衍生物的计算化学研究 Ⅰ β－榄香烯^{13}CNMR 化学位移的理论计算. 波谱学杂志，2000，17：115（^{13}C NMR）.

格 列 齐 特

英文名 Gliclazide

分子式 $C_{15}H_{21}N_3O_3S$

分子量 323.41

CAS 号 21187-98-4

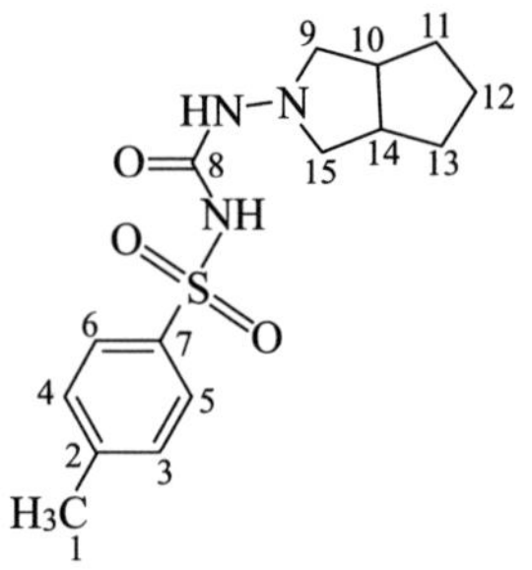

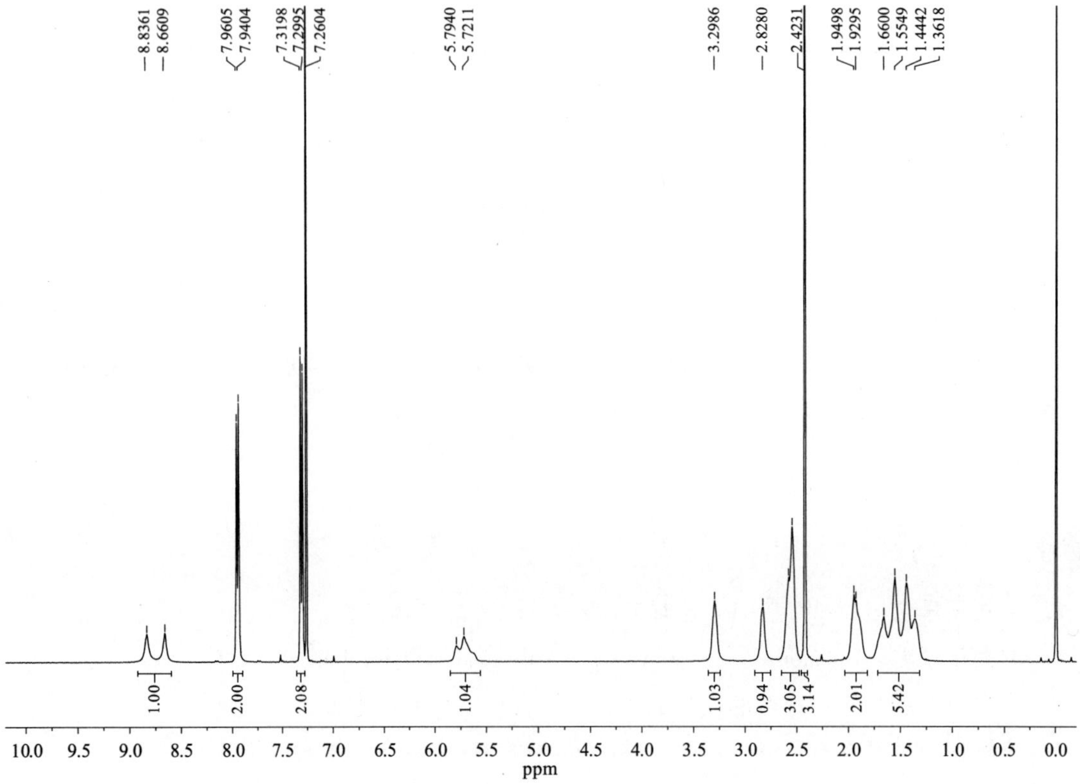

图 1 格列齐特的^{1}H NMR 谱（溶剂：$CDCl_3$）

^{1}H NMR：δ 8.75（NH, m, 1H），7.95（H-5, 6, d, J=8.0 Hz, 2H），7.31（H-3, 4, d, J=8.1 Hz, 2H），5.76（NH, m, 1H），3.30（H-9a, brs, 1H），2.83（H-15a, brs, 1H），2.65～2.49（H-9b, 15b, 12a, m, 3H），2.42（H-1, s, 3H），2.03～1.82（H-10, 14, m, 2H），1.73～1.30（H-11, 13, 12b, m, 5H）

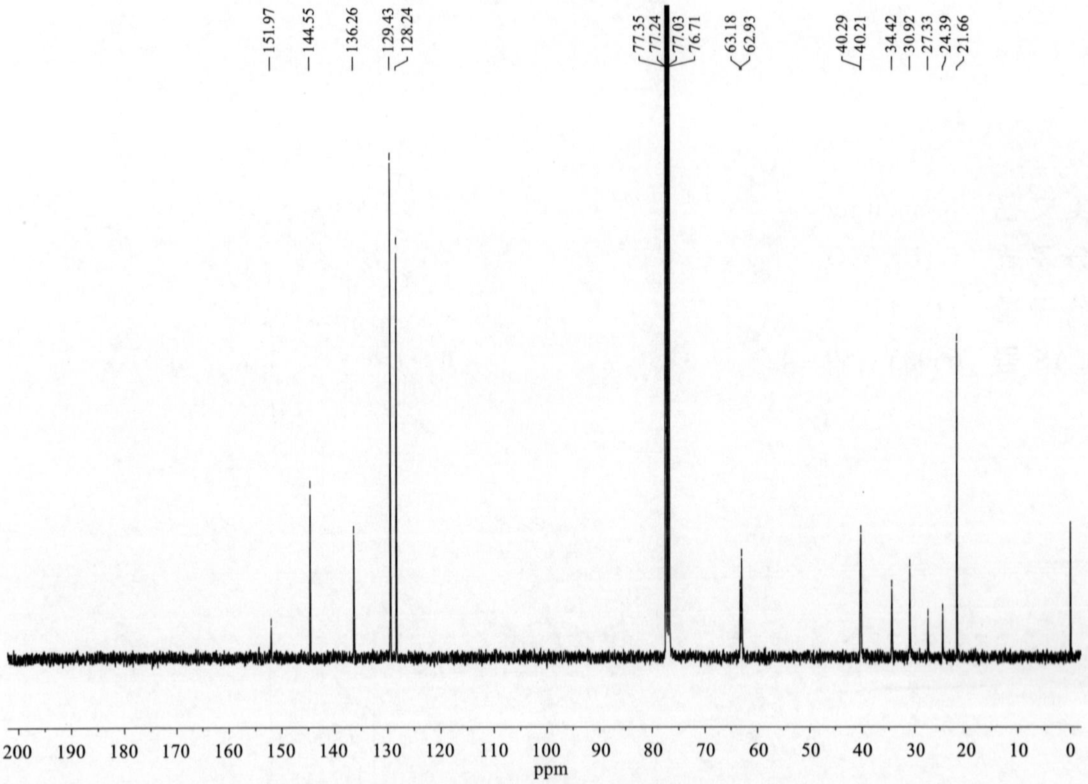

图 2　格列齐特的 ^{13}C NMR 谱（溶剂：$CDCl_3$）

^{13}C NMR：δ 151.97（C－8），144.55（C－7），136.26（C－2），129.43（C－5，6），128.24（C－3，4），63.18（C－9），62.93（C－15），40.29，34.42（C－10，14），30.92，27.33，24.39（C－11，12，13），21.66（C－1）

备注

1. **中文化学名**　1－(3－氮杂双环[3.3.0]辛基)－3－对甲苯磺酰脲
2. **英文化学名**　1－(3－azabicyclo[3.3.0]oct－3－yl)－3－(*p*－tolylsulfonyl)urea
3. **性状**　本品为白色结晶或结晶性粉末；无臭，无味。
4. **溶解性**　本品在三氯甲烷中溶解，在甲醇中略溶，在乙醇中微溶，在水中不溶。
5. **对照品编号与批号**　100269－201004

参 考 文 献

[1] 刘妍.格列齐特合成新工艺的研究.浙江大学博士学位论文,2008(^{1}H NMR,^{13}C NMR).

尼 莫 地 平

英文名　Nimodipine

分子式　$C_{21}H_{26}N_2O_7$

分子量　418.45

CAS 号　66085 - 59 - 4

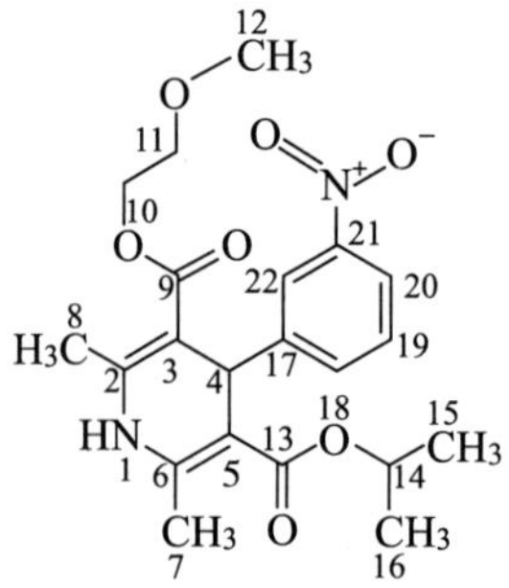

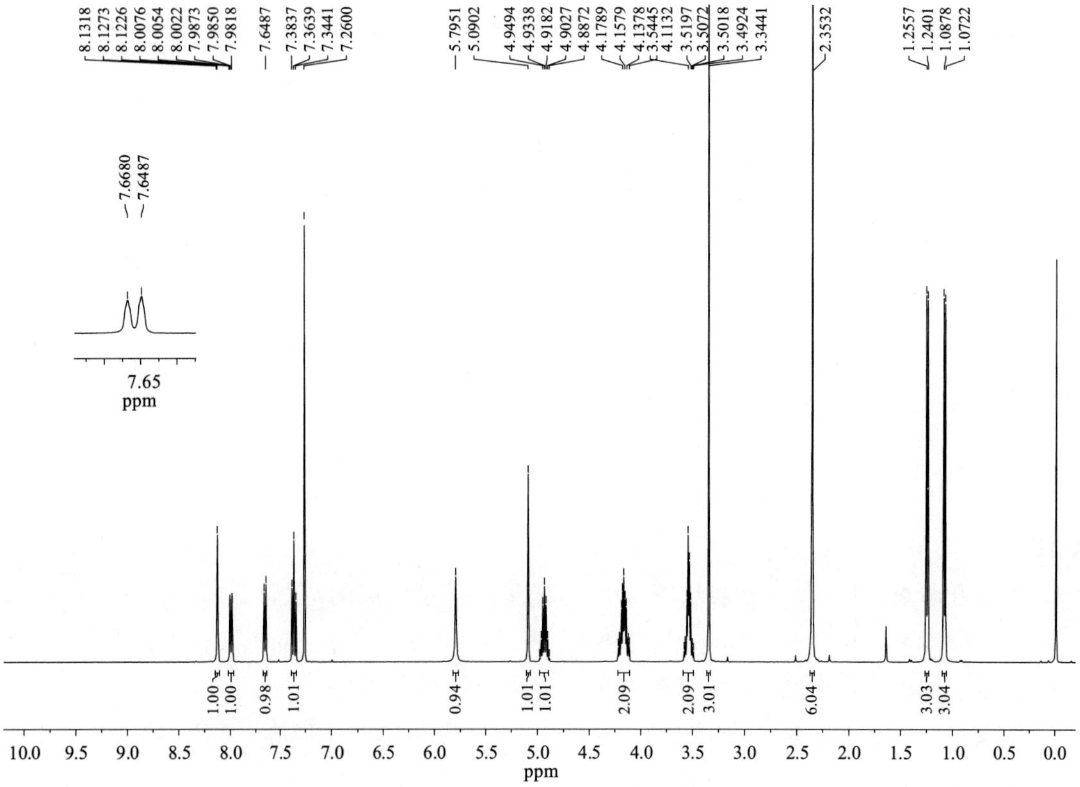

图 1　尼莫地平的^{1}H NMR 谱（溶剂：$CDCl_3$）

^{1}H NMR：δ 8.13（H - 22，t，J = 2.0 Hz，1H），7.99（H - 20，m，1H），7.66（H - 18，d，J = 7.8 Hz，1H），7.36（H - 19，t，J = 7.8 Hz，1H），5.80（NH，brs，1H，），5.09（H - 4，s，1H），4.93（H - 14，m，1H），4.33 ~ 4.10（H - 10，m，2H），3.60 ~ 3.48（H - 11，m，2H），3.34（H - 12，s，3H），2.35（H - 7，8，s，6H），1.25（H - 15，d，J = 6.2 Hz，3H），1.08（H - 16，d，J = 6.2 Hz，3H）

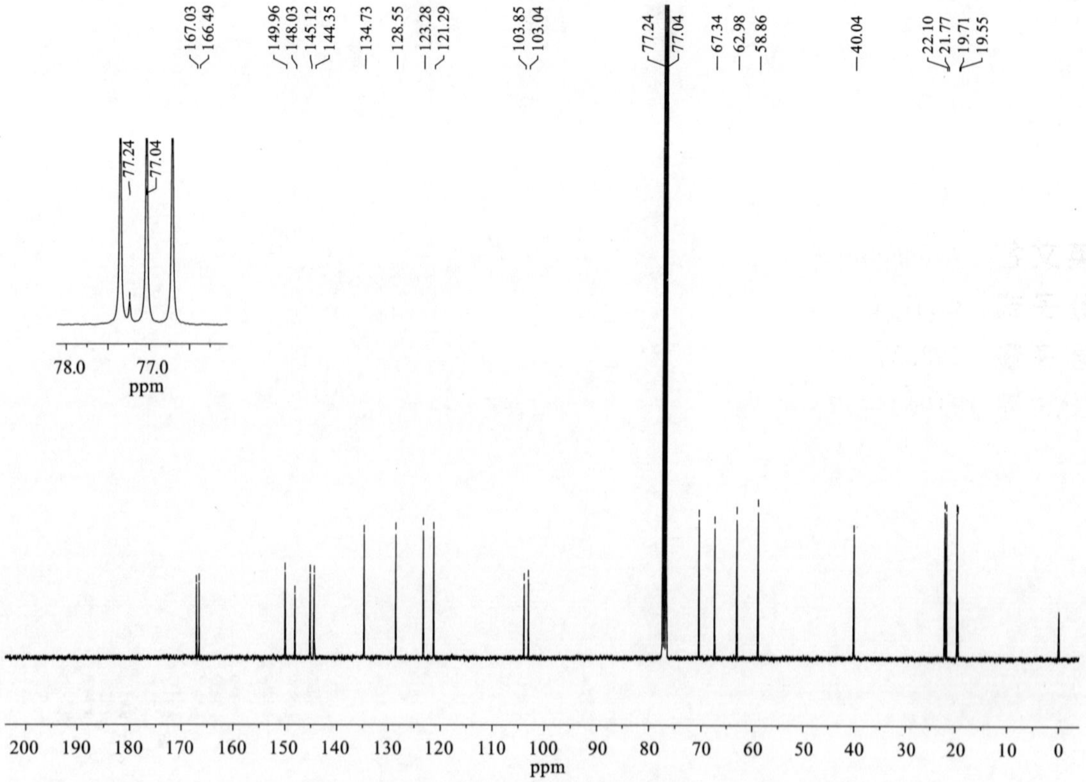

图 2　尼莫地平的 ^{13}C NMR 谱（溶剂：$CDCl_3$）

^{13}C NMR：δ 167.03（C－9），166.49（C－13），149.96（C－21），148.03（C－17），145.12（C－2），144.35（C－6），134.73（C－18），128.55（C－19），123.28（C－22），121.29（C－20），103.85（C－3），103.04（C－5），77.24（C－11），67.34（C－14），62.98（C－10），58.86（C－12），40.04（C－4），22.10（C－15），21.77（C－16），19.71（C－8），19.55（C－7）

备注

1. 中文化学名　2,6－二甲基－4－(3－硝基苯基)－1,4－二氢－3,5－吡啶二甲酸－2－甲氧乙酯异丙酯

2. 英文化学名　2,6－dimethyl－4－(3－nitrophenyl)－1,4－dihydropyridine－3,5－dicarboxylic acid 5－methoxyethyl ester 3－isopropylester

3. 性状　本品为淡黄色结晶性粉末；无臭，无味；遇光不稳定。

4. 溶解性　本品在丙酮、三氯甲烷或乙酸乙酯中易溶，在乙醇中溶解，在乙醚中微溶，在水中几乎不溶。

5. 对照品编号与批号　100270－200002

参 考 文 献

[1] Gordeev M F, Patel D V, Gordon E M. Approaches to combinatorial synthesis of heterocycles: a solid－phase synthesis of 1,4－dihydropyridines. J Org Chem, 1996, 61: 924.

蒿　甲　醚

英文名　Artemether

分子式　$C_{16}H_{26}O_5$

分子量　298.37

CAS 号　71963－77－4

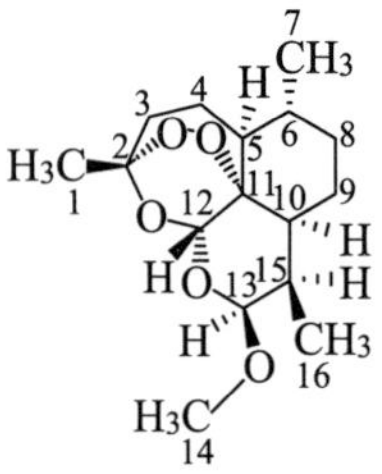

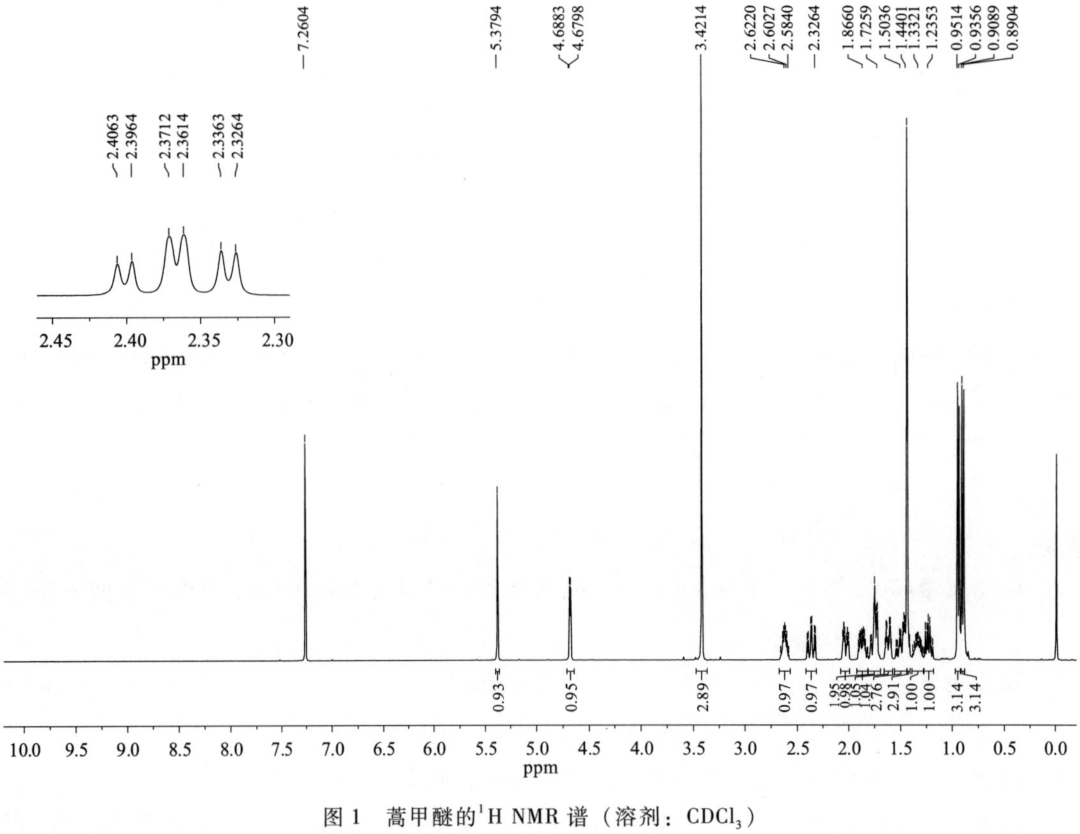

图 1　蒿甲醚的^{1}H NMR 谱（溶剂：$CDCl_3$）

^{1}H NMR：δ 5.38（H－12，s，1H），4.68（H－13，d，J＝3.4 Hz，1H），3.42（H－14，s，3H），2.63（H－15，m，1H），2.37（H－8a，td，J＝14.0，4.0 Hz，1H），2.03（H－3a，m，1H），1.87（H－4a，m，1H），1.81～1.69（H－4b，9a，m，2H），1.62（H－3b，m，1H），1.55～1.44（H－5，8b，9b，m，3H），1.44（H－1，s，3H），1.35（H－10，m，1H），1.23（H－6，m，1H），0.94（H－16，d，J＝6.3 Hz，3H），0.90（H－7，d，J＝7.4 Hz，3H）

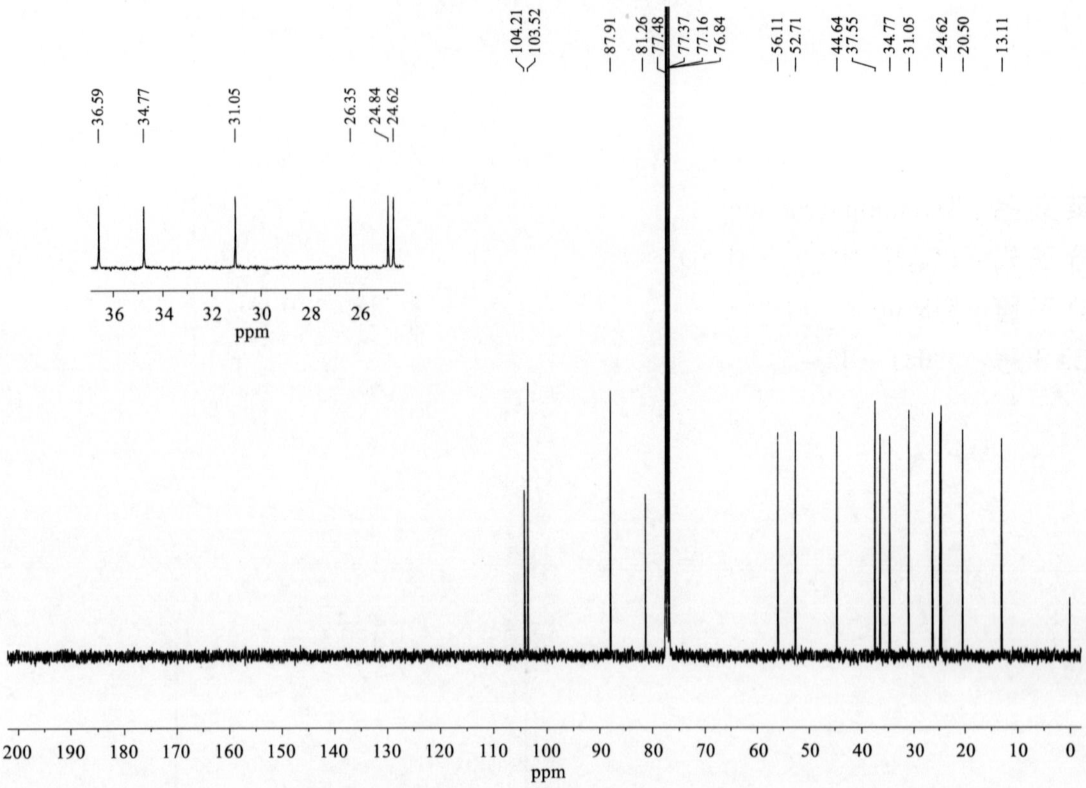

图 2　蒿甲醚的^{13}C NMR 谱（溶剂．$CDCl_3$）

^{13}C NMR：δ 104.21（C－2），103.52（C－13），87.91（C－12），81.26（C－11），56.11（C－14），52.71（C－5），44.64（C－10），37.55（C－3），36.59（C－6），34.77（C－15），31.05（C－8），26.35（C－1），24.84（C－4），24.62（C－9），20.50（C－7），13.11（C－16）

备注

1. 中文化学名　（3*R*,5*aS*,6*R*,8*aS*,9*R*,10*S*,12*R*,12*aR*）－十氢－10－甲氧基－3,6,9－三甲基－3,12－桥氧－12*H*－吡喃并[4,3－*j*]－1,2－苯并二塞平

2. 英文化学名　（3*R*,5*aS*,6*R*,8*aS*,9*R*,10*S*,12*R*,12*aR*）－decahydro－10－methoxy－3,6,9－trimethyl－3,12－epoxy－12*H*－pyrano[4,3－*j*]－1,2－benzodioxepin

3. 性状　本品为白色结晶或结晶性粉末；无臭；味微苦。

4. 溶解性　本品在丙酮或三氯甲烷中极易溶解，在乙醇或乙酸乙酯中易溶，在水中几乎不溶。

5. 对照品编号与批号　100271－201003

参 考 文 献

[1] Chandan S, Pallavi T. A one－pot conversion of artemisinin to its ether derivatives. Tetrahedron Lett, 2002, 43: 7235.

硫酸特布他林

英文名 Terbutaline Sulfate

分子式 $(C_{12}H_{19}NO_3)_2 \cdot H_2SO_4$

分子量 548.66

CAS 号 23031 - 32 - 5

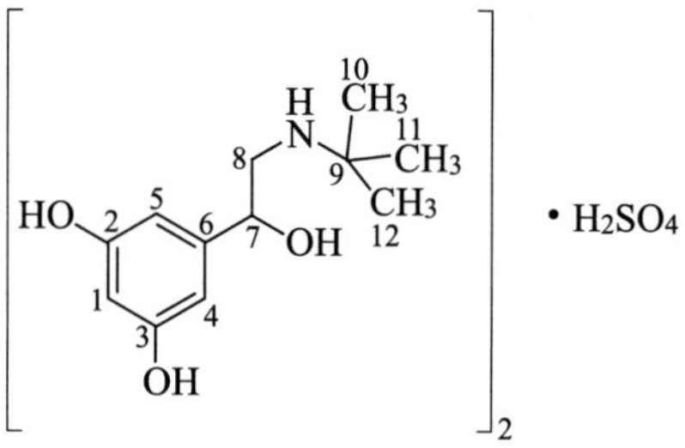

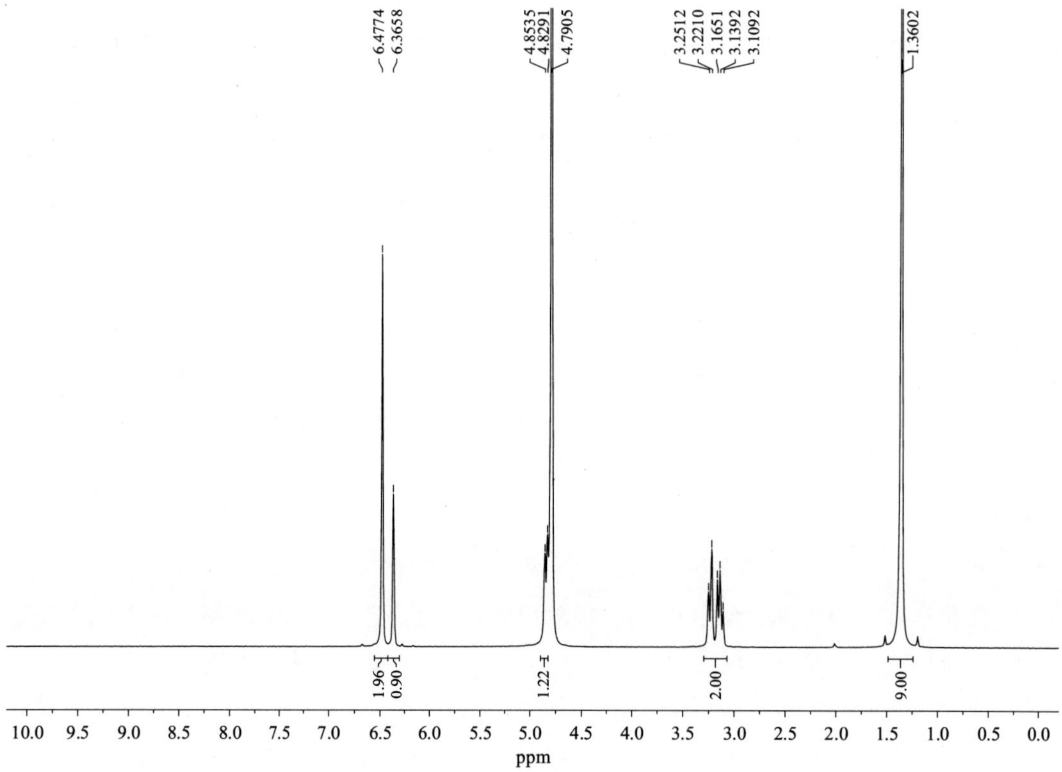

图 1 硫酸特布他林的[1]H NMR 谱（溶剂：D_2O）

^{1}H NMR：δ 6.48（H-4，5，s，2H），6.37（H-1，s，1H），4.84（H-7，m，1H），3.30～3.07（H-8，m，2H），1.36（H-10，11，12，s，9H）

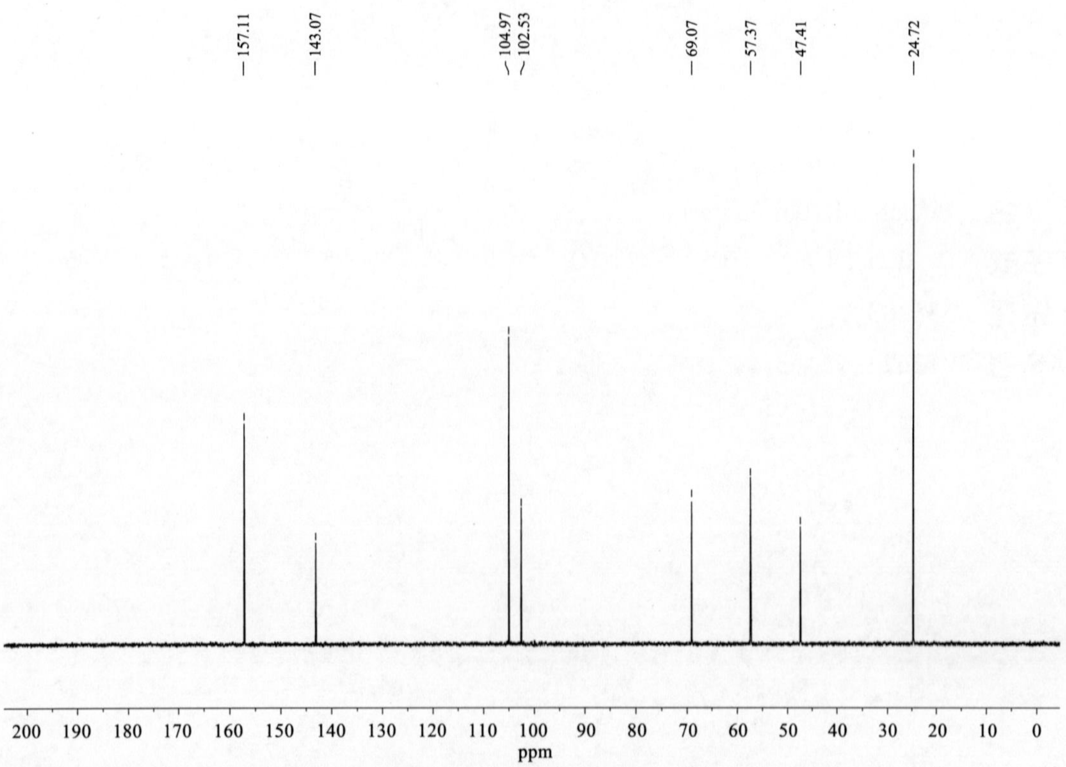

图 2　硫酸特布他林的^{13}C NMR 谱（溶剂：D_2O）

^{13}C NMR：δ 157.11（C－2，3），143.07（C－6），104.97（C－4，5），102.53（C－1），69.07（C－7），57.37（C－9），47.41（C－8），24.72（C－10，11，12）

备注

1. 中文化学名　(±)－α－[(叔丁氨基)甲基]－3,5－二羟基苯甲醇硫酸盐(2∶1)

2. 英文化学名　(±)－α－[(*tert*－butylamino)methyl]－3,5－dihydroxymethanol sulfate (2∶1)

3. 性状　本品为白色或类白色的结晶性粉末；无臭，味微有醋酸味；遇光后渐变色。

4. 溶解性　本品在水中易溶，在甲醇中微溶，在三氯甲烷中几乎不溶。

5. 对照品编号与批号　100273－201202

参考文献

[1] Harris R, Hodgkinson P, Larsson T, et al. Characterization of polymorphs and solvates of terbutaline sulfate. Cryst Growth Des, 2008, 8: 81.

盐酸丙卡特罗

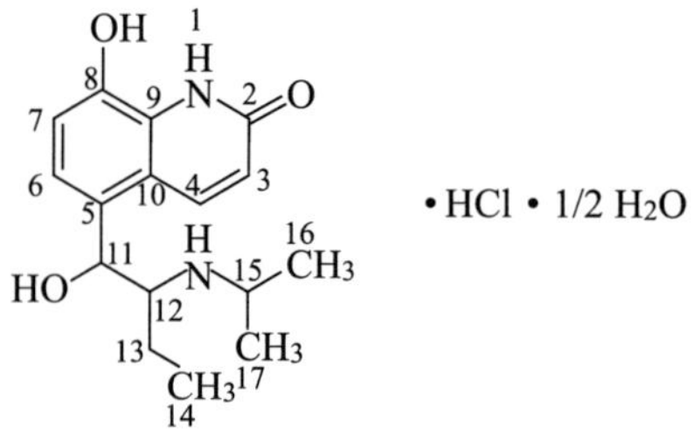

英文名 Procaterol Hydrochloride

分子式 $C_{16}H_{22}ClN_2O_3 \cdot HCl \cdot 1/2H_2O$

分子量 335.83

CAS 号 81262－93－3

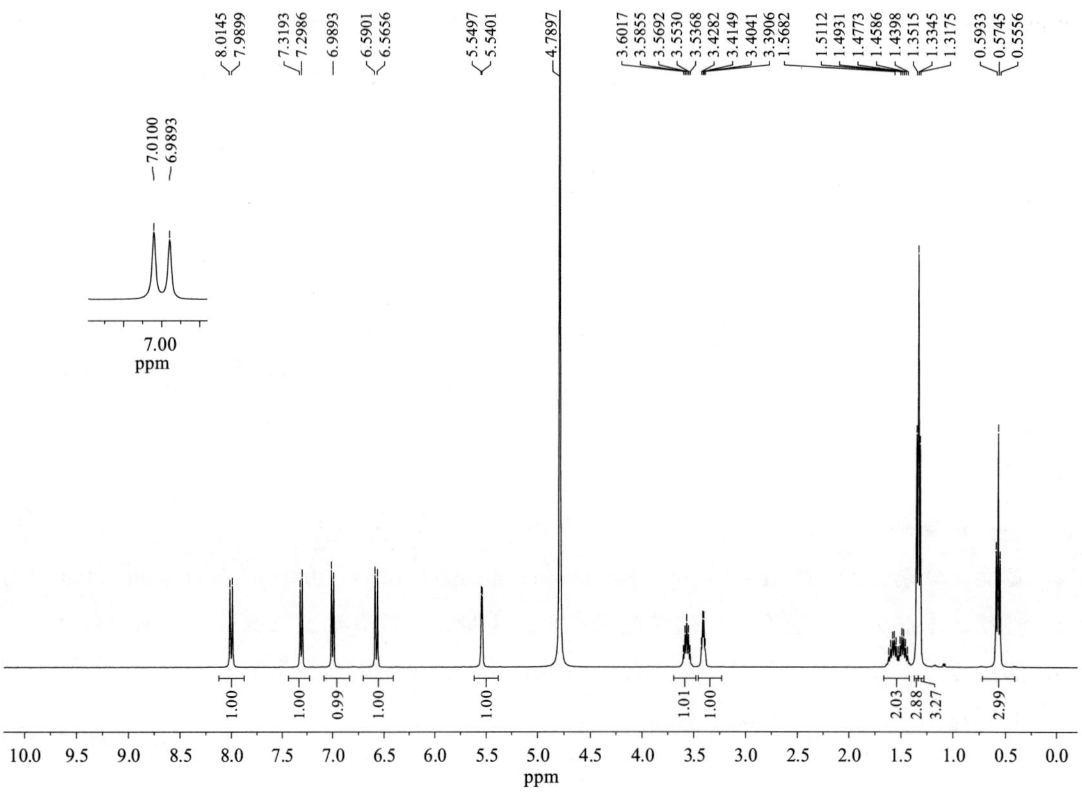

图 1 盐酸丙卡特罗的 ^{1}H NMR 谱（溶剂：D_2O）

^{1}H NMR：δ 8.00（H－4，d，J=9.8 Hz，1H），7.31（H－6，d，J=8.3 Hz，1H），7.00（H－7，d，J=8.3 Hz，1H），6.58（H－3，d，J=9.8 Hz，1H），5.54（H－11，d，J=3.8 Hz，1H），3.56（H－15，m，1H），3.41（H－12，m，1H），1.63～1.42（H－13，m，2H），1.34（H－16，d，J=6.8 Hz，3H），1.33（H－17，d，J=6.8 Hz，3H），0.57（H－14，t，J=7.5 Hz，3H）

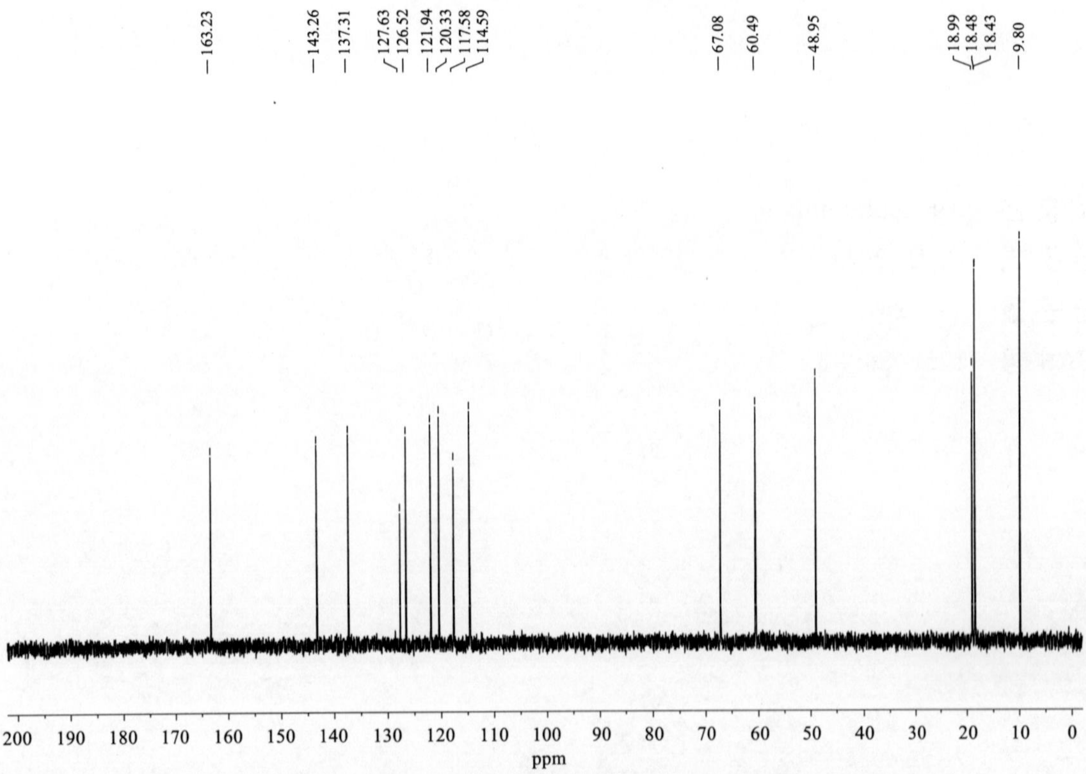

图 2　盐酸丙卡特罗的 ^{13}C NMR 谱（溶剂：D_2O）

^{13}C NMR：δ 163.23（C－2），143.26（C－8），137.31（C－4），127.63（C－5），126.52（C－6），121.94（C－9），120.33（C－3），117.58（C－10），114.59（C－7），67.08（C－11），60.49（C－12），48.95（C－15），18.99（C－13），18.48（C－16），18.43（C－17），9.80（C－14）

备注

1. **中文化学名**　5－(1－羟基－2－异丙氨基丁基)－8－羟基喹诺酮盐酸盐半水合物
2. **英文化学名**　rel－8－hydroxy－5－[(1*R*,2*S*)－1－hydroxy－2－[(1－methylethyl)amino]butyl]－2(1*H*)－quinolinone hydrochloride hemihydrate
3. **性状**　本品为白色或类白色结晶性粉末；无臭，味涩。
4. **溶解性**　本品在水或甲醇中溶解，在乙醇中微溶，在乙醚中几乎不溶，在甲酸中溶解。
5. **对照品编号与批号**　100275－200702

氨 鲁 米 特

英文名 Aminoglutethimide

分子式 $C_{13}H_{16}N_2O_2$

分子量 232.28

CAS 号 125－84－8

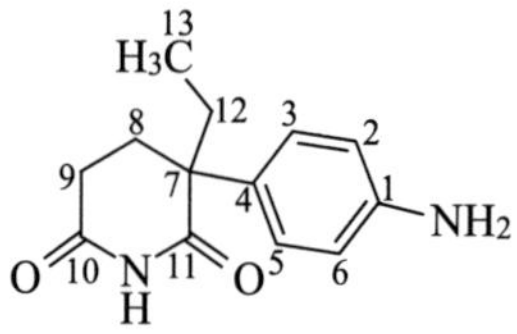

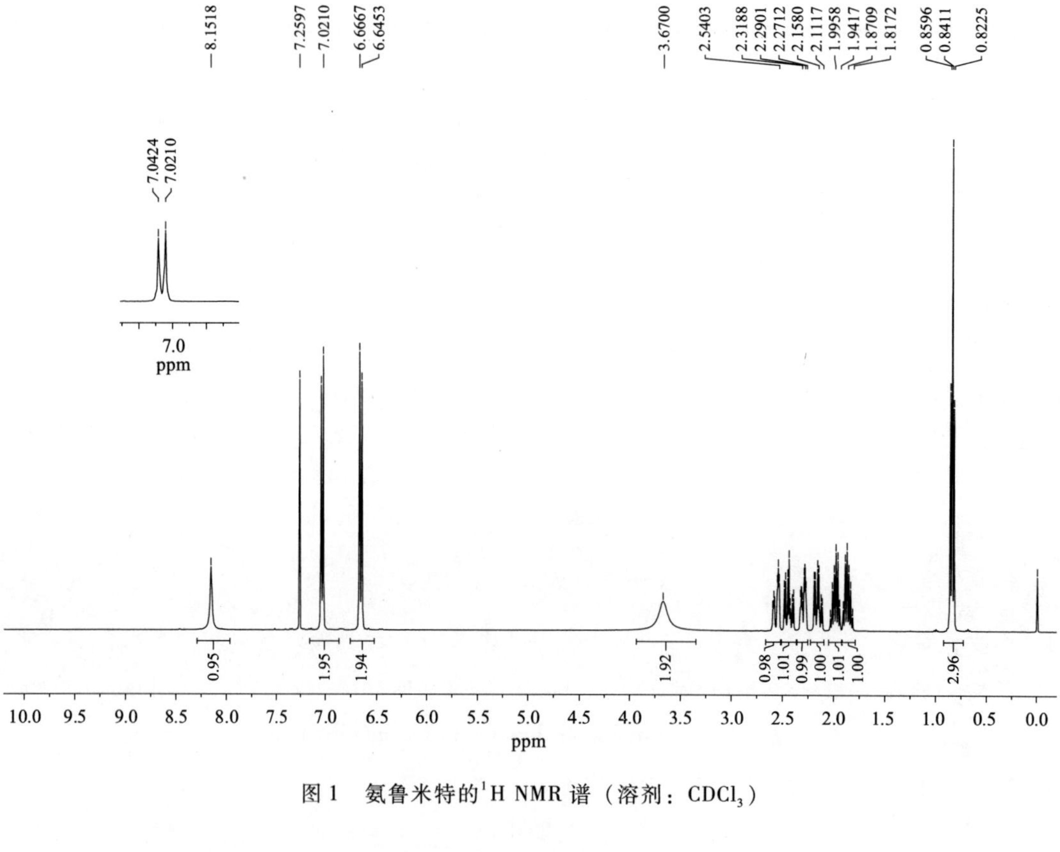

图 1　氨鲁米特的 ^{1}H NMR 谱（溶剂：$CDCl_3$）

^{1}H NMR：δ 8.15（NH，s，1H），7.03（H－3，5，d，J＝8.6 Hz，2H），6.66（H－2，6，d，J＝8.6 Hz，2H），3.67（NH_2，brs，2H），2.56（H－9a，m，1H），2.44（H－8a，m，1H），2.30（H－9b，m，1H），2.15（H－8b，m，1H），1.99（H－12a，m，1H），1.86（H－12b，m，1H），0.84（H－13，t，J＝7.4 Hz，3H）

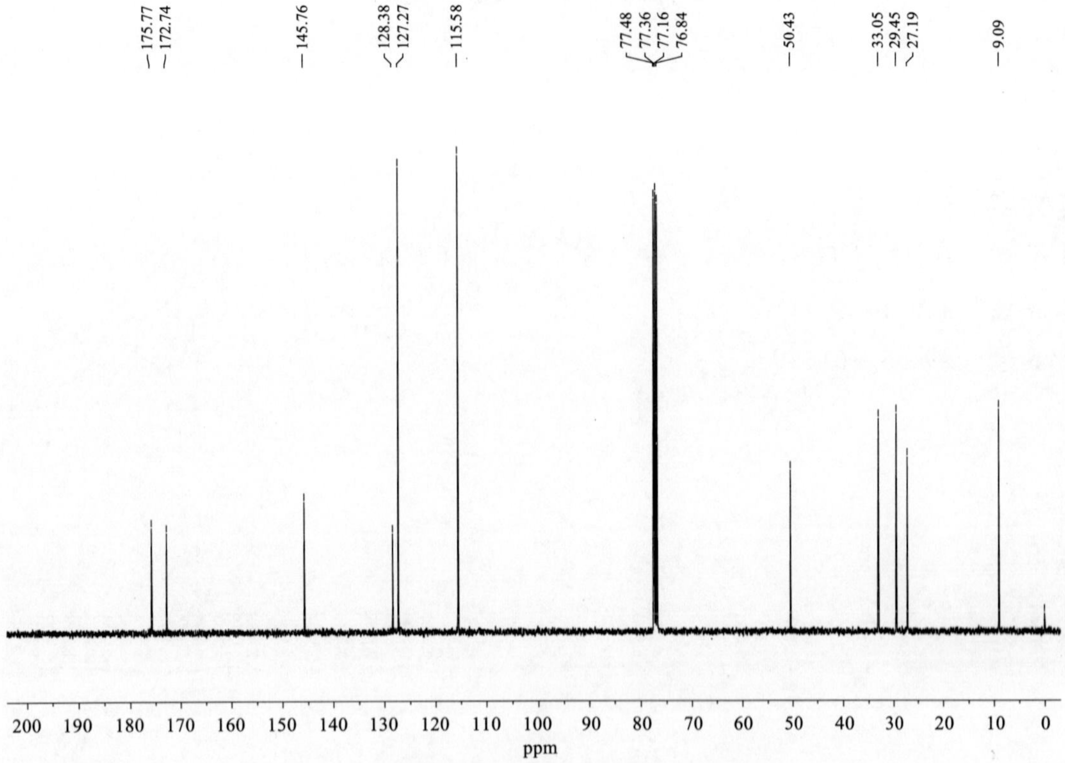

图 2　氨鲁米特的^{13}C NMR 谱（溶剂：$CDCl_3$）

^{13}C NMR：δ 175.77（C－10），172.74（C－11），145.76（C－1），128.38（C－4），127.27（C－3，5），115.58（C－2，6），50.43（C－7），33.05（C－9），29.45（C－8），27.19（C－12），9.09（C－13）

备注

1．中文化学名　3－乙基－3－(4－氨基苯基)－2,6－哌啶二酮

2．英文化学名　3－(4－aminophenyl)－3－ethyl－2,6－piperidinedione

3．性状　本品为白色结晶性粉末。

4．溶解性　本品在丙酮中易溶，在甲醇或三氯甲烷中溶解，在乙醇中略溶，在水中极微溶解。

5．对照品编号与批号　100276－199801

格列吡嗪

英文名 Glipizide

分子式 $C_{21}H_{27}N_5O_4S$

分子量 445.54

CAS 号 29094-61-9

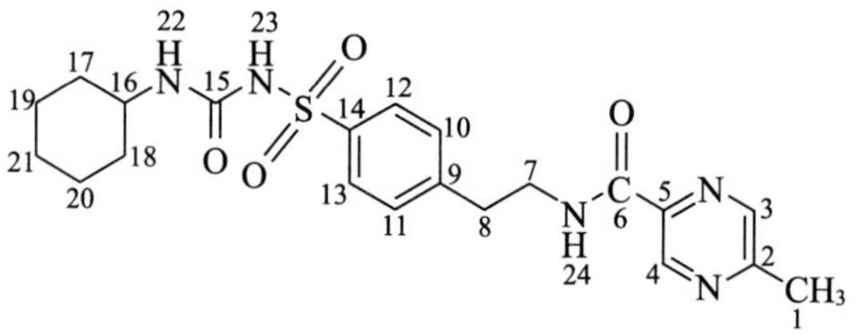

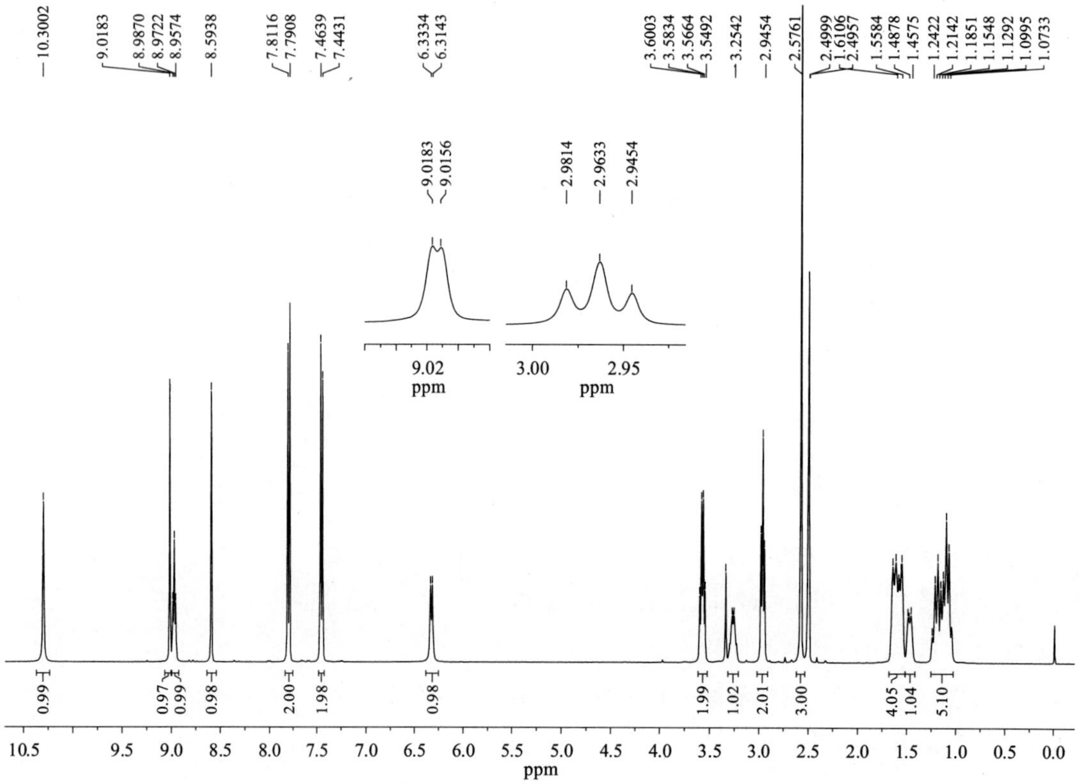

图 1 格列吡嗪的^{1}H NMR 谱（溶剂：CD_3SOCD_3）

^{1}H NMR：δ 10.30（H-23，s，1H），9.02（H-4，d，J=1.1 Hz，1H），8.97（H-24，t，J=5.9 Hz，1H），8.59（H-3，s，1H），7.80（H-12，13，d，J=8.3 Hz，2H），7.45（H-10，11，d，J=8.3 Hz，2H），6.32（H-22，d，J=7.7 Hz，1H），3.63～3.52（H-7，m，2H），3.26（H-16，m，1H），2.96（H-8，t，J=7.2 Hz，2H），2.58（H-1，s，3H），1.68～1.52（H-17，18，m，4H），1.47（H-21a，m，1H），1.27～1.01（H-19，20，21b，m，5H）

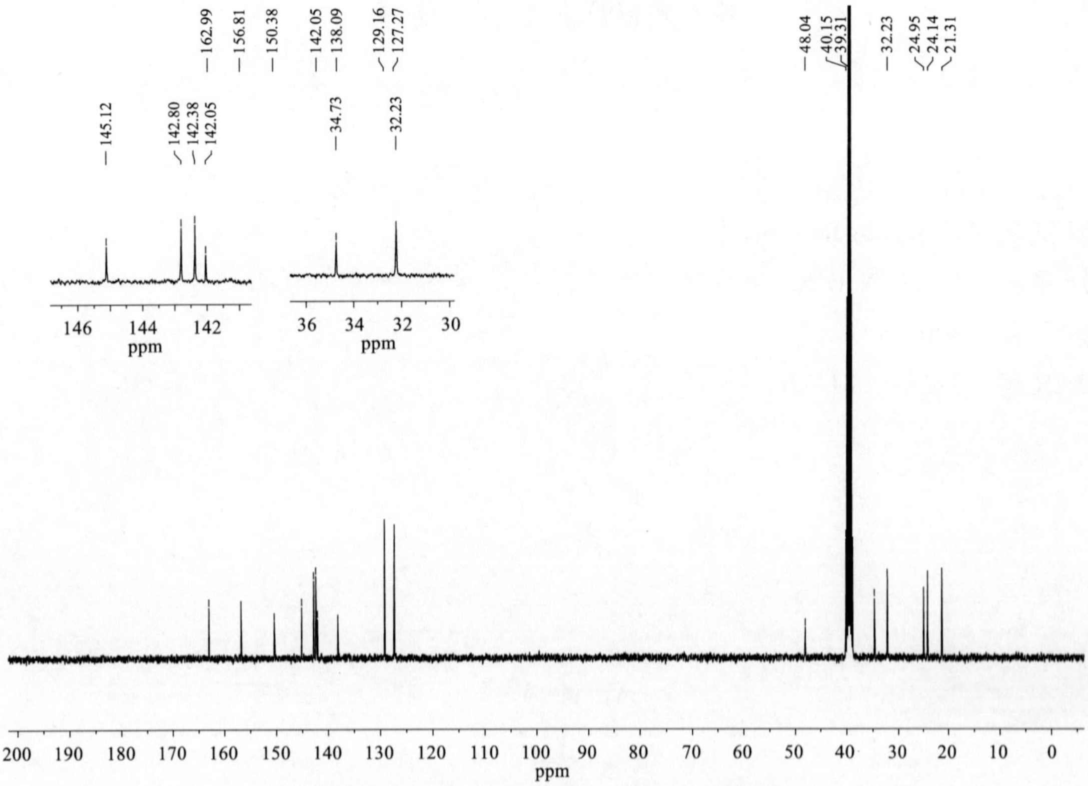

图 2　格列吡嗪的 ^{13}C NMR 谱（溶剂：CD_3SOCD_3）

^{13}C NMR：δ 162.99（C－6），156.81（C－2），150.38（C－15），145.12（C－14），142.80（C－3），142.38（C－4），142.05（C－5），138.09（C－9），129.16（C－10，11），127.27（C－12，13），48.04（C－16），40.15（C－8），34.73（C－7），32.23（C－17，18），24.95（C－21），24.14（C－19，20），21.31（C－1）

注：文献中归属为 40.15（C－8），34.73（C－7）

备注

1. 中文化学名　5－甲基－*N*－[2－[4－[[[(环己氨基)羧基]氨基]磺酰基]苯基]乙基]－吡嗪甲酰胺

2. 英文化学名　1－cyclohexyl－3－[[*p*－[2－(5－methylpyrazinecarboxamido)ethyl]phenyl]sulfonyl]urea

3. 性状　本品为白色或类白色的结晶性粉末；无臭；几乎无味。

4. 溶解性　本品在二甲基甲酰胺中易溶，在丙酮、三氯甲烷、二氧六环或甲醇中微溶，在乙醇中极微溶解，在水中几乎不溶，在稀氢氧化钠溶液中易溶。

5. 对照品编号与批号　100281－200602

参 考 文 献

[1] Ming X, Qi Z C, Lian H Z, et al. Spectral data analyses and structure elucidation of hypoglycemic drug glipizide. Instrum Sci Technol, 2008, 36: 503(^1H NMR, ^{13}C NMR).

格列吡嗪杂质 I

英文名 Glipizide Impurity Ⅰ

分子式 $C_{14}H_{16}N_4O_3S$

分子量 320.37

CAS 号 33288－71－0

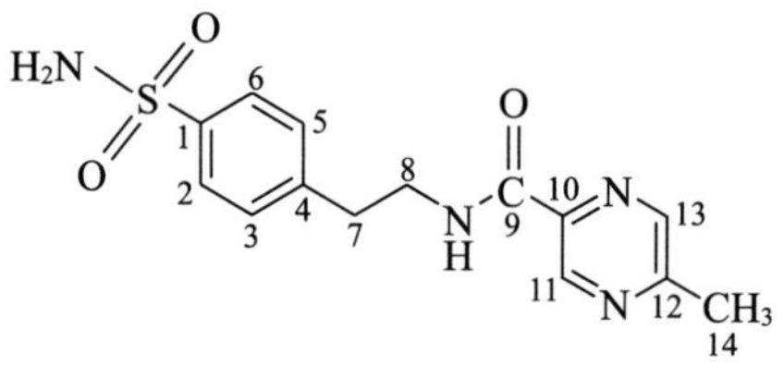

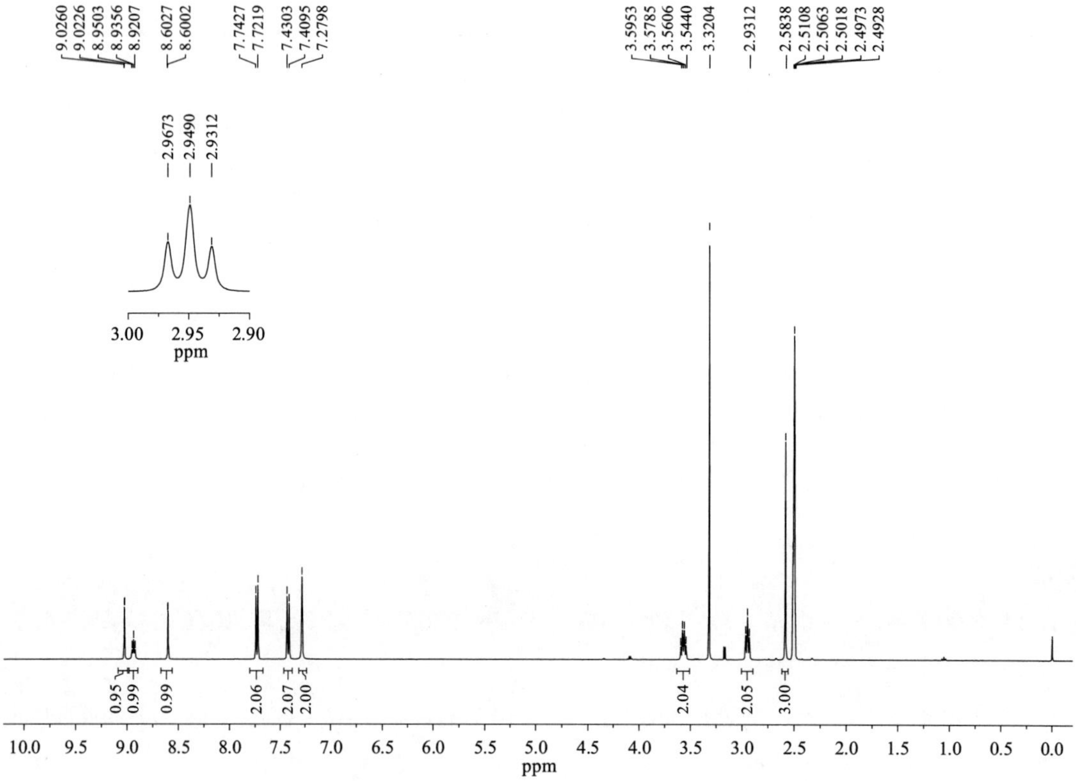

图 1 格列吡嗪杂质 I 的 ^{1}H NMR 谱（溶剂：CD_3SOCD_3）

^{1}H NMR：δ 9.02（H－11，d，J＝1.3 Hz，1H），8.94（NH，t，J＝5.9 Hz，1H），8.60（H－13，d，J＝1.3 Hz，1H），7.73（H－2，6，d，J＝8.3 Hz，2H），7.42（H－3，5，d，J＝8.3 Hz，2H），7.28（NH_2，brs，2H），3.63～3.50（H－8，m，2H），2.95（H－7，t，J＝7.2 Hz，2H），2.58（H－14，s，3H）

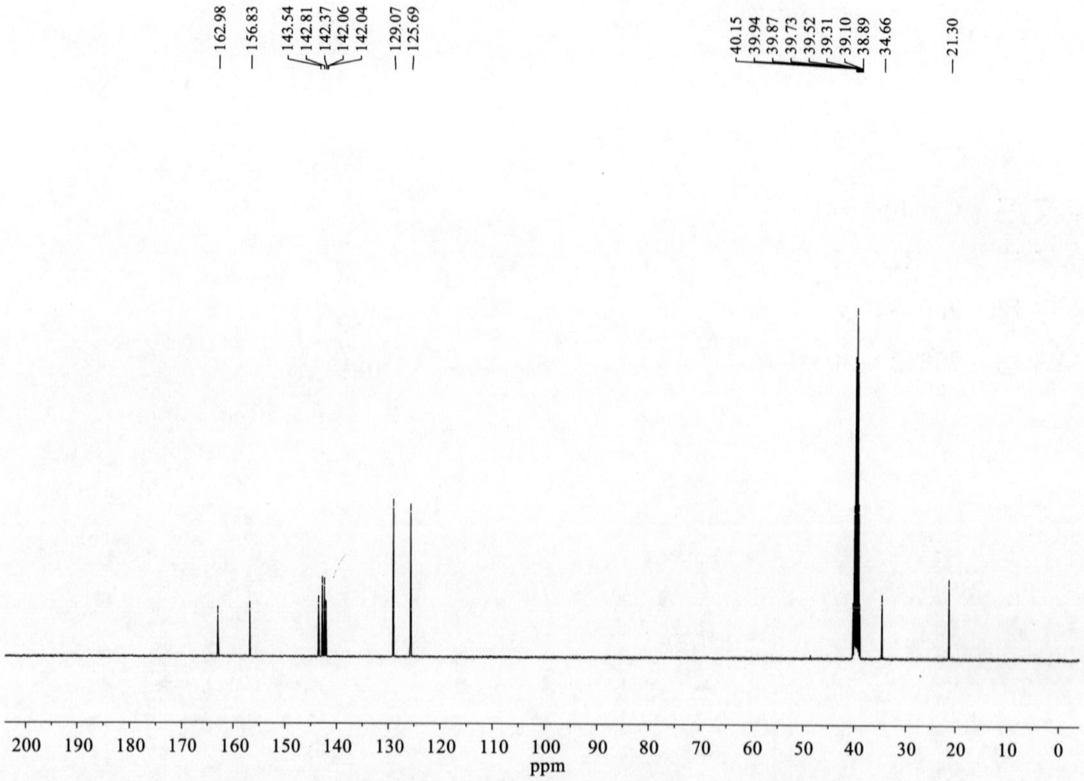

图2　格列吡嗪杂质Ⅰ的^{13}C NMR谱（溶剂：CD_3SOCD_3）

^{13}C NMR：δ 162.98（C－9），156.83（C－12），143.54（C－11），142.81（C－13），142.37（C－4），142.06（C－10），142.04（C－1），129.07（C－2，6），125.69（C－3，5），39.87（C－8），34.66（C－7），21.30（C－14）

备注

1. 中文化学名　4－[2－(5－甲基吡嗪－2－甲酰胺基)乙基]苯磺酰胺

2. 英文化学名　4－[2－(5－methylpyrazin－2－carboxamido)ethyl]benzenesulphonamide

3. 性状　本品为类白色结晶性粉末。

4. 对照品编号与批号　100282－200001

吉 非 罗 齐

英文名 Gemfibrozil

分子式 $C_{15}H_{22}O_3$

分子量 250. 34

CAS 号 25812 - 30 - 0

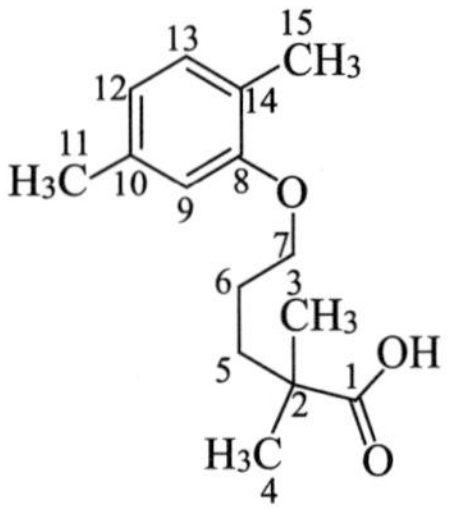

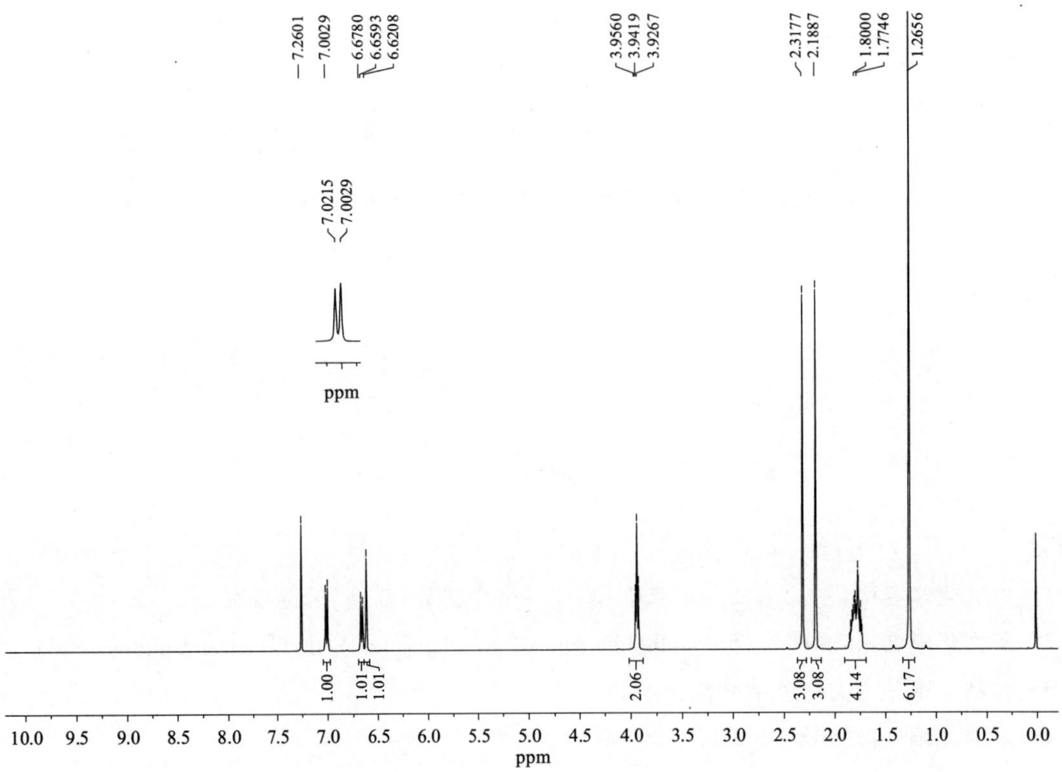

图 1 吉非罗齐的^{1}H NMR 谱（溶剂：$CDCl_3$）

^{1}H NMR：δ 7. 01 (H - 13, d, J = 7. 4 Hz, 1H), 6. 67 (H - 12, d, J = 7. 4 Hz, 1H), 6. 62 (H - 9, s, 1H), 3. 94 (H - 7, t, J = 5. 9 Hz, 2H), 2. 32 (H - 15, s, 3H), 2. 19 (H - 11, s, 3H), 1. 90 ~ 1. 69 (H - 5, 6, m, 4H), 1. 27 (H - 3, 4, s, 6H)

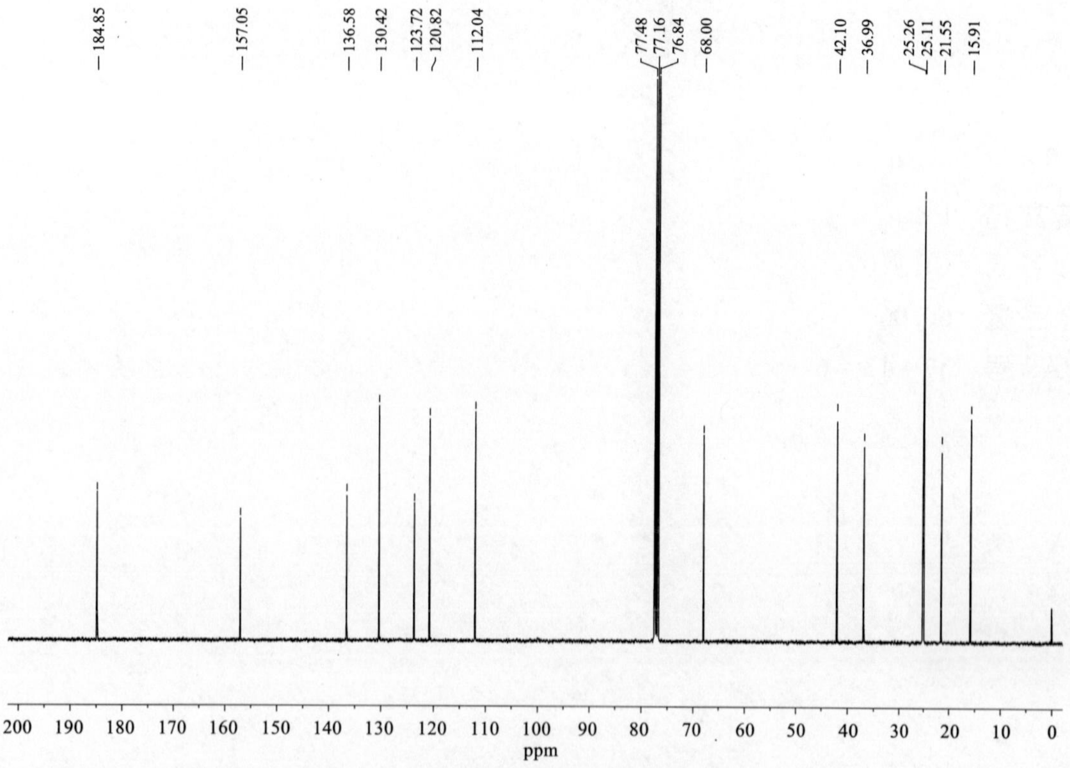

图 2　吉非罗齐的 ^{13}C NMR 谱（溶剂：$CDCl_3$）

^{13}C NMR：δ 184.85（C－1），157.05（C－8），136.58（C－10），130.42（C－13），123.72（C－14），120.82（C－12），112.04（C－9），68.00（C－7），42.10（C－2），36.99（C－5），25.26（C－6），25.11（C－3，4），21.55（C－11），15.91（C－15）

备注

1. 中文化学名　2,2－二甲基－5－(2,5－二甲苯基氧基)－戊酸

2. 英文化学名　2,2－dimethyl－5－(2,5－xylyloxy) valeric acid

3. 性状　本品为白色结晶性粉末；无臭，无味。

4. 溶解性　本品在三氯甲烷中极易溶解，在甲醇、乙醇、丙酮或已烷中易溶，在水中不溶，在氢氧化钠试液中易溶。

5. 对照品编号与批号　100284－200602

参 考 文 献

[1] http://sdbs. db. aist. go. jp/sdbs/cgi－bin/cre_index. cgi? lang＝eng(SDBS)(^{1}H NMR, ^{13}C NMR).

尿　　素

英文名 Urea

分子式 CH_4N_2O

分子量 60.06

CAS 号 57 - 13 - 6

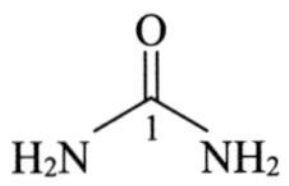

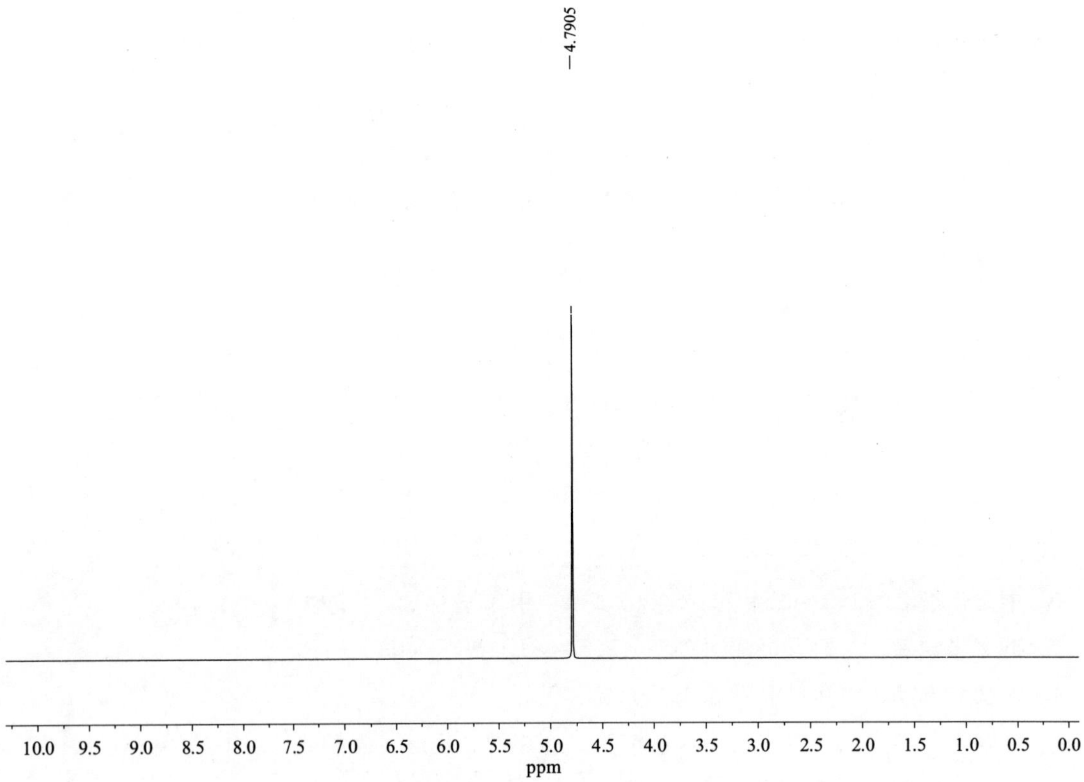

图 1　尿素的 ^{1}H NMR 谱（溶剂：D_2O）

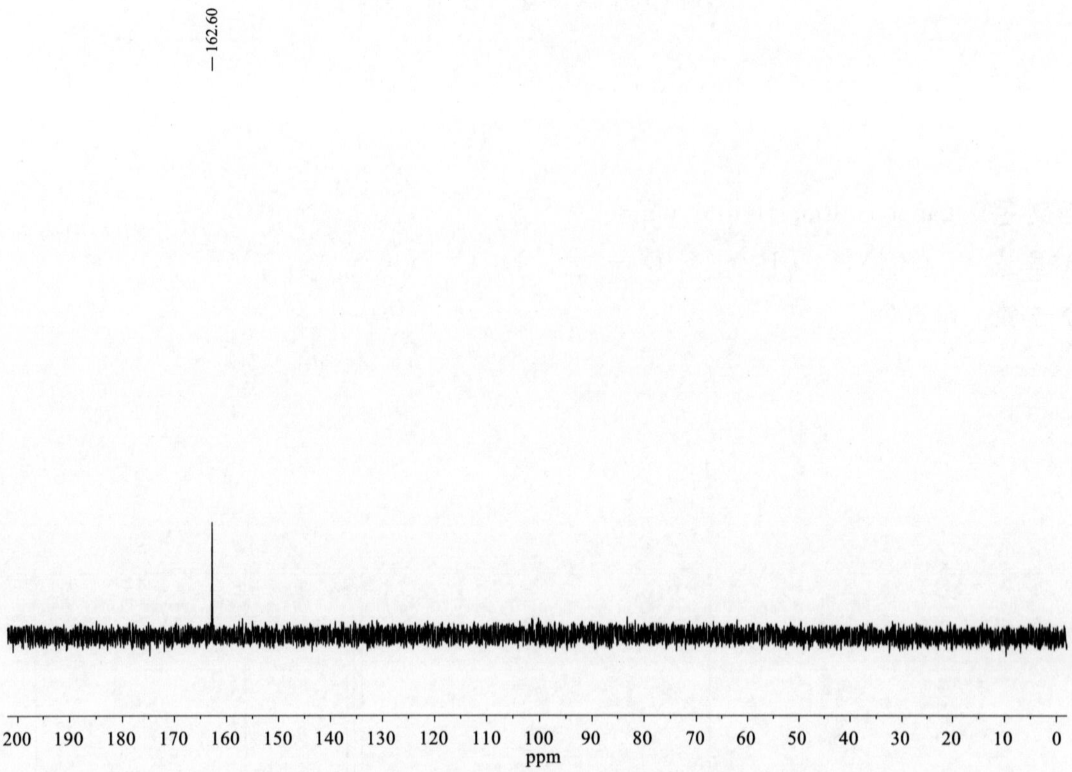

图 2 尿素的^{13}C NMR 谱（溶剂：D_2O）

^{13}C NMR：δ 162.60（C－1）

备注

1. 中文化学名 碳酰二胺

2. 英文化学名 carbonyldiamide

3. 性状 本品为无色棱柱状结晶或白色结晶性粉末。

4. 溶解性 本品在水或乙醇中易溶，在乙醚或三氯甲烷中不溶。

5. 对照品编号与批号 100288－200201

氢溴酸高乌甲素

英文名　Lappaconitine Hydrobromide

分子式　$C_{32}H_{44}N_2O_8 \cdot HBr \cdot H_2O$

分子量　683.62

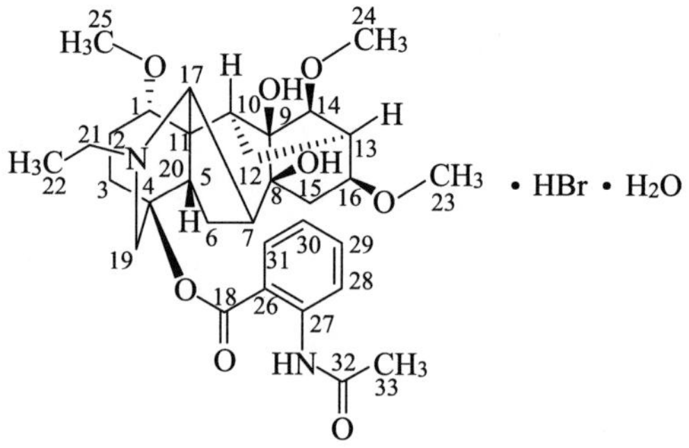

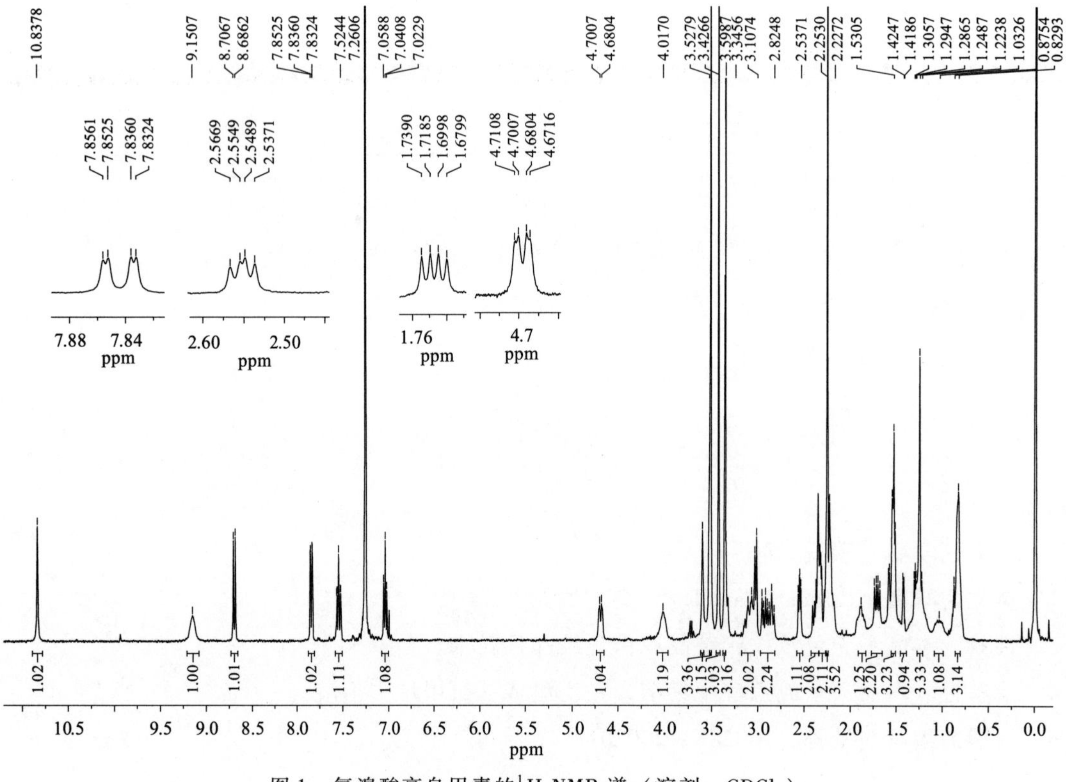

图 1　氢溴酸高乌甲素的 ^1H NMR 谱（溶剂：$CDCl_3$）

^1H NMR：δ 10.84（NH, s, 1H），9.15（HBr, s, 1H），8.70（H-28, d, J=8.0 Hz, 1H），7.84（H-31, dd, J=8.0, 1.4 Hz, 1H），7.55（H-30, m, 1H），7.05（H-29, t, J=7.2 Hz, 1H），4.70（H-14, dd, J=11.9, 3.8 Hz, 1H），4.02（OH, brs, 1H），3.60（OH, s, 1H），3.53（H-25, s, 3H），3.43（H-23, s, 3H），3.35（H-24, s, 3H），3.16～2.99（m, 2H），2.98～2.80（m, 2H），2.56（dd, J=7.1, 4.7 Hz, 1H），2.43～2.30（m, 2H），2.29～2.13（m, 2H），2.25（H-33, s, 3H），1.89（m, 1H），1.71（dd, J=15.6, 8.1 Hz, 2H），1.63～1.46（m, 3H），1.43（m, 1H），1.35～1.13（m, 3H），1.09（m, 1H），0.92～0.75（H-22, m, 3H）

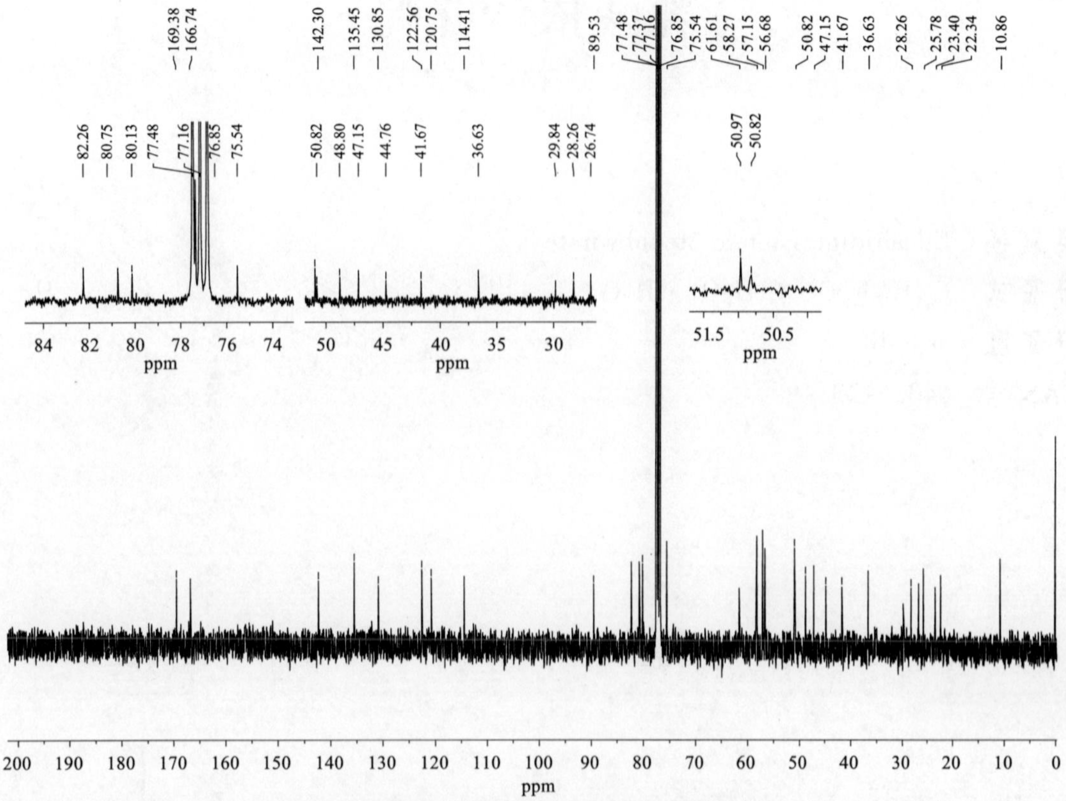

图 2　氢溴酸高乌甲素的^{13}C NMR 谱（溶剂：$CDCl_3$）

^{13}C NMR：δ 169.38（C-32），166.74（C-18），142.30（C-27），135.45（C-29），130.85（C-31），122.56（C-30），120.75（C-28），114.41（C-26），89.53（C-14），82.26（C-4），80.75（C-1），80.13（C-16），77.37（C-9），75.54（C-8），61.61（C-17），58.27（C-24），57.15（C-25），56.68（C-23），50.97（C-19），50.82（C-11），48.80（C-10），47.15（C-21），44.76（C-5），41.67（C-7），36.63（C-15），29.84（C-13），28.26（C-3），26.74（C-2），25.78（C-12），23.40（C-33），22.34（C-6），10.86（C-22）

备注

1. 中文化学名　(1α,14α,16β)-20-乙基-1,14,16-三甲氧乌头烷-4,8,9-三醇 4-[2-(乙酰氨基)苯甲酸酯氢溴酸盐一水化合物

2. 英文化学名　(1α,14α,16β)-20-ethyl-1,14,16-trimethoxyaconitane-4,8,9-triol 4-[2-(acetylamino)benzoate] hydrobromide monohydrate

3. 性状　本品为白色结晶；无臭，味苦。

4. 溶解性　本品在甲醇中溶解，在水中微溶，在乙醇中极微溶解，在三氯甲烷中几乎不溶。

5. 对照品编号与批号　100289-200902

参 考 文 献

[1] Pankrushina N A, Nikitina I A, Anferova N V, et al. Study of alkaloids of the siberian and altai flora 10 synthesis of N(20)-deethyllappaconitine derivatives. Russ Chem Bull Int Ed, 2003, 52: 2490(^1H NMR, ^{13}C NMR).

乳酸依沙吖啶

英文名 Ethacridine Lactate Monohydrate

分子式 $C_{15}H_{15}N_3O \cdot C_3H_6O_3 \cdot H_2O$

分子量 361.40

CAS 号 6402－23－9

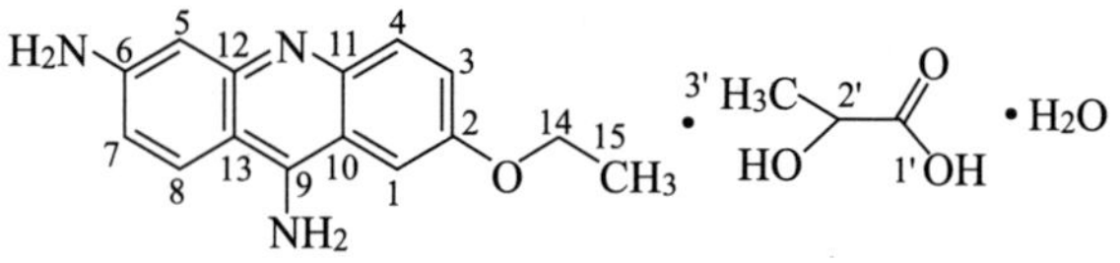

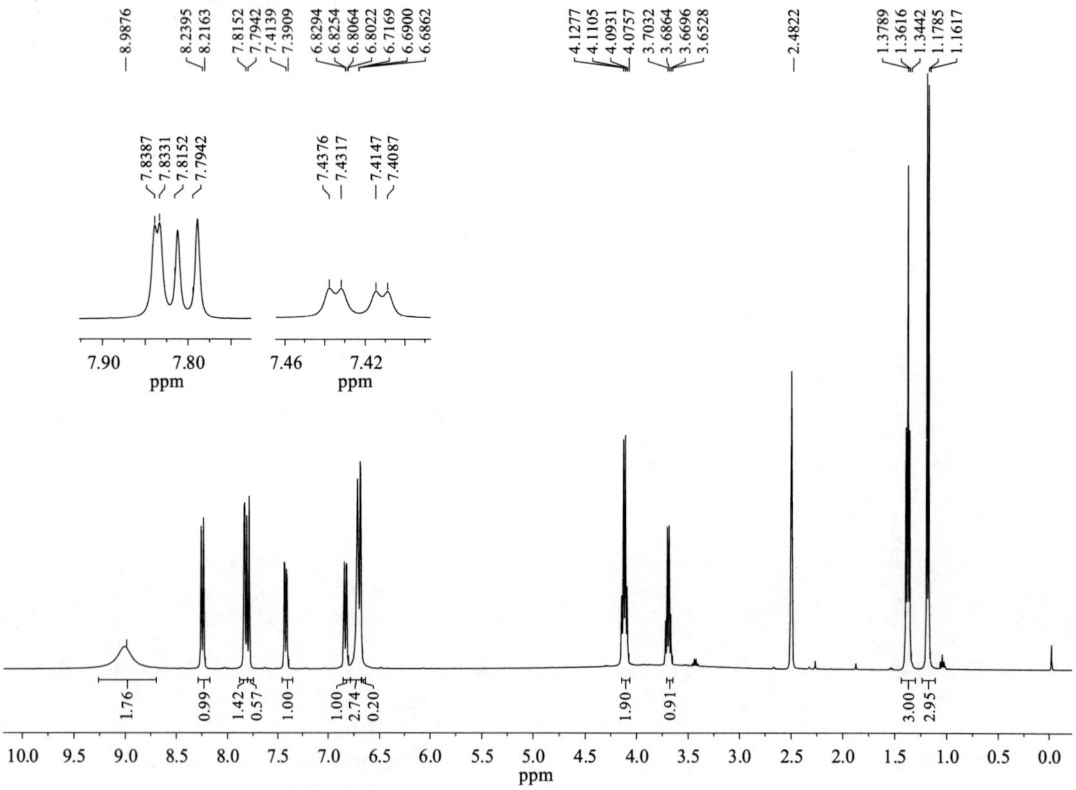

图 1 乳酸依沙吖啶的 ^1H NMR 谱（溶剂：CD_3SOCD_3）

^1H NMR：δ 8.99（NH，brs，2H），8.23（H－4，d，J＝9.3 Hz，1H），7.83（H－1，d，J＝2.3 Hz，1H），7.80（H－8，d，J＝9.2 Hz，1H），7.42（H－7，dd，J＝9.2，2.4 Hz，1H），6.82（H－3，dd，J＝9.3，1.6 Hz，1H），6.72（NH_2，brs，2H），6.69（H－5，d，J＝1.5 Hz，1H），4.12（H－14，q，J＝6.9 Hz，2H），3.69（H－2′，q，J＝6.7 Hz，1H），1.38（H－15，t，J＝6.9 Hz，3H），1.19（H－3′，d，J＝6.7 Hz，3H）

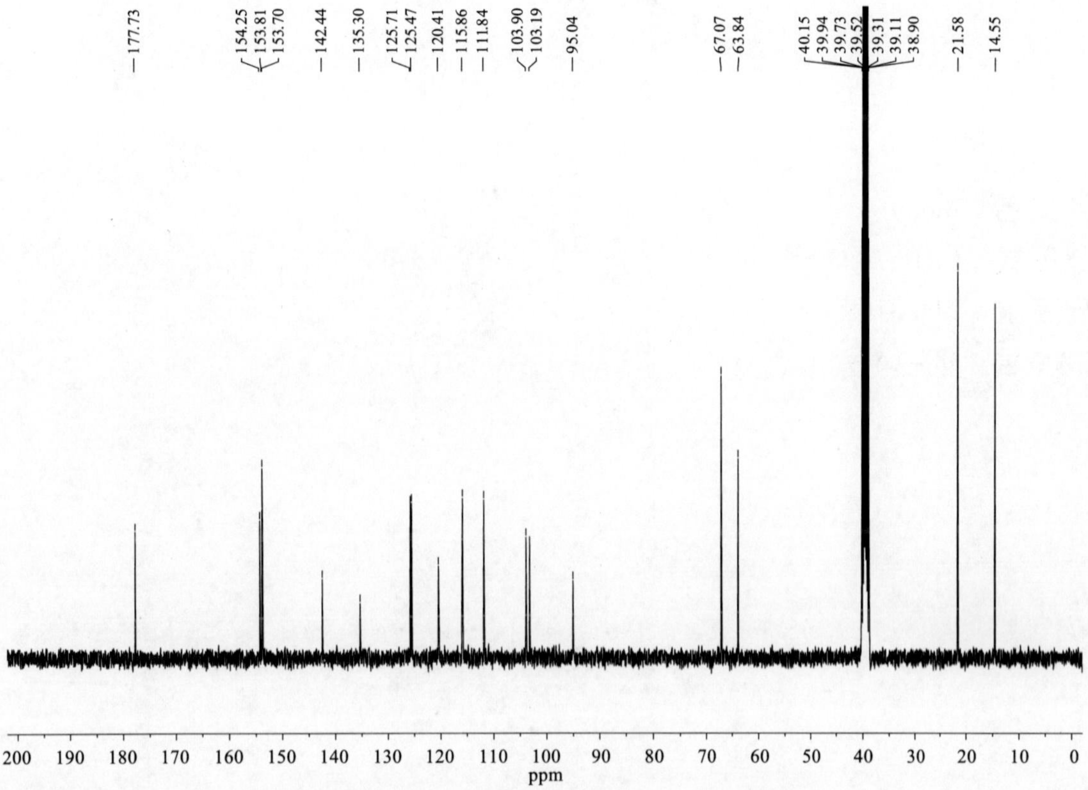

图 2　乳酸依沙吖啶的 ^{13}C NMR 谱（溶剂：CD_3SOCD_3）

^{13}C NMR：δ 177.73 (C－1′)，154.25 (C－2)，153.81 (C－9)，153.70 (C－12)，142.44 (C－6)，135.30 (C－11)，125.71 (C－4)，125.47 (C－8)，120.41 (C－7)，115.86 (C－3)，111.84 (C－10)，103.90 (C－13)，103.19 (C－5)，95.04 (C－1)，67.07 (C－14)，63.84 (C－2′)，21.58 (C－3′)，14.55 (C－15)

备注

1. 中文化学名　6,9－二氨基－2－乙氧基吖啶乳酸盐一水合物

2. 英文化学名　2－hydroxypropanoic acid －7－ethoxyacridine－3,9－diamine

3. 性状　本品为黄色结晶性粉末；无臭，味苦。

4. 溶解性　本品在热水中易溶，在沸无水乙醇中溶解，在水中略溶，在乙醇中微溶，在乙醚中不溶。

5. 对照品编号与批号　100290－201002

生　物　素

英文名　Biotin

分子式　$C_{10}H_{16}N_2O_3S$

分子量　244.31

CAS 号　58－85－5

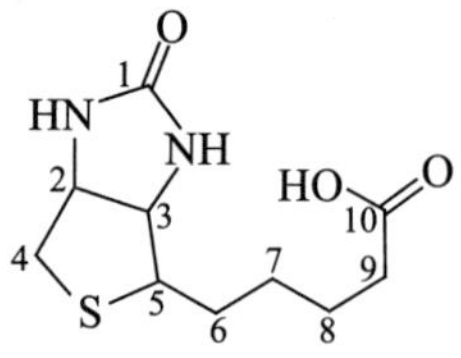

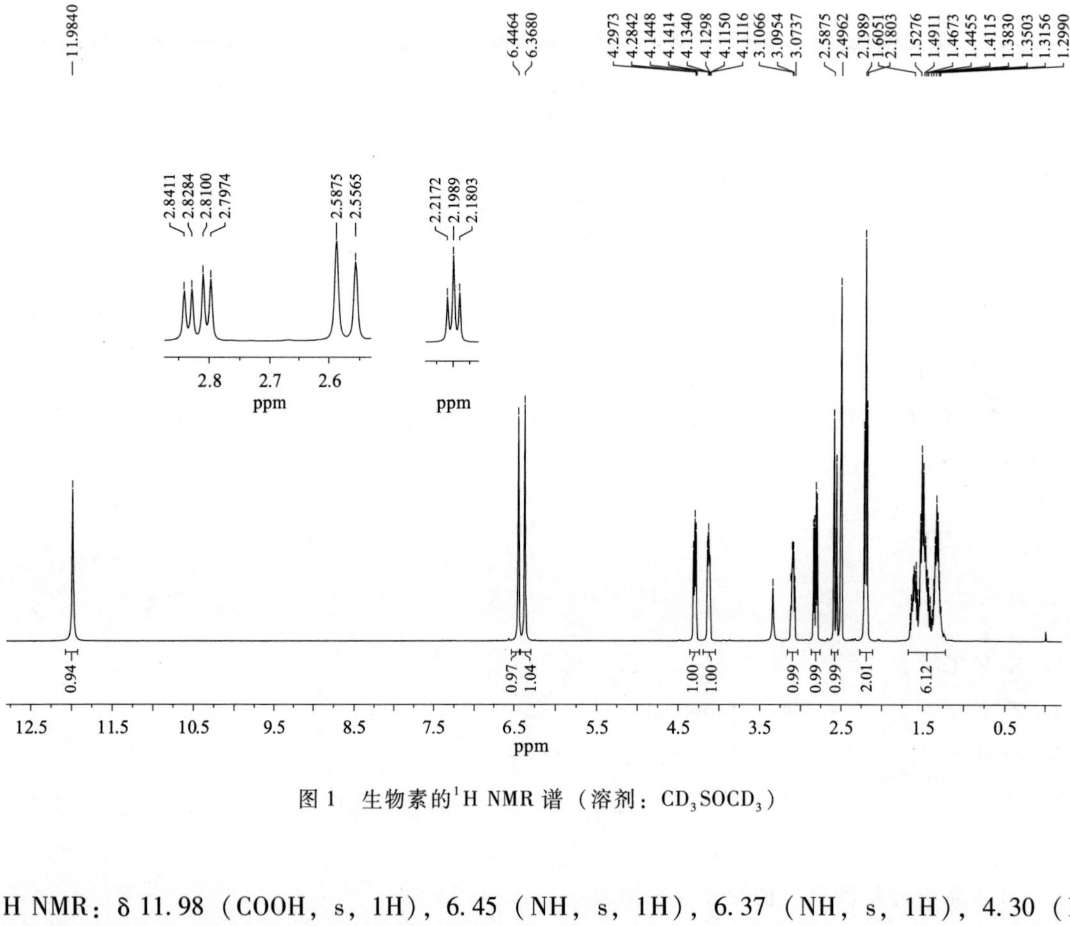

图 1　生物素的^{1}H NMR 谱（溶剂：CD_3SOCD_3）

^{1}H NMR：δ 11.98（COOH，s，1H），6.45（NH，s，1H），6.37（NH，s，1H），4.30（H－2，m，1H），4.12（H－3，m，1H），3.10（H－5，m，1H），2.82（H－4a，dd，J＝12.4，5.1 Hz，1H），2.57（H－4b，d，J＝12.4 Hz，1H），2.20（H－9，t，J＝7.4 Hz，2H），1.68～1.22（H－6，7，8，m，6H）

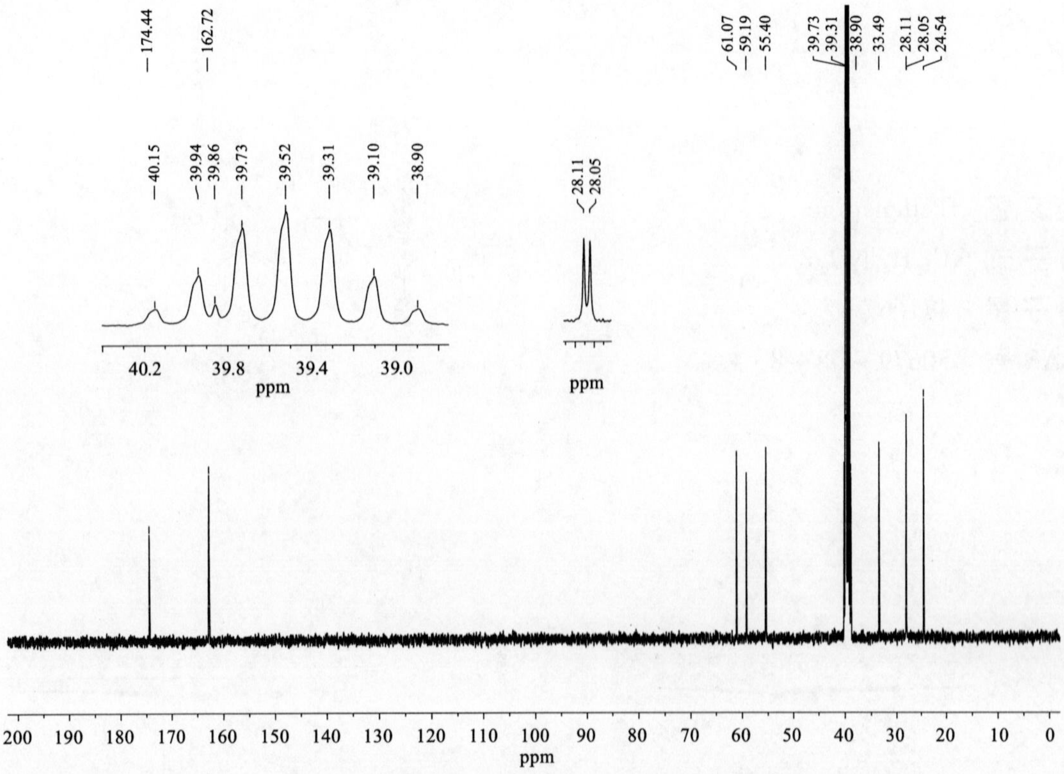

图 2　生物素的^{13}C NMR 谱（溶剂：CD_3SOCD_3）

^{13}C NMR：δ 174.44（C－10），162.72（C－1），61.07（C－3），59.19（C－2），55.40（C－5），39.86（C－4），33.49（C－9），28.11（C－7），28.05（C－6），24.54（C－8）

备注

1. 中文化学名　六氢－2－氧代－1*H*－噻吩并[3,4－*d*]咪唑－4－正戊酸

2. 英文化学名　hexahydro－2－oxo－1*H*－thieno[3,4－*d*]imidazole－4－pentanoic acid

3. 性状　本品为白色结晶性粉末。

4. 溶解性　本品在热水中微溶，在水或乙醇中不溶，在冰醋酸或 0.1 mol/L 氢氧化钠溶液中略溶。

5. 对照品编号与批号　100291－200402

参 考 文 献

[1] Huang J, Xiong F, Chen F－E. Total synthesis of(＋)－biotin via a quinine－mediated asymmetric alcoholysis of meso－cyclic anhydride strategy. Tetrahedron Asymmetry, 2008, 19: 1436(^{1}H NMR).

特 非 那 定

英文名　Terfenadine

分子式　$C_{32}H_{41}NO_2$

分子量　471.67

CAS 号　50679 - 08 - 8

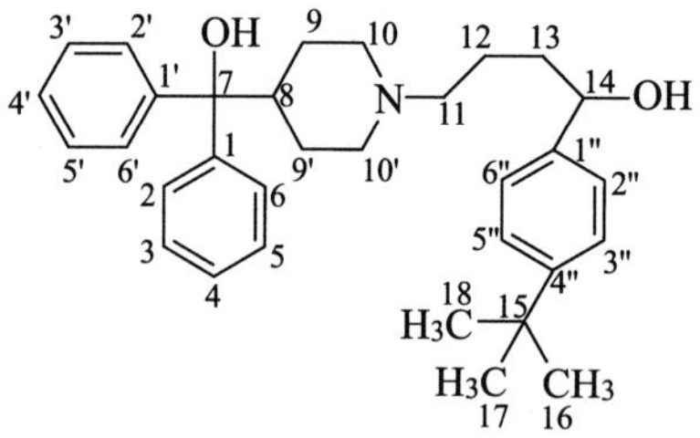

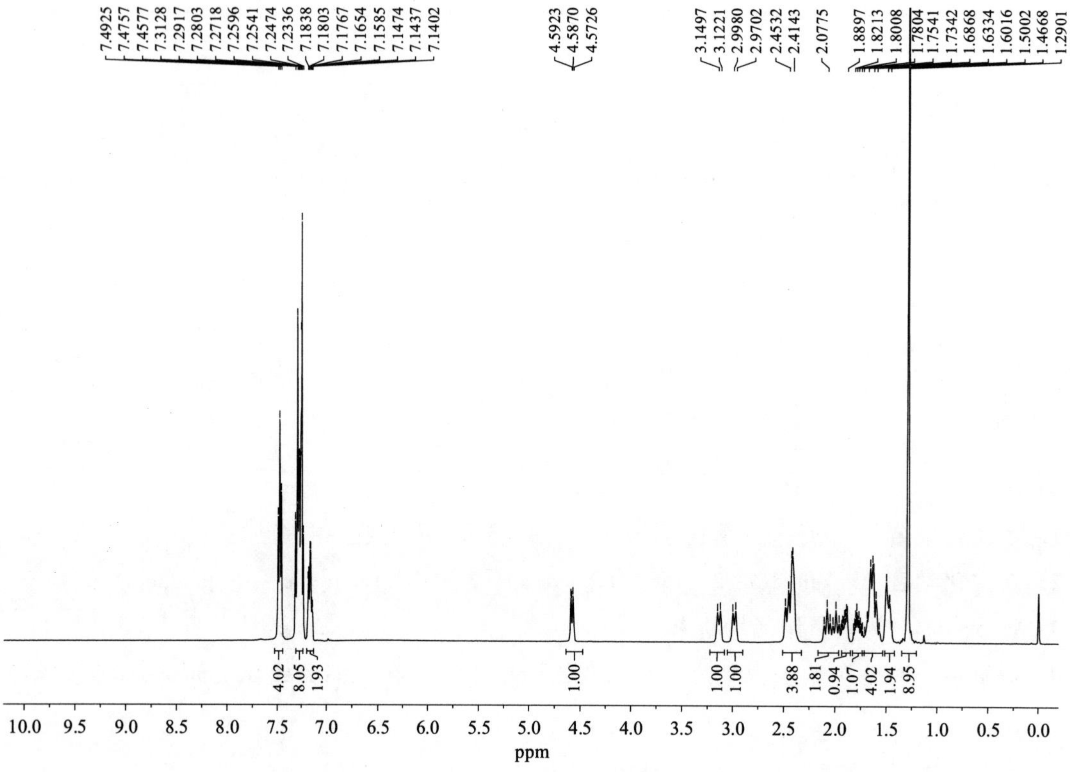

图 1　特非那定的^{1}H NMR 谱（溶剂：$CDCl_3$）

^{1}H NMR：δ 7.48（Ar－H，m，4H），7.35～7.21（Ar－H，m，8H），7.20～7.12（Ar－H，m，2H），4.58（H－14，m，1H），3.14（H－11a，d，*J*＝11.1 Hz，1H），2.98（H－11b，d，*J*＝11.1 Hz，1H），2.58～2.30（m，4H），2.15～1.95（m，2H），1.91（m，1H），1.78（m，1H），1.72～1.55（m，4H），1.53～1.43（m，2H），1.29（H－16，17，18，s，9H）

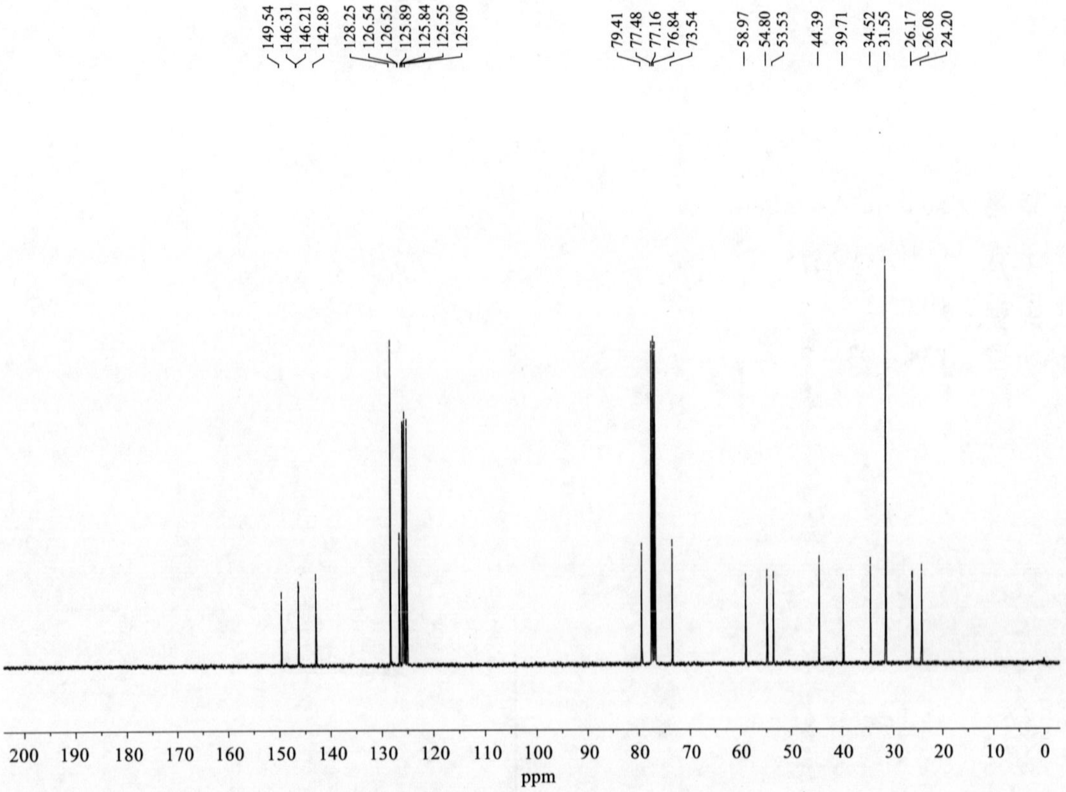

图2　特非那定的^{13}C NMR谱（溶剂：$CDCl_3$）

^{13}C NMR：δ 149.54（C－4″），146.31（C－1），146.21（C－1′），142.89（C－1″），128.25（C－3，5，3′，5′），126.54（C－4），126.52（C－4′），125.89（C－2，6），125.84（C－2′，6′），125.55（C－2″，6″），125.09（C－3″，5″），79.41（C－7），73.54（C－14），58.97（C－11），54.80（C－10），53.53（C－10′），44.39（C－8），39.71（C－15），34.52（C－13），31.55（C－16，17，18），26.17（C－9），26.08（C－9′），24.20（C－12）

备注

1. 中文化学名　α－(4－叔丁基苯基)－4－(羟基二苯甲基)－1－哌啶丁醇

2. 英文化学名　α－[4－(1,1－dimethylethyl)phenyl]－4－(hydroxydiphenylmethyl)－1－piperidinebutanol

3. 性状　本品为白色结晶性粉末；无臭、无味。

4. 溶解性　本品在三氯甲烷中易溶，在丙酮中溶解，在甲醇或乙醇中略溶，在水中几乎不溶。

5. 对照品编号与批号　100292－201302

维生素 C 钠

英文名 Sodium Ascorbate

分子式 $C_6H_7NaO_6$

分子量 198.11

CAS 号 134-03-2

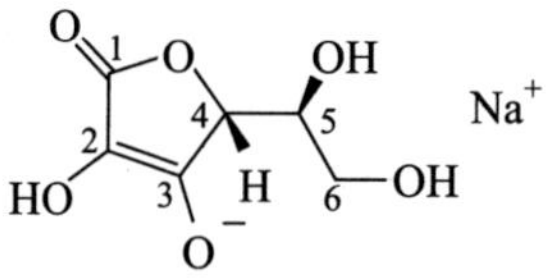

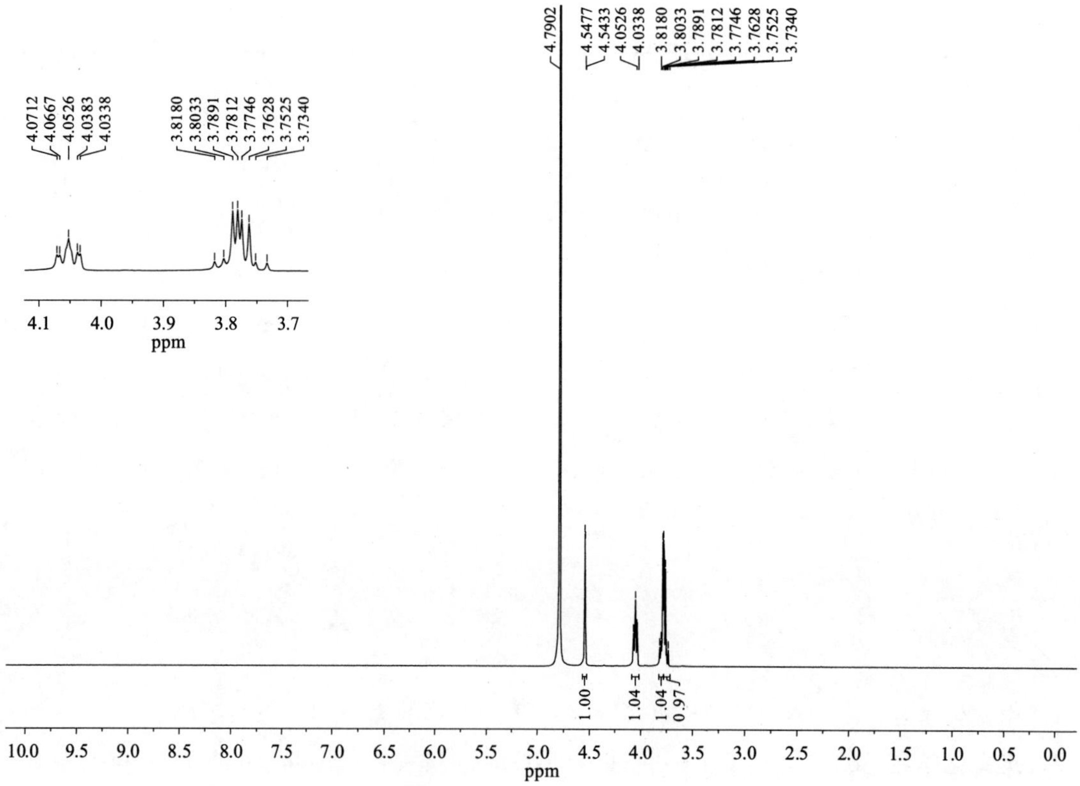

图 1　维生素 C 钠的^{1}H NMR 谱（溶剂：D_2O）

^{1}H NMR：δ 4.55（H-4，d，J=1.8 Hz，1H），4.06（H-5，td，J=6.5，1.8 Hz，1H），3.80（H-6a，dd，J=11.5，6.5 Hz，1H），3.76（H-6b，dd，J=11.5，7.4 Hz，1H）

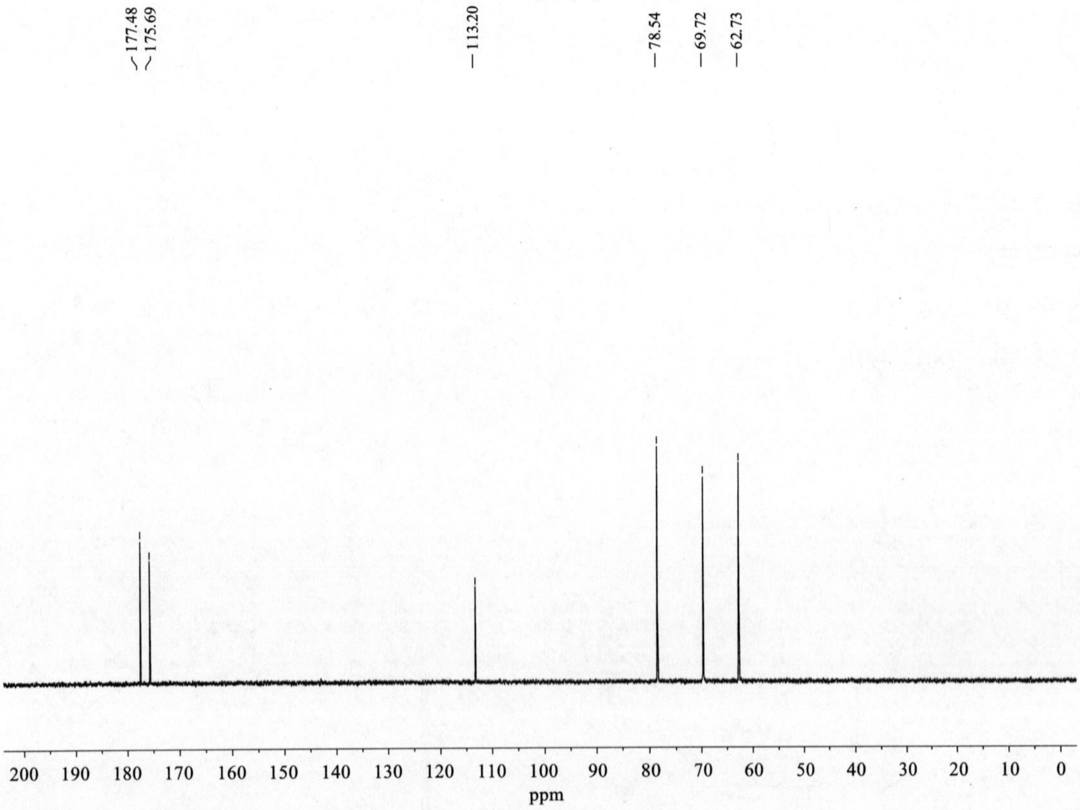

图 2　维生素 C 钠的 ^{13}C NMR 谱（溶剂：D_2O）

^{13}C NMR：δ 177.48（C－1），175.69（C－3），113.20（C－2），78.54（C－4），69.72（C－5），62.73（C－6）

备注

1. **中文化学名**　*L*－2,3,5,6－四羟基－2－己烯酸－γ－内酯钠盐
2. **英文化学名**　*L*－2,3,5,6－tetrahydroxy－2－hexenoic acid－4－lactone sodium
3. **性状**　本品为白色至微黄色结晶或结晶性粉末；无臭；在空气中较稳定，遇光色渐变暗。
4. **溶解性**　本品在水中易溶，在乙醇中极微溶解，在三氯甲烷或乙醚中不溶。
5. **对照品编号与批号**　100296－201104

参 考 文 献

[1] Raula M, Rashid M H, Paira T K, et al. Ascorbate－assisted growth of hierarchical ZnO nanostructures: sphere spindle and flower and their catalytic properties. Langmuir, 2010, 26: 8769(^{1}H NMR).

[2] Köse D A, Zümreoglu－Karan B. Complexation of boric acid with vitamin C. New J Chem, 2009, 33: 1874(^{13}C NMR).

[3] http://sdbs. db. aist. go. jp/sdbs/cgi－bin/cre_index. cgi? lang = eng(SDBS)(^{13}C NMR).

α-细辛脑

英文名 α-Asarone

分子式 $C_{12}H_{16}O_3$

分子量 208.25

CAS 号 2883-98-9

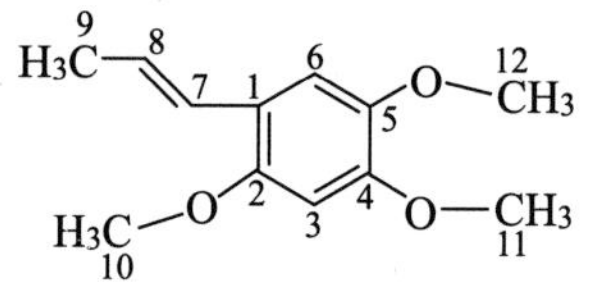

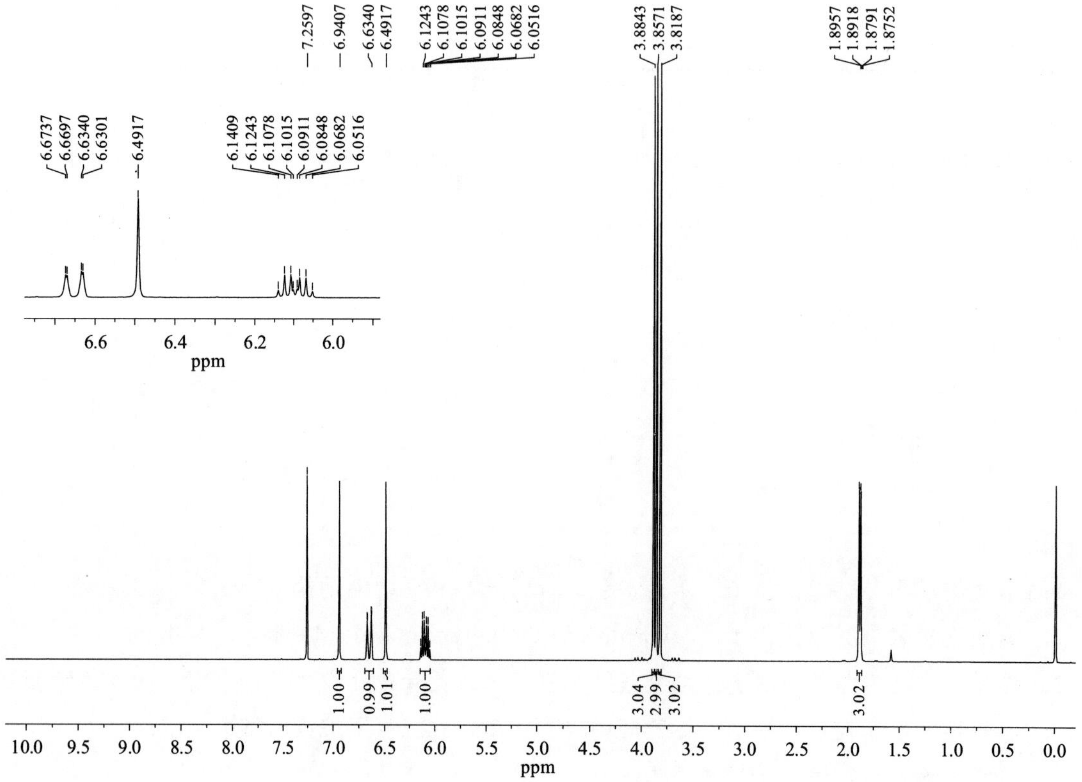

图 1 α-细辛脑的^{1}H NMR 谱（溶剂：$CDCl_3$）

^{1}H NMR：δ 6.94 (H-6, s, 1H), 6.65 (H-7, dd, J=15.8, 1.6 Hz, 1H), 6.49 (H-3, s, 1H), 6.09 (H-8, dq, J=15.8, 6.6 Hz, 1H), 3.88 (H-10, s, 3H), 3.86 (H-11, s, 3H), 3.82 (H-12, s, 3H), 1.88 (H-9, dd, J=6.6, 1.6 Hz, 3H)

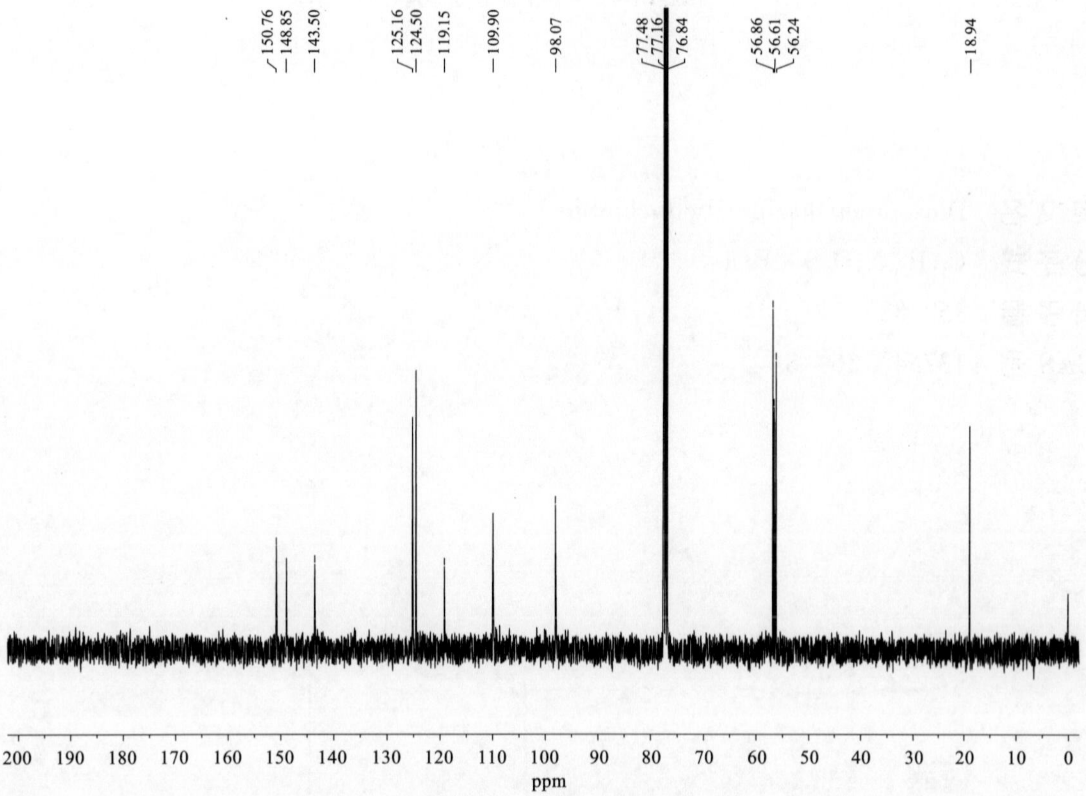

图 7　α－细辛脑的 ^{13}C NMR 谱（溶剂：$CDCl_3$）

^{13}C NMR：δ 150.76（C－2），148.85（C－4），143.50（C－5），125.16（C－7），124.50（C－8），119.15（C－1），109.90（C－6），98.07（C－3），56.86（C－10），56.61（C－11），56.24（C－12），18.94（C－9）

备注

1. **中文化学名**　2,4,5－三甲氧基－1－丙烯苯
2. **英文化学名**　2,4,5－trimethoxy－1－propenylbenzene
3. **性状**　本品为白色或类白色的针状结晶或结晶性粉末；无臭，无味。
4. **溶解性**　本品在乙酸乙酯、三氯甲烷或乙醚中易溶，在乙醇或石油醚中溶解。
5. **对照品编号与批号**　100298－201002

盐酸二氧丙嗪

英文名 Dioxopromethazine Hydrochloride

分子式 $C_{17}H_{20}N_2O_2S \cdot HCl$

分子量 352.88

CAS 号 13754－56－8

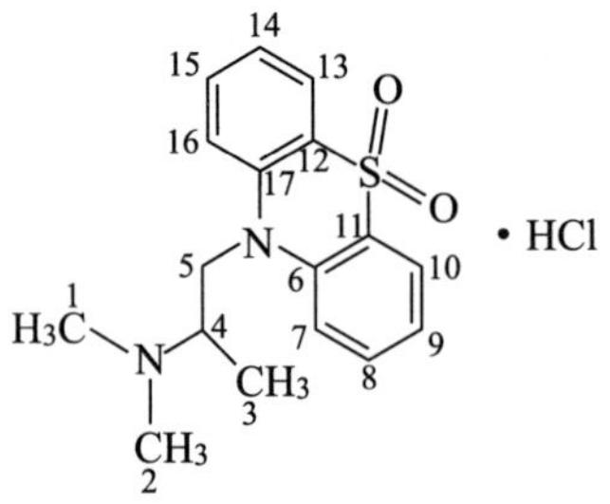

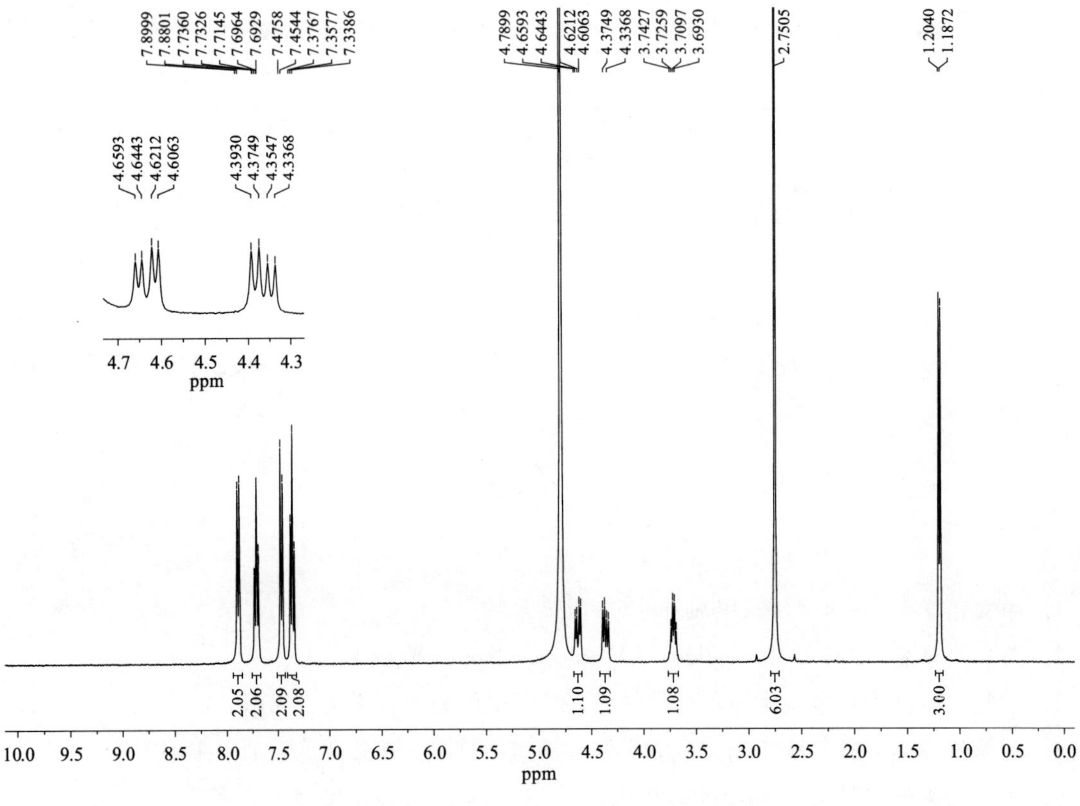

图 1 盐酸二氧丙嗪的^{1}H NMR 谱（溶剂：D_2O）

^{1}H NMR：δ 7.89（H－10，13，d，J＝7.8 Hz，2H），7.71（H－8，15，td，J＝7.8，2.0 Hz，2H），7.47（H－7，16，d，J＝8.6 Hz，2H），7.36（H－9，14，t，J＝7.6 Hz，2H），4.63（H－5a，dd，J＝12.5，7.0 Hz，1H），4.36（H－5b，dd，J＝12.5，7.0 Hz，1H），3.72（H－4，m，1H），2.75（H－1，2，s，6H），1.20（H－3，d，J＝6.7 Hz，3H）

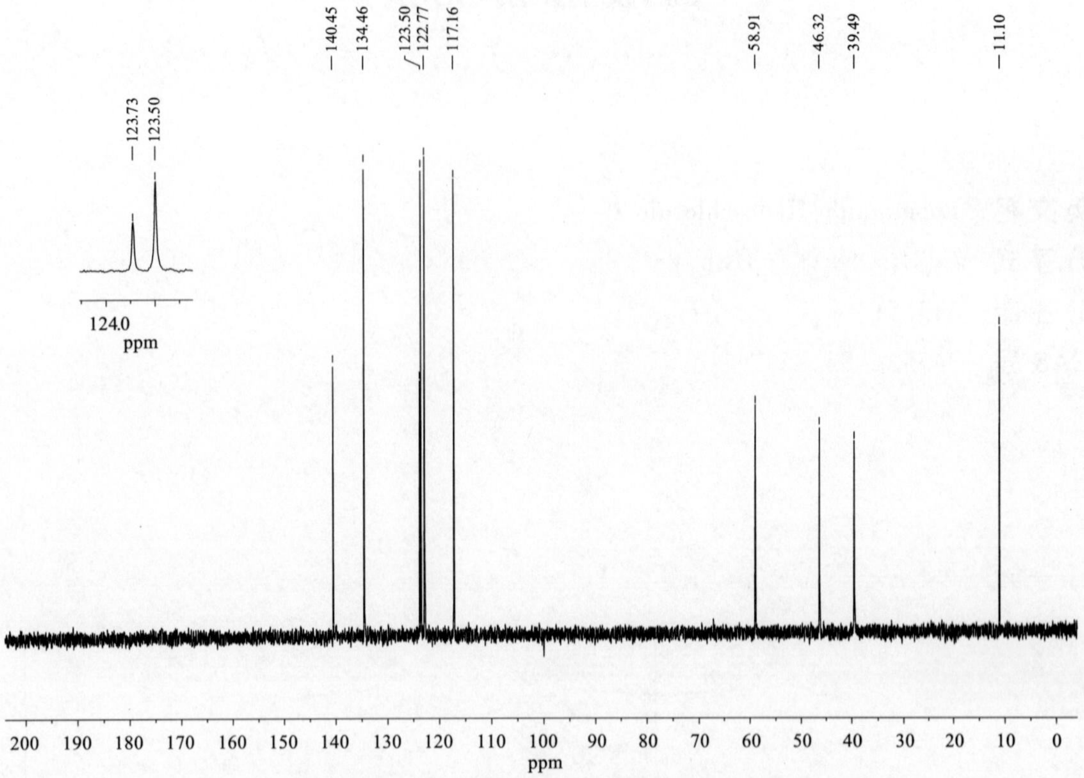

图 2　盐酸二氧丙嗪的^{13}C NMR 谱（溶剂：D_2O）

^{13}C NMR：δ 140.45（C－6，17），134.46（C－8，15），123.73（C－11，12），123.50（C－10，13），122.77（C－9，14），117.16（C－7，16），58.91（C－4），46.32（C－5），39.49（C－1，2），11.10（C－3）

备注

1. **中文化学名**　10－(2－二甲氨基－丙基)吩噻嗪－5,5－二氧化物盐酸盐
2. **英文化学名**　10－[2－(dimethylamino)propyl]－10*H*－phenothiazine 5,5－dioxide hydrochloride
3. **性状**　本品为白色至微黄色的粉末或结晶性粉末；无臭，味苦。
4. **溶解性**　本品在水中溶解，在乙醇中极微溶解。
5. **对照品编号与批号**　100299－201202

盐酸洛哌丁胺

英文名 Loperamide Hydrochloride

分子式 $C_{29}H_{33}ClN_2O_2 \cdot HCl$

分子量 513.51

CAS 号 34552－83－5

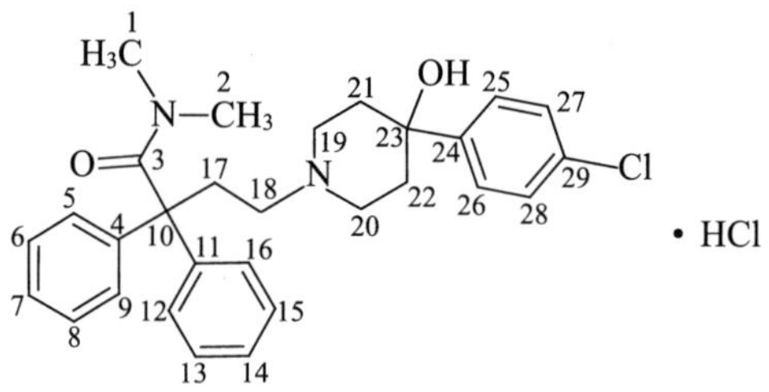

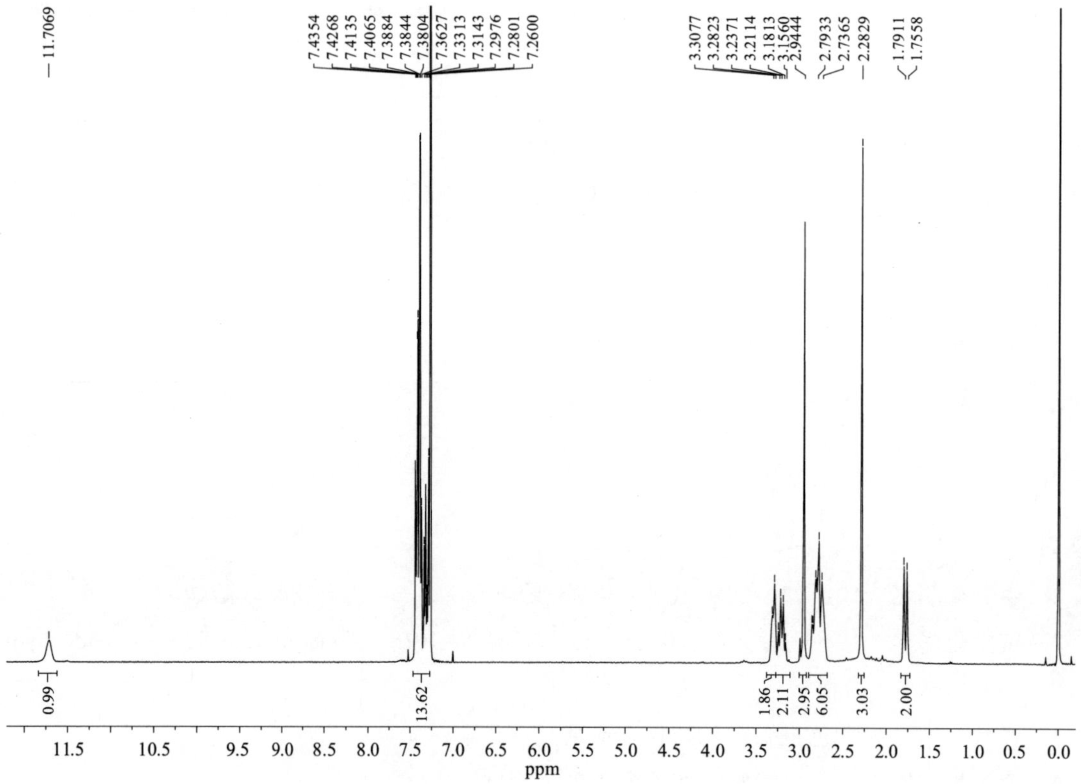

图 1　盐酸洛哌丁胺的 ^{1}H NMR 谱（溶剂：$CDCl_3$）

^{1}H NMR：δ 11.71（NHCl，s，1H），7.45～7.27（Ar－H，m，14H），3.30（H－19a，20a，m，2H），3.20（H－19b，20b，m，2H），2.94（H－1，s，3H），2.88～2.68（H－17，18，21a，22a，m，6H），2.28（H－2，s，3H），1.77（H－21b，22b，m，2H）

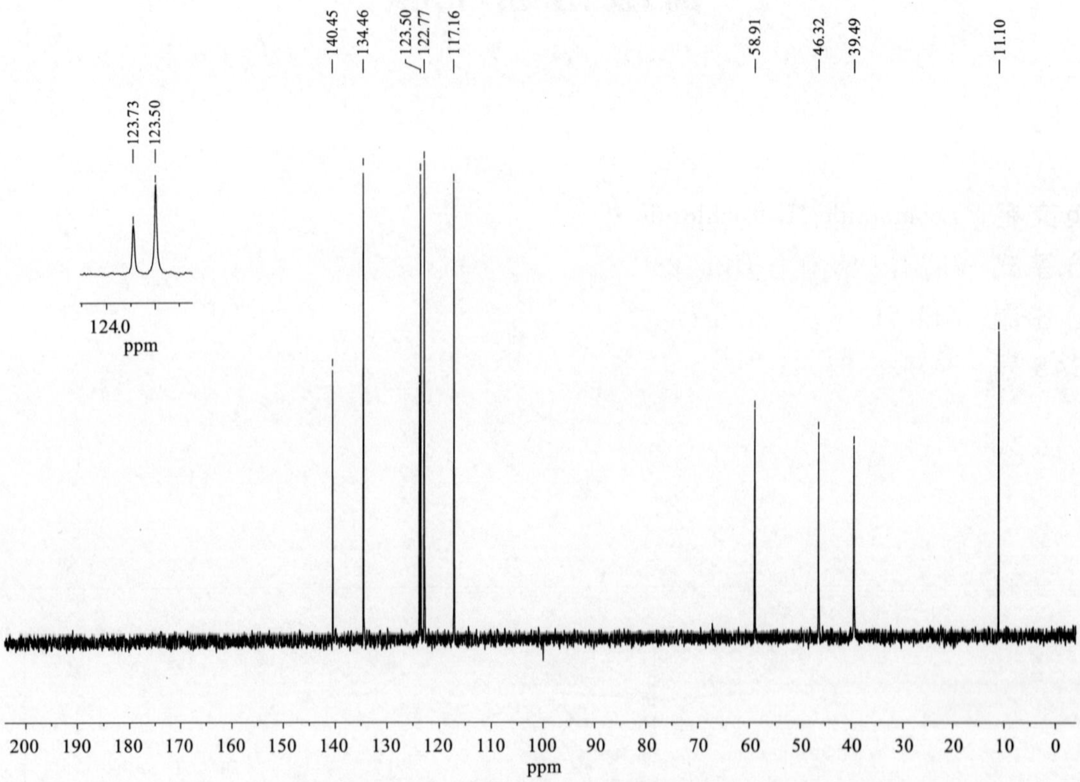

图 2　盐酸二氧丙嗪的^{13}C NMR 谱（溶剂：D_2O）

^{13}C NMR：δ 140.45（C-6，17），134.46（C-8，15），123.73（C-11，12），123.50（C-10，13），122.77（C-9，14），117.16（C-7，16），58.91（C-4），46.32（C-5），39.49（C-1，2），11.10（C-3）

备注

1. 中文化学名　10-(2-二甲氨基-丙基)吩噻嗪-5,5-二氧化物盐酸盐

2. 英文化学名　10-[2-(dimethylamino)propyl]-10*H*-phenothiazine 5,5-dioxide hydrochloride

3. 性状　本品为白色至微黄色的粉末或结晶性粉末；无臭，味苦。

4. 溶解性　本品在水中溶解，在乙醇中极微溶解。

5. 对照品编号与批号　100299-201202

盐酸洛哌丁胺

英文名 Loperamide Hydrochloride

分子式 $C_{29}H_{33}ClN_2O_2 \cdot HCl$

分子量 513.51

CAS 号 34552－83－5

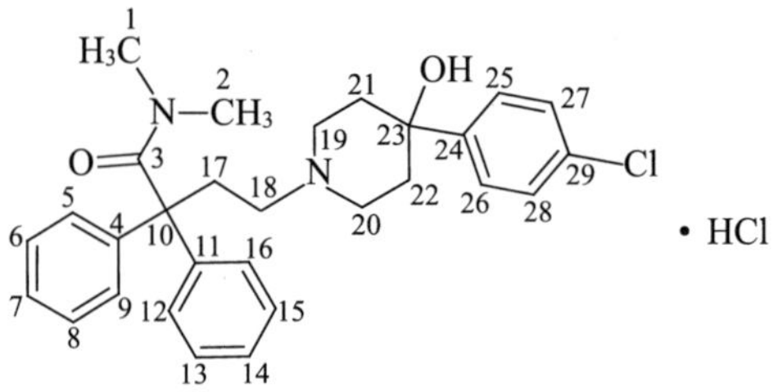

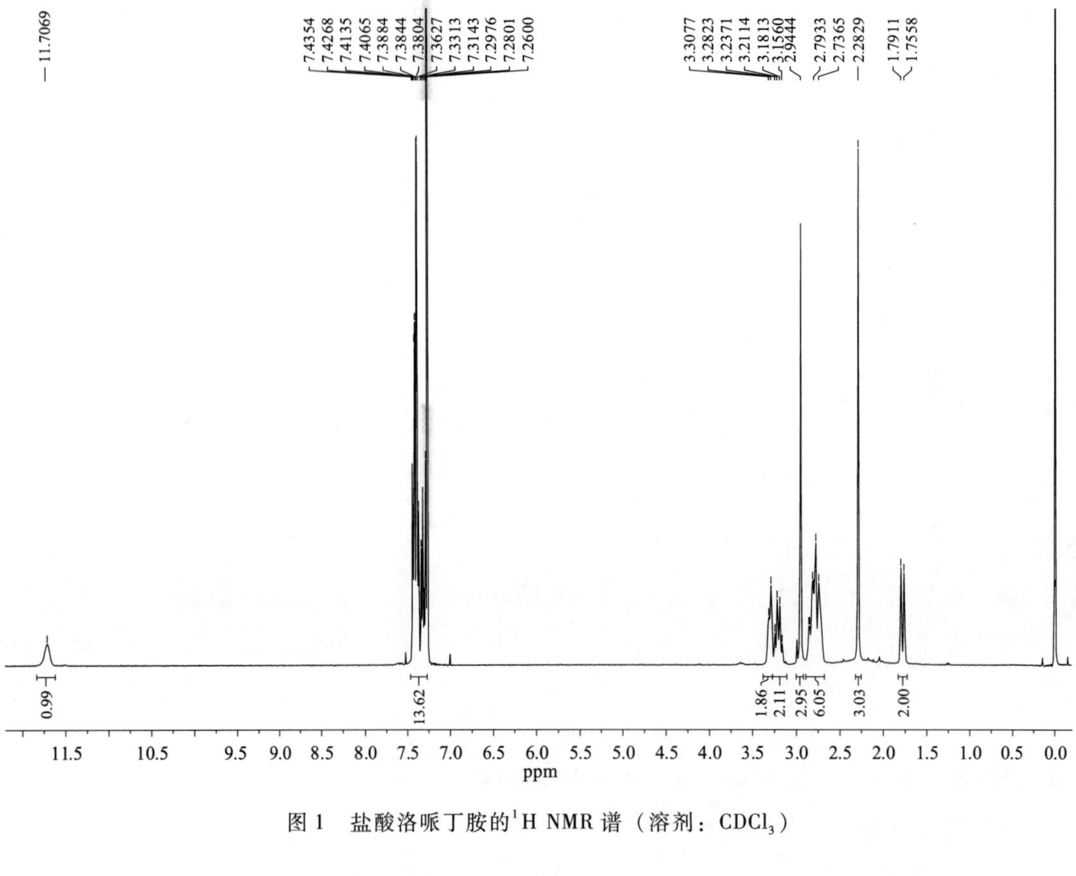

图 1 盐酸洛哌丁胺的^{1}H NMR 谱（溶剂：$CDCl_3$）

^{1}H NMR：δ 11.71（NHCl，s，1H），7.45～7.27（Ar－H，m，14H），3.30（H－19a，20a，m，2H），3.20（H－19b，20b，m，2H），2.94（H－1，s，3H），2.88～2.68（H－17，18，21a，22a，m，6H），2.28（H－2，s，3H），1.77（H－21b，22b，m，2H）

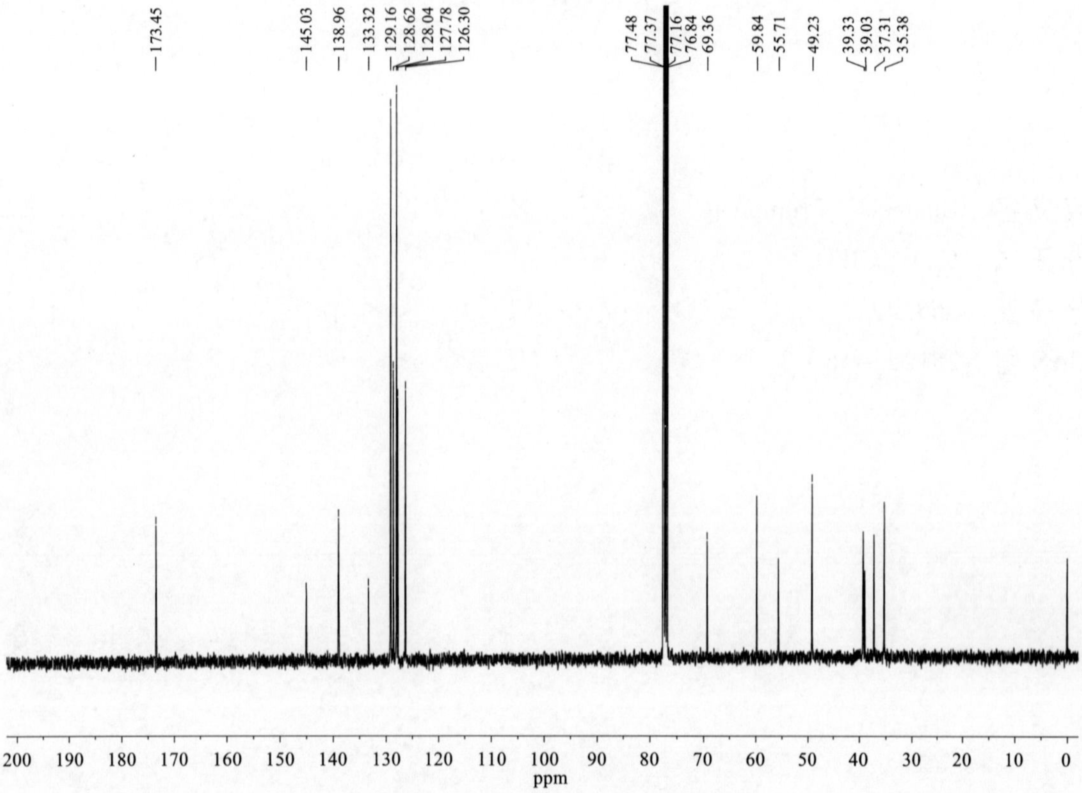

图 2　盐酸洛哌丁胺的^{13}C NMR 谱（溶剂：$CDCl_3$）

^{13}C NMR：δ 173.45（C－3），145.03（C－24），138.96（C－4，11），133.32（C－29），129.16（C－6，8，13，15），128.62（C－27，28），128.04（C－5，9，12，16），127.78（C－7，14），126.30（C－25，26），69.36（C－23），59.84（C－18），55.71（C－10），49.23（C－19，20），39.33（C－1），39.03（C－2），37.31（C－21，22），35.38（C－17）

备注

1. 中文化学名　*N*,*N*－二甲基－α,α－二苯基－4－（对氯苯基）－4－羟基－1－哌啶丁酰胺盐酸盐

2. 英文化学名　4－(4－chlorophenyl)－4－hydroxy－*N*,*N*－dimethyl－α,α－diphenyl－1－piperidine butanamide hydrochloride

3. 性状　本品为白色或类白色的结晶性粉末；几乎无臭，味苦。

4. 溶解性　本品在乙醇或冰醋酸中易溶，在水中微溶。

5. 对照品编号与批号　100300－200001

丙酸氯倍他索

英文名 Clobetasol Propionste

分子式 $C_{25}H_{32}ClFO_5$

分子量 466.99

CAS 号 25122-46-7

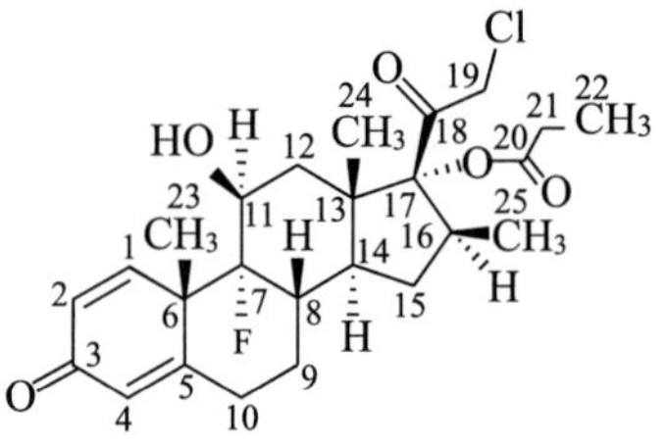

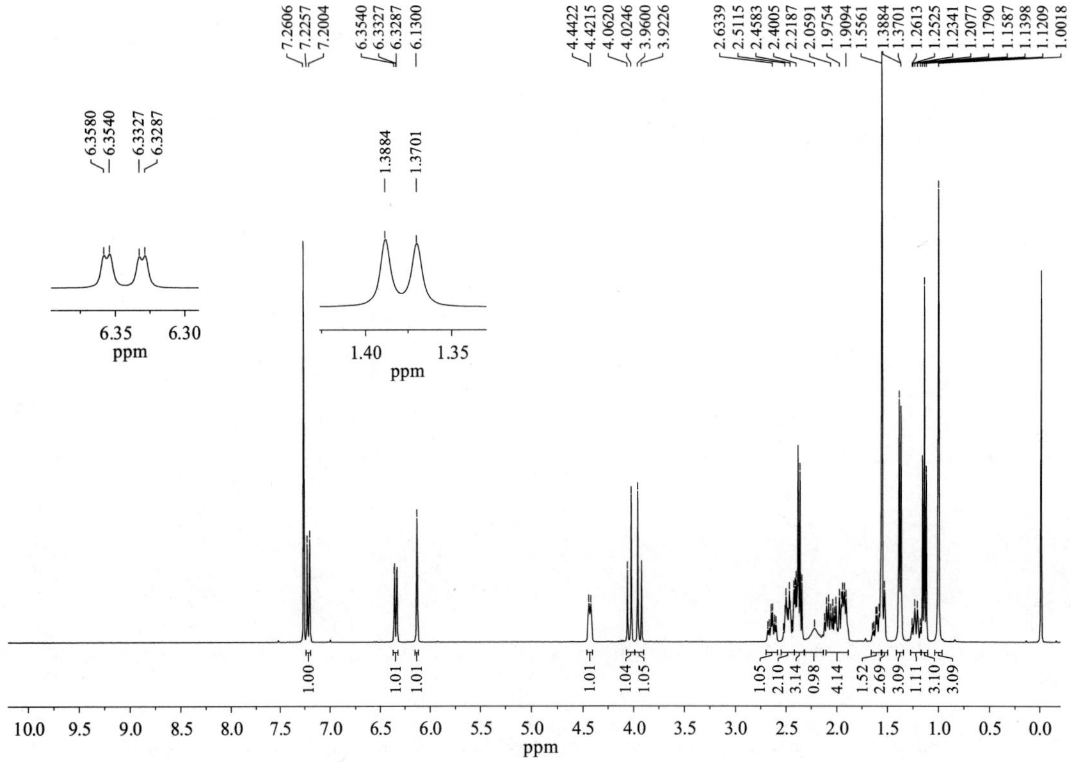

图 1 丙酸氯倍他索的^{1}H NMR 谱（溶剂：$CDCl_3$）

^{1}H NMR：δ 7.21（H-1, d, J=10.1 Hz, 1H），6.34（H-2, dd, J=10.1, 1.6 Hz, 1H），6.13（H-4, s, 1H），4.43（H-11, d, J=8.3 Hz, 1H），4.04（H-19a, d, J=15.0 Hz, 1H），3.94（H-19b, d, J=15.0 Hz, 1H），2.64（H-8, m, 1H），2.55～2.43（m, 2H），2.43～2.32（m, 3H），2.22（m, 1H），2.14～1.87（m, 4H），1.66～1.50（m, 2H），1.56（H-23, s, 3H），1.38（H-25, d, J=7.3 Hz, 3H），1.22（H-15b, m, 1H），1.15（H-22, t, J=7.6 Hz, 3H），1.00（H-24, s, 3H）

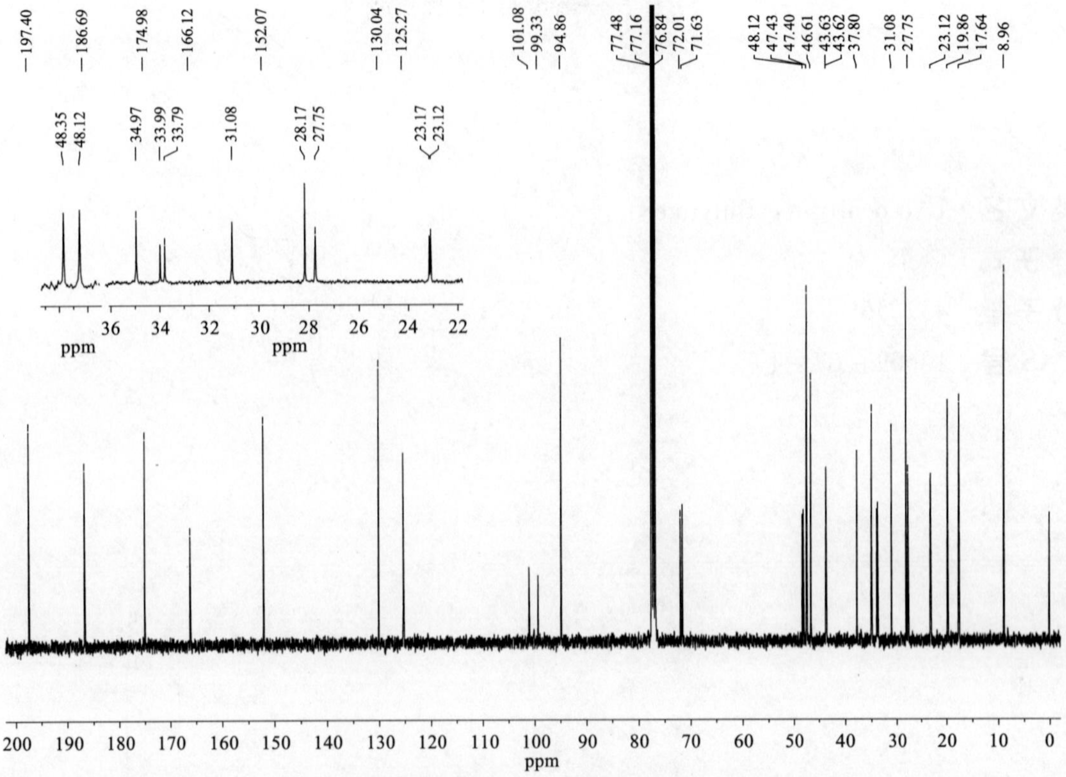

图 2　丙酸氯倍他索的^{13}C NMR 谱（溶剂：$CDCl_3$）

^{13}C NMR：δ 197.40（C－18），186.69（C－3），174.98（C－20），166.12（C－5），152.07（C－1），130.04（C－2），125.27（C－4），100.21（C－7，d，J=176.8 Hz），94.86（C－17），71.82（C－11，d，J=38.4 Hz），48.24（C－6，d，J=23.2 Hz），47.43（C－19），47.40（C－16），46.61（C－13），43.63（C－14，d，J=2.0 Hz），37.80（C－10），34.97（C－12），33.89（C－8，d，J=19.2 Hz），31.08（C－15），28.17（C－21），27.75（C－9），23.15（C－23，d，J=2.5 Hz），19.86（C－24），17.64（C－25），8.96（C－22）

备注

1. **中文化学名**　16β－甲基－11β－羟基－17－（1－氧代丙基）－9－氟－21－氯－孕甾－1,4－二烯－3,20－二酮
2. **英文化学名**　（11β,16β）－21－chloro－9－fluoro－11－hydroxy－16－methylpregna－17－（1－oxopropyl）－1,4－diene－3,20－dione
3. **性状**　本品为类白色至微黄色的结晶性粉末。
4. **溶解性**　本品在三氯甲烷中易溶，在乙酸乙酯中溶解，在甲醇或乙醇中略溶，在水中不溶。
5. **对照品编号与批号**　100302－200602

丁酸氢化可的松

英文名　Hydrocortisone Butyrate

分子式　$C_{25}H_{36}O_6$

分子量　432.56

CAS 号　13609 - 67 - 1

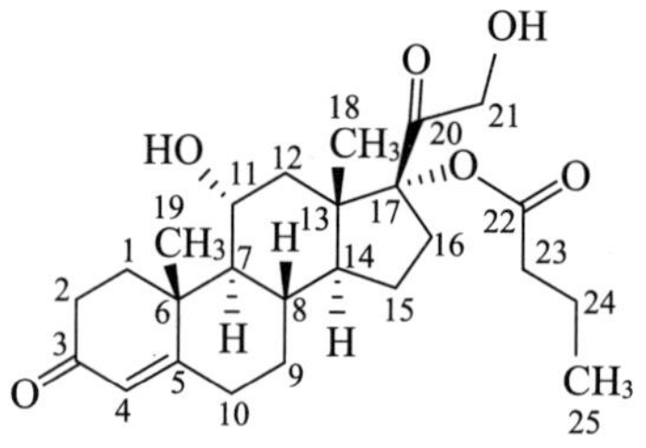

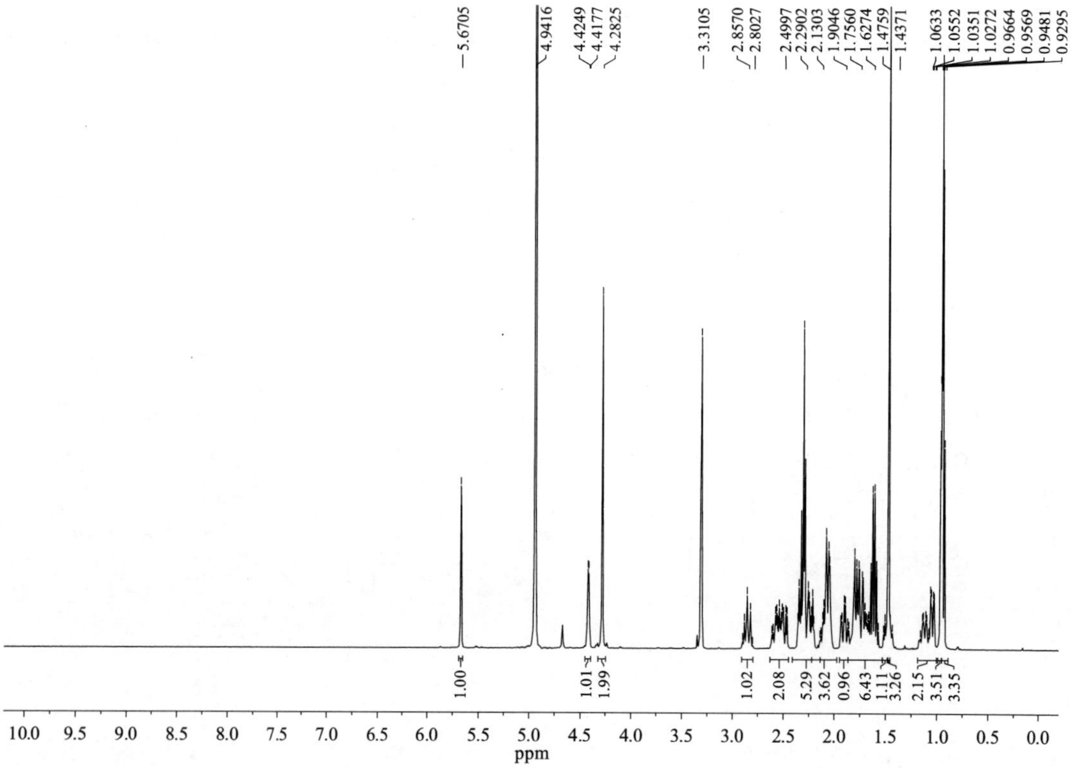

图 1　丁酸氢化可的松的 ^{1}H NMR 谱（溶剂：CD_3OD）

^{1}H NMR：δ 5.67（H - 4，s，1H），4.42（H - 11，m，1H），4.28（H - 21，s，2H），2.83（m，1H），2.64 ~ 2.43（m，2H），2.38 ~ 2.18（m，6H），2.17 ~ 2.01（m，4H），1.90（m，1H），1.85 ~ 1.56（m，6H），1.47（m，1H），1.47（H - 19，s，3H），1.20 ~ 1.00（m，2H），0.96（H - 18，s，3H），0.96（H - 25，t，J = 7.4 Hz，3H）

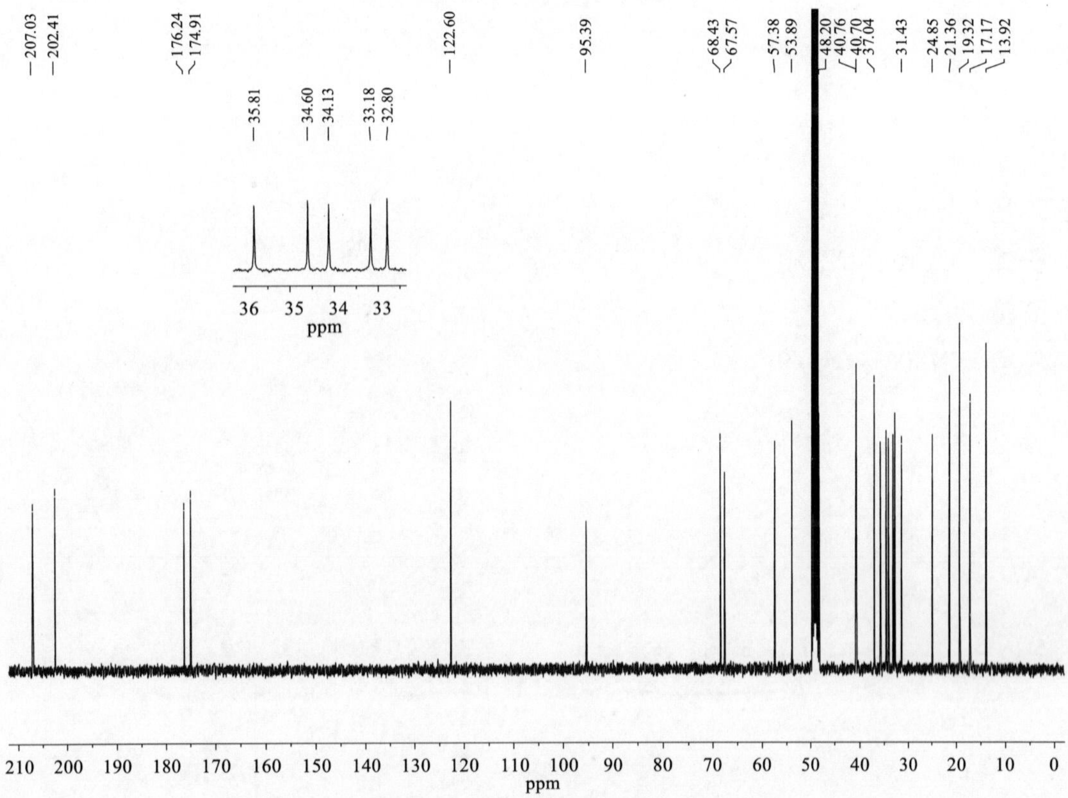

图 2　丁酸氢化可的松的 ^{13}C NMR 谱（溶剂：CD_3OD）

^{13}C NMR：δ 207. 03（C－20），202. 41（C－3），176. 24（C－22），174. 91（C－5），122. 60（C－4），95. 39（C－17），68. 43（C－11），67. 57（C－21），57. 38（C－7），53. 89（C－14），48. 20（C－13），40. 76（C－6），40. 70（C－12），37. 04（C－1），35. 81（C－8），34. 60（C－23），34. 13（C－2），33. 18（C－15），32. 80（C－10），31. 43（C－9），24. 85（C－16），21. 36（C－19），19. 32（C－24），17. 17（C－18），13. 92（C－25）

备注

1. **中文化学名**　(11β)－11,17,21－三羟基孕甾－4－烯－3,20－二酮－17α－丁酸酯
2. **英文化学名**　11β,17α,21－trihydroxy－4－pregnene－3,20－dione－17α－butyrate
3. **性状**　本品为白色或类白色的结晶性粉末；无臭。
4. **溶解性**　本品在三氯甲烷中易溶，在甲醇中溶解，在无水乙醇中微溶，在乙醚中极微溶解，在水中几乎不溶。
5. **对照品编号与批号**　100303－200101

多 潘 立 酮

英文名 Domperidone

分子式 $C_{22}H_{24}ClN_5O_2$

分子量 425.91

CAS 号 57808－66－9

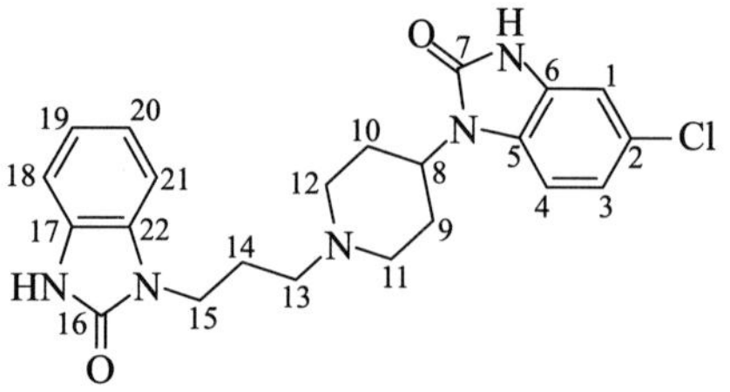

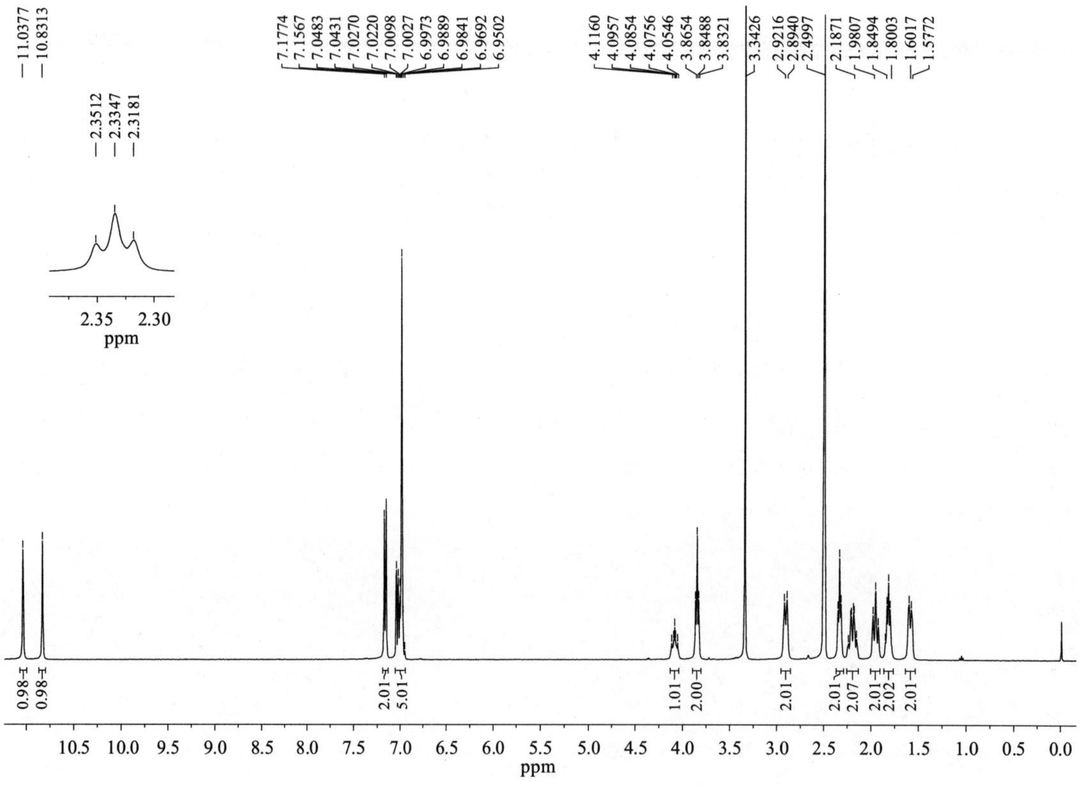

图 1　多潘立酮的^{1}H NMR 谱（溶剂：CD_3SOCD_3）

^{1}H NMR：δ 11.04（NH，s，1H），10.83（NH，s，1H），7.22～7.09（Ar－H，m，2H），7.06～6.94（Ar－H，m，5H），4.09（H－8，m，1H），3.85（H－15，t，J＝6.7 Hz，2H），2.90～2.91（H－11a，12a，m，2H），2.33（H－13，t，J＝6.6 Hz，2H），2.26～2.14（H－11b，12b，m，2H），1.95（H－9a，10a，m，2H），1.87～1.75（H－14，m，2H），1.56（H－9b，10b，m，2H）

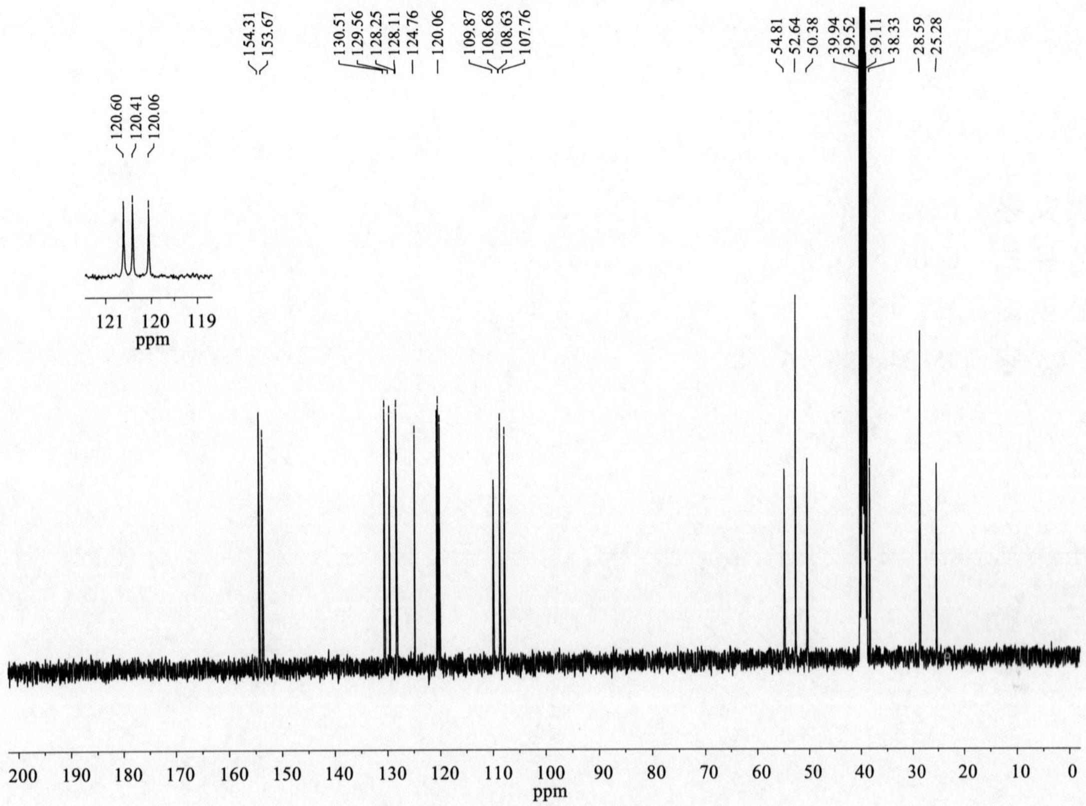

图 2　多潘立酮的^{13}C NMR 谱（溶剂：CD_3SOCD_3）

^{13}C NMR：δ 154.31（C－16），153.67（C－7），130.51（C－5），129.56（C－22），128.25（C－6），128.11（C－17），124.76（C－3），120.60（C－20），120.41（C－2），120.06（C－19），109.87（C－4），108.68（C－1），108.63（C－18），107.76（C－21），54.81（C－8），52.64（C－11，12），50.38（C－13），38.33（C－15），28.59（C－9，10），25.28（C－14）

备注

1. 中文化学名　5－氯－1－［1－［3－(2－氧－1－苯并咪唑啉基)丙基］－4－哌啶基］－2－苯并咪唑啉酮

2. 英文化学名　5－chloro－1－［1－［3－(2－oxo－1－benzimidazolinyl)propyl］－4－piperidyl］－2－benzimi dazolinone

3. 性状　本品为白色或类白色的结晶性粉末，无臭，无味。

4. 溶解性　本品在甲醇中极微溶解，在水中几乎不溶；在冰醋酸中易溶。

5. 对照品编号与批号　100304－200502

法 莫 替 丁

英文名 Famotidine

分子式 $C_8H_{15}N_7O_2S_3$

分子量 337.45

CAS 号 76824 - 35 - 6

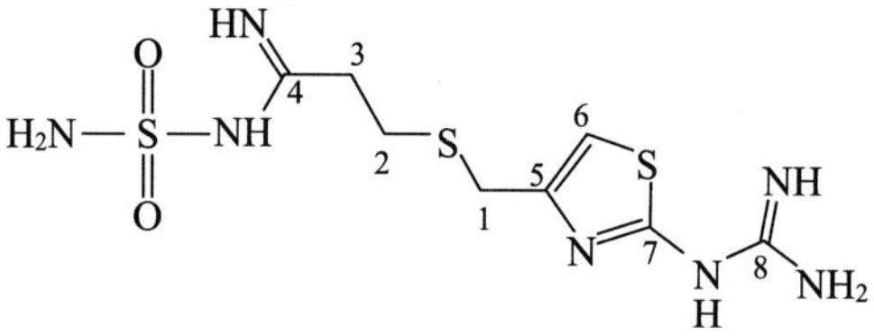

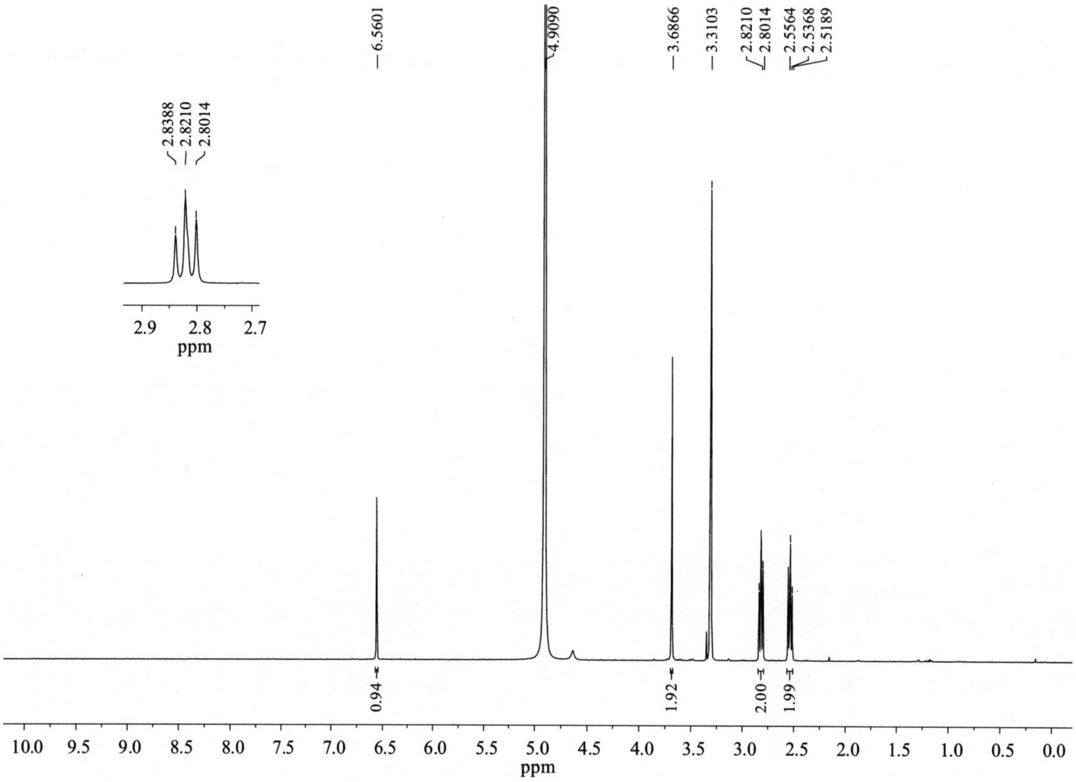

图 1 法莫替丁的^{1}H NMR 谱（溶剂：CD_3OD）

^{1}H NMR：δ 6.56（H - 6，s，1H），3.69（H - 1，s，2H），2.81（H - 3，t，J = 7.5 Hz，2H），2.54（H - 2，t，J = 7.5 Hz，2H）

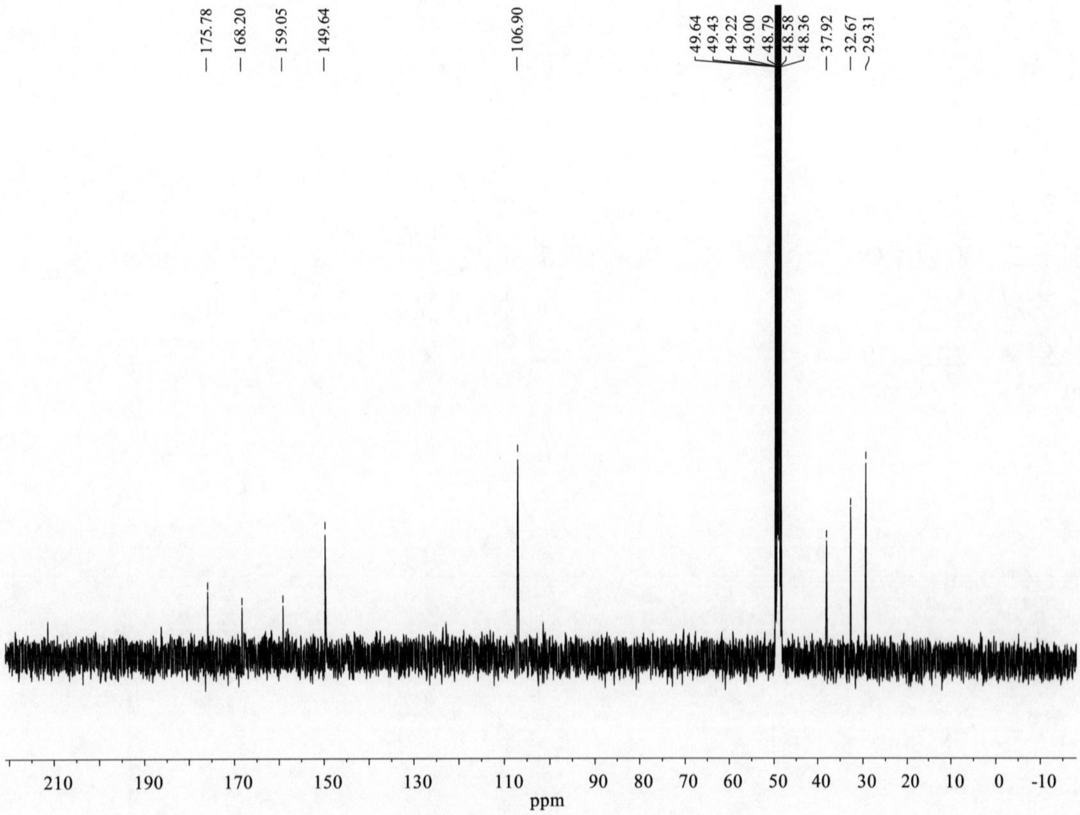

图2　法莫替丁的 ^{13}C NMR 谱（溶剂：CD_3OD）

^{13}C NMR：δ 175.78（C－7），168.20（C－4），159.05（C－8），149.64（C－5），106.90（C－6），37.92（C－3），32.67（C－1），29.31（C－2）

注：SDBS 中为 175.78（C－8），159.05（C－7）

备注

1. 中文化学名　[1－氨基－3－[[[2－[(二氨基亚甲基)氨基]－4－噻唑基]－甲基]硫代]亚丙基]磺酰胺

2. 英文化学名　[1－amino－3－[[[2－[(diaminomethylene)amino]－4－thiazolyl]methyl]thio]propylidene]sulfamide

3. 性状　本品为白色或类白色的结晶性粉末；味微苦；遇光色变深。

4. 溶解性　本品在甲醇中微溶，在丙酮中极微溶解，在水或三氯甲烷中几乎不溶；在冰醋酸中易溶。

5. 对照品编号与批号　100305－201003

参 考 文 献

[1] http://sdbs.db.aist.go.jp/sdbs/cgi－bin/cre_index.cgi? lang＝eng(SDBS)(^{1}H NMR, ^{13}C NMR).

维 A 酸

英文名 Tretinoin

分子式 $C_{20}H_{28}O_2$

分子量 300.44

CAS 号 302-79-4

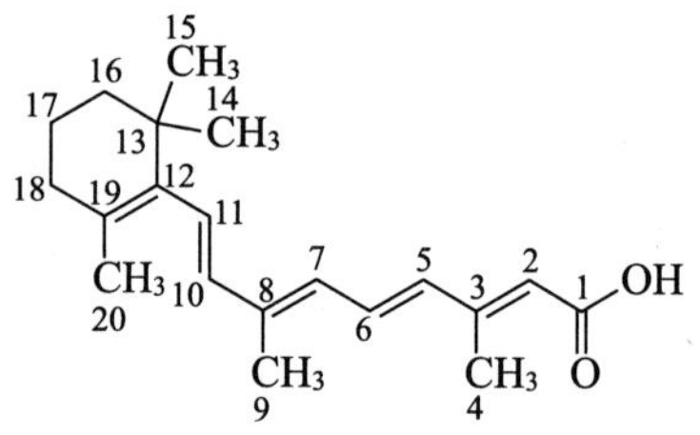

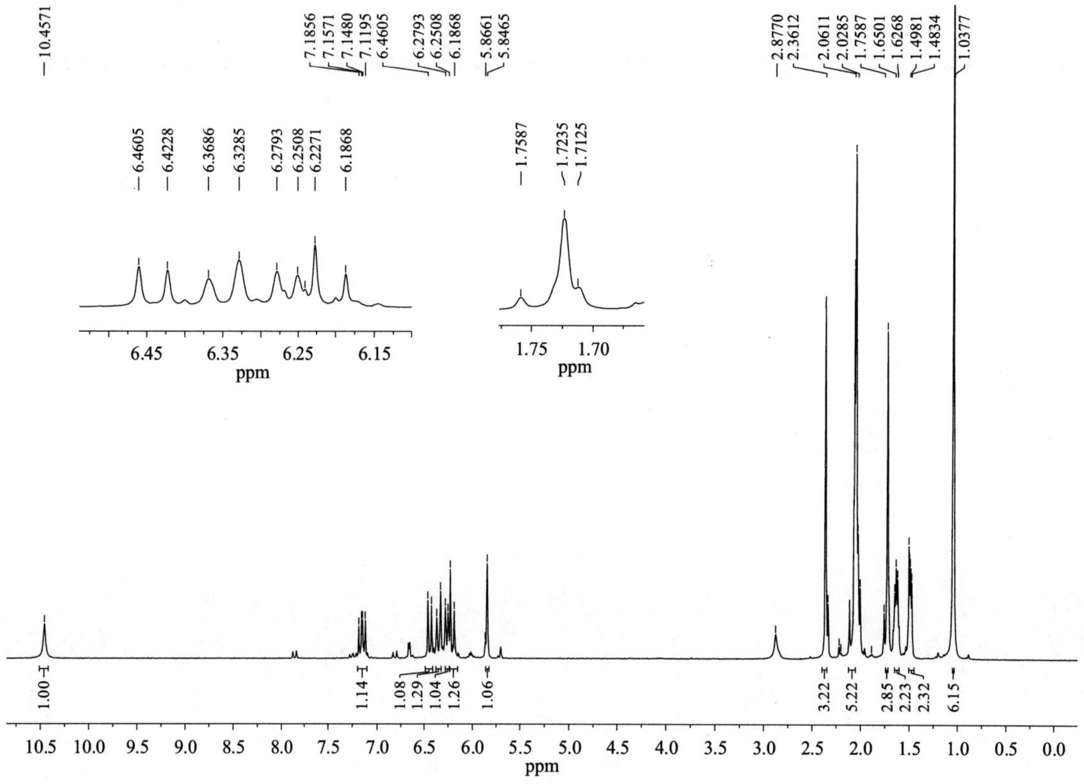

图 1 维 A 酸的 ^1H NMR 谱（溶剂：CD_3COCD_3）

^1H NMR：δ 10.46 (COOH, s, 1H), 7.15 (H-6, dd, J = 15.1, 11.4 Hz, 1H), 6.44 (H-5, d, J = 15.1 Hz, 1H), 6.35 (H-11, d, J = 16.1 Hz, 1H), 6.27 (H-7, d, J = 11.4 Hz, 1H), 6.21 (H-10, d, J = 16.1 Hz, 1H), 5.85 (H-2, s, 1H), 2.36 (H-4, brs, 3H), 2.12～2.05 (H-9, 18, m, 5H), 1.72 (H-20, s, 3H), 1.65～1.60 (H-17, m, 2H), 1.55～1.45 (H-16, m, 2H), 1.04 (H-14, 15, s, 6H)

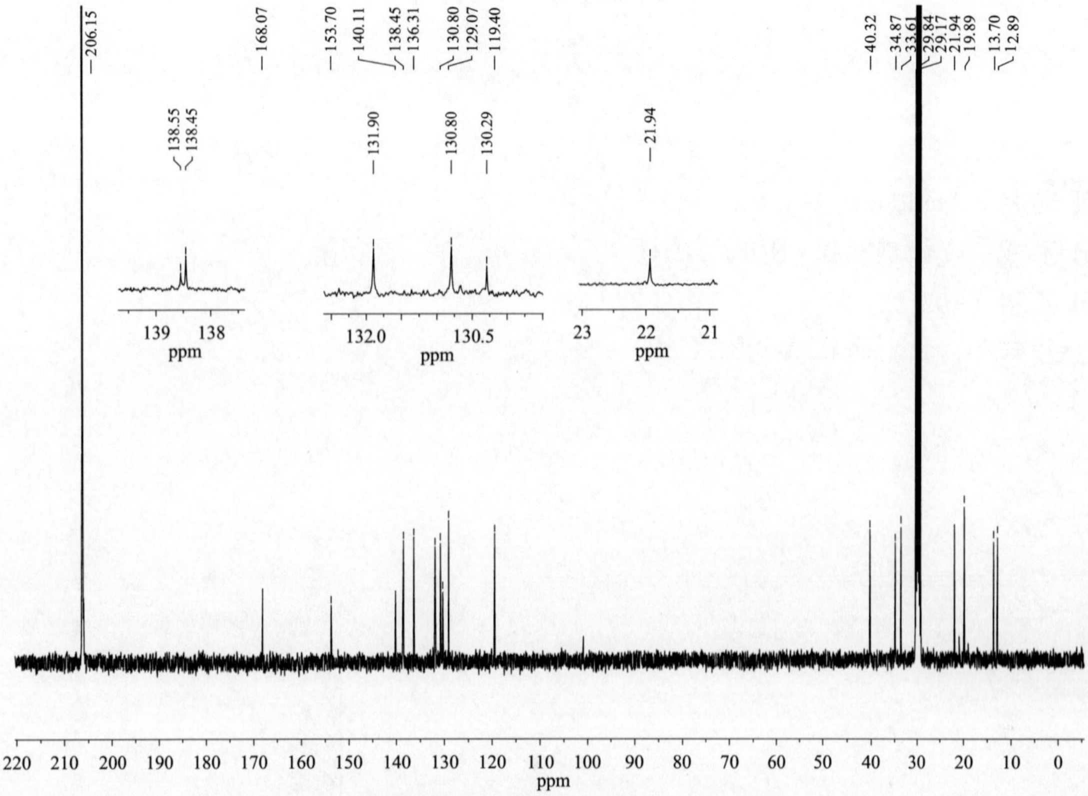

图2 维A酸的^{13}C NMR谱（溶剂：CD_3COCD_3）

^{13}C NMR：δ 168.07（C-1），153.70（C-3），140.11（C-12），138.55（C-8），138.45（C-10），136.31（C-5），131.90（C-6），130.80（C-7），130.29（C-19），129.07（C-11），119.40（C-2），40.32（C-16），34.87（C-13），33.61（C-18），29.17（C-14，15），21.94（C-20），19.89（C-17），13.70（C-4），12.89（C-9）

备注

1. **中文化学名** 3,7-二甲基-9-(2,6,6-三甲基-1-环己烯)-2,4,6,8全反式壬四烯酸
2. **英文化学名** 3,7-dimethyl-9-(2,6,6-trimethyl-1-cyclohexen-1-yl)-2,4,6,8-nonatetraenoic acid
3. **性状** 本品为黄色至淡橙色的结晶性粉末。
4. **溶解性** 本品在乙醇、异丙醇或三氯甲烷中微溶，在水中几乎不溶。
5. **对照品编号与批号** 100307-200902

参考文献

[1] Park K M, Kang H C, Cho J K, et al. All-trans-retinoic acid(ATRA)-grafted polymeric gene carriers for nuclear translocation and cell growth control. Biomaterials, 2009, 30:2642(^{1}H NMR).

盐酸阿米洛利

英文名 Amiloride Hydrochloride

分子式 $C_6H_8ClN_7O \cdot HCl \cdot 2H_2O$

分子量 302.12

CAS 号 17440 - 83 - 4

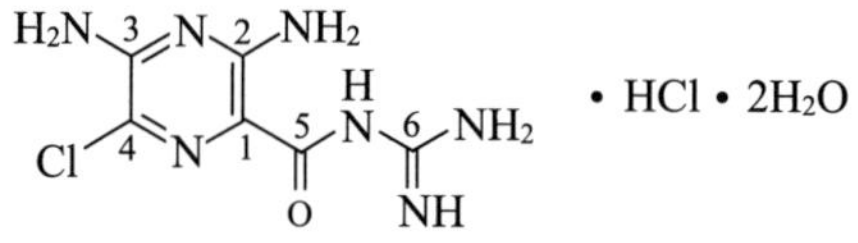

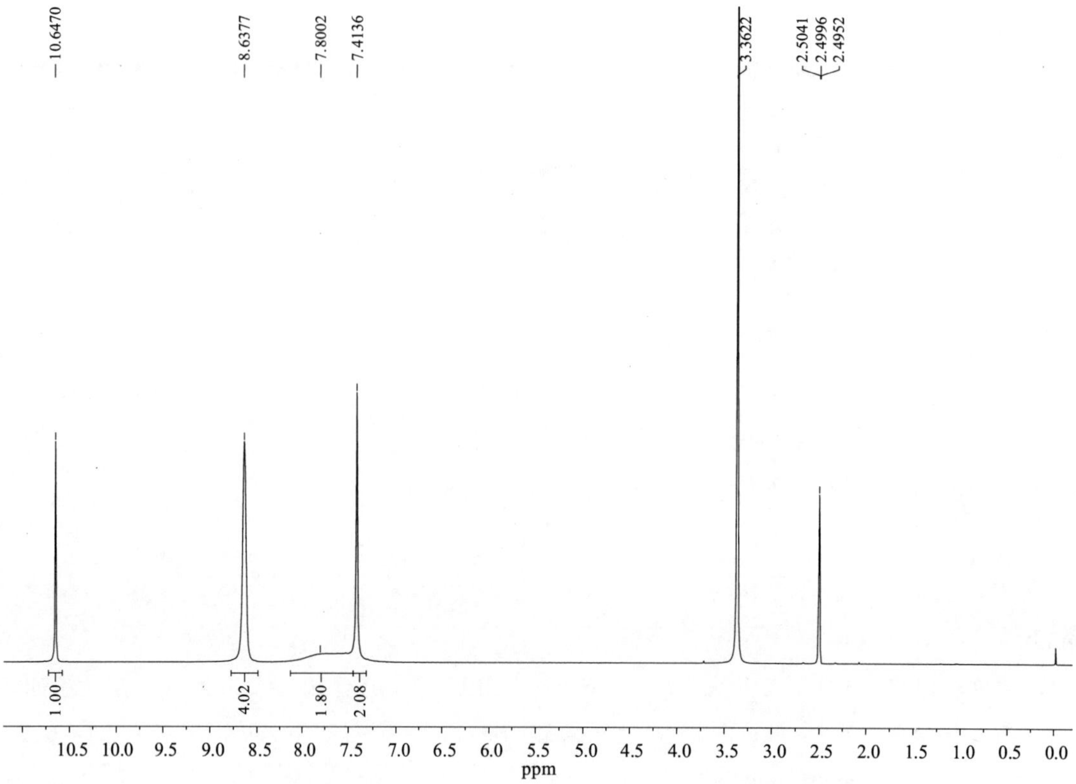

图 1 盐酸阿米洛利的[1]H NMR 谱（溶剂：CD_3SOCD_3）

^{1}H NMR：δ 10.65（C_5—NH，s，1H），8.64（$C_{2,3}$—NH_2，s，4H），7.80（C $=NH_2^+$，brs，2H），7.41（C_6—NH_2，s，2H）

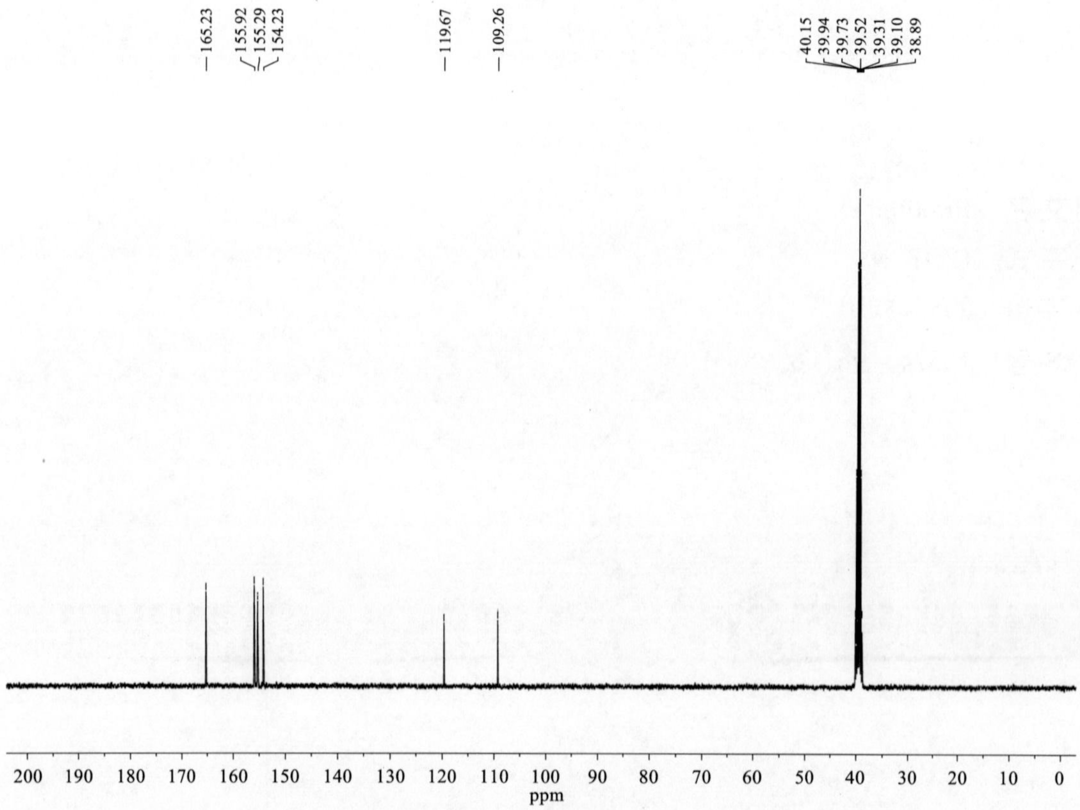

图 2　盐酸阿米洛利的 ^{13}C NMR 谱（溶剂：CD_3SOCD_3）

^{13}C NMR：δ 165.23（C－5），155.92（C－6），155.29（C－2），154.23（C－3），119.67（C－4），109.26（C－1）

备注

1. **中文化学名**　*N*－脒基－3,5－二氨基－6－氯吡嗪－2－甲酰胺盐酸盐二水合物
2. **英文化学名**　3,5－diamino－*N*－carbamidoyl－6－chloropyrazine－2－carboxamide hydrochloride dihydrate
3. **性状**　本品为淡黄色或黄绿色粉末；无臭或几乎无臭，味苦。
4. **溶解性**　本品在水中微溶，在乙醇中极微溶解，在三氯甲烷或乙醚中几乎不溶。
5. **对照品编号与批号**　100310－200201

参考文献

[1] Smith R L, Cochran D W, Gund P, et al. Proton carbon－13 and nitrogen－15 nuclear magnetic resonance and CNDO/2 studies on the tautomerism and conformation of amiloride a novel acylguanidine. J Am Chem Soc, 1979, 101: 191 (^{13}C NMR).

苯噻啶

英文名 Pizotifen

分子式 $C_{19}H_{21}NS$

分子量 295.45

CAS 号 15574－96－6

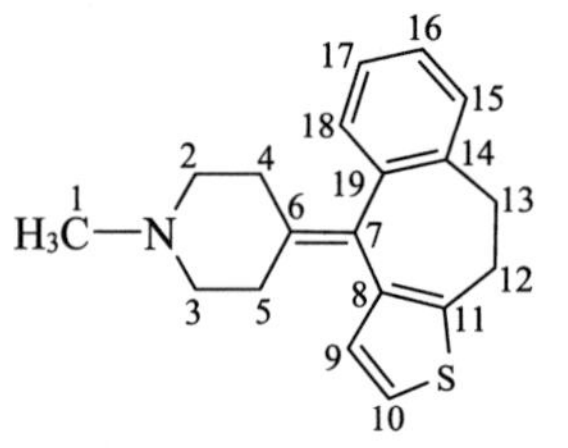

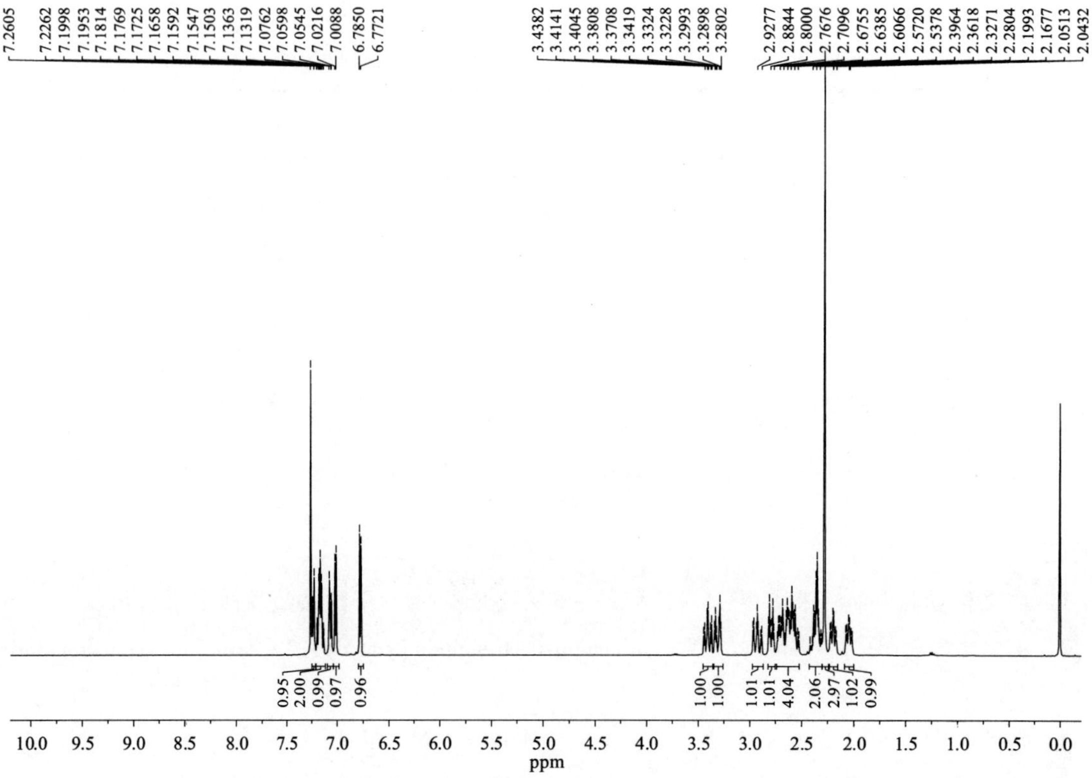

图 1　苯噻啶的^{1}H NMR 谱（溶剂：$CDCl_3$）

^{1}H NMR：δ 7.23（H－15，m，1H），7.21～7.12（H－16，17，m，2H），7.07（H－18，m，1H），7.01（H－10，d，J＝5.2 Hz，1H），6.78（H－9，d，J＝5.2 Hz，1H），3.41（H－12a，m，1H），3.31（H－12b，m，1H），2.93（H－13a，m，1H），2.79（H－13b，m，1H），2.7～2.52（H－2，3，m，4H），2.43～2.31（H－4a，5a，m，2H），2.29（H－1，d，J＝8.9 Hz，3H），2.20（H－5b，m，1H），2.05（H－4b，m，1H）

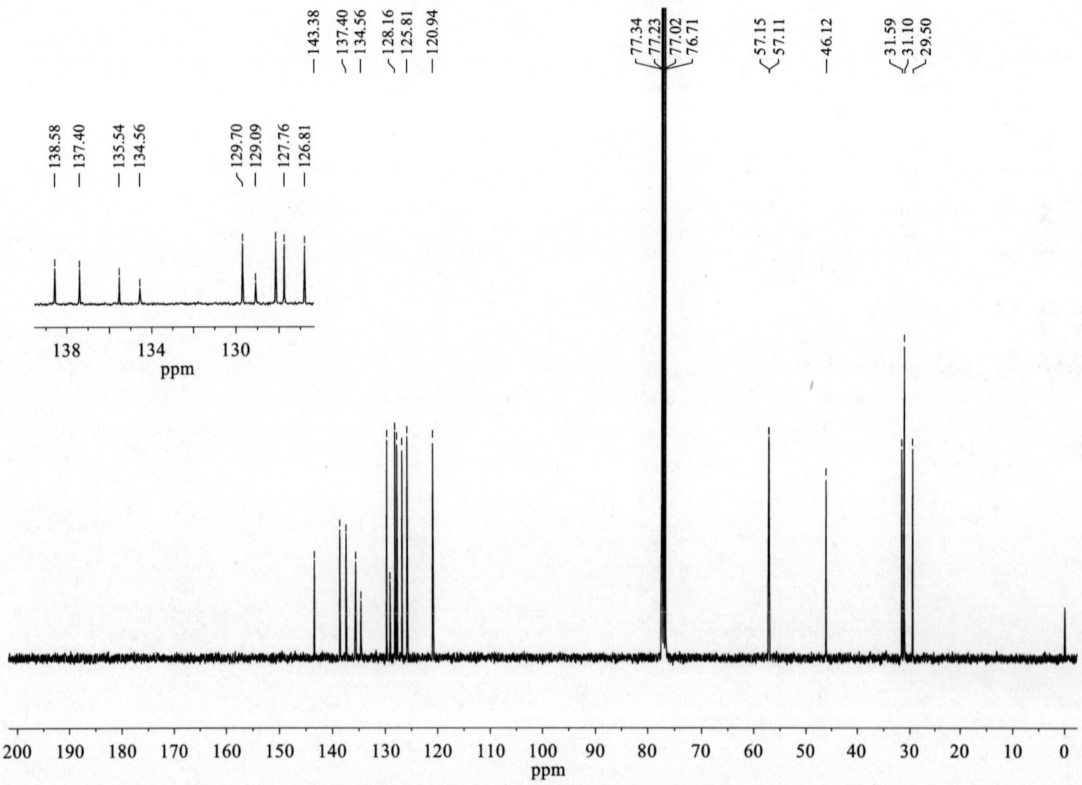

图 2　苯噻啶的^{13}C NMR 谱（溶剂：$CDCl_3$）

^{13}C NMR：δ 143.38（C-8），138.58（C-6），137.40（C-19），135.54（C-11），134.56（C-14），129.70（C-18），129.09（C-7），128.16（C-15），127.76（C-16），126.81（C-17），125.81（C-9），120.94（C-10），57.15（C-2），57.11（C-3），46.12（C-1），31.59（C-12），31.10（C-4，5），29.50（C-13）

备注

1. 中文化学名　1-甲基-4-[9,10-二氢-4*H*-苯并[4,5]-环庚三烯并[1,2-*b*]-噻吩-4-亚基]-哌啶

2. 英文化学名　4-[9,10-dihydro-4*H*-benzo[4,5]cyclohepta[1,2-*b*]thien-4-ylidene]-1-methylpiperidine

3. 性状　本品为类白色的结晶性粉末。

4. 溶解性　本品在三氯甲烷中易溶，在乙醇中略溶，在水中不溶。

5. 对照品编号与批号　100312-200001

氟哌啶醇

英文名 Haloperidol

分子式 $C_{21}H_{23}ClFNO_2$

分子量 375.87

CAS 号 52－86－8

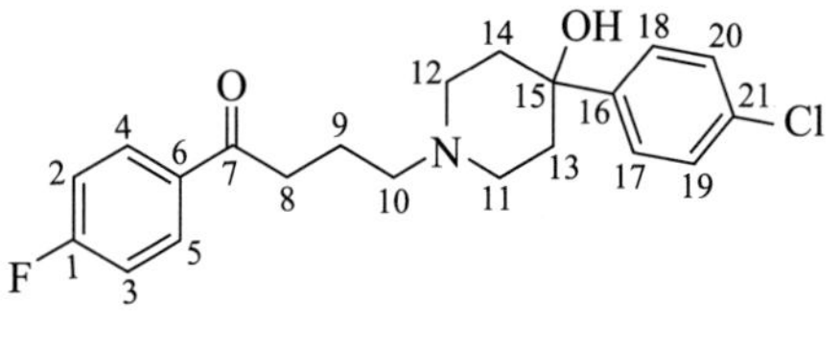

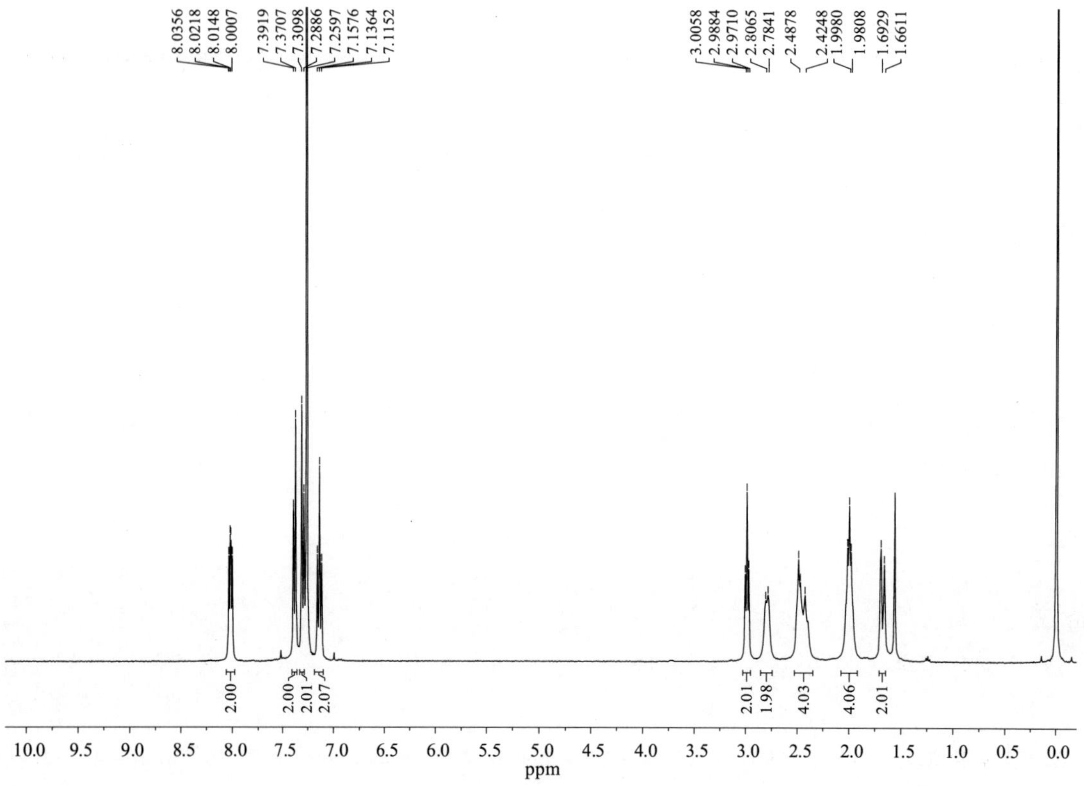

图 1　氟哌啶醇的^{1}H NMR 谱（溶剂：$CDCl_3$）

^{1}H NMR：δ 8.02（H－4，5，dd，J＝8.4，5.6 Hz，2H），7.38（H－17，18，d，J＝8.5 Hz，2H），7.29（H－19，20，d，J＝8.5 Hz，2H），7.14（H－2，3，t，J＝8.4 Hz，2H），2.99（H－8，t，J＝6.9 Hz，2H），2.86～2.72（H－10，m，2H），2.53～2.35（H－11，12，m，4H），2.08～1.92（H－13，14，m，4H），1.71～1.61（H－9，m，2H）

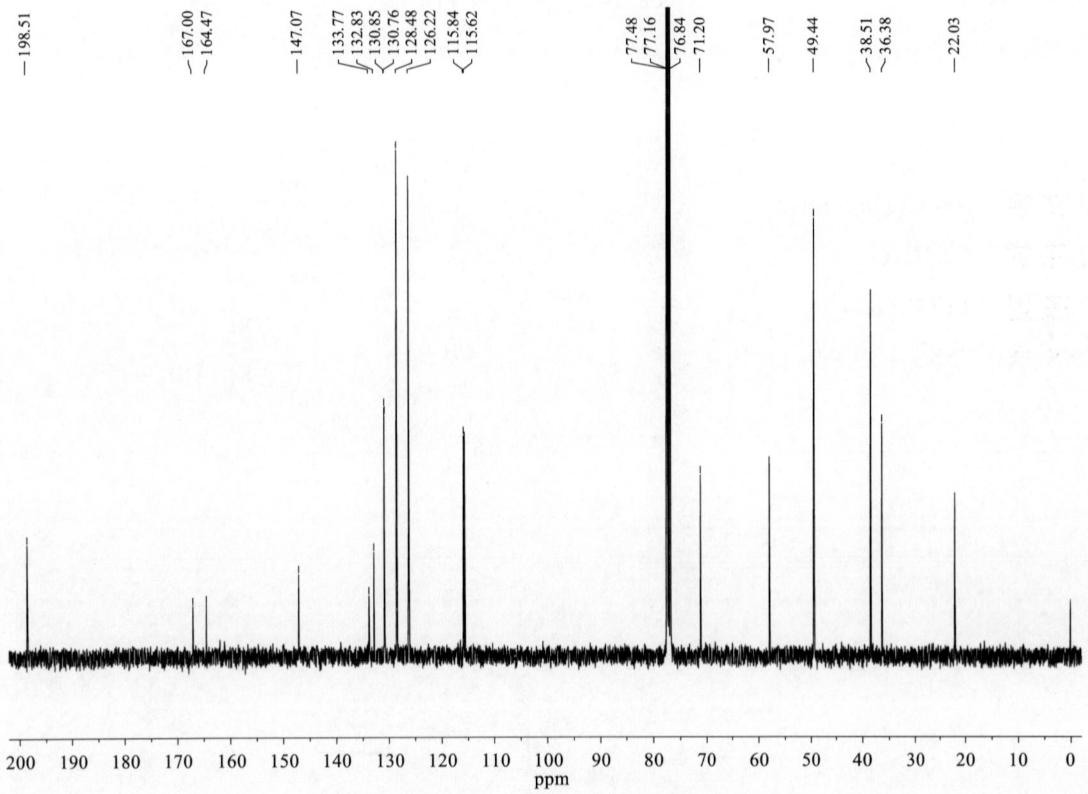

图 2　氟哌啶醇的 ^{13}C NMR 谱（溶剂：$CDCl_3$）

^{13}C NMR：δ 198.51（C-7），165.74（C-1，d，J=255.53 Hz），147.07（C-16），133.77（C-6），132.83（C-21），130.80（C-4，5，d，J=9.09 Hz），128.48（C-19，20），126.22（C-17，18），115.73（C-2，3，d，J=22.22 Hz），71.20（C-15），57.97（C-10），49.44（C-11，12），38.51（C-13，14），36.38（C-8），22.03（C-9）

备注

1. **中文化学名**　1-（4-氟苯基）-4-[4-（4-氯苯基）-4-羟基-1-哌啶基]-1-丁酮
2. **英文化学名**　4-[4-(4-chlorophenyl)-4-hydroxy-1-piperidinyl]-1-(4-fluorophenyl)-1-butanone
3. **性状**　本品为白色或类白色的结晶性粉末；无臭，无味。
4. **溶解性**　本品在三氯甲烷中溶解，在乙醇中略溶，在乙醚中微溶，在水中几乎不溶。
5. **对照品编号与批号**　100313-200301

参考文献

[1] Hans M, Shimoni K, Danino D. Synthesis and characterization of mPEG-PLA prodrug micelles. Biomacromolecules, 2005, 6: 2708 (^1H NMR, ^{13}C NMR).

倍他环糊精

英文名 β - Cyclodextrin
分子式 $C_{42}H_{70}O_{35}$
分子量 1134.98
CAS 号 7585 - 39 - 9

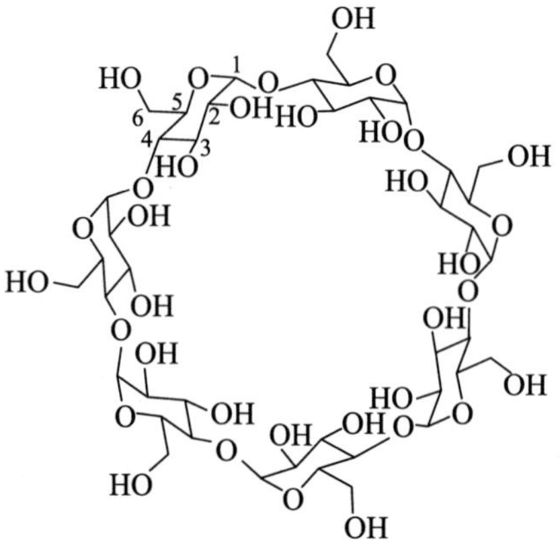

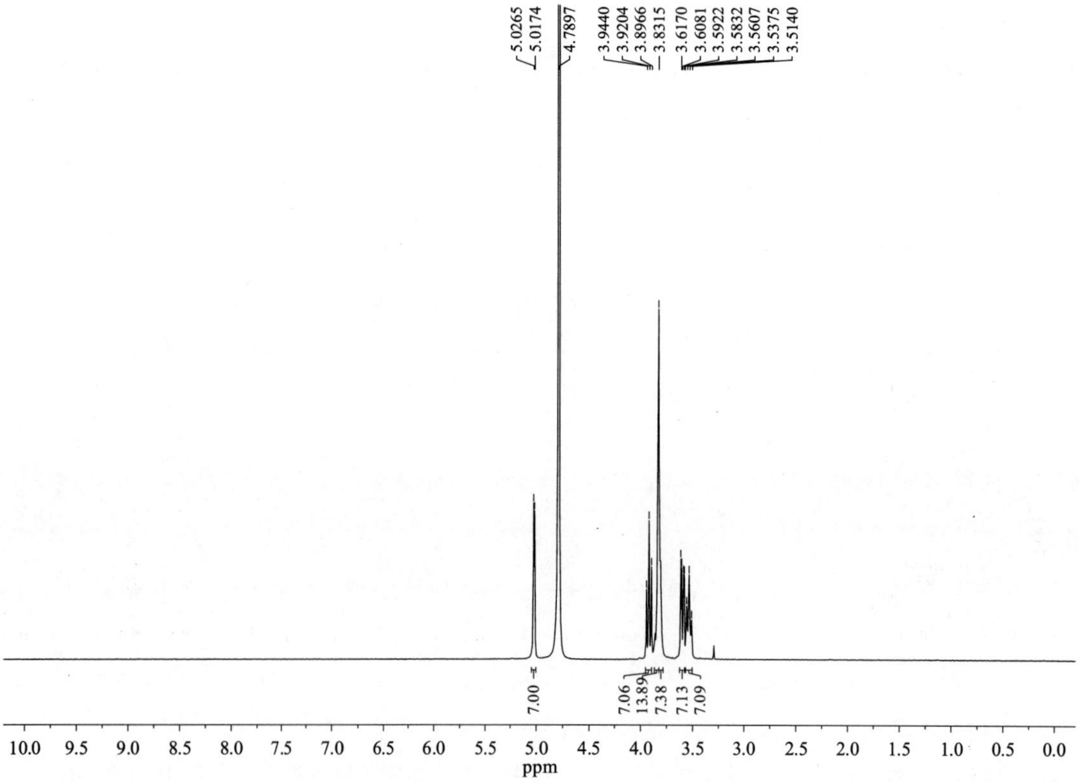

图 1 倍他环糊精的 ^{1}H NMR 谱（溶剂：D_2O）

^{1}H NMR：δ 5.02（H - 1，d，J = 3.6 Hz，7H），3.92（H - 3，t，J = 9.5 Hz，7H），3.87 ~ 3.78（H - 5，6，m，21H），3.60（H - 2，dd，J = 10.0，3.6 Hz，7H），3.54（H - 4，t，J = 9.4 Hz，7H）

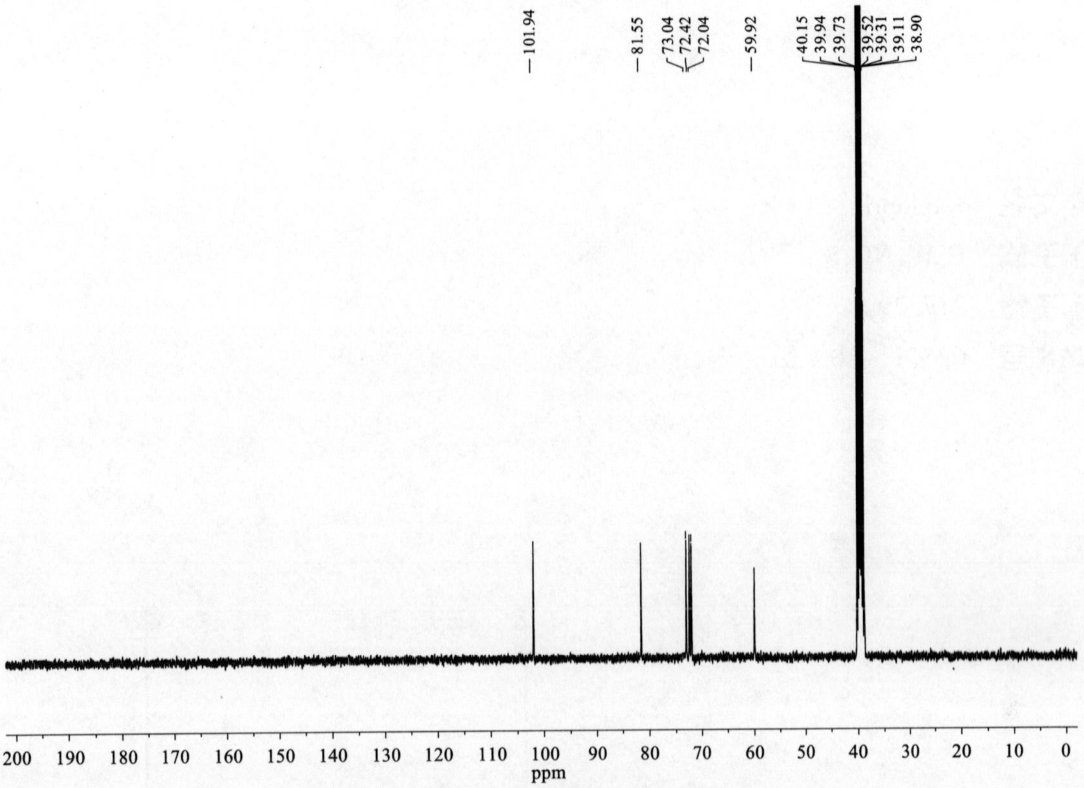

图2　倍他环糊精的^{13}C NMR谱（溶剂：CD_3SOCD_3）

^{13}C NMR：δ 101.94 （C－1），81.55 （C－4），73.04 （C－3），72.42 （C－2），72.04 （C－5），59.92 （C－6）

备注

1. 性状　本品为白色结晶或结晶性粉末；无臭，味微甜。

2. 溶解性　本品在水中略溶，在甲醇、乙醇、丙酮或乙醚中几乎不溶。

3. 对照品编号与批号　100317－200902

参考文献

[1] 杨郁，双少敏，钞建宾，等. β－环糊精对氨基苯甲酸同分异构体的分子识别作用的研究. 化学学报，2004，62：176（^{1}H NMR）.

[2] Paul S, Bates D P, Antonio F P. Synthesis and spectroscopic characterisation of lipophilic octylated a－，β－and γ－cyclodextrin derivatives. J Chem Soc Perk Trans, 2, 1994; 657（^{13}C NMR）.

卡托普利

英文名　Captopril

分子式　$C_9H_{15}NO_3S$

分子量　217.29

CAS 号　62571-86-2

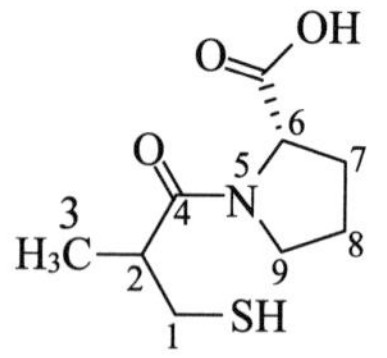

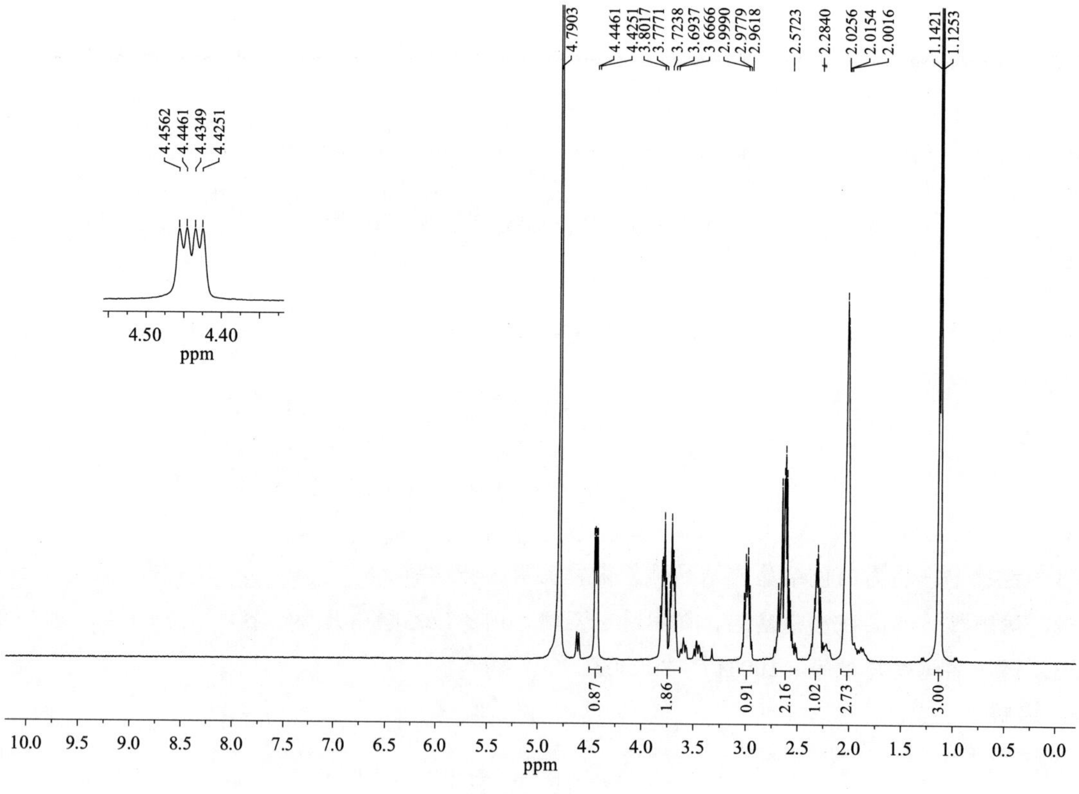

图 1　卡托普利的 ^{1}H NMR 谱（溶剂：D_2O）

^{1}H NMR：δ 4.44（H-5，dd，J=8.5，4.0 Hz，1H），3.87~3.63（H-9，m，2H），2.99（H-2，m，1H），2.71~2.53（H-1，m，2H），2.33（H-7a，m，1H），2.08~1.96（H-7b，8，m，3H），1.13（H-3，d，J=6.7 Hz，3H）

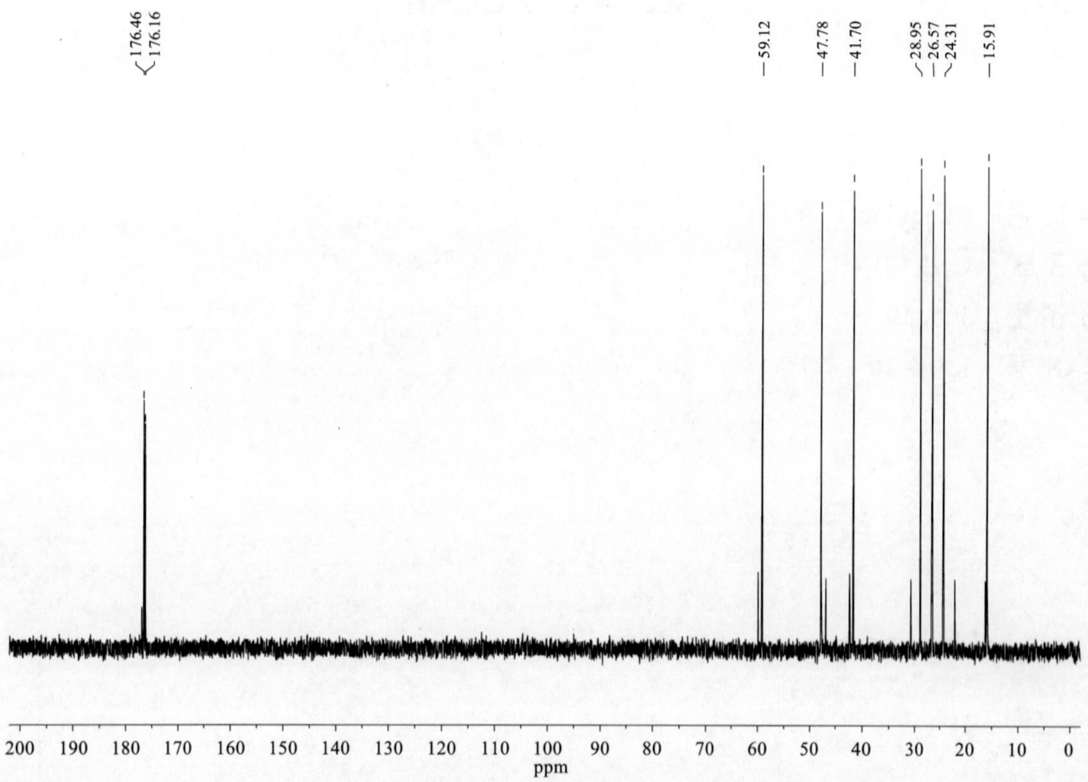

图 2　卡托普利的^{13}C NMR 谱（溶剂：D_2O）

^{13}C NMR：δ 176.46（C－4），176.16（C－6），59.12（C－5），47.78（C－9），41.70（C－2），28.95（C－7），26.57（C－1），24.31（C－8），15.91（C－3）

备注

1. **中文化学名**　1－[（2*S*）－2－甲基－3－巯基－1－氧代丙基]－*L*－脯氨酸
2. **英文化学名**　1－[（2*S*）－3－mercapto－2－methyl－1－oxopropyl]－*L*－proline
3. **性状**　本品为白色或类白色的结晶性粉末；有类似蒜的特臭，味咸。
4. **溶解性**　本品在甲醇、乙醇或三氯甲烷中易溶，在水中溶解。
5. **对照品编号与批号**　100318－201103

参考文献

[1] Maythalony B A, Wazeer M I M. ^{1}H, ^{13}C NMR and UV spectroscopy studies of gold（Ⅲ）－tetracyanide complex with l－cysteine, glutathione captopril l－methionine and dl－seleno－methionine in aqueous solution. Inorg Chim Acta, 2010, 363: 3244（^{13}C NMR）.

氯碘羟喹

英文名 Clioquinol

分子式 C_9H_5ClINO

分子量 305.50

CAS 号 130-26-7

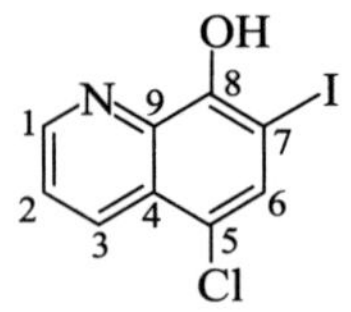

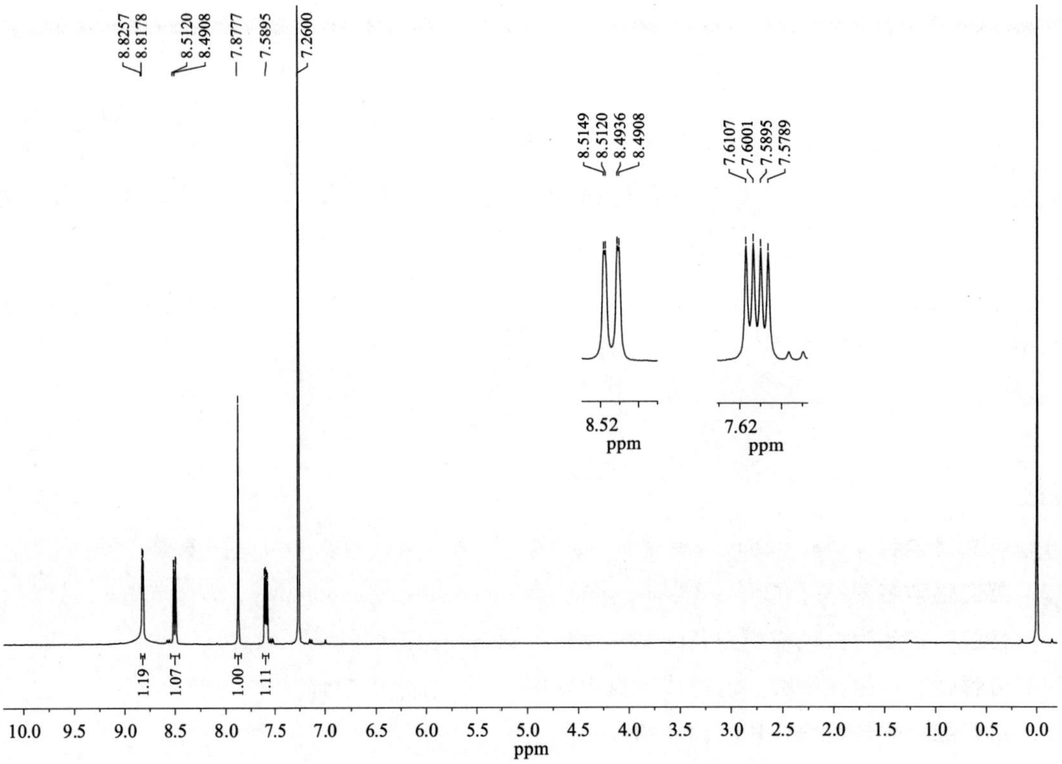

图 1 氯碘羟喹的 ^{1}H NMR 谱（溶剂：$CDCl_3$）

^{1}H NMR：δ 8.82（H-1，d，J=3.2 Hz，1H），8.50（H-3，dd，J=8.5，1.2 Hz，1H），7.88（H-6，s，1H），7.59（H-2，dd，J=8.5，4.2 Hz，1H）

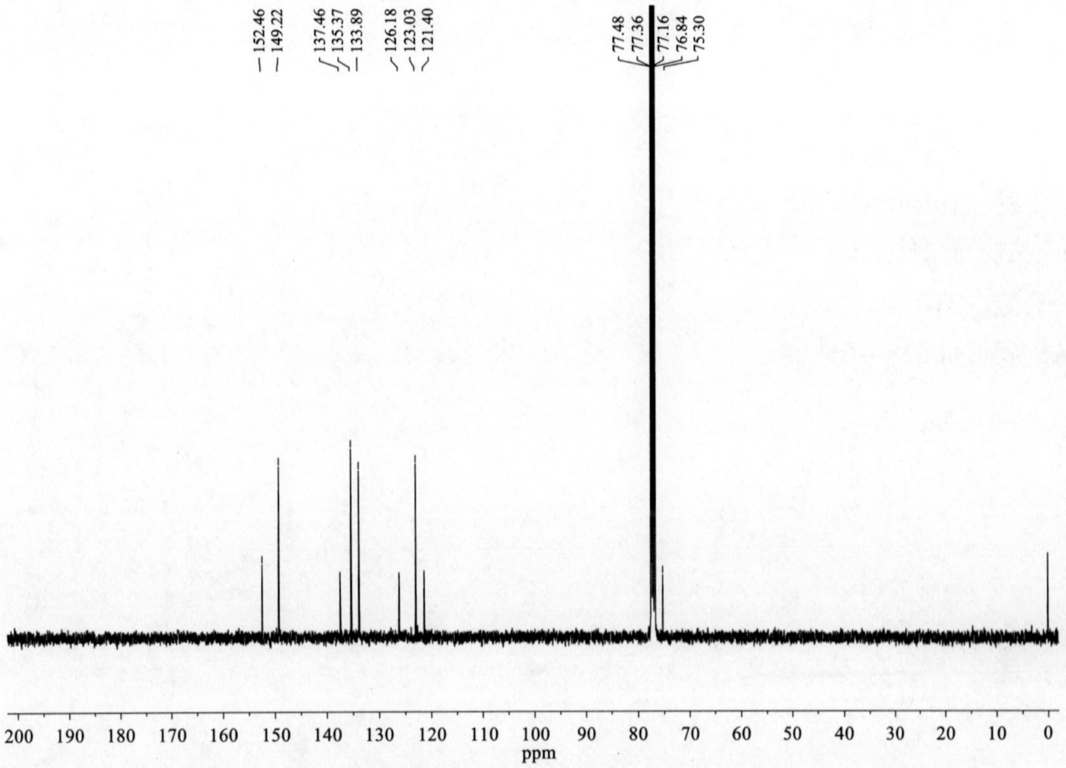

图 2 氯碘羟喹的^{13}C NMR 谱（溶剂：$CDCl_3$）

^{13}C NMR：δ 152.46（C－8），149.22（C－1），137.46（C－9），135.37（C－6），133.89（C－3），126.18（C－4），123.03（C－2），121.40（C－5），75.30（C－7）

备注

1. 中文化学名 5－氯－7－碘－8－羟基

2. 英文化学名 5－chloro－7－iodo－8－quinolinol

3. 性状 本品为淡黄色至褐黄色的疏松粉末；似有特异臭，无味；遇光易变质。

4. 溶解性 本品在沸无水乙醇中微溶，在水或乙醇中不溶，在热冰醋酸中溶解。

5. 对照品编号与批号 100325－200901

参 考 文 献

[1] http://sdbs. db. aist. go. jp/sdbs/cgi－bin/cre_index. cgi? lang＝eng(SDBS)(^{1}H NMR, ^{13}C NMR).

联 苯 苄 唑

英文名 Bifonazole

分子式 $C_{22}H_{18}N_2$

分子量 310.40

CAS 号 60628－96－8

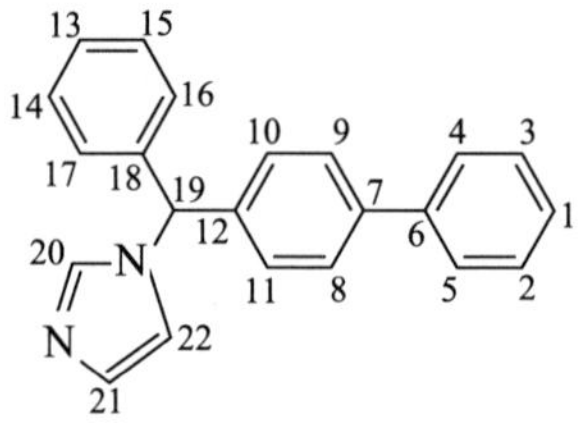

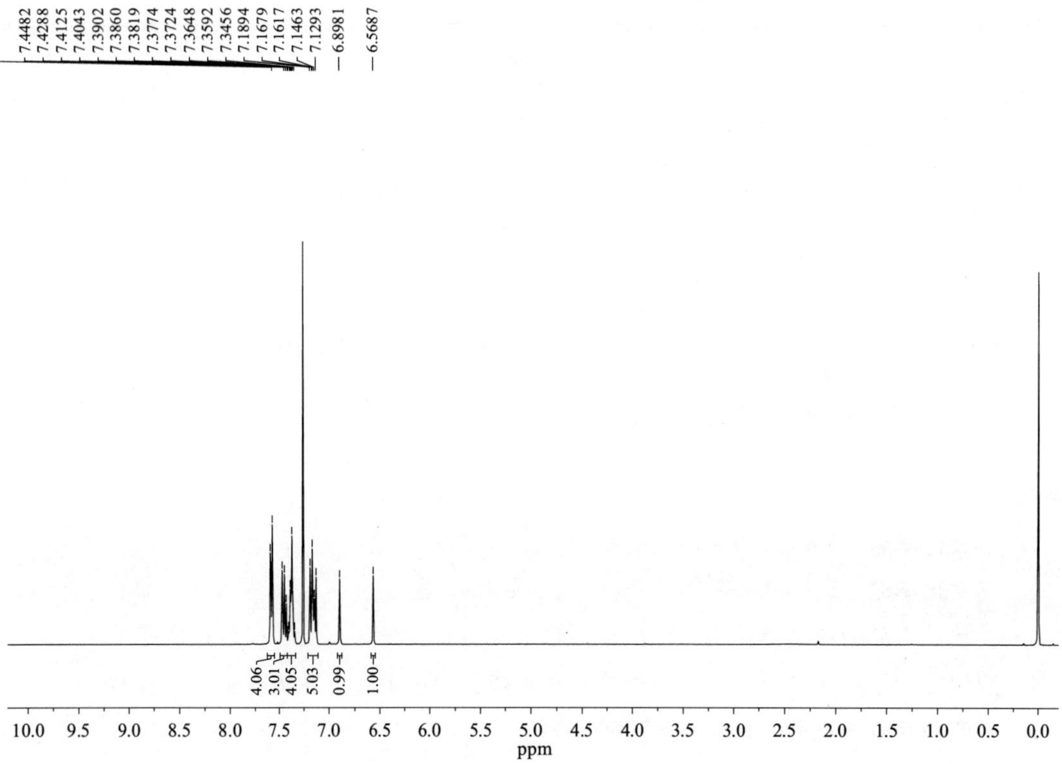

图 1 联苯苄唑的 ^{1}H NMR 谱（溶剂：$CDCl_3$）

^{1}H NMR：δ 7.63～7.55（m，4H），7.49～7.42（m，3H），7.42～7.33（m，4H），7.21～7.11（m，5H），6.90（H－20，s，1H），6.57（H－19，s，1H）

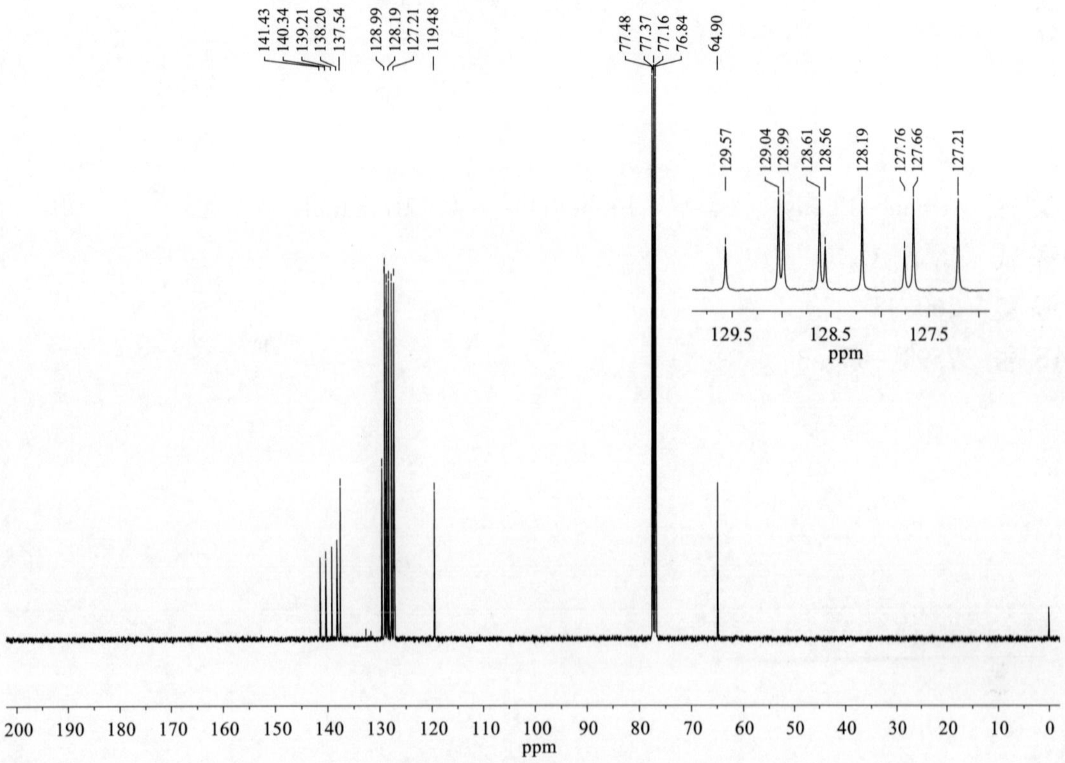

图 2　联苯苄唑的 ^{13}C NMR 谱（溶剂：$CDCl_3$）

^{13}C NMR：δ 141.43（C－12），140.34（C－6），139.21（C－18），138.20（C－7），137.54（C－20），129.57（C－21），129.04（C－14，15），128.99（C－16，17），128.61（C－10，11），128.56（C－13），128.19（C－2，3），127.76（C－1），127.66（C－4，5），127.21（C－8，9），119.48（C－22），64.90（C－19）

备注

1. 中文化学名　1－［(1,1′－双苯基)－4－基苯基甲基］－1*H*－咪唑

2. 英文化学名　1－［(1,1′－diphenyl)－4－ylphenylmethyl］－1*H*－imidazol

3. 性状　本品为类白色至微黄色结晶性粉末；无臭，无味。

4. 溶解性　本品在三氯甲烷中易溶，在甲醇或无水乙醇中略溶，在水中几乎不溶。

5. 对照品编号与批号　100326－201302

参 考 文 献

［1］ Yaañez E, Serrano J, Huerta G, et al. Copper carbenoid mediated *N*－alkylation of imidazoles and its use in a novel synthesis of bifonazole. Tetrahedron, 2004, 60: 9391.

［2］ Hu Q, Negri M, Hoffmann K, et al. Synthesis, biological evaluation, and molecular modeling studies of methylene imidazole substituted biaryls as inhibitors of human 17a－hydroxylase－17, 20－lyase (CYP17)—Part Ⅱ: Core rigidification and influence of substituents at the methylene bridge. Bioorg Med Chem, 2008, 7715 (^{1}H NMR).

联 苯 苄 醇

英文名 Alpha – Phenyl（1，1′ – biphenyl） – 4 – Methanol

分子式 $C_{19}H_{16}O$

分子量 260.33

CAS 号 7598 – 80 – 3

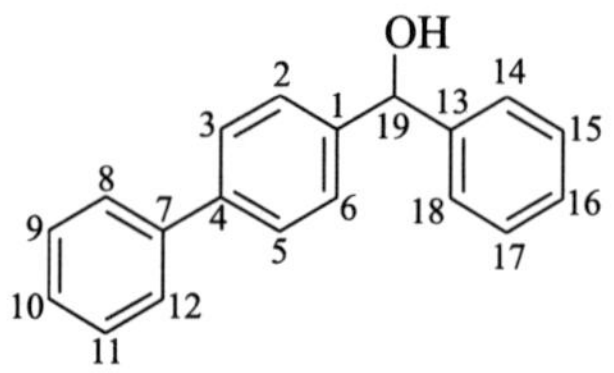

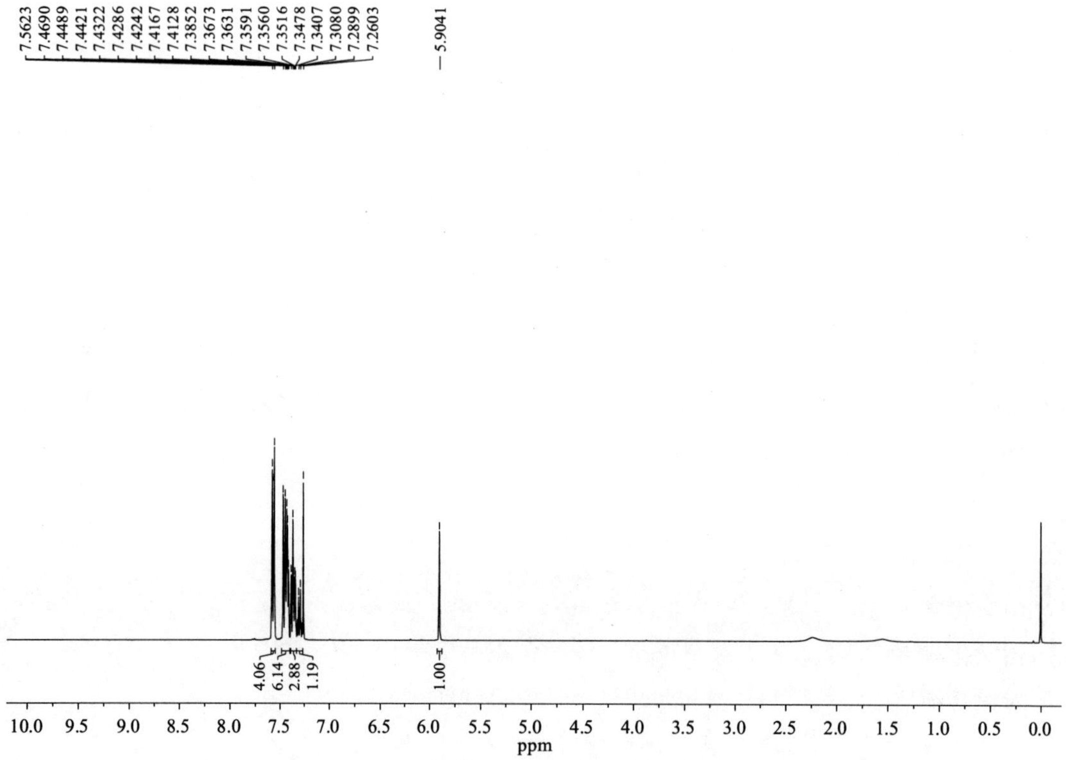

图 1　联苯苄醇的 ^{1}H NMR 谱（溶剂：$CDCl_3$）

^{1}H NMR：δ 7.60 ~ 7.54（H – 3，5，8，12，m，4H），7.49 ~ 7.40（H – 2，6，9，10，11，17，m，6H），7.40 ~ 7.33（H – 14，15，17，m，3H），7.30（H – 16，m，1H），5.90（H – 19，s，1H）

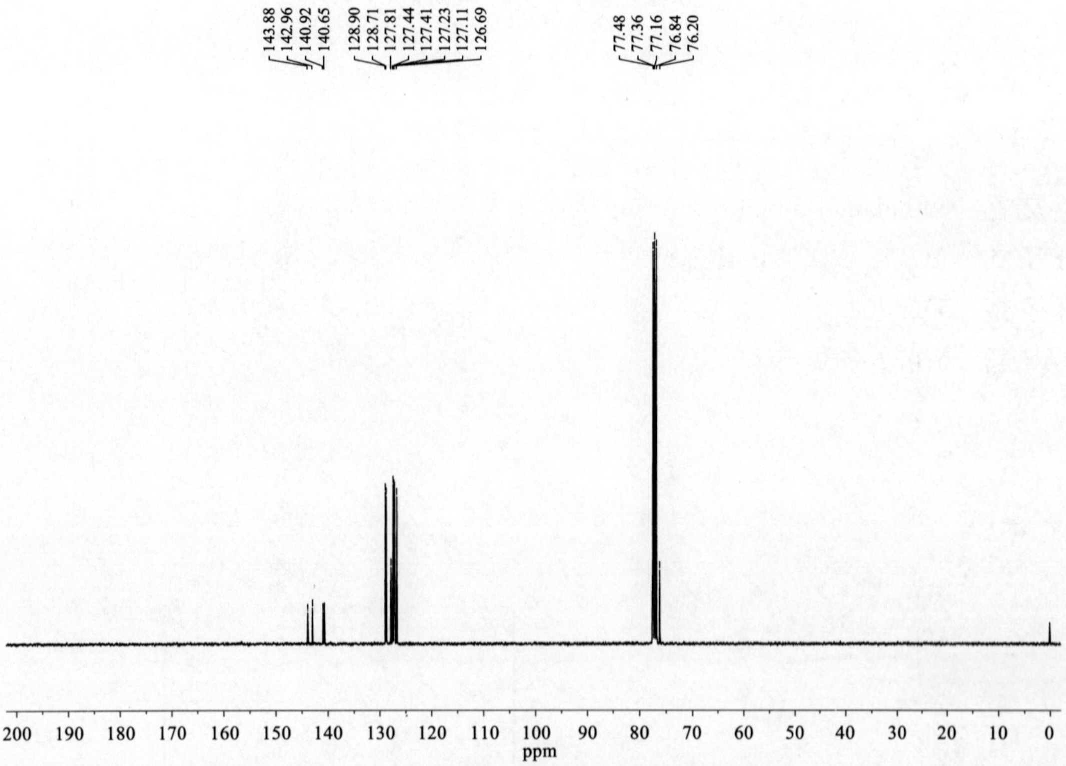

图 2　联苯苄醇的 ^{13}C NMR 谱（溶剂：$CDCl_3$）

^{13}C NMR：δ 143.88（C－13），142.96（C－1），140.92（C－7），140.65（C－4），128.90（C－2，6），128.71（C－15，17），127.81（C－9，11），127.44（C－2，6），127.41（C－14，18），127.23（C－3，5），127.11（C－8，12），126.69（C－10），76.20（C－19）

备注

1. 中文化学名　α－苯基－(1,1′－联苯)－4－甲醇

2. 英文化学名　α－phenyl－(1,1′－biphenyl)－4－methanol

3. 对照品编号与批号　100327－200201

硫酸沙丁胺醇

英文名 Salbutamol Sulfate

分子式 $(C_{13}H_{21}NO_3)_2 \cdot H_2SO_4$

分子量 576.70

CAS 号 51022 - 70 - 9

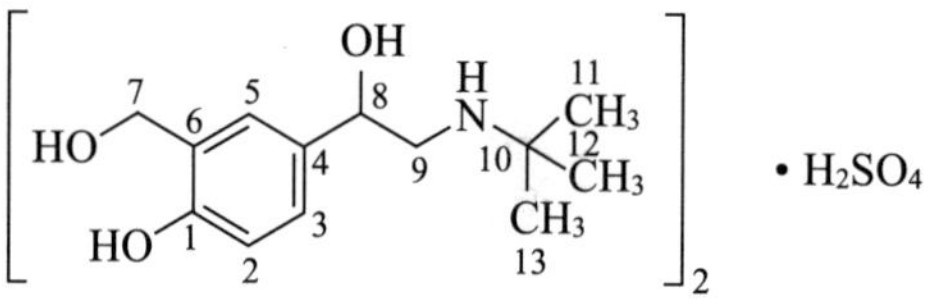

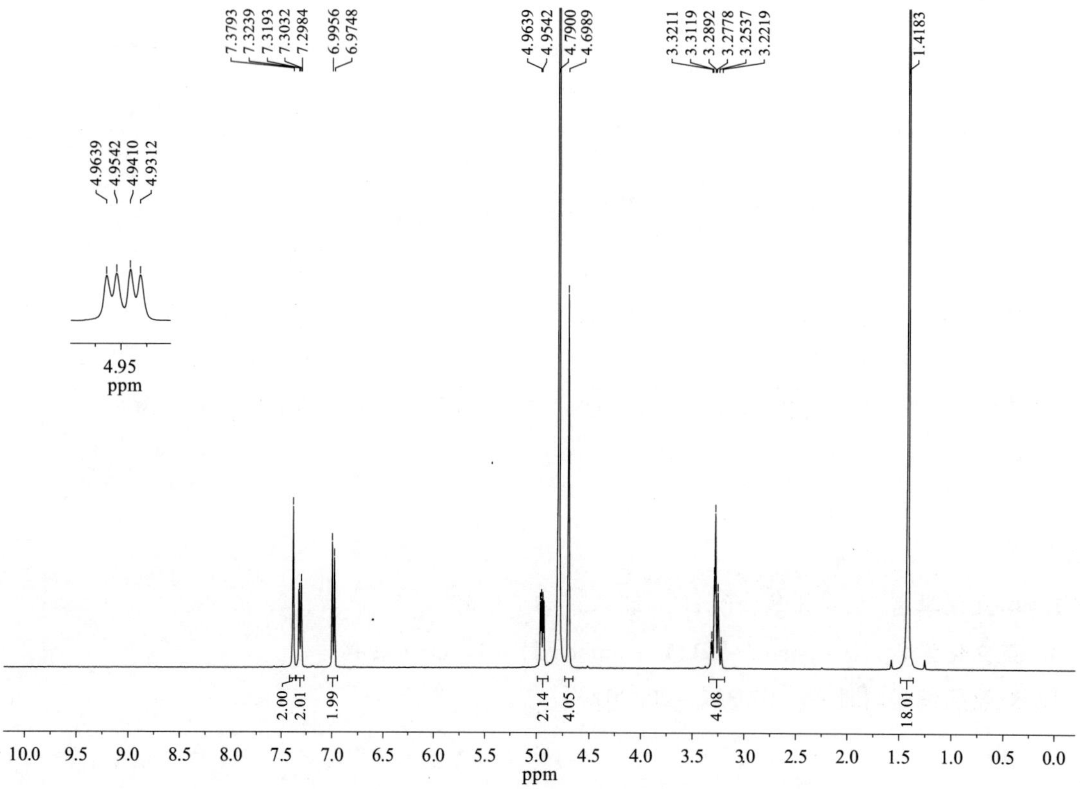

图 1 硫酸沙丁胺醇的 ^{1}H NMR 谱（溶剂：D_2O）

^{1}H NMR：δ 7.38（H-5，s，2H），7.31（H-3，dd，J=8.3，1.9 Hz，2H），6.99（H-2，d，J=8.3 Hz，2H），4.95（H-8，dd，J=9.2，3.9 Hz，2H），4.70（H-7，s，4H），3.34～3.19（H-9，m，4H），1.42（H-11，12，13，s，18H）

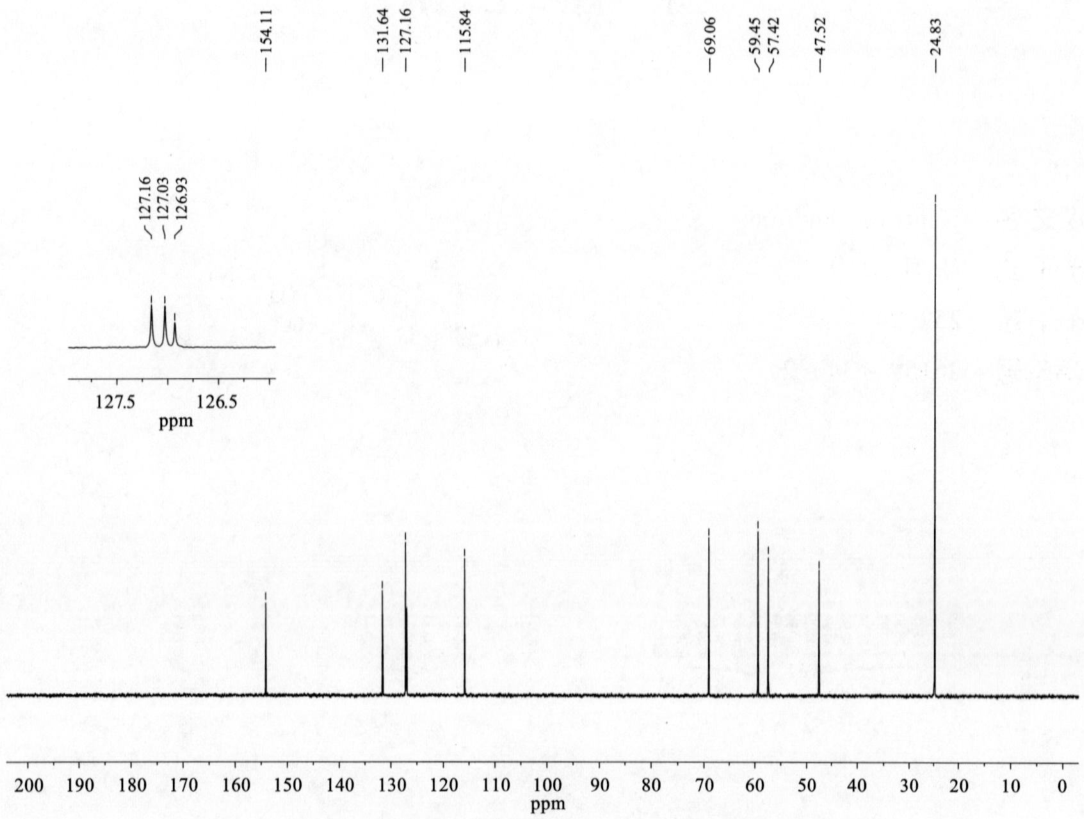

图 2　硫酸沙丁胺醇的 ^{13}C NMR 谱（溶剂：D_2O）

^{13}C NMR：δ 154.11（C－1），131.64（C－4），127.16（C－5），127.03（C－3），126.93（C－6），115.84（C－2），69.06（C－8），59.45（C－7），57.42（C－10），47.52（C－9），24.83（C－11，12，13）

备注

1. 中文化学名　4－羟基－α'－[(叔丁胺基)甲基]－1,3－苯二甲醇硫酸盐

2. 英文化学名　α'－[[(1,1－dimethylethyl)amino]methyl]－4－hydroxy－1,3－benzene dimethanol sulfate

3. 性状　本品为白色或类白色的粉末；无臭，味微苦。

4. 溶解性　本品在水中易溶，在乙醇中极微溶解，在三氯甲烷或乙醚中几乎不溶。

5. 对照品编号与批号　100328－200703

萘 普 生 钠

英文名 Naproxen Sodium

分子式 $C_{14}H_{13}O_3Na$

分子量 252.24

CAS 号 26159 - 34 - 2

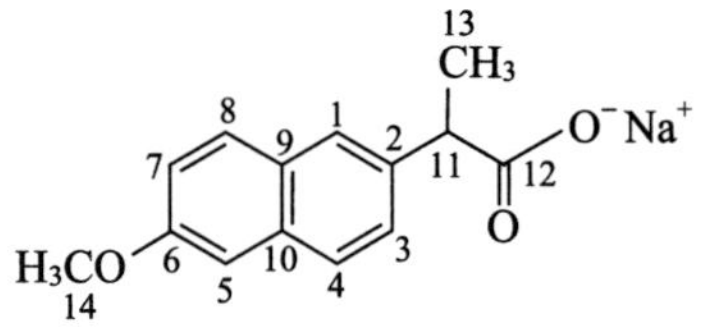

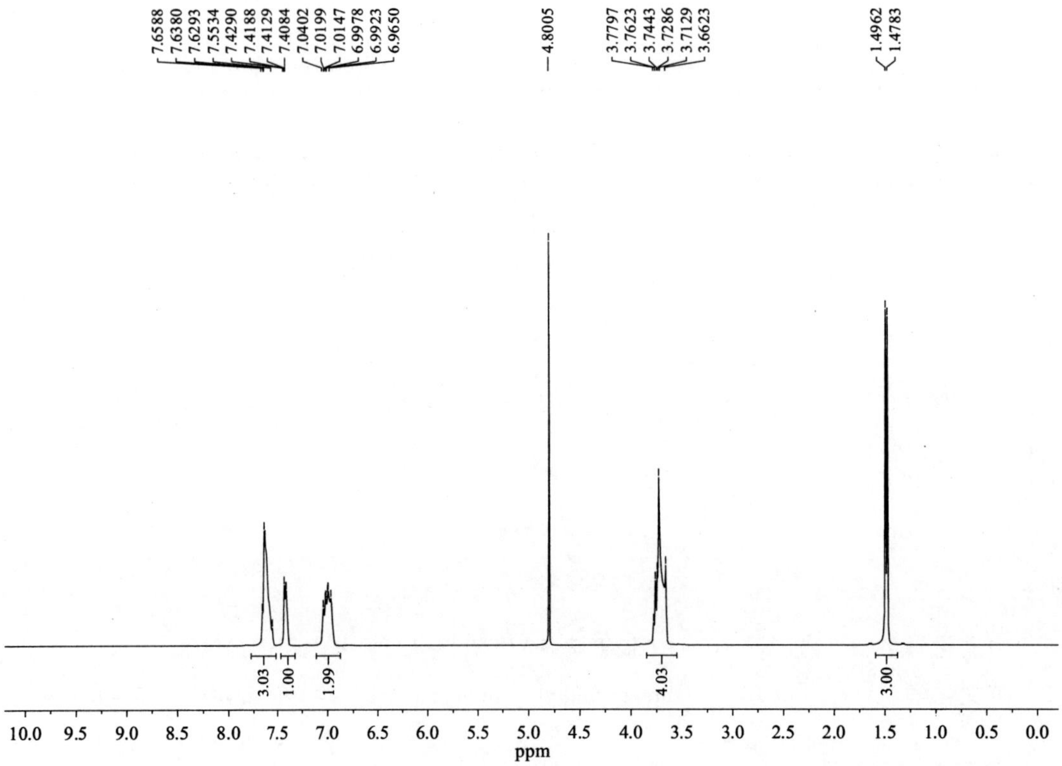

图 1 萘普生钠的[1]H NMR 谱（溶剂：D_2O）

^{1}H NMR：δ 7.72 ~ 7.51（Ar - H，m，3H），7.42（Ar - H，m，1H），7.10 ~ 6.90（Ar - H，m，2H），3.79 ~ 3.64（H - 11，14，m，4H），1.49（H - 13，d，J = 7.2 Hz，1H）

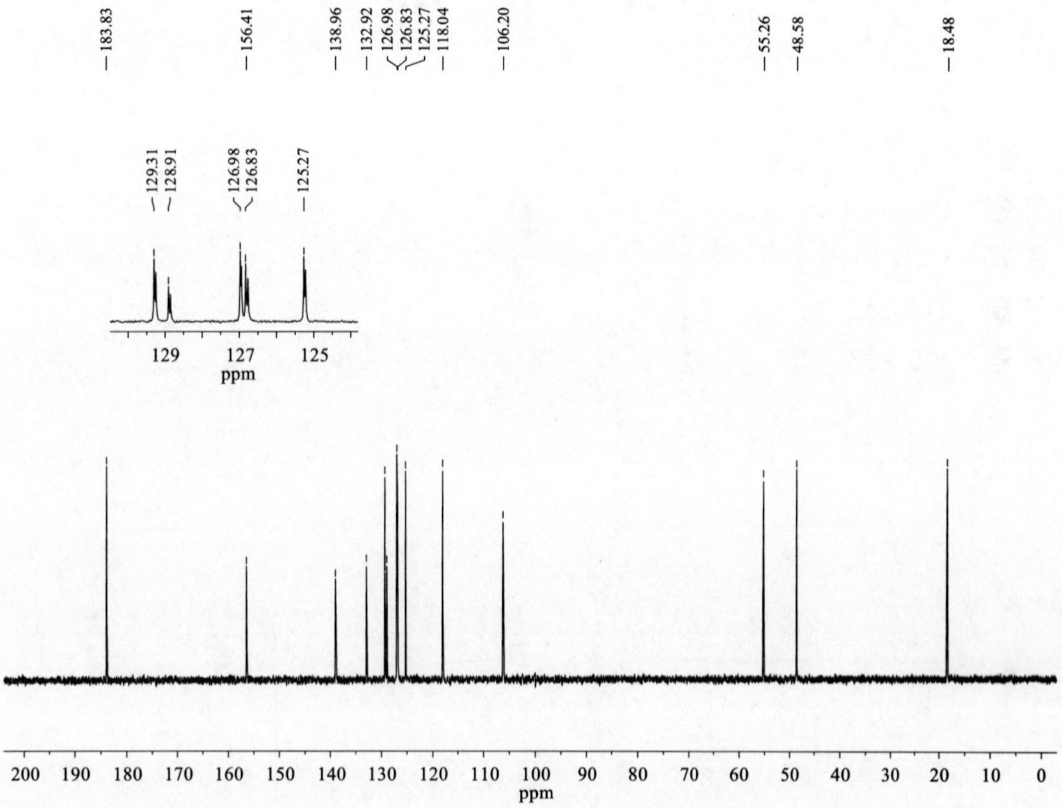

图 2　萘普生钠的^{13}C NMR 谱（溶剂：D_2O）

^{13}C NMR：δ 183.83（C－12），156.41（C－6），138.96（C－2），132.92（C－10），129.31（C－8），128.91（C－9），126.98（C－4），126.83（C－3），125.27（C－1），118.04（C－7），106.20（C－5），55.26（C－14），48.58（C－11），18.48（C－13）

备注

1. 中文化学名　（*S*）－α－甲基－6－甲氧基－2－萘乙酸钠

2. 英文化学名　（*S*）－6－methoxy－α－methyl－2－naphthaleneacetic acid sodium salt

3. 性状　本品为白色或类白色结晶性粉末；无臭；微有引湿性。

4. 溶解性　本品在水中易溶，在甲醇中溶解，在乙醇中略溶，在丙酮中极微溶解，在三氯甲烷或甲苯中几乎不溶。

5. 对照品编号与批号　100330－200702

参 考 文 献

[1] Carignani E, Borsacchi S, Bradley J P. Strong intermolecular ring current influence on ^{1}H chemical shifts in two crystalline forms of naproxen: a combined solid－state NMR and DFT study. J Phys Chem C, 2013, 117: 17731(^{13}C NMR).

[2] 杨明生，胡艾希. 消炎镇痛药萘普生及其中间体的核磁共振谱. 湖南师范大学自然科学学报，1995，18：49(^{13}C NMR).

扑　米　酮

英文名　Primidone

分子式　$C_{12}H_{14}N_2O_2$

分子量　218.25

CAS 号　125-33-7

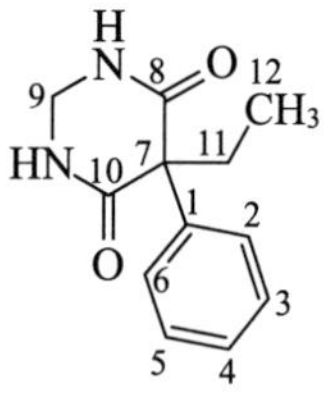

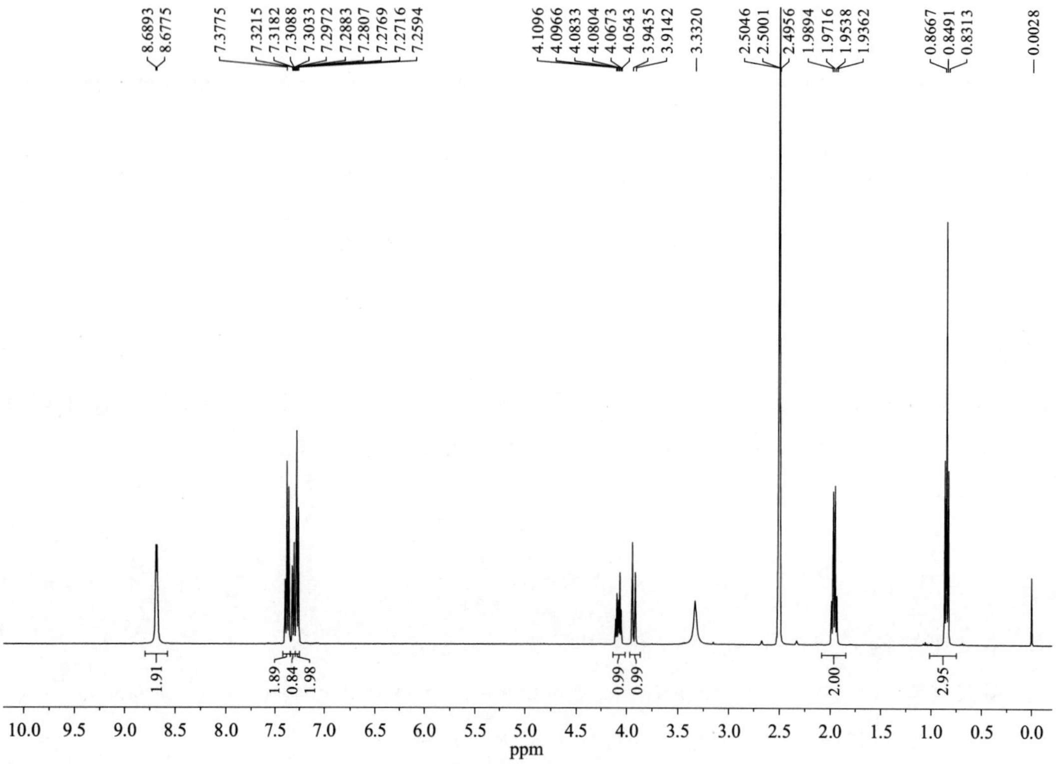

图 1　扑米酮的^{1}H NMR 谱（溶剂：CD_3SOCD_3）

^{1}H NMR：δ 8.68（NH，d，J=4.7 Hz，2H），7.42～7.34（H-3，5，m，2H），7.32～7.30（H-4，m，1H），7.29～7.25（H-2，6，m，2H），4.08（H-9a，m，1H），3.93（H-9b，d，J=11.7 Hz，1H），1.96（H-11，q，J=7.1 Hz，2H），0.85（H-12，t，J=7.1 Hz，3H）

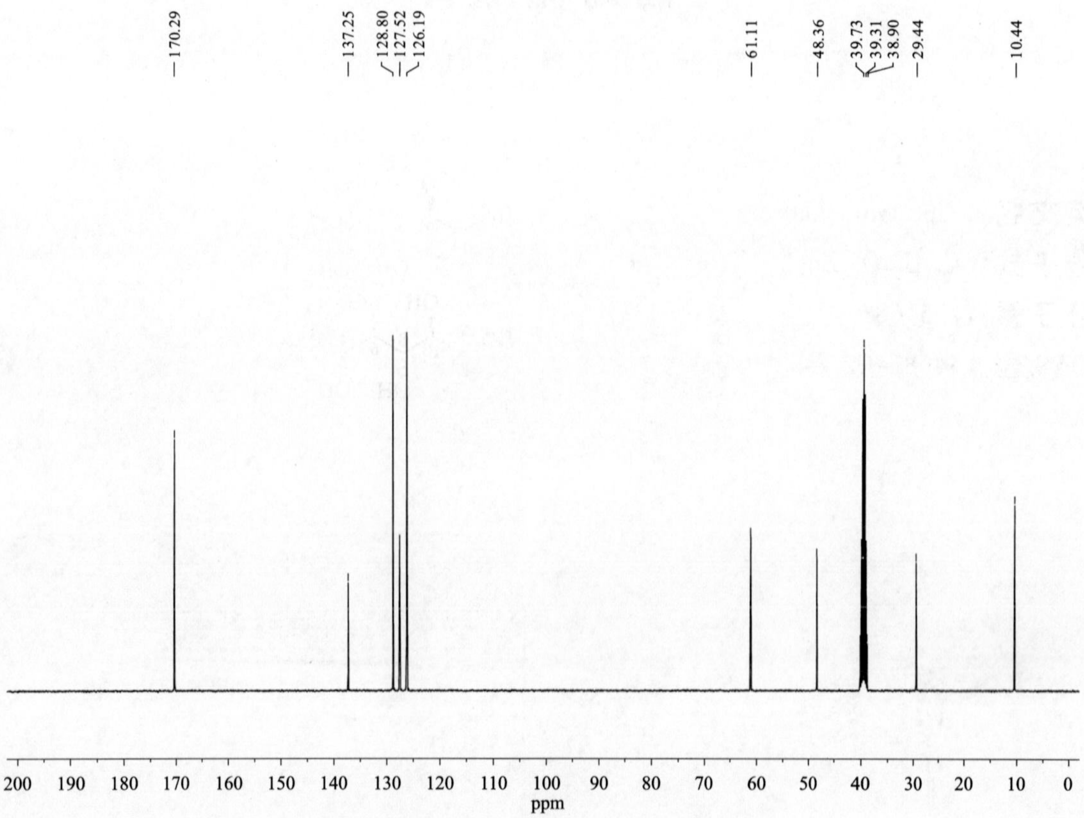

图 2　扑米酮的 ^{13}C NMR 谱（溶剂：CD_3SOCD_3）

^{13}C NMR：δ 170.29（C－8，10），137.25（C－1），128.80（C－3，5），127.52（C－4），126.19（C－2，6），61.11（C－7），48.36（C－9），29.44（C－11），10.44（C－12）

备注

1. **中文化学名**　5－乙基－5－苯基－二氢－4,6(1*H*,5*H*)－嘧啶二酮
2. **英文化学名**　5－ethyl－5－phenyl－4,6(1*H*,5*H*)－pyrimidinedione
3. **性状**　本品为白色结晶性粉末；无臭，味微苦。
4. **溶解性**　本品在乙醇中微溶，在水或丙酮中几乎不溶。
5. **对照品编号与批号**　100331－201002

参考文献

[1] http://sdbs.db.aist.go.jp/sdbs/cgi-bin/direct_frame_top.cgi(SDBS)(^1H NMR, ^{13}C NMR).

葡萄糖酸锌

英文名 Zinc Gluconate

分子式 $C_{12}H_{22}O_{14}Zn$

分子量 455.68

CAS 号 4468 -02 -4

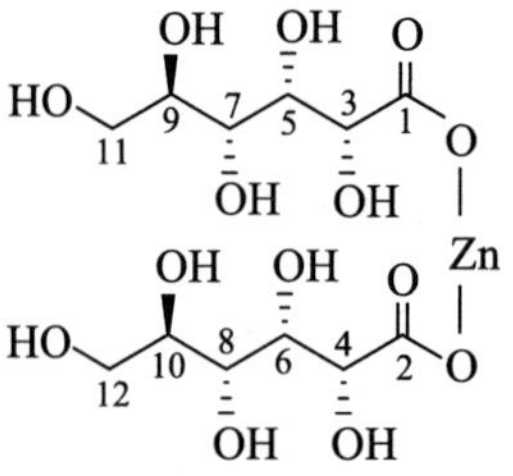

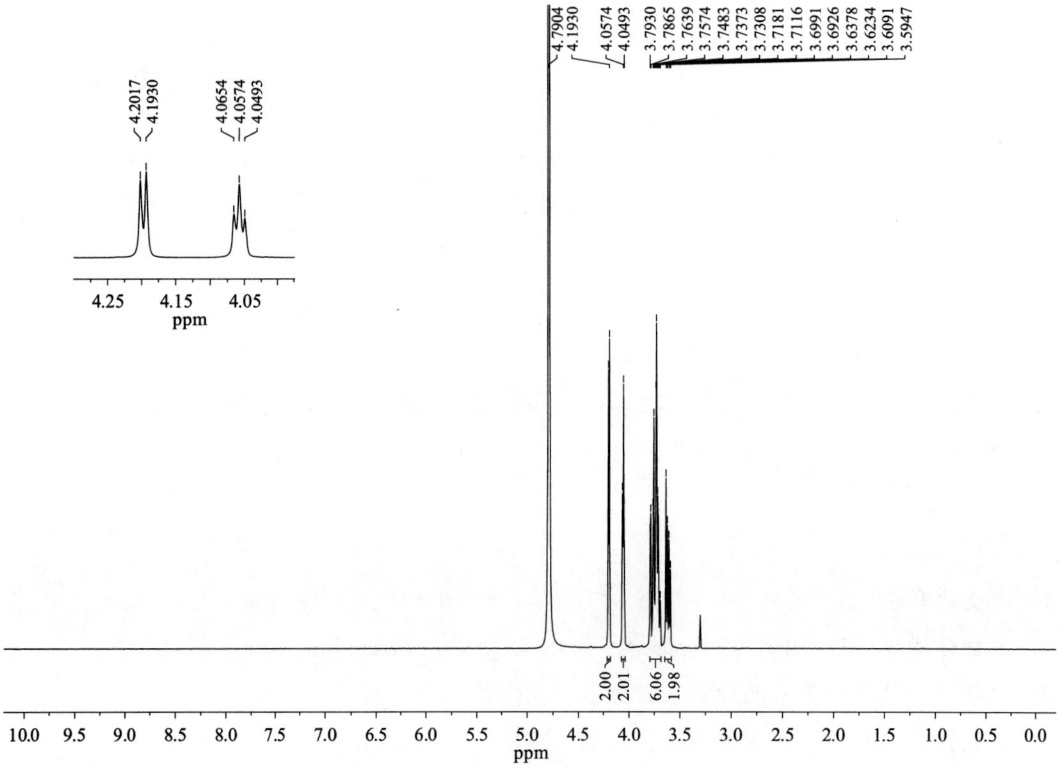

图 1　葡萄糖酸锌的^{1}H NMR 谱（溶剂：D_2O）

^{1}H NMR：δ 4.20（H-3，4，d，J=3.5 Hz，2H），4.06（H-5，6，t，J=3.2 Hz，2H），3.81~3.68（H-7，8，11，12，m，6H），3.62（H-9，10，dd，J=11.5，5.8 Hz，2H）

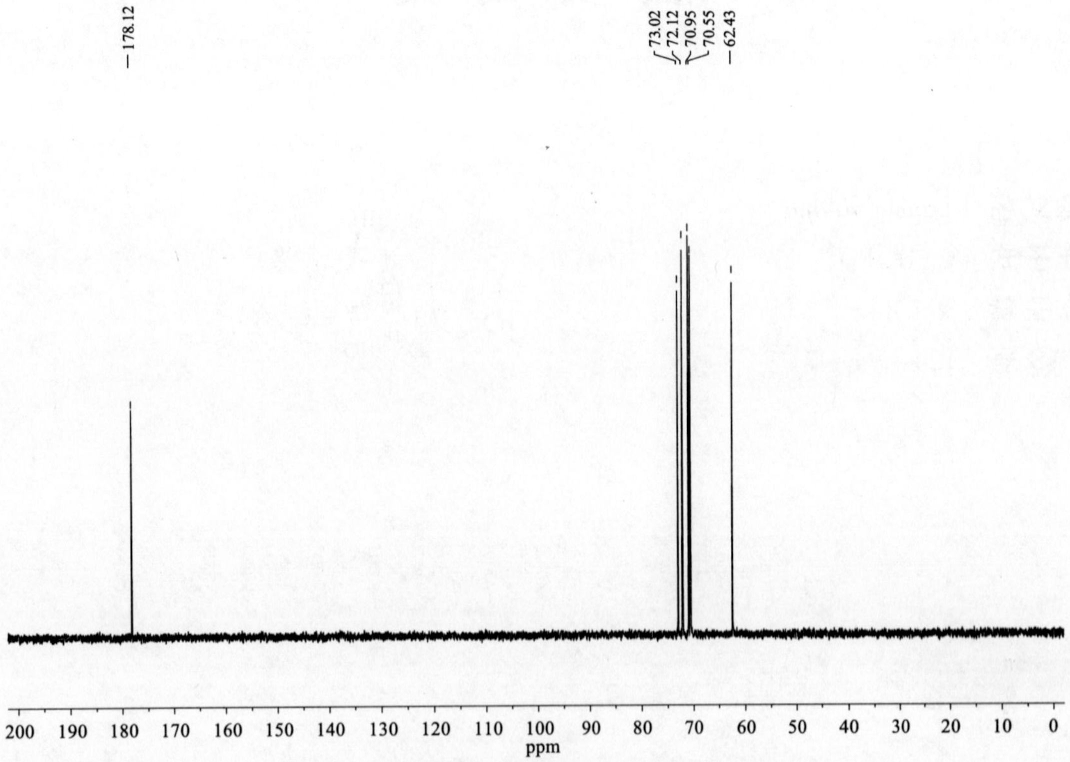

图 2　葡萄糖酸锌的^{13}C NMR 谱（溶剂：D_2O）

^{13}C NMR：δ 178.12（C－1，2），73.02（C－3，4），72.12（C－5，6），70.95（C－9，10），70.55（C－7，8），62.43（C－11，12）

备注

1. 英文化学名　bis[(2*R*,3*S*,4*R*,5*R*)－2,3,4,5,6－pentahydroxyhexanoyloxy]zinc

2. 性状　本品为白色结晶性或颗粒性粉末；无臭，味微涩。

3. 溶解性　本品在沸水中极易溶解，在水中溶解，在无水乙醇、三氯甲烷或乙醚中不溶。

4. 对照品编号与批号　100332－201102

曲 安 西 龙

英文名 Triamcinolone

分子式 $C_{21}H_{27}FO_6$

分子量 394.44

CAS 号 124 - 94 - 7

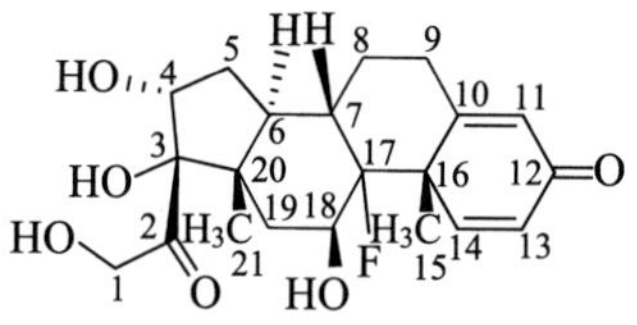

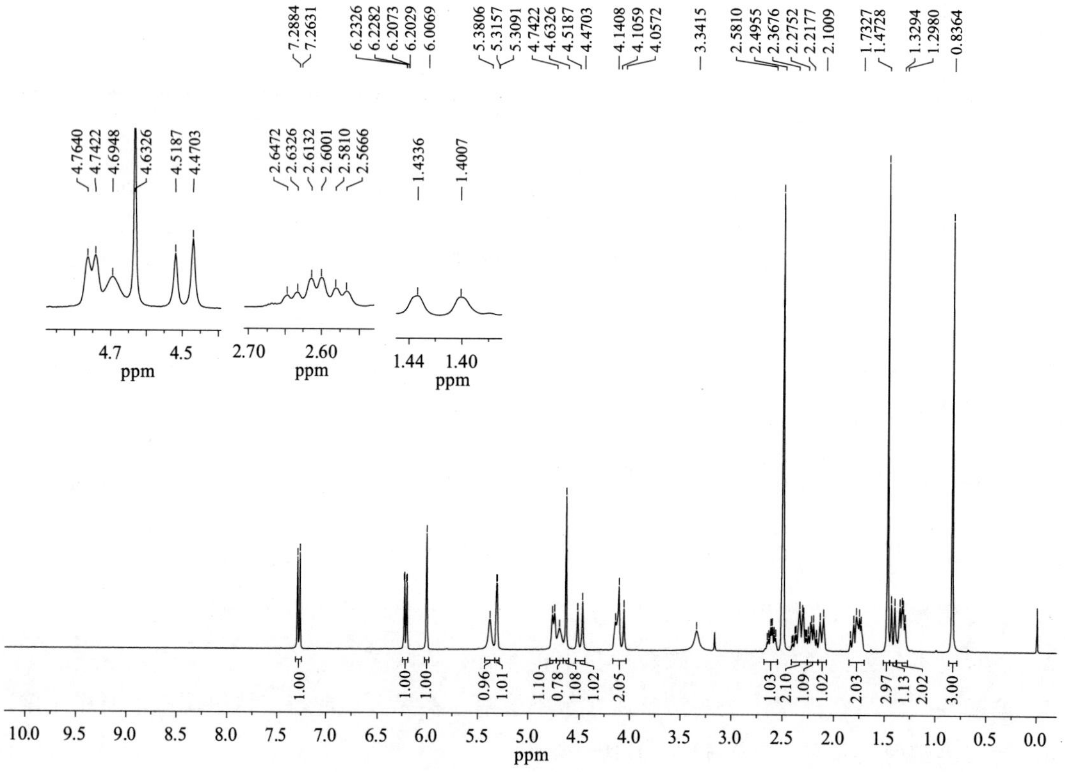

图 1　曲安西龙的^{1}H NMR 谱（溶剂：CD_3SOCD_3）

^{1}H NMR：δ 7.28（H－14，d，J＝10.1 Hz，1H），6.22（H－13，dd，J＝10.1，1.8 Hz，1H），6.01（H－11，s，1H），5.38（OH－4，brs，1H），5.32（OH－18，d，J＝2.6 Hz，1H），4.75（H－4，d，J＝8.7 Hz，1H），4.69（OH－1，brs，1H），4.63（OH－3，s，1H），4.49（H－1a，d，J＝19.4 Hz，1H），4.14（H－18，s，1H），4.08（H－1b，d，J＝19.4 Hz，1H），2.61（H－9a，td，J＝13.5，5.8 Hz，1H），2.42～2.26（H－9b，7，m，2H），2.20（H－6，m，1H），2.12（H－19b，d，J＝13.6 Hz，1H），1.86～1.69（H－5a，8a，m，2H），1.47（H－15，s，3H），1.42（H－19a，d，J＝13.2 Hz，1H），1.38～1.26（H－5b，8b，m，2H），0.84（H－21，s，3H）

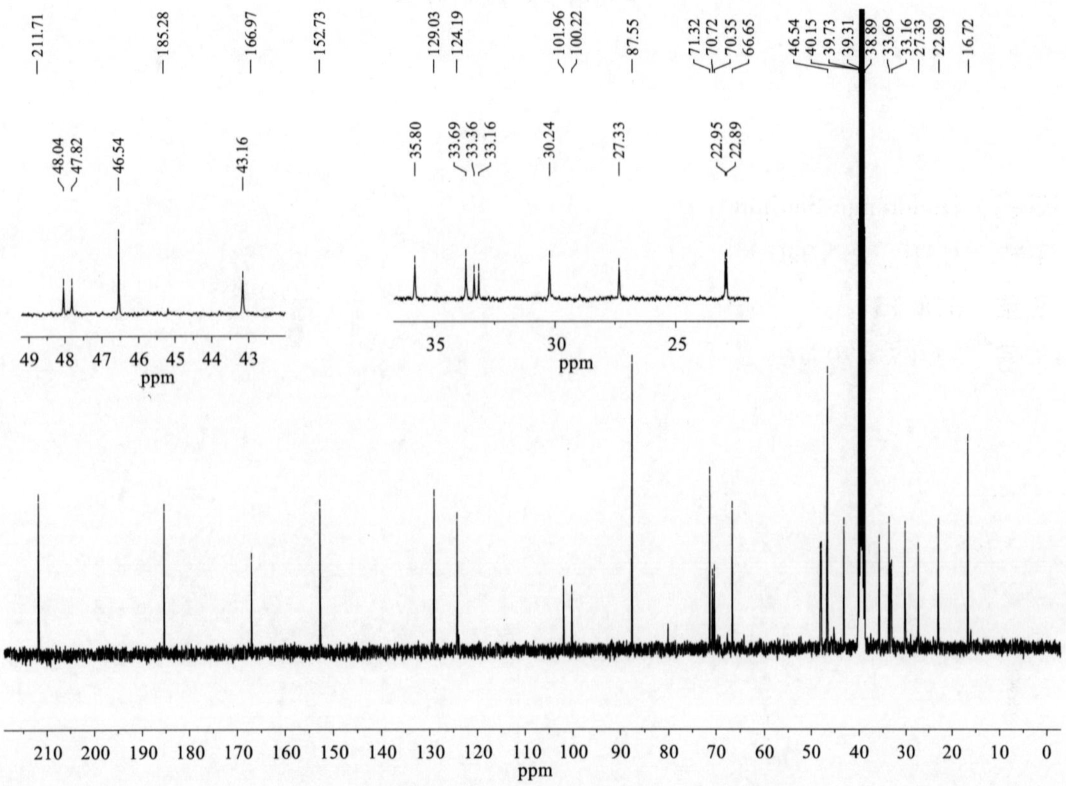

图2　曲安西龙的^{13}C NMR谱（溶剂：CD_3SOCD_3）

^{13}C NMR：δ 211.71（C－2），185.28（C－12），166.97（C－10），152.73（C－14），129.03（C－13），124.19（C－11），101.09（C－17，d，J=175.74 Hz），87.55（C－3），71.32（C－4），70.53（C－18，d，J=36.36 Hz），66.65（C－1），47.93（C－16，d，J=23.23 Hz），46.54（C－20），43.16（C－6），35.80（C－19），33.69（C－5），33.26（C－7，d，J=19.19 Hz），30.24（C－9），27.33（C－8），22.92（C－15，d，J=5.05 Hz），16.72（C－21）

备注

1. **中文化学名**　9α－氟－11β,16α,17α,21－四羟基孕甾－1,4－二烯－3,20－二酮
2. **英文化学名**　(11β,16α)－9－fluoro－11,16,17,21－tetrahydroxypregna－1,4－diene－3,20－dione
3. **性状**　本品为白色或类白色的结晶性粉末；无臭。
4. **溶解性**　本品在二甲基甲酰胺中易溶，在甲醇或乙醇中微溶，在水或三氯甲烷中几乎不溶。
5. **对照品编号与批号**　100333－201102

参考文献

[1] http://sdbs. db. aist. go. jp/sdbs/cgi－bin/cre_index. cgi? lang＝eng(SDBS)(^{1}H NMR, ^{13}C NMR).

双氯芬酸钠

英文名 Diclofenac Sodium

分子式 $C_{14}H_{10}Cl_2NNaO_2$

分子量 318.13

CAS 号 15307-79-6

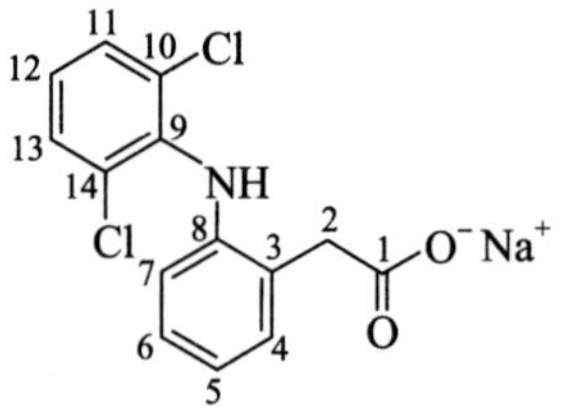

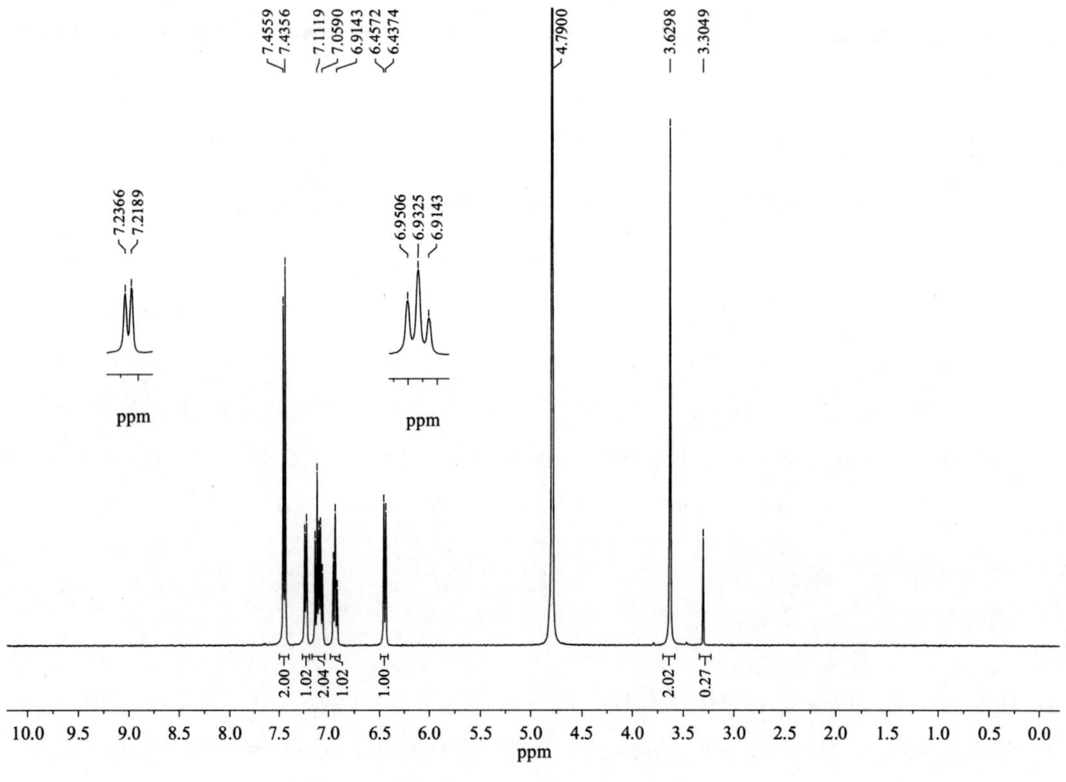

图 1 双氯芬酸钠的 ^{1}H NMR 谱（溶剂：D_2O）

^{1}H NMR：δ 7.45（H-11, 13, d, J=8.1 Hz, 2H），7.23（H-4, d, J=7.1 Hz, 1H），7.16～7.04（H-12, 6, m, 2H），6.93（H-5, t, J=7.2 Hz, 1H），6.45（H-7, d, J=7.9 Hz, 1H），3.63（H-2, s, 2H），3.30（NH, s, 1H）

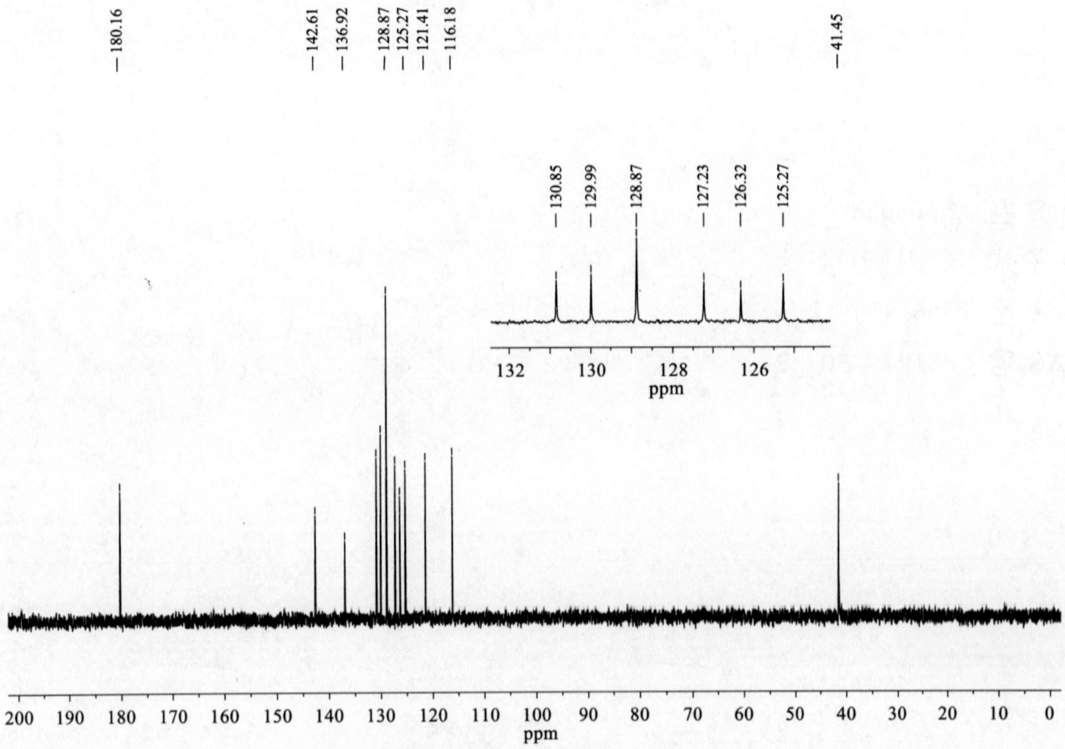

图 2　双氯芬酸钠的^{13}C NMR 谱（溶剂：D_2O）

^{13}C NMR：δ 180.16（C－1），142.61（C－10，14），136.92（C－9），130.85（C－6），129.99（C－11，13），128.87（C－7），127.23（C－8），126.32（C－4），125.27（C－3），121.41（C－12），116.18（C－5），41.45（C－2）

备注

1. **中文化学名**　2－[(2,6－二氯苯基)氨基]－苯乙酸钠
2. **英文化学名**　2－[(2,6－dichlorophenyl)amino]benzeneacetic acid
3. **性状**　本品为白色或类白色的结晶性粉末；有刺鼻感与引湿性。
4. **溶解性**　本品在乙醇中易溶，在水中略溶，在三氯甲烷中不溶。
5. **对照品编号与批号**　100334－200302

舒　林　酸

英文名　Sulindac

分子式　$C_{20}H_{17}FO_3S$

分子量　356.41

CAS 号　38194－50－2

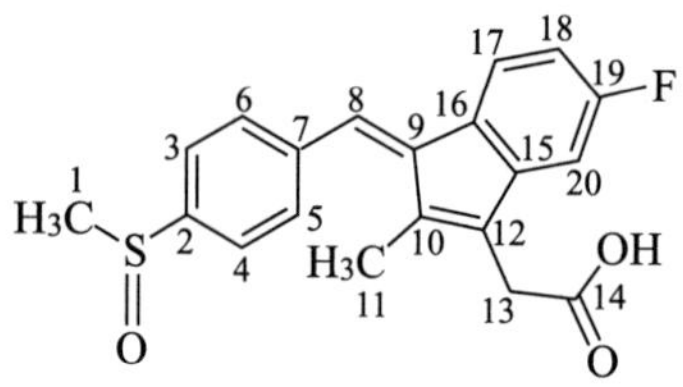

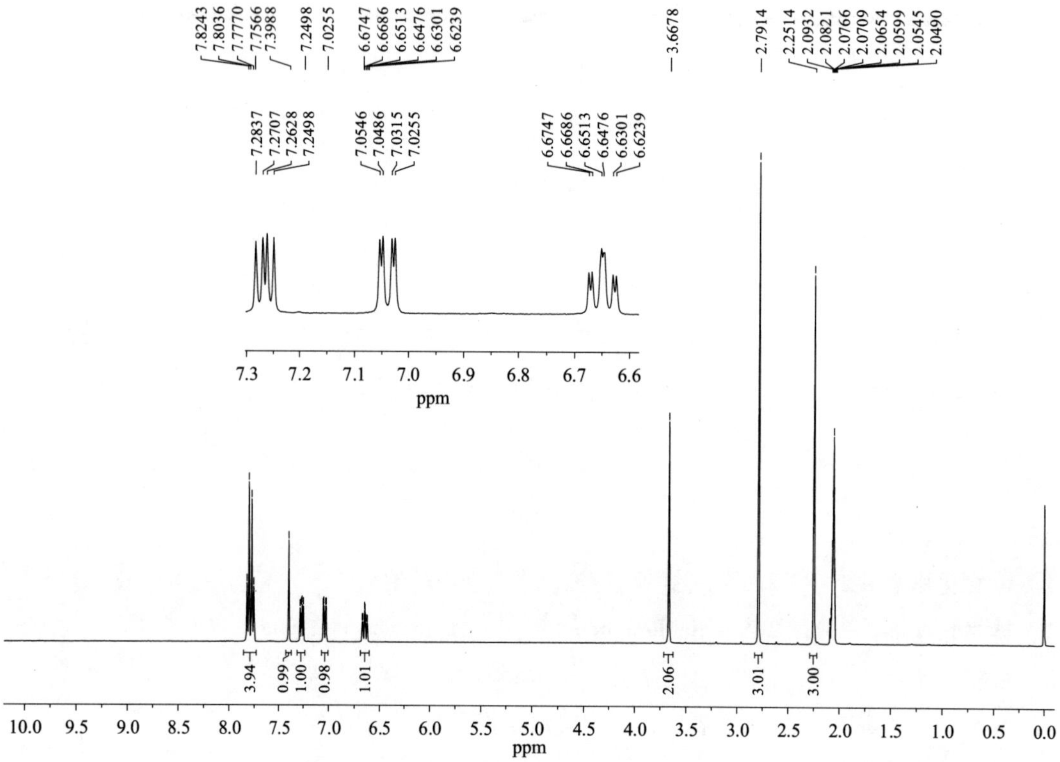

图 1　舒林酸的^{1}H NMR 谱（溶剂：CD_3COCD_3）

^{1}H NMR：δ 7.84～7.74（H－3，4，5，6，m，4H），7.40（H－8，s，1H），7.27（H－17，dd，J＝8.4，5.2 Hz，1H），7.04（H－18，dd，J＝9.3，2.4 Hz，1H），6.65（H－20，td，J＝9.4，2.4 Hz，1H），3.67（H－13，s，2H），2.79（H－1，s，3H），2.25（H－11，s，3H）

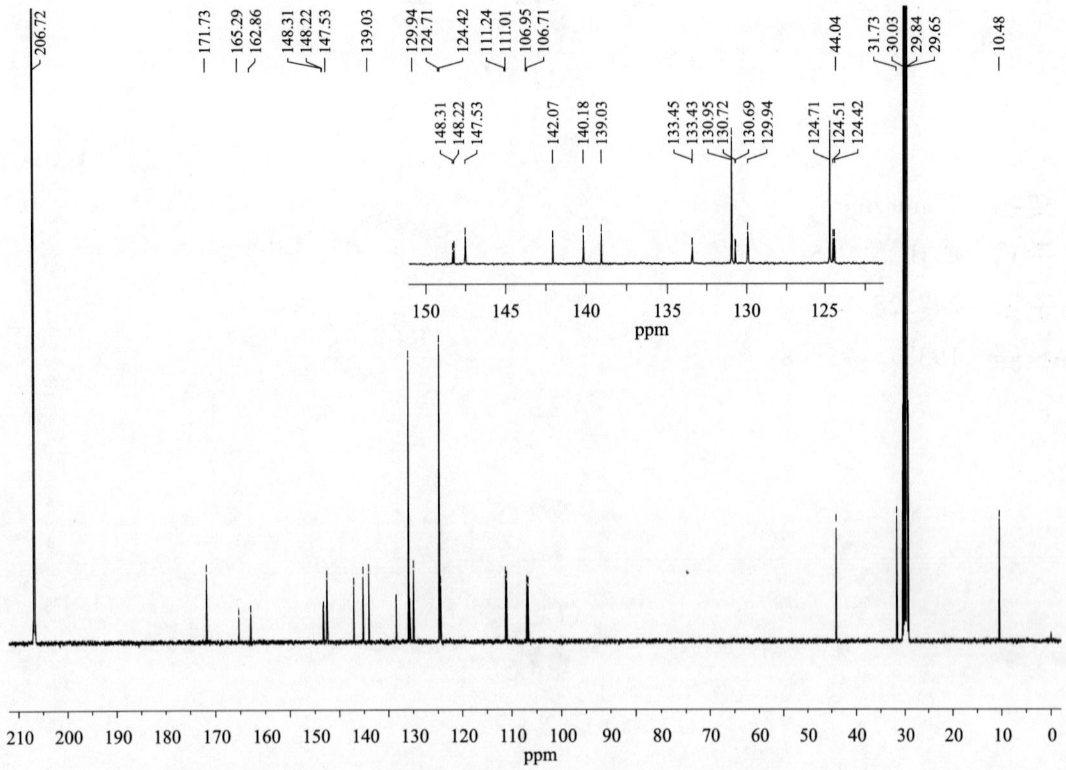

图 2　舒林酸的^{13}C NMR 谱（溶剂：CD_3COCD_3）

^{13}C NMR：δ 171.73（C－14），164.07（C－19，d，J＝244.2 Hz），148.31（C－15，d，J＝8.9 Hz），147.53（C－2），142.07（C－9），140.18（C－7），139.03（C－10），133.44（C－16，d，J＝2.3 Hz），130.95（C－5，6），130.71（C－12，d，J＝2.8 Hz），129.94（C－3，4），124.71（C－8），124.46（C－17，d，J＝9.3 Hz），111.13（C－18，d，J＝22.8 Hz），106.83（C－20，d，J＝24.1 Hz），44.04（C－13），31.73（C－1），10.48（C－11）

备注

1. 中文化学名　（*Z*）－5－氟－2－甲基－1－[（4－甲亚磺酰苯基）亚甲基]－1*H*－茚－3－醋酸

2. 英文化学名　（1*Z*）－5－fluoro－2－methyl－1－[[4－（methylsulfinyl）phenyl]methylene]－1*H*－indene－3－acetic acid

3. 性状　本品为橙黄色结晶性粉末；无臭，味微苦。

4. 溶解性　本品在三氯甲烷或甲醇中略溶，在乙醇或乙酸乙酯中微溶，在水中几乎不溶。

5. 对照品编号与批号　100335－200001

参 考 文 献

[1] Zeng Z, Chen C S, Jin G F, et al. A new route to *Z*－5－fluoro－2－methyl－1－(*p*－methylsulfinylbenzylidene)－3－indenylacetic acid and its X－ray diffraction analysis. Chin J Chem, 2006, 24: 1443.

替　硝　唑

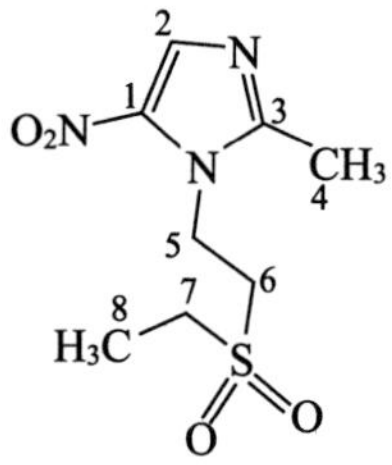

英文名　Tinidazole

分子式　$C_8H_{13}N_3O_4S$

分子量　247.28

CAS 号　19387－91－8

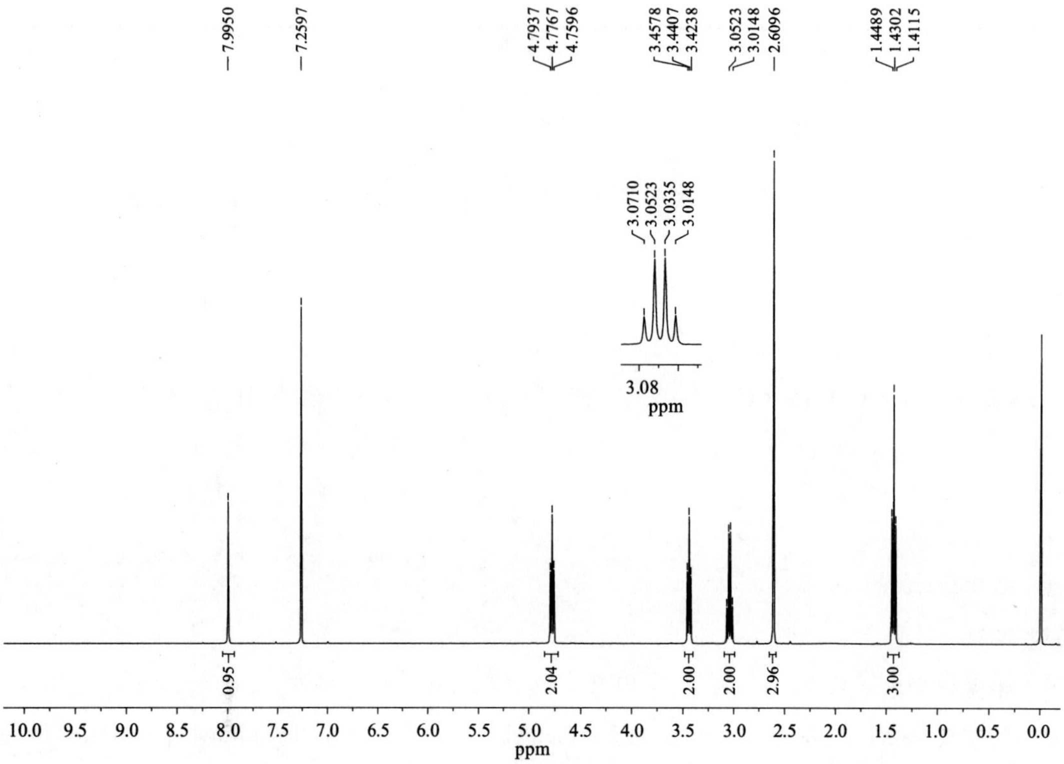

图 1　替硝唑的^{1}H NMR 谱（溶剂：$CDCl_3$）

^{1}H NMR：δ 8.00（H－2，s，1H），4.78（H－5，t，J＝6.8 Hz，2H），3.44（H－6，t，J＝6.8 Hz，2H），3.04（H－7，q，J＝7.5 Hz，2H），2.61（H－4，s，3H），1.43（H－8，t，J＝7.5 Hz，3H）

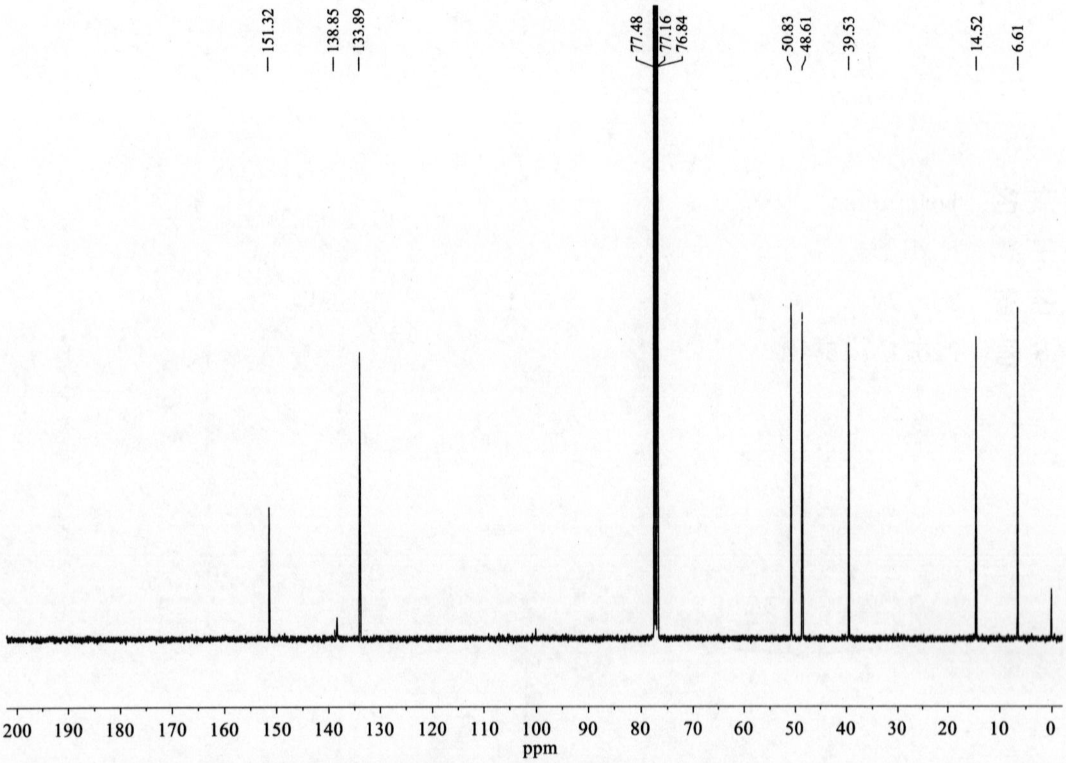

图 2　替硝唑的^{13}C NMR 谱（溶剂：$CDCl_3$）

^{13}C NMR：δ 151.32 （C －3），138.85 （C －1），133.89 （C －2），50.83 （C －6），48.61 （C －7），39.53 （C －5），14.52 （C －4），6.61 （C －8）

备注

1. **中文化学名**　2 －甲基－1 －[2 －(乙基磺酰基)乙基] －5 －硝基－1*H* －咪唑
2. **英文化学名**　1 －[2 －(ethylsulfonyl)ethyl] －2 －methyl －5 －nitro －1*H* －imidazole
3. **性状**　本品为白色至淡黄色的结晶或结晶性粉末；味微苦。
4. **溶解性**　本品在丙酮或三氯甲烷中溶解，在水或乙醇中微溶。
5. **对照品编号与批号**　100336 －200703

参 考 文 献

[1] Ramalho T, Bühl M. Probing NMR parameters structure and dynamics of 5 － nitroimidazole derivatives. Density functional study of prototypical radiosensitizers. Magn Reson Chem, 2005, 43: 139.

酮 洛 芬

英文名 Ketoprofen

分子式 $C_{16}H_{14}O_3$

分子量 254.29

CAS 号 22071－15－4

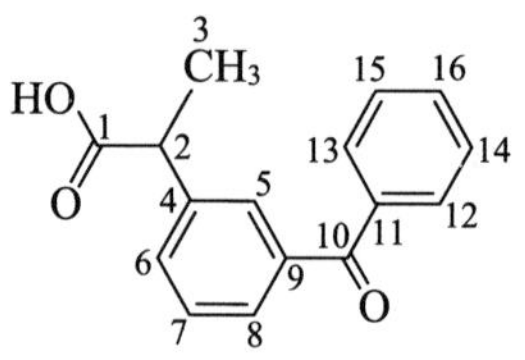

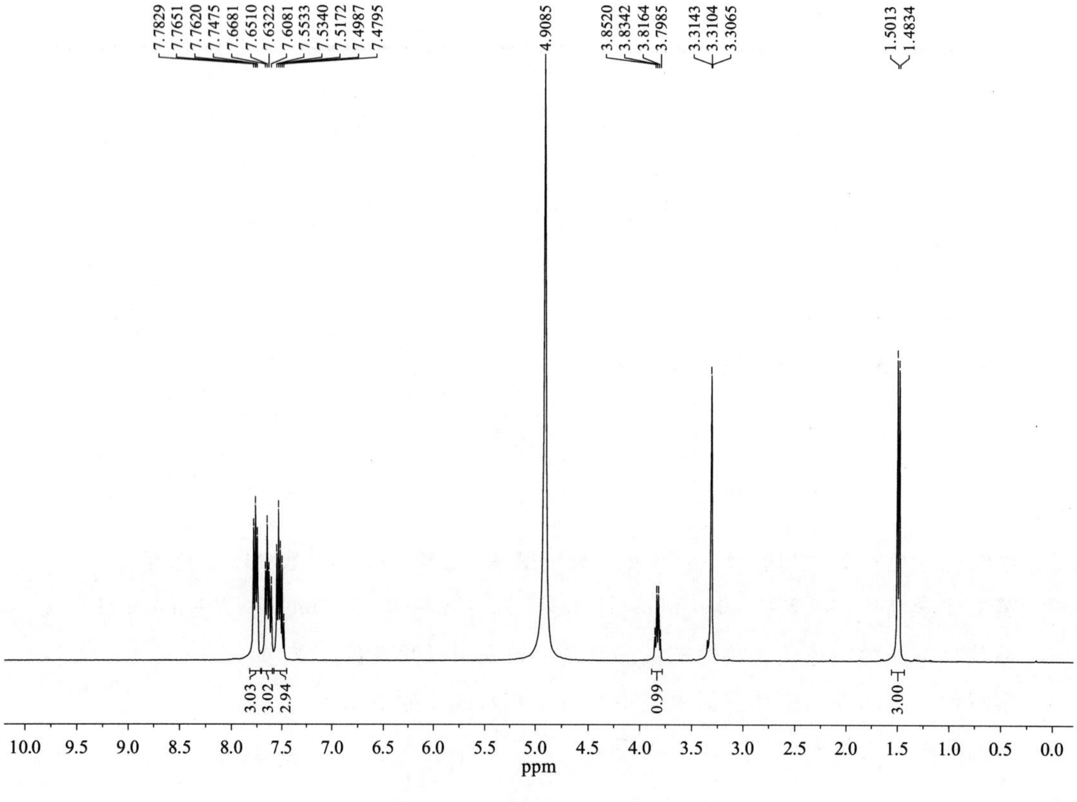

图 1 酮洛芬的 ^{1}H NMR 谱（溶剂：CD_3OD）

^{1}H NMR：δ 7.81～7.72（Ar－H，m，3H，），7.69～7.59（Ar－H，m，3H），7.57～7.46（Ar－H，m，3H），3.83（H－2，q，J=7.1 Hz，1H），1.49（H－3，d，J=7.1 Hz，3H）

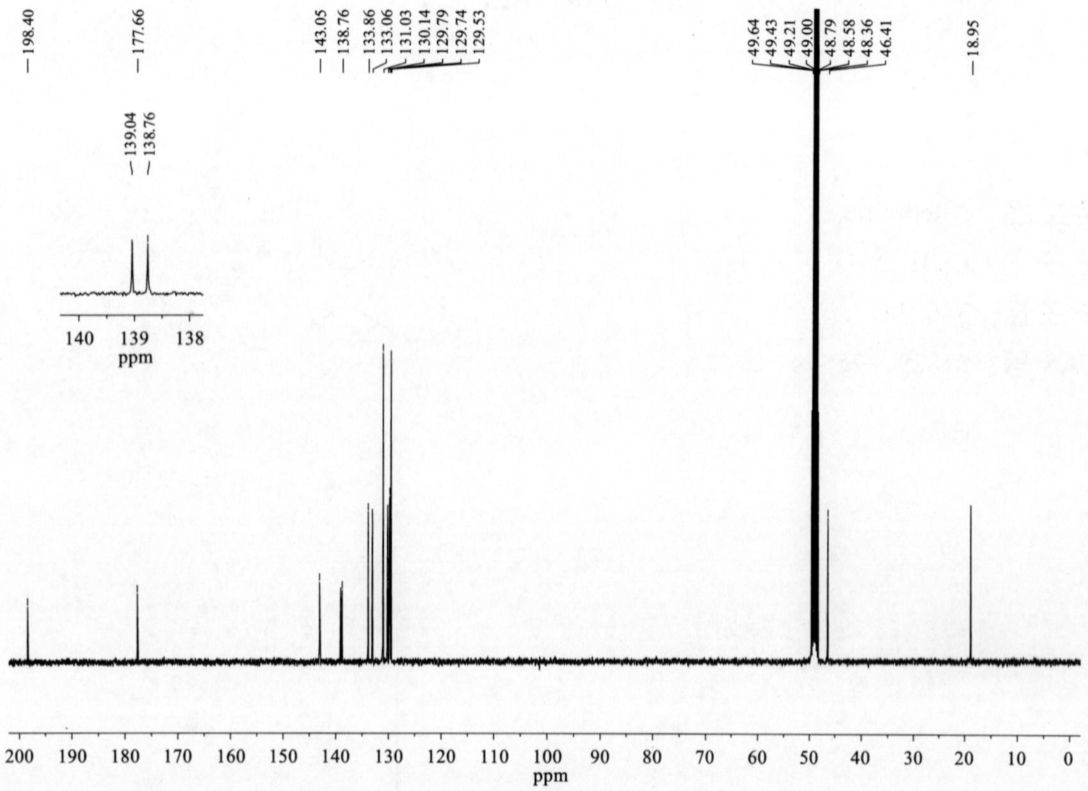

图2　酮洛芬的^{13}C NMR谱（溶剂：CD_3OD）

^{13}C NMR：δ 198.40（C－10），177.66（C－1），143.05（C－9），139.04（C－4），138.76（C－11），133.86（C－6），133.06（C－16），131.03（C－12，13），130.14（C－5），129.79（C－7），129.74（C－8），129.53（C－14，15），46.41（C－2），18.95（C－3）

备注

1. 中文化学名　α－甲基－3－苯甲酰基－苯乙酸

2. 英文化学名　3－benzoyl－α－methylbenzeneacetic acid

3. 性状　本品为白色结晶性粉末；无臭或几乎无臭。

4. 溶解性　本品在甲醇中极易溶解，在乙醇、丙酮或乙醚中易溶，在水中几乎不溶。

5. 对照品编号与批号　100337－201003

参考文献

[1] http://sdbs. db. aist. go. jp/sdbs/cgi－bin/cre_index. cgi? lang＝eng(SDBS)(^{1}H NMR,^{13}C NMR).

硝 苯 地 平

英文名 Nifedipine

分子式 $C_{17}H_{18}N_2O_6$

分子量 346.34

CAS 号 21829 - 25 - 4

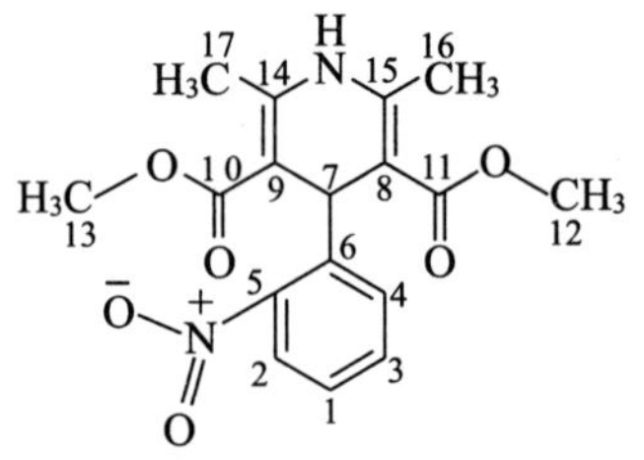

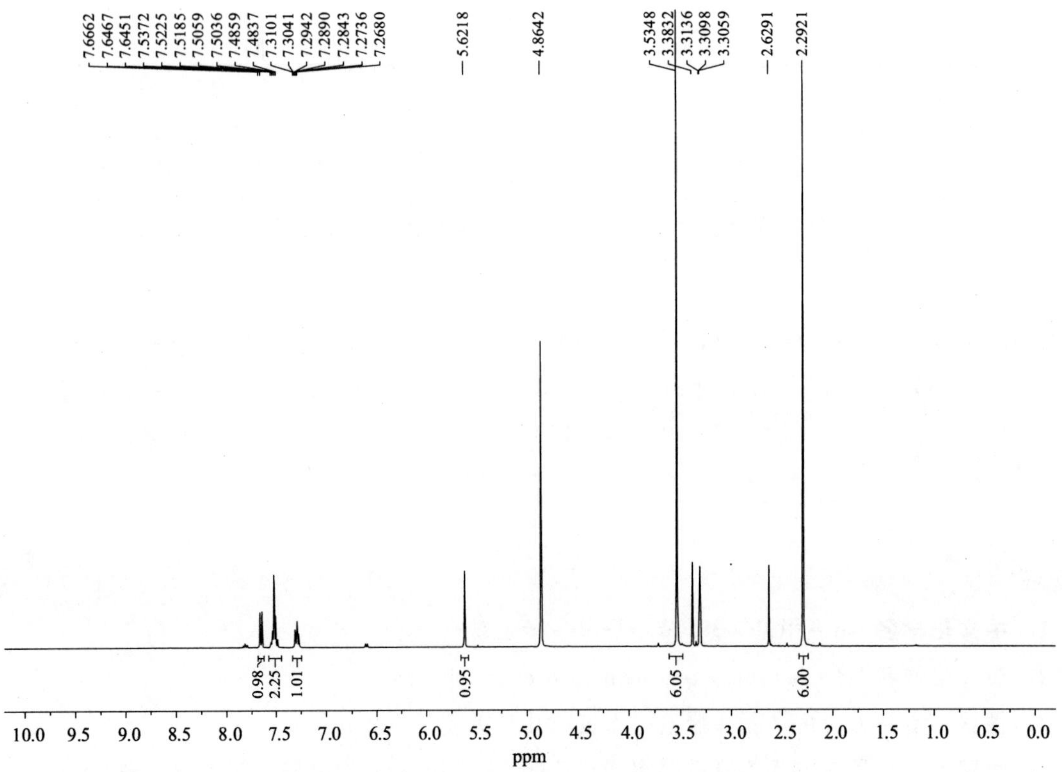

图 1 硝苯地平的^{1}H NMR 谱（溶剂：CD_3OD）

^{1}H NMR：δ 7.69 ~ 7.62 (H - 2, m, 1H), 7.58 ~ 7.44 (H - 1, H - 3, m, 2H), 7.29 (H - 4, m, 1H), 5.62 (H - 7, s, 1H), 3.53 (H - 12, H - 13, s, 6H), 2.29 (H - 16, H - 17, s, 6H)

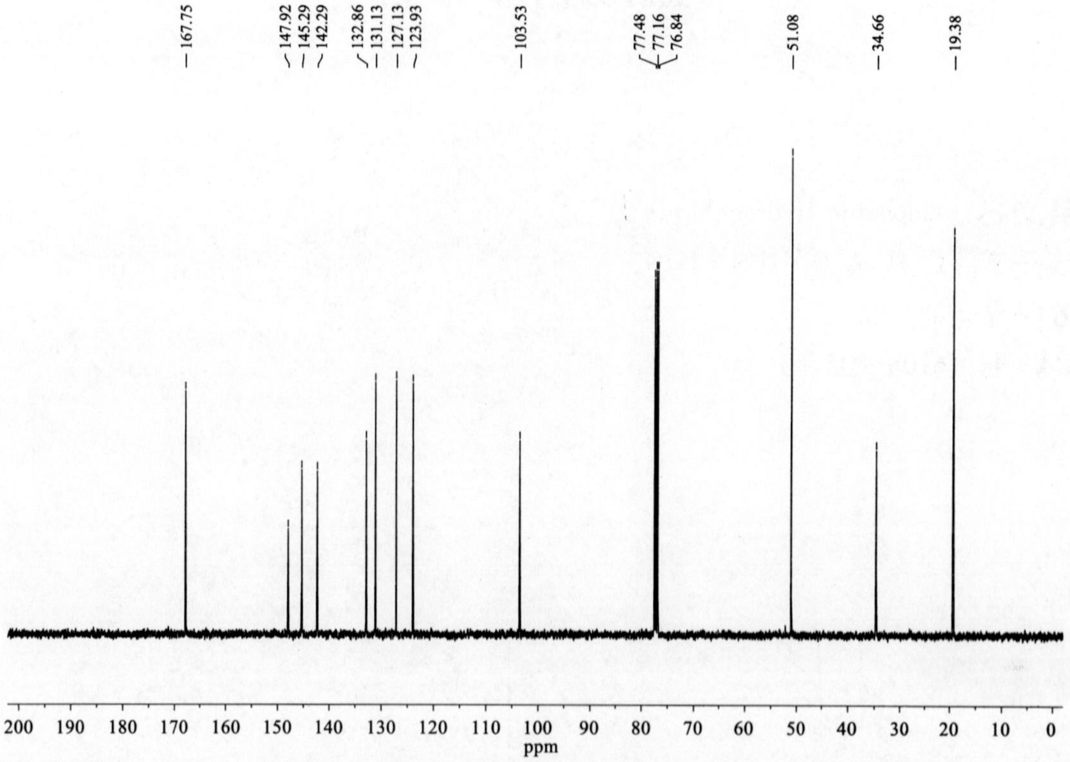

图 2　硝苯地平的^{13}C NMR 谱（溶剂：CD_3OD）

^{13}C NMR：δ 167.75（C－10，11），147.92（C－5），145.29（C－14，15），142.29（H－3），132.86（H－2），131.13（H－1），127.13（H－4），123.93（H－6），103.53（C－8，9），51.08（C－12，13），34.66（C－7），19.38（C－16，17）

备注

1. **中文化学名**　2,6－二甲基－4－(2－硝基苯基)－1,4－二氢－3,5－吡啶二甲酸二甲酯
2. **英文化学名**　1,4－dihydro－2,6－dimethyl－4－(2－nitrophenyl)－3,5－pyridinedicarboxylic acid dimethyl ester
3. **性状**　本品为黄色结晶性粉末；无臭，无味；遇光不稳定。
4. **溶解性**　本品在丙酮或三氯甲烷中易溶，在乙醇中略溶，在水中几乎不溶。
5. **对照品编号与批号**　100338－201103

盐酸利多卡因

英文名 Lidocaine Hydrochloride

分子式 $C_{14}H_{22}N_2O \cdot HCl \cdot H_2O$

分子量 288.82

CAS 号 6108－05－0

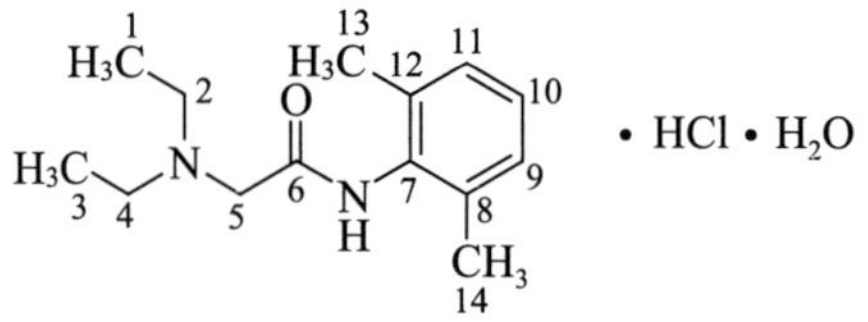

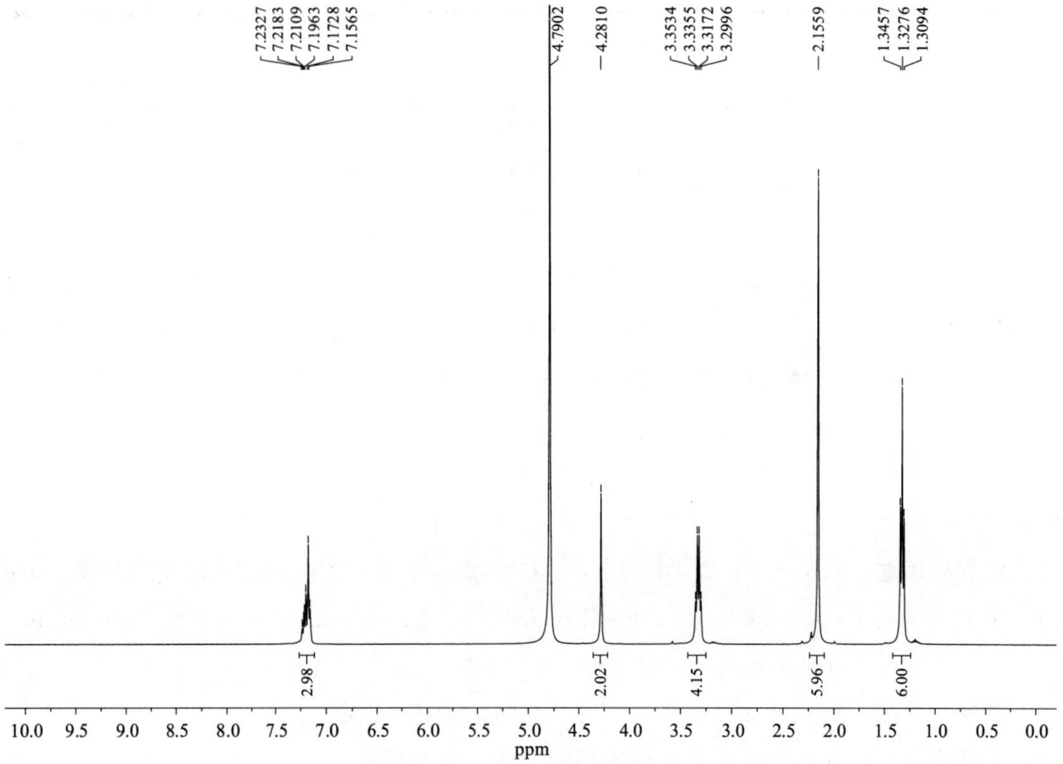

图 1　盐酸利多卡因的¹H NMR 谱（溶剂：D_2O）

¹H NMR：δ 7.31～7.06（H－9，10，11，m，3H），4.28（H－5，s，2H），3.33（H－2，4，q，J=7.3 Hz，4H），2.16（H－13，14，s，6H），1.33（H－1，3，t，J=7.3 Hz，6H）

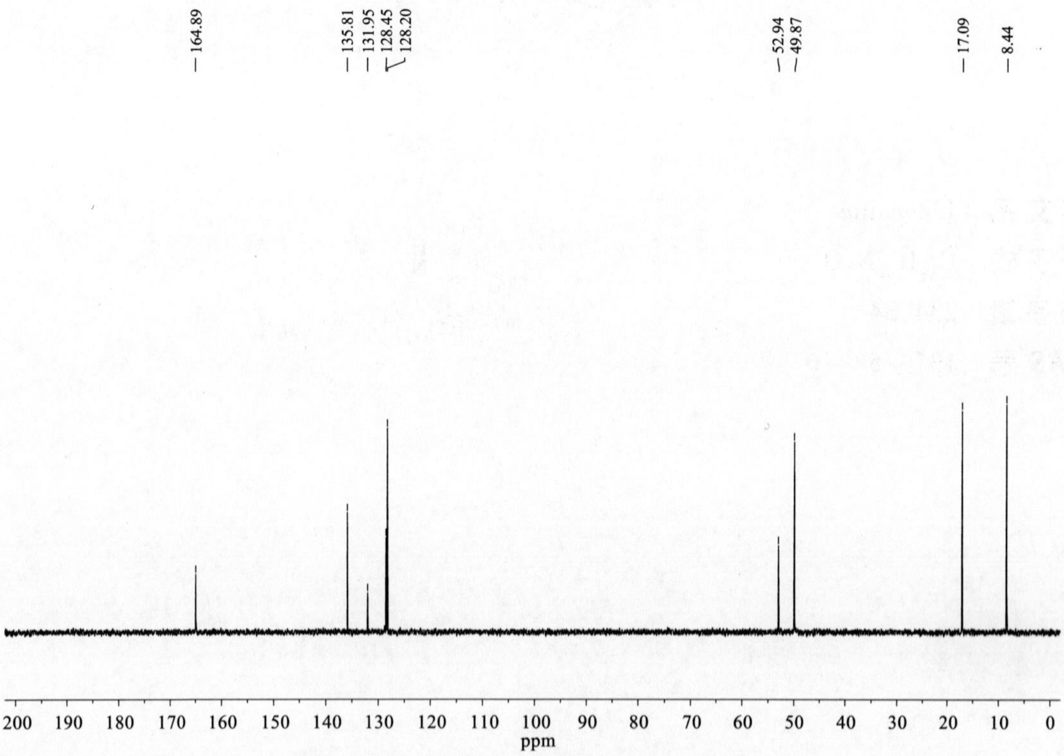

图 2　盐酸利多卡因的^{13}C NMR 谱（溶剂：D_2O）

^{13}C NMR：δ 164.89（C－6），135.81（C－7），131.95（C－8，12），128.45（C－9，11），128.20（C－10），52.94（C－5），49.87（C－2，4），17.09（C－13，14），8.44（C－1，3）

备注

1. 中文化学名　*N*－(2,6－二甲苯基)－2－(二乙氨基)乙酰胺盐一水合物

2. 英文化学名　2－(diethylamino)－*N*－(2,6－dimethylphenyl)acetamide monohydrochloride monohydrate

3. 性状　本品为白色结晶性粉末；无臭，味苦，继有麻木感。

4. 溶解性　本品在水或乙醇中易溶，在三氯甲烷中溶解，在乙醚中不溶。

5. 对照品编号与批号　100341－200702

利 多 卡 因

英文名 Lidocaine

分子式 $C_{14}H_{22}N_2O$

分子量 234.34

CAS 号 137-58-6

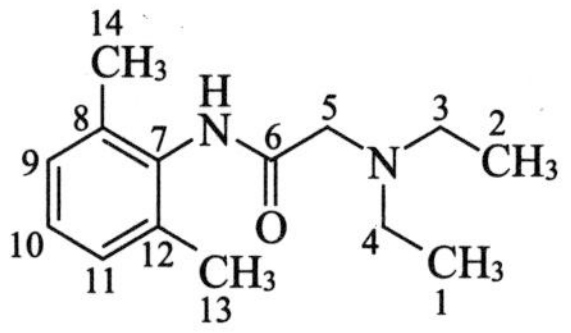

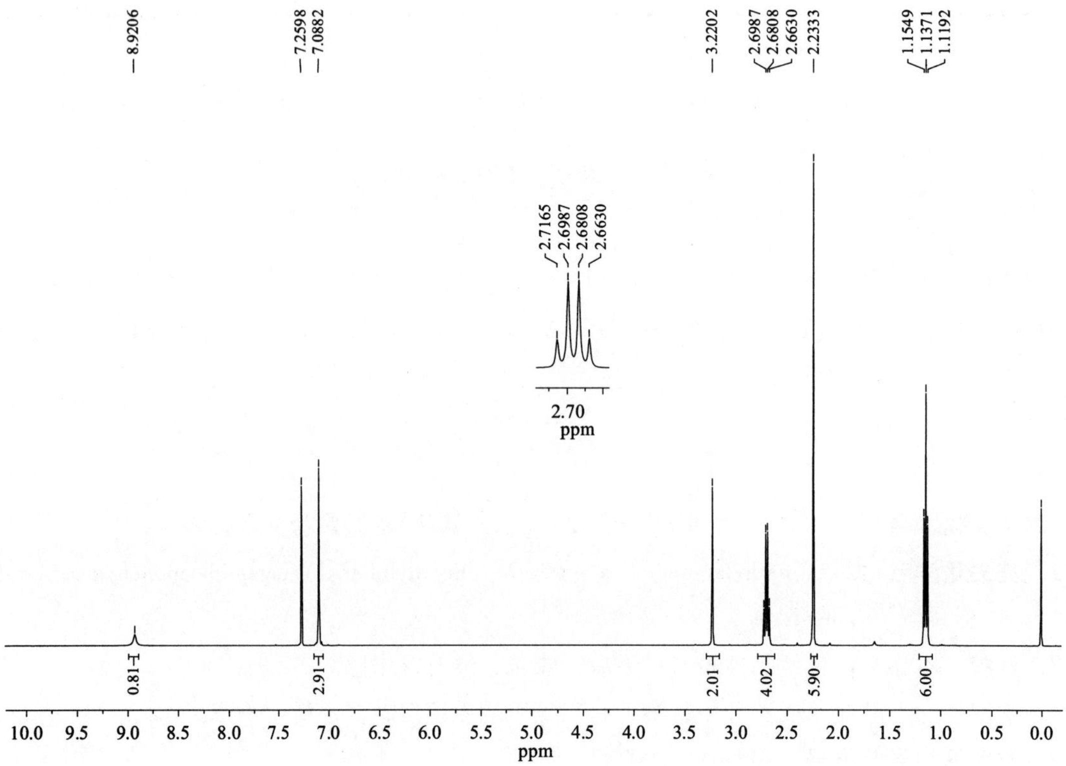

图 1 利多卡因的^{1}H NMR 谱（溶剂：$CDCl_3$）

^{1}H NMR：δ 8.92（NH，s，1H），7.09（H-9，10，11，brs，3H），3.22（H-5，s，2H），2.69（H-3，4，q，J=7.1 Hz，4H），2.23（H-13，14，s，6H），1.14（H-1，2，t，J=7.1 Hz，6H）

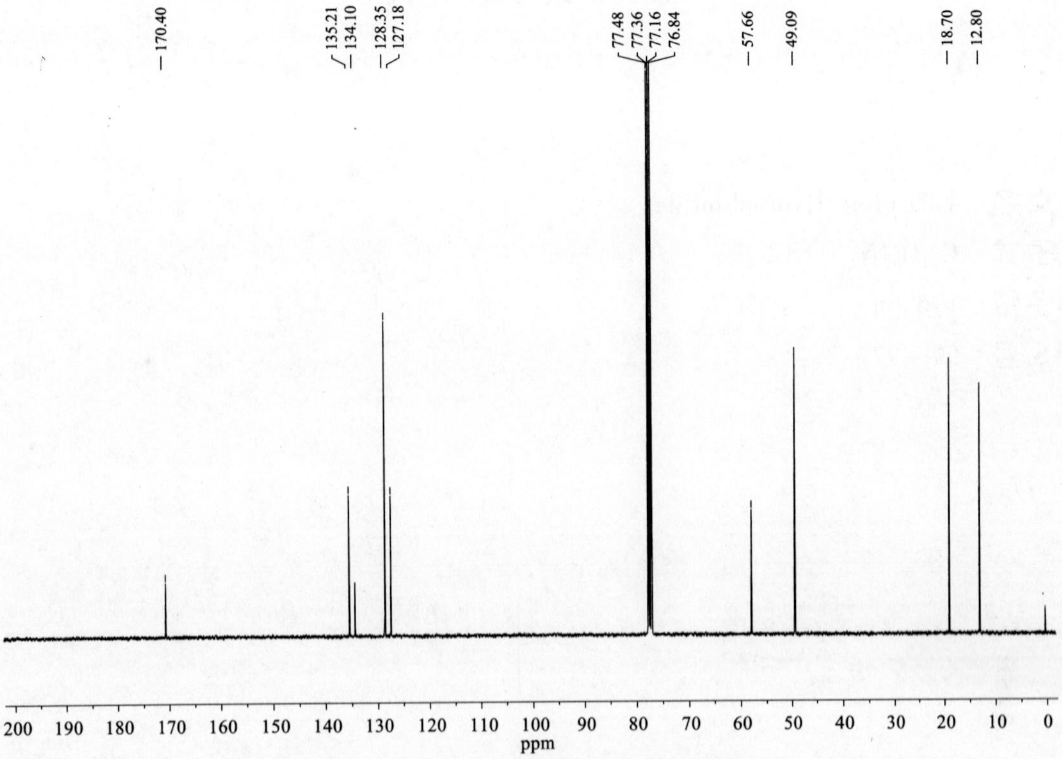

图 2　利多卡因的^{13}C NMR 谱（溶剂：$CDCl_3$）

^{13}C NMR：δ 170.40（C－6），135.21（C－8，12），134.10（C－7），128.35（C－9，11），127.18（C－10），57.66（C－5），49.09（C－3，4），18.70（C－13，14），12.80（C－1，2）

备注

1. **中文化学名**　*N*－(2,6－二甲苯基)－2－(二乙氨基)乙酰胺
2. **英文化学名**　2－(diethylamino)－*N*－(2,6－dimethylphenyl)acetamide
3. **性状**　本品为白色或类白色的结晶性粉末。
4. **对照品编号与批号**　100342－201003

参 考 文 献

[1] http://sdbs.db.aist.go.jp/sdbs/cgi－bin/cre_index.cgi? lang＝eng(SDBS)(^{1}H NMR,^{13}C NMR).

盐酸妥拉唑林

英文名 Tolazoline Hydrochloride

分子式 $C_{10}H_{12}N_2 \cdot HCl$

分子量 196.68

CAS 号 59－97－2

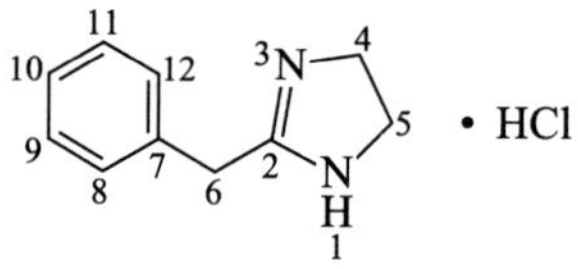

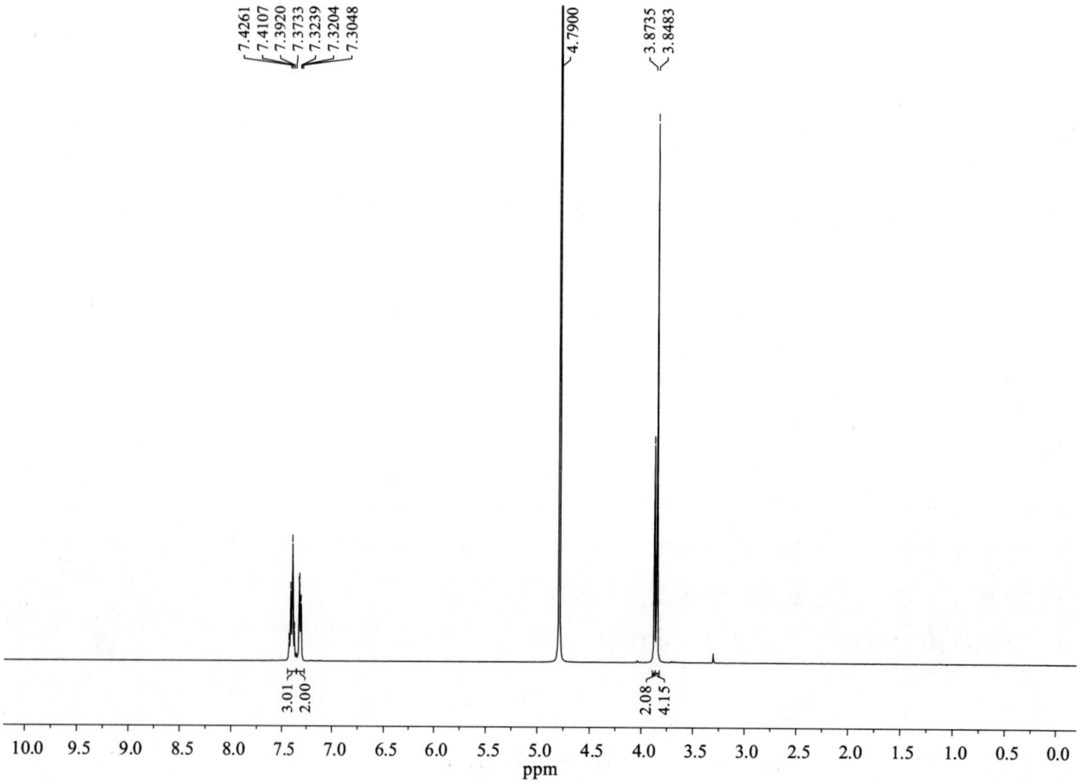

图 1 盐酸妥拉唑林的 ^{1}H NMR 谱（溶剂：D_2O）

^{1}H NMR：δ 7.44～7.35（H－9，11，10，m，3H），7.35～7.27（H－8，12，m，2H），3.87（H－6，s，2H），3.85（H－4，5，s，4H）

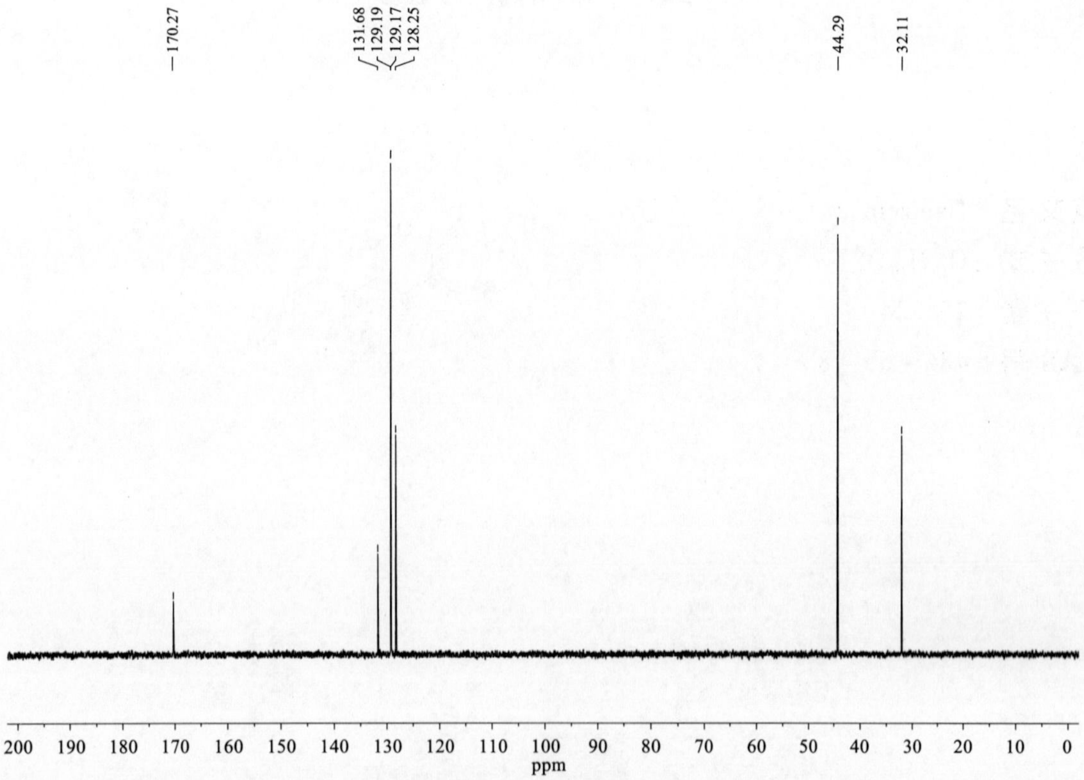

图 2　盐酸妥拉唑林的^{13}C NMR 谱（溶剂：D_2O）

^{13}C NMR：δ 170.27（C－2），131.68（C－7），129.19（C－9，11），129.17（C－8，12），128.25（C－10），44.29（C－4，5），32.11（C－6）

备注

1. 中文化学名　4,5－二氢－2－苯甲基－1*H*－咪唑盐酸盐

2. 英文化学名　4,5－dihydro－2－(phenylmethyl)－1*H*－imidazole hydrochloride

3. 性状　本品为白色或类白色的结晶性粉末;味苦。

4. 溶解性　本品在水中易溶,在乙醇或三氯甲烷中溶解,在乙醚中不溶。

5. 对照品编号与批号　100343－200201

黄 豆 苷 元

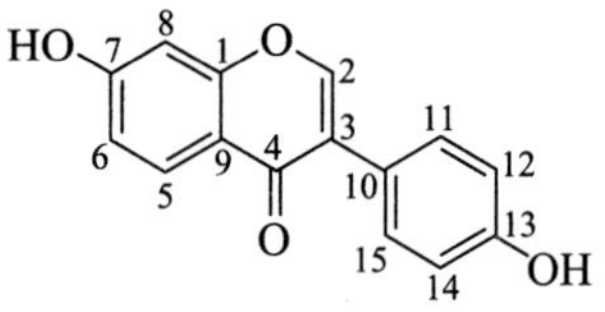

英文名 Daidzein

分子式 $C_{15}H_{10}O_4$

分子量 254.24

CAS 号 486－66－8

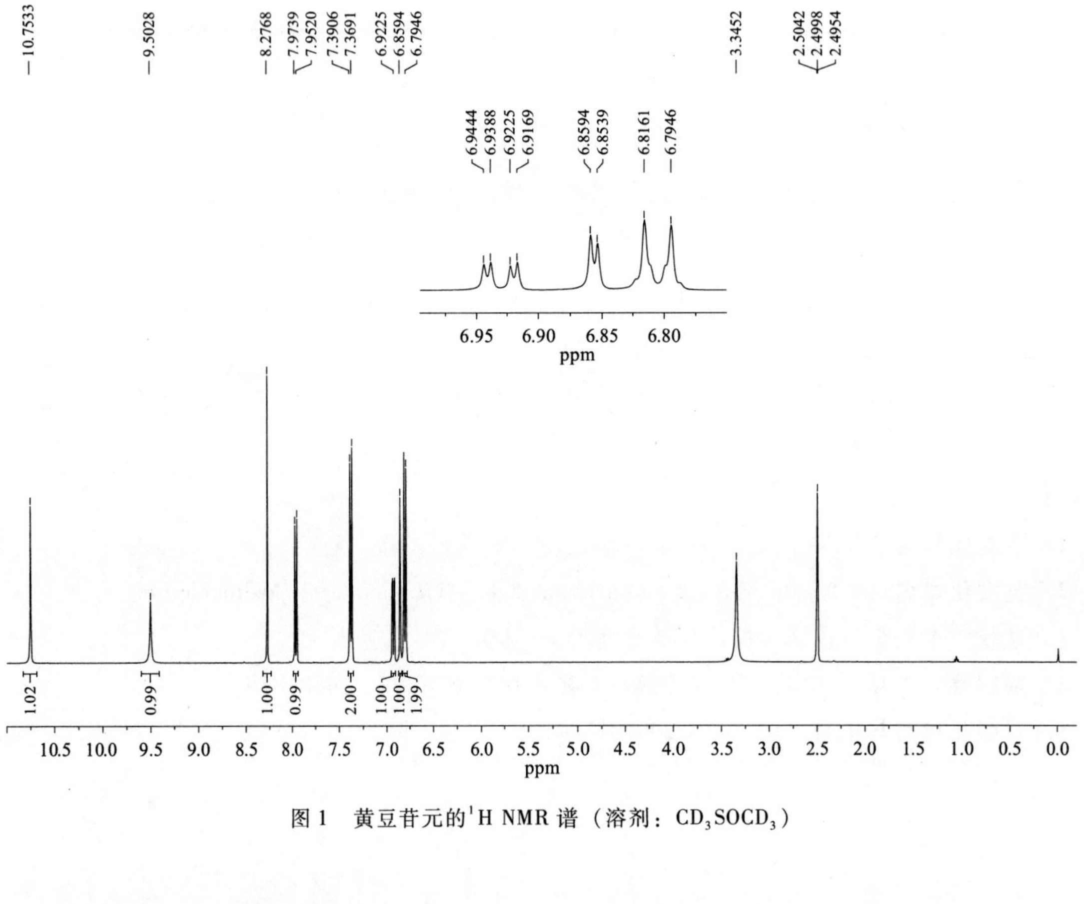

图 1　黄豆苷元的 ^{1}H NMR 谱（溶剂：CD_3SOCD_3）

^{1}H NMR：δ 10.75（OH－13，s，1H），9.50（OH－7，s，1H），8.28（H－2，s，1H），7.96（H－5，d，J=8.8 Hz，1H），7.38（H－11，15，d，J=8.6 Hz，2H），6.93（H－6，dd，J=8.8，2.2 Hz，1H），6.86（H－8，d，J=2.2 Hz，1H），6.81（H－12，14，d，J=8.6 Hz，2H）

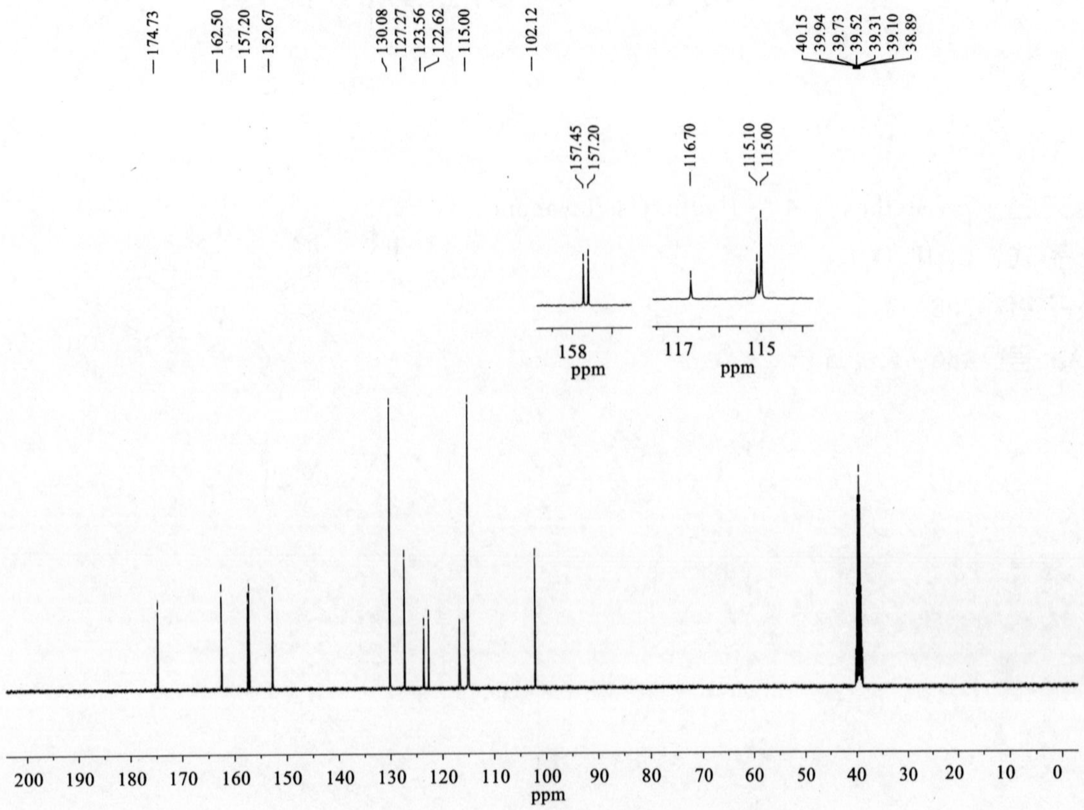

图2　黄豆苷元的^{13}C NMR谱（溶剂：CD_3SOCD_3）

^{13}C NMR：δ 174.73（C－4），162.50（C－7），157.45（C－1），157.20（C－13），152.67（C－2），130.08（C－11，15），127.27（C－5），123.56，122.62（C－3，10），116.70（C－9），115.10（C－6），115.00（C－12，14），102.12（C－8）

备注

1. **中文化学名**　7－羟基－3－（4－羟基苯基）－4*H*－1－苯并吡喃－4－酮
2. **英文化学名**　7－hydroxy－3－（4－hydroxyphenyl）－4*H*－1－benzopyran－4－one
3. **性状**　本品为类白色的结晶性粉末；无臭、无味。
4. **溶解性**　本品在热乙醇中微溶，在水、三氯甲烷中几乎不溶。
5. **对照品编号与批号**　100347－200702

参考文献

[1] Li S－R, Chen P－Y, Chen L－Y, et al. Synthesis of haginin E equol daidzein and formononetin from resorcinol via an isoflavene intermediate. Tetrahedron Lett, 2009, 50: 2121(^{1}H NMR).

[2] Pelter A, Ward R S, Bass R J. The Carbon－13 Nuclear magnetic resonance spectra of isoflavones. J Chem Soc Perkin Trans, 1, 1978, 6: 666(^{13}C NMR).

7－甲氧基－4′－羟基异黄酮

英文名 7－Methoxy－4′－Hydroxyisoflavanone

分子式 $C_{16}H_{12}O_4$

分子量 268.27

CAS 号 486－63－5

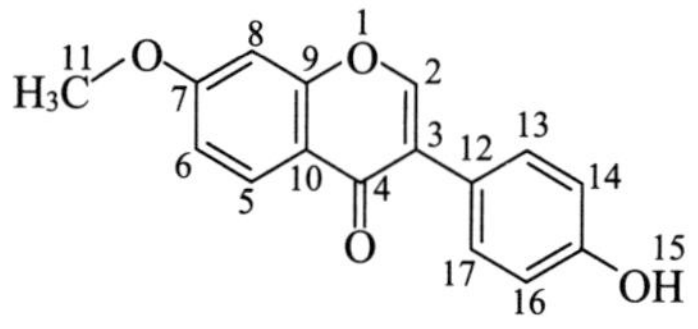

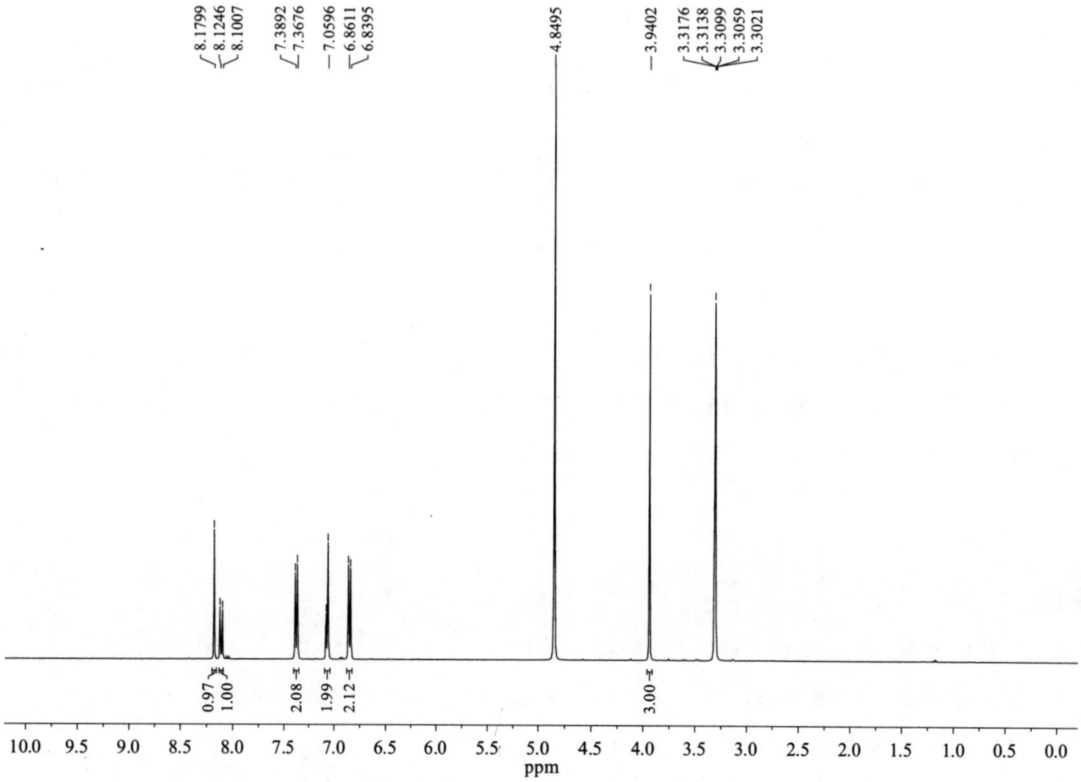

图 1 7－甲氧基－4′－羟基异黄酮的 ^{1}H NMR 谱（溶剂：CD_3OD）

^{1}H NMR：δ 8.18（H－2，s，1H），8.11（H－5，d，J＝9.6 Hz，1H），7.38（H－13，17，d，J＝8.6 Hz，2H），7.09～7.04（H－6，8，m，2H），6.85（H－14，16，d，J＝8.6 Hz，2H），3.94（H－11，s，3H）

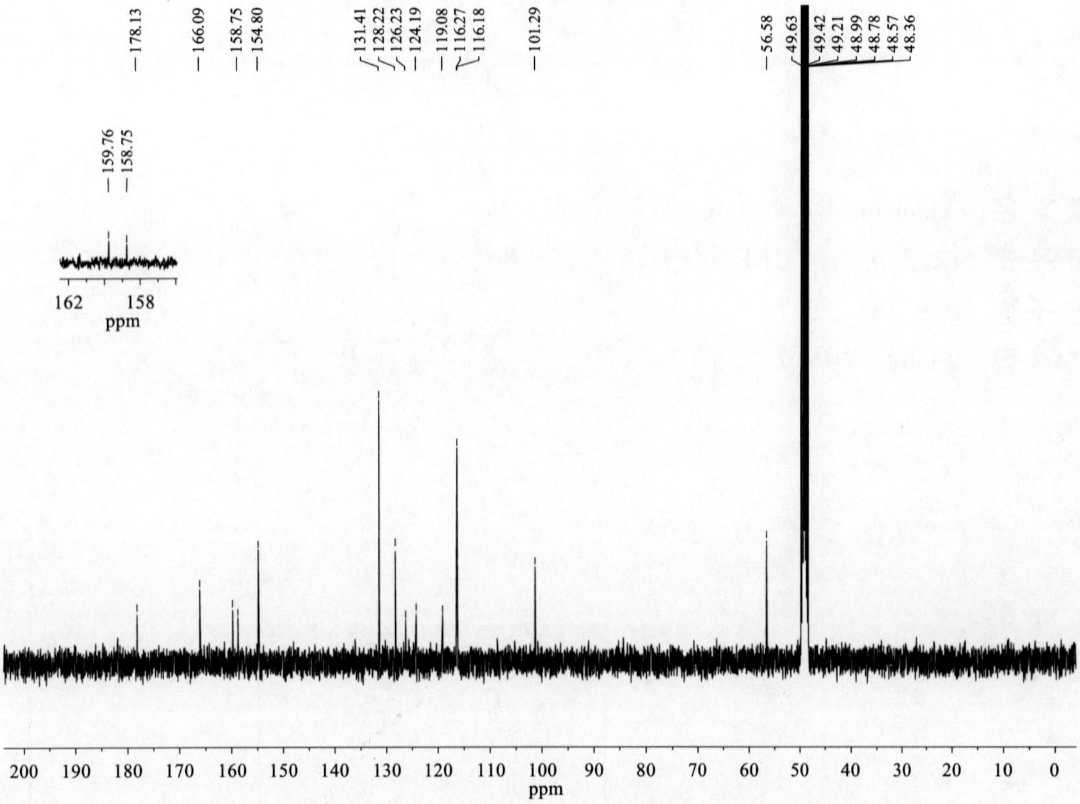

图 2　7－甲氧基－4′－羟基异黄酮的 ^{13}C NMR 谱（溶剂：CD_3OD）

^{13}C NMR：δ 178.13（C－4），166.09（C－7），159.76（C－15），158.75（C－9），154.80（C－2），131.41（C－13，17），128.22（C－5），126.23（C－3），124.19（C－12），119.08（C－10），116.27（C－14，15），116.18（C－6），101.29（C－8），56.58（C－11）

备注

1．性状　本品为白色结晶性粉末。

2．对照品编号与批号　100348－201102

二甲磺酸阿米三嗪

英文名 Almitrine Dimesylate

分子式 $C_{26}H_{29}F_2N_7 \cdot 2CH_3SO_3H$

分子量 669.76

CAS 号 29608－49－9

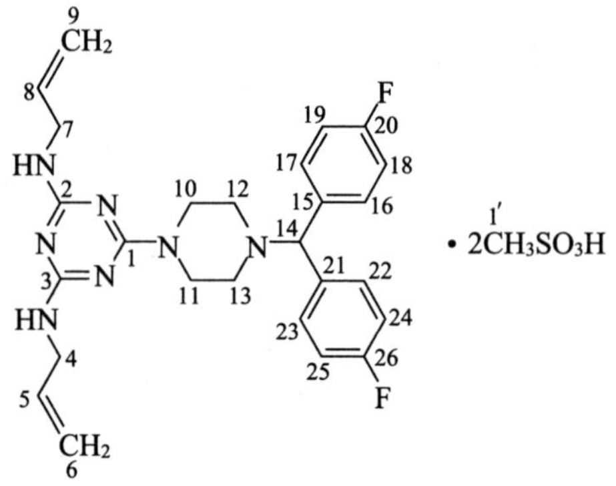

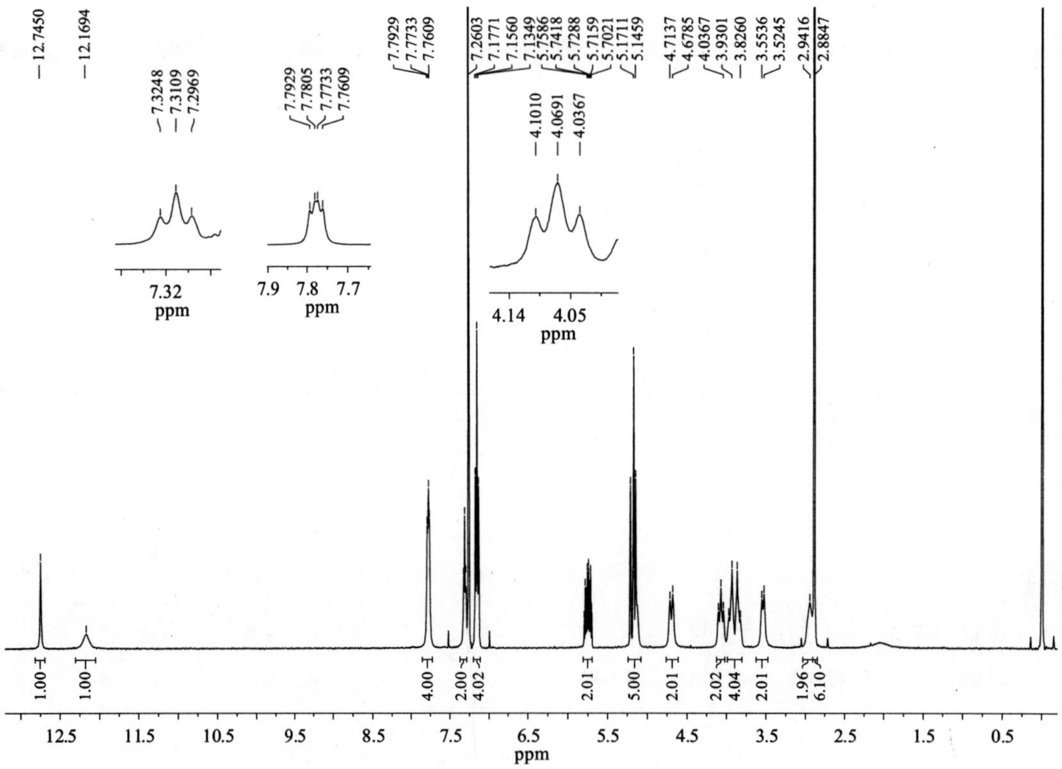

图1 二甲磺酸阿米三嗪的^{1}H NMR谱（溶剂：$CDCl_3$）

^{1}H NMR：δ 12.75（OH，s，1H），12.17（OH，s，1H），7.78（H－16，17，22，23，dd，J＝7.8,5.0 Hz，4H），7.31（NH，t，J＝5.6 Hz，2H），7.16（H－18，19，24，25，t，J＝8.4 Hz，4H），5.75（H－5，8，m，2H），5.25～5.08（H－6，9，14，m，5H），4.70（H－10a，11a，d，J＝14.1 Hz，2H），4.07（H－12a，13a，t，J＝12.9 Hz，2H），4.01～3.78（H－4，7，m，4H），3.54（H－10b，11b，d，J＝11.6 Hz，2H），3.03～2.86（H－12b，13b，m，2H），2.88（H－1′，s，6H）

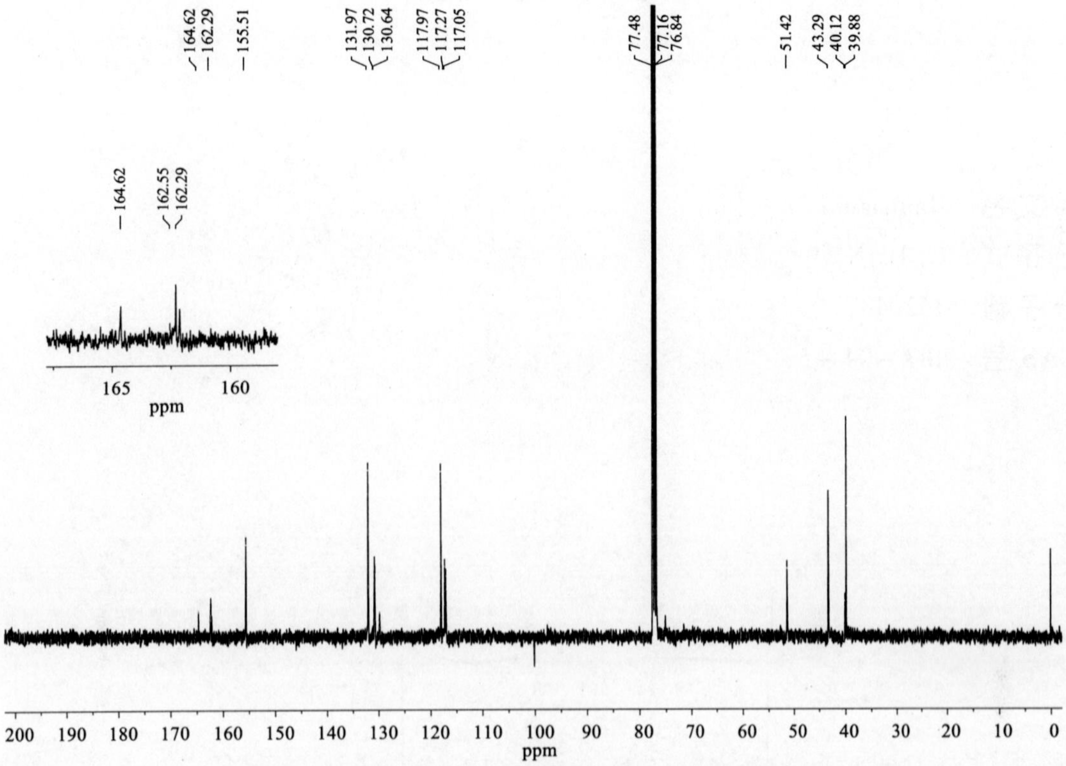

图 2　二甲磺酸阿米三嗪的 ^{13}C NMR 谱（溶剂：$CDCl_3$）

^{13}C NMR：δ 163.46（C－20，26，d，J＝235.33 Hz），162.55（C－1），155.51（C－2，3），131.97（C－16，17，22，23），130.72（C－5，8），130.64（C－15，21），117.97（C－6，9），117.16（C－18，19，24，25，d，J＝22.2 Hz），51.42（C－14），43.29（C－4，7，12，13），40.12（C－10，11），39.88（C－1′）

备注

1. 中文化学名　2,4－双(烯丙氨基)－6－[4－双－(对氟苯基)甲基]－1－哌嗪基－S－三嗪二甲磺酸盐

2. 英文化学名　2,4－bis(allylamino)－6－[4－[bis(p－fluorophenyl)methyl]－1－piperazinyl]－S－triazine dimethanesulfonate

3. 性状　本品为白色或类白色的结晶性粉末；无臭，无味。

4. 溶解性　本品在甲醇或三氯甲烷中易溶，在乙醇中溶解，在丙酮中微溶，在水中不溶。

5. 对照品编号与批号　100349－200501

萝　巴　新

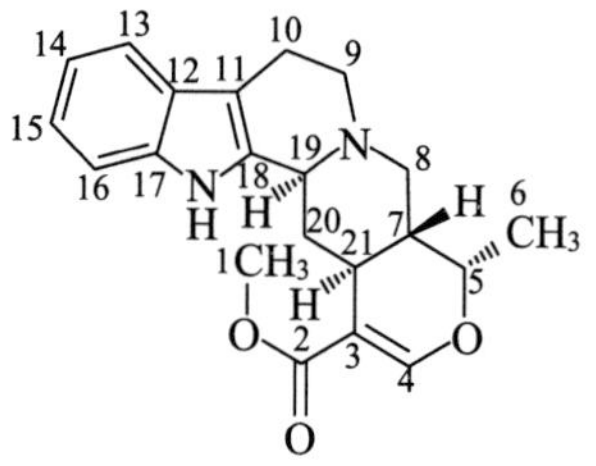

英文名　Raubasine

分子式　$C_{21}H_{24}N_2O_3$

分子量　352.43

CAS 号　483 - 04 - 5

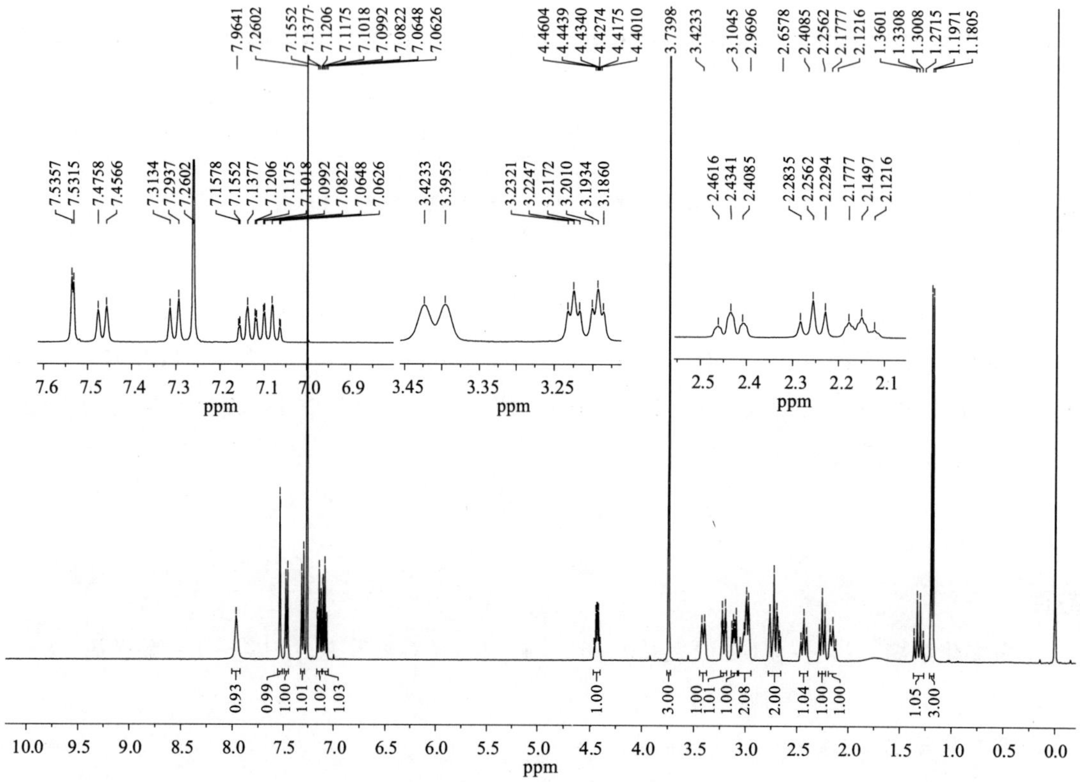

图 1　萝巴新的^{1}H NMR 谱（溶剂：$CDCl_3$）

^{1}H NMR：δ 7.96 (NH, s, 1H), 7.53 (H-4, d, J=1.7 Hz, 1H), 7.47 (H-13, d, J=7.7 Hz, 1H), 7.30 (H-16, d, J=7.9 Hz, 1H), 7.14 (H-14, td, J=7.9, 1.0 Hz, 1H), 7.08 (H-15, td, J=7.7, 1.0 Hz, 1H), 4.43 (H-5, m, 1H), 3.74 (H-1, s, 3H), 3.41 (H-19, d, J=11.1 Hz, 1H), 3.21 (H-20a, dt, J=12.5, 3.0 Hz, 1H), 3.11 (H-9a, m, 1H), 3.07～2.93 (H-10b, 8b, m, 2H), 2.78～2.66 (H-10b, 9b, m, 2H), 2.43 (H-21, t, J=10.6 Hz, 1H), 2.26 (H-8b, t, J=10.8 Hz, 1H), 2.15 (H-7, t, J=11.2 Hz, 1H), 1.32 (H-20b, q, J=11.7 Hz, 1H), 1.19 (H-6, d, J=6.6 Hz, 3H)

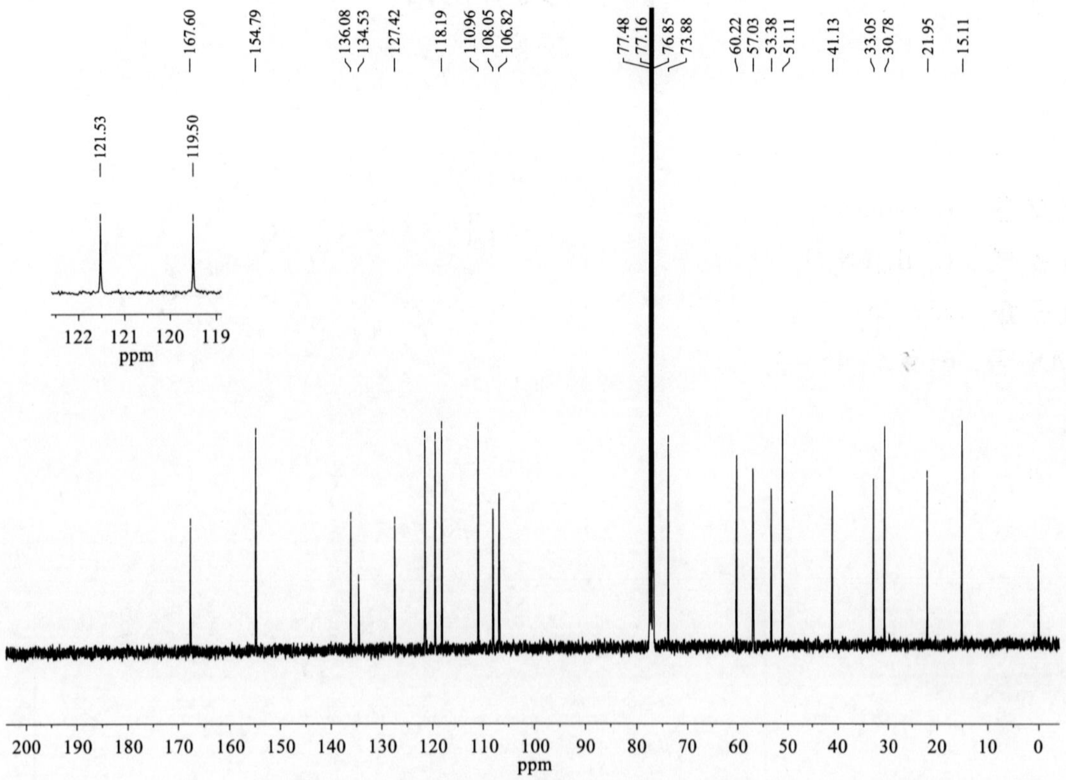

图 2　萝巴新的 ^{13}C NMR 谱（溶剂：$CDCl_3$）

^{13}C NMR：δ 167.60（C－2），154.79（C－4），136.08（C－17），134.53（C－18），127.42（C－12），121.53（C－15），119.50（C－14），118.19（C－13），110.96（C－16），108.05（C－3），106.82（C－11），73.88（C－5），60.22（C－19），57.03（C－8），53.38（C－9），51.11（C－1），41.13（C－7），33.05（C－20），30.78（C－21），21.95（C－10），15.11（C－6）

备注

1. 中文化学名　(19α)－16,17－双脱氢－19－甲基噁育亨烷－16－羧酸甲酯

2. 英文化学名　(19α)－16,17－didehydro－19－methyloxayohimban－16－carboxylic acid methyl ester

3. 性状　本品为白色至微黄色粉末；无臭，无味。

4. 溶解性　本品在三氯甲烷中溶解，在甲醇、乙醇或丙酮中微溶，在水中几乎不溶。

5. 对照品编号与批号　100350－200501

参 考 文 献

[1] Hong B, Cheng W, Wu J. Screening and identification of many of the compounds present in rauvolfia verticillata by use of high-pressure LC and quadrupole TOF MS. Chromatographia, 2010, 72: 841 (^{13}C NMR).

[2] http://sdbs.db.aist.go.jp/sdbs/cgi-bin/cre_index.cgi?lang=eng (SDBS) (^{1}H NMR, ^{13}C NMR).

卡 莫 氟

英文名 Carmofur

分子式 $C_{11}H_{16}FN_3O_3$

分子量 257.26

CAS 号 61422-45-5

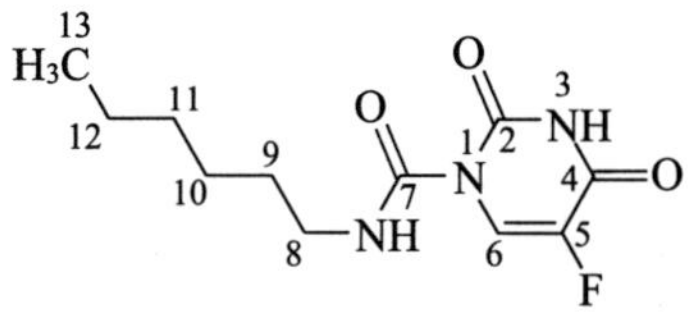

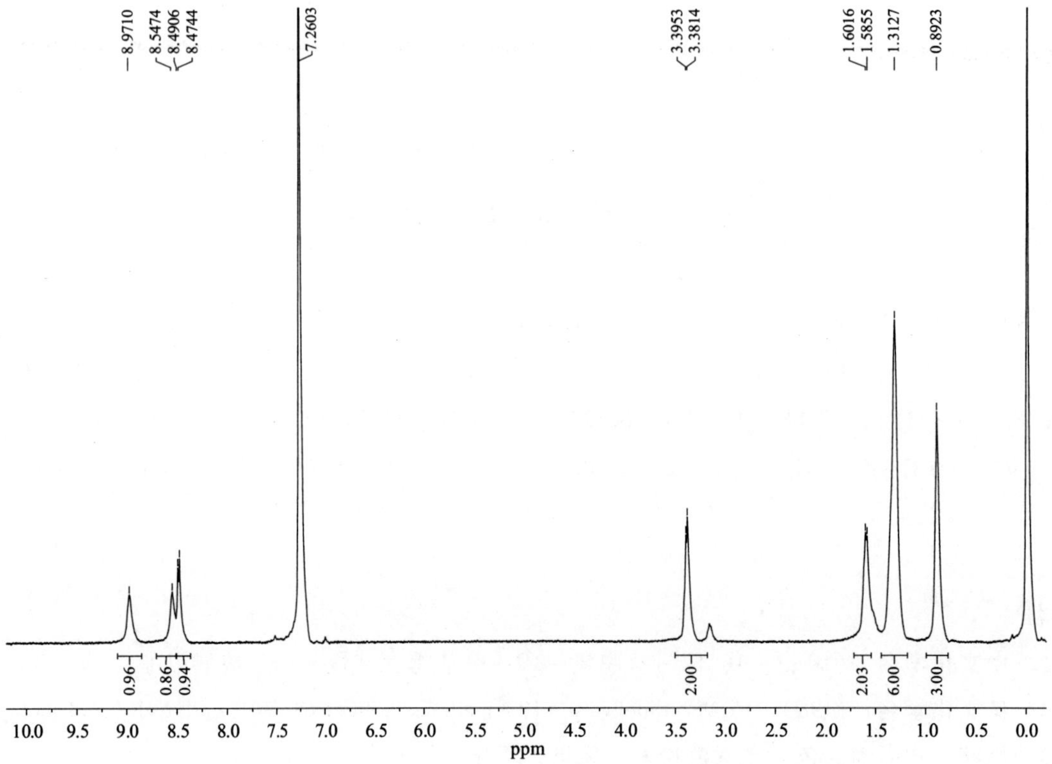

图 1 卡莫氟的^{1}H NMR 谱（溶剂：$CDCl_3$）

^{1}H NMR：δ 8.97（NH, brs, 1H），8.55（NH, brs, 1H），8.48（H-6, d, J = 6.5 Hz, 1H），3.48～3.27（H-8, m, 2H），1.70～1.45（H-9, m, 2H），1.31（H-12, 11, 10, brs, 6H），0.89（H-13, brs, 3H）

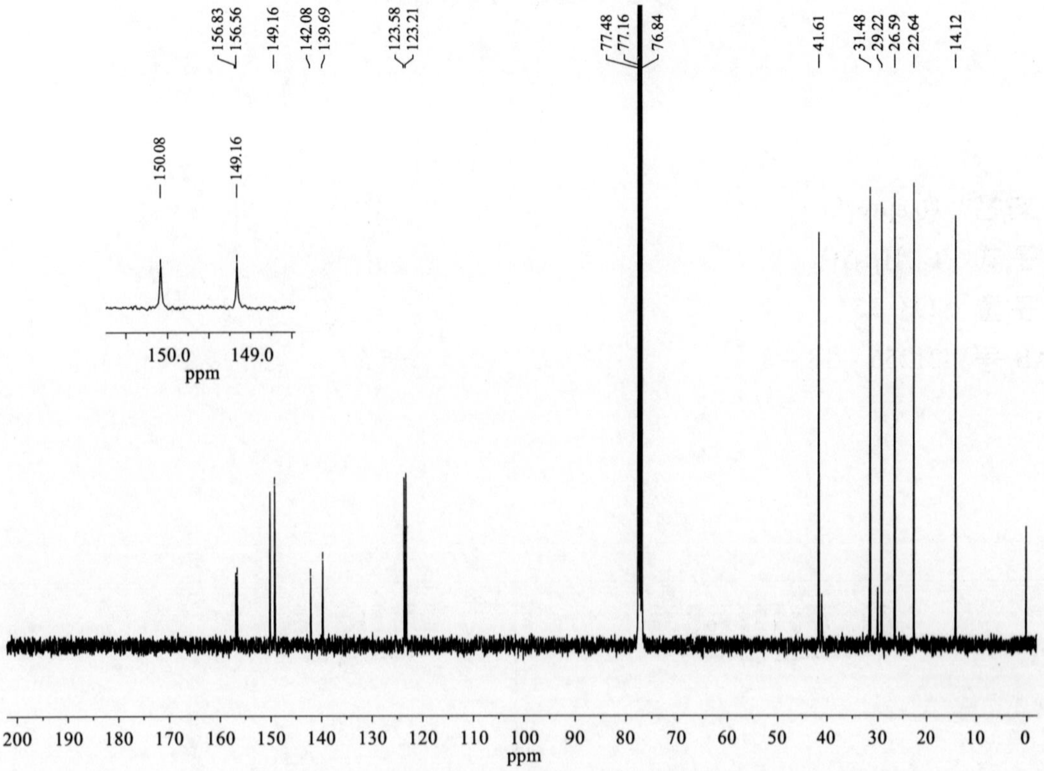

图 2　卡莫氟的^{13}C NMR 谱（溶剂：$CDCl_3$）

^{13}C NMR：δ 156.66（C－4，d，J＝27.27 Hz），150.08（C－7），149.16（C－2），140.88（C－5，d，J＝140.39 Hz），123.40（C－6，d，J＝37.37 Hz），41.61（C－8），31.48（C－9），29.22（C－11），26.59（C－10），22.64（C－12），14.12（C－13）

备注

1. **中文化学名**　N－己基－5－氟－3,4－二氢－2,4－二氧代－1(2H)－嘧啶甲酰胺
2. **英文化学名**　5－fluoro－1－(hexylaminocarbonyl)uracil
3. **性状**　本品为白色结晶性粉末；无臭，无味。
4. **溶解性**　本品在二甲基甲酰胺中极易溶解，在三氯甲烷中易溶，在甲醇或乙醇中微溶，在水中几乎不溶。
5. **对照品编号与批号**　100352－201102

奥 沙 普 秦

英文名 Oxaprozin

分子式 $C_{18}H_{15}NO_3$

分子量 293. 32

CAS 号 21256 - 18 - 8

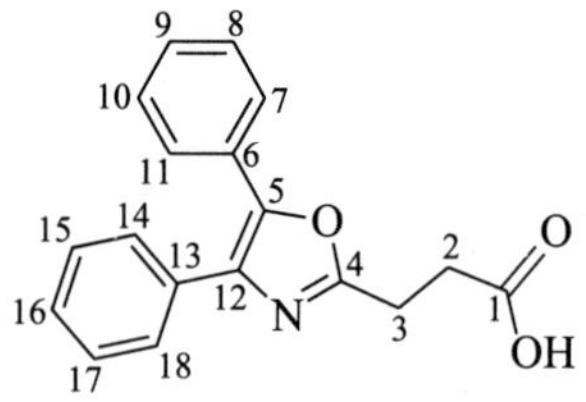

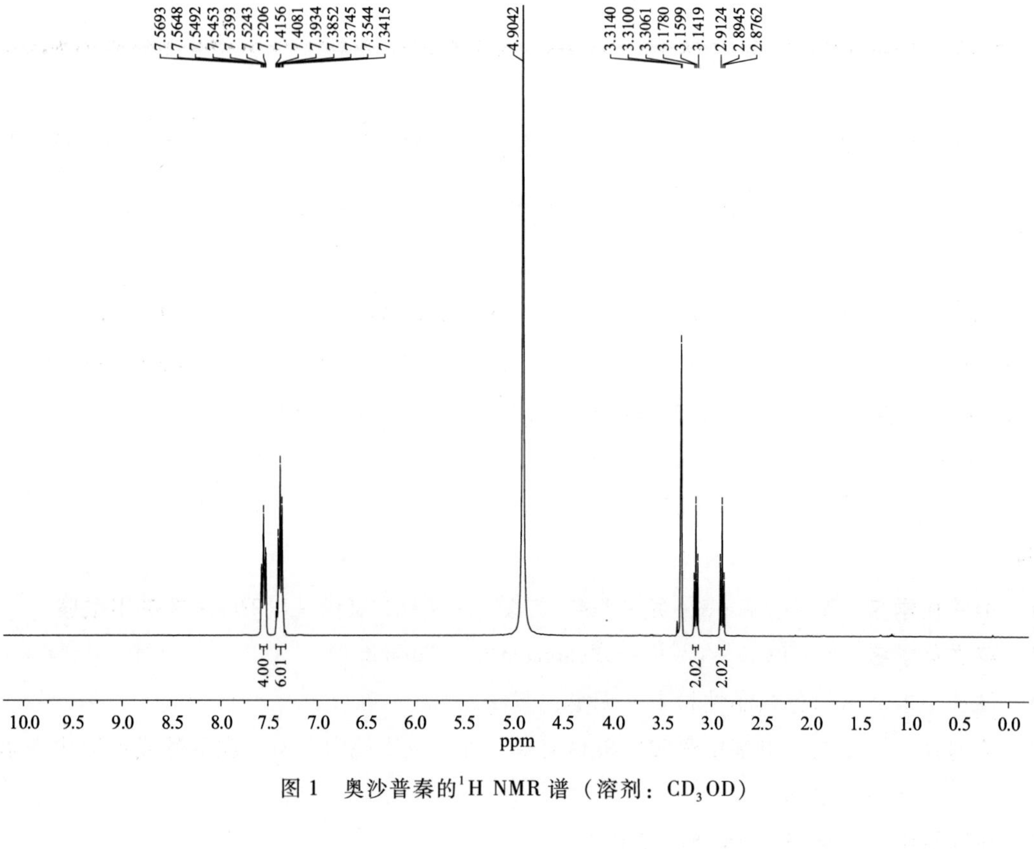

图 1 奥沙普秦的^{1}H NMR 谱（溶剂：CD_3OD）

^{1}H NMR：δ 7. 58 ~ 7. 51（Ar - H，m，4H），7. 42 ~ 7. 32（Ar - H，m，6H），3. 16（H - 3，t，J = 7. 2 Hz，2H），2. 89（H - 2，t，J = 7. 2 Hz，2H）

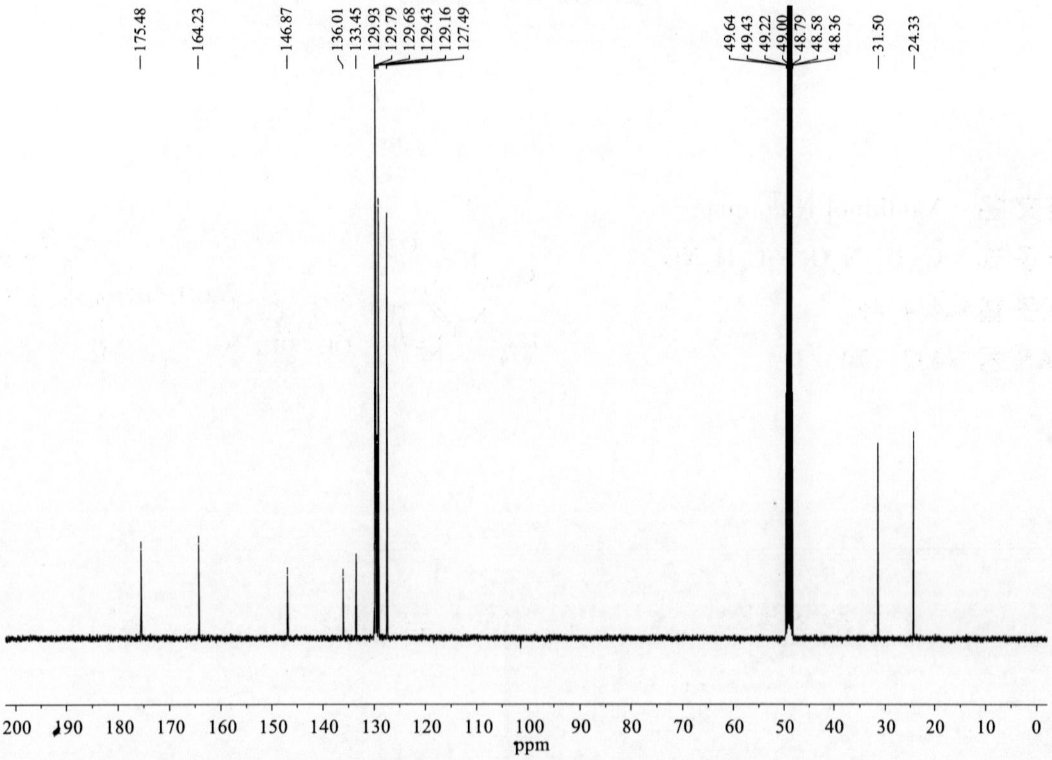

图 2　奥沙普秦的^{13}C NMR 谱（溶剂：CD_3OD）

^{13}C NMR：δ 175.48（C－1），164.23（C－4），146.87（C－5），136.01（C－12），133.45（C－13），129.93（C－6），129.79（C－8，10），129.68（C－15，17），129.43（C－9，16），129.16（C－14，18），127.49（C－7，11），31.50（C－2），24.33（C－3）

备注

1. 中文化学名　4,5－二苯基噁唑－2－丙酸

2. 英文化学名　4,5－diphenyl－2－oxazolepropanoic acid

3. 性状　本品为白色或类白色的结晶性粉末；无臭或稍有特异臭，味微苦。

4. 溶解性　本品在二甲基甲酰胺、二氧六环中易溶，在三氯甲烷、冰醋酸中溶解，在无水乙醇中略溶，在乙醚、苯中微溶，在水中几乎不溶。

5. 对照品编号与批号　100353－200301

烟酸占替诺

英文名 Xanthinol Nicotinate

分子式 $C_{13}H_{21}N_5O_4 \cdot C_6H_5NO_2$

分子量 434.45

CAS 号 437－74－1

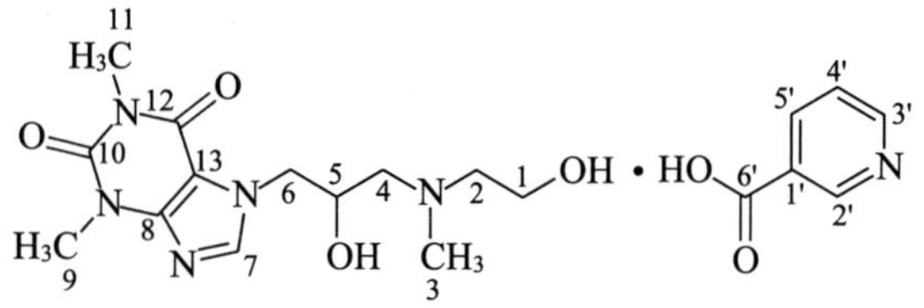

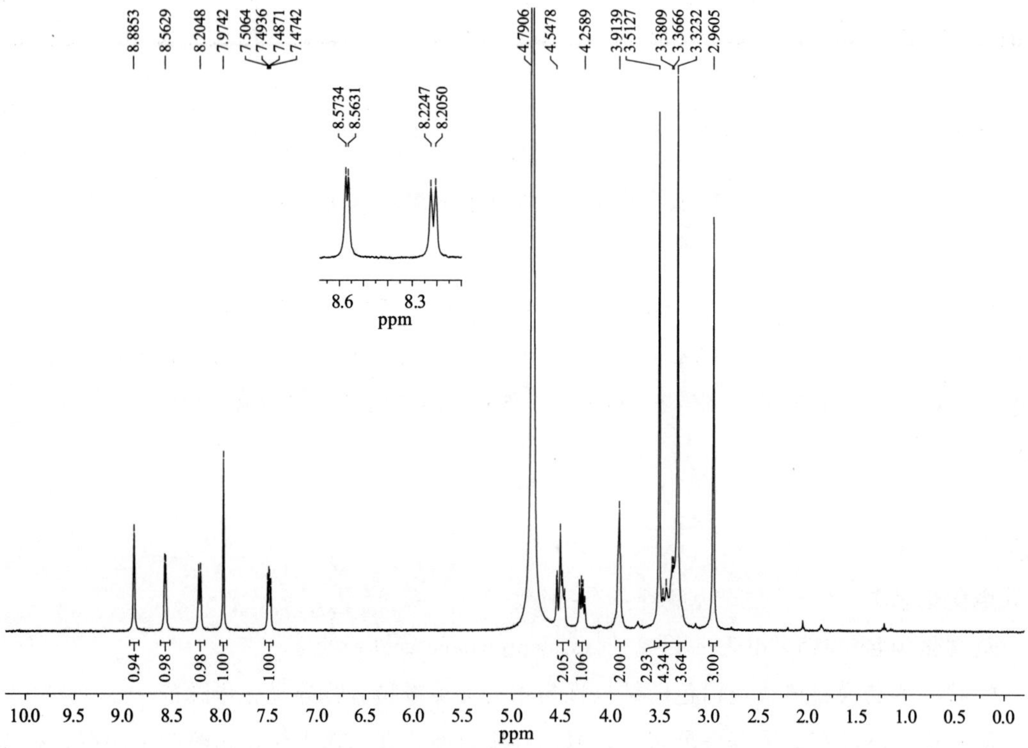

图 1 烟酸占替诺的^{1}H NMR 谱（溶剂：D_2O）

^{1}H NMR：δ 8.89（H－2′，s，1H），8.56（H－3′，d，J=4.1 Hz，1H），8.21（H－5′，d，J=7.9 Hz，1H），7.97（H－7，s，1H），7.49（H－4′，dd，J=7.7，5.1 Hz，1H），4.62～4.43（H－5，6a，m，2H），4.30（H－6b，m，1H），4.00～3.85（H－1，m，2H），3.51（H－9，s，3H），3.48～3.33（H－2，4，m，4H），3.32（H－11，s，3H），2.96（H－3，s，3H）

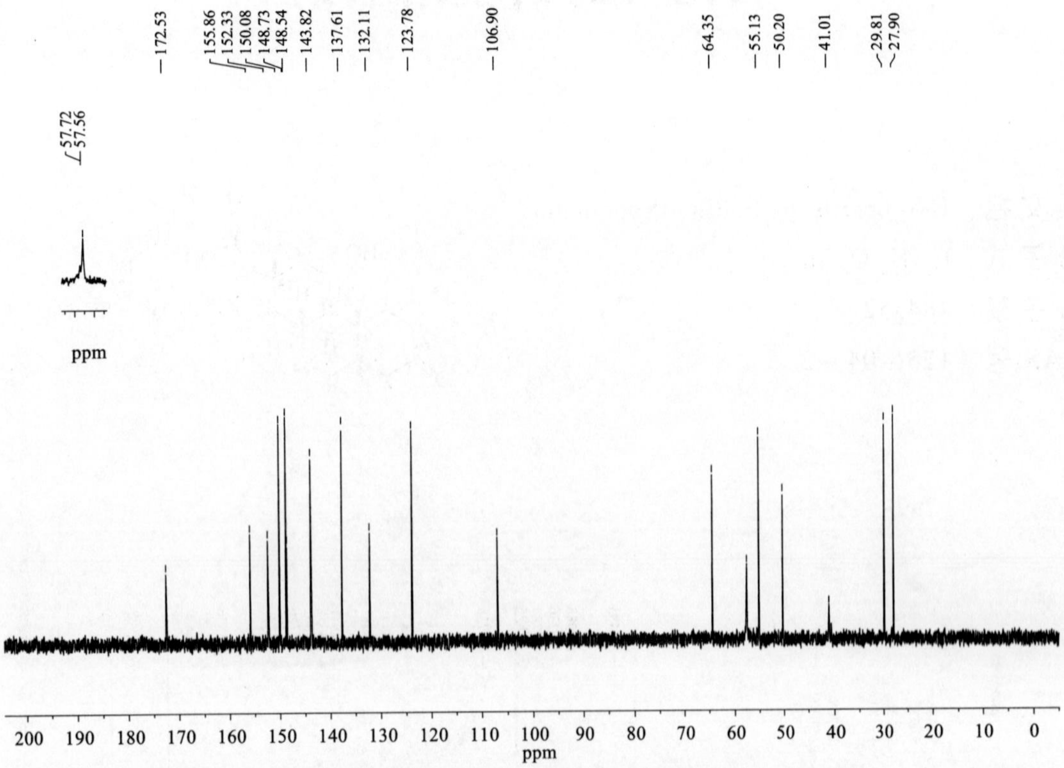

图2　烟酸占替诺的^{13}C NMR谱（溶剂：D_2O）

^{13}C NMR：δ 172.53（C－6′），155.86（C－12），152.33（C－10），150.08（C－3′），148.73（C－2′），148.54（C－8），143.82（C－7），137.61（C－5′），132.11（C－1′），123.78（C－4′），106.90（C－13），64.35（C－5），57.72（C－4），57.56（C－2），55.13（C－1），50.20（C－6），41.01（C－3），29.81（C－11），27.90（C－9）

备注

1. **中文化学名**　7－[2－羟基－3－[(2－羟乙基)甲氨基]丙基]茶碱的烟酸盐
2. **英文化学名**　7－[2－hydroxy－3－[(2－hydroxyethyl) methylamino] propyl] theophylline, with nicotinic acid
3. **性状**　本品为白色结晶或结晶性粉末；无臭，无味。
4. **溶解性**　本品在水中或冰醋酸中易溶，在无水乙醇或三氯甲烷中极微溶解。
5. **对照品编号与批号**　100356－201103

氢化可的松琥珀酸钠

英文名 Hydrocortisone Sodium Succinate
分子式 $C_{25}H_{33}O_8Na$
分子量 484.52
CAS 号 125-04-2

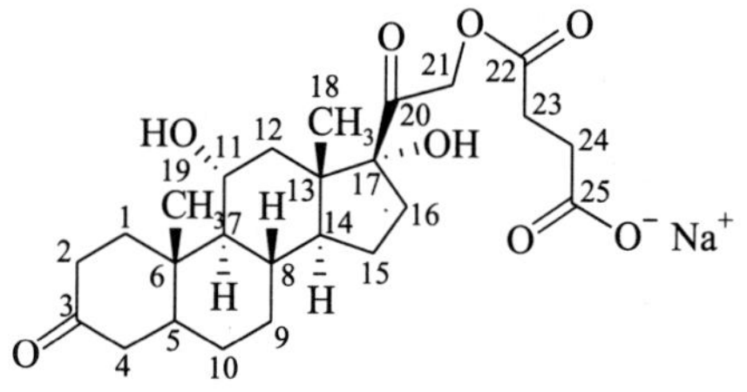

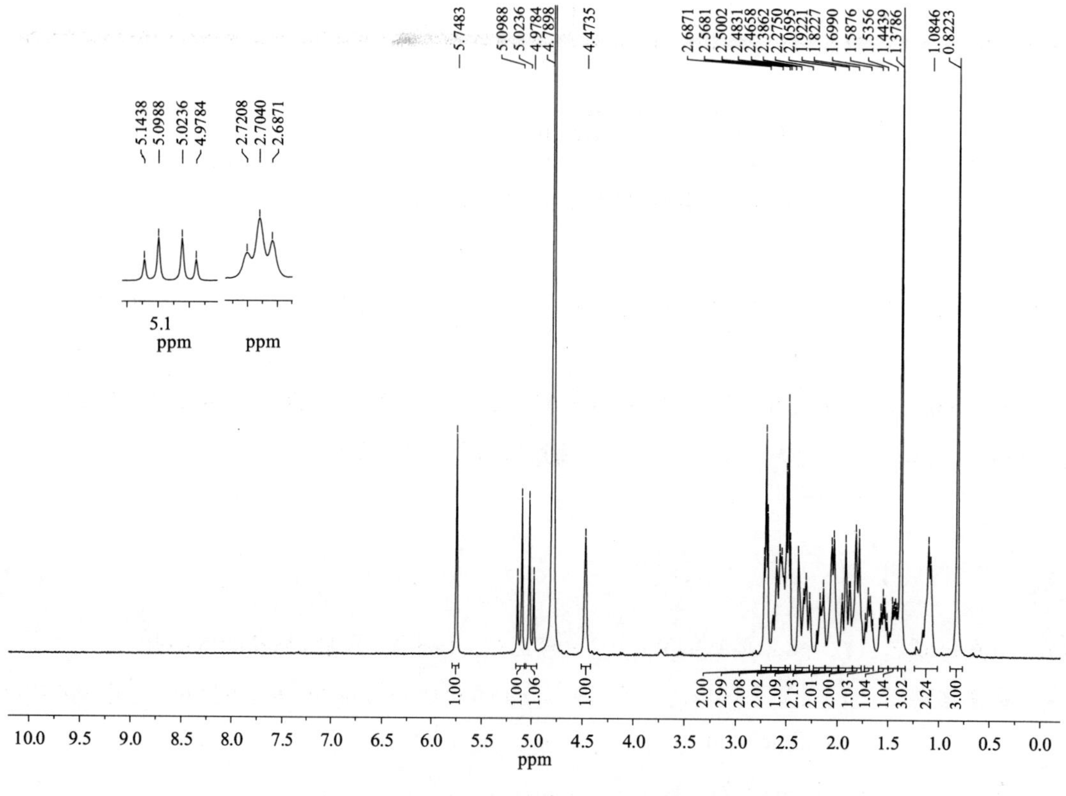

图 1 氢化可的松琥珀酸钠的 ^1H NMR 谱（溶剂：D_2O）

^1H NMR：δ 5.75（H-4，s，1H），5.12（H-21a，d，J=18.0 Hz，1H），5.00（H-21b，d，J=18.0 Hz，1H），4.47（H-11，brs，1H），2.70（H-24，t，J=6.7 Hz，2H），2.65～2.51（H-2，10a，m，3H），2.48（H-23，t，J=6.9 Hz，2H），2.41～2.27（H-9a，10b，m，2H），2.21（H-9b，m，1H），2.11～1.98（m，2H），1.98～1.86（m，2H），1.86～1.75（m，2H），1.70（m，1H），1.54（m，1H），1.45（m，1H），1.38（H-19，s，3H），1.09～0.93（m，2H），0.82（H-18，s，3H）

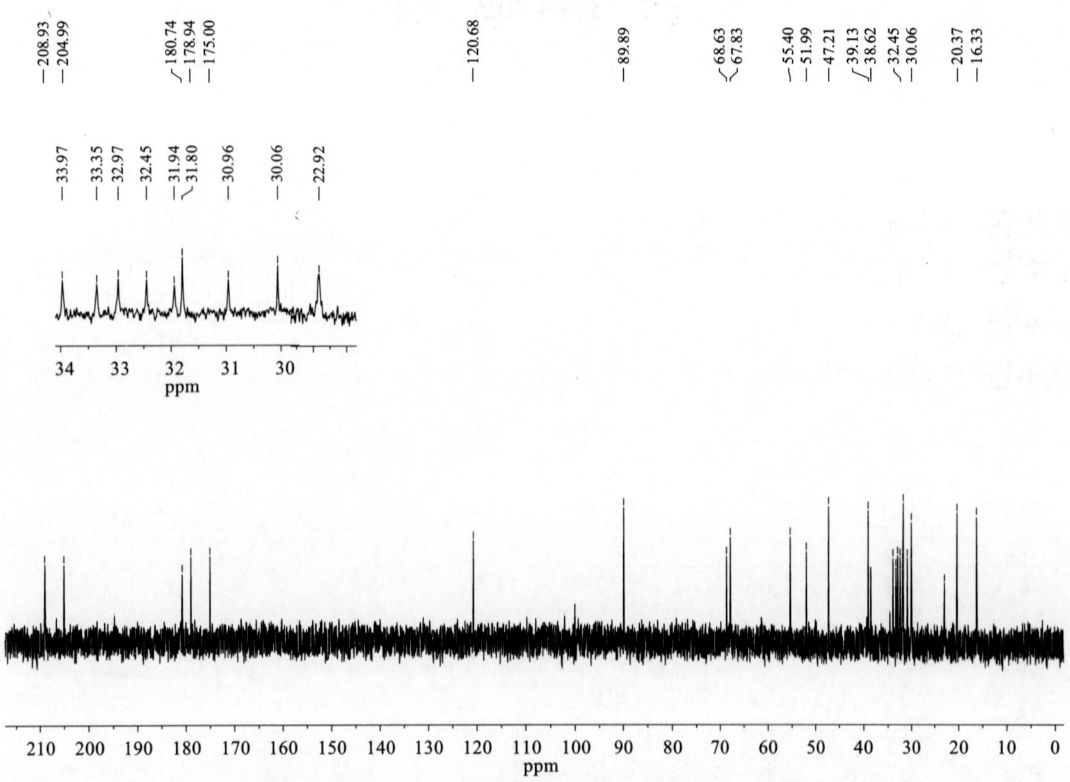

图 2　氢化可的松琥珀酸钠的[13]C NMR 谱（溶剂：D_2O）

^{13}C NMR：δ 208.93（C－20），204.99（C－3），180.74（C－25），178.94（C－22），175.00（C－5），120.68（C－4），89.89（C－17），68.63（C－11），67.83（C－21），55.40（C－7），51.99（C－13），47.21（C－14），39.13（C－12），38.62（C－6），33.97（C－1），33.35（C－8），32.97（C－16），32.45（C－2），31.94（C－10），31.80（C－24），30.96（C－9），30.06（C－23），22.92（C－15），20.37（C－19），16.33（C－18）

备注

1. **中文化学名**　11β,17α－二羟基－21－(3－羧基－1－羟丙氧基)孕甾－4－烯－3,20－二酮一钠盐
2. **英文化学名**　11β,17α－dihydroxy－3,20－dioxopregn－4－en－21－yl hydrogen butanedioate
3. **性状**　本品为白色或类白色的粉末；无臭；有引湿性。
4. **溶解性**　本品在水中易溶，在乙醇中略溶，在三氯甲烷中不溶。
5. **对照品编号与批号**　100362－200501

西 洛 他 唑

英文名 Cilostazol

分子式 $C_{20}H_{27}N_5O_2$

分子量 369.46

CAS 号 73963-72-1

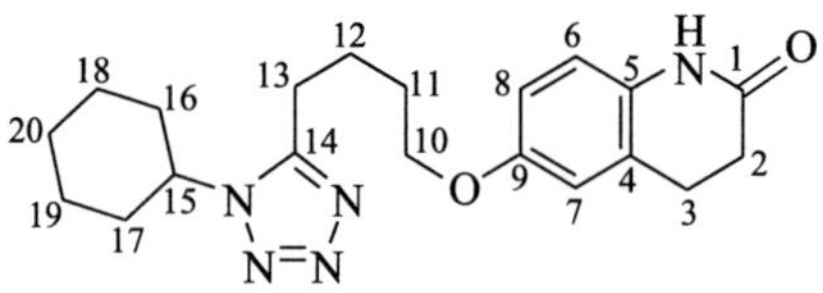

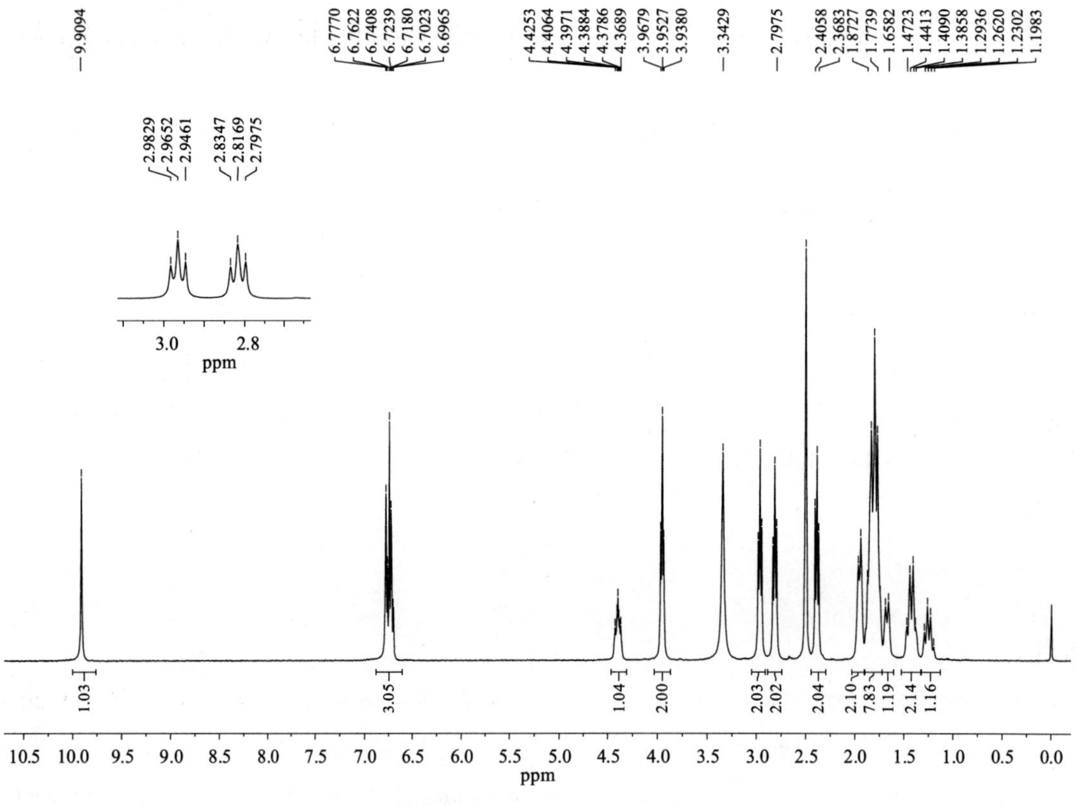

图 1 西洛他唑的 ^{1}H NMR 谱（溶剂：CD_3SOCD_3）

^{1}H NMR：δ 9.91（NH，brs，1H），6.88～6.61（H-6，7，8，m，3H），4.39（H-15，m，1H），3.95（H-10，t，J=6.0 Hz，2H），2.96（H-3，t，J=7.3 Hz，2H），2.82（H-2，t，J=7.3 Hz，2H），2.45～2.30（H-13，m，2H），2.01～1.90（m，2H），1.90～1.71（m，8H），1.66（m，1H），1.51～1.34（m，2H），1.25（m，1H）

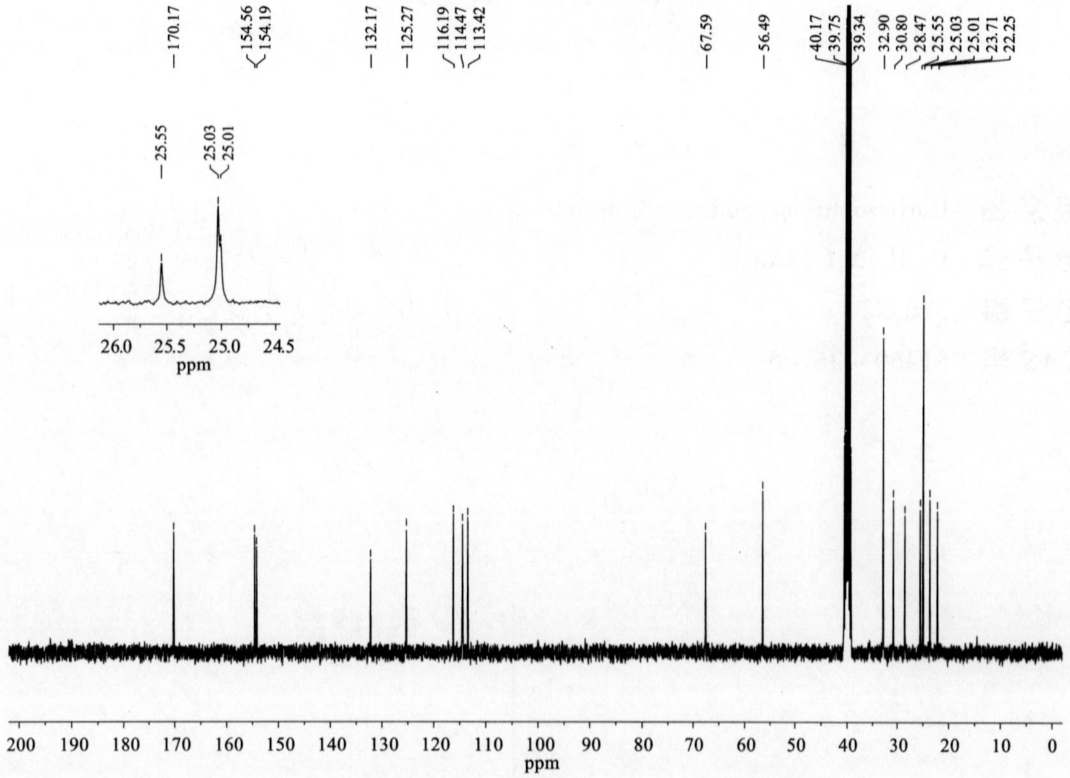

图2 西洛他唑的^{13}C NMR 谱（溶剂：CD_3SOCD_3）

^{13}C NMR：δ 170.17 (C－1)，154.56 (C－9)，154.19 (C－14)，132.17 (C－5)，125.27 (C－4)，116.19 (C－6)，114.47 (C－8)，113.42 (C－7)，67.59 (C－10)，56.49 (C－15)，32.90 (C－16，17)，30.80 (C－2)，28.47 (C－3)，25.55 (C－13)，25.03 (C－18，19)，25.01 (C－11)，23.71 (C－12)，22.25 (C－20)

备注

1. **中文化学名** 6－[4－(1－环己基－1*H*－戊四唑－5－基)丁氧基]－3,4－二氢－2(1*H*)－喹诺酮
2. **英文化学名** 6－[4－(1－cyclohexyl－1*H*－tetrazol－5－yl)butoxy]－3,4－dihydro－2(1*H*)－quinolinone
3. **性状** 本品为白色或类白色的结晶性粉末；无臭。
4. **溶解性** 本品在冰醋酸或三氯甲烷中易溶，在二甲基甲酰胺中溶解，在甲醇或无水乙醇中微溶，在水、0.1 mol/L 盐酸溶液或 0.1 mol/L 氢氧化钠溶液中几乎不溶。
5. **对照品编号与批号** 100363－201202

卡洛磺钠

英文名 Carbazochrome Sodium Sulfonate

分子式 $C_{10}H_{12}N_4O_5SNa$

分子量 376.32

CAS 号 51460-26-5

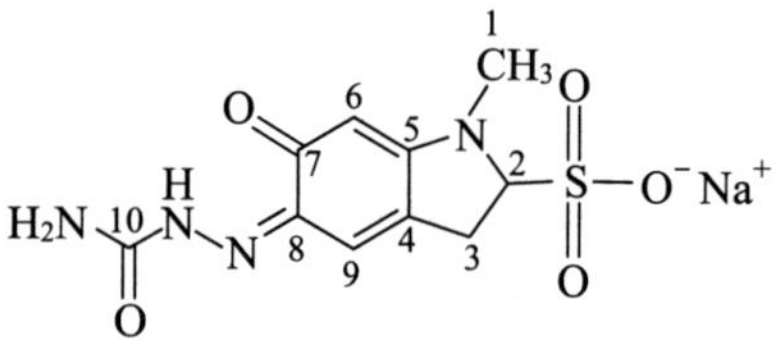

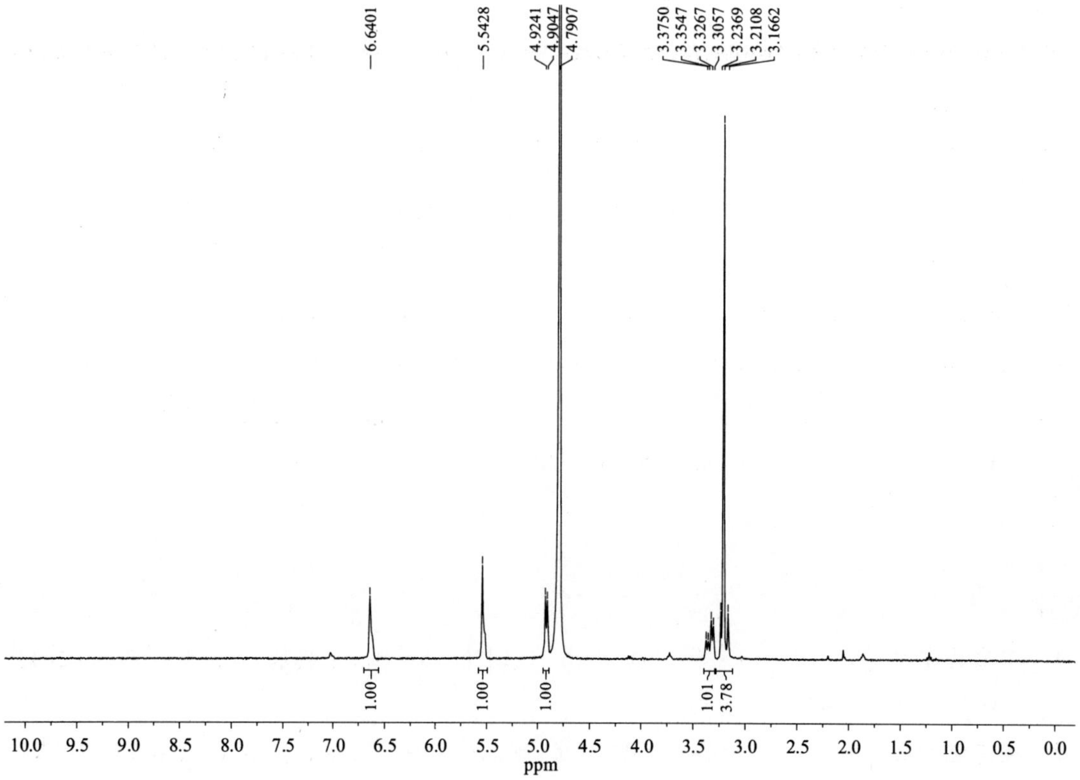

图 1 卡洛磺钠的 ^1H NMR 谱（溶剂：D_2O）

^1H NMR：δ 6.64（H-6，s，1H），5.54（H-9，s，1H），4.92（H-2，m，1H），3.30（H-3a，m，1H），3.22（H-3b，m，1H），3.21（H-1，s，3H）

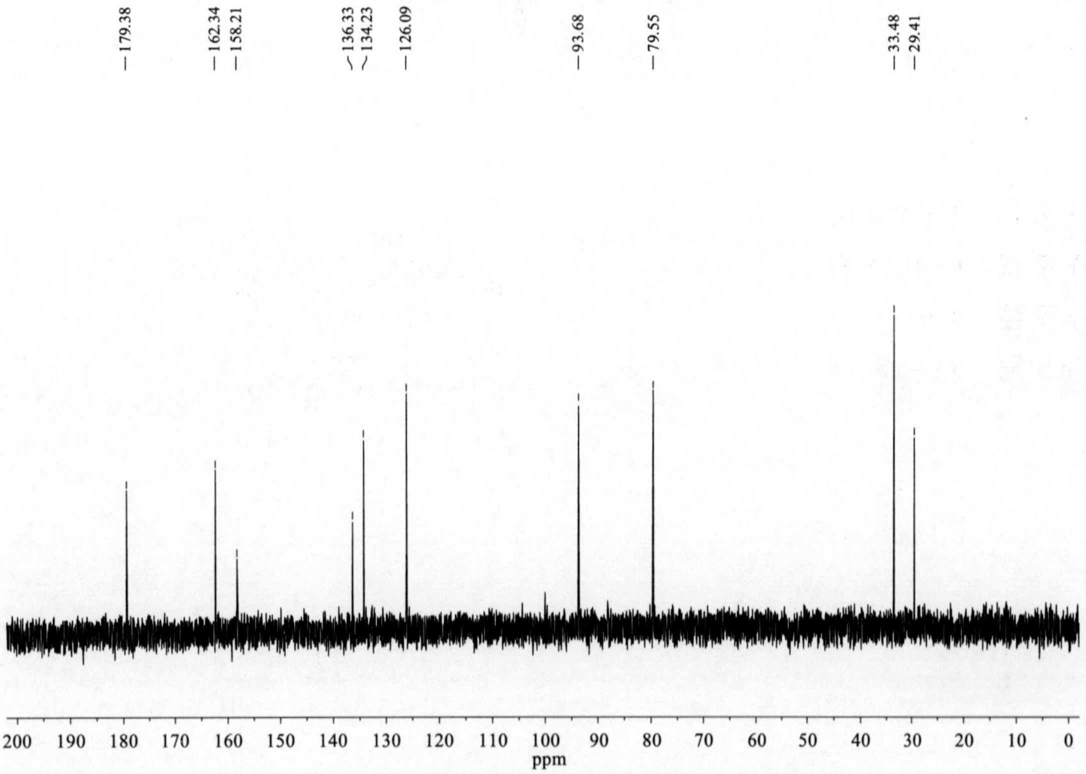

图 2　卡洛磺钠的^{13}C NMR 谱（溶剂：D_2O）

^{13}C NMR：δ 179.38（C－7），162.34（C－10），158.21（C－5），136.33（C－4），134.23（C－8），126.09（C－9），93.68（C－6），79.55（C－2），33.48（C－1），29.41（C－3）

备注

1. 中文化学名　1－甲基－6－氧代－2,3,5,6－四氢吲哚－5－缩氨脲－2－磺酸钠

2. 英文化学名　5－[(aminocarbonyl)hydrazono]－2,3,5,6－tetrahydro－1－methyl－6－oxo－1*H*－indole－2－sulfonic acid monosodium salt

3. 性状　本品为橙黄色结晶性粉末；无臭。

4. 溶解性　本品在热水中易溶，在水中略溶，在乙醇和三氯甲烷中几乎不溶。

5. 对照品编号与批号　100366－200702

维 生 素 B_2

英文名 Vitamin B_2

分子式 $C_{17}H_{20}N_4O_6$

分子量 376.37

CAS 号 83－88－5

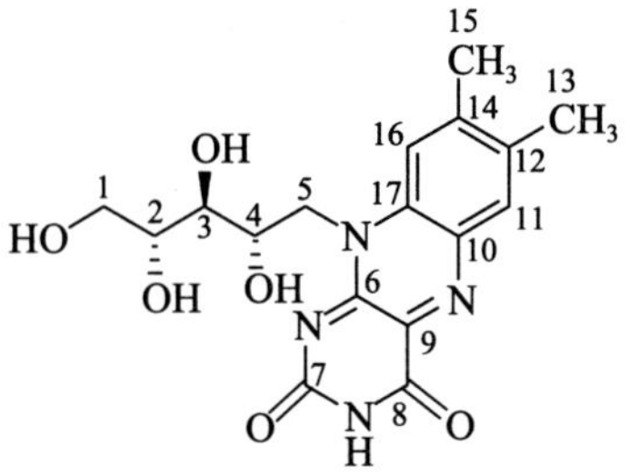

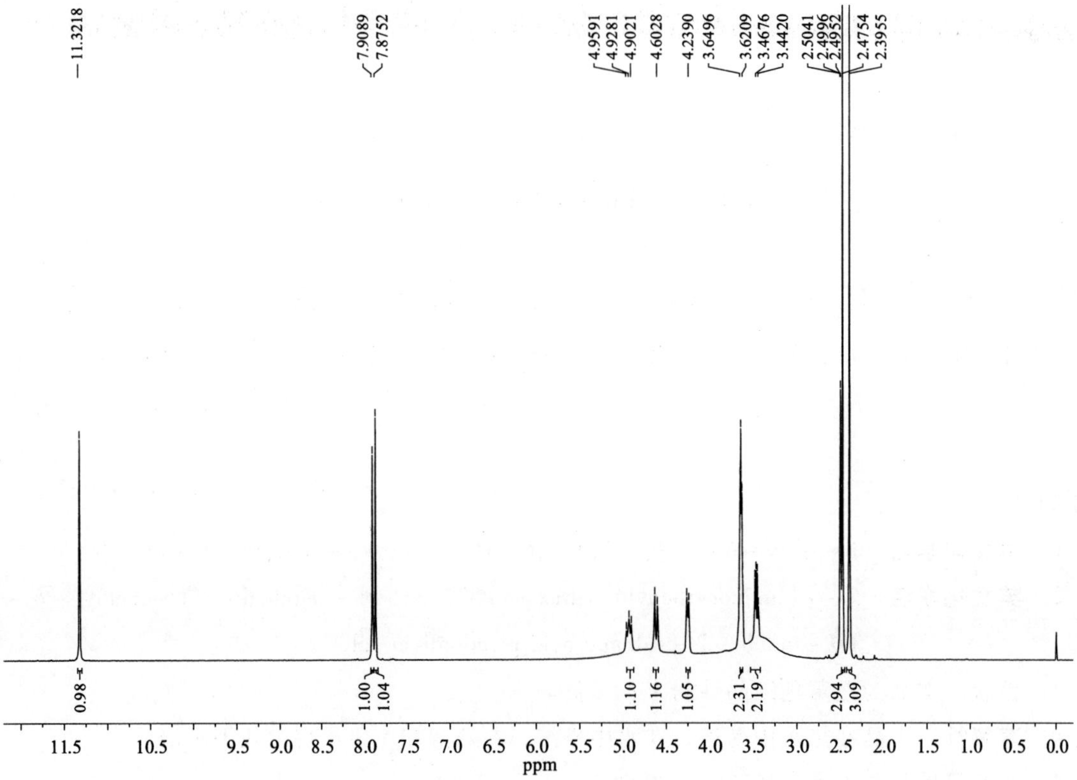

图 1 维生素 B_2 的 ^1H NMR 谱（溶剂：CD_3SOCD_3）

^1H NMR：δ 11.32（NH，s，1H），7.91（H－11，s，1H），7.88（H－16，s，1H），4.93（H－4，m，1H），4.60（H－2，m，1H），4.26（H－3，m，1H），3.68～3.60（H－5，m，2H），3.52～3.46（H－1，m，2H），2.48（H－15，s，3H），2.40（H－13，s，3H）

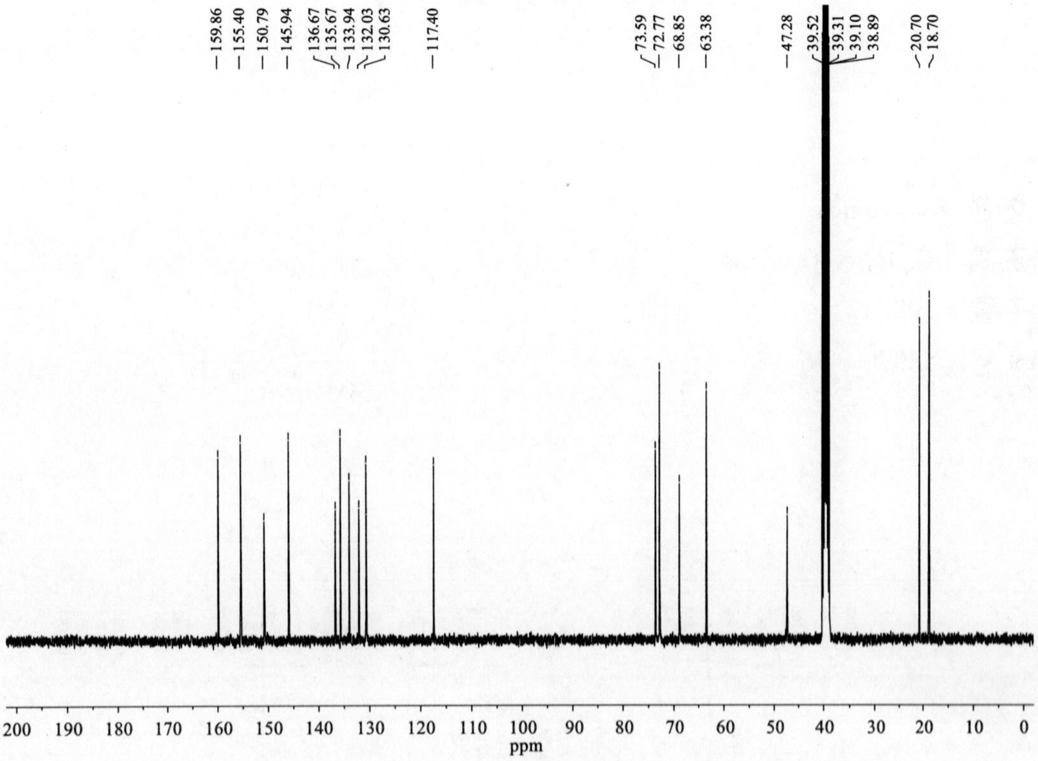

图 2　维生素 B_2 的 ^{13}C NMR 谱（溶剂：CD_3SOCD_3）

^{13}C NMR：δ 159.86（C－8），155.40（C－7），150.79（C－6），145.94（C－9），136.67（C－10），135.67（C－14），133.94（C－12），132.03（C－17），130.63（C－11），117.40（C－16），73.59（C－3），72.77（C－2），68.85（C－4），63.38（C－1），47.28（C－15），20.70（C－5），18.70（C－13）

备注

1. **中文化学名**　7,8－二甲基－10－[（2*S*,3*S*,4*R*）－2,3,4,5－四羟基戊基］－3,10－二氢苯并蝶啶－2,4－二酮
2. **英文化学名**　7,8－dimethyl－10－[（2*S*,3*S*,4*R*）－2,3,4,5－tetrahydroxypentyl] benzo[*g*] pteridine－2,4(3*H*,10*H*)－dione
3. **性状**　本品为橙黄色的结晶性粉末；微臭，味微苦；溶液易变质，在碱性溶液中或遇光变质更快。
4. **溶解性**　本品在水、乙醇、三氯甲烷或乙醚中几乎不溶；在稀氢氧化钠溶液中溶解。
5. **对照品编号与批号**　100369－201103

参 考 文 献

[1] Zhou Y Y. Inclusion complex of riboflavin with cucurbit[7]uril:study in solution and solid state. Supramol Chem,2009,21:495.

[2] http://sdbs.db.aist.go.jp/sdbs/cgi－bin/cre_index.cgi? lang＝eng(SDBS)(^{1}H NMR,^{13}C NMR).

乌 苯 美 司

英文名 Vbenimex

分子式 $C_{16}H_{24}N_2O_4$

分子量 308.37

CAS 号 58970－76－6

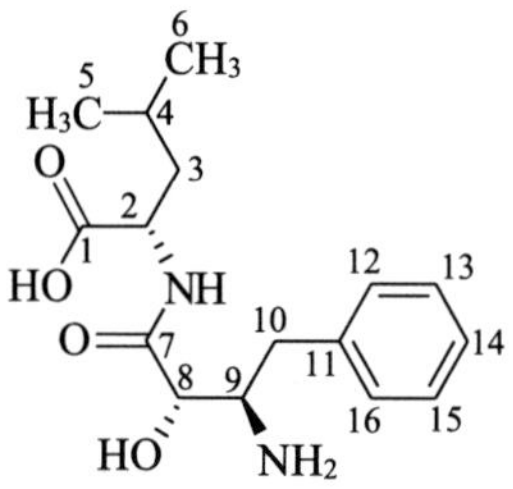

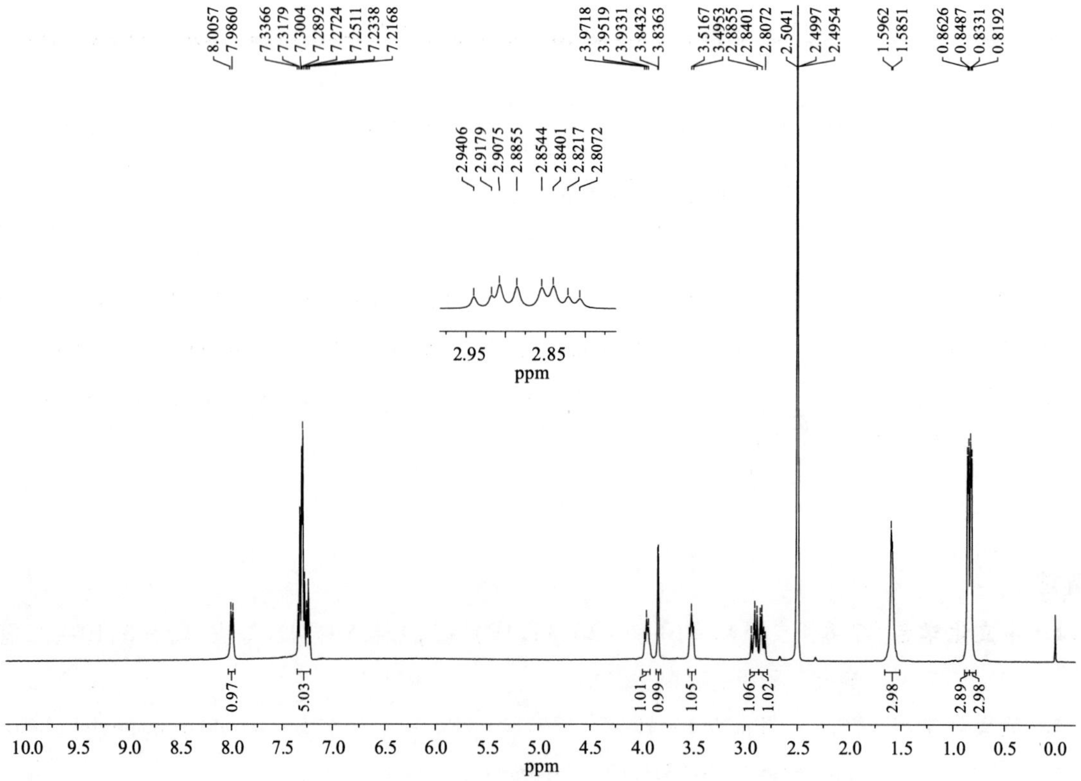

图 1　乌苯美司的 ^{1}H NMR 谱（溶剂：CD_3SOCD_3）

^{1}H NMR：δ 8.00（NH，d，J＝7.9 Hz，1H），7.35～7.20（Ar－H，m，5H），3.94（H－2，m，1H），3.84（H－8，d，J＝2.8 Hz，1H），3.51（H－9，m，1H），2.92（H－10a，dd，J＝13.1，8.8 Hz，1H），2.84（H－10b，dd，J＝13.1，5.8 Hz，1H），1.66～1.51（H－3，4，m，3H），0.86（H－5，d，J＝5.6 Hz，3H），0.83（H－6，d，J＝5.6 Hz，3H）

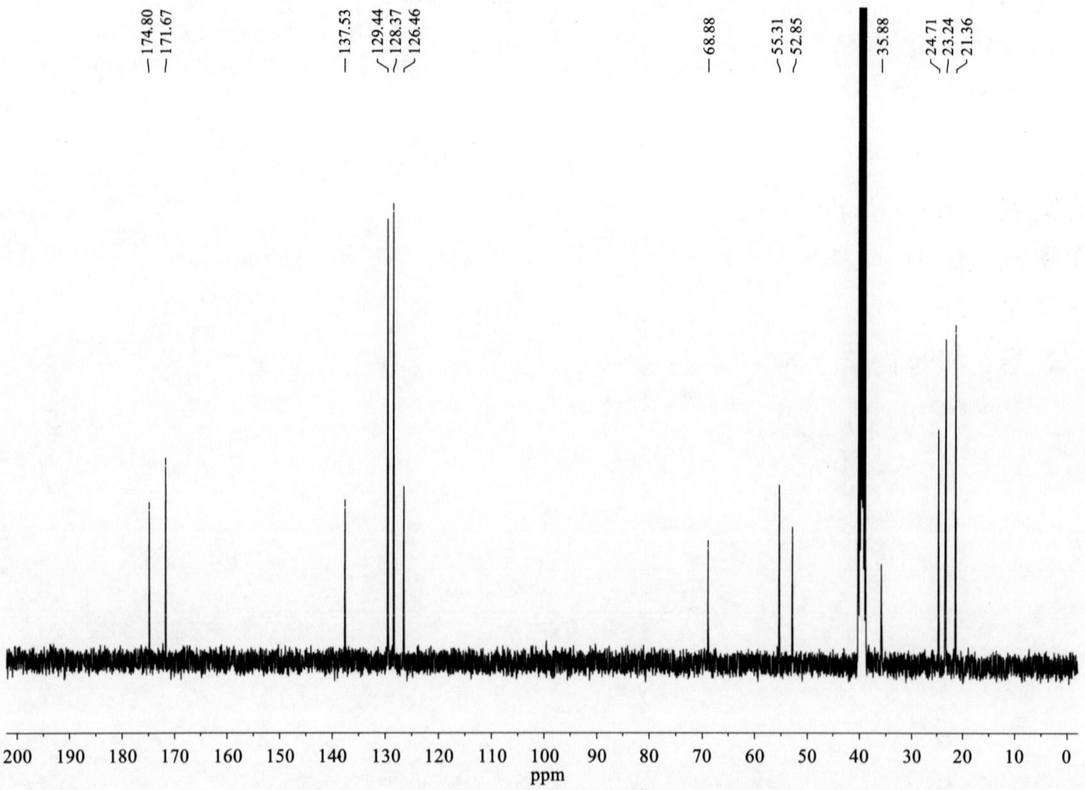

图 2　乌苯美司的^{13}C NMR 谱（溶剂：CD_3SOCD_3）

^{13}C NMR：δ 174.80（C－1），171.67（C－7），137.53（C－11），129.44（C－12，16），128.37（C－13，15），126.46（C－14），68.88（C－8），55.31（C－9），52.85（C－2），35.88（C－10），24.71（C－3），23.24（C－4），21.36（C－5，6）

备注

1. 中文化学名　*N*－[(2*S*,3*R*)－4－苯基－3－氨基－2－羟基丁酰]－*L*－亮氨酸

2. 英文化学名　*N*－[(2*S*,3*R*)－3－amino－2－hydroxy－1－oxo－4－phenylbutyl]－*L*－leucine

3. 性状　本品为白色结晶性粉末；无臭，味苦。

4. 溶解性　本品在水或甲醇中微溶；在冰醋酸中易溶，在 0.1 mol/L 盐酸溶液或 0.1 mol/L 氢氧化钠溶液中溶解。

5. 对照品编号与批号　100371－200802

阿 苯 达 唑

英文名 Albendazole

分子式 $C_{12}H_{15}N_3O_2S$

分子量 265.33

CAS 号 54965-21-8

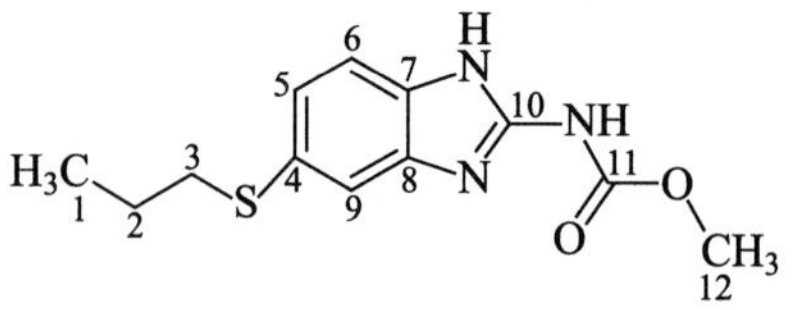

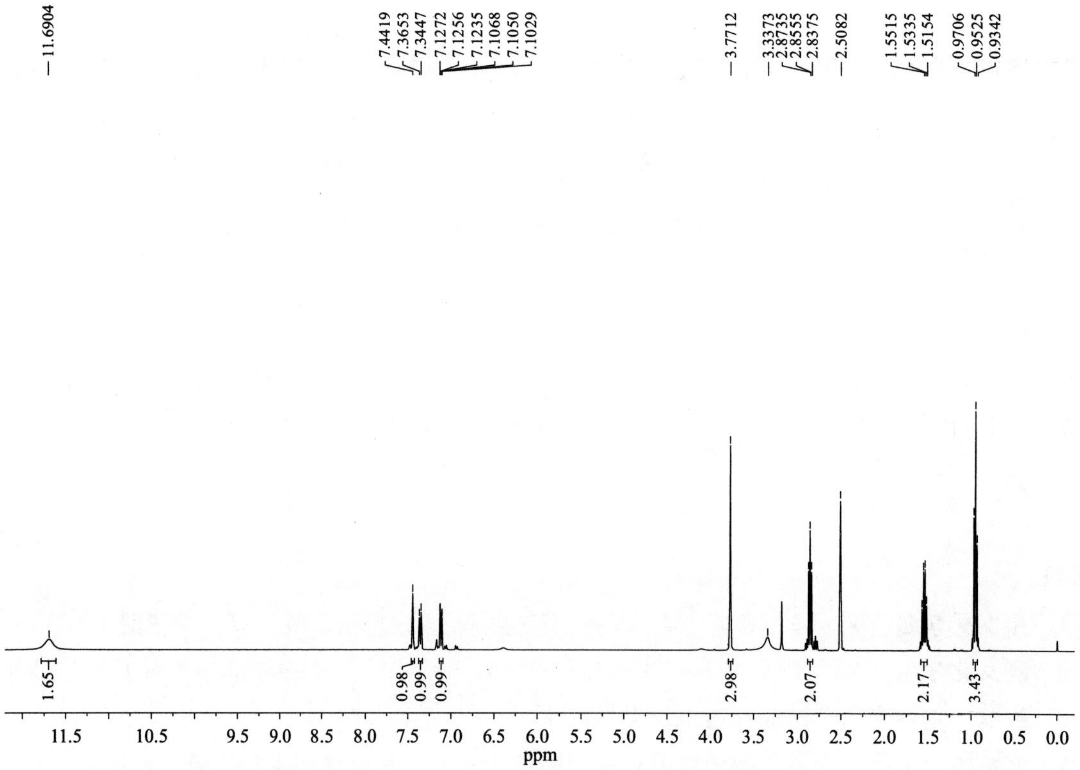

图 1 阿苯达唑的^{1}H NMR 谱（溶剂：CD_3SOCD_3）

^{1}H NMR：δ 11.69（NH，brs，2H），7.44（H-9，s，1H），7.35（H-6，d，J=8.2 Hz，1H），7.11（H-5，m，1H），3.77（H-12，s，3H），2.86（H-3，t，J=7.3 Hz，2H），1.63~1.43（H-2，2H），0.95（H-1，t，J=7.3 Hz，3H）

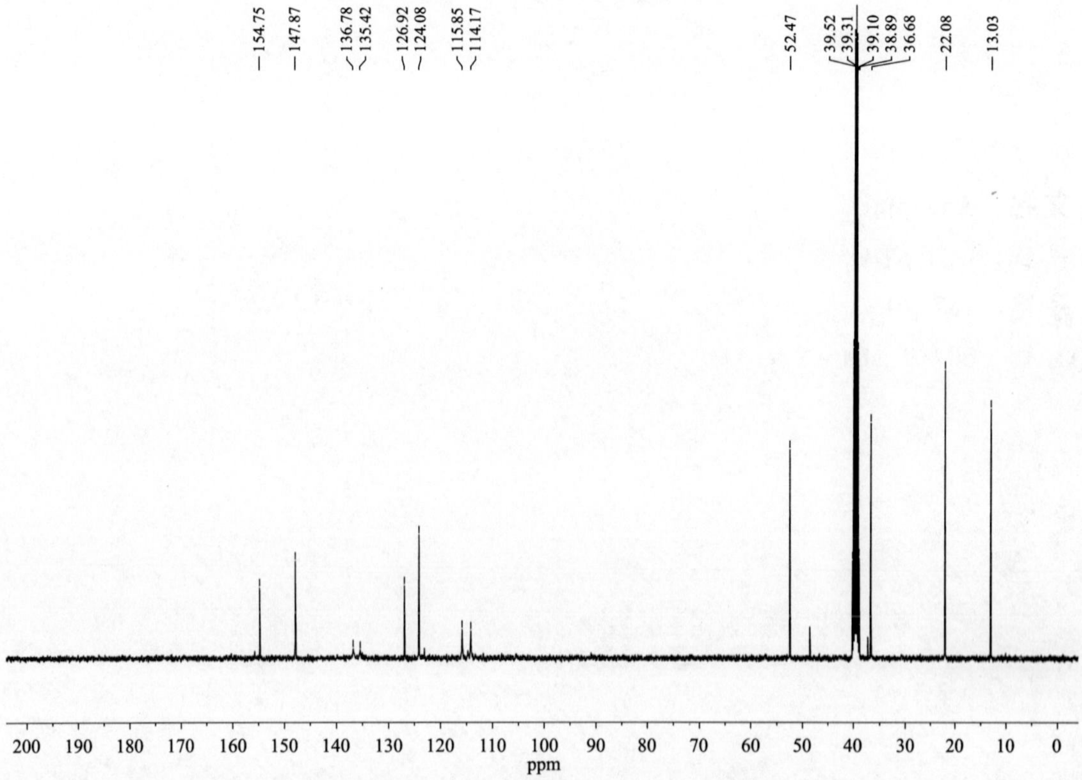

图 2　阿苯达唑的^{13}C NMR 谱（溶剂：CD_3SOCD_3）

^{13}C NMR：δ 154.75（C－11），147.87（C－10），136.78（C－8），135.42（C－7），126.92（C－4），124.08（C－5），115.85（C－9），114.17（C－6），52.47（C－12），36.68（C－3），22.08（C－2），13.03（C－1）

备注

1. **中文化学名**　5－(丙硫基)－2－苯并咪唑－氨基甲酸甲酯
2. **英文化学名**　[5－(propylthio)－1*H*－benzimidazol－2－yl]carbamic acid, methyl ester
3. **性状**　本品为白色或类白色粉末；无臭，无味。
4. **溶解性**　本品在丙酮或三氯甲烷中微溶，在乙醇中几乎不溶，在水中不溶；在冰醋酸中溶解。
5. **对照品编号及批号**　100373－201103

参 考 文 献

[1] http://sdbs.db.aist.go.jp/sdbs/cgi－bin/cre_index.cgi? lang＝eng(SDBS)(^{1}H NMR, ^{13}C NMR).

氨　力　农

英文名　Amrinone

分子式　$C_{10}H_9N_3O$

分子量　187.20

CAS 号　60719-84-8

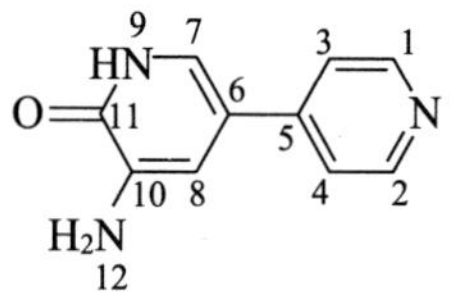

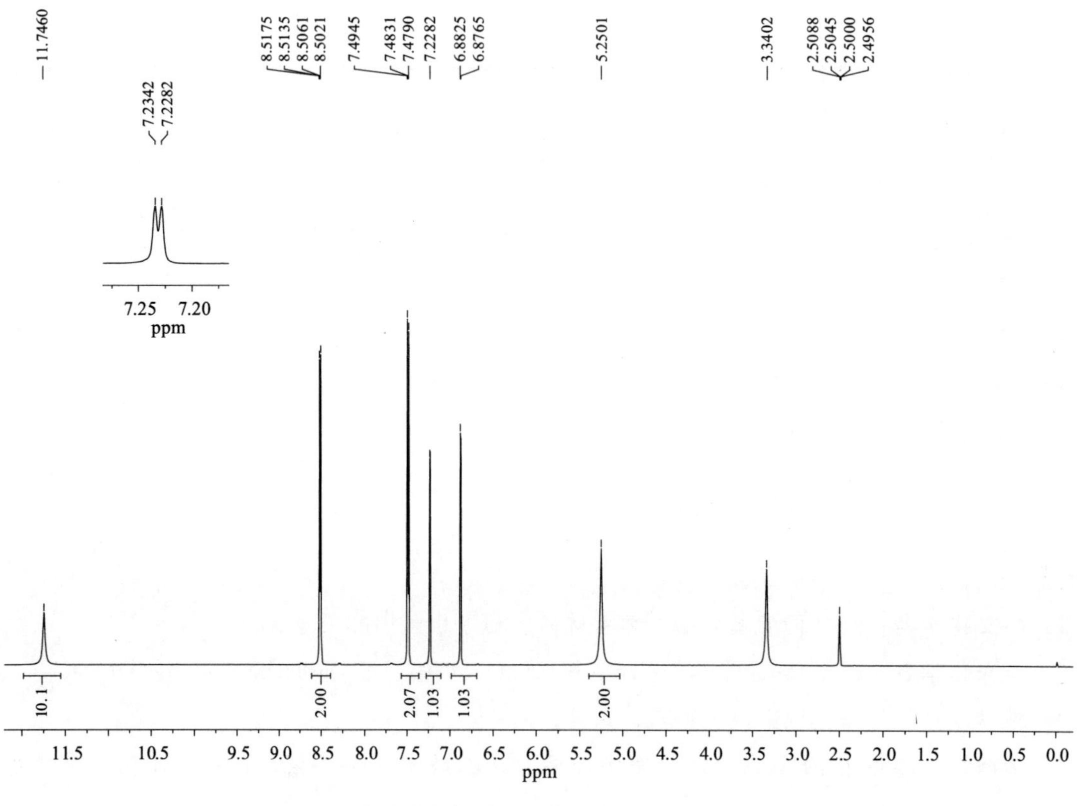

图 1　氨力农的 ^{1}H NMR 谱（溶剂：CD_3SOCD_3）

^{1}H NMR：δ 11.75（H-9，brs，1H），8.55～8.47（H-1，2，m，2H），7.49（H-3，4，m，2H），7.23（H-7，d，J=2.4 Hz，1H），6.87（H-8，d，J=2.4 Hz，1H），5.25（H-12，brs，2H）

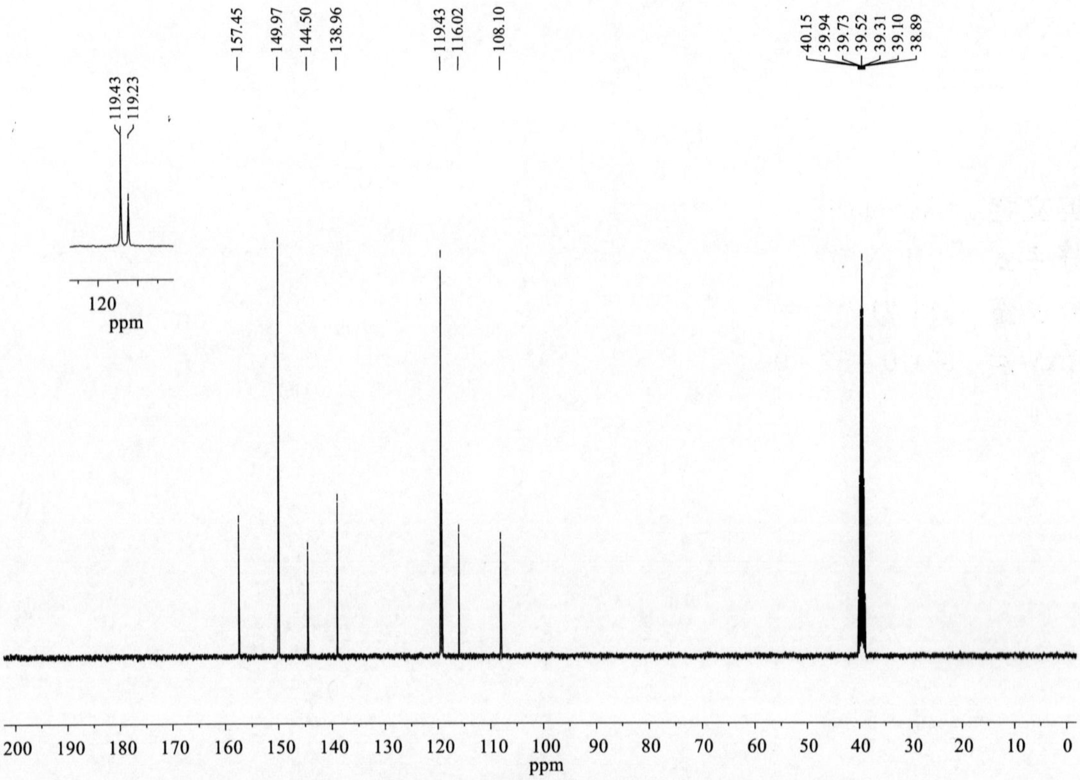

图2 氨力农的^{13}C NMR谱（溶剂：CD_3SOCD_3）

^{13}C NMR：δ 157.45 （C－11），149.97 （C－1，2），144.50 （C－10），138.96 （C－5），119.43 （C－3，4），119.23 （C－7），116.02 （C－6），108.10 （C－8）

备注

1. **中文化学名** 5－氨基－(3,4′－双吡啶)－6(1*H*)－酮
2. **英文化学名** 5－amino－(3,4′－bipyridin)－6(1*H*)－one
3. **性状** 本品为淡黄色至淡黄棕色针状结晶或结晶性粉末；无臭，无味；遇光色渐变深。
4. **溶解性** 本品在甲醇中微溶，在乙醇中极微溶解，在水中几乎不溶，在乳酸中溶解。
5. **对照品编号与批号** 100379－200501

参考文献

[1] Durrant S J. Synthesis of a stable pyridyl boronate and its reaction with aryl and heteroaryl halides. Heterocycles, 2006, 70:509.

[2] Shiao M J. Synthesis of amrinose a cardiotonic agent. J Chin Chem Soc Taipei, 1988, 35:233(^{1}H NMR).

更 昔 洛 韦

英文名 Ganciclovir

分子式 $C_9H_{13}N_5O_4$

分子量 255.21

CAS 号 82410－32－0

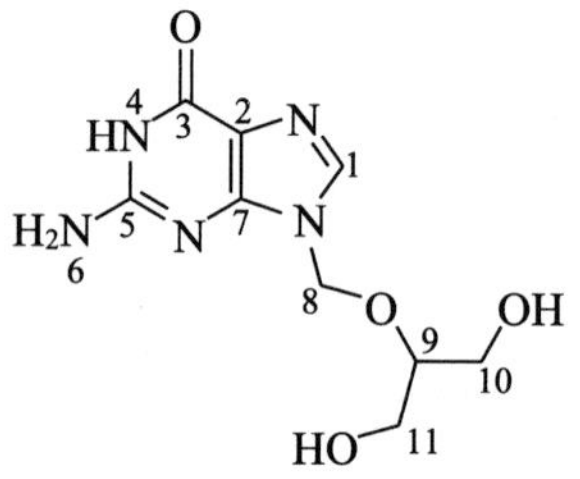

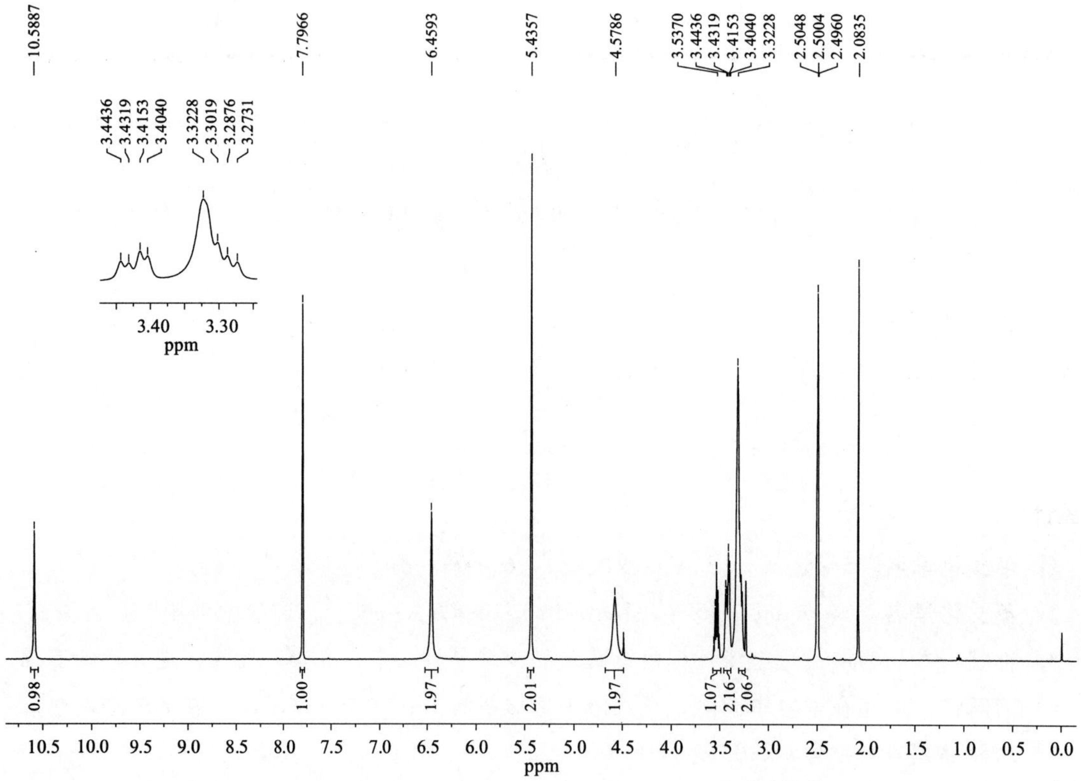

图 1 更昔洛韦的¹H NMR 谱（溶剂：CD_3SOCD_3）

¹H NMR：δ 10.59（H－4，s，1H），7.80（H－1，s，1H），6.46（H－6，s，2H），5.44（H－8，s，2H），4.58（OH，brs，2H），3.50（H－9，m，1H），3.43（H－10a，11a，dd，J＝11.2，4.6 Hz，2H），3.29（H－10b，11b，dd，J＝11.2，4.6 Hz，2H）

注：2.08 为杂质峰

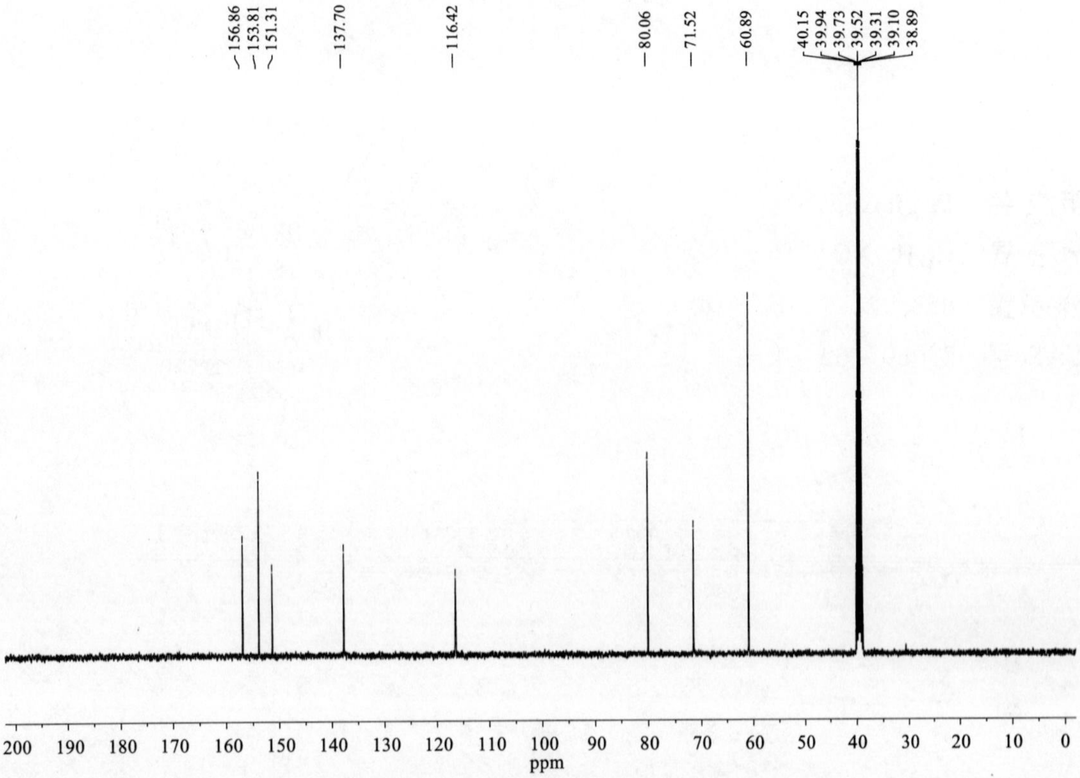

图 2　更昔洛韦的 ^{13}C NMR 谱（溶剂：CD_3SOCD_3）

^{13}C NMR：δ 156.86（C－3），153.81（C－1），151.31（C－5），137.70（C－7），116.42（C－2），80.06（C－8），71.52（C－9），60.89（C－10，11）

备注

1. **中文化学名**　9－[[2－羟基－1－(羟甲基)乙氧基]甲基]鸟嘌呤
2. **英文化学名**　2－amino－1,9－[[2－hydroxy－1－(hydroxymethyl)ethoxy]methyl]－6*H*－purin－6－one
3. **性状**　本品为白色结晶性粉末；无臭，无味；有引湿性。
4. **溶解性**　本品在水或冰醋酸中微溶，在甲醇中几乎不溶，在二氯甲烷中不溶；在盐酸溶液或氢氧化钠溶液中略溶。
5. **对照品编号与批号**　100380－201103

参考文献

[1] Gao H W. NMR spectral data for ester prodrugs of ganciclovir. Magn Reson Chem,2000,38:696.
[2] Martin J C. Dvorak C A,Smee D F. 9－(1,3－Dihydroxy－2－propoxymethyl)guanine:a new potent and selective antiherpes agent. J Med Chem,1983,26:759(^{1}H NMR,^{13}C NMR).

紫　杉　醇

英文名　Paclitaxel

分子式　$C_{47}H_{51}NO_{14}$

分子量　853.92

CAS 号　33069－62－4

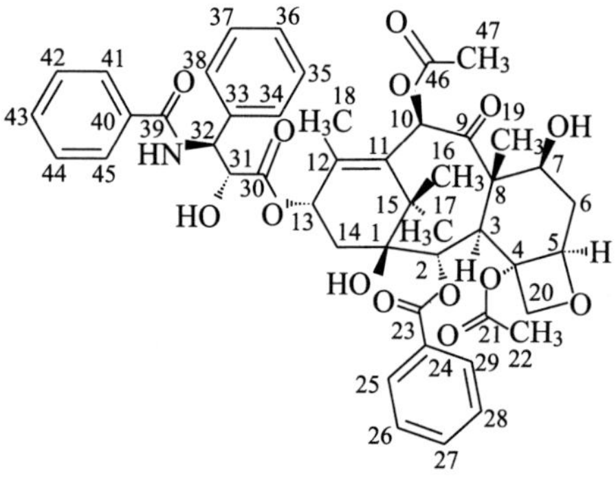

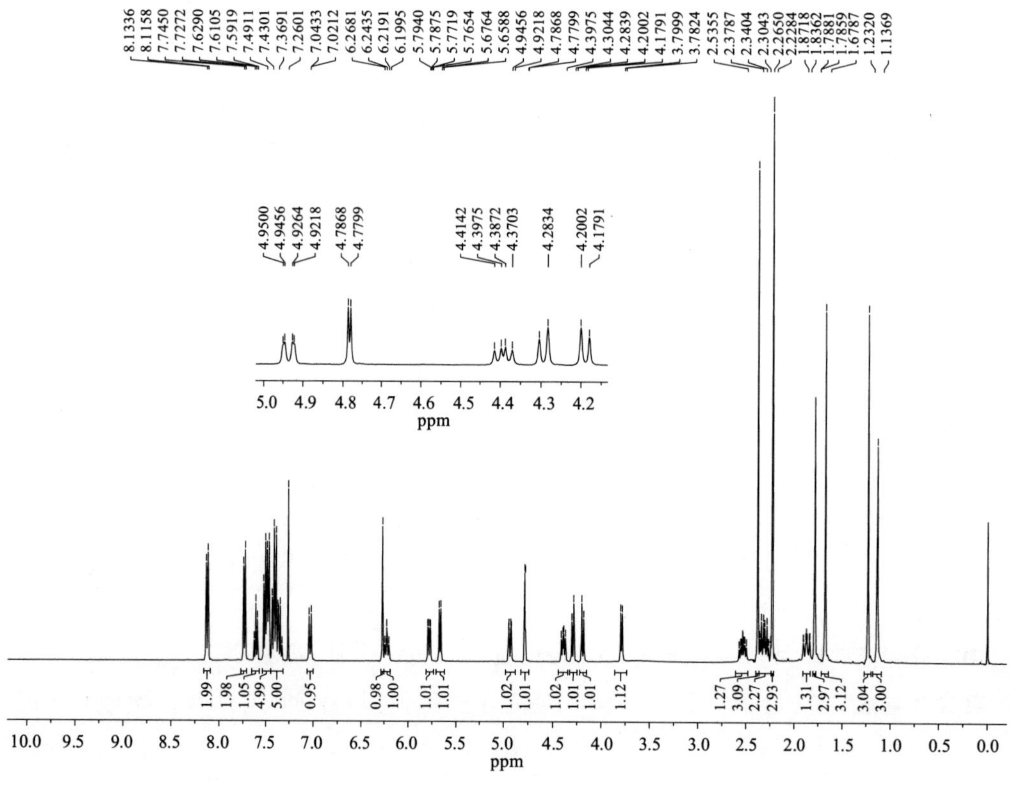

图 1　紫杉醇的 ^{1}H NMR 谱（溶剂：$CDCl_3$）

^{1}H NMR：δ 8.12（H－25, 29, d, J＝7.1 Hz, 2H），7.74（H－41, 45, d, J＝7.1 Hz, 2H），7.61（H－27, t, J＝7.4 Hz, 1H），7.54～7.45（Ar－H, m, 5H），7.45～7.31（Ar－H, m, 5H），7.03（NH, d, J＝8.9 Hz, 1H），6.27（H－10, s, 1H），6.22（H－13, t, J＝8.5 Hz, 1H），5.78（H－32, dd, J＝8.9, 2.6 Hz, 1H），5.67（H－2, d, J＝7.1 Hz, 1H），4.94（H－5, dd, J＝9.5, 1.8 Hz, 1H），4.78（H－31, d, J＝2.7 Hz, 1H），4.39（H－7, dd, J＝10.8, 6.7 Hz, 1H），4.29（H－20a, d, J＝8.4 Hz, 1H），4.19（H－20b, d, J＝8.4 Hz, 1H），3.79（H－3, d, J＝7.0 Hz, 1H），2.53（H－6a, m, 1H），2.38（H－22, s, 3H），2.37～2.24（H－14, m, 2H），2.23（H－47, s, 3H），1.87（H－6b, m, 1H），1.79（H－18, d, J＝0.9 Hz, 3H），1.68（H－19, s, 3H），1.23（H－16, s, 3H），1.14（H－17, s, 3H）

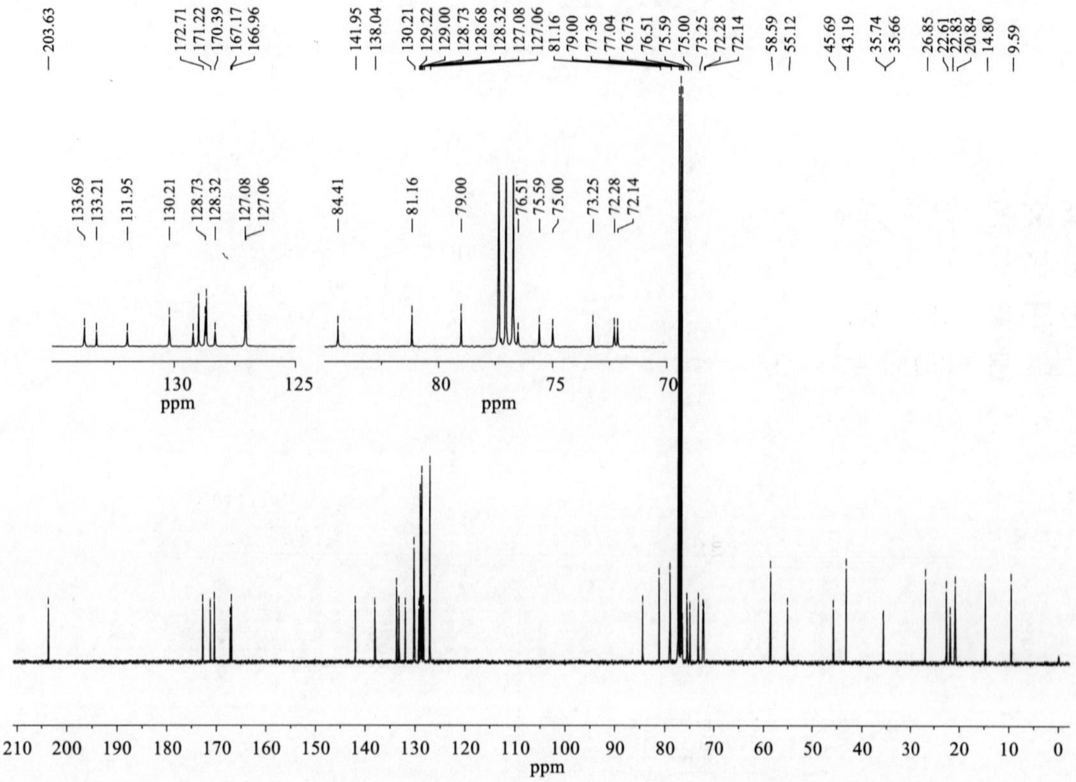

图2 紫杉醇的^{13}C NMR谱（溶剂：$CDCl_3$）

^{13}C NMR：δ 203.63（C－9），172.71（C－30），171.22（C－21），170.39（C－46），167.17（C－39），166.96（C－23），141.95（C－33），138.04（C－11），133.69（C－27），133.21（C－40），131.95（C－12，24），130.21（C－25，29），129.22（C－43），129.00（C－26，28），128.73（C－35，37），128.68（C－34，38），128.32（C－36），127.08（C－41，45），127.06（C－42，44），84.41（C－5），81.16（C－1），79.00（C－4），76.51（C－20），75.59（C－10），75.00（C－2），73.25（C－31），72.28（C－13），72.14（C－7），58.59（C－8），55.12（C－32），45.69（C－14），43.19（C－15），35.74（C－3），35.66（C－6），26.85（C－17），22.61（C－22），21.83（C－16），20.84（C－47），14.80（C－18），9.59（C－19）

备注

1. 中文化学名 5β,20－环氧－1,2α,4,7β,10β,13α－六羟基紫杉烷－11－烯－9－酮－4,10－二乙酸酯－2－苯甲酸酯－13[(2′R,3′S)－N－苯甲酰－3－苯基异丝氨酸酯]

2. 英文化学名 5β,20－epoxy－1,7β－dihydroxy－9－oxotax－11－ene－2α,4,10β,13α－tetrayl－4,10－diacetate－2－benzoate－13[(2′R,3′S)－3－(benzoylamino)－2－hydroxy－3－phenylpropanoate]

3. 性状 本品为白色或类白色结晶性粉末。

4. 溶解性 本品在甲醇、乙醇或三氯甲烷中溶解，在乙醚中微溶，在水中几乎不溶。

5. 对照品编号与批号 100382－201102

豆腐果素

英文名 Hilieidum

分子式 $C_{13}H_{16}O_7$

分子量 284.26

CAS 号 80154－34－3

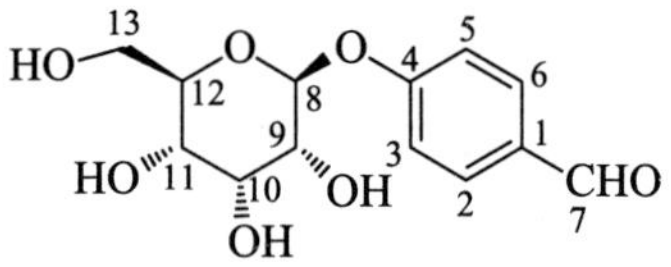

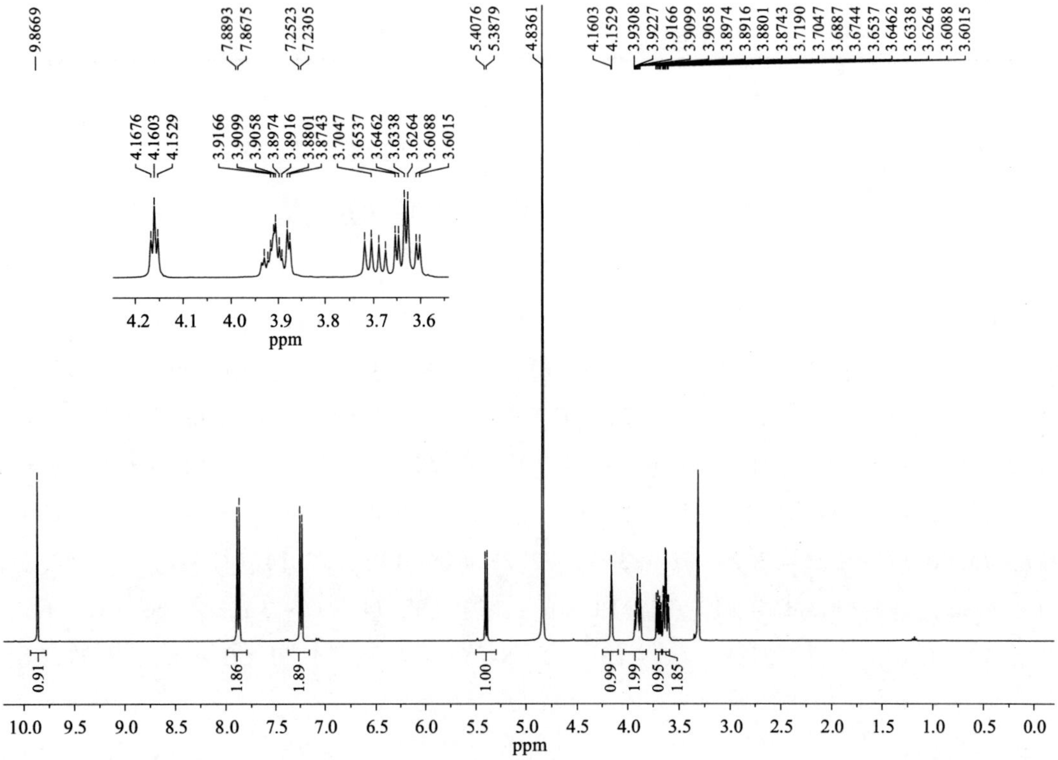

图 1 豆腐果素的[1]H NMR 谱（溶剂：CD_3OD）

^{1}H NMR：δ 9.87 (CHO, s, 1H), 7.88 (H－2, 6, d, J=8.8 Hz, 2H), 7.24 (H－3, 5, d, J=8.8 Hz, 2H), 5.40 (H－8, d, J=7.9 Hz, 1H), 4.16 (H－9, t, J=2.9 Hz, 1H), 3.94～3.87 (H－12, 13a, m, 2H), 3.70 (H－13b, dd, J=12.1, 5.7 Hz, 1H), 3.66～3.60 (H－10, 11, m, 2H)

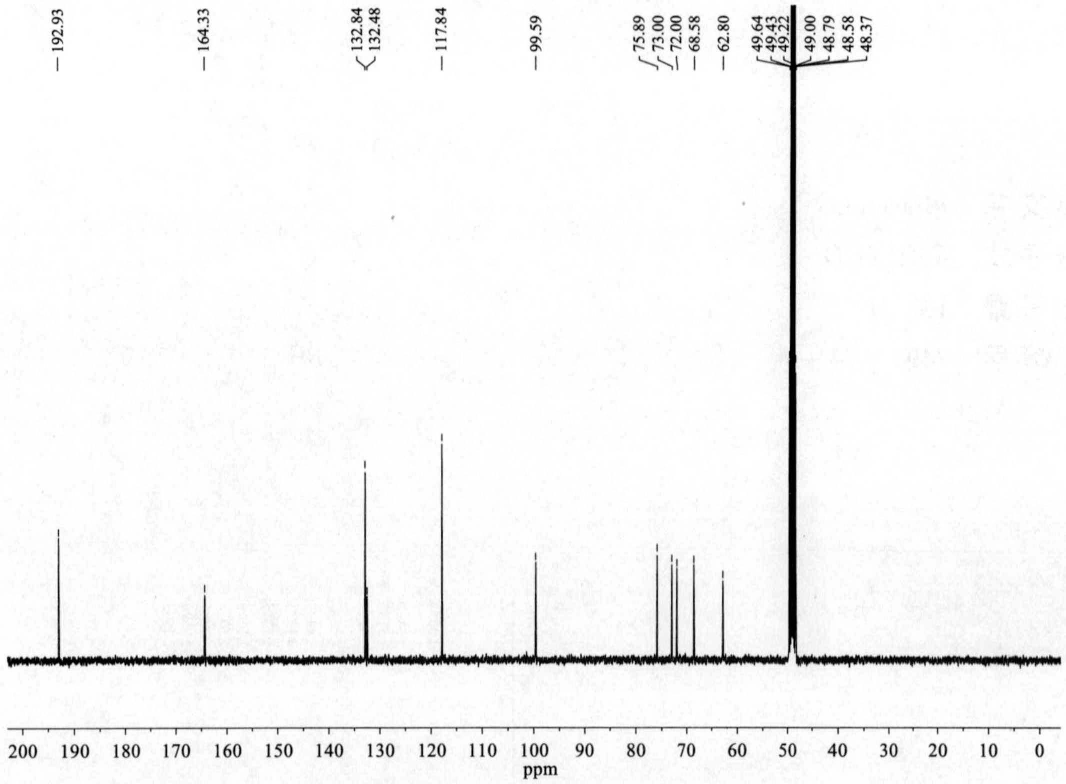

图 2　豆腐果素的13C NMR 谱（溶剂：CD_3OD）

^{13}C NMR：δ 192.93（C－7），164.33（C－4），132.84（C－2，6），132.48（C－1），117.84（C－3，5），99.59（C－8），75.89（C－12），73.00（C－10），72.00（C－9），68.58（C－11），62.80（C－13）

备注

1. 中文化学名　对甲醛苯－*O*－*β*－*D*－阿洛吡喃糖苷

2. 英文化学名　4－(*β*－*D*－allopyranosyloxy)－benzaldehyde

3. 性状　本品为白色针状、棒状或片状结晶性粉末；无臭，味微苦。

4. 溶解性　本品在热水中溶解，在水、乙醇或甲醇中略溶，在乙醚或三氯甲烷中不溶。

5. 对照品编号与批号　100385－200401

吡 拉 西 坦

英文名 Piracetam

分子式 $C_6H_{10}N_2O_2$

分子量 142.16

CAS 号 7491-74-9

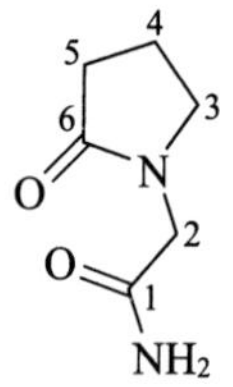

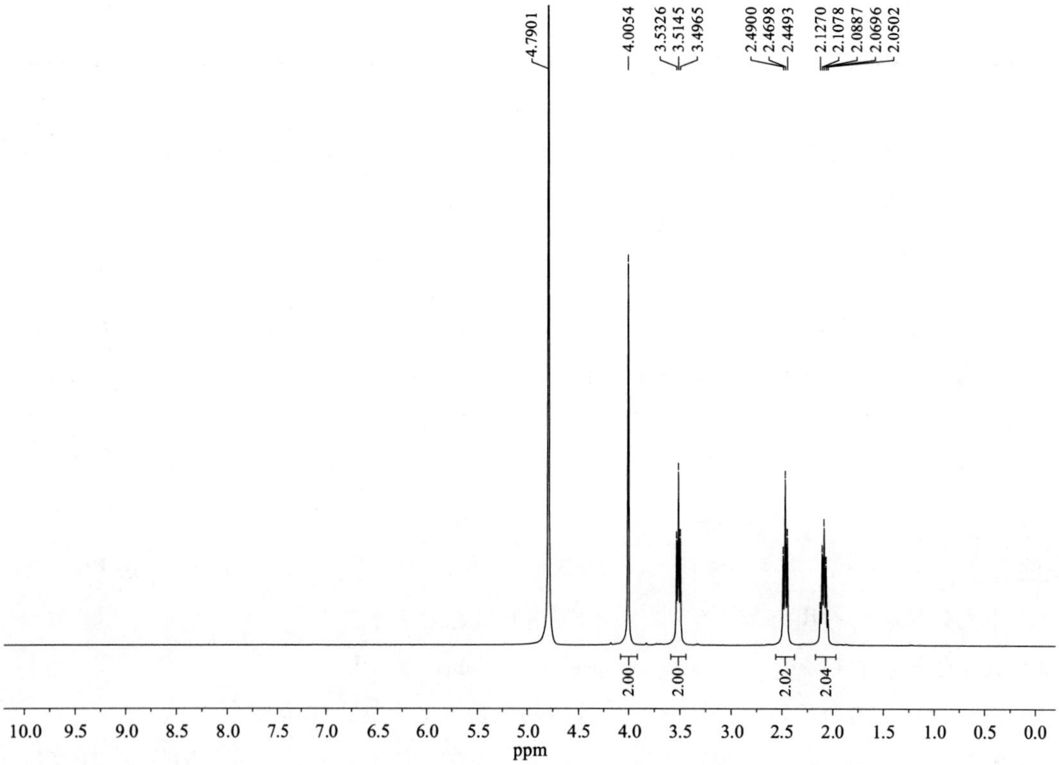

图 1 吡拉西坦的^{1}H NMR 谱（溶剂：D_2O）

^{1}H NMR：δ 4.01（H-2，s，2H），3.51（H-3，t，J=7.2 Hz，2H），2.47（H-5，t，J=8.2 Hz，2H），2.17～1.97（H-4，m，2H）

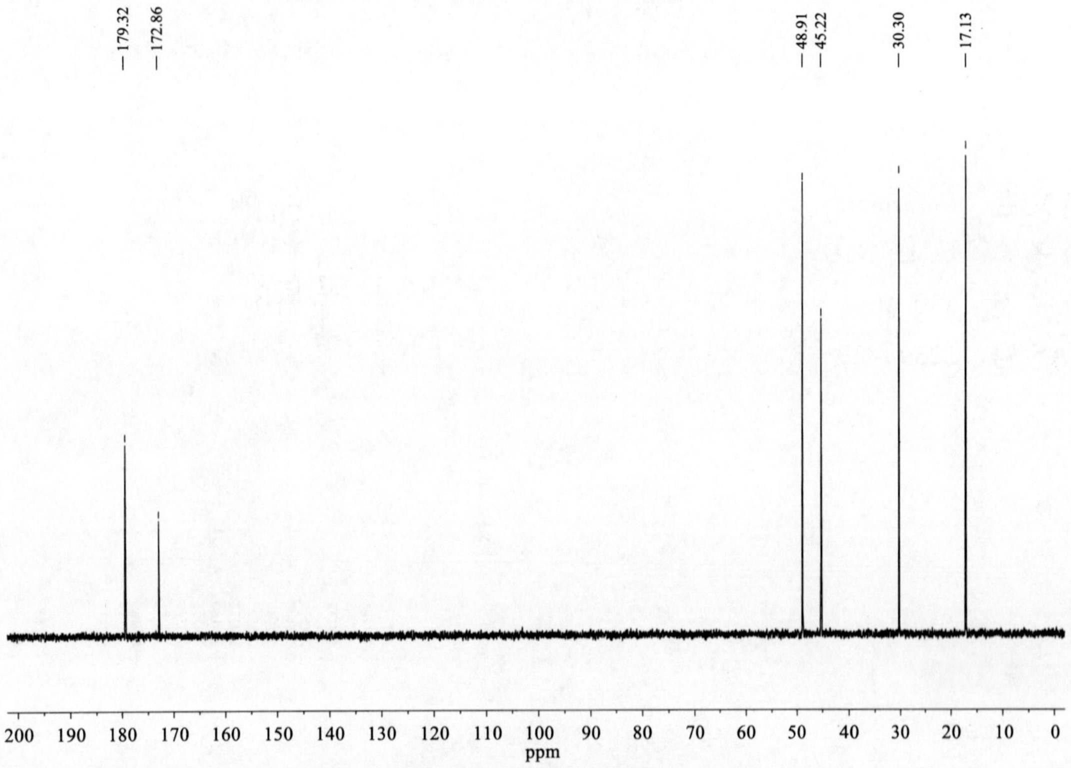

图 2　吡拉西坦的^{13}C NMR 谱（溶剂：D_2O）

^{13}C NMR：δ 179.32（C－6），172.86（C－1），48.91（C－2），45.22（C－3），30.30（C－5），17.13（C－4）

备注

1. 中文化学名　2－氧代－1－吡咯烷基乙酰胺

2. 英文化学名　2－oxo－1－pyrrolidine acetamide

3. 性状　本品为白色或类白色结晶性粉末；无臭，味苦。

4. 溶解性　本品在水中易溶，在乙醇中略溶，在乙醚中几乎不溶。

5. 对照品编号与批号　100386－200702

呋拉扎勃（呋咱甲氢龙）

英文名 Furazolon

分子式 $C_{20}H_{30}N_2O_2$

分子量 330.46

CAS 号 1239－29－8

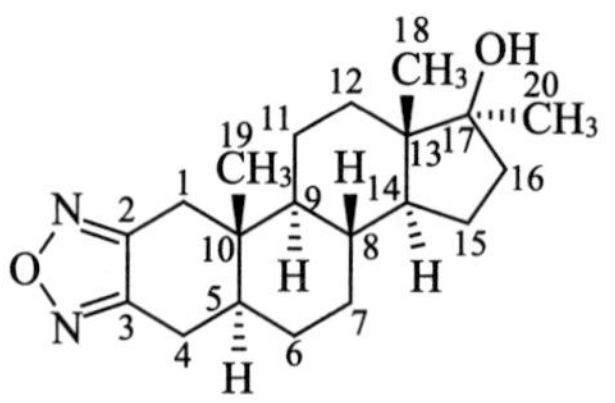

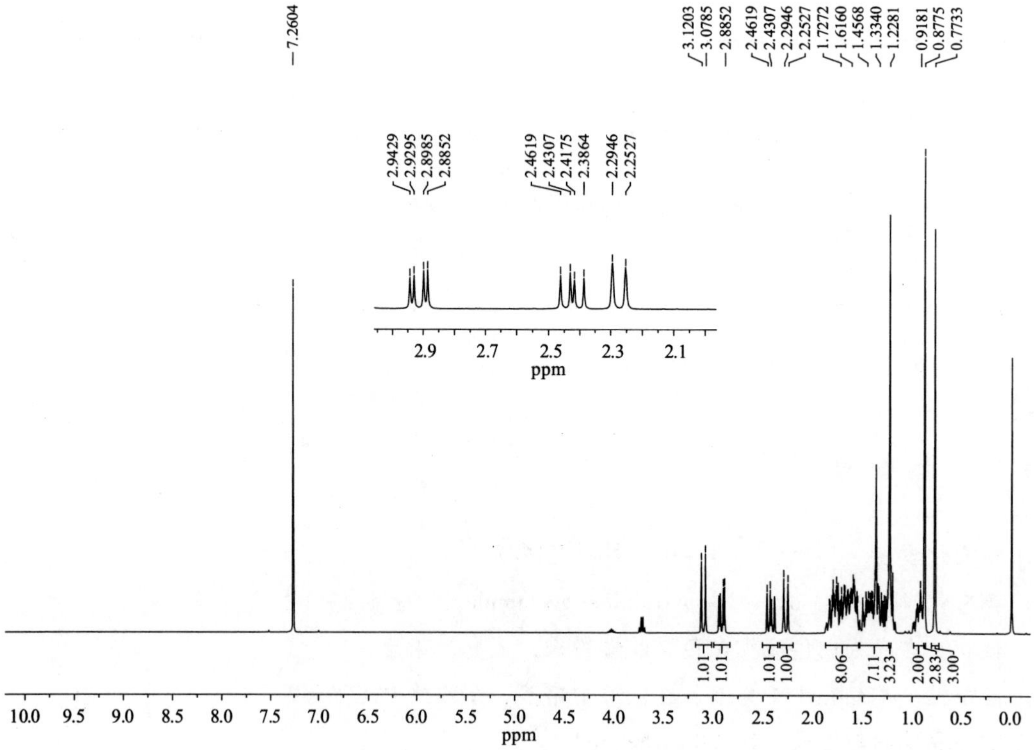

图 1 呋拉扎勃的^{1}H NMR 谱（溶剂：$CDCl_3$）

^{1}H NMR：δ 3.10（H－1a，d，J＝16.7 Hz，1H），2.91（H－4a，dd，J＝17.7，5.3 Hz，1H），2.42（H－4b，dd，J＝17.7，12.4 Hz，1H），2.27（H－1b，d，J＝16.7 Hz，1H），1.88～1.54（m，8H），1.53～1.17（m，7H），1.23（H－20，s，3H），1.01～0.85（H－9，14，m，2H），0.88（H－19，s，3H），0.77（H－18，s，3H）

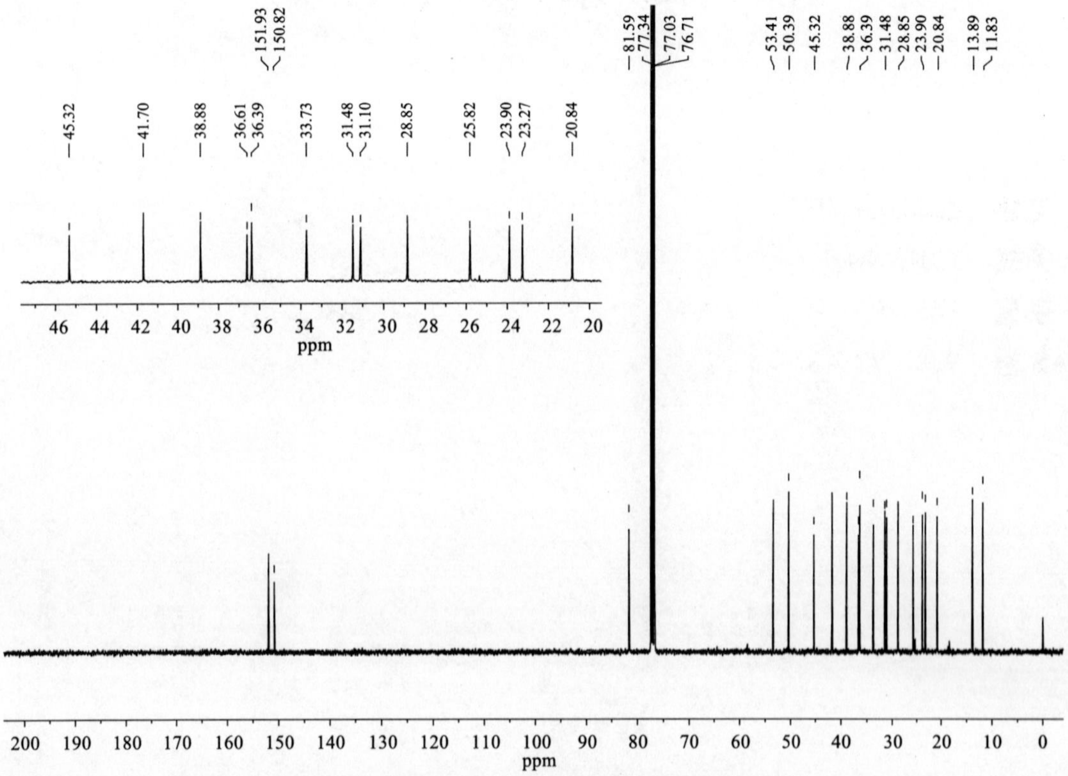

图 2　呋拉扎勃的^{13}C NMR 谱（溶剂：$CDCl_3$）

^{13}C NMR：δ 151.93（C－2），150.82（C－3），81.59（C－17），53.41（C－14），50.39（C－9），45.32（C－10），41.70（C－5），38.88（C－13），36.61（C－8），36.39（C－12），33.73（C－16），31.48（C－1），31.10（C－7），28.85（C－4），25.82（C－6），23.90（C－20），23.27（C－15），20.84（C－11），13.89（C－18），11.83（C－19）

备注

1. **中文化学名**　17α－甲基－17β－羟基－5α－雄甾烷骈[2,3－*c*]呋咱
2. **英文化学名**　17β－hydroxy－17α－methyl－5α－androstano[2,3－*c*]furazan
3. **性状**　本品为白色结晶性粉末，无臭。
4. **溶解性**　本品易溶于三氯甲烷、甲醇、乙醇或异丙醇，微溶于丙酮，难溶于水。
5. **对照品编号与批号**　100387－200401

乙水杨胺

英文名 Ethenzamide

分子式 $C_9H_{11}NO_2$

分子量 165.19

CAS 号 938-73-8

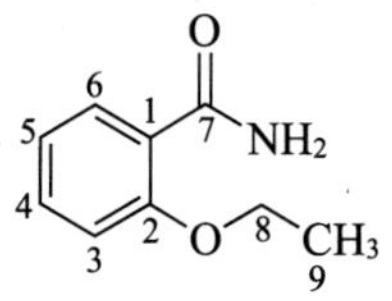

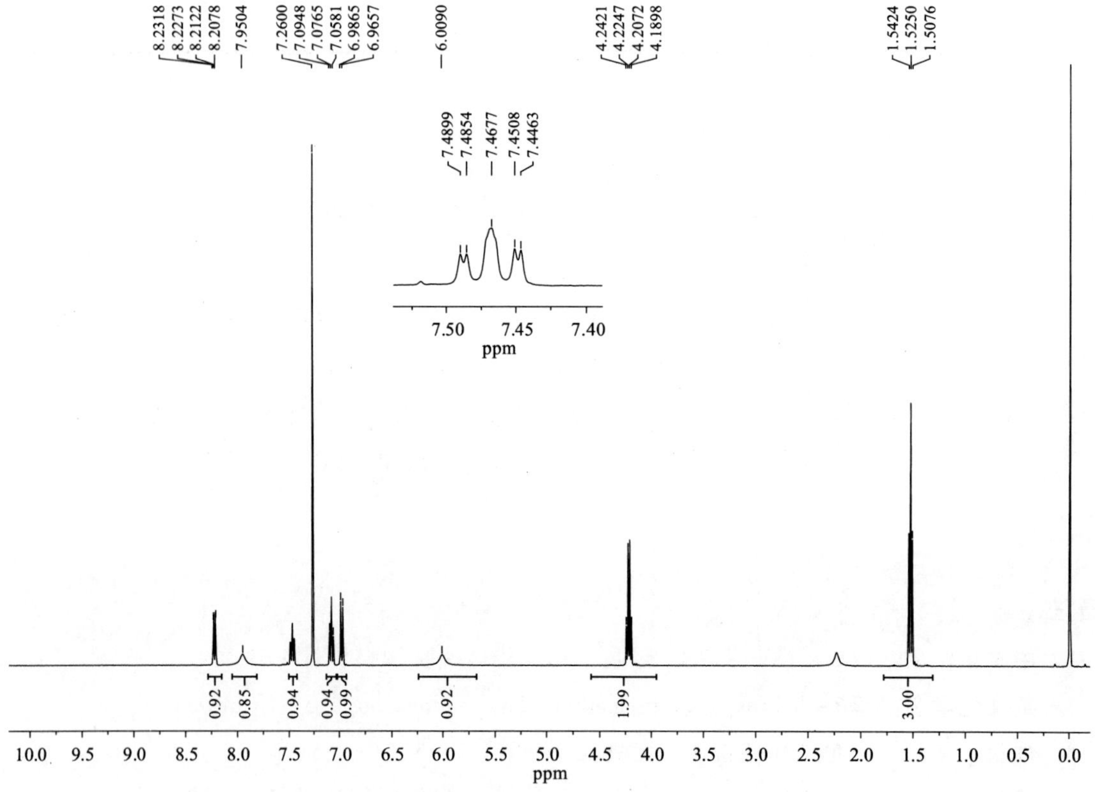

图 1 乙水杨胺的 ^{1}H NMR 谱（溶剂：$CDCl_3$）

^{1}H NMR：δ 8.22（H-6，dd，J=7.8，1.8 Hz，1H），7.95（NH，brs，1H），7.47（H-4，td，J=7.8，1.8 Hz，1H），7.08（H-5，t，J=7.3 Hz，1H），6.98（H-3，d，J=8.3 Hz，1H），6.01（NH，brs，1H），4.22（H-8，q，J=7.0 Hz，2H），1.53（H-9，t，J=7.0 Hz，3H）

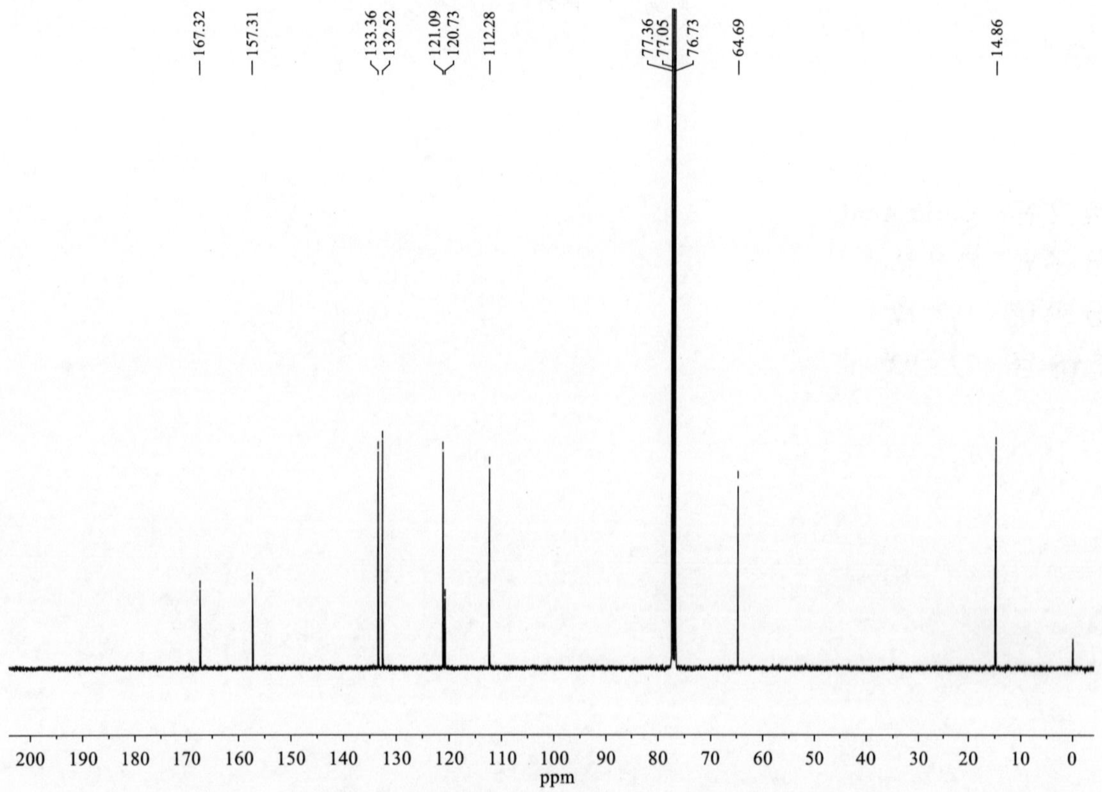

图2 乙水杨胺的^{13}C NMR谱（溶剂：$CDCl_3$）

^{13}C NMR：δ 167.32 （C－7），157.31 （C－2），133.36 （C－4），132.52 （C－6），121.09 （C－5），120.73 （C－1），112.28 （C－3），64.69 （C－8），14.86 （C－9）

备注

1. **中文化学名** 2－乙氧基苯甲酰胺
2. **英文化学名** 2－ethoxy－benzamid
3. **性状** 本品为白色结晶或结晶性粉末；无臭，无味。
4. **溶解性** 本品在三氯甲烷中易溶，在乙醇或丙酮中溶解，在乙醚中微溶，在水中几乎不溶。
5. **对照品编号与批号** 100394－200401

参考文献

[1] http://sdbs.db.aist.go.jp/sdbs/cgi－bin/cre_index.cgi? lang＝eng(SDBS)(^1H NMR,^{13}C NMR).

枸　橼　酸

英文名　Citric Acid

分子式　$C_6H_8O_7$

分子量　192.12

CAS 号　77 - 92 - 9

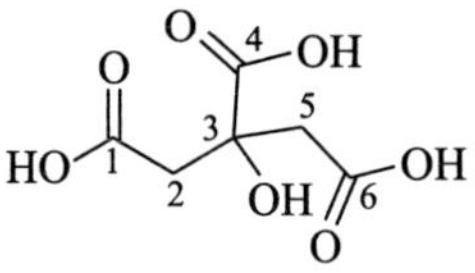

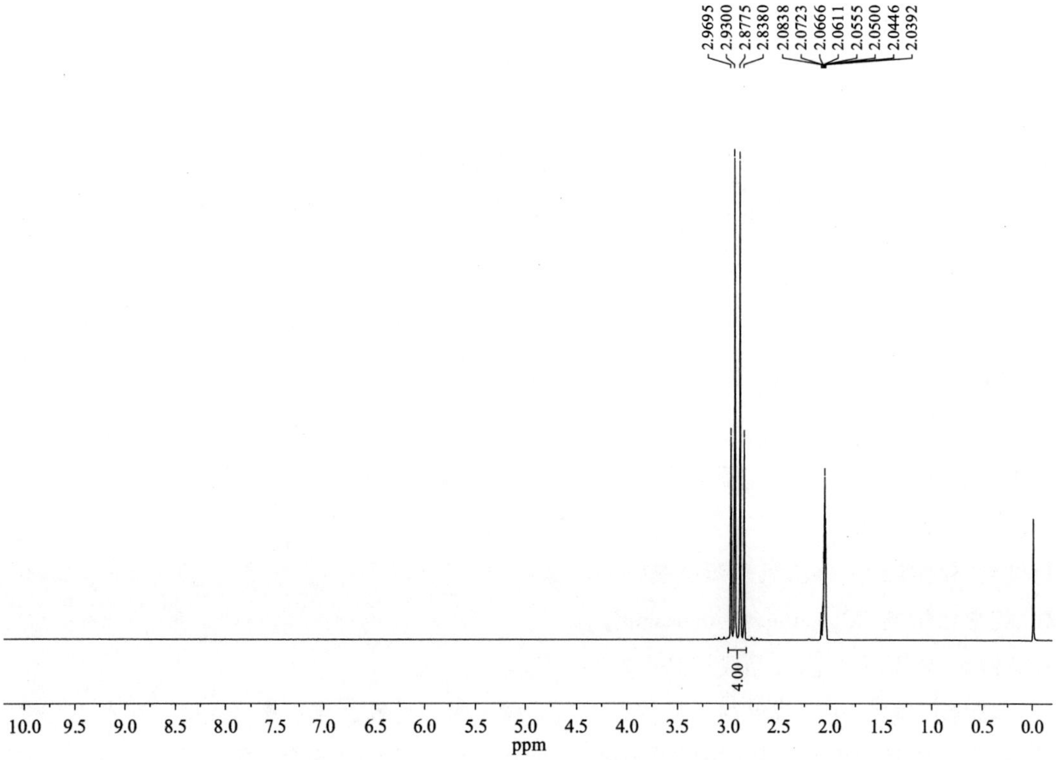

图 1　枸橼酸的 ^{1}H NMR 谱（溶剂：CD_3COCD_3）

^{1}H NMR：δ 2.95（H - 2a, 5a, d, J = 15.8 Hz, 2H），2.86（H - 2b, 5b, d, J = 15.8 Hz, 2H）

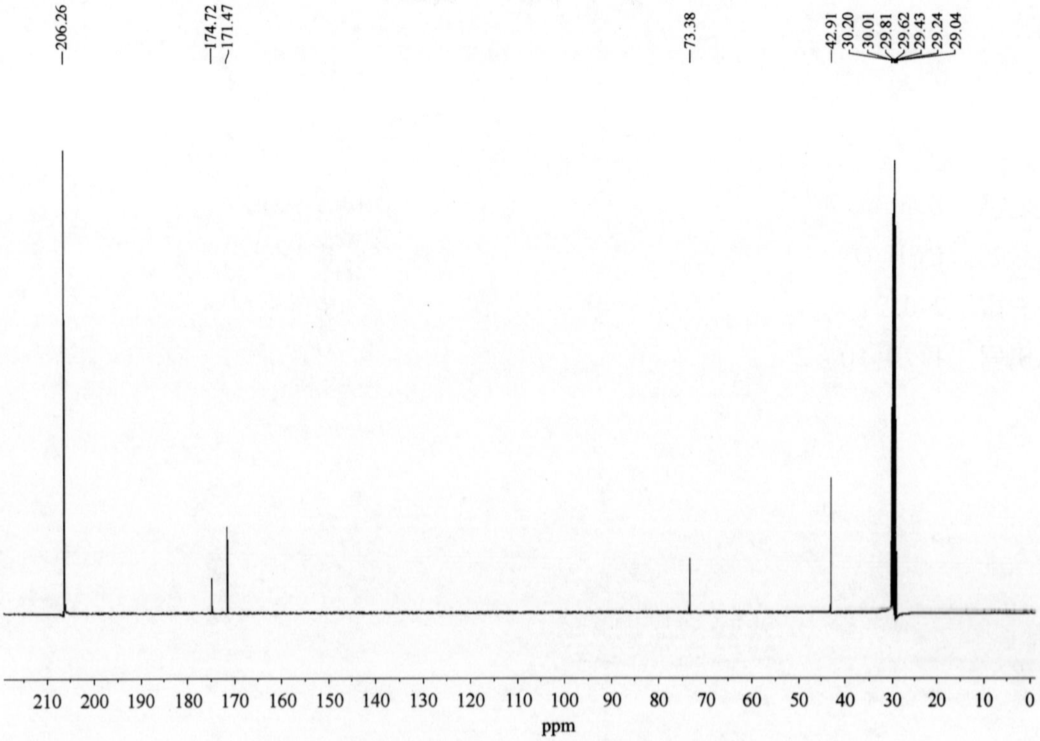

图 2　枸橼酸的 ^{13}C NMR 谱（溶剂：CD_3COCD_3）

^{13}C NMR：δ 174.72（C－4），171.47（C－1，6），73.38（C－3），42.91（C－2，5）

备注

1. **中文化学名**　2－羟基丙烷－1,2,3－羧酸
2. **英文化学名**　2－hydroxyl－1,2,3－propanetricarboxyic acid
3. **性状**　本品为无色的半透明结晶、白色颗粒或白色结晶性粉末；无臭，味极酸；本品在干燥空气中微有风化性，溶液显酸性。
4. **溶解性**　本品在水中极易溶解，在乙醇中易溶，在乙醚中略溶。
5. **对照品编号与批号**　100396－201302

丹 蒽 醌

英文名 Dantron

分子式 $C_{14}H_8O_4$

分子量 240.21

CAS 号 117-10-2

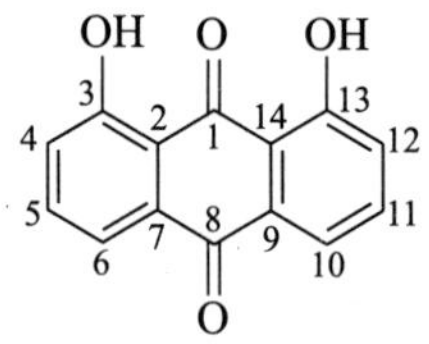

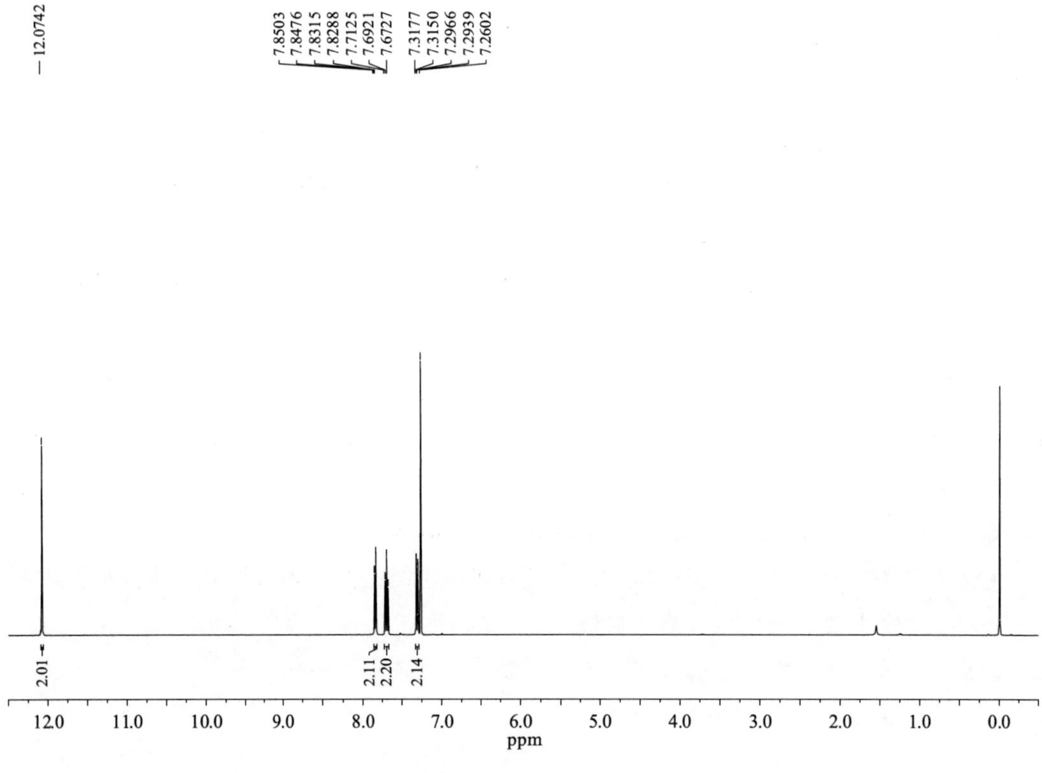

图 1　丹蒽醌的 ^{1}H NMR 谱（溶剂：$CDCl_3$）

^{1}H NMR：δ 12.07（OH，s，2H），7.84（H-6，10，dd，J=7.5，1.1 Hz，2H），7.69（H-5，11，t，J=8.0 Hz，2H），7.31（H-4，12，dd，J=8.4，1.1 Hz，2H）

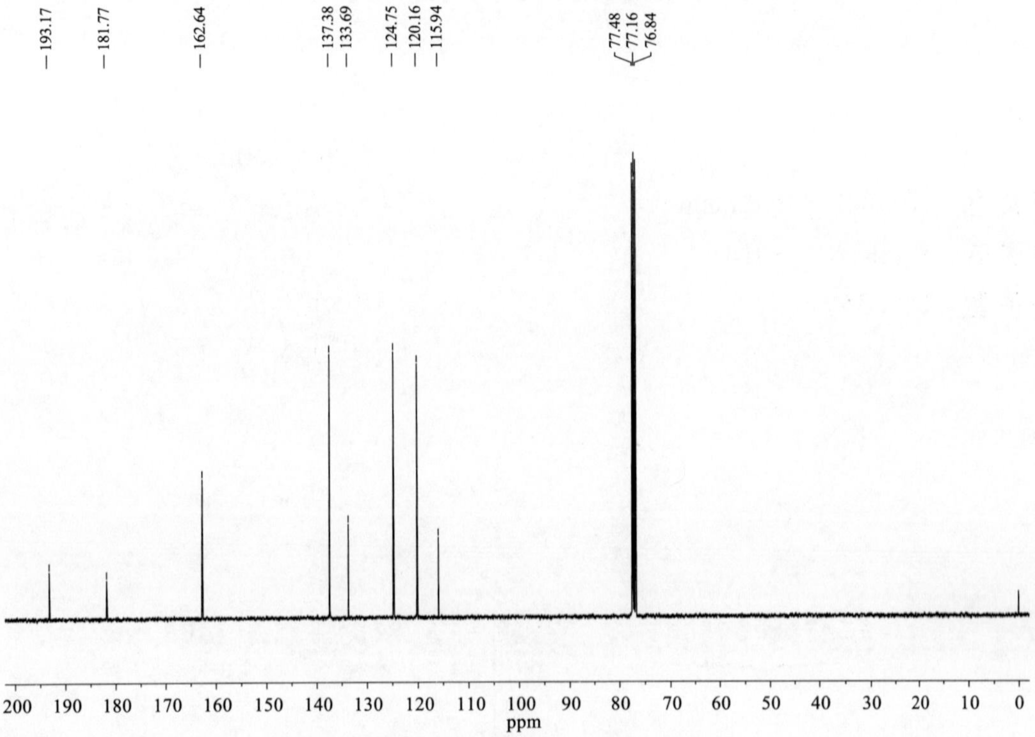

图 2　丹蒽醌的 ^{13}C NMR 谱（溶剂：$CDCl_3$）

^{13}C NMR：δ 193.17（C－1），181.77（C－8），162.64（C－3，13），137.38（C－5，11），133.69（C－7，9），124.75（C－4，12），120.16（C－6，10），115.94（C－2，14）

备注

1. 中文化学名　1,8－二羟基蒽醌

2. 英文化学名　1,8－dihydroxy－anthraquinon

3. 性状　本品为橙色结晶性粉末。

4. 对照品编号与批号　100398－200701

参 考 文 献

[1] http://sdbs.db.aist.go.jp/sdbs/cgi－bin/cre_index.cgi? lang＝eng(SDBS)(^1H NMR,^{13}C NMR).

氢溴酸樟柳碱

英文名 Anisodine Hydromide

分子式 $C_{17}H_{21}NO_5 \cdot HBr$

分子量 319.35

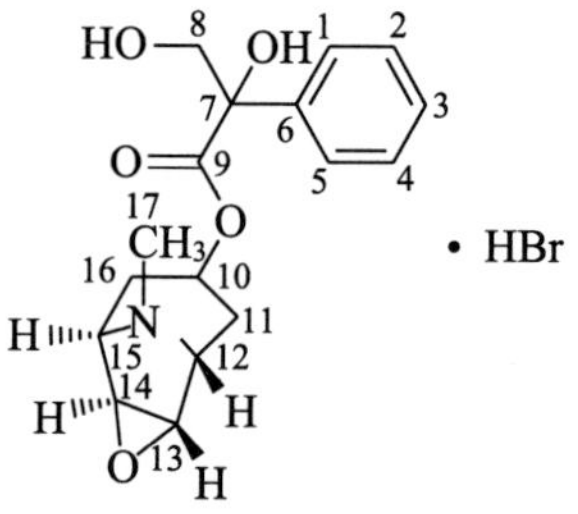

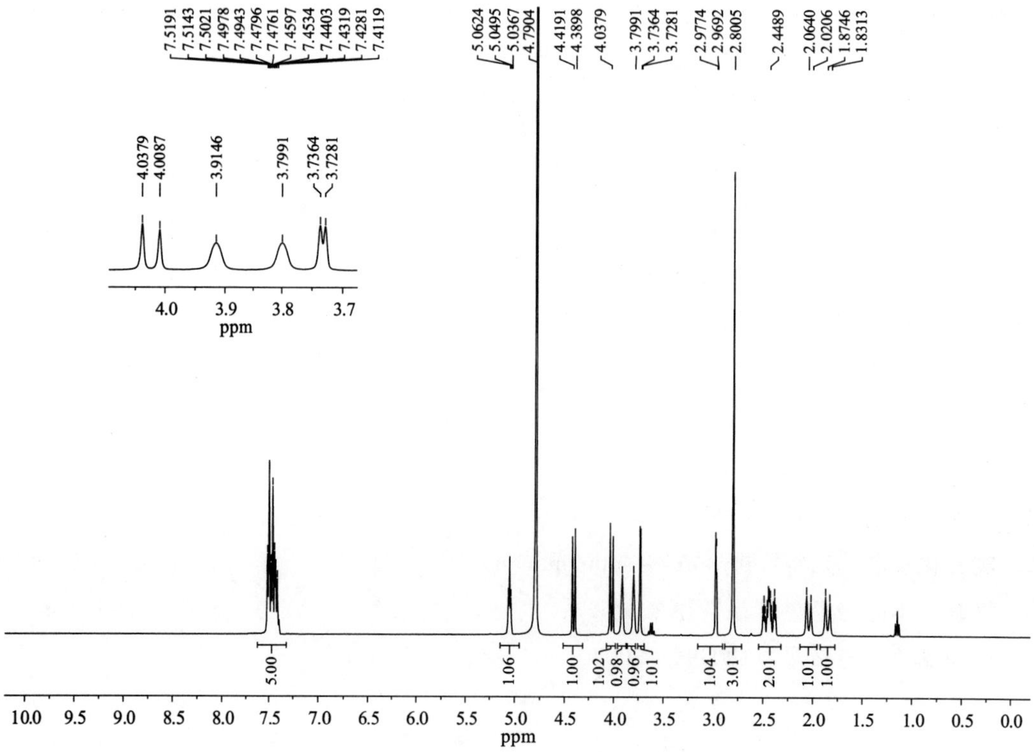

图 1 氢溴酸樟柳碱的¹H NMR 谱（溶剂：D_2O）

^{1}H NMR：δ 7.62～7.31（Ar－H，m，5H），5.05（H－10，m，1H），4.40（H－8a，d，J＝11.7 Hz，1H），4.02（H－8b，d，J＝11.7 Hz，1H），3.91（H－13，s，1H），3.80（H－14，s，1H），3.73（H－12，d，J＝3.3 Hz，1H），2.97（H－15，d，J＝3.3 Hz，1H），2.80（H－17，s，3H），2.60～2.31（H－11a，16a，m，2H），2.04（H－11b，d，J＝17.4 Hz，1H），1.85（H－16b，d，J＝17.4 Hz，1H）

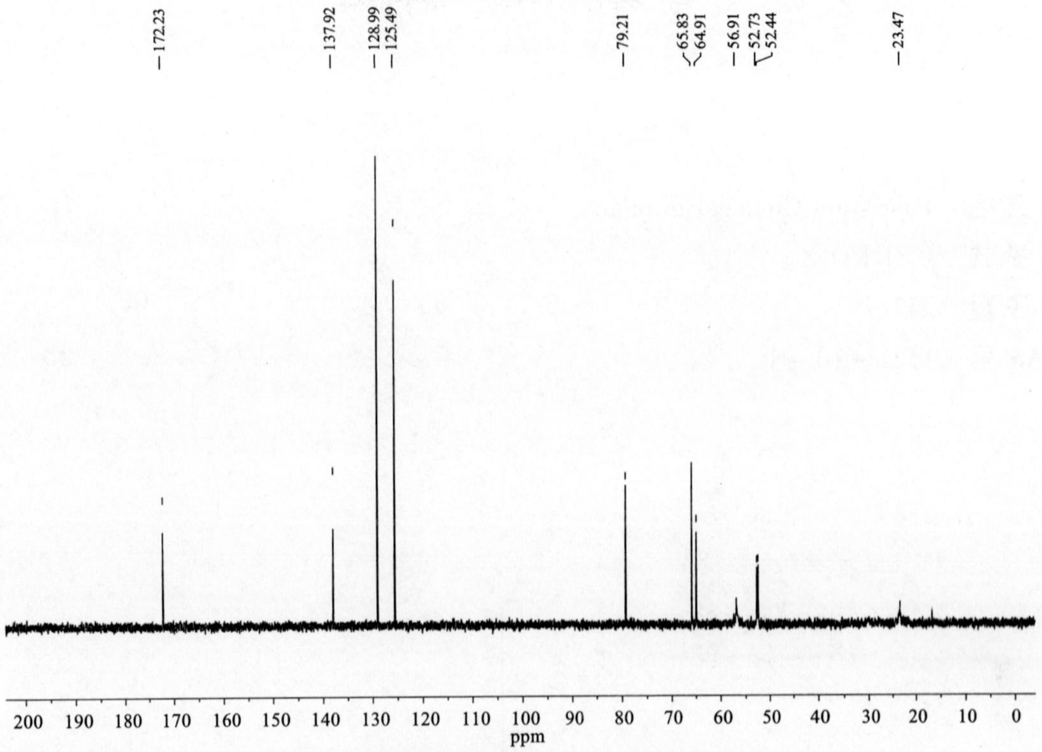

图 2　氢溴酸樟柳碱的 ^{13}C NMR 谱（溶剂：D_2O）

^{13}C NMR：δ 172.23（C－9），137.92（C－6），128.99（C－2，3，4），125.49（C－1，5），79.21（C－7），65.83（C－10），64.91（C－8），56.91（C－17），52.73（C－12，15），52.44（C－13，14），23.47（C－11，16）

备注

1. **英文化学名**　(1*R*,2*R*,4*S*,5*S*) - 9 - methyl - 3 - oxa - 9 - azatricyclo[3.3.1.$0^{2,4}$]non - 7 - yl (2*S*) - 2,3 - dihydroxy - 2 - phenylpropanoate
2. **性状**　本品为白色结晶性粉末；无臭，味苦。
3. **溶解性**　本品在水中易溶，在乙醇中溶解，在乙醚及三氯甲烷中不溶。
4. **对照品编号与批号**　100399 - 200601

愈创木酚磺酸钾

英文名 Potassium Guaiacolsulfonate

分子式 $C_7H_7KO_5S$

分子量 242.29

CAS 号 1321-14-8

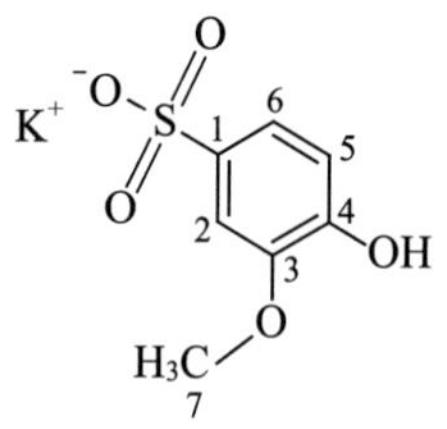

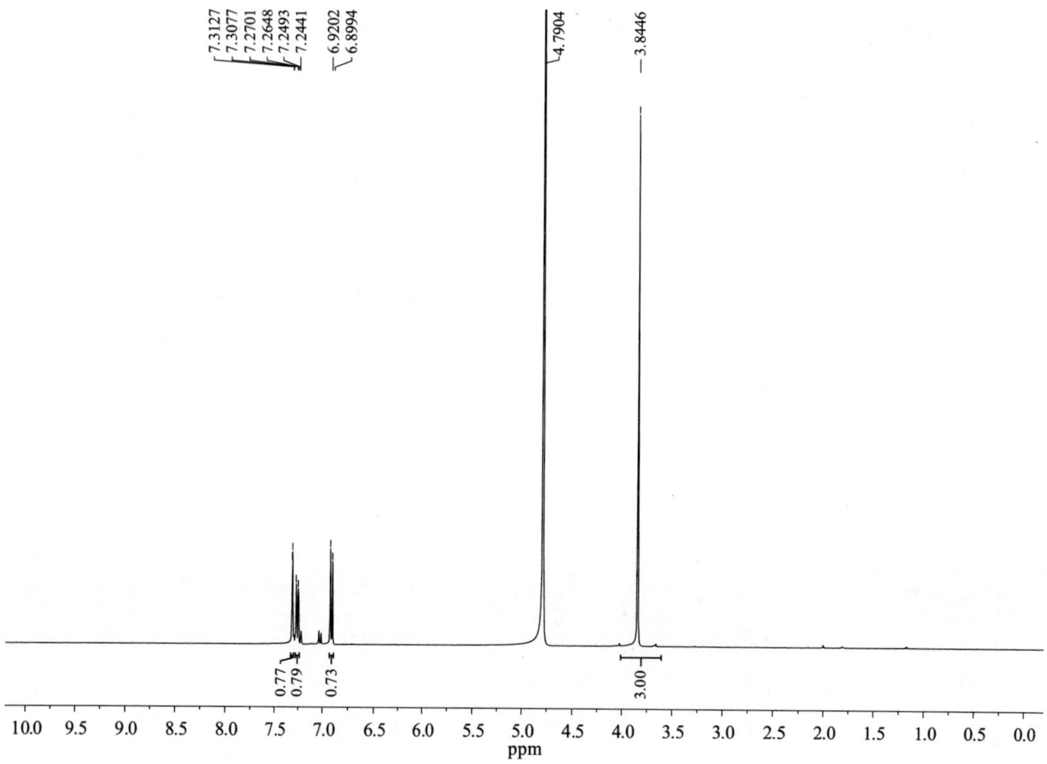

图 1 愈创木酚磺酸钾的 ^{1}H NMR 谱（溶剂：D_2O）

^{1}H NMR：δ 7.31（H-2，d，J=2.0 Hz，1H），7.26（H-6，dd，J=8.3，2.1 Hz，1H），6.91（H-5，d，J=8.3 Hz，1H），3.84（H-7，s，3H）

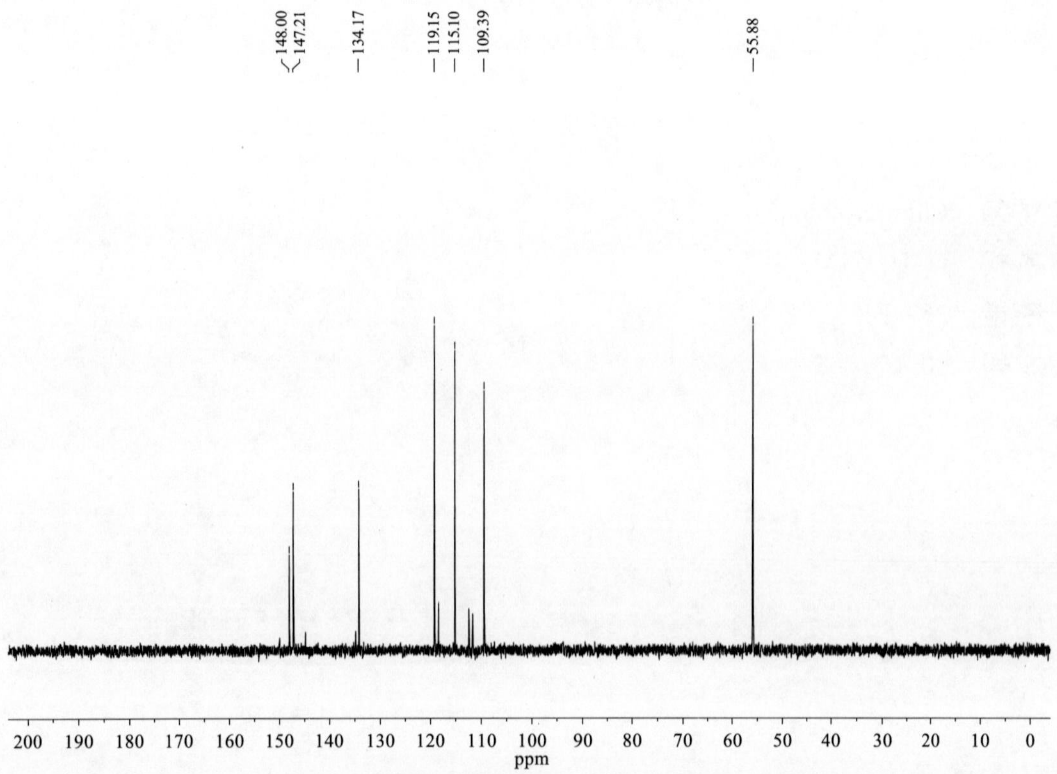

图2　愈创木酚磺酸钾的^{13}C NMR谱（溶剂：D_2O）

^{13}C NMR：δ 148.00（C-4），147.21（C-3），134.17（C-1），119.15（C-6），115.10（C-2），109.39（C-5），55.88（C-7）

备注

1. 中文化学名　4-羟基-3-甲氧基苯磺酸钾

2. 英文化学名　potassium 4-hydroxy-3-methoxybenzenesulfonate

3. 性状　本品为白色或类白色结晶性粉末；微带香气，味先苦后甜；水溶液显示中性或微碱性反应。

4. 溶解性　本品在水中易溶，在乙醇或乙醚中不溶。

5. 对照品编号与批号　100406-201001

氯美扎酮

英文名 Chlormezanone
分子式 $C_{11}H_{12}ClNO_3S$
分子量 259.71
CAS 号 80－77－3

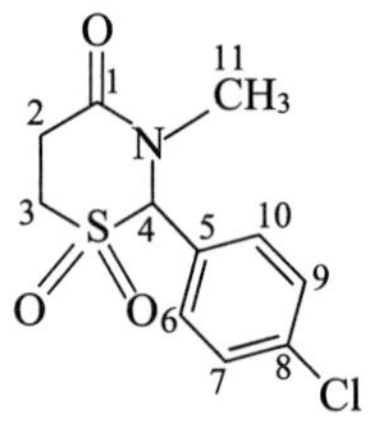

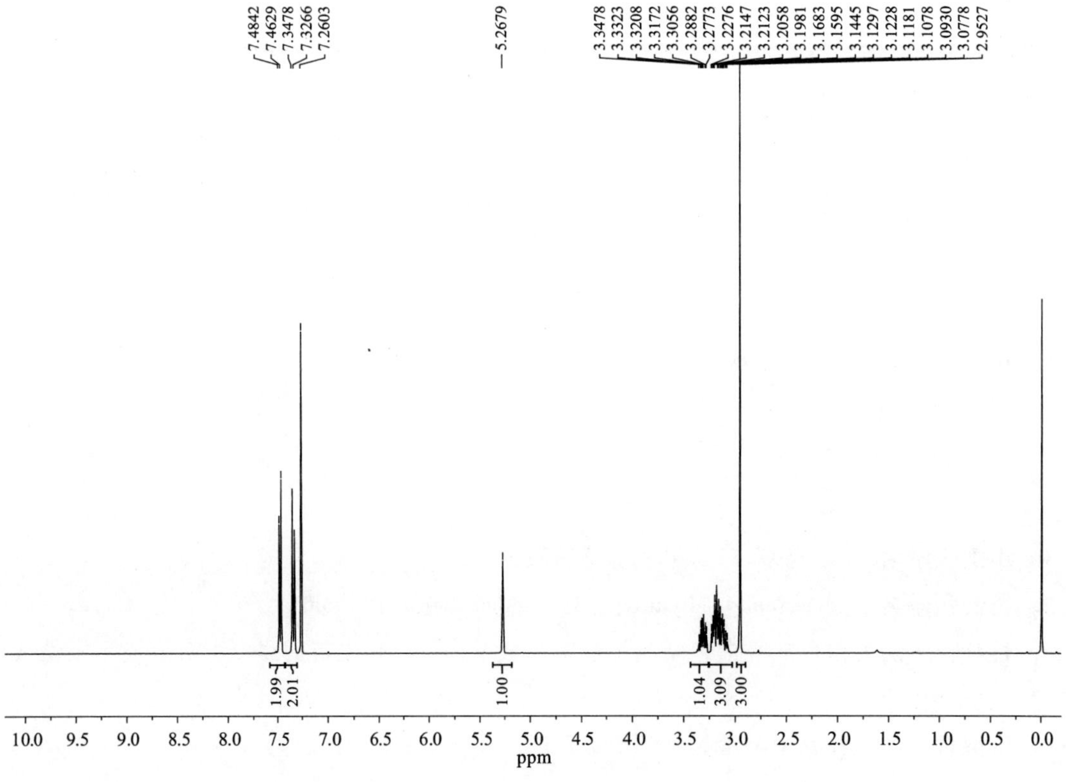

图 1　氯美扎酮的^{1}H NMR 谱（溶剂：$CDCl_3$）

^{1}H NMR：δ 7.47（H－7，9，d，J＝8.5 Hz，2H），7.34（H－6，10，d，J＝8.5 Hz，2H），5.27（H－4，s，1H），3.33（H－3a，m，1H），3.26～3.05（H－2，3b，m，3H），2.95（H－11，s，3H）

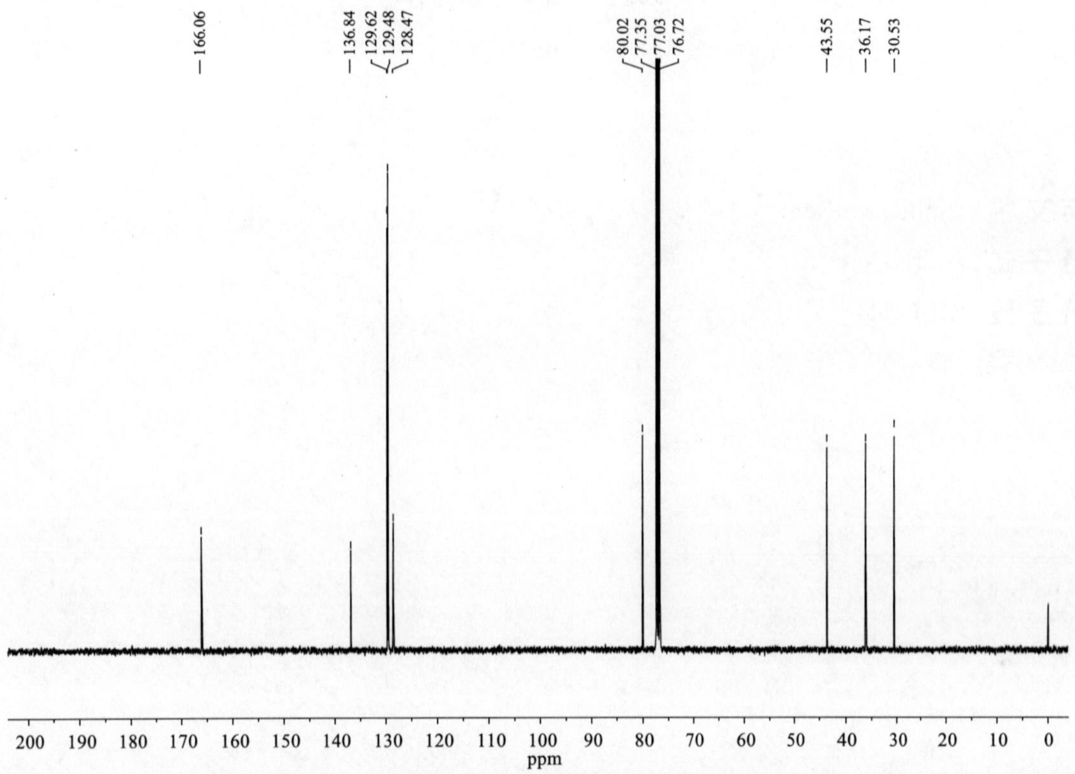

图2 氯美扎酮的 ^{13}C NMR 谱（溶剂：$CDCl_3$）

^{13}C NMR：δ 166.06（C－1），136.84（C－8），129.62（C－6，10），129.48（C－7，9），128.47（C－5），80.02（C－4），43.55（C－3），36.17（C－11），30.53（C－2）

备注

1. **中文化学名** 3－甲基－(4－氯苯基)甲氢－3－4*H*－1,3－噻嗪－4－酮 1,1－二氧化物
2. **英文化学名** 2－(4－chlorophenyl) tetrahydro－3－methyl－4*H*－1,3－thiazin－4－one 1,1－dioxide
3. **性状** 本品为白色结晶或结晶性粉末；有微臭。
4. **溶解性** 本品在丙酮或三氯甲烷中易溶，在乙醇中微溶，在水中几乎不溶。
5. **对照品编号与批号** 100408－200401

参 考 文 献

[1] http://sdbs.db.aist.go.jp/sdbs/cgi－bin/cre_index.cgi? lang＝eng(SDBS)(^{1}H NMR, ^{13}C NMR).

磺　胺　脒

英文名 Sulfagunidine

分子式 $C_7H_{10}N_4O_2S$

分子量 214.24

CAS 号 57 - 67 - 0

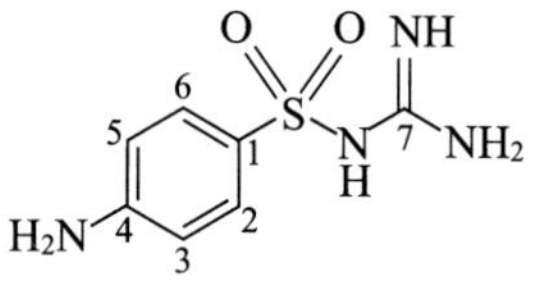

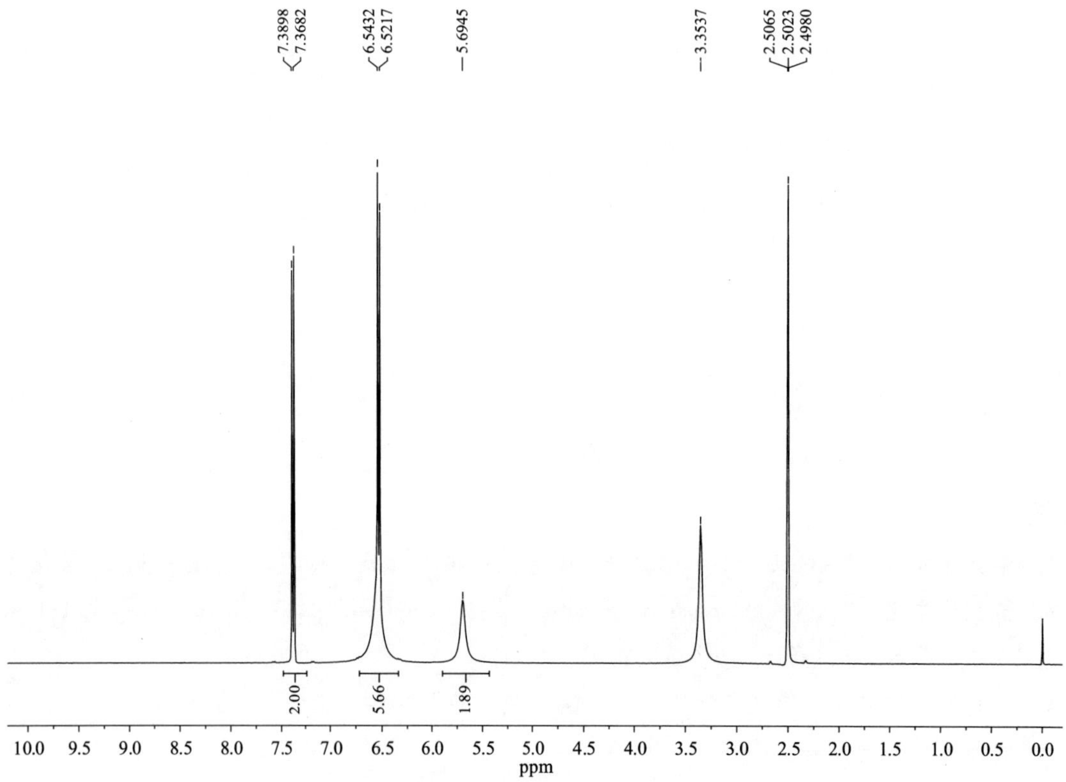

图 1　磺胺脒的 ^1H NMR 谱（溶剂：CD_3SOCD_3）

^1H NMR：δ 7.38（H-2，6，d，J = 8.6 Hz，2H），6.53（H-3，5，d，J = 8.6 Hz，2H），6.53（7-NH，brs，4H），5.69（4-NH_2，brs，2H）

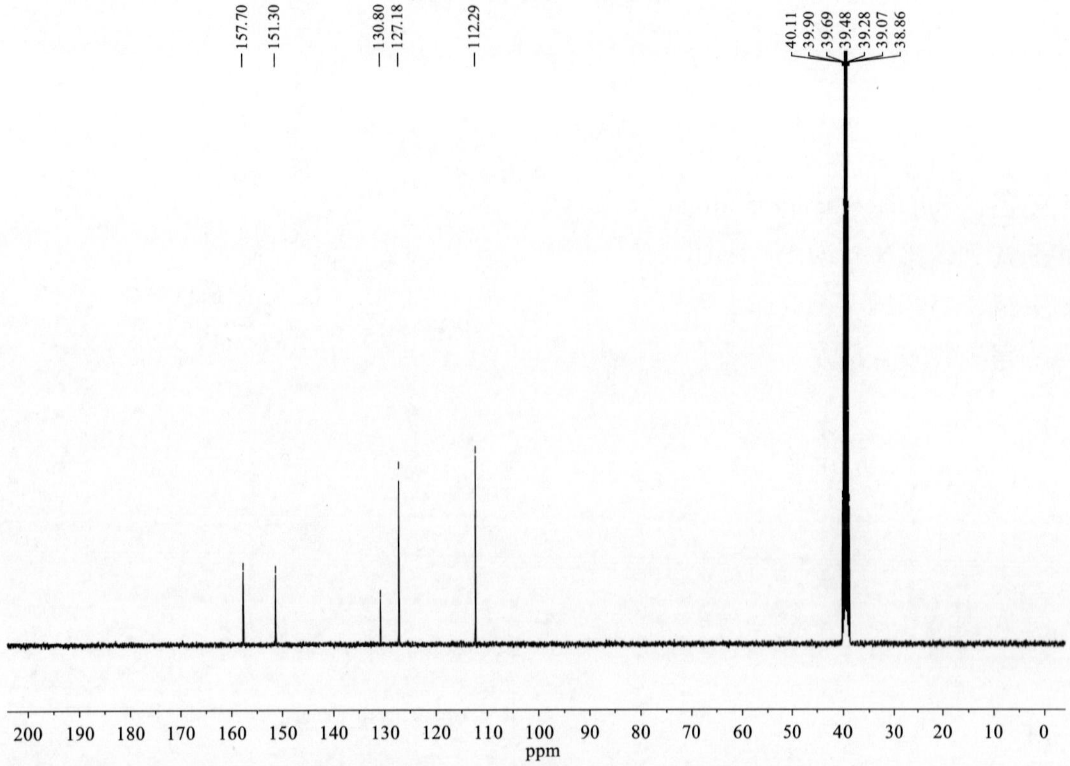

图 2　磺胺脒的^{13}C NMR 谱（溶剂：CD_3SOCD_3）

^{13}C NMR：δ 157.70（C－7），151.30（C－4），130.80（C－1），127.18（C－2，6），112.29（C－3，5）

备注

1. 中文化学名　4－氨基－*N*－(氨基亚氨基甲基)苯磺酰胺

2. 英文化学名　4－amino－*N*－(aminoiminomethyl)benzenesulfonamide

3. 性状　本品为白色或几乎白色的结晶性粉末。

4. 对照品编号与批号　100412－200401

磺胺醋酰钠

英文名 Sulphacetamide Sodium

分子式 $C_8H_9N_2NaO_3S \cdot H_2O$

分子量 254.24

CAS 号 6209-17-2

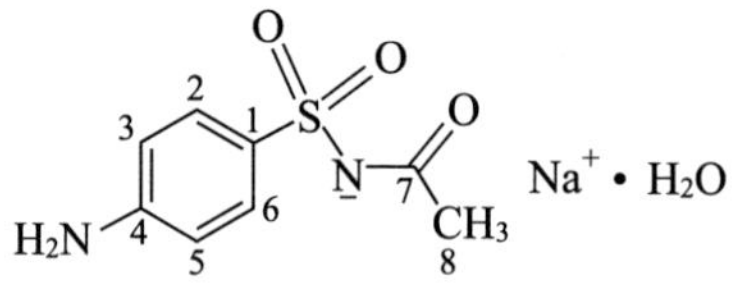

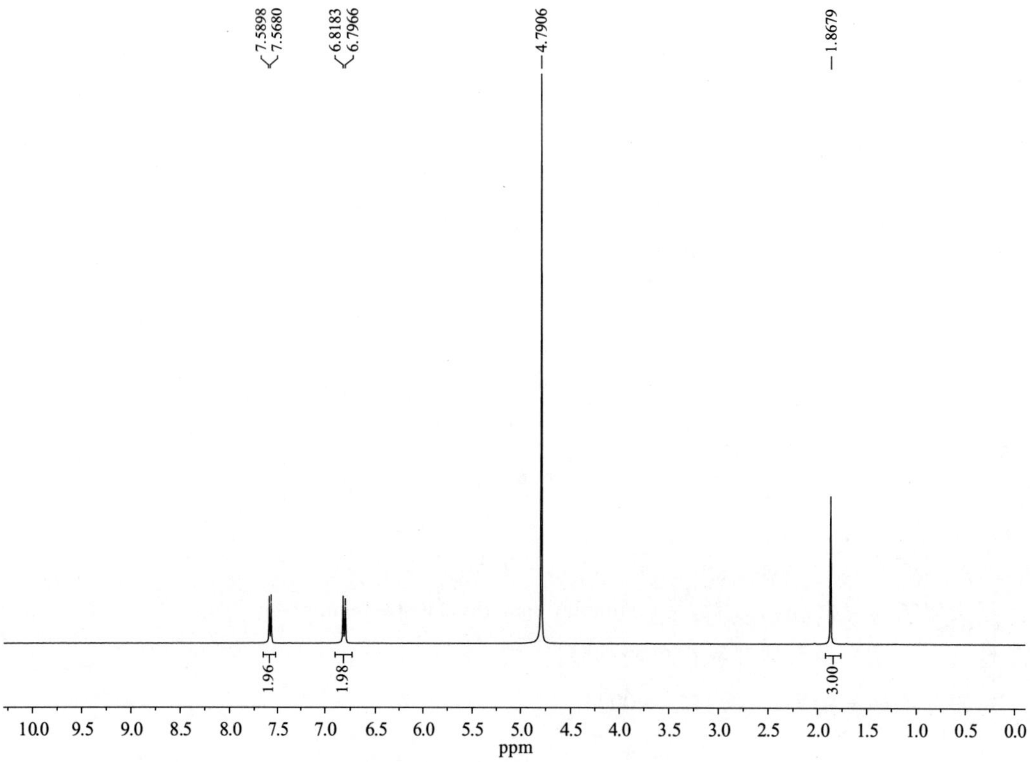

图 1 磺胺醋酰钠的 ^{1}H NMR 谱（溶剂：D_2O）

^{1}H NMR：δ 7.58（H-2, 6, d, J=8.7 Hz, 2H），6.81（H-3, 5, d, J=8.7 Hz, 2H），1.87（H-8, s, 3H）

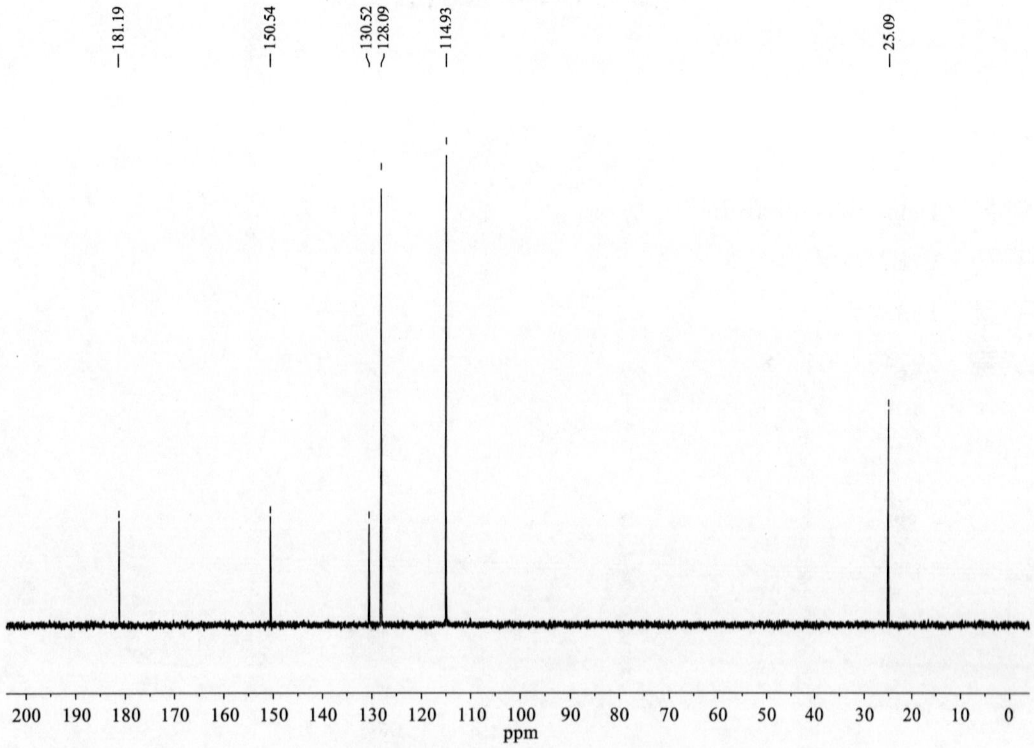

图 2　磺胺醋酰钠的^{13}C NMR 谱（溶剂：D_2O）

^{13}C NMR：δ 181.19（C－7），150.54（C－4），130.52（C－1），128.09（C－2，6），114.93（C－3，5），25.09（C－8）

备注

1. **中文化学名**　*N*－[（4－氨基苯基）磺酰基]乙酰胺钠盐一水合物
2. **英文化学名**　*N*－4－（aminobenzenesulfonyl）acetamide sodium monohydrate
3. **性状**　本品为白色结晶性粉末；无臭，味微苦。
4. **溶解性**　本品在水中易溶，在乙醇中略溶。
5. **对照品编号与批号**　100413－200601

去甲斑蝥素

英文名　Demehylcantharidin

分子式　$C_8H_8O_4$

分子量　168.15

CAS 号　29745－04－8

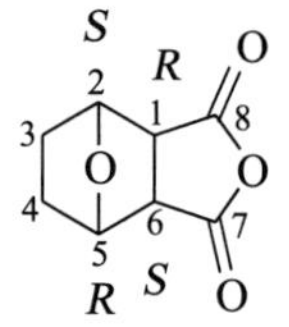

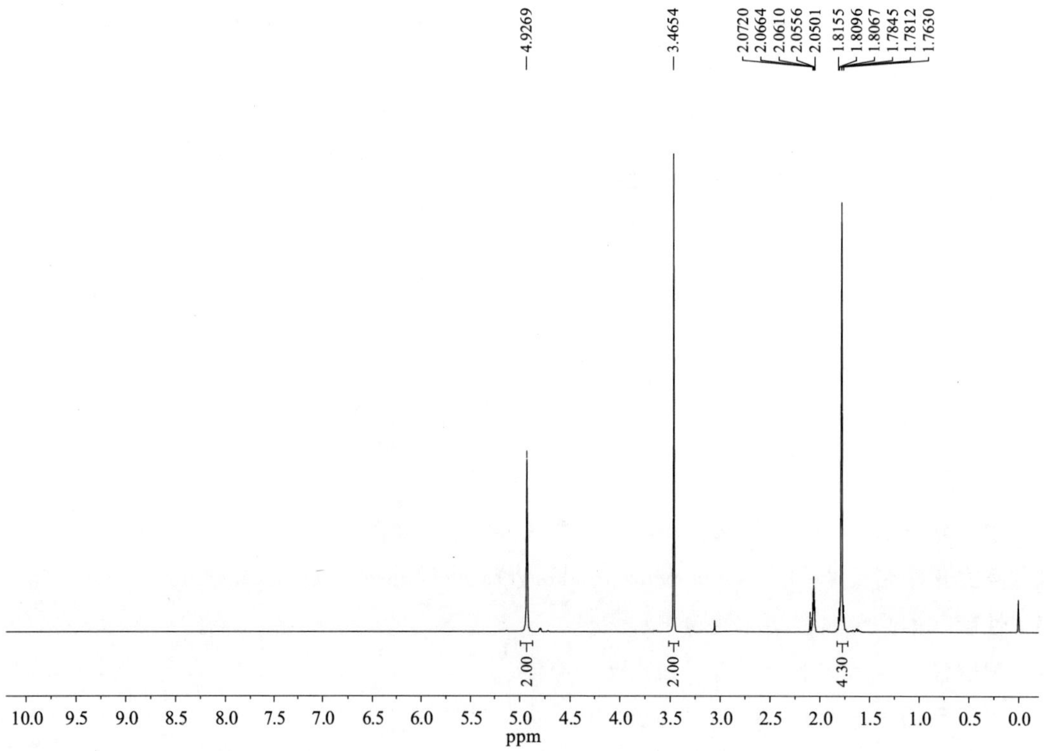

图 1　去甲斑蝥素的 ^1H NMR 谱（溶剂：CD_3COCD_3）

^1H NMR：δ 4.93（H－2, 5, s, 2H），3.47（H－1, 6, s, 2H），1.83～1.72（H－3, 4, m, 4H）

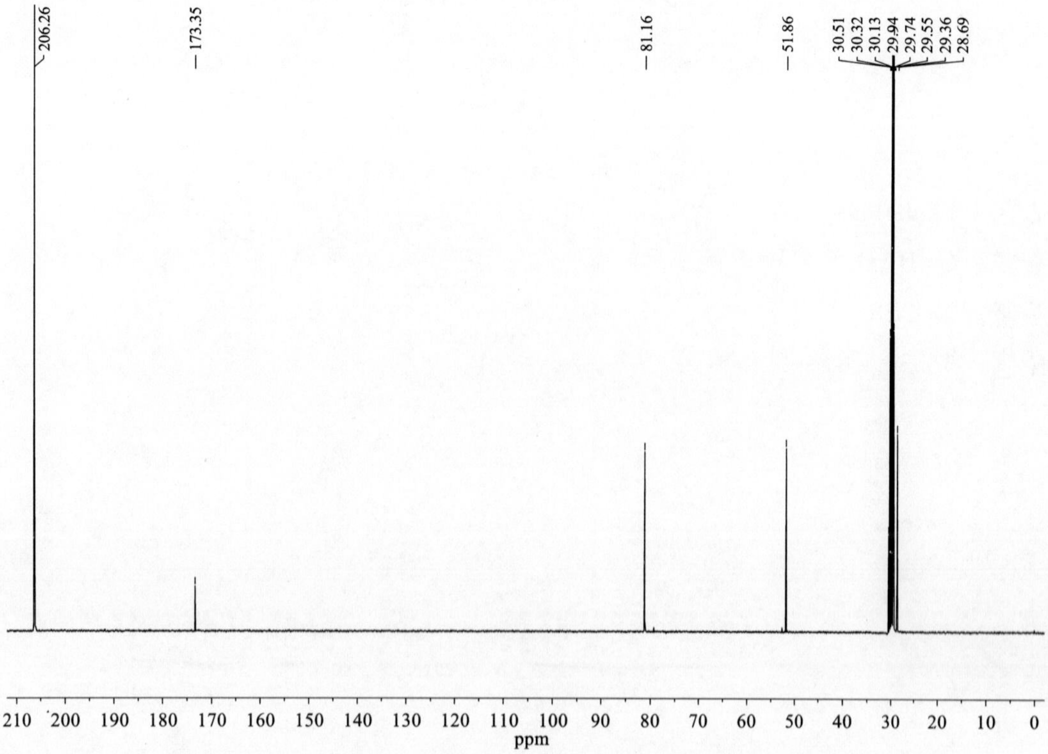

图 2　去甲斑蝥素的^{13}C NMR 谱（溶剂：CD_3COCD_3）

^{13}C NMR：δ 173.35（C－7，8），81.16（C－2，5），51.86（C－1，6），28.69（C－3，4）

备注

1. **中文化学名**　1∶2－顺 3∶6－氧桥－六氢化邻苯二甲酸酐
2. **英文化学名**　7－oxabicyclo[2.2.1]heptane－2,3－dicarboxylic anhydride
3. **性状**　本品为无色结晶性粉末，无臭，有刺激性。
4. **溶解性**　本品在热水或丙酮中易溶，在冷水或乙醇中略溶。
5. **对照品编号与批号**　100414－201302

芬 布 芬

英文名 Fenbufen

分子式 $C_{16}H_{14}O_3$

分子量 254.28

CAS 号 36330-85-5

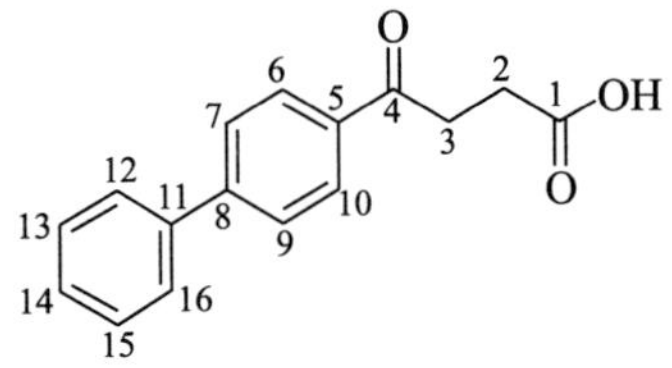

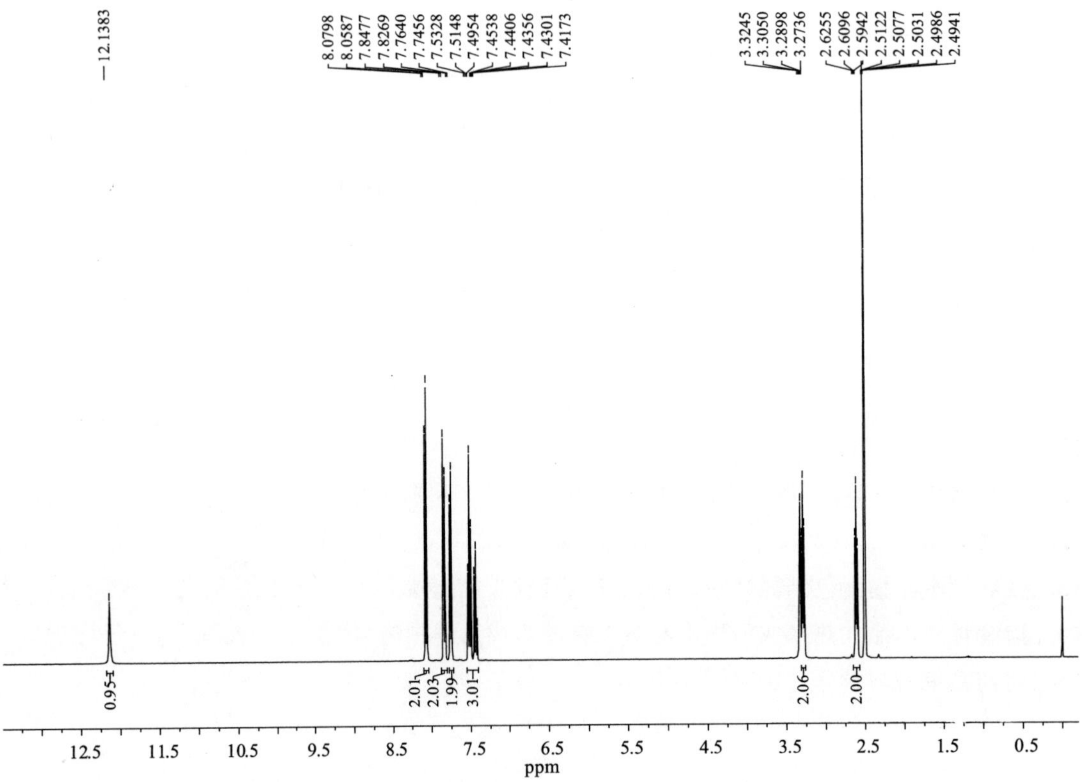

图 1 芬布芬的^{1}H NMR 谱（溶剂：CD_3SOCD_3）

^{1}H NMR：δ 12.14（COOH，brs，1H），8.07（H-6，10，d，J=8.4 Hz，2H），7.84（H-7，9，d，J=8.4 Hz，2H），7.75（12，16，d，J=7.4 Hz，2H），7.55~7.40（H-13，14，15，m，3H），3.29（H-3，t，J=6.3 Hz，2H），2.61（H-2，t，J=6.3 Hz，2H）

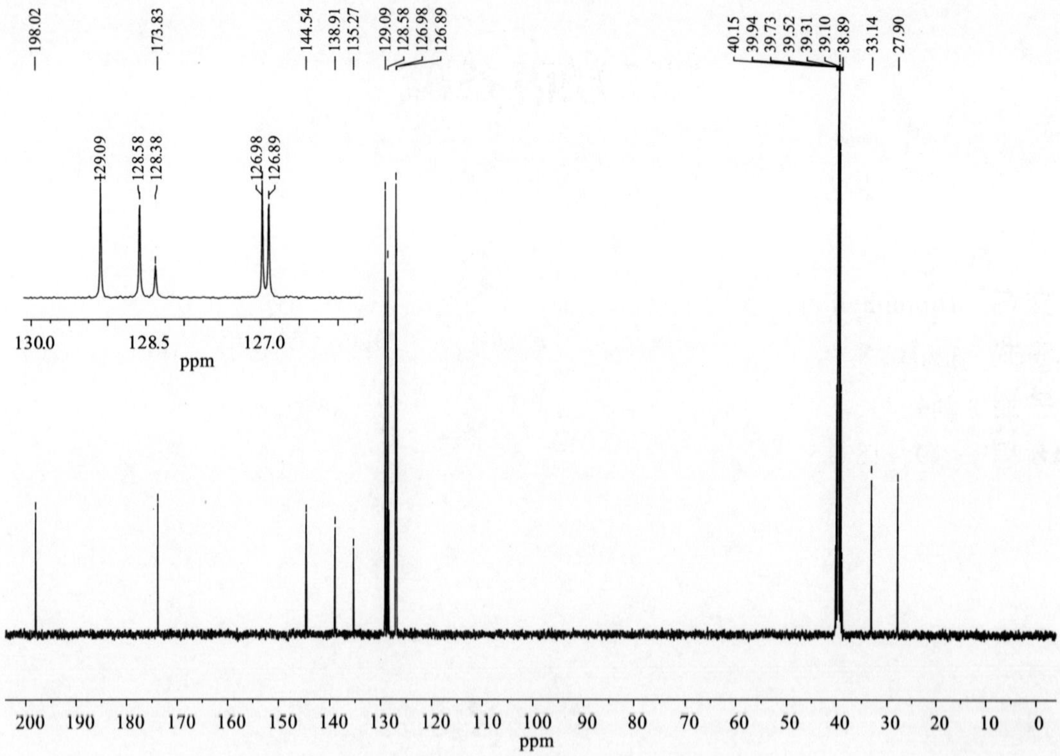

图 2 芬布芬的^{13}C NMR 谱（溶剂：CD_3SOCD_3）

^{13}C NMR：δ 198.02 (C－4)，173.83 (C－1)，144.54 (C－8)，138.91 (C－11)，135.27 (C－5)，129.09 (C－6，10) 128.58 (C－7，9)，128.38 (C－13，15)，126.98 (C－12，16)，126.89 (C－14)，33.14 (C－3)，27.90 (C－2)

备注

1. 中文化学名 3－(4－联苯基羰基)丙酸

2. 英文化学名 3－(4－biphenylylcarbonyl) propionic acid

3. 性状 本品为白色或类白色结性晶粉末;无臭,味酸。

4. 溶解性 本品在乙醇中溶解,在水中几乎不溶,在热碱溶液中易溶。

5. 对照品编号及批号 100415－201102

参考文献

[1] Husain A, Ahmad A, Alam M M, et al. Fenbufen based 3－[5－(substituted aryl)－1,3,4－oxadiazol－2－yl]－1－(biphenyl－4－yl) propan－1－ones as safer antiinflammatory and analgesic agents. Eur J Med Chem, 2009, 44: 3798 (^1H NMR).

二羟丙茶碱

英文名 Diprophylline

分子式 $C_{10}H_{14}N_4O_4$

分子量 254.24

CAS 号 479－18－5

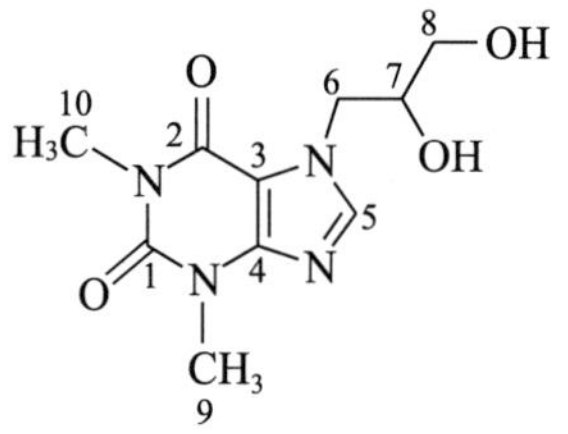

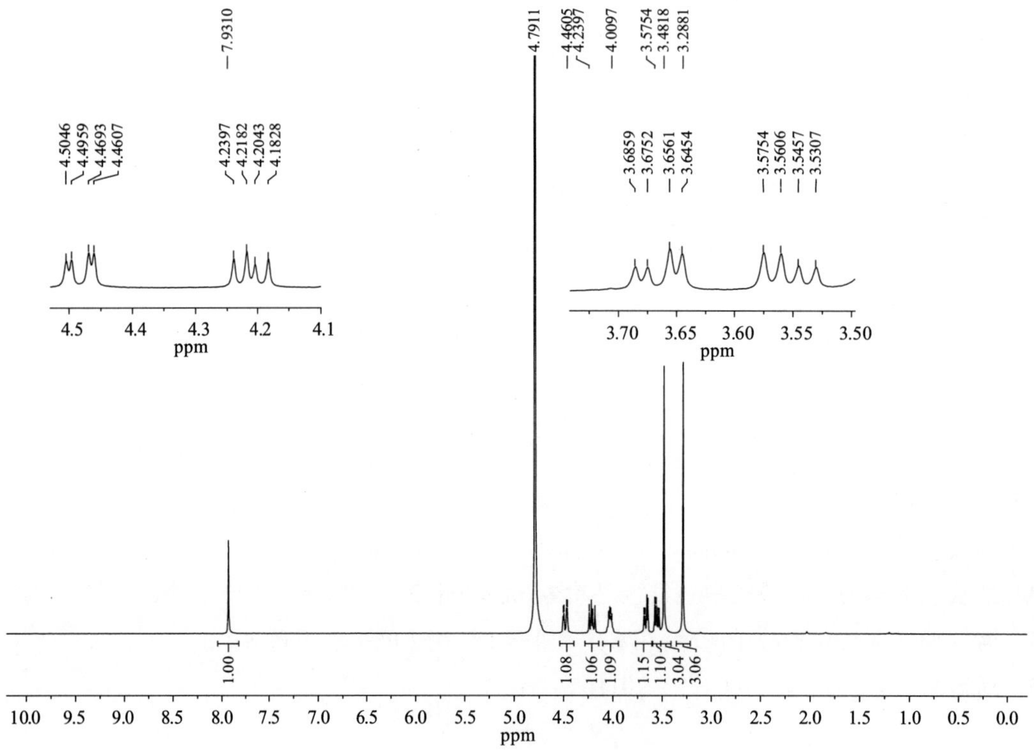

图 1　二羟丙茶碱的[1]H NMR 谱（溶剂：D_2O）

^{1}H NMR：δ 7.93（H－5，s，1H），4.48（H－8a，dd，J＝14.1，3.5 Hz，1H），4.21（H－8b，dd，J＝14.1，8.6 Hz，1H），4.03（H－7，m，1H），3.67（H－6a，dd，J＝11.9，4.3 Hz，1H），3.55（H－6b，dd，J＝11.9，6.0 Hz，1H），3.48（H－9，s，3H），3.29（H－10，s，3H）

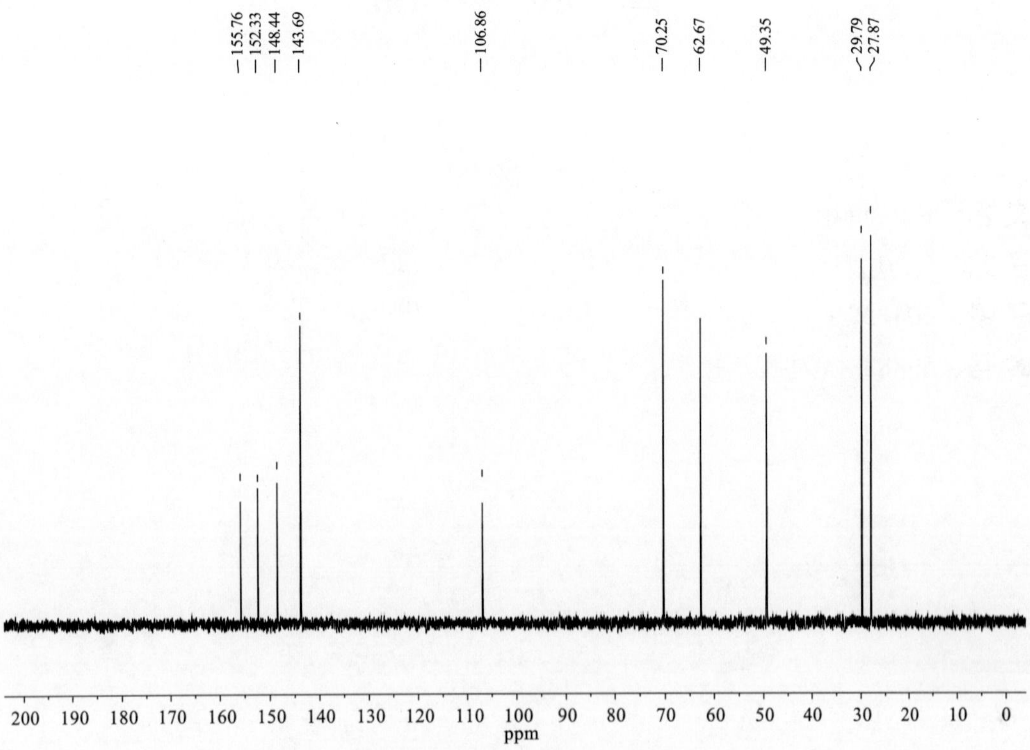

图 2　二羟丙茶碱的^{13}C NMR 谱（溶剂：D_2O）

^{13}C NMR：δ 155.76（C－2），152.33（C－1），148.44（C－4），143.69（C－5），106.86（C－3），70.25（C－7），62.67（C－8），49.35（C－6），29.79（C－9），27.87（C－10）

备注

1. **中文化学名**　1,3－二甲基－7－(2,3－二羟丙基)－3,7－二氢－1*H*－嘌呤－2,6－二酮
2. **英文化学名**　7－[(2*RS*)－2,3－dihydroxypropyl]－1,3－dimethyl－3,7－dihydro－1*H*－purine－2,6－dione
3. **性状**　本品为白色粉末或颗粒；无臭，无味。
4. **溶解性**　本品在水中易溶，在乙醇中微溶，在三氯甲烷或乙醚中极微溶解。
5. **对照品编号与批号**　100417－200501

参 考 文 献

[1] http://sdbs.db.aist.go.jp/sdbs/cgi－bin/cre_index.cgi? lang＝eng(SDBS)(^{1}H NMR,^{13}C NMR).

茜 素 双 酯

英文名 Rubidate

分子式 $C_{16}H_{16}O_6$

分子量 304.29

CAS 号 59883－07－7

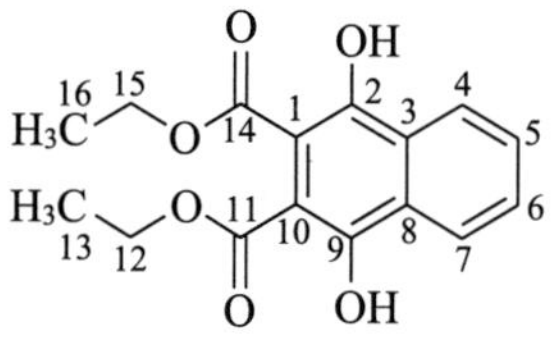

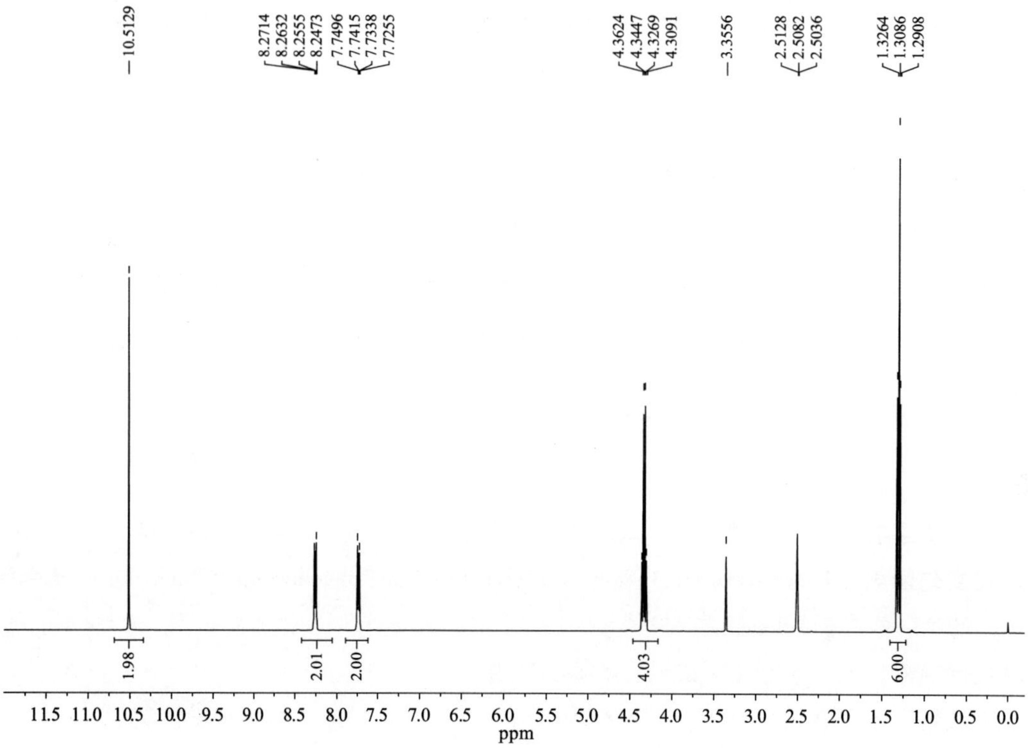

图 1 茜素双酯的[1]H NMR 谱（溶剂：CD_3SOCD_3）

^{1}H NMR：δ 10.51（OH，s，2H），8.26（H－4，7，dd，J=6.4，3.3 Hz，2H），7.74（H－5，6，dd，J=6.4，3.3 Hz，2H），4.34（H－12，15，q，J=7.1 Hz，4H），1.31（H－13，16，t，J=7.1 Hz，6H）

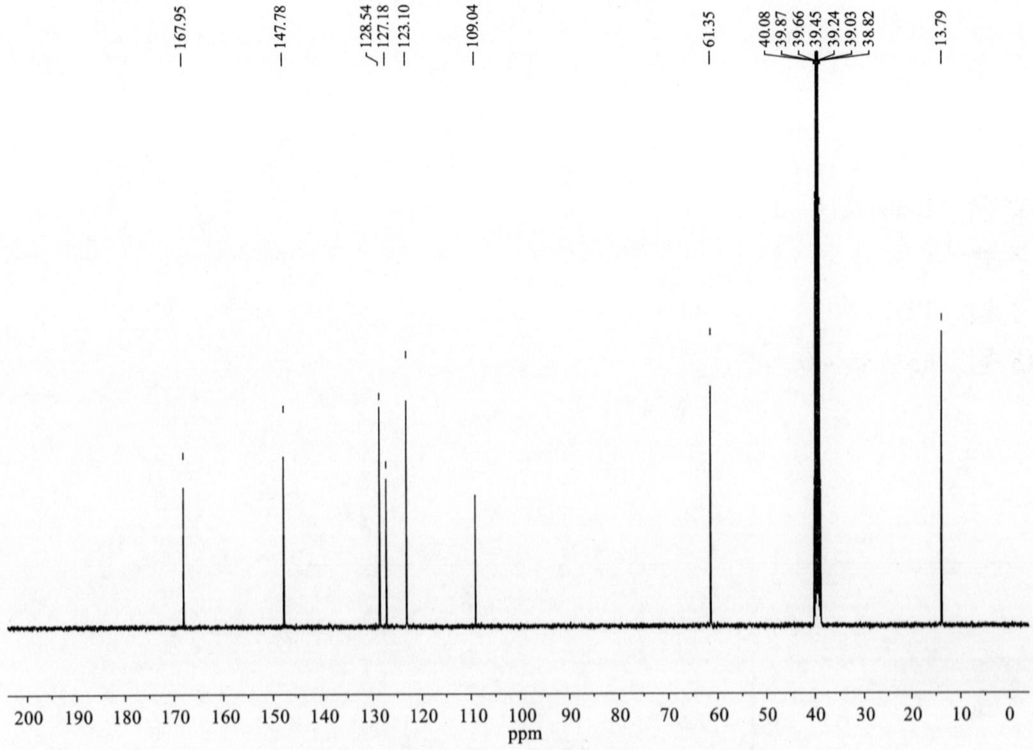

图 2　茜素双酯的^{13}C NMR 谱（溶剂：CD_3SOCD_3）

^{13}C NMR：δ 167.95（C－11，14），147.78（C－2，9），128.54（C－5，6），127.18（C－3，8），123.10（C－4，7），109.04（C－1，10），61.35（C－12，15），13.79（C－13，16）

备注

1. **中文化学名**　1,4－萘二酚－2,3－二羧酸乙酯
2. **英文化学名**　2,3－naphthalenedicarboxylic acid,1,4－dihydroxy－2,3－diethyl ester
3. **性状**　本品为类白色或微带黄绿色的结晶性粉末。
4. **溶解性**　本品在三氯甲烷中易溶，在乙醇中溶解，在水中几乎不溶。
5. **对照品编号与批号**　100418－200401

苯 甲 酸

英文名 Benzoic Acid

分子式 $C_7H_6O_2$

分子量 122.12

CAS 号 65-85-0

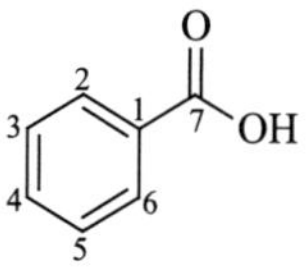

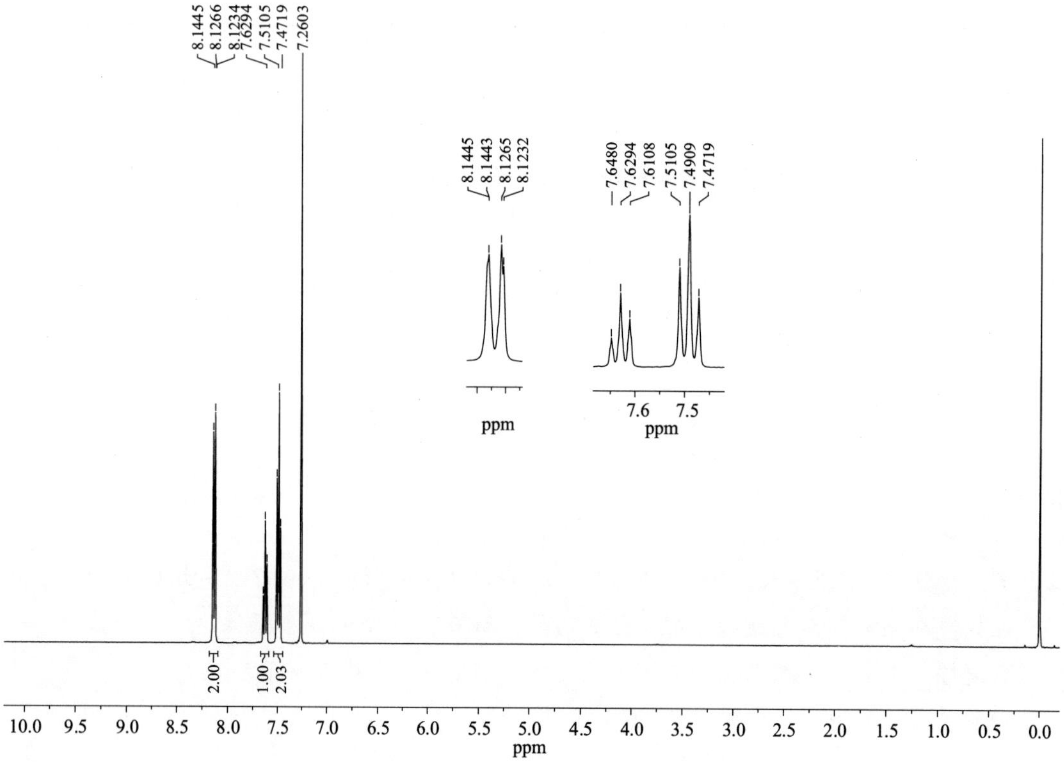

图 1 苯甲酸的 ^{1}H NMR 谱（溶剂：$CDCl_3$）

^{1}H NMR：δ 8.14（H-2, 6, dd, J = 7.4, 1.3 Hz, 2H），7.63（H-4, t, J = 7.4 Hz, 1H），7.49（H-3, 5, t, J = 7.6 Hz, 2H）

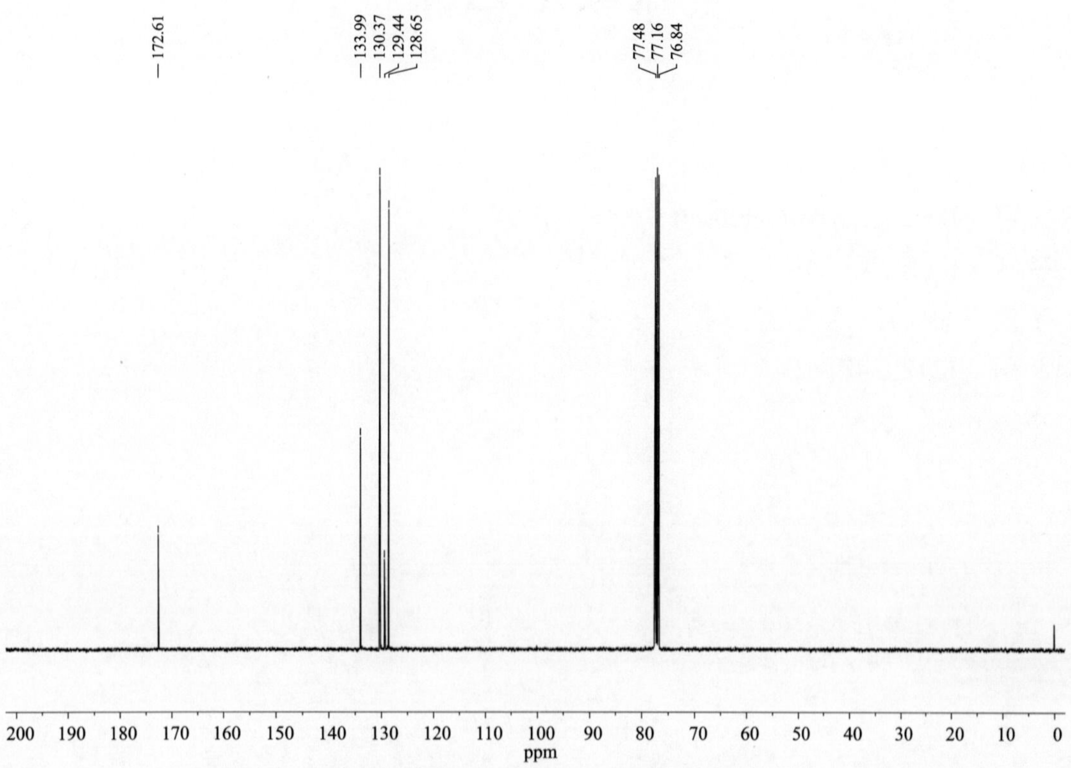

图2 苯甲酸的^{13}C NMR谱（溶剂：$CDCl_3$）

^{13}C NMR：δ 172.61（C－7），133.99（C－4），130.37（C－2，6），129.44（C－1），128.65（C－3，5）

备注

1. 性状 本品为白色有丝光的鳞片或针状结晶或结晶性粉末；质轻，无臭或微臭。

2. 溶解性 本品在三氯甲烷、乙醇或乙醚中易溶，在沸水中溶解，在水中微溶。

3. 对照品编号与批号 100419－201302

参考文献

[1] http://sdbs.db.aist.go.jp/sdbs/cgi－bin/cre_index.cgi? lang＝eng（SDBS）(^{1}H NMR，^{13}C NMR).

盐酸地巴唑

英文名　Bendazol Hydrochloride

分子式　$C_{14}H_{12}N_2 \cdot HCl$

分子量　244.72

CAS 号　1212 - 48 - 2

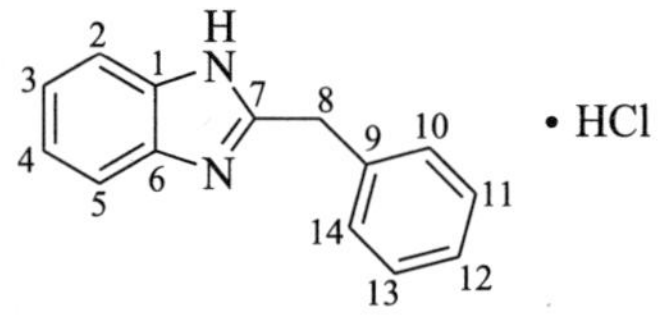

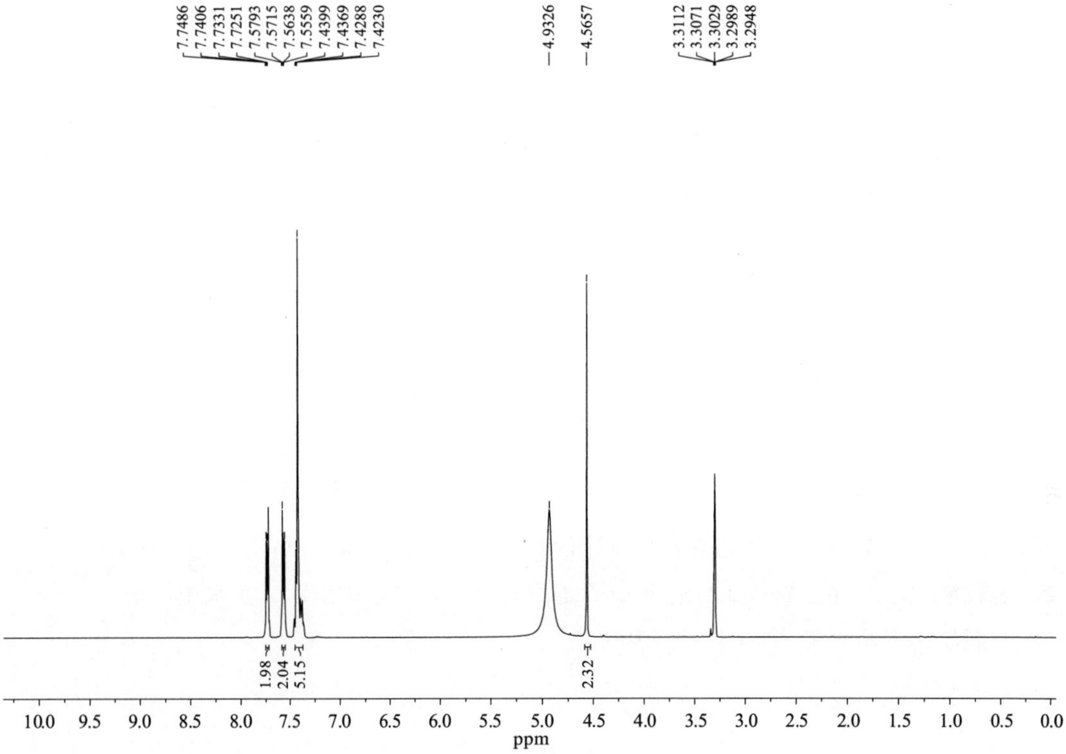

图 1　盐酸地巴唑的 ^1H NMR 谱（溶剂：CD_3OD）

^1H NMR：δ 7.74（H-2，5，dd，J = 6.2，3.2 Hz，2H），7.57（H-3，4，dd，J = 6.2，3.2 Hz，2H），7.46 ~ 7.35（H-10，11，12，13，14，m，5H），4.57（H-8，s，2H）

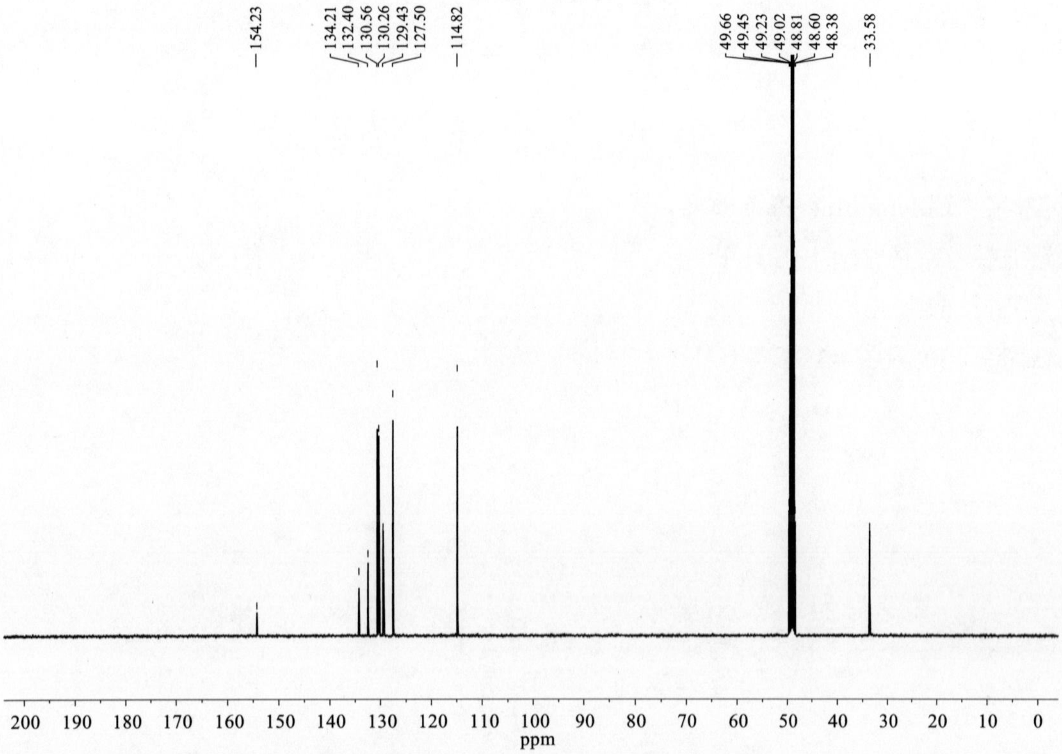

图 2　盐酸地巴唑的^{13}C NMR 谱（溶剂：CD_3OD）

^{13}C NMR：δ 154.23（C－7），134.21（C－1，6），132.40（C－9），130.56（C－11，13），130.26（C－10，14），129.43（C－12），127.50（C－3，4），114.82（C－2，5），33.58（C－8）

备注

1. 中文化学名　2－苄基苯并咪唑盐酸盐

2. 英文化学名　2－benzyl benzimidazole hydrochloride

3. 性状　本品为白色结晶性粉末；无臭。

4. 溶解性　本品在热水、乙醇中易溶，在水中略溶，在苯中几乎不溶。

5. 对照品编号与批号　100420－201002

磷 酸 氯 喹

英文名 Chloroquine Phosphate

分子式 $C_{18}H_{26}N_3Cl \cdot 2H_3PO_4$

分子量 515.86

CAS 号 50 - 63 - 5

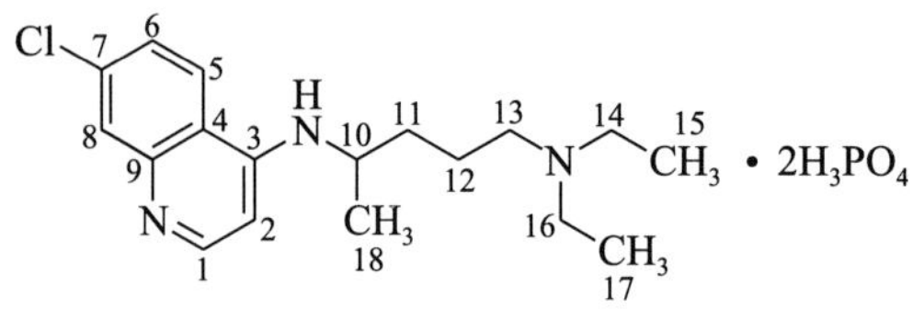

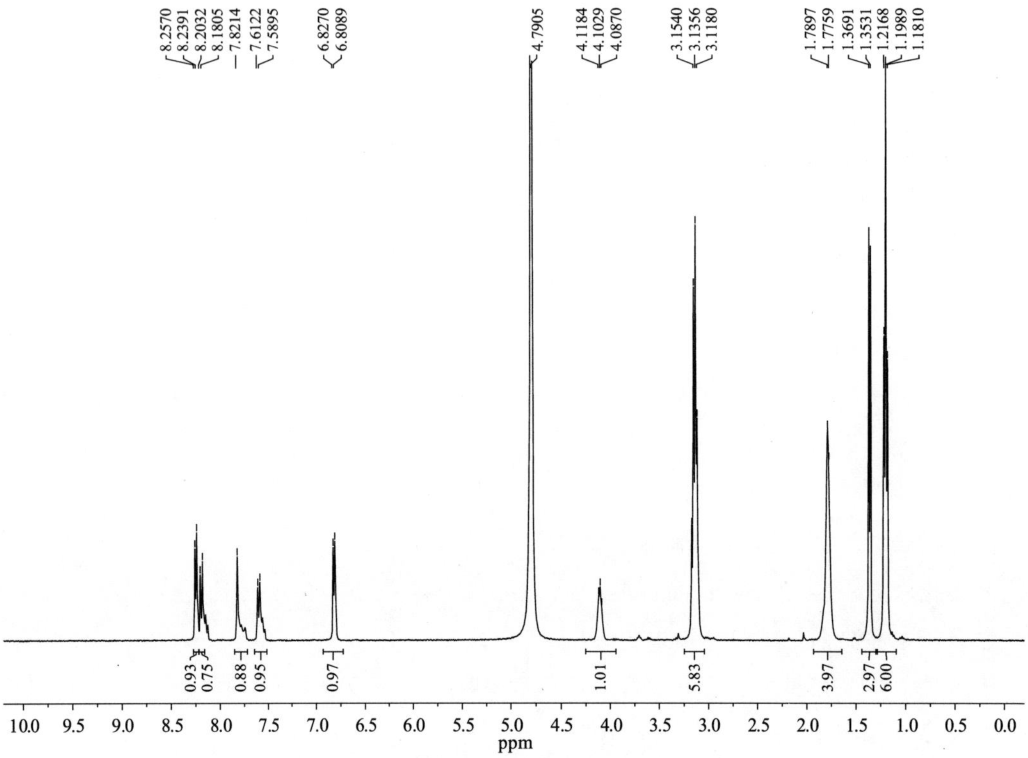

图 1 磷酸氯喹的[1]H NMR 谱（溶剂：D_2O）

^{1}H NMR：δ 8.25（H-1，d，J=7.2 Hz，1H），8.19（H-5，d，J=9.1 Hz，1H），7.82（H-8，s，1H），7.60（H-6，d，J=9.1Hz，1H），6.82（H-2，d，J=7.2 Hz，1H），4.10（H-10，m，1H），3.20~3.06（H-13，14，16，m，6H），1.90~1.68（H-11，12，m，4H），1.36（H-18，d，J=6.4 Hz，3H），1.20（H-15，17，t，J=7.2 Hz，6H）

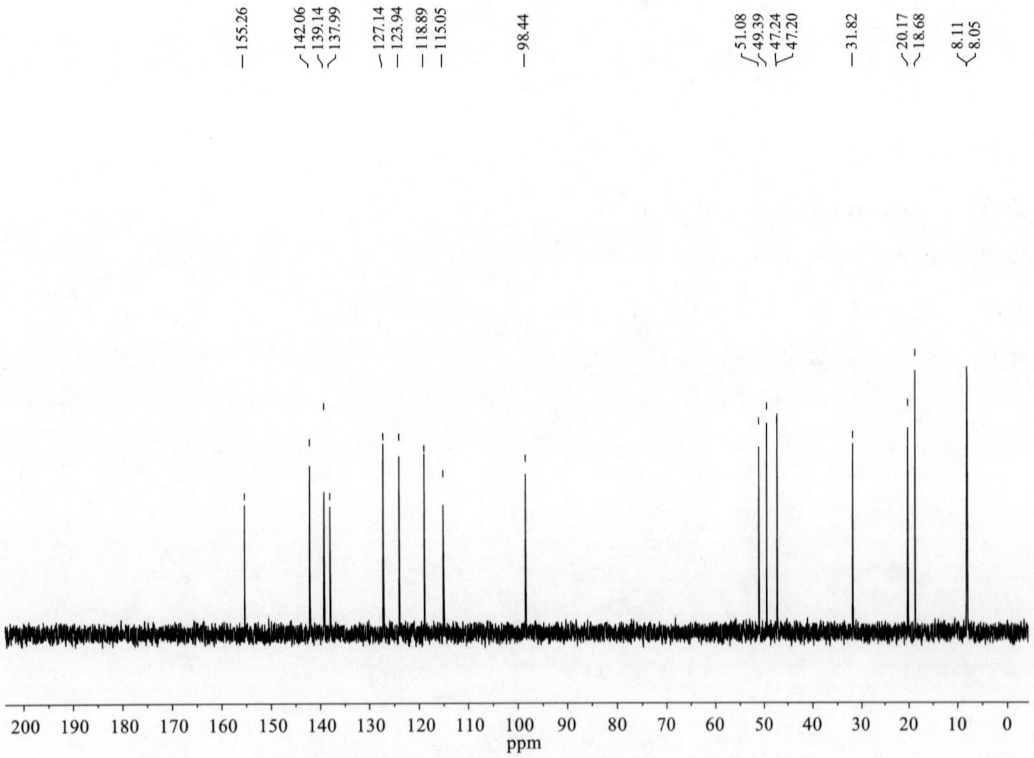

图 2 磷酸氯喹的 ^{13}C NMR 谱（溶剂：D_2O）

^{13}C NMR：δ 155.26（C－3），142.06（C－1），139.14（C－7），137.99（C－9），127.14（C－6），123.94（C－5），118.89（C－8），115.05（C－4），98.44（C－2），51.08（C－13），49.39（C－10），47.24（C－14），47.20（C－16），31.82（C－11），20.17（C－12），18.68（C－18），8.11（C－15），8.05（C－17）

备注

1. 中文化学名 N^1,N^1－二乙基－N^4－（7－氯－4－喹啉基）－1,4－戊二胺二磷酸盐

2. 英文化学名 N^4－（7－chloroquinolin－4－yl）－N^1,N^1－diethylpentane－1,4－diamine bis（dihydrogen phosphate）

3. 性状 本品为白色结晶性粉末；无臭，味苦，遇光渐变色；水溶液显酸性反应。

4. 溶解性 本品在水中易溶，在乙醇、三氯甲烷、乙醚中几乎不溶。

5. 对照品编号与批号 100421－200401

参 考 文 献

[1] http://sdbs.db.aist.go.jp/sdbs/cgi－bin/cre_index.cgi? lang＝eng(SDBS)(^{1}H NMR,^{13}C NMR).

盐酸达克罗宁

英文名 Dyclonine Hydrochloride

分子式 $C_{18}H_{27}NO_2 \cdot HCl$

分子量 325.87

CAS 号 536 - 43 - 6

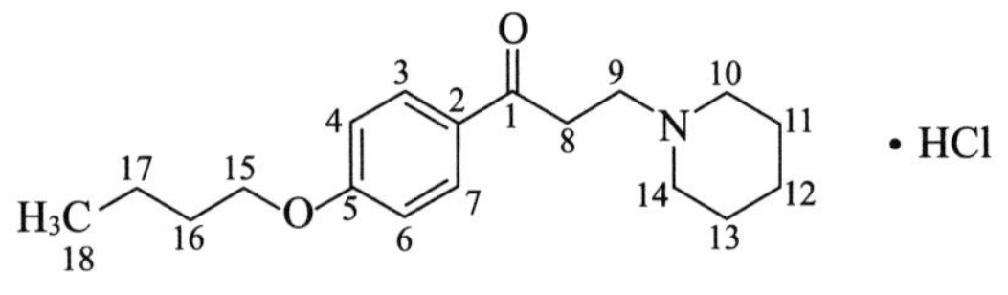

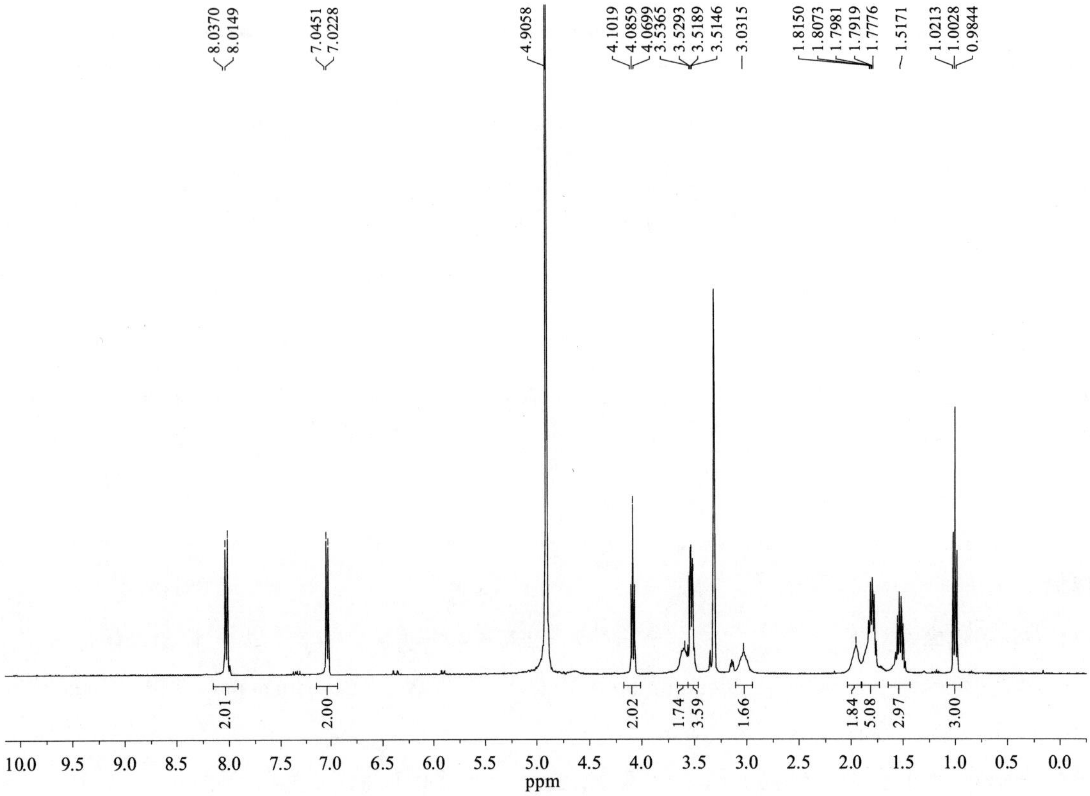

图 1 盐酸达克罗宁的 ^{1}H NMR 谱（溶剂：CD_3OD）

^{1}H NMR：δ 8.03（H - 3，7，d，J = 8.9 Hz，2H），7.03（H - 4，6，d，J = 8.9 Hz，2H），4.09（H - 15，t，J = 6.4 Hz，2H），3.66 ~ 3.56（H - 9，m，2H），3.56 ~ 3.48（H - 10，14，m，4H），3.11 ~ 2.94（H - 8，m，2H），2.04 ~ 1.90（m，2H），1.90 ~ 1.74（m，5H），1.60 ~ 1.46（m，3H），1.00（H - 18，t，J = 7.4 Hz，3H）

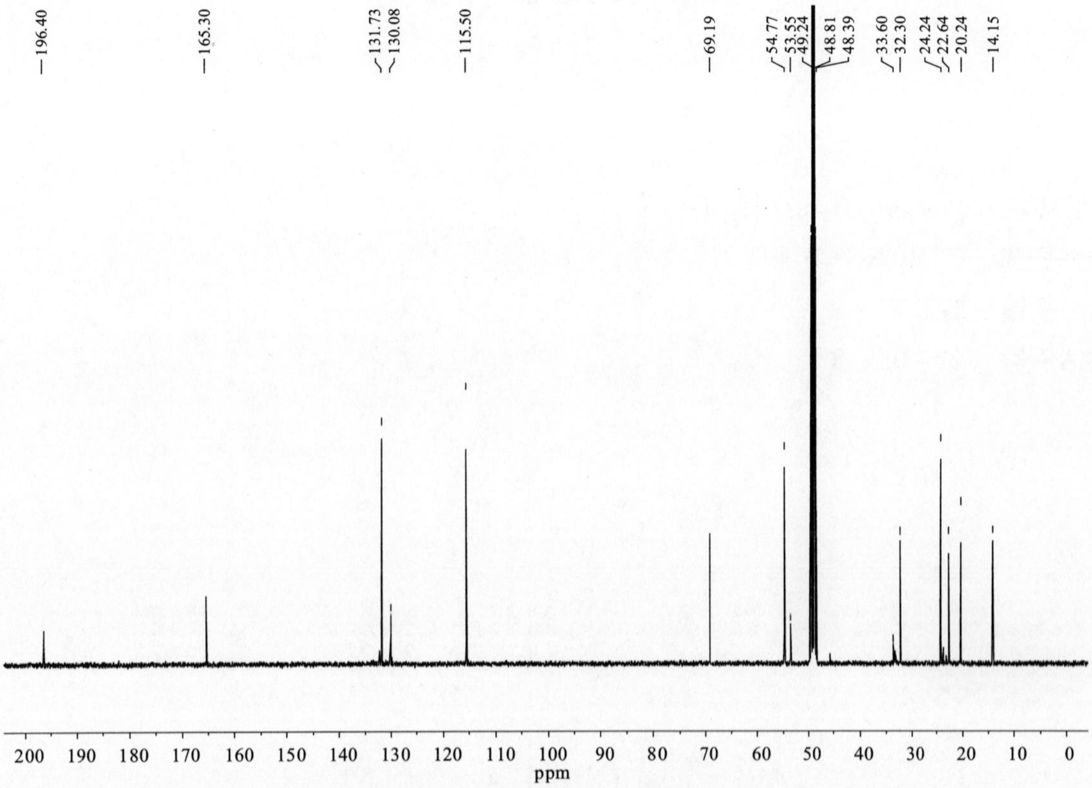

图2 盐酸达克罗宁的^{13}C NMR谱（溶剂：CD_3OD）

^{13}C NMR：δ 196.40（C－1），165.30（C－5），131.73（C－3，7），130.08（C－2），115.50（C－4，6），69.19（C－15），54.77（C－10，14），53.55（C－9），33.60（C－8），32.30（C－16），24.24（C－11，13），22.64（C－12），20.24（C－17），14.15（C－18）

备注

1. 中文化学名 4－丁氧基－β－哌啶基苯丙酮盐酸盐

2. 英文化学名 1－(4－butoxyphenyl)－3－(1－piperidinyl)－1－propanon hydrochloride

3. 性状 本品为白色或几乎白色的结晶或结晶性粉末；无臭，味微苦，随后有麻痹感。

4. 溶解性 本品在乙醇中溶解，在水中略溶，在丙酮中微溶，在乙醚中几乎不溶。

5. 对照品编号与批号 100423－201102

参 考 文 献

[1] Schmidt A C. Solid－state characterization of falicaine hydrochloride and isomorphic dyclonine hydrochloride. Part Ⅳ. Crystal polymorphism of local anaesthetic drugs. Eur J Pharm Sci, 2005, 25: 407.

盐酸普鲁卡因

英文名 Procaine Hydrochloride

分子式 $C_{13}H_{20}N_2O_2 \cdot HCl$

分子量 272.77

CAS 号 51-05-8

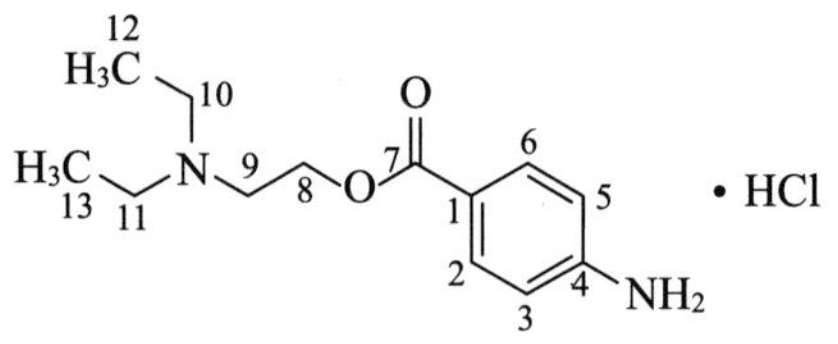

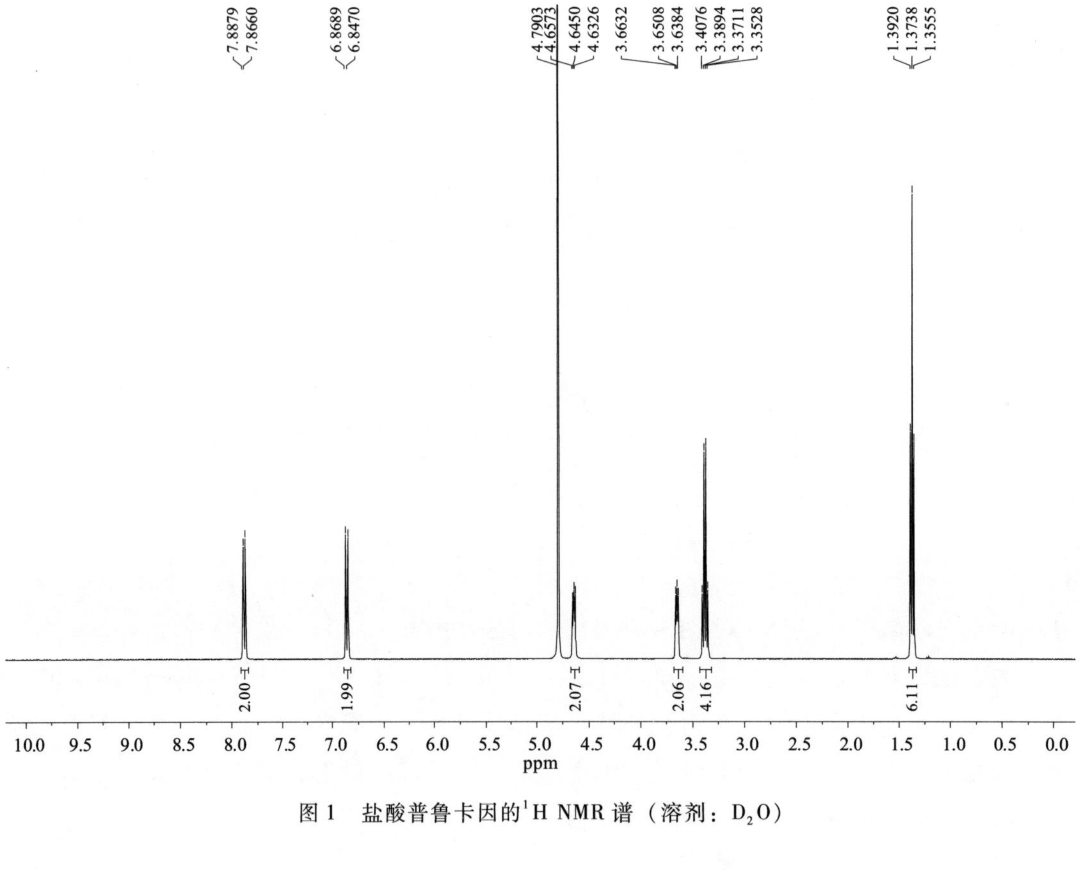

图 1 盐酸普鲁卡因的^1H NMR 谱（溶剂：D_2O）

^1H NMR：δ 7.88（H-2，6，d，J=8.8 Hz，2H），6.86（H-3，5，d，J=8.8 Hz，2H），4.59～4.68（H-8，m，2H），3.68～3.60（H-9，m，2H），3.38（H-10，11，q，J=7.3 Hz，4H），1.37（H-12，13，t，J=7.3 Hz，6H）

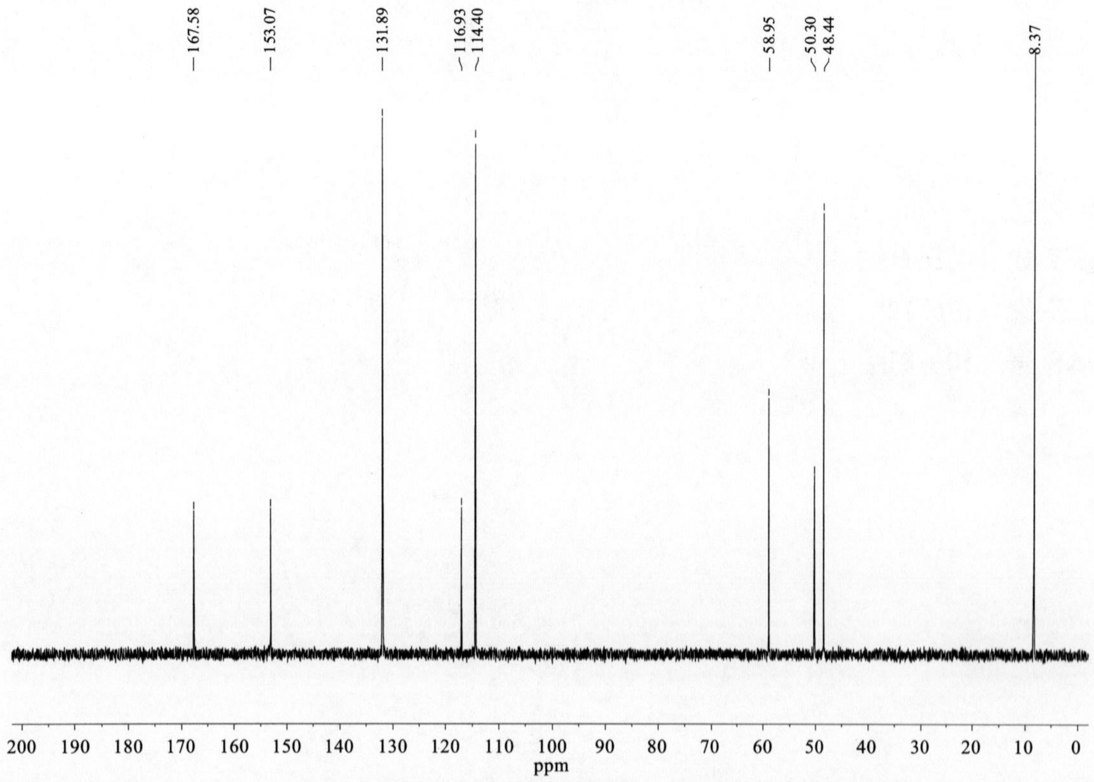

图 2 盐酸普鲁卡因的^{13}C NMR 谱（溶剂：D_2O）

^{13}C NMR：167.58（C－7），153.07（C－4），131.89（C－2，6），116.93（C－1），114.40（C－3，5），58.95（C－8），50.30（C－9），48.44（C－10，11），8.37（C－12，13）

备注

1. 中文化学名 4－氨基苯甲酸－2－(二乙氨基)乙酯盐酸盐

2. 英文化学名 4－amiobenzoic acid 2－(diethylamino)ethyl ester hydrochloride

3. 性状 本品为白色结晶或结晶性粉末；无臭，味微苦，随后有麻痹感。

4. 溶解性 本品在水中易溶，在乙醇中略溶，在三氯甲烷中微溶，在乙醚中几乎不溶。

5. 对照品编号与批号 100424－201102

参 考 文 献

[1] Rothchild R. Identification of a heroin diluent: one－and two－dimensional proton and carbon－13 NMR studies of procaine hydrochloride: computational studies of procaine and its conjugate acid. Spectrosc Lett, 2003, 36: 35(^{1}H NMR, ^{13}C NMR).

[2] http://sdbs. db. aist. go. jp/sdbs/cgi－bin/cre_index. cgi? lang＝eng(SDBS)(^{1}H NMR).

维 生 素 C

英文名 Vitamin C

分子式 $C_6H_8O_6$

分子量 176.12

CAS 号 50-81-7

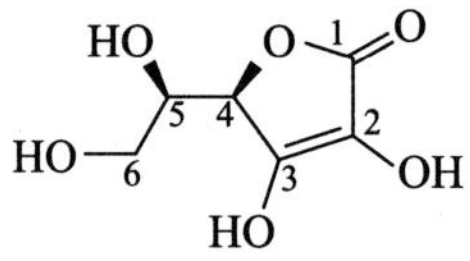

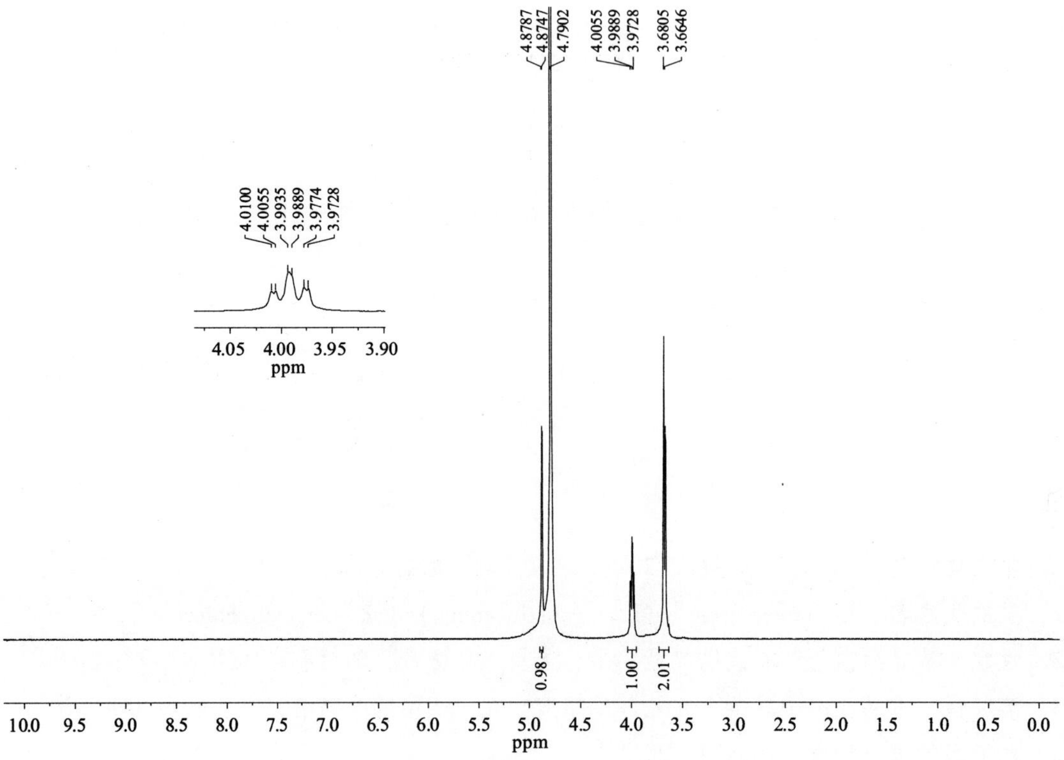

图 1　维生素 C 的 ^{1}H NMR 谱（溶剂：D_2O）

^{1}H NMR：δ 4.88（H-4，d，J = 1.6 Hz，1H），3.99（H-5，td，J = 6.5，1.8 Hz，1H），3.67（H-6，d，J = 6.4Hz，2H）

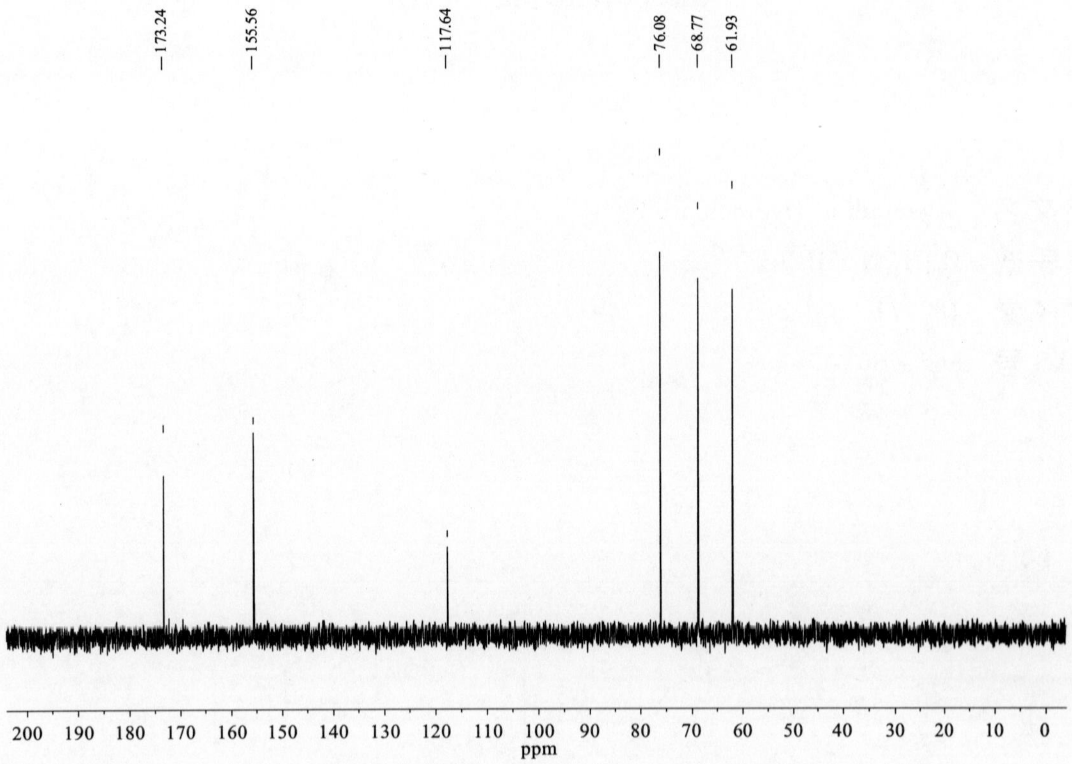

图2　维生素C的^{13}C NMR谱（溶剂：D_2O）

^{13}C NMR：δ 173.24（C－1），155.56（C－3），117.64（C－2），76.08（C－4），68.77（C－5），61.93（C－6）

备注

1. 中文化学名　*L*－2,3,5,6－四羟基－2－己烯酸－γ－内酯

2. 英文化学名　*L*－2,3,5,6－tetrahydroxy－2－hexenoic acid－4－lactone

3. 性状　本品为白色或略带淡黄色结晶或结晶性粉末，无臭，有酸味。

4. 溶解性　本品易溶于水，能溶于乙醇，不溶于三氯甲烷、乙醚和苯。

5. 对照品编号与批号　100425－201103

参考文献

[1] http://sdbs.db.aist.go.jp/sdbs/cgi-bin/cre_index.cgi? lang=eng(SDBS)(^{1}H NMR).

盐酸金刚烷胺

英文名 Amantadine Hydrochloride

分子式 $C_{10}H_{17}N \cdot HCl$

分子量 187.71

CAS 号 665－66－7

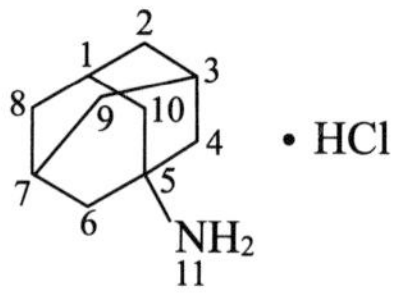

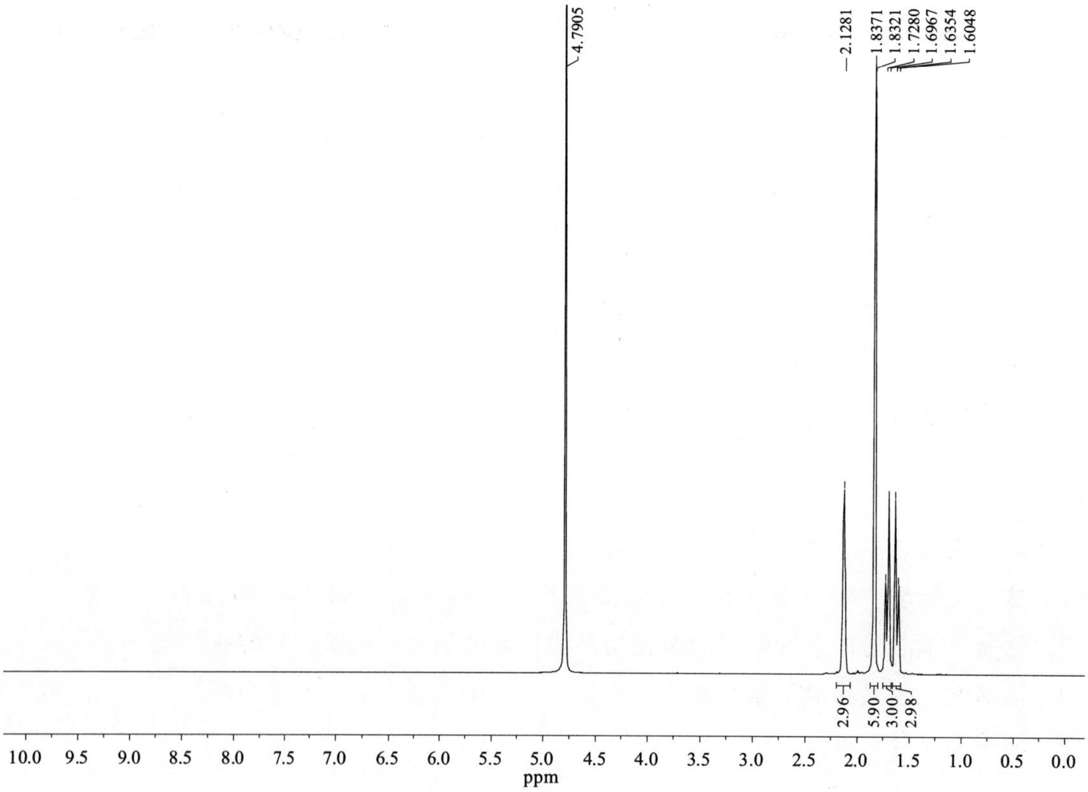

图 1　盐酸金刚烷胺的[1]H NMR 谱（溶剂：D_2O）

^{1}H NMR：δ 2.13（H－1，3，7，brs，3H），1.83（H－4，6，10，d，J＝2.0 Hz，6H），1.71（H－2a，8a，9a，d，J＝12.3 Hz，3H），1.62（H－2b，8b，9b，d，J＝12.3 Hz，3H）

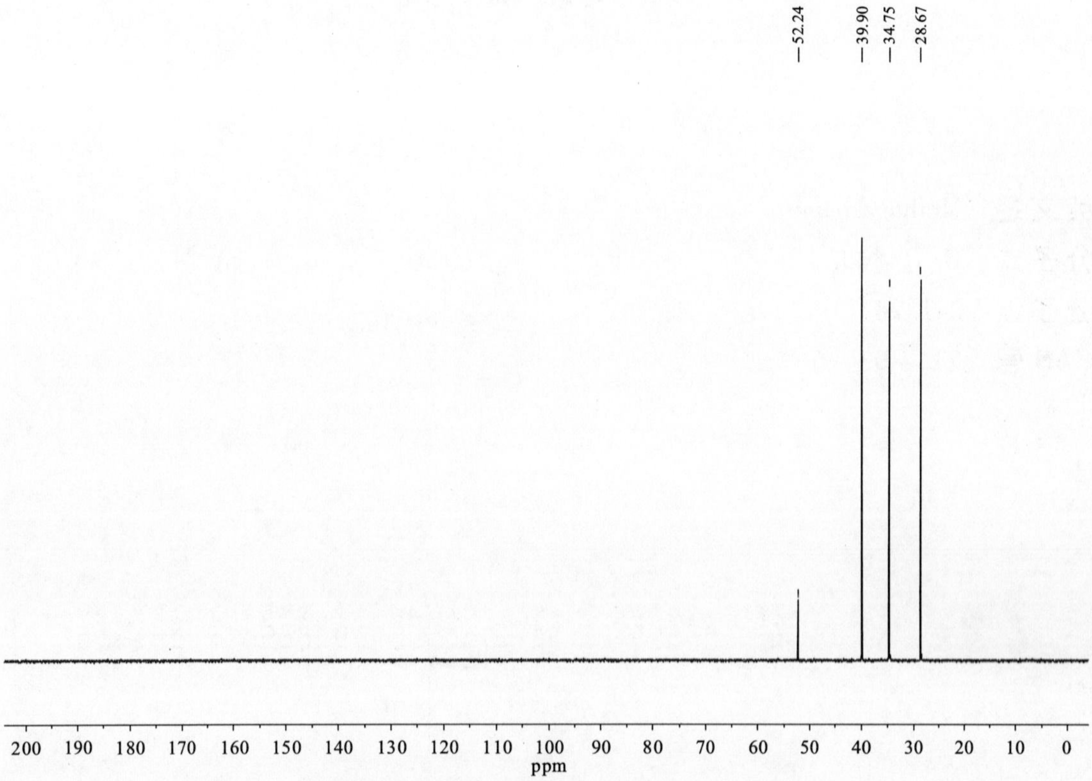

图 2　盐酸金刚烷胺的^{13}C NMR 谱（溶剂：D_2O）

^{13}C NMR：δ 52.24（C－5），39.90（C－4，6，10），34.75（C－2，8，9），28.67（C－1，3，7）

备注

1. **中文化学名**　三环[3.3.1.1^{3,7}]癸烷－1－胺盐酸盐
2. **英文化学名**　tricyclo[3.3.1.1^{3,7}]decan－1－amine hydrochloride
3. **性状**　本品为白色结晶或结晶性粉末；无臭，味苦。
4. **溶解性**　本品在水或乙醇中易溶，在三氯甲烷中溶解。
5. **对照品编号与批号**　100426－201002

参 考 文 献

[1] http://sdbs.db.aist.go.jp/sdbs/cgi－bin/cre_index.cgi? lang＝eng(SDBS)(^{1}H NMR,^{13}C NMR).

美 索 巴 莫

英文名 Methocarbamol

分子式 $C_{11}H_{15}NO_5$

分子量 241.24

CAS 号 532-03-6

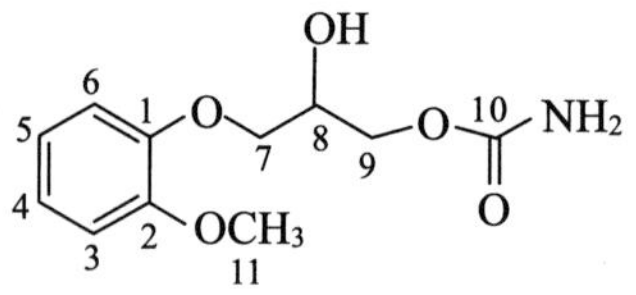

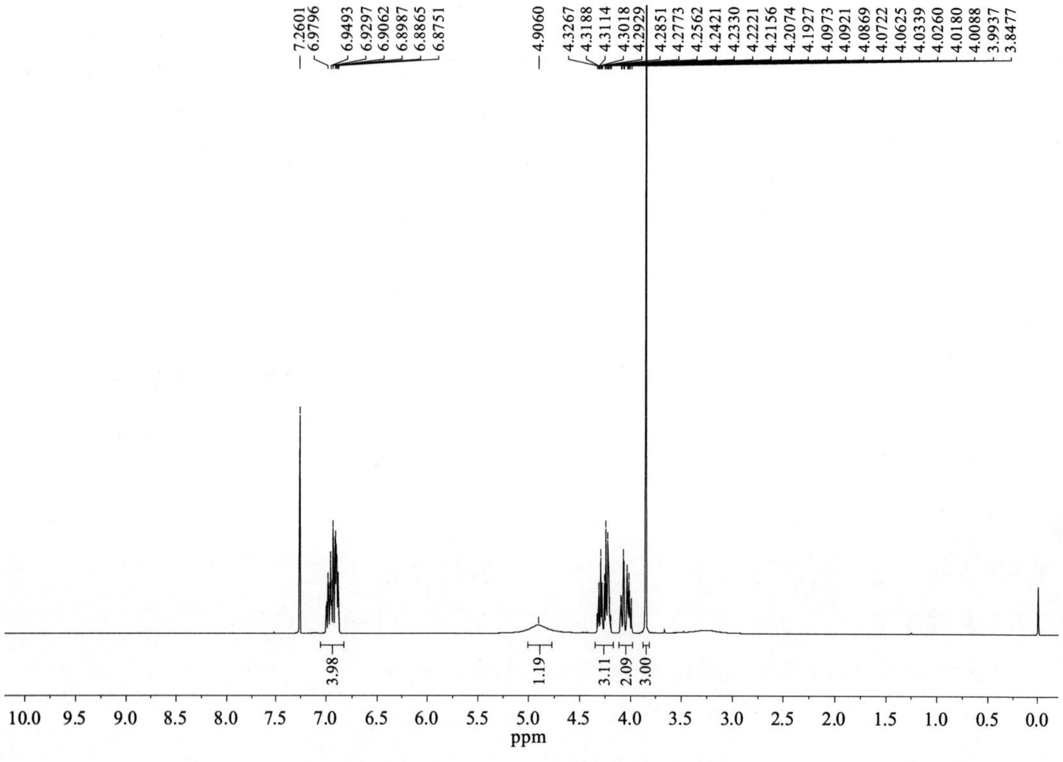

图 1 美索巴莫的^{1}H NMR 谱（溶剂：$CDCl_3$）

^{1}H NMR：δ 7.01～6.87（Ar－H，m，4H），4.91（OH，brs，1H），4.36～4.17（H－8，9，m，3H），4.14～3.94（H－7，m，2H），3.85（H－11，s，3H）

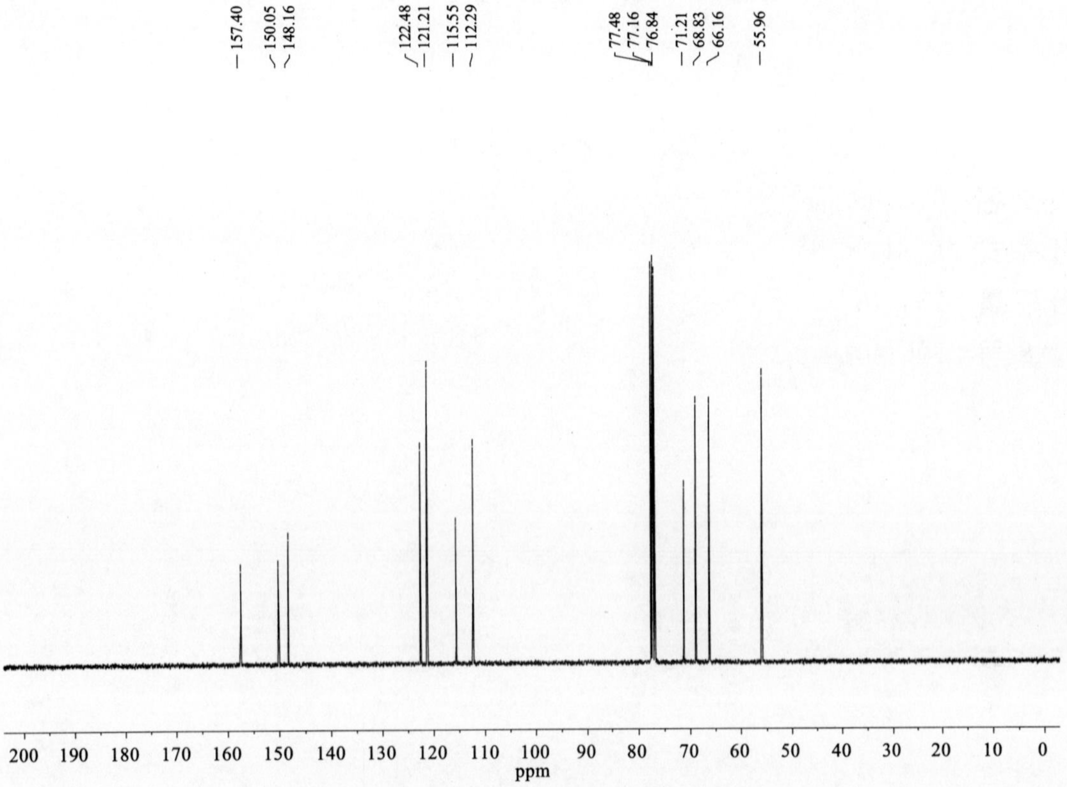

图 2　美索巴莫的 ^{13}C NMR 谱（溶剂：$CDCl_3$）

^{13}C NMR：δ 157.40（C－10），150.05（C－1），148.16（C－2），122.48（C－5），121.21（C－4），115.55（C－3），112.29（C－6），71.21（C－7），68.83（C－8），66.16（C－9），55.96（C－11）

备注

1. **中文化学名**　（±）－3－（邻－甲氧苯氧基）－1,2－丙二醇－1－氨基甲酸酯
2. **英文化学名**　（±）－3－（2－methoxyphenoxy）－1,2－propanediol－1－carbamate
3. **性状**　本品为白色或类白色结晶性粉末；味微苦，无臭。
4. **溶解性**　本品在甲醇、乙醇中溶解，在三氯甲烷中略溶，在水中微溶，在正己烷中不溶。
5. **对照品编号与批号**　100428－200401

参考文献

[1] 邱方利.美索巴莫的合成研究.浙江工业大学硕士学位论文,2007(^{1}H NMR,^{13}C NMR).

氨苯蝶啶

英文名 Triamterene

分子式 $C_{12}H_{11}N_7$

分子量 253.26

CAS 号 396-01-0

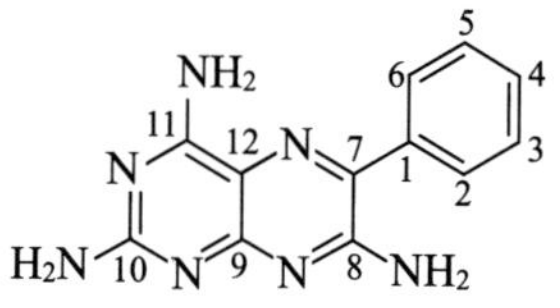

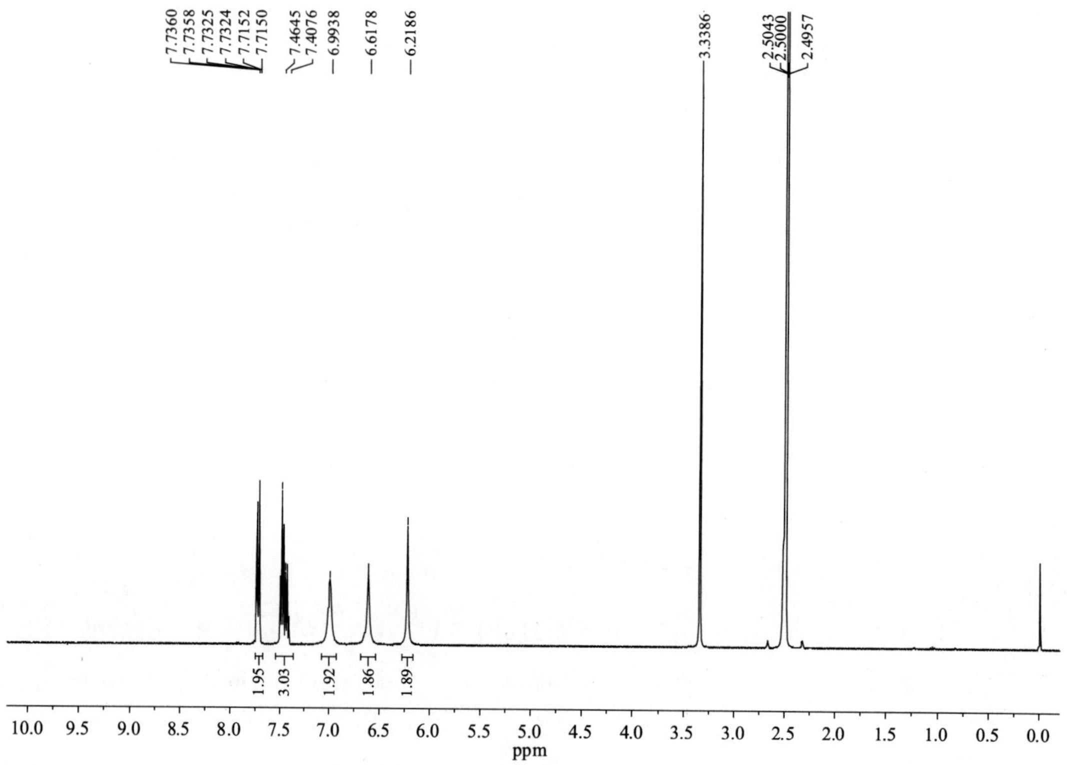

图 1 氨苯蝶啶的 ^1H NMR 谱（溶剂：CD_3SOCD_3）

^1H NMR：δ 7.73 ~ 7.68（H-2，6，m，2H），7.54 ~ 7.37（H-3，4，5，m，3H），7.00（C_8—NH_2，brs，2H），6.62（C_{11}—NH_2，brs，2H），6.22（C_{10}—NH_2，brs，2H）

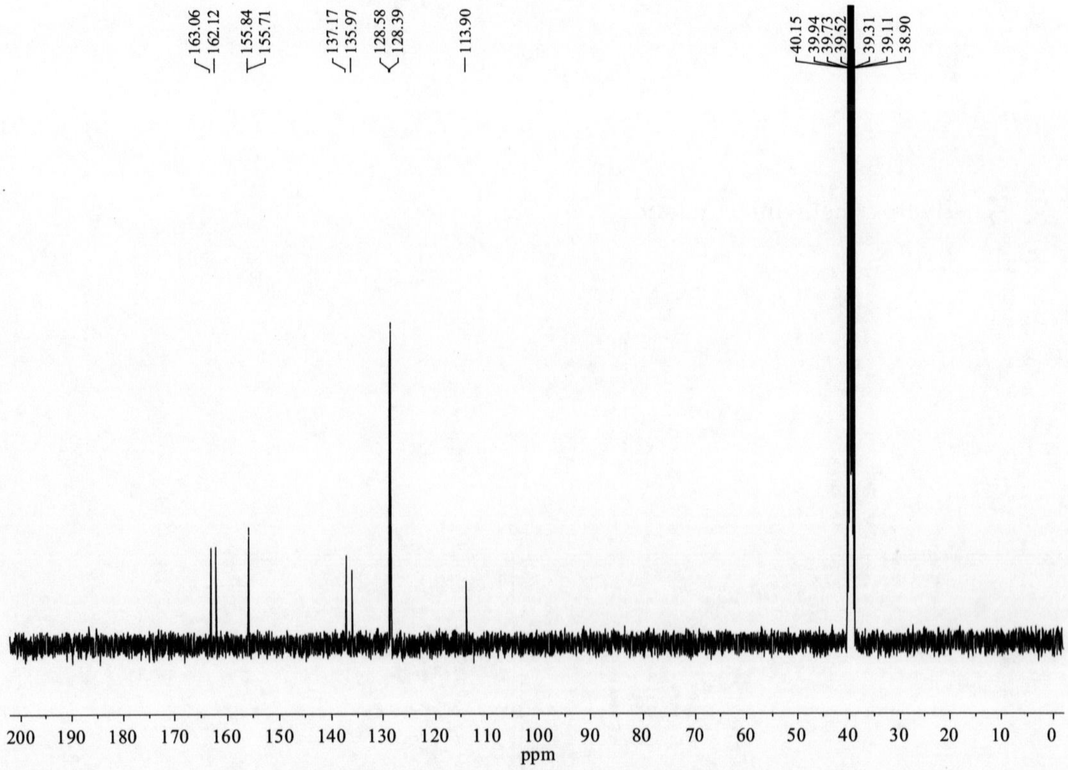

图 2　氨苯蝶啶的^{13}C NMR 谱（溶剂：CD_3SOCD_3）

^{13}C NMR：δ 163.06（C－11），162.12（C－10），155.84（C－9），155.71（C－8），137.17（C－7），135.97（C－1），128.58（C－2，6），128.39（C－3，4，5），113.90（C－12）

备注

1. 中文化学名　2,4,7－三氨基－6－苯基蝶啶

2. 英文化学名　2,4,7－triamino－6－phenylpteridine

3. 性状　本品为黄色结晶性粉末；无臭或几乎无臭，无味。

4. 溶解性　本品在水、乙醇、三氯甲烷或乙醚中不溶；在冰醋酸中极微溶解，在稀无机酸中几乎不溶。

5. 对照品编号与批号　100429－200401

羟甲烟胺

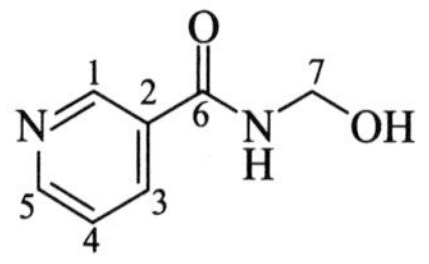

英文名 Hydroxymethylnicotinamide

分子式 $C_7H_8N_2O_2$

分子量 152.15

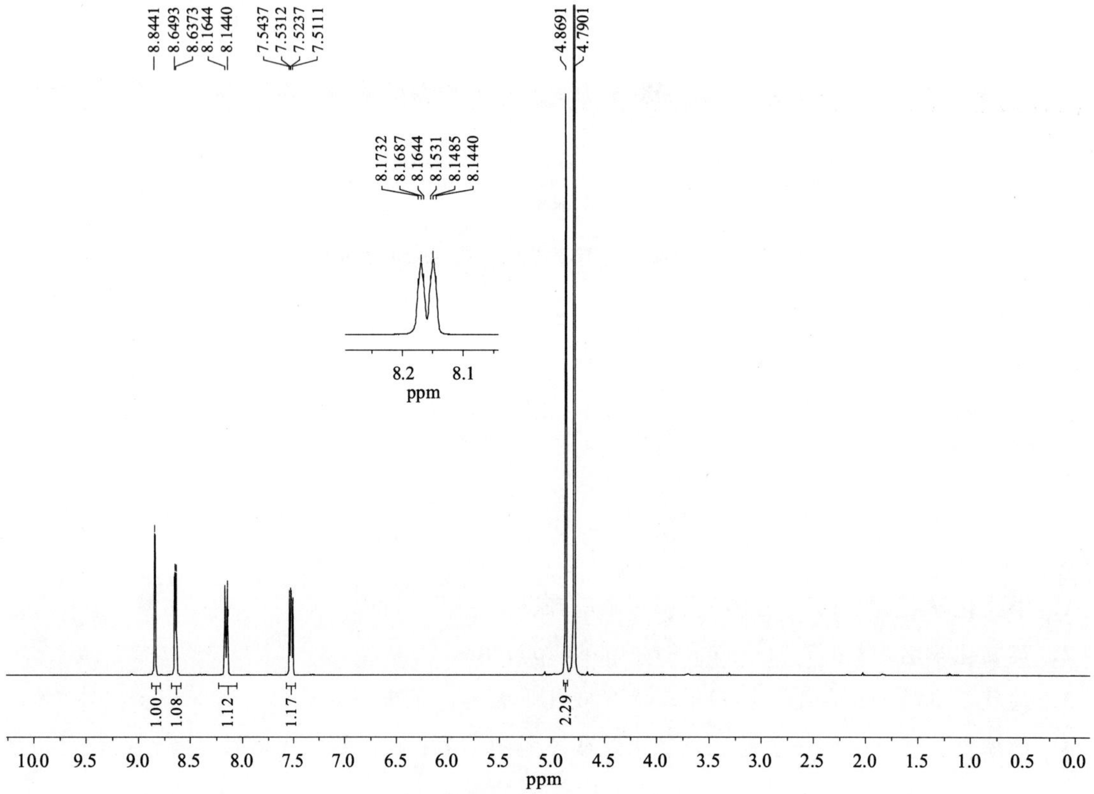

图1 羟甲烟胺的^{1}H NMR谱（溶剂：D_2O）

^{1}H NMR：δ 8.84（H－1，s，1H），8.64（H－5，d，J＝4.8 Hz，1H），8.16（H－3，dt，J＝8.2，1.8 Hz，1H），7.53（H－4，dd，J＝8.0，5.0 Hz，1H），4.87（H－7，s，2H）

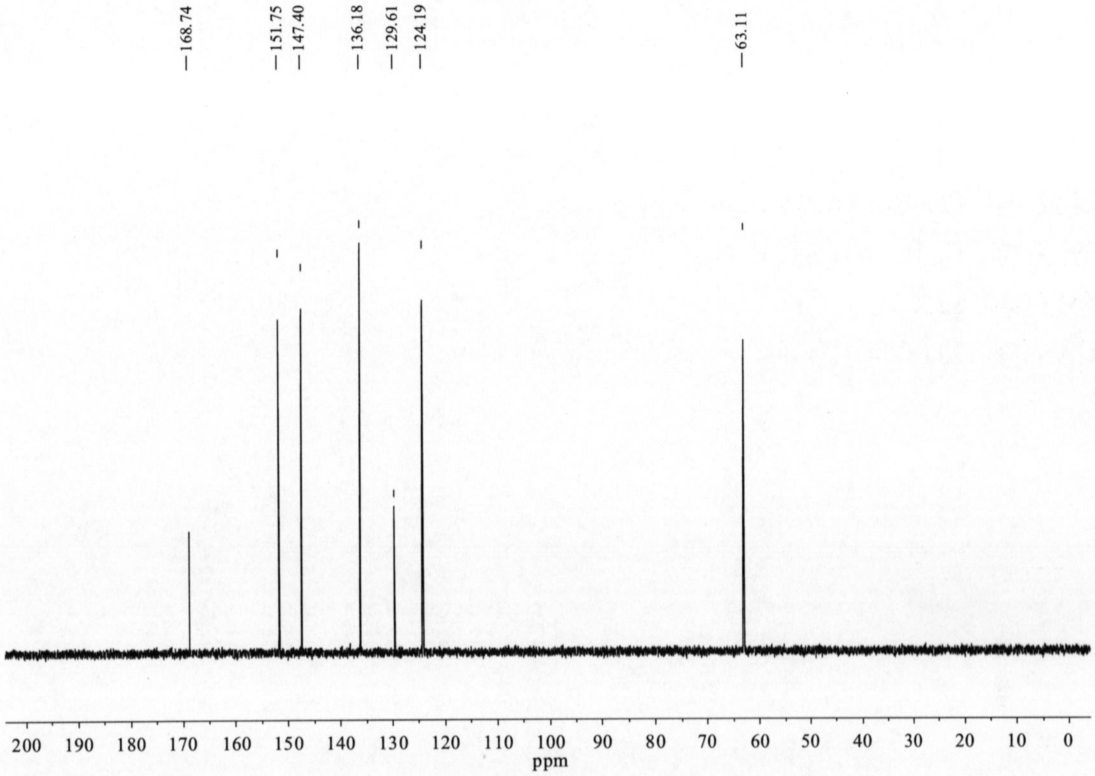

图 2　羟甲烟胺的^{13}C NMR 谱（溶剂．D_2O）

^{13}C NMR：δ 168.74（C－6），151.75（C－1），147.40（C－5），136.18（C－3），129.61（C－2），124.19（C－4），63.11（C－7）

备注

1. **中文化学名**　*N*－羟甲基烟酰胺
2. **英文化学名**　*N*－(hydroxymethyl) nicotinamide
3. **性状**　本品为白色结晶性粉末；无臭，味苦。
4. **溶解性**　本品在水中溶解，在乙醇中微溶，在乙醚中不溶。
5. **对照品编号与批号**　100430－200501

参考文献

[1] http://sdbs.db.aist.go.jp/sdbs/cgi－bin/cre_index.cgi? lang＝eng(SDBS)(^{1}H NMR, ^{13}C NMR).

枸橼酸喷托维林

英文名 Pentoxyverine Citrate

分子式 $C_{20}H_{31}NO_3 \cdot C_6H_8O_7$

分子量 525.59

CAS 号 23142 - 01 - 0

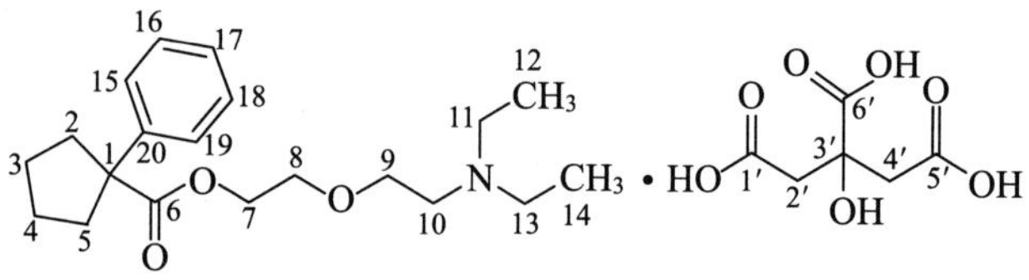

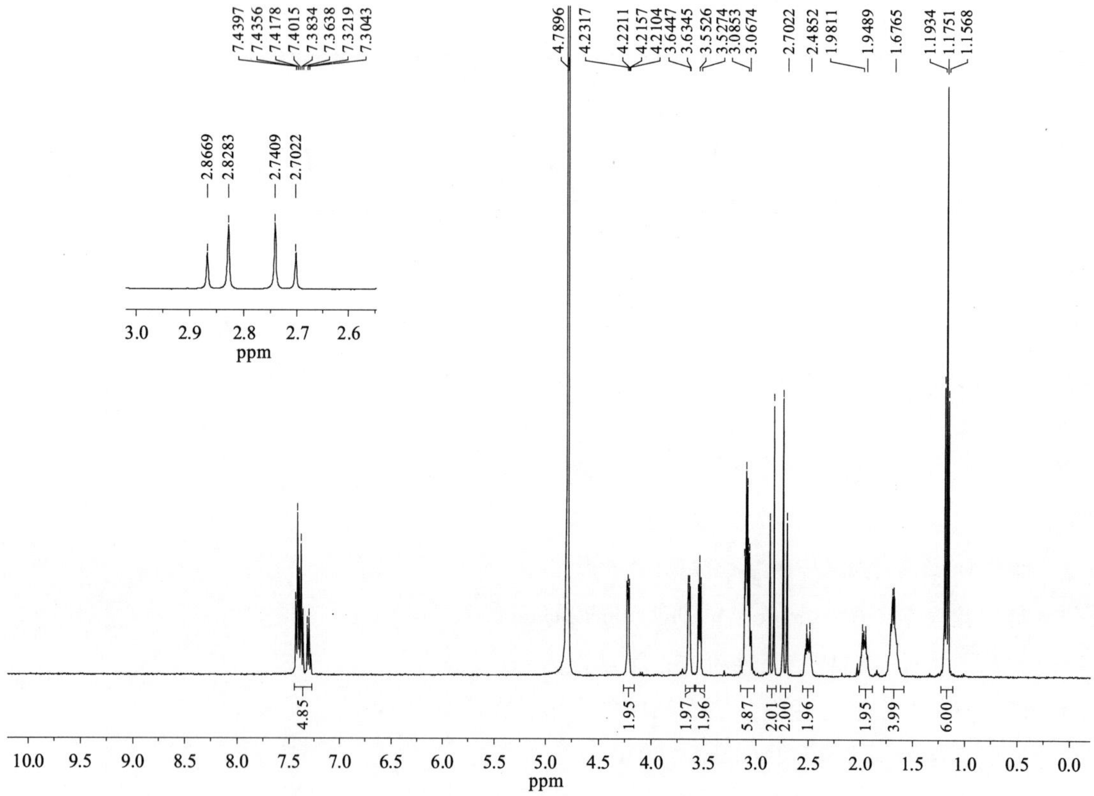

图 1 枸橼酸喷托维林的^{1}H NMR 谱（溶剂：D_2O）

^{1}H NMR：δ 7.45 ~ 7.27（Ar - H，m，5H），4.26 ~ 4.16（H - 7，m，2H），3.68 ~ 3.59（H - 8，m，2H），3.58 ~ 3.49（H - 9，m，2H），3.15 ~ 3.01（H - 10，11，13，m，6H），2.84（H - 2′a，4′a，d，J = 15.5 Hz，2H），2.72（H - 2′b，4′b，d，J = 15.5 Hz，2H），2.55 ~ 2.45（H - 2a，5a，m，2H），2.01 ~ 1.89（H - 2b，5b，m，2H），1.77 ~ 1.58（H - 3，4，m，4H），1.18（H - 12，14，t，J = 7.3 Hz，6H）

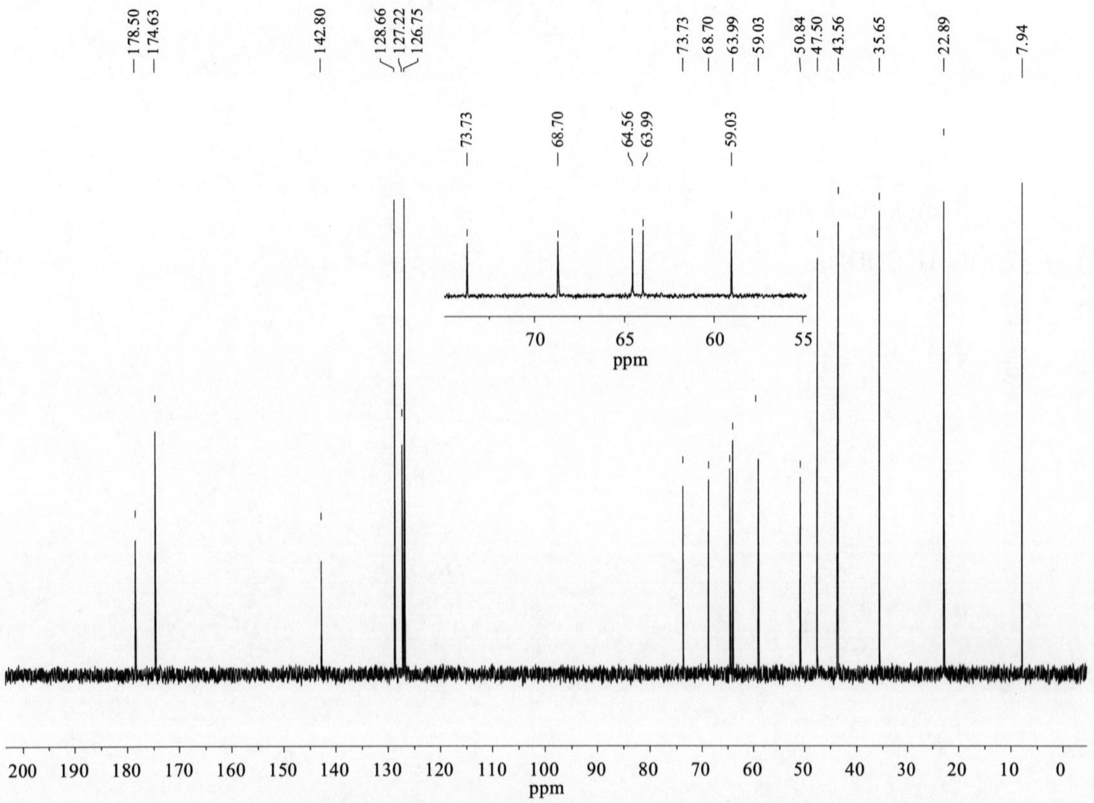

图 2　枸橼酸喷托维林的 ^{13}C NMR 谱（溶剂：D_2O）

^{13}C NMR：δ 178.50（C－6′），174.63（C－6，1′，5′），142.80（C－20），128.66（C－16，18），127.22（C－17），126.75（C－15，19），73.73（C－3′），68.70（C－9），64.56（C－8），63.99（C－7），59.03（C－1），50.84（C－10），47.50（C－11，13），43.56（C－2′，4′），35.65（C－2，5），22.89（C－3，4），7.94（C－12，14）

备注

1. **中文化学名**　1－苯基环戊烷羧酸－2－(2－二乙氨基乙氧基)乙酯枸橼酸盐
2. **英文化学名**　2－[2－(diethylamino)ethoxy]ethyl－phenylcyclopentanecarboxylate monocitrate
3. **性状**　本品为白色或类白色的结晶性或颗粒性粉末；无臭，味苦。
4. **溶解性**　本品在水中易溶，在乙醇中溶解，在三氯甲烷中略溶，在乙醚中几乎不溶。
5. **对照品编号与批号**　100432－200702

苯 甲 酸 钠

英文名 Sodium Benzoate

分子式 C_6H_5COONa

分子量 144.1

CAS 号 532 - 32 - 1

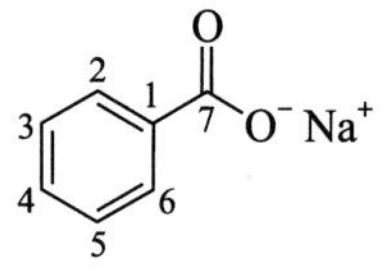

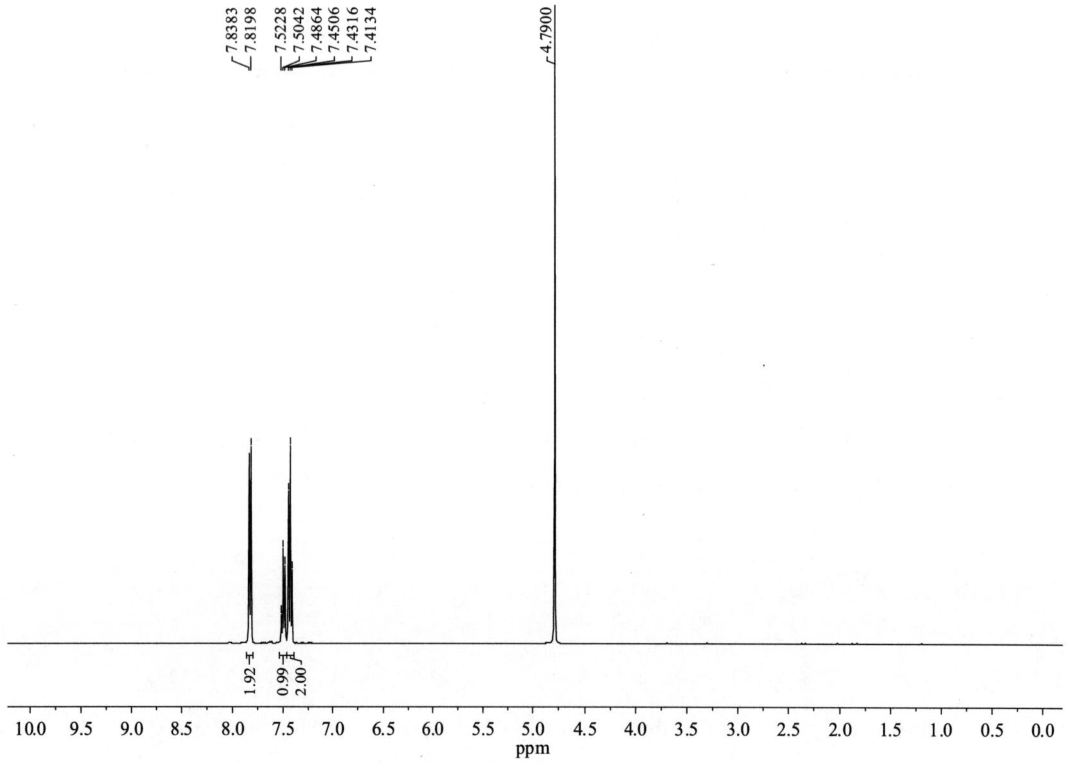

图 1　苯甲酸钠的[1]H NMR 谱（溶剂：D_2O）

^1H NMR：δ 7.83（H－2, 6, d, J = 7.4 Hz, 2H），7.50（H－4, t, J = 7.1 Hz, 1H），7.43（H－3, 5, t, J = 7.4 Hz, 2H）

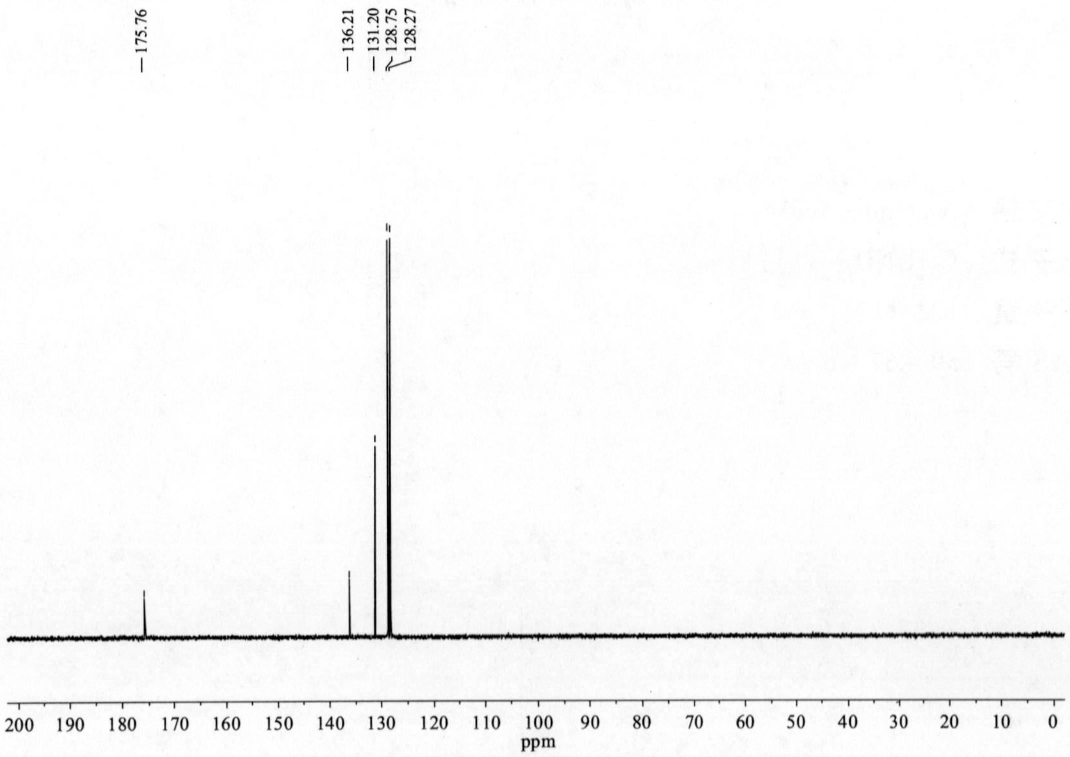

图 2　苯甲酸钠的^{13}C NMR 谱（溶剂：D_2O）

^{13}C NMR：δ 175.76（C－7），136.21（C－1），131.20（C－4），128.75（C－2，6），128.27（C－3，5）

备注

1．性状　本品为白色结晶或颗粒，或无色粉末，带有甜涩味。

2．溶解性　本品溶于水、乙醇、甘油和甲醇。

3．对照品编号与批号　100433－200301

烟　　酸

英文名　Nicotinic Acid

分子式　$C_6H_5NO_2$

分子量　123.11

CAS 号　59－67－6

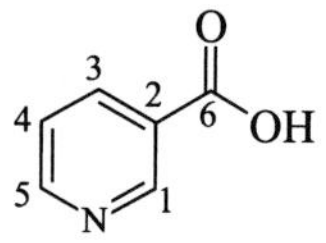

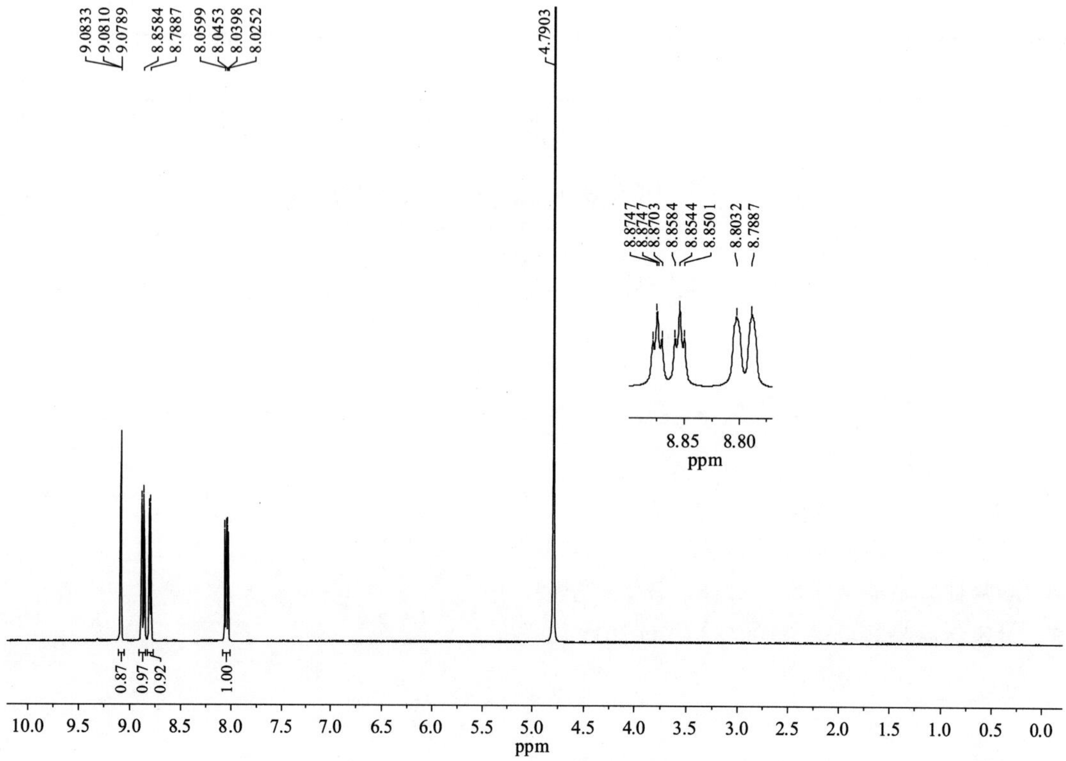

图 1　烟酸的^{1}H NMR 谱（溶剂：D_2O）

^{1}H NMR：δ 9.08（H－1，m，1H），8.86（H－5，dt，J＝8.1，1.6 Hz，1H），8.80（H－3，d，J＝5.8 Hz，1H），8.04（H－4，dd，J＝8.0，2.2 Hz，1H）

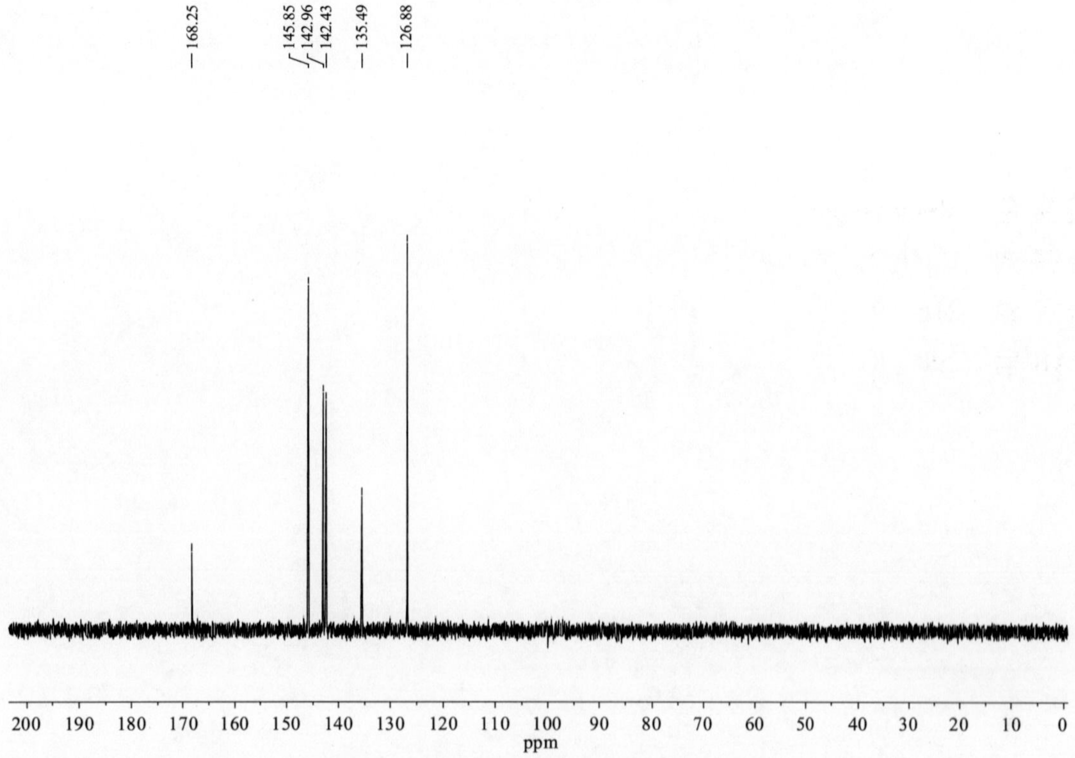

图 2　烟酸的^{13}C NMR 谱（溶剂：D_2O）

^{13}C NMR：δ 168.25（C-6），145.85（C-5），142.96（C-1），142.43（C-3），135.49（C-2），126.88（C-4）

备注

1. 中文化学名　3-吡啶-甲酸

2. 英文化学名　3-pyridinecarboxylic acid

3. 性状　本品为白色结晶或结晶性粉末，无臭或稍有臭气，味微酸。

4. 溶解性　本品在沸水或沸乙醇中溶解，在水中略溶，在乙醇中微溶，在乙醚中几乎不溶；在碳酸钠试液或氢氧化钠试液中易溶。

5. 对照品编号与批号　100434-201102

参考文献

[1] http://sdbs.db.aist.go.jp/sdbs/cgi-bin/cre_index.cgi?lang=eng(^{1}H NMR, ^{13}C NMR).

甲 氧 沙 林

英文名 Methoxsalen

分子式 $C_{12}H_8O_4$

分子量 216.19

CAS 号 298-81-7

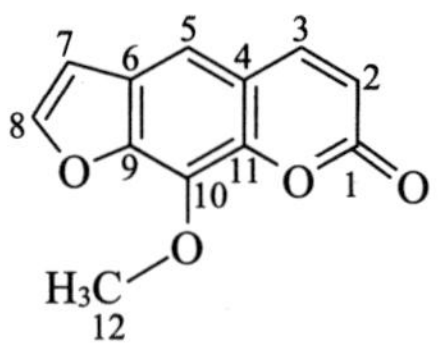

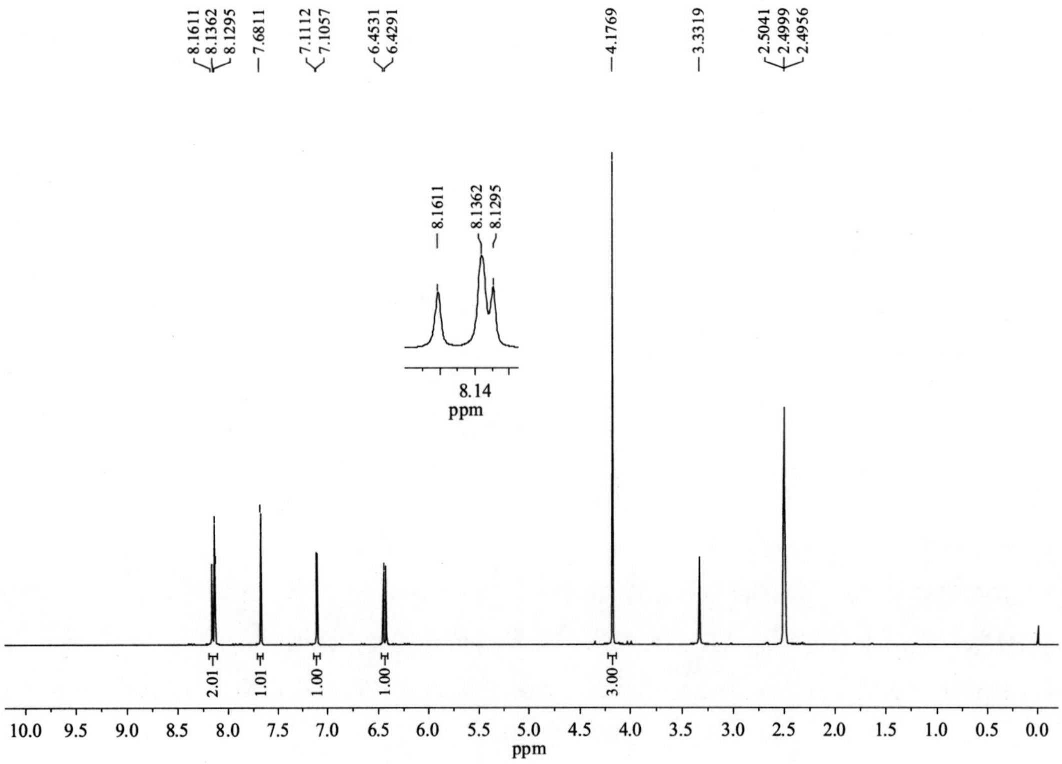

图 1　甲氧沙林的 ^1H NMR 谱（溶剂：CD_3SOCD_3）

^1H NMR：δ 8.15（H-3，d，J=10.0 Hz，1H），8.13（H-8，d，J=2.6 Hz，1H），7.68（H-5，s，1H），7.11（H-7，d，J=2.2 Hz，1H），6.44（H-2，d，J=9.6 Hz，1H），4.18（H-12，s，3H）

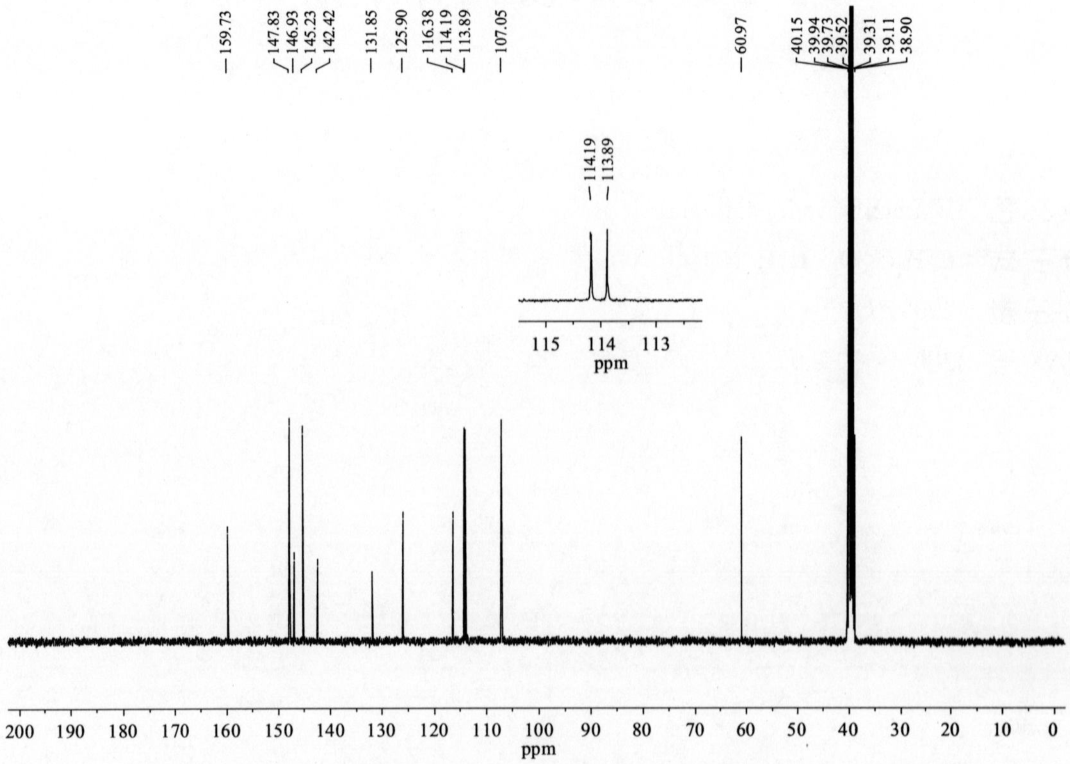

图 2　甲氧沙林的^{13}C NMR 谱（溶剂：CD_3SOCD_3）

^{13}C NMR：δ 159.73（C－1），147.83（C－9），146.93（C－8），145.23（C－3），142.42（C－11），131.85（C－10），125.90（C－6），116.38（C－4），114.19（C－2），113.89（C－5），107.05（C－7），60.97（C－12）

备注

1. **中文化学名**　9－甲氧基－7－呋喃骈(3,2－*g*)[1]苯骈吡喃－7－酮
2. **英文化学名**　9－methoxy－7*H*－furo[3,2－*g*][1]benzopyran－7－one
3. **性状**　本品为白色至微黄色结晶性粉末。
4. **溶解性**　本品在三氯甲烷中易溶，在沸水、乙醇或乙醚中微溶，在水中不溶。
5. **对照品编号与批号**　100437－200601

参 考 文 献

[1] http://sdbs.db.aist.go.jp/sdbs/cgi－bin/cre_index.cgi? lang＝eng(SDBS)(^{1}H NMR).

对氨基水杨酸异烟肼

英文名 Isoniazid Aminosalicylate

分子式 $C_6H_7N_3O \cdot C_7H_7NO_3$

分子量 290. 27

CAS 号 2066 - 89 - 9

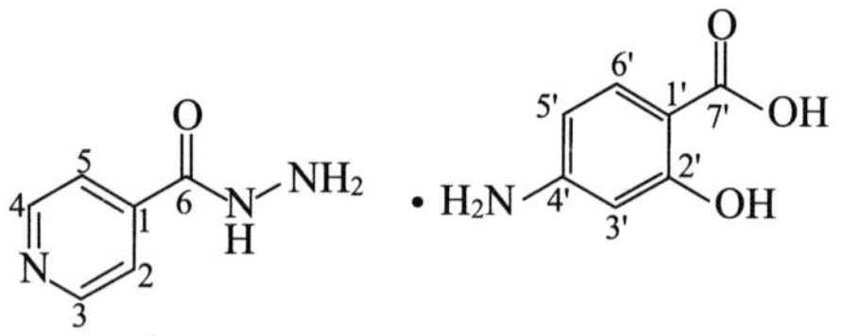

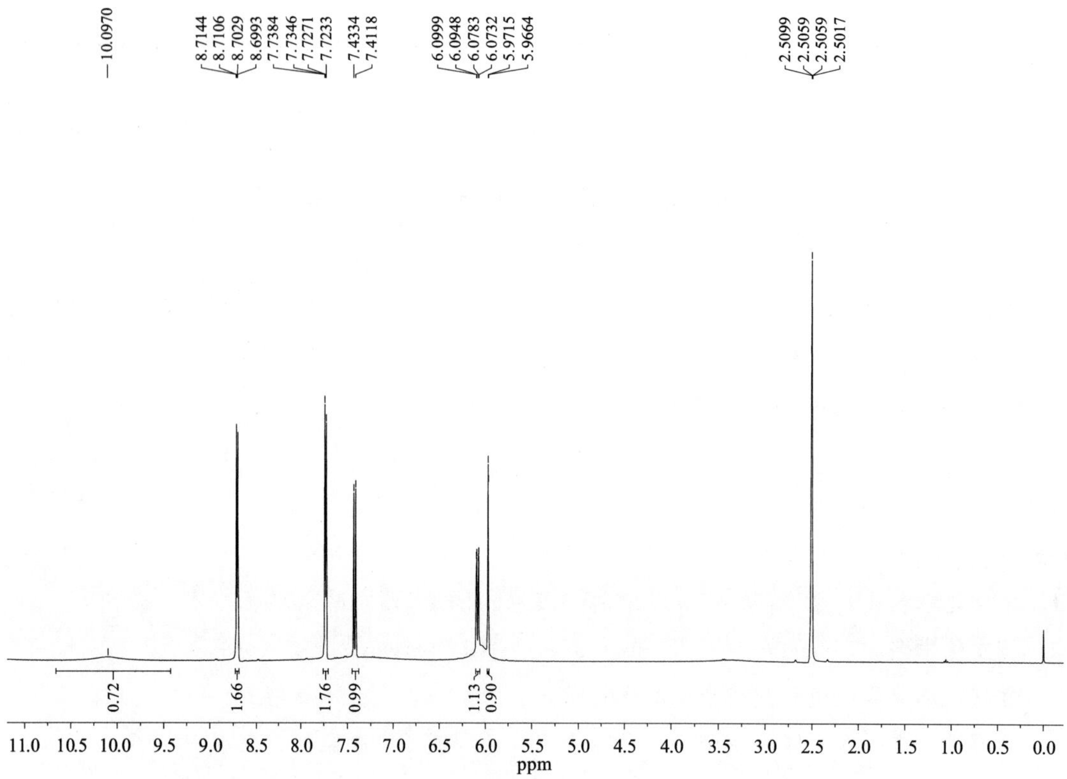

图 1 对氨基水杨酸异烟肼的 ^{1}H NMR 谱（溶剂：CD_3SOCD_3）

^{1}H NMR：δ 10.10（COOH，brs，1H），8.71（H-3，4，dd，J=4.5，1.5 Hz，2H），7.73（H-2，5，dd，J=4.5，1.5 Hz，2H），7.42（H-6′，d，J=8.6 Hz，1H），6.09（H-5′，dd，J=8.6，2.1 Hz，1H），5.97（H-3′，d，J=2.1 Hz，1H）

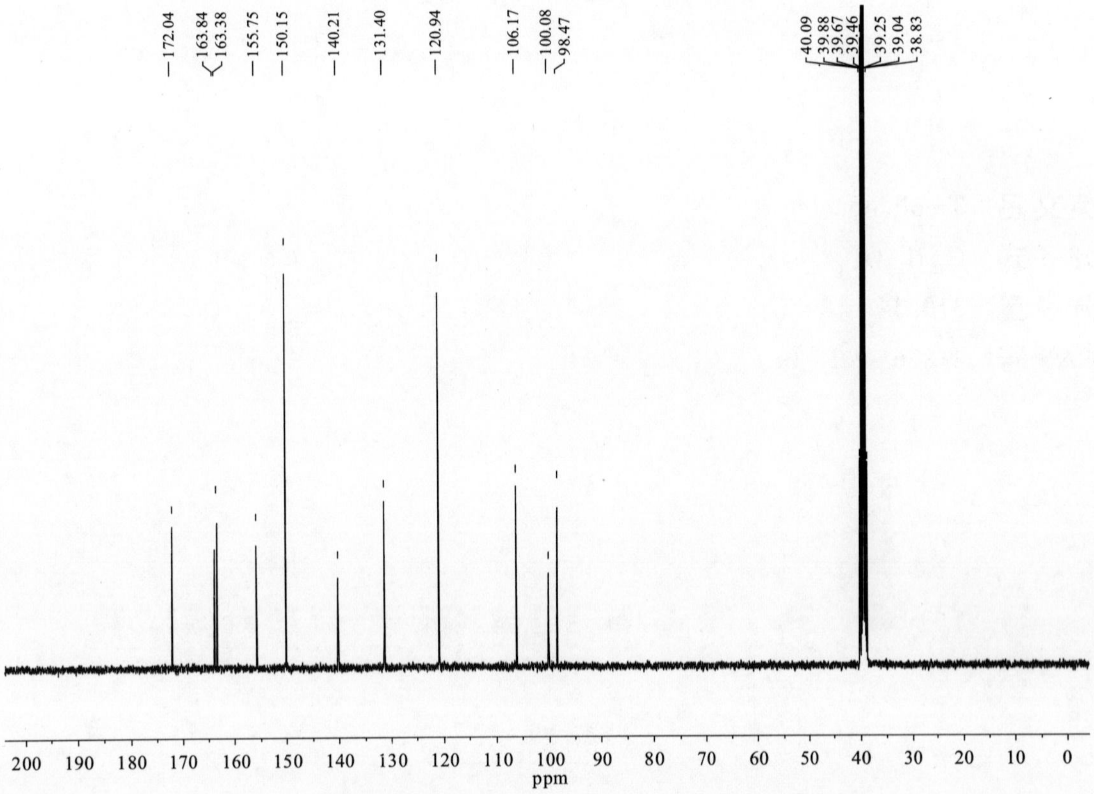

图 2 对氨基水杨酸异烟肼的[13]C NMR 谱（溶剂：CD_3SOCD_3）

^{13}C NMR：δ 172.04（C－7′），163.84（C－6），163.38（C－2′），155.75（C－4′），150.15（C－3，4），140.21（C－1），131.40（C－6′），120.94（C－2，5），106.17（C－5′），100.08（C－1′），98.47（C－3′）

备注

1. **中文化学名** 异烟肼 4－氨基水杨酸
2. **英文化学名** isonicotinic acid hydrazide 4－aminosalicylate
3. **性状** 本品为黄色针状结晶；无臭，味微苦。
4. **溶解性** 本品易溶于丙酮，能溶于热水、热醇与甲醇。
5. **对照品编号与批号** 100438－200401

曲匹布通

英文名 Trepibutone

分子式 $C_{16}H_{22}O_6$

分子量 310.34

CAS 号 41826-92-0

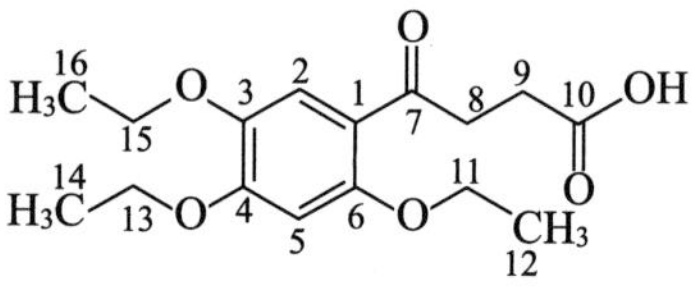

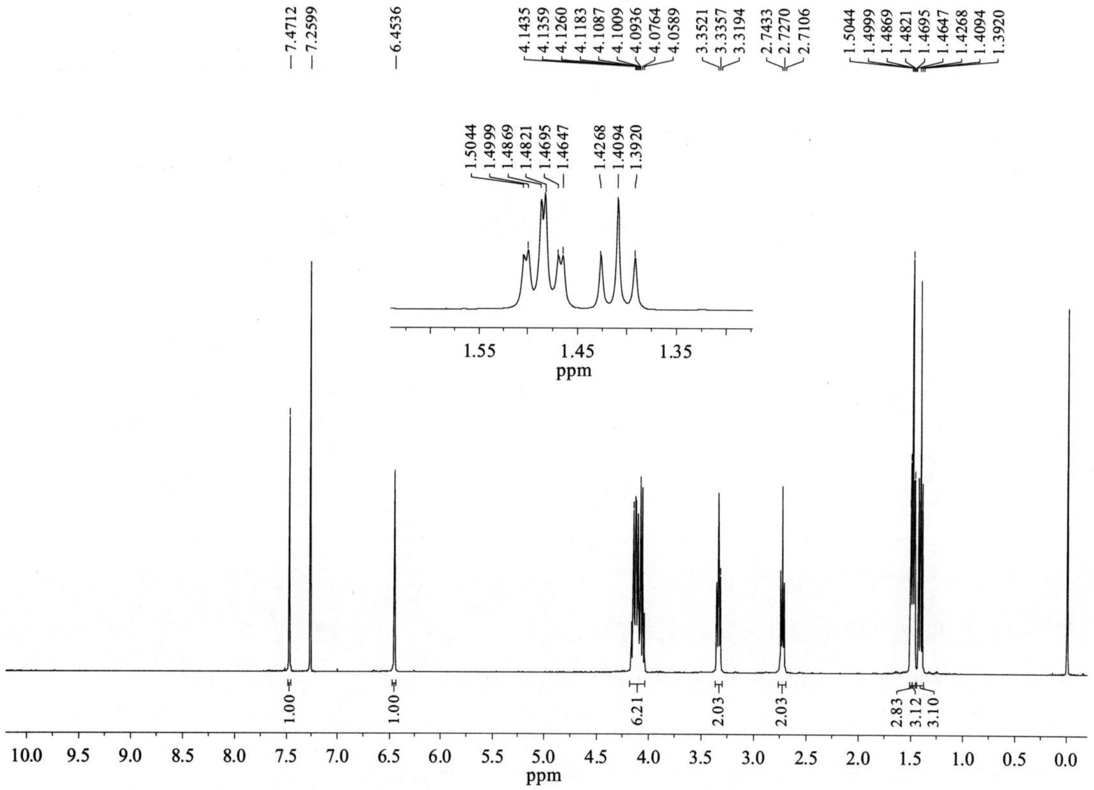

图 1　曲匹布通的^{1}H NMR 谱（溶剂：$CDCl_3$）

^{1}H NMR：δ 7.47（H-2，s，1H），6.45（H-5，s，1H），4.18～4.04（H-11，13，15，m，6H），3.34（H-8，t，J=6.5 Hz，2H），2.73（H-9，t，J=6.5 Hz，2H），1.50（H-12，t，J=7.0 Hz，3H），1.47（H-16，t，J=7.0 Hz，3H），1.41（H-14，t，J=7.0 Hz，3H）

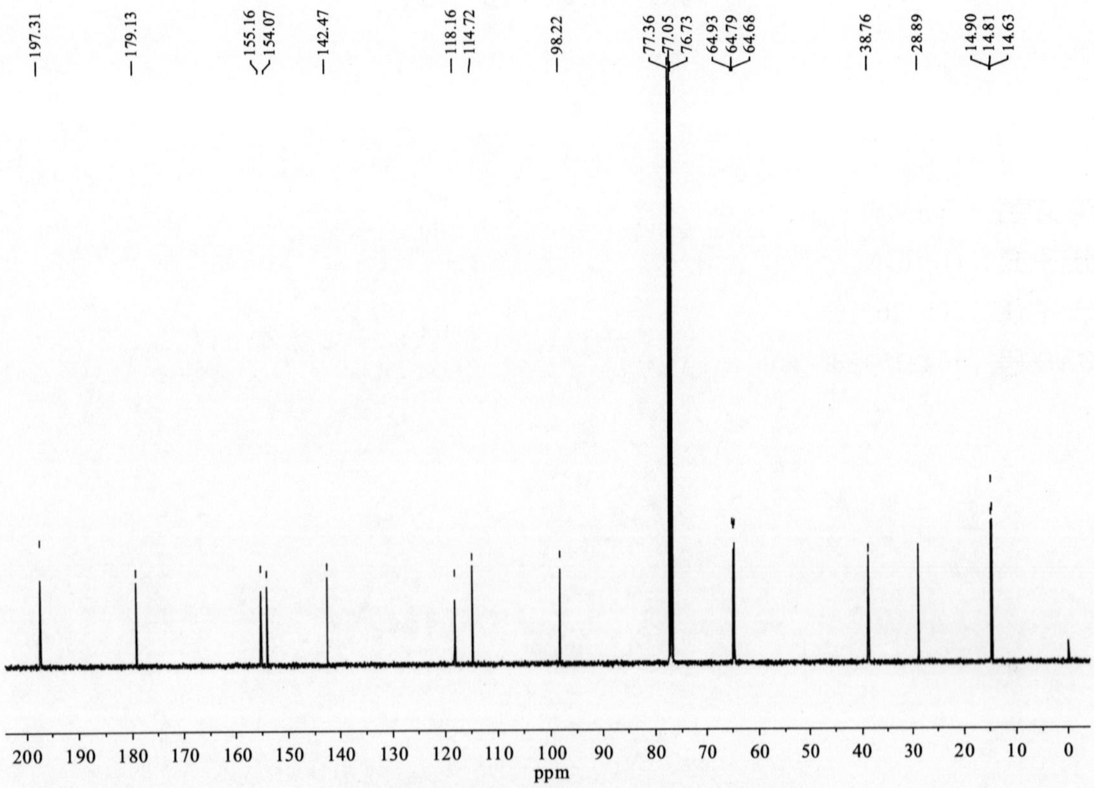

图 2　曲匹布通的^{13}C NMR 谱（溶剂：$CDCl_3$）

^{13}C NMR：δ 197.31（C－7），179.13（C－10），155.16（C－6），154.07（C－4），142.47（C－3），118.16（C－1），114.72（C－2），98.22（C－5），64.93（C－15），64.79（C－11），64.68（C－13），38.76（C－8），28.89（C－9），14.90（C－12），14.81（C－16），14.63（C－14）

备注

1. **中文化学名**　3－(2,4,5－三乙氧基苯甲酰)丙酸
2. **英文化学名**　2,4,5－triethoxy－gamma－oxobenzenebutanoic acid
3. **性状**　本品为微黄色结晶或结晶性粉末；无臭。
4. **溶解性**　本品在三氯甲烷中易溶，在乙醇中略溶，在水中几乎不溶，在氢氧化钠试液中易溶。
5. **对照品编号与批号**　100439－200301

曲 匹 地 尔

英文名 Trapidril

分子式 $C_{10}H_{15}N_5$

分子量 205.26

CAS 号 15421－84－8

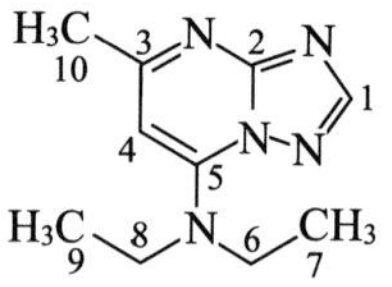

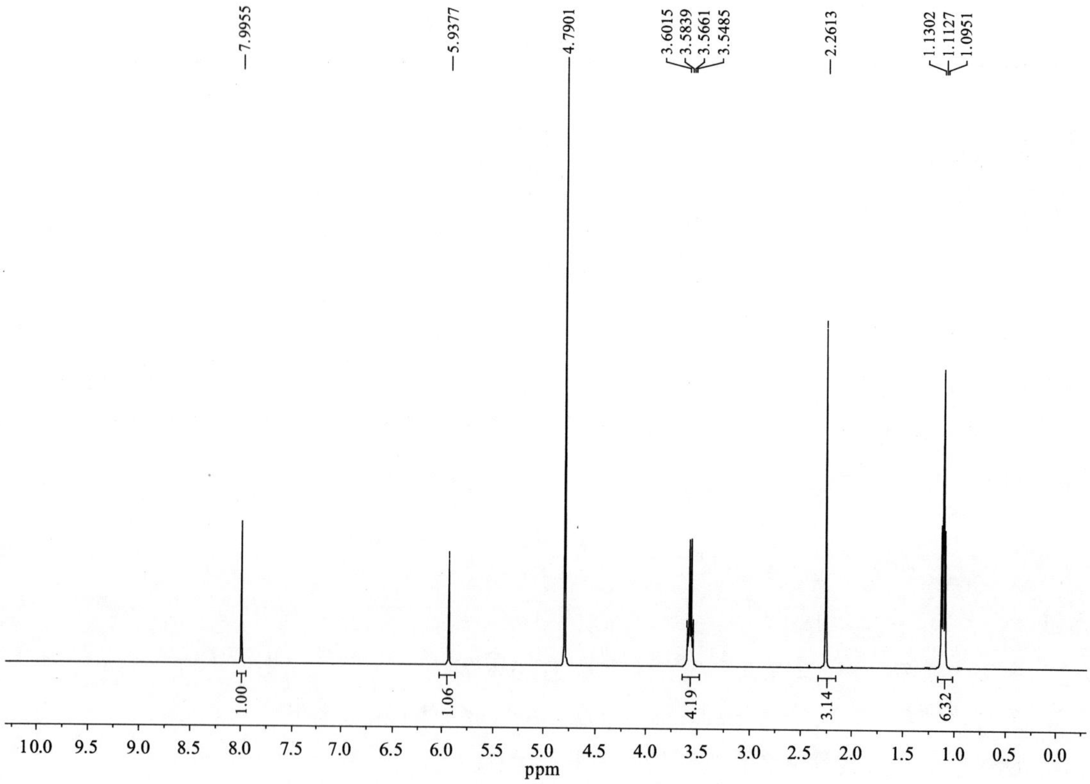

图 1　曲匹地尔的¹H NMR 谱（溶剂：D_2O）

¹H NMR：δ 8.00（H－1，s，1H），5.94（H－4，s，1H），3.57（H－6，8，q，J = 7.0 Hz，4H），2.26（H－10，s，3H），1.11（H－7，9，t，J = 7.0 Hz，6H）

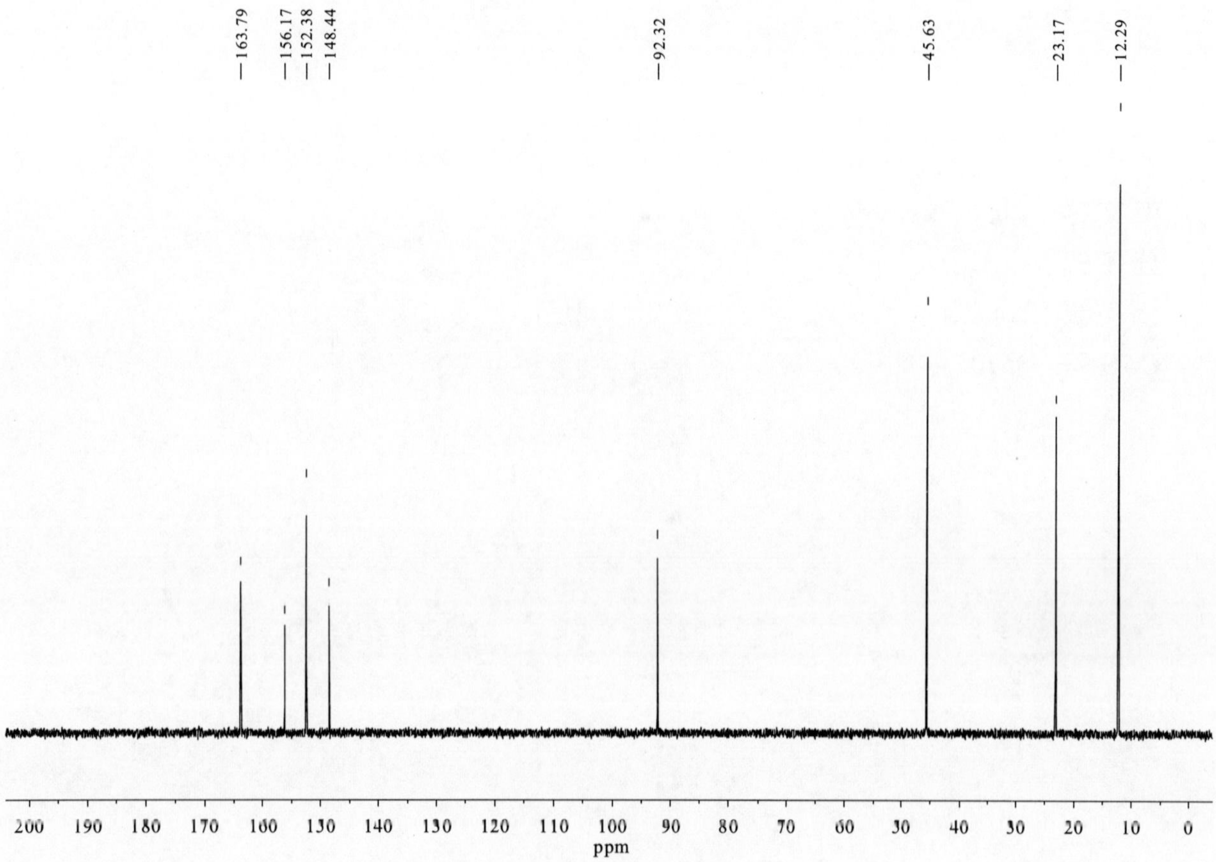

图 2 曲匹地尔的^{13}C NMR 谱（溶剂：D_2O）

^{13}C NMR：δ 163.79（C－3），156.17（C－2），152.38（C－1），148.44（C－5），92.32（C－4），45.63（C－6，8），23.17（C－10），12.29（C－7，9）

备注

1. **中文化学名** 5－甲基－7－二乙氨基－1,2,4－三唑[1,5－α]嘧啶
2. **英文化学名** *N*,*N*－diethyl－5－methyl－[1,2,4]triazolo[1,5－α]pyrimidin－7－amine
3. **性状** 本品为白色或微黄色结晶或结晶性粉末；无臭。
4. **溶解性** 本品在水中极易溶解，在乙醇中易溶。
5. **对照品编号与批号** 100440－200301

桂 美 酸

英文名 Cinametic Acid

分子式 $C_{12}H_{14}O_5$

分子量 238.24

CAS 号 35703 - 32 - 3

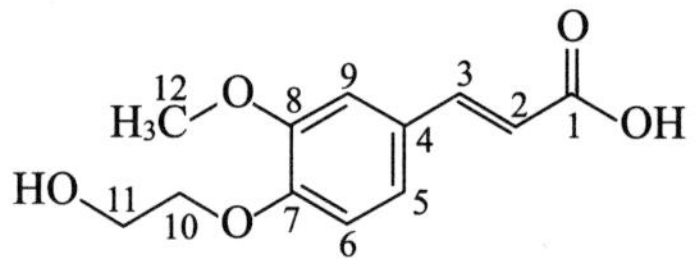

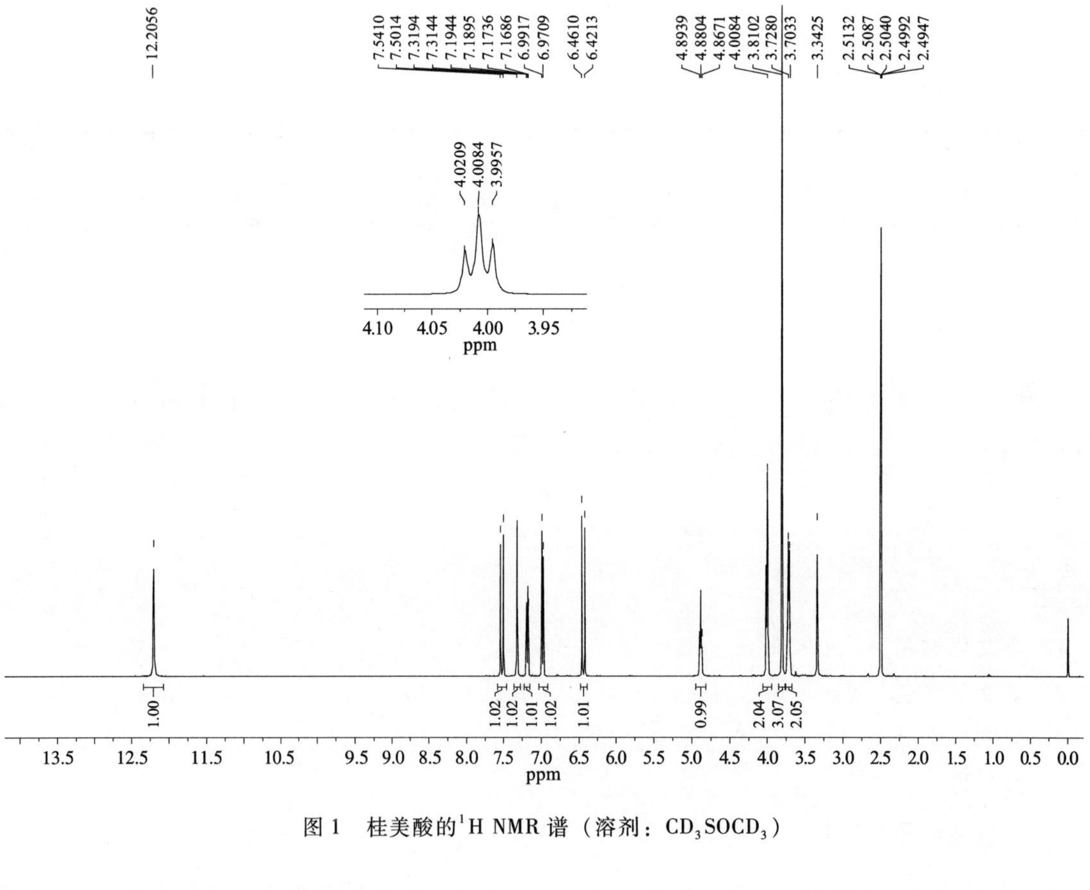

图 1 桂美酸的^{1}H NMR 谱（溶剂：CD_3SOCD_3）

^{1}H NMR：δ 12.21（COOH，s，1H），7.52（H - 3，d，J = 15.9 Hz，1H），7.32（H - 9，d，J = 2.0 Hz，1H），7.18（H - 5，dd，J = 8.3，2.0 Hz，1H），6.98（H - 6，d，J = 8.3 Hz，1H），6.44（H - 2，d，J = 15.9 Hz，1H），4.88（OH，t，J = 5.4 Hz，1H），4.01（H - 10，t，J = 5.0 Hz，2H），3.81（H - 12，s，3H），3.73 ~ 3.70（H - 11，m，2H）

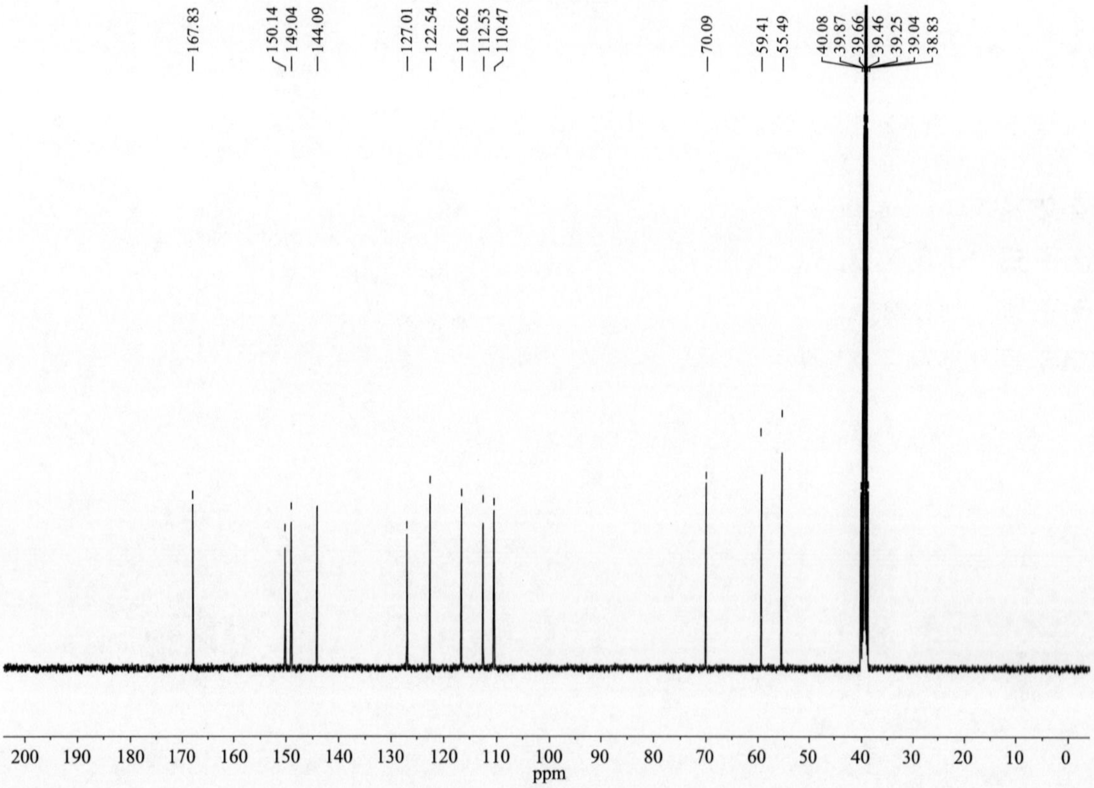

图 2　桂美酸的^{13}C NMR 谱（溶剂：CD_3SOCD_3）

^{13}C NMR：δ 167.83（C－1），150.14（C－7），149.04（C－8），144.09（C－3），127.01（C－4），122.54（C－5），116.62（C－2），112.53（C－6），110.47（C－9），70.09（C－10），59.41（C－11），55.49（C－12）

备注

1. 中文化学名　3－甲氧基－4－(2－羟乙氧基)苯丙烯酸

2. 英文化学名　(2*E*)－3－[4－(2－hydroxyethoxy)－3－methoxyphenyl] acrylic acid

3. 性状　本品为白色或微黄色细棒状、片状结晶或结晶性粉末；无臭，无味。

4. 溶解性　本品在乙醇中微溶，在水中不溶，在氢氧化钠试液中易溶。

5. 对照品编号与批号　100441－200401

奥拉米特

英文名 Orazamide

分子式 $C_5H_4N_2O_4 \cdot C_4H_6N_4O$

分子量 282.21

CAS 号 2574－78－9

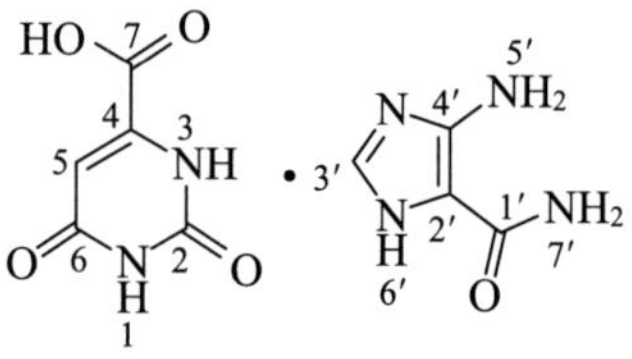

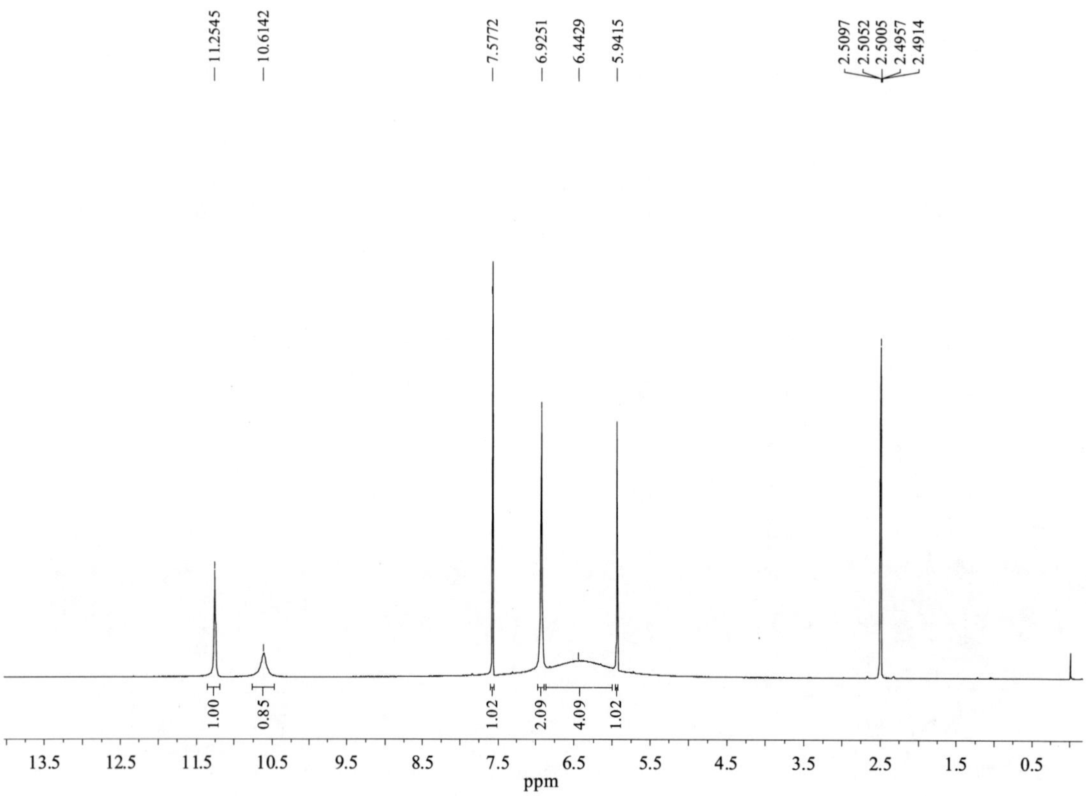

图 1　奥拉米特的 ^1H NMR 谱（溶剂：CD_3SOCD_3）

^1H NMR：δ 11.25（H－6′，s，1H），10.61（COOH，brs，1H），7.58（H－3′，s，1H），6.93（H－7′，s，2H），6.44（H－1，3，5′，brs，4H），5.94（H－5，s，1H）

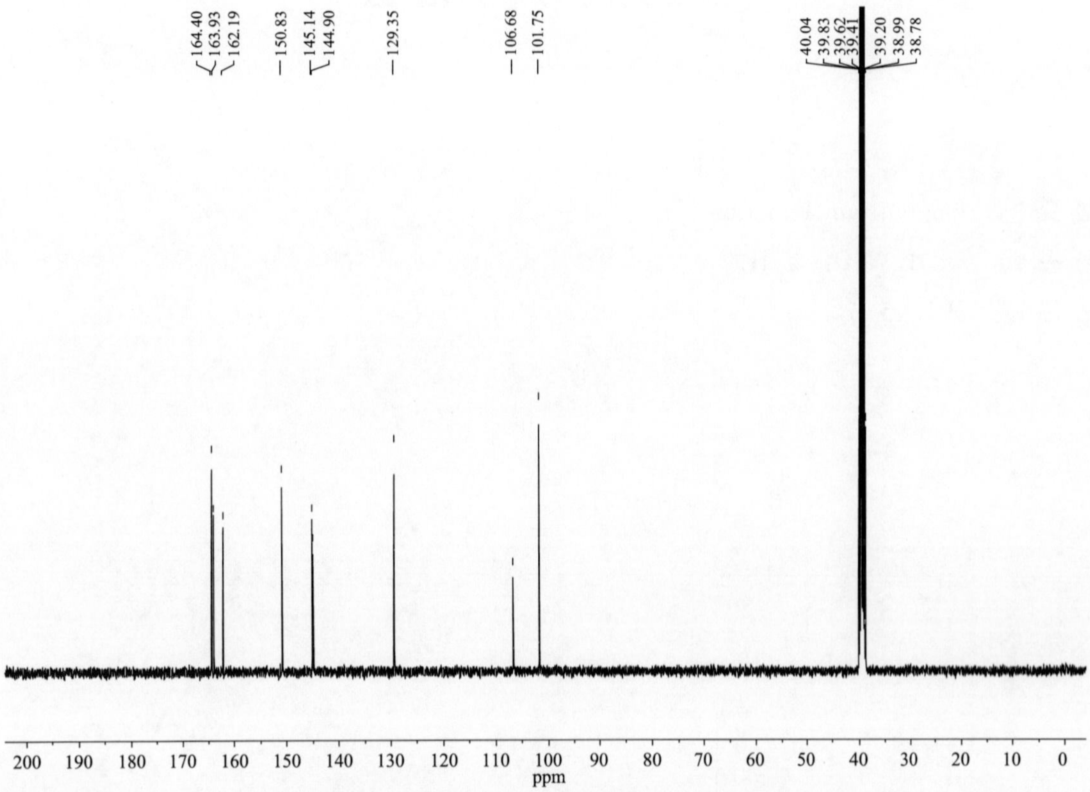

图2 奥拉米特的^{13}C NMR谱（溶剂：CD_3SOCD_3）

^{13}C NMR：δ 164.40（C－6），163.93（C－7），162.19（C－1′），150.83（C－2），145.14（C－4′），144.90（C－4），129.35（C－3′），106.68（C－2′），101.75（C－5）

备注

1. 中文化学名 4－氨基－5－咪基甲酰胺乳清酸盐

2. 英文化学名 5－aminoimidazole－4－carboxamide orotate

3. 性状 本品为白色或类白色结晶性粉末。

4. 溶解性 本品在热水中略溶，在水中微溶，在乙醇、丙酮、乙醚、三氯甲烷、石油醚和苯中不溶，在稀矿酸中不溶，在氢氧化钠试液、氨试液中溶解，在酸和碱中易分解。

5. 对照品编号与批号 100442－200301

富马酸异丙吡仑

英文名 Isopropiram Fumarate

分子式 $C_{16}H_{25}N_3O \cdot C_4H_4O_4$

分子量 391.45

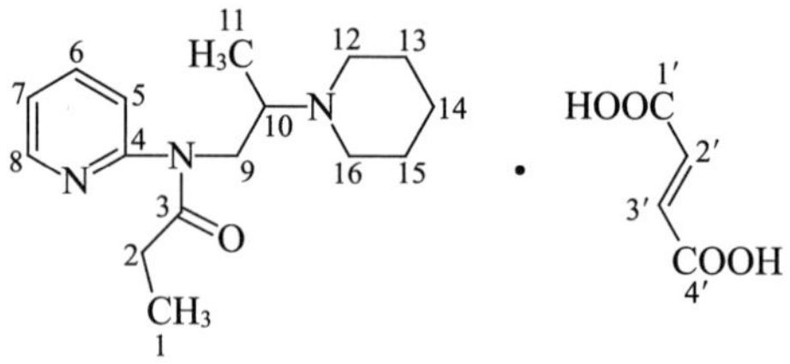

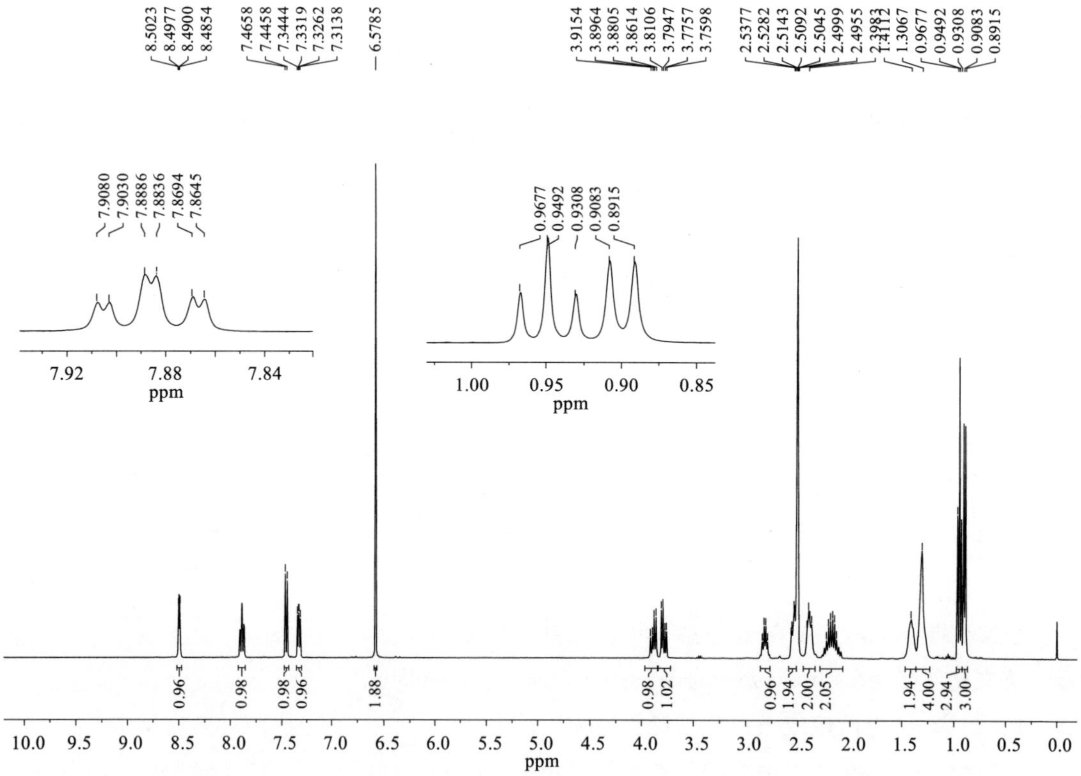

图 1　富马酸异丙吡仑的 ^{1}H NMR 谱（溶剂：CD_3SOCD_3）

^{1}H NMR：δ 8.49（H－8，dd，J＝4.9，2.0 Hz，1H），7.89（H－6，td，J＝8.0，2.0 Hz，1H），7.46（H－5，d，J＝8.0 Hz，1H），7.33（H－7，dd，J＝7.4，4.9 Hz，1H），6.58（H－2′，3′，s，2H），3.89（H－9a，dd，J＝14.0，7.6 Hz，1H），3.79（H－9b，dd，J＝14.0，6.4 Hz，1H），2.81（H－10，m，1H），2.58～2.48（H－12a，16a，m，2H），2.45～2.32（H－12b，16b，m，2H），2.26～2.07（H－2，m，2H），1.48～1.36（H－14，brs，2H），1.36～1.23（H－13，15，brs，4H），0.95（H－1，t，J＝7.4 Hz，3H），0.90（H－11，d，J＝6.7 Hz，3H）

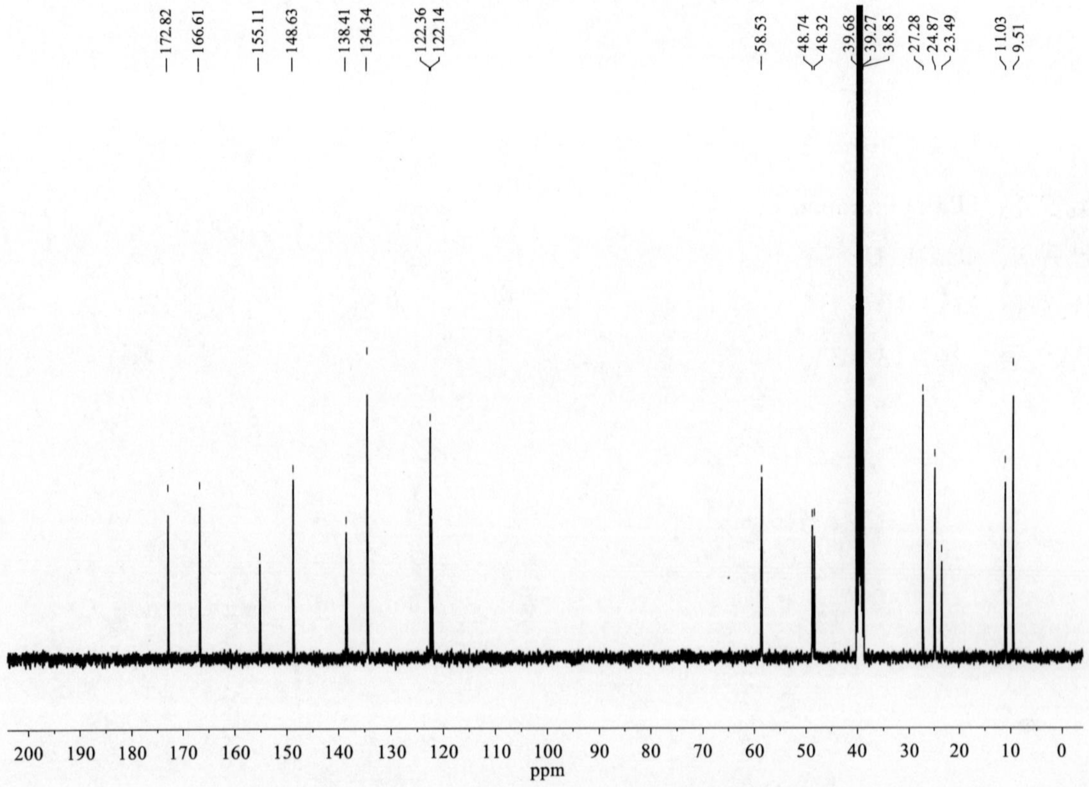

图2　富马酸异丙吡仑的^{13}C NMR谱（溶剂：CD_3SOCD_3）

^{13}C NMR：δ 172.82（C－3），166.61（C－1′，4′），155.11（C－4），148.63（C－8），138.41（C－6），134.34（C－2′，3′），122.36（C－5），122.14（C－7），58.53（C－12，16），48.74（C－9），48.32（C－10），27.28（C－13，15），24.87（C－2），23.49（C－14），11.03（C－11），9.51（C－1）

备注

1. **中文化学名**　*N*－(2－甲基－2哌啶基－乙基)－*N*－(2－吡啶基)丙酰胺富马酸盐
2. **英文化学名**　*N*－(2－methyl－piperidin－yl－ethyl)－*N*－(2－pyridyl)propanamide fumarate
3. **性状**　本品为白色或类白色结晶性粉末；无臭。
4. **溶解性**　本品在水中极易溶解，在乙醇中溶解，在丙酮中微溶，在乙醚或三氯甲烷中极微溶解。
5. **对照品编号与批号**　100443－200701

羟苯丙酯(对羟基苯甲酸丙酯)

英文名 Propylparaben

分子式 $C_{10}H_{12}O_3$

分子量 180.20

CAS 号 94-13-3

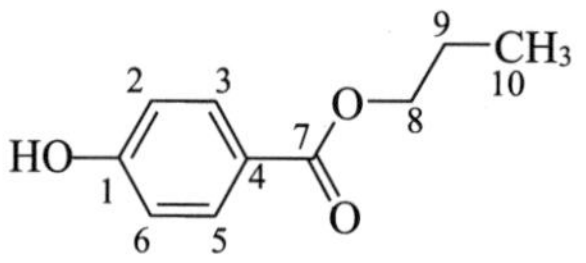

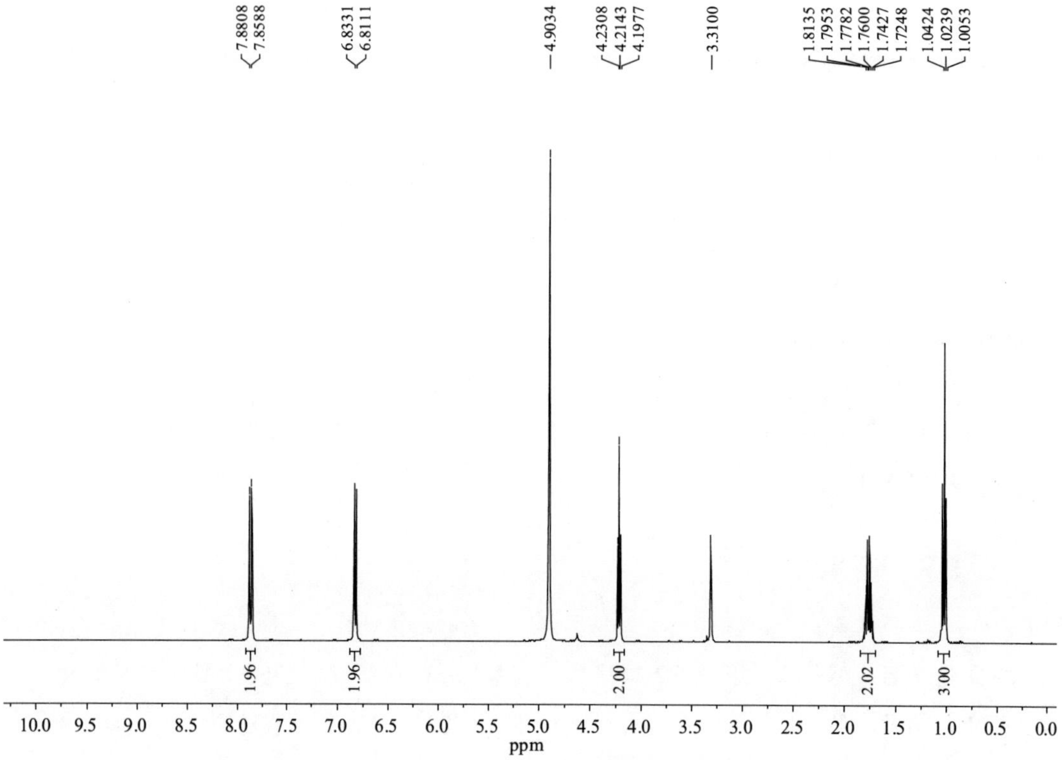

图 1　羟苯丙酯的 ^{1}H NMR 谱(溶剂:CD_3OD)

^{1}H NMR: δ 7.87 (H-3, 5, d, J=8.8 Hz, 2H), 6.82 (H-2, 6, d, J=8.8 Hz, 2H), 4.21 (H-8, t, J=6.6 Hz, 2H), 1.83~1.71 (H-9, m, 2H), 1.02 (H-10, t, J=7.4 Hz, 3H)

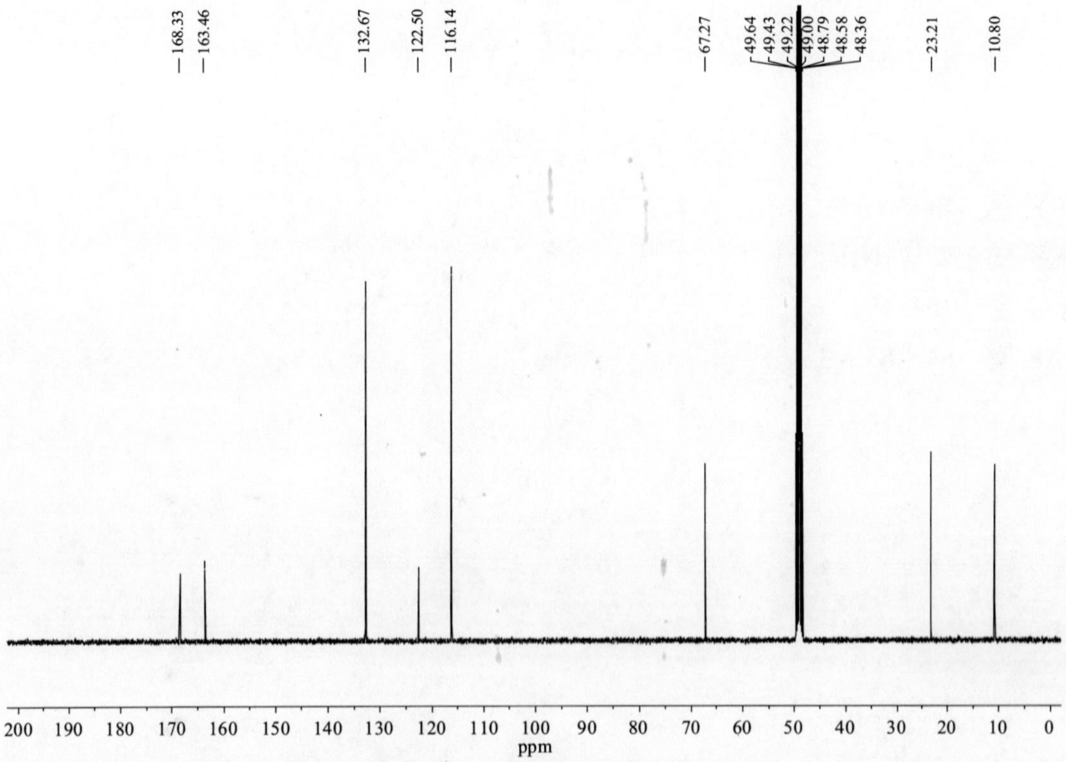

图 2　羟苯丙酯的 ^{13}C NMR 谱（溶剂：CD_3OD）

^{13}C NMR：δ 168.33（C－7），163.46（C－1），132.67（C－3，5），122.50（C－4），116.14（C－2，6），67.27（C－8），23.21（C－9），10.80（C－10）

备注

1. 中文化学名　4－羟基苯甲酸丙酯

2. 英文化学名　4－hydroxybenzoic acid propyl ester

3. 性状　本品为白色或类白色结晶或结晶性粉末；无臭，无味。

4. 溶解性　本品在甲醇、乙醇或乙醚中易溶，在热水中微溶，在水中几乎不溶。

5. 对照品编号与批号　100444－201102

参 考 文 献

[1] http://sdbs.db.aist.go.jp/sdbs/cgi－bin/cre_index.cgi? lang＝eng(SDBS)(^{1}H NMR, ^{13}C NMR).

贝 美 格

英文名 Bemegride

分子式 $C_8H_{13}NO_2$

分子量 155.19

CAS 号 64 - 65 - 3

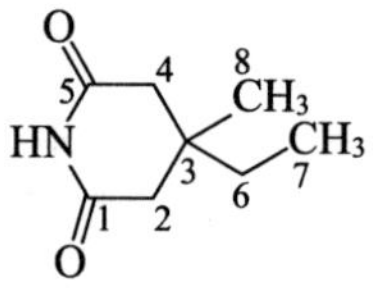

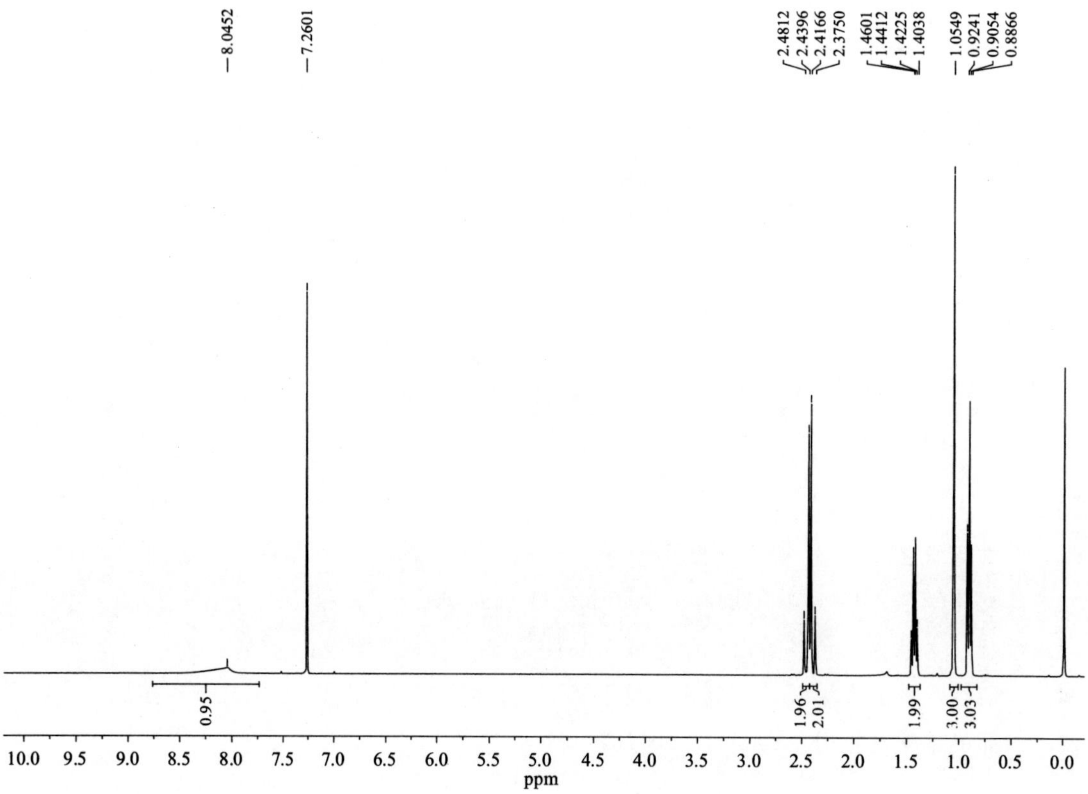

图 1 贝美格的 ^{1}H NMR 谱（溶剂：$CDCl_3$）

^{1}H NMR：δ 8.05（NH，brs，1H），2.46（H－2a，4a，d，*J*＝16.6 Hz，2H），2.40（H－2b，4b，d，*J*＝16.6 Hz，2H），1.44（H－6，q，*J*＝7.5 Hz，2H），1.05（H－8，s，3H），0.91（H－7，t，*J*＝7.5 Hz，3H）

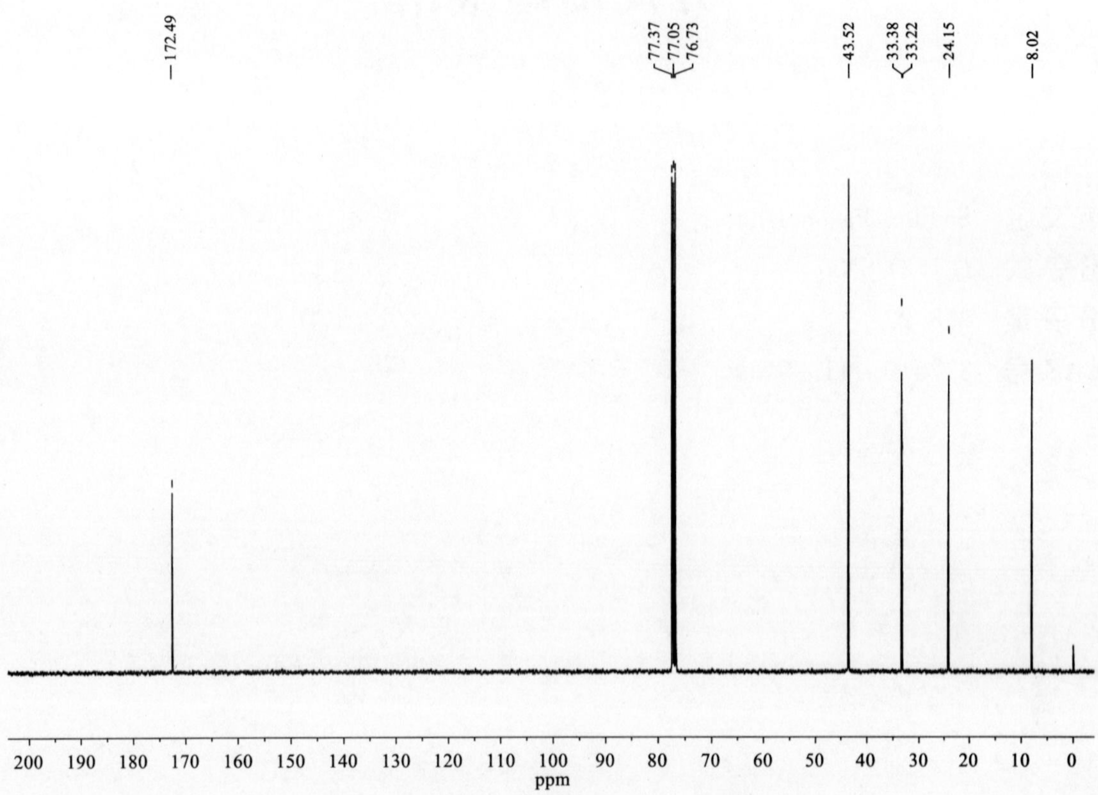

图 2　贝美格的^{13}C NMR 谱（溶剂：$CDCl_3$）

^{13}C NMR：δ 172.49（C－1，5），43.52（C－2，4），33.38（C－3），33.22（C－6），24.15（C－8），8.02（C－7）

备注

1. 中文化学名　3－乙基－3－甲基戊二烯亚胺

2. 英文化学名　3－ethyl－3－methylglutarimide

3. 性状　本品为白色片状结晶或结晶性粉末；无臭，味苦。

4. 溶解性　本品在三氯甲烷中易溶，在丙酮或乙醇中溶解，在水或乙醚中微溶。

5. 对照品编号与批号　100446－200501

参考文献

[1] http://sdbs.db.aist.go.jp/sdbs/cgi－bin/cre_index.cgi? lang＝eng(SDBS)(^{1}H NMR,^{13}C NMR).

丹皮酚磺酸钠

英文名 Sodium Paeonolsilate

分子式 $C_9H_9O_6SNa$

分子量 268.22

CAS 号 827610 - 11 - 7

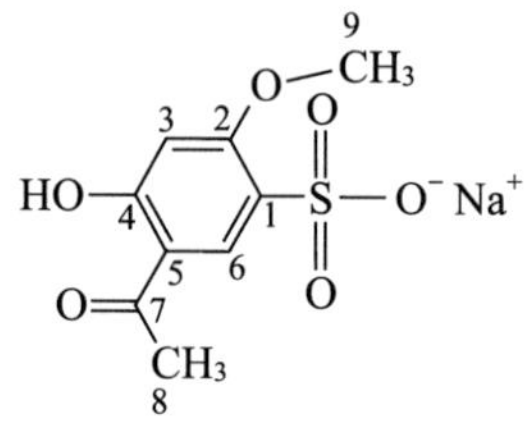

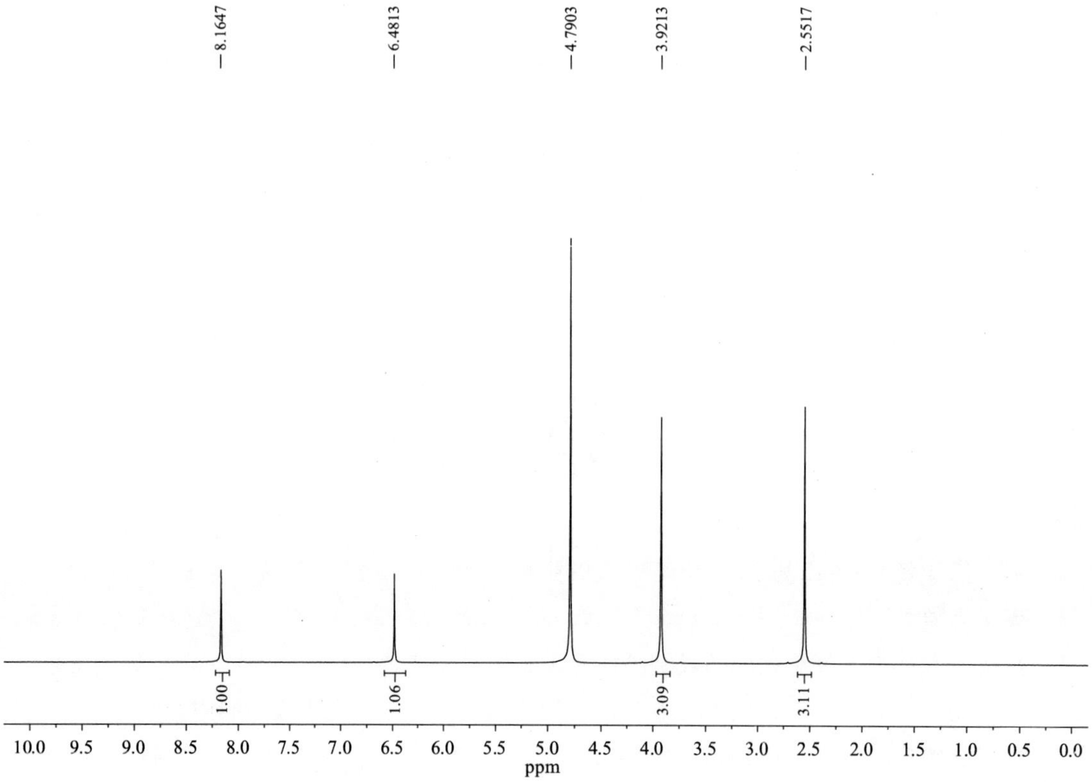

图 1 丹皮酚磺酸钠的 ^1H NMR 谱（溶剂：D_2O）

^1H NMR：δ 8.16（H－6，s，1H），6.48（H－3，s，1H），3.92（H－9，s，3H），2.55（H－8，s，3H）

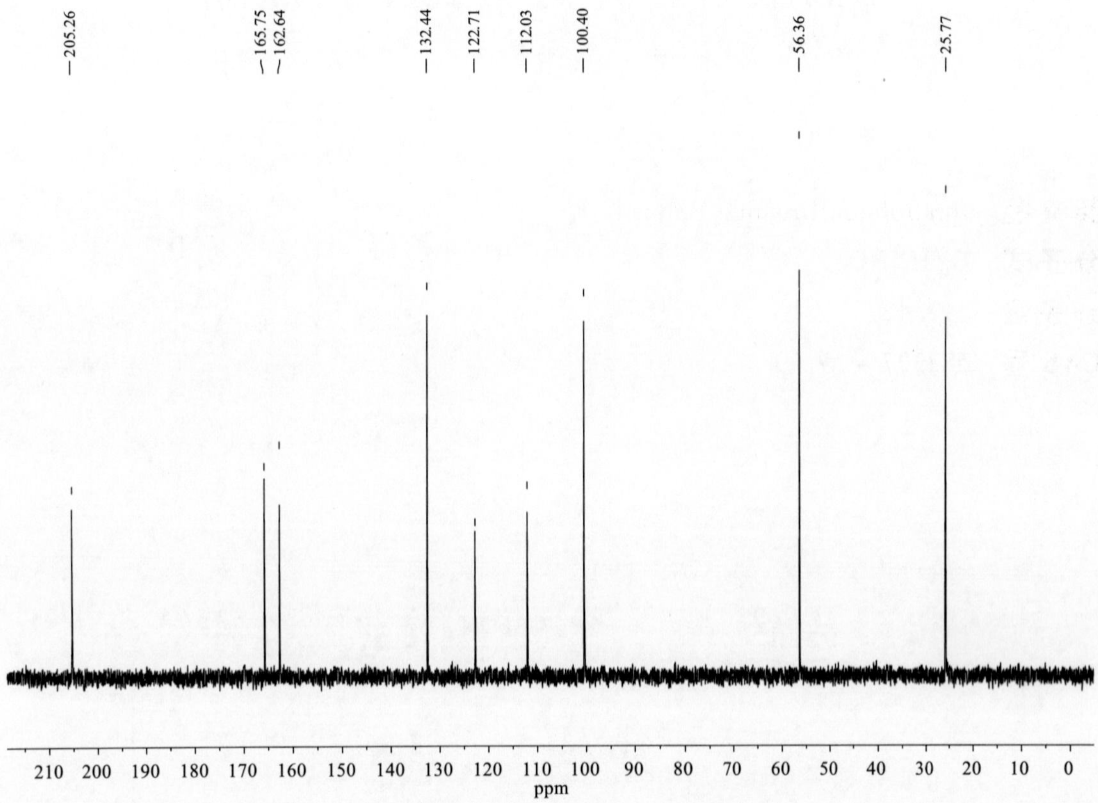

图 2　丹皮酚磺酸钠的 ^{13}C NMR 谱（溶剂：D_2O）

^{13}C NMR：δ 205.26（C－7），165.75（C－4），162.64（C－2），132.44（C－6），122.71（C－1），112.03（C－5），100.40（C－3），56.36（C－9），25.77（C－8）

备注

1. **中文化学名**　2－甲氧基－4－羟基－5－乙酰基苯磺酸钠盐
2. **英文化学名**　benzenesulfonic acid,5－acetyl－4－hydroxy－2－methoxy,sodium salt
3. **性状**　本品为白色或类白色的结晶性粉末。
4. **溶解性**　本品在水中易溶，在甲醇或乙醇中微溶，在三氯甲烷、乙酸乙酯或丙酮中几乎不溶。
5. **对照品编号与批号**　100447－200701

托品酸 *N*－异丙基去甲托品酯

英文名 Ipratropium Bromide Impurity E

分子式 $C_{19}H_{27}NO_3$

分子量 317.42

CAS 号 682327－75－9

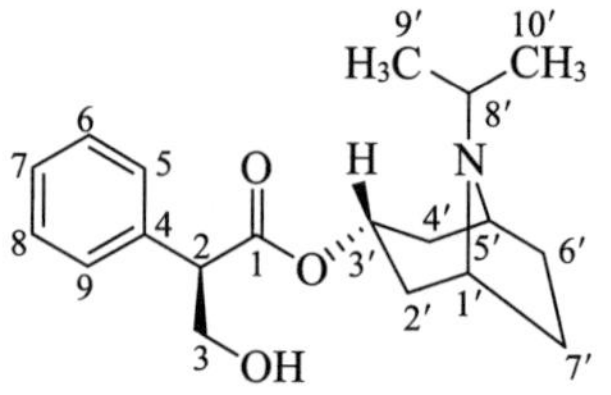

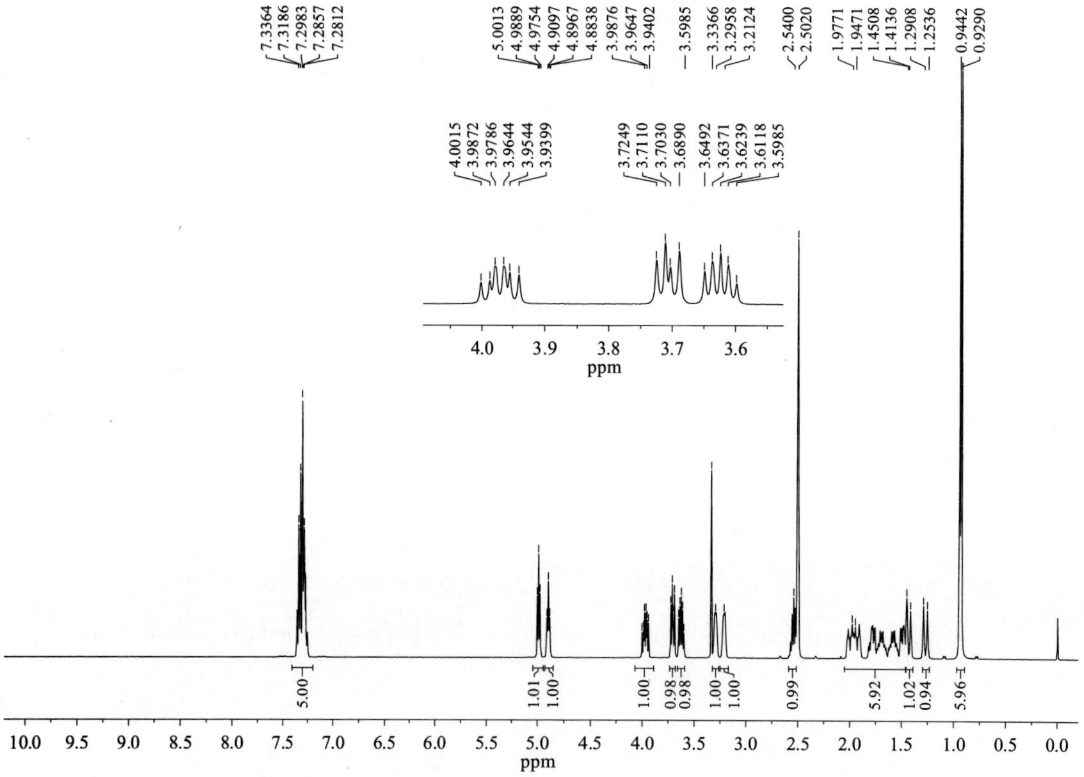

图 1 托品酸 *N*－异丙基去甲托品酯的 ^{1}H NMR 谱（溶剂：CD_3SOCD_3）

^{1}H NMR：δ 7.38～7.24（Ar－H，m，5H），4.99（OH，t，*J*＝5.2 Hz，1H），4.90（H－3′，t，*J*＝5.2 Hz，1H），3.97（H－3a，dt，*J*＝10.0，5.7 Hz，1H），3.71（H－2，dd，*J*＝8.8，5.6 Hz，1H），3.62（H－3b，dt，*J*＝10.0，4.8 Hz，1H），3.30（H－1′，m，1H），3.21（H－5′，m，1H），2.54（H－8′，m，1H），2.04～1.46（H－2′a，4′a，6′，7′，m，6H），1.43（H－2′b，d，*J*＝14.9 Hz，1H），1.27（H－4′b，d，*J*＝14.9 Hz，1H），0.94（H－9′，10′，d，*J*＝6.1 Hz，6H）

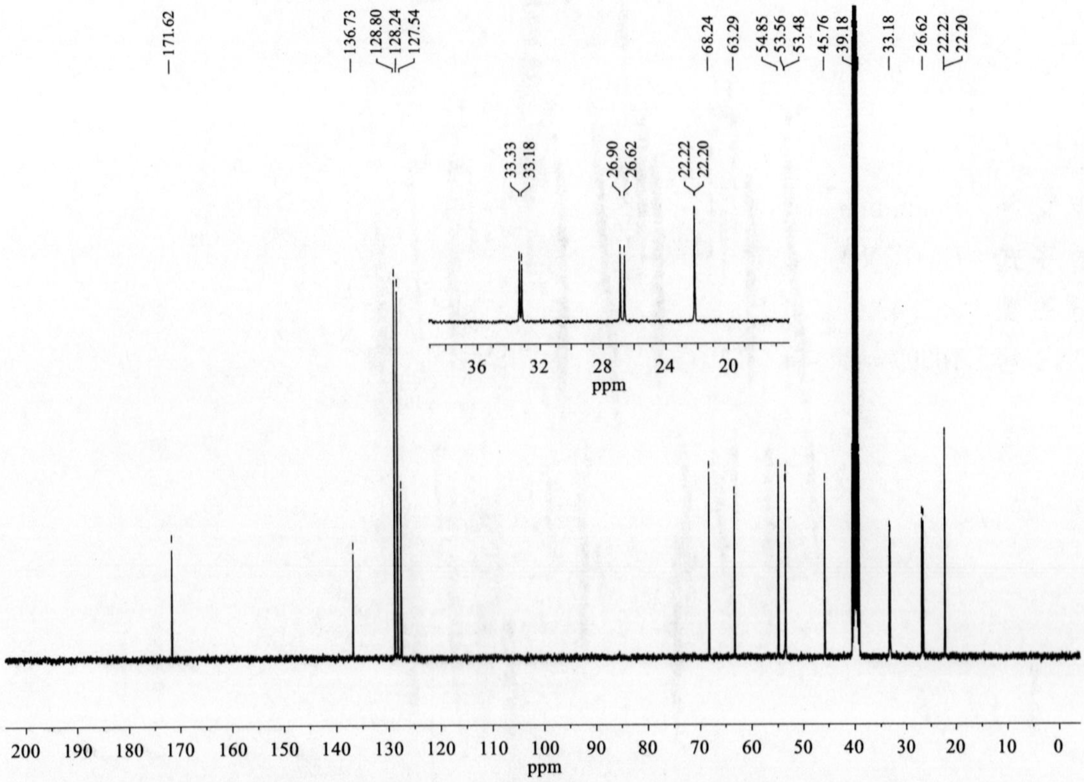

图 2　托品酸 *N* - 异丙基去甲托品酯的 ^{13}C NMR 谱（溶剂：CD_3SOCD_3）

^{13}C NMR：δ 171.62（C - 1），136.73（C - 4），128.80（C - 6，8），128.24（C - 5，9），127.54（C - 7），68.24（C - 3′），63.29（C - 3），54.85（C - 2），53.56（C - 1′），53.48（C - 5′），45.76（C - 8′），33.33（C - 7′），33.18（C - 6′），26.90（C - 2′），26.62（C - 4′），22.22（C - 9′），22.20（C - 10′）

备注

1. **英文化学名**　(1*R*,3*R*,5*S*) - 8 - (1 - methylethyl) - 8 - azabicyclo[3.2.1]oct - 3 - yl(2*RS*) - 3 - hydroxy - 2 - phenylpropanoate
2. **性状**　本品为白色结晶性粉末；无臭。
3. **对照品编号与批号**　100449 - 201101

罗　通　定

英文名　Rotundine

分子式　$C_{21}H_{25}NO_4$

分子量　355.43

CAS 号　10097-84-4

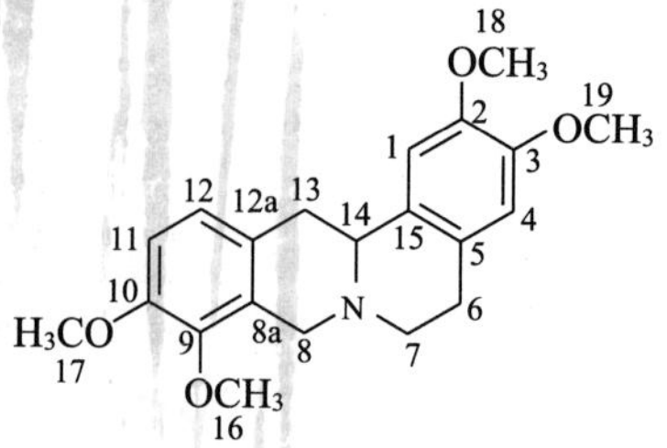

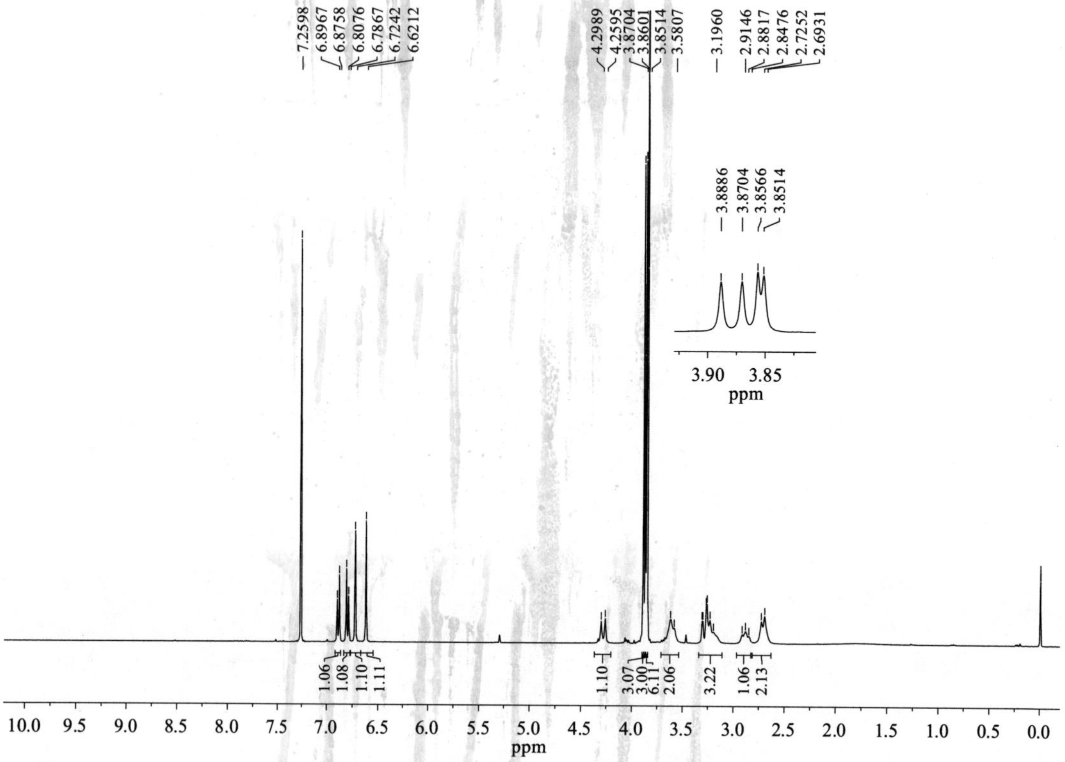

图 1　罗通定的^{1}H NMR 谱（溶剂：$CDCl_3$）

^{1}H NMR：δ 6.89（H-12，d，J=8.4 Hz，1H），6.80（H-11，d，J=8.4 Hz，1H），6.72（H-4，s，1H），6.62（H-1，s，1H），4.28（H-14，m，1H），3.89（H-18，s，3H），3.87（H-19，s，3H），3.86（H-16，s，3H），3.85（H-17，s，3H），3.60～3.55（H-8，m，2H），3.39～3.08（H-7a，13，m，3H），2.88（H-7b，m，1H），2.77～2.63（H-6，m，2H）

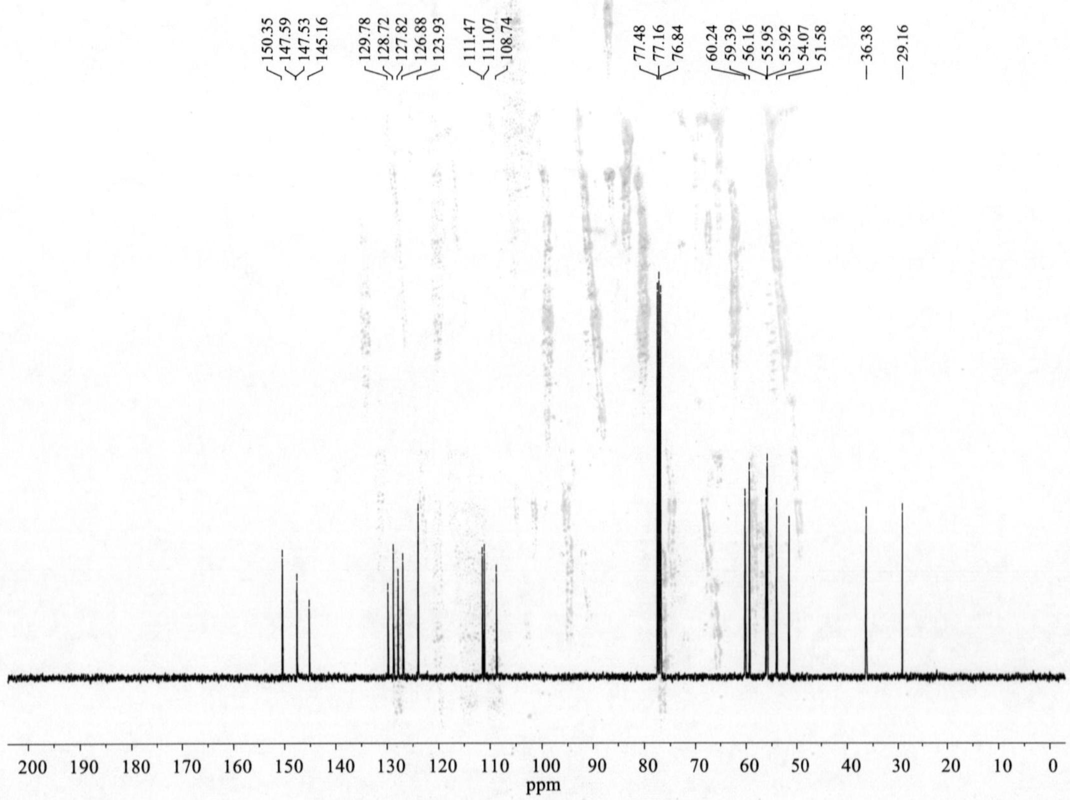

图 2　罗通定的 ^{13}C NMR 谱（溶剂：$CDCl_3$）

^{13}C NMR：δ 150.35（C－9），147.59（C－3），147.53（C－10），145.16（C－2），129.78（C－12a），128.72（C－5），127.82（C－15），126.88（C－8a），123.93（C－12），111.47（C－1），111.07（C－11），108.74（C－4），60.24（C－14），59.39（C－16），56.16（C－18），55.95（C－19），55.92（C－17），54.07（C－7），51.58（C－8），36.38（C－13），29.16（C－6）

备注

1. 中文化学名　2,3,9,10－四甲氧基－5,8,13,13α－四氢－6*H*－二苯并[*a*,*g*]喹嗪

2. 英文化学名　5,8,13,13α－tetrahydro－2,3,9,10－tetramethoxy－6*H*－dibenzo[*a*,*g*] quinolizine

3. 性状　本品为白色或微黄色的结晶；无臭，无味；遇光受热易变黄。

4. 溶解性　本品在三氯甲烷中溶解，在乙醇或乙醚中略溶，在水中不溶，在稀硫酸中易溶。

5. 对照品编号与批号　100452－200301

苯佐卡因

英文名 Benzocaine

分子式 $C_9H_{11}NO_2$

分子量 165.19

CAS 号 94-09-7

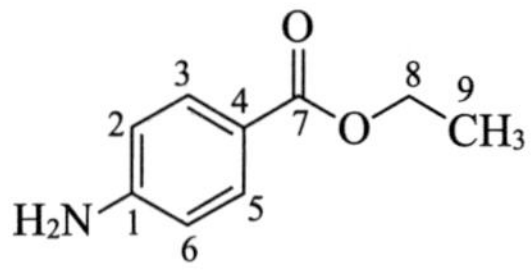

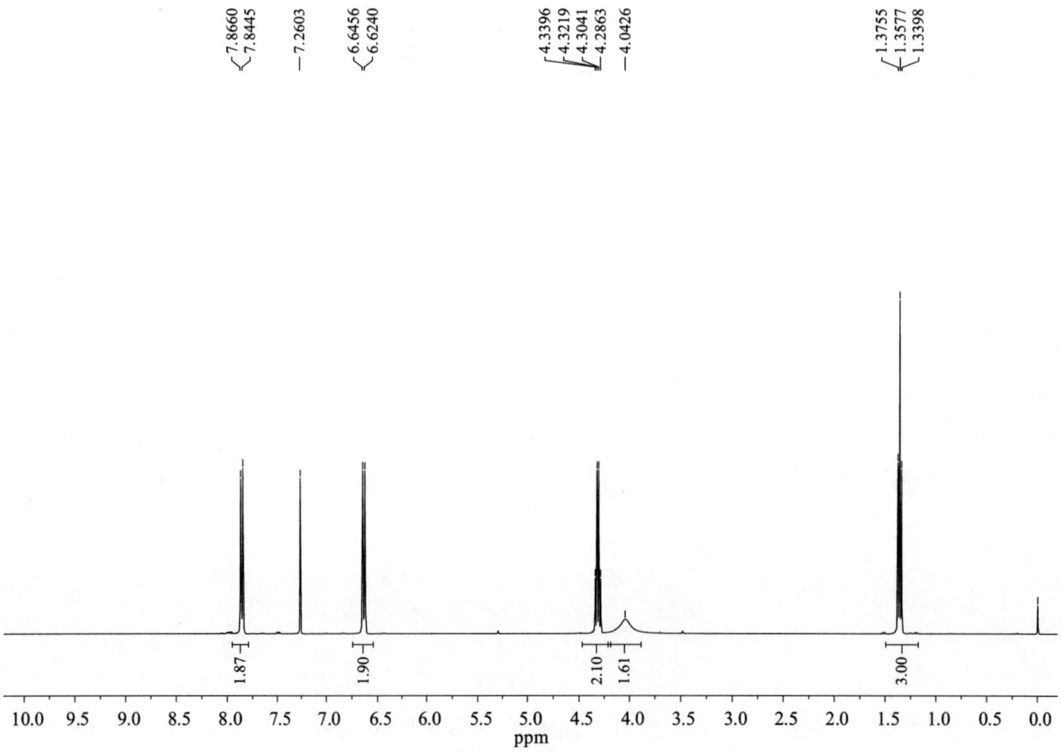

图 1 苯佐卡因的 ^{1}H NMR 谱(溶剂:$CDCl_3$)

^{1}H NMR: δ 7.86 (H-3, 5, d, J=8.6 Hz, 2H), 6.63 (H-2, 6, d, J=8.6 Hz, 2H), 4.31 (H-8, q, J=7.1 Hz, 2H), 4.04 (NH_2, brs, 2H), 1.36 (H-9, t, J=7.1 Hz, 3H)

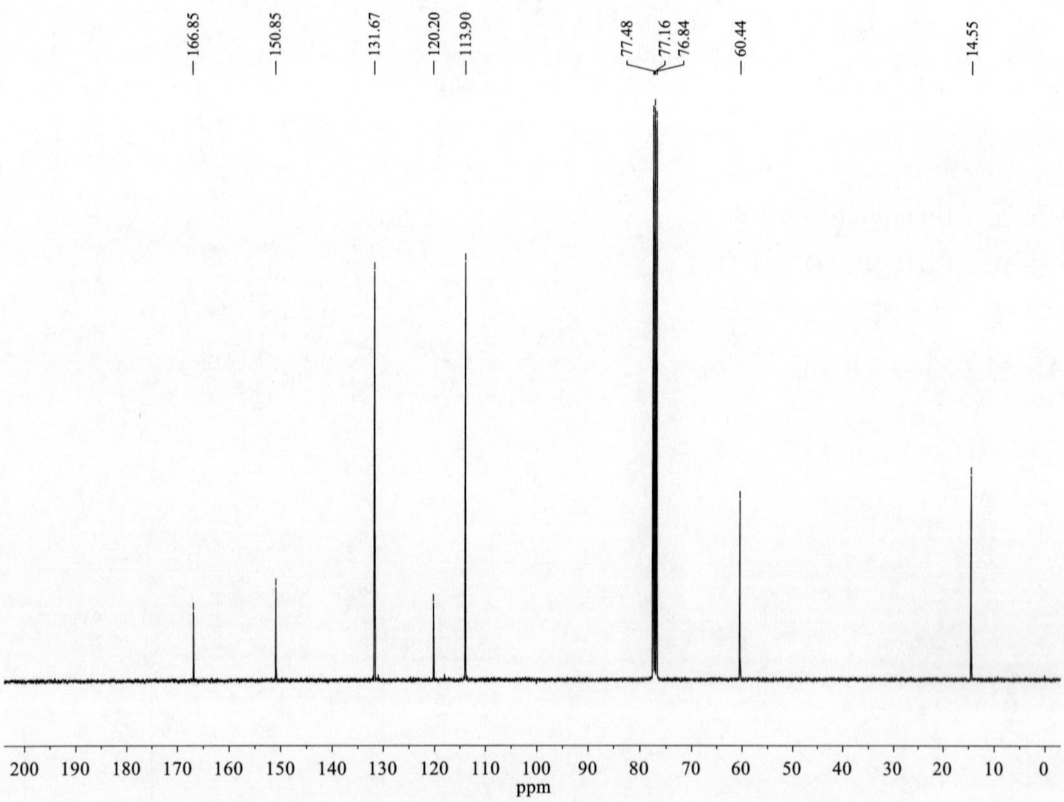

图 2 苯佐卡因的 ^{13}C NMR 谱（溶剂：$CDCl_3$）

^{13}C NMR：δ 166.85（C－7），150.85（C－1），131.67（C－3，5），120.20（C－4），113.90（C－2，6），60.44（C－8），14.55（C－9）

备注

1. **中文化学名** 对氨基苯甲酸乙酯
2. **英文化学名** 4－(ethoxycarbonyl)phenylamine
3. **性状** 本品为白色结晶性粉末；无臭，味微苦，随后有麻痹感；遇光色渐变黄。
4. **溶解性** 本品在乙醇、三氯甲烷或乙醚中易溶，在脂肪油中略溶，在水中极微溶解。
5. **对照品编号与批号** 100454－200501

参 考 文 献

[1] http://sdbs.db.aist.go.jp/sdbs/cgi－bin/direct_frame_top.cgi(SDBS)(^{1}H NMR, ^{13}C NMR).

度　米　芬

英文名　Domiphen Bromide

分子式　$C_{22}H_{40}BrNO \cdot H_2O$

分子量　432.48

CAS 号　538－71－6

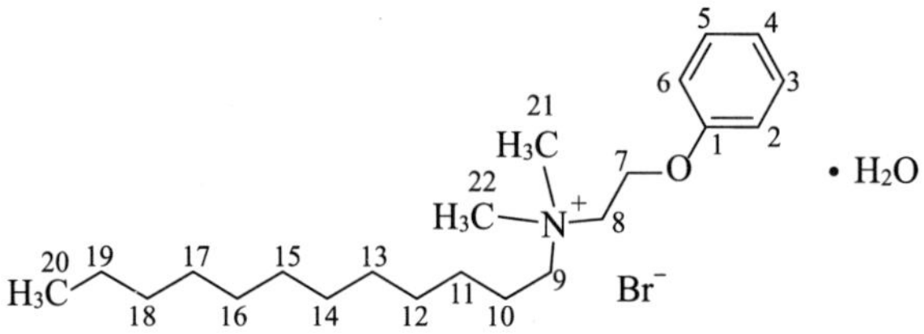

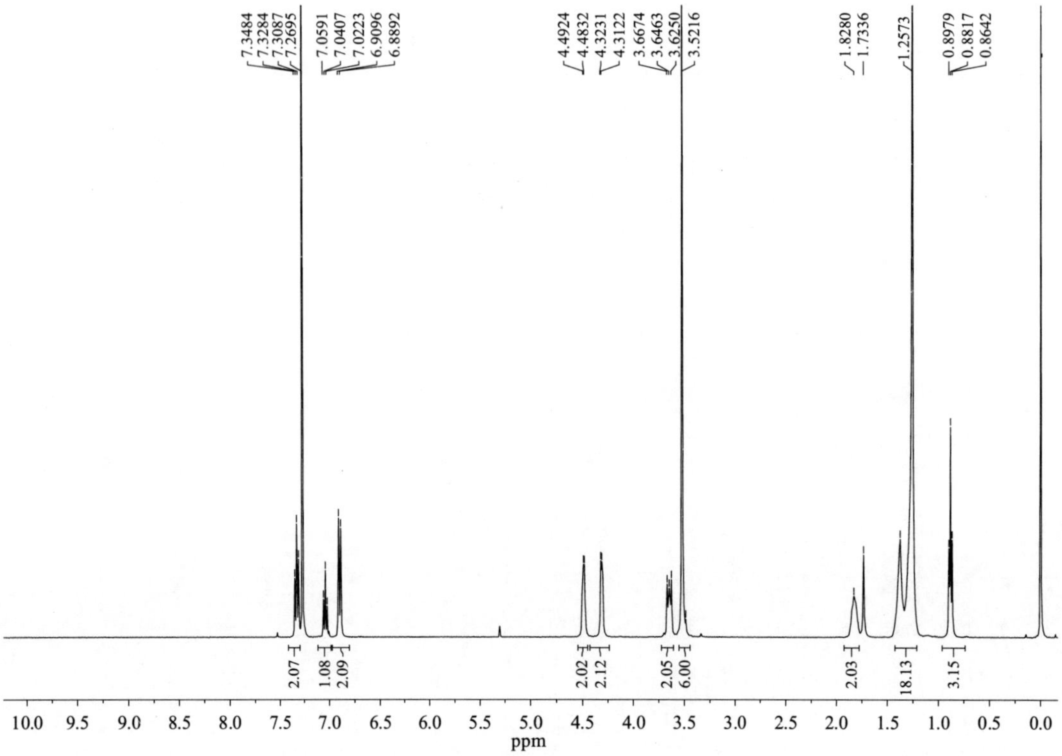

图 1　度米芬的[1]H NMR 谱（溶剂：$CDCl_3$）

^{1}H NMR：δ 7.33（H－3，5，t，J＝7.9 Hz，2H），7.04（H－4，t，J＝7.4 Hz，1H），6.90（H－2，6，d，J＝8.2 Hz，2H），4.52～4.46（H－7，m，2H），4.34～4.29（H－8，m，2H），3.70～3.60（H－9，m，2H），3.52（H－21，22，s，6H），1.88～1.77（m，2H），1.44～1.20（m，18H），0.88（H－20，t，J＝6.7 Hz，3H）

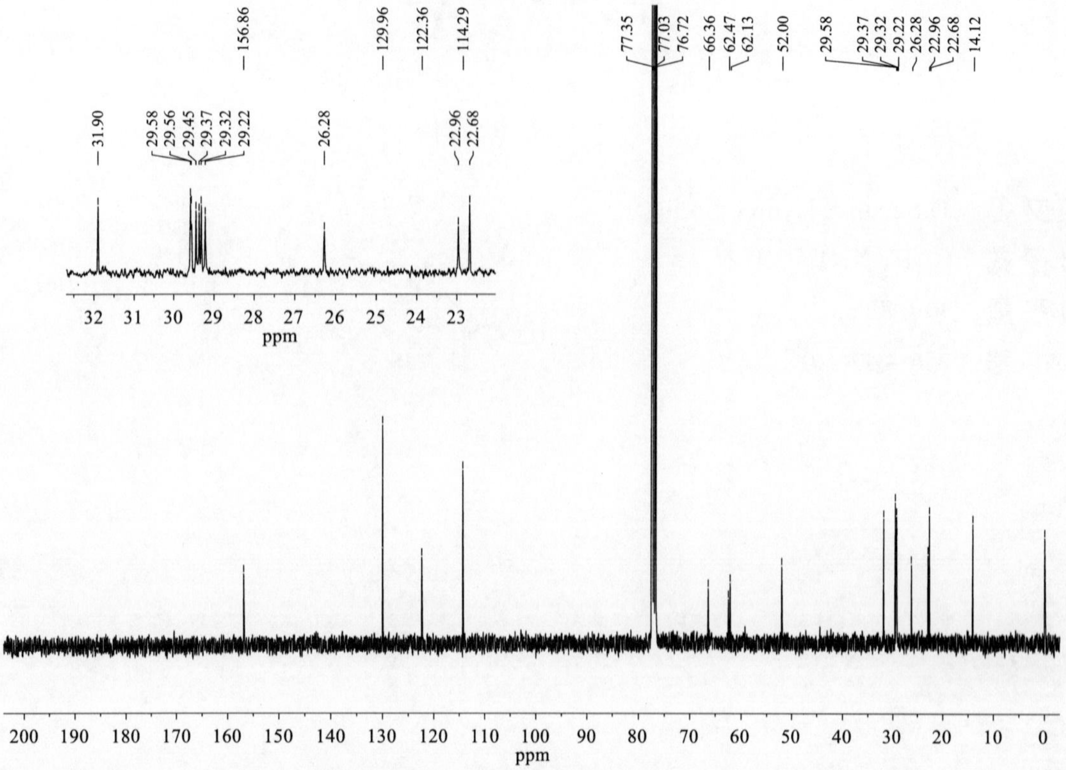

图 2　度米芬的 ^{13}C NMR 谱（溶剂：$CDCl_3$）

^{13}C NMR：δ 156. 86（C－1），129. 96（C－3，5），122. 36（C－4），114. 29（C－2，6），66. 36（C－7），62. 47（C－9），62. 13（C－8），52. 00（C－21，22），31. 90（C－18），29. 58（C－17），29. 56（C－16），29. 45（C－15），29. 37（C－14），29. 32（C－13），29. 22（C－12），26. 28（C－10），22. 96（C－19），22. 68（C－11），14. 12（C－20）

备注

1. 中文化学名　溴化 *N*,*N*－二甲基－*N*－(2－苯氧乙基)－1－十二烷铵一水合物

2. 英文化学名　*N*, *N* － dimethyl － *N* －（2 － phenoxyethyl）－ 1 － dodecanaminium bromide monohydrate

3. 性状　本品为白色至微黄色的片状结晶，无臭或微带特臭，味苦，振摇则产生泡沫。

4. 溶解性　本品在乙醇或三氯甲烷中极易溶解，在水中易溶，在丙酮中略溶，在乙醚中几乎不溶。

5. 对照品编号与批号　100455－200401

参考文献

[1] http://sdbs. db. aist. go. jp/sdbs/cgi－bin/direct_frame_top. cgi(SDBS)(^{1}H NMR, ^{13}C NMR).

盐酸丁卡因

英文名 Tetracaine Hydrochloride

分子式 $C_{15}H_{24}N_2O_2 \cdot HCl$

分子量 300.83

CAS 号 136-47-0

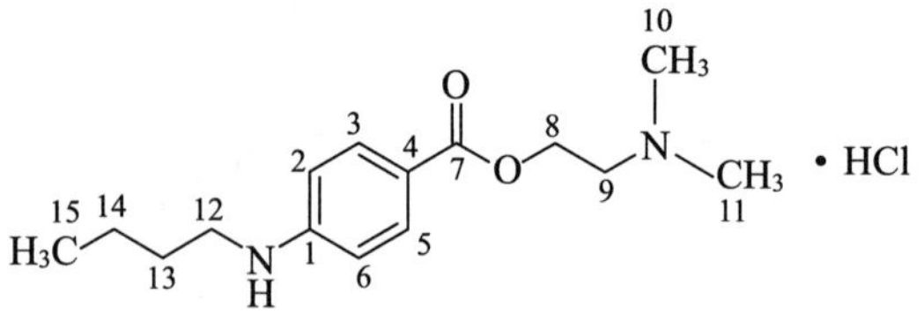

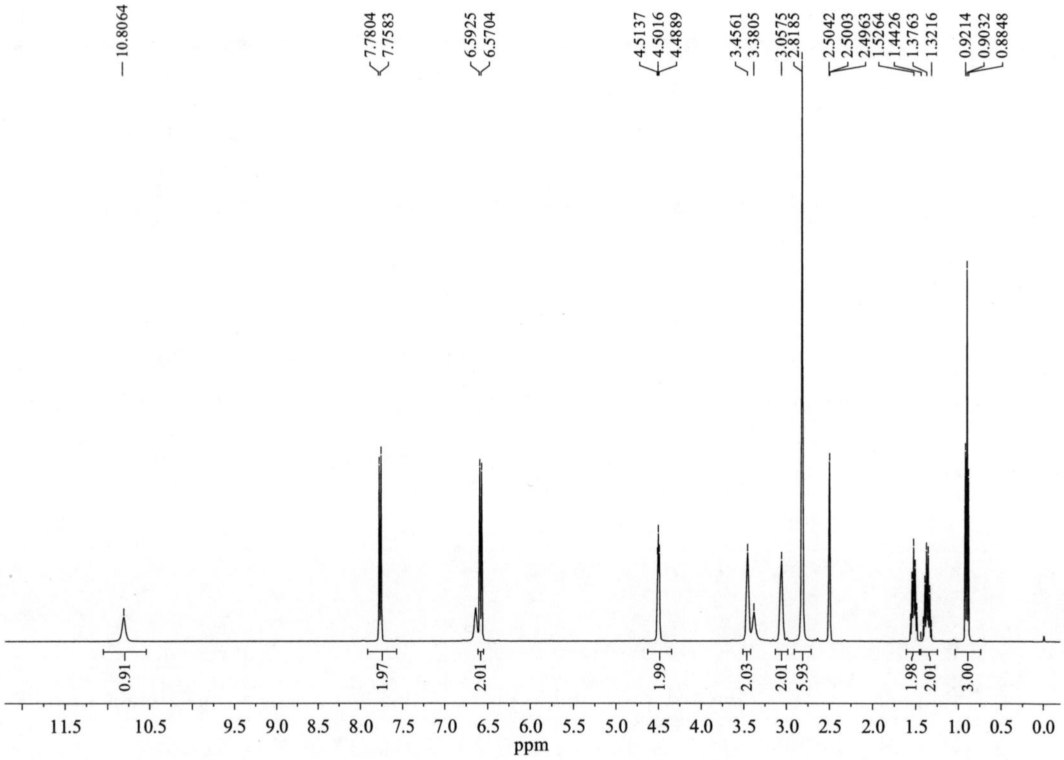

图 1 盐酸丁卡因的^{1}H NMR 谱（溶剂：CD_3SOCD_3）

^{1}H NMR：δ 10.81 (s, 1H), 7.77 (H-3, 5, d, J=8.8 Hz, 2H), 6.58 (H-2, 6, d, J=8.8 Hz, 2H), 4.53~4.48 (H-8, m, 2H), 3.49~3.42 (H-9, m, 2H), 3.10~3.02 (H-12, m, 2H), 2.82 (H-10, 11, s, 6H), 1.58~1.48 (H-13, m, 2H), 1.42~1.30 (H-14, m, 2H), 0.90 (H-15, t, J=7.3 Hz, 3H)

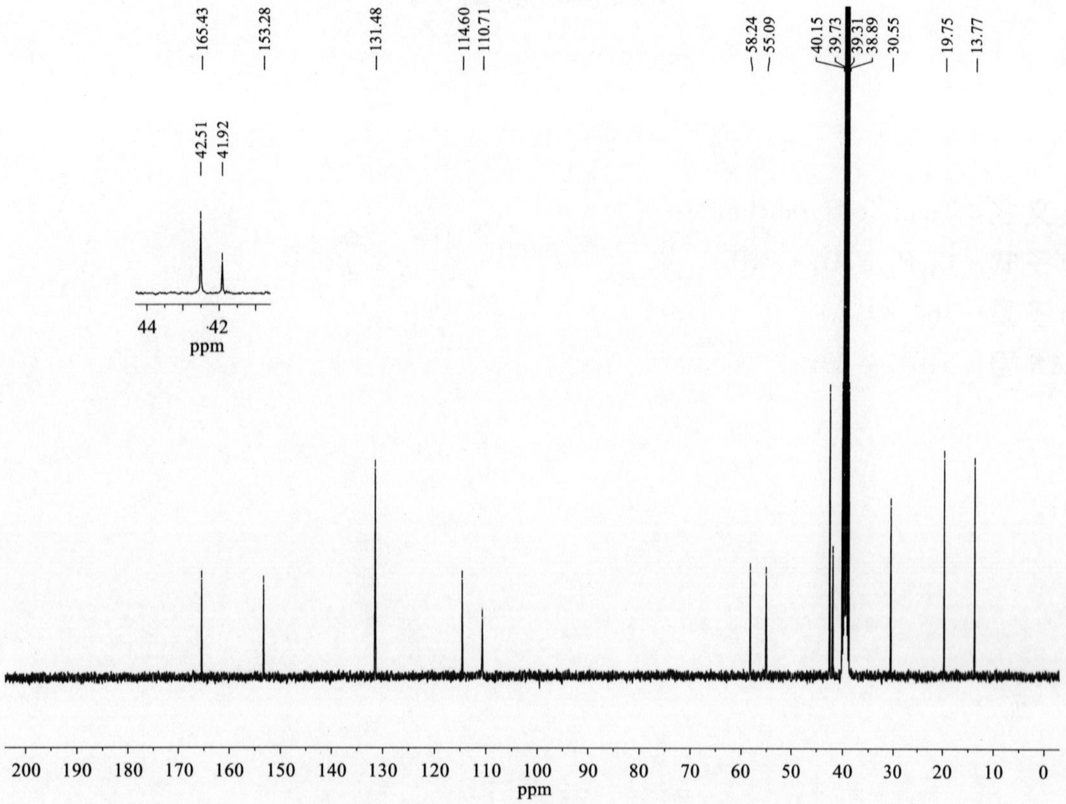

图2　盐酸丁卡因的 ^{13}C NMR 谱（溶剂：CD_3SOCD_3）

^{13}C NMR：δ 165.43（C－7），153.28（C－1），131.48（C－3，5），114.60（C－4），110.71（C－2，6），58.24（C－8），55.09（C－10），42.51（C－10，11），41.92（C－9），30.55（C－13），19.75（C－14），13.77（C－15）

备注

1. 中文化学名　4－(丁氨基)－苯甲酸－2－(二甲氨基)乙酯盐酸盐

2. 英文化学名　2－dimethylaminoethanol－4－butylaminobenzoate hydrochloride

3. 性状　本品为白色结晶或结晶性粉末；无臭，味微苦，有麻舌感。

4. 溶解性　本品在水中易溶，在乙醇中溶解，在乙醚或苯中不溶。

5. 对照品编号与批号　100456－200301

参 考 文 献

[1] http://sdbs.db.aist.go.jp/sdbs/cgi－bin/direct_frame_top.cgi(SDBS)(^{1}H NMR, ^{13}C NMR).

盐酸硫必利

英文名 Tiapride Hydrochloride

分子式 $C_{15}H_{24}N_2O_4S \cdot HCl$

分子量 364.89

CAS 号 51012-33-0

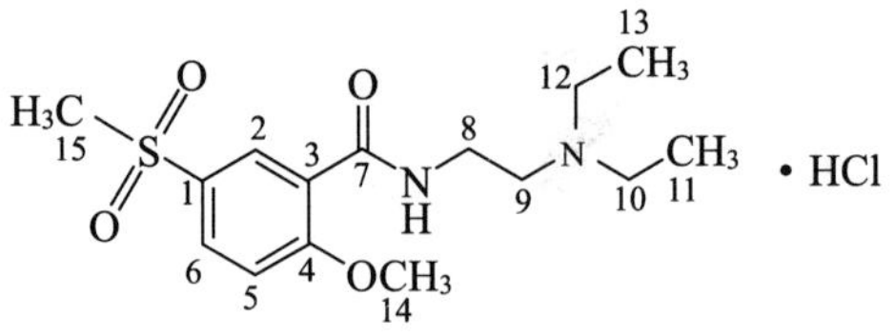

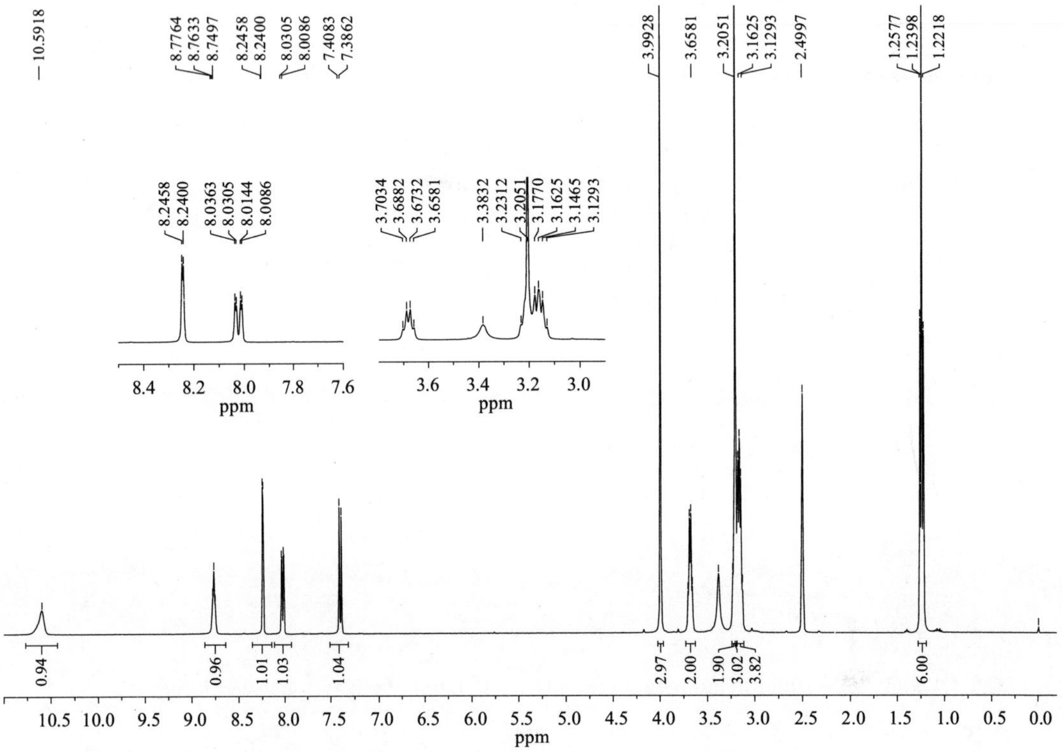

图1 盐酸硫必利的^1H NMR 谱（溶剂：CD_3SOCD_3）

^1H NMR：δ 10.59（HCl，s，1H），8.76（CONH，t，J=5.3 Hz，1H），8.24（H-2，d，J=2.3 Hz，1H），8.02（H-6，dd，J=8.8，2.3 Hz，1H），7.40（H-5，d，J=8.8 Hz，1H），3.99（H-14，s，3H），3.68（H-8，q，J=6.0 Hz，2H），3.25~3.22（H-9，m，2H），3.21（H-15，s，3H），3.19~3.11（H-10，12，m，4H），1.24（H-11，13，t，J=7.2 Hz，6H）

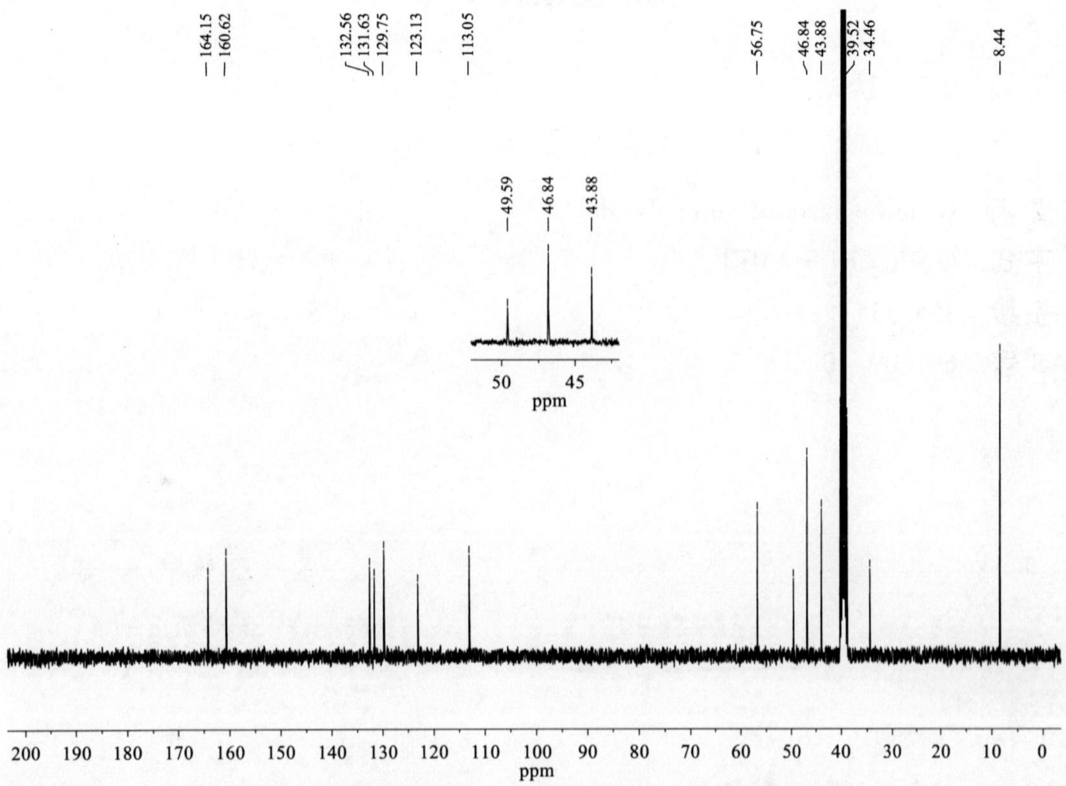

图 2　盐酸硫必利的^{13}C NMR 谱（溶剂：CD_3SOCD_3）

^{13}C NMR：δ 164.15 （C－7），160.62 （C－4），132.56 （C－1），131.63 （C－6），129.75 （C－2），123.13 （C－3），113.05 （C－5），56.75 （C－14），49.59 （C－9），46.84 （C－10，12），43.88 （C－15），34.46 （C－8），8.44 （C－11，13）

备注

1. **中文化学名**　*N*－[2－(二乙基氨基)乙基]－2－甲氧基－5－(甲基磺酰基)苯甲酰胺盐酸盐
2. **英文化学名**　*N*－[2－(diethylamino)ethyl]－2－methoxy－5－(methylsulphonyl)benzamide monohydrochloride
3. **性状**　本品为白色针状结晶性粉末；无臭，味微苦。
4. **溶解性**　本品在水中极易溶解，在三氯甲烷中略溶，在乙醇中微溶，在乙醚中几乎不溶。
5. **对照品编号与批号**　100459－200401

参考文献

[1] http://sdbs.db.aist.go.jp/sdbs/cgi－bin/direct_frame_top.cgi(SDBS)(^{1}H NMR,^{13}C NMR).

盐酸氯丙嗪

英文名 Chlorpromazine Hydrochloride

分子式 $C_{17}H_{19}ClN_2S \cdot HCl$

分子量 355.33

CAS 号 69-09-0

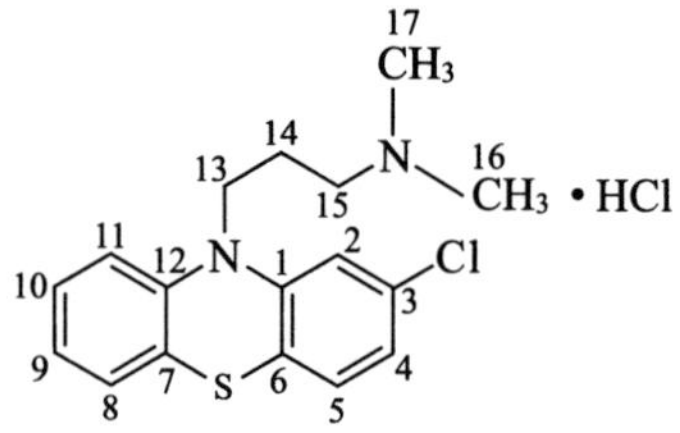

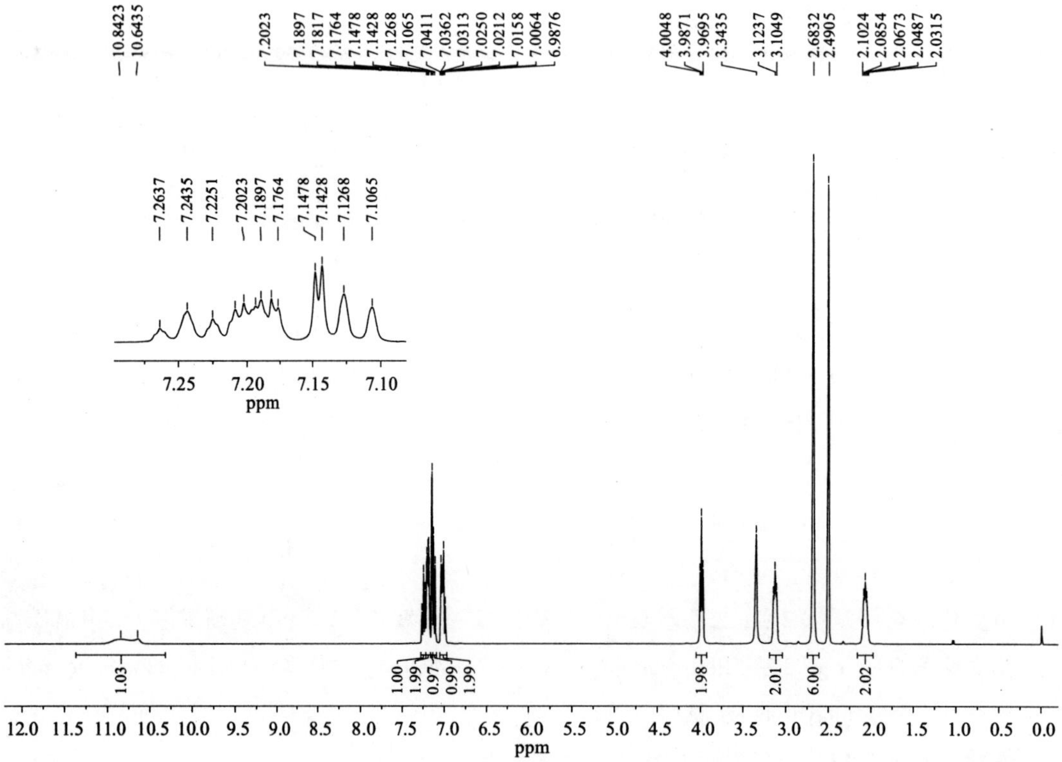

图 1 盐酸氯丙嗪的 ^{1}H NMR 谱（溶剂：CD_3SOCD_3）

^{1}H NMR：δ 10.74（HCl, brd, 1H），7.24（H-10, t, *J* = 7.7 Hz, 1H），7.22~7.16（H-5, 8, m, 2H），7.15（H-2, d, *J* = 2.0 Hz, 1H），7.12（H-4, d, *J* = 8.1 Hz, 1H），7.06~6.97（H-9, 11, m, 2H），3.99（H-13, t, *J* = 7.1 Hz, 2H），3.18~3.08（H-15, m, 2H），2.68（H-16, 17, s, 6H），2.18~1.99（H-14, m, 2H）

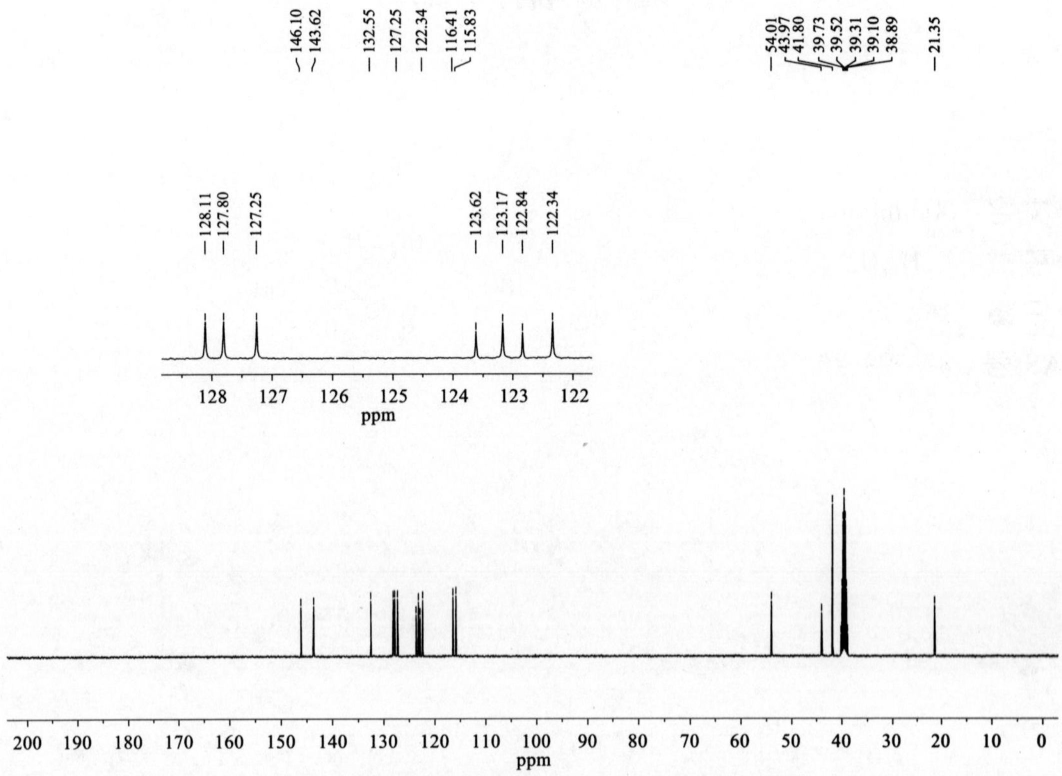

图 2　盐酸氯丙嗪的^{13}C NMR 谱（溶剂：CD_3SOCD_3）

^{13}C NMR：δ 146.10（C－1），143.62（C－12），132.55（C－3），128.11（C－5），127.80（C－8），127.25（C－10），123.62（C－2），123.17（C－11），122.84（C－4），122.34（C－9），116.41（C－7），115.83（C－6），54.01（C－15），43.97（C－13），41.80（C－16，17），21.35（C－14）

备注

1. 中文化学名　*N*,*N*－二甲基－2－氯－10*H*－吩噻嗪－10－丙胺盐酸盐

2. 英文化学名　2－chloro－10－(3－dimethylaminopropyl) phenothiazine hydrochloride

3. 性状　本品为白色或乳白色结晶性粉末；有微臭，味极苦；有引湿性；遇光渐变色；水溶液显微酸性反应。

4. 溶解性　本品在水、乙醇或三氯甲烷中易溶，在乙醚或苯中不溶。

5. 对照品编号与批号　100460－200501

木 糖 醇

英文名 Xylitol

分子式 $C_5H_{12}O_5$

分子量 152.15

CAS 号 87-99-0

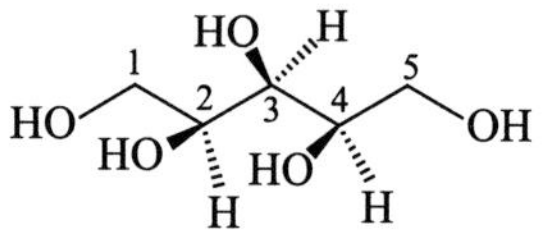

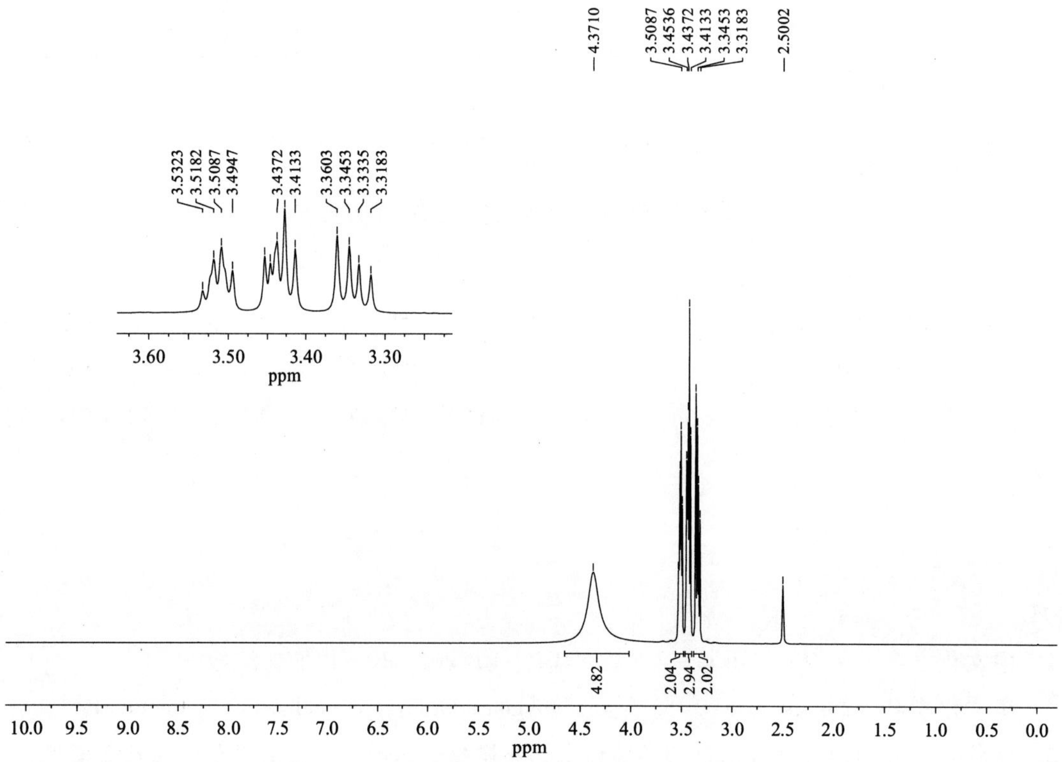

图 1 木糖醇的^1H NMR 谱（溶剂：CD_3SOCD_3）

^1H NMR：δ 4.37（OH，brs，5H），3.56～3.48（m，2H），3.47～3.40（m，3H），3.38～3.31（m，2H）

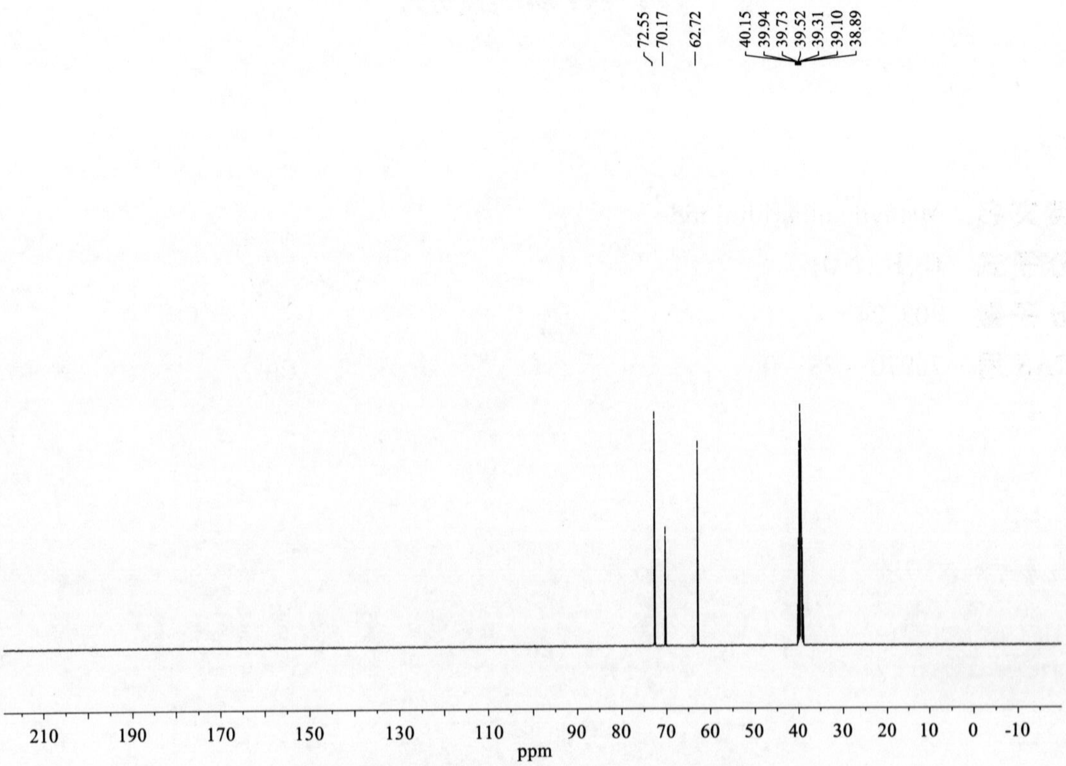

图 2　木糖醇的^{13}C NMR 谱（溶剂：CD_3SOCD_3）

^{13}C NMR：δ 72.55（C－2，4），70.17（C－3），62.72（C－1，5）

备注

1. **中文化学名**　1,2,3,4,5－戊五醇
2. **英文化学名**　xylo－pentane－1,2,3,4,5－pentol
3. **性状**　本品为白色结晶或结晶性粉末，无臭；味甜；有引湿性。
4. **溶解性**　本品在水中极易溶解，在乙醇中略溶。
5. **对照品编号与批号**　100463－200902

参 考 文 献

[1] http://sdbs.db.aist.go.jp/sdbs/cgi－bin/direct_frame_top.cgi(SDBS)(^{13}C NMR).

甲基斑蝥胺

英文名 Methylcantharidinimide

分子式 $C_{11}H_{15}NO_3$

分子量 209.24

CAS 号 76970－78－0

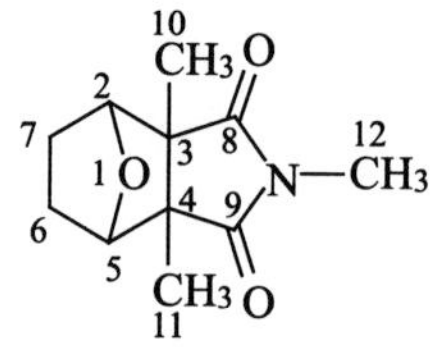

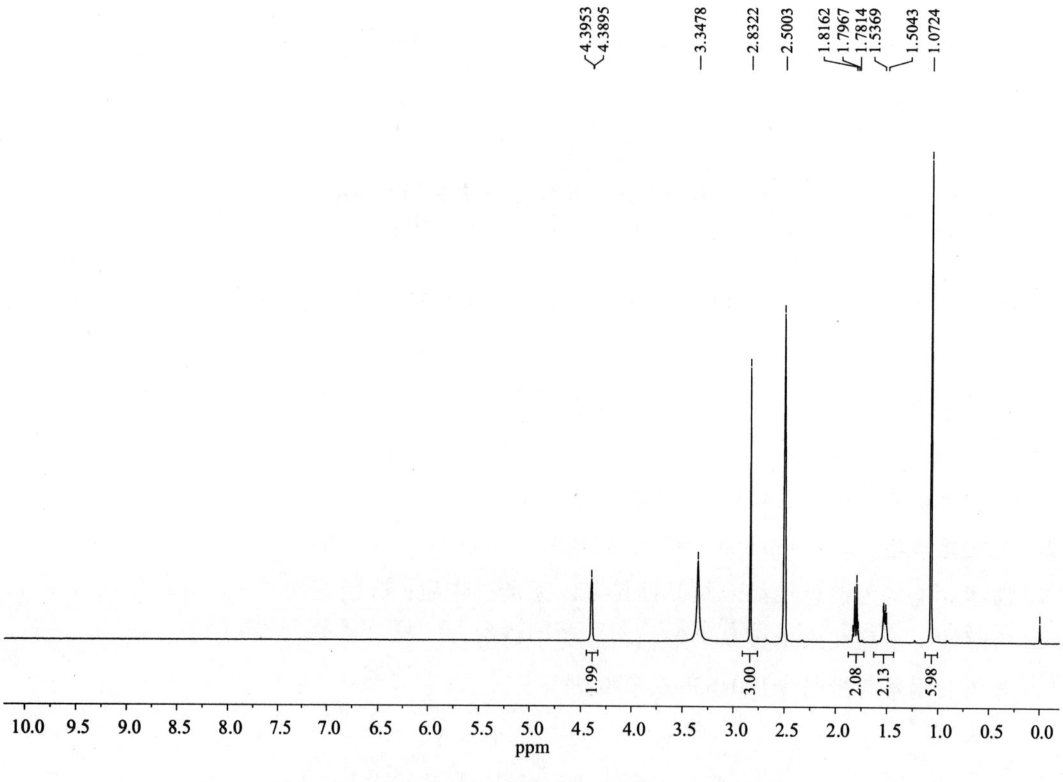

图 1　甲基斑蝥胺的 ^1H NMR 谱（溶剂：CD_3SOCD_3）

^1H NMR：δ 4.41～4.37（H－2，5，m，2H），2.83（H－12，s，3H），1.85～1.77（H－6a，7a，m，2H），1.56～1.49（H－6b，7b，m，2H），1.07（H－10，11，s，6H）

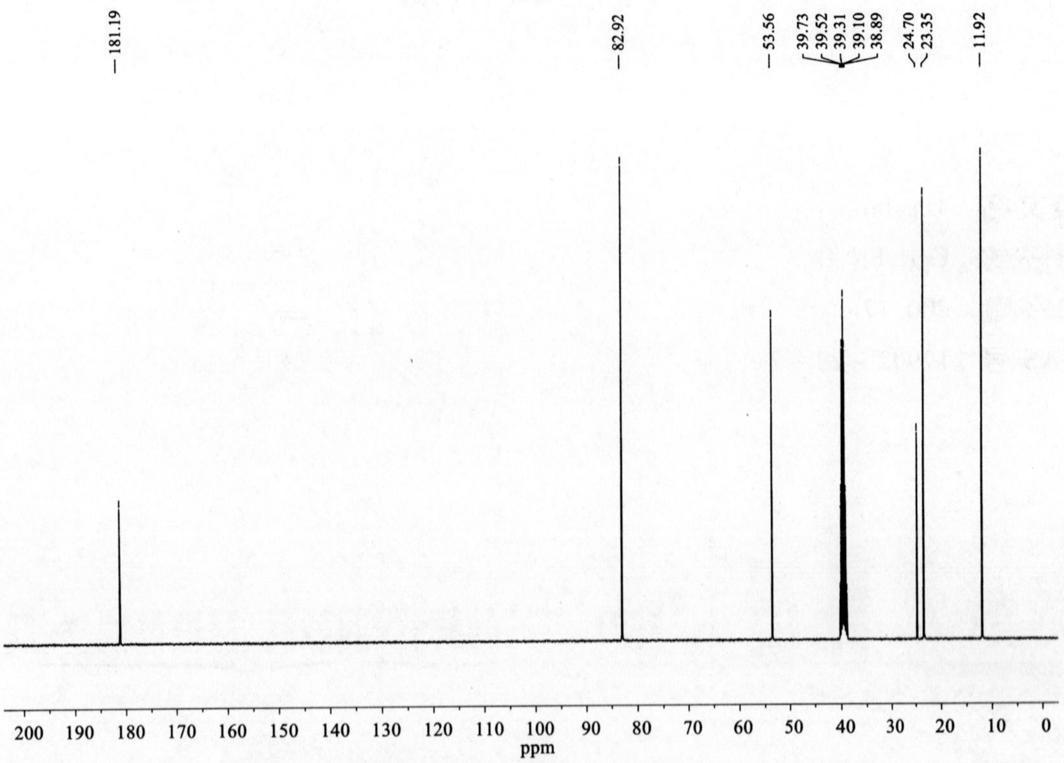

图 2　甲基斑蝥胺的^{13}C NMR 谱（溶剂：CD_3SOCD_3）

^{13}C NMR：δ 181.19（C－8，9），82.92（C－2，5），53.56（C－12），24.70（C－3，4），23.35（C－6，7），11.92（C－10，11）

备注

1. **中文化学名**　*N*－甲基－六氢－3α,7α－二甲基－4,7－环氧异苯骈吡咯－1,3－二酮
2. **英文化学名**　(3α*R*,4*S*,7*R*,7α*S*)－2,3α,7α－trimethylhexahydro－1*H*－4,7－epoxyisoindole－1,3(2*H*)－dione
3. **性状**　本品为白色针状结晶，无臭。
4. **溶解性**　本品易溶于三氯甲烷、丙酮、乙酸乙酯，溶于乙醇、热水，微溶于水、石油醚。
5. **对照品编号与批号**　100465－200401

替　加　氟

英文名　Tegafur

分子式　$C_8H_9FN_2O_3$

分子量　200.17

CAS 号　17902 - 23 - 7

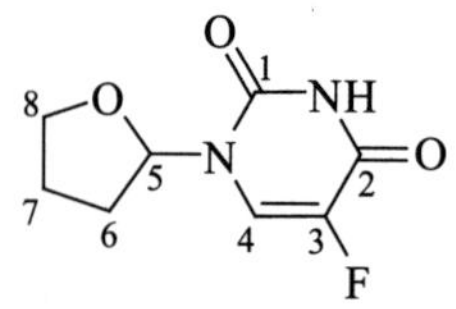

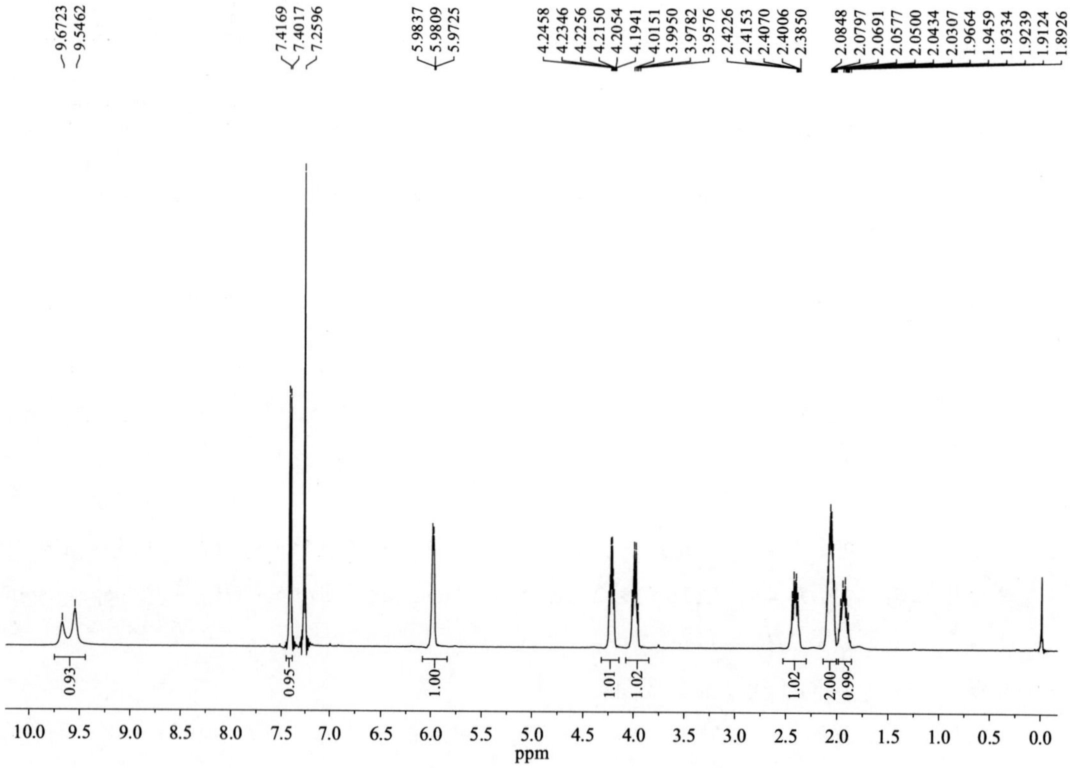

图 1　替加氟的 ^1H NMR 谱（溶剂：$CDCl_3$）

^1H NMR：δ 9.61 (NH, d, J = 5.4 Hz, 1H), 7.41 (H-4, d, J = 6.1 Hz, 1H), 5.98 (H-5, m, 1H), 4.22 (H-8a, m, 1H), 3.99 (H-8b, m, 1H), 2.41 (H-6a, m, 1H), 2.14 ~ 2.01 (H-6b, 7a, m, 2H), 1.93 (H-7b, m, 1H)

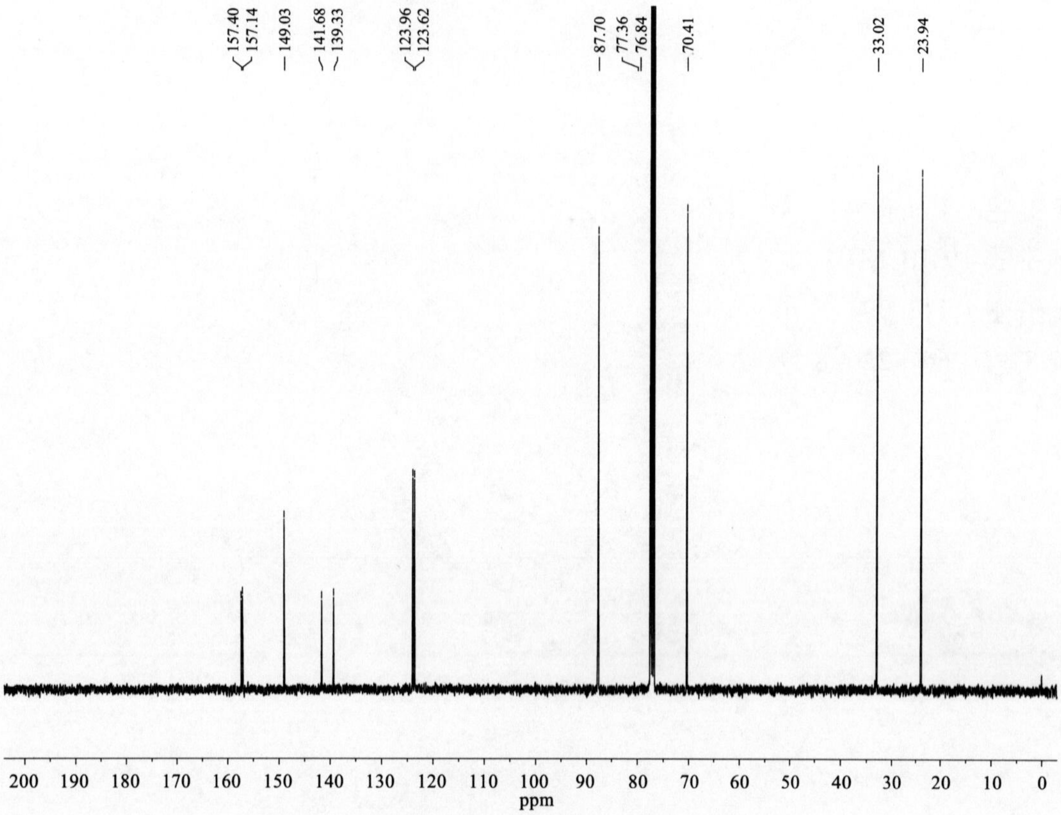

图 2　替加氟的^{13}C NMR 谱（溶剂：$CDCl_3$）

^{13}C NMR：δ 157.27 (C－2, d, J = 26.5 Hz), 149.03 (C－1), 140.50 (C－3, d, J = 236.9 Hz), 123.79 (C－4, d, J = 33.9 Hz), 87.70 (C－5), 70.41 (C－8), 33.02 (C－6), 23.94 (C－7)

备注

1. 中文化学名　1－(四氢－2－呋喃基)－5－氟－2,4(1H,3H)－嘧啶二酮

2. 英文化学名　5－fluoro－1－(tetrahydro－2－furanyl)－2,4－pyrimidinedione

3. 性状　本品为结晶性粉末；无臭。

4. 溶解性　本品在甲醇、丙醇或三氯甲烷中溶解，在水或乙醇中略溶，在乙醚中几乎不溶。

5. 对照品编号与批号　100468－200401

参考文献

[1] http://sdbs.db.aist.go.jp/sdbs/cgi－bin/direct_frame_top.cgi (SDBS) (^{1}H NMR, ^{13}C NMR).

尿 嘧 啶

英文名 Uracil

分子式 $C_4H_4N_2O_2$

分子量 112.09

CAS 号 66-22-8

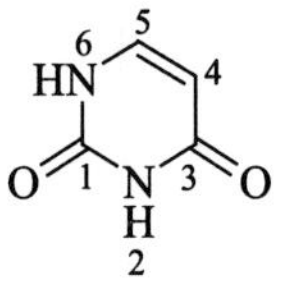

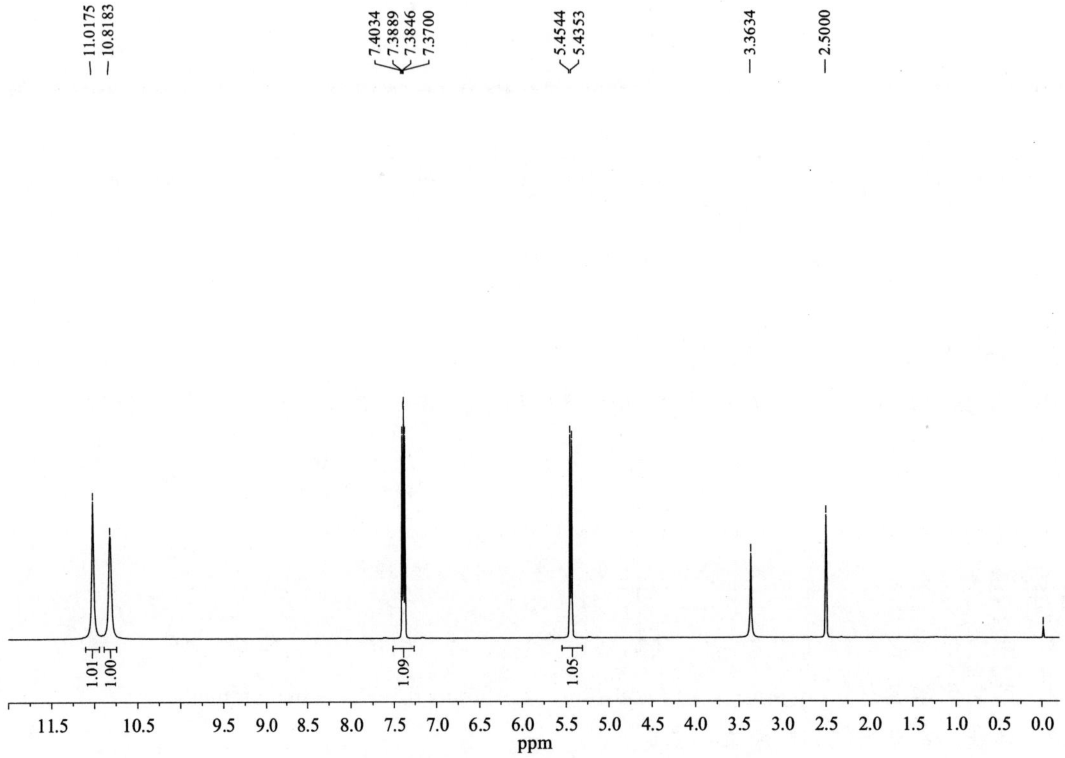

图 1 尿嘧啶的^{1}H NMR 谱（溶剂：CD_3SOCD_3）

^{1}H NMR: δ 11.02 (H-2, s, 1H), 10.82 (H-6, s, 1H), 7.39 (H-5, dd, J = 7.6, 5.8 Hz, 1H), 5.44 (H-4, d, J = 7.6 Hz, 1H)

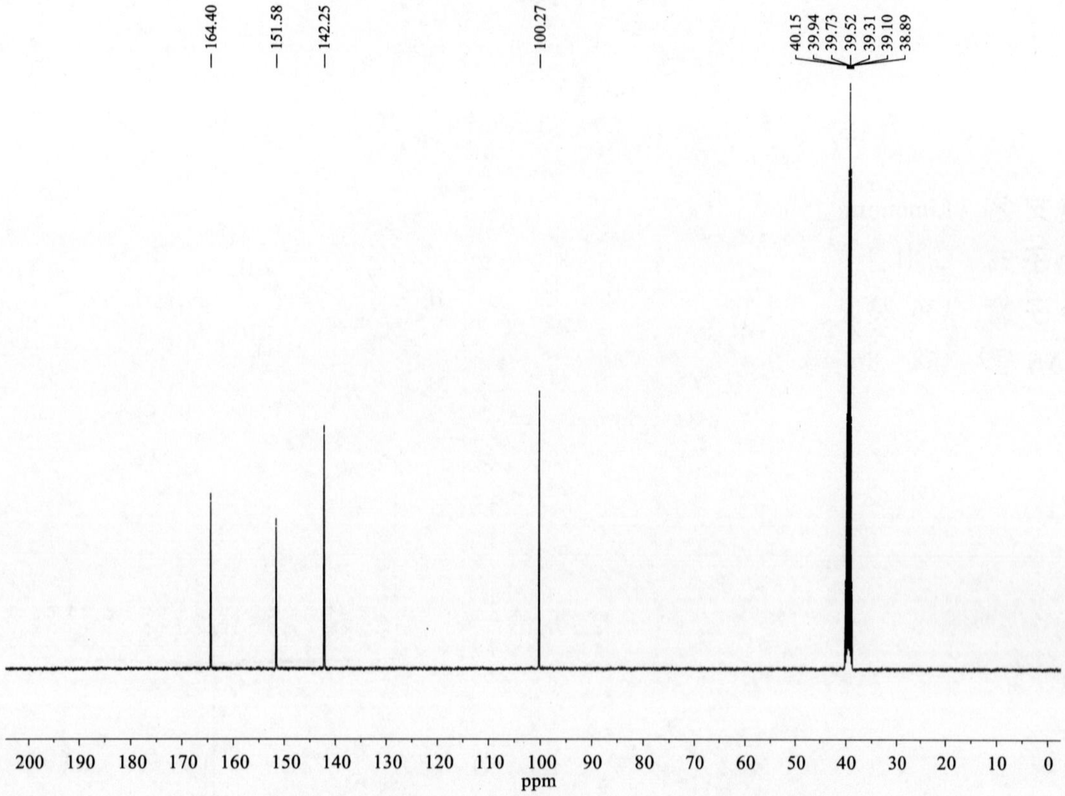

图 2　尿嘧啶的 ^{13}C NMR 谱（溶剂：CD_3SOCD_3）

^{13}C NMR：δ 164.40（C－3），151.58（C－1），142.25（C－5），100.27（C－4）

备注

1. 中文化学名　2,4(1*H*,3*H*)－嘧啶二酮

2. 英文化学名　2,4(1*H*,3*H*)－pryimidinedione

3. 性状　本品为白色或浅黄色的针状结晶。

4. 溶解性　本品在水中微溶，在乙醇或乙醚中不溶。

5. 对照品编号与批号　100469－200401

参 考 文 献

[1] http://sdbs.db.aist.go.jp/sdbs/cgi－bin/direct_frame_top.cgi (SDBS)(^{1}H NMR, ^{13}C NMR).

柠 檬 烯

英文名 Limonene

分子式 $C_{10}H_{16}$

分子量 136.23

CAS 号 138 - 86 - 3

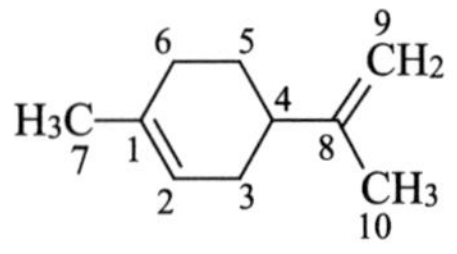

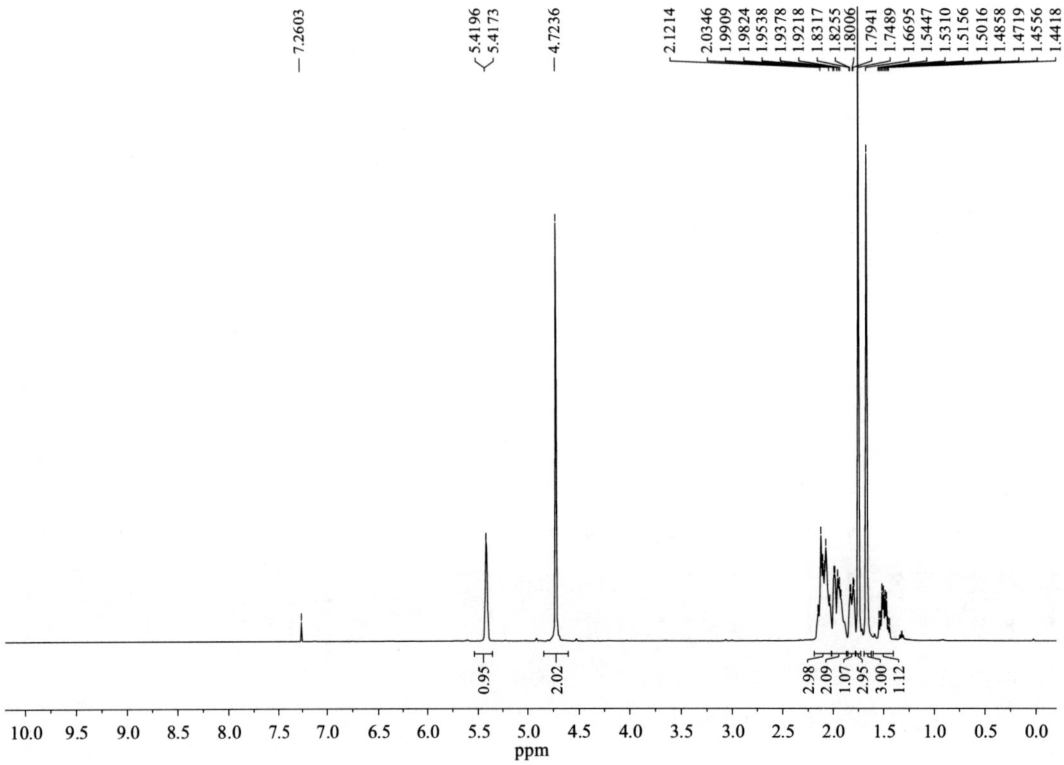

图 1 柠檬烯的^{1}H NMR 谱（溶剂：$CDCl_3$）

^{1}H NMR：δ 5.42 (H - 2, d, J = 0.9 Hz, 1H), 4.72 (H - 9, s, 2H), 2.18 ~ 2.01 (m, 3H), 2.01 ~ 1.86 (m, 2H), 1.81 (m, 1H), 1.75 (H - 10, s, 3H), 1.67 (H - 7, s, 3H), 1.49 (m, 1H)

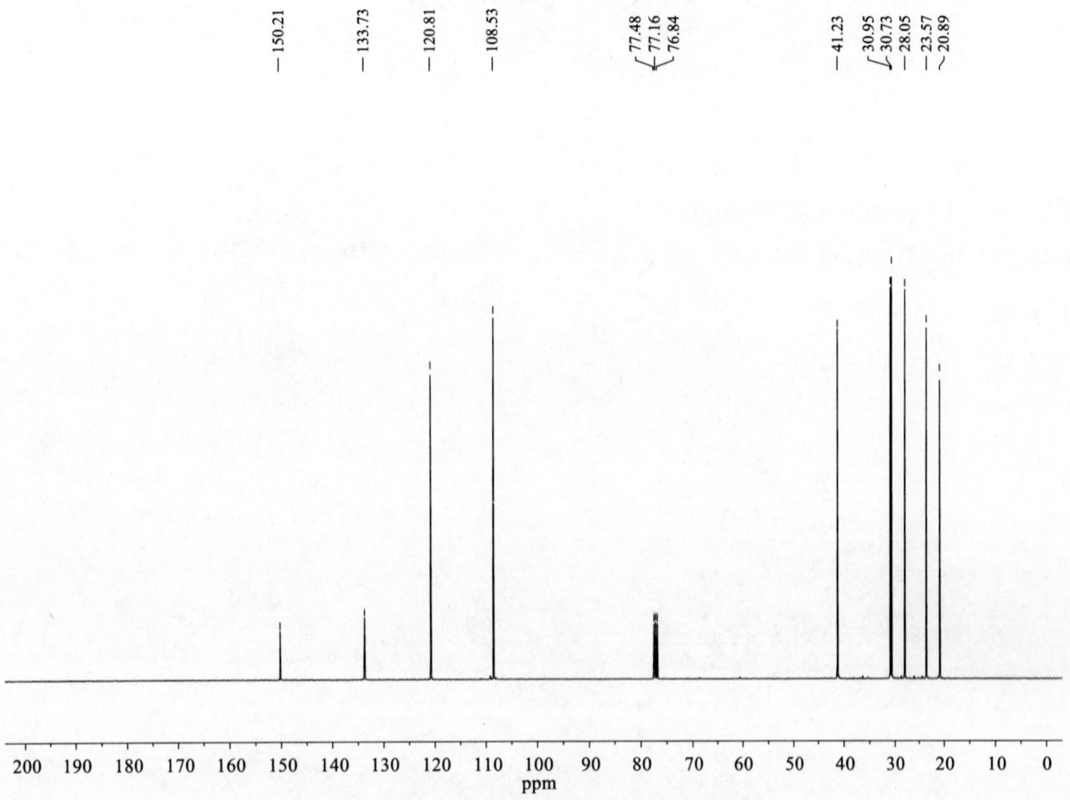

图 2　柠檬烯的 ^{13}C NMR 谱（溶剂：$CDCl_3$）

^{13}C NMR：δ 150.21（C－8），133.73（C－1），120.81（C－2），108.53（C－9），41.23（C－4），30.95（C－6），30.73（C－3），28.05（C－5），23.57（C－7），20.89（C－10）

备注

1. 中文化学名　1－甲基－4－(1－甲基乙烯基)环己烯

2. 英文化学名　4－isopropenyl－1－methyl－1－cyclohexene

3. 性状　本品为橙红或橙黄色澄清液体；具有特异香气。

4. 溶解性　本品可与乙醇或乙醚任意混溶，本品在水中不溶。

5. 对照品编号与批号　100470－200801

溴丙胺太林

英文名 Propantheline Bromide

分子式 $C_{23}H_{30}BrNO_3$

分子量 448.40

CAS 号 50-34-0

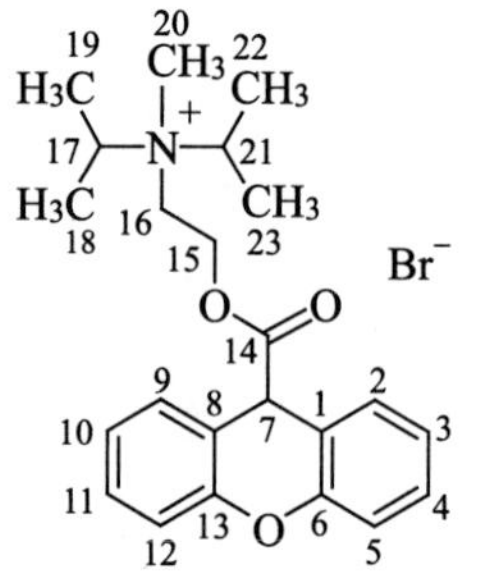

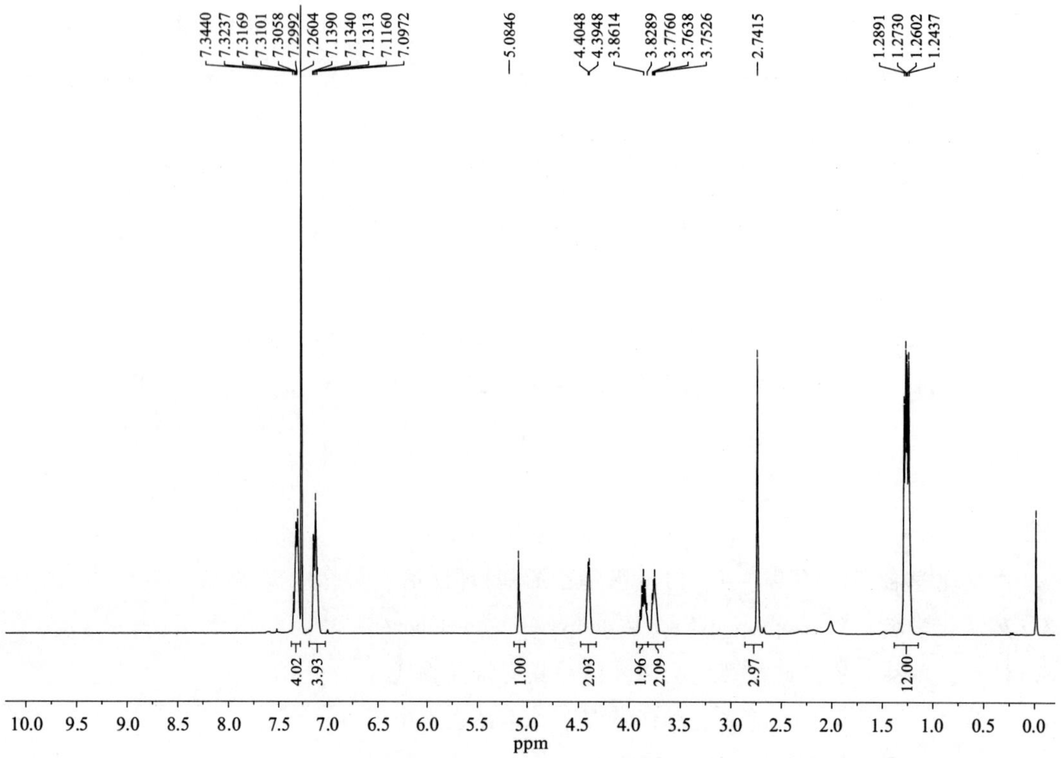

图 1 溴丙胺太林的^{1}H NMR 谱（溶剂：$CDCl_3$）

^{1}H NM：δ 7.39～7.29（Ar-H, m, 4H），7.18～7.06（Ar-H, m, 4H），5.08（H-7, s, 1H），4.43～4.37（H-15, m, 2H），3.91～3.80（H-17, 21, m, 2H），3.79～3.70（H-16, m, 2H），2.74（H-20, s, 3H），1.31～1.21（H-18, 19, 22, 23, m, 12H）

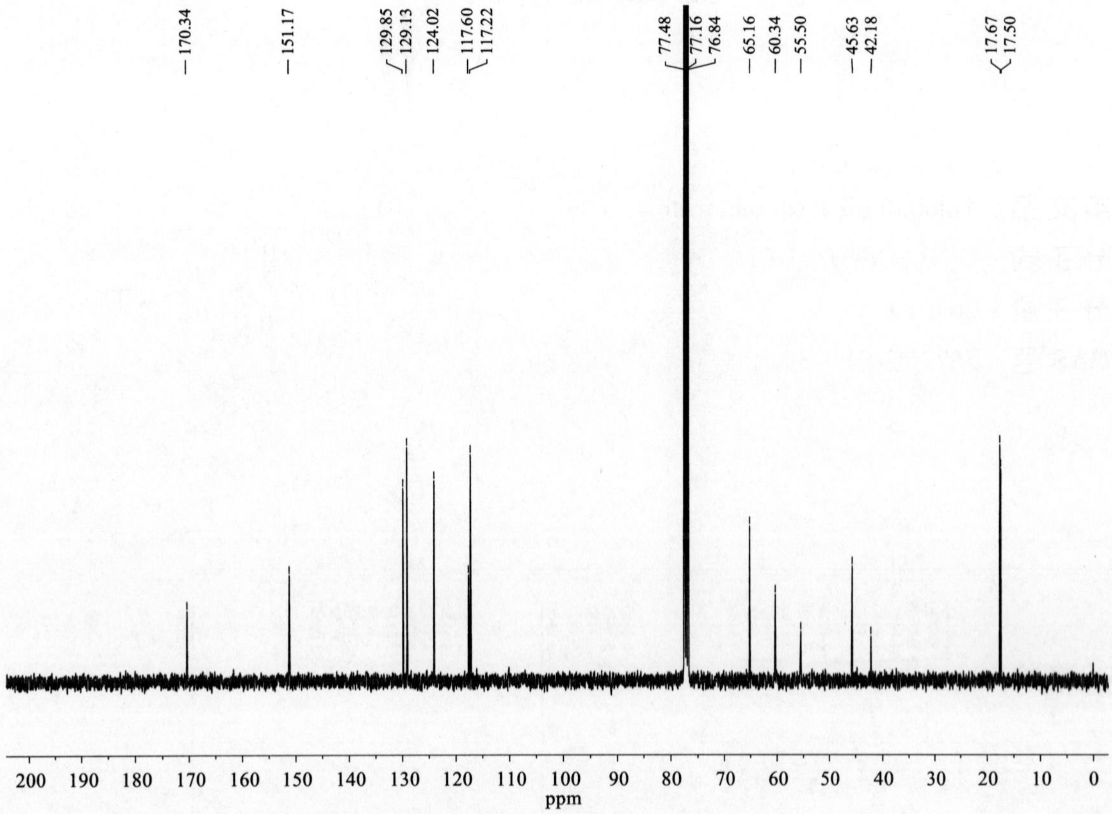

图 2　溴丙胺太林的^{13}C NMR 谱（溶剂：$CDCl_3$）

^{13}C NMR：δ 170.34（C－14），151.17（C－6，13），129.85（C－2，9），129.13（C－4，11），124.02（C－3，10），117.60（C－1，8），117.22（C－5，12），65.16（C－17，21），60.34（C－15），55.50（C－16），45.63（C－20），42.18（C－7），17.67（C－18，23），17.50（C－19，22）

备注

1. 中文化学名　*N*－甲基－*N*－（1－甲基乙基）－*N*－［2－（9*H*－呫吨－9－甲酰氧基）乙基］－2－丙铵

2. 英文化学名　*N*－methyl－*N*－（1－methylethyl）－*N*－［2－［（9*H*－ xanthen－9－ylcarbonyl）oxy］ethyl］－2－propanaminium，bromide

3. 性状　本品为白色或类白色的结晶性粉末；无臭，味极苦；微有引湿性。

4. 溶解性　本品在水、乙醇或三氯甲烷中极易溶解，在乙醚中不溶。

5. 对照品编号与批号　100471－200301

盐酸妥洛特罗

英文名 Tulobuterol Hydrochloride

分子式 $C_{12}H_{18}ClNO \cdot HCl$

分子量 264.19

CAS 号 56776-01-3

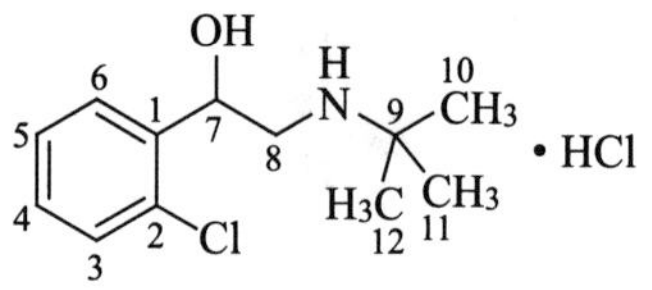

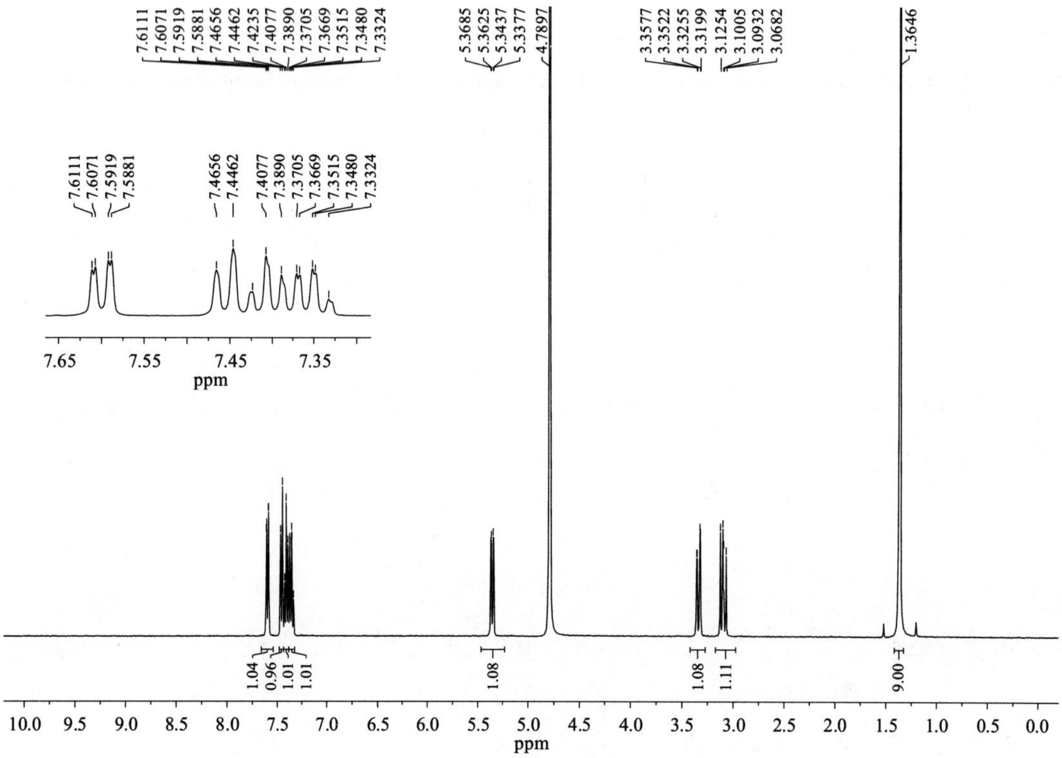

图 1 盐酸妥洛特罗的 ^1H NMR 谱（溶剂：D_2O）

^1H NMR：δ 7.60（H-3，dd，J = 7.6，1.5 Hz，1H），7.46（H-6，d，J = 7.8 Hz，1H），7.41（H-4，m，1H），7.35（H-5，m，1H），5.35（H-7，dd，J = 9.9，2.2 Hz，1H），3.34（H-8a，dd，J = 12.9，2.2 Hz，1H），3.10（H-8b，dd，J = 12.9，9.9 Hz，1H），1.36（H-10，11，12，s，9H）

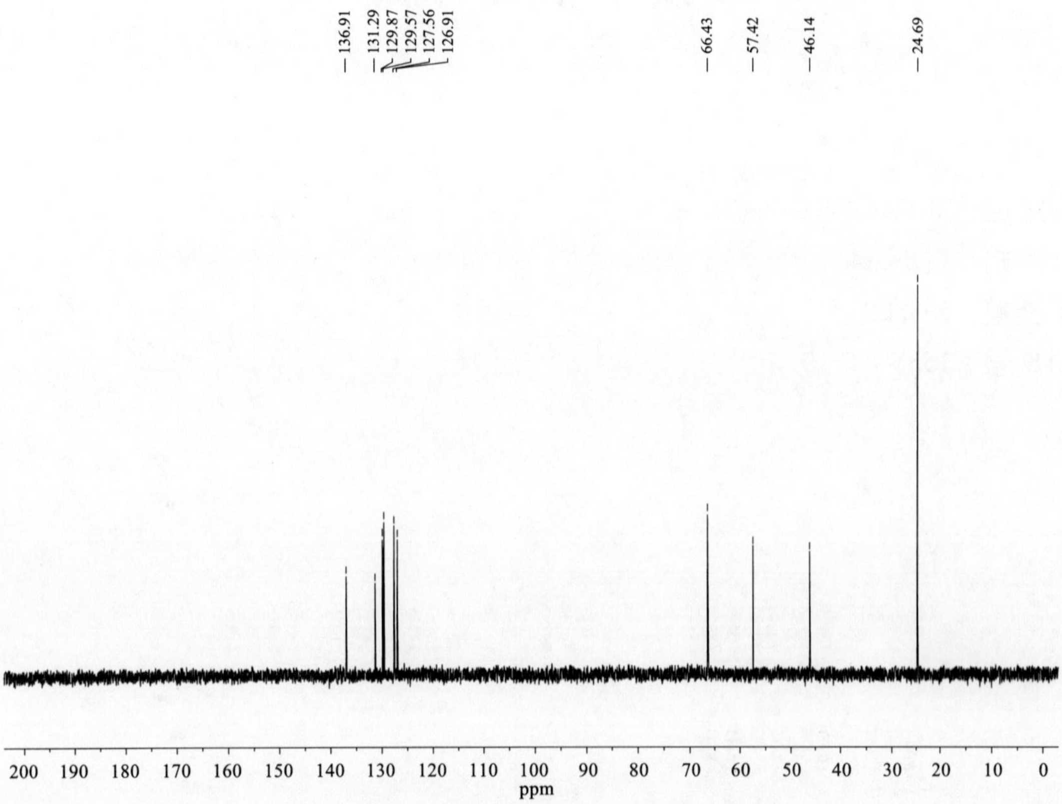

图 2 盐酸妥洛特罗的^{13}C NMR 谱（溶剂：D_2O）

^{13}C NMR：δ 136.91（C－1），131.29（C－2），129.87（C－3），129.57（C－4），127.56（C－6），126.91（C－5），66.43（C－7），57.42（C－8），46.14（C－9），24.69（C－10，11，12）

备注

1. 中文化学名 2－氯－2－[（叔丁基氨基）甲基]苯甲醇盐酸盐

2. 英文化学名 2－*tert*－butylamino－1－（2－chlorophenyl）ethanol hydrochloride

3. 性状 本品为白色或类白色的结晶性粉末；无臭，味苦。

4. 溶解性 本品在水、乙醇中易溶，在丙酮中溶解，在乙酸乙酯中略溶，在乙醚中几乎不溶。

5. 对照品编号与批号 100472－200401

溴甲东莨菪碱

英文名 Methscopolamine Bromide

分子式 $C_{18}H_{24}BrNO_4$

分子量 398.29

CAS 号 155-41-9

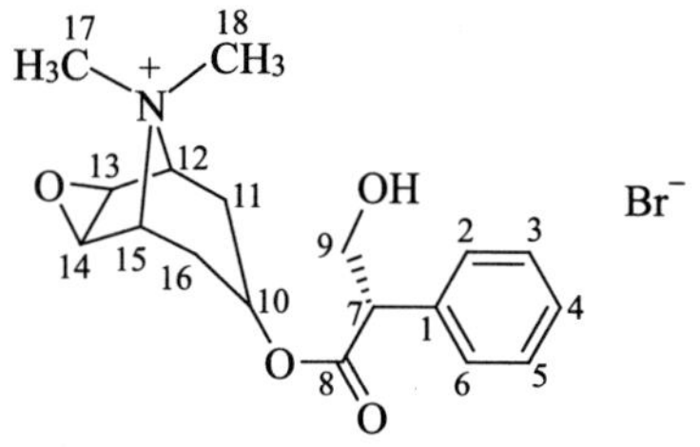

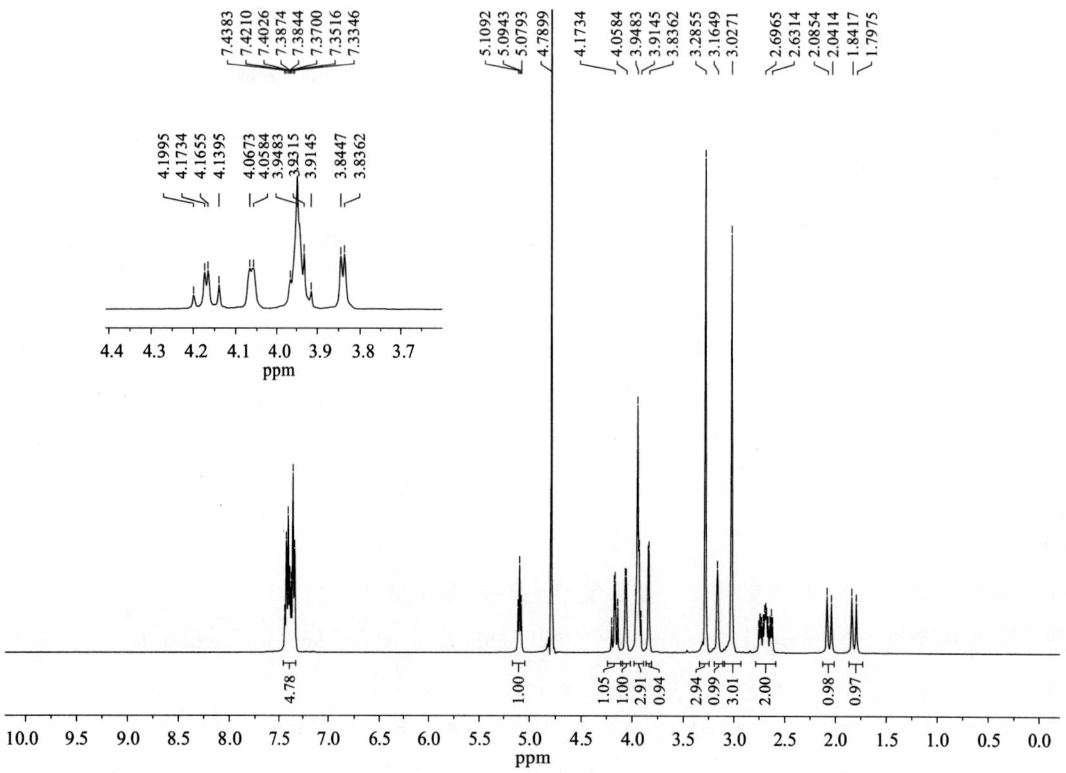

图 1 溴甲东莨菪碱的^{1}H NMR 谱（溶剂：D_2O）

^{1}H NMR：δ 7.45 ~ 7.30 (Ar-H, m, 5H), 5.09 (H-10, t, J = 6.0 Hz, 1H), 4.17 (H-7, m, 1H), 4.06 (H-15, m, 1H), 3.99 ~ 3.90 (H-9, 12, m, 3H), 3.84 (H-14, d, J = 3.4 Hz, 1H), 3.29 (H-17, s, 3H), 3.16 (H-13, m, 1H), 3.03 (H-18, s, 3H), 2.80 ~ 2.54 (H-11a, 16a, m, 2H), 2.06 (H-11b, d, J = 17.6 Hz, 1H), 1.82 (H-16b, d, J = 17.6 Hz, 1H)

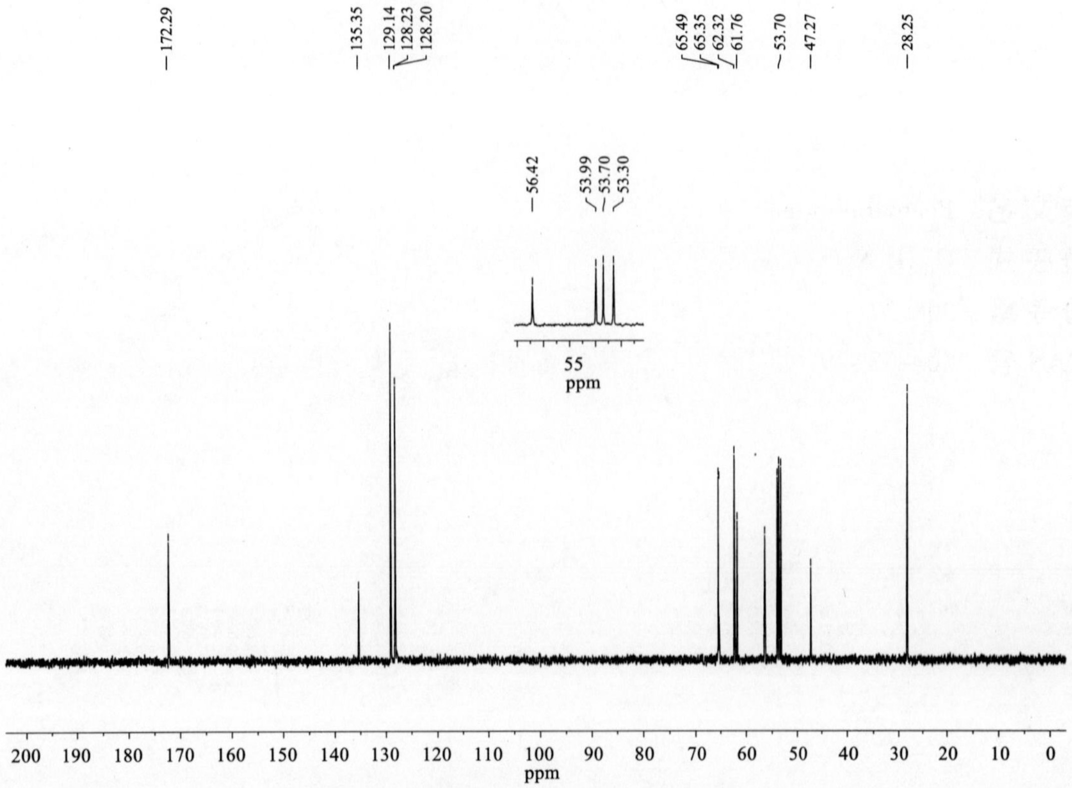

图2 溴甲东莨菪碱的 ^{13}C NMR谱（溶剂：D_2O）

^{13}C NMR：δ 172.29（C－8），135.35（C－1），129.14（C－3，5），128.23（C－2，6），128.20（C－4），65.49（C－12），65.35（C－15），62.32（C－10），61.76（C－9），56.42（C－18），53.99（C－14），53.70（C－13），53.30（C－7），47.27（C－17），28.25（C－11，16）

备注

1. **中文化学名** 9,9－二甲基－3－氧杂－9－氮杂三环［3.3.1.$0^{2,4}$］壬烷－7－醇（－）－α－（羟甲基）苯乙酸酯
2. **英文化学名** (1α,2β,4β,5α,7β)－3－oxa－9－azoniatricyclo［3.3.1.$0^{2,4}$］nonane－7－［(2*S*)－3－hydroxy－1－oxo－2－phenylpropoxy］－9,9－dimethyl－, bromide (1∶1)
3. **性状** 本品为白色结晶性粉末；无臭。
4. **溶解性** 本品在水中易溶，在乙醇中略溶，在三氯甲烷、乙醚中不溶。
5. **对照品编号与批号** 100476－200301

参考文献

［1］ http://sdbs.db.aist.go.jp/sdbs/cgi－bin/direct_frame_top.cgi (SDBS)（^{1}H NMR，^{13}C NMR）.

保 泰 松

英文名 Phenylbutazone

分子式 $C_{19}H_{20}N_2O_2$

分子量 308.37

CAS 号 50-33-9

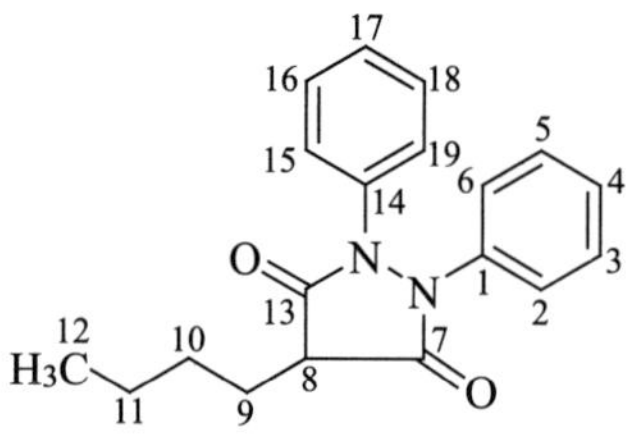

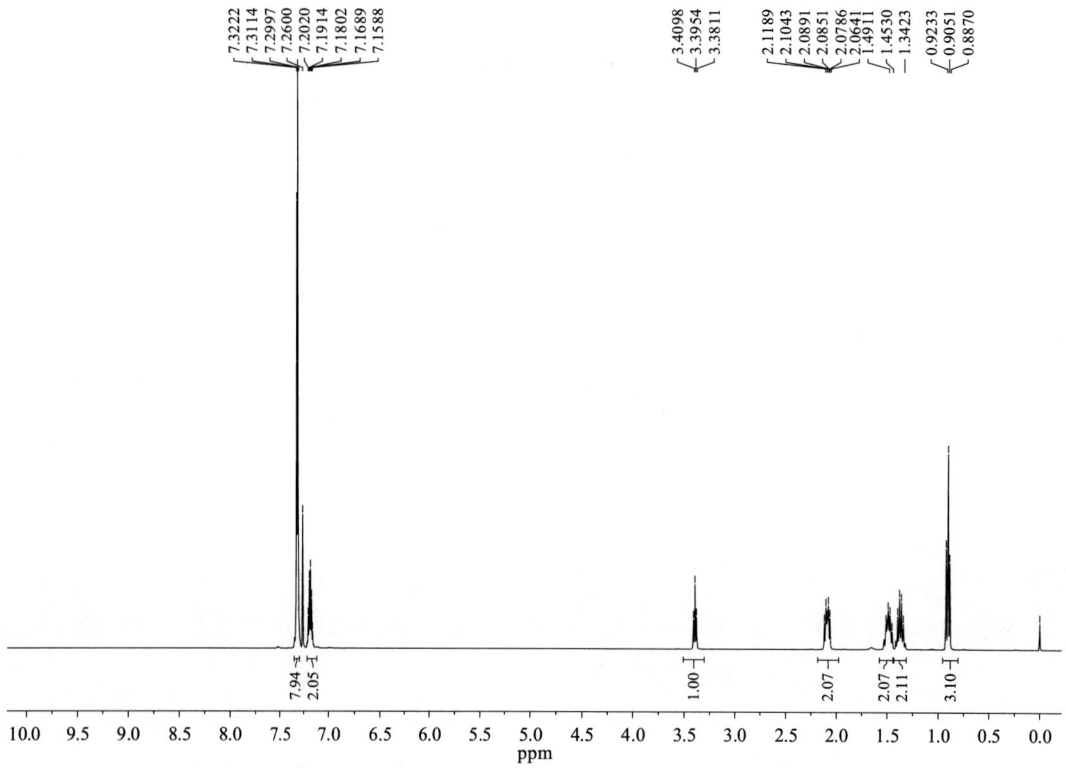

图 1 保泰松的¹H NMR 谱（溶剂：$CDCl_3$）

^{1}H NMR：δ 7.35 ~ 7.29 (Ar-H, m, 8H), 7.22 ~ 7.15 (H-4, 17, m, 2H), 3.40 (H-8, t, *J* = 5.7 Hz, 1H), 2.13 ~ 2.05 (H-9, m, 2H), 1.55 ~ 1.44 (H-10, m, 2H), 1.43 ~ 1.32 (H-11, m, 2H), 0.91 (H-12, t, *J* = 7.3 Hz, 3H)

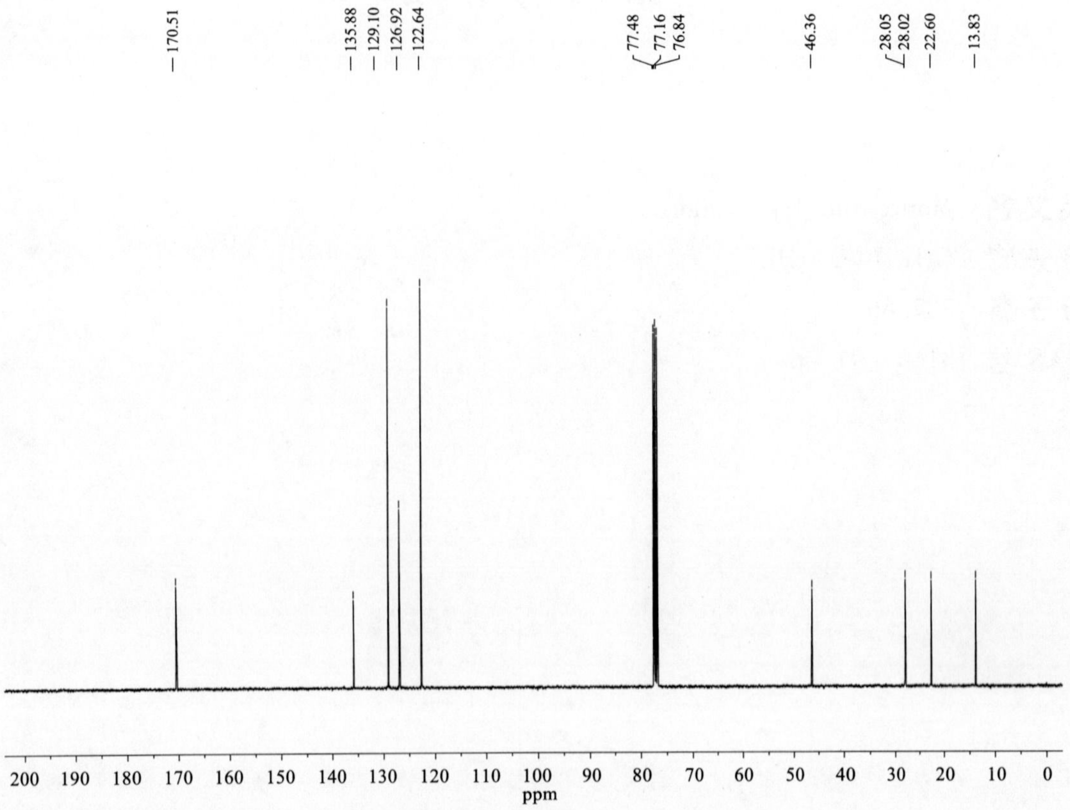

图 2　保泰松的^{13}C NMR 谱（溶剂：$CDCl_3$）

^{13}C NMR：δ 170.51（C－7，13），135.88（C－1，14），129.10（C－3，5，16，18），126.92（C－4，17），122.64（C－2，6，15，19），46.36（C－8），28.05（C－9），28.02（C－10），22.60（C－11），13.83（C－12）

备注

1. 中文化学名　4－丁基－1,2－二苯基－3,5－吡咯烷二酮

2. 英文化学名　4－butyl－1,2－diphenylpyrazolidine－3,5－dione

3. 对照品编号与批号　100481－200601

参 考 文 献

[1] http://sdbs.db.aist.go.jp/sdbs/cgi－bin/direct_frame_top.cgi(SDBS)(^{1}H NMR，^{13}C NMR).

盐酸吗啉胍

英文名 Moroxydine Hydrochloride

分子式 $C_6H_{13}N_5O \cdot HCl$

分子量 207.66

CAS 号 3160 - 91 - 6

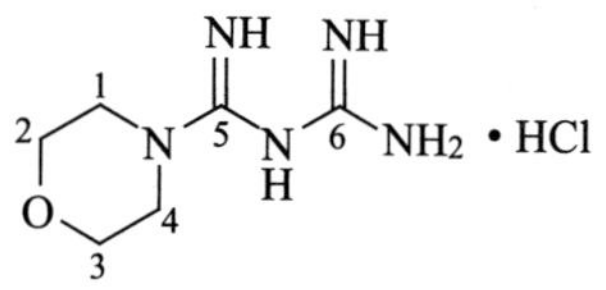

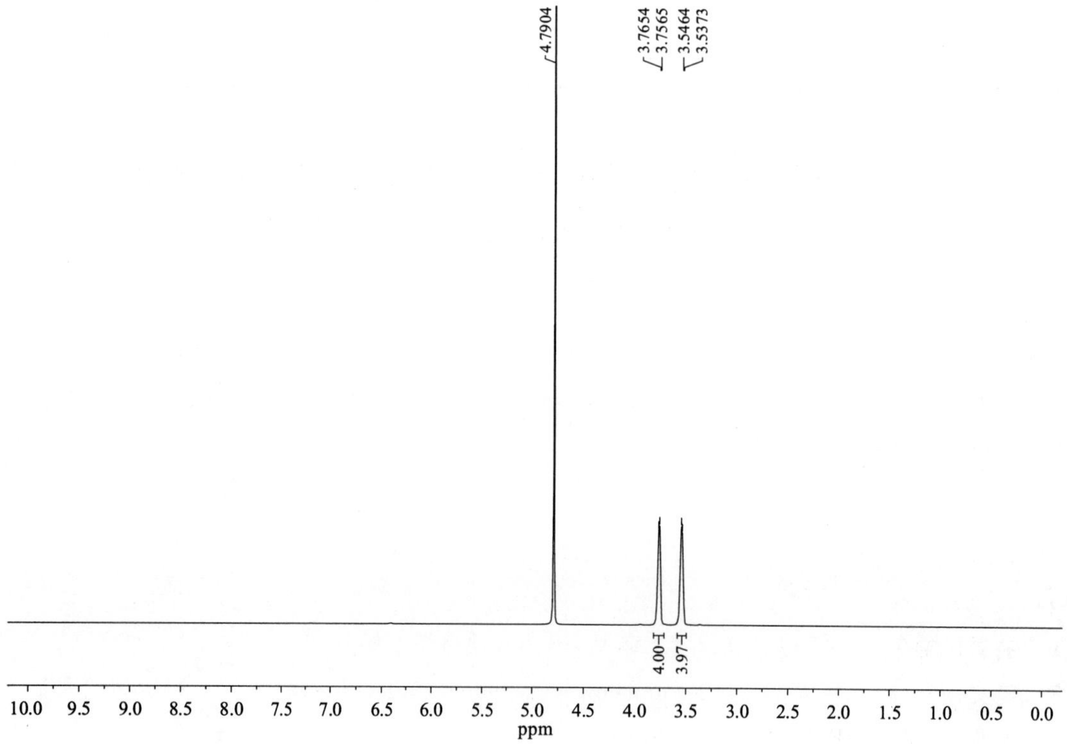

图 1 盐酸吗啉胍的 ^{1}H NMR 谱（溶剂：D_2O）

^{1}H NMR：δ 3.79 ~ 3.73（H - 2，3，m，4H），3.58 ~ 3.51（H - 1，4，m，4H）

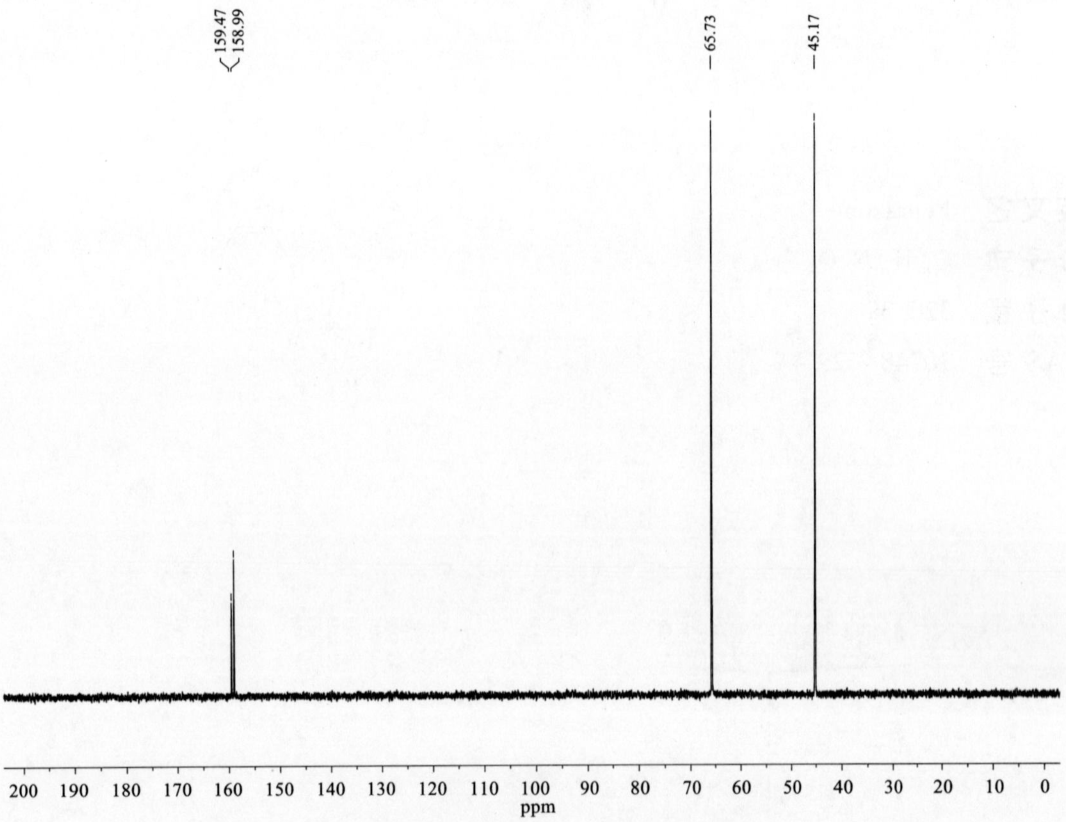

图 2　盐酸吗啉呱的^{13}C NMR 谱（溶剂：D_2O）

^{13}C NMR：δ 159.47（C－5），158.99（C－6），65.73（C－2，3），45.17（C－1，4）

备注

1. **中文化学名**　*N*－(2－胍基－乙亚氨基)－吗啉盐酸盐
2. **英文化学名**　*N*－(aminoiminomethyl)－4－morpholinecarboximidamide hydrochloride
3. **性状**　本品为白色结晶性粉末，无臭。
4. **溶解性**　本品在水中易溶，在乙醚中微溶，在三氯甲烷中几乎不溶。
5. **对照品编号与批号**　100483－200402

非 普 拉 宗

英文名 Feprazone

分子式 $C_{20}H_{20}N_2O_2$

分子量 320.39

CAS 号 30748-29-9

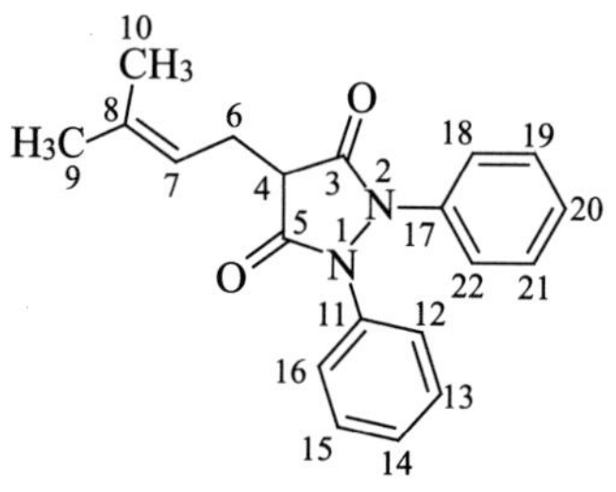

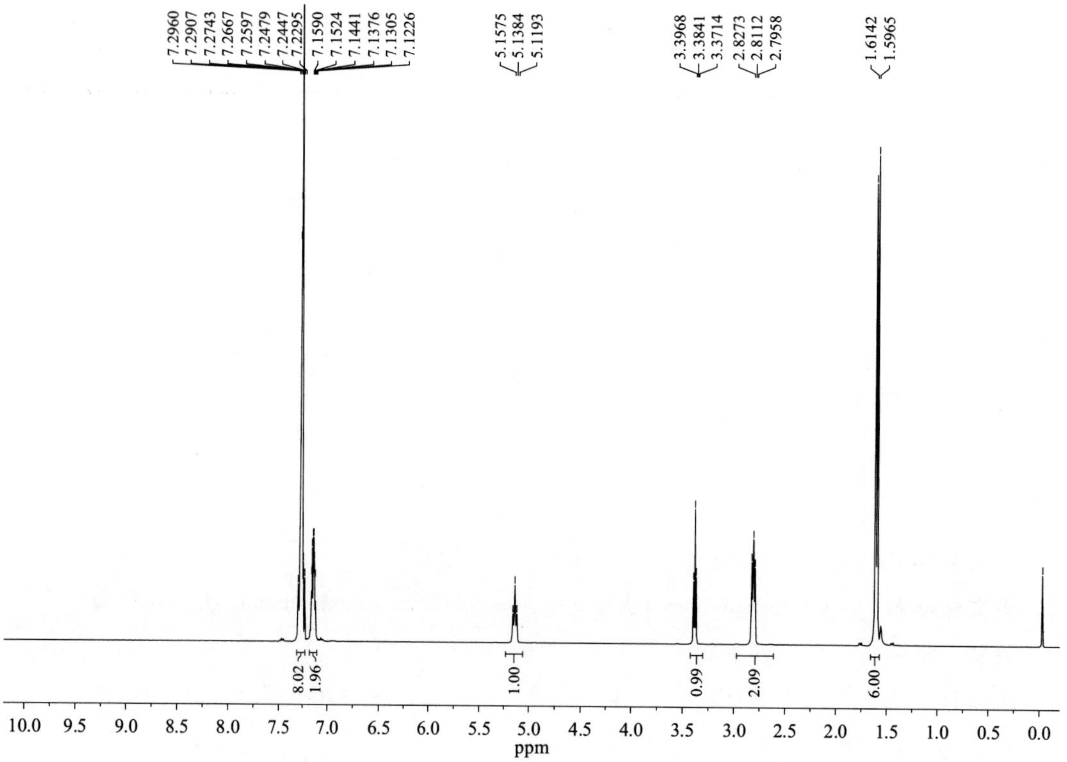

图 1 非普拉宗的^{1}H NMR 谱（溶剂：$CDCl_3$）

^{1}H NMR：δ 7.32 ~ 7.22（Ar-H，m，8H），7.18 ~ 7.11（Ar-H，m，2H），5.14（H-7，t，*J* = 7.7 Hz，1H），3.38（H-4，t，*J* = 5.1 Hz，1H），2.81（H-6，m，2H），1.61（H-9，s，3H），1.60（H-10，s，3H）

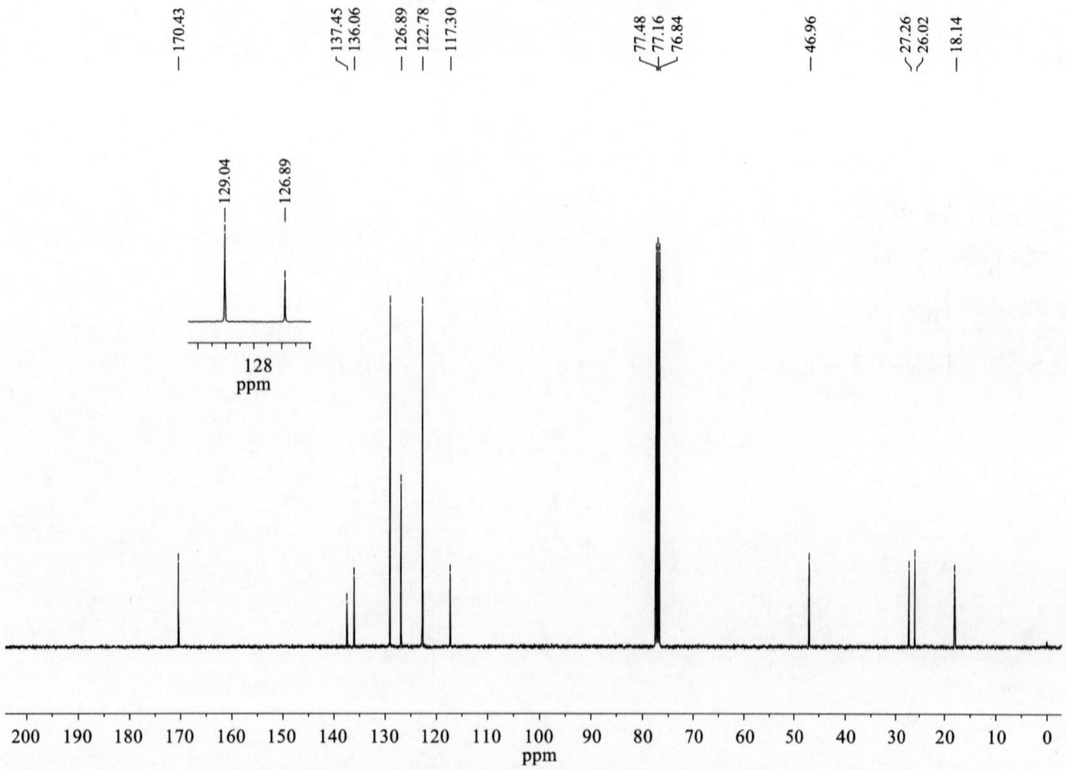

图 2　非普拉宗的 ^{13}C NMR 谱（溶剂：$CDCl_3$）

^{13}C NMR：δ 170. 43（C－3，5），137. 45（C－8），136. 06（C－11，17），129. 04（C－13，15，19，21），126. 89（C－14，20），122. 78（C－12，16，18，22），117. 30（C－7），46. 96（C－4），27. 26（C－6），26. 02（C－9），18. 14（C－10）

备注

1. 中文化学名　1,2－二苯基－4－异戊烯基吡唑烷－3,5－二酮

2. 英文化学名　1,2－diphenyl－4－(3－methyl－2－butenyl)－3,5－pyrazolidinedione

3. 性状　本品为白色或类白色的结晶性粉末；无臭，味苦。

4. 溶解性　本品在三氯甲烷中易溶，在丙酮、苯或 10% 氢氧化钠溶液中溶解，在甲醇或乙醇中微溶，在水中不溶。

5. 对照品编号与批号　100487－200301

香 草 醛

英文名 Vanillin

分子式 $C_8H_8O_3$

分子量 152.15

CAS 号 121-33-5

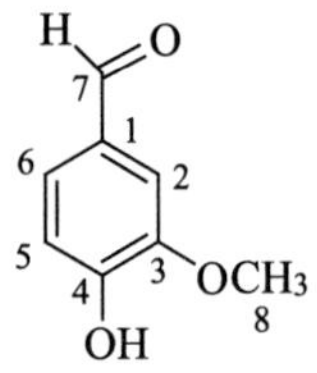

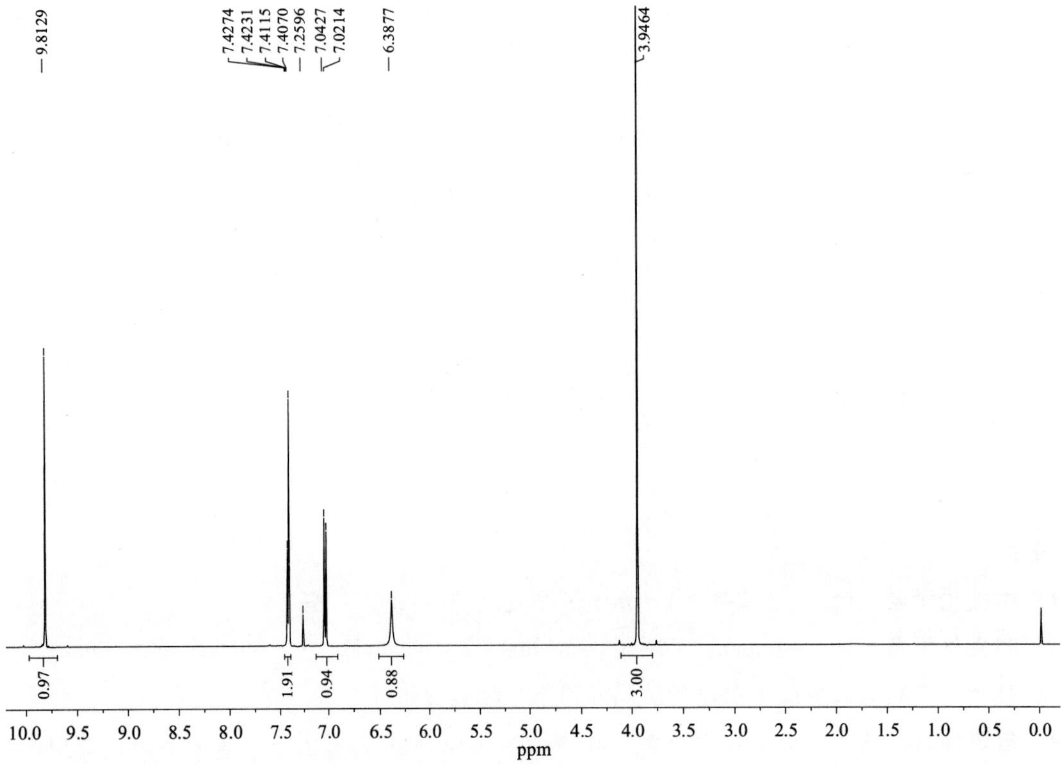

图 1　香草醛的^{1}H NMR 谱（溶剂：$CDCl_3$）

^{1}H NMR：δ 9.81（H-7，s，1H），7.44~7.39（H-2，6，m，2H），7.03（H-5，d，J = 8.5 Hz，1H），6.39（OH，s，1H），3.95（H-8，s，3H）

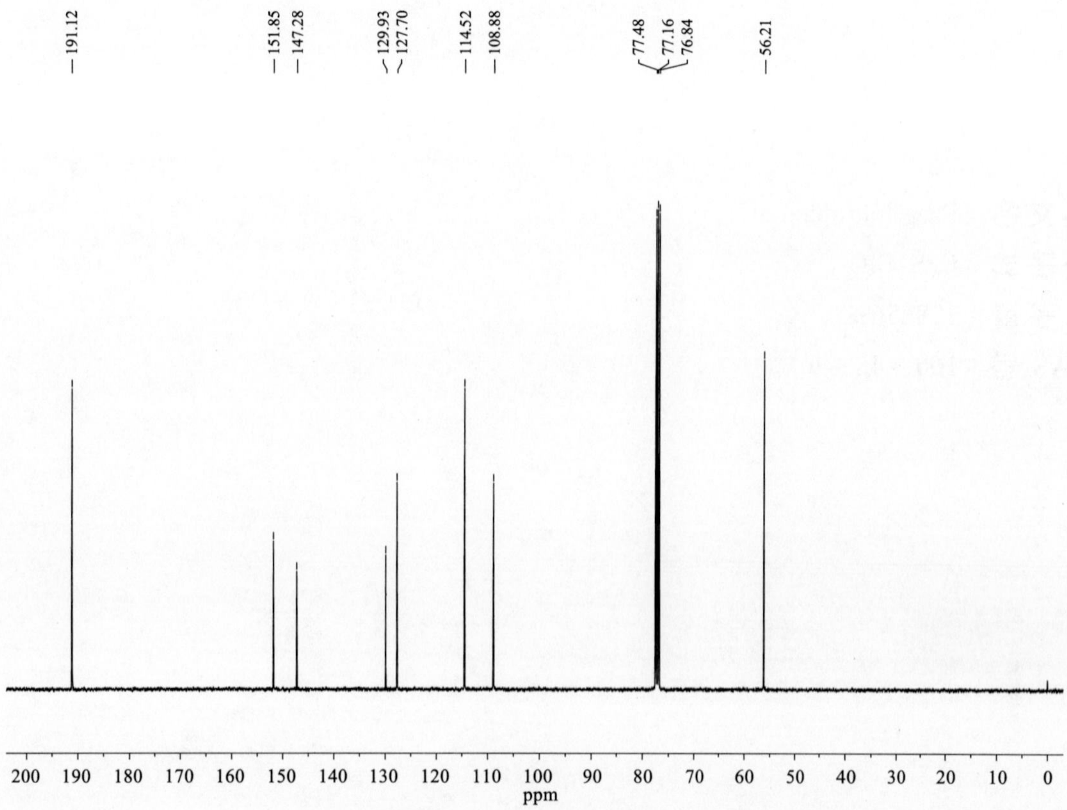

图 2　香草醛的 ^{13}C NMR 谱（溶剂：$CDCl_3$）

^{13}C NMR：δ 191. 12（C－7），151. 85（C－4），147. 28（C－3），129. 93（C－1），127. 70（C－6），114. 52（C－5），108. 88（C－2），56. 21（C－8）

备注

1. 中文化学名　4－羟基－3－甲氧基苯甲醛

2. 英文化学名　3－methoxy－4－hydroxybenzaldehyde

3. 性状　本品为白色或极微黄色的针状结晶。

4. 溶解性　本品略溶于水，易溶于乙醇、三氯甲烷、乙醚、二硫化碳、冰醋酸和吡啶，溶于油和碱性水溶液。

5. 对照品编号与批号　100491－200901

参 考 文 献

[1] http://sdbs. db. aist. go. jp/sdbs/cgi－bin/direct_frame_top. cgi（SDBS）（^{1}H NMR，^{13}C NMR）.

对 氯 苯 酚

英文名 Parachlorophenol

分子式 C_6H_5ClO

分子量 128.56

CAS 号 106 - 48 - 9

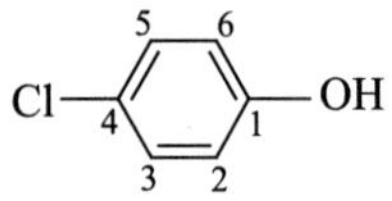

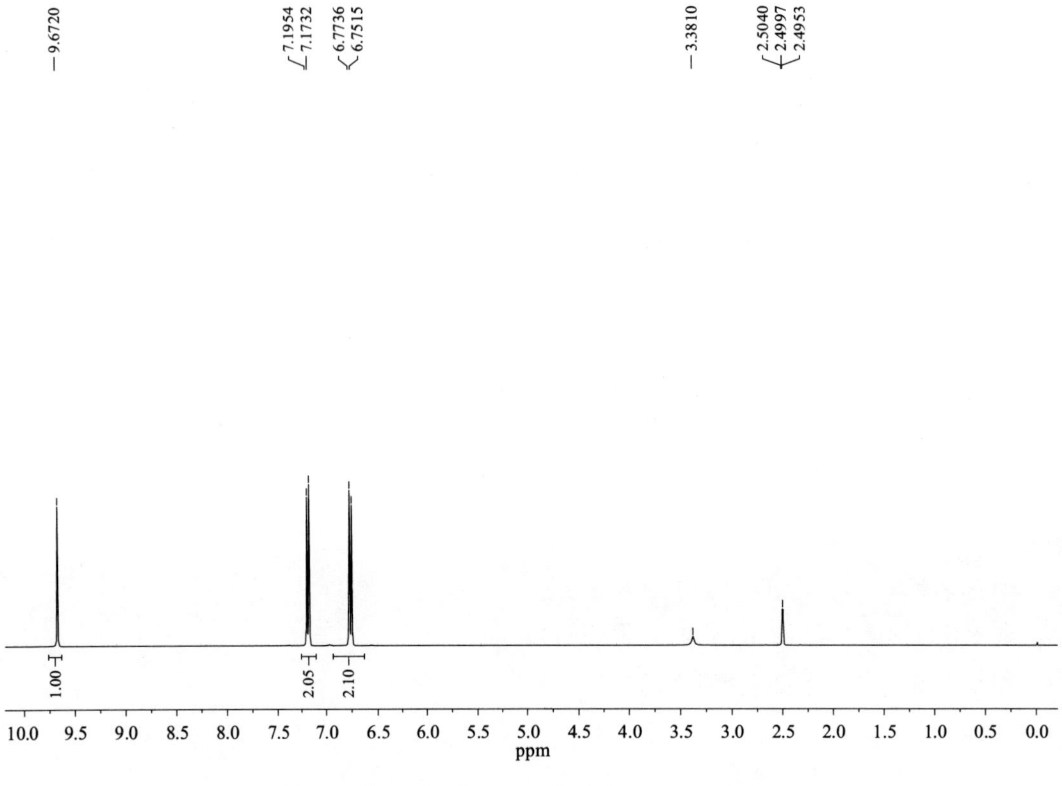

图 1 对氯苯酚的^{1}H NMR 谱（溶剂：CD_3SOCD_3）

^{1}H NMR：δ 9.67（OH，s，1H），7.18（H-3，5，d，J = 8.9 Hz，2H），6.76（H-2，6，d，J = 8.9 Hz，2H）

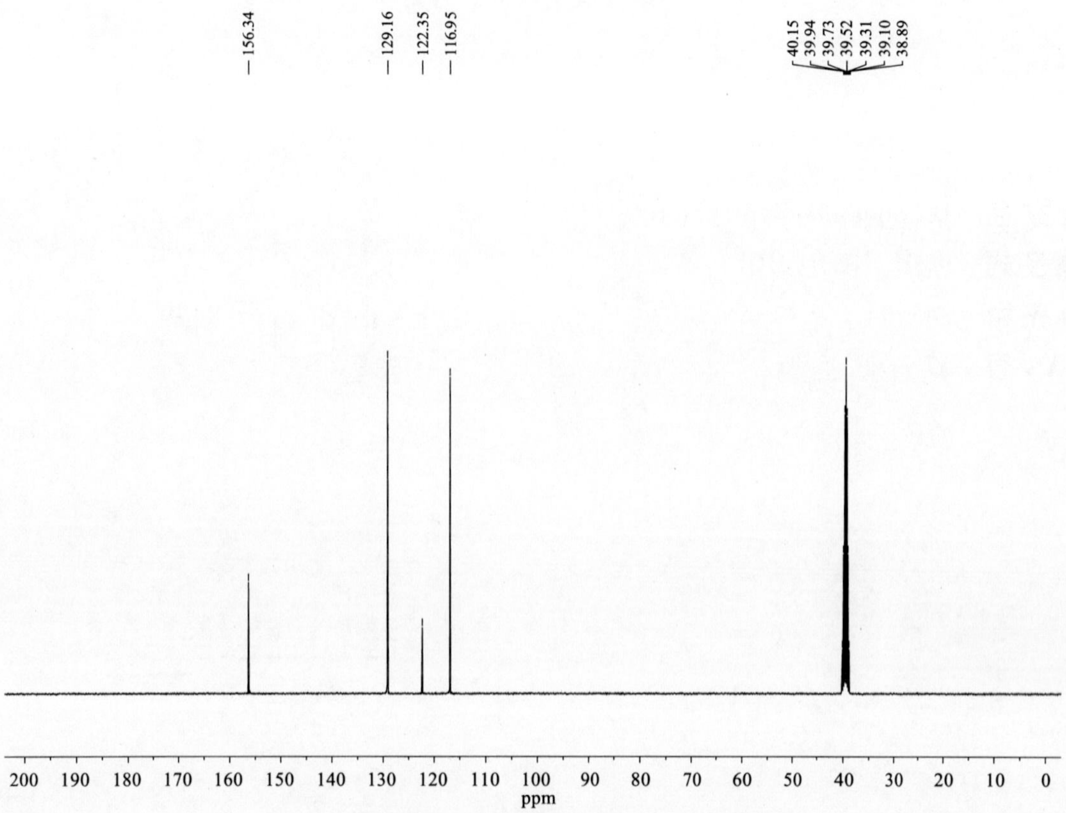

图 2　对氯苯酚的 ^{13}C NMR 谱（溶剂：CD_3SOCD_3）

^{13}C NMR：δ 156.34（C-1），129.16（C-3，5），122.35（C-4），116.95（C-2，6）

备注

1. **中文化学名**　4-氯-1-羟基苯
2. **英文化学名**　4-chloro-1-hydroxybenzene
3. **性状**　本品为白色结晶，有特殊苯酚臭味。
4. **对照品编号与批号**　100498-200301

参 考 文 献

[1] http://sdbs.db.aist.go.jp/sdbs/cgi-bin/direct_frame_top.cgi (SDBS) (^{1}H NMR, ^{13}C NMR).

盐酸双环胺

英文名 Dicyclomine Hydrochloride

分子式 $C_{19}H_{35}NO_2 \cdot HCl$

分子量 345.94

CAS 号 67－92－5

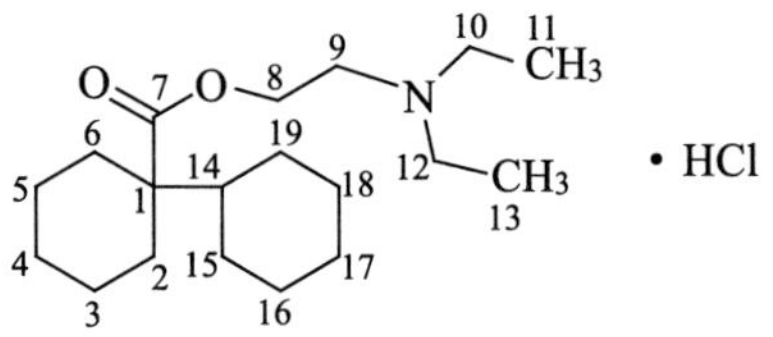

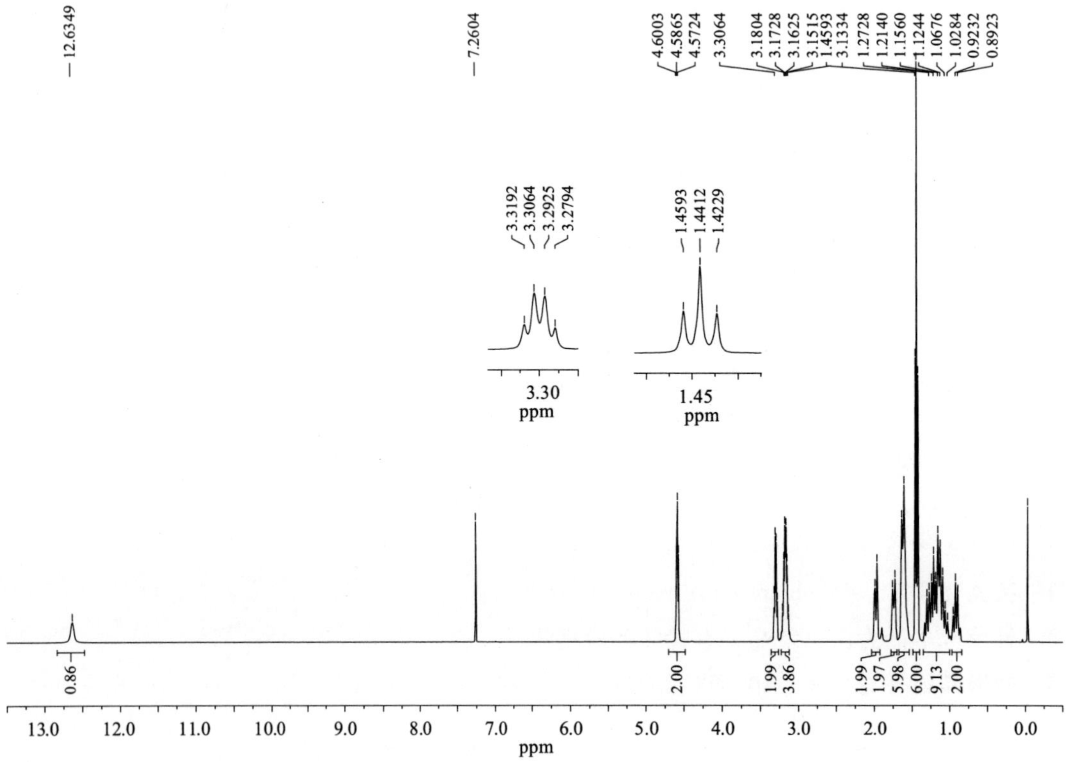

图 1 盐酸双环胺的^{1}H NMR 谱（溶剂：$CDCl_3$）

^{1}H NMR：δ 12.63（HCl, s, 1H），4.59（H－8, t, J = 5.6 Hz, 2H），3.30（H－9, dd, J = 10.7, 5.2 Hz, 2H），3.24～3.12（H－10, 12, m, 4H），2.03～1.92（H－2a, 6a, m, 2H），1.78～1.69（m, 2H），1.67～1.54（m, 6H），1.44（H－11, 13, t, J = 7.3 Hz, 6H），1.36～1.00（m, 9H），0.98～0.85（H－15a, 19a, m, 2H）

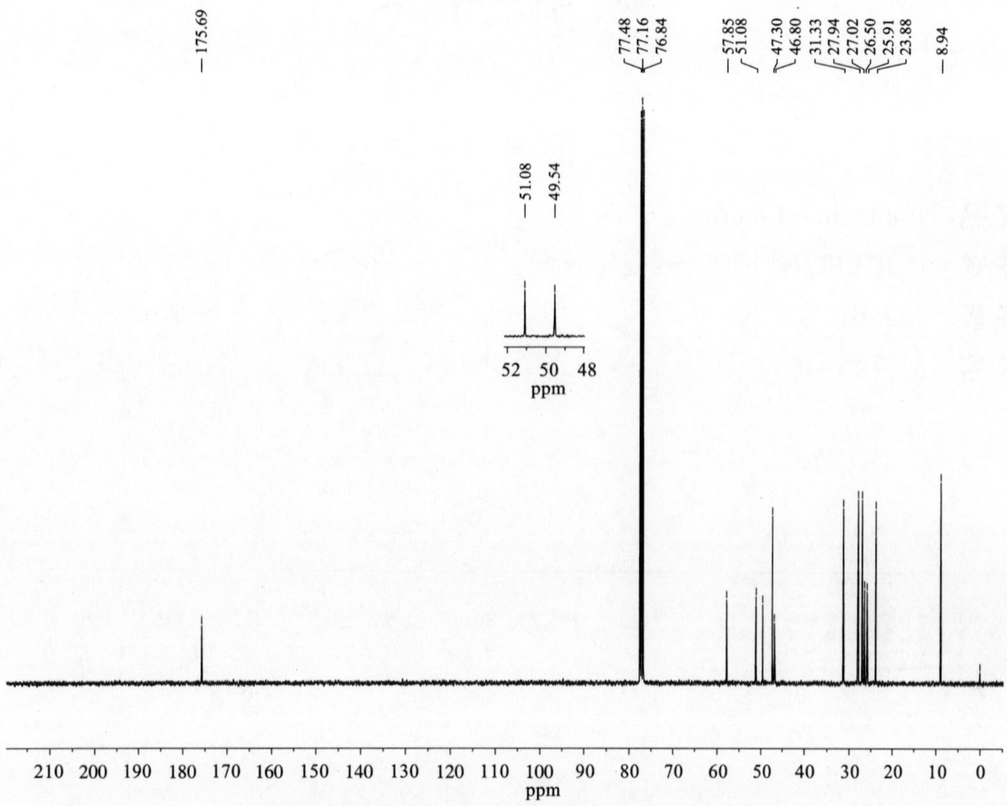

图 2 盐酸双环胺的^{13}C NMR 谱（溶剂：$CDCl_3$）

^{13}C NMR：δ 175.69（C－7），57.85（C－8），51.08（C－9），49.54（C－1），47.30（C－10，12），46.80（C－14），31.33（C－2，6），27.94（C－15，19），27.02（C－16，18），26.50（C－17），25.91（C－4），23.88（C－3，5），8.94（C－11，13）

备注

1. 中文化学名 （1,1′－二环己基）－1－甲酸－2－二乙胺基乙酯盐酸盐

2. 英文化学名 （1,1′－bicyclohexyl）－1－carboxylic acid,2－(diethylamino) ethyl ester, hydrochloride

3. 性状 本品为白色或类白色的结晶性粉末。

4. 溶解性 本品在水、乙醇和二氯甲烷中溶解。

5. 对照品编号与批号 100499－201001

参 考 文 献

[1] http://sdbs.db.aist.go.jp/sdbs/cgi－bin/direct_frame_top.cgi (SDBS) (^{1}H NMR, ^{13}C NMR).

氯解磷定

英文名 Pralidxime Chloride

分子式 $C_7H_9ClN_2O$

分子量 172.61

CAS 号 51-15-0

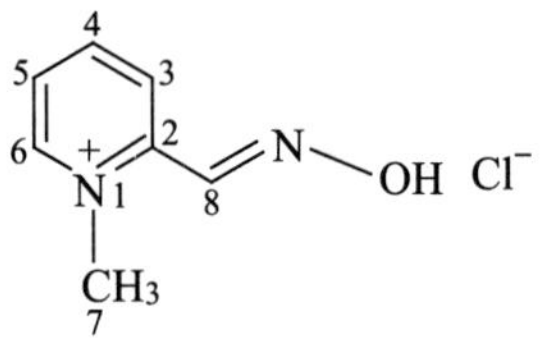

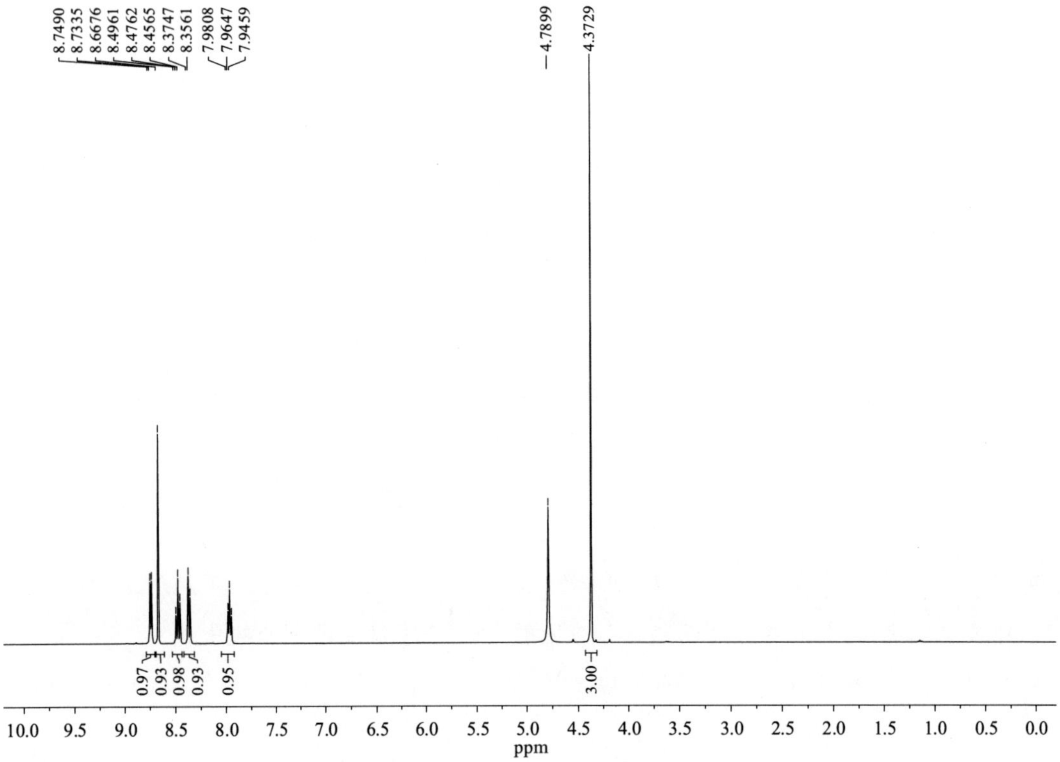

图 1 氯解磷定的¹H NMR 谱（溶剂：D_2O）

^{1}H NMR：δ 8.74 (H-6, d, J = 6.2 Hz, 1H), 8.67 (H-8, s, 1H), 8.48 (H-4, t, J = 7.9 Hz, 1H), 8.37 (H-3, d, J = 7.4 Hz, 1H), 7.96 (H-5, t, J = 7.0 Hz, 1H), 4.37 (H-7, s, 3H)

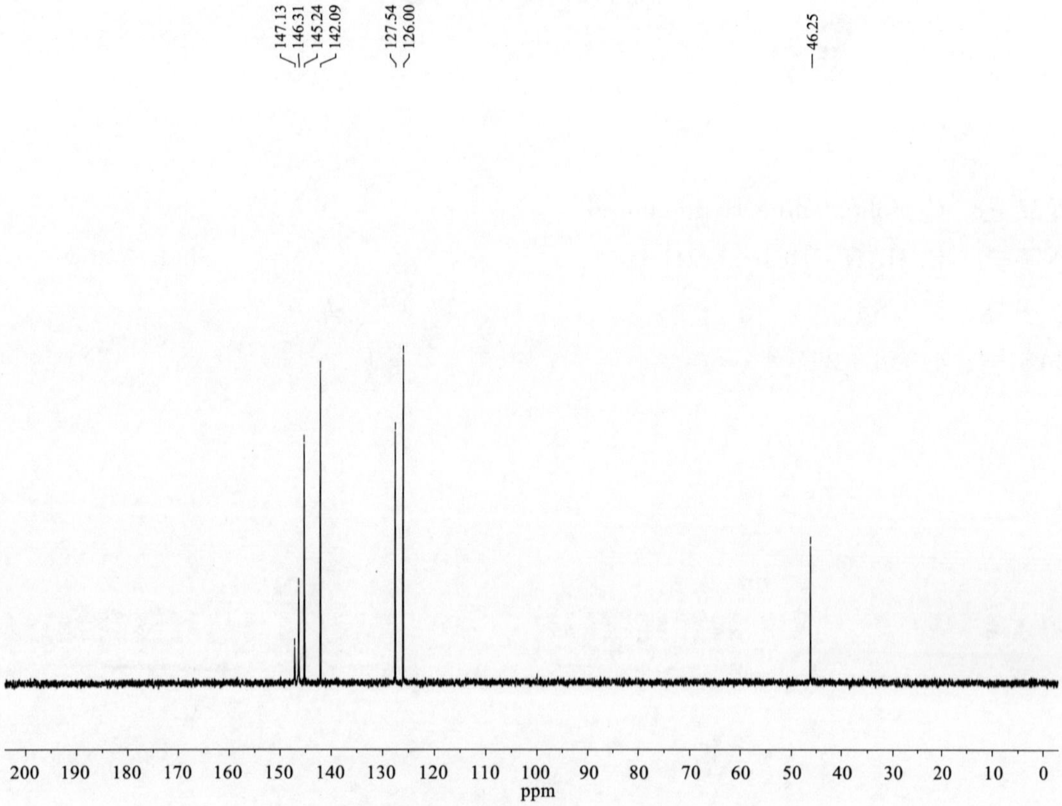

图 2　氯解磷定的 ^{13}C NMR 谱（溶剂：D_2O）

^{13}C NMR：δ 147.13（C－8），146.31（C－2），145.24（C－6），142.09（C－4），127.54（C－5），126.00（C－3），46.25（C－7）

备注

1. 中文化学名　2－吡啶醛肟甲氯

2. 英文化学名　2－pyridinealdoximemethylchloride

3. 性状　本品为微黄色结晶或结晶性粉末。

4. 溶解性　本品在水中易溶，在乙醇中微溶，在三氯甲烷或乙醚中几乎不溶。

5. 对照品编号与批号　100501－200901

参 考 文 献

[1] http://sdbs.db.aist.go.jp/sdbs/cgi-bin/direct_frame_top.cgi (SDBS) (^{1}H NMR, ^{13}C NMR).

盐酸赛庚啶

英文名 Cyproheptadine Hydrochloride

分子式 $C_{21}H_{21}N \cdot HCl \cdot 3/2H_2O$

分子量 350.88

CAS 号 41354－29－4

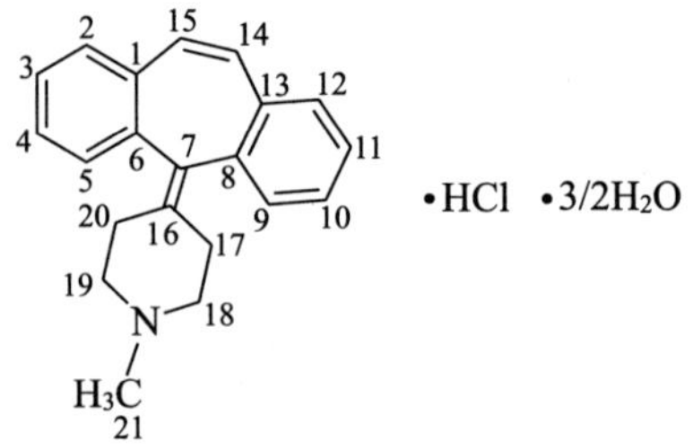

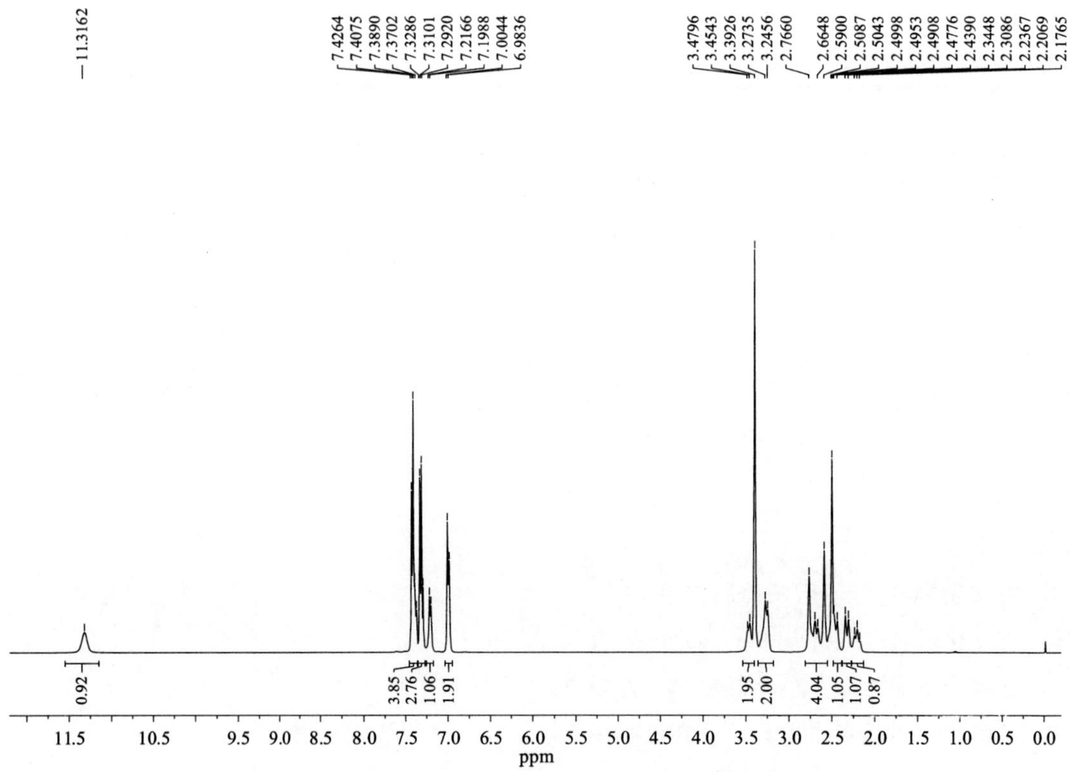

图 1 盐酸赛庚啶的^{1}H NMR 谱（溶剂：CD_3SOCD_3）

^{1}H NMR：δ 11.32（HCl，s，1H），7.44～7.36（Ar－H，m，4H），7.35～7.30（Ar－H，m，3H），7.21（Ar－H，d，J＝7.1 Hz，1H），6.99（H－14，15，d，J＝8.3 Hz，2H），3.52～3.40（H－18a，19a，m，2H），3.35～3.20（H－18b，19b，m，2H），2.82～2.55（H－17a，21，m，4H），2.44（H－20a，m，1H），2.33（H－19b，m，1H），2.21（H－20b，m，1H）

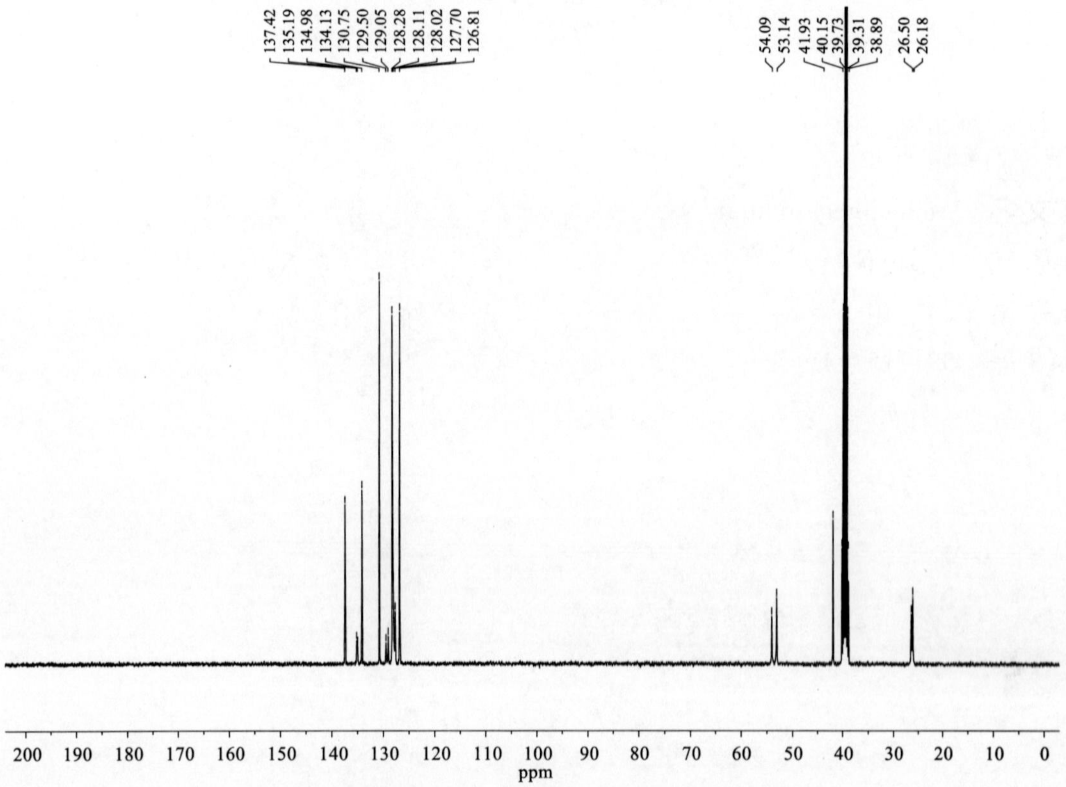

图 2　盐酸赛庚啶的 ^{13}C NMR 谱（溶剂：CD_3SOCD_3）

^{13}C NMR：δ 137.42（C－6，8），135.19（C－1），134.98（C－13），134.13（C－7），130.75（C－14，15），129.50（C－3），129.05（C－11），128.28（C－4，10），128.11（C－16），128.02（C－5），127.70（C－9），126.81（C－2，12），54.09，53.14（C－18，19），41.93（C－21），26.50，26.18（C－17，20）

备注

1. **中文化学名**　1－甲基－4－(5*H*－二苯并[*a*,*d*]环庚三烯－5－亚基)哌啶盐酸盐倍半水合物
2. **英文化学名**　4－(5*H*－dibenzo[*a*,*d*]cyclohepten－5－ylidene)－1－methylpiperidine hydrochloride sesquihydrate
3. **性状**　本品为白色或微黄色的结晶性粉末；几乎无臭，味微苦。
4. **溶解性**　本品在甲醇中易溶，在三氯甲烷中溶解，在乙醇中略溶，在水中微溶，在乙醚中几乎不溶。
5. **对照品编号与批号**　100502－200401

参考文献

[1] Maruse S, David J C, Jon G H, et al. Conformational analysis of cyproheptadine hydrochloride. J Med Chem, 1990, 33: 1098 (^{13}C NMR).

氨 基 比 林

英文名 Aminophenazonum

分子式 $C_{13}H_{17}N_3O$

分子量 231.30

CAS 号 58-15-1

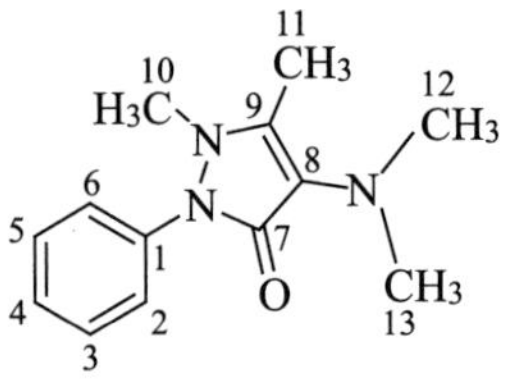

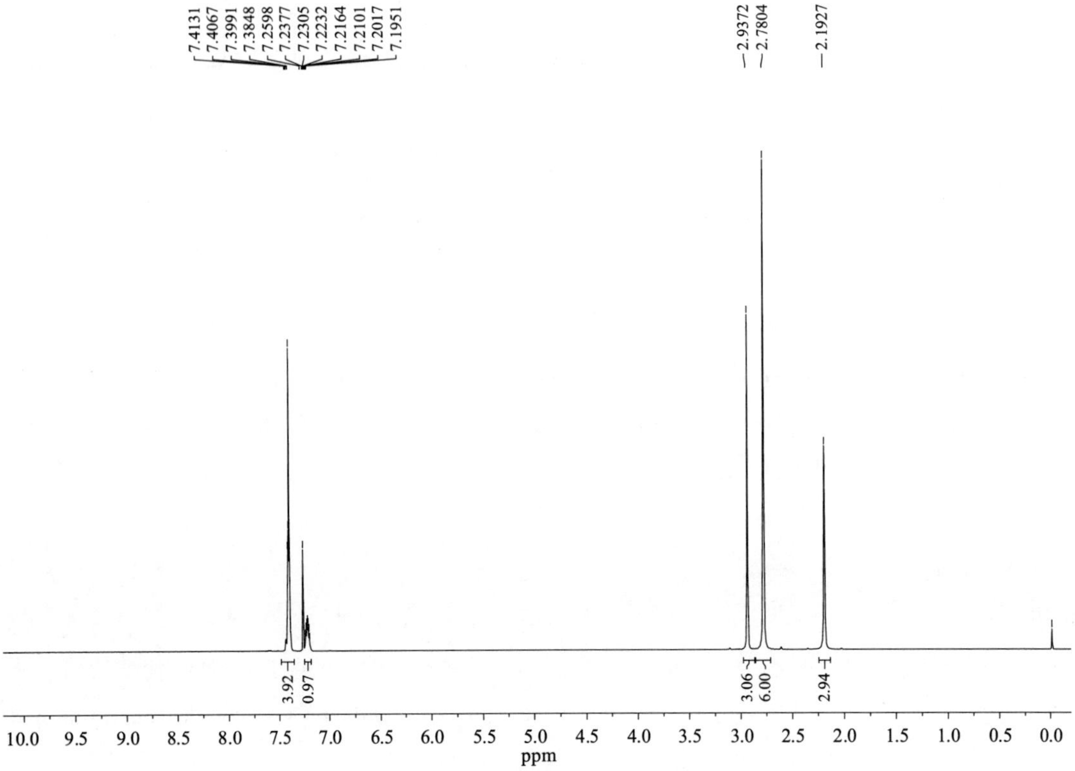

图 1 氨基比林的 ^1H NMR 谱（溶剂：$CDCl_3$）

^1H NMR：δ 7.42～7.38（H-2, 3, 5, 6, m, 4H），7.22（H-4, m, 1H），2.94（H-10, s, 3H），2.78（H-12, 13, s, 6H），2.19（H-11, s, 3H）

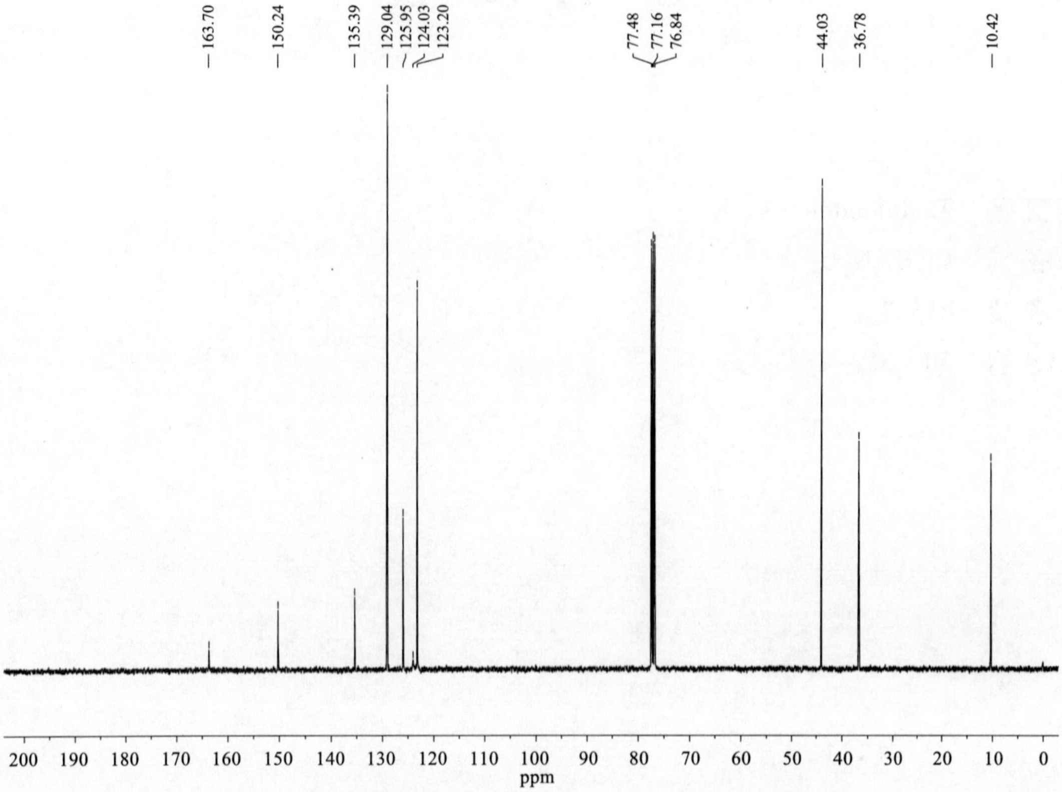

图2 氨基比林的^{13}C NMR谱（溶剂：$CDCl_3$）

^{13}C NMR：δ 163.70（C－7），150.24（C－9），135.39（C－1），129.04（C－3，5），125.95（C－4），124.03（C－8），123.20（C－2，6），44.03（C－12，13），36.78（C－10），10.42（C－11）

备注

1. **中文化学名** 1－苯基－2,3－二甲基－4－二甲基氨基－5－吡唑酮
2. **英文化学名** 1－phenyl－2,3－dimethyl－4－(dimethylamino)－5－pyrazolone
3. **性状** 本品为白色或几乎白色的结晶性粉末；无臭，味微苦；遇光可变质；水溶液显碱性反应。
4. **溶解性** 本品在乙醇或三氯甲烷中易溶，在水或乙醚中溶解。
5. **对照品编号与批号** 100503－200301

参考文献

[1] http://sdbs.db.aist.go.jp/sdbs/cgi－bin/direct_frame_top.cgi (SDBS) (^{1}H NMR).

[2] Okada J, Esaki T, Fujieda K. ^{13}C Nuclear magnetic resonance spectra of antipyrine derivatives and their application to hansch analysis. Chem Pharm Bull, 1976, 24: 61 (^{13}C NMR).

沙利度胺

英文名 Thalidomide

分子式 $C_{13}H_{10}N_2O_4$

分子量 258.23

CAS 号 50-35-1

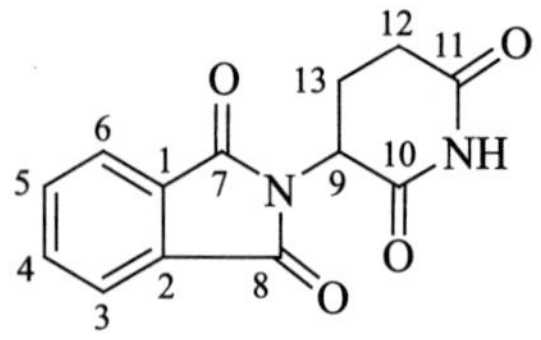

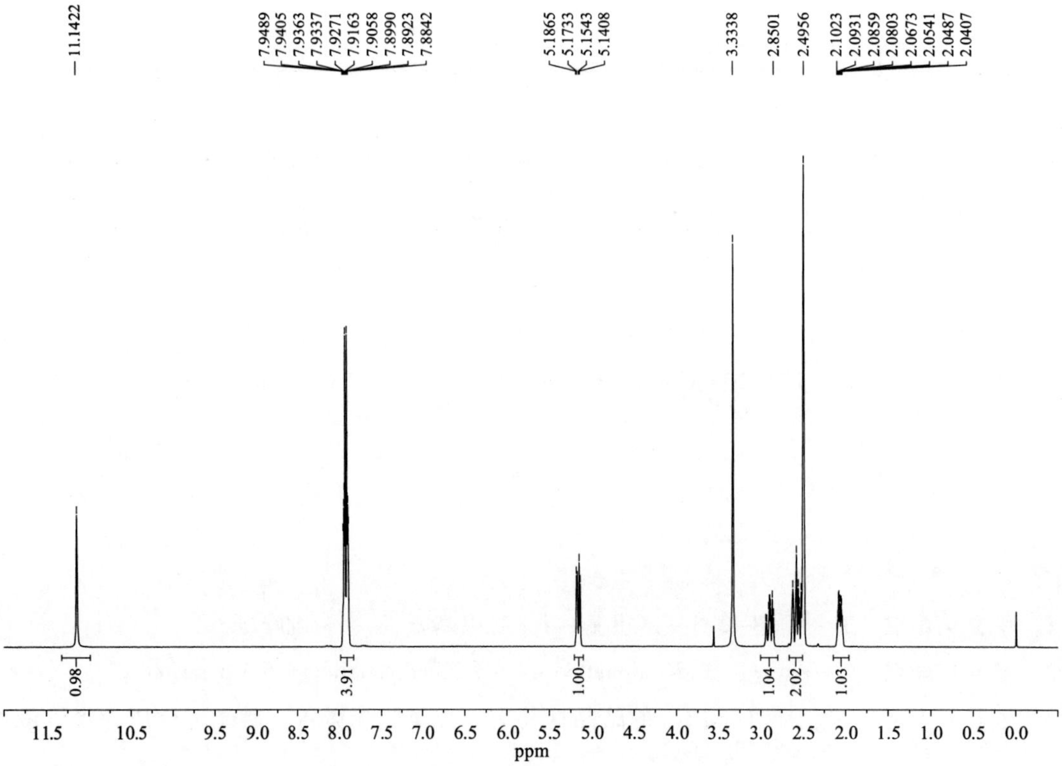

图 1 沙利度胺的 ^{1}H NMR 谱（溶剂：CD_3SOCD_3）

^{1}H NMR：δ 11.14 (NH, s, 1H), 7.95 ~ 7.88 (Ar-H, m, 4H), 5.16 (H-9, dd, J = 12.9, 5.4 Hz, 1H), 2.90 (H-12a, m, 1H), 2.65 ~ 2.52 (H-12b, 13a, m, 2H), 2.07 (H-13b, m, 1H)

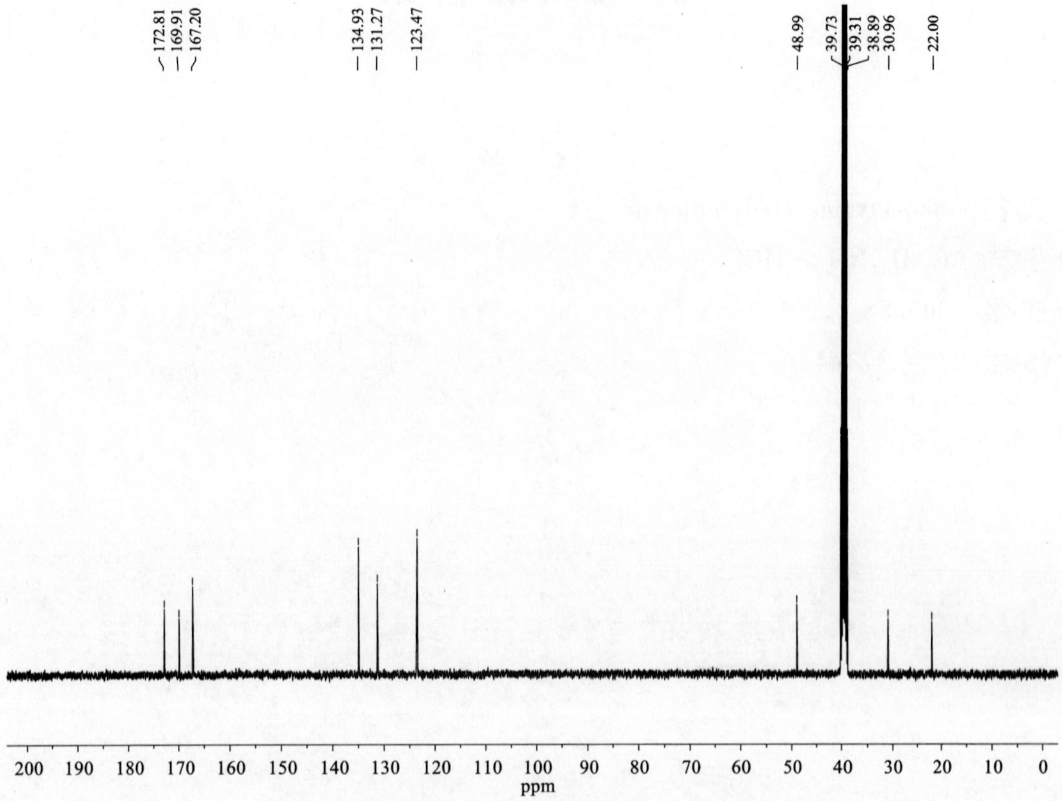

图 2　沙利度胺的 ^{13}C NMR 谱（溶剂：CD_3SOCD_3）

^{13}C NMR：δ 172.81（C－11），169.91（C－10），167.20（C－7，8），134.93（C－4，5），131.27（C－1，2），123.47（C－3，6），48.99（C－9），30.96（C－12），22.00（C－13）

备注

1. 中文化学名　（±）－*N*－（2,6－二氧代－3－哌啶基）－邻苯二甲酰亚胺

2. 英文化学名　（±）－*N*－（2,6－dioxo－3－piperidyl）phthalimide

3. 性状　本品为白色至类白色的粉末；无臭，无味。

4. 溶解性　本品在二甲基甲酰胺或吡啶中溶解，在水、甲醇或乙醇中极微溶解，在乙醚、三氯甲烷中不溶。

5. 对照品编号与批号　100504－201102

盐酸贝那替秦

英文名 Benactyzine Hydrochloride

分子式 $C_{20}H_{25}NO_3 \cdot HCl$

分子量 363.88

CAS 号 57 - 37 - 4

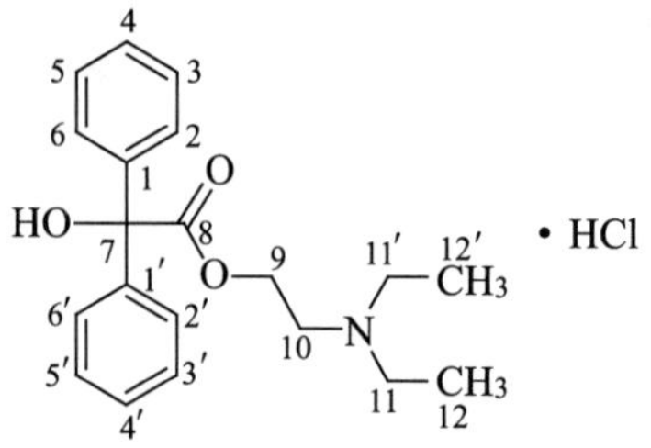

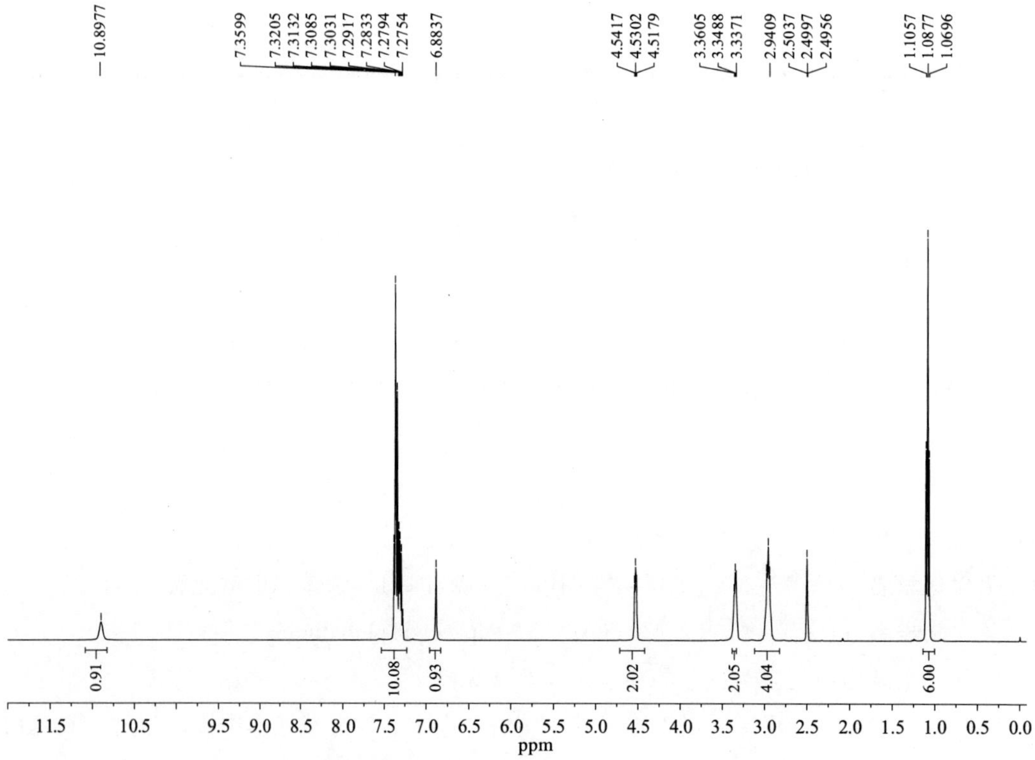

图 1 盐酸贝那替秦的 ^1H NMR 谱（溶剂：CD_3SOCD_3）

^1H NMR：δ 10.90（HCl，s，1H），7.42 ~ 7.26（Ar - H，m，10H），6.88（OH，s，1H），4.53（H - 9，t，J = 4.6 Hz，2H），3.35（H - 10，t，J = 4.6 Hz，2H），3.02 ~ 2.90（H - 11，11′，m，4H），1.09（H - 12，12′，t，J = 7.2 Hz，6H）

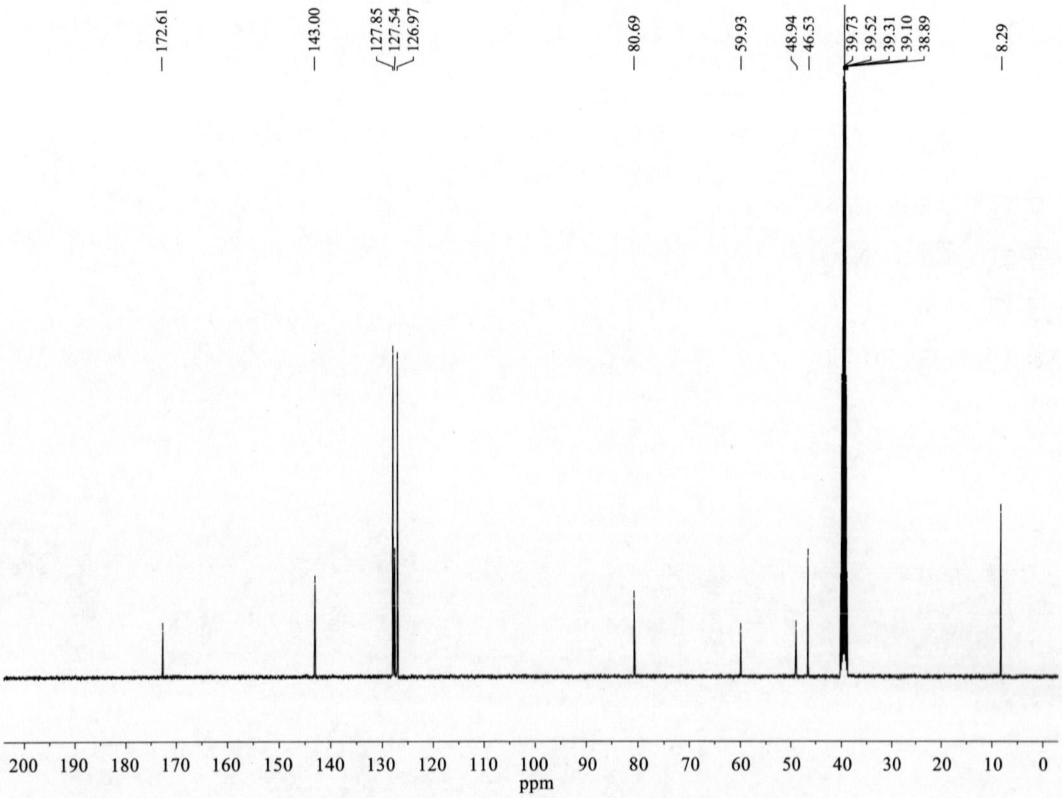

图 2 盐酸贝那替秦的¹³C NMR 谱（溶剂：CD_3SOCD_3）

^{13}C NMR：δ 172.61（C－8），143.00（C－1，1′），127.85（C－3，5，3′，5′），127.54（C－4，4′），126.97（C－2，6，2′，6′），80.69（C－7），59.93（C－9），48.94（C－10），46.53（C－11，11′），8.29（C－12，12′）

备注

1. 中文化学名 2－(二苯基－羟乙酰基)乙基－二乙基胺盐酸盐

2. 英文化学名 2－(diphenyl－hydroxyacetoxy)ethyl－diethylammonium hydrochloride

3. 性状 本品为白色结晶性粉末；无臭，味苦。

4. 溶解性 本品在水或乙醇中溶解，在乙醚中几乎不溶。

5. 对照品编号与批号 100505－200601

参 考 文 献

[1] http://sdbs.db.aist.go.jp/sdbs/cgi－bin/direct_frame_top.cgi (SDBS)(^{1}H NMR，^{13}C NMR).

安 替 比 林

英文名 Antipyrine

分子式 $C_{11}H_{12}N_2O$

分子量 188.23

CAS 号 60-80-0

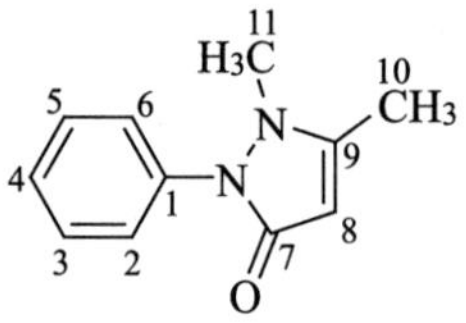

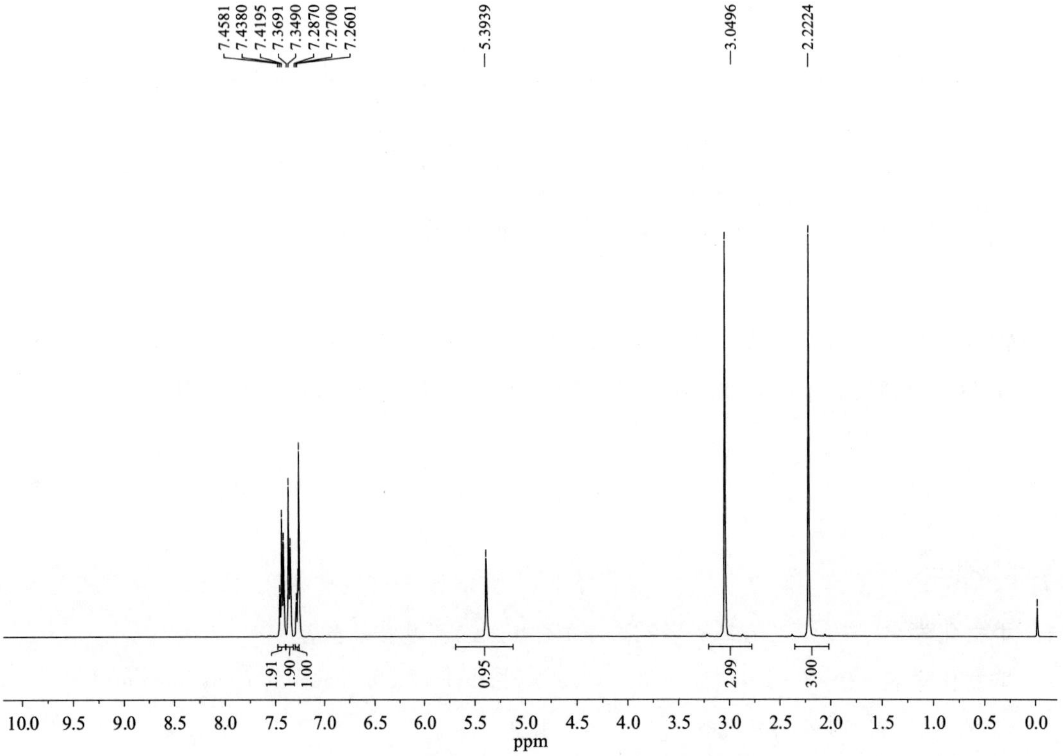

图 1 安替比林的 ^{1}H NMR 谱（溶剂：$CDCl_3$）

^{1}H NMR：δ 7.44 (H-3, 5, t, J = 7.7 Hz, 2H), 7.36 (H-2, 6, d, J = 8.0 Hz, 2H), 7.27 (H-4, m, 1H), 5.39 (H-8, s, 1H), 3.05 (H-11, s, 3H), 2.22 (H-10, s, 3H)

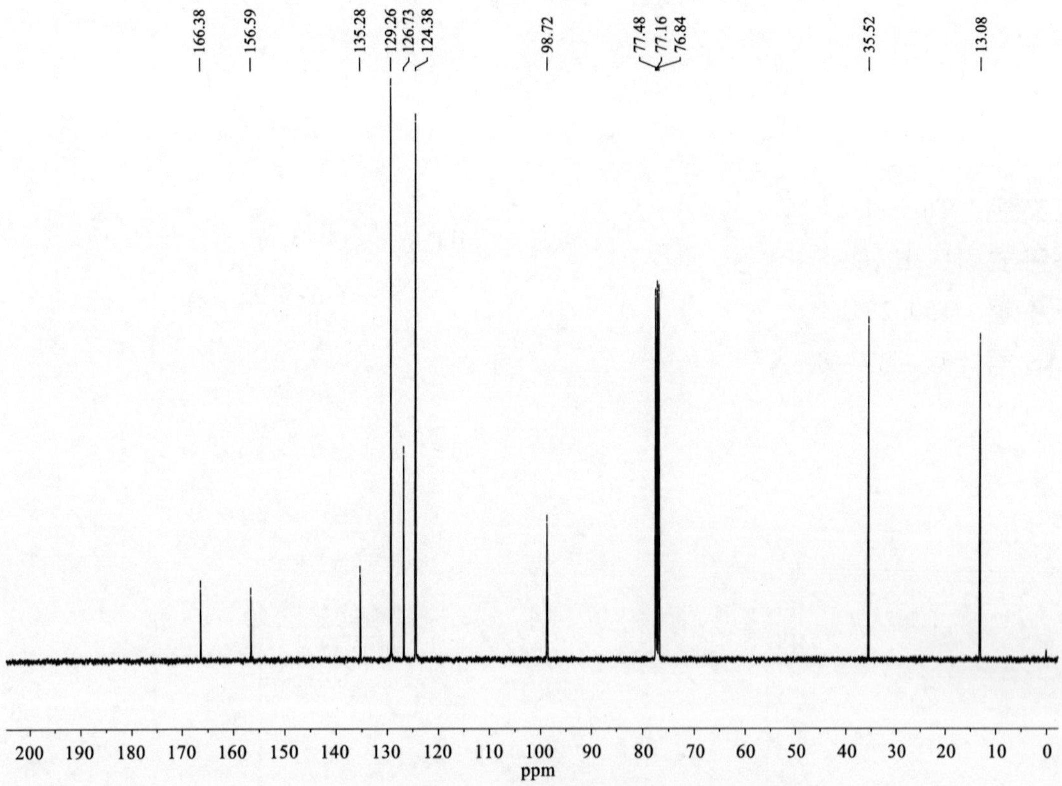

图2　安替比林的^{13}C NMR谱（溶剂：$CDCl_3$）

^{13}C NMR：δ 166.38（C－7），156.59（C－9），135.28（C－1），129.26（C－3，5），126.73（C－4），124.38（C－2，6），98.72（C－8），35.52（C－11），13.08（C－10）

备注

1. 中文化学名　1,5－二甲基－2－苯基－3－吡唑啉酮

2. 英文化学名　1,5－dimethyl－2－phenyl－3－pyrazolone

3. 性状　本品为无色结晶或白色结晶性粉末，无臭，味微苦。

4. 溶解性　本品在水、乙醇或三氯甲烷中易溶，在乙醚中略溶。

5. 对照品编号与批号　100506－200301

参考文献

[1] http://sdbs.db.aist.go.jp/sdbs/cgi－bin/direct_frame_top.cgi（SDBS）（^{13}C NMR）.

麝 香 草 酚

英文名 Thymol

分子式 $C_{10}H_{14}O$

分子量 150.22

CAS 号 89-83-8

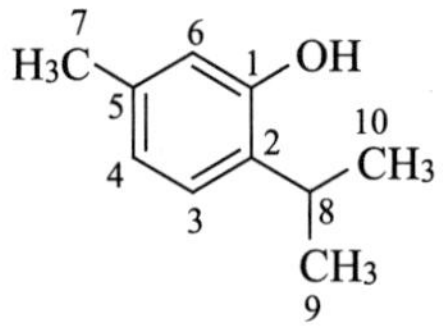

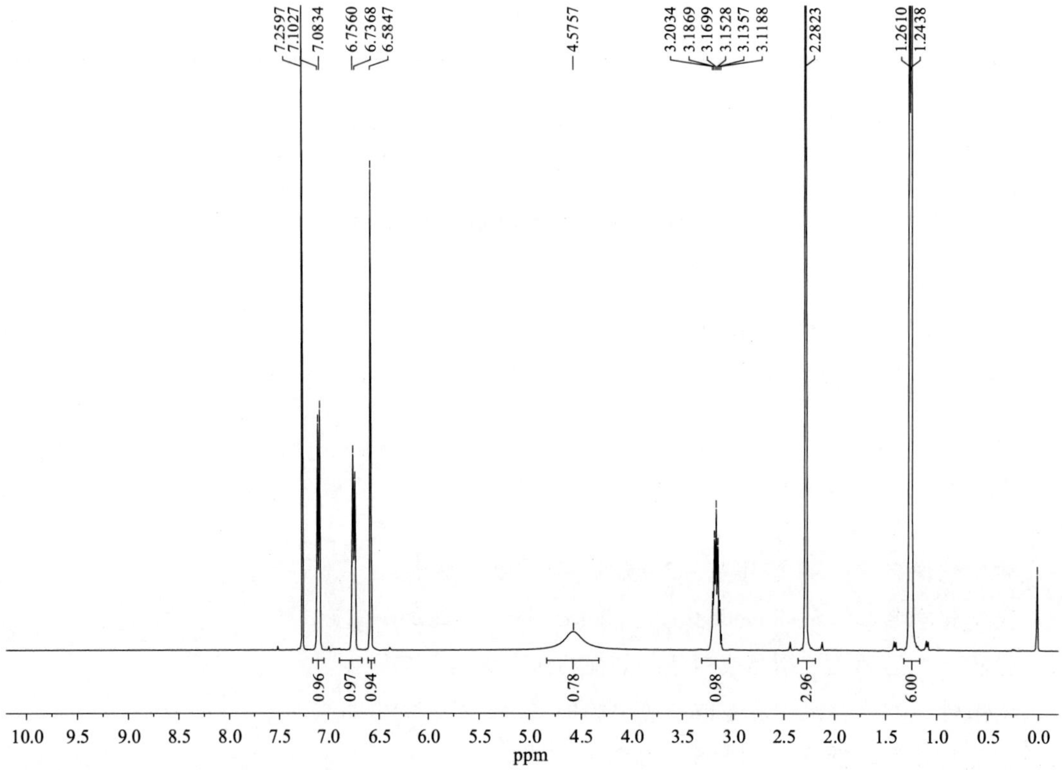

图 1 麝香草酚的^{1}H NMR 谱（溶剂：$CDCl_3$）

^{1}H NMR：δ 7.09 (H-3, d, J = 7.7 Hz, 1H), 6.75 (H-4, d, J = 7.7 Hz, 1H), 6.58 (H-6, s, 1H), 4.58 (OH, brs, 1H), 3.16 (H-8, m, 1H), 2.28 (H-7, s, 3H), 1.25 (H-9, 10, d, J = 6.9 Hz, 6H)

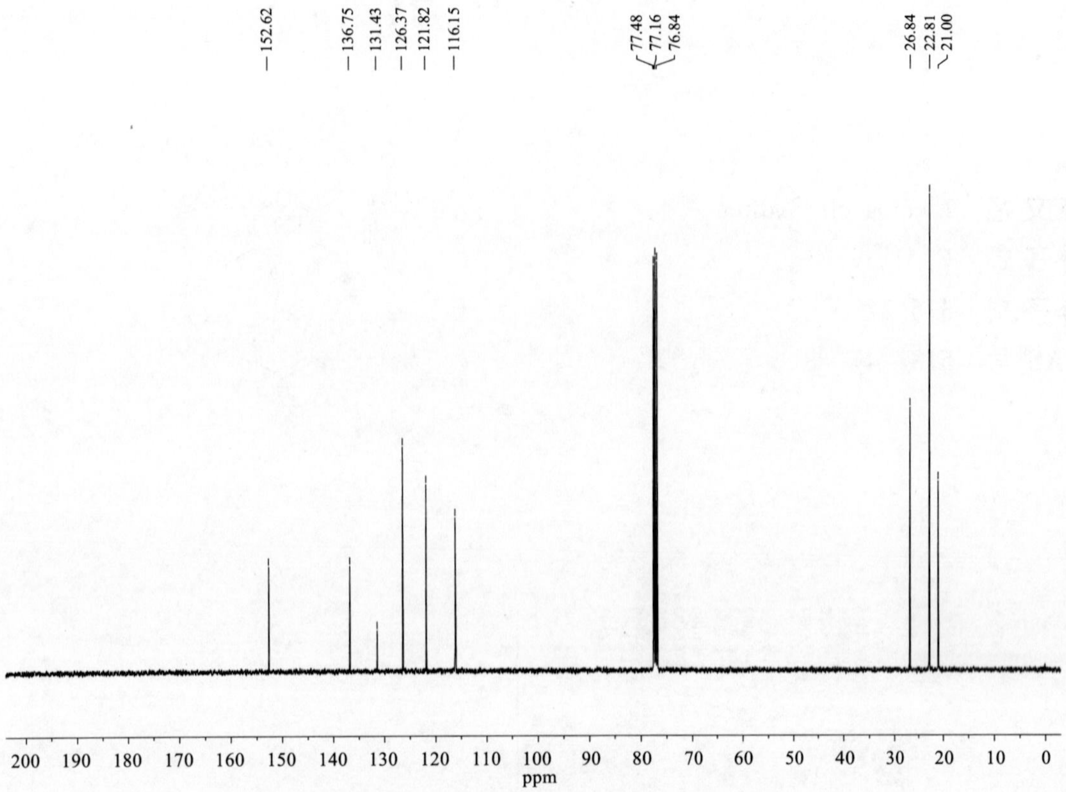

图 2　麝香草酚的 ^{13}C NMR 谱（溶剂：$CDCl_3$）

^{13}C NMR：δ 152.62（C－1），136.75（C－5），131.43（C－2），126.37（C－3），121.82（C－4），116.15（C－6），26.84（C－8），22.81（C－9，10），21.00（C－7）

备注

1. **中文化学名**　2－异丙基－5－甲基苯酚
2. **英文化学名**　2－isopropyl－5－methylphenol
3. **性状**　本品为无色结晶或白色结晶性粉末；有麝香草的特臭，味辛辣。
4. **溶解性**　本品在乙醇、三氯甲烷或乙醚中极易溶解，在冰醋酸中易溶，在液状石蜡中溶解，在水中极微溶解。
5. **对照品编号与批号**　100508－200902

参考文献

[1] http://sdbs.db.aist.go.jp/sdbs/cgi－bin/direct_frame_top.cgi (SDBS)(^{13}C NMR).

荧光素钠

英文名 Fluorescein Sodium

分子式 $C_{20}H_{10}Na_2O_5$

分子量 376.27

CAS 号 518-47-8

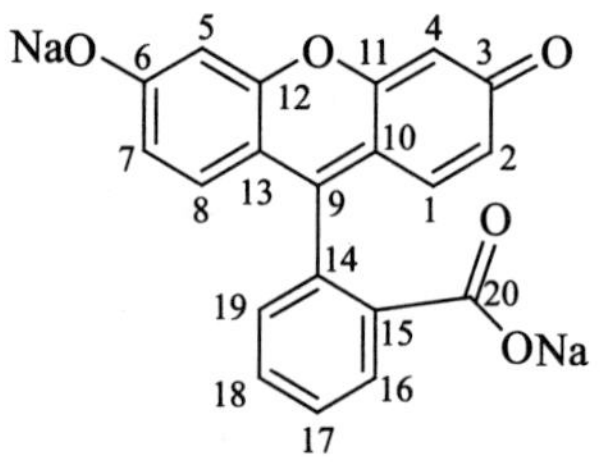

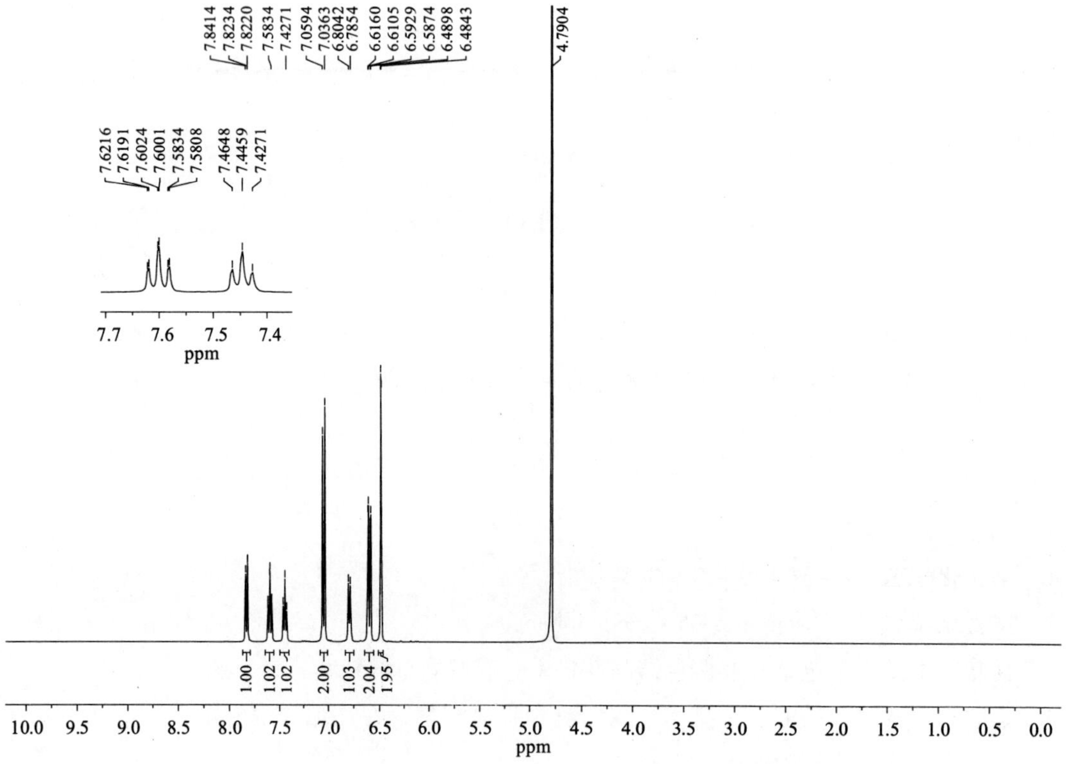

图 1 荧光素钠的^1H NMR 谱（溶剂：D_2O）

^1H NMR：δ 7.83 (H-16, m, 1H), 7.60 (H-18, td, J = 7.7, 1.0 Hz, 1H), 7.45 (H-17, t, J = 7.6 Hz, 1H), 7.05 (H-1, 8, d, J = 9.3 Hz, 2H), 6.79 (H-19, d, J = 7.5 Hz, 1H), 6.60 (H-2, 7, dd, J = 9.3, 2.2 Hz, 2H), 6.49 (H-4, 5, d, J = 2.2 Hz, 2H)

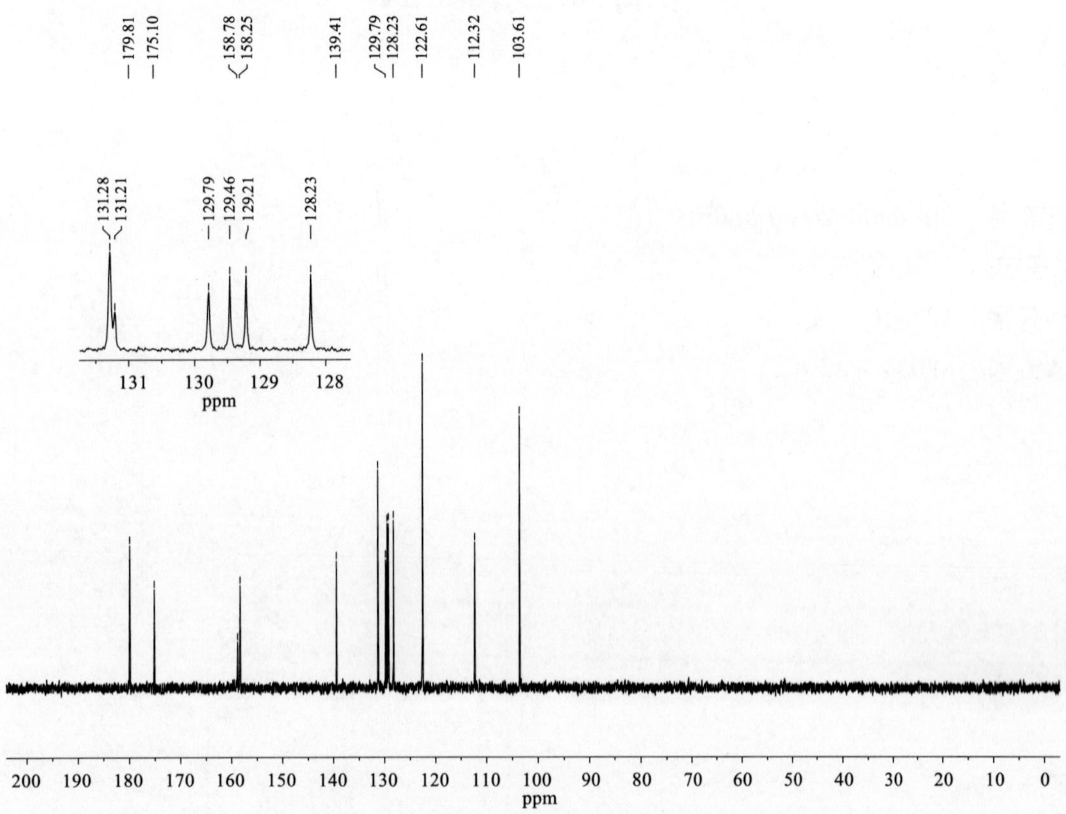

图 2　荧光素钠的 ^{13}C NMR 谱（溶剂：D_2O）

^{13}C NMR：δ 179.81（C－3），175.10（C－20），158.78（C－6），158.25（C－11，12），139.41（C－1），131.28（C－16，18），131.21（C－14），129.79（C－9），129.46（C－8，10），129.21（C－19），128.23（C－2，7），122.61（C－5），112.32（C－13），103.61（C－4）

备注

1. 中文化学名　9－(邻羧基苯基)－6－羟基－3*H*－呫吨－3－酮二钠盐

2. 英文化学名　9－(*o*－carboxyphenyl)－6－hydroxy－3*H*－xanthen－3－one disodium salt

3. 性状　本品为橙红色粉末；无臭，几乎无味；有引湿性。

4. 溶解性　本品在水中易溶，在乙醇中略溶。

5. 对照品编号与批号　100511－201002

甲硝唑杂质 A

英文名 Metronidazole Impurity A

分子式 $C_4H_5N_3O_2$

分子量 127.10

CAS 号 88054－22－2

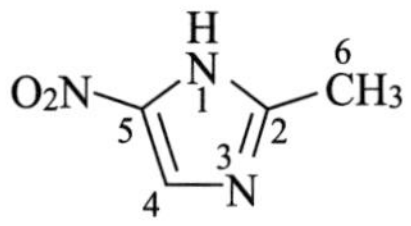

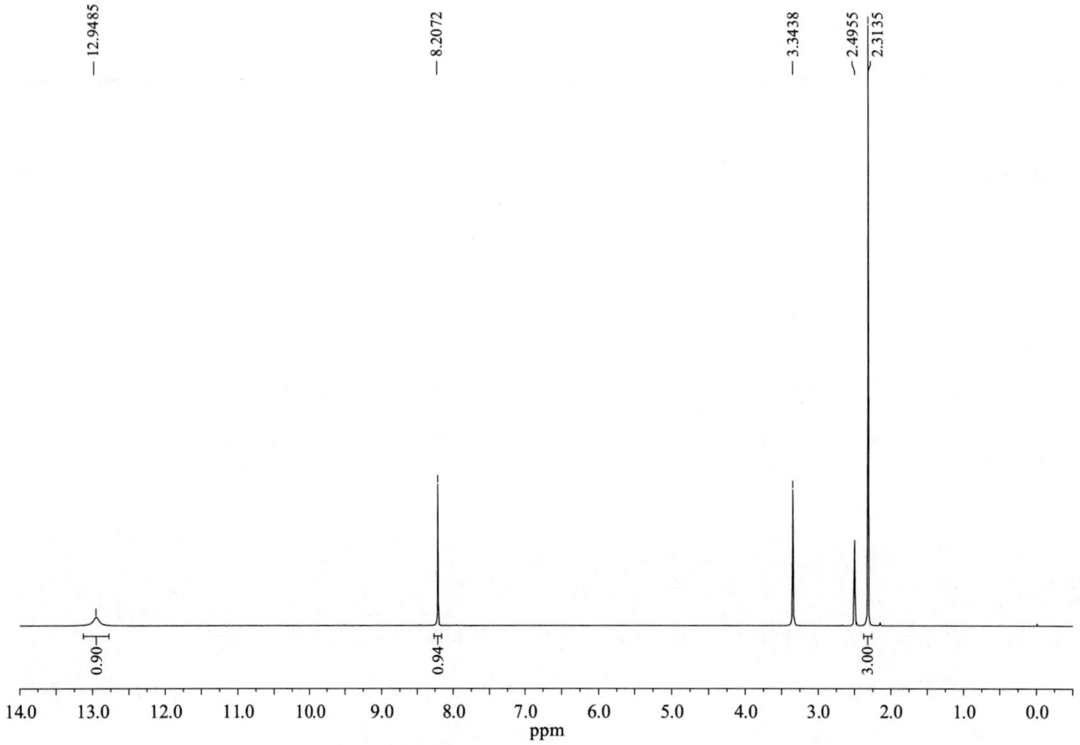

图 1　甲硝唑杂质 A 的 ^1H NMR 谱（溶剂：CD_3SOCD_3）

^1H NMR：δ 12.95（H－1，s，1H），8.21（H－4，s，1H），2.31（H－6，s，3H）

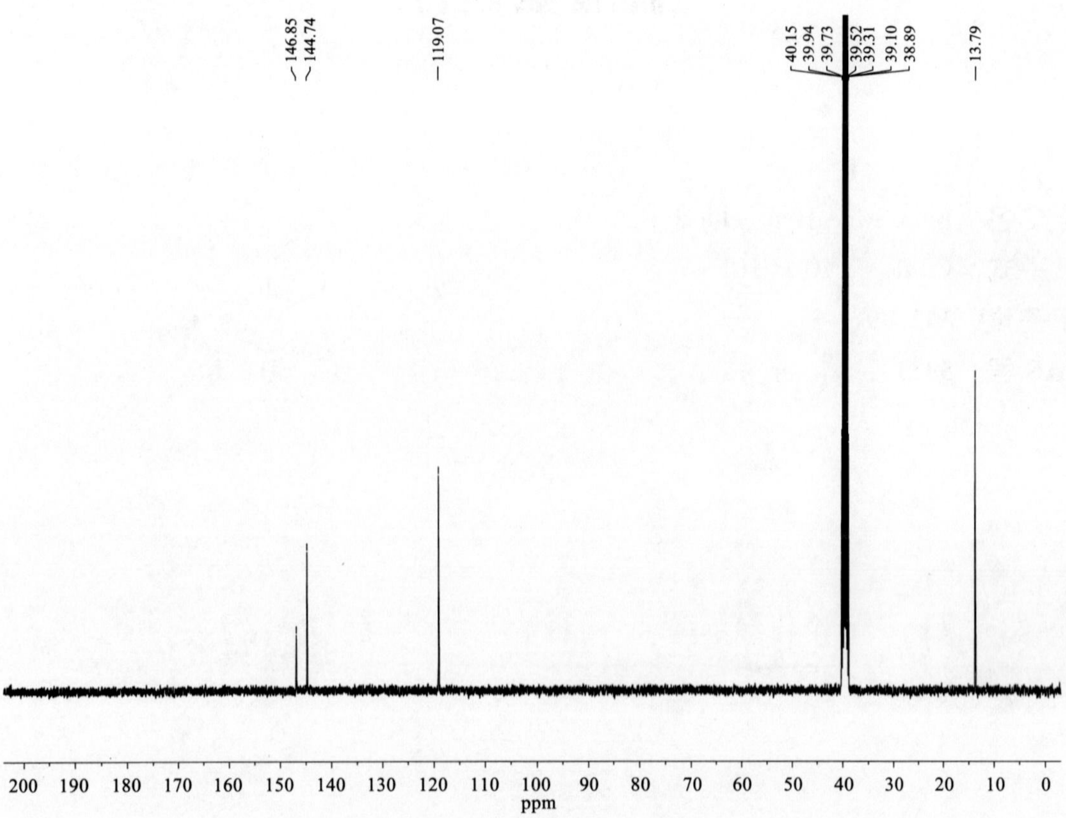

图 2　甲硝唑杂质 A 的 ^{13}C NMR 谱（溶剂：CD_3SOCD_3）

^{13}C NMR：δ 146.85（C-5），144.74（C-2），119.07（C-4），13.79（C-6）

备注

1. **中文化学名**　2-甲基-5-硝基咪唑
2. **英文化学名**　2-methyl-5-nitroimidazole
3. **性状**　本品为类白色粉末。
4. **对照品编号与批号**　100512-200802

盐酸氟西汀

英文名 Fluoxetine Hydrochloride

分子式 $C_{17}H_{18}F_3NO \cdot HCl$

分子量 345.79

CAS 号 59333－67－4

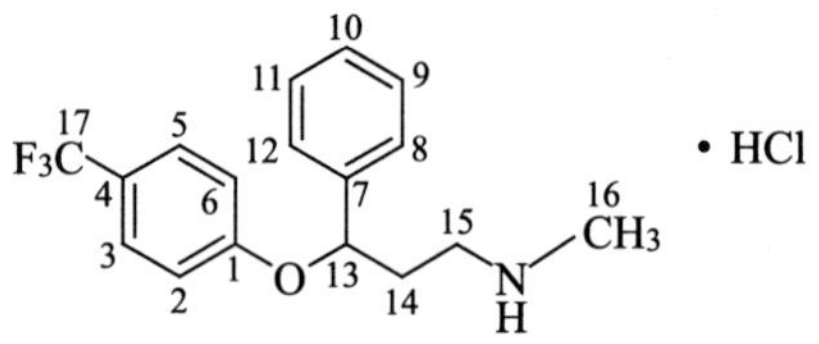

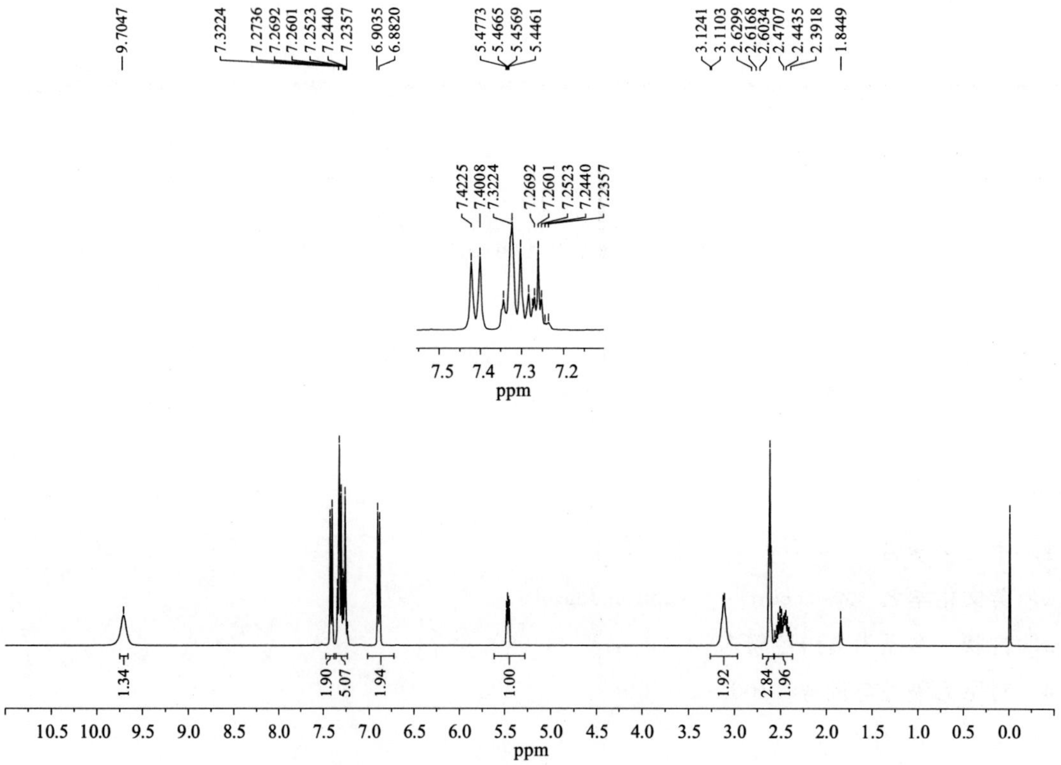

图 1 盐酸氟西汀的 ^{1}H NMR 谱（溶剂：$CDCl_3$）

^{1}H NMR：δ 9.70 (HCl, s, 1H), 7.41 (H－3, 5, d, J = 8.6 Hz, 2H), 7.36～7.21 (H－8, 9, 10, 11, 12, m, 5H), 6.89 (H－2, 6, d, J = 8.6 Hz, 2H), 5.46 (H－13, dd, J = 8.2, 4.3 Hz, 1H), 3.18～3.05 (H－15, m, 2H), 2.62 (H－16, t, J = 5.3 Hz, 3H), 2.56～2.37 (H－14, m, 2H)

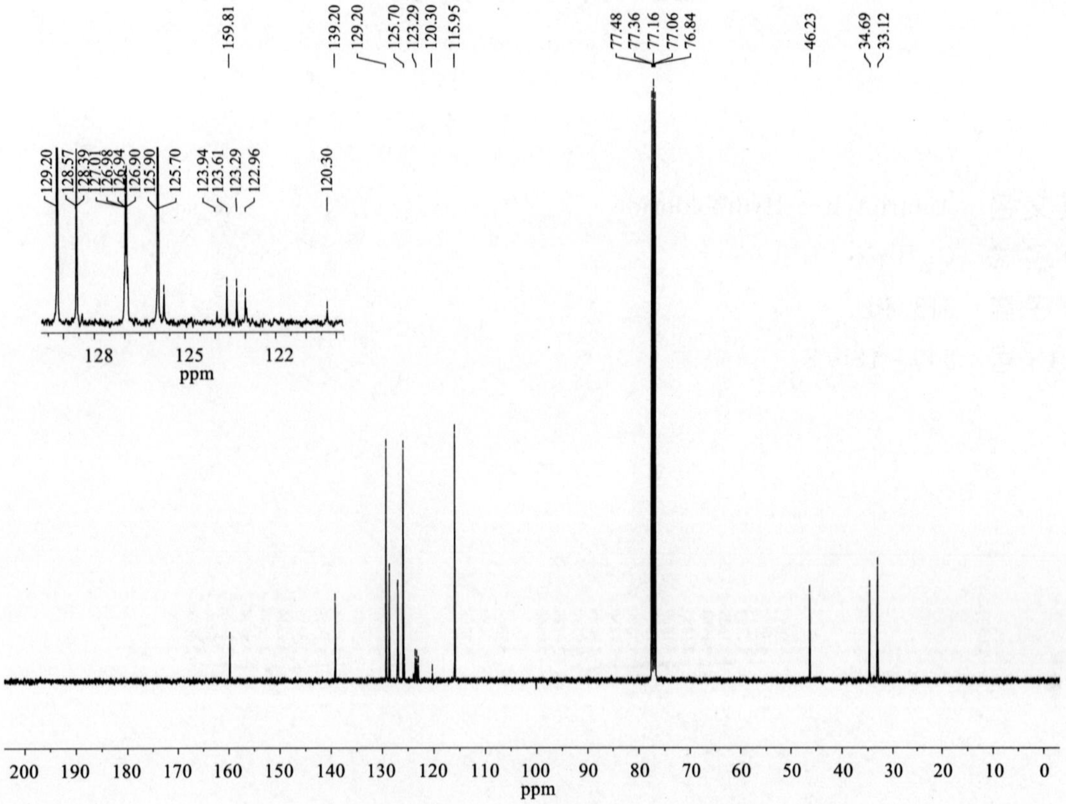

图 2　盐酸氟西汀的^{13}C NMR 谱（溶剂：$CDCl_3$）

^{13}C NMR：δ 159.81（C－1），139.20（C－7），129.20（C－9，11），128.57（C－10），126.96（C－3，5，q，J = 4.04 Hz），125.90（C－8，12），124.35（C－17，q，J = 272.7 Hz），123.45（C－4，q，J = 32.32 Hz），115.95（C－2，6），77.06（C－13），46.23（C－15），34.69（C－14），33.12（C－16）

备注

1. 中文化学名　N－甲基－3－（对三氟甲基苯氧基）－3－苯基丙胺盐酸盐

2. 英文化学名　N－methyl－3－（p－trifluoromethylphenoxy）－3－phenylpropylamine hydrochloride

3. 性状　本品为白色或类白色的结晶或结晶性粉末；无臭，味苦。

4. 溶解性　本品在甲醇或乙醇中易溶，在三氯甲烷中溶解，在水中微溶，在乙醚中不溶。

5. 对照品编号与批号　100513－200401

盐酸阿米替林

英文名 Amitriptyline Hydrochloride

分子式 $C_{20}H_{23}N \cdot HCl$

分子量 313.86

CAS 号 549－18－8

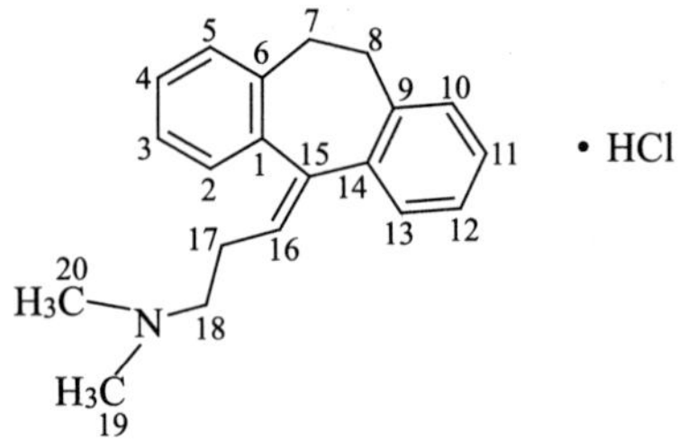

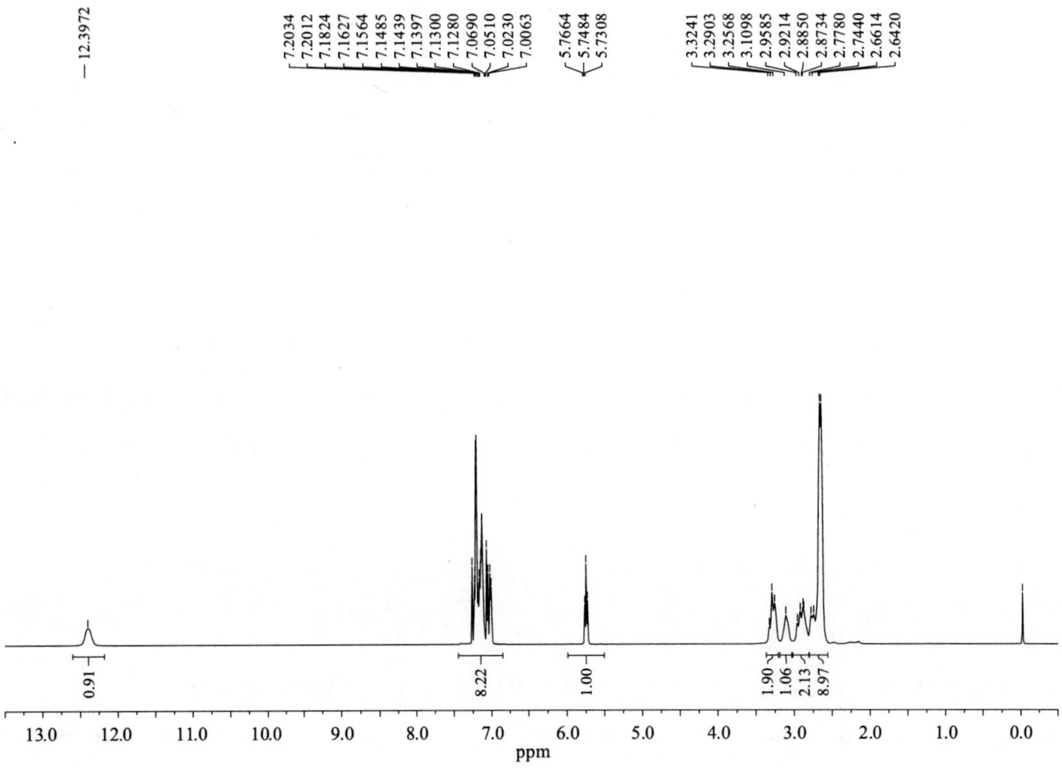

图 1 盐酸阿米替林的^{1}H NMR 谱（溶剂：$CDCl_3$）

^{1}H NMR：δ 12.40（HCl，s，1H），7.41～6.85（Ar－H，m，8H），5.75（H－16，t，J = 7.1 Hz，1H），3.36～3.21（m，2H），3.11（m，1H），2.99～2.81（m，2H），2.80～2.60（m，3H），2.66（H－19，s，3H），2.64（H－20，s，3H）

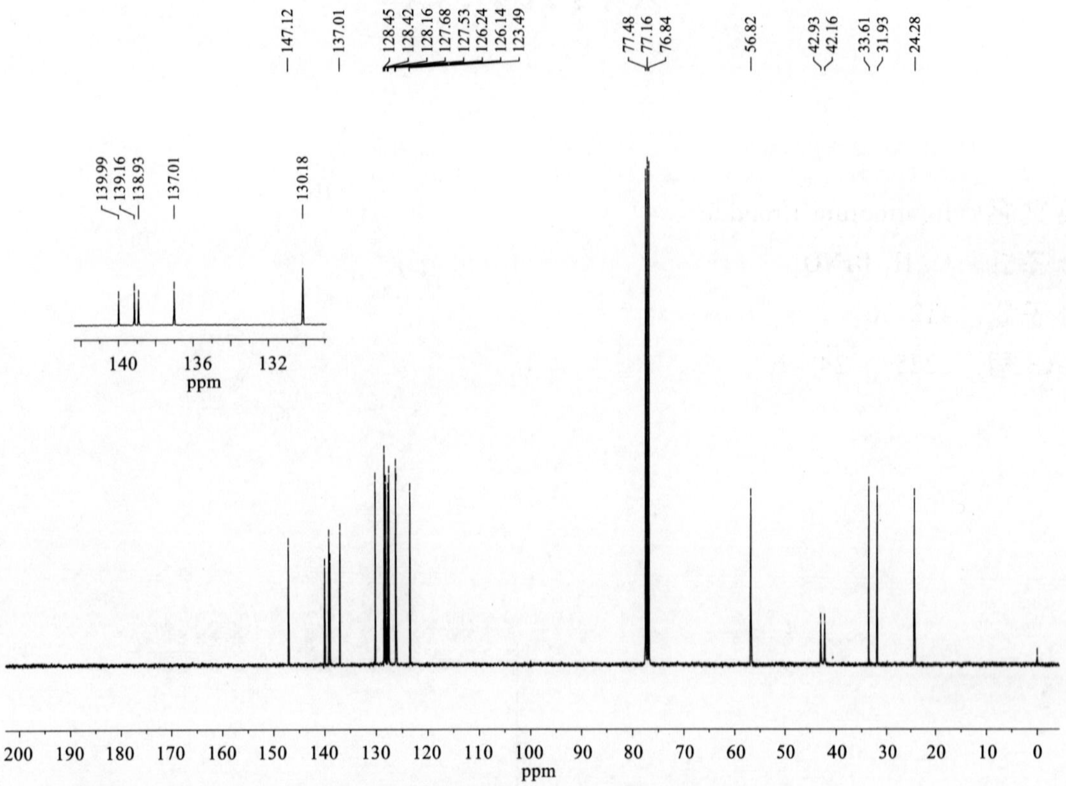

图 2　盐酸阿米替林的^{13}C NMR 谱（溶剂：$CDCl_3$）

^{13}C NMR：δ 147.12（C－15），139.99，139.16，138.93（C－6，9），137.01（C－1，14），130.18，128.45，128.42（C－5，10），128.16（C－4，11），127.68，127.53，126.24（C－3，12），126.14（C－2，13），123.49（C－16），56.82（C－18），42.93，42.16（C－19，20），33.61，31.93（C－7，8），24.28（C－17）

备注

1. 中文化学名　*N*,*N*－二甲基－3－[10,11－二氢－5*H*－二苯并[*a*,*d*]环庚三烯－5－亚基]－1－丙胺盐酸盐

2. 英文化学名　3－[10,11－dihydro－5*H*－dibenzo[*a*,*d*]cyclohepten－5－ylidene]－*N*,*N*－dimethyl propanamine hydrochloride

3. 性状　本品为无色结晶或白色、类白色粉末；无臭或几乎无臭，味苦，有灼热感，随后有麻木感。

4. 溶解性　本品在水、甲醇、乙醇或三氯甲烷中易溶，在乙醚中几乎不溶。

5. 对照品编号与批号　100518－201002

异丙托溴铵

英文名 Ipratropium Bromide

分子式 $C_{20}H_{30}BrNO_3$

分子量 412.36

CAS 号 22254-24-6

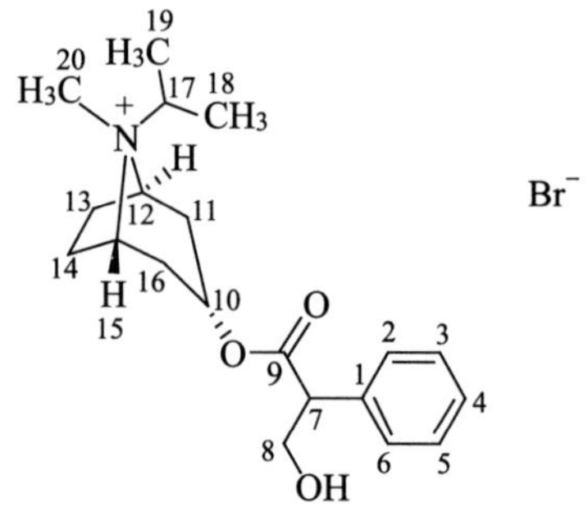

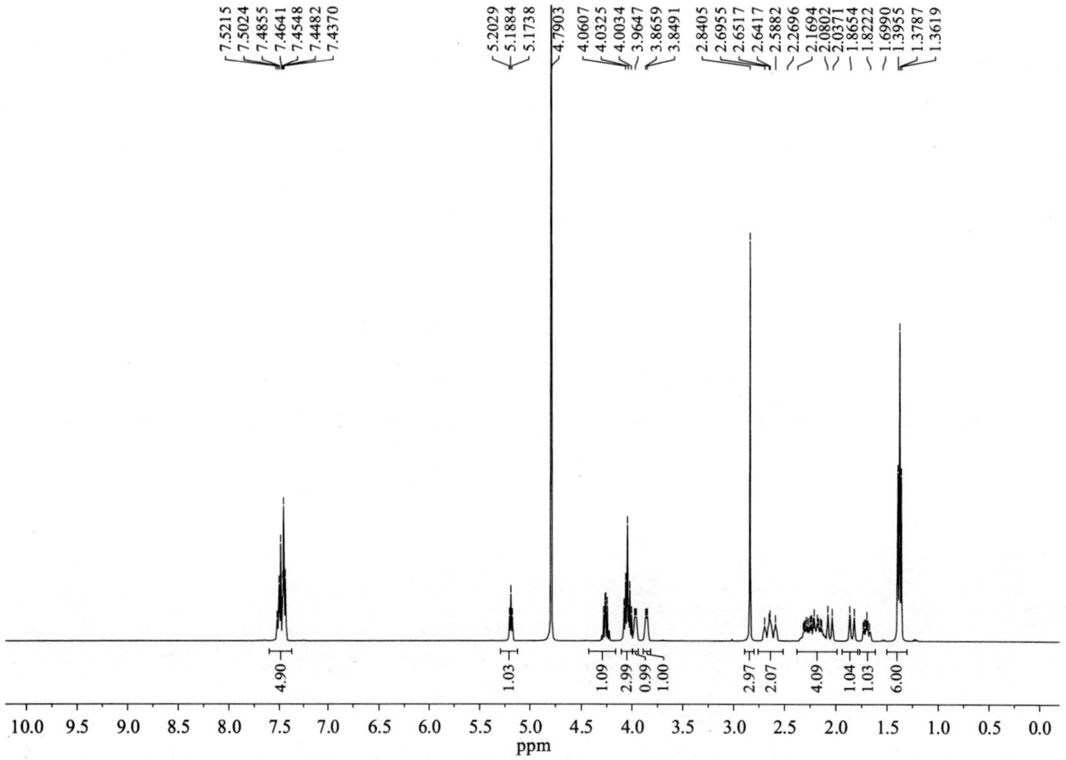

图 1 异丙托溴铵的 ^{1}H NMR 谱（溶剂：D_2O）

^{1}H NMR：δ 7.56 ~ 7.41 (Ar-H, m, 5H), 5.19 (H-10, t, J = 5.8 Hz, 1H), 4.26 (m, 1H), 4.10 ~ 3.99 (m, 3H), 3.96 (m, 1H), 3.86 (m, 1H), 2.84 (H-20, s, 3H), 2.74 ~ 2.56 (m, 2H), 2.38 ~ 2.10 (m, 3H), 2.06 (d, J = 17.3 Hz, 1H), 1.84 (d, J = 17.3 Hz, 1H), 1.70 (m, 1H), 1.38 (H-18, 19, t, J = 6.7 Hz, 6H)

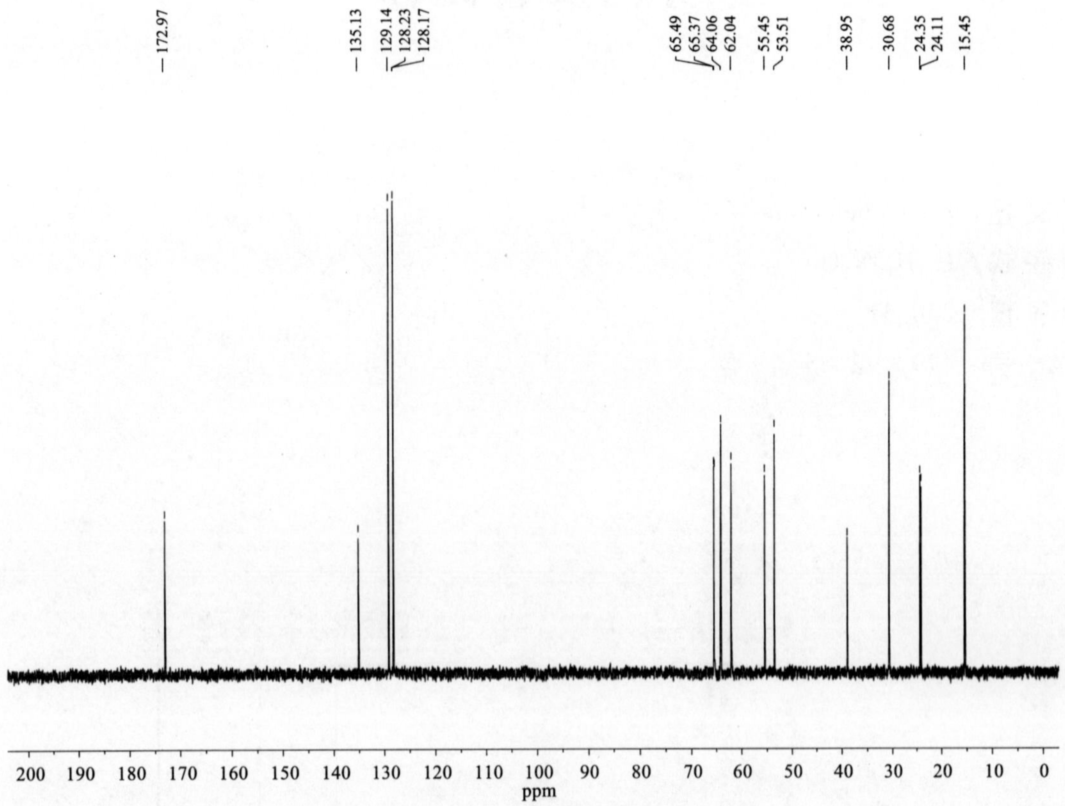

图2 异丙托溴铵的 ^{13}C NMR 谱（溶剂：D_2O）

^{13}C NMR：δ 172.97（C－9），135.13（C－1），129.14（C－3，5），128.23（C－2，6），128.17（C－4），65.49（C－12），65.37（C－15），64.06（C－10），62.04（C－8），55.45（C－17），53.51（C－7），38.95（C－20），30.68（C－11，16），24.35（C－13），24.11（C－14），15.45（C－18，19）

备注

1. 中文化学名 3－(3－羟基－1－氧代－2－苯基丙氧基)－8－甲基－8－(1－甲基乙基)－8－氮杂双环(3.2.1)辛烷溴化物

2. 英文化学名 3－(3－hydroxy－1－oxo－2－phenylpropoxy)－8－methyl－8－(1－methylethyl)－8－azoniabicyclo(3.2.1)octane bromide

3. 性状 本品为白色或类白色的结晶性粉末；无臭，味苦。

4. 溶解性 本品在甲醇中易溶，在水中溶解，在乙醇中略溶，在丙酮、苯或乙醚中几乎不溶。

5. 对照品编号与批号 100522－200601

异丙安替比林

英文名　Propyphenazone

分子式　$C_{14}H_{18}N_2O$

分子量　230.31

CAS 号　479-92-5

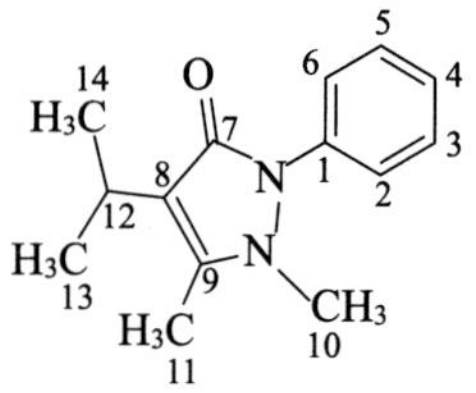

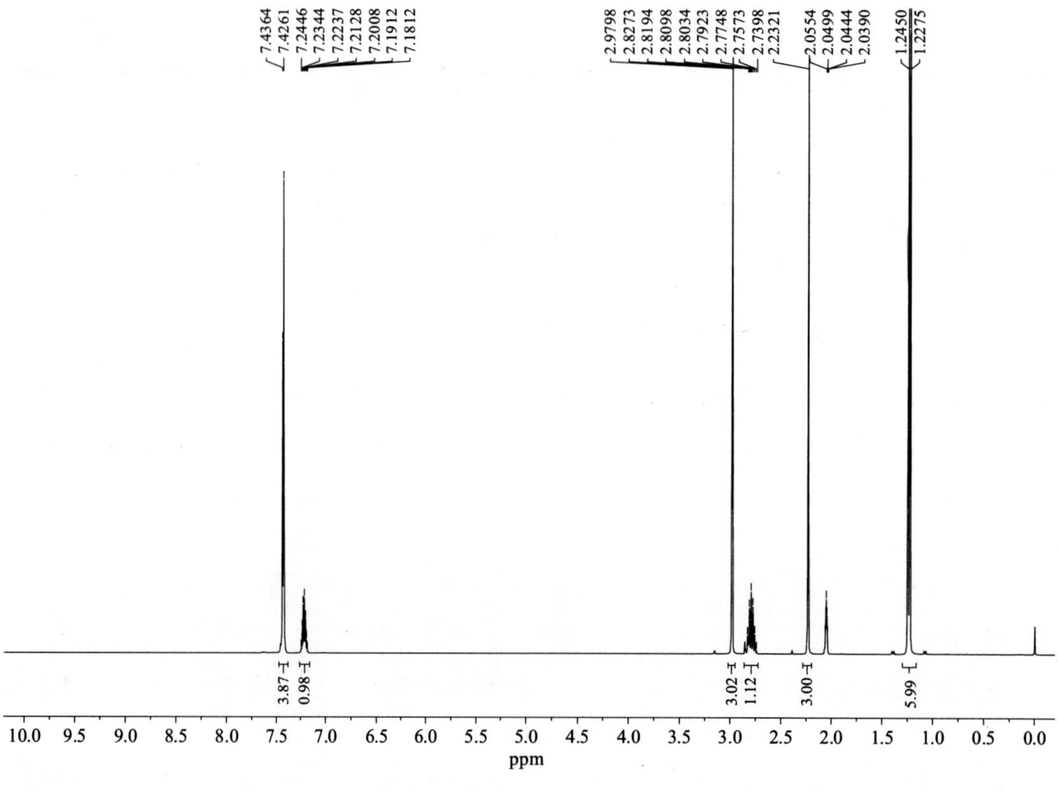

图 1　异丙安替比林的 ^1H NMR 谱（溶剂：CD_3COCD_3）

^1H NMR：δ 7.46 ~ 7.41（H-2，3，5，6，m，4H），7.21（H-4，m，1H），2.98（H-10，s，3H），2.79（H-12，m，1H），2.23（H-11，s，3H），1.24（H-13，14，d，J = 7.0 Hz，6H）

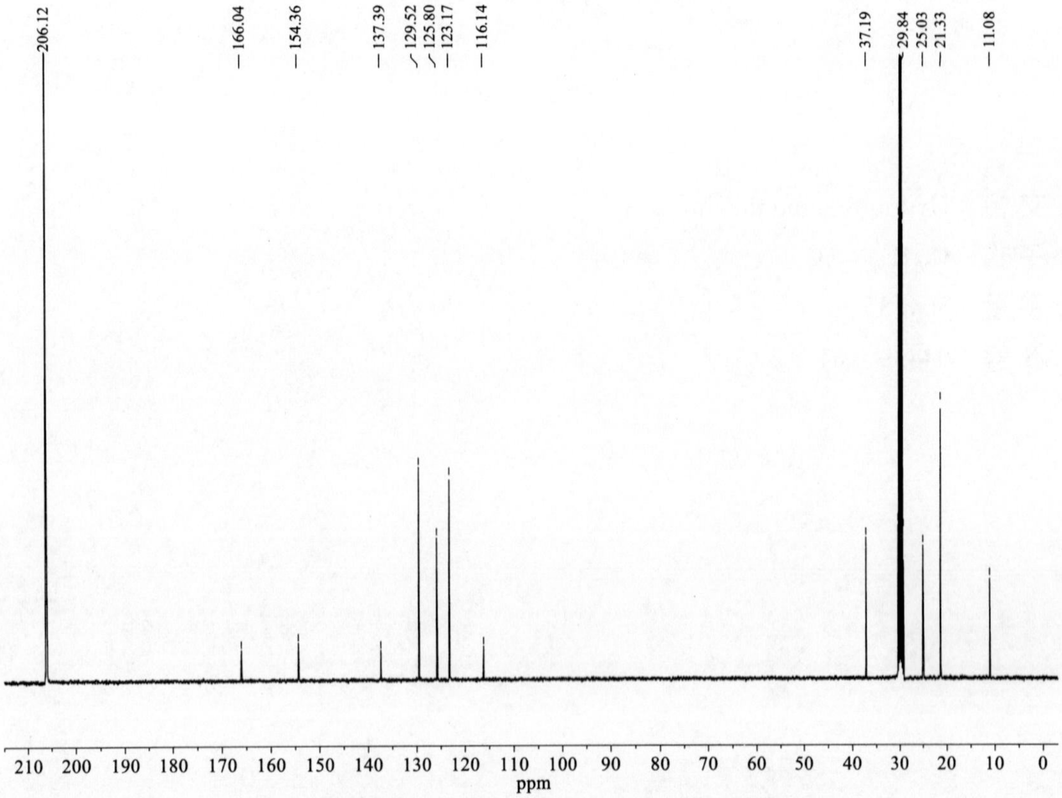

图 2 异丙安替比林的 ^{13}C NMR 谱（溶剂：CD_3COCD_3）

^{13}C NMR：δ 166.04（C－7），154.36（C－9），137.39（C－1），129.52（C－3，5），125.80（C－4），123.17（C－2，6），116.14（C－8），37.19（C－10），25.03（C－12），21.33（C－13，14），11.08（C－11）

备注

1. 中文化学名 1,2－二氢－1,5－二甲基－4－(1－甲基乙基)－2－苯基－3*H*－吡唑－3－酮

2. 英文化学名 1,5－dimethyl－2－phenyl－4－(propan－2－yl)－1,2－dihydro－3*H*－pyrazol－3－one

3. 性状 本品为白色结晶性粉末。

4. 溶解性 本品在乙醇和二氯甲烷中易溶，在乙醚中溶解，在水中微溶。

5. 对照品编号与批号 100525－200301

参 考 文 献

[1] http://sdbs.db.aist.go.jp/sdbs/cgi－bin/direct_frame_top.cgi(SDBS)(^{1}H NMR,^{13}C NMR).

羟 喜 树 碱

英文名 Hydroxycamptothecin

分子式 $C_{20}H_{16}N_2O_5$

分子量 364.35

CAS 号 64439－81－2

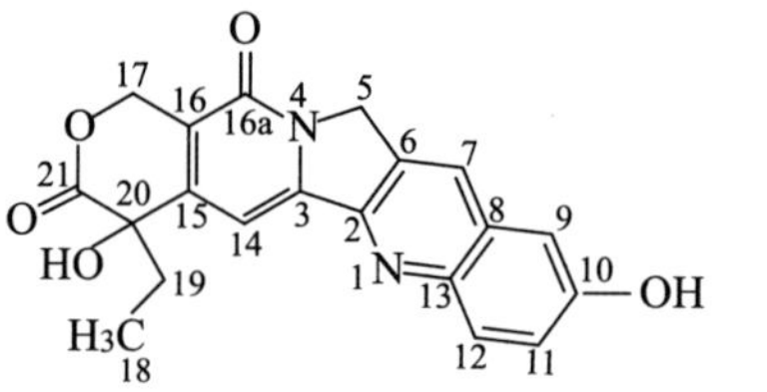

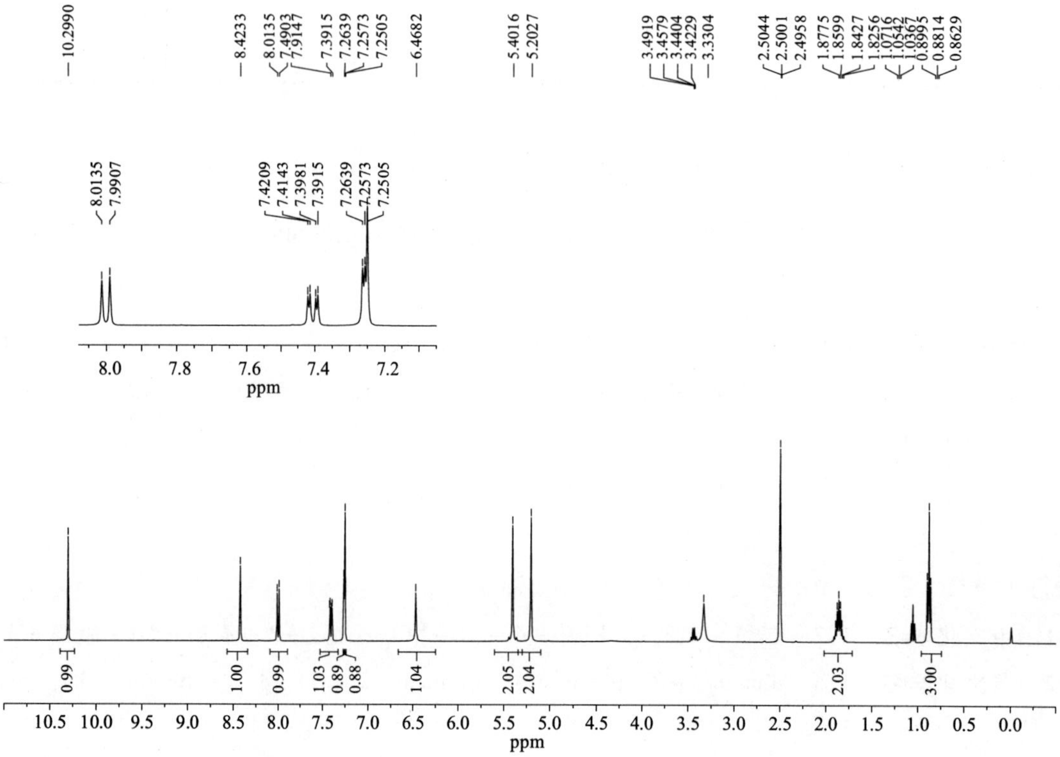

图 1 羟喜树碱的 ^{1}H NMR 谱（溶剂：CD_3SOCD_3）

^{1}H NMR：δ 10.30（C_{10}—OH，s，1H），8.42（H－7，s，1H），8.00（H－12，d，J＝9.1 Hz，1H），7.41（H－11，dd，J＝9.1，2.6 Hz，1H），7.26（H－9，d，J＝2.6 Hz，1H），7.25（H－14，s，1H），6.47（C_{20}—OH，s，1H），5.40（H－17，s，2H），5.20（H－5，s，2H），1.86（H－19，q，J＝7.3 Hz，2H），0.88（H－18，t，J＝7.3 Hz，3H）

注：样品中含有乙醇杂质，δ 3.44（CH_2，q，J＝7.0 Hz），1.05（CH_3，t，J＝7.0 Hz）

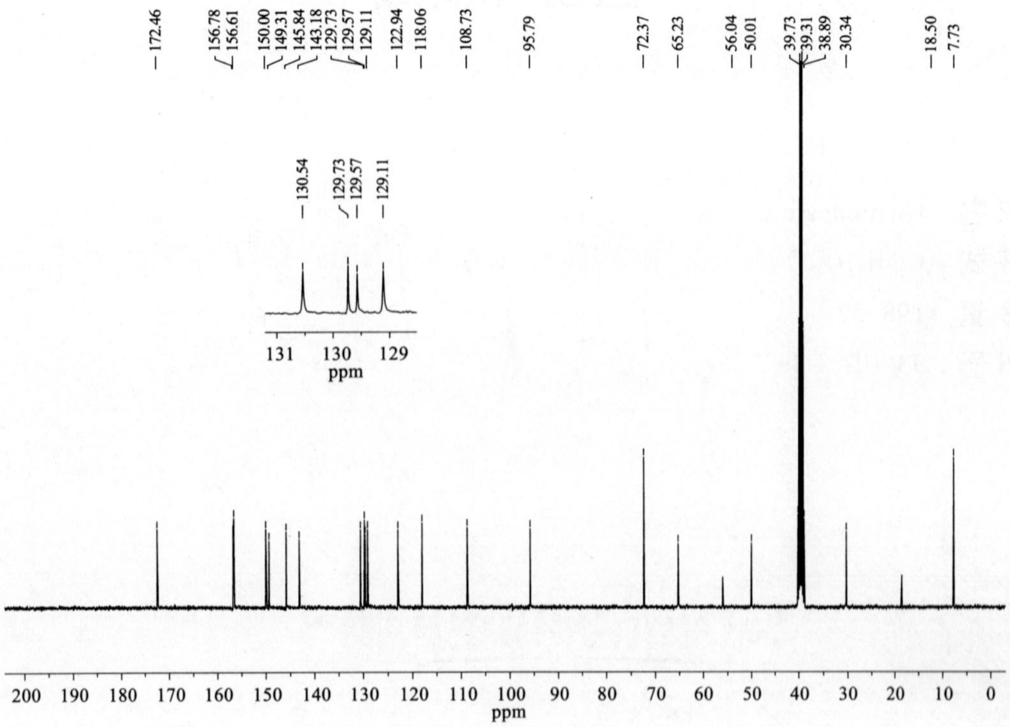

图 2 羟喜树碱的^{13}C NMR 谱（溶剂：CD_3SOCD_3）

^{13}C NMR：δ 172.46（C－21），156.78（C－16a），156.61（C－10），150.00（C－15），149.31（C－2），145.84（C－3），143.18（C－13），130.54（C－12），129.73（C－8），129.57（C－6），129.11（C－7），122.94（C－11），118.06（C－16），108.73（C－9），95.79（C－14），72.37（C－20），65.23（C－17），50.01（C－5），30.34（C－19），7.73（C－18）

注：样品含有乙醇杂质，δ56.04（CH_2），18.50（CH_3）

备注

1. **中文化学名** 4－乙基－4,10－二羟基－1*H*－吡喃酮并[3,4:6,7]－吲哚并(1,2－*b*)喹啉－3,14(4*H*,12*H*)－二酮
2. **英文化学名** 4－ethyl－4,10－dihydroxy－1*H*－pyrano[3,4:6,7]indolizino[1,2－*b*]quinoline－3,14(4*H*,12*H*)－dione
3. **性状** 本品为黄色粉末或结晶性粉末；无臭，有引湿性。
4. **溶解性** 本品在甲醇或无水乙醇中极微溶解，在水中几乎不溶，在稀碱溶液中溶解。
5. **对照品编号与批号** 100526－200301

参考文献

[1] Lin L Z, Cordell G A. ^{13}C NMR assignments of camptothecine and 10－hydroxycamptothecine. J Nat Prod, 1990, 53:186(^{1}H NMR, ^{13}C NMR).

愈创甘油醚

英文名 Guaifenesin

分子式 $C_{10}H_{14}O_4$

分子量 198.22

CAS 号 93-14-1

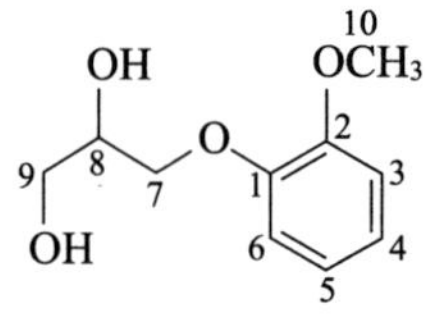

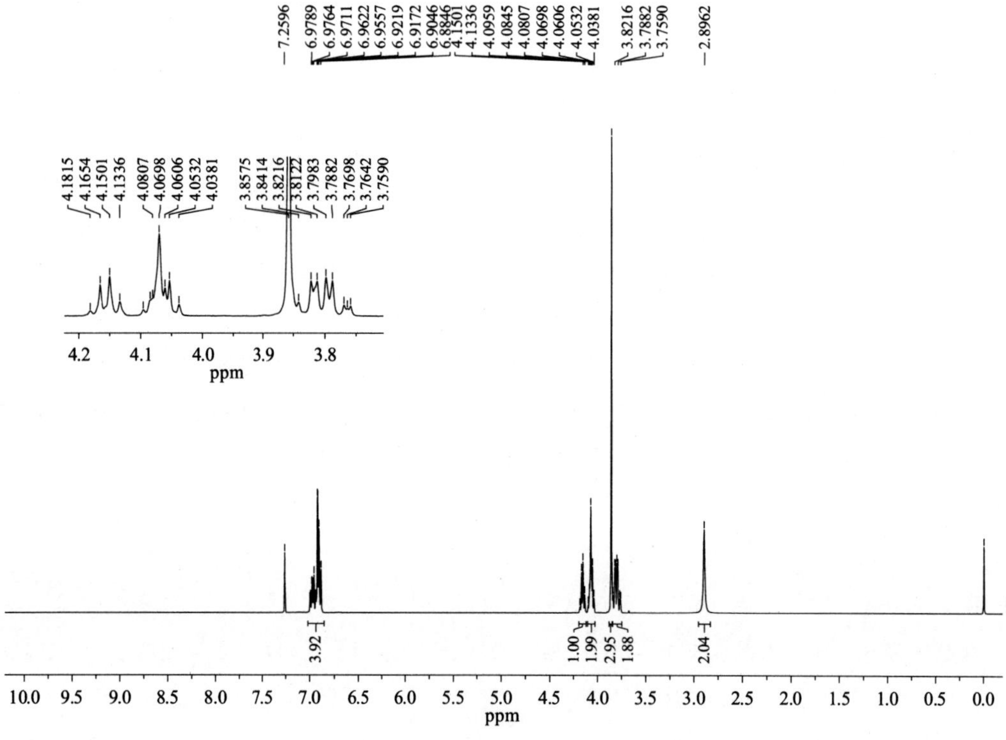

图 1 愈创甘油醚的 ^{1}H NMR 谱（溶剂：$CDCl_3$）

^{1}H NMR：δ 7.04～6.85（Ar－H，m，4H），4.16（H－7a，dd，J＝12.6，6.1 Hz，1H），4.11～4.03（H－7b，8，m，2H），3.86（H－10，s，3H），3.83（H－9a，dd，J＝11.6，4.2 Hz，1H），3.78（H－9b，dd，J＝11.6，4.2 Hz，1H），2.90（OH，s，2H）

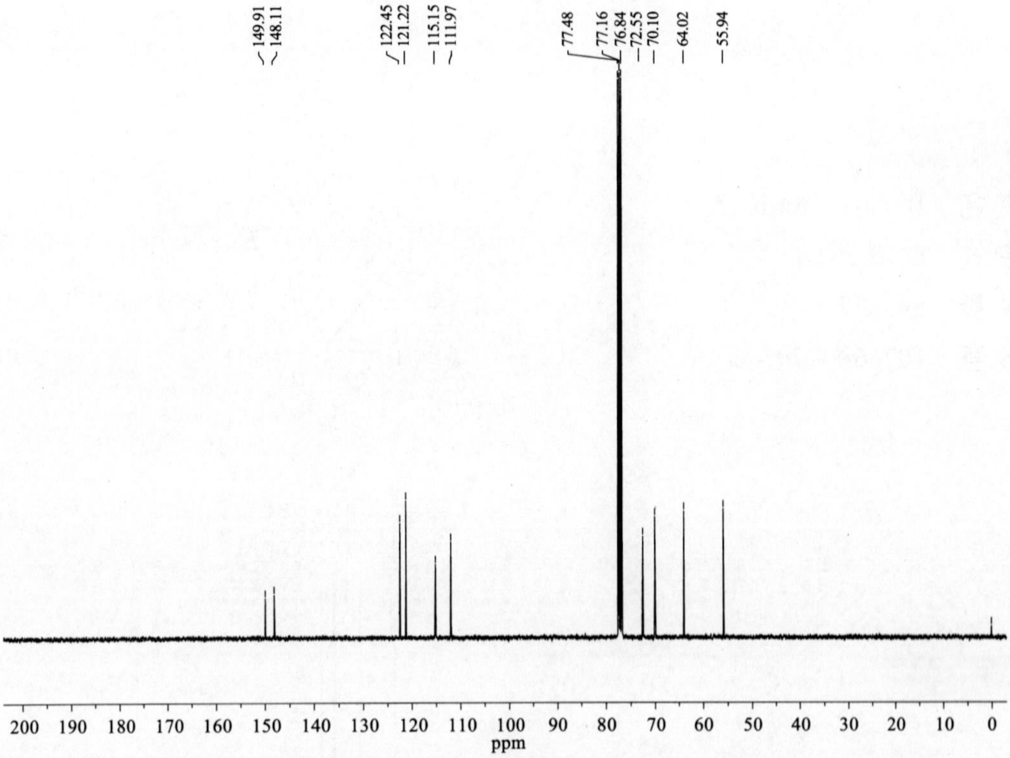

图 2　愈创甘油醚的 ^{13}C NMR 谱（溶剂：$CDCl_3$）

^{13}C NMR：δ 149.91（C－2），148.11（C－1），122.45（C－4），121.22（C－5），115.15（C－6），111.97（C－3），72.55（C－8），70.10（C－7），64.02（C－9），55.94（C－10）

备注

1. **中文化学名**　3－(2－邻甲氧基苯氧基)－1,2－丙二醇
2. **英文化学名**　3－(2－methoxyphenoxy)－1,2－propanediol
3. **性状**　本品为白色结晶性粉末。
4. **对照品编号与批号**　100528－200902

参 考 文 献

[1] http://sdbs. db. aist. go. jp/sdbs/cgi－bin/direct_frame_top. cgi(SDBS)(^{1}H NMR, ^{13}C NMR).

草乌甲素

英文名 Bulleyaconitine A

分子式 $C_{35}H_{49}NO_{10}$

分子量 643.77

CAS 号 107668 - 79 - 1

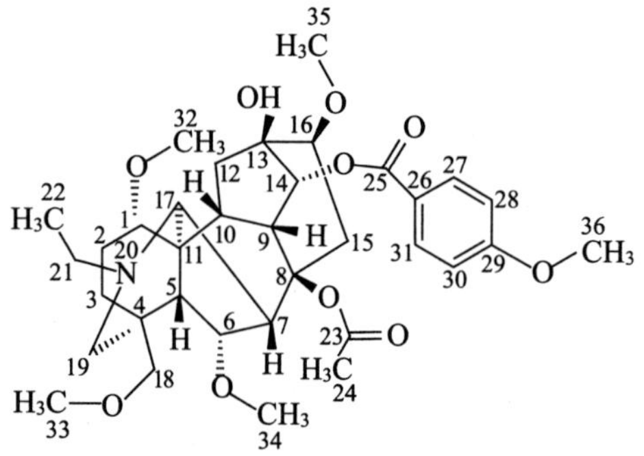

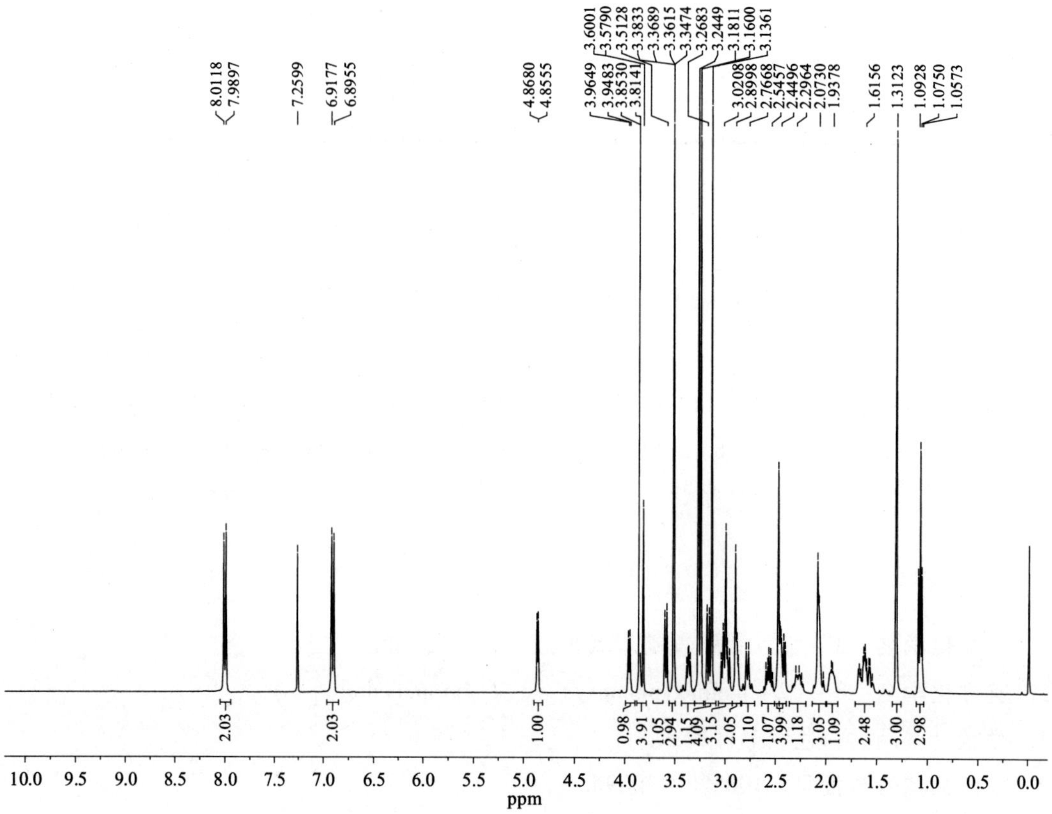

图 1 草乌甲素的^{1}H NMR 谱（溶剂：$CDCl_3$）

^{1}H NMR：δ 8.00（H－27，31，d，J＝8.9 Hz，2H），6.90（H－28，30，d，J＝8.9 Hz，2H），4.86（H－14，d，J＝5.0 Hz，1H），3.96（H－6，d，J＝6.6 Hz，1H），3.85（H－36，s，3H），3.81（OH，s，1H），3.59（H－18a，d，J＝8.4 Hz，1H），3.51（H－32，s，3H），3.37（dd，J＝8.7，5.7 Hz，1H），3.27（H－33，s，3H），3.25（H－34，s，3H），3.17（H－18b，d，J＝8.4 Hz，1H），3.14（H－35，s，3H），3.06～2.94（m，3H），2.92～2.84（m，2H），2.78（m，1H），2.56（m，1H），2.51～2.38（m，4H），2.27（m，1H），2.14～2.00（m，3H），1.94（m，1H），1.73～1.50（m，2H），1.31（H－24，s，3H），1.08（H－22，t，J＝7.1 Hz，3H）

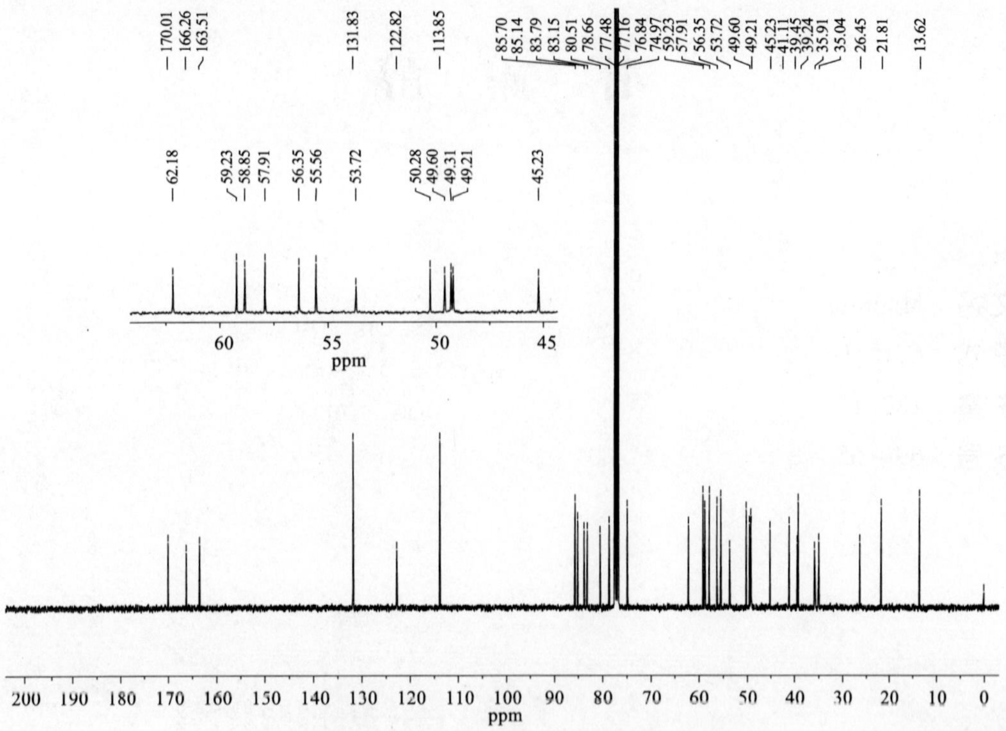

图 2 草乌甲素的 ^{13}C NMR 谱（溶剂：$CDCl_3$）

^{13}C NMR：δ 170.01（C-23），166.26（C-25），163.51（C-29），131.83（C-27，31），122.82（C-26），113.85（C-28，30），85.70（C-8），85.14（C-1），83.79（C-16），83.15（C-6），80.51（C-18），78.66（C-14），74.97（C-13），62.18（C-17），59.23（C-33），58.85（C-34），57.91（C-35），56.35（C-32），55.56（C-36），53.72（C-19），50.28（C-11），49.60（C-7），49.31（C-21），49.21（C-5），45.23（C-10），41.11（C-9），39.45（C-15），39.24（C-4），35.91（C-3），35.04（C-12），26.45（C-2），21.81（C-24），13.62（C-22）

备注

1. 中文化学名 （$1\alpha,6\alpha,14\alpha,16\beta$）-四氢-8,13,14-三醇-20-乙基-1,6,16-三甲氧基-4-甲氧甲基-8-乙酰氧基-14-(4-对甲氧基苯甲酯)乌头烷

2. 英文化学名 （$1\alpha,6\alpha,14\alpha,16\beta$）-tetrahydro -8,13,14-triol-20-ethyl -1,6,16-trimethoxy-4-methoxy-8-acetoxy-14-(4-methyl-*p*-methoxyphenoxy) alkoxy aconitum

3. 性状 本品为白色结晶或结晶性粉末。

4. 溶解性 本品在乙醇、三氯甲烷或乙醚中易溶，在水中不溶，在稀盐酸或稀硫酸中极易溶解。

5. 对照品编号与批号 100530-200501

参考文献

[1] 陈东林，简锡贤. 直缘乌头根中生物碱成分的研究. 华西药学杂志，2002，17：326（^{1}H NMR，^{13}C NMR）.

甘　露　醇

英文名　Mannitol

分子式　$C_6H_{14}O_6$

分子量　182.17

CAS 号　69－65－8

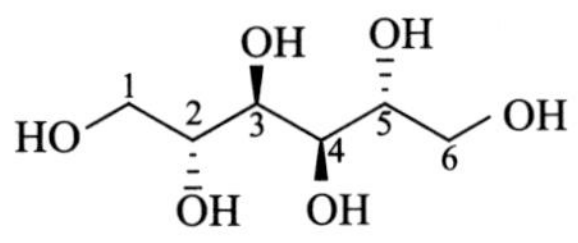

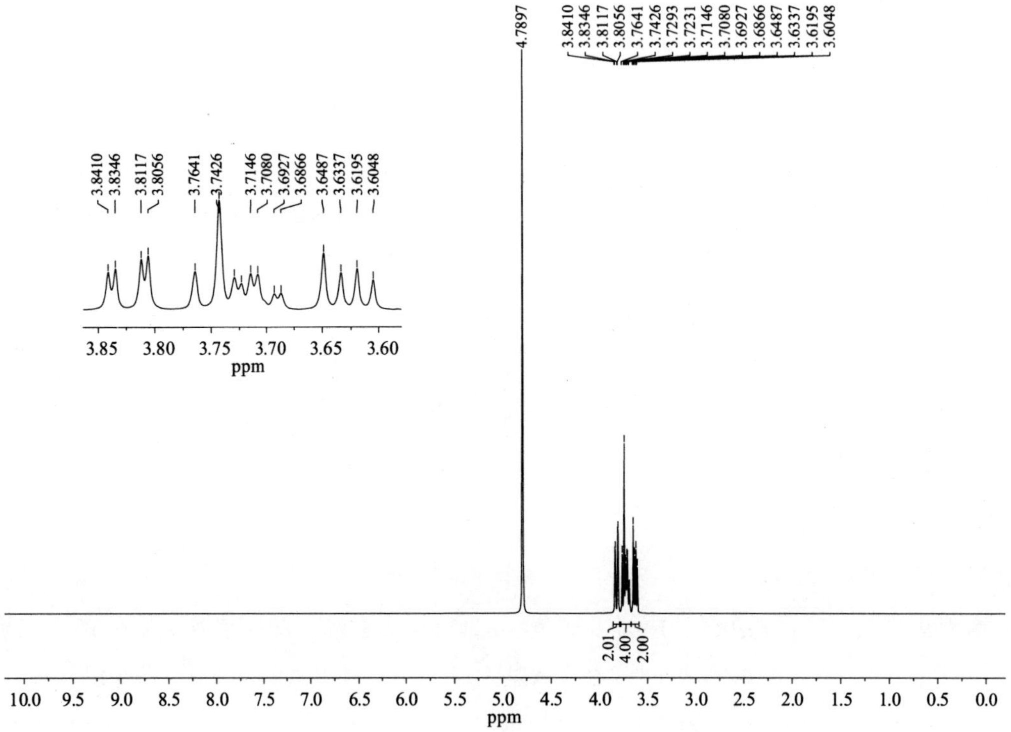

图 1　甘露醇的^{1}H NMR 谱（溶剂：D_2O）

^{1}H NMR：δ 3.82（H－1a，6a，dd，J＝11.6，2.5 Hz，2H），3.78～3.67（H－2，3，4，5，m，4H），3.63（H－1b，6b，dd，J＝11.6，5.9 Hz，2H）

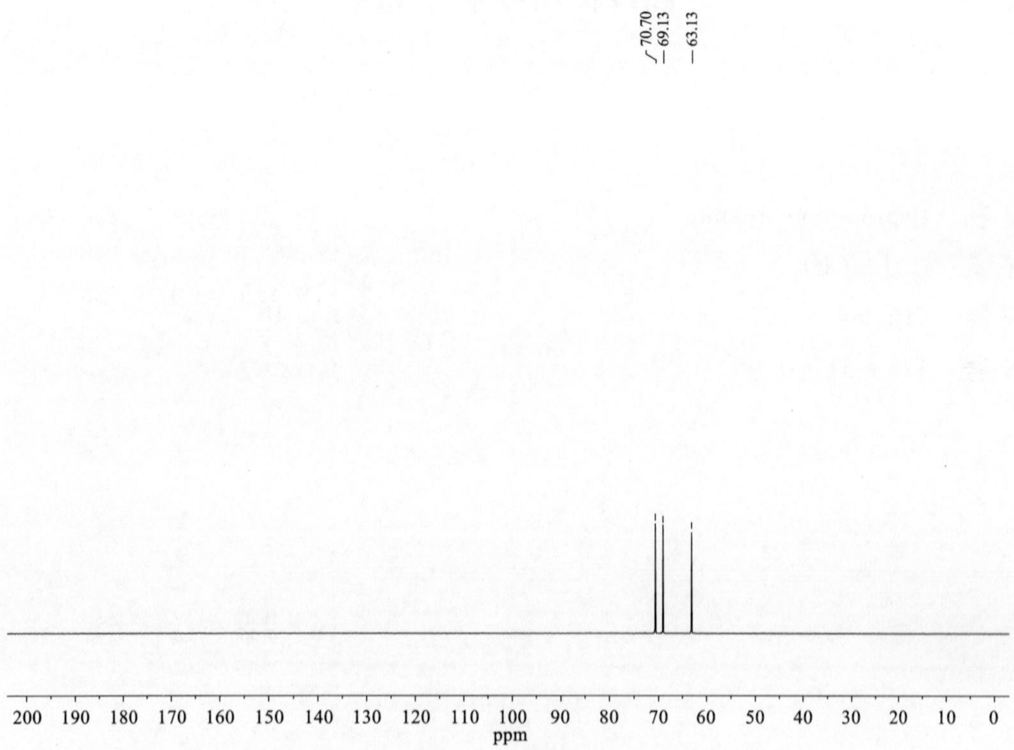

图 2　甘露醇的 ^{13}C NMR 谱（溶剂：D_2O）

^{13}C NMR：δ 70.70（C－2，5），69.13（C－3，4），63.13（C－1，6）

备注

1. 中文化学名　*D*－甘露糖醇

2. 英文化学名　*D*－mannitol

3. 性状　本品为白色结晶或结晶粉末；无臭，味甜。

4. 溶解性　本品在水中易溶，在乙醇中略溶，在乙醚中几乎不溶。

5. 对照品编号与批号　100533－201103

参 考 文 献

[1] http://sdbs.db.aist.go.jp/sdbs/cgi－bin/direct_frame_top.cgi(SDBS)(^{1}H NMR,^{13}C NMR).

醋酸环丙孕酮

英文名 Cyproterone Acetate

分子式 $C_{24}H_{29}ClO_4$

分子量 416.94

CAS 号 427-51-0

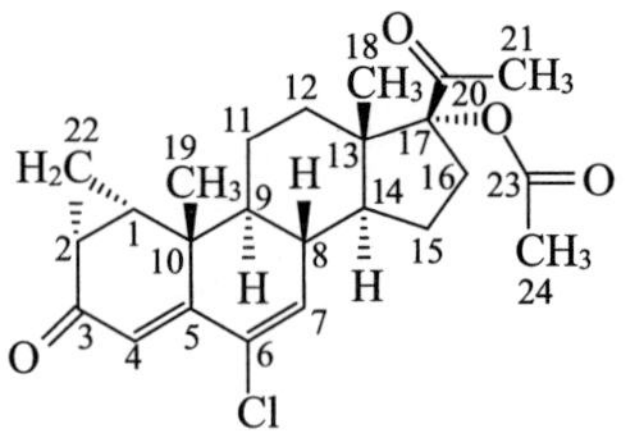

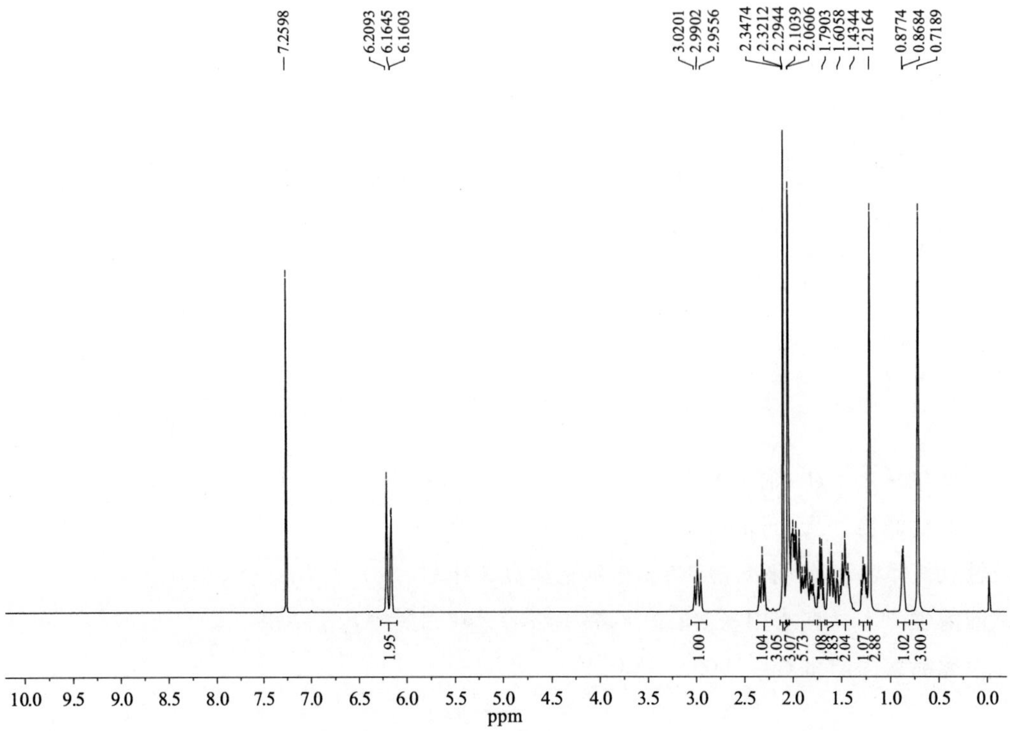

图 1 醋酸环丙孕酮的 ^{1}H NMR 谱（溶剂：$CDCl_3$）

^{1}H NMR：δ 6.21（H-4，s，1H），6.16（H-7，d，J=1.68 Hz，1H），2.99（H-8，t，J=12.9 Hz，1H），2.32（H-16a，t，J=10.6 Hz，1H），2.10（H-21，s，3H），2.06（H-24，s，3H），2.04～1.78（m，6H），1.72（m，1H），1.66～1.53（m，2H），1.53～1.38（m，2H），1.27（m，1H），1.22（H-19，s，3H），0.87（m，1H），0.72（H-18，s，3H）

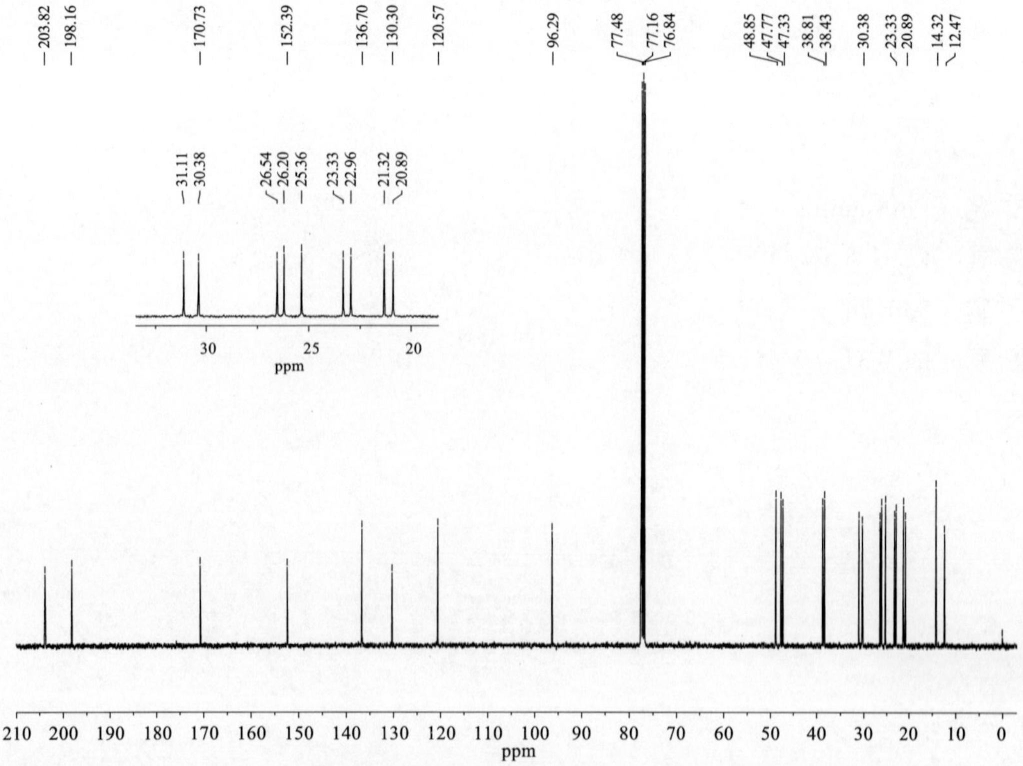

图 2　醋酸环丙孕酮的^{13}C NMR 谱（溶剂：$CDCl_3$）

^{13}C NMR：δ 203.82（C－20），198.16（C－3），170.73（C－23），152.39（C－5），136.70（C－7），130.30（C－6），120.57（C－4），96.29（C－17），48.85（C－14），47.77（C－9），47.33（C－13），38.81（C－10），38.43（C－8），31.11（C－12），30.38（C－16），26.54（C－21），26.20（C－2），25.36（C－1），23.33（C－15），22.96（C－19），21.32（C－24），20.89（C－11），14.32（C－18），12.47（C－22）

备注

1. **中文化学名**　6－氯－1α,2α－亚甲基－4,6－孕甾二烯－17α－羟基－3,20－二酮－17－醋酸酯
2. **英文化学名**　6－chloro－3,20－dioxo－1*β*,2*β*－dihydro－3′*H*－cyclopropa[1,2]pregna－1,4,6－trien－17－yl acetate
3. **性状**　本品为白色或类白色的结晶性粉末。
4. **溶解性**　本品极易溶于二氯甲烷，易溶于丙酮，在甲醇中溶解，在无水乙醇中略溶，本品几乎不溶于水。
5. **对照品编号与批号**　100536－200501

参 考 文 献

[1] http://sdbs.db.aist.go.jp/sdbs/cgi－bin/direct_frame_top.cgi(SDBS)(^{13}C NMR).

呋 赛 米

英文名 Furosemide

分子式 $C_{12}H_{11}ClN_2O_5S$

分子量 330.74

CAS 号 54－31－9

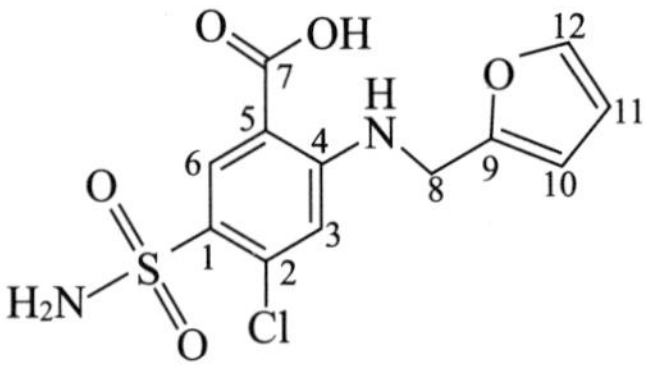

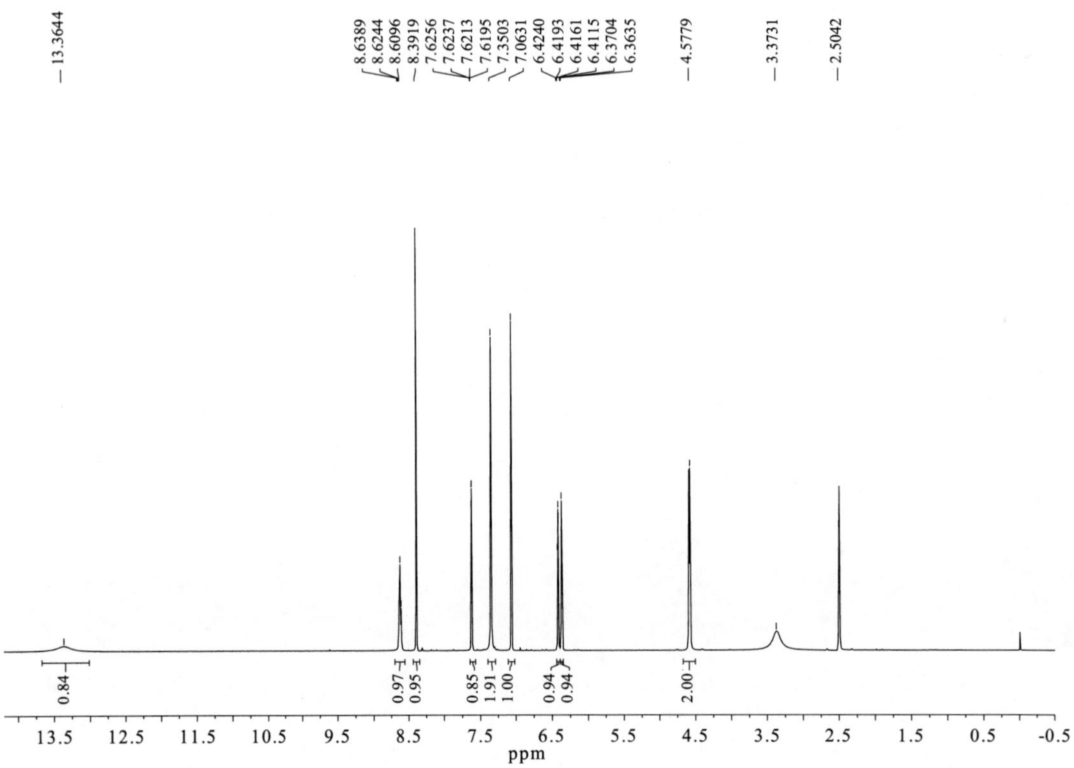

图 1　呋赛米的 ^{1}H NMR 谱（溶剂：CD_3SOCD_3）

^{1}H NMR：δ 13.36（OH，s，1H），8.62（NH，t，J=5.8 Hz，1H），8.39（H－6，s，1H），7.62（H－12，dd，J=1.8，0.9 Hz，1H），7.35（NH_2，s，2H），7.06（H－3，s，1H），6.42（H－11，dd，J=3.2，1.8 Hz，1H），6.37（H－10，d，J=2.8 Hz，1H），4.58（H－8，s，2H）

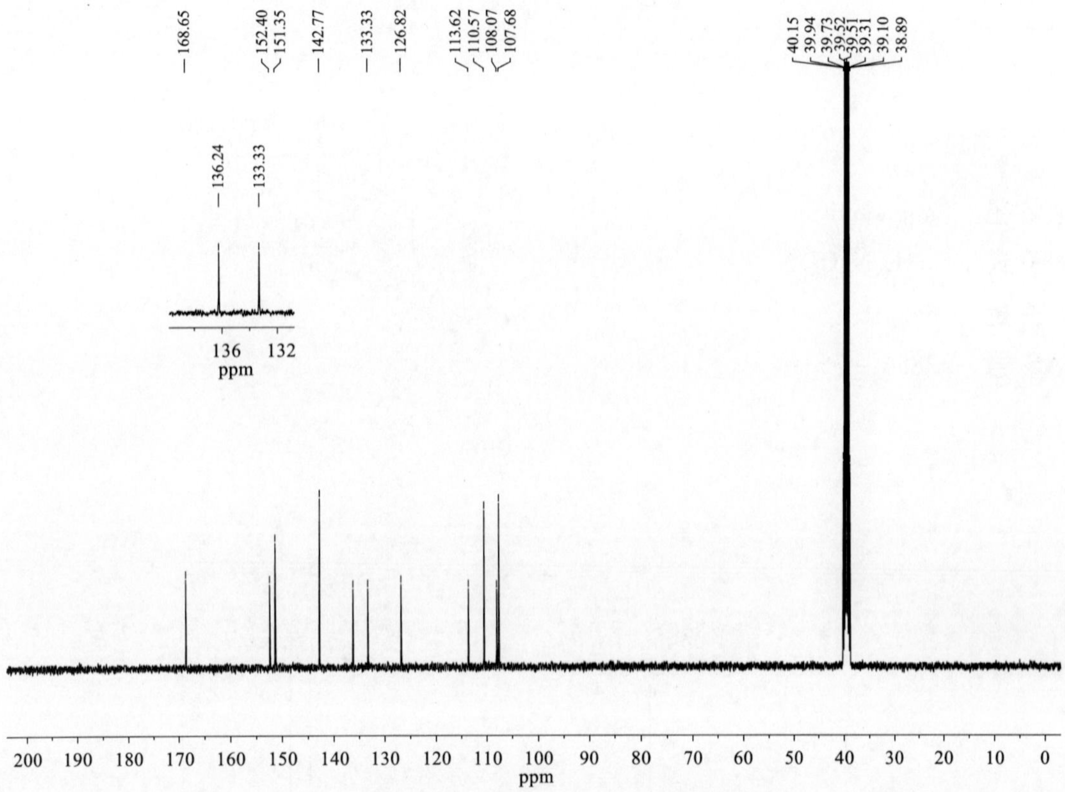

图 2 呋塞米的 ^{13}C NMR 谱（溶剂：CD_3SOCD_3）

^{13}C NMR：δ 168.65 （C－7），152.40 （C－4），151.35 （C－9），142.77 （C－12），136.24 （C－2），133.33 （C－6），126.82 （C－1），113.62 （C－3），110.57 （C－11），108.07 （C－5），107.68 （C－10），39.51 （C－8）

备注

1. 中文化学名 2－[（2－呋喃甲基）氨基]－5－（氨磺酰基）－4－氯苯甲酸

2. 英文化学名 4－chloro－2－[（furan－2－ylmethyl）amino]－5－sulphamoylbenzoic acid

3. 性状 本品为白色或类白色的结晶性粉末；无臭，几乎无味。

4. 溶解性 本品在丙酮中溶解，在乙醇中略溶，在水中不溶。

5. 对照品编号与批号 100544－201102

参 考 文 献

[1] http://sdbs.db.aist.go.jp/sdbs/cgi－bin/direct_frame_top.cgi(SDBS)(^{1}H NMR, ^{13}C NMR).

高乌甲素

英文名　Lappaconitine

分子式　$C_{32}H_{44}N_2O_8$

分子量　584.70

CAS 号　32854－75－4

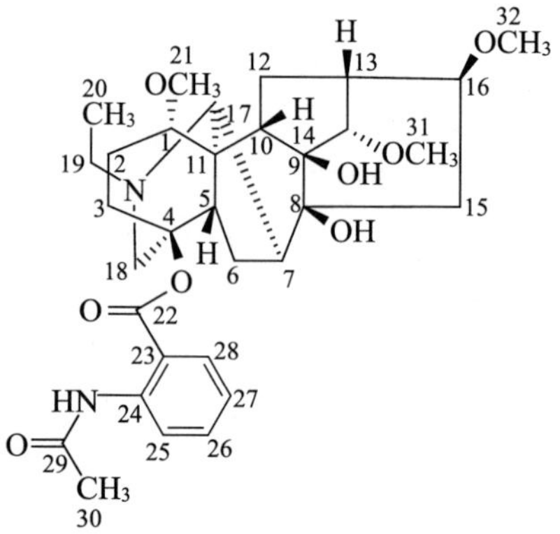

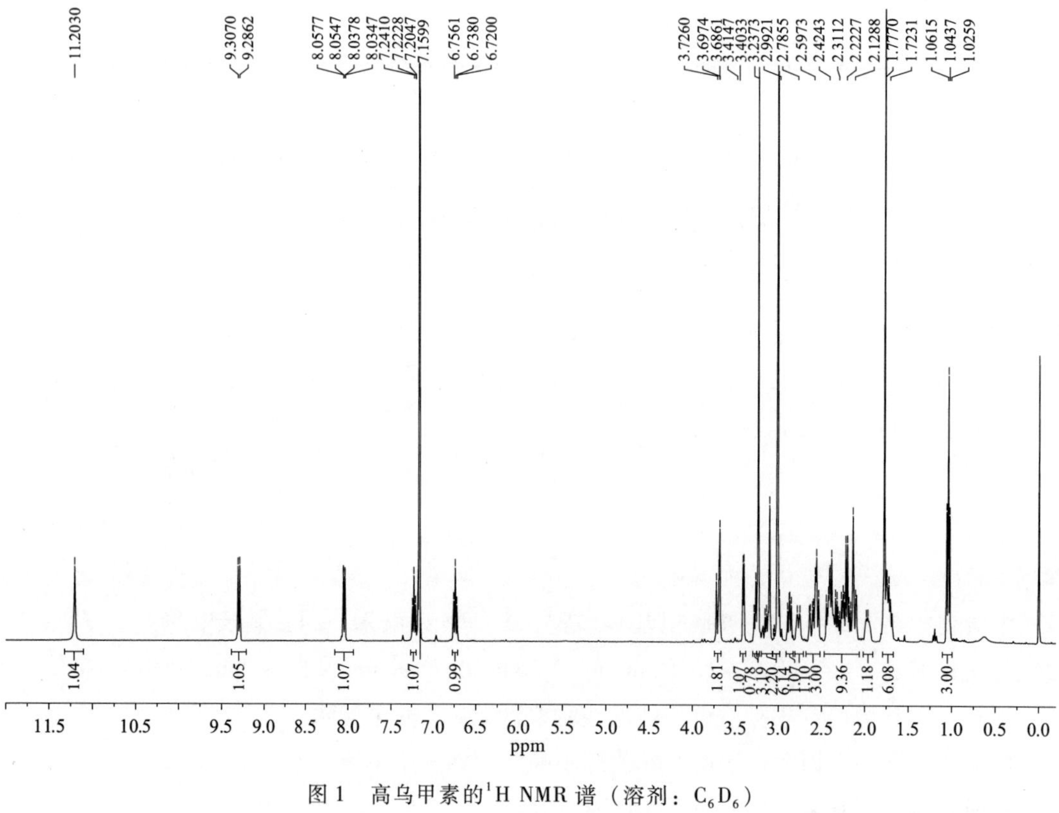

图 1　高乌甲素的^{1}H NMR 谱（溶剂：C_6D_6）

^{1}H NMR：δ 11.20（NH，s，1H），9.30（H－28，d，J＝8.2 Hz，1H），8.05（H－25，dd，J＝8.2，1.2 Hz，1H），7.22（H－26，t，J＝7.2 Hz，1H），6.74（H－27，t，J＝7.2 Hz，1H），3.71（d，J＝11.4 Hz，1H），3.69（s，1H），3.41（d，J＝4.5 Hz，1H），3.28（m，1H），3.24（H－21，s，3H），3.20～3.07（m，2H），2.99（H－31，32，s，6H），2.88（m，1H），2.77（m，1H），2.67～2.50（m，3H），2.48～2.29（m，4H），2.28～2.08（m，5H），1.98（m，1H），1.78（H－30，s，3H），1.76～1.70（m，3H），1.04（H－20，t，J＝7.1 Hz，3H）

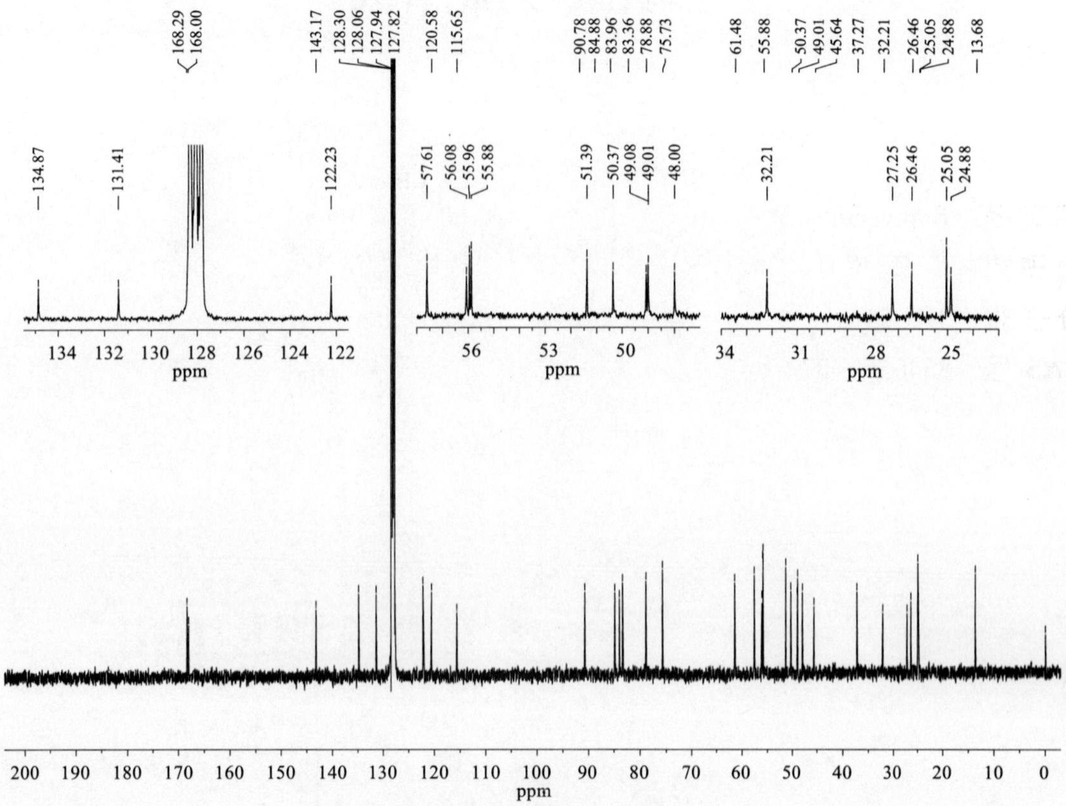

图 2　高乌甲素的 ^{13}C NMR 谱（溶剂：C_6D_6）

^{13}C NMR：δ 168.29（C－29），168.00（C－22），143.17（C－24），134.87（C－26），131.41（C－28），122.23（C－27），120.58（C－25），115.65（C－23），90.78（C－14），84.88（C－4），83.96（C－1），83.36（C－16），78.88（C－9），75.73（C－8），61.48（C－17），57.61（C－31），56.08（C－21），55.96（C－32），55.88（C－18），51.39（C－11），50.37（C－19），49.08（C－13），49.01（C－5），48.00（C－7），45.64（C－15），37.27（C－10），32.21（C－3），27.25（C－6），26.46（C－2），25.05（C－30），24.88（C－12），13.68（C－20）

备注

1. 英文化学名　(1α,14α,16β)－20－ethyl－1,14,16－trimethoxyaconitane－4,8,9－triol－4－[2－(acetylamino)benzoate]

2. 性状　本品为白色结晶。

3. 溶解性　本品在苯中溶解，在乙醇中微溶，在水中几乎不溶。

4. 对照品编号与批号　100547－200401

参考文献

[1] 陈泗英，刘玉青，等. 高乌头的化学成分高乌头. 云南植物研究，1980，2：473（^{1}H NMR，^{13}C NMR）.

甲磺酸罗哌卡因

英文名 Ropivacaine Mesylate

分子式 $C_{17}H_{26}N_2O \cdot CH_4O_3S$

分子量 370.51

CAS 号 854056-07-8

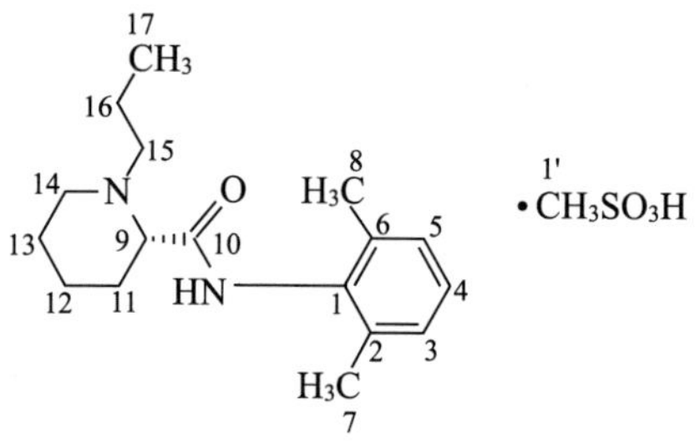

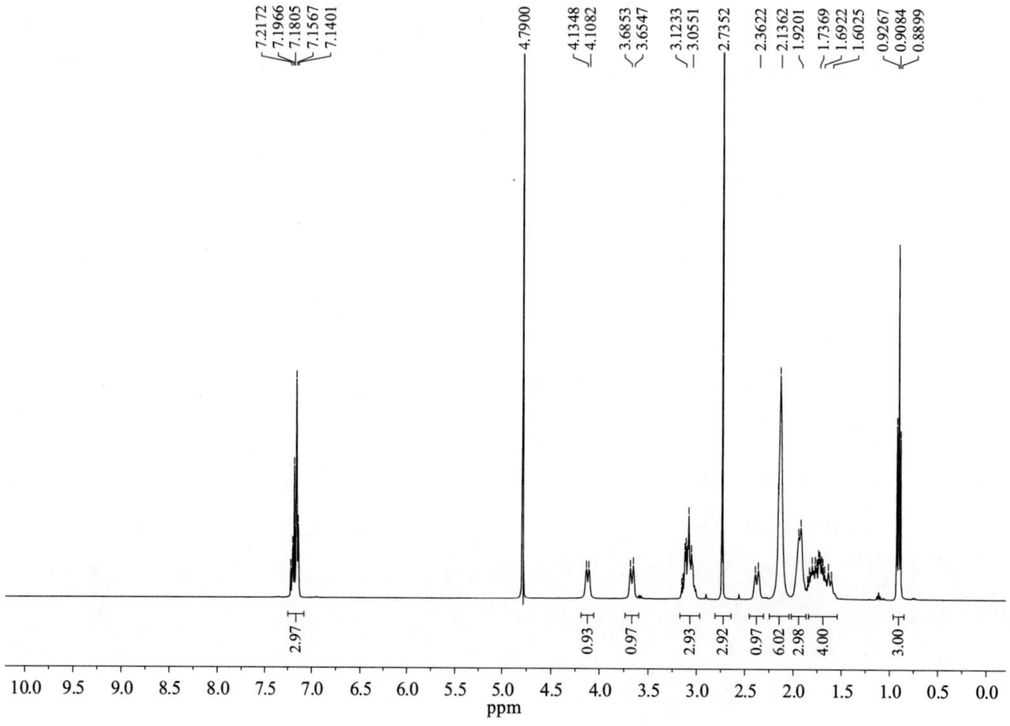

图 1 甲磺酸罗哌卡因的 ^1H NMR 谱（溶剂：D_2O）

^1H NMR：δ 7.26～7.09（H-3，4，5，m，3H），4.12（H-9，m，1H），3.67（H-14a，m，1H），3.18～2.99（H-14b，15，m，3H），2.74（H-1′，s，3H），2.38（H-11a，m，1H），2.14（H-7，8，s，6H），2.00～1.87（m，3H），1.87～1.53（m，4H），0.91（H-17，t，J=7.4 Hz，3H）

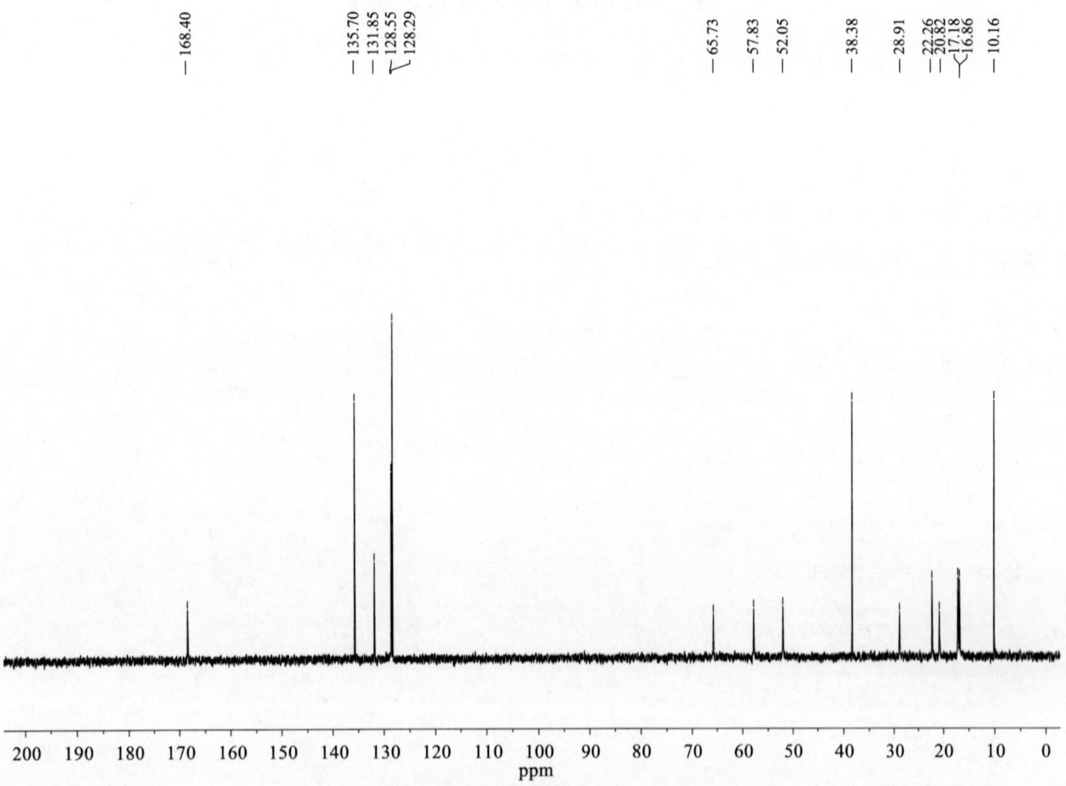

图 2　甲磺酸罗哌卡因的^{13}C NMR 谱（溶剂：D_2O）

^{13}C NMR：δ 168.40 （C － 10），135.70 （C － 2，6），131.85 （C － 1），128.55 （C － 4），128.29（C － 3，5），65.73 （C － 9），57.83，52.05 （C － 14，15），38.38 （C － 1′），28.91，22.26，20.82，17.18，16.86，10.16（C －7，8）

备注

1. 中文化学名　*N* －（2，6 －二甲基苯基）－1 －正丙基哌啶 －2 －甲酰胺甲磺酸盐

2. 英文化学名　（2*S*）－*N* －（2，6 － dimethylphenyl）－ 1 － propyl － 2 － piperidinecarboxamide monomethanesulfonate

3. 性状　本品为白色结晶或结晶性粉末；无臭；味苦。

4. 溶解性　本品在乙醇或水中易溶，在丙酮中难溶，在乙醚中不溶。

5. 对照品编号与批号　100548 －200401

甲硫酸新斯的明

英文名 Neostigmine Methyl Sulfate

分子式 $C_{12}H_{19}N_2O_2 \cdot CH_3O_4S$

分子量 334.39

CAS 号 51－60－5

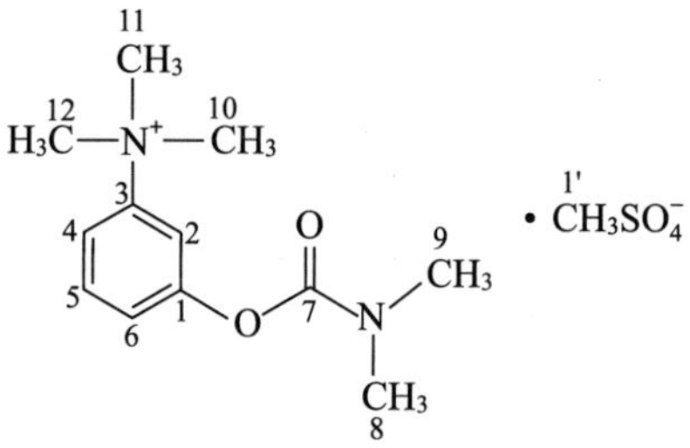

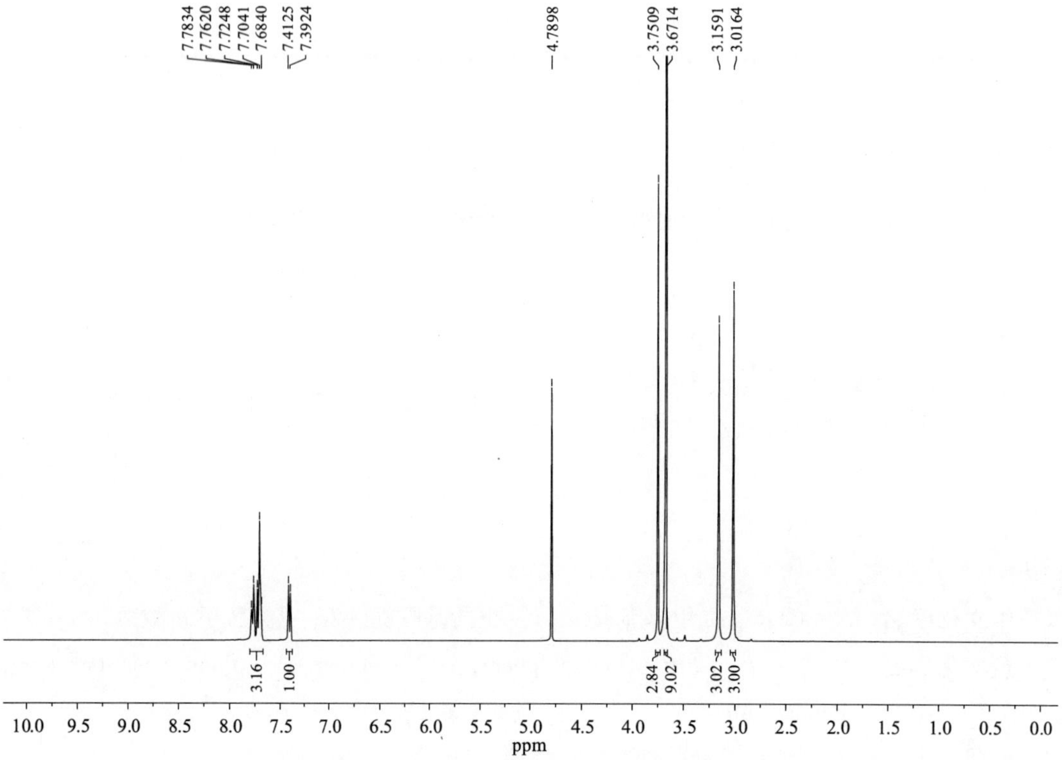

图 1 甲硫酸新斯的明的 ^1H NMR 谱（溶剂：D_2O）

^1H NMR：δ 7.80～7.67（H－2，4，5，m，3H），7.40（H－6，d，J＝8.0 Hz，1H），3.75（H－1′，s，3H），3.67（H－10，11，12，s，9H），3.16（H－9，s，3H），3.02（H－8，s，3H）

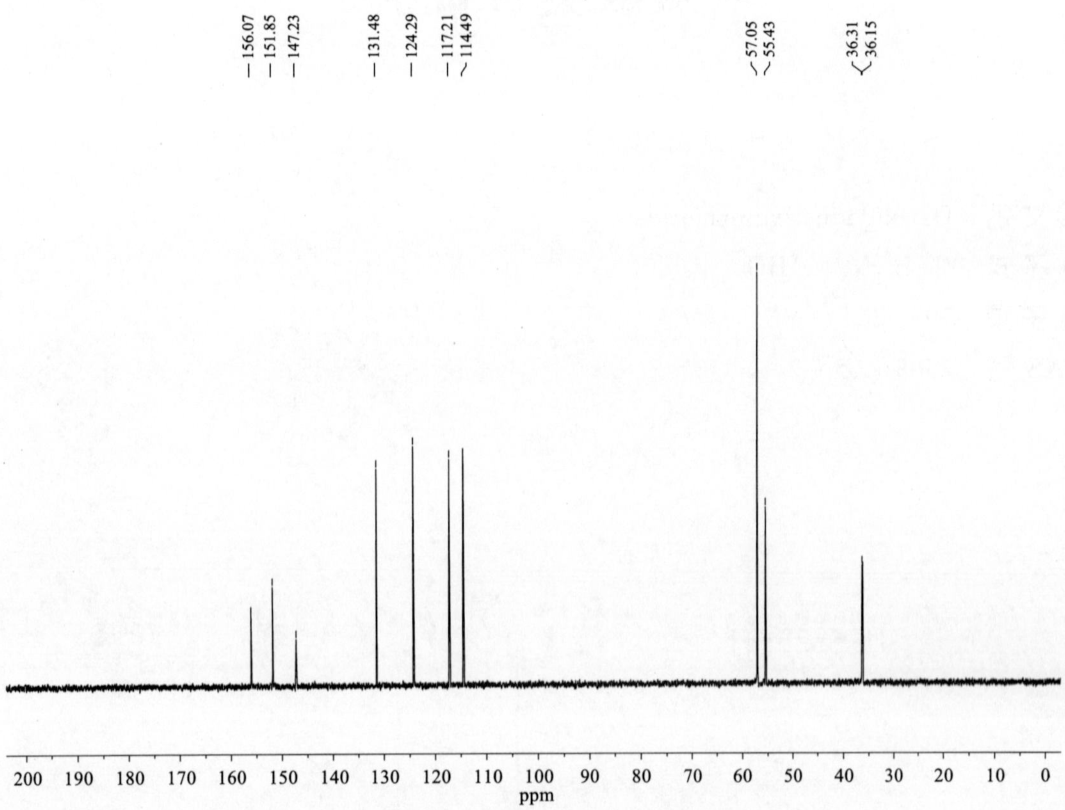

图 2 甲硫酸新斯的明的 ^{13}C NMR 谱（溶剂：D_2O）

^{13}C NMR：δ 156.07（C－1），151.85（C－7），147.23（C－3），131.48（C－5），124.29（C－6），117.21（C－4），114.49（C－2），57.05（C－10，11，12），55.43（C－1′），36.31（C－9），36.15（C－8）

备注

1. **中文化学名** *N*,*N*,*N*－三甲基－3－[（二甲氨基）甲酰氧基]苯铵甲基硫酸盐
2. **英文化学名** 3－[（dimethylcarbamoyl）oxy]－*N*,*N*,*N*－trimethylanilinium methyl sulphate
3. **性状** 本品为白色结晶性粉末；无臭，味苦；有引湿性。
4. **溶解性** 本品在水中极易溶解，在乙醇中易溶。
5. **对照品编号与批号** 100550－200401

参 考 文 献

[1] http://sdbs.db.aist.go.jp/sdbs/cgi－bin/direct_frame_top.cgi(SDBS)(^1H NMR, ^{13}C NMR).

盐酸奥昔布宁

英文名 Oxybutynin Hydrochloride

分子式 $C_{22}H_{31}NO_3 \cdot HCl$

分子量 393.95

CAS 号 1508-65-2

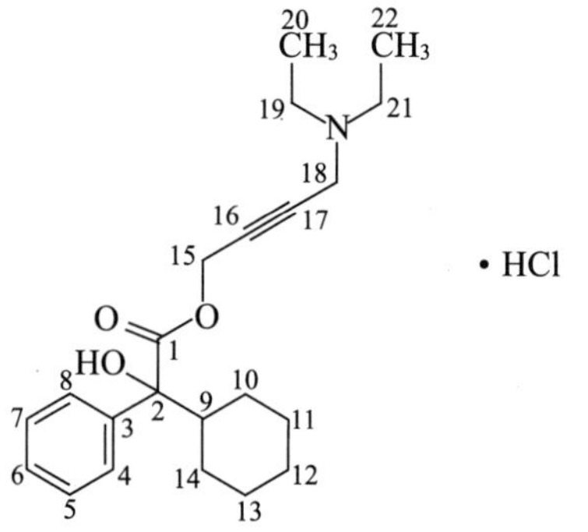

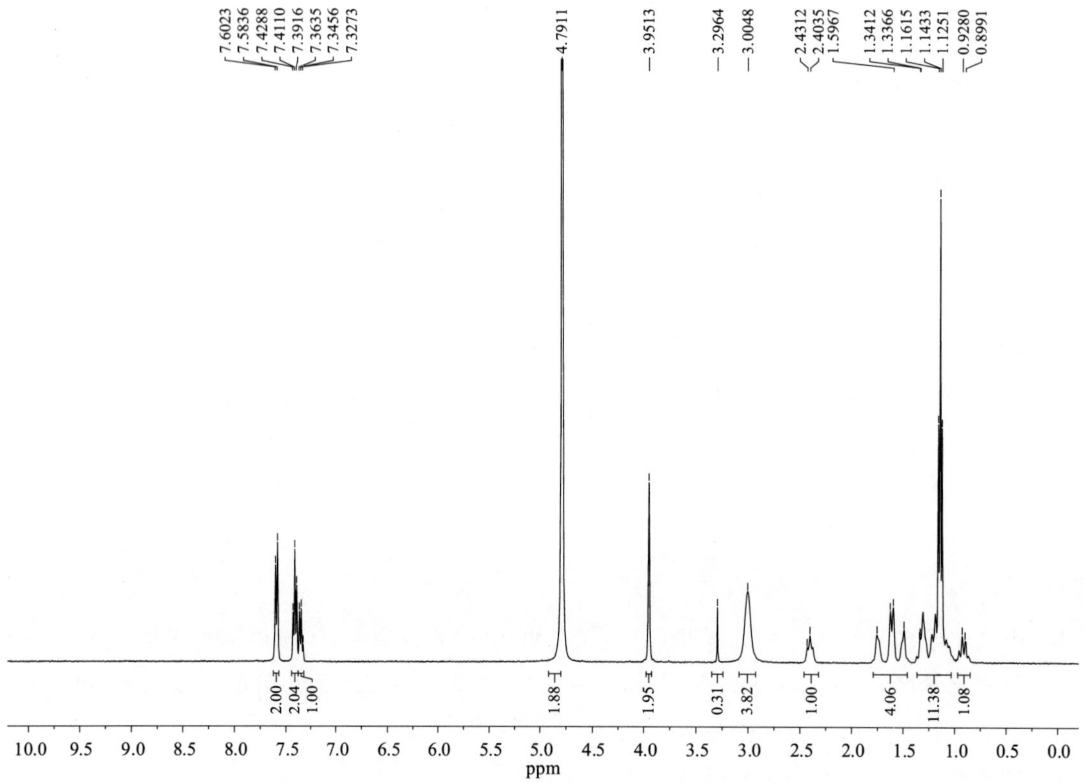

图 1 盐酸奥昔布宁的 ^1H NMR 谱（溶剂：D_2O）

^1H NMR：δ 7.59（H-4，8，d，J=7.5 Hz，2H），7.41（H-5，7，t，J=7.5 Hz，2H），7.35（H-6，t，J=7.2 Hz，1H），4.79（H-15，s，2H），3.95（H-18，s，2H），3.30（OH，s，1H），3.08～2.92（H-19，21，m，4H），2.40（H-9，m，1H），1.80～1.46（H-10a，11a，13a，14a，m，4H），1.14（H-20，22，t，J=7.3 Hz，6H），1.36～1.03（H-10b，11b，12a，13b，14b，m，5H），0.91（H-12b，m，1H）

注：δ 4.79（H-15，s，2H）和溶剂峰重合

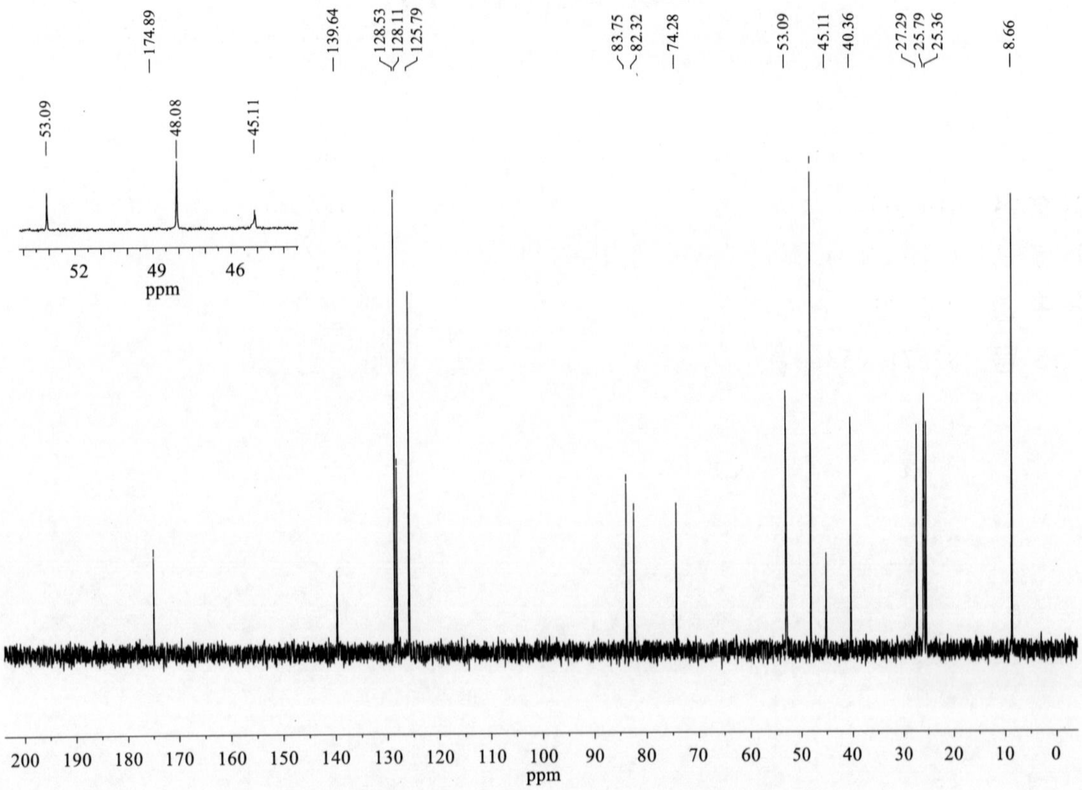

图 2　盐酸奥昔布宁的^{13}C NMR 谱（溶剂：D_2O）

^{13}C NMR：δ 174.89 (C-1), 139.64 (C-3), 128.53 (C-5, 7), 128.11 (C-6), 125.79 (C-4, 8), 83.75 (C-17), 82.32 (C-2), 74.28 (C-16), 53.09 (C-15), 48.08 (C-19, 21), 45.11 (C-9), 40.36 (C-18), 27.29 (C-10, 14), 25.79 (C-11, 13), 25.36 (C-12), 8.66 (C-20, 22)

备注

1. **中文化学名**　α-环己基-α-羟基-苯乙酸-4-二乙氨基-2-丁炔酯盐酸盐
2. **英文化学名**　4-(diethylamino)but-2-ynyl(*RS*)-2-cyclohexyl-2-hydroxy-2-phenylacetate hydrochloride
3. **性状**　本品为白色结晶或结晶性粉末；无臭。
4. **溶解性**　本品在甲醇或三氯甲烷中易溶，在水中溶解，在正己烷中几乎不溶，在冰醋酸中溶解。
5. **对照品编号与批号**　100556-200901

奥 扎 格 雷

英文名 Ozagrel

分子式 $C_{13}H_{12}N_2O_2$

分子量 228.25

CAS 号 82571－53－7

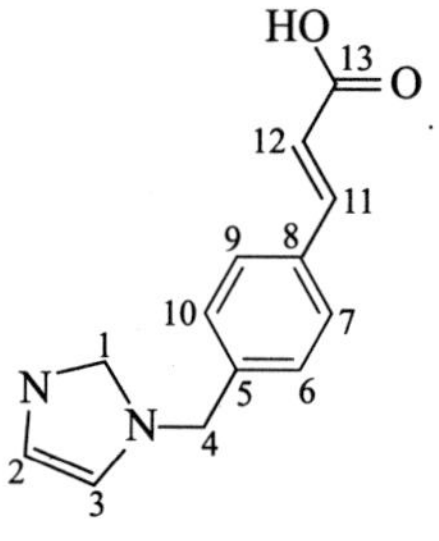

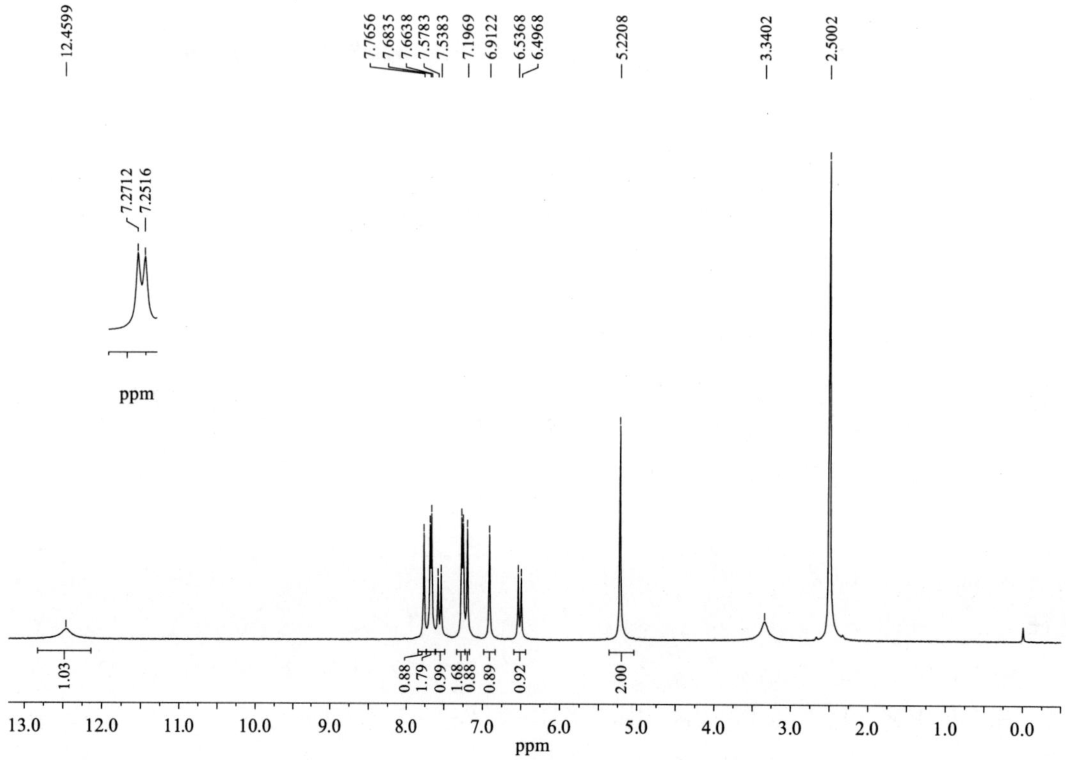

图 1　奥扎格雷的^{1}H NMR 谱（溶剂：CD_3SOCD_3）

^{1}H NMR：δ 12.46（COOH，s，1H），7.77（H－1，s，1H），7.67（H－7，9，d，J = 7.9 Hz，2H），7.56（H－11，d，J = 16.0 Hz，1H），7.26（H－6，10，d，J = 7.9 Hz，2H），7.20（H－3，s，1H），6.91（H－2，s，1H），6.52（H－12，d，J = 16.0 Hz，1H），5.22（H－4，s，2H）

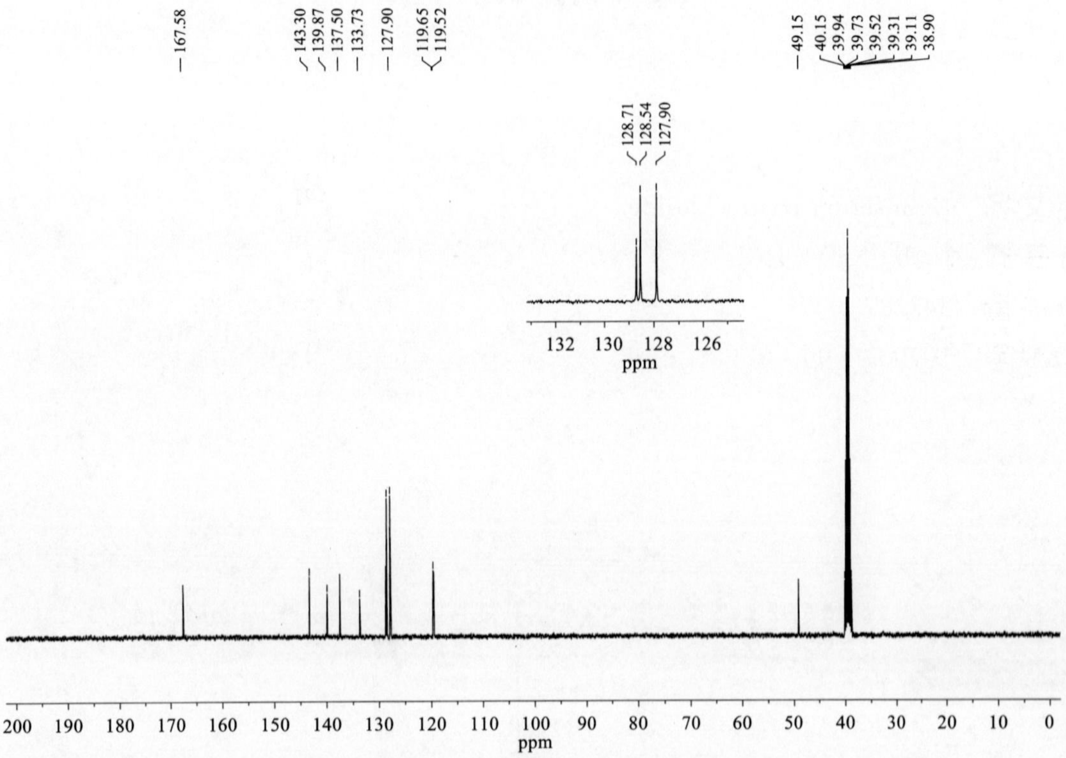

图 2　奥扎格雷的[13]C NMR 谱（溶剂：CD_3SOCD_3）

^{13}C NMR：δ 167.58（C－13），143.30（C－11），139.87（C－5），137.50（C－1），133.73（C－8），128.71（C－2），128.54（C－6，10），127.90（C－7，9），119.65（C－3），119.52（C－12），49.15（C－4）

备注

1. **中文化学名**　反式－3－[4－(1*H*－咪唑－1－基甲基)苯基]－2－丙烯酸
2. **英文化学名**　3－[4－(1*H*－imidazol－1－ylmethyl)phenyl]－2*E*－propenoic acid
3. **性状**　本品为白色或类白色的结晶性粉末。
4. **溶解性**　本品在甲醇中微溶，在水中极微溶解，在三氯甲烷中几乎不溶，在氢氧化钠试液中溶解。
5. **对照品编号与批号**　100557－200902

盐酸格拉司琼

英文名 Granisetron Hydrochloride
分子式 $C_{18}H_{24}N_4O \cdot HCl$
分子量 348.87
CAS 号 107007-99-8

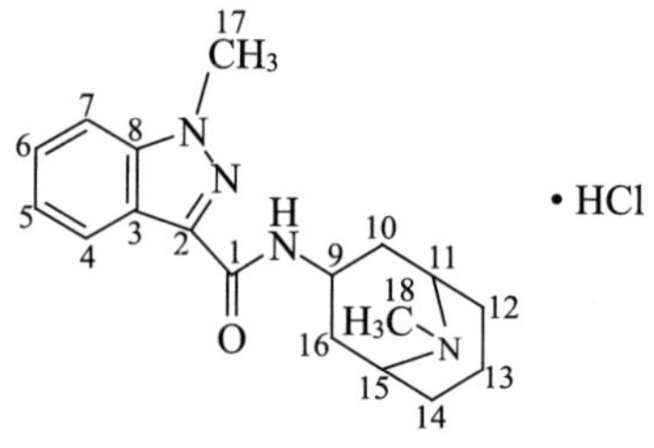

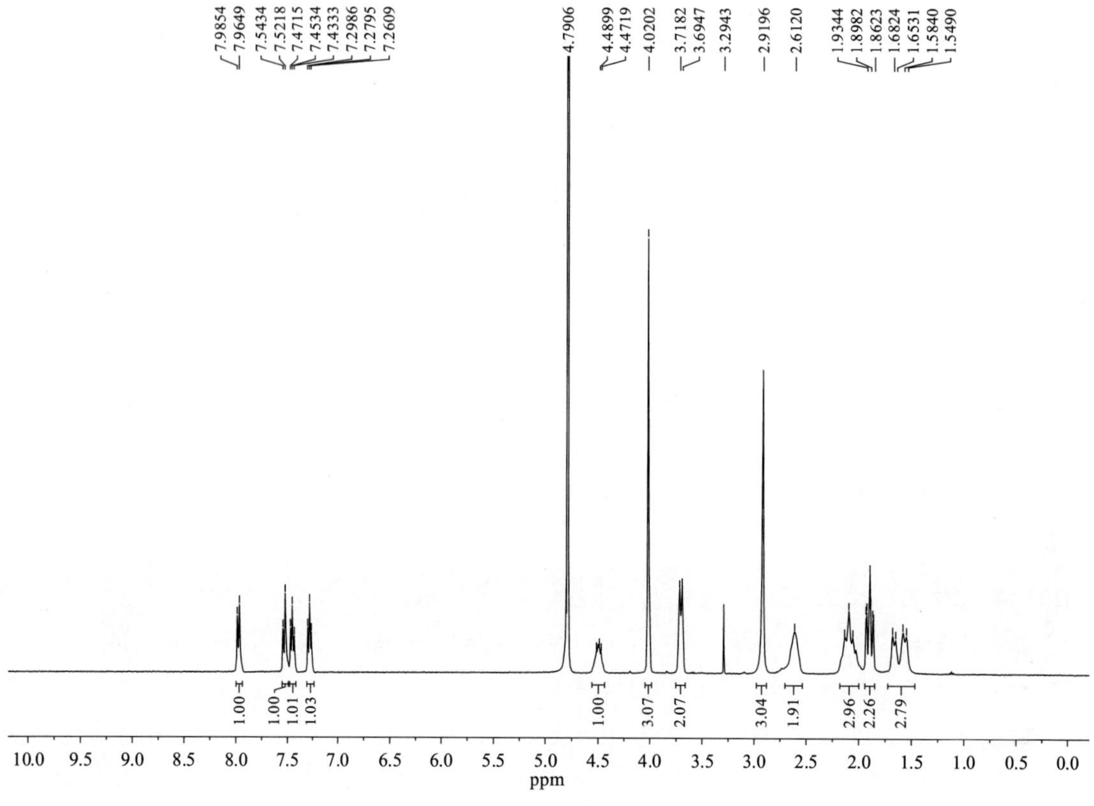

图 1 盐酸格拉司琼的^{1}H NMR 谱（溶剂：D_2O）

^{1}H NMR：δ 7.98 (H-4, d, J=8.2 Hz, 1H), 7.53 (H-7, d, J=8.6 Hz, 1H), 7.45 (H-5, m, 1H), 7.28 (H-6, m, 1H), 4.49 (H-9, m, 1H), 4.02 (H-17, s, 3H), 3.71 (H-10a, 16a, d, J=9.4 Hz, 2H), 2.92 (H-18, s, 3H), 2.70~2.53 (H-10b, H-16b, m, 2H), 2.18~2.00 (H-12a, 13a, 14a, m, 3H), 1.96~1.84 (H-11, 15, m, 2H), 1.73~1.47 (H-12b, 13b, 14b, m, 3H)

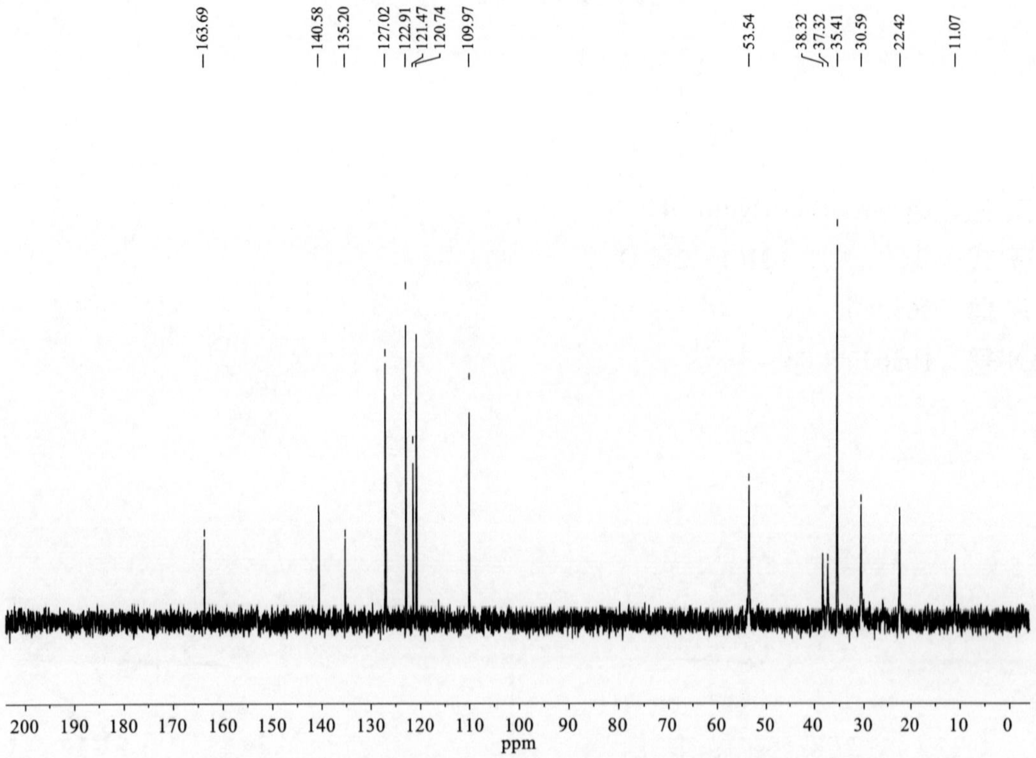

图 2　盐酸格拉司琼的 ^{13}C NMR 谱（溶剂：D_2O）

^{13}C NMR：δ 163.69（C－1），140.58（C－8），135.20（C－2），127.02（C－6），122.91（C－5），121.47（C－3），120.74（C－4），109.97（C－7），53.54（C－11，15），38.32（C－9），37.32（C－17），35.41（C－18），30.59（C－10，16），22.42（C－12，14），11.07（C－13）

备注

1. 中文化学名　1－甲基－*N*－［桥－9－氮杂双环［3.3.1］壬烷－3－基］－1*H*－吲唑－3－甲酰胺盐酸盐

2. 英文化学名　1－methyl－*N*－［9－methyl－9－azabicyclo［3.3.1］non－3－yl］－1*H*－indazole－3－carboxamid

3. 性状　本品为白色或类白色的结晶性粉末；无臭，味苦。

4. 溶解性　本品在水中易溶，在甲醇中略溶，在乙醇中微溶，在 0.1 mol/L 盐酸溶液中略溶。

5. 对照品编号及批号　100558－200602

盐酸昂丹司琼

英文名 Ondansetron Hydrochloride

分子式 $C_{18}H_{19}N_3O \cdot HCl \cdot 2H_2O$

分子量 365.86

CAS 号 103639-04-9

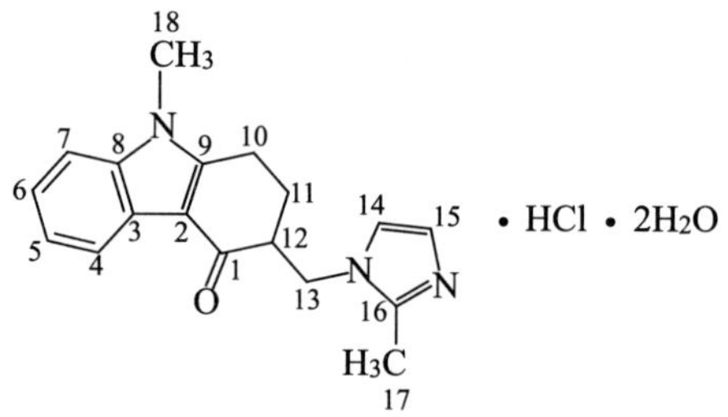

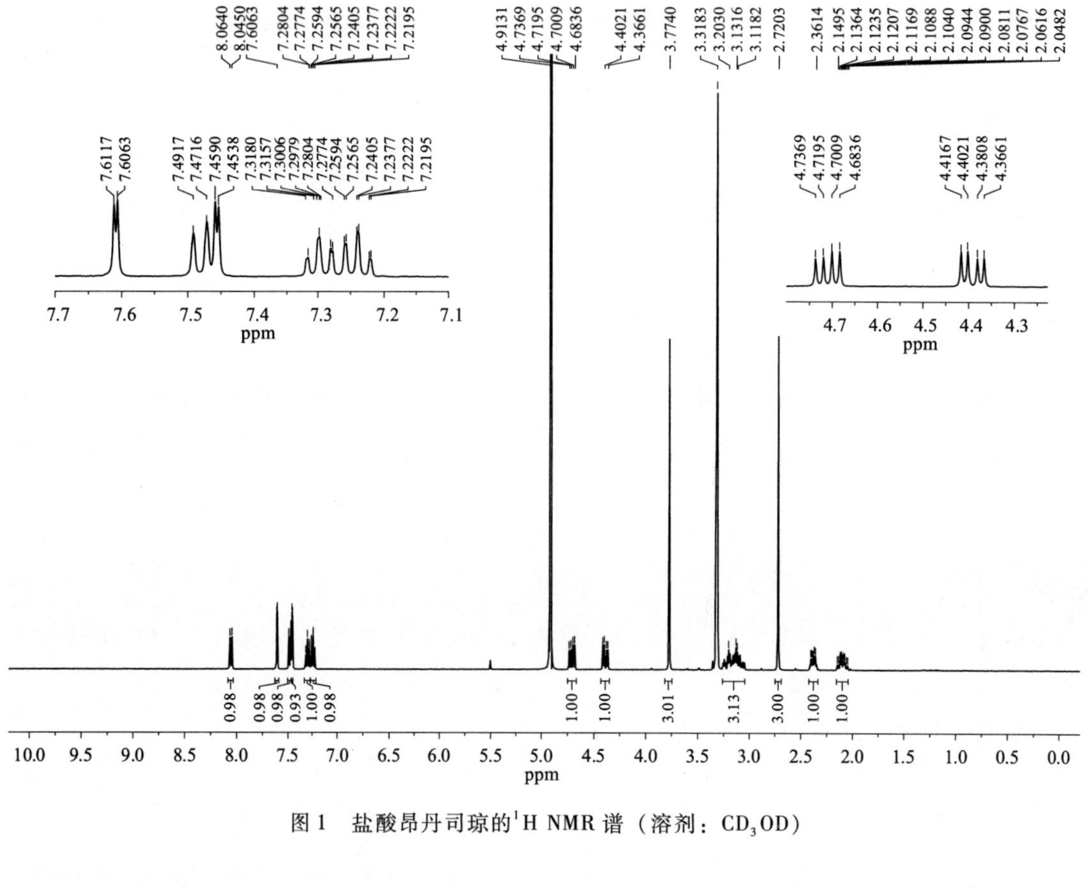

图 1 盐酸昂丹司琼的¹H NMR 谱（溶剂：CD_3OD）

¹H NMR：δ 8.05（H-4，d，J=7.6 Hz，1H），7.61（H-14，d，J=2.1 Hz，1H），7.48（H-7，d，J=8.0 Hz，1H），7.46（H-15，d，J=2.1 Hz，1H），7.30（H-6，td，J=7.2，1.0 Hz，1H），7.24（H-5，td，J=7.2，1.0 Hz，1H），4.71（H-13a，dd，J=14.4，6.9 Hz，1H），4.39（H-13b，dd，J=14.4，5.9 Hz，1H），3.77（H-18，s，3H），3.26～3.04（H-10，12，m，3H），2.72（H-17，s，3H），2.38（H-11a，m，1H），2.10（H-11b，m，1H）

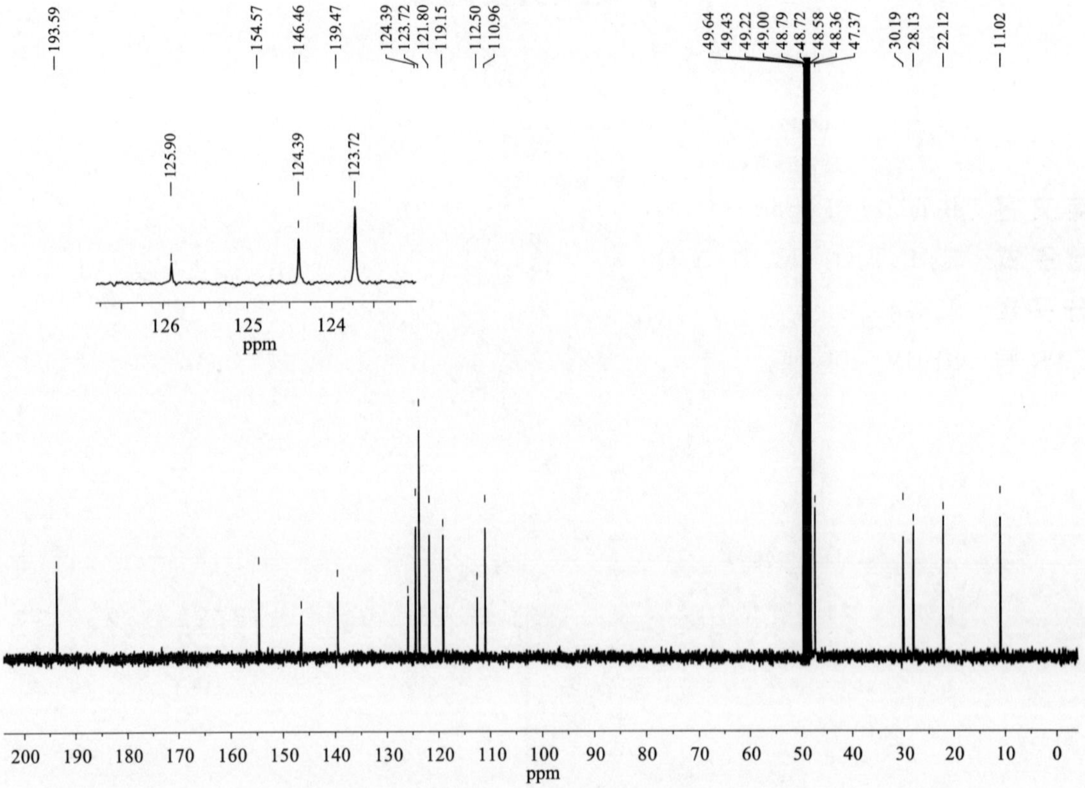

图 2　盐酸昂丹司琼的^{13}C NMR 谱（溶剂：CD_3OD）

^{13}C NMR：δ 193.59（C－1），154.57（C－9），146.46（C－16），139.47（C－8），125.90（C－3），124.39（C－6），123.72（C－5，14），121.80（C－4），119.15（C－15），112.50（C－2），110.96（C－7），48.72（C－13），47.37（C－12），30.19（C－18），28.13（C－11），22.12（C－10），11.02（C－17）

注：48.72（C－13）和溶剂峰重合

备注

1. **中文化学名**　2,3－四氢－9－甲基－3－[(2－甲基咪唑－1－基)甲基]－4－氧代咔唑盐酸盐二水合物
2. **英文化学名**　9－methyl－3－[(2－methylimidazol－1－yl)methyl]－2,3－dihydro－1*H*－carbazol－4－one dihydrate
3. **性状**　本品为白色或类白色的结晶性粉末；无臭，味苦。
4. **溶解性**　本品在甲醇中易溶，在水中略溶，在丙酮中微溶，在 0.1 mol/L 盐酸溶液中略溶。
5. **对照品编号与批号**　100559－200301

苄达赖氨酸

英文名 Bendazac Lysine

分子式 $C_6H_{14}N_2O_2 \cdot C_{16}H_{14}N_2O_3$

分子量 428.49

CAS 号 81919-14-4

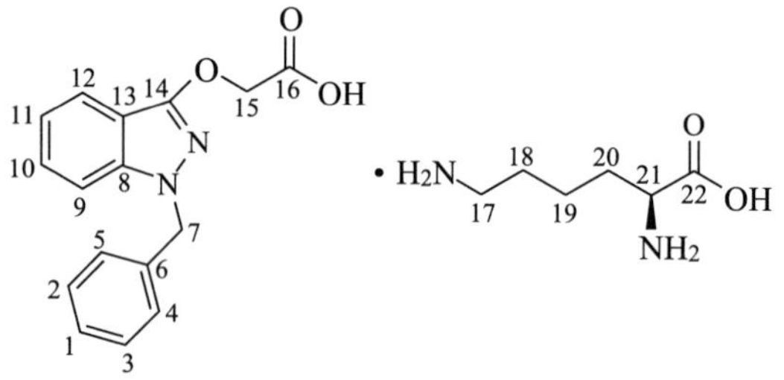

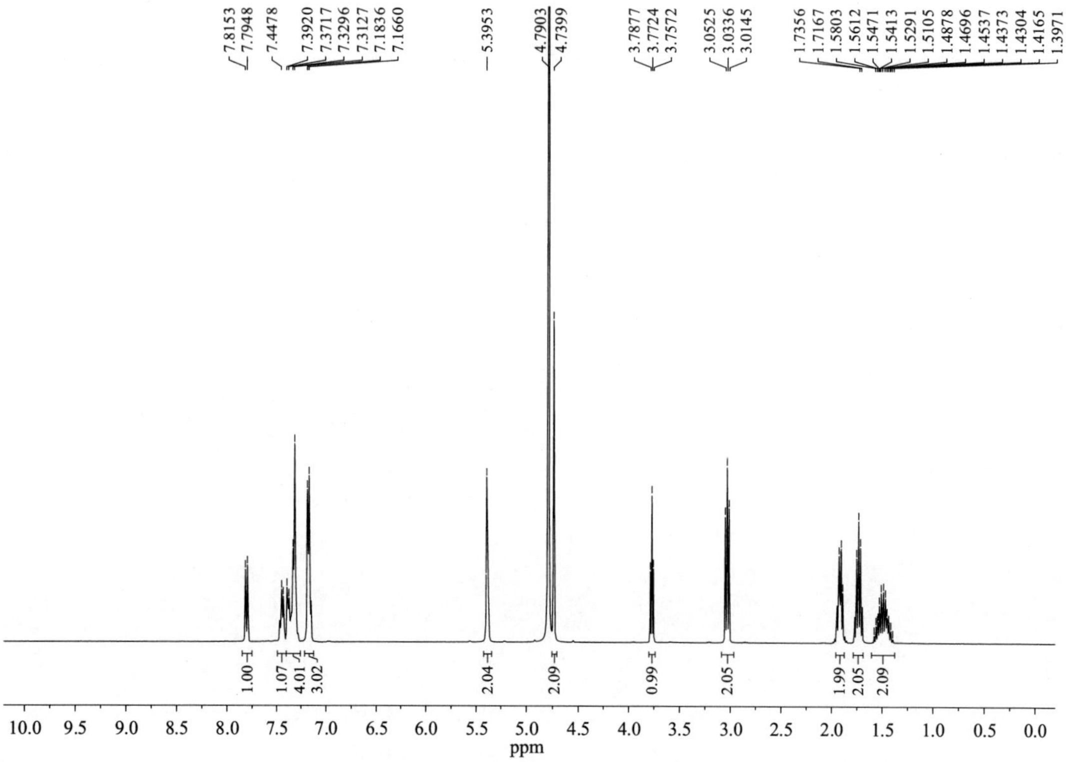

图 1 苄达赖氨酸的[1]H NMR 谱（溶剂：D_2O）

^{1}H NMR：δ 7.81（H-9，d，J=8.2 Hz，1H），7.46（H-12，m，J=6.8 Hz，1H），7.41 ~ 7.26（H-2，3，10，11，m，4H），7.21 ~ 7.13（H-1，4，5，m，J = 7.1 Hz，3H），5.40（H-7，s，2H），4.74（H-15，s，2H），3.77（H-21，t，J = 6.1 Hz，1H），3.08 ~ 2.99（H-17，m，2H），1.96 ~ 1.88（H-20，m，2H），1.78 ~ 1.68（H-18，m，2H），1.60 ~ 1.38（H-19，m，2H）

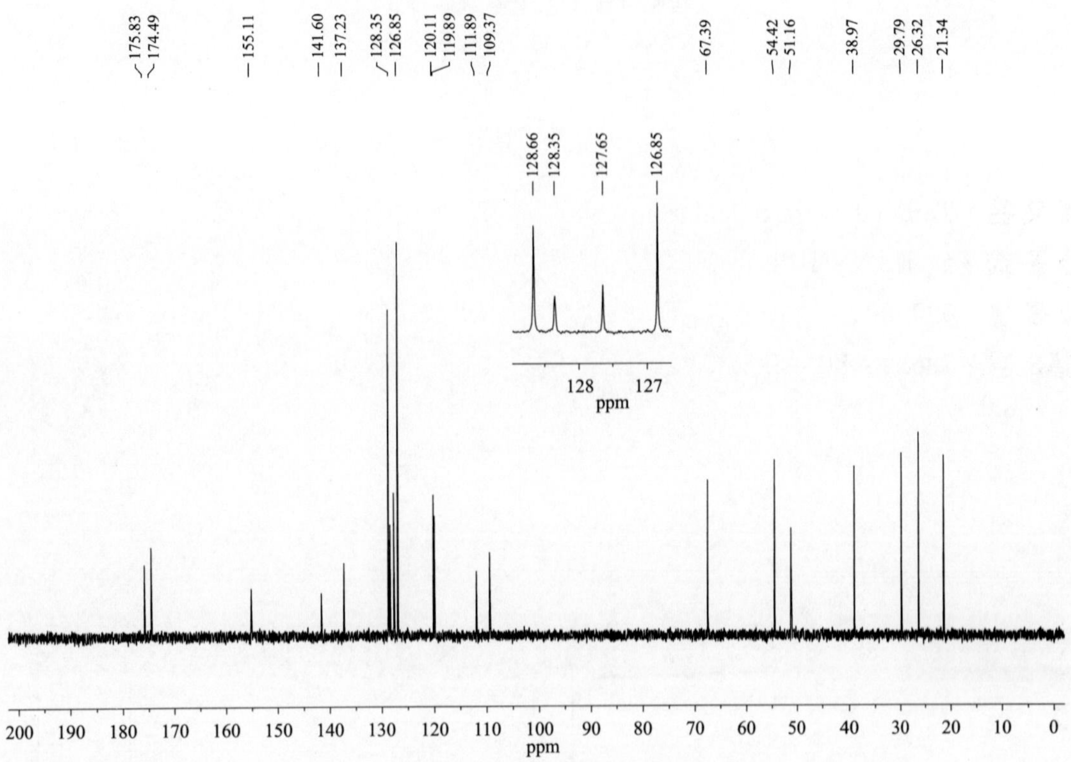

图 2　苄达赖氨酸的 ^{13}C NMR 谱（溶剂：D_2O）

^{13}C NMR：δ 175.83（C－22），174.49（C－16），155.11（C－8），141.60（C－14），137.23（C－6），128.66（C－2，3），128.35（C－1），127.65（C－10），126.85（C－4，5），120.11（C－13），119.89（C－11），111.89（C－12），109.37（C－9），67.39（C－15），54.42（C－21），51.16（C－7），38.97（C－17），29.79（C－20），26.32（C－18），21.34（C－19）

备注

1. **中文化学名**　*L*－赖氨酸－(1－苄基－1*H*－吲哒唑－3－氧基)乙酸盐
2. **英文化学名**　*L*－lysine－(1－benzyl－1*H*－indazol－3－yloxy)acetic acid
3. **性状**　本品为白色或类白色的结晶性粉末；无臭，味苦。
4. **溶解性**　本品在水中溶解，在乙醇和三氯甲烷中几乎不溶。
5. **对照品编号与批号**　100561－200401

盐酸特比萘芬

英文名 Terbinafine Hydrochloride

分子式 $C_{21}H_{25}N \cdot HCl$

分子量 327.89

CAS 号 78628 - 80 - 5

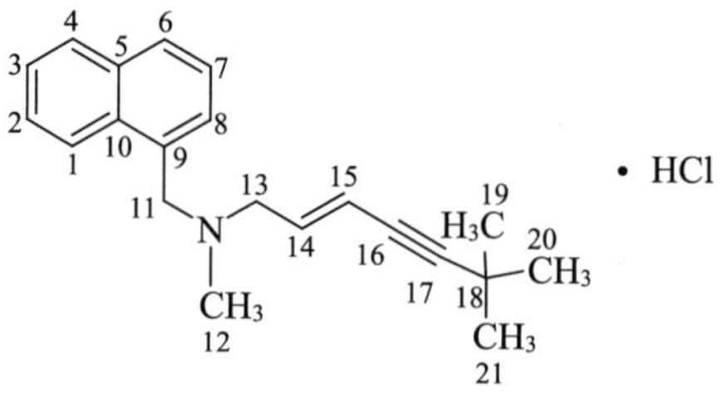

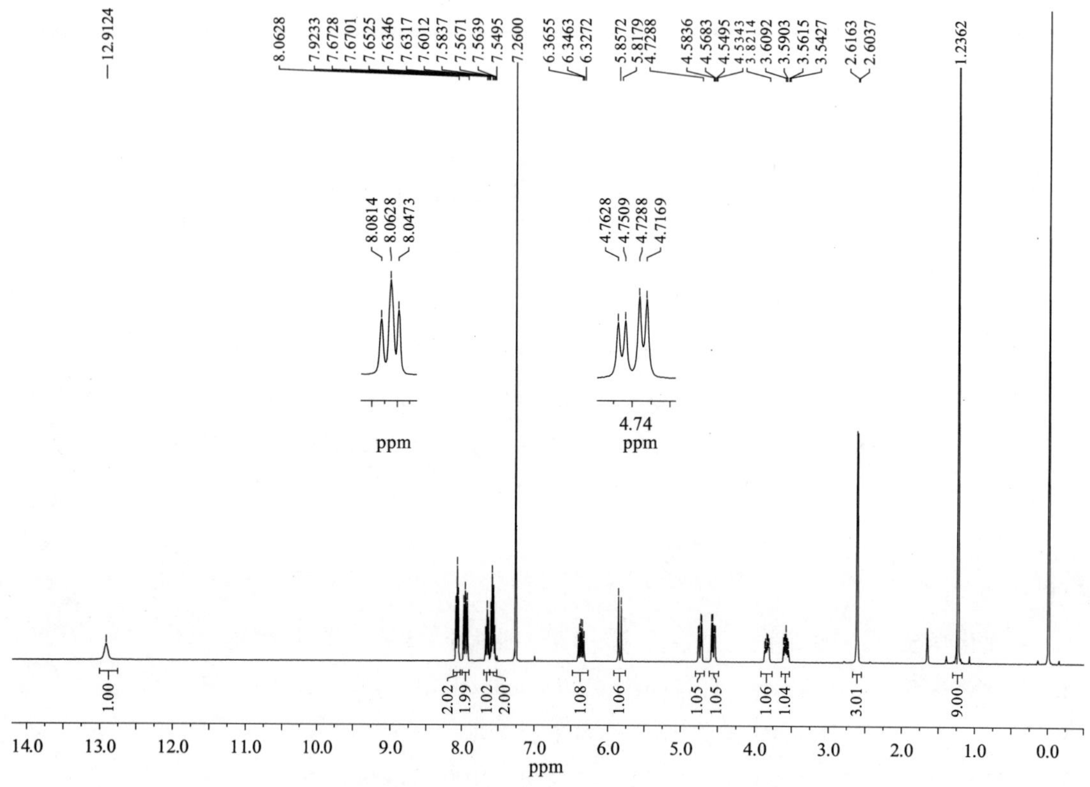

图 1 盐酸特比萘芬的 ^1H NMR 谱（溶剂：$CDCl_3$）

^1H NMR：δ 12.91（HCl，brs，1H），8.06（H - 1，4，t，J = 6.8 Hz，2H），7.99 ~ 7.90（H - 2，6，m，2H），7.69 ~ 7.62（H - 3，m，1H），7.61 ~ 7.52（H - 7，8，m，2H），6.37（H - 14，m，1H），5.84（H - 15，d，J = 15.7 Hz，1H），4.74（H - 11a，dd，J = 13.6，4.7 Hz，1H），4.59 ~ 4.52（H - 11b，m，1H），3.92 ~ 3.77（H - 13a，m，1H），3.58（H - 13b，m，1H），2.61（H - 12，d，J = 5.0 Hz，3H），1.24（H - 19，20，21，s，9H）

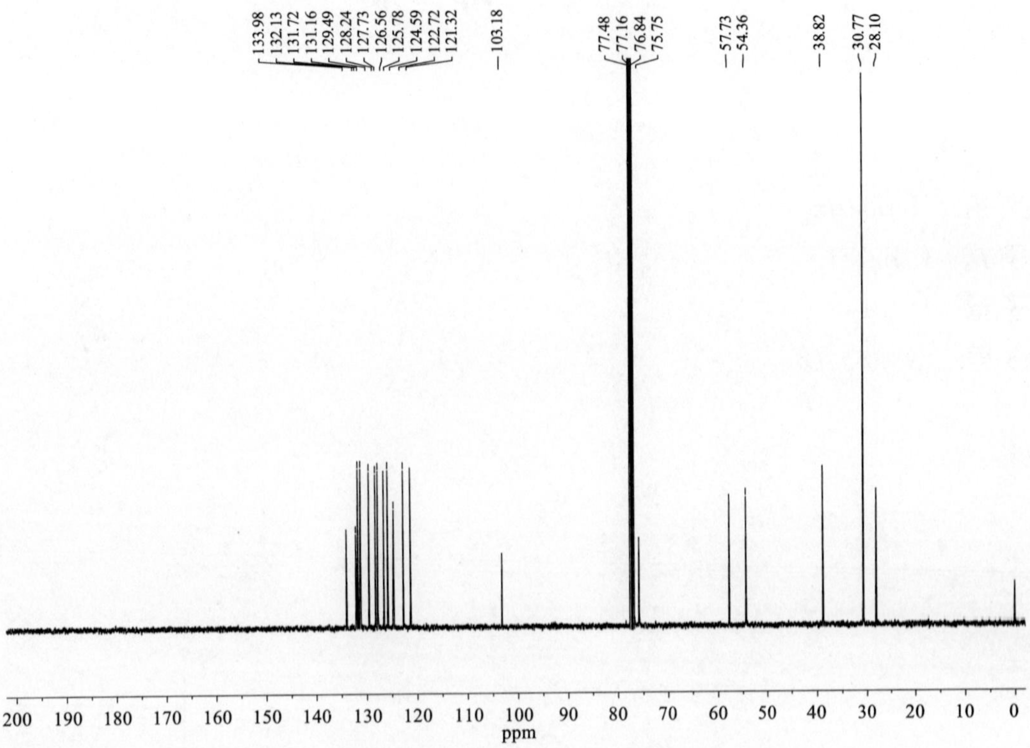

图 2　盐酸特比萘芬的^{13}C NMR 谱（溶剂：$CDCl_3$）

^{13}C NMR：δ 133.98（C－14），132.13（C－10），131.72（C－6），131.16（C－5），129.49（C－9），128.24（C－1），127.73（C－8），126.56（C－7），125.78（C－3），124.59（C－2），122.72（C－4），121.32（C－15），103.18（C－17），75.75（C－16），57.73（C－11），54.36（C－13），38.82（C－12），30.77（C－19，20，21），28.10（C－18）

备注

1. **中文化学名**　（*E*）－*N*－（6,6－二甲基庚－2－烯－4－炔基）－*N*－甲基－1－萘甲胺盐酸盐
2. **英文化学名**　（2*E*）－*N*－6,6－trimethyl－*N*－（naphthalen－1－ylmethyl）hept－2－en－4－yn－1－aminemonohydrochloride
3. **性状**　本品为白色或类白色的结晶性粉末；微有特臭。
4. **溶解性**　本品在乙醇中易溶，在水中微溶，在乙醚中几乎不溶。
5. **对照品编号与批号**　100563－200301

美 沙 拉 嗪

英文名 Mesalazine

分子式 $C_7H_7NO_3$

分子量 153.14

CAS 号 89－57－6

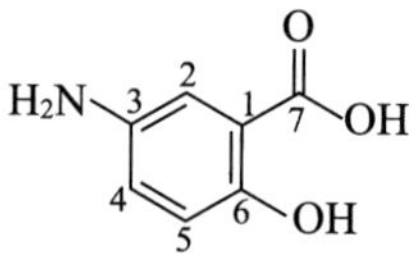

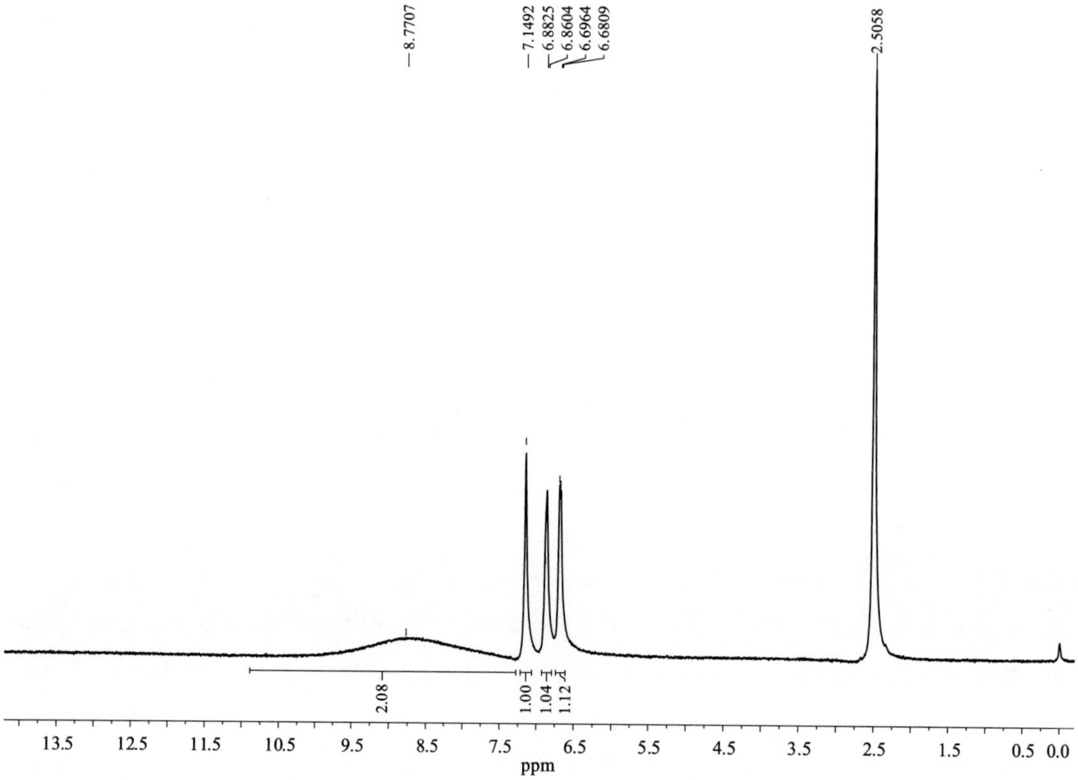

图 1 美沙拉嗪的 ^1H NMR 谱（溶剂：CD_3SOCD_3）

^1H NMR：δ 8.77（NH_2，brs，2H），7.15（H－2，s，1H），6.87（H－5，d，J＝6.2 Hz，1H），6.69（H－4，d，J＝6.2 Hz，1H）

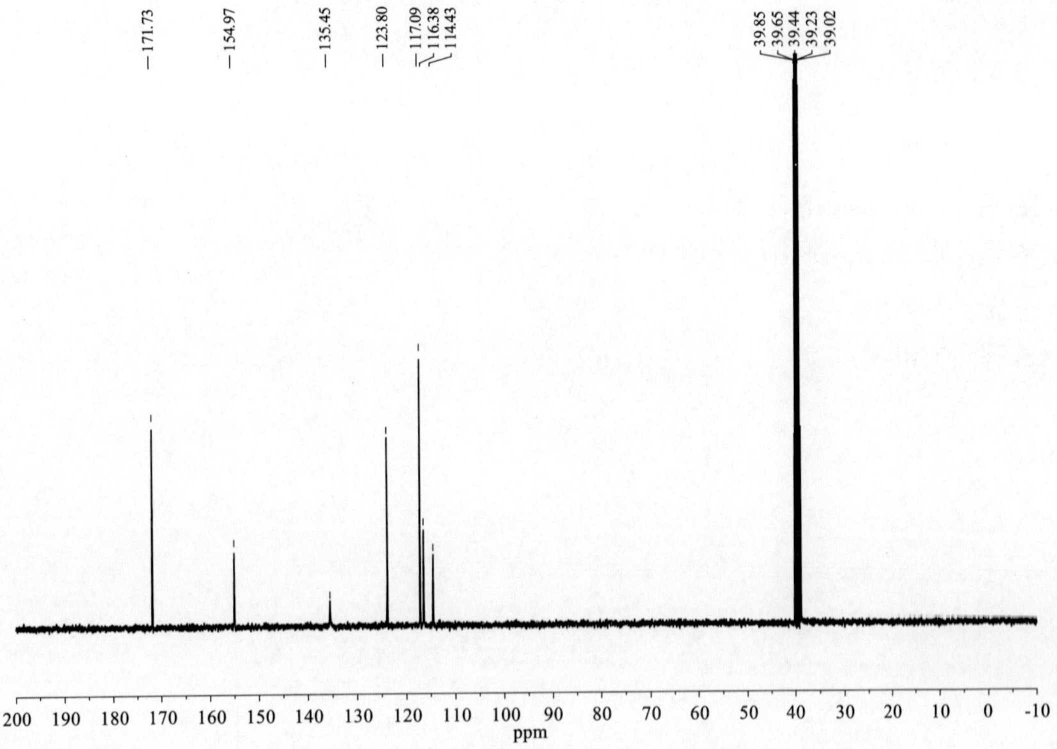

图 2　美沙拉嗪的 ^{13}C NMR 谱（溶剂：CD_3SOCD_3）

^{13}C NMR：δ 171.73（C－7），154.97（C－6），135.45（C－3），123.80（C－4），117.09（C－2），116.38（C－5），114.43（C－1）

备注

1. 中文化学名　5－氨基水杨酸

2. 英文化学名　5－aminosalicyclic acid

3. 性状　本品为白色至粉红色的结晶。

4. 溶解性　本品溶于盐酸，略溶于热水，微溶于冷水或乙醇。

5. 对照品编号与批号　100565－200701

甲磺酸多沙唑嗪

英文名 Doxazosin Mesylate

分子式 $C_{23}H_{25}N_5O_5 \cdot CH_3SO_3H$

分子量 547.58

CAS 号 77883－43－3

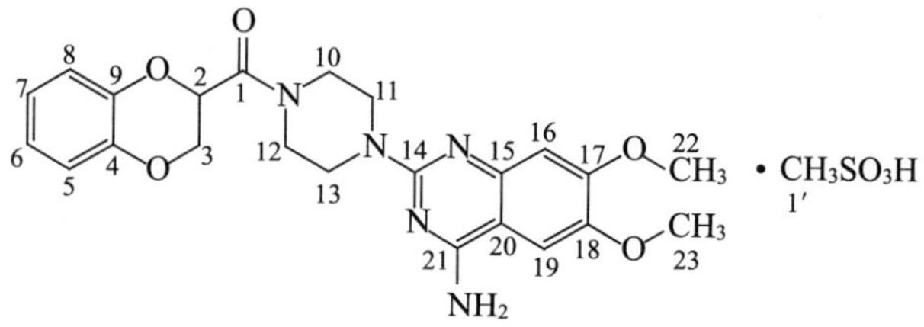

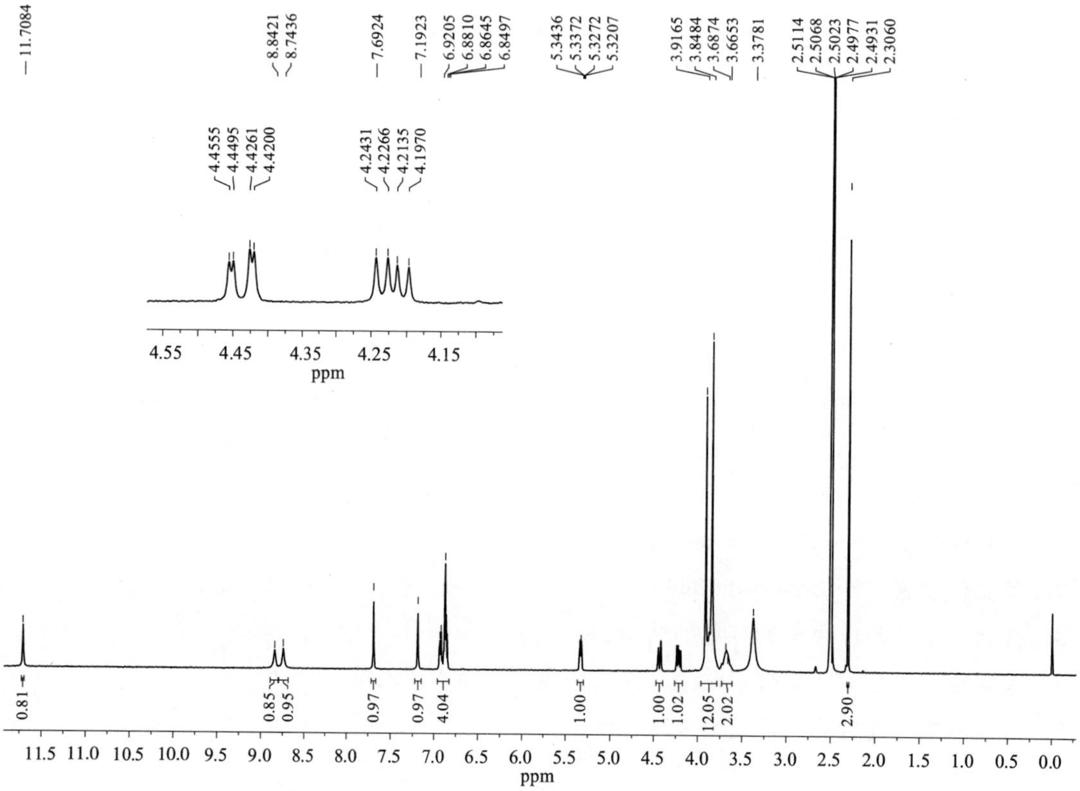

图 1　甲磺酸多沙唑嗪的¹H NMR 谱（溶剂：CD_3SOCD_3）

^{1}H NMR：δ 11.71（OH，brs，1H），8.84（NH，brs，1H），8.74（NH，brs，1H），7.69（H－16，s，1H），7.19（H－19，s，1H），6.96～6.83（H－5，6，7，8，m，4H），5.33（H－2，dd，J＝6.6，2.6 Hz，1H），4.44（H－3a，dd，J＝11.9，2.6 Hz，1H），4.22（H－3b，dd，J＝11.9，6.5 Hz，1H），3.92（H－22，s，3H），3.85（H－23，s，3H），3.90～3.78（H－10a，11，12a，13，m，6H），3.75～3.61（H－10b，12b，m，2H），2.31（H－1′，s，3H）

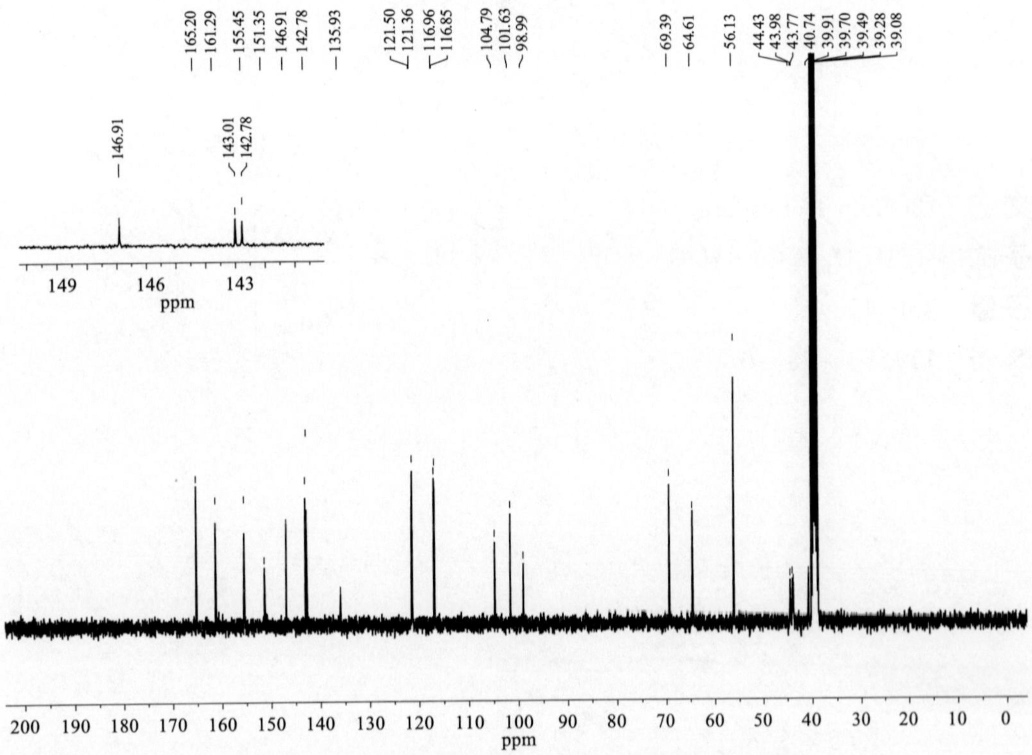

图 2 甲磺酸多沙唑嗪的^{13}C NMR 谱（溶剂：CD_3SOCD_3）

^{13}C NMR：δ 165.20（C－1），161.29（C－14），155.45（C－21），151.35（C－17），146.91（C－18），143.01（C－9），142.78（C－15），135.93（C－4），121.50（C－6），121.36（C－7），116.96（C－8），116.85（C－5），104.79（C－19），101.63（C－16），98.99（C－20），69.39（C－2），64.61（C－3），56.13（C－22，23），44.43（C－10，12），43.98（C－11），43.77（C－13），40.74（C－1′）

备注

1. 中文化学名 1－(4－氨基－6,7－二甲氧基－2－喹唑啉基)－4－(1,4－苯并二噁烷－2－基羰基)哌嗪甲磺酸盐

2. 英文化学名 [4－(4－amino－6,7－dimethoxy－2－quinazolinyl)－1－piperazinyl](2,3－dihydro－1,4－benzodioxin－2－yl),methanesulfonate

3. 性状 本品为白色或类白色结晶性粉末；无臭，无味。

4. 溶解性 本品在甲醇中微溶，在水中极微溶解。

5. 对照品编号与批号 100566－200401

羟苯磺酸钙

英文名　Calcium Dobesilate

分子式　$C_{12}H_{10}O_{10}S_2Ca \cdot H_2O$

分子量　436.42

CAS 号　117552-78-0

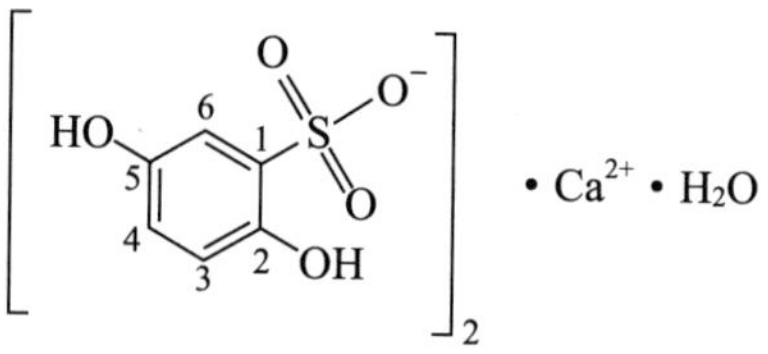

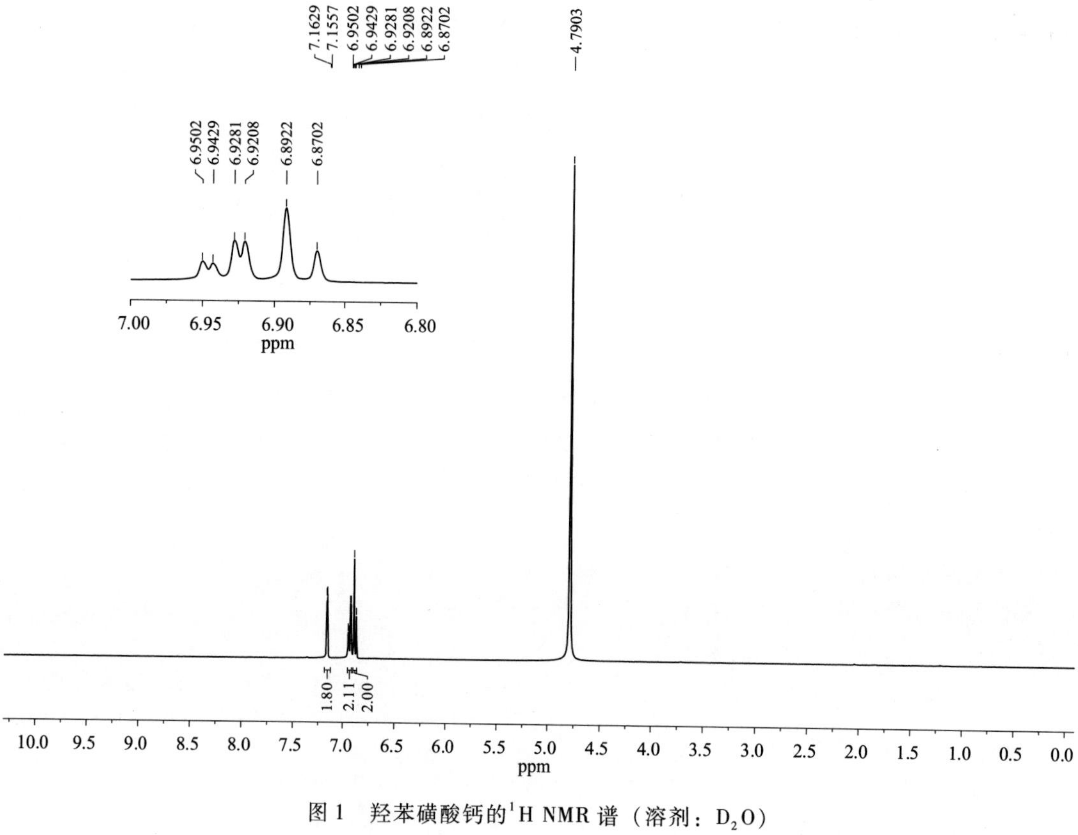

图 1　羟苯磺酸钙的 ^1H NMR 谱（溶剂：D_2O）

^1H NMR：δ 7.16（H-6，d，J = 2.9 Hz，2H），6.94（H-4，dd，J = 8.8，2.9 Hz，2H），6.88（H-3，d，J = 8.8 Hz，2H）

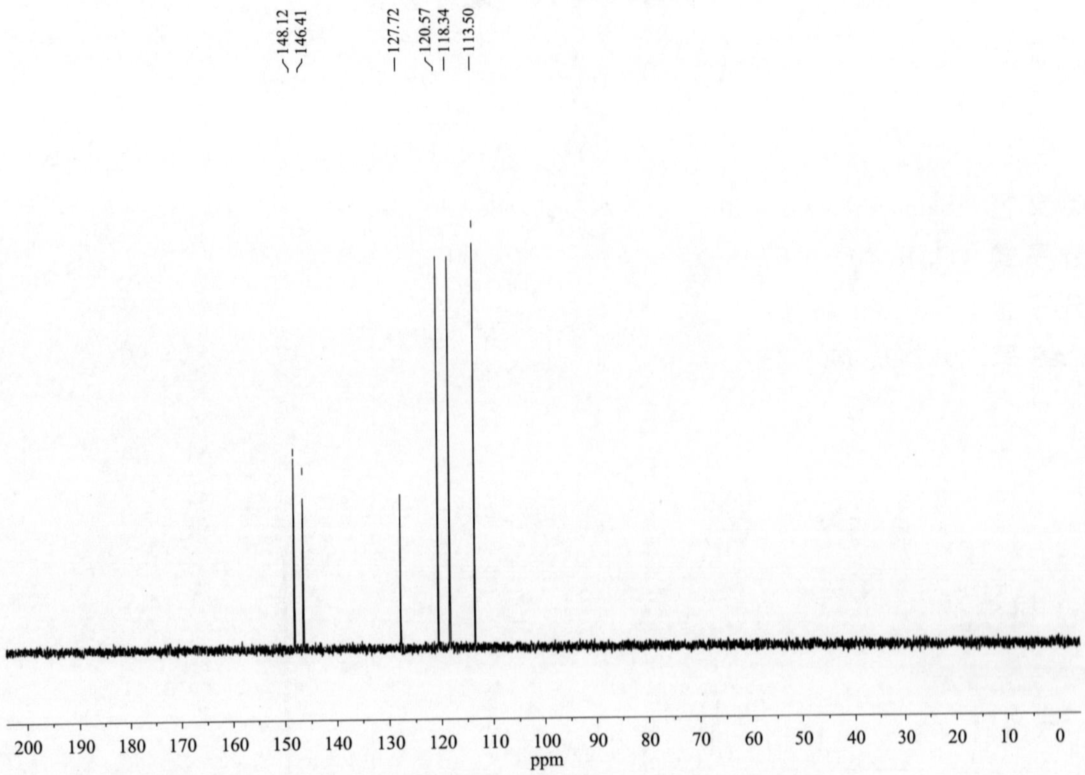

图 2　羟苯磺酸钙的^{13}C NMR 谱（溶剂：D_2O）

^{13}C NMR：δ 148.12（C－2），146.41（C－5），127.72（C－1），120.57（C－4），118.34（C－3），113.50（C－6）

备注

1. 中文化学名　2,5－二羟基苯磺酸钙

2. 英文化学名　calcium bis(2,5－dihydroxybenzenesulfonate) monohydrate

3. 性状　本品为白色或类白色粉末；无臭，味苦；遇光易变质，有引湿性。

4. 溶解性　本品极易溶于水，易溶于乙醇或丙酮，极微溶于三氯甲烷或乙醚。

5. 对照品编号与批号　100573－201002

昔萘酸沙美特罗

英文名 Salmeterol Xinafoate

分子式 $C_{25}H_{37}NO_4 \cdot C_{11}H_8O_3$

分子量 603.74

CAS 号 94749－08－3

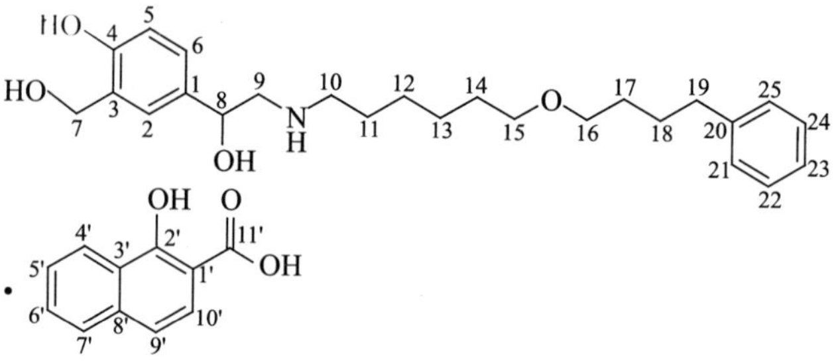

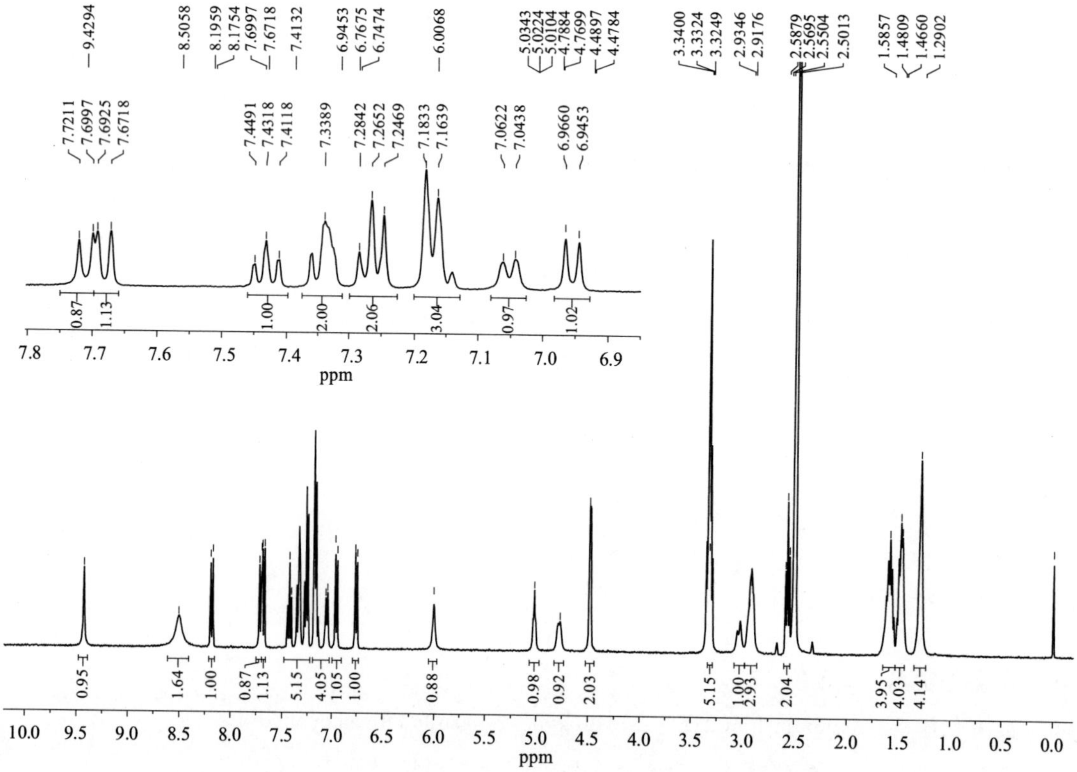

图 1　昔萘酸沙美特罗的 ^{1}H NMR 谱（溶剂：CD_3SOCD_3）

^{1}H NMR：δ 9.43（COOH，s，1H），8.50（$C_{2'}$，C_4—OH，brs，2H），8.19（H－4′，d，J＝8.2 Hz，1H），7.71（H－7′，d，J＝8.6 Hz，1H），7.68（H－10′，d，J＝8.3 Hz，1H），7.43（H－6′，t，J＝7.9 Hz，1H），7.38～7.31（H－2，5′，m，2H），7.27（H－22，24，t，J＝7.5 Hz，2H），7.21～7.12（H－21，23，25，m，3H），7.05（H－6，d，J＝7.4 Hz，1H），6.96（H－9′，d，J＝8.3 Hz，1H），6.76（H－5，d，J＝8.0 Hz，1H），6.01（NH，brs，1H），5.02（C_7—OH，t，J＝4.5 Hz，1H），4.77（C_8—OH，d，J＝4.2 Hz，1H），4.48（H－7，d，J＝4.5 Hz，2H），3.38～3.27（H－8，15，16，m，5H），3.03（H－9a，m，1H），2.98～2.85（H－9b，10，m，3H），2.57（H－19，t，J＝7.5 Hz，2H），1.68～1.53（H－17，18，m，4H），1.53～1.41（H－13，14，m，4H），1.36～1.23（H－11，12，m，4H）

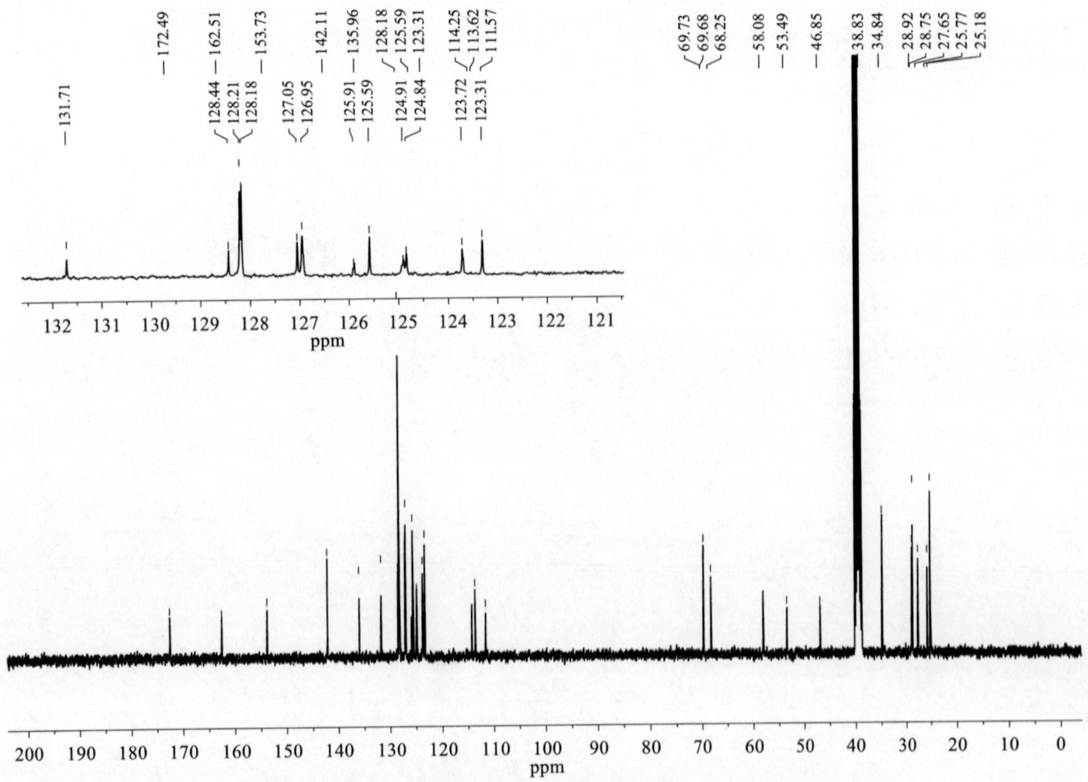

图 2　昔萘酸沙美特罗的^{13}C NMR 谱（溶剂：CD_3SOCD_3）

^{13}C NMR：δ 172.49（C－11′），162.51（C－2′），153.73（C－4），142.11（C－20），135.96（C－8′），131.71（C－1），128.44（C－3），128.21（C－22，24），128.18（C－21，25），127.05（C－6′），126.95（C－7′），125.91（C－2），125.59（C－6），124.91（C－23），124.84（C－5′），123.72（C－3′，4′），123.31（C－10′），114.25（C－9′），113.62（C－5），111.57（C－1′），69.73（C－15），69.68（C－16），68.25（C－8），58.08（C－7），53.49（C－9），46.85（C－10），34.84（C－11，19），28.92（C－14），28.75（C－17），27.65（C－18），25.77（C－12），25.18（C－13）

备注

1. **中文化学名**　4－羟基－α′－[[[6－(4－苯丁氧基)己基]胺]甲基]－1,3－苯二甲醇－1－羟基－2－萘甲酸盐
2. **英文化学名**　4－hydroxy－1－[[[6－(4－phenylbutoxy)hexyl]amino]methyl]－1,3－benzenedimethanol
3. **性状**　本品为白色或类白色细粉。
4. **溶解性**　本品在甲醇中溶解，在乙醇或三氯甲烷中微溶，在水中几乎不溶。
5. **对照品编号与批号**　100567－200501

来 氟 米 特

英文名 Leflunomide

分子式 $C_{12}H_9F_3N_2O_2$

分子量 270.20

CAS 号 75706－12－6

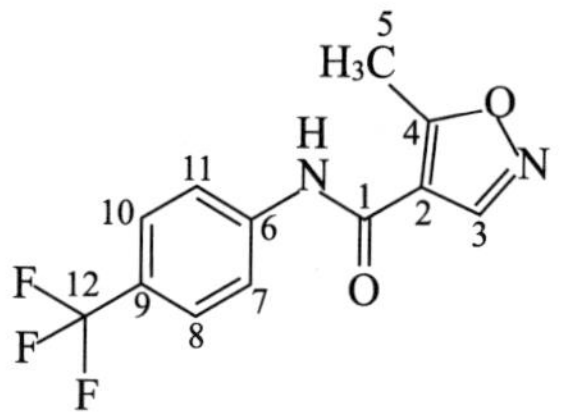

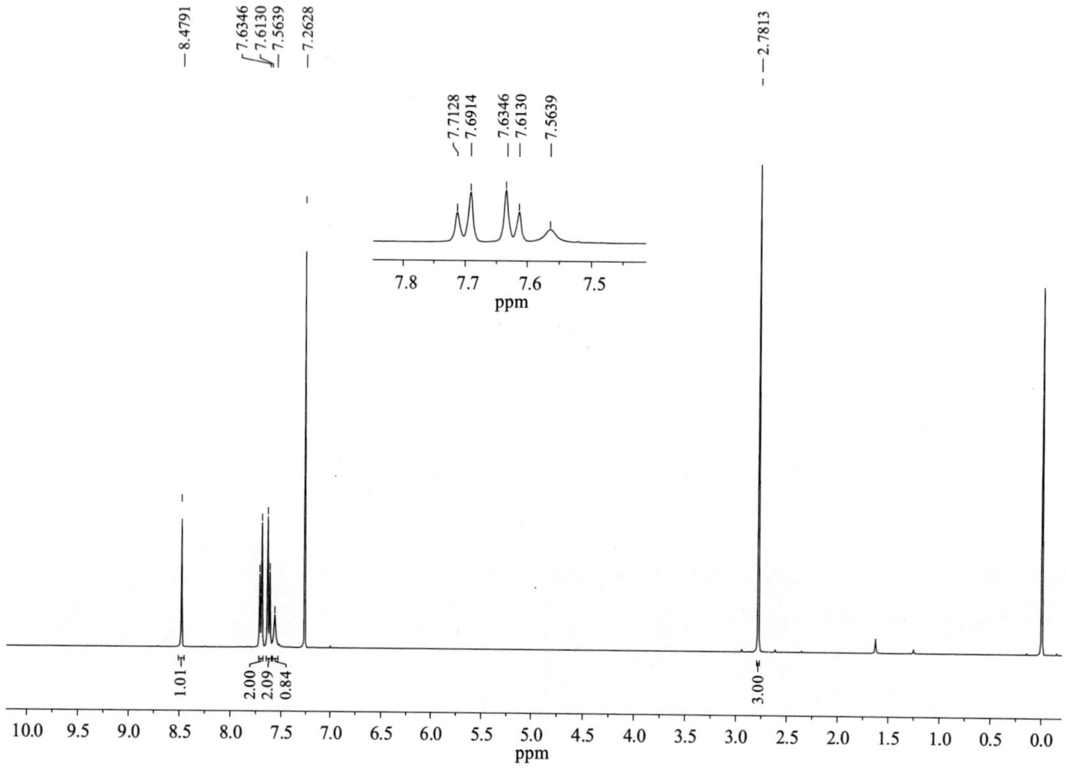

图 1 来氟米特的 ^{1}H NMR 谱（溶剂：$CDCl_3$）

^{1}H NMR：δ 8.48（H－3，s，1H），7.70（H－8，10，d，J＝8.5 Hz，2H），7.62（H－7，11，d，J＝8.5 Hz，2H），7.56（NH，brs，1H），2.78（H－5，s，3H）

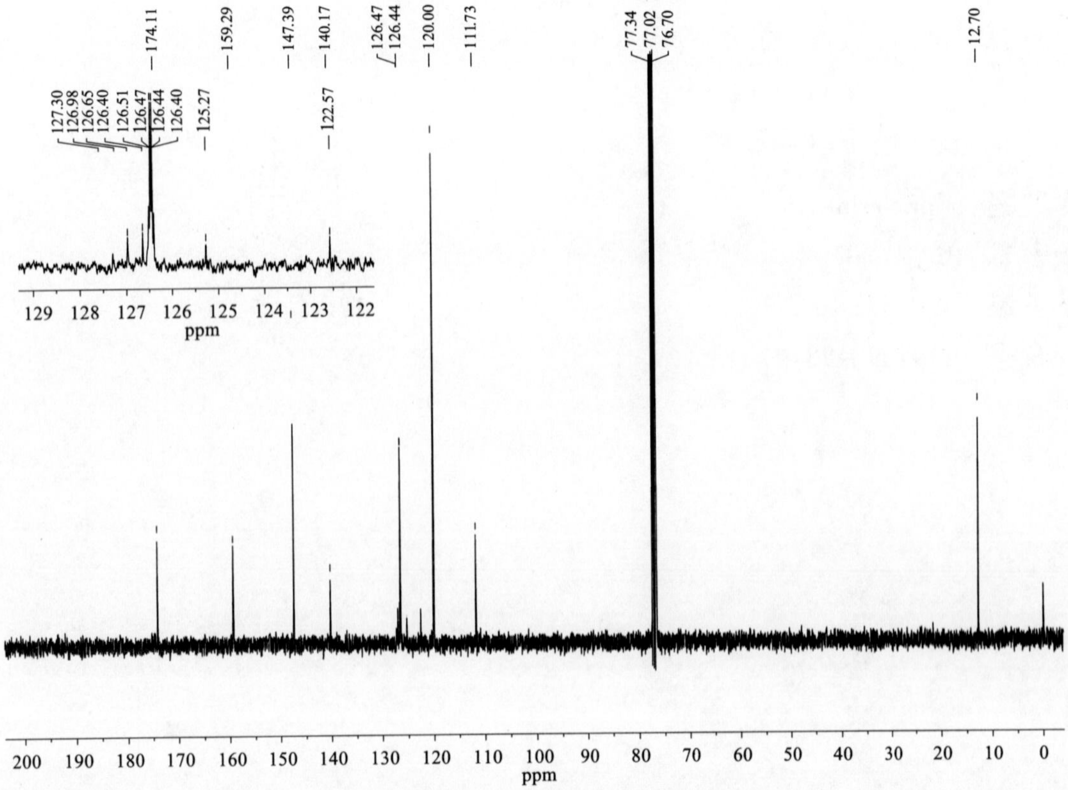

图 2　来氟米特的 ^{13}C NMR 谱（溶剂：$CDCl_3$）

^{13}C NMR：δ 174.11（C－1），159.29（C－4），147.39（C－3），140.17（C－6），126.82（C－9，q，J = 33.33 Hz），126.46（C－8，10，q，J = 3.7 Hz），123.92（C－12，d，J = 270 Hz），120.00（C－7，11），111.73（C－2），12.70（C－5）

备注

1. **中文化学名**　5－甲基－N－[4－(三氟甲基)苯基]－4－异噁唑甲酰胺
2. **英文化学名**　5－methylisoxazole－4－(4－trifluoromethylcarboxanilide)
3. **性状**　本品为白色结晶或粉末；无臭。
4. **溶解性**　本品在甲醇或冰醋酸中易溶，在乙醇中溶解，在三氯甲烷中略溶，在水中几乎不溶。
5. **对照品编号与批号**　100571－200601

参考文献

[1] 黄惠琴,吴松. 抗类风湿性关节炎新药来氟米特的合成. 中国药物化学杂志,2000,10:133.

爱普列特

英文名 Epristeride

分子式 $C_{25}H_{37}NO_3$

分子量 399.57

CAS 号 119169－78－7

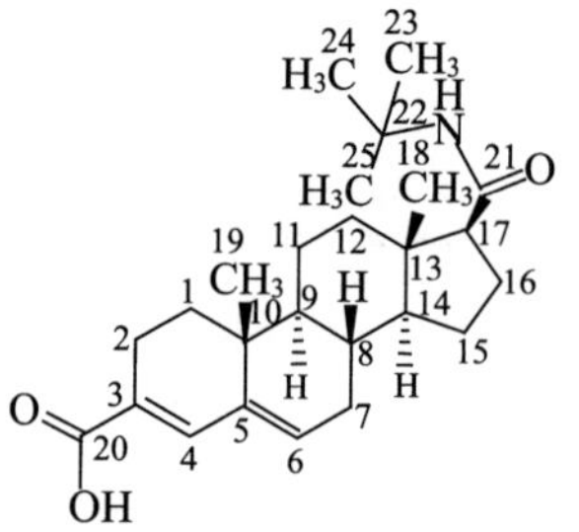

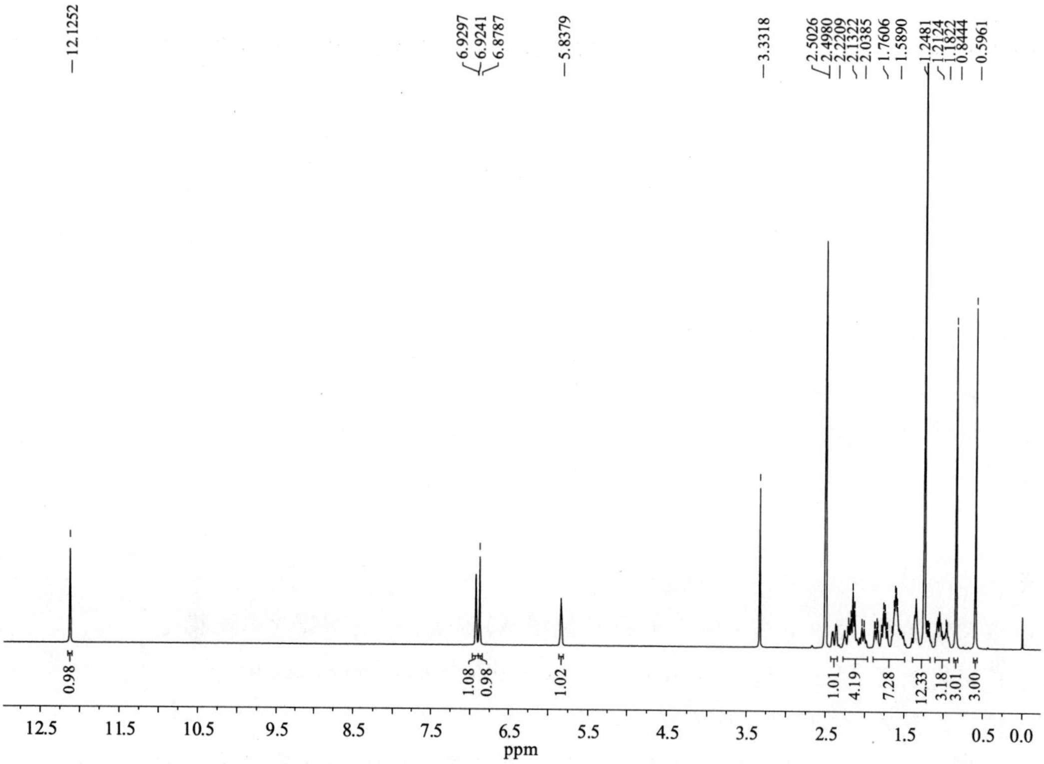

图1 爱普列特的¹H NMR谱（溶剂：CD_3SOCD_3）

¹H NMR：δ 12.13（COOH，s，1H），6.93（H－6，d，J＝2.2 Hz，1H），6.88（H－4，s，1H），5.84（NH，brs，1H），2.39（m，1H），2.28～1.97（m，4H），1.85（m，1H），1.81～1.70（m，2H），1.47～1.68（m，4H），1.31～1.42（m，2H），1.25（H－23，24，25，s，9H），1.18（m，1H），1.11～0.93（m，3H），0.84（H－19，s，3H），0.60（H－18，s，3H）

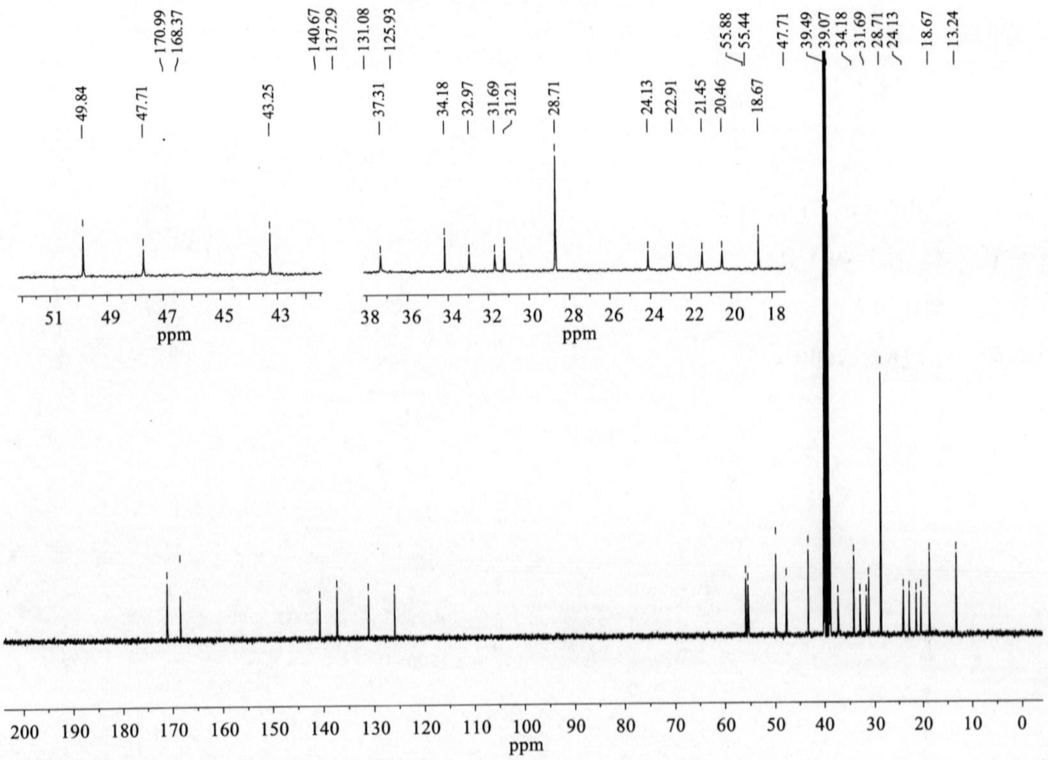

图 2　爱普列特的 ^{13}C NMR 谱（溶剂：CD_3SOCD_3）

^{13}C NMR：δ 170.99（C-21），168.37（C-20），140.67（C-5），137.29（C-4），131.08（C-3），125.93（C-6），55.88（C-14），55.44（C-22），49.84（C-17），47.71（C-13），43.25（C-9），37.31（C-12），34.18（C-10），32.97（C-1），31.69（C-8），31.21（C-7），28.71（C-23，24，25），24.13（C-15），22.91（C-2），21.45（C-16），20.46（C-11），18.67（C-19），13.24（C-18）

备注

1. **中文化学名**　17*β*-（*N*-叔丁基-氨基-甲酰基）雄甾-3,5-二烯基-3-羧酸
2. **英文化学名**　（17*β*）-17-[[（1,1-dimethylethyl）amino]carbonyl]androsta-3,5-diene-3-carboxylic acid
3. **性状**　本品为白色结晶性粉末。
4. **溶解性**　本品在二氧六环或乙醇中溶解，在乙酸乙酯中略溶，在丙酮中微溶，在水中不溶。
5. **对照品编号与批号**　100572-200401

阿德福维酯

英文名　Adefovir Dipivoxll

分子式　$C_{20}H_{32}N_5O_8P$

分子量　501.47

CAS 号　142340－99－6

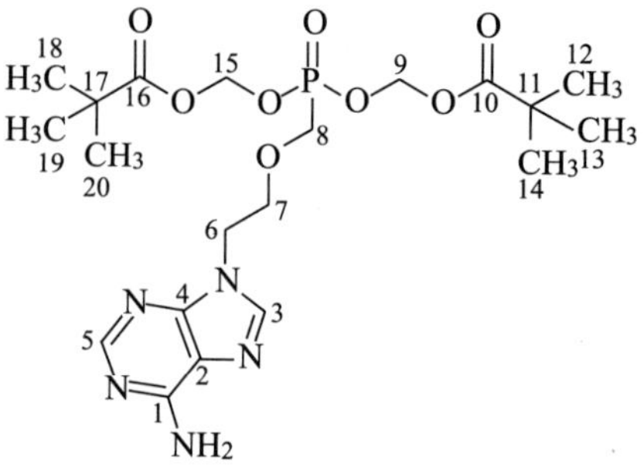

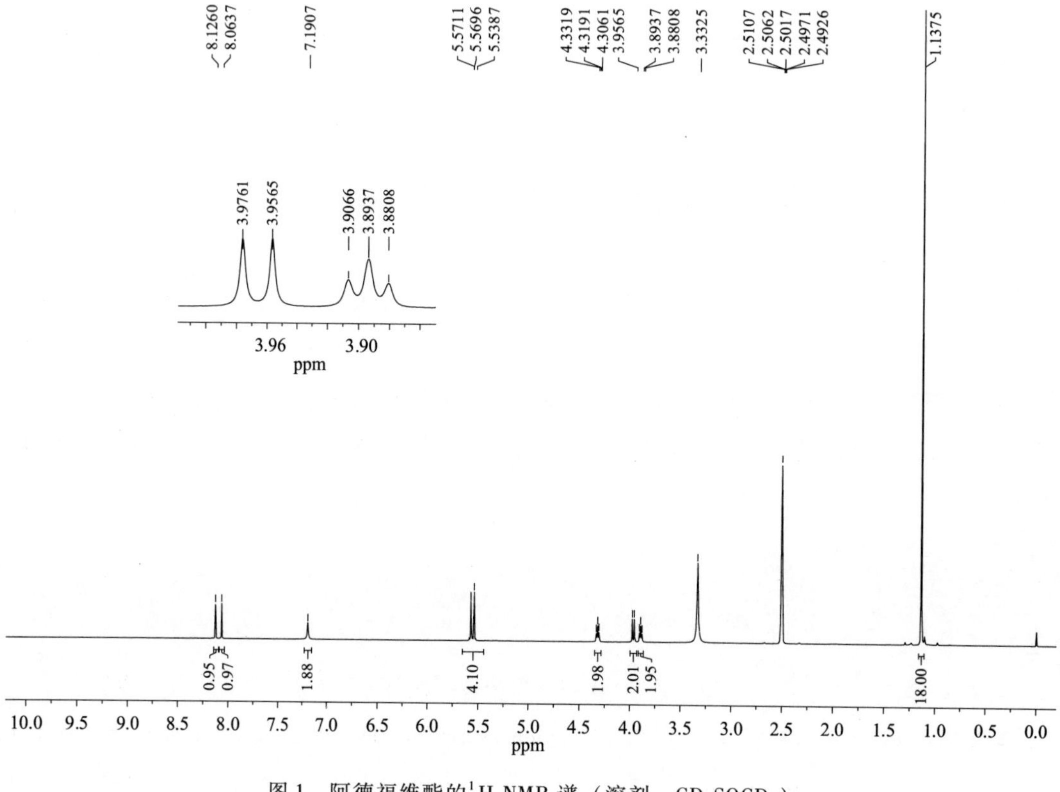

图 1　阿德福维酯的^{1}H NMR 谱（溶剂：CD_3SOCD_3）

^{1}H NMR：δ 8.13（H－3，s，1H），8.06（H－5，s，1H），7.19（NH_2，s，2H），5.65～5.44（H－9，15，m，4H），4.32（H－6，t，J＝5.2 Hz，2H），3.97（H－7，d，J＝7.8 Hz，2H），3.89（H－8，t，J＝5.2 Hz，2H），1.14（H－12，13，14，18，19，20，s，18H）

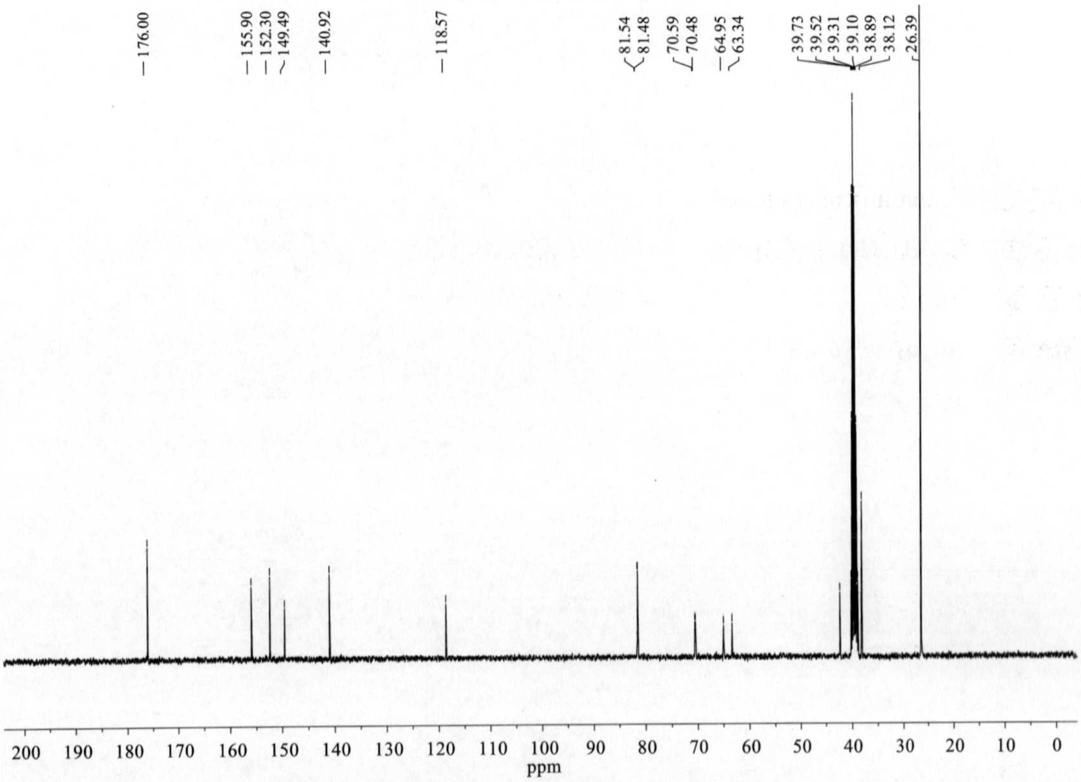

图 2　阿德福韦酯的^{13}C NMR 谱（溶剂：CD_3SOCD_3）

^{13}C NMR：δ 176.00（C－10，16），155.90（C－1），152.30（C－5），149.49（C－4），140.92（C－3），118.57（C－2），81.51（C－9，15，d，J＝6.1 Hz），70.53（C－7，d，J＝11.0 Hz），64.14（C－8，d，J＝162.3 Hz），42.31（C－6），38.12（C－11，17），26.39（C－12，13，14，18，19，20）

备注

1. **中文化学名**　9－[2－[双(新戊酰氧甲氧基)磷酰甲氧基]乙基]腺嘌呤
2. **英文化学名**　9－[2－[bis[[(pivaloyloxy)methoxy]phosphinyl]methoxy]ethyl]adenine
3. **性状**　本品为白色或类白色结晶性粉末，有特异性臭味。
4. **溶解性**　本品在甲醇中极易溶解，在二氯甲烷中易溶；在 0.1 mol/L 盐酸溶液中溶解，在水中几乎不溶。
5. **对照品编号及批号**　100576－200401

参考文献

[1] Starrett J E Jr, Tortolani D R, Russell J R, et al. Synthesis oral bioavailability determination and *in vitro* evaluation of prodrugs of the antiviral agent 9－[2－(Phosphonomethoxy)ethyl]adenine(PMEA). J Med Chem, 1994: 37, 1857(^1H NMR, ^{13}C NMR).

马来酸曲美布汀

英文名 Trimebutine Maleate

分子式 $C_{22}H_{29}NO_5 \cdot C_4H_4O_4$

分子量 503.54

CAS 号 34140－59－5

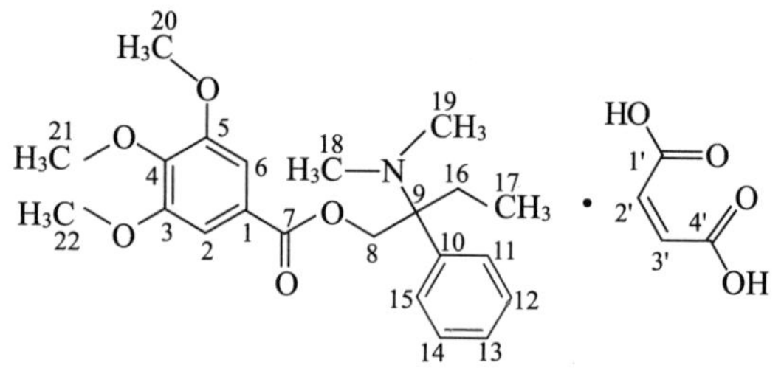

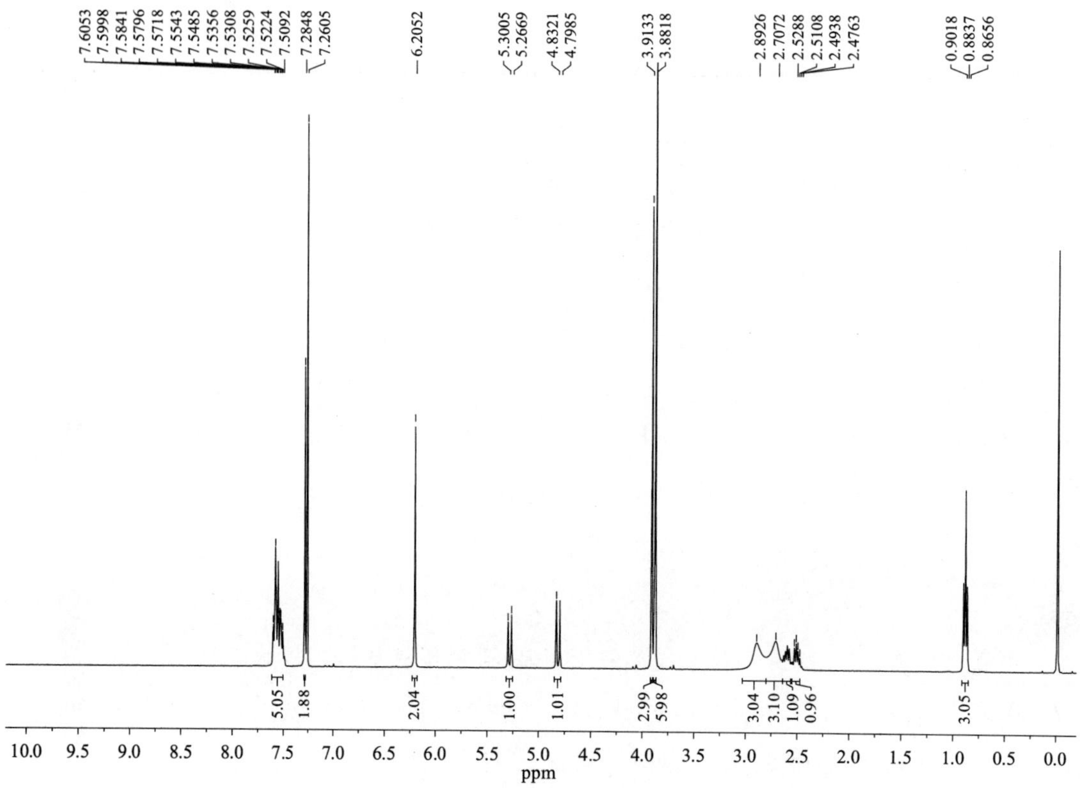

图 1 马来酸曲美布汀的[1]H NMR 谱（溶剂：$CDCl_3$）

^{1}H NMR：δ 7.62～7.50（H－11，12，13，14，15，m，5H），7.28（H－2，6，s，2H），6.21（H－2′，3′，s，2H），5.28（H－8a，d，J＝13.5 Hz，1H），4.82（H－8b，d，J＝13.5 Hz，1H），3.91（H－21，s，3H），3.88（H－20，22，s，6H），2.89（H－19，s，3H），2.71（H－18，s，3H），2.60（H－16a，m，1H），2.51（H－16b，m，1H），0.88（H－17，t，J＝7.3 Hz，3H）

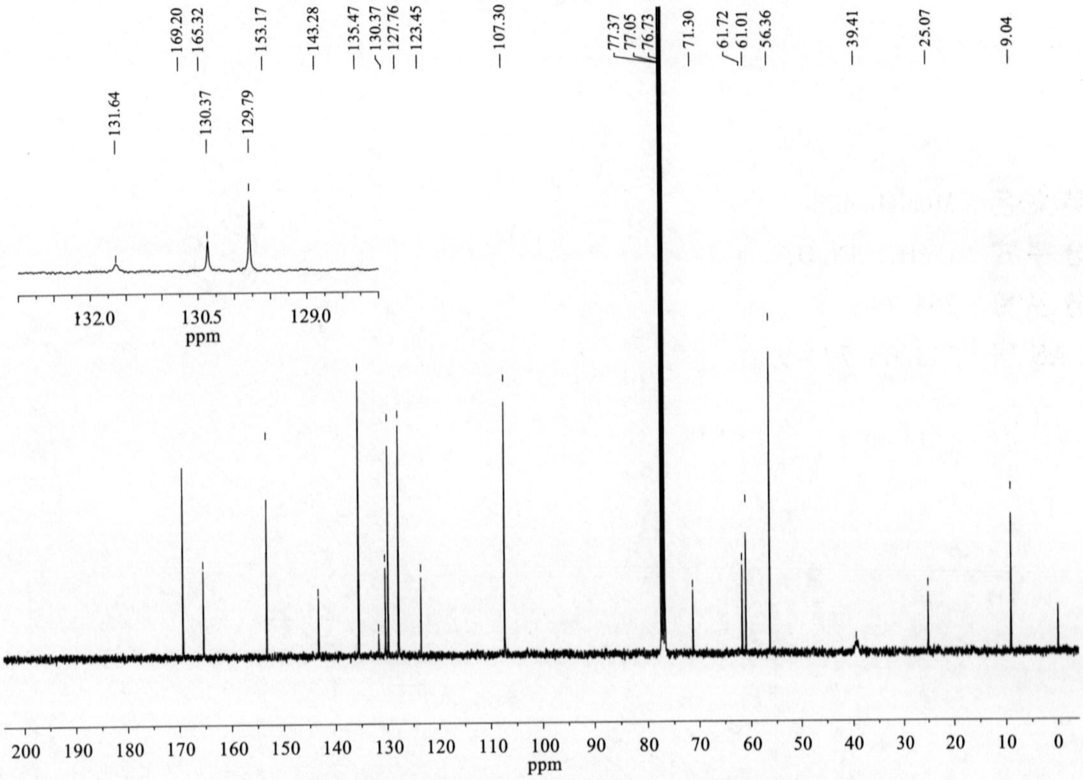

图 2　马来酸曲美布汀的 ^{13}C NMR 谱（溶剂：$CDCl_3$）

^{13}C NMR：δ 169.20（C－1′，4′），165.32（C－7），153.17（C－3，5），143.28（C－4），135.47（C－2′，3′），131.64（C－10），130.37（C－13），129.79（C－11，15），127.76（C－12，14），123.45（C－1），107.30（C－2，6），71.30（C－9），61.72（C－8），61.01（C－21），56.36（C－20，22），39.41（C－18，19），25.07（C－16），9.04（C－17）

备注

1. **中文化学名**　3,4,5－三甲氧基苯甲酸－(2－二甲氧基－2－苯基)丁酯马来酸盐
2. **英文化学名**　2－(dimethylamino)－2－phenylbutyl－3,4,5－trimethoxybenzoate maleate
3. **性状**　本品为白色结晶或结晶性粉末；无臭，味苦。
4. **溶解性**　本品在三氯甲烷中易溶，在甲醇中溶解，在 0.01 mol/L 盐酸溶液、水、无水乙醇中微溶。
5. **对照品编号与批号**　100580－200501

吗氯贝胺

英文名 Moclobemide

分子式 $C_{13}H_{17}ClN_2O_2$

分子量 268.74

CAS 号 71320-77-9

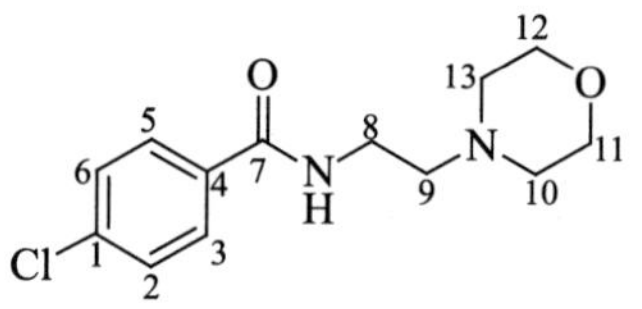

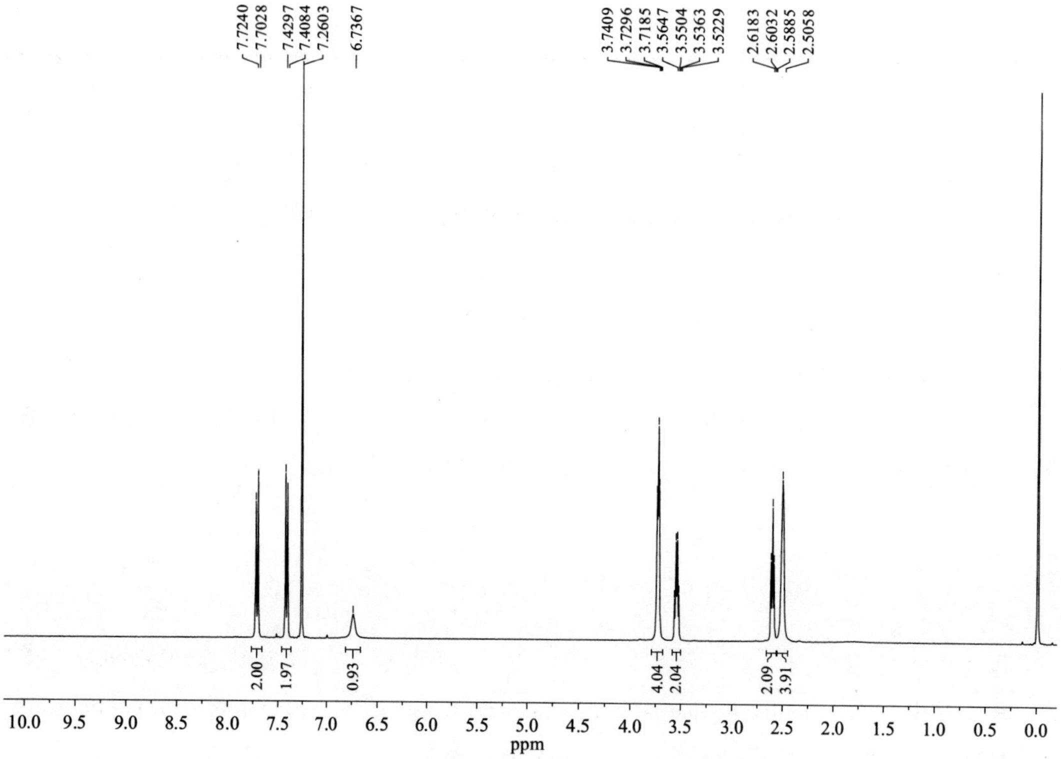

图 1 吗氯贝胺的^{1}H NMR 谱（溶剂：$CDCl_3$）

^{1}H NMR：δ 7.71（H-3，5，d，J=8.5 Hz，2H），7.42（H-2，6，d，J=8.5 Hz，2H），6.74（NH，s，1H），3.79~3.68（H-11，12，m，4H），3.58~3.51（H-8，m，2H），2.60（H-9，t，J=6.0 Hz，2H），2.55~2.47（H-10，13，m，4H）

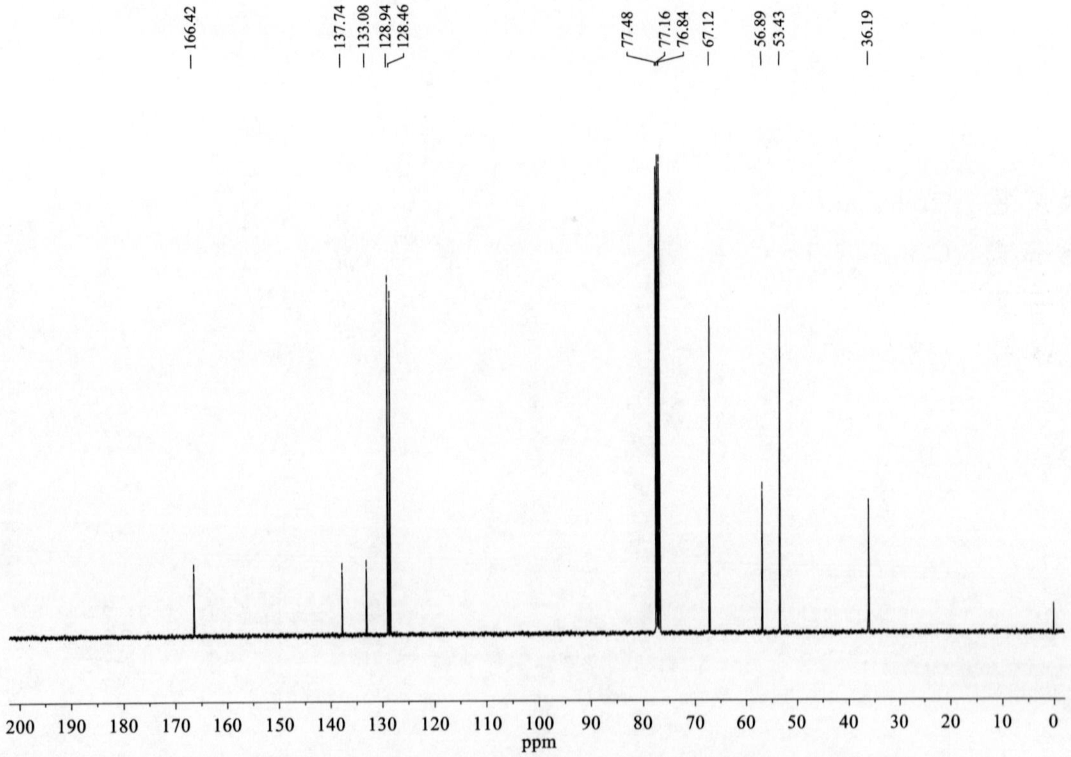

图 2　吗氯贝胺的^{13}C NMR 谱（溶剂：$CDCl_3$）

^{13}C NMR：δ 166.42（C－7），137.74（C－1），133.08（C－4），128.94（C－3，5），128.46（C－2，6），67.12（C－11，12），56.89（C－9），53.43（C－10，13），36.19（C－8）

备注

1. 中文化学名　4－氯－*N*－2－(4－吗啉基)乙基苯甲酰胺

2. 英文化学名　*p*－chloro－*N*－(2－morpholinoethyl)benzamide

3. 性状　本品为白色或类白色结晶或结晶性粉末；无臭，味微苦。

4. 溶解性　本品在甲醇、乙醇或三氯甲烷中易溶，在丙酮中溶解，在水中微溶，在冰醋酸中易溶。

5. 对照品编号与批号　100583－200401

奥沙利铂

英文名 Oxaliplatin

分子式 $C_8H_{14}N_2O_4Pt$

分子量 397.29

CAS 号 61825－94－3

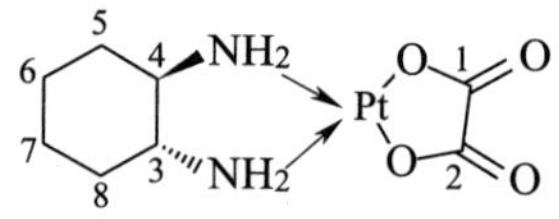

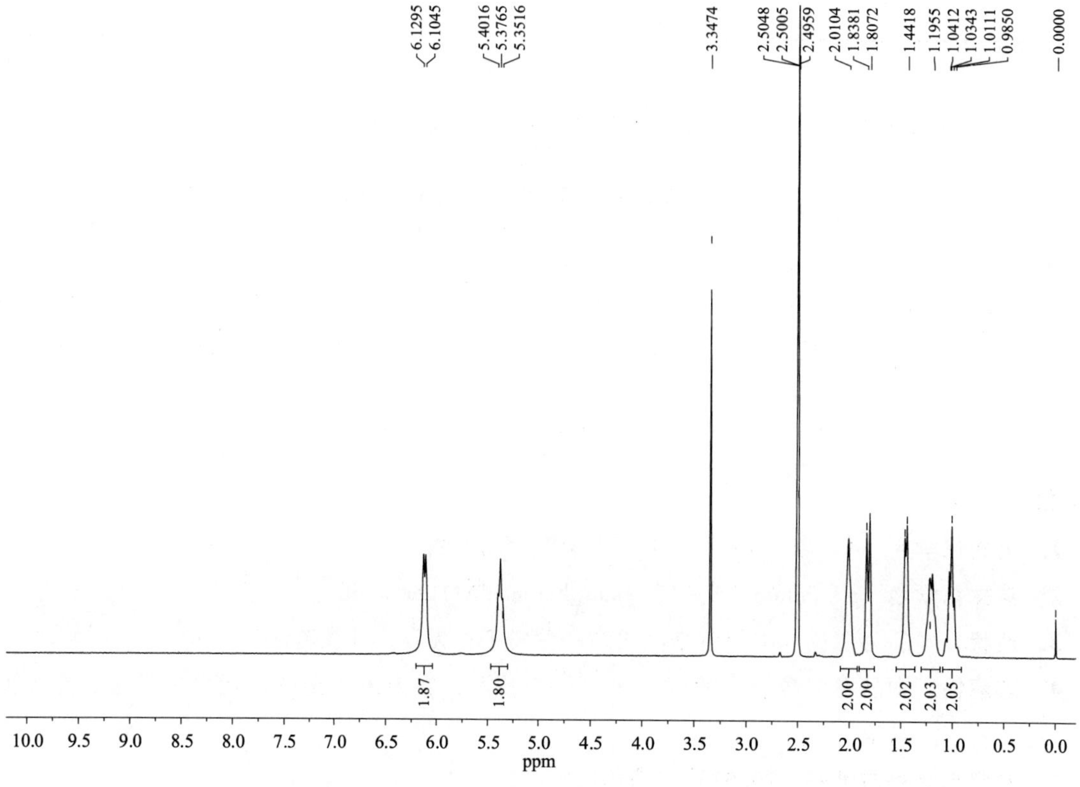

图1 奥沙利铂的[1]H NMR 谱（溶剂：CD_3SOCD_3）

^{1}H NMR：δ 6.12（NH_2, m，2H），5.38（NH_2, m，2H），2.01（H－3，4，brs，2H），1.88～1.76（H－5a，8a，m，2H），1.52～1.35（H－5b，8b，m，2H），1.29～1.12（H－6a，7a，m，2H），1.10～0.92（H－6b，7b，m，2H）

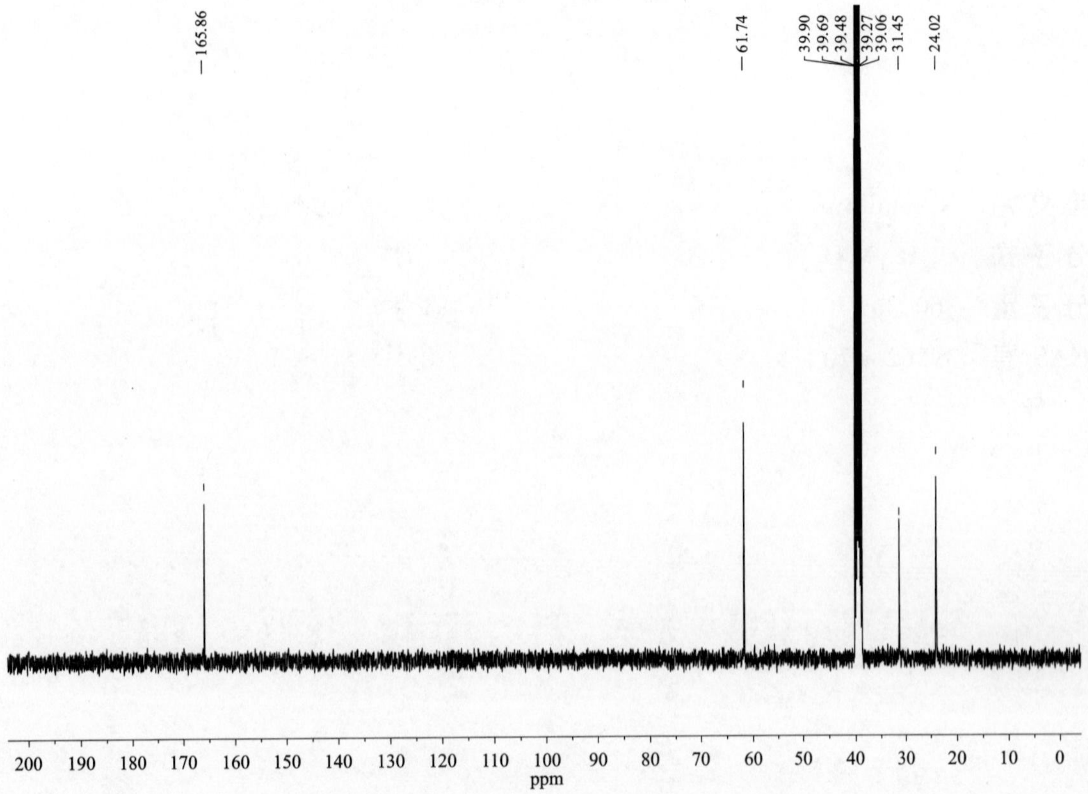

图 2　奥沙利铂的 ^{13}C NMR 谱（溶剂：CD_3SOCD_3）

^{13}C NMR：δ 165.86（C－1，2），61.74（C－3，4），31.45（C－5，8），24.02（C－6，7）

备注

1. 中文化学名　左旋反式二氯环己烷草酸铂

2. 英文化学名　[*SP*－4－2－(1*R*－*trans*)]－(1,2－cyclohexanediamine－*N*,*N*′)[ethanedioata(2)－*O*,*O*′]platinum

3. 性状　本品为白色或类白色结晶性粉末；无臭。

4. 溶解性　本品在 *N*,*N*－二甲基甲酰胺中略溶，在水或甲醇中微溶，在三氯甲烷或乙醚中几乎不溶。

5. 对照品编号与批号　100584－200902

尼群地平

英文名 Nitrendipine

分子式 $C_{18}H_{20}N_2O_6$

分子量 360.36

CAS 号 39562－70－4

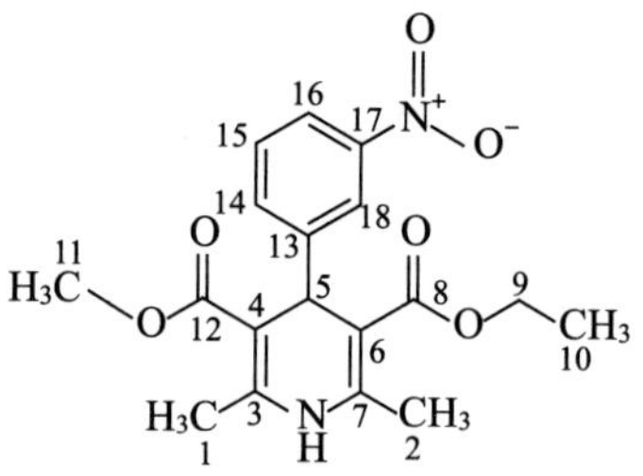

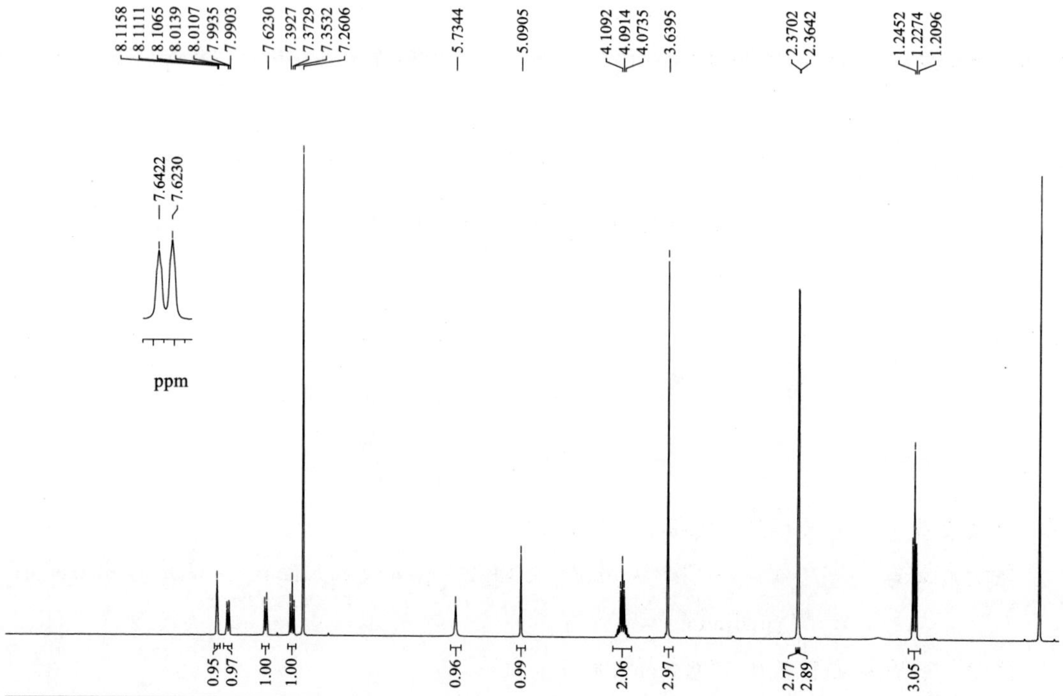

图 1 尼群地平的^{1}H NMR 谱（溶剂：$CDCl_3$）

^{1}H NMR：δ 8.11（H－18，t，J＝1.9 Hz，1H），8.00（H－16，dd，J＝8.2，1.3 Hz，1H），7.63（H－14，d，J＝7.7 Hz，1H），7.37（H－15，t，J＝7.9 Hz，1H），5.73（NH，s，1H），5.09（H－5，s，1H），4.09（H－9，t，J＝9.0 Hz，2H），3.64（H－11，s，3H），2.37（H－1，s，3H），2.36（H－2，s，3H），1.23（H－10，t，J＝7.1 Hz，3H）

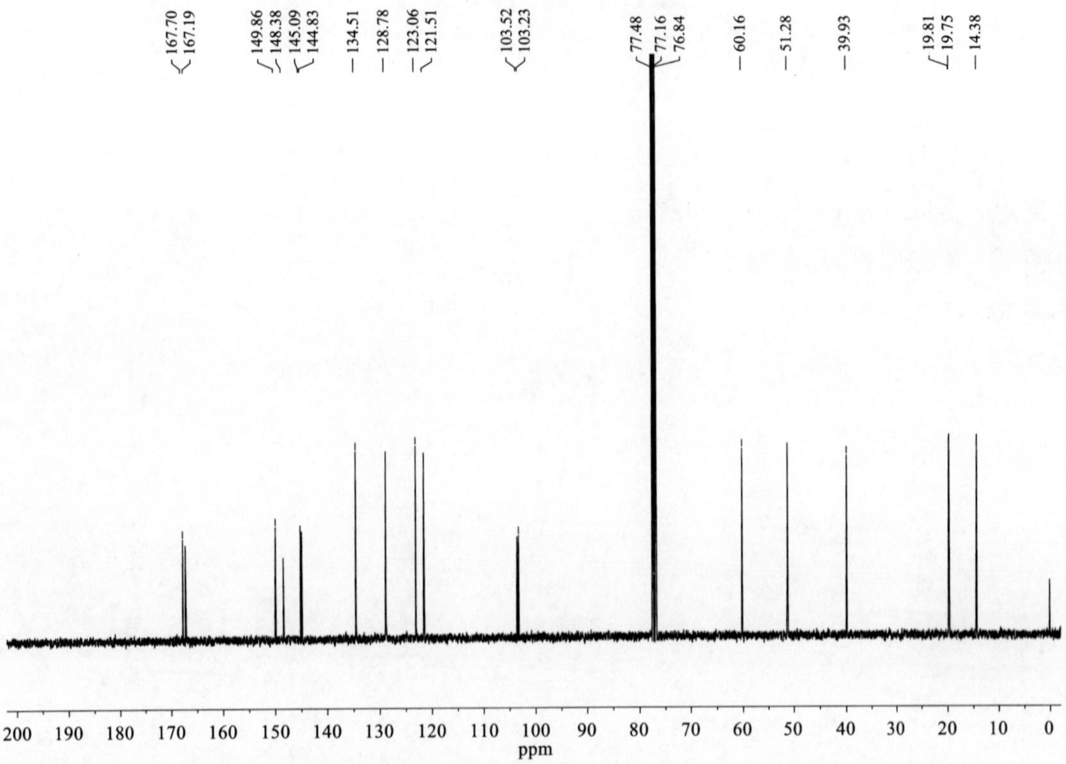

图 2　尼群地平的 ^{13}C NMR 谱（溶剂：$CDCl_3$）

^{13}C NMR：δ 167.70（C－12），167.19（C－8），149.86（C－13），148.38（C－17），145.09（C－7），144.83（C－3），134.51（C－14），128.78（C－15），123.06（C－18），121.51（C－16），103.52（C－4），103.23（C－6），60.16（C－9），51.28（C－11），39.93（C－5），19.81（C－2），19.75（C－1），14.38（C－10）

备注

1. 中文化学名　2,6－二甲基－4－(3－硝基苯基)－1,4－二氢－3,5－吡啶二甲酸甲乙酯

2. 英文化学名　1,4－dihydro－2,6－dimethyl－4－(3－nitrophenyl)－3,5－pyridine dicarboxylic acid ethyl methyl ester

3. 性状　本品为黄色结晶或结晶性粉末；无臭，无味；遇光易变质。

4. 溶解性　本品在丙酮或三氯甲烷中易溶，在甲醇或乙醇中略溶，在水中几乎不溶。

5. 对照品编号与批号　100585－201104

参 考 文 献

[1] Zhuo K, Wang X, Zhao Y, et al. Synthesis and antihypertensive activity evaluation in spontaneously hypertensive rats of nitrendipine analogues. Med Chem Res, 2011, 20: 1325(^{1}H NMR).

[2] Chang C, Cao S, Kang S, et al. Antagonism of 4－substituted 1,4－dihydropyridine－3,5－dicarboxylates toward voltage－dependent L－type Ca^{2+} channels CaV1.3 and CaV1.2. Bioorg Med Chem, 2010, 18: 3147.

盐酸尼卡地平

英文名　Nicardipine Hydrochloride

分子式　$C_{26}H_{29}N_3O_6 \cdot HCl$

分子量　515.99

CAS 号　54527-84-3

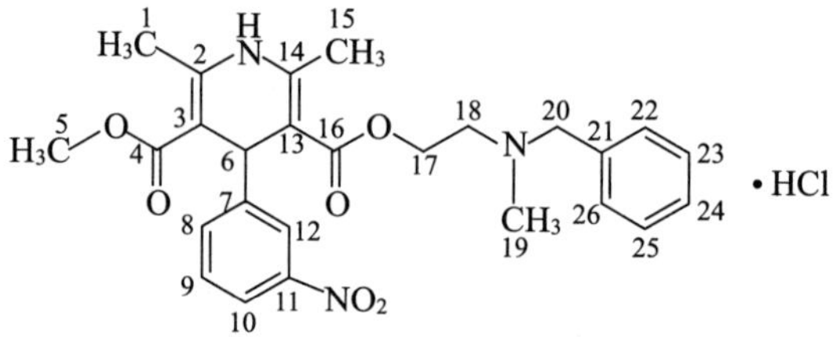

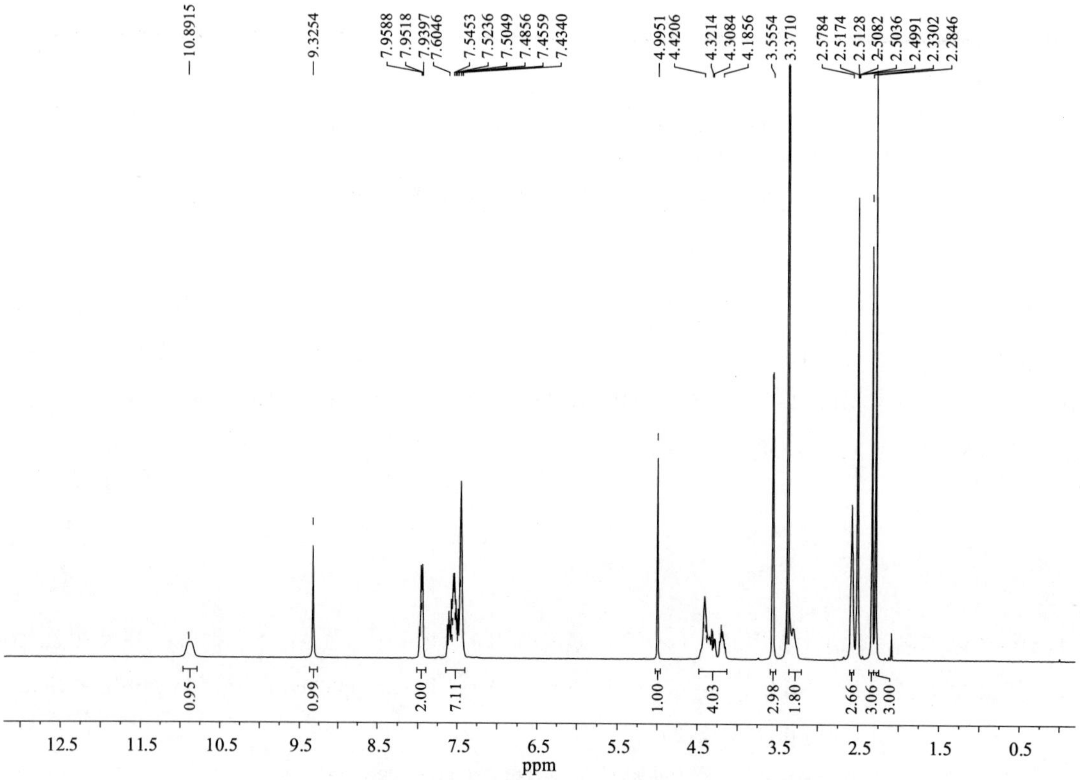

图 1　盐酸尼卡地平的 ^1H NMR 谱（溶剂：CD_3SOCD_3）

^1H NMR：δ 10.89（NH，brs，1H），9.33（HCl，s，1H），8.01～7.90（H-10，12，m，2H），7.64～7.40（H-8，9，22，23，24，25，26，m，7H），5.00（H-6，s，1H），4.47～4.14（H-17，18，m，4H），3.56（H-5，s，3H），3.36～3.20（H-20，m，2H），2.62～2.54（H-19，m，3H），2.33（H-15，s，3H），2.28（H-1，s，3H）

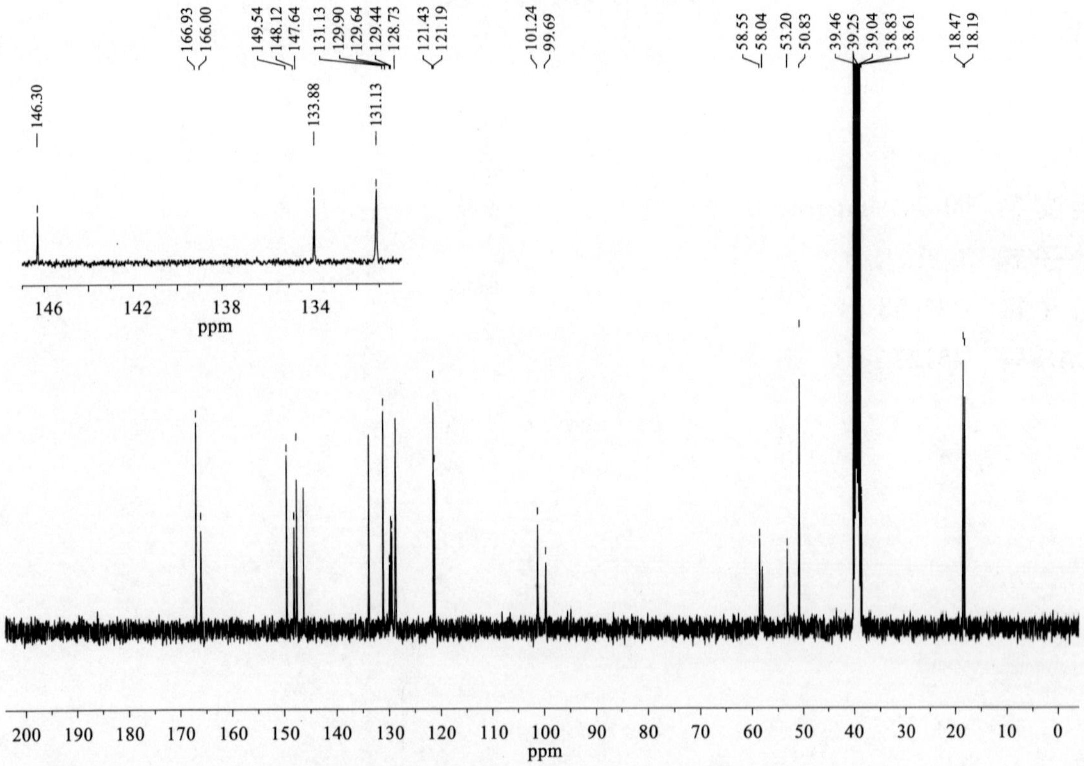

图 2　盐酸尼卡地平的^{13}C NMR 谱（溶剂：CD_3SOCD_3）

^{13}C NMR：δ 166.93（C－4），166.00（C－16），149.54（C－14），148.12（C－7），147.64（C－11），146.30（C－2），133.88（C－8），131.13（C－22，26），129.90（C－21），129.64（C－9），129.44（C－24），128.73（C－23，25），121.43（C－12），121.19（C－10），101.24（C－13），99.69（C－3），58.55（C－17），58.04（C－20），53.20（C－18），50.83（C－5），39.04（C－6），38.61（C－19），18.47（C－15），18.19（C－1）

备注

1. 中文化学名　2,6－二甲基－4－(3′－硝基苯基)－1,4－二氢吡啶－3,5－二羧酸,3－[β－(N－苄基－N－甲基氨基)]－乙酯－5－甲酯盐酸盐

2. 英文化学名　3,5－pyridinedicarboxylic acid,1,4－dihydro－2,6－dimethyl－4－(3－nitrophenyl)－, 3－methyl－5－[2－[methyl(phenylmethyl)amino]ethyl] ester,hydrochloride

3. 性状　本品为淡黄色粉末或黄色结晶性粉末；无臭，几乎无味。

4. 溶解性　本品在甲醇中溶解，在乙醇、三氯甲烷中略溶，在水或乙醚中几乎不溶；在冰醋酸中溶解。

5. 对照品编号与批号　100586－201102

参 考 文 献

[1] http://sdbs. db. aist. go. jp/sdbs/cgi－bin/cre_index. cgi? lang＝eng(SDBS)(^{1}H NMR,^{13}C NMR).

美司钠杂质 D

英文名 Mesna Impurity D

分子式 $C_4H_{10}O_6S_4$

分子量 282.38

CAS 号 45127-11-5

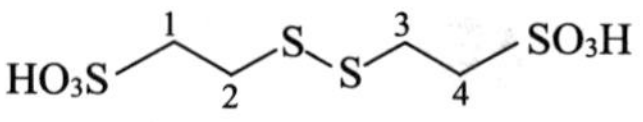

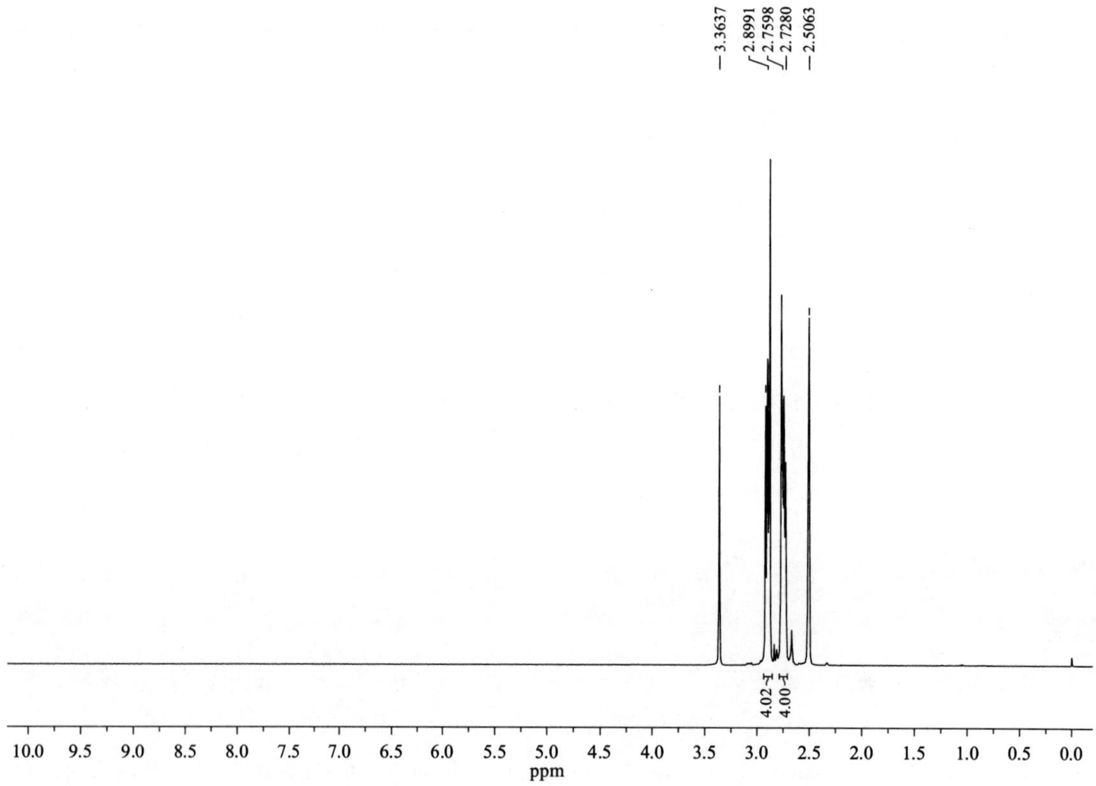

图 1 美司钠杂质 D 的 ^{1}H NMR 谱（溶剂：CD_3SOCD_3）

^{1}H NMR：δ 2.94～2.86（H-1，4，m，4H），2.79～2.71（H-2，3，m，4H）

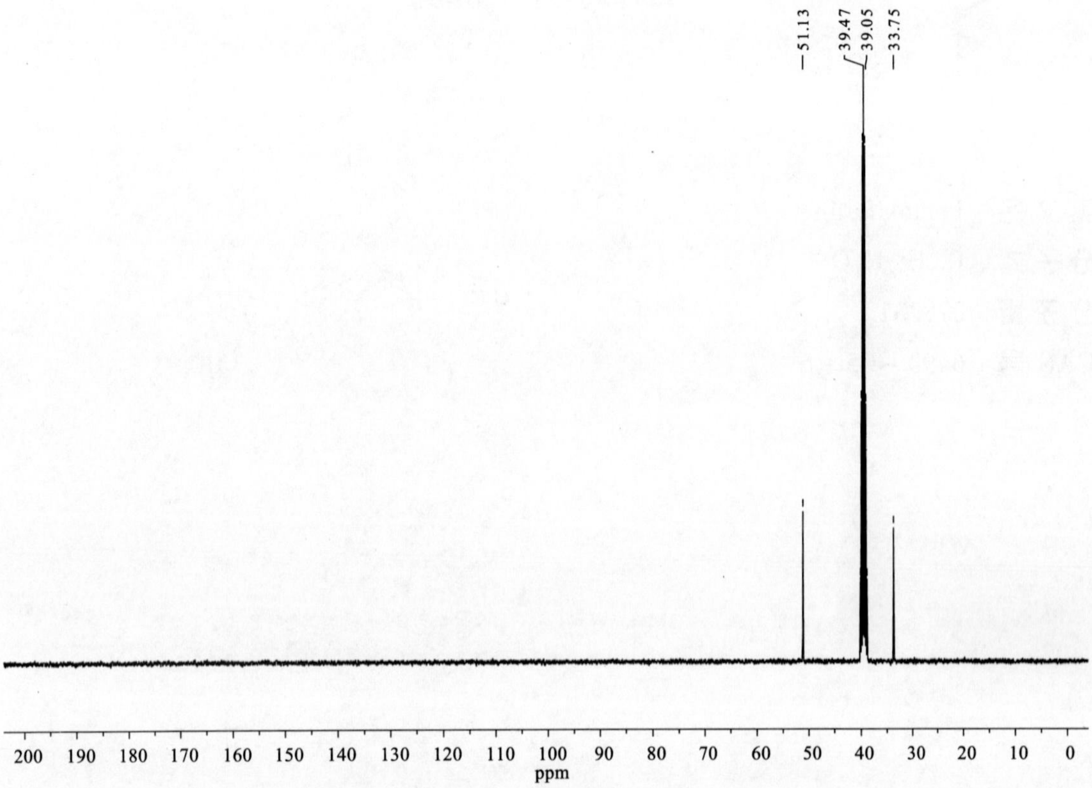

图 2　美司钠杂质 D 的 ^{13}C NMR 谱（溶剂：CD_3SOCD_3）

^{13}C NMR：δ 51.13（C－1，4），33.75（C－2，3）

备注

1. 中文化学名　2,2′－双巯基乙基磺酸

2. 英文化学名　2,2′－(disulphanediyl)bis(ethanesulphonic acid)

3. 性状　本品为白色或类白色粉末或结晶性粉末。

4. 对照品编号与批号　100587－200901

己酮可可碱

英文名 Pentoxifylline

分子式 $C_{13}H_{18}N_4O_3$

分子量 278.31

CAS 号 6493-05-6

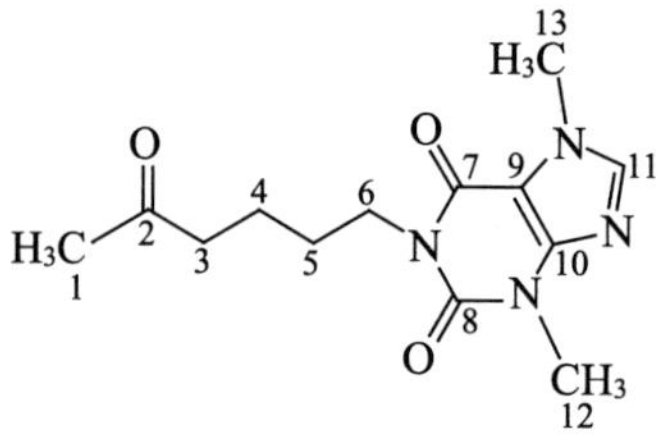

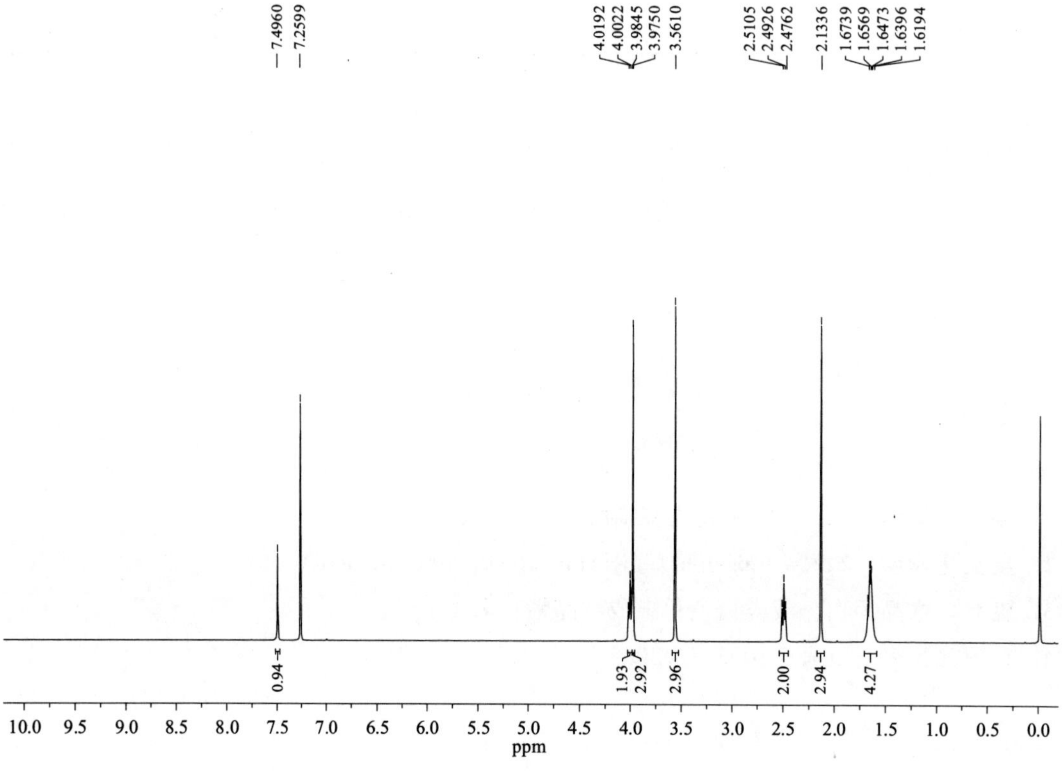

图 1 己酮可可碱的 ^1H NMR 谱（溶剂：$CDCl_3$）

^1H NMR：δ 7.50（H-11，s，1H），4.00（H-6，t，J=6.9 Hz，2H），3.98（H-13，s，3H），3.56（H-12，s，3H），2.49（H-3，t，J=6.9 Hz，2H），2.13（H-1，s，3H），1.71～1.57（H-4，5，m，4H）

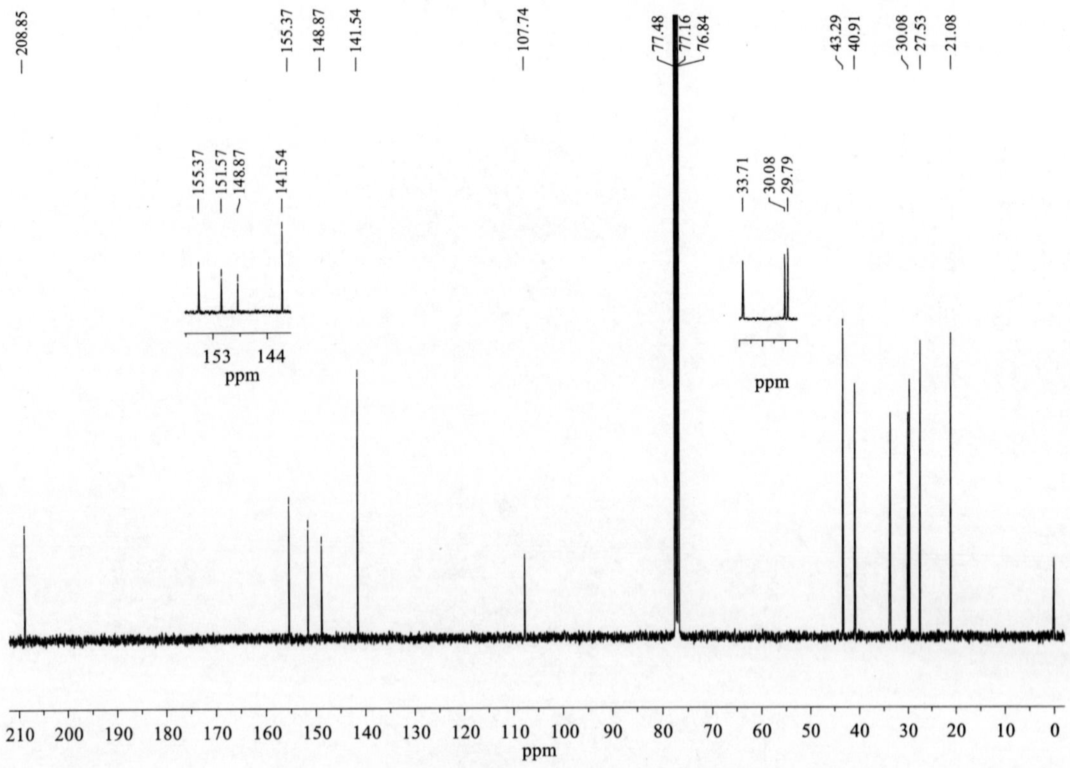

图 2　己酮可可碱的^{13}C NMR 谱（溶剂：$CDCl_3$）

^{13}C NMR：δ 208.85（C－2），155.37（C－7），151.57（C－10），148.87（C－8），141.54（C－11），107.74（C－9），43.29（C－6），40.91（C－3），33.71（C－13），30.08（C－1），29.79（C－12），27.53（C－5），21.08（C－4）

备注

1. **中文化学名**　3,7－二氢－3,7－二甲基－1－(5－氧代己基)－1*H*－嘌呤－2,6－二酮
2. **英文化学名**　3,7－dihydro－3,7－dimethyl－1－(5－oxohexyl)－1*H*－purine－2,6－dione
3. **性状**　本品为白色粉末或颗粒；有微臭，味苦。
4. **溶解性**　本品在三氯甲烷中易溶，在水或乙醇中溶解，在乙醚中微溶。
5. **对照品编号与批号**　100591－200501

参考文献

[1] Han Z, Bonnet S, Westhuizen J. Photochemistry synthesis, part 1: syntheses of xanthine derivatives by photolysis of 1－(50－oxohexyl)－3,7－dimethyl－3,7－dihydro－1H－purine－2,6－dione(pentoxifylline): an ambident chromophore. Tetrahedron, 2008, 64: 2619(^{1}H NMR).

[2] Mone M, Chandrasekhar K. Degradation studies of pentoxifylline: isolation and characterization of a novel gem－dihydroperoxide derivative as major oxidative degradation product. J Pharm Biomed Asal, 2010, 53: 335.

异 丁 司 特

英文名 Ibudilast

分子式 $C_{14}H_{18}N_2O$

分子量 230.30

CAS 号 50847 - 11 - 5

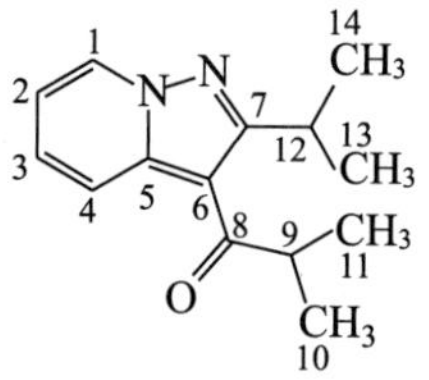

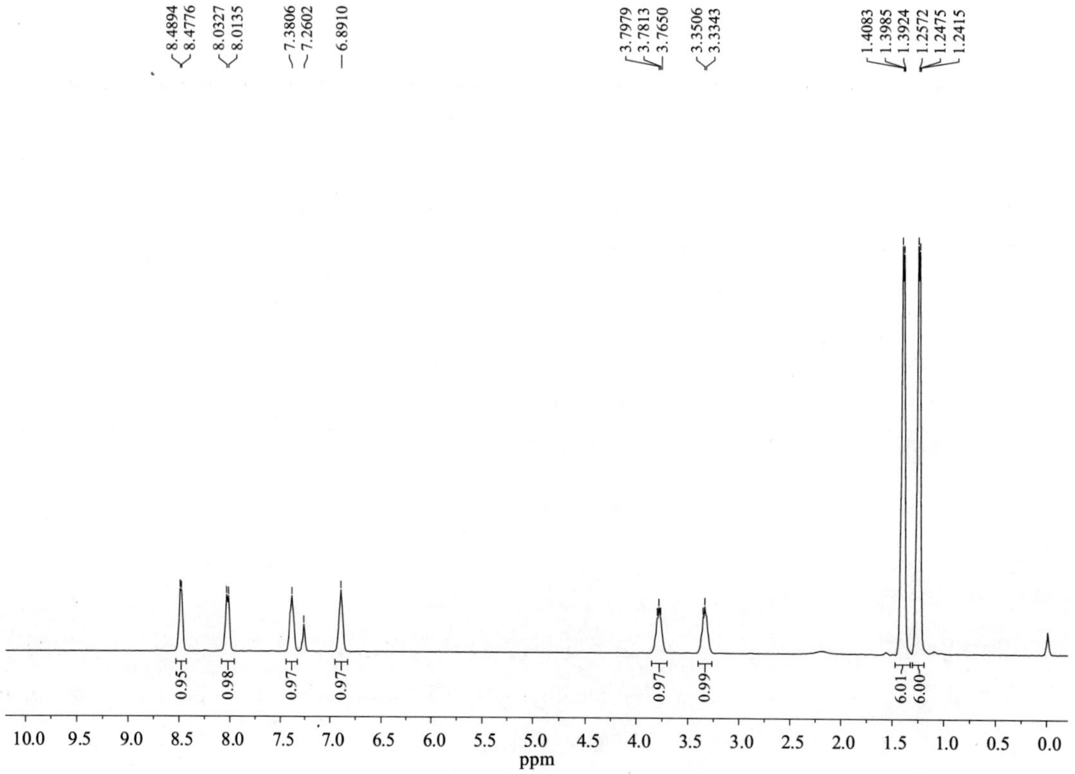

图 1 异丁司特的 ^{1}H NMR 谱（溶剂：$CDCl_3$）

^{1}H NMR：δ 8.48（H-1，d，J = 4.7 Hz，1H），8.02（H-4，d，J = 7.7 Hz，1H），7.38（H-3，m，1H），6.89（H-2，m，1H），3.78（H-12，m，1H），3.34（H-9，m，1H），1.47～1.33（H-13，14，m，6H），1.30～1.19（H-10，11，m，6H）

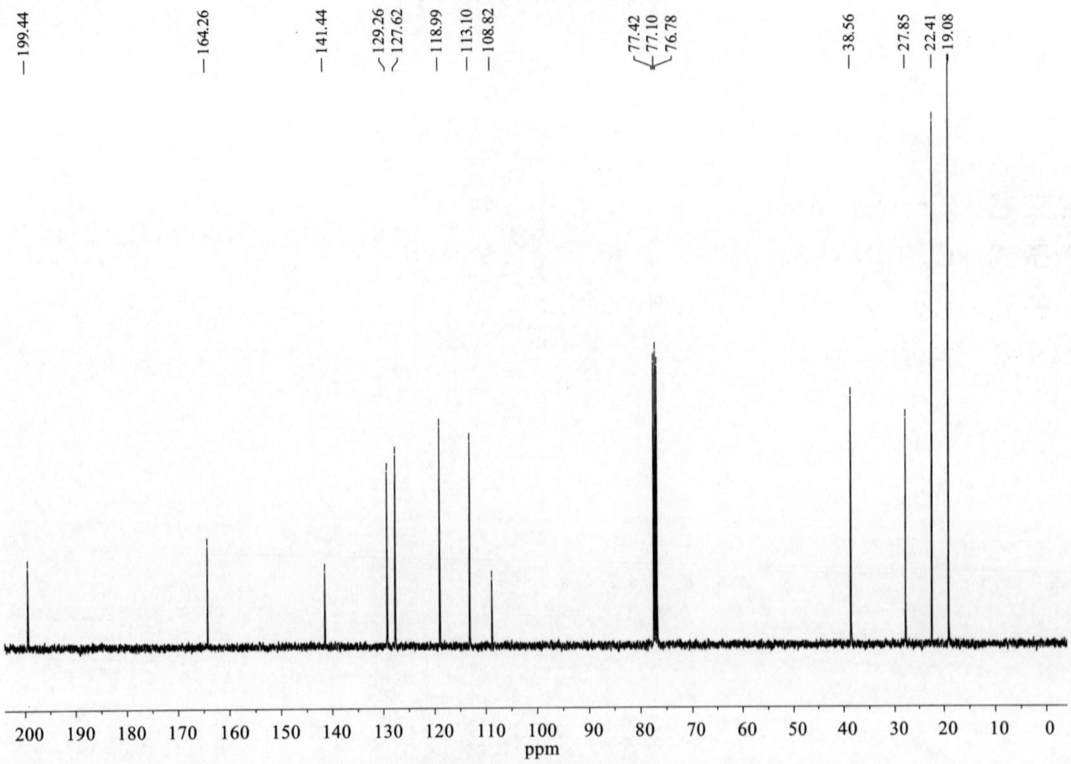

图 2 异丁司特的^{13}C NMR 谱（溶剂：$CDCl_3$）

^{13}C NMR：δ 199.44（C－8），164.26（C－7），141.44（C－5），129.26（C－3），127.62（C－1），118.99（C－2），113.10（C－4），108.82（C－6），38.56（C－9），27.85（C－12），22.41（C－13，14），19.08（C－10，11）

备注

1. **中文化学名** 2－甲基－1－[2－(1－甲基乙基)吡唑啉[1,5－*a*]吡啶－3－基]－1－丙酮
2. **英文化学名** 2－methyl－1－[2－(1－methylethyl)pyrazolo[1,5－*a*]pyridin－3－yl]－1－propanone
3. **性状** 本品为白色结晶或结晶性粉末，无臭、无味。
4. **溶解性** 本品在甲醇、乙醇或乙醚中易溶，在水中几乎不溶。
5. **对照品编号与批号** 100593－200401

醋氨己酸锌

英文名 Zinc Acexamate

分子式 $C_{16}H_{28}N_2O_6Zn$

分子量 409.79

CAS号 70020-71-2

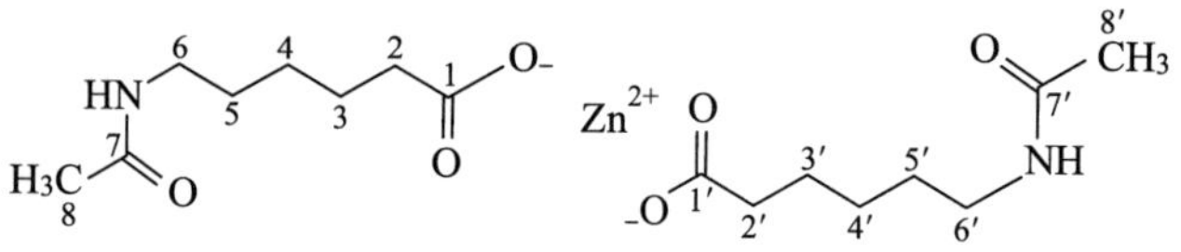

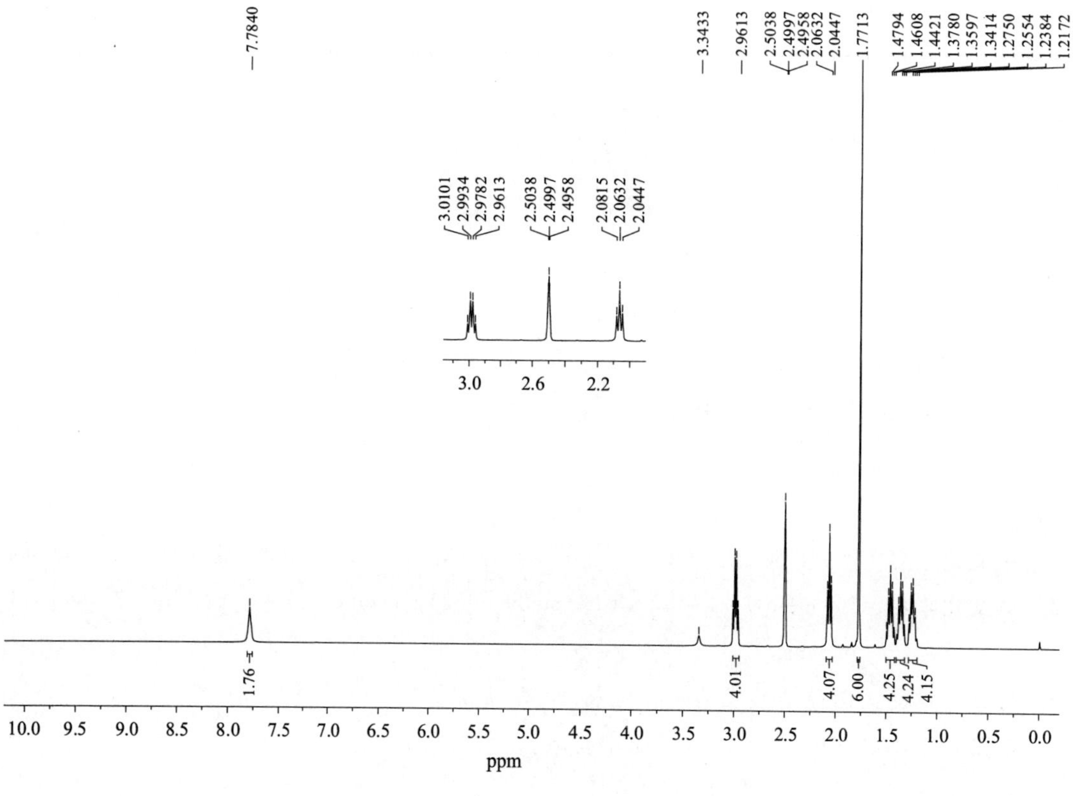

图1 醋氨己酸锌的^{1}H NMR谱（溶剂：CD_3SOCD_3）

^{1}H NMR：δ 7.78（NH，s，2H），2.99（H-6，6′，dd，J=12.8，6.7 Hz，4H），2.06（H-2，2′，t，J=7.4 Hz，4H），1.77（H-8，8′，s，6H），1.51～1.41（H-5，5′，m，4H），1.40～1.31（H-3，3′，m，4H），1.29～1.19（H-4，4′，m，4H）

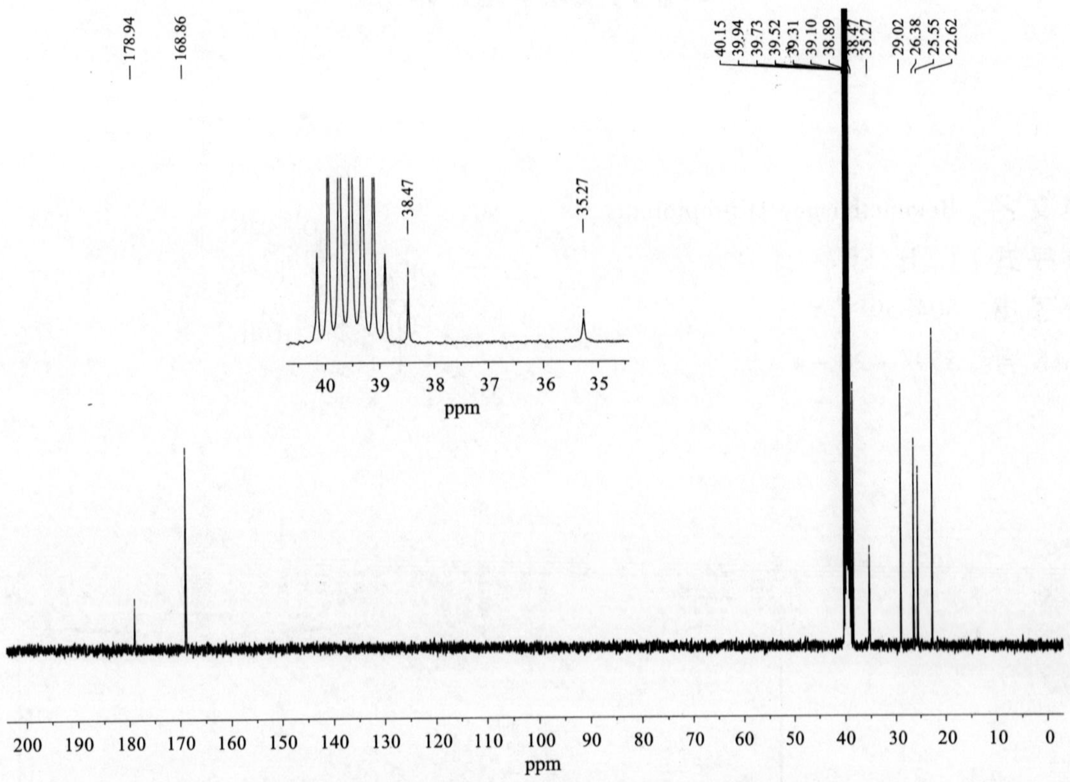

图 2　醋氨己酸锌的^{13}C NMR 谱（溶剂：CD_3SOCD_3）

^{13}C NMR：δ 178.94（C－1，1′），168.86（C－7，7′），38.47（C－6，6′），35.27（C－2，2′），29.02（C－4，4′），26.38（C－5，5′），25.55（C－3，3′），22.62（C－8，8′）

备注

1. 中文化学名　6－乙酰氨基己酸锌盐

2. 英文化学名　6－acetylamino－hexanoic acid zinc salt（2∶1）

3. 性状　本品为白色或类白色的结晶性粉末；无臭。

4. 溶解性　本品在沸水中易溶，在水中微溶，在乙醇或三氯甲烷中不溶。

5. 对照品编号与批号　100594－200801

二丙酸倍他米松

英文名 Betamethasone Dipropionate

分子式 $C_{28}H_{37}FO_7$

分子量 504.59

CAS 号 5593-20-4

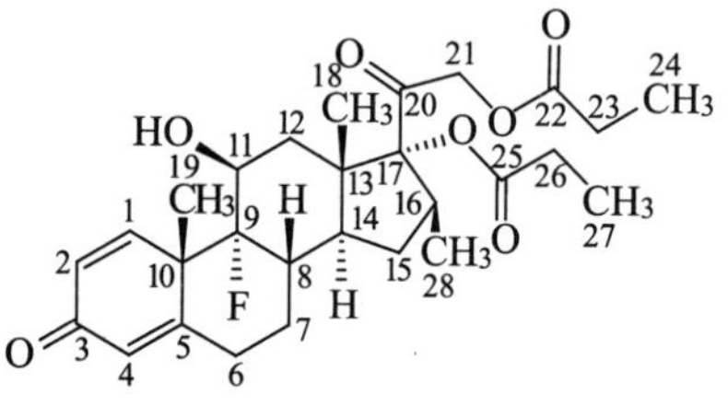

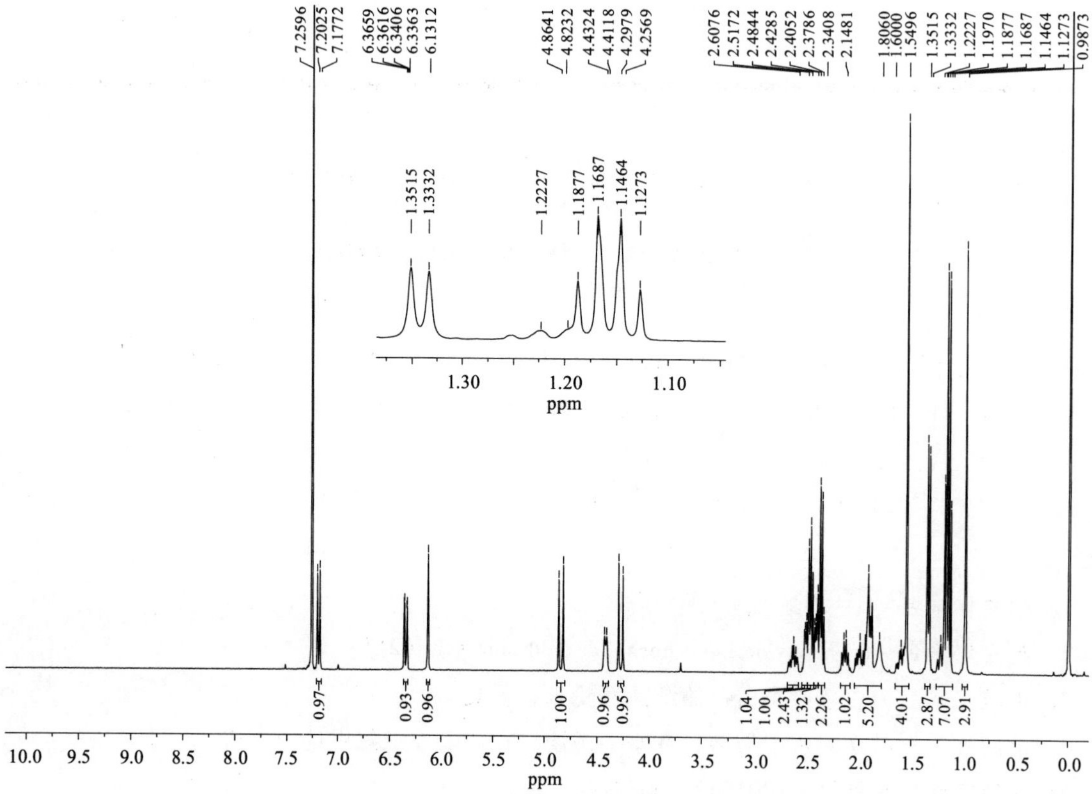

图 1　二丙酸倍他米松的^{1}H NMR 谱（溶剂：$CDCl_3$）

^{1}H NMR：δ 7.19（H-2，d，J=10.1 Hz，1H），6.35（H-1，dd，J=10.1，1.7 Hz，1H），6.13（H-4，s，1H），4.84（H-21a，d，J=16.4 Hz，1H），4.42（H-11，d，J=8.2 Hz，1H），4.28（H-21b，d，J=16.4 Hz，1H），2.63（m，1H），2.52（m，1H），2.52～2.44（H-23，m，2H），2.41（m，1H），2.39～2.33（H-26，m，2H），2.14（m，1H），1.99（m，1H），1.95～1.87（m，3H），1.81（brs，1H）1.60（m，1H），1.55（H-19，s，3H），1.34（H-28，d，J=7.3 Hz，3H），1.24（m，1H），1.16（H-24，27，q，J=7.6 Hz，6H），0.99（H-18，s，3H）

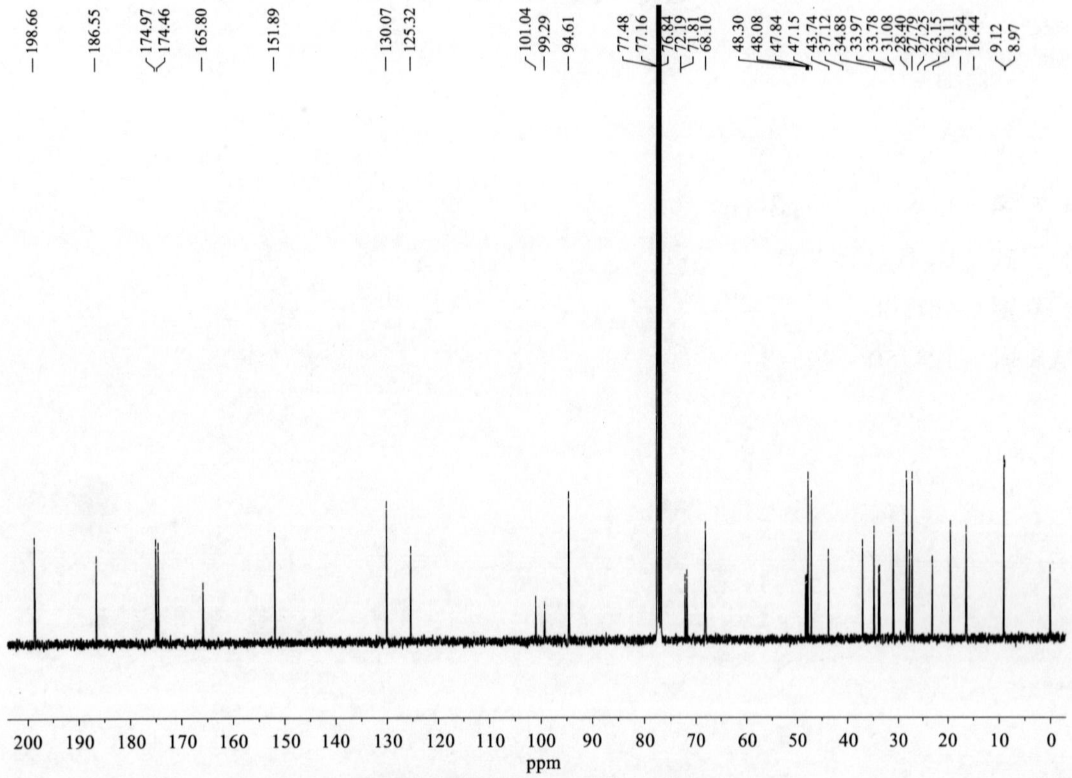

图 2　二丙酸倍他米松的 ^{13}C NMR 谱（溶剂：$CDCl_3$）

^{13}C NMR：δ 198.66（C－20），186.55（C－3），174.97（C－22），174.46（C－25），165.80（C－5），151.89（C－1），130.07（C－2），125.32（C－4），100.17（C－9，d，*J* = 175.9 Hz），94.61（C－17），72.00（C－11，d，*J* = 38.0 Hz,），68.10（C－21），48.19（C－10，d，*J* = 22.7 Hz），47.84（C－13），47.15（C－16），43.74（C－14），37.12（C－15），34.88（C－12），33.87（C－8，d，*J* = 19.5 Hz），31.08（C－6），28.40（C－26），27.79（C－7），27.25（C－23），23.13（C－19，d，*J* = 5.8 Hz），19.54（C－28），16.44（C－18），9.12（C－24），8.97（C－27）

备注

1. 中文化学名　16β－甲基－11β－羟基－17,21－(2－丙酸酯基)－9－氟－孕甾－1,4－二烯－3,20－二酮

2. 英文化学名　(11β, 16β)－9－fluoro－11－hydroxy－16－methyl－17, 21－bis（1－oxopropoxy）－pregna－1,4－diene－3,20－dione

3. 性状　本品为白色或类白色的结晶性粉末。

4. 对照品编号与批号　100596－200601

参 考 文 献

[1] 张宇松,金炜华,汪卫军.二丙酸倍他米松的合成研究.中国现代应用药学,2011,28:648(^{1}H NMR).

[2] http://sdbs.db.aist.go.jp/sdbs/cgi－bin/direct_frame_top.cgi(SDBS)(^{13}C NMR).

氯 沙 坦 钾

英文名 Losartan Potassium

分子式 $C_{22}H_{22}ClKN_6O$

分子量 461.00

CAS 号 124750 - 99 - 8

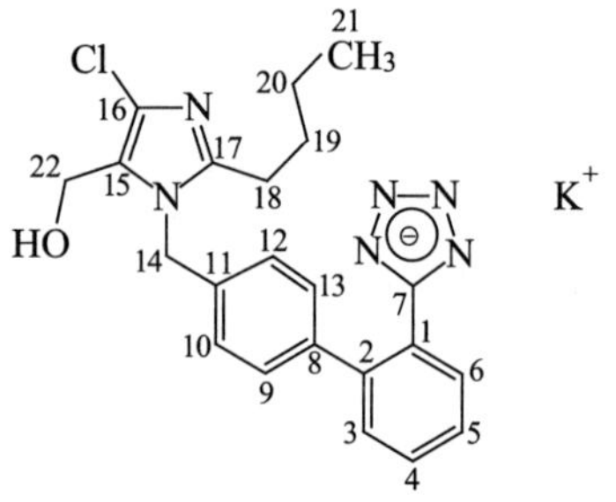

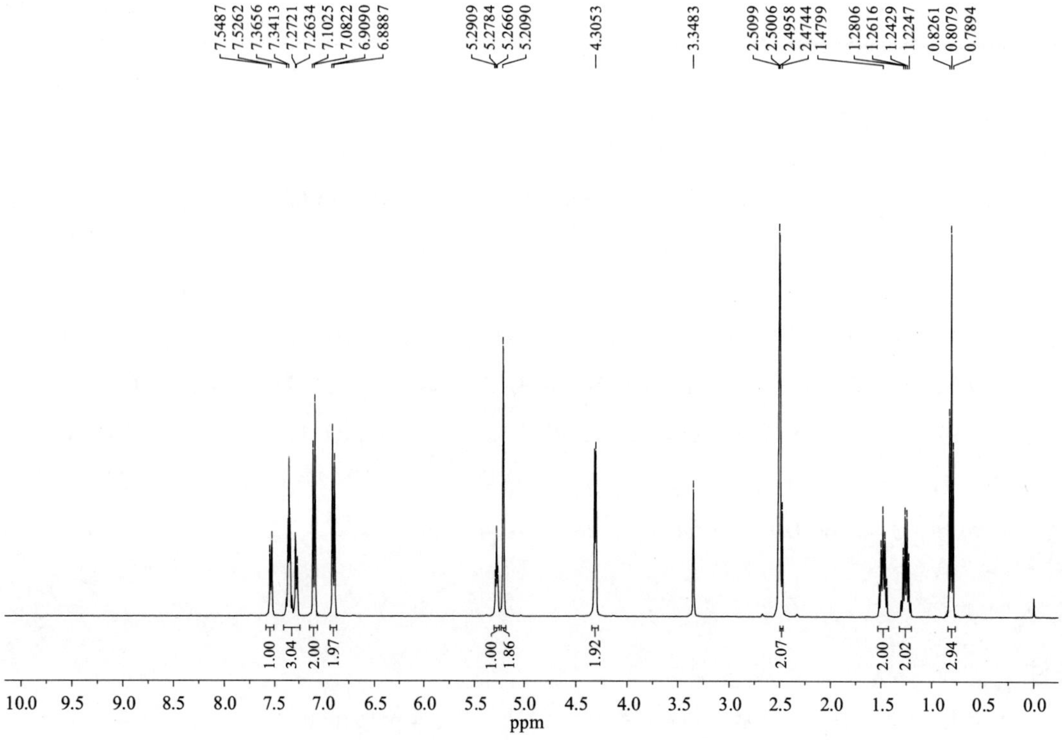

图 1 氯沙坦钾的 ^1H NMR 谱（溶剂：CD_3SOCD_3）

^1H NMR：δ 7.54（H - 6，m，1H），7.39 ~ 7.31（H - 4，5，m，2H），7.27（H - 3，m，1H），7.09（H - 9，13，d，J = 8.1 Hz，2H），6.90（H - 10，12，d，J = 8.1 Hz，2H），5.28（OH，t，J = 5.0 Hz，1H），5.21（H - 14，s，2H），4.31（H - 22，s，2H），2.49 ~ 2.45（H - 18，m，2H），1.53 ~ 1.42（H - 19，m，2H），1.32 ~ 1.20（H - 20，m，2H），0.81（H - 21，t，J = 7.3 Hz，3H）

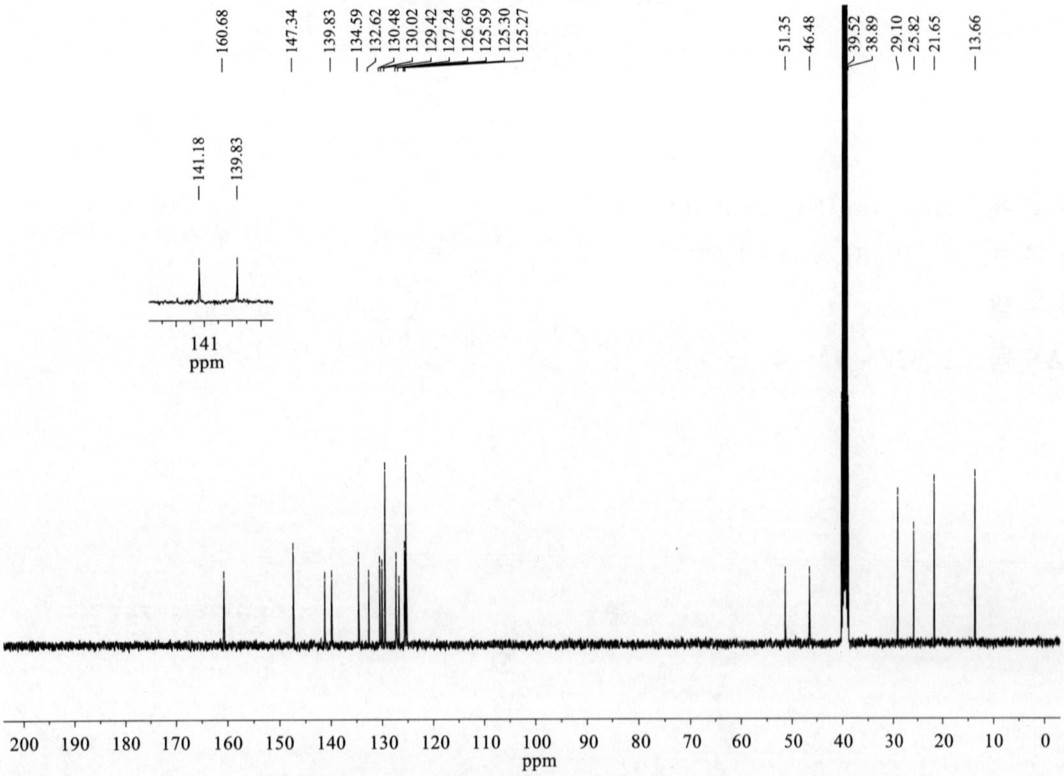

图2 氯沙坦钾的^{13}C NMR谱（溶剂：CD_3SOCD_3）

^{13}C NMR：δ 160.68（C－7），147.34（C－17），141.18（C－8），139.83（C－2），134.59（C－11），132.62（C－1），130.48（C－6），130.02（C－3），129.42（C－9，13），127.24（C－5），126.69（C－4），125.59（C－16），125.30（C－10，12），125.27（C－15），51.35（C－22），46.48（C－14），29.10（C－19），25.82（C－18），21.65（C－20），13.66（C－21）

备注

1. 中文化学名 2－丁基－4－氯－1－[[2′－(1*H*－四唑－5－基)[1,1′－联苯基]－4－基]甲基]－1*H*－咪唑－5－甲醇单钾盐

2. 英文化学名 2－butyl－4－chloro－1－[[2′－(1*H*－tetrazol－5－yl)－[1,1′－biphenyl]－4－yl]methyl]－1*H*－imidazole－5－methanol potassium salt

3. 性状 本品为白色或类白色的结晶性粉末；具引湿性。

4. 溶解性 本品在水或甲醇中易溶，在乙腈中微溶。

5. 对照品编号与批号 100597－200501

参考文献

[1] http://sdbs.db.aist.go.jp/sdbs/cgi－bin/direct_frame_top.cgi(SDBS)(^{1}H NMR,^{13}C NMR).

盐酸氨溴索

英文名 Ambroxol Hydrochloride

分子式 $C_{13}H_{18}Br_2N_2O \cdot HCl$

分子量 414.56

CAS 号 23828-92-4

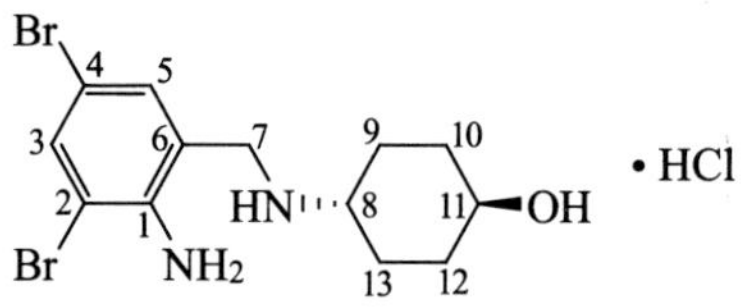

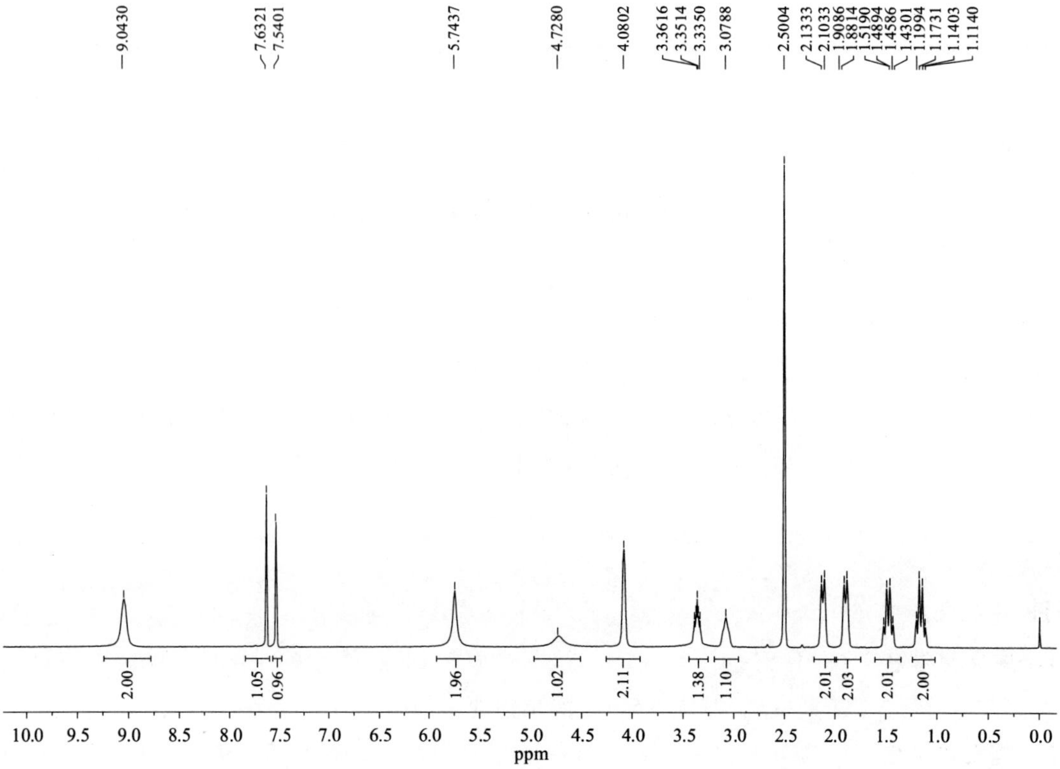

图 1 盐酸氨溴索的[1]H NMR 谱（溶剂：CD_3SOCD_3）

^{1}H NMR：δ 9.04（NH，s，2H），7.63（H-3，s，1H），7.54（H-5，s，1H），5.74（NH_2，s，2H），4.73（OH，brs，1H），4.08（H-7，s，2H），3.36（H-11，m，1H），3.08（H-8，m，1H），2.12（H-10a，12a，d，J = 12.0 Hz，2H），1.90（H-9a，13a，d，J = 10.9 Hz，2H），1.47（H-10b，12b，q，J = 11.6 Hz，2H），1.16（H-9b，13b，q，J = 10.5 Hz，2H）

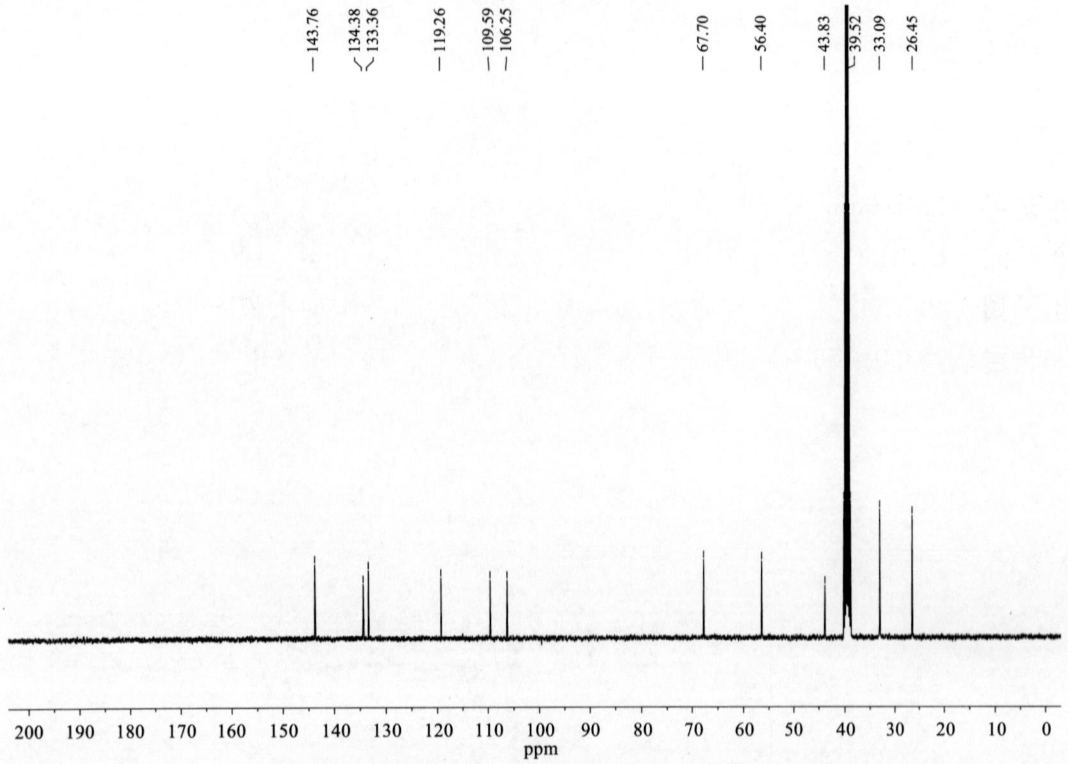

图 2　盐酸氨溴索的^{13}C NMR 谱（溶剂：CD_3SOCD_3）

^{13}C NMR：δ 143.76（C－3），134.38（C－1），133.36（C－5），119.26（C－6），109.59（C－2），106.25（C－4），67.70（C－11），56.40（C－7），43.83（C－8），33.09（C－10，12），26.45（C－9，13）

备注

1. **中文化学名**　反式－4－[（2－氨基－3,5－二溴苄基）氨基]环己醇盐酸盐
2. **英文化学名**　*trans*－4－[（2－amino－3,5－dibromobenzyl）amino]cyclohexanol hydrochloride
3. **性状**　本品为白色至微黄色结晶性粉末；几乎无臭。
4. **溶解性**　本品在甲醇中溶解，在水中略溶，在乙醇中微溶。
5. **对照品编号与批号**　100599－200502

洛伐他汀

英文名 Lovastatin

分子式 $C_{24}H_{36}O_5$

分子量 404.54

CAS 号 75330-75-5

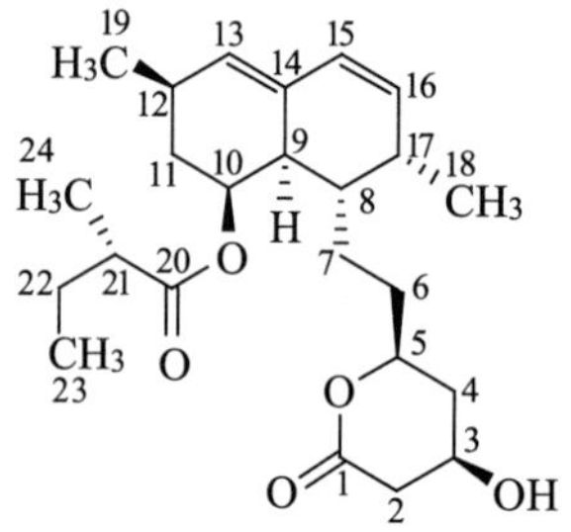

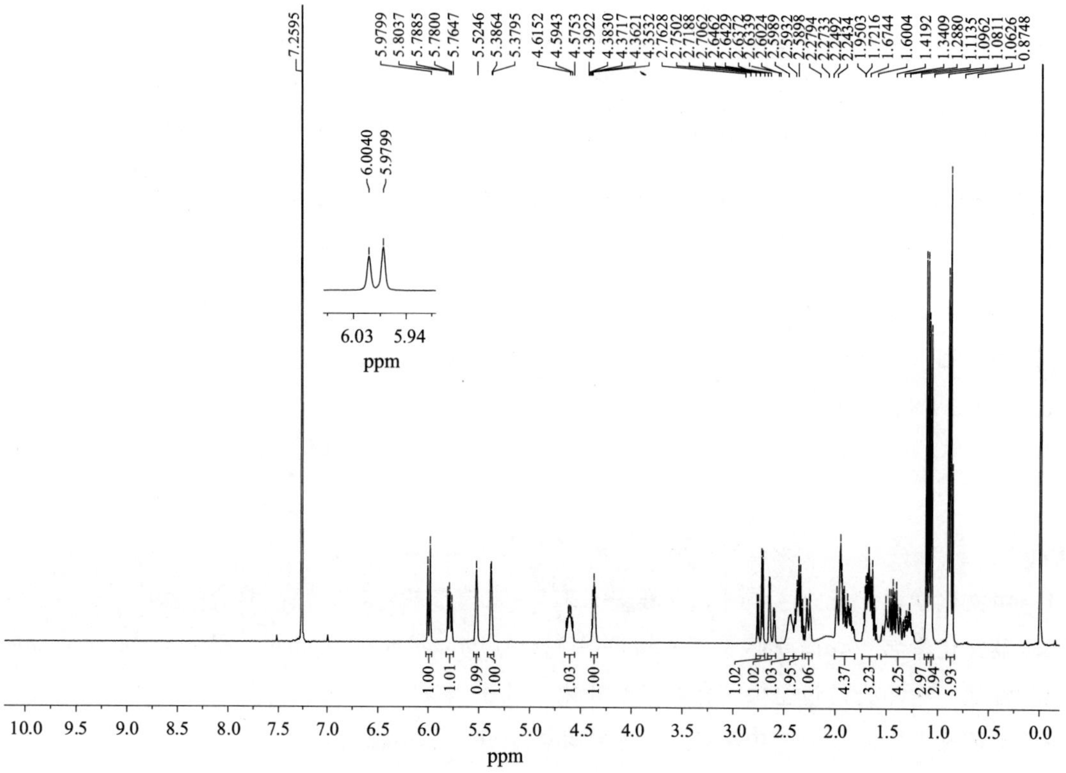

图 1 洛伐他汀的^{1}H NMR 谱（溶剂：$CDCl_3$）

^{1}H NMR：δ 5.99（H-15，d，J=9.7 Hz，1H），5.78（H-16，dd，J=9.5，6.1 Hz，1H），5.52（H-10，m，1H），5.38（H-13，d，J=2.8 Hz，1H），4.61（H-5，m，1H），4.37（H-3，m，1H），2.73（H-2a，dd，J=17.6，5.0 Hz，1H），2.62（H-2b，ddd，J=17.6，3.6，1.3 Hz，1H），2.41～2.31（m，3H），2.26（H-9，dd，J=12.0，2.4 Hz，1H），2.03～1.79（m，4H），1.77～1.58（m，3H），1.57～1.17（m，4H），1.10（H-24，d，J=6.9 Hz，3H），1.07（H-19，d，J=7.4 Hz，3H），0.88（H-18，23，m，6H）

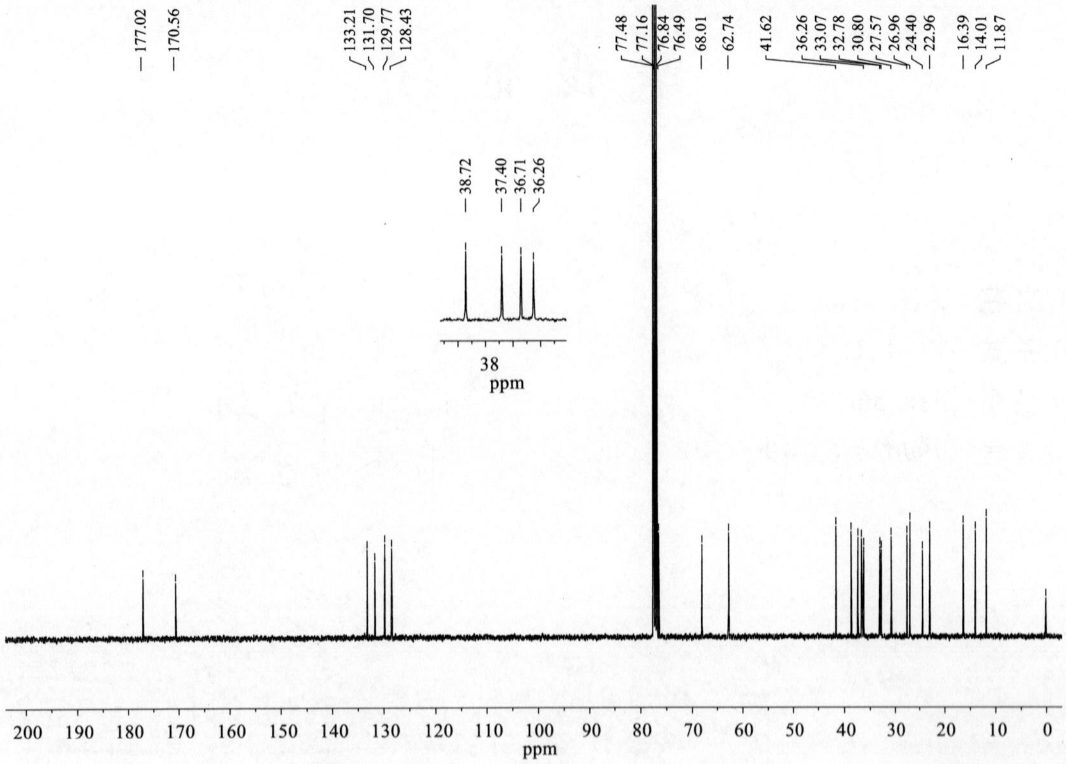

图 2　洛伐他汀的 ^{13}C NMR 谱（溶剂：$CDCl_3$）

^{13}C NMR：δ 177.02（C－20），170.56（C－1），133.21（C－16），131.70（C－14），129.77（C－13），128.43（C－15），76.49（C－5），68.01（C－10），62.74（C－3），41.62（C－21），38.72（C－2），37.40（C－9），36.71（C－8），36.26（C－4），33.07（C－6），32.78（C－11），30.80（C－17），27.57（C－12），26.96（C－22），24.40（C－7），22.96（C－19），16.39（C－24），14.01（C－18），11.87（C－23）

备注

1. 中文化学名　(1*S*,3*R*,7*S*,8*S*,8α*R*)－1,2,3,7,8,8α－六氢－3,7－二甲基－8－[2－[(2*R*,4*R*)－四氢－4－羟基－6－氧代－2*H*－吡喃－2－基]乙基]－1－萘基(*S*)－2－甲基丁酸酯

2. 英文化学名　(1*S*,3*R*,7*S*,8*S*,8α*R*)－1,2,3,7,8,8α－hexahydro－3,7－dimethyl－8－[2－[(2*R*,4*R*)－tetrahydro－4－hydroxy－6－oxo－2*H*－pyran－2－yl]ethyl]－1－naphthyl(*S*)－2－methylbutyrate

3. 性状　本品为白色或类白色结晶性粉末；无臭，味苦。

4. 溶解性　本品在三氯甲烷中易溶，在丙酮中溶解，在乙醇、乙酸乙酯或乙腈中略溶，在水中不溶。

5. 对照品编号与批号　100600－201003

参考文献

[1] Saindon P J, Cauchon N S, Sutton P A. Solid－state nuclear magnetic resonance(NMR) spectra of pharmaceutical dosage forms. Pharm Res, 1993, 10:197(^{13}C NMR).

[2] 齐放. 长柄侧耳的菌种选育_发酵工艺及化学成分的研究. 长春中医药大学硕士学位论文, 2010(^{1}H NMR, ^{13}C NMR).

辛伐他汀

英文名 Simvastatin

分子式 $C_{25}H_{38}O_5$

分子量 418.56

CAS 号 79902-63-9

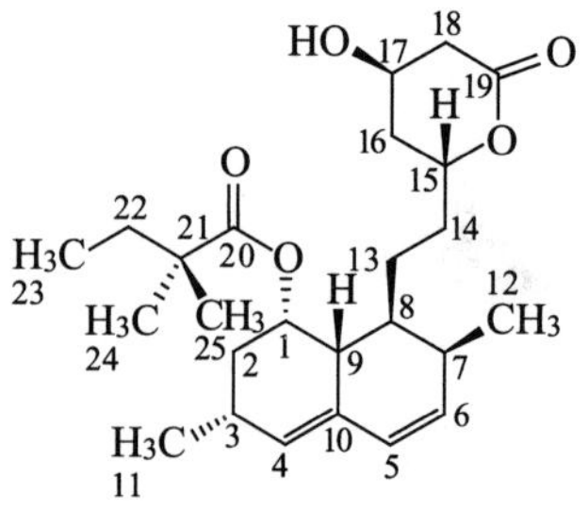

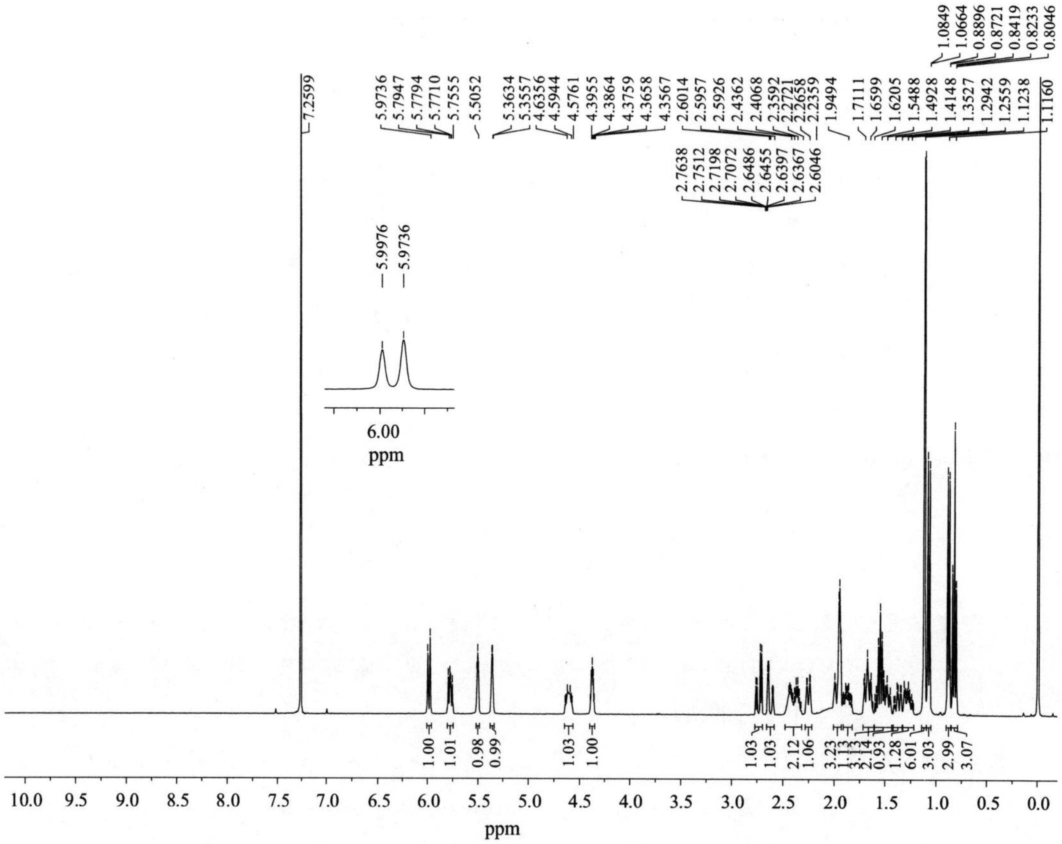

图 1 辛伐他汀的^{1}H NMR 谱（溶剂：$CDCl_3$）

^{1}H NMR：δ 5.99（H-5，d，J=9.6 Hz，1H），5.78（H-6，dd，J=9.5，6.2 Hz，1H），5.51（H-4，m，1H），5.36（H-1，m，1H），4.61（H-15，m，1H），4.38（H-17，m，1H），2.74（H-18a，dd，J=17.6，5.0 Hz，1H），2.62（H-18b，ddd，J=17.6，3.6，1.2 Hz，1H），2.43（H-3，m，1H），2.36（H-7，m，1H），2.25（H-9，dd，J=12.0，2.5 Hz，1H），2.03～1.81（H-2，14a，16a，m，4H），1.74～1.43（H-8，13a，16b，22，m，5H），1.43～1.20（H-13b，14b，m，2H），1.12（H-24，25，d，J=3.1 Hz，6H），1.08（H-11，d，J=7.4 Hz，3H），0.88（H-12，d，J=7.0 Hz，3H），0.82（H-23，t，J=7.5 Hz，3H）

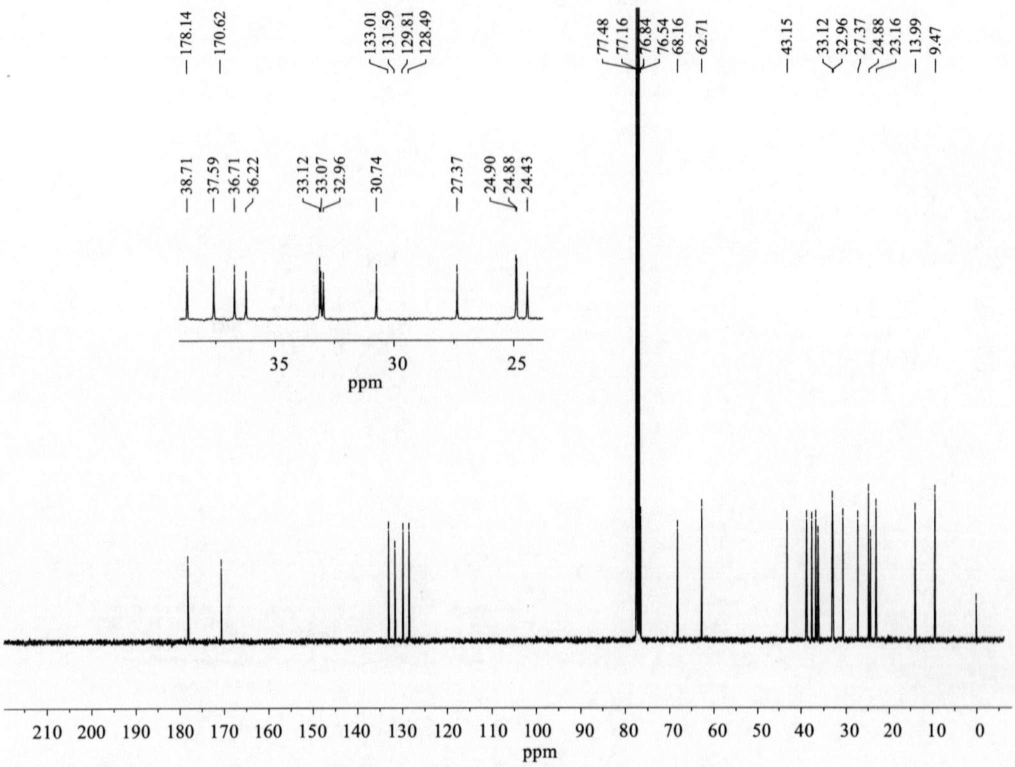

图 2　辛伐他汀的 ^{13}C NMR 谱（溶剂：$CDCl_3$）

^{13}C NMR：δ 178.14 (C-20), 170.62 (C-19), 133.01 (C-6), 131.59 (C-10), 129.81 (C-4), 128.49 (C-5), 76.54 (C-15), 68.16 (C-1), 62.71 (C-17), 43.15 (C-21), 38.71 (C-18), 37.59 (C-9), 36.71 (C-8), 36.22 (C-16), 33.12 (C-14), 33.07 (C-2), 32.96 (C-22), 30.74 (C-7), 27.37 (C-3), 24.90 (C-25), 24.88 (C-24), 24.43 (C-13), 23.16 (C-11), 13.99 (C-12), 9.47 (C-23)

备注

1. 中文化学名　(1*S*,2*S*,6*S*,8*S*,8α*R*)-1,2,6,7,8,8α-六氢-3,7-二甲基-8-[2-[(2*R*,4*R*)-四氢-4-羟基-6-氧代-2*H*-吡喃-2-基]乙基]-1-萘酚 -2,2-二甲基丁酸酯

2. 英文化学名　(1*S*,3*R*,7*S*,8*S*,8α*R*)-1,2,3,7,8,8α-hexahydro-3,7-dimethyl-8-[2-[(2*R*,4*R*)-tetrahydro-4-hydroxy-6-oxo-2*H*-pyran-2-yl]ethyl]-1-naphthalenyly-2,2-dimethyl butanoate

3. 性状　本品为白色或类白色粉末或结晶性粉末。

4. 溶解性　本品在乙腈、乙醇或甲醇中易溶，在水中不溶。

5. 对照品编号与批号　100601-201003

参 考 文 献

[1] 包如胜. 辛伐他汀的合成研究. 浙江大学硕士学位论文,2005(^{1}H NMR,^{13}C NMR).

厄 多 司 坦

英文名 Erdosteine

分子式 $C_8H_{11}NO_4S_2$

分子量 249.31

CAS 号 84611-23-4

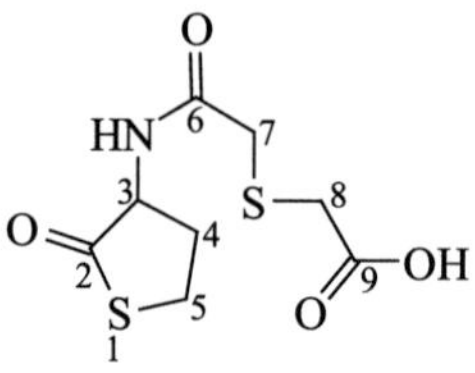

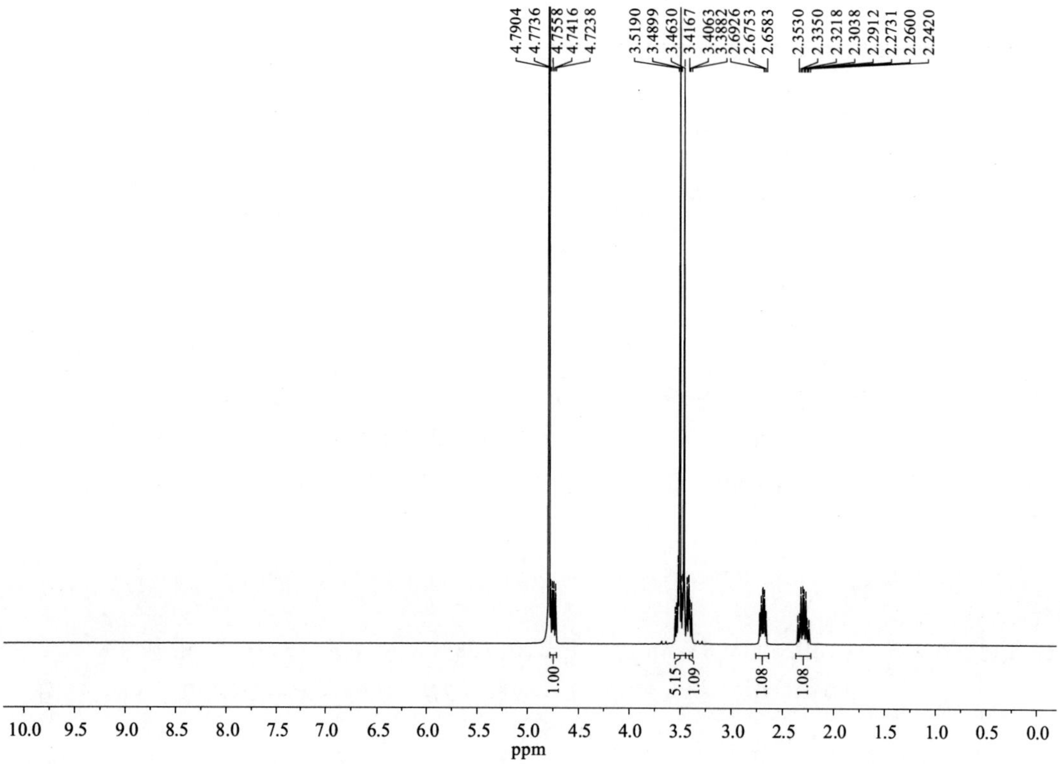

图 1 厄多司坦的[1]H NMR 谱（溶剂：D_2O）

^{1}H NMR：δ 4.75（H-3，dd，J=12.8，7.1 Hz，1H），3.53（H-5a，m，1H），3.51（H-8，s，2H），3.46（H-7，s，2H），3.41（H-5b，m，1H），2.69（H-4a，m，1H），2.30（H-4b，m，1H）

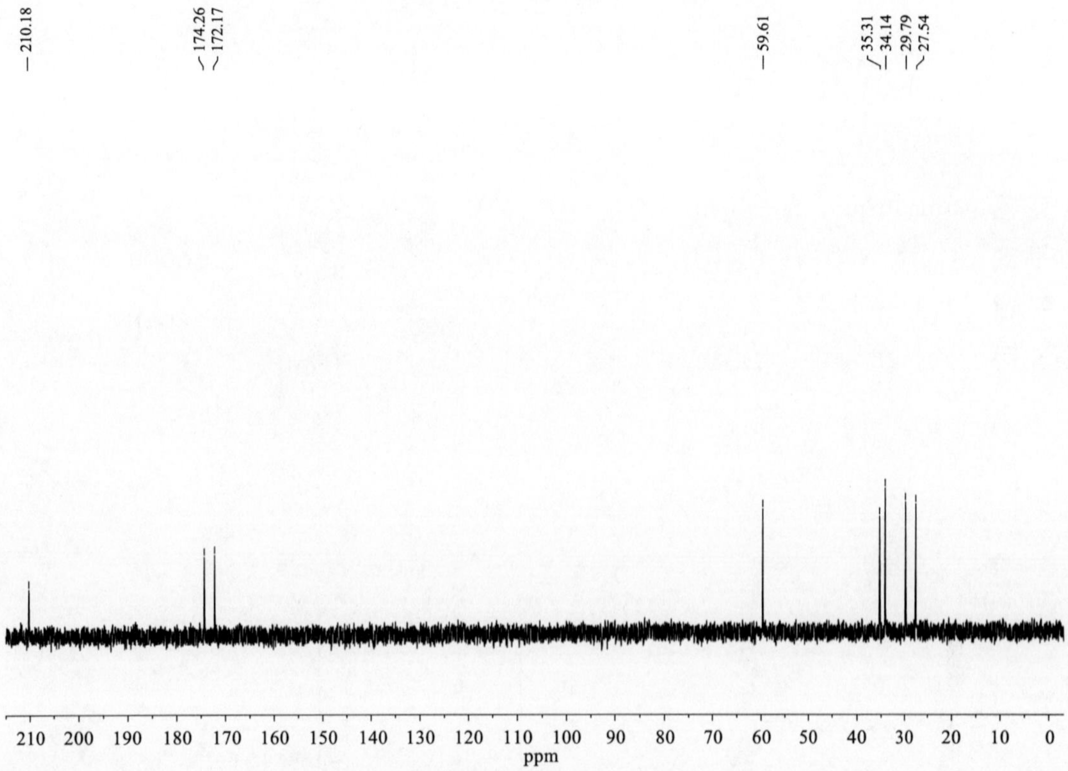

图 2　厄多司坦的^{13}C NMR 谱（溶剂：D_2O）

^{13}C NMR：δ 210.18（C－2），174.26（C－9），172.17（C－6），59.61（C－3），35.31（C－8），34.14（C－7），29.79（C－5），27.54（C－4）

备注

1. **中文化学名**　*N*－[2－(羧甲基巯基)－乙酰基]－高半胱氨酸硫内酯
2. **英文化学名**　2－[2－oxo－2－[(2－oxothiolan－3－yl)amino]ethyl]sulfanylacetic acid
3. **性状**　本品为白色或类白色结晶性粉末；微臭，味酸。
4. **溶解性**　本品在丙酮中略溶，在水或甲醇中微溶，在 0.4% 氢氧化钠溶液中略溶。
5. **对照品编号与批号**　100602－200301

琥珀酸舒马普坦

英文名 Sumatriptan Succinate

分子式 $C_{14}H_{21}N_3O_2S \cdot C_4H_6O_4$

分子量 413.49

CAS 号 103628-48-4

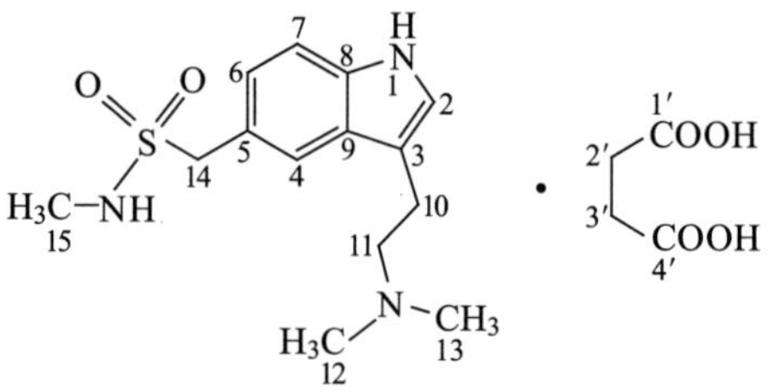

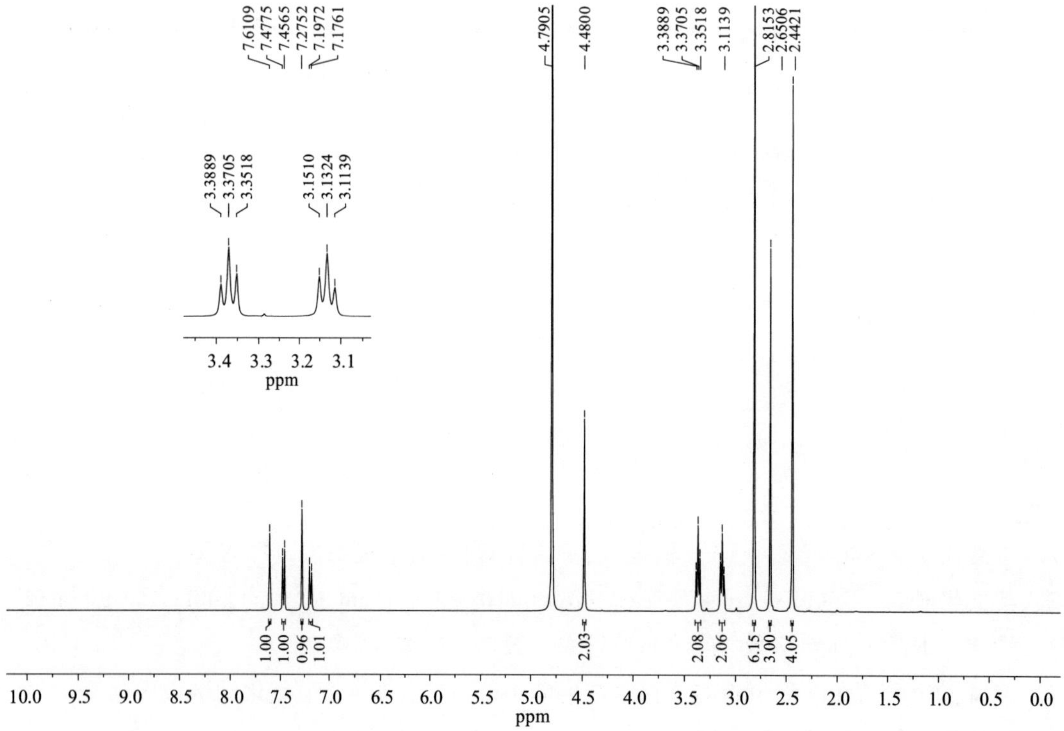

图 1 琥珀酸舒马普坦的^{1}H NMR 谱（溶剂：D_2O）

^{1}H NMR：δ 7.61 (H-4, s, 1H), 7.46 (H-7, d, J=8.4 Hz, 1H), 7.28 (H-2, s, 1H), 7.18 (H-6, d, J=8.4 Hz, 1H), 4.48 (H-14, s, 2H), 3.37 (H-11, t, J=7.4 Hz, 2H), 3.13 (H-10, t, J=7.4 Hz, 2H), 2.81 (H-12, 13, s, 6H), 2.65 (H-15, s, 3H), 2.44 (H-2′, 3′, s, 4H)

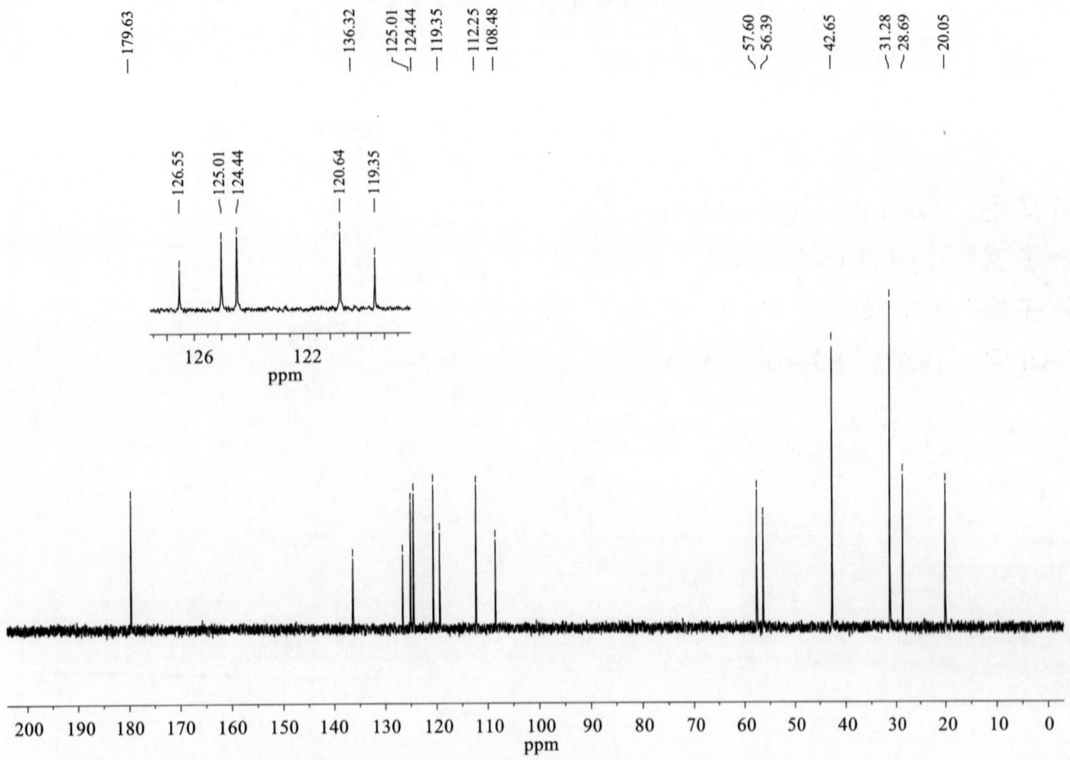

图 2 琥珀酸舒马普坦的^{13}C NMR 谱（溶剂：D_2O）

^{13}C NMR：δ 179.63（C－1′，4′），136.32（C－8），126.55（C－5），125.01（C－9），124.44（C－2），120.64（C－4），119.35（C－6），112.25（C－7），108.48（C－3），57.60（C－11），56.39（C－14），42.65（C－12，13），31.28（C－2′，3′），28.69（C－10），20.05（C－15）

备注

1. 中文化学名 3－[2－(二甲胺基)乙基]－*N*－甲基－1*H*－吲哚－5－基甲基磺酰胺琥珀酸盐

2. 英文化学名 3－[2－(dimethylamino) ethyl]－*N*－methyl－1*H*－indole－5－methanesulfonamide succinate

3. 性状 本品为白色至类白色粉末。

4. 溶解性 本品在水中易溶，在甲醇中微溶，在二氯甲烷中几乎不溶。

5. 对照品编号与批号 100603－200401

盐酸氮䓬斯汀

英文名 Azelastine Hydrochloride

分子式 $C_{22}H_{24}ClN_3O \cdot HCl$

分子量 418.36

CAS 号 79307-93-0

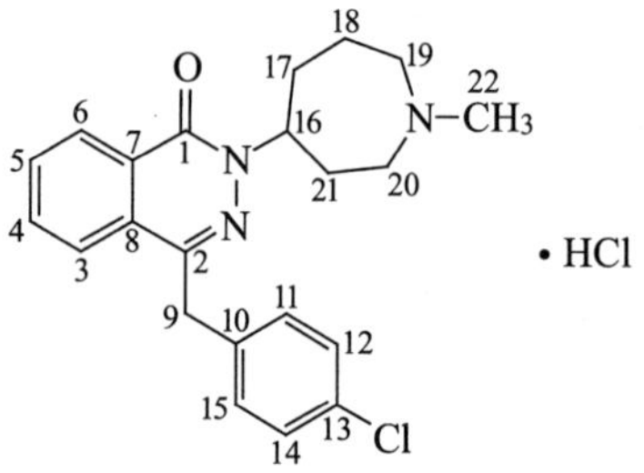

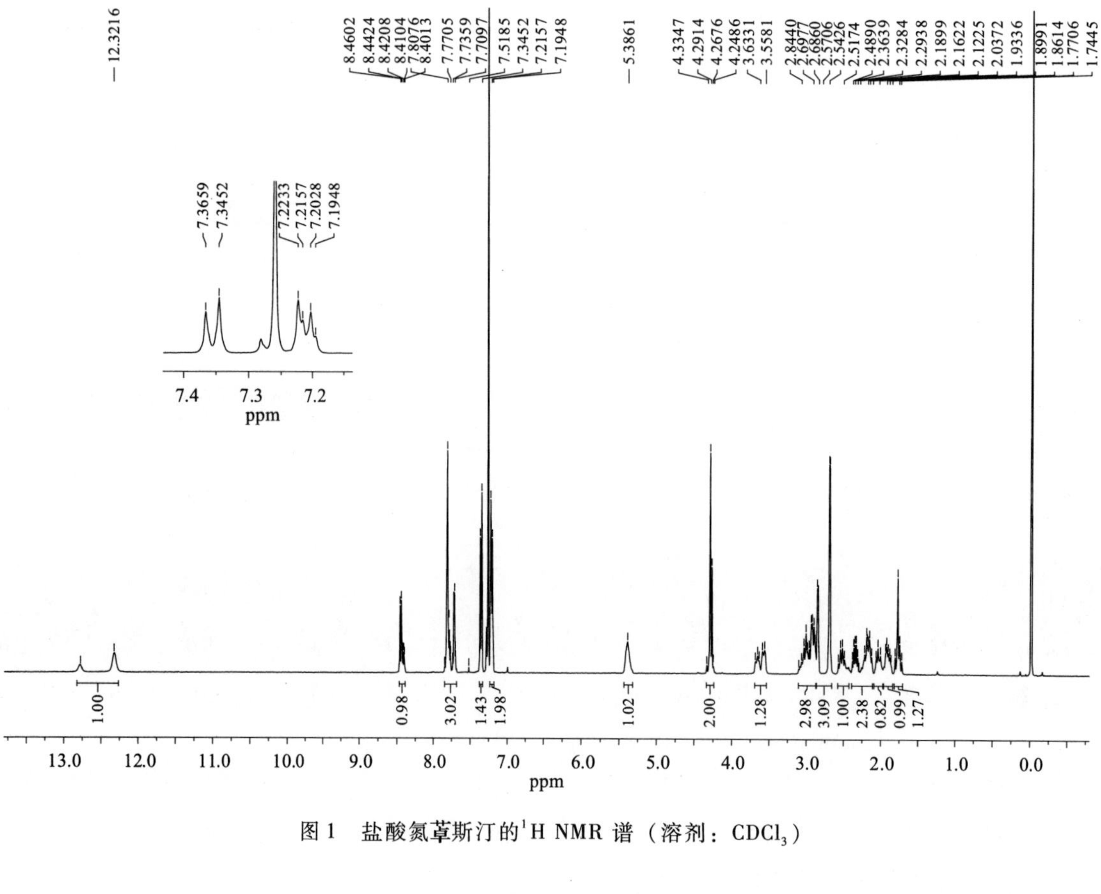

图 1　盐酸氮䓬斯汀的[1]H NMR 谱（溶剂：$CDCl_3$）

^1H NMR：δ 12.32（HCl，brs，1H），8.43（H-6，m，1H），7.87～7.67（H-3，4，5，m，3H），7.36（H-12，14，d，*J*＝8.3 Hz，2H），7.21（H-11，15，dd，*J*＝8.3，3.1 Hz，2H），5.39（H-16，s，1H），4.35～4.24（H-9，m，2H），3.63（H-19a，m，1H），3.15～2.81（H-19b，20，m，3H），2.70（H-22，d，*J*＝4.7 Hz，3H），2.53（dd，*J*＝21.4，11.3 Hz，1H），2.41～2.11（m，2H），2.09～1.84（m，2H），1.74（m，1H）

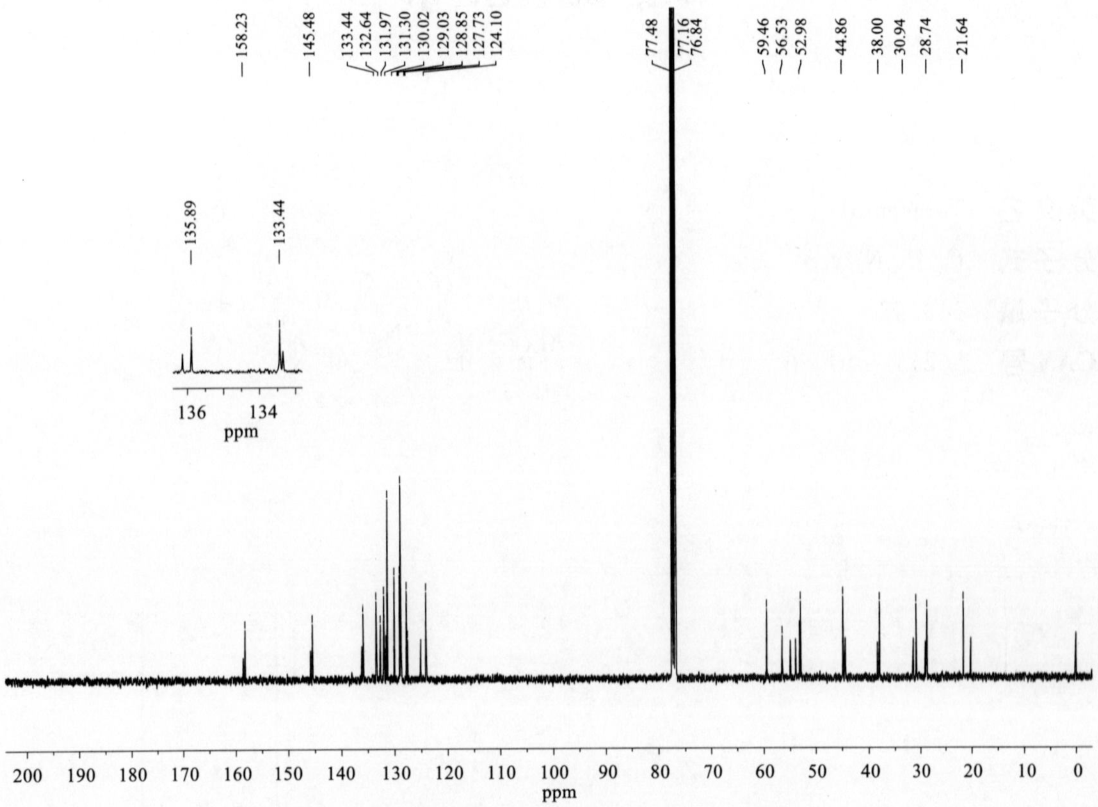

图 2　盐酸氮䓬斯汀的 ^{13}C NMR 谱（溶剂：$CDCl_3$）

^{13}C NMR：δ 158.23（C－1），145.48（C－2），135.89（C－10），133.44（C－4），132.64（C－13），131.97（C－5），131.30（C－11，15），130.02（C－8），129.03（C－7），128.85（C－12，14），127.73（C－6），124.10（C－3），59.46（C－19），56.53（C－20），52.98（C－16），44.86（C－22），38.00（C－9），30.94（C－17），28.74（C－21），21.64（C－18）

备注

1. **中文化学名**　4－(4－氯苄基)－2－(六氢－1－甲基－1*H*－氮䓬－4－基)－1－(2*H*)－酞嗪盐酸盐
2. **英文化学名**　4－[(4－chlorophenyl)methyl]－2－(hexahydro－1－methyl－1*H*－azepin－4－yl)－1(2*H*)－phthalazinone hydrochloride
3. **性状**　本品为白色或类白色结晶性粉末。
4. **对照品编号与批号**　100604－200701

参考文献

[1] 李文，吴立军，钟大放，等. 辽宁大学学报(自然科学版)，1999，2(^{1}H NMR，^{13}C NMR).

托 拉 塞 米

英文名 Torasemide

分子式 $C_{16}H_{20}N_4O_3S$

分子量 348.43

CAS 号 56211-40-6

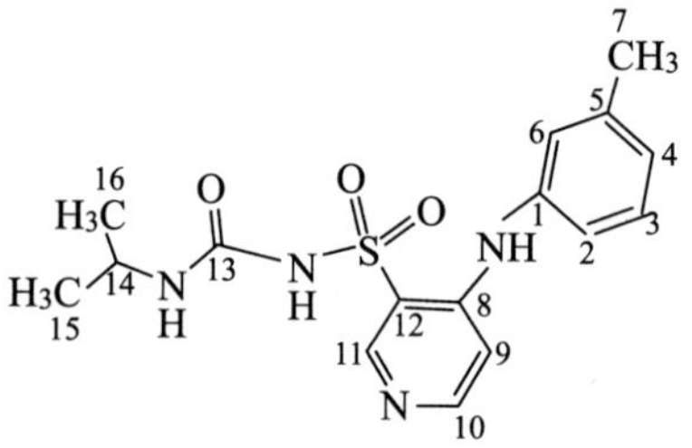

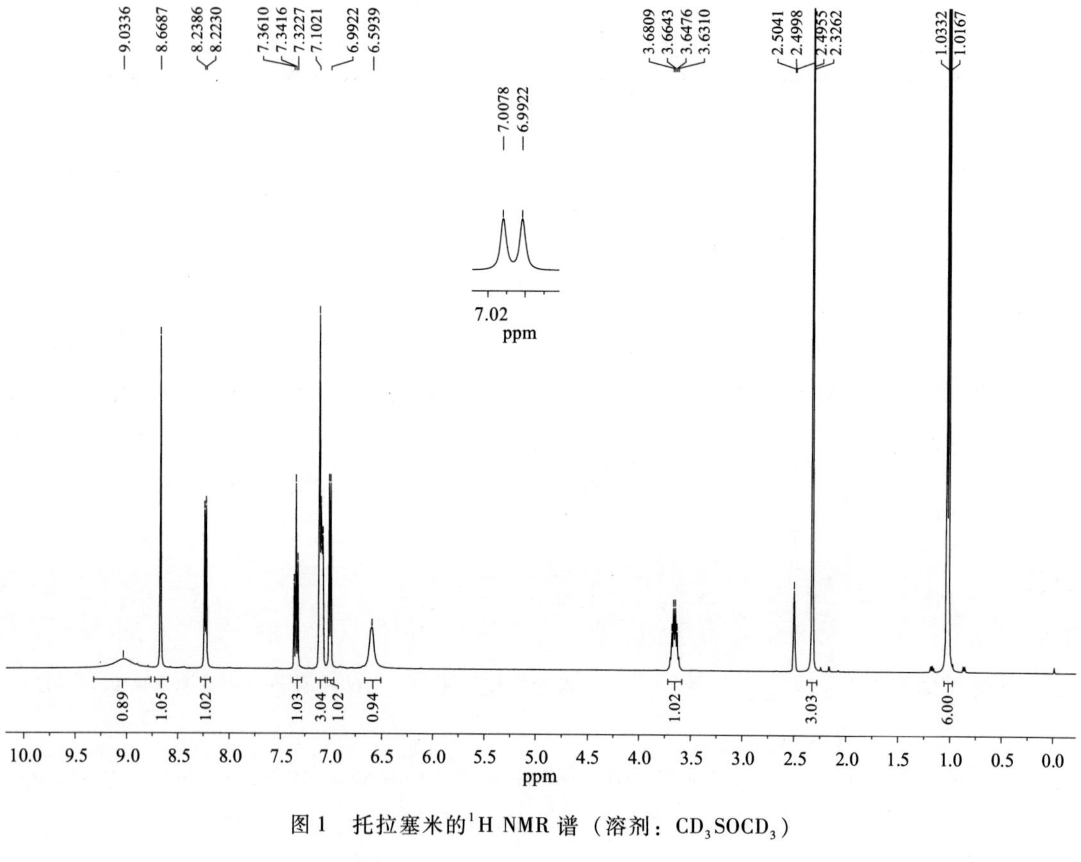

图 1 托拉塞米的[1]H NMR 谱（溶剂：CD_3SOCD_3）

^{1}H NMR：δ 9.03（SO_2NH，brs，1H），8.67（H-11，s，1H），8.23（H-10，d，J=6.2 Hz，1H），7.34（H-3，t，J=7.7 Hz，1H），7.14～7.05（H-2，4，6，m，3H），7.00（H-9，d，J=6.2 Hz，1H），6.59（NH，s，1H），3.66（H-14，m，1H），2.33（H-7，s，3H），1.02（H-15，16，d，J=6.6 Hz，6H）

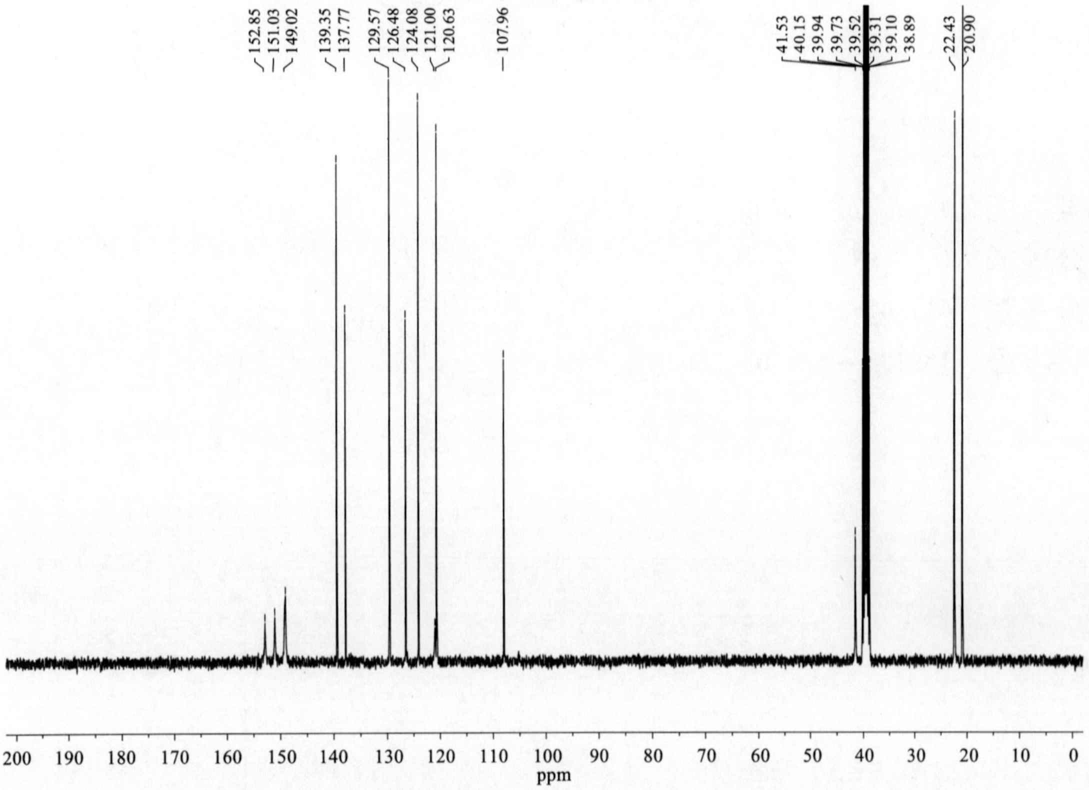

图 2 托拉塞米的[13]C NMR 谱（溶剂：CD_3SOCD_3）

^{13}C NMR：δ 152.85（C－13），151.03（C－8），149.02（C－1），139.35（C－5），137.77（C－10，11），129.57（C－3），126.48（C－4），124.08（C－6），121.00（C－12），120.63（C－2），107.96（C－9），41.53（C－14），22.43（C－7），20.90（C－15，16）

备注

1. 中文化学名 1－[4－(3－甲基苯基)氨基吡啶－3－基]磺酰－3－异丙基脲

2. 英文化学名 1－[4－(3－methylphenyl) aminopyridin－3－yl] sulfonyl－3－propan－2－yl－urea

3. 性状 本品为白色或类白色结晶性粉末，无臭，无味。

4. 对照品编号与批号 100605－200401

马来酸替加色罗

英文名 Tegaserol Maleate

分子式 $C_{16}H_{23}N_5O \cdot C_4H_4O_4$

分子量 417.45

CAS 号 189188－57－6

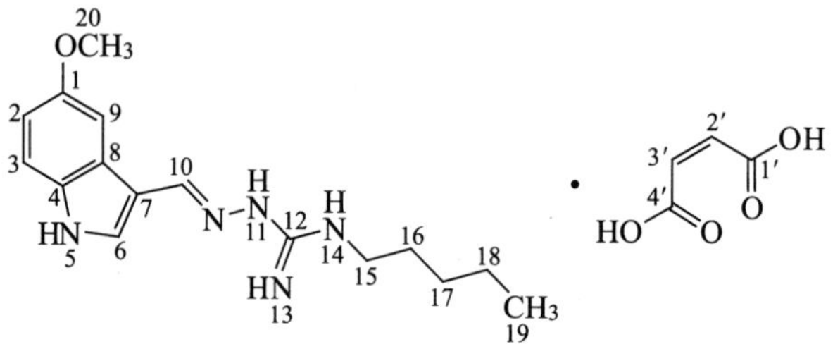

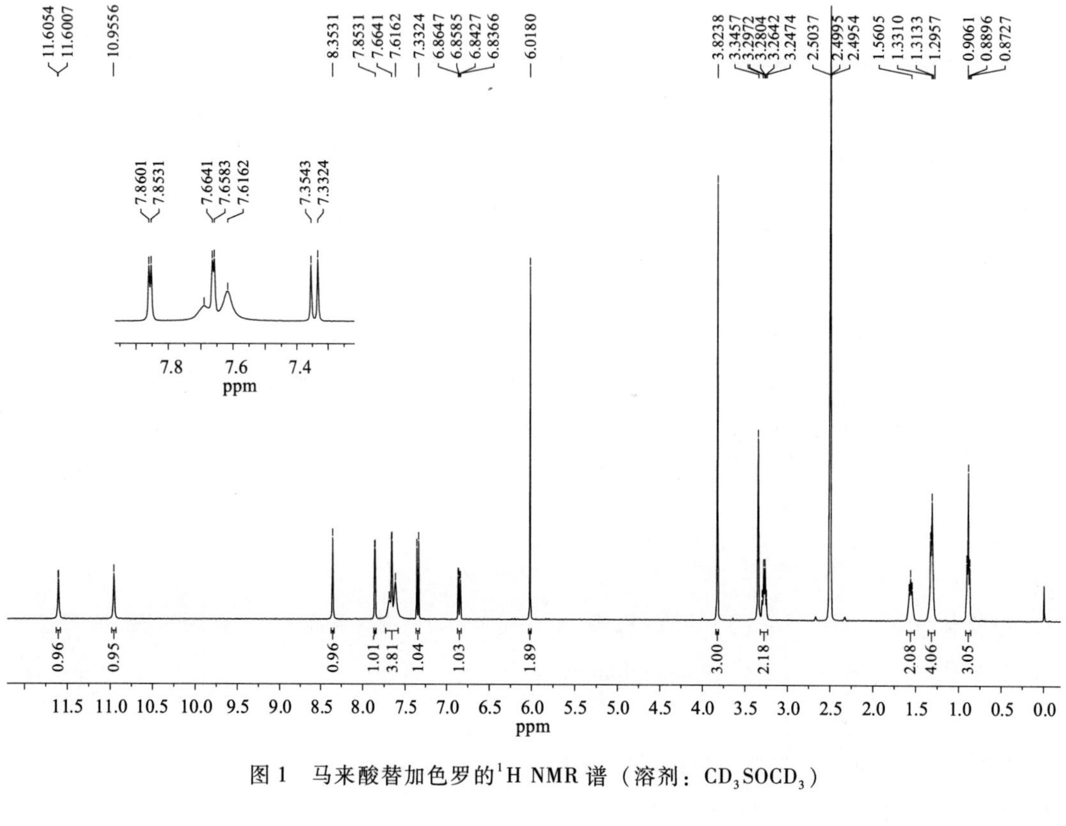

图 1　马来酸替加色罗的^{1}H NMR 谱（溶剂：CD_3SOCD_3）

^{1}H NMR：δ 11.60（OH, d, J=1.9 Hz, 1H），10.96（OH, s, 1H），8.35（H－6, s, 1H），7.86（H－10, d, J=2.8 Hz, 1H），7.66（H－9, d, J=2.3 Hz, 1H），7.62（NH, brs, 3H），7.34（H－3, d, J=8.8 Hz, 1H），6.85（H－2, dd, J=8.8, 2.5 Hz, 1H），6.02（H－2′, 3′, s, 2H），3.82（H－20, s, 3H），3.27（H－15, q, J=6.7 Hz, 2H），1.61～1.51（H－16, m, 2H），1.37～1.27（H－17, 18, m, 4H），0.89（H－19, t, J=6.7 Hz, 3H）

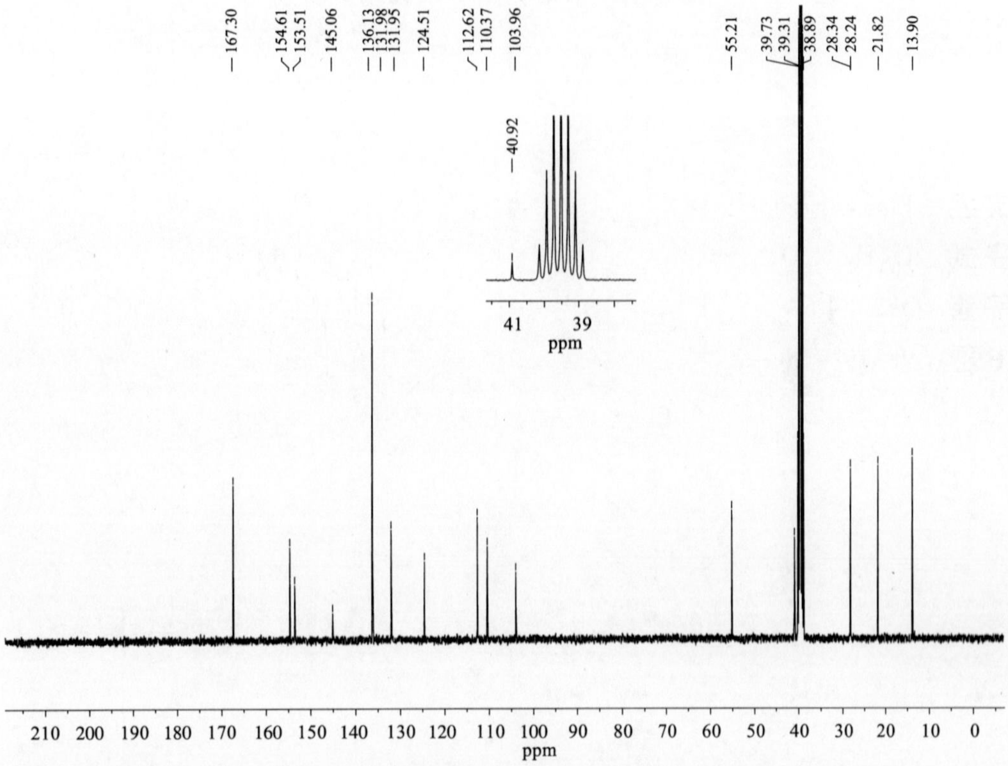

图 2　马来酸替加色罗的^{13}C NMR 谱（溶剂：CD_3SOCD_3）

^{13}C NMR：δ 167.30（C－1′, 4′），154.61（C－12），153.51（C－1），145.06（C－10），136.13（C－2′, 3′），131.98（C－6），131.95（C－4），124.51（C－8），112.62（C－2, 3），110.37（C－7），103.96（C－9），55.21（C－20），40.92（C－15），28.34（C－16），28.24（C－17），21.82（C－18），13.90（C－19）

备注

1. 中文化学名　2－[（5－甲氧基－1*H*－吲哚－3－基）亚甲基]－*N*－戊基卡巴肼马来酸盐

2. 英文化学名　2－[（5－methoxy－1*H*－indol－3－yl）methylene]－*N*－pentylhydrazinecarboximidamide maleate

3. 性状　本品为白色结晶性粉末。

4. 对照品编号与批号　100609－200401

非 那 雄 胺

英文名 Finasteride

分子式 $C_{23}H_{36}N_2O_2$

分子量 372.54

CAS 号 98319-26-7

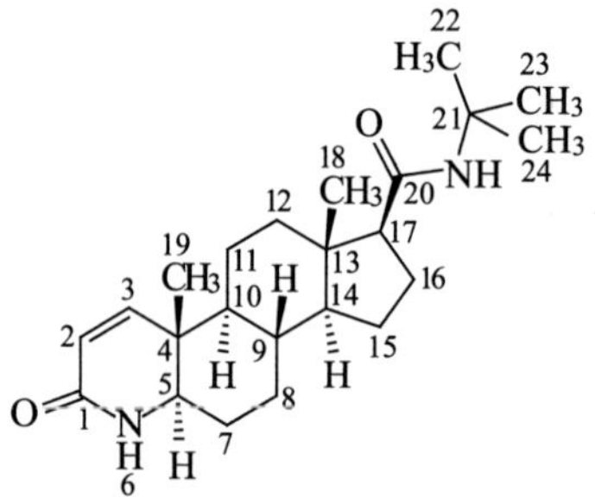

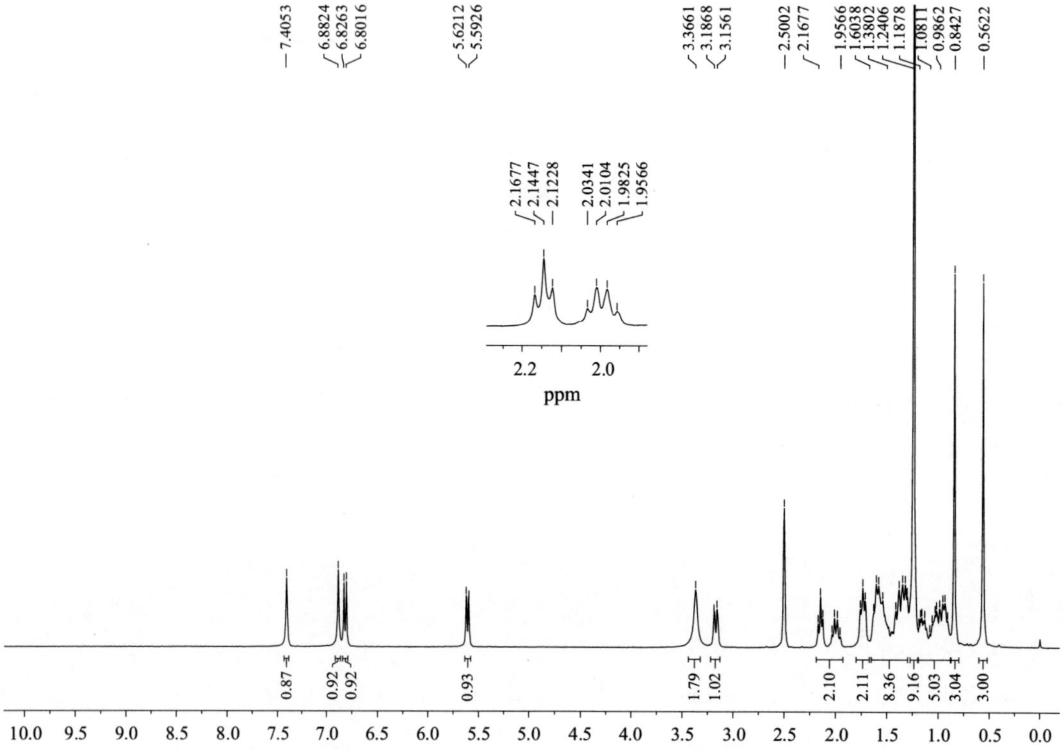

图1 非那雄胺的^{1}H NMR 谱（溶剂：CD_3SOCD_3）

^{1}H NMR：δ 7.41 (NH, s, 1H), 6.88 (NH, s, 1H), 6.81 (H-3, d, J=9.9 Hz, 1H), 5.61 (H-2, d, J=11.5 Hz, 1H), 3.17 (H-5, m, 1H), 2.14 (t, J=9.0 Hz, 1H), 1.99 (dd, J=21.1, 9.9 Hz, 1H), 1.77~1.67 (m, 2H), 1.66~1.46 (m, 4H), 1.45~1.29 (m, 4H), 1.24 (H-22, 23, 24, s, 9H), 1.16 (m, 1H), 1.08~0.90 (m, 3H), 0.84 (H-19, s, 3H), 0.56 (H-18, s, 3H)

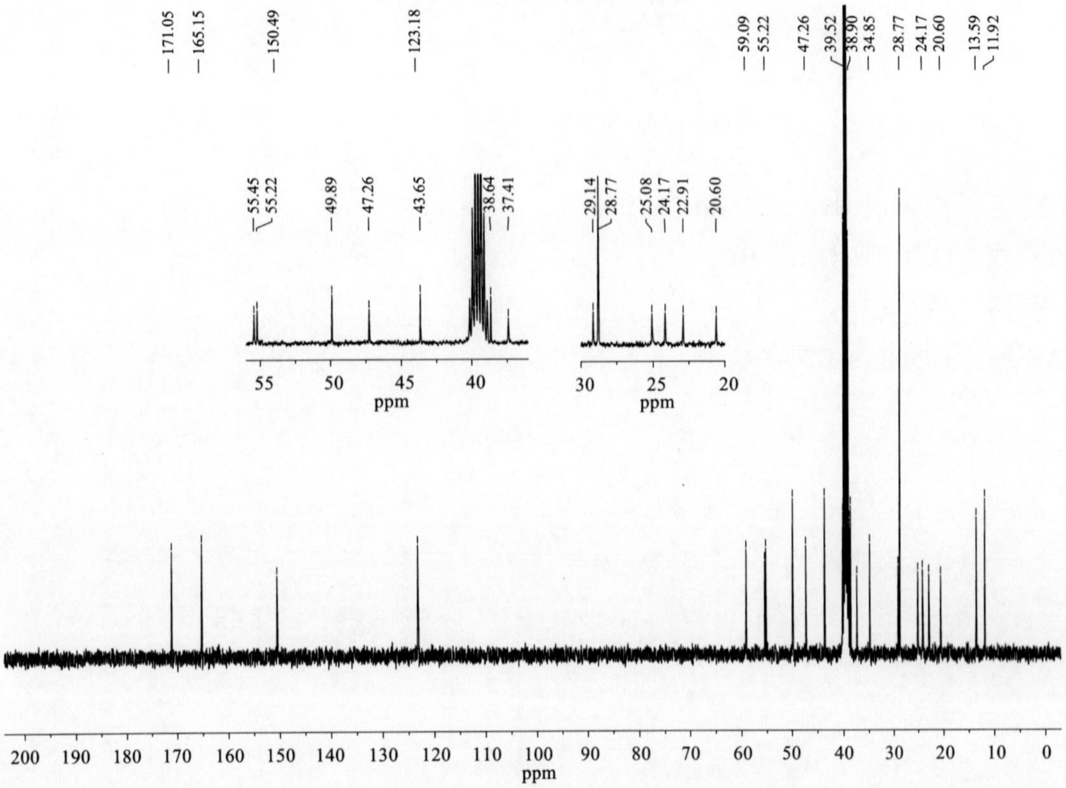

图 2 非那雄胺的 ^{13}C NMR 谱（溶剂：CD_3SOCD_3）

^{13}C NMR：δ 171.05（C－20），165.15（C－1），150.49（C－3），123.18（C－2），59.09（C－14），55.45（C－17），55.22（C－5），49.89（C－10），47.26（C－21），43.65（C－13），38.64（C－12），37.41（C－4），34.85（C－9），29.14（C－7），28.77（C－22，23，24），25.08（C－15），24.17（C－16），22.91（C－8），20.60（C－11），13.59（C－19），11.92（C－18）

备注

1. **中文化学名** *N*－叔丁基－3－氧代－4－氮杂－5α－雄甾－1－烯－17β－甲酰胺
2. **英文化学名** （5α,17β）－（1,1－dimethylethyl）－3－oxo－4－azaandrost－1－ene－17－carboxamide
3. **性状** 本品为白色或类白色结晶性粉末；无臭，味苦。
4. **溶解性** 本品在冰醋酸、甲醇中易溶，在乙腈、乙酸乙酯中略溶，在水中几乎不溶。
5. **对照品编号与批号** 100611－200301

盐酸法舒地尔

英文名 Fasudil Hydrochloride

分子式 $C_{14}H_{17}N_3O_2S \cdot HCl$

分子量 327.83

CAS 号 105628－07－7

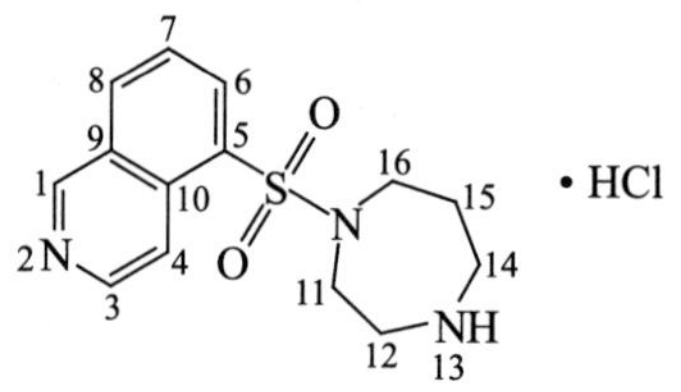

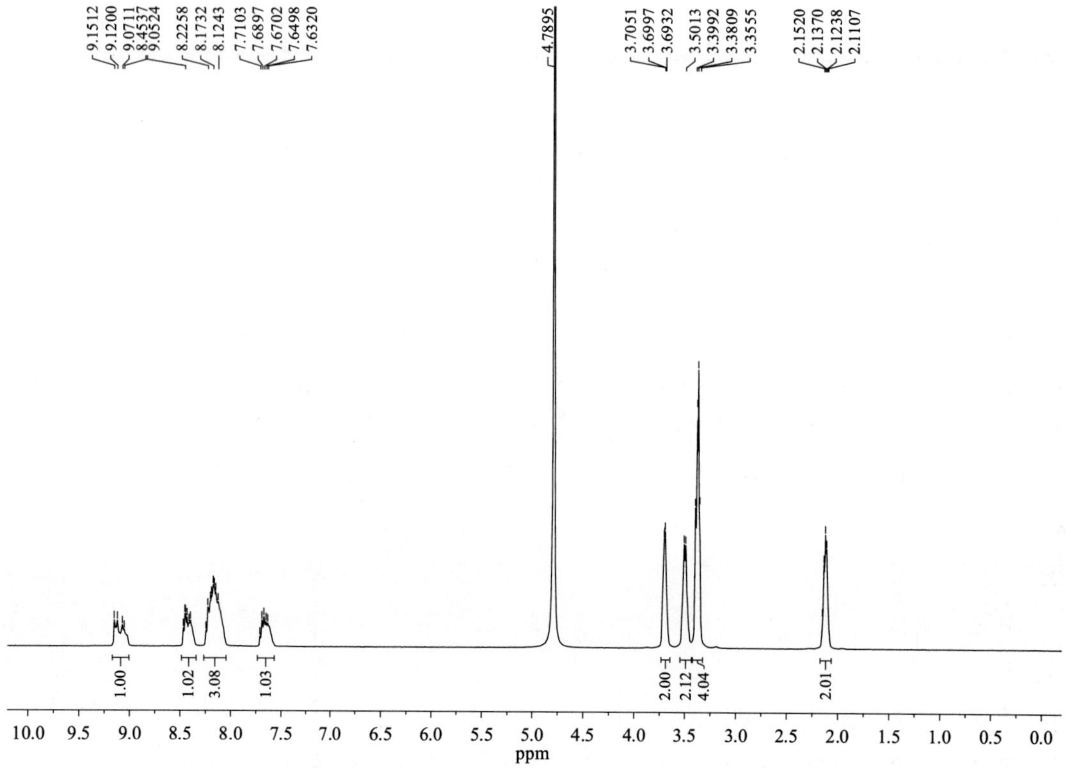

图 1　盐酸法舒地尔的[1]H NMR 谱（溶剂：D_2O）

^{1}H NMR：δ 9.08（H－1，m，1H），8.43（H－3，m，1H），8.26～8.04（H－4，6，8，m，3H），7.67（H－7，m，1H），3.74～3.65（m，2H），3.54～3.44（m，2H），3.42～3.33（m，4H），2.17～2.07（H－15，m，2H）

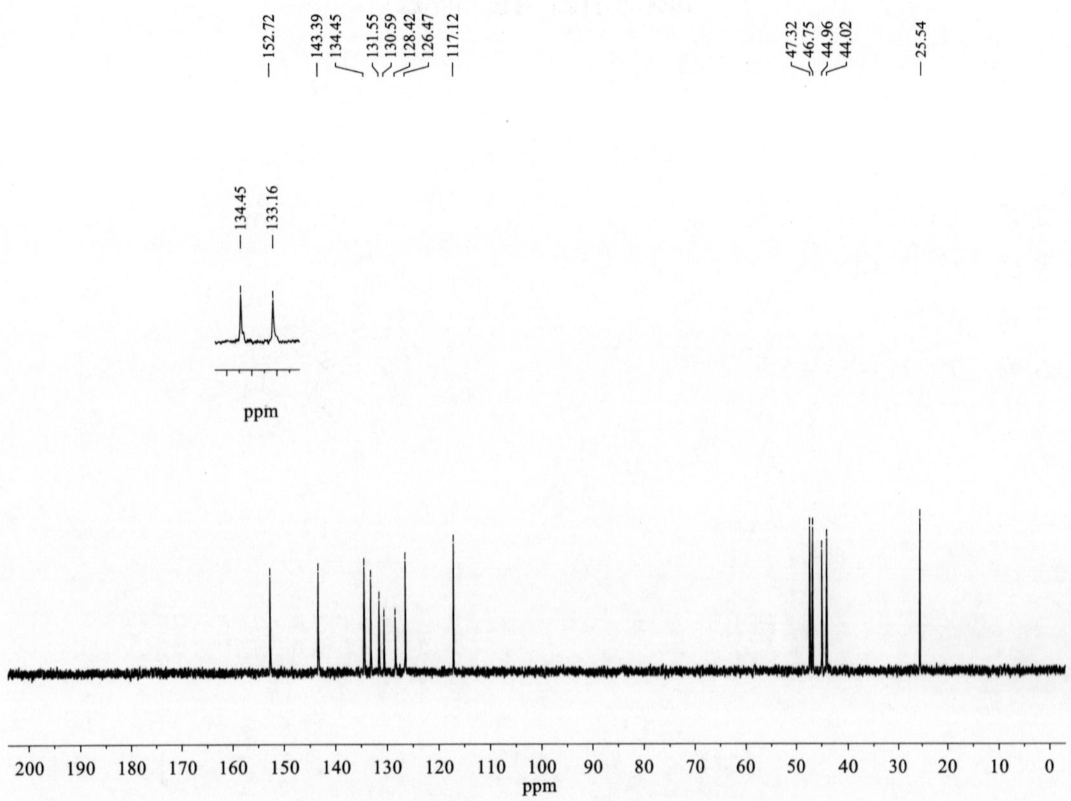

图 2　盐酸法舒地尔的^{13}C NMR 谱（溶剂：D_2O）

^{13}C NMR：δ 152.72（C－1），143.39（C－3），134.45（C－8），133.16（C－6），131.55（C－5），130.59（C－10），128.42（C－9），126.47（C－7），117.12（C－4），47.32（C－16），46.75（C－12），44.96（C－11），44.02（C－14），25.54（C－15）

备注

1. **中文化学名**　六氢－1－(5－异喹啉磺酰基)－1*H*－1,4－二氮杂䓬盐酸盐
2. **英文化学名**　hexahydro－1－(5－isoquinolinylsulfonyl)－1*H*－1,4－diazepine hydrochloride
3. **性状**　本品为白色或类白色结晶性粉末。
4. **对照品编号与批号**　100614－201202

氯雷他定

英文名 Loratadine

分子式 $C_{22}H_{23}ClN_2O_2$

分子量 382.88

CAS 号 79794－75－5

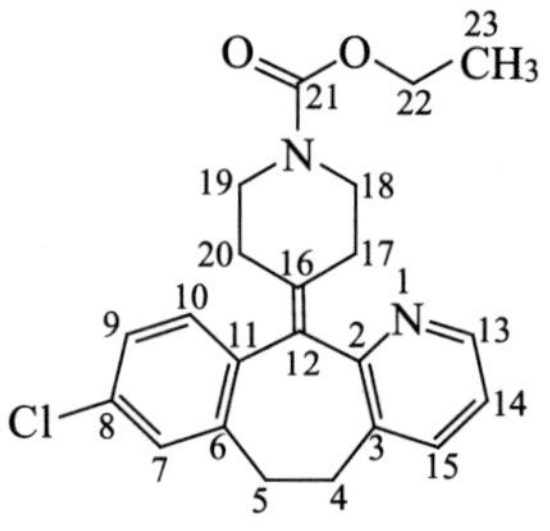

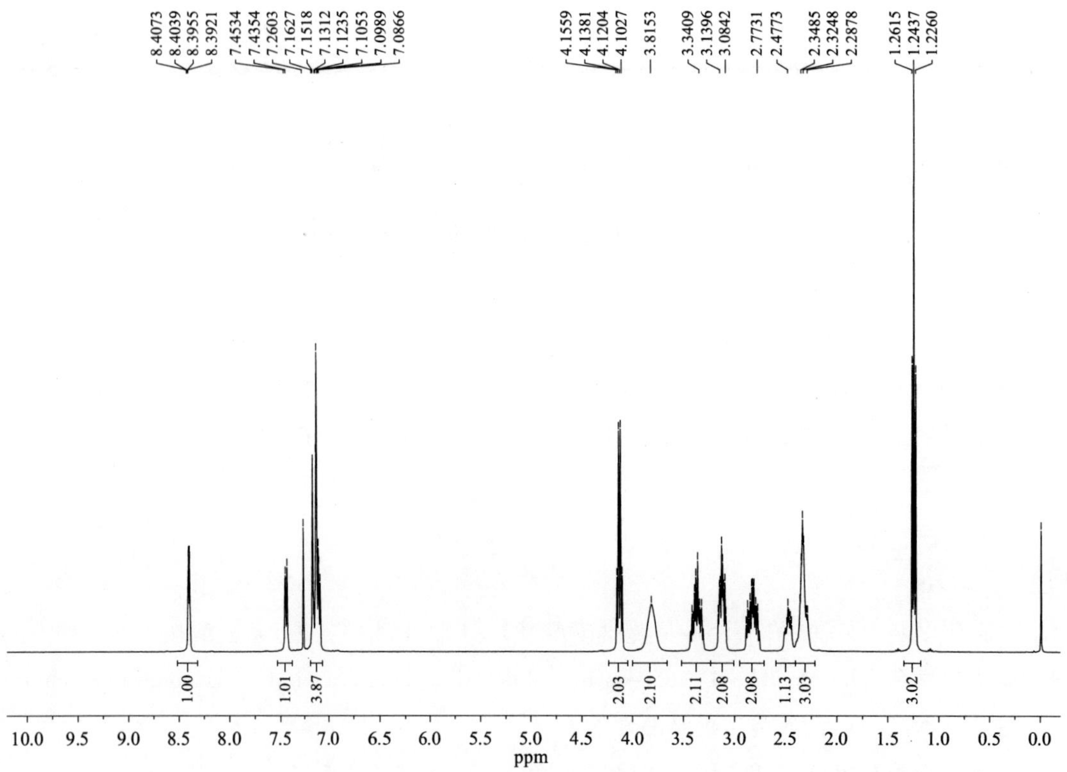

图 1 氯雷他定的^{1}H NMR 谱（溶剂：$CDCl_3$）

^{1}H NMR：δ 8.40（H－13，dd，*J*＝4.7，1.4 Hz，1H），7.44（H－15，d，*J*＝7.2 Hz，1H），7.16（H－7，s，1H），7.18～7.07（H－9，10，14，m，3H），4.13（H－22，q，*J*＝7.1 Hz，2H），3.82（H－18，brs，2H），3.46～3.28（H－5，m，2H），3.18～3.06（H－19，m，2H），2.92～2.73（H－4，m，2H），2.47（H－17a，m，1H），2.40～2.24（H－17b，20，m，3H），1.24（H－23，t，*J*＝7.1 Hz，3H）

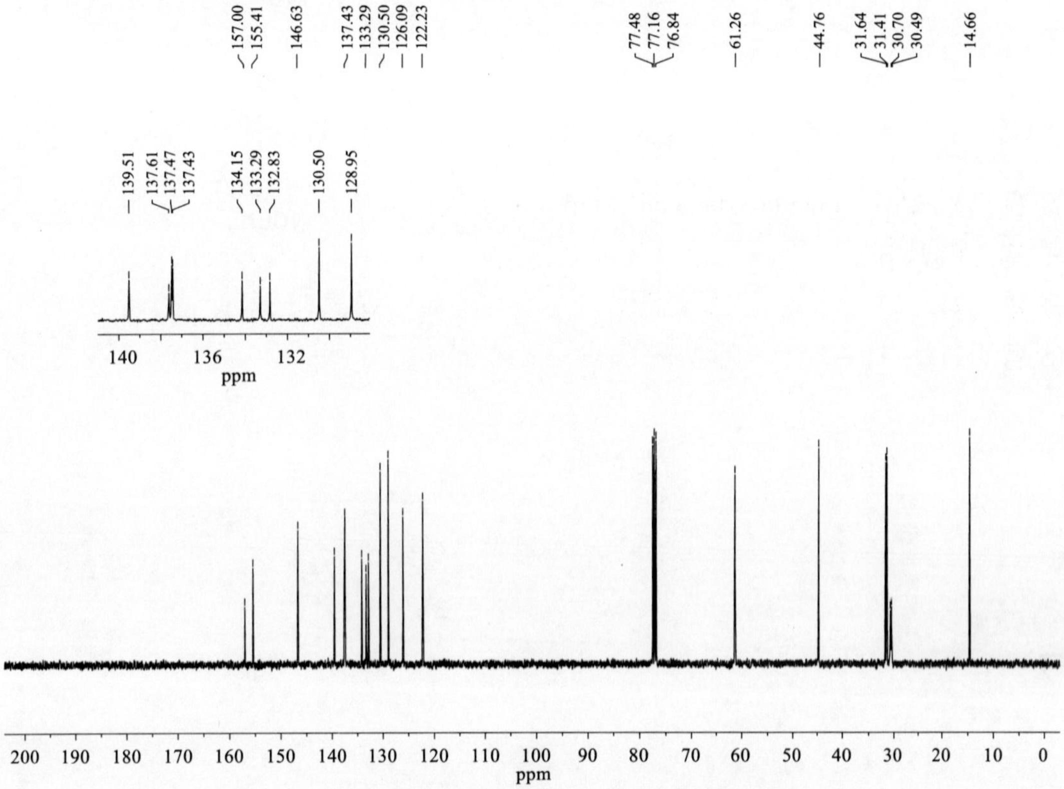

图 2 氯雷他定的^{13}C NMR 谱（溶剂：$CDCl_3$）

^{13}C NMR：δ 157.00（C－2），155.41（C－21），146.63（C－13），139.51（C－8），137.61（C－11），137.47（C－15），137.43（C－16），134.15（C－12），133.29（C－3），132.83（C－6），130.50（C－9），128.95（C－7），126.09（C－10），122.23（C－14），61.26（C－22），44.76（C－18，19），31.64（C－20），31.41（C－17），30.70（C－5），30.49（C－4），14.66（C－23）

备注

1. 中文化学名 4－[8－氯－5,6－二氢－11*H*－苯并[5,6]环庚基[1,2－*b*]并吡啶－11－烯]－1－哌啶羧酸乙脂

2. 英文化学名 4－[8－chloro－5,6－dihydro－11*H*－benzo[5,6]cyclohepta[1,2－*b*]pyridin－11－ylidene]－1－piperidinecarboxylic acid ethyl ester

3. 性状 本品为白色或类白色结晶性粉末。

4. 溶解性 本品在水中几乎不溶，在丙酮或甲醇中易溶。

5. 对照品编号与批号 100615－201103

参 考 文 献

[1] 蒋高喜，李勤，刘雪辉，等. 一些药物分子的核磁共振应用研究. 波谱学杂志，2003，20：393（^{1}H NMR，^{13}C NMR）.

3,4,5－三甲氧基苯甲酸

英文名 3,4,5－Trimethoxybenozic Acid
分子式 $C_{10}H_{12}O_5$
分子量 212.20
CAS 号 118－41－2

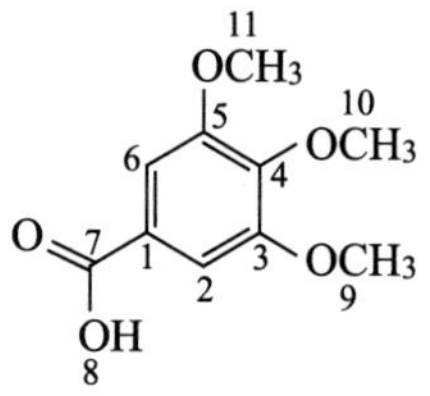

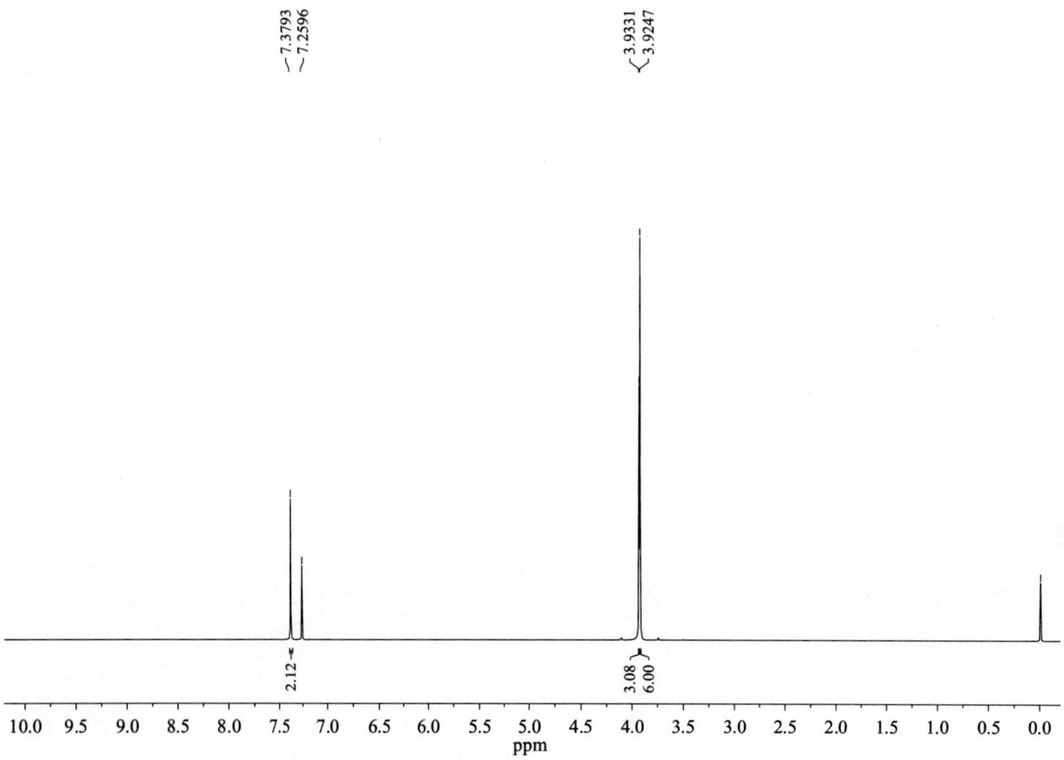

图 1　3,4,5－三甲氧基苯甲酸的 ^{1}H NMR 谱（溶剂：$CDCl_3$）

^{1}H NMR：δ 7.38 (H－2, 6, s, 2H), 3.93 (H－10, s, 3H), 3.92 (H－9, 11, s, 6H)

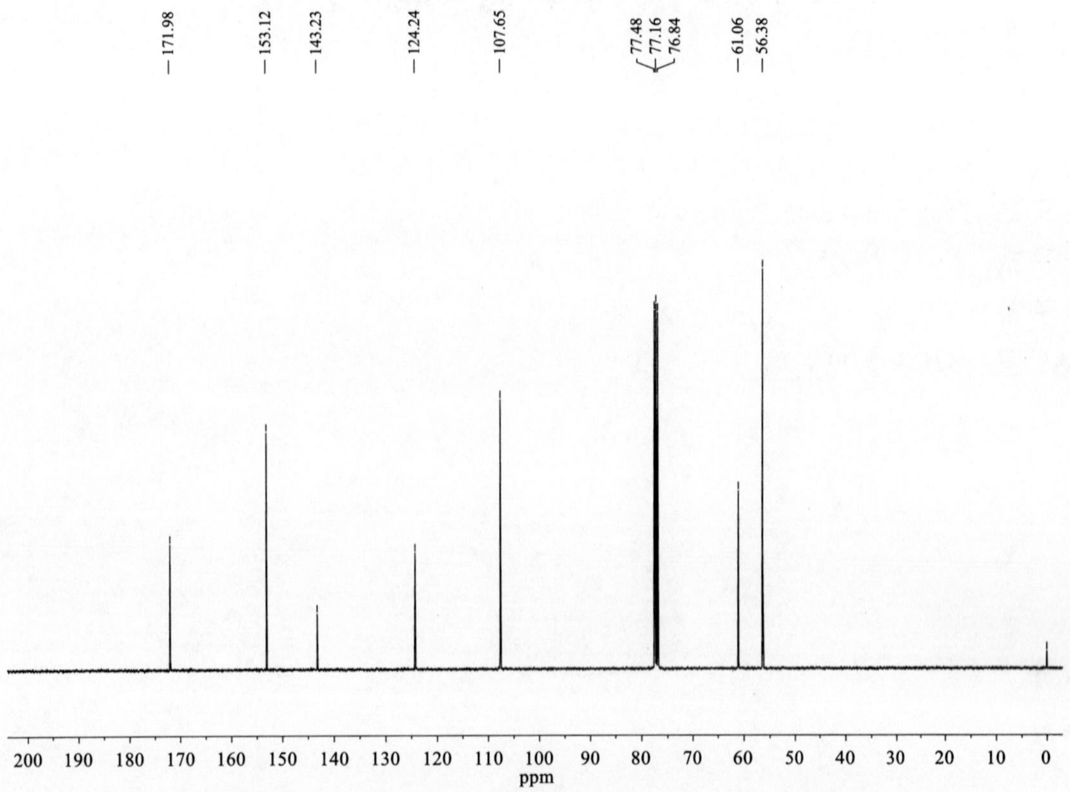

图 2　3,4,5－三甲氧基苯甲酸的 ^{13}C NMR 谱（溶剂：$CDCl_3$）

^{13}C NMR：δ 171.98（C－7），153.12（C－3，5），143.23（C－4），124.24（C－1），107.65（C－2，6），61.06（C－10），56.38（C－9，11）

备注

1. 性状　本品为白色结晶性粉末。

2. 对照品编号与批号　100617－200501

参 考 文 献

[1] http://sdbs.db.aist.go.jp/sdbs/cgi－bin/direct_frame_top.cgi(SDBS)(^{1}H NMR, ^{13}C NMR).

依 帕 司 他

英文名 Epalrestat

分子式 $C_{15}H_{13}NO_3S_2$

分子量 319.40

CAS 号 82159－09－9

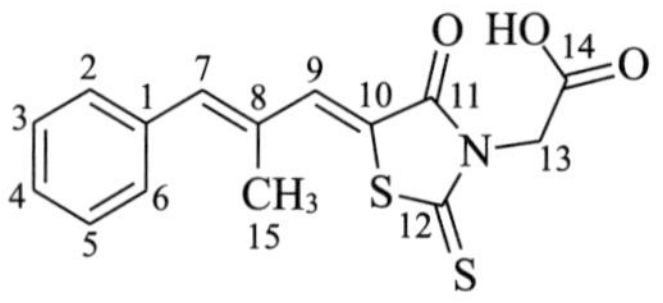

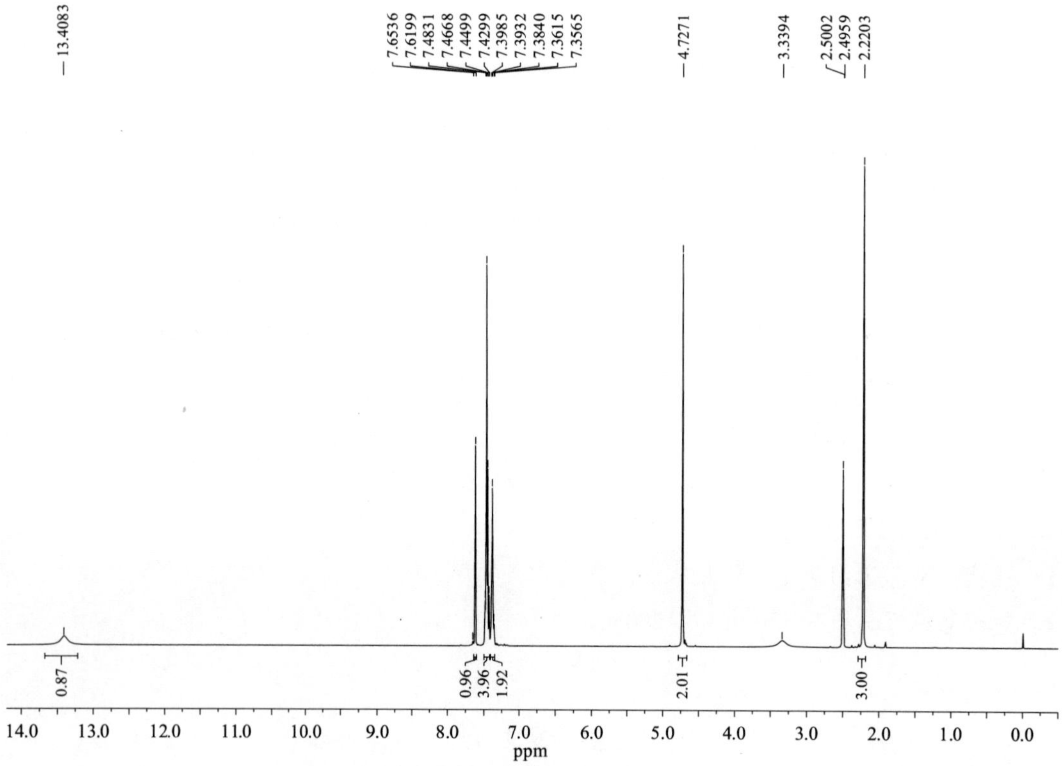

图 1 依帕司他的 ^{1}H NMR 谱（溶剂：CD_3SOCD_3）

^{1}H NMR：δ 13.41（COOH，s，1H），7.62（H－9，s，1H），7.51～7.42（H－2，3，5，6，m，4H），7.41～7.34（H－4，7，m，2H），4.73（H－13，s，2H），2.22（H－15，s，3H）.

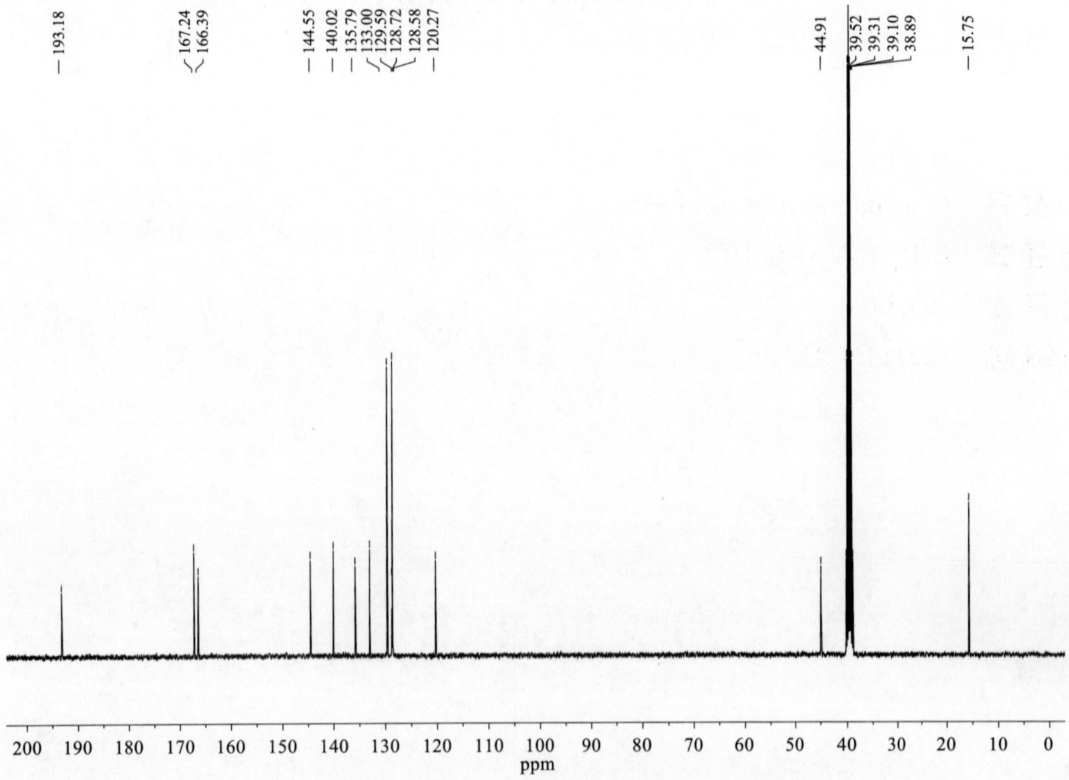

图 2　依帕司他的^{13}C NMR 谱（溶剂：CD_3SOCD_3）

^{13}C NMR：δ193.18（C－12），167.24（C－14），166.39（C－11），144.55（C－9），140.02（C－1），135.79（C－8），133.00（C－4），129.59（C－3，5），128.72（C－7），128.58（C－2，6），120.27（C－10），44.91（C－13），15.75（C－15）.

备注

1. 中文化学名　5－[（1*Z*,2*E*）－2－甲基－3－苯基－2－亚丙烯基]－4－氧代－2－硫酮－3－噻唑烷乙酸

2. 英文化学名　5－[（1*Z*,2*E*）－2－methyl－3－phenyl－2－propenylidene]－4－oxo－2－thioxo－3－thiazolidineacetic acid

3. 性状　本品为黄色至橙红色结晶性粉末，无臭，味微苦。

4. 溶解性　本品在四氢呋喃、二甲基甲酰胺中溶解，在丙酮中略溶，在乙醇中微溶，在水中不溶。

5. 对照品编号与批号　100618－200401

盐酸吉西他滨

英文名 Gemcitabine Hydrochloride

分子式 $C_9H_{11}F_2N_3O_4 \cdot HCl$

分子量 299.66

CAS 号 122111 - 03 - 9

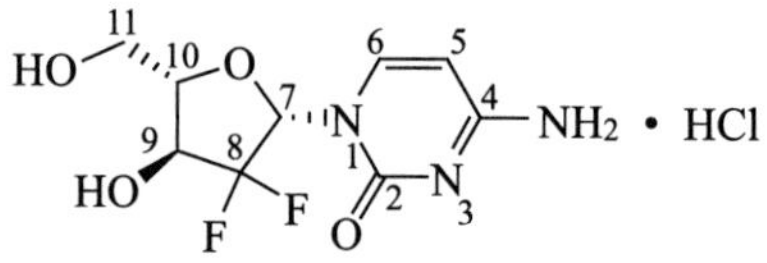

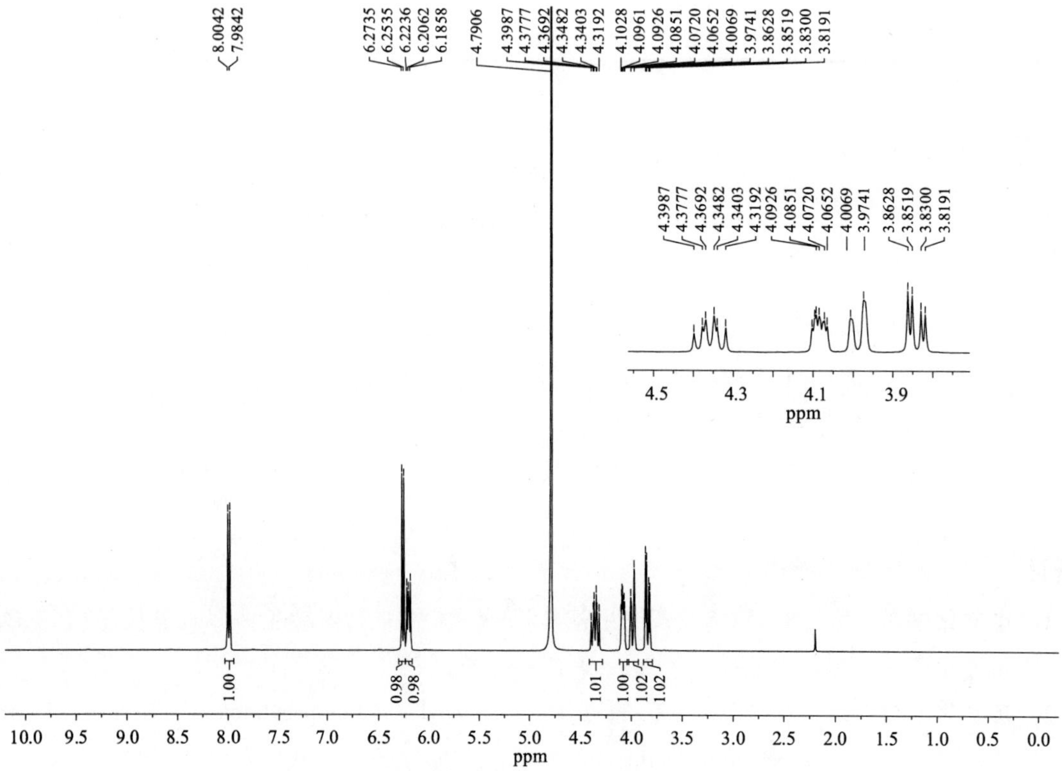

图 1 盐酸吉西他滨的 ^1H NMR 谱（溶剂：D_2O）

^1H NMR：δ 7.99（H - 6，d，J = 8.0 Hz，1H），6.26（H - 5，d，J = 8.0 Hz，1H），6.21（H - 7，m，1H），4.36（H - 9，td，J = 11.7，8.4 Hz，1H），4.09（H - 10，m，1H），3.99（H - 11a，d，J = 13.1 Hz，1H），3.84（H - 11b，dd，J = 13.1，4.4 Hz，1H）

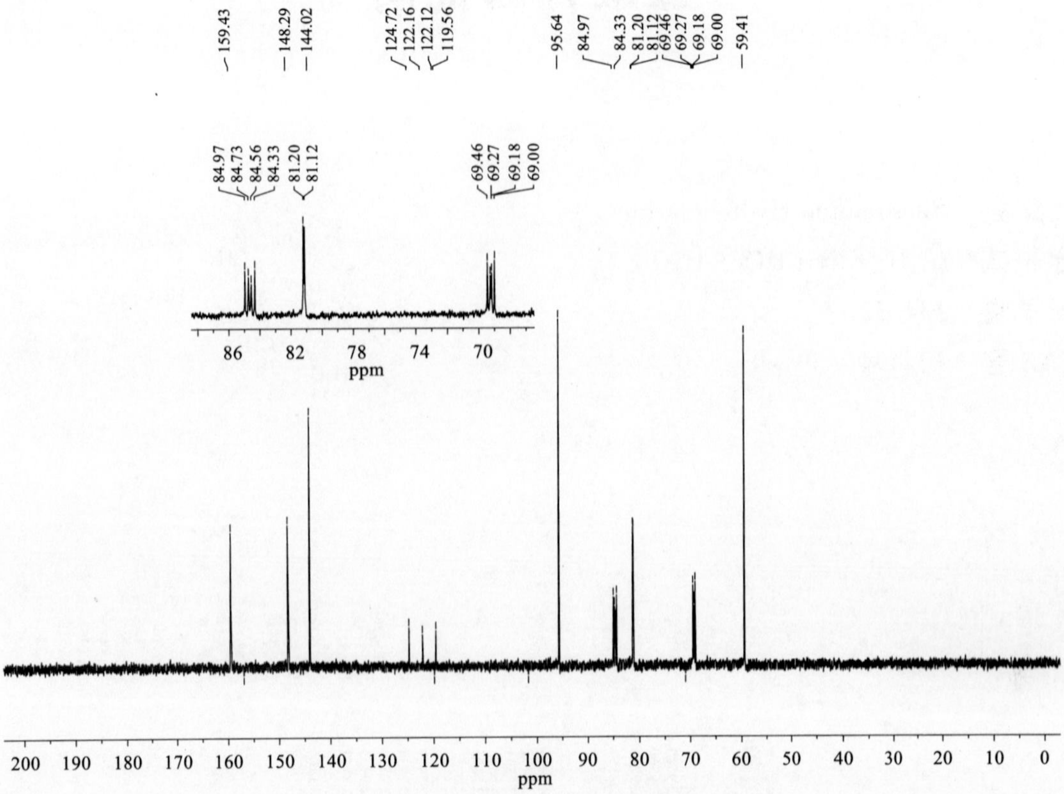

图 2　盐酸吉西他滨的^{13}C NMR 谱（溶剂：D_2O）

^{13}C NMR：δ 159.43（C－4），148.29（C－2），144.02（C－6），122.14（C－8，dd，J＝263.6，257.6Hz），95.64（C－5），84.65（C－7，dd，J＝41.0，23.5 Hz），81.16（C－10，d，J＝8.1 Hz），69.23（C－9，dd，J＝27.7，18.6 Hz），59.41（C－11）

备注

1. 中文化学名　2′－脱氧－2′,2′－二氟胞嘧啶盐酸盐

2. 英文化学名　2′－deoxy－2′,2′－difluorocytidine hydrochloride

3. 性状　本品为白色结晶性粉末；无臭。

4. 溶解性　本品在水中溶解，在乙醇中极微溶，在三氯甲烷或丙酮中几乎不溶。

5. 对照品编号与批号　100622－200401

盐酸西布曲明

英文名 Sibutramine Hydrochloride

分子式 $C_{17}H_{26}ClN \cdot HCl \cdot H_2O$

分子量 334.32

CAS 号 125494－59－9

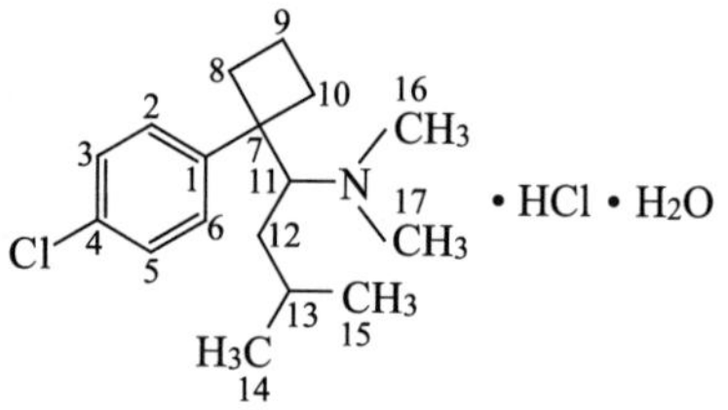

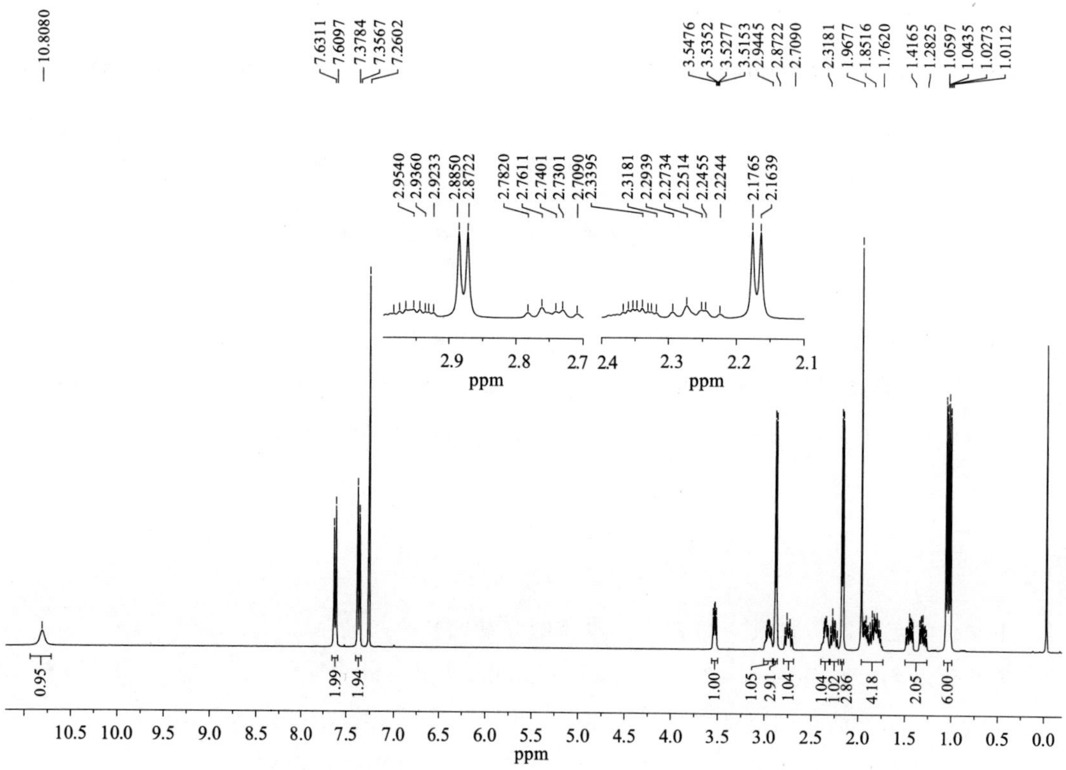

图 1　盐酸西布曲明的^{1}H NMR 谱（溶剂：$CDCl_3$）

^{1}H NMR：δ 10.81（HCl，s，1H），7.62（H－3，5，d，J＝8.6 Hz，2H），7.37（H－2,6，d，J＝8.6 Hz，2H），3.53（H－11，dd，J＝8.0，5.0 Hz，1H），2.93（H－13，m，1H），2.88（H－16，d，J＝5.1 Hz，3H），2.75（H－8a，m，1H），2.34（H－10a，m，1H），2.27（H－8b，m，1H），2.17（H－17，d，J＝5.1 Hz，3H），1.95～1.74（H－9，10b，13，m，4H），1.45（H－12a，m，1H），1.30（H－12b，m，1H），1.05（H－14，d，J＝6.5 Hz，3H），1.02（H－15，d，J＝6.5 Hz，3H）

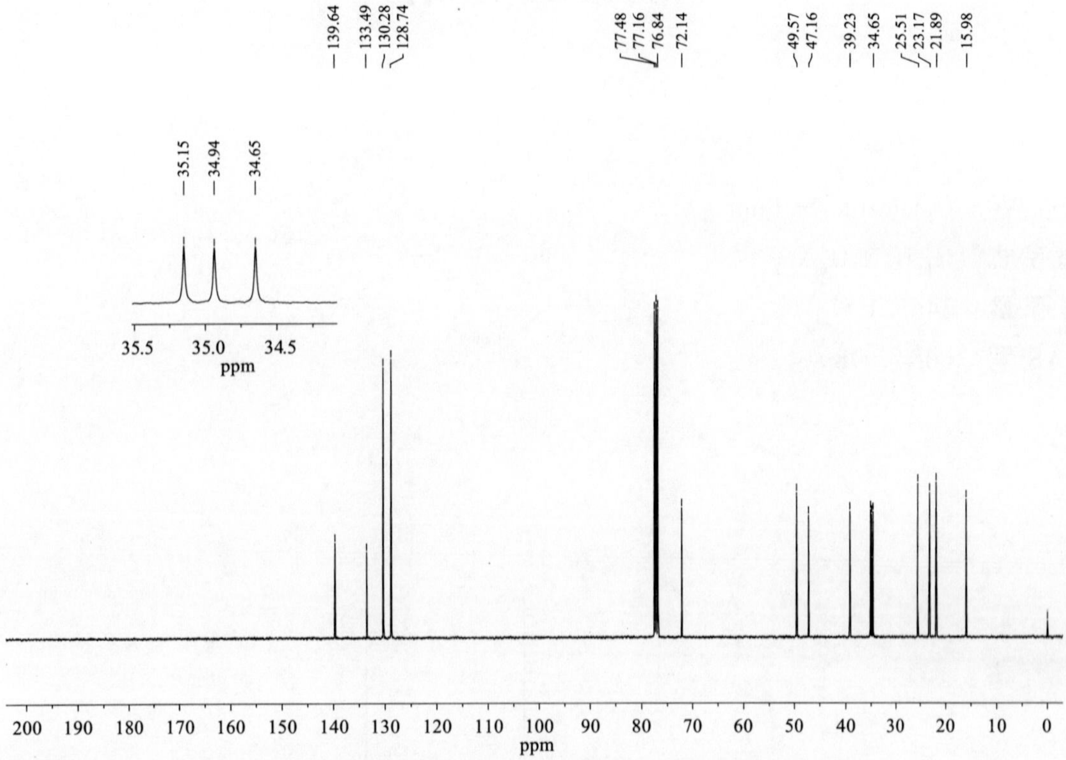

图 2　盐酸西布曲明的 ^{13}C NMR 谱（溶剂：$CDCl_3$）

^{13}C NMR：δ 139.64 (C－1)，133.49 (C－4)，130.28 (C－2，6)，128.74 (C－3，5)，72.14 (C－11)，49.57 (C－7)，47.16 (C－17)，39.23 (C－16)，35.15 (C－10)，34.94 (C－12)，34.65 (C－8)，25.51 (C－13)，23.17 (C－14)，21.89 (C－15)，15.98 (C－9)

备注

1. **中文化学名**　1－(4－氯苯基)－*N*,*N*－二甲基－α－(2－甲基)环氧丁烷甲烷胺盐酸盐一水合物
2. **英文化学名**　1－(4－chlorophenyl)－*N*,*N*－dimethyl－α－(2－methylpropyl)cyclobutane methanamine,hydrochloride,monohydrate(1∶1∶1)
3. **性状**　本品为白色或类白色结晶性粉末；无臭，味微苦。
4. **对照品编号与批号**　100624－200401

参 考 文 献

[1] Lee Y J,Choi S,Lee J. Chiral discrimination of sibutramine enantiomers by capillary electrophoresis and proton nuclear magnetic resonance spectroscopy. Arch Pharm Res,2012,35:671(^{1}H NMR,^{13}C NMR).

[2] 郑萍.盐酸西布曲明的结构确证和质量标准研究.四川大学硕士学位论文,2003(^{1}H NMR,^{13}C NMR).

奥沙拉秦钠

英文名 Olsalazine Sodium

分子式 $C_{14}H_8N_2O_6Na_2$

分子量 346.21

CAS 号 6054－98－4

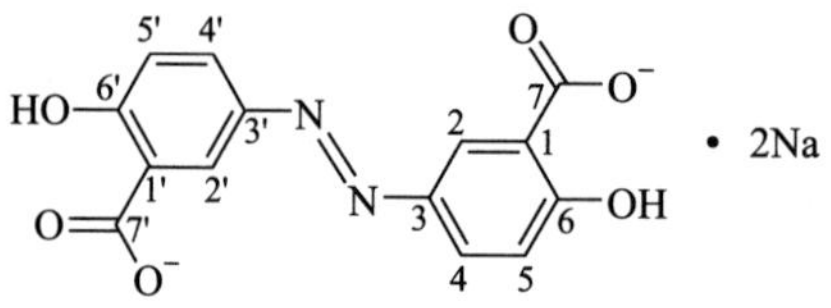

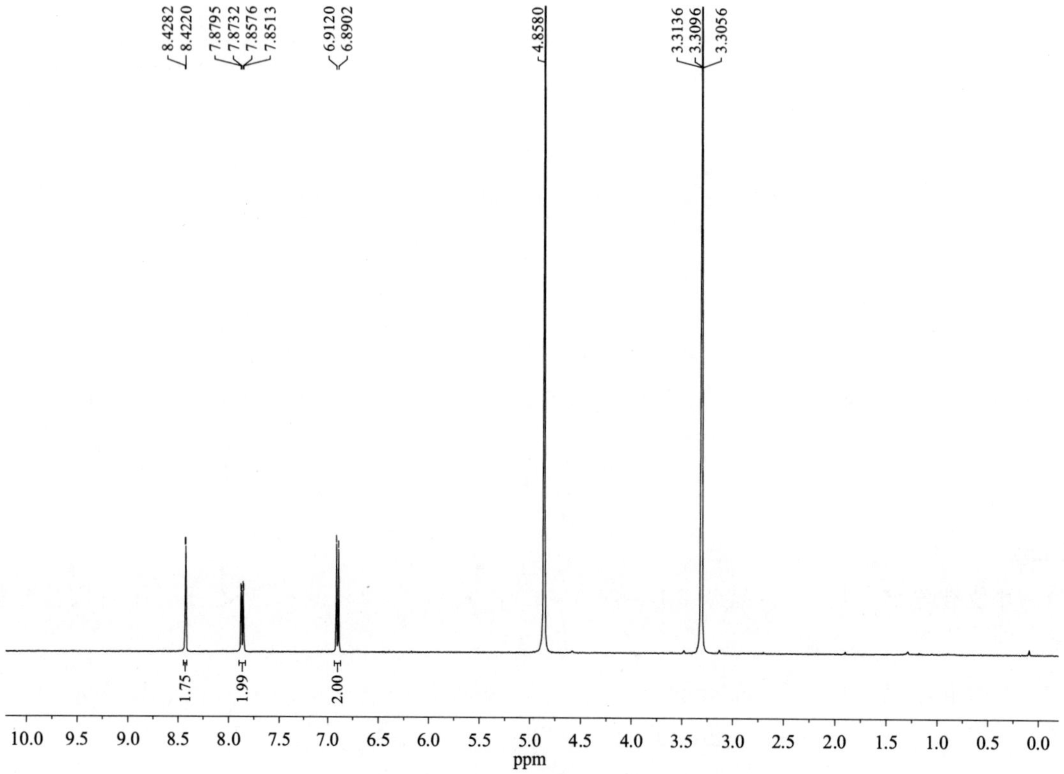

图 1　奥沙拉秦钠的^{1}H NMR 谱（溶剂：CD_3OD）

^{1}H NMR：δ 8.43（H－2，2′，d，J＝2.5 Hz，2H），7.87（H－4，4′，dd，J＝8.8，2.5 Hz，2H），6.90（H－5，5′，d，J＝8.8 Hz，2H）

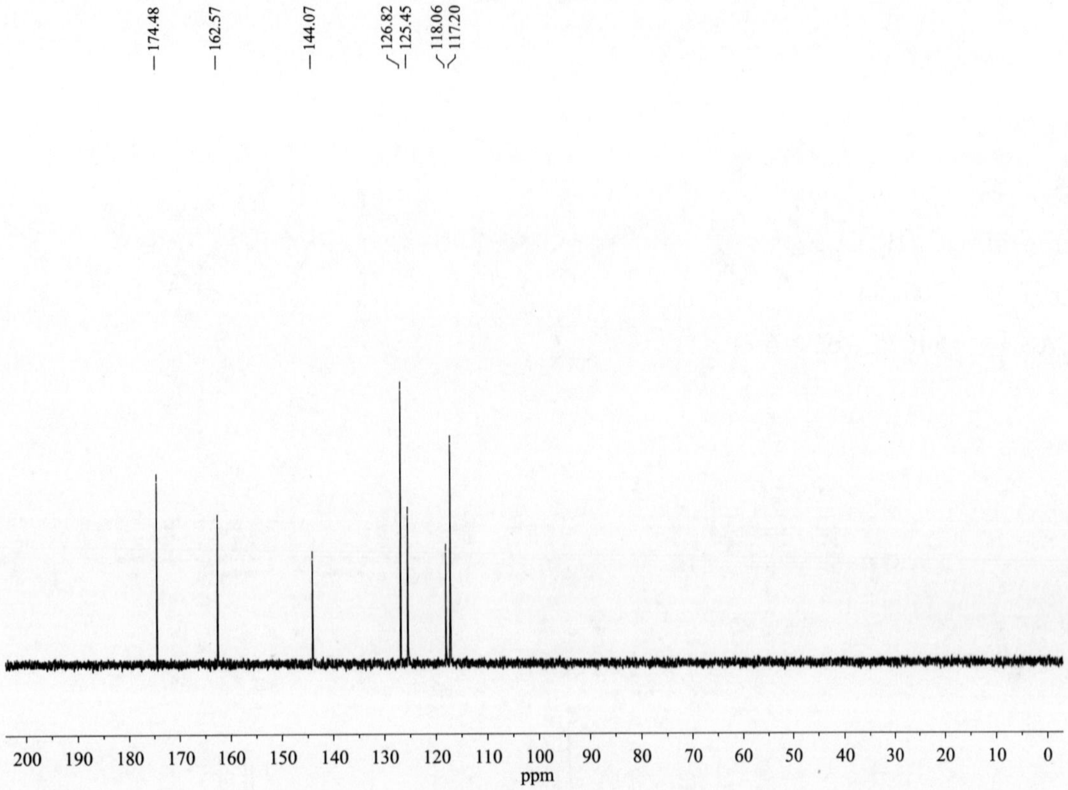

图 2　奥沙拉秦钠的^{13}C NMR 谱（溶剂：D_2O）

^{13}C NMR：δ 174.48（C－7，7′），162.57（C－6，6′），144.07（C－3，3′），126.82（C－4，4′），125.45（C－2，2′），118.06（C－1，1′），117.20（C－5，5′）

备注

1. 中文化学名　3,3－偶氮双(6－羟基苯甲酸钠)

2. 英文化学名　3,3′－azobis(6－hydroxybenzoate)

3. 性状　本品为暗黄色粉末。

4. 溶解性　本品在水中略溶，在甲醇中极微溶解，在无水乙醇、丙酮或乙酸乙酯中不溶。

5. 对照品编号与批号　100630－200401

伊 曲 康 唑

英文名 Itraconazole

分子式 $C_{35}H_{38}Cl_2N_8O_4$

分子量 705.63

CAS 号 84625 - 61 - 6

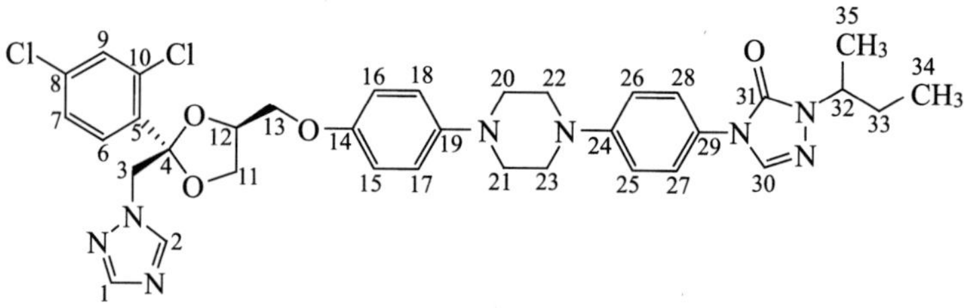

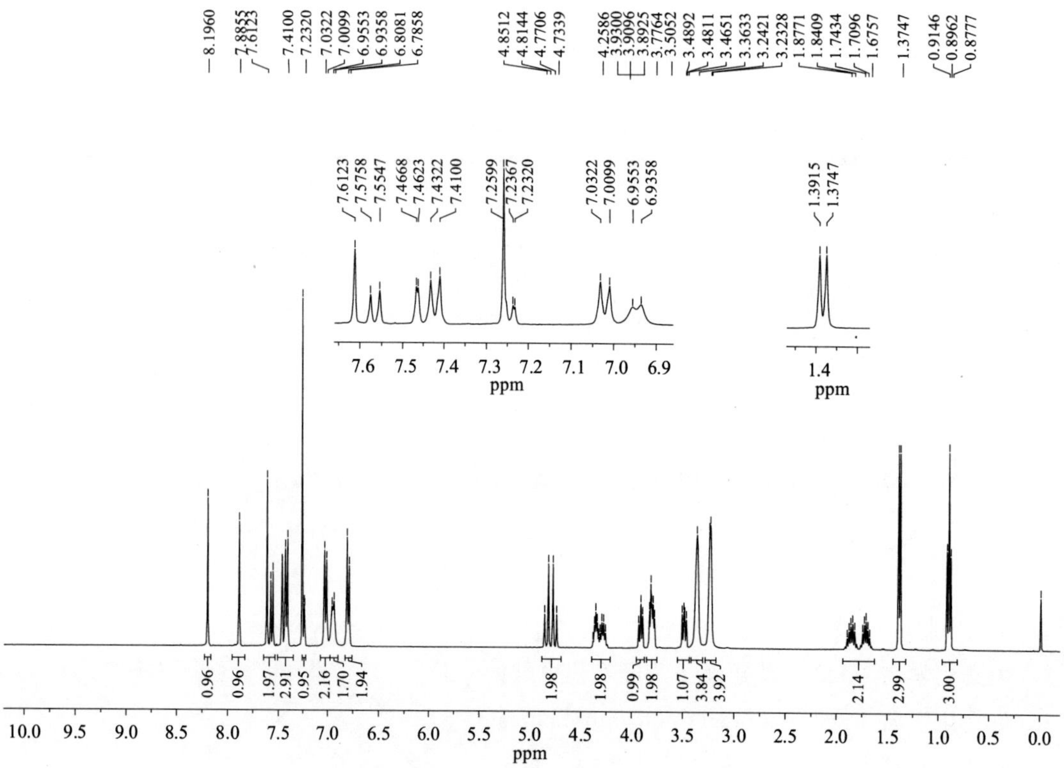

图 1 伊曲康唑的^{1}H NMR 谱（溶剂：$CDCl_3$）

^{1}H NMR：δ 8.20（H－2，s，1H），7.89（H－1，s，1H），7.61（H－30，s，1H），7.57（H－6，d，J＝8.4 Hz，1H），7.46（H－9，d，J＝2.0 Hz，1H），7.42（H－27，28，d，J＝8.9 Hz，2H），7.23（H－7，dd，J＝8.4，2.0 Hz，1H），7.03（H－25，26，d，J＝8.9 Hz，2H），6.95（H－17，18，d，J＝8.9 Hz，2H），6.80（H－15，16，d，J＝8.9 Hz，2H），4.83（H－3a，d，J＝14.7 Hz，1H），4.75（H－3b，d，J＝14.7 Hz，1H），4.37（H－12，m，1H），4.28（H－32，m，1H），3.91（H－11a，t，J＝7.5 Hz，1H），3.85～3.75（H－13，m，2H），3.48（H－11b，dd，J＝9.6，6.4 Hz，1H），3.36（H－22，23，brs，4H），3.24（H－20，21，brs，4H），1.86（H－33a，m，1H），1.71（H－33b，m，1H），1.37（H－35，d，J＝6.7 Hz，3H），0.90（H－34，t，J＝7.4 Hz，3H）

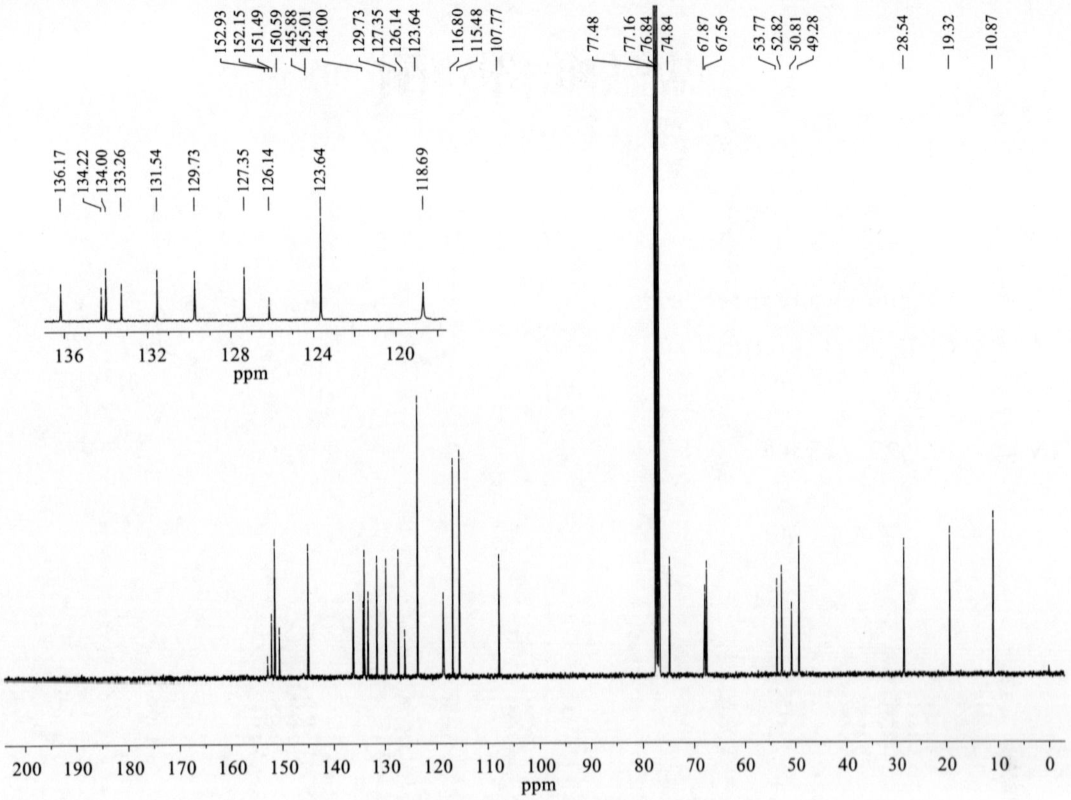

图 2　伊曲康唑的^{13}C NMR 谱（溶剂：$CDCl_3$）

^{13}C NMR，δ 152.93（C－14），152.15（C－31），151.49（C－24），150.59（C－1），145.88（C－19），145.01（C－2），136.17（C－5），134.22（C－30），134.00（C－8），133.26（C－10），131.54（C－9），129.73（C－6），127.35（C－7），126.14（C－29），123.64（C－27，28），118.69（C－17，18），116.80（C－25，26），115.48（C－15，16），107.77（C－4），74.84（C－12），67.87（C－13），67.56（C－11），53.77（C－3），52.82（C－20，21），50.81（C－32），49.28（C－22，23），28.54（C－33），19.32（C－35），10.87（C－34）

备注

1. 中文化学名　4－[4－[4－[4－[[*cis*－2－(2,4－二氯苯基)－2－(1*H*－1,2,4－三唑－1－基甲基)－1,3－二氧戊环－4－基]甲氧基]苯基]哌嗪－1－基]苯基]－2－[(1*RS*)－1－甲基丙基]－1,2,4－三唑－3－酮

2. 英文化学名　4－[4－[4－[4－[[2－(2,4－dichlorophenyl)－2－(1*H*－1,2,4－triazol－1－ylmethyl)－1,3－dioxolan－4－yl]methoxy]phenyl]－1－piperazinyl]phenyl]－2,4－dihydro－2－(1－methylpropyl)－3*H*－1,2,4－triazol－3－one

3. 性状　本品为白色或类白色粉末；无臭，无味。

4. 溶解性　本品在二氯甲烷中易溶，在四氢呋喃中略溶，在水、甲醇或乙醇中几乎不溶。

5. 对照品编号与批号　100631－200401

参考文献

[1] Inkmarcn E, Holzgrabe U. ^{1}H and ^{13}C nuclear magnetic resonance studies of the sites of protonation in itraconazole and fluconazole. J Pharmaceut Biomed Analy, 1999, 20: 297.

盐酸吡格列酮

英文名 Pioglitazone Hydrochloride

分子式 $C_{19}H_{20}N_2O_3S \cdot HCl$

分子量 392.89

CAS 号 112529－15－4

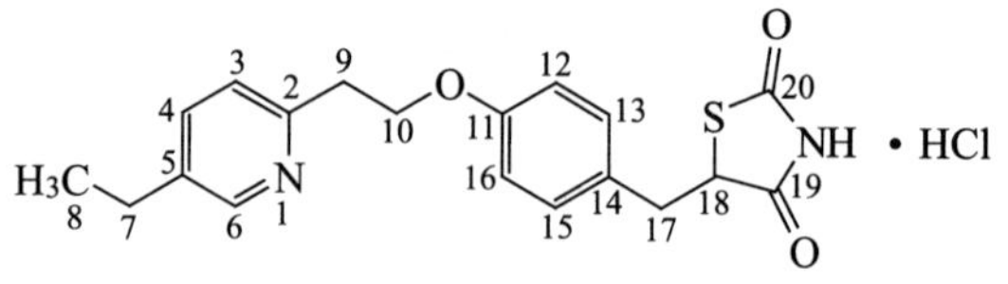

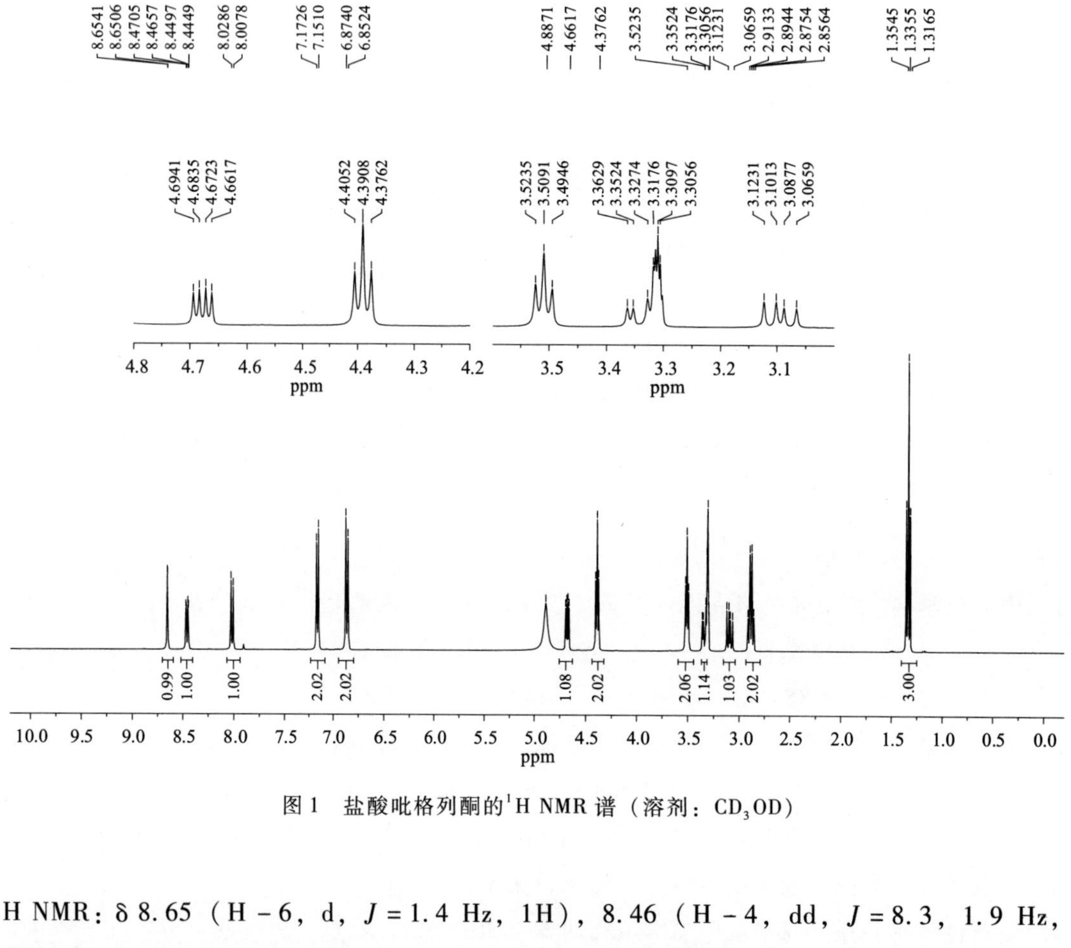

图 1 盐酸吡格列酮的 ^1H NMR 谱（溶剂：CD_3OD）

^1H NMR：δ 8.65（H－6，d，J＝1.4 Hz，1H），8.46（H－4，dd，J＝8.3，1.9 Hz，1H），8.02（H－3，d，J＝8.3 Hz，1H），7.16（H－13，15，d，J＝8.6 Hz，2H），6.86（H－12，16，d，J＝8.6 Hz，2H），4.68（H－18，dd，J＝8.7，4.2 Hz，1H），4.39（H－10，t，J＝5.8 Hz，2H），3.51（H－9，t，J＝5.8 Hz，2H），3.34（H－17a，dd，J＝14.1，4.1 Hz，1H），3.09（H－17b，dd，J＝14.2，8.7 Hz，1H），2.88（H－7，q，J＝7.6 Hz，2H），1.34（H－8，t，J＝7.6 Hz，3H）

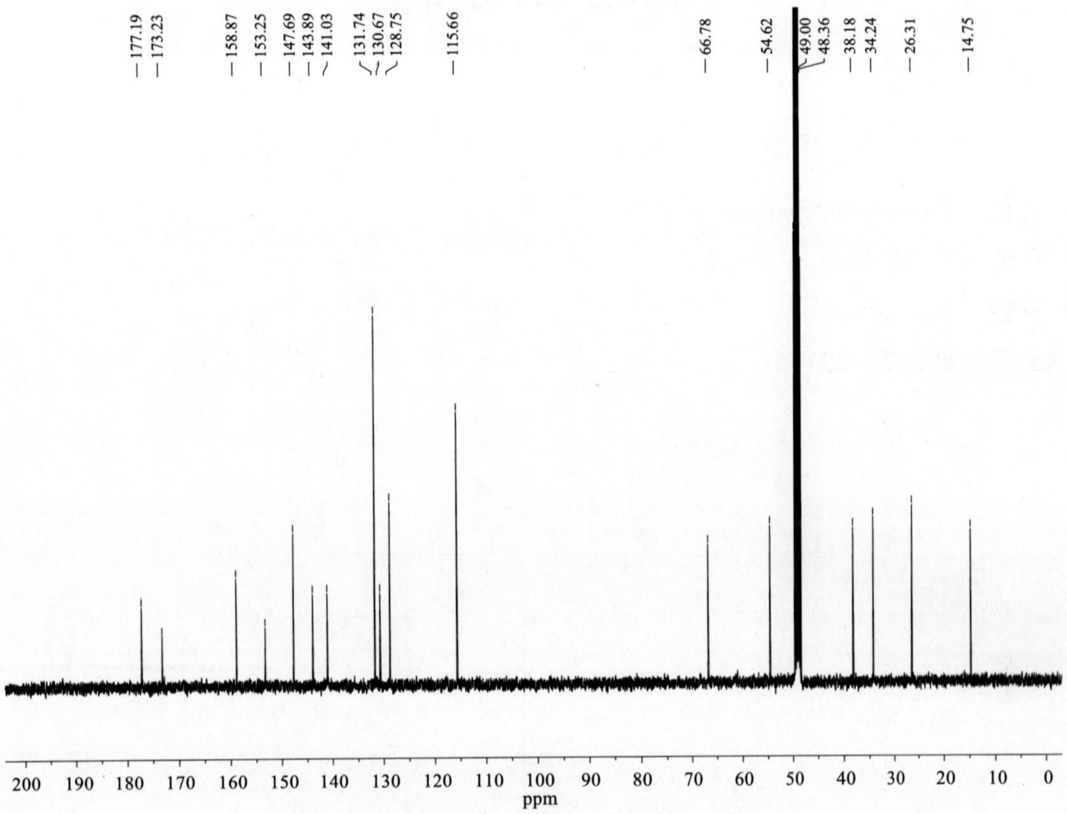

图 2　盐酸吡格列酮的 ^{13}C NMR 谱（溶剂：CD_3OD）

^{13}C NMR：δ 177.19 (C－19)，173.23 (C－20)，158.87 (C－2)，153.25 (C－5)，147.69 (C－4)，143.89 (C－11)，141.03 (C－6)，131.74 (C－13，15)，130.67 (C－14)，128.75 (C－3)，115.66 (C－12，16)，66.78 (C－10)，54.62 (C－18)，38.18 (C－17)，34.24 (C－9)，26.31 (C－7)，14.75 (C－8)

备注

1. **中文化学名**　5－[4－[2－(5－乙基－2－吡啶)－乙氧基]－苯基]－2,4－噻唑烷二酮盐酸盐
2. **英文化学名**　5－[[4－[2－(5－ethyl－2－pyridinyl) ethoxy] phenyl] methyl]－2,4－thiazolidinedione hydrochloride
3. **性状**　本品为白色或类白色结晶性粉末；无臭。
4. **溶解性**　本品在甲醇中溶解，在乙醇或 0.1 mol/L 盐酸溶液中微溶，在水或三氯甲烷中几乎不溶。
5. **对照品编号与批号**　100634－201202

参考文献

[1] Gadape H H, Parikh K S. Quantitative determination and validation of pioglitazone in pharmaceutical using quantitative nuclear magnetic resonance spectroscopy. J Chem Pharm Res, 2011, 3: 649 (^{1}HNMR, ^{13}CNMR).

洛索洛芬钠

英文名 Loxoprofen Sodium

分子式 $C_{15}H_{17}NaO_3 \cdot 2H_2O$

分子量 304.22

CAS 号 80382 - 23 - 6

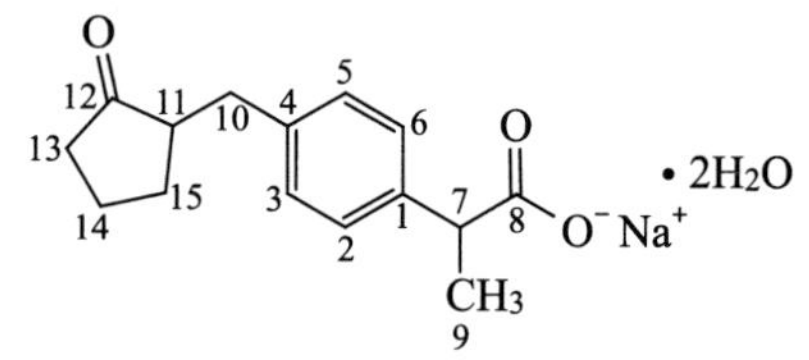

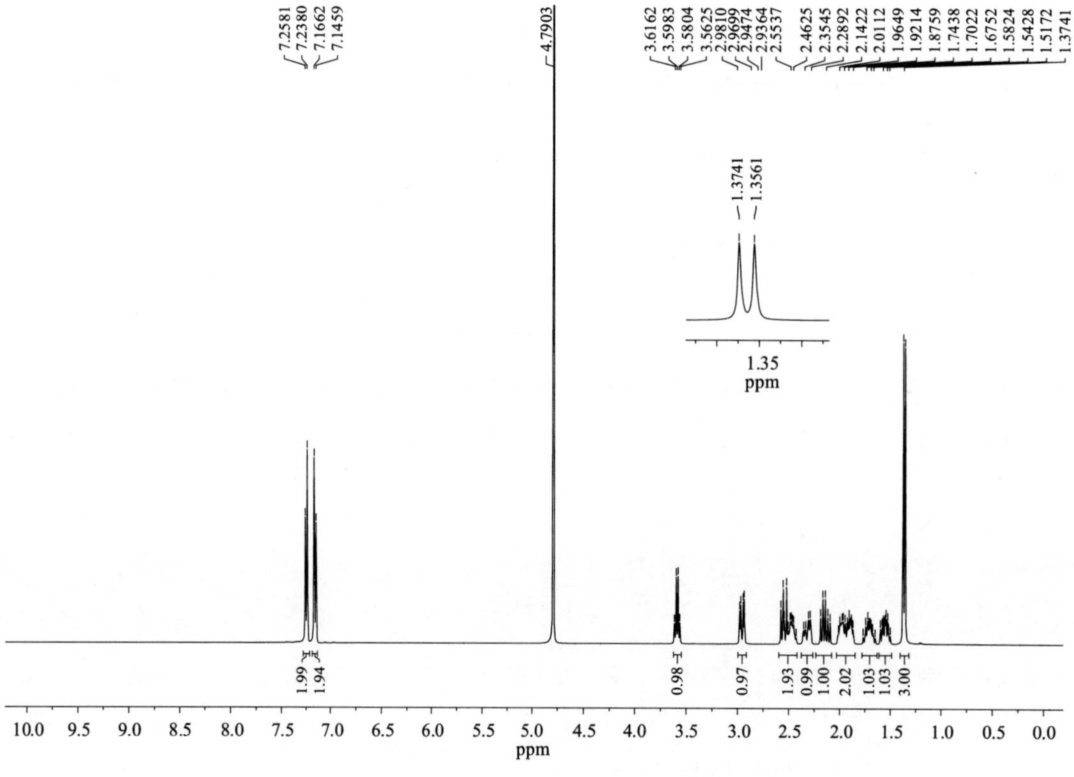

图 1 洛索洛芬钠的 ^1H NMR 谱（溶剂：D_2O）

^1H NMR：δ 7.25（H - 2, 6, d, J = 8.1 Hz, 2H），7.16（H - 3, 5, d, J = 8.1 Hz, 2H），3.59（H - 7, q, J = 7.2 Hz, 1H），2.96（H - 10a, dd, J = 13.4, 4.4 Hz, 1H），2.55（H - 10b, m, 1H），2.47（H - 11, m, 1H），2.32（H - 13a, m, 1H），2.14（H - 13b, m, 1H），2.04 ~ 1.84（H - 14a, 15a, m, 2H），1.71（H - 14b, m, 1H），1.55（H - 15b, m, 1H），1.37（H - 9, d, J = 7.2 Hz, 3H）

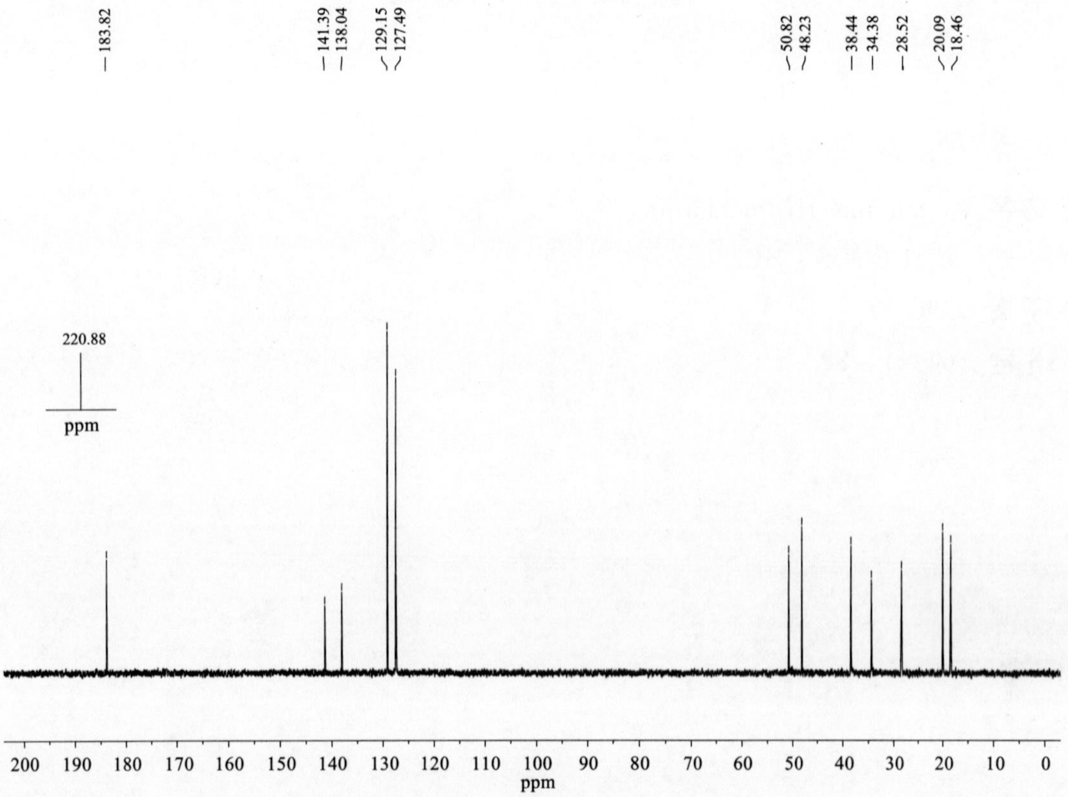

图 2　洛索洛芬钠的 ^{13}C NMR 谱（溶剂：D_2O）

^{13}C NMR：δ 220.86（C－12），183.82（C－8），141.39（C－1），138.04（C－4），129.15（C－2，6），127.49（C－3，5），50.82（C－11），48.23（C－7），38.44（C－13），34.38（C－10），28.52（C－15），20.09（C－14），18.46（C－9）

备注

1. 中文化学名　2－[4－(2－氧代环戊烷－1－基甲基)苯基]丙酸钠二水合物

2. 英文化学名　α－methy－[4－[(2－oxocyclopenty) methyl] phenyl] benzeneacetate sodium salt dihydrate

3. 性状　本品为白色结晶或结晶性粉末。

4. 溶解性　本品在水或甲醇中极易溶解，在乙醇中易溶，在乙醚中几乎不溶。

5. 对照品编号与批号　100638－200401

盐酸替扎尼定

英文名 Tizanidine Hydrochloride

分子式 $C_9H_8ClN_5S \cdot HCl$

分子量 290. 17

CAS 号 64461 - 82 - 1

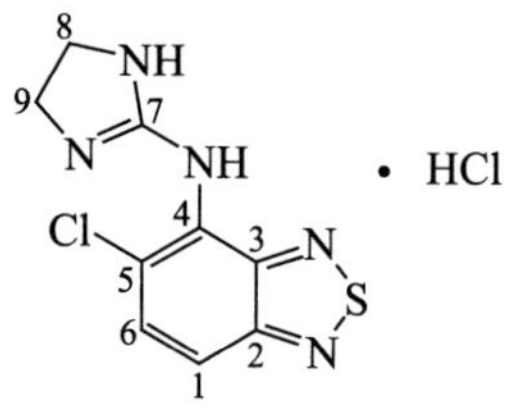

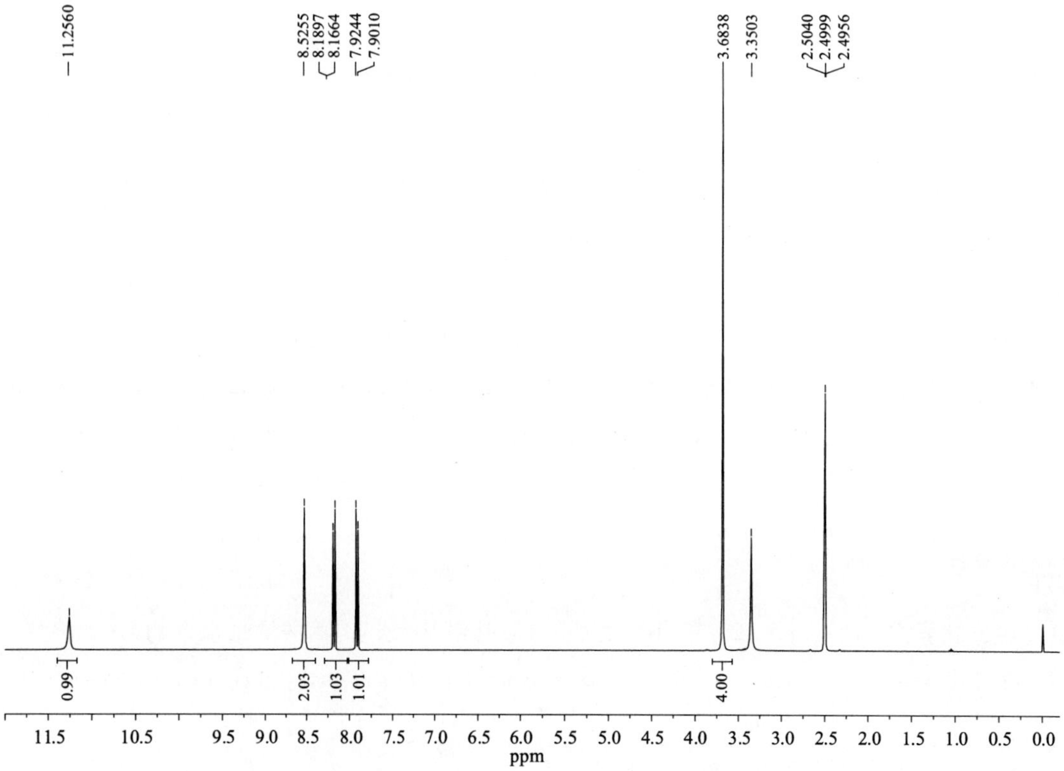

图 1 盐酸替扎尼定的[1]H NMR 谱（溶剂：CD_3SOCD_3）

^{1}H NMR：δ 11. 26 (HCl, s, 1H), 8. 53 (NH, s, 2H), 8. 18 (H - 6, d, J = 9. 3 Hz, 1H), 7. 91 (H - 1, d, J = 9. 3 Hz, 1H), 3. 68 (H - 8, 9, s, 4H)

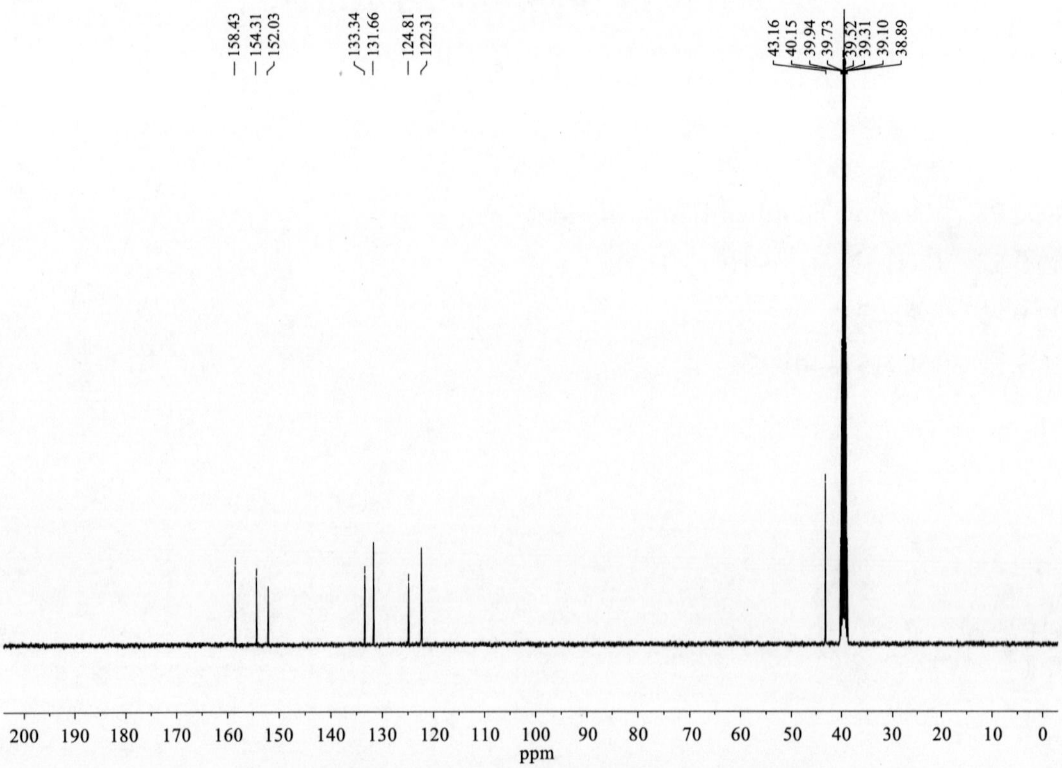

图 2　盐酸替扎尼定的 ^{13}C NMR 谱（溶剂：CD_3SOCD_3）

^{13}C NMR：δ 158.43（C－7），154.31（C－2），152.03（C－3），133.34（C－4），131.66（C－6），124.81（C－5），122.31（C－1），43.16（C－8，9）

备注

1. 中文化学名　5－氯－*N*－(4,5－二氢－1*H*－咪唑－2－基)－2,1,3－苯并噻二唑－4－胺盐酸盐

2. 英文化学名　5－chloro－4－[(4,5－dihydro－1*H*－imidazol－2－yl)amino]－2,1,3－benzothiadiazole hydrochloride

3. 性状　本品为类白色或浅黄色结晶性粉末；无臭，味微甜。

4. 溶解性　本品在水中溶解，在甲醇中微溶，在乙醚、丙酮中不溶。

5. 对照品编号与批号　100644－200401

参考文献

[1] 吴贝,沈怡,周鸣强,等.盐酸替扎尼定的合成改进.中国新药杂志,2006,15:621(^{1}H NMR, ^{13}C NMR).

盐酸替罗非班消旋体

英文名 Racemic Tirofiban Hydrochloride

分子式 $C_{22}H_{36}N_2O_5S \cdot HCl \cdot H_2O$

分子量 495.07

CAS 号 150915－40－5

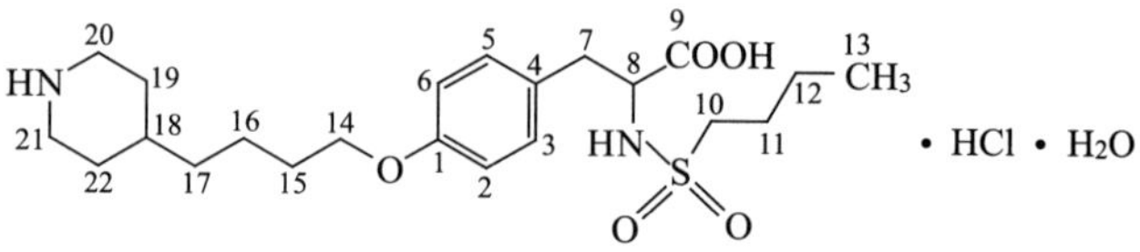

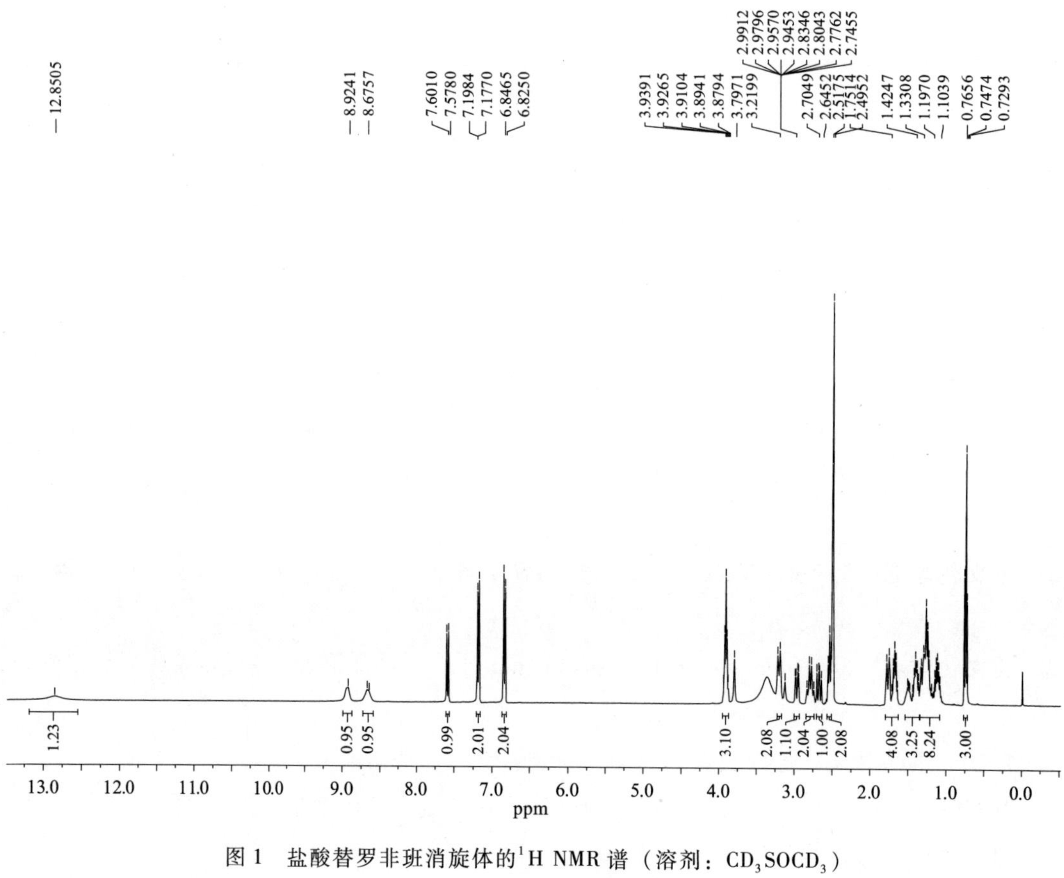

图 1 盐酸替罗非班消旋体的^{1}H NMR 谱（溶剂：CD_3SOCD_3）

^{1}H NMR：δ 12.85（OH，s，1H），8.92（HCl，brs，1H），8.67（C_8—NH，brs，1H），7.59（S—NH，d，J=9.2 Hz，1H），7.19（H－3，5，d，J=8.6 Hz，2H），6.84（H－2，6，d，J=8.6 Hz，2H），3.98～3.85（H－8，14，m，3H），3.28～3.05（m，2H），2.97（dd，J=13.7，4.7 Hz，1H），2.79（q，J=12.2 Hz，2H），2.68（m，1H），2.57～2.51（m，2H），1.81～1.73（m，2H），1.72～1.63（m，2H），1.50（m，1H），1.45～1.35（m，2H），1.35～1.19（m，6H），1.17～1.05（H－12，m，2H），0.75（H－13，t，J=7.2 Hz，3H）

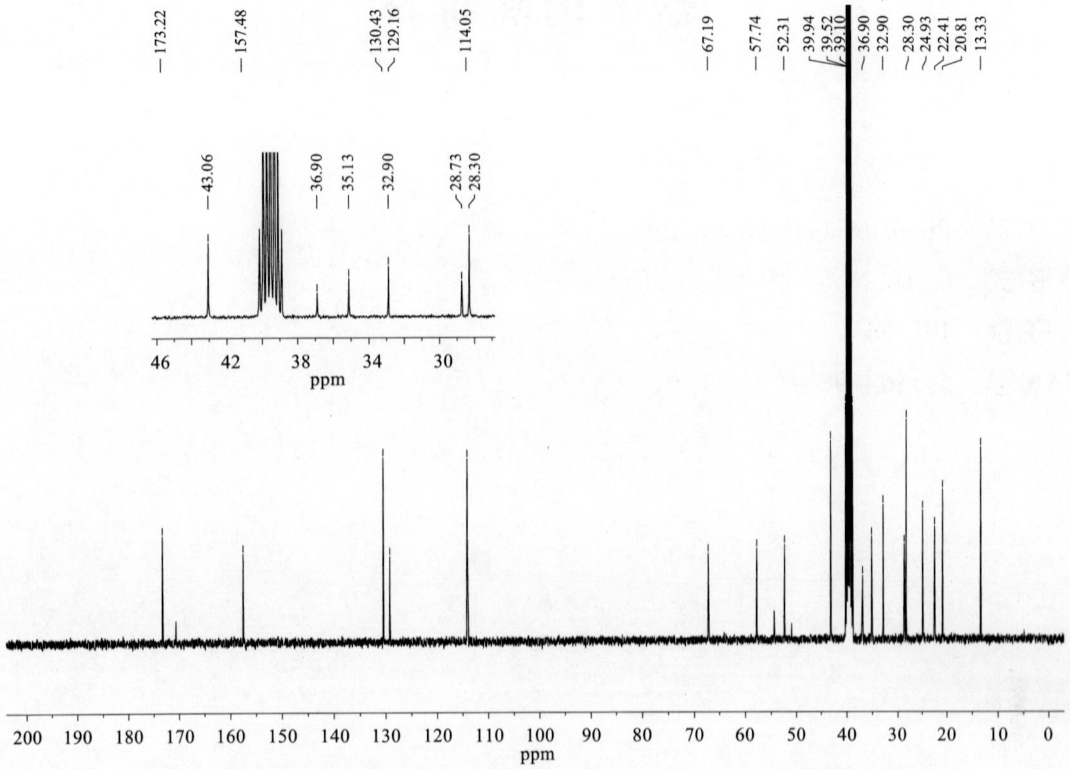

图 2　盐酸替罗非班消旋体的 ^{13}C NMR 谱（溶剂：CD_3SOCD_3）

^{13}C NMR：δ 173.22（C－9），157.48（C－1），130.43（C－3，5），129.16（C－4），114.05（C－2，6），67.19（C－14），57.74（C－8），52.31（C－10），43.06（C－20，21），36.90（C－7），35.13（C－17），32.90（C－18），28.73（C－15），28.30（C－19，22），24.93（C－11），22.41（C－16），20.81（C－12），13.33（C－13）

备注

1. 中文化学名　(*S*)－*N*－(正丁基磺酰基)－*O*－[4－(4－哌啶基)丁烷]－*L*－酪氨酸盐酸盐一水合物

2. 英文化学名　(*S*)－*N*－(butylsulfonyl)－*O*－[4－(4－piperidinyl)butyl]－*L*－tyrosine hydrochloride monohydrate

3. 性状　本品为类白色粉末；无臭。

4. 溶解性　本品在乙醇中易溶，在水、0.1 mol/L 盐酸溶液和 0.1 mol/L 氢氧化钠溶液中微溶，在乙酸乙酯和三氯甲烷中几乎不溶。

5. 对照品编号与批号　100648－200401

参考文献

[1] Ferrari E, Menabue L, Saladini M. Characterization and metal affinity of tirofiban, a pharmaceutical compound used in acute coronary syndromes. BioMetals, 2004, 17: 145 (^{1}H NMR, ^{13}C NMR).

盐酸丙哌维林

英文名 Propiverine Hydrochloride

分子式 $C_{23}H_{29}NO_3 \cdot HCl$

分子量 403.94

CAS 号 54556 - 98 - 8

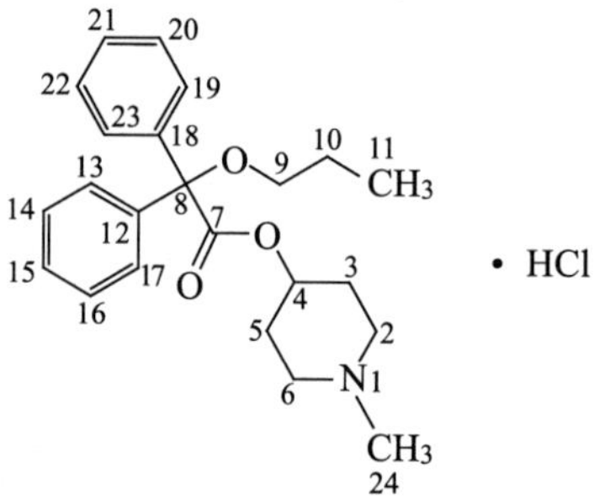

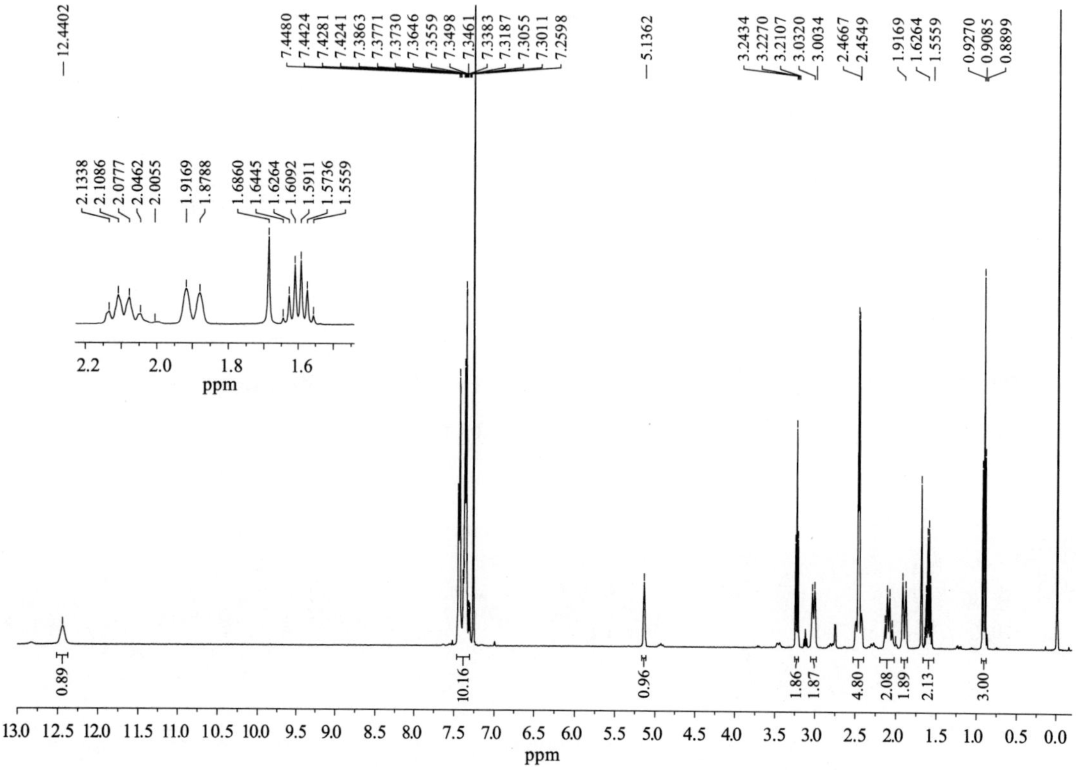

图 1 盐酸丙哌维林的^{1}H NMR 谱（溶剂：$CDCl_3$）

^{1}H NMR：δ 12.44 (HCl, s, 1H), 7.49 ~ 7.29 (Ar - H, m, 10H), 5.14 (H - 4, m, 1H), 3.23 (H - 9, t, J = 6.6 Hz, 2H), 3.02 (H - 2a, 6a, d, J = 11.4 Hz, 2H), 2.53 ~ 2.40 (H - 2b, 6b, 24, m, 5H), 2.16 ~ 2.02 (H - 3a, 5a, m, 2H), 1.90 (H - 3b, 5b, d, J = 15.3 Hz, 2H), 1.65 ~ 1.54 (H - 10, m, 2H), 0.91 (H - 11, t, J = 7.4 Hz, 3H)

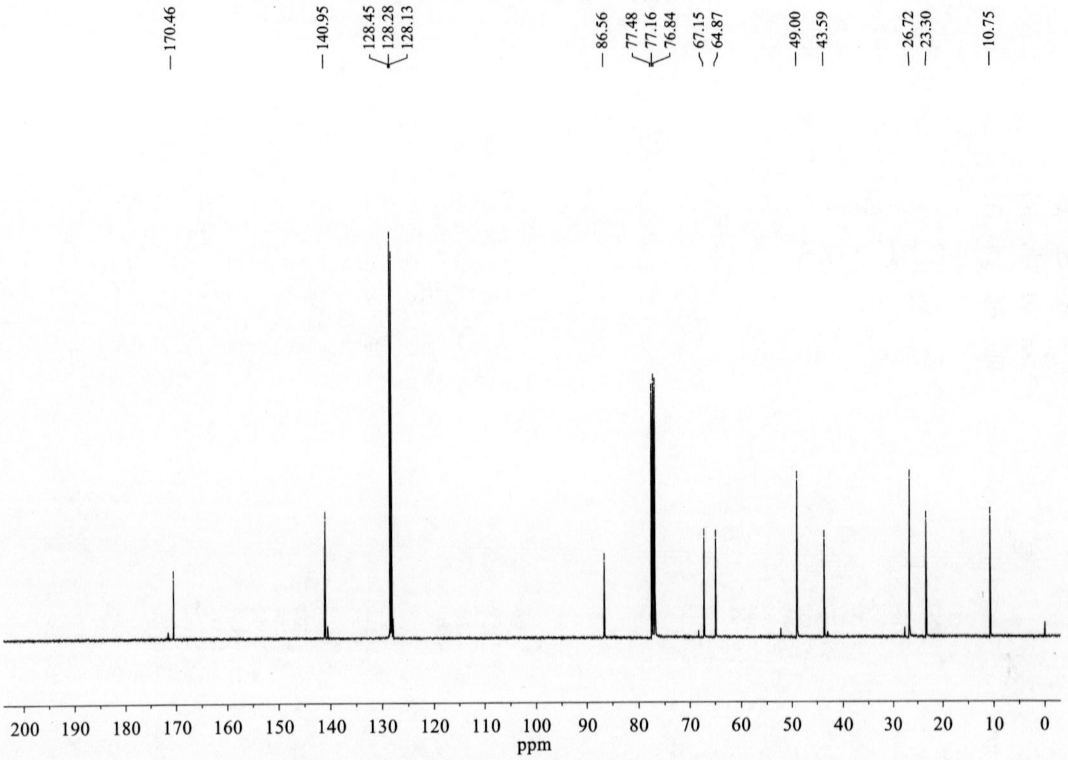

图 2　盐酸丙哌维林的^{13}C NMR 谱（溶剂：$CDCl_3$）

^{13}C NMR：δ 170.46（C－7），140.95（C－18，12），128.45（C－20，22，14，16），128.28（C－21，15），128.13（C－19，23，13，17），86.56（C－8），67.15（C－4），64.87（C－9），49.00（C－2，6），43.59（C－24），26.72（C－3，5），23.30（C－10），10.75（C－11）

备注

1. **中文化学名**　1－甲基－4－哌啶基二苯基丙氧乙酸酯盐酸盐
2. **英文化学名**　1－methyl－4－piperidyldiphenylpropoxyacetate hydrochloride
3. **性状**　本品为白色针状结晶或结晶性粉末，无臭。
4. **溶解性**　本品在甲醇或三氯甲烷中易溶，在水或乙醇中溶解，在丙酮中略溶，在冰醋酸中易溶。
5. **对照品编号与批号**　100649－200401

他 扎 罗 汀

英文名 Tazarotene

分子式 $C_{21}H_{21}NO_2S$

分子量 351.46

CAS 号 118292-40-3

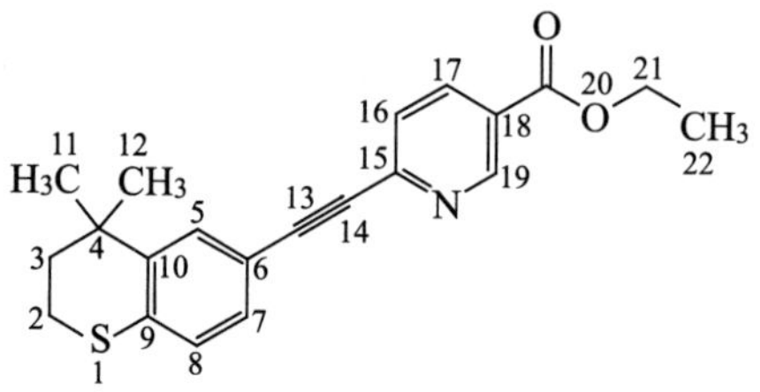

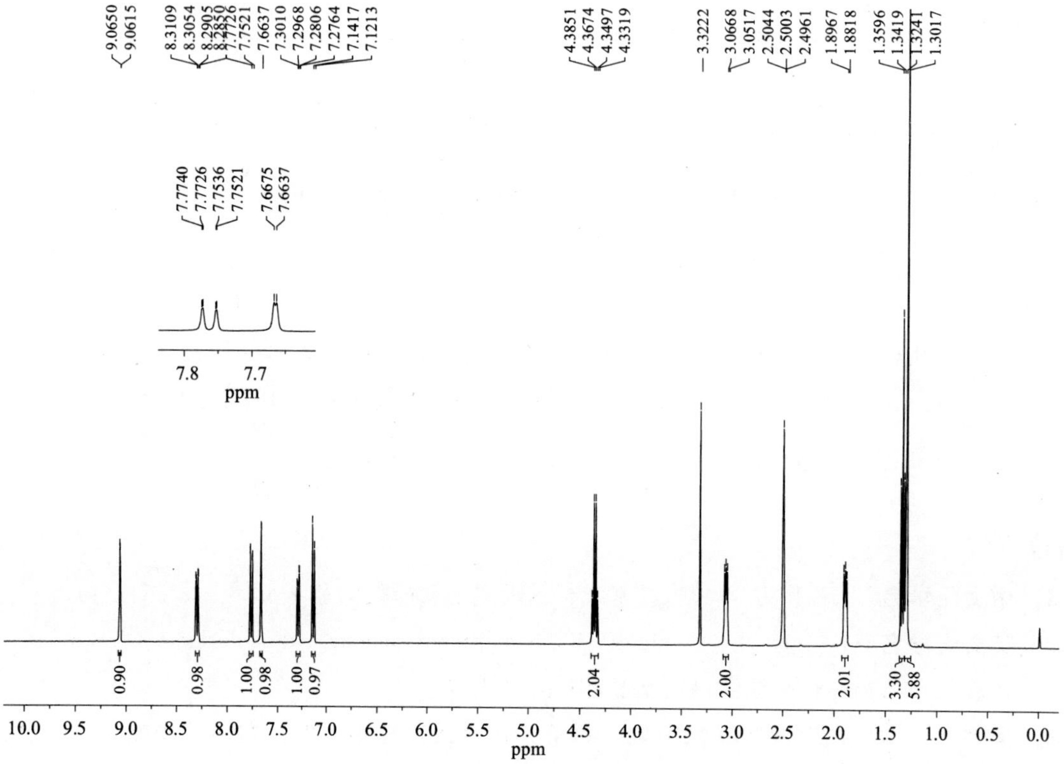

图 1　他扎罗汀的¹H NMR 谱（溶剂：CD_3SOCD_3）

¹H NMR：δ 9.06（H-19，d，J=1.4 Hz，1H），8.30（H-17，dd，J=8.2，2.2 Hz，1H），7.76（H-16，dd，J=8.2，0.6 Hz，1H），7.67（H-5，d，J=1.7 Hz，1H），7.29（H-7，dd，J=8.2，1.7 Hz，1H），7.13（H-8，d，J=8.2 Hz，1H），4.36（H-21，q，J=7.1 Hz，2H），3.10～3.04（H-2，m，2H），1.93～1.87（H-3，m，2H），1.34（H-22，t，J=7.1 Hz，3H），1.30（H-11，12，s，6H）

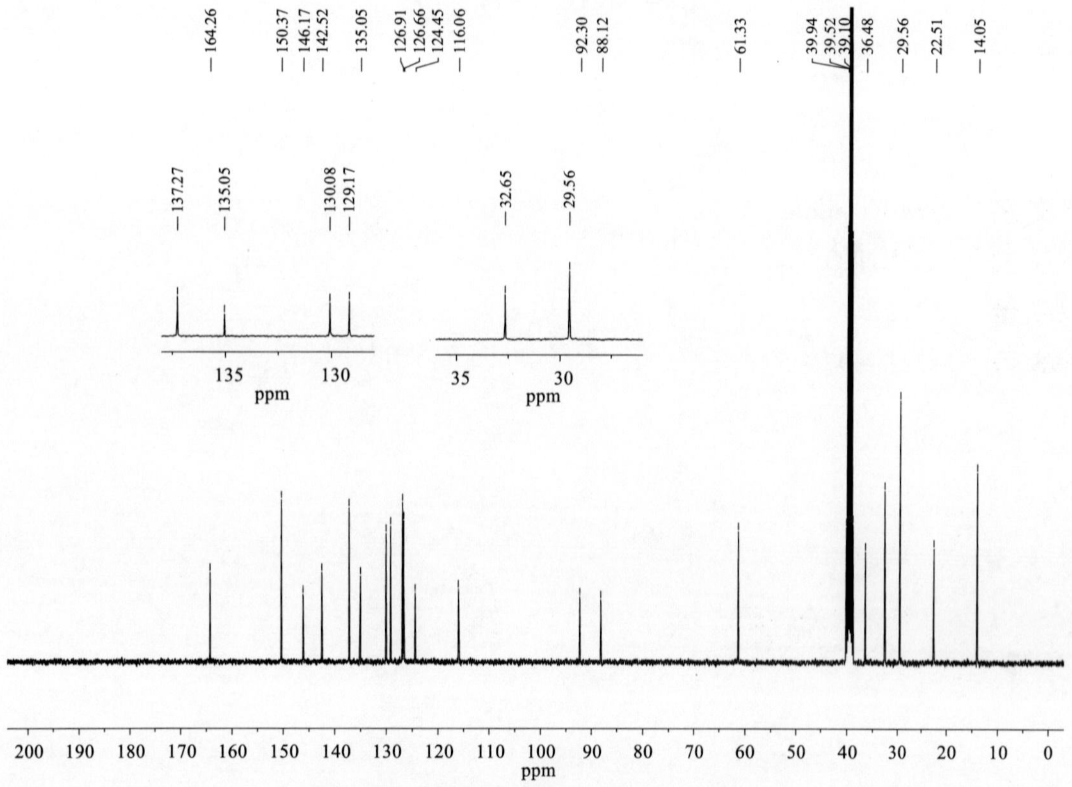

图 2　他扎罗汀的 ^{13}C NMR 谱（溶剂：CD_3SOCD_3）

^{13}C NMR：δ 164.26（C－20），150.37（C－19），146.17（C－15），142.52（C－10），137.27（C－17），135.05（C－9），130.08（C－5），129.17（C－7），126.91（C－16），126.66（C－8），124.45（C－18），116.06（C－6），92.30（C－14），88.12（C－13），61.33（C－21），36.48（C－3），32.65（C－4），29.56（C－11，12），22.51（C－2），14.05（C－22）

备注

1. **中文化学名**　6－[(3,4－二氢－4,4－二甲基－2*H*－1－苯并噻喃－6－基)乙炔基]－3－吡啶羧酸乙酯
2. **英文化学名**　ethyl 6－[2－(4,4－dimethylthiochroman－6－yl)ethynyl]pyridine－3－carboxylate
3. **性状**　本品为淡黄色结晶或结晶性粉末；无臭。
4. **溶解性**　本品在苯甲醇中易溶，在乙酸乙酯中溶解，在乙腈中略溶，在乙醇中微溶，在水中几乎不溶。
5. **对照品编号与批号**　100654－200401

奥 卡 西 平

英文名 Oxcarbazepine

分子式 $C_{15}H_{12}N_2O_2$

分子量 252.27

CAS 号 28721-07-5

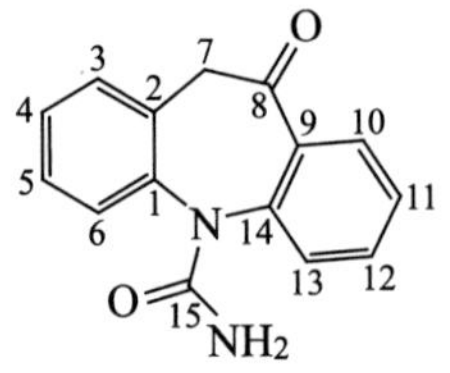

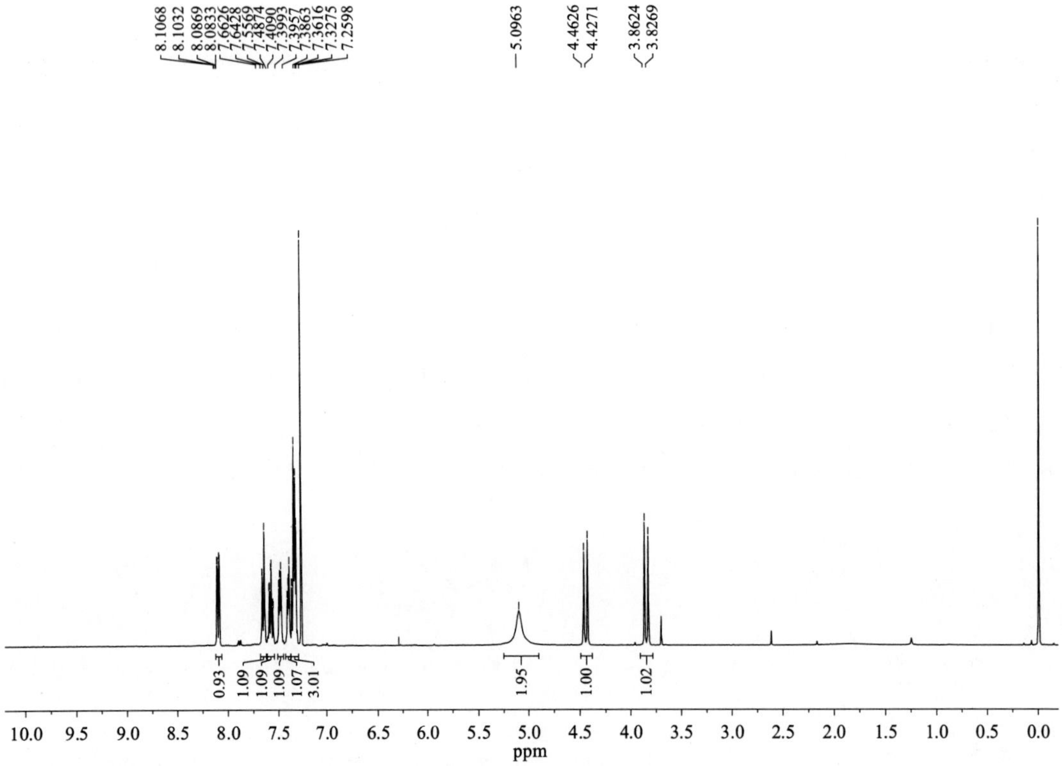

图 1 奥卡西平的 ^{1}H NMR 谱（溶剂：$CDCl_3$）

^{1}H NMR：δ 8.09（H-10，dd，J=8.0，1.4 Hz，1H），7.65（Ar-H，d，J=7.9 Hz，1H），7.57（Ar-H，m，1H），7.48（Ar-H，m，1H），7.39（Ar-H，dd，J=5.3，3.8 Hz，1H），7.37～7.29（Ar-H，m，3H），5.10（NH_2，brs，2H），4.44（H-7a，d，J=14.2 Hz，1H），3.84（H-7b，d，J=14.2 Hz，1H）

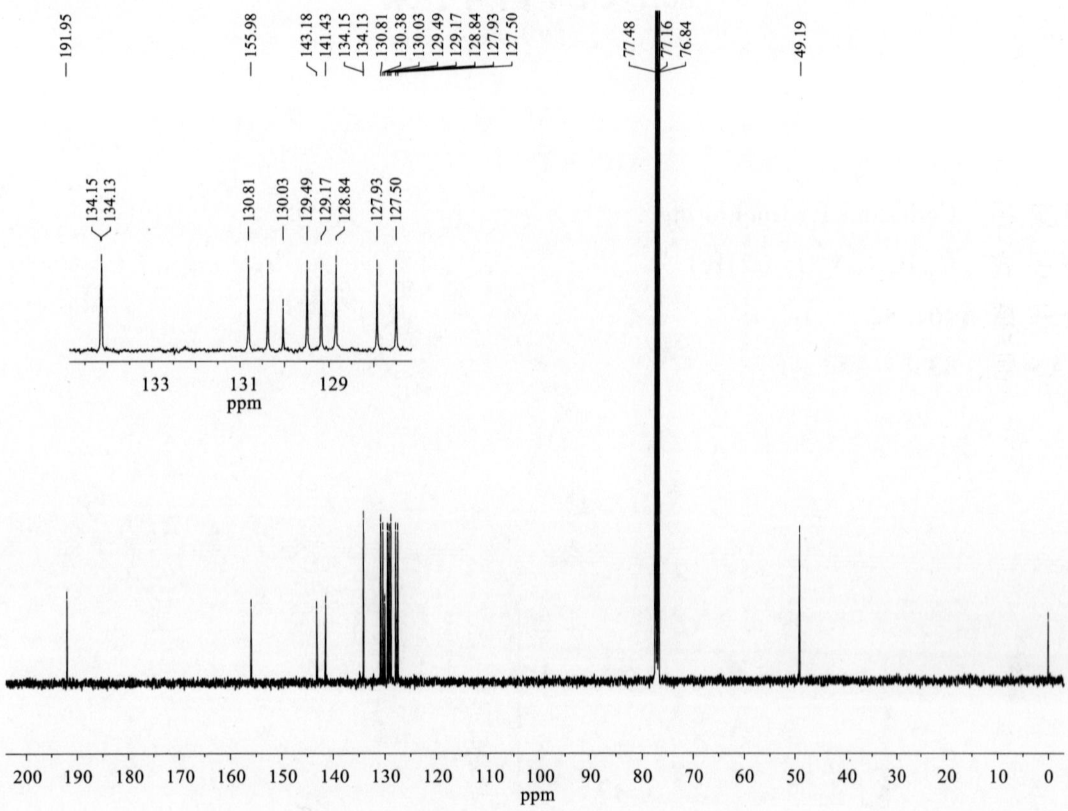

图 2 奥卡西平的^{13}C NMR 谱（溶剂：$CDCl_3$）

^{13}C NMR：δ 191.95 (C－8)，155.98 (C－15)，143.18 (C－14)，141.43 (C－1)，134.15 (Ar－C)，134.13 (Ar－C)，130.81 (Ar－C)，130.38 (Ar－C)，130.03 (Ar－C)，129.49 (Ar－C)，129.17 (Ar－C)，128.84 (Ar－C)，127.93 (Ar－C)，127.50 (Ar－C)，49.19 (C－7)

备注

1. 中文化学名 10,11－二氢－10－氧代－5*H*－二苯并[*b*,*f*]氮杂－5－甲酰胺

2. 英文化学名 10,11－dihydro－10－oxo－5*H*－dibenz[*b*,*f*]azepine－5－carboxamide

3. 性状 本品为白色结晶性粉末。

4. 溶解性 本品在三氯甲烷中略溶，在甲醇、丙酮、二氯甲烷中微溶，在水、乙醇、0.1 mol/L 盐酸溶液或 0.1 mol/L 氢氧化钠溶液中几乎不溶。

5. 对照品编号与批号 100657－200401

盐酸西替利嗪

英文名 Cetirizine Hydrochloride

分子式 $C_{21}H_{25}ClN_2O_3 \cdot 2HCl$

分子量 461.82

CAS 号 83881 - 52 - 1

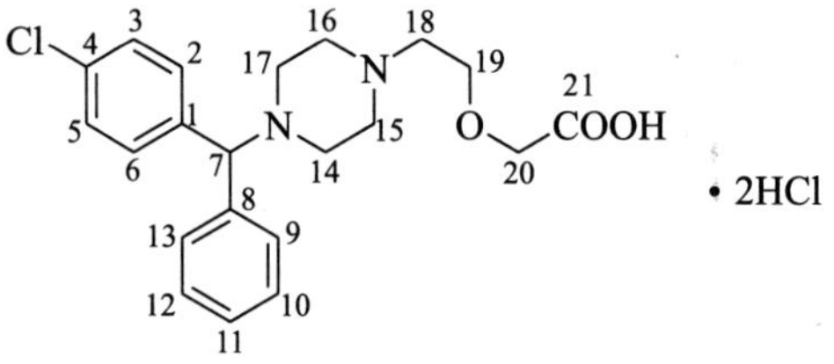

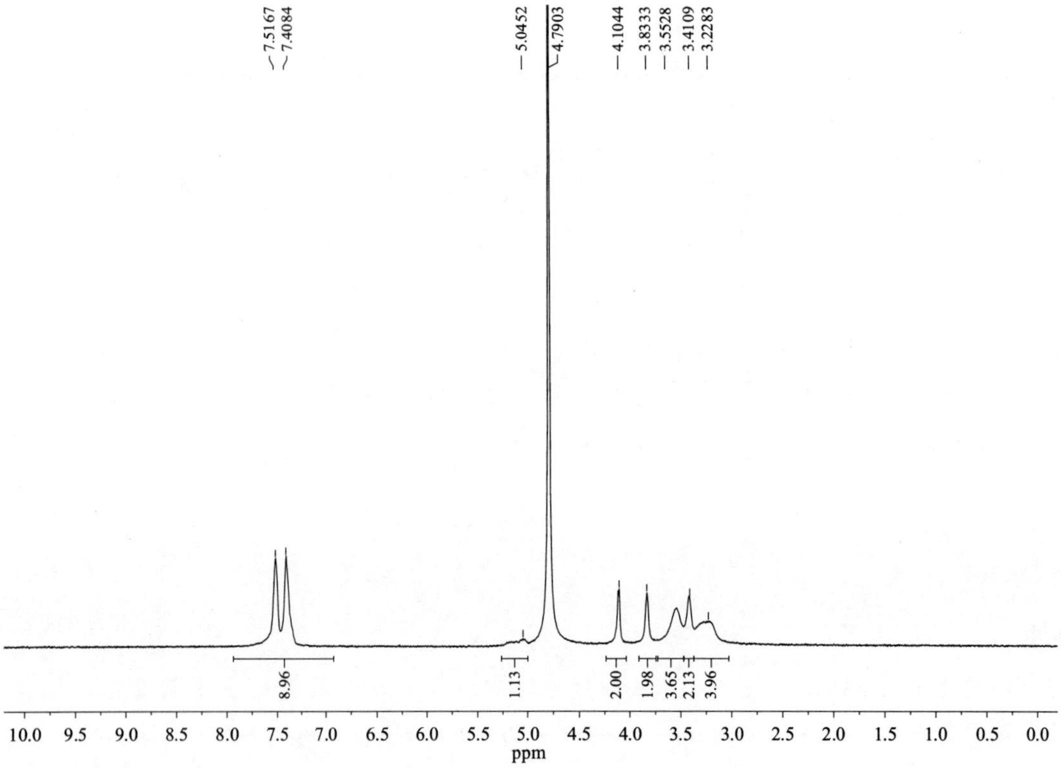

图 1 盐酸西替利嗪的 ^1H NMR 谱（溶剂：D_2O）

^1H NMR：δ 7.95～7.46（Ar - H，m，4H），7.45～6.85（Ar - H，m，5H），5.05（H - 7，s，1H），4.10（H - 20，s，2H），3.83（H - 19，brs，2H），3.55（H - 15，16，brs，4H），3.41（H - 18，brs，2H），3.23（H - 14，17，brs，4H）

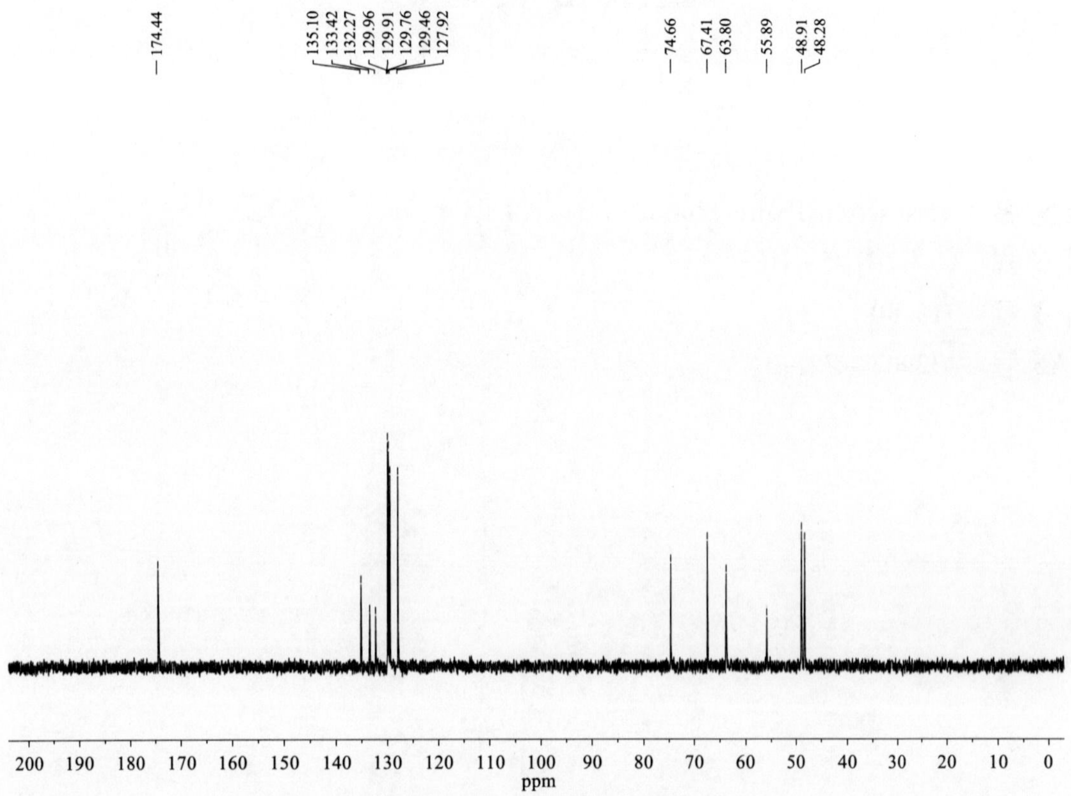

图 2　盐酸西替利嗪的 ^{13}C NMR 谱（溶剂：D_2O）

^{13}C NMR：δ 174.44（C－21），135.10（C－8），133.42（C－1），132.27（C－4），129.96（C－11），129.91（C－2，6），129.76（C－3，5），129.46（C－10，12），127.92（C－9，13），74.66（C－7），67.41（C－20），63.80（C－19），55.89（C－18），48.91（C－15，16），48.28（C－14，17）

备注

1. 中文化学名　（±）－2－［2－［4－［（4－氯苯基）苯甲基］－1－哌嗪基］乙氧基］乙酸二盐酸盐

2. 英文化学名　（*RS*）－2－［2－［4－［（4－chlorophenyl）phenylmethyl］piperazin－1－yl］ethoxy］acetic acid dihydrochloride

3. 性状　本品为白色或类白色结晶性粉末;具有引湿性。

4. 溶解性　本品在水中易溶，在甲醇、乙醇中溶解，在三氯甲烷中几乎不溶，在 0.1 mol/L 盐酸溶液和 0.1 mol/L 氢氧化钠溶液中易溶。

5. 对照品编号与批号　100660－200401

盐酸雷莫司琼

英文名 Ramosetron Hydrochloride

分子式 $C_{17}H_{17}N_3O \cdot HCl$

分子量 315.80

CAS 号 132907－72－3

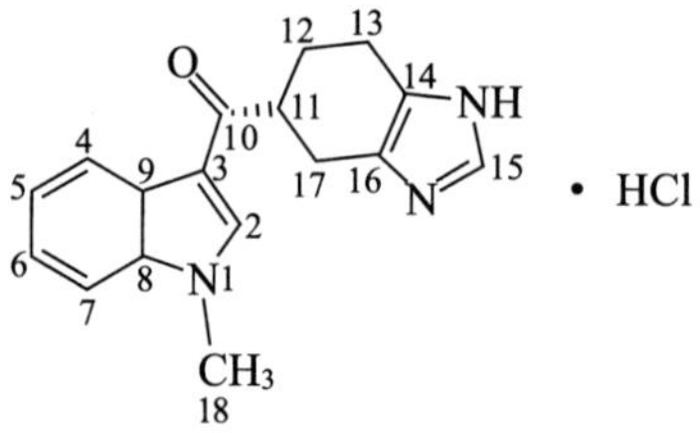

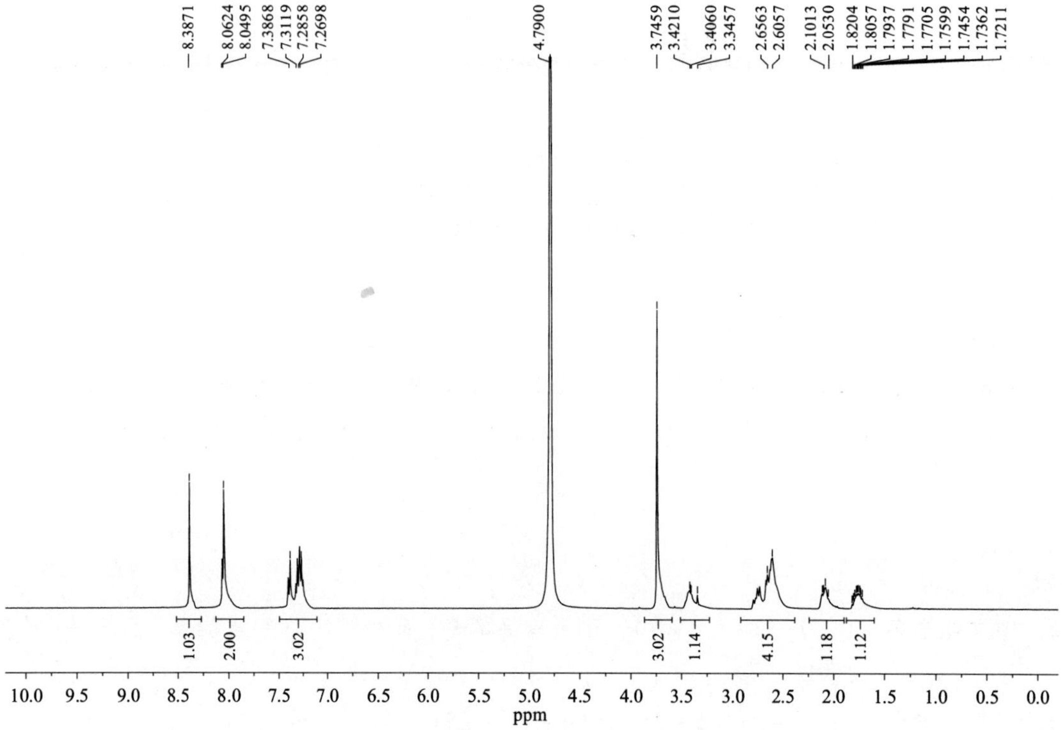

图 1 盐酸雷莫司琼的 ^{1}H NMR 谱(溶剂:D_2O)

^{1}H NMR: δ 8.39 (H－2, s, 1H), 8.06 (H－15, Ar－H, m, 2H), 7.44～7.22 (Ar－H, m, 3H), 3.75 (H－18, s, 3H), 3.40 (H－17a, m, 1H), 2.63 (H－11, 13, 17b, m, 4H), 2.06 (H－12a, m, 1H), 1.77 (H－12b, m, 1H)

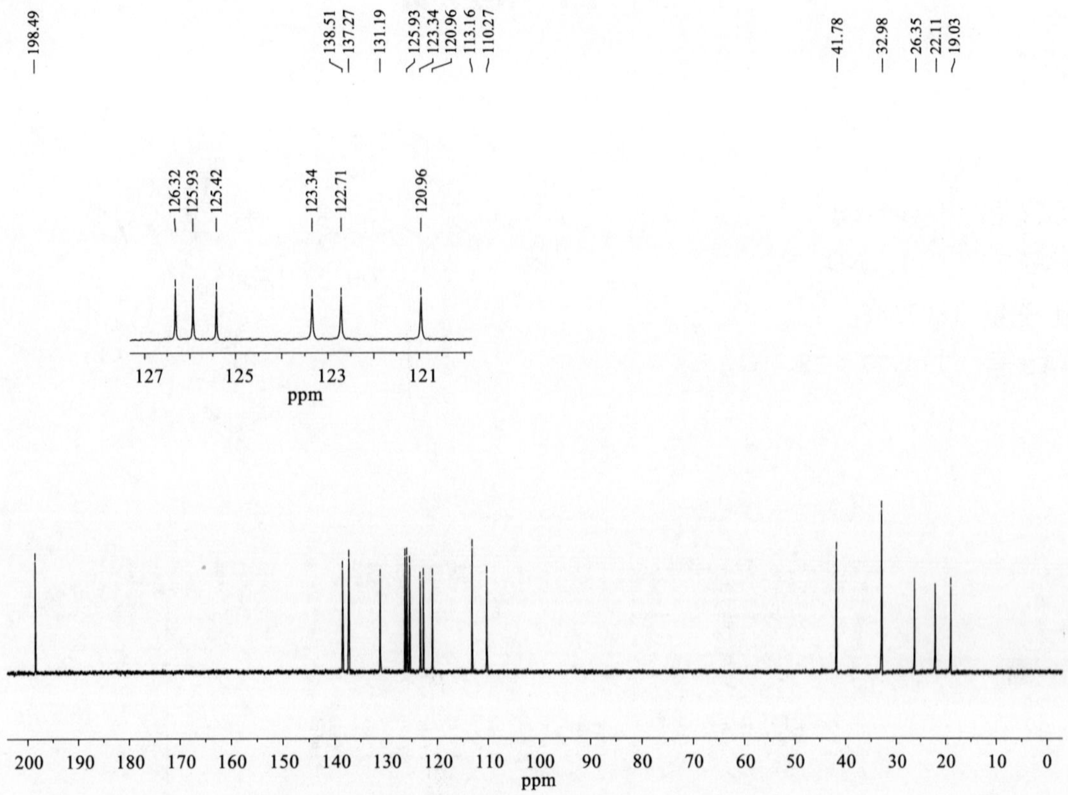

图 2 盐酸雷莫司琼的^{13}C NMR 谱（溶剂：D_2O）

^{13}C NMR：δ 198.49（C－10），138.51（C－8），137.27（C－15），131.19（C－2），126.32（C－9），125.93（C－14），125.42（C－16），123.34（C－5），122.71（C－6），120.96（C－4），113.16（C－3），110.27（C－7），41.78（C－11），32.98（C－18），26.35（C－12），22.11（C－17），19.03（C－13）

备注

1. 中文化学名 （－）－(*R*)－5－[(1－甲基－1*H*－吲哚－3－基)羰基]－4,5,6,7－四氢－1*H*－苯并咪唑盐酸盐

2. 英文化学名 (1－methyl－1*H*－indol－3－yl)－[(5*R*)－4,5,6,7－tetrahydro－1*H*－benzimidazol－5－yl]methanone hydrochloride

3. 性状 本品为白色或类白色结晶性粉末；无臭；有引湿性。

4. 溶解性 本品在水、甲醇中易溶，在乙醇中略溶，在乙腈、三氯甲烷中极微溶解，在乙酸乙酯中几乎不溶。

5. 对照品编号与批号 100662－200401

多 西 他 赛

英文名 Docetaxel

分子式 $C_{43}H_{53}NO_{14}$

分子量 807.88

CAS 号 114977-28-5

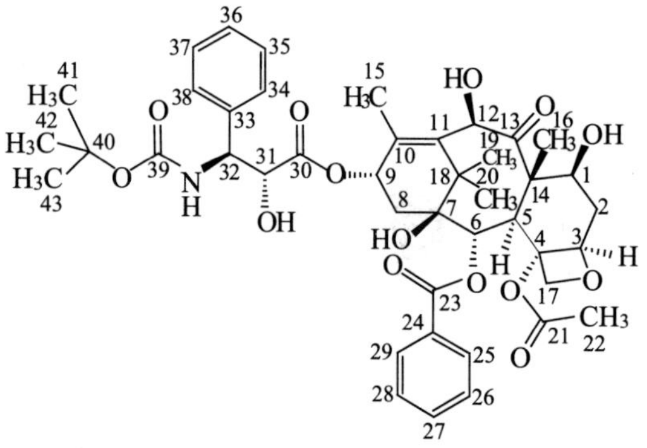

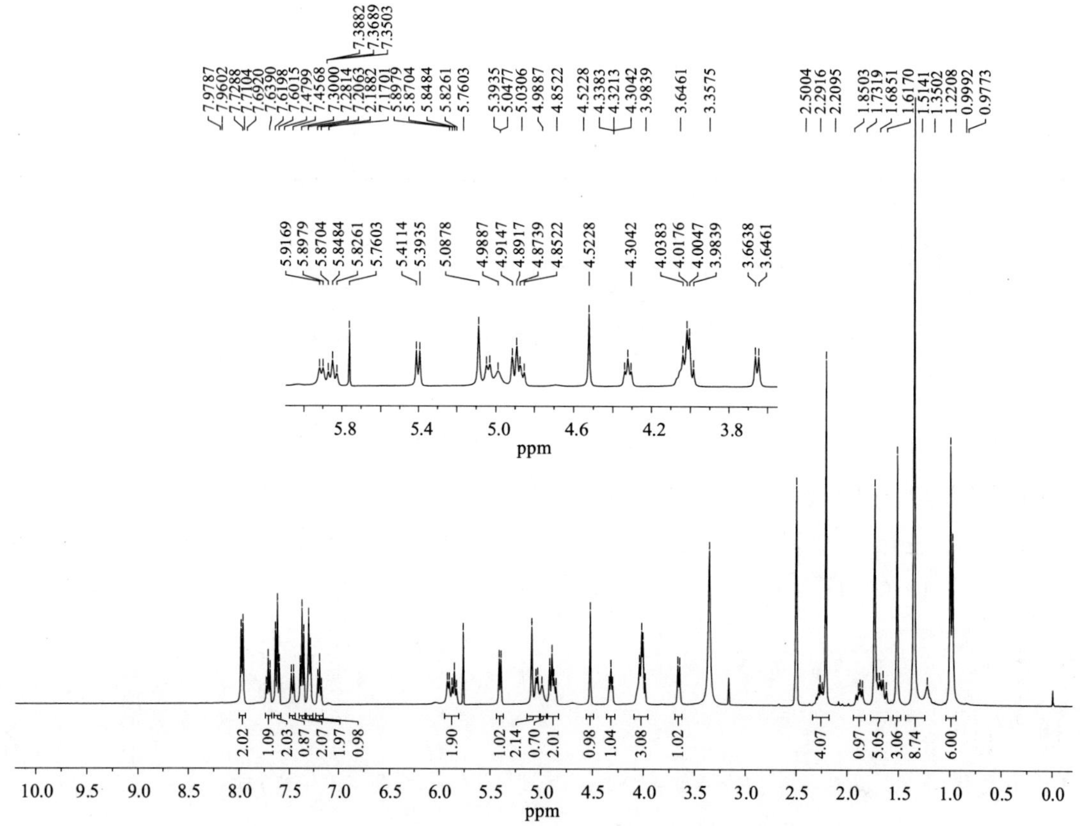

图 1 多西他赛的^{1}H NMR 谱（溶剂：CD_3SOCD_3）

^{1}H NMR：δ 7.97（H-25，29，d，J=7.3 Hz，2H），7.71（H-27，t，J=7.3 Hz，1H），7.62（H-26，28，t，J=7.3 Hz，2H），7.47（NH，d，J=9.2 Hz，1H），7.37（H-35，37，t，J=7.5 Hz，2H），7.29（H-34，38，d，J=7.5 Hz，2H），7.19（H-36，t，J=7.5 Hz，1H），5.91（H-32，d，J=7.6 Hz，1H），5.85（H-9，t，J=8.9 Hz，1H），5.40（H-6，d，J=7.2 Hz，1H），5.09（s，1H），5.04（d，J=6.8 Hz，1H），4.99（s，1H），4.88（m，2H），4.52（s，1H），4.32（t，J=6.8 Hz，1H），4.01（m，3H），3.65（H-5，d，J=7.1 Hz，1H），2.29（H-2a，m，1H），2.21（H-22，s，3H），1.85（H-8a，m，1H），1.73（H-15，s，3H），1.60～1.73（H-2b，8b，m，2H），1.51（H-16，s，3H），1.35（H-41，42，43，s，9H），1.22（s，1H），1.00（H-19，s，3H），0.98（H-20，s，3H）

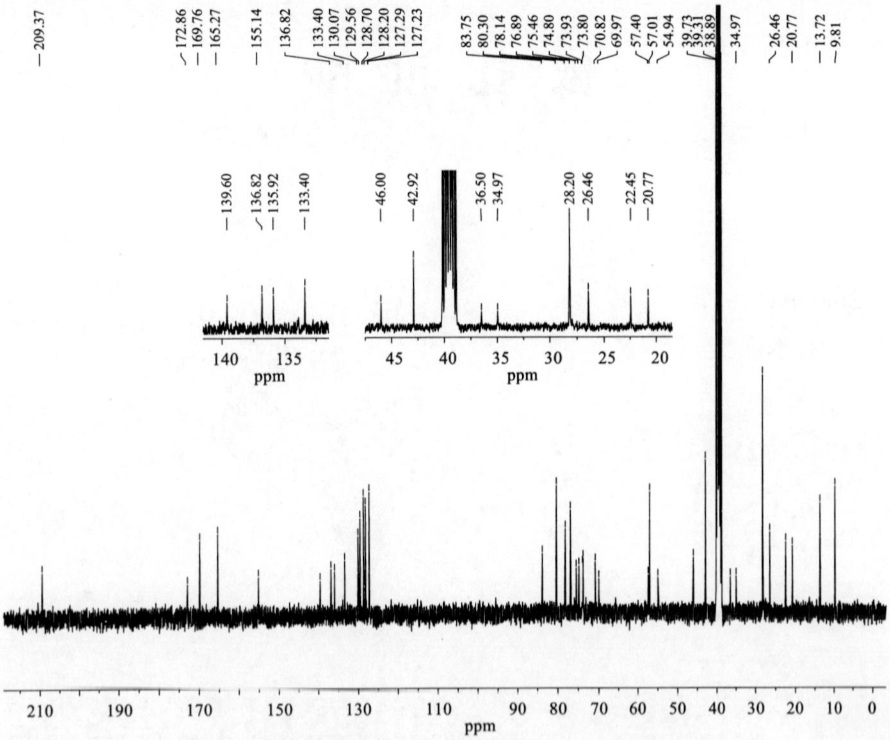

图 2 多西他赛的 ^{13}C NMR 谱（溶剂：CD_3SOCD_3）

^{13}C NMR：δ 209.37（C－13），172.86（C－30），169.76（C－21），165.27（C－23），155.14（C－39），139.60（C－10），136.82（C－33），135.92（C－11），133.40（C－27），130.07（C－24），129.56（C－25，29），128.70（C－35，37），128.20（C－26，28），127.29（C－36），127.23（C－34，38），83.75（C－4），80.30（C－3），78.14（C－40），76.89（C－17），75.46（C－7），74.80（C－12），73.93（C－6），73.80（C－31），70.82（C－9），69.97（C－1），57.40（C－14），57.01（C－32），46.00（C－18），42.92（C－5），36.50（C－2），34.97（C－8），28.20（C－41，42，43），26.46（C－19），22.45（C－20），20.77（C－22），13.72（C－15），9.81（C－16）

备注

1. 中文化学名 2*aR*－[2*aα*,4*β*,4*aβ*,6*β*,9*α*,(*αR′*,*βS′*),11*α*,12*α*,12*aα*,12*bα*]－*β*－[[(1,1－二甲基乙氧基)羰基]氨基]－*α*－羰基苯丙酸[12*b*－乙酰氧－12－苯甲酰氧－2*a*,3,4,4*a*,5,6,9,10,11,12,12*a*,12*b*－十二氢－4,6,11－三羟基－4*a*,8,13,13－四甲基－5－氧代－7,11－亚甲基－1*H*－环癸五烯并[3,4]苯并[1,2－*b*]氧杂丁环－9－基]酯

2. 英文化学名 (2*aR*,4*S*,4*aS*,6*R*,9*S*,11*S*,12*S*,12*aR*,12*bS*)－12*b*－(acetyloxy)－12－(benzoyloxy)－2*a*,3,4,4*a*,5,6,9,10,11,12,12*a*,12*b*－dodecahydro－4,6,11－trihydroxy－4*a*,8,13,13－tetramethyl－5－oxo－7,11－methano－1*H*－cyclodeca[3,4]benz[1,2－*b*]oxet－9－yl ester

3. 性状 本品为白色或类白色结晶性粉末；无臭。

4. 溶解性 本品在甲醇、乙醇或丙酮中溶解，在三氯甲烷中略溶，在水中几乎不溶。

5. 对照品编号与批号 100666－201002

参 考 文 献

[1] 王爱华. 多西他赛原料药的开发研究. 南京理工大学硕士学位论文,2011(^{1}H NMR,^{13}C NMR).

依 托 度 酸

英文名 Etodolac

分子式 $C_{17}H_{21}NO_3$

分子量 287.35

CAS 号 41340 - 25 - 4

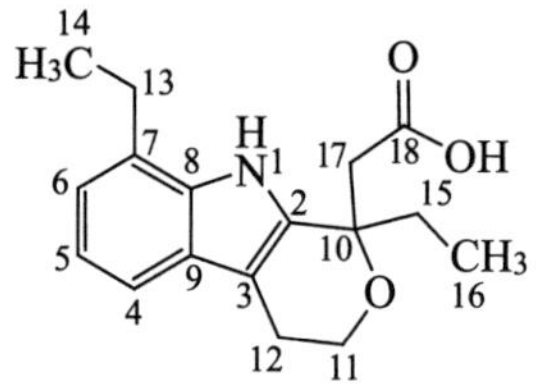

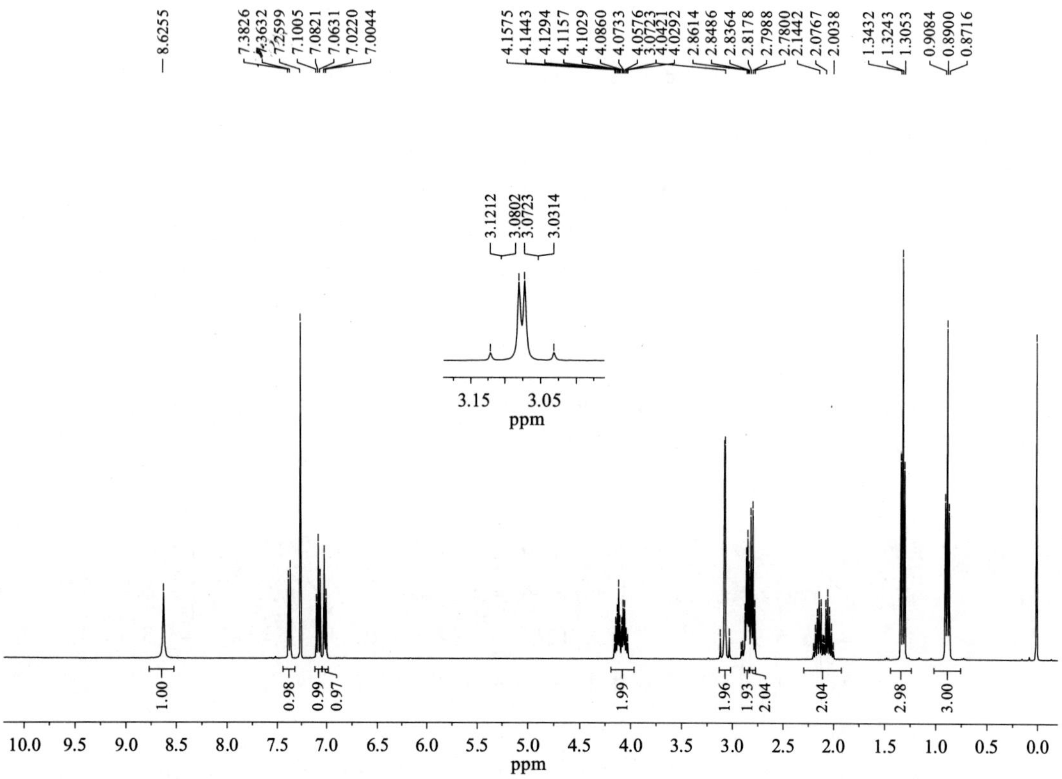

图 1　依托度酸的^{1}H NMR 谱（溶剂：$CDCl_3$）

^{1}H NMR：δ 8.62（NH，s，1H），7.37（H - 4，d，J = 7.7 Hz，1H），7.08（H - 5，t，J = 7.5 Hz，1H），7.01（H - 6，d，J = 7.1 Hz，1H），4.17 ~ 4.02（H - 11，m，2H），3.10（H - 17a，d，J = 16.4 Hz，1H），3.05（H - 17b，d，J = 16.4 Hz，1H），2.88 ~ 2.83（H - 12，m，2H），2.80（H - 13，q，J = 7.6 Hz，2H），2.21 ~ 1.99（H - 15，m，2H），1.32（H - 14，t，J = 7.6 Hz，3H），0.89（H - 16，t，J = 7.4 Hz，3H）

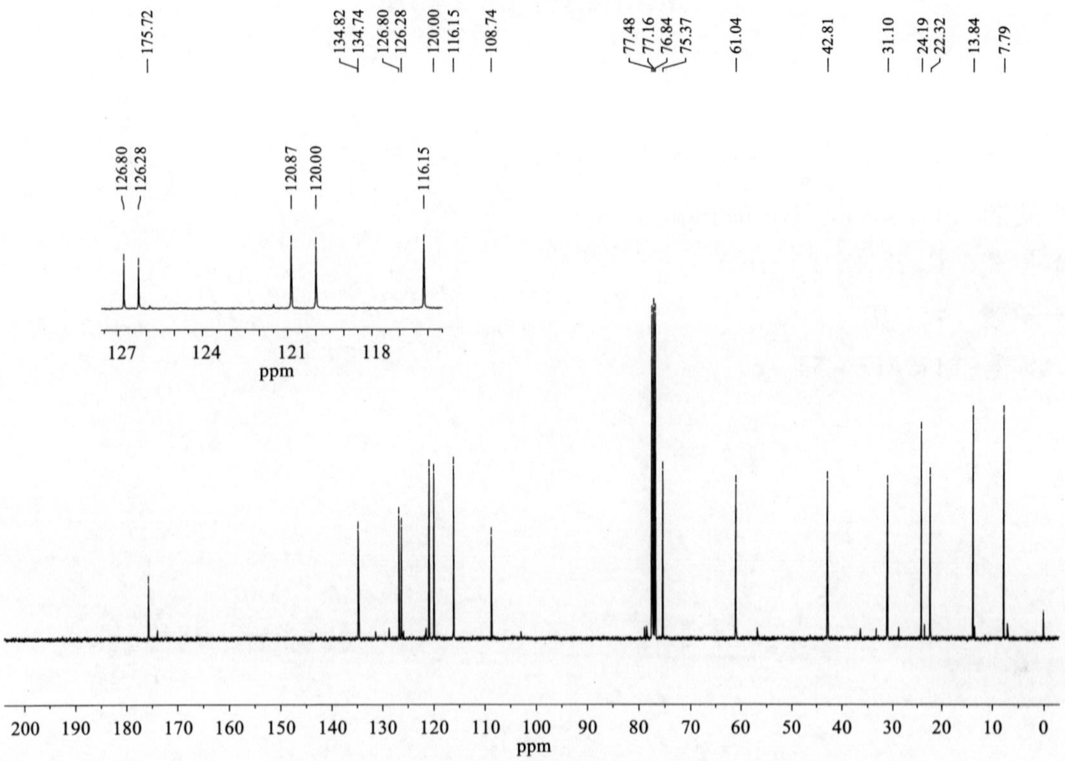

图 2　依托度酸的 ^{13}C NMR 谱（溶剂：$CDCl_3$）

^{13}C NMR：δ 175.72（C－18），134.82（C－2），134.74（C－9），126.80（C－7），126.28（C－8），120.87（C－6），120.00（C－5），116.15（C－4），108.74（C－3），75.37（C－10），61.04（C－11），42.81（C－17），31.10（C－15），24.19（C－13），22.32（C－12），13.84（C－14），7.79（C－16）

备注

1. **中文化学名**　2－[（1*RS*）－1,8－二乙基－1,3,4,9－四氢吡喃并[3,4－*b*]吲哚－1－基]－乙酸
2. **英文化学名**　2－[（1*RS*）－1,8－diethyl－1,3,4,9－tetrahydropyrano[3,4－*b*]indol－1－yl] acetic acid
3. **性状**　本品为白色或几乎白色的结晶性粉末。
4. **溶解性**　本品在丙酮或乙醇中易溶，在水中几乎不溶。
5. **对照品编号与批号**　100667－200401

参 考 文 献

[1] 蒋高喜,李勤,刘雪辉,等.一些药物分子的核磁共振应用研究.波谱学杂志,2003,20:393（^{1}H NMR,^{13}C NMR）.

盐酸拓扑替康

英文名 Topotecan Hydrochloride

分子式 $C_{23}H_{23}N_3O_5 \cdot HCl$

分子量 457.91

CAS号 119413－54－6

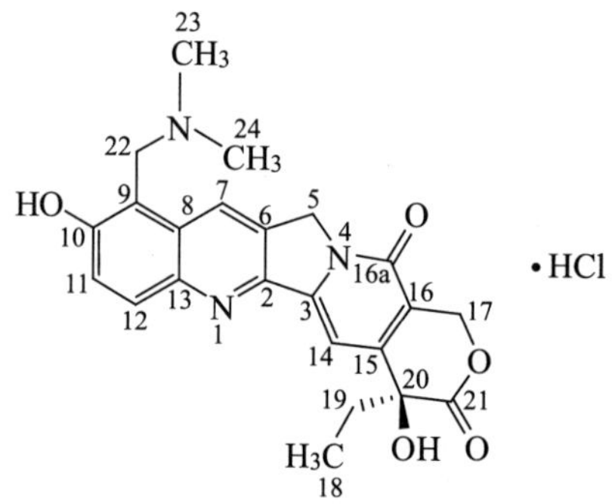

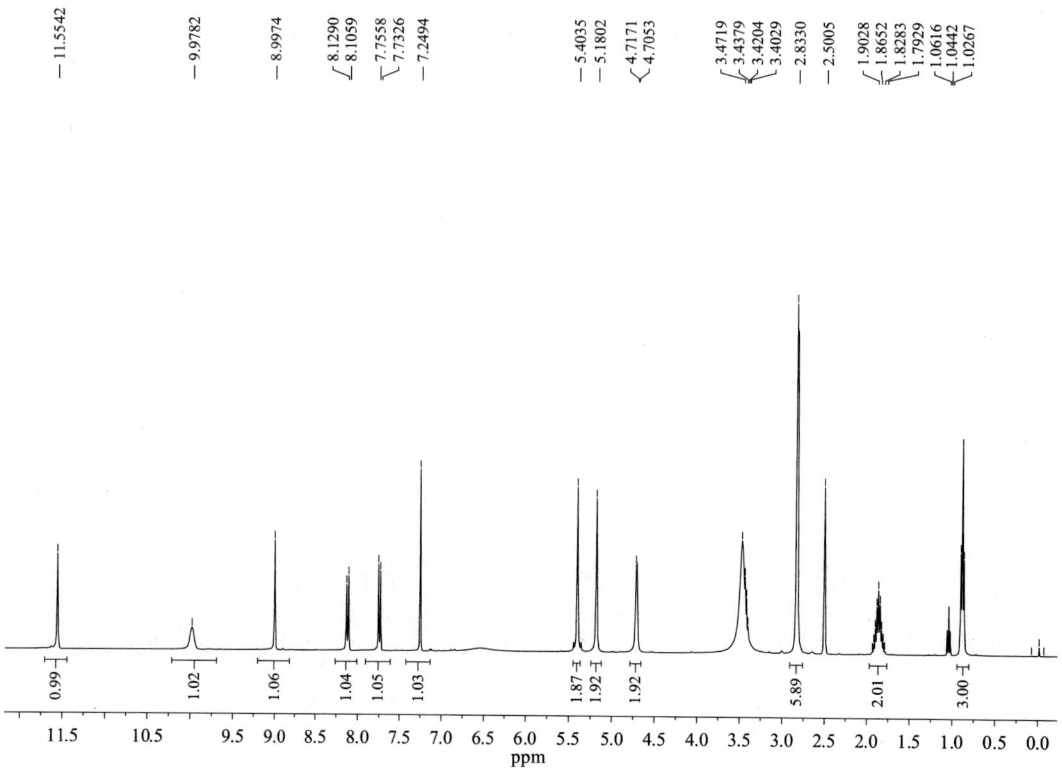

图1 盐酸拓扑替康的^1H NMR 谱（溶剂：CD_3SOCD_3）

^1H NMR：δ 11.55（HCl，s，1H），9.98（C_{10}—OH，brs，1H），9.00（H－7，s，1H），8.12（H－12，d，J＝9.3 Hz，1H），7.74（H－11，d，J＝9.3 Hz，1H），7.25（H－14，s，1H），5.40（H－17，brs，2H），5.18（H－5，s，2H），4.71（H－22，d，J＝4.7 Hz，2H），2.83（H－23，24，s，6H），1.95～1.78（H－19，m，2H），0.88（H－18，t，J＝7.3 Hz，3H）

注：样品含有乙醇杂质，δ 3.42（CH_2，q，J＝7.0 Hz），1.04（CH_3，t，J ＝ 7.0 Hz）

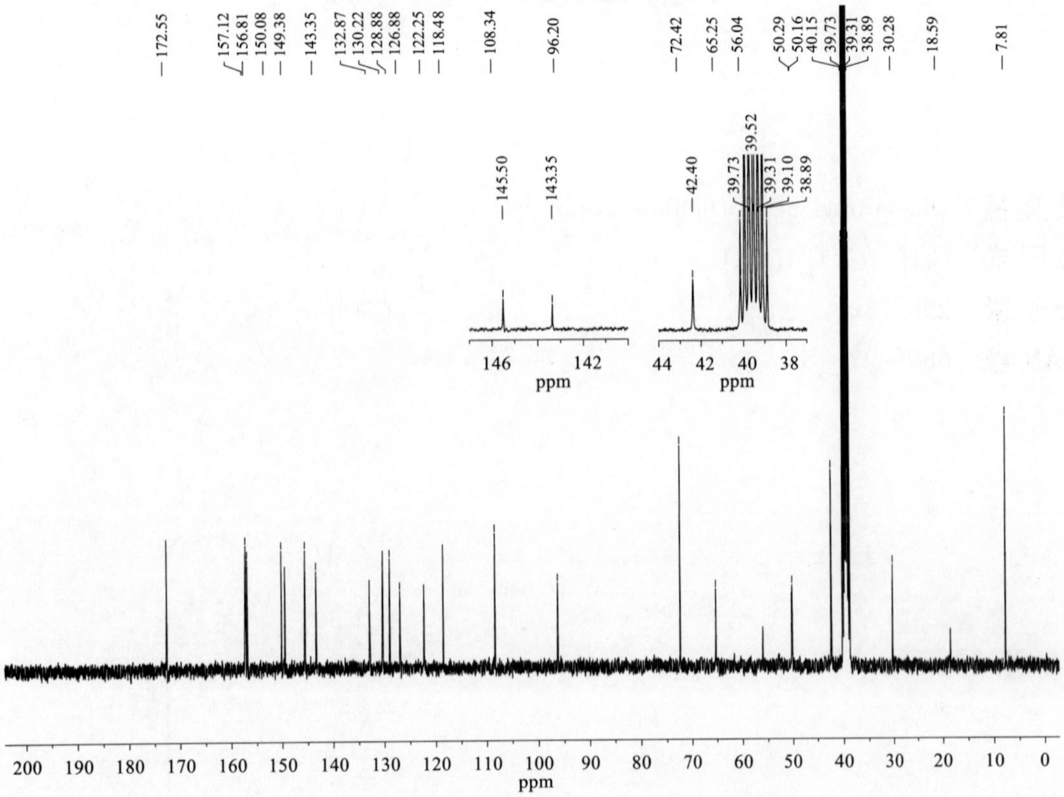

图 2　盐酸拓扑替康的 ^{13}C NMR 谱（溶剂：CD_3SOCD_3）

^{13}C NMR：δ 172.55（C－21），157.12（C－16a），156.81（C－10），150.08（C－15），149.38（C－2），145.50（C－3），143.35（C－13），132.87（C－12），130.22（C－8），128.88（C－6），126.88（C－7），122.25（C－11），118.48（C－16），108.34（C－9），96.20（C－14），72.42（C－20），65.25（C－17），50.29（C－5），50.16（C－22），42.40（C－23，24），30.28（C－19），7.81（C－18）

注：样品含有乙醇杂质，δ 56.04（CH_2），18.59（CH_3）

备注

1. 中文化学名　(*S*)－10－[(二甲基氨基)甲基]－4－乙基－4,9－二羟基－1*H*－吡喃[3,4:6,7]－中氮茚并[1,2－*b*]－喹啉－3,14(4*H*,12*H*)－二酮盐酸盐

2. 英文化学名　(*S*)－10－[(dimethylamino)methyl]－4－ethyl－4,9－dihydroxy－1*H*－pyrano[3,4:6,7]indolizino[1,2－*b*]quinoline－3,14(4*H*,12*H*)－dione monohydrochloride

3. 性状　本品为浅黄色至浅绿色粉末。

4. 对照品编号与批号　100668－200601

参考文献

[1] 王浦海,冷宗康,徐军. 盐酸拓扑替康的合成及其表征. 中国药物化学杂志,2005,14:350(^{1}H NMR,^{13}C NMR).

二氯乙酸二异丙胺

英文名 Diisopropylamine Dichloroacetate

分子式 $C_6H_{15}N \cdot C_2H_2N_2O_2$

分子量 230.13

CAS 号 660-27-5

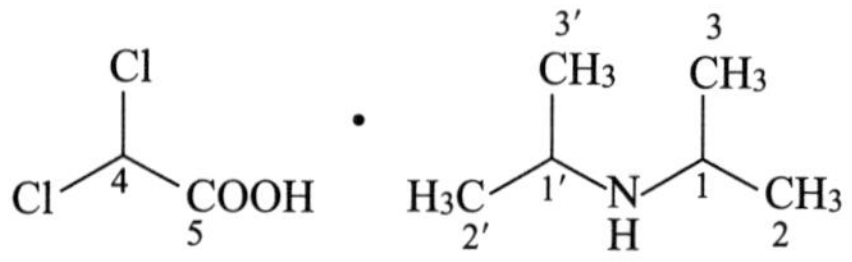

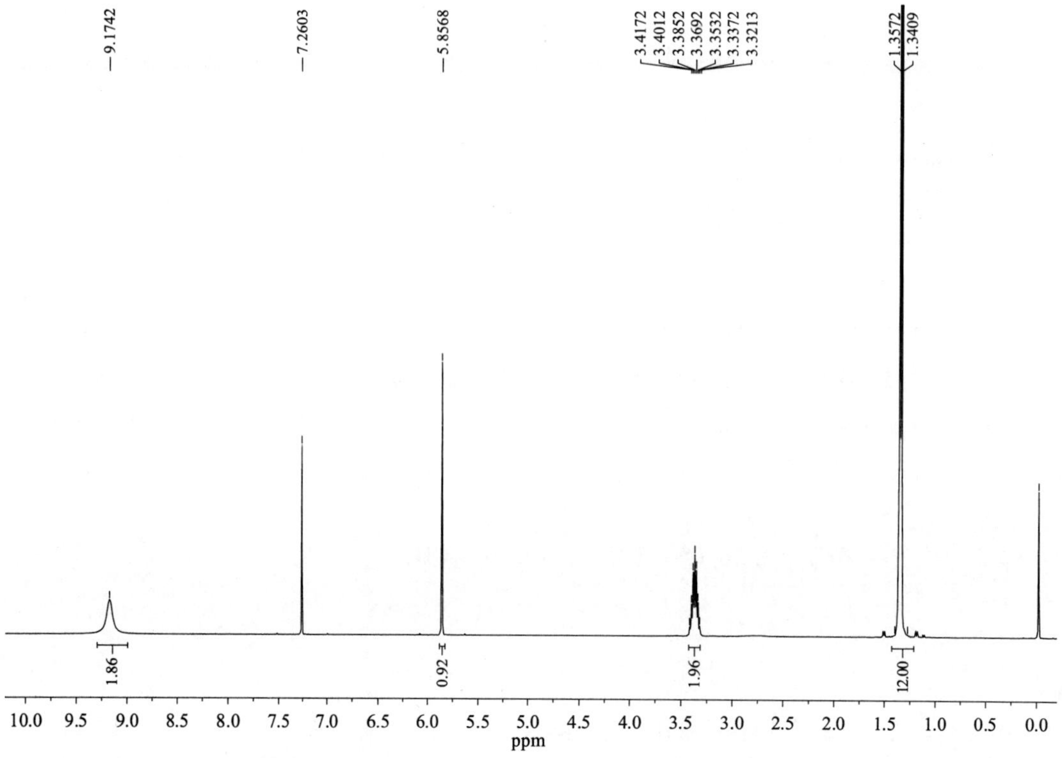

图 1　二氯乙酸二异丙胺的 ^{1}H NMR 谱（溶剂：$CDCl_3$）

^{1}H NMR：δ 9.17（OH，brs，1H），5.86（H-4，s，1H），3.37（H-1，1′，sept，J=6.5 Hz，2H，2H），1.34（H-2，2′，3，3′，d，J=6.5 Hz，12H）

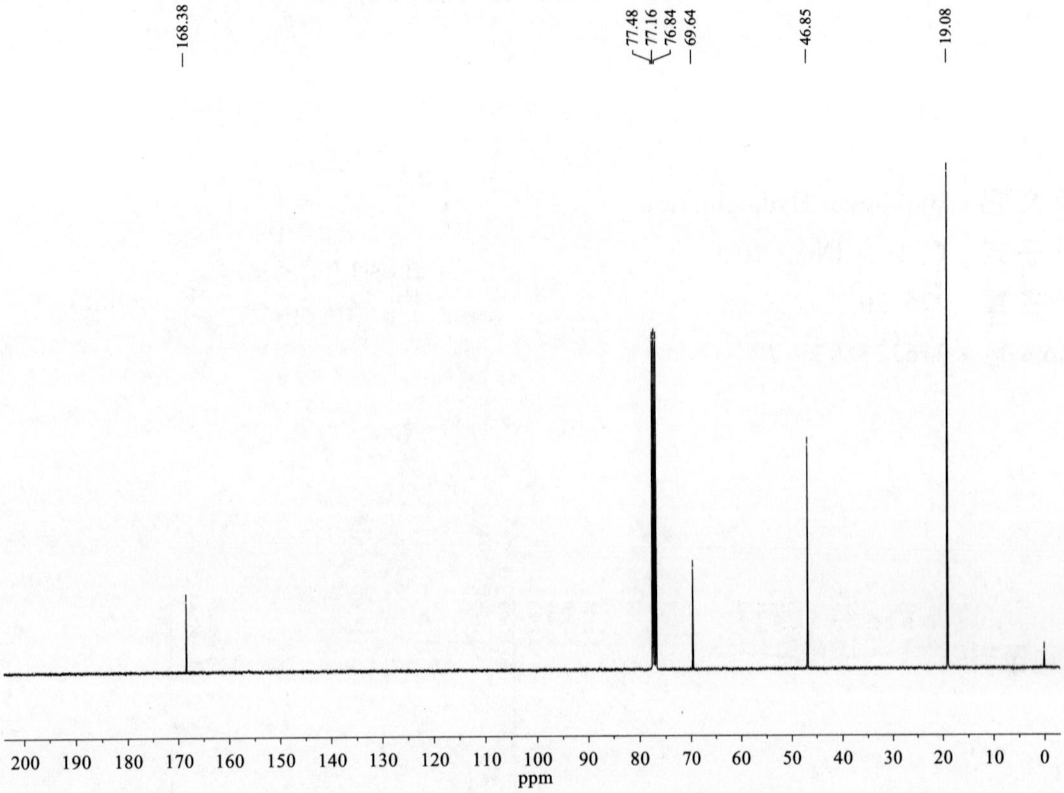

图 2　二氯乙酸二异丙胺的 ^{13}C NMR 谱（溶剂：$CDCl_3$）

^{13}C NMR：δ 168.38（C-5），69.64（C-4），46.85（C-1，1′），19.08（C-2，2′，3，3′）

备注

1. 中文化学名　二氯乙酸与 *N*-(1-甲基乙基)-2-丙胺化合物(1∶1)

2. 英文化学名　dichloroacetic acid compound with *N*-(1-methylethyl)-2-propanamine(1∶1)

3. 性状　本品为白色结晶性粉末。

4. 溶解性　本品在水、甲醇、冰醋酸中极易溶解，在乙醇或乙酸乙酯中易溶，在乙醚中溶解，在石油醚中几乎不溶。

5. 对照品编号与批号　100669-200501

盐酸安非他酮

英文名 Bupropion Hydrochloride

分子式 $C_{13}H_{18}ClNO \cdot HCl$

分子量 276.20

CAS 号 31677－93－7

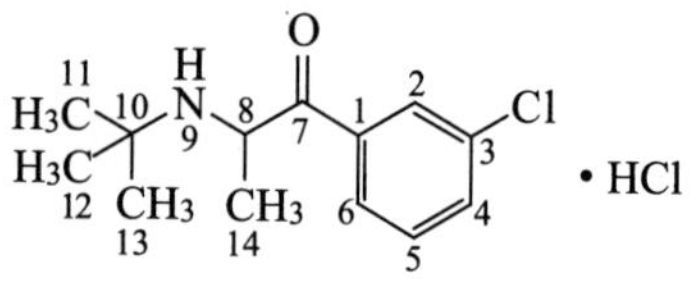

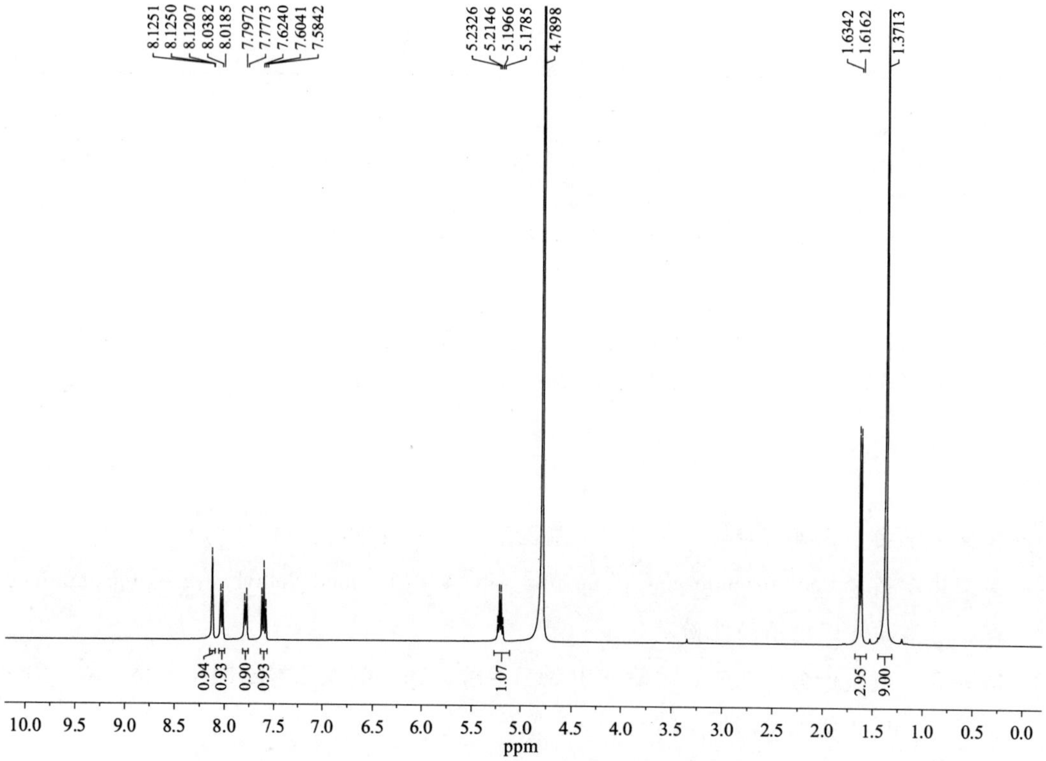

图 1　盐酸安非他酮的^{1}H NMR 谱（溶剂：D_2O）

^{1}H NMR：δ 8.12（H－2，m，1H），8.03（H－6，d，J＝8.0 Hz，1H），7.79（H－4，d，J＝8.0 Hz，1H），7.60（H－5，t，J＝8.0 Hz，1H），5.21（H－8，q，J＝7.2 Hz，1H），1.63（H－14，d，J＝7.2 Hz，3H），1.37（H－11，12，13，s，9H）

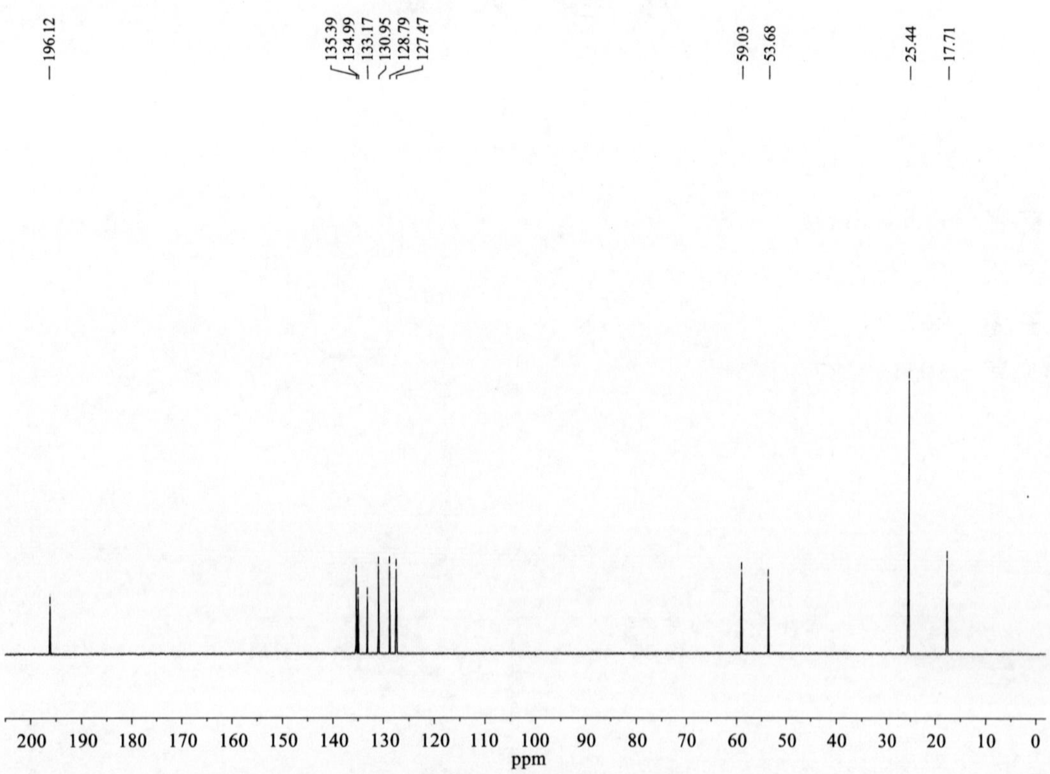

图 2　盐酸安非他酮的^{13}C NMR 谱（溶剂：D_2O）

^{13}C NMR：δ 196.12（C－7），135.39（C－4），134.99（C－1），133.17（C－3），130.95（C－5），128.79（C－2），127.47（C－6），59.03（C－10），53.68（C－8），25.44（C－11，12，13），17.71（C－14）

备注

1. **中文化学名**　（±）－1－(3－氯苯基)－2－[(1,1－二甲基乙基)氨基]－1－丙酮盐酸盐
2. **英文化学名**　1－(3－chlorophenyl)－2－[(1,1－dimethylethyl)amino]－1－propanone hydrochloride
3. **性状**　本品为白色或类白色结晶性粉末；无臭，无味。
4. **溶解性**　本品在甲醇、无水乙醇及水中溶解，在三氯甲烷中略溶，在丙酮中极微溶解。
5. **对照品编号与批号**　100671－200301

参考文献

[1] http://sdbs.db.aist.go.jp/sdbs/cgi－bin/direct_frame_top.cgi(SDBS)(^{1}H NMR,^{13}C NMR).

齐多夫定

英文名 Zidovudine

分子式 $C_{10}H_{13}N_5O_4$

分子量 267.24

CAS 号 30516-87-1

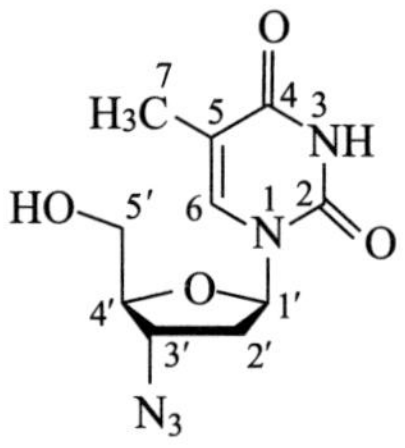

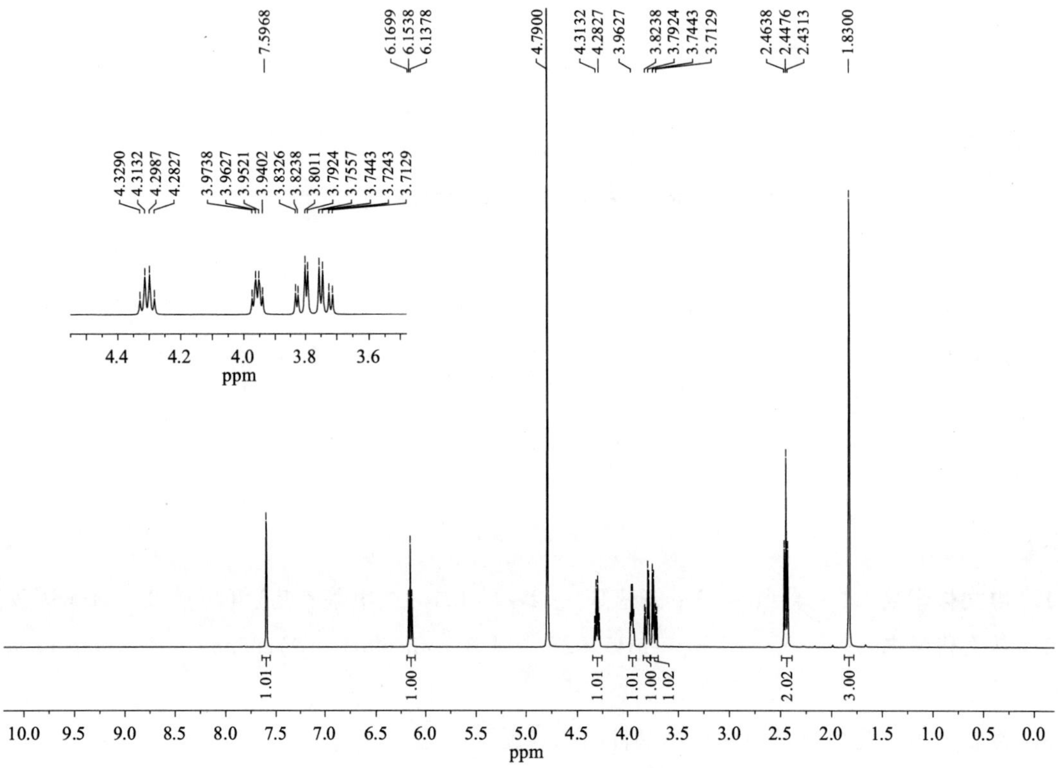

图 1 齐多夫定的 ^{1}H NMR 谱（溶剂：D_2O）

^{1}H NMR：δ 7.60 (H-6, s, 1H), 6.15 (H-1′, t, J=6.4 Hz, 1H), 4.31 (H-3′, q, J=6.4 Hz, 1H), 3.96 (H-4′, dd, J=8.8, 4.6 Hz, 1H), 3.81 (H-5′a, dd, J=12.6, 3.5 Hz, 1H), 3.73 (H-5′b, dd, J=12.6, 4.6 Hz, 1H), 2.45 (H-2′, t, J=6.5 Hz, 2H), 1.83 (H-7, s, 3H)

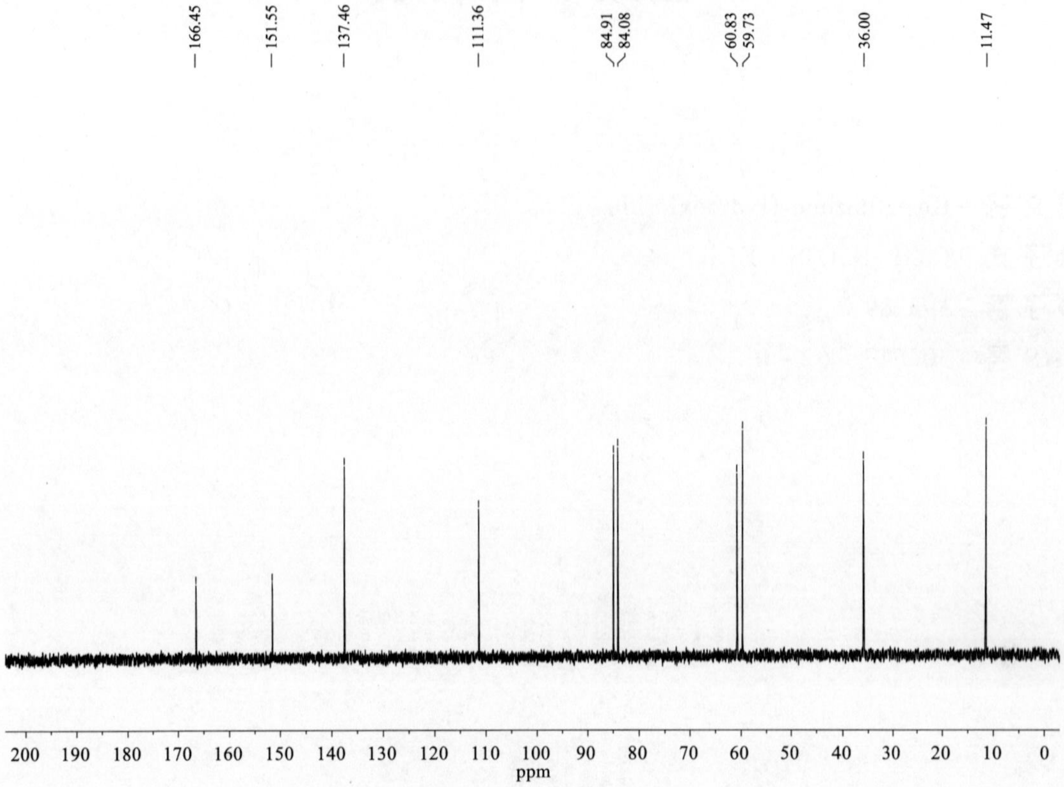

图2　齐多夫定的^{13}C NMR 谱（溶剂：D_2O）

^{13}C NMR：δ 166.45（C－4），151.55（C－2），137.46（C－6），111.36（C－5），84.91（C－1′），84.08（C－4′），60.83（C－5′），59.73（C－3′），36.00（C－2′），11.47（C－7）

备注

1. 中文化学名　3′－叠氮－3′－脱氧胸苷

2. 英文化学名　3′－azido－3′－deoxythymidine

3. 性状　本品为白色或棕色粉末。

4. 溶解性　本品在水中略溶，在无水乙醇中溶解。

5. 对照品编号与批号　100672－200401

参考文献

[1] Raviolo M A, Williams P A M, Etcheverry S B. Synthesis, molecular structure and physicochemical properties of bis(3′－azido－3′－deoxythymidin－5′－yl) carbonate. J Mol Struct, 2010, 970: 59(^{1}H NMR).

[2] Kolodziejski W, Klinowski. ^{13}C CP/MAS NMR study of anti－HIV－1 agent AZT. J Chem Phys Lett, 1999, 303: 183. (^{13}C NMR).

盐酸罗格列酮

英文名 Rosiglitazone Hydrochloride

分子式 $C_{18}H_{19}N_3O_3S \cdot HCl$

分子量 393.89

CAS 号 302543-62-0

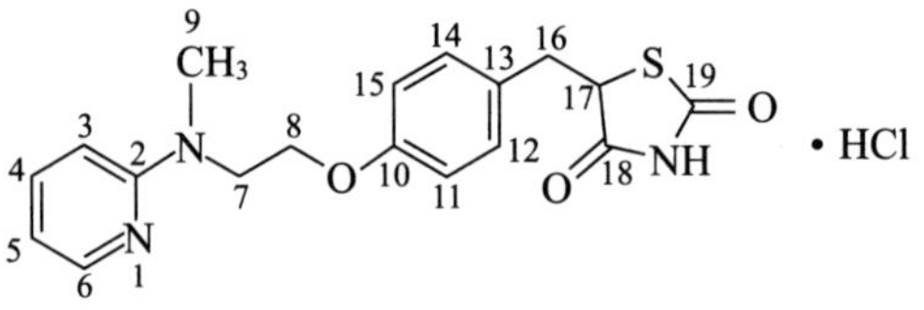

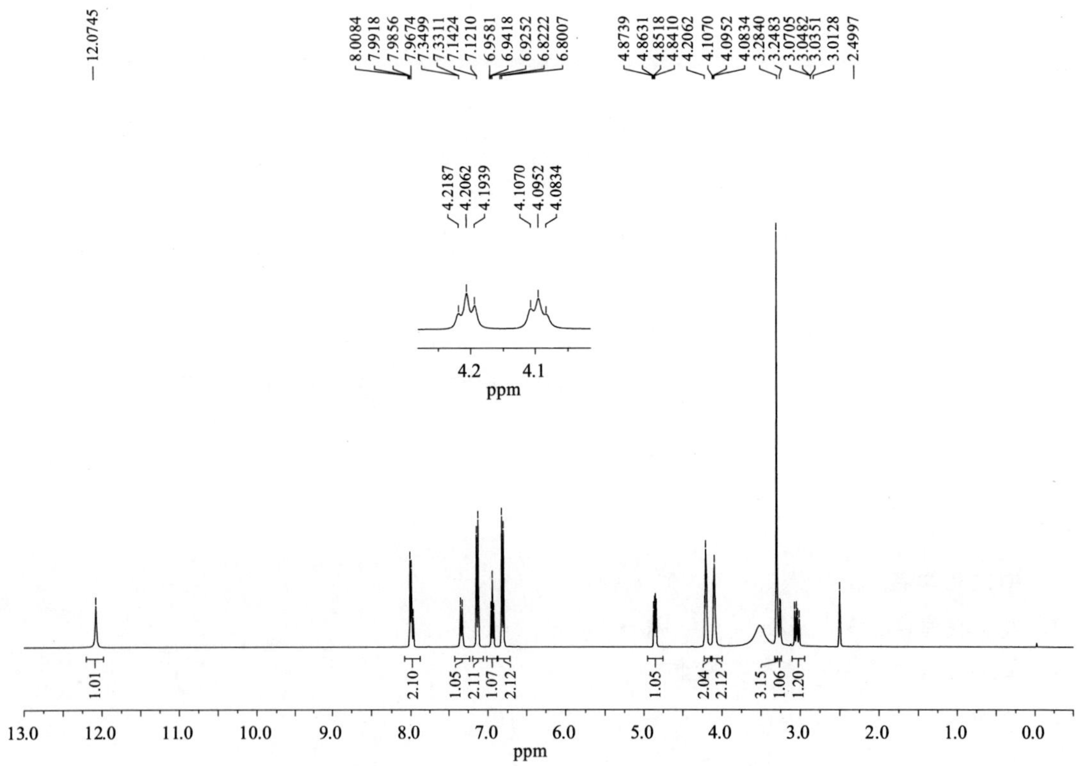

图 1 盐酸罗格列酮的 ^1H NMR 谱（溶剂：CD_3SOCD_3）

^1H NMR：δ 12.07 (NH, s, 1H), 7.99 (H-6, d, J=6.7 Hz, 1H), 7.97 (H-4, d, J=7.3 Hz, 1H), 7.34 (H-3, d, J=9.1 Hz, 1H), 7.13 (H-12, 14, d, J=8.6 Hz, 2H), 6.94 (H-5, t, J=6.6 Hz, 1H), 6.81 (H-11, 15, d, J=8.6 Hz, 2H), 4.85 (H-17, dd, J=8.9, 4.3 Hz, 1H), 4.21 (H-8, t, J=5.0 Hz, 2H), 4.10 (H-7, t, J=5.0 Hz, 2H), 3.28 (H-9, s, 3H), 3.24 (H-16a, m, 1H), 3.04 (H-16b, dd, J=14.2, 8.9 Hz, 1H)

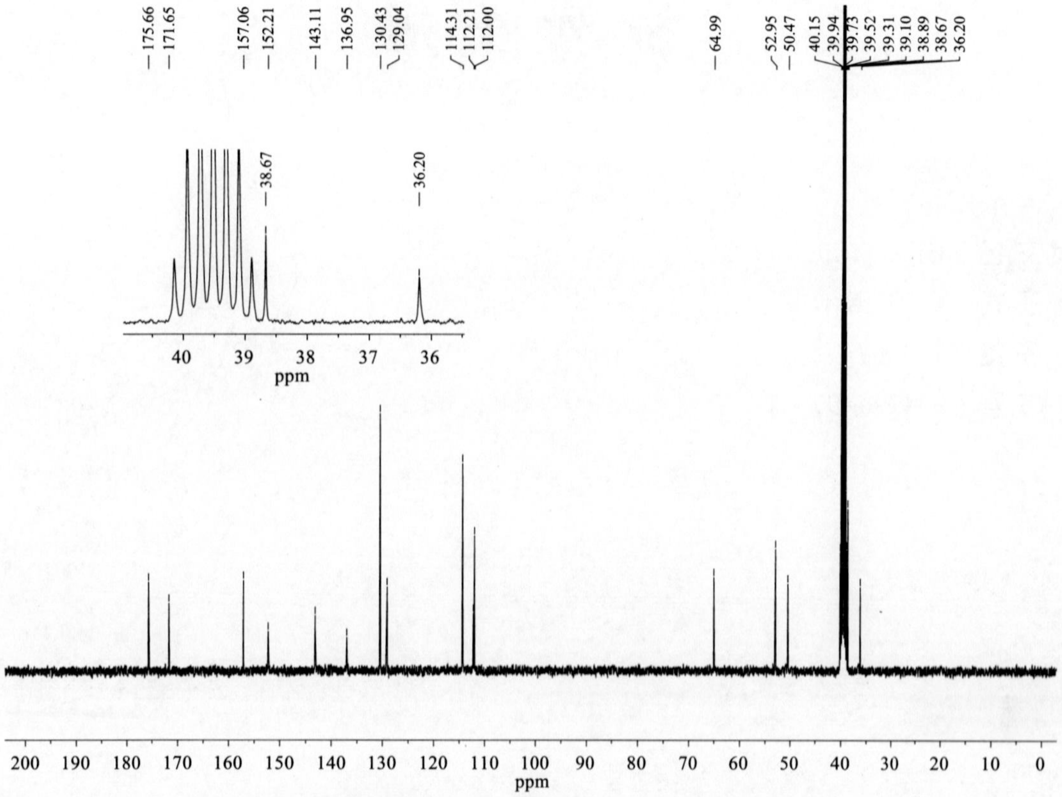

图 2 盐酸罗格列酮的^{13}C NMR 谱（溶剂：CD_3SOCD_3）

^{13}C NMR：δ 175.66（C－18），171.65（C－19），157.06（C－10），152.21（C－2），143.11（C－6），136.95（C－4），130.43（C－12，14），129.04（C－13），114.31（C－11，15），112.21（C－5），112.00（C－3），64.99（C－8），52.95（C－17），50.47（C－7），38.67（C－9），36.20（C－16）

备注

1. 中文化学名 5－[4－[2－[[*N*－甲基－*N*－(2－吡啶基)氨基]乙氧基]苯基]甲基]－2,4－噻唑烷二酮盐酸盐

2. 英文化学名 5－[4－[2－[*N*－methyl－*N*－(2－pyridinyl)amino]ethoxy]benzyl]－2,4－thiazolidinedione hydrochloride

3. 性状 本品为白色至类白色粉末。

4. 溶解性 本品在甲醇中易溶，在乙醇中略溶，在水中微溶，在 0.1 mol/L 盐酸溶液中极微溶解。

5. 对照品编号与批号 100673－200401

参 考 文 献

[1] 李勤，杨春晖，刘雪辉，等. 3 种药物分子的^{1}H 和^{13}C NMR 谱线全指定. 波谱学杂志，2004，21：221（^{1}H NMR，^{13}C NMR）.

格 列 美 脲

英文名 Glimepiride

分子式 $C_{24}H_{34}N_4O_5S$

分子量 490.62

CAS 号 93479 - 97 - 1

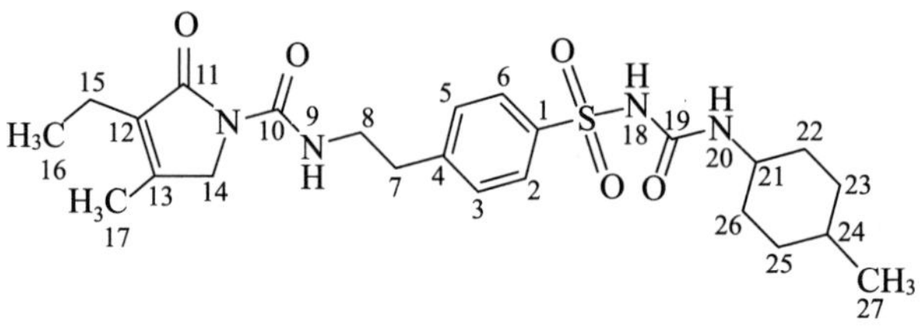

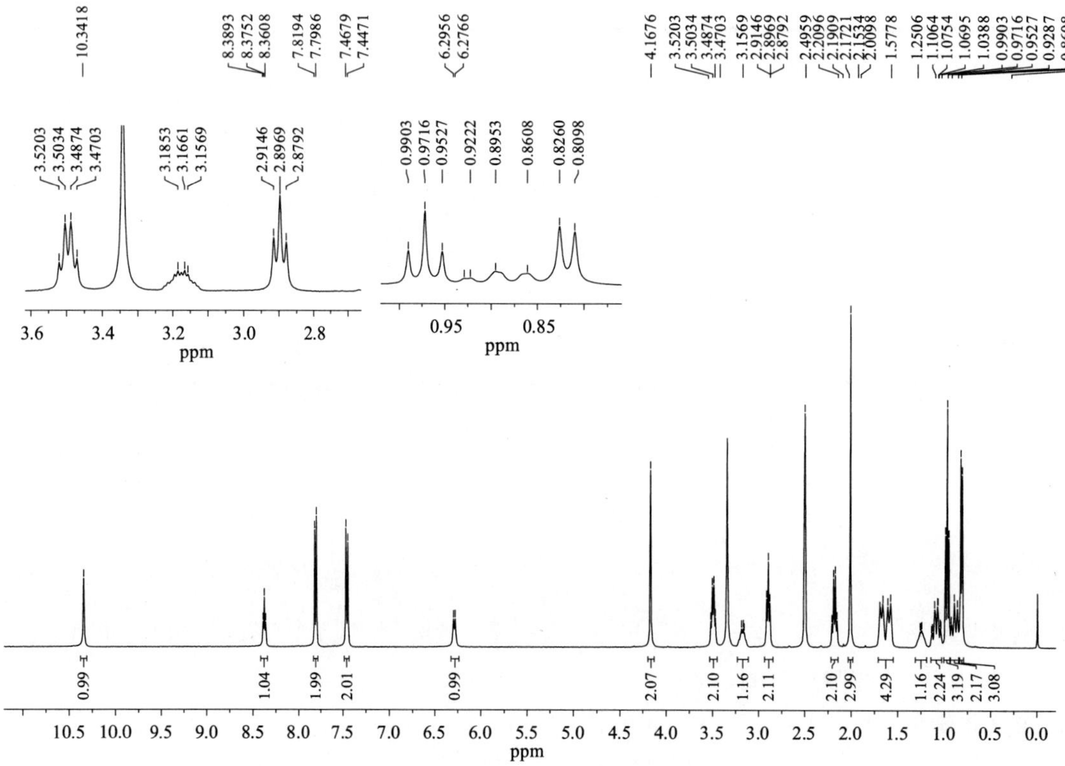

图 1 格列美脲的¹H NMR 谱（溶剂：CD_3SOCD_3）

¹H NMR：δ 10.34 (H - 18, s, 1H), 8.38 (H - 9, t, J = 5.7 Hz, 1H), 7.81 (H - 2, 6, d, J = 8.3 Hz, 2H), 7.46 (H - 3, 5, d, J = 8.3 Hz, 2H), 6.29 (H - 20, d, J = 7.6 Hz, 1H), 4.17 (H - 14, s, 2H), 3.50 (H - 8, q, J = 6.7, 2H), 3.15 (H - 21, m, 1H), 2.90 (H - 7, t, J = 7.1 Hz, 2H), 2.17 (H - 15, q, J = 7.5 Hz, 2H), 2.01 (H - 17, s, 3H), 1.72 ~ 1.55 (H - 22a, 26a, 23a, 25a, m, 4H), 1.25 (H - 24, m, 1H), 1.15 ~ 1.03 (H - 22b, 26b, m, 2H), 0.97 (H - 16, t, J = 7.5 Hz, 3H), 0.94 ~ 0.85 (H - 23b, 25b, m, 2H), 0.82 (H - 27, d, J = 6.5 Hz, 3H)

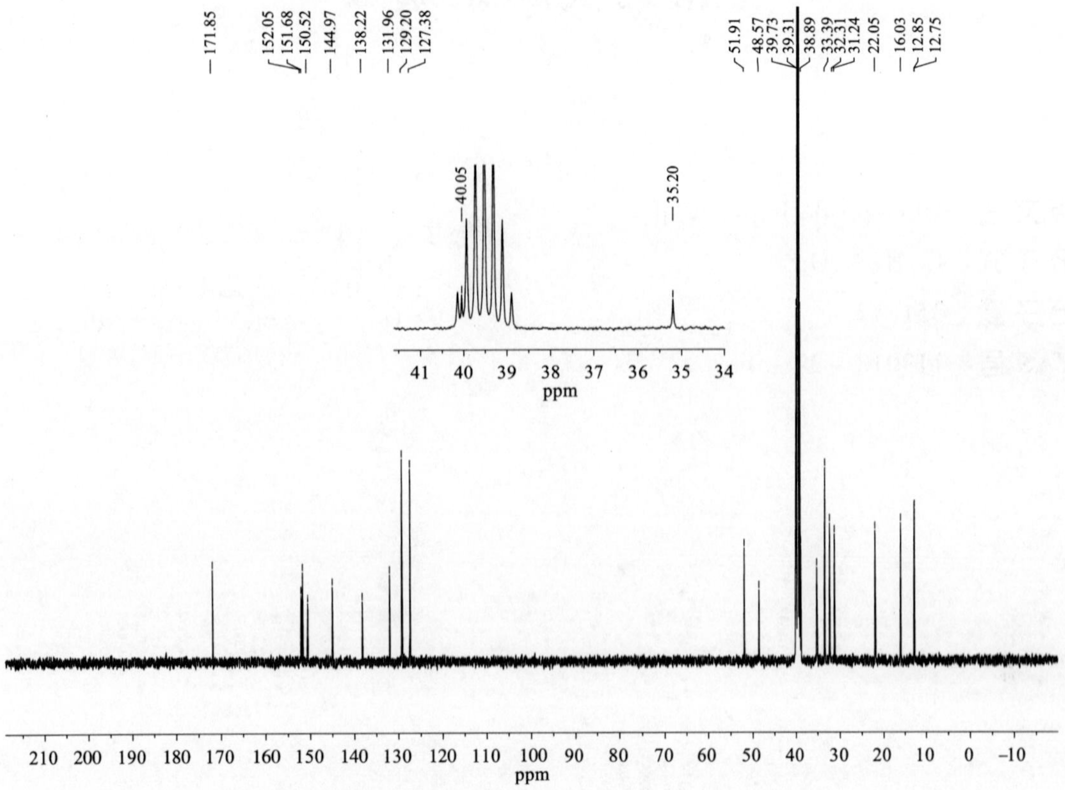

图 2 格列美脲的 ^{13}C NMR 谱（溶剂：CD_3SOCD_3）

^{13}C NMR：δ 171.85（C－11），152.05（C－19），151.68（C－10），150.52（C－13），144.97（C－4），138.22（C－1），131.96（C－12），129.20（C－3，5），127.38（C－2，6），51.91（C－14），48.57（C－21），40.05（C－8），35.20（C－7），33.39（C－22，26），32.31（C－23，25），31.24（C－24），22.05（C－27），16.03（C－17），12.85（C－15），12.75（C－16）

备注

1. 中文化学名 1－[4－[2－(3－乙基－4－甲基－2－氧代－3－吡咯啉－1－甲酰胺基)乙基]－苯磺酸]－3－反式－(4－甲基环乙基)－脲

2. 英文化学名 1－[4－[2－(3－ethyl－4－methyl－2－oxo－3－pyrroline－1－carboxamido) ethyl]phenylsulfonyl]－3－*trans*－(4－methylcyclohexyl) urea

3. 性状 本品为白色或类白色结晶性粉末。

4. 溶解性 本品在三氯甲烷中溶解，在甲醇或乙醇中极微溶解，在水或乙醚中不溶。

5. 对照品编号与批号 100674－201102

参 考 文 献

[1] 邓勇,钟裕国.降血糖新药——格列美脲合成工艺研究.中国药物化学杂志,2000,10:134(^1H NMR).

格列美脲杂质Ⅱ

英文名 Glimepiride Impurity Ⅱ

分子式 $C_{16}H_{21}N_3O_4S$

分子量 351.42

CAS 号 119018-29-0

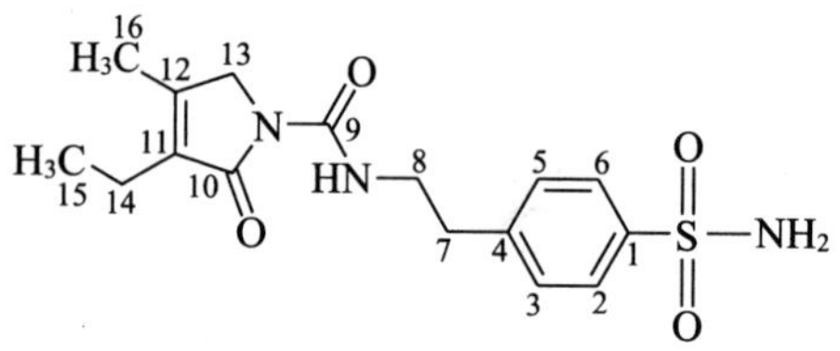

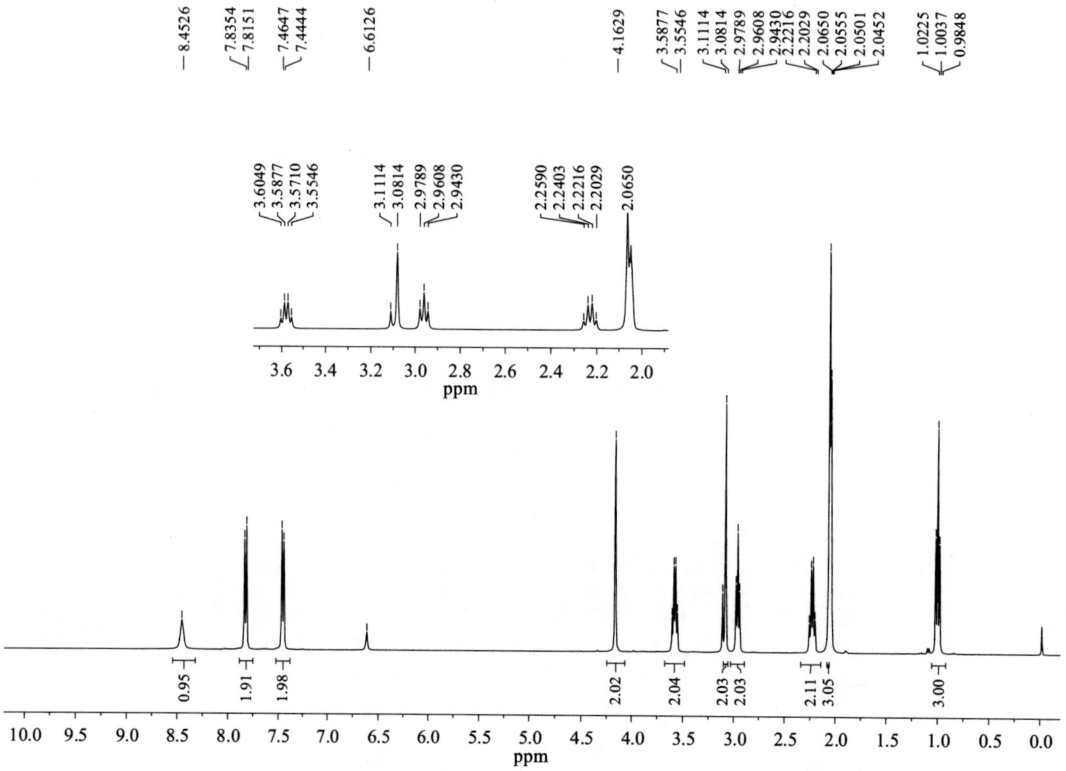

图 1 格列美脲杂质Ⅱ的[1]H NMR 谱（溶剂：CD_3COCD_3）

^{1}H NMR：δ 8.45（NH，s，1H），7.83（H-2，6，d，J=8.1 Hz，2H），7.45（H-3，5，d，J=8.1 Hz，2H），4.16（H-13，s，2H），3.58（H-8，dd，J=13.4，6.7 Hz，2H），3.08（NH_2，s，2H），2.96（H-7，t，J=7.2 Hz，2H），2.23（H-14，q，J=7.5 Hz，2H），2.07（H-16，s，3H），1.00（H-15，t，J=7.5 Hz，3H）

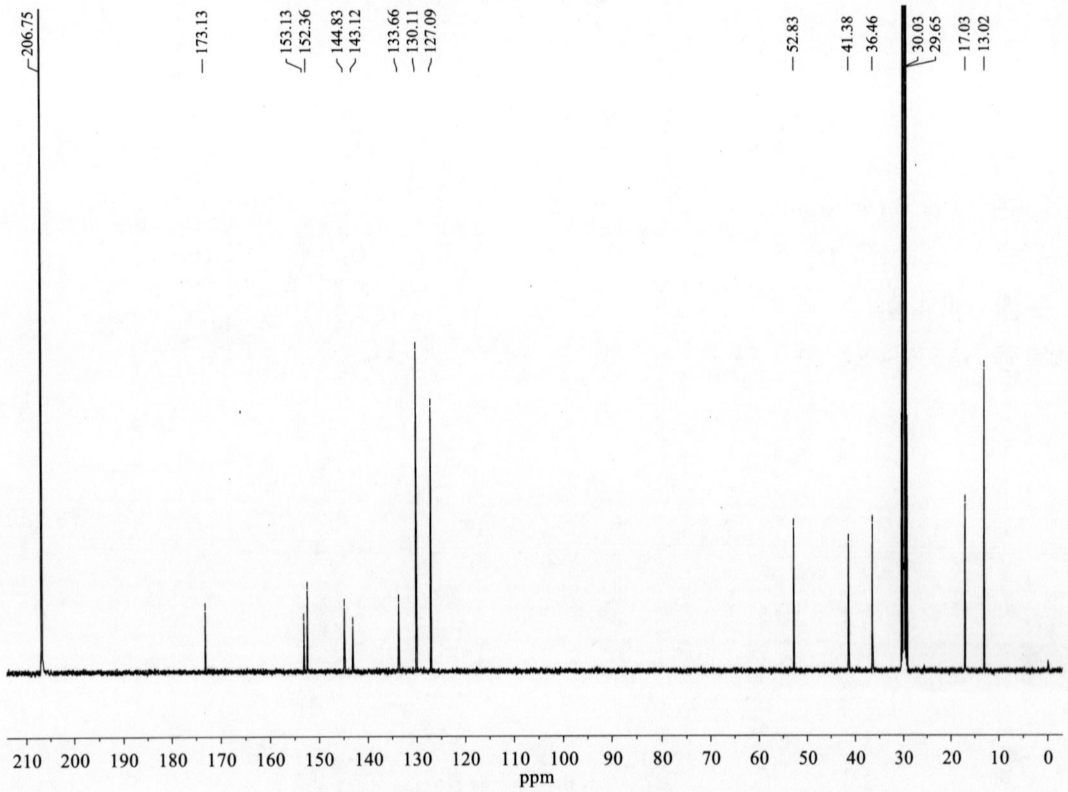

图 2　格列美脲杂质Ⅱ的 ^{13}C NMR 谱（溶剂：CD_3COCD_3）

^{13}C NMR：δ173.13（C－10），153.13（C－9），152.36（C－4），144.83（C－12），143.12（C－1），133.66（C－11），130.11（C－3，5），127.09（C－2，6），52.83（C－13），41.38（C－8），36.46（C－7），17.03（C－14），13.02（C－15，16）

备注

1. 中文化学名　4－[2－(3－乙基－4－甲基－2－氧代－3－吡咯啉－1－甲酰胺基)乙基]－苯磺酰胺

2. 英文化学名　4－[2－[(3－ethyl－4－methyl－2－oxo－3－pyrrolin－1－yl) carboxamido] ethyl] benzenesulfonamide

3. 性状　本品为白色结晶性粉末。

4. 对照品编号与批号　100675－201402

苯溴马隆

英文名 Benzbromarone

分子式 $C_{17}H_{12}Br_2O_3$

分子量 424.08

CAS 号 3562-84-3

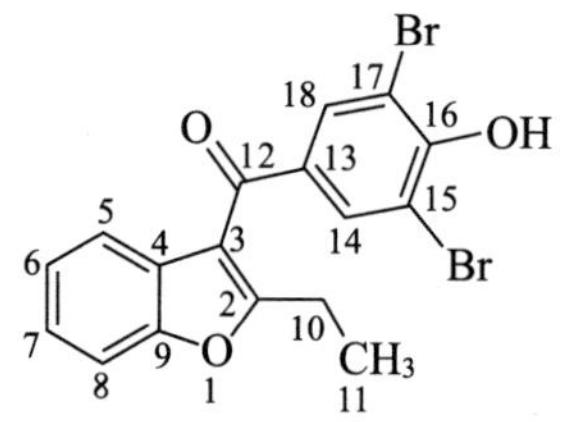

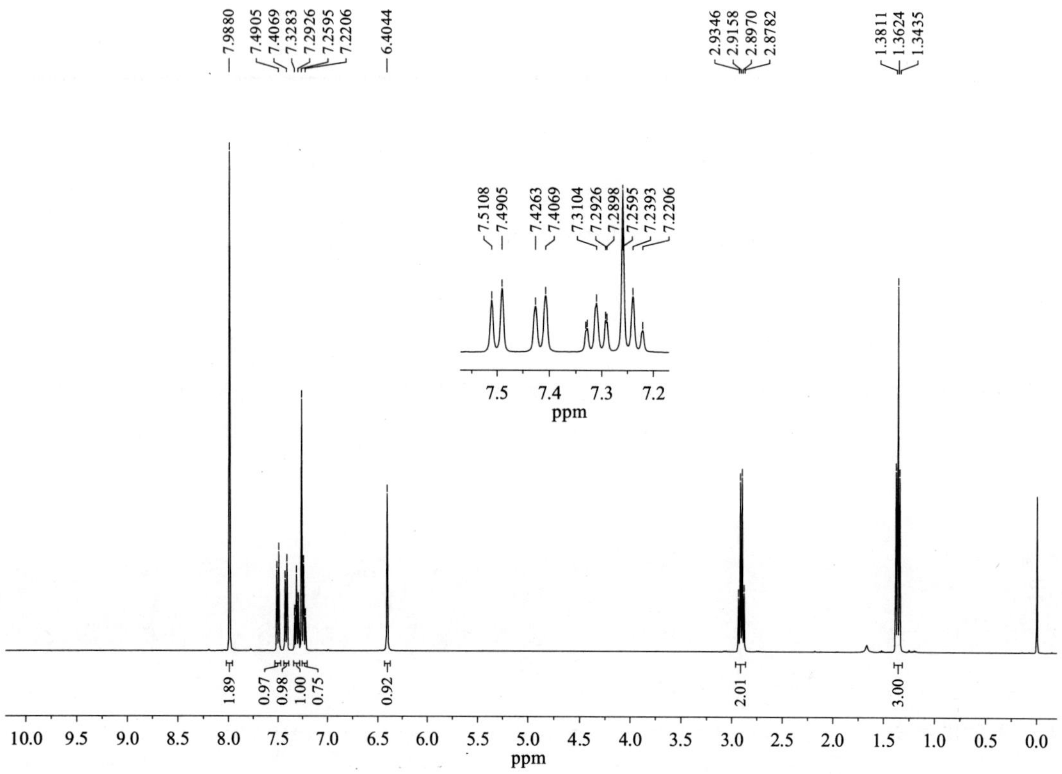

图 1 苯溴马隆的^{1}H NMR 谱（溶剂：$CDCl_3$）

^{1}H NMR：δ 7.99 (H-14, 18, s, 2H), 7.50 (H-8, d, J=8.1 Hz, 1H), 7.42 (H-5, d, J=7.8 Hz, 1H), 7.29 (H-6, t, J=7.8 Hz, 1H), 7.23 (H-7, t, J=7.5 Hz, 1H), 6.40 (OH, s, 1H), 2.91 (H-10, q, J=7.5 Hz, 2H), 1.36 (H-11, t, J=7.5 Hz, 3H)

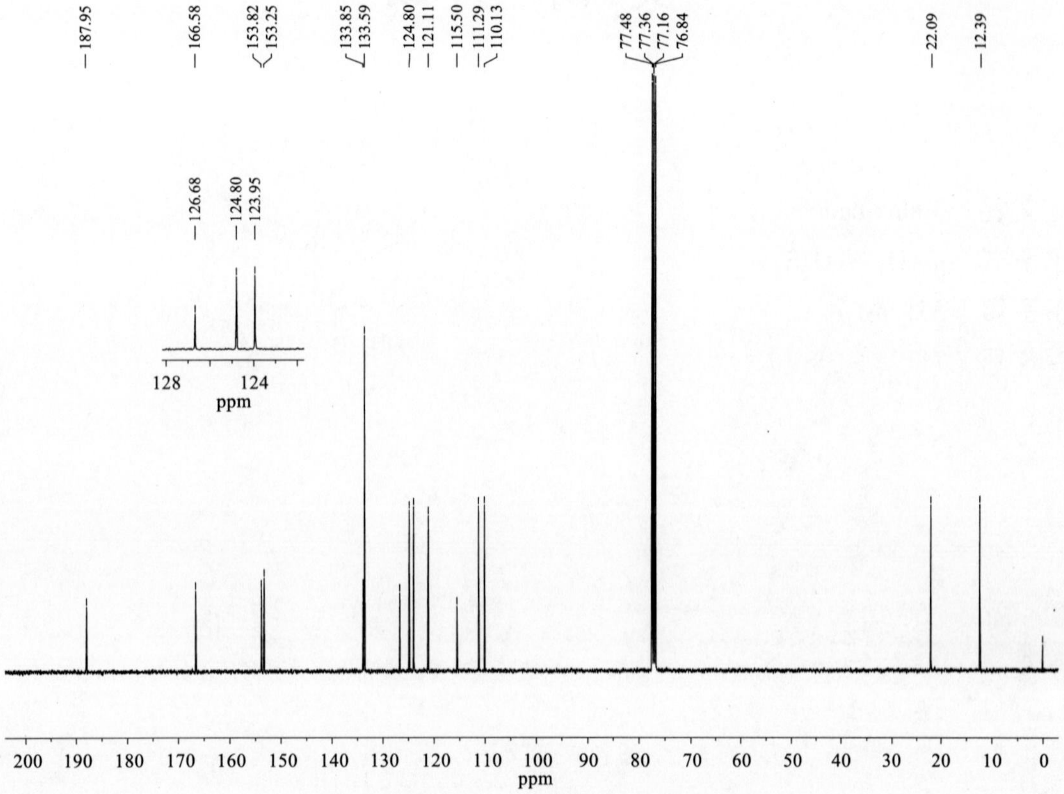

图 2　苯溴马隆的^{13}C NMR 谱（溶剂：$CDCl_3$）

^{13}C NMR：δ 187.95（C－12），166.58（C－2），153.82（C－16），153.25（C－9），133.85（C－13），133.59（C－14，18），126.68（C－7），124.80（C－4），123.95（C－6），121.11（C－5），115.50（C－3），111.29（C－15，17），110.13（C－8），22.09（C－10），12.39（C－11）

备注

1. **中文化学名**　(3,5－二溴－4－羟基苯基)－(2－乙基－3－苯并呋喃基)甲酮
2. **英文化学名**　(3,5－dibromo－4－hydroxyphenyl)－(2－ethyl－3－benzofuranyl) methanone
3. **性状**　本品为白色至微黄色结晶性粉末；无臭，无味。
4. **溶解性**　本品在二甲基甲酰胺中极易溶解，在三氯甲烷或丙酮中易溶，在乙醚中溶解。
5. **对照品编号与批号**　100677－200401

美洛昔康

英文名　Meloxicam

分子式　$C_{14}H_{13}N_3O_4S_2$

分子量　351.40

CAS 号　71125-38-7

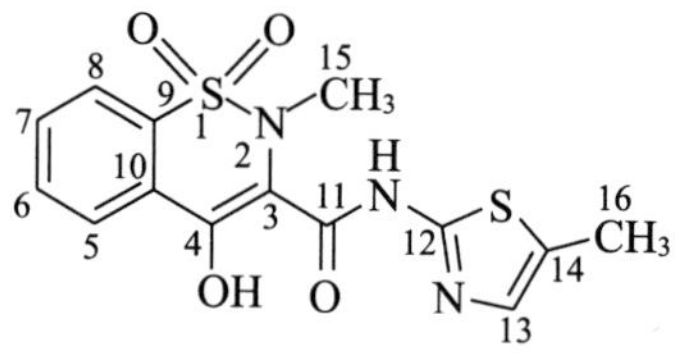

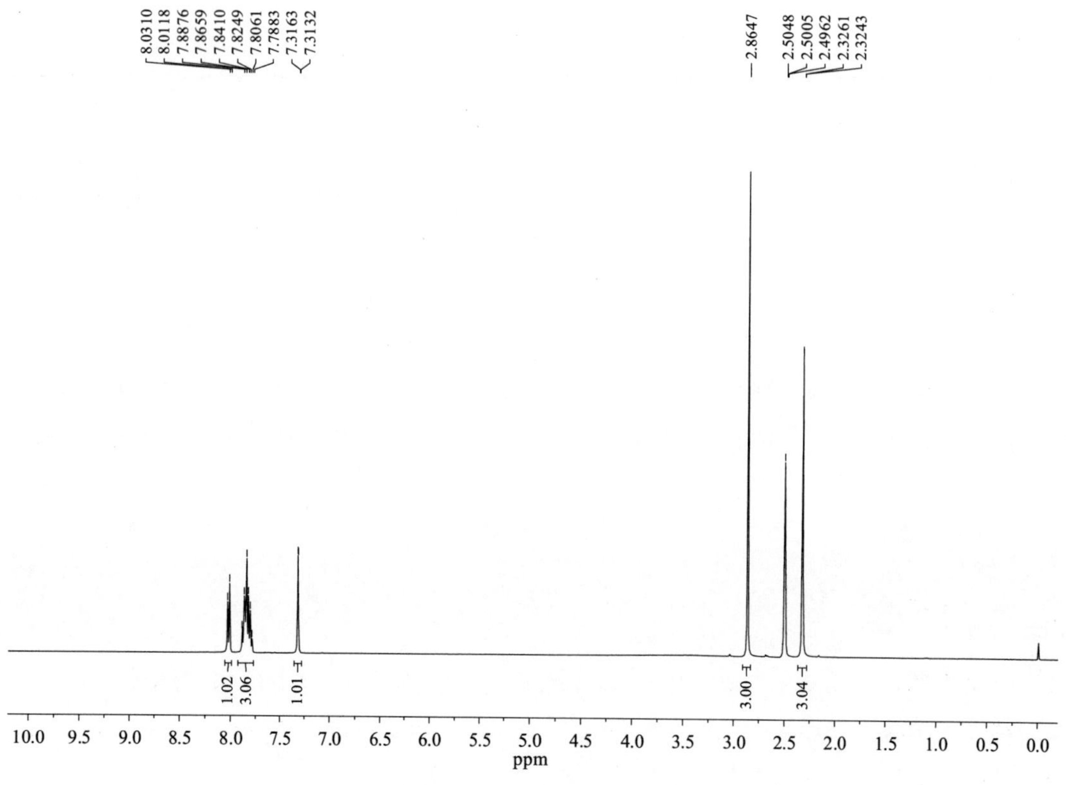

图 1　美洛昔康的^{1}H NMR 谱（溶剂：CD_3SOCD_3）

^{1}H NMR：δ 8.02（H-8，d，J=7.7 Hz，1H），7.90~7.75（H-5，6，7，m，3H），7.31（H-13，d，J=1.2 Hz，1H），2.86（H-15，s，3H），2.32（H-16，d，J=0.7 Hz，3H）

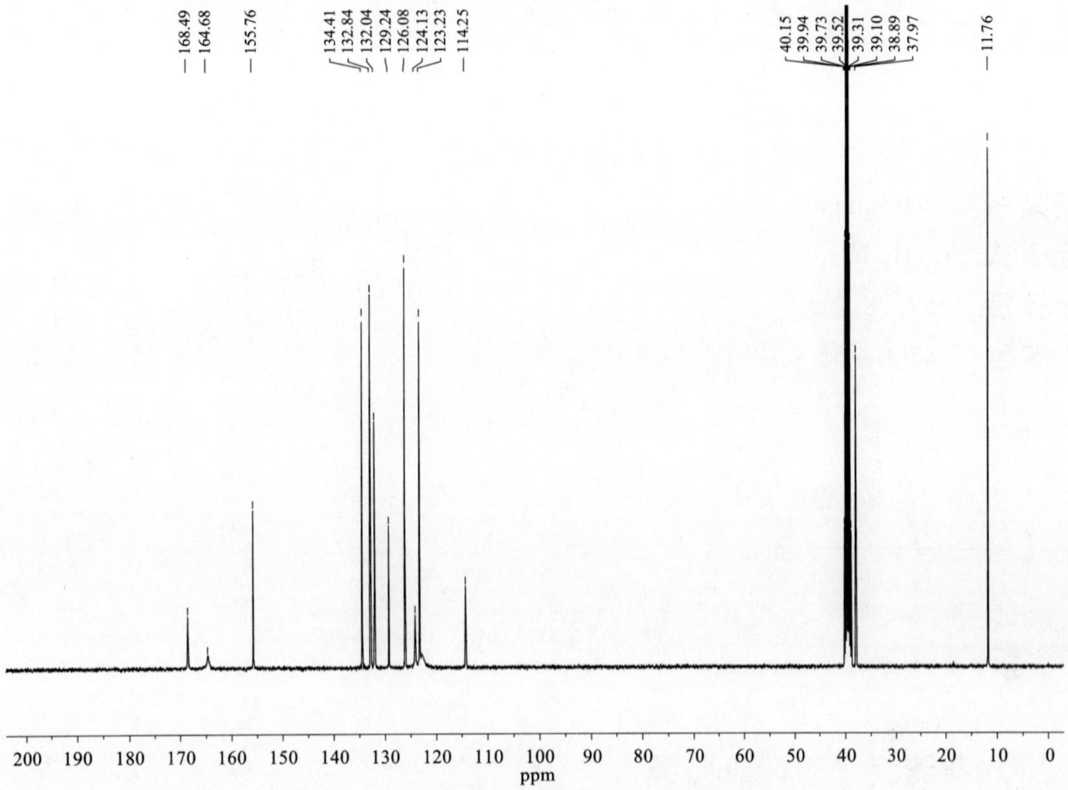

图 2　美洛昔康的^{13}C NMR 谱（溶剂：CD_3SOCD_3）

^{13}C NMR：δ 168.49（C－11），164.68（C－12），155.76（C－4），134.41（C－9），132.84（C－13），132.04（C－6），129.24（C－10），126.08（C－7），124.13（C－8），123.23（C－5），122.90（C－14），114.22（C－3），37.97（C－15），11.76（C－16）

备注

1. 中文化学名　4－羟基－2－甲基－*N*－(5－甲基－2－噻唑)－2*H*－1,2－苯并噻嗪－3－甲酰胺－1,1－二氧化物

2. 英文化学名　4－hydroxy－2－methyl－*N*－(5－methyl－1,3－thiazol－2－yl)－2*H*－1,2－benzothiazine－3－carboxamide－1,1－dioxide

3. 性状　本品为淡黄色结晶性粉末；无臭，无味。

4. 溶解性　本品在二甲基甲酰胺中溶解，在三氯甲烷或乙醇中微溶，在 0.1 mol/L 的氢氧化钠溶液中略溶，在水或 0.1 mol/L 盐酸溶液中不溶。

5. 对照品编号与批号　100679－200401

乙氧苯柳胺

英文名 Etofesalamide

分子式 $C_{15}H_{15}NO_3$

分子量 257.28

CAS 号 64700-55-6

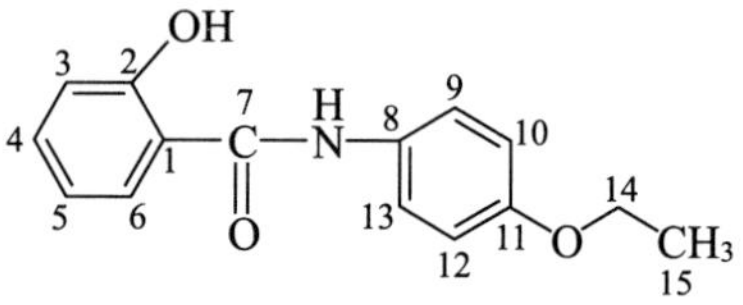

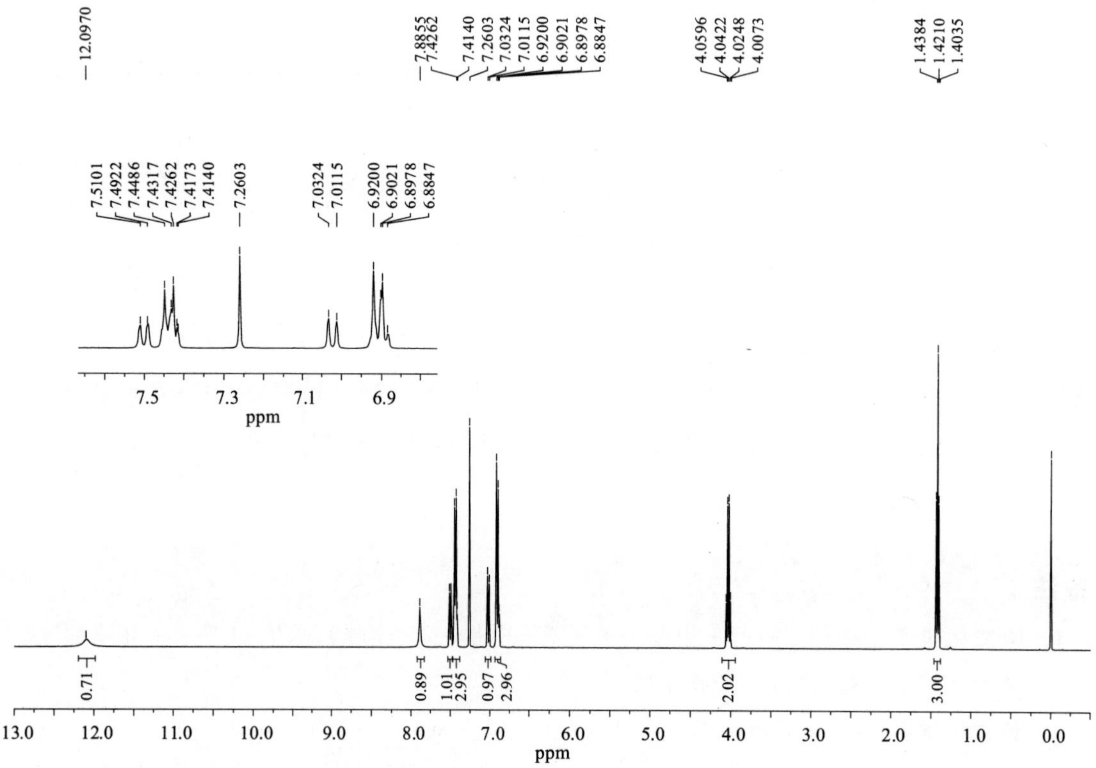

图 1 乙氧苯柳胺的 ^1H NMR 谱（溶剂：$CDCl_3$）

^1H NMR：δ 12.10（OH，brs，1H），7.89（NH，brs，1H），7.50（H-6，d，J=7.2 Hz，1H），7.47~7.38（H-4，10，12，m，3H），7.02（H-3，d，J=8.4 Hz，1H），6.90（H-5，9，13，dd，J=7.9，6.2 Hz，3H），4.03（H-14，q，J=7.0 Hz，2H），1.42（H-15，t，J=7.0 Hz，3H）

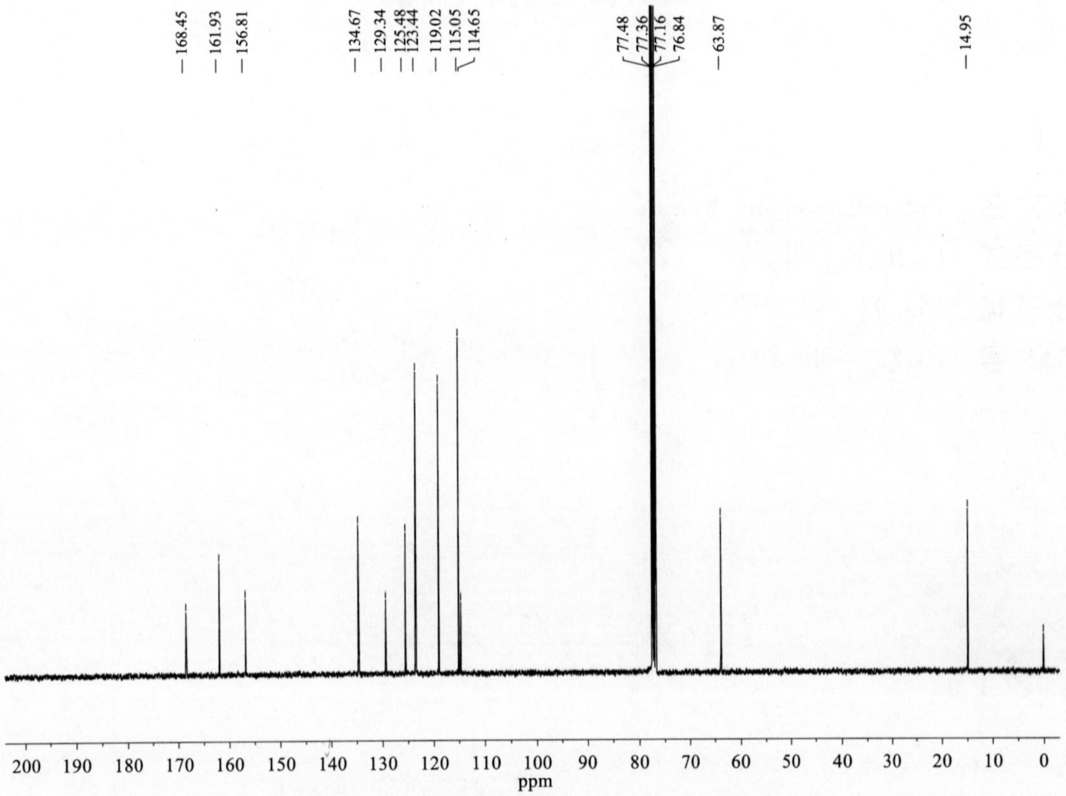

图 2　乙氧苯柳胺的 ^{13}C NMR 谱（溶剂：$CDCl_3$）

^{13}C NMR：δ 168.45（C－7），161.93（C－2），156.81（C－11），134.67（C－4），129.34（C－8），125.48（C－3），123.44（C－10，12），119.02（C－5，6），115.05（C－9，13），114.65（C－1），63.87（C－14），14.95（C－15）

备注

1. **中文化学名**　*N*－(4－乙氧苯基)－2－羟基苯甲酰胺
2. **英文化学名**　*N*－(4－ethoxyphenyl)－2－hydroxybenzamide
3. **性状**　本品为白色或类白色结晶性粉末；无臭，无味。
4. **溶解性**　本品在丙酮中易溶，在三氯甲烷或乙酸乙酯中溶解，在甲醇、乙醇或乙醚中略溶，在水中几乎不溶。
5. **对照品编号与批号**　100680－200901

参考文献

[1] 初大丰，顾景凯，钟大放，等. 乙氧苯柳胺－2－葡萄糖苷酸的分离鉴定. 高等学校化学学报，2002，23：376(^{1}H NMR).

盐酸布替奈芬

英文名 Butenafine Hydrochloride

分子式 $C_{23}H_{27}N \cdot HCl$

分子量 353.93

CAS 号 101827 - 46 - 7

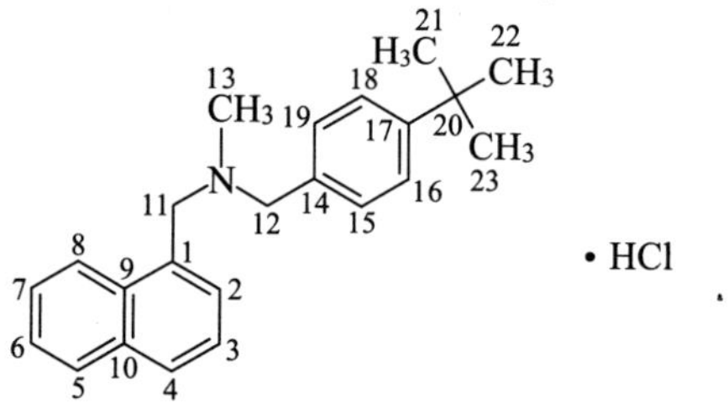

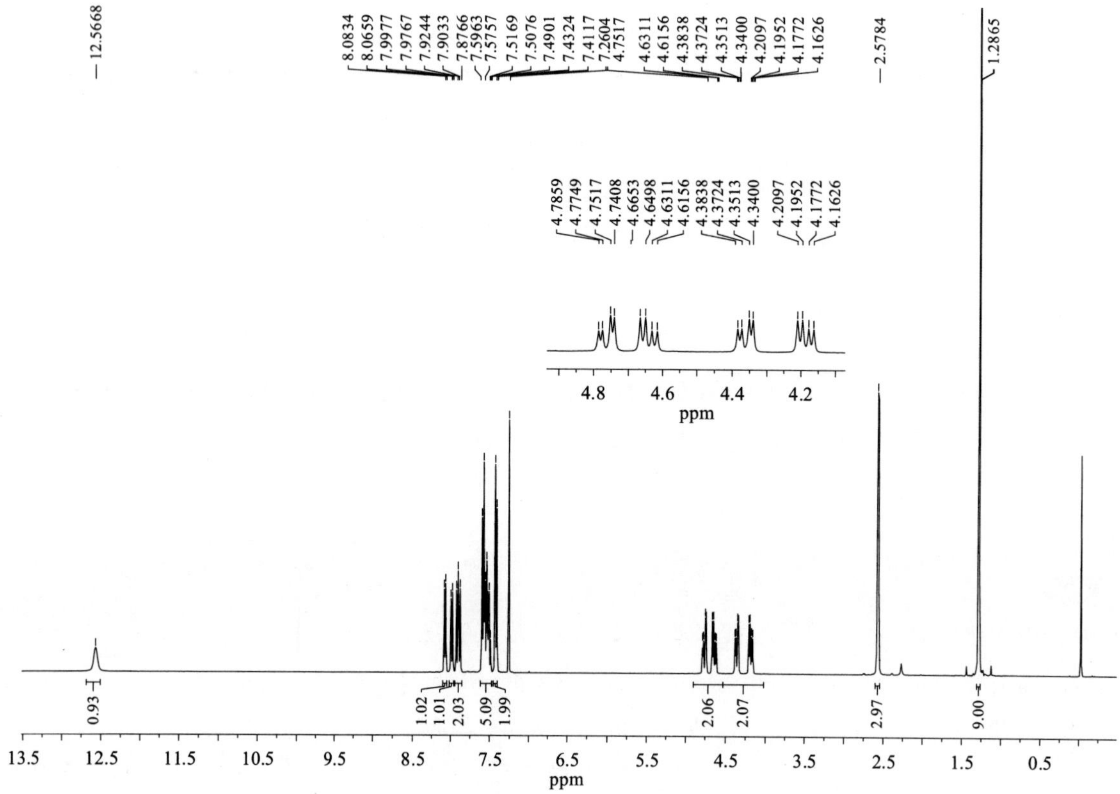

图 1 盐酸布替奈芬的 ^{1}H NMR 谱（溶剂：$CDCl_3$）

^{1}H NMR：δ 12.57（HCl，brs，1H），8.07（H - 8，d，J = 7.0 Hz，1H），7.99（H - 5，d，J = 8.4 Hz，1H），7.90（Ar - H，m，2H），7.59（H - 16，18，d，J = 8.2 Hz，2H），7.57 ~ 7.48（Ar - H，m，3H），7.43（H - 15，19，d，J = 8.2 Hz，2H），4.70（H - 11，ddd，J = 19.9，13.7，5.3 Hz，2H），4.28（H - 12，ddd，J = 18.8，13.0，5.2 Hz，2H），2.58（H - 13，s，3H），1.29（H - 21，22，23，s，9H）

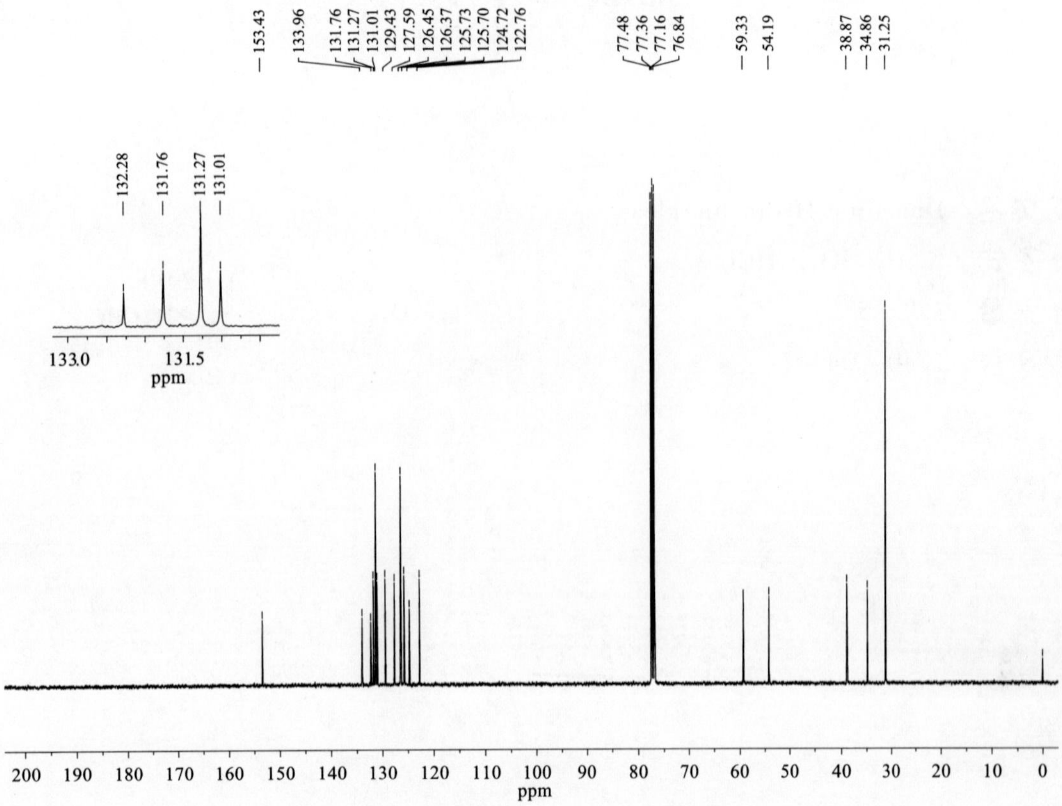

图 2　盐酸布替奈芬的^{13}C NMR 谱（溶剂：$CDCl_3$）

^{13}C NMR：δ 153.43（C－17），133.96（C－1），132.28（Ar－C），131.76（Ar－C），131.27（C－15，19），131.01（Ar－C），129.43（Ar－C），127.59（Ar－C），126.45（Ar－C），126.37（C－16，18），125.73（Ar－C），125.70（Ar－C），124.72（Ar－C），122.76（Ar－C），59.33（C－12），54.19（C－11），38.87（C－13），34.86（C－20），31.25（C－21，22，23）

备注

1. 中文化学名　*N*－甲基－*N*－[4－(叔丁基)苄基]－1－萘甲胺盐酸盐

2. 英文化学名　*N*－[[4－(1,1－dimethylethyl)phenyl]methyl]－*N*－methyl－1－naphthalenemethanamine

3. 性状　本品为白色或类白色结晶性粉末；微有异臭，味微苦。

4. 溶解性　本品在甲醇或三氯甲烷中易溶，在乙醇中溶解，在丙酮中微溶，在水、乙醚或盐酸溶液中几乎不溶。

5. 对照品编号与批号　100681－200301

盐酸二甲弗林

英文名 Dimefline Hydrochloride

分子式 $C_{20}H_{21}NO_3 \cdot HCl$

分子量 359.85

CAS 号 2740－04－7

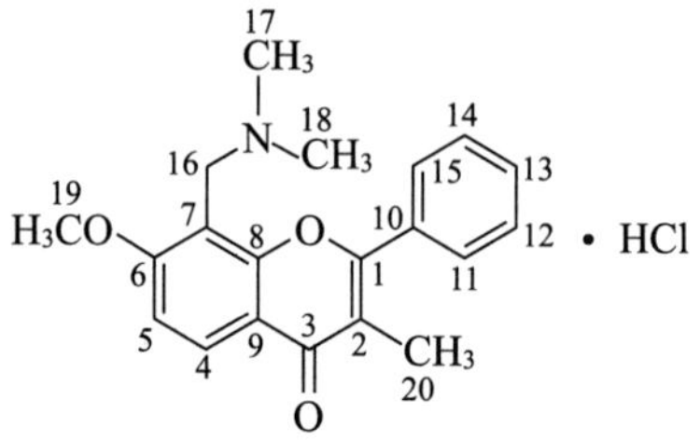

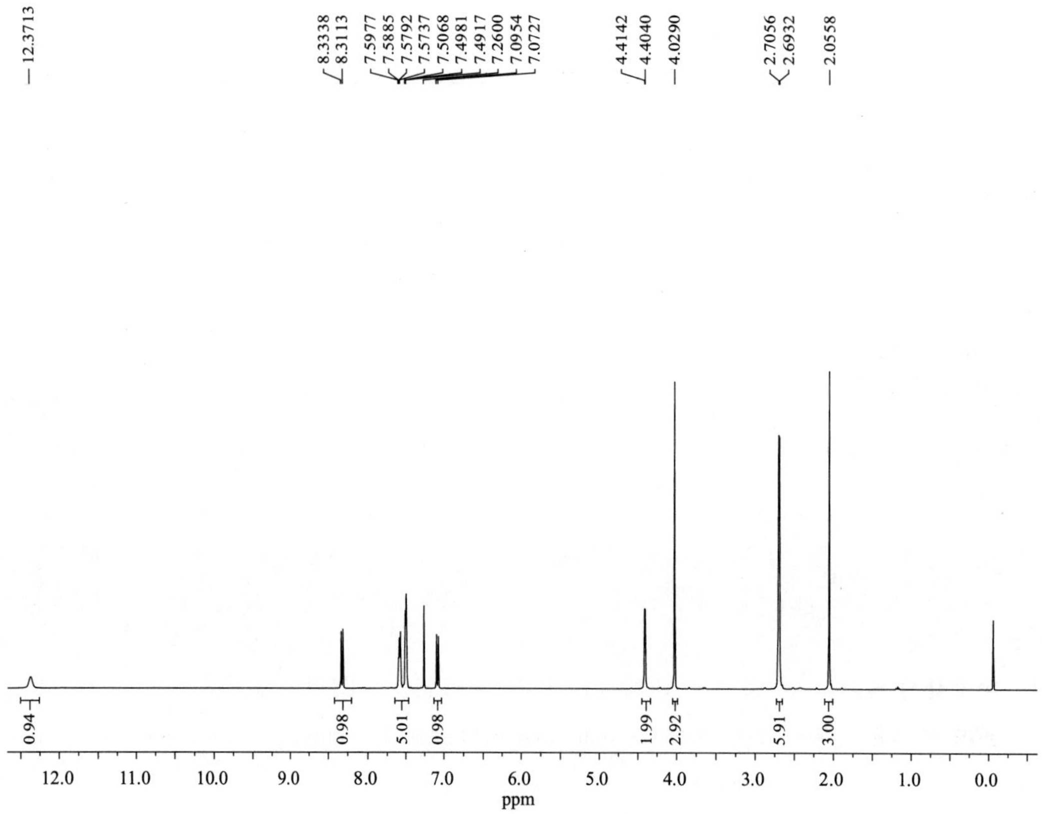

图 1　盐酸二甲弗林的[1]H NMR 谱（溶剂：$CDCl_3$）

^{1}H NMR：δ 12.37（HCl，brs，1H），8.32（H－4，d，*J*＝9.0 Hz，1H），7.65～7.57（H－11，15，m，2H），7.55～7.46（H－12，13，14，m，3H），7.09（H－5，d，*J*＝9.0 Hz，1H），4.40（H－16，d，*J*＝4.1 Hz，2H），4.03（H－19，s，3H），2.71（H－18，s，3H），2.69（H－17，s，3H），2.06（H－20，s，3H）

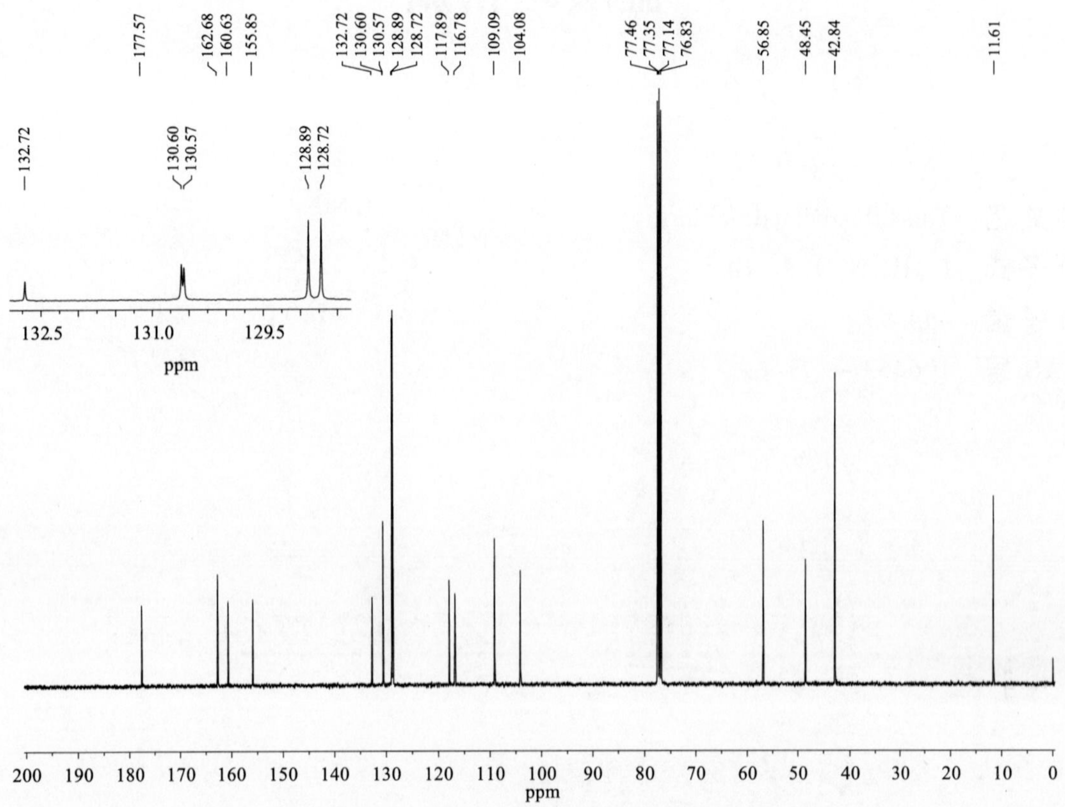

图 2　盐酸二甲弗林的^{13}C NMR 谱（溶剂：$CDCl_3$）

^{13}C NMR：δ 177.57（C－3），162.68（C－6），160.63（C－1），155.85（C－8），132.72（C－10），130.60（C－13），130.57（C－4），128.89（C－11，15），128.72（C－12，14），117.89（C－2），116.78（C－9），109.09（C－5），104.08（C－7），56.85（C－19），48.45（C－16），42.84（C－17，18），11.61（C－20）

备注

1. **中文化学名**　3－甲基－7－甲氧基－2－苯基－8－[（二甲氨基）甲基]－4*H*－1－苯并吡喃－4－酮盐酸盐
2. **英文化学名**　8－[（dimethylamino）methyl]－7－methoxy－3－methyl－2－phenyl－4*H*－1－benzopyran－4－one hydrochloride
3. **性状**　本品为白色结晶性粉末；几乎无臭；味极苦。
4. **溶解性**　本品在水中易溶，在乙醇中溶解，在乙醚中几乎不溶。
5. **对照品编号与批号**　100687－200401

盐酸坦洛新

英文名 Tamsulosin Hydrochloride

分子式 $C_{20}H_{28}N_2O_5S \cdot HCl$

分子量 444.97

CAS 号 106463 - 17 - 6

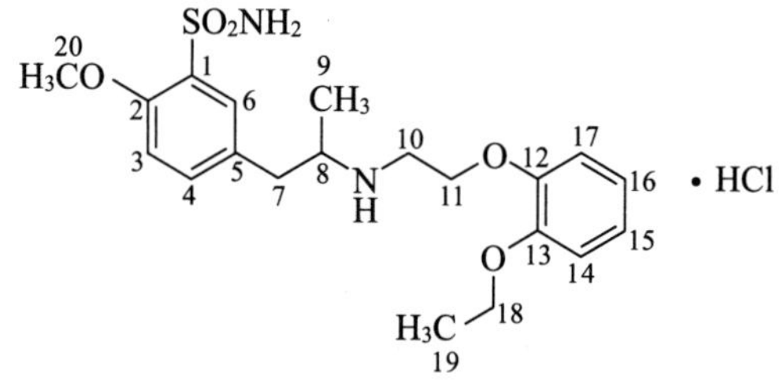

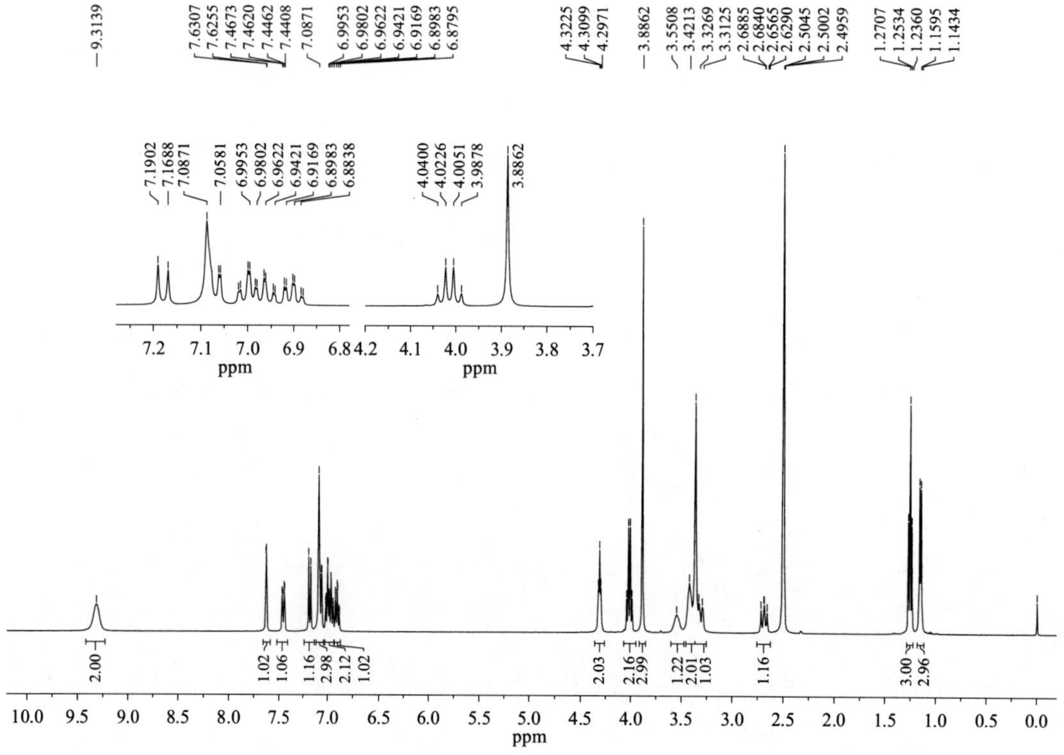

图 1 盐酸坦洛新的^{1}H NMR 谱（溶剂：CD_3SOCD_3）

^{1}H NMR：δ 9.31（NH_2，brs，2H），7.63（H－6，d，J=2.1 Hz，1H），7.45（H－4，dd，J=8.5，2.1 Hz，1H），7.18（H－3，d，J=8.5 Hz，1H），7.09（NH，s，2H），7.06（H－17，dd，J=8.0，1.5 Hz，1H），7.01（H－14，dd，J=8.0，1.5 Hz，1H），6.96（H－15，td，J=7.6，1.5 Hz，1H），6.90（H－16，td，J=7.6，1.5 Hz，1H），4.31（H－11，t，J=5.1 Hz，2H），4.01（H－18，q，J=7.0 Hz，2H），3.89（H－20，s，3H），3.55（H－8，m，1H），3.42（H－10，brs，2H），3.31（H－7a，m，1H），2.69（H－7b，dd，J=12.8，11.0 Hz，1H），1.25（H－19，t，J=7.0 Hz，3H），1.15（H－9，d，J=6.4 Hz，3H）

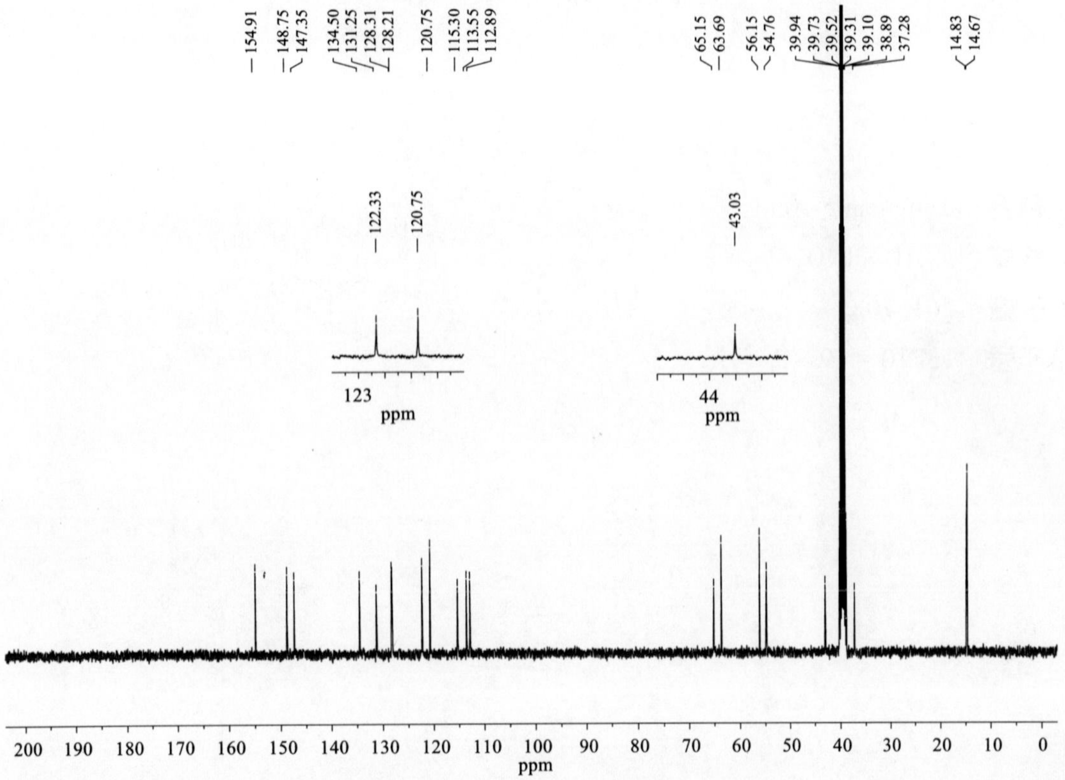

图 2　盐酸坦洛新的 ^{13}C NMR 谱（溶剂：CD_3SOCD_3）

^{13}C NMR：δ 154.91（C－2），148.75（C－13），147.35（C－12），134.50（C－4），131.25（C－1），128.31（C－5），128.21（C－6），122.33（C－15），120.75（C－16），115.30（C－17），113.55（C－14），112.89（C－3），65.15（C－11），63.69（C－18），56.15（C－12），54.76（C－8），43.03（C－10），37.28（C－7），14.83（C－9），14.67（C－19）

备注

1. **中文化学名**　5－[（2*R*）－2－[[2－（2－乙氧基苯苯氧基）乙基]氨基]丙基]－2－甲氧基苯磺酰胺盐酸盐
2. **英文化学名**　（－）－（*R*）－5－[2－[[2－（*o*－ethoxyphenoxy）ethyl]amino]propyl]－2－methoxybenzenesulfonamide monohydrochloride
3. **性状**　本品为白色或类白色结晶性粉末。
4. **溶解性**　本品在甲醇中略溶，在乙醇中微溶，在乙醚及水中不溶。
5. **对照品编号与批号**　100688－201102

参 考 文 献

[1] 罗林，谢永美，霍晓方，等. 中国药房，2008，19（19）：1479（^{1}H NMR，^{13}C NMR）.

托 芬 那 酸

英文名 Tolfenamic Acid

分子式 $C_{14}H_{12}ClNO_2$

分子量 261.70

CAS 号 13710－19－5

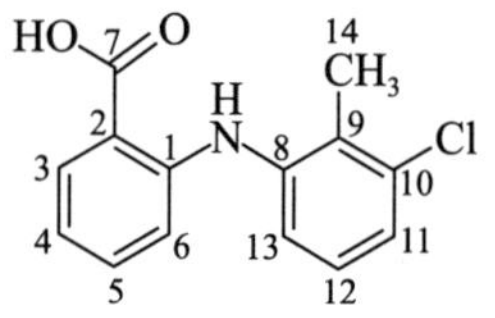

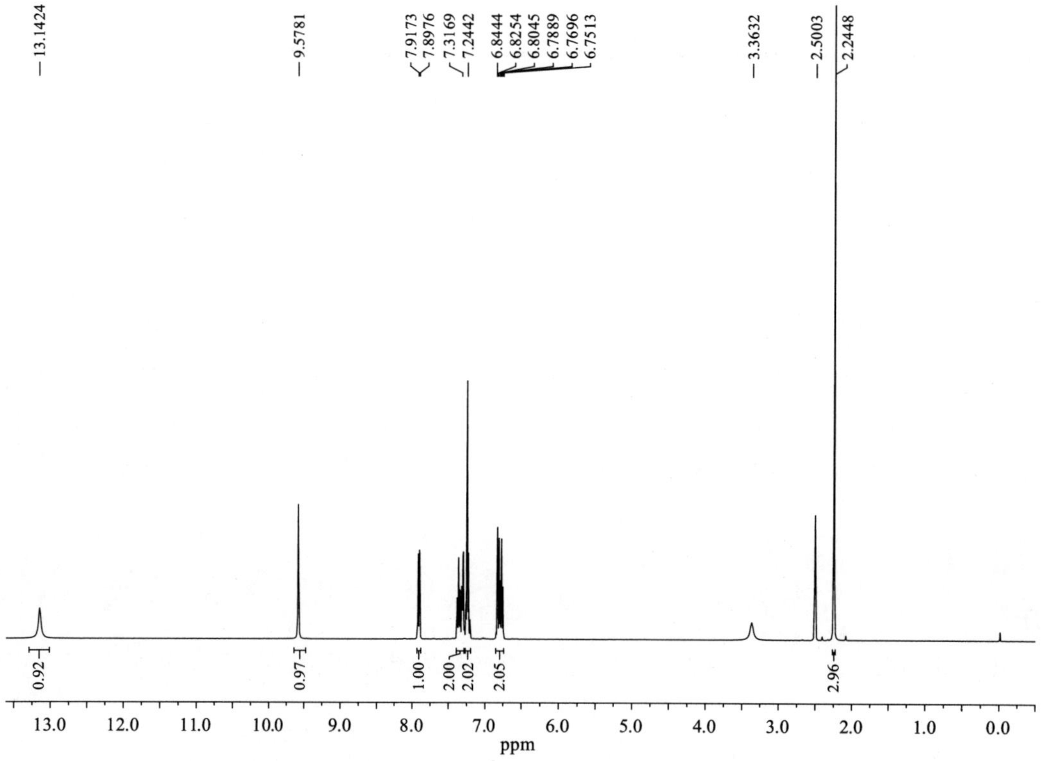

图 1　托芬那酸的[1]H NMR 谱（溶剂：CD_3SOCD_3）

^{1}H NMR：δ 13.14（COOH，brs，1H），9.58（NH，brs，1H），7.91（H－3，d，J＝7.9 Hz，1H），7.39～7.29（H－5，13，m，2H），7.27～7.18（H－11，12，m，2H），6.85～6.74（H－4，6，m，2H），2.24（H－14，s，3H）

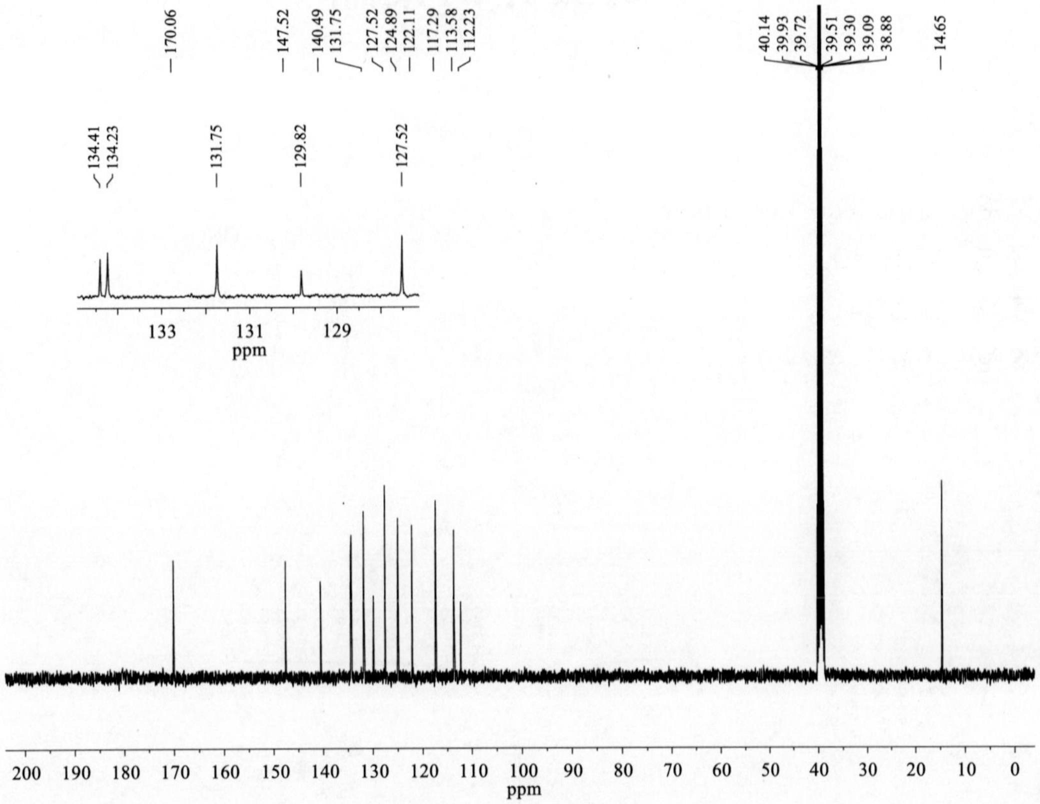

图 2　托芬那酸的^{13}C NMR 谱（溶剂：CD_3SOCD_3）

^{13}C NMR：δ 170.06（C－7），147.52（C－1），140.49（C－8），134.41（C－10），134.23（C－5），131.75（C－3），129.82（C－9），127.52（C－12），124.89（C－11），122.11（C－13），117.29（C－4），113.58（C－6），112.23（C－2），14.65（C－14）

备注

1. 中文化学名　2－［(3－氯－2－甲基苯基)氨基］苯甲酸

2. 英文化学名　2－［(3－chloro－2－methylphenyl)amino］benzoic acid

3. 性状　本品为白色或微黄色结晶性粉末。

4. 溶解性　本品在乙醚、丙酮中略溶，在甲醇、乙醇中微溶，在水中不溶。

5. 对照品编号与批号　100690－200401

参 考 文 献

［1］ http://sdbs.db.aist.go.jp/sdbs/cgi－bin/direct_frame_top.cgi(SDBS)(^{1}H NMR，^{13}C NMR).

单硝酸异山梨酯

英文名 Isosorbide Mononitrate

分子式 $C_6H_9NO_6$

分子量 191.14

CAS 号 16051-77-7

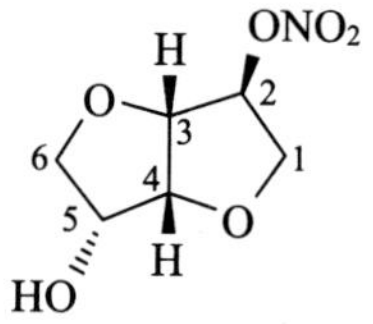

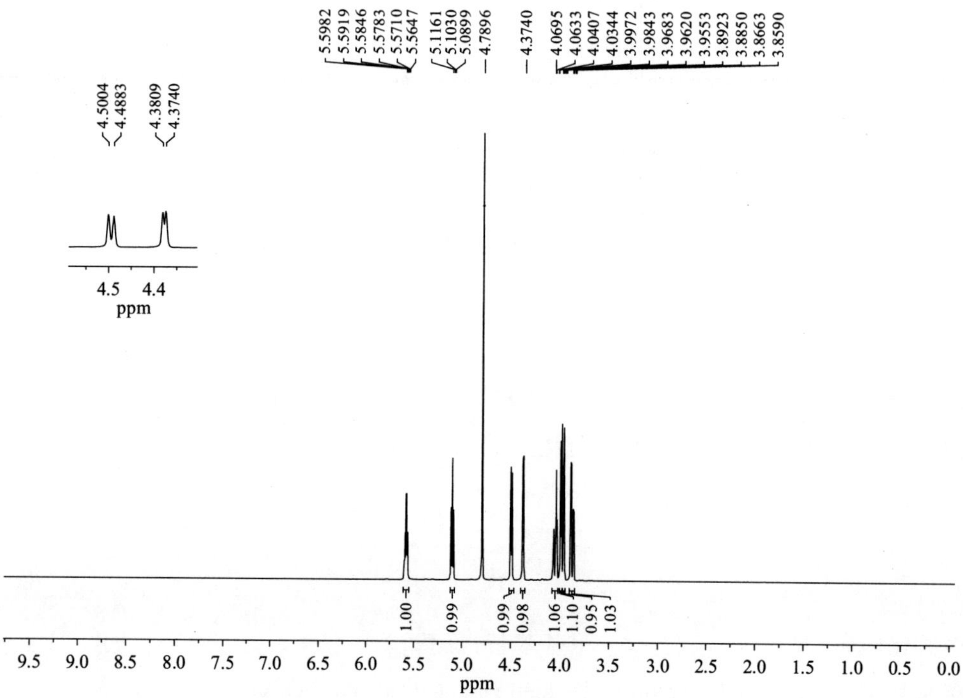

图 1 单硝酸异山梨酯的 ^1H NMR 谱（溶剂：D_2O）

^1H NMR：δ 5.59（H-2，m，1H），5.09（H-5，t，J=5.2 Hz，1H），4.49（H-4，d，J=4.8 Hz，1H），4.38（H-3，d，J=2.7 Hz，1H），4.06（H-6a，dd，J=10.5，2.5 Hz，1H），4.02~3.95（H-1，m，2H），3.89（H-6b，dd，J=10.5，2.9 Hz，1H）

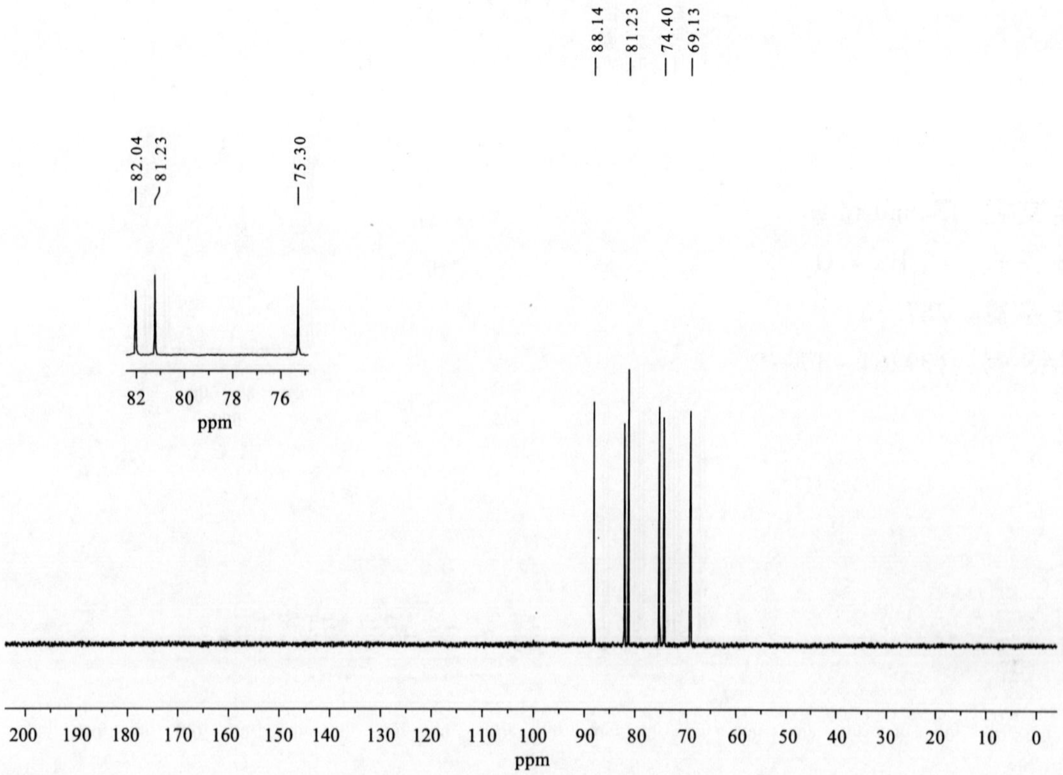

图 2　单硝酸异山梨酯的 ^{13}C NMR 谱（溶剂：D_2O）

^{13}C NMR：δ 88.14（C－2），82.04（C－3），81.23（C－4），75.30（C－5），74.40（C－6），69.13（C－1）

备注

1. **中文化学名**　1,4:3,6－二脱水－*D*－山梨醇－5－单硝酸酯
2. **英文化学名**　1,4:3,6－dianhydro－*D*－glucitol－5－nitrate
3. **性状**　本品为白色针状结晶或结晶性粉末；无臭。
4. **溶解性**　本品在甲醇或丙酮中易溶，在三氯甲烷或水中溶解，在己烷中几乎不溶。
5. **对照品编号与批号**　100694－200401

佐米曲普坦

英文名 Zolmitriptan

分子式 $C_{16}H_{21}N_3O_2$

分子量 287.36

CAS 号 139264-17-8

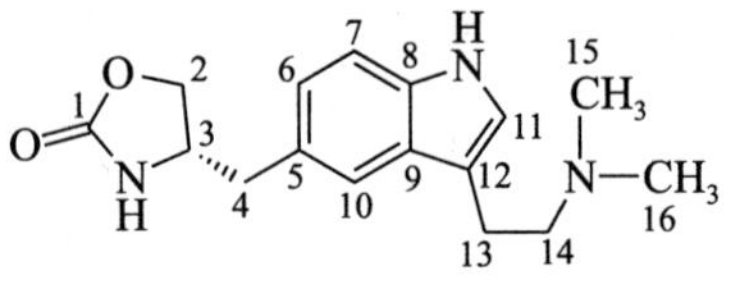

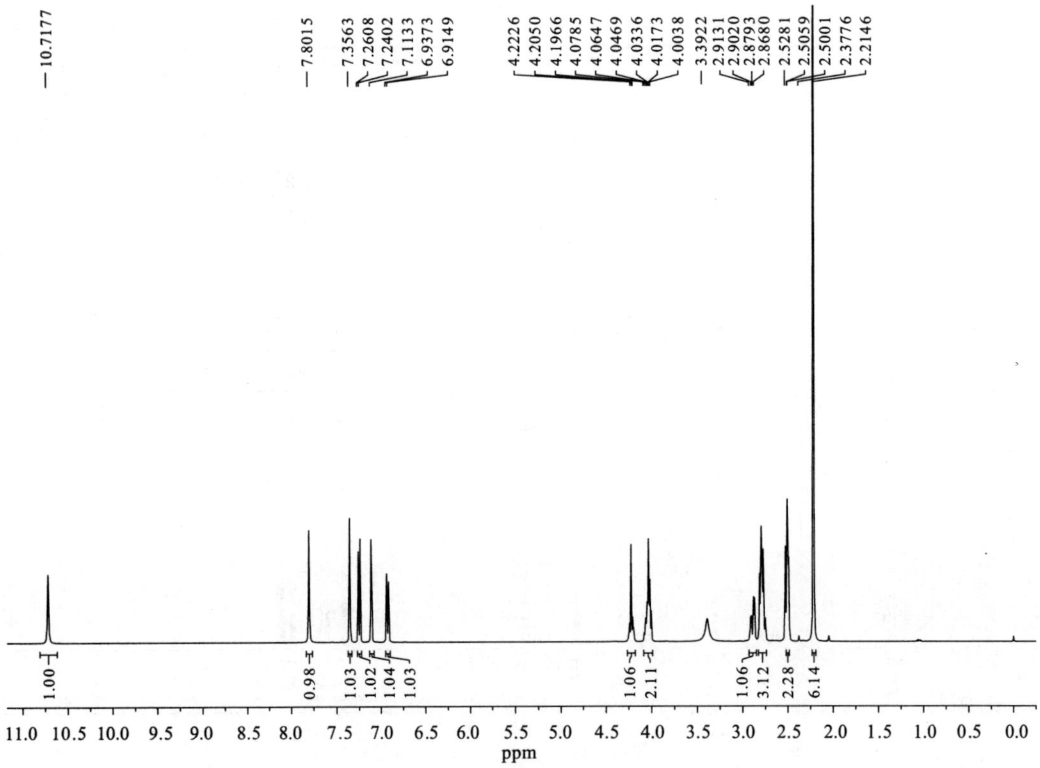

图 1　佐米曲普坦的¹H NMR 谱（溶剂：CD_3SOCD_3）

¹H NMR：δ 10.72（C_1—NH，s，1H），7.80（C_8—NH，s，1H），7.36（H-10，s，1H），7.25（H-7，d，J=8.8 Hz，1H），7.11（H-11，s，1H），6.93（H-6，d，J=8.8 Hz，1H），4.22（H-2a，m，1H），3.98（H-3，2b，m，2H），2.89（H-4a，dd，J=13.6，4.5 Hz，1H），2.84~2.72（H-13，4b，m，3H），2.55~2.46（H-14，m，2H），2.21（H-15，16，s，6H）

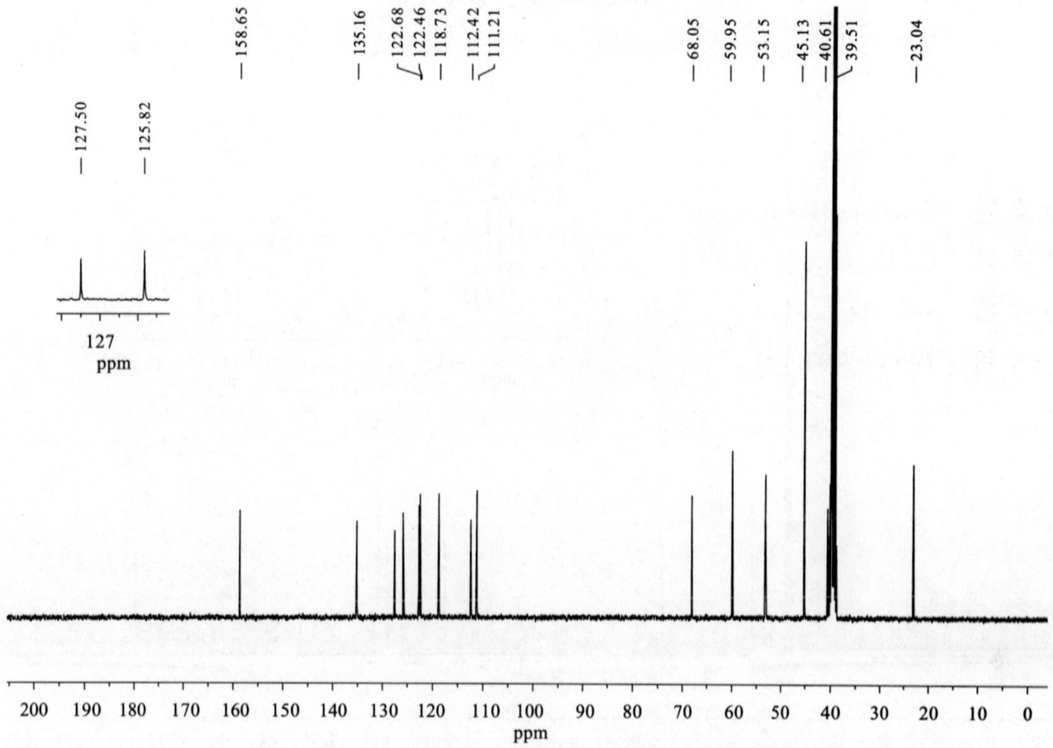

图 2　佐米曲普坦的^{13}C NMR 谱（溶剂：CD_3SOCD_3）

^{13}C NMR：δ 158.65（C－1），135.16（C－8），127.50（C－5），125.82（C－9），122.68（C－6），122.46（C－11），118.73（C－10），112.42（C－12），111.21（C－7），68.05（C－2），59.95（C－14），53.15（C－3），45.13（C－15，16），40.61（C－4），23.04（C－13）

备注

1. **中文化学名**　(*S*)－4－[3－[2－(二甲胺基)乙基]－1*H*－吲哚－5－甲基]－2－唑烷酮
2. **英文化学名**　(4*S*)－4－[[3－[2－(dimethylamino)ethyl]－1*H*－indol－5－yl]methyl]－2－oxazolidinone
3. **性状**　本品为白色或类白色结晶性粉末。
4. **溶解性**　本品在甲醇中易溶，在乙醇中溶解，在乙腈、乙酸乙酯、0.1 mol/L 盐酸溶液中微溶，在水中几乎不溶。
5. **对照品编号与批号**　100698－200501

盐酸舍曲林

英文名 Setraline Hydrochloride

分子式 $C_{17}H_{17}Cl_2N \cdot HCl$

分子量 342.69

CAS 号 79559 - 97 - 0

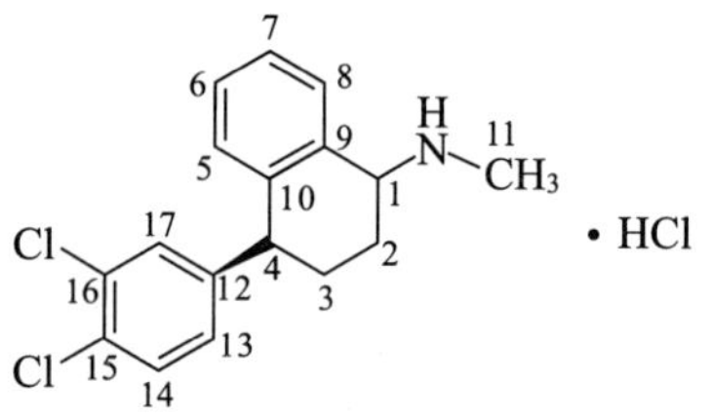

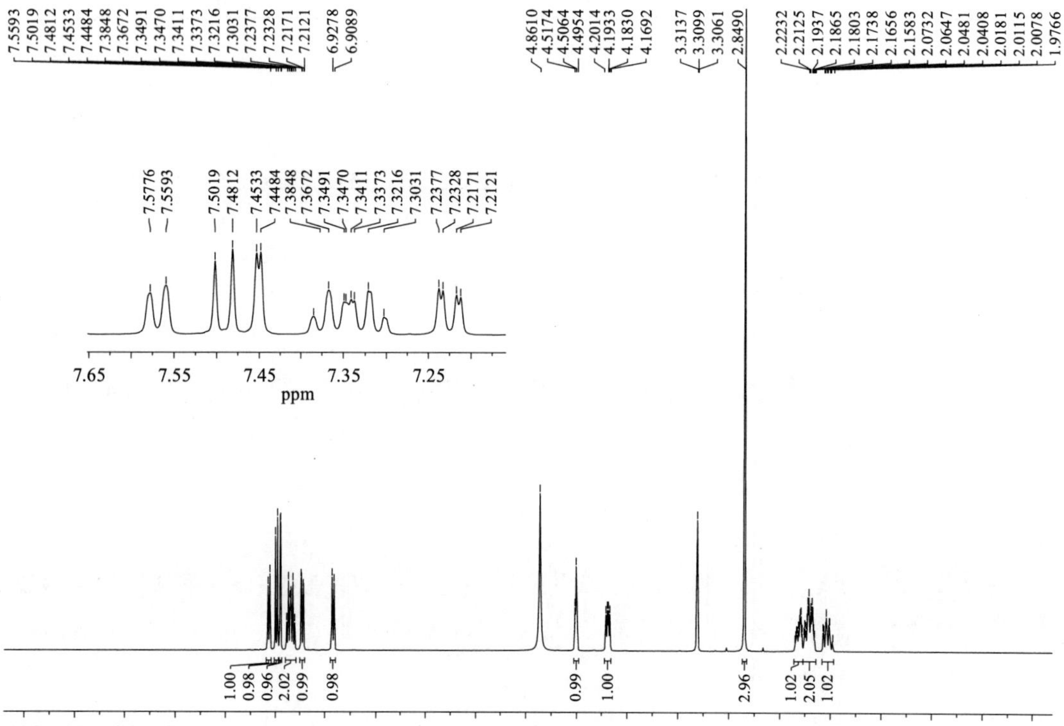

图 1 盐酸舍曲林的^{1}H NMR 谱（溶剂：CD_3OD）

^{1}H NMR：δ 7.57（H - 8，d，J = 7.3 Hz，1H），7.49（H - 17，d，J = 8.3 Hz，1H），7.45（H - 14，d，J = 2.0 Hz，1H），7.36（H - 13，td，J = 7.3，2.0 Hz，1H），7.33（H - 7，td，J = 7.3，2.0 Hz，1H），7.22（H - 6，dd，J = 8.3，2.0 Hz，1H），6.92（H - 5，d，J = 7.6 Hz，1H），4.51（H - 1，t，J = 4.4 Hz，1H），4.19（H - 4，dd，J = 9.7，5.6 Hz，1H），2.85（H - 11，s，3H），2.32（H - 2a，m，1H），2.27 ~ 2.14（H - 2b，3a，m，2H），2.03（H - 3b，m，1H）

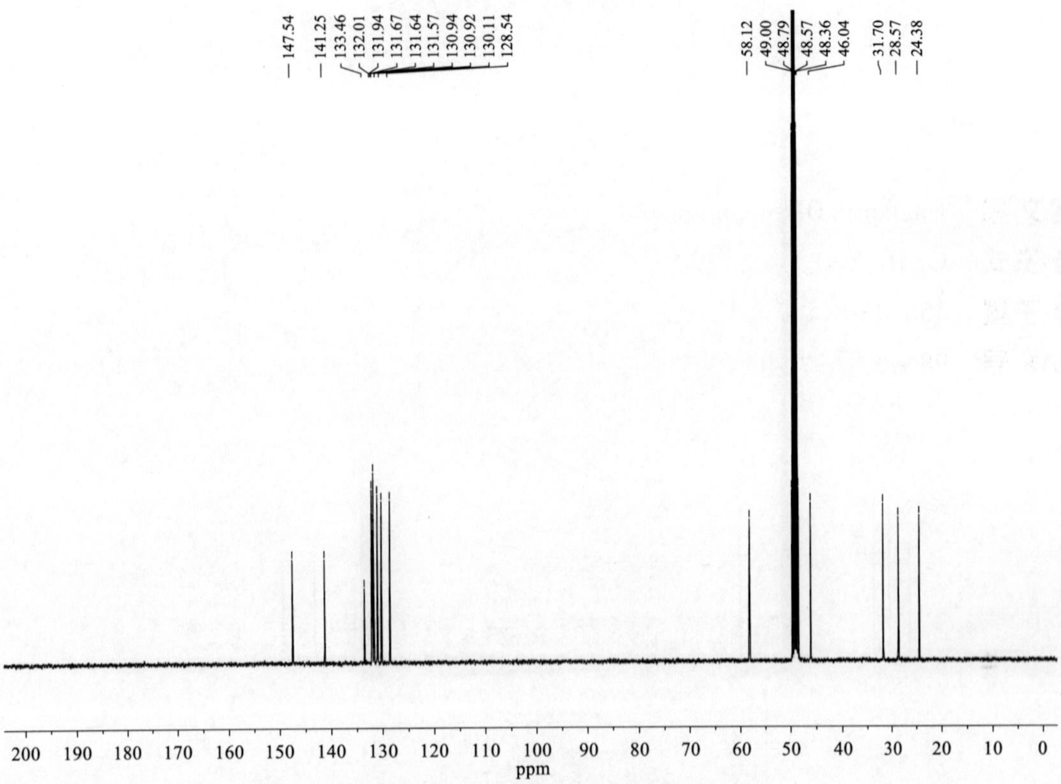

图7　盐酸舍曲林的^{13}C NMR谱（溶剂．CD_3OD）

^{13}C NMR：δ 147.54（C－12），141.25（C－10），133.46（C－9），132.01（C－16），131.94（C－17），131.67（C－8），131.64（C－14），131.57（C－13），130.94（C－5），130.92（C－6），130.11（C－15），128.54（C－7），58.12（C－1），46.04（C－4），31.70（C－11），28.57（C－2），24.38（C－3）

备注

1．中文化学名　（1*S*－顺式）－4－（3,4－二氯苯基）－1,2,3,4－四氢－*N*－甲基－1－萘胺盐酸盐

2．英文化学名　（1*S*,4*S*）－4－（3,4－dichlorophenyl）－1,2,3,4－tetrahydro－*N*－methyl－1－naphthalenamine hydrochloride

3．性状　本品为白色或类白色结晶性粉末；无臭，无味。

4．溶解性　本品在三氯甲烷或甲醇中溶解，在乙醇中略溶，在丙酮或水中微溶。

5．对照品编号与批号　100702－200401

参 考 文 献

[1] http://sdbs.db.aist.go.jp/sdbs/cgi－bin/direct_frame_top.cgi(SDBS)(^{1}H NMR,^{13}C NMR).

依那普利双酮

英文名 Enalapril Diketopiperazine

分子式 $C_{20}H_{26}N_2O_4$

分子量 358.43

CAS 号 98 - 5 - 6

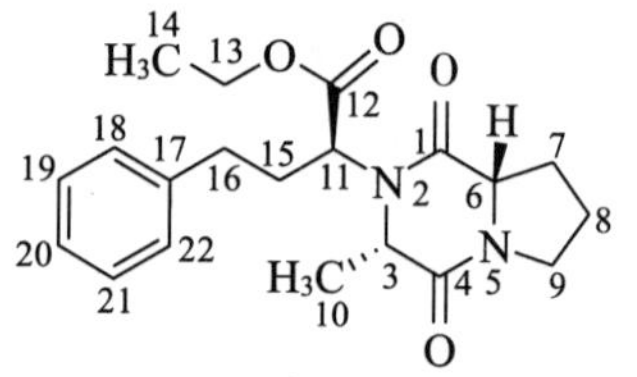

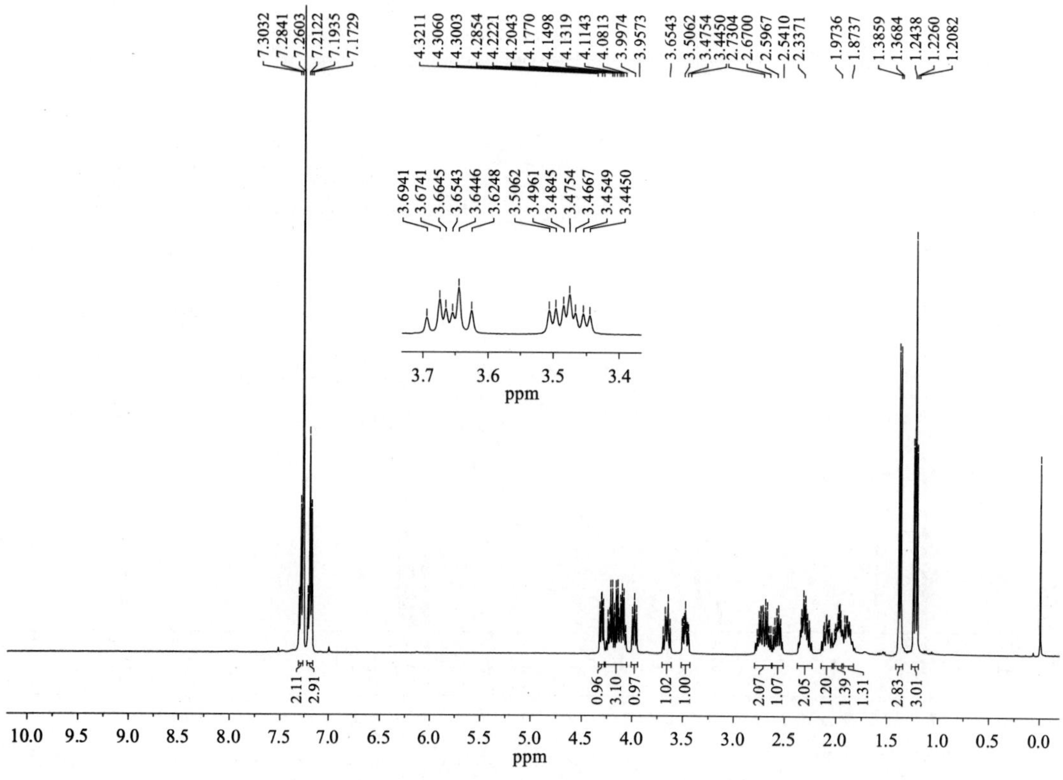

图 1 依那普利双酮的^{1}H NMR 谱（溶剂：$CDCl_3$）

^{1}H NMR：δ 7.29（H－19，21，m，2H），7.19（H－18，20，22，t，J=7.9 Hz，3H），4.30（H－11，dd，J = 8.3，6.0 Hz，1H），4.25 ~ 4.05（H－3，13，m，3H），3.98（H－6，m，1H），3.66（H－9a，dt，J = 11.8，8.0 Hz，1H），3.48（H－9b，m，1H），2.80 ~ 2.63（H－16，m，2H），2.56（H－15a，m，1H），2.38 ~ 2.24（H－15b，7b，m，2H），2.09（H－8a，m，1H），1.98（H－8b，m，1H），1.89（H－7a，m，1H），1.38（H－10，d，J = 7.0 Hz，3H），1.23（H－14，t，J=7.1 Hz，3H）

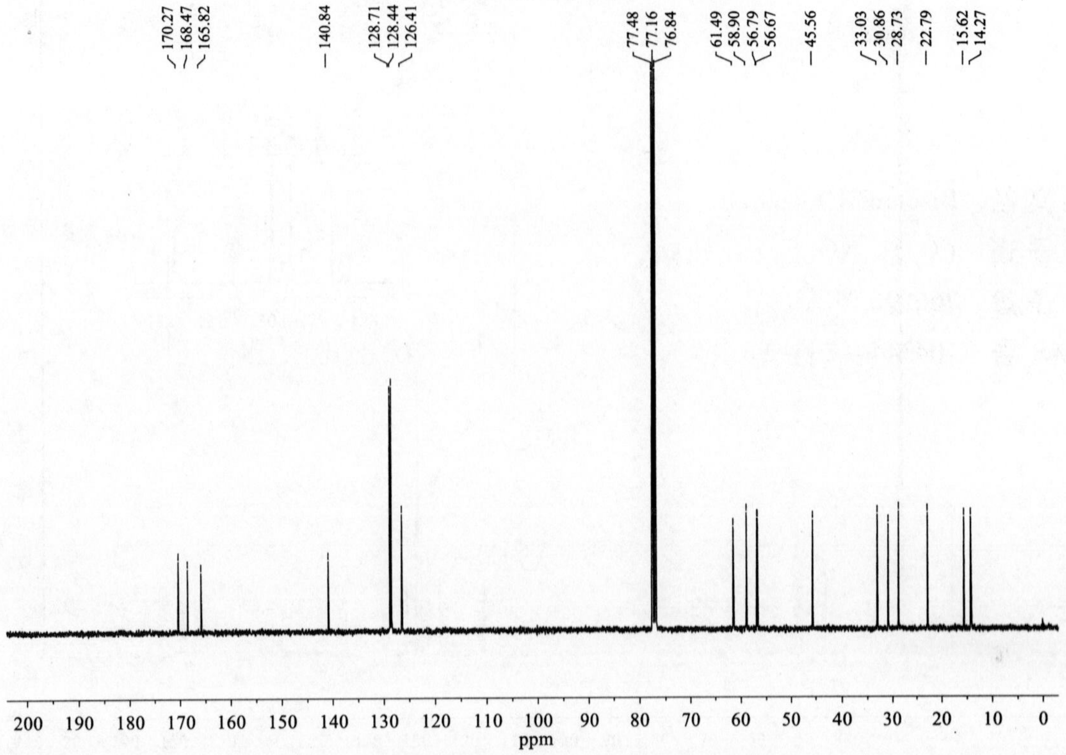

图 2　依那普利双酮的 ^{13}C NMR 谱（溶剂：$CDCl_3$）

^{13}C NMR：δ 170.27（C－12），168.47（C－1），165.82（C－4），140.84（C－17），128.71（C－19，21），128.44（C－18，22），126.41（C－20），61.49（C－13），58.90（C－6），56.79（C－11），56.67（C－3），45.56（C－9），33.03（C－16），30.86（C－15），28.73（C－7），22.79（C－8），15.62（C－10），14.27（C－14）

备注

1. 英文化学名　ethyl(2*S*) －2－[(3*S*,8α*S*) －3－methyl－1,4－dioxo－octahydropyrrolo[1,2－*a*]pyrazin－2－yl]－4－phenylbutanoate

2. 性状　本品为类白色结晶性粉末。

3. 对照品编号与批号　100706－200902

参 考 文 献

[1] Demeter A. Stereochemical investigations on the diketopiperazine derivatives of enalapril and lisinopril by NMR spectroscopy. J Mol Struct,1998,471:161(^{1}H NMR,^{13}C NMR).

富马酸比索洛尔

英文名 Bisoprolol Fumarate

分子式 $(C_{18}H_{31}NO_4)_2 \cdot C_4H_4O_4$

分子量 766.96

CAS 号 104344－23－2

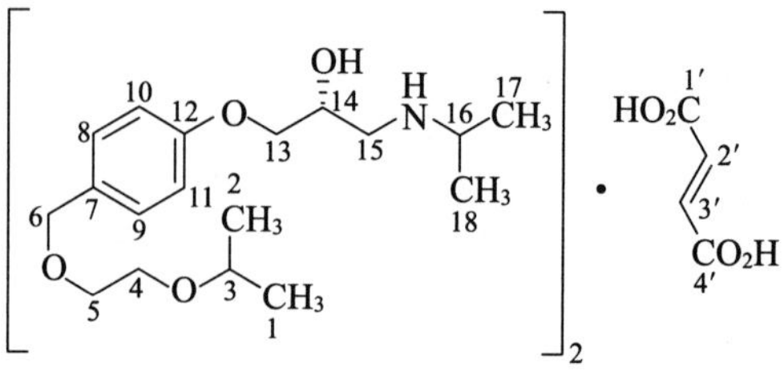

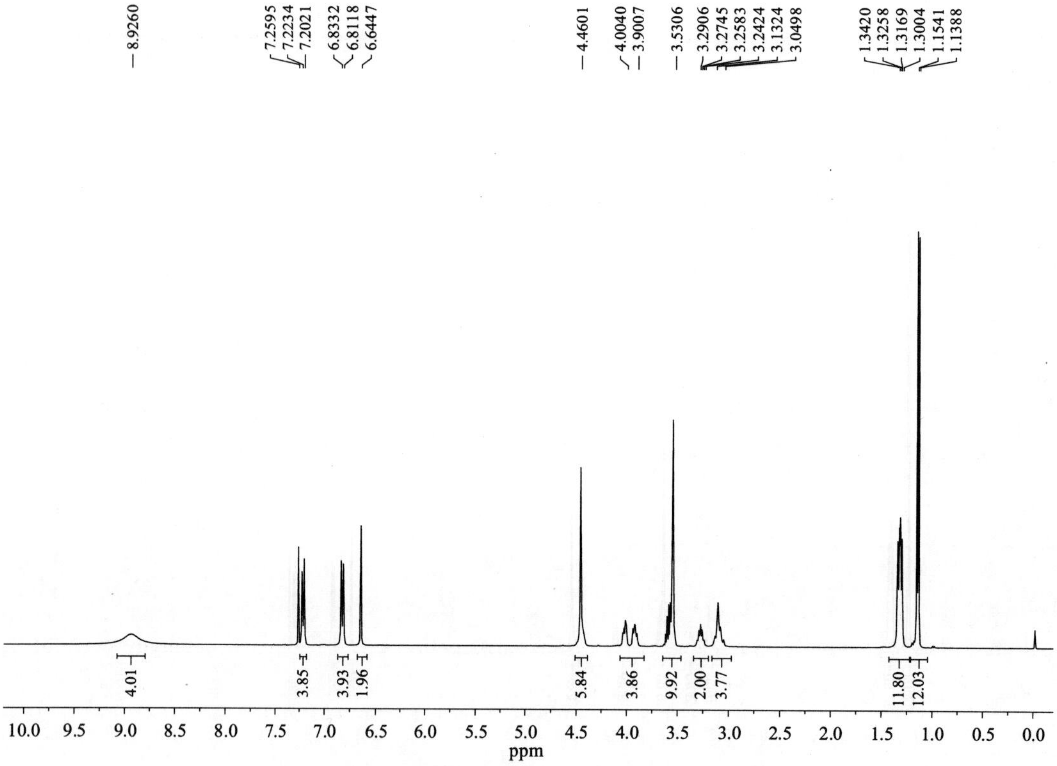

图1　富马酸比索洛尔的¹H NMR 谱（溶剂：$CDCl_3$）

¹H NMR：δ 8.93（COOH，NH，brs，4H），7.21（H－8，9，d，J＝8.5 Hz，4H），6.82（H－10，11，d，J＝8.5 Hz，4H），6.64（H－2′，3′，s，2H），4.53～4.38（H－6，13a，m，6H），4.03（H－14，m，2H），3.92（H－3，m，2H），3.67～3.47（H－4，5，13b，m，10H），3.27（H－16，m，2H），3.17～3.02（H－15，m，4H），1.33（H－17，d，J＝6.5 Hz，6H），1.31（H－18，d，J＝6.5 Hz，6H），1.15（H－1，2，d，J＝6.1 Hz，12H）

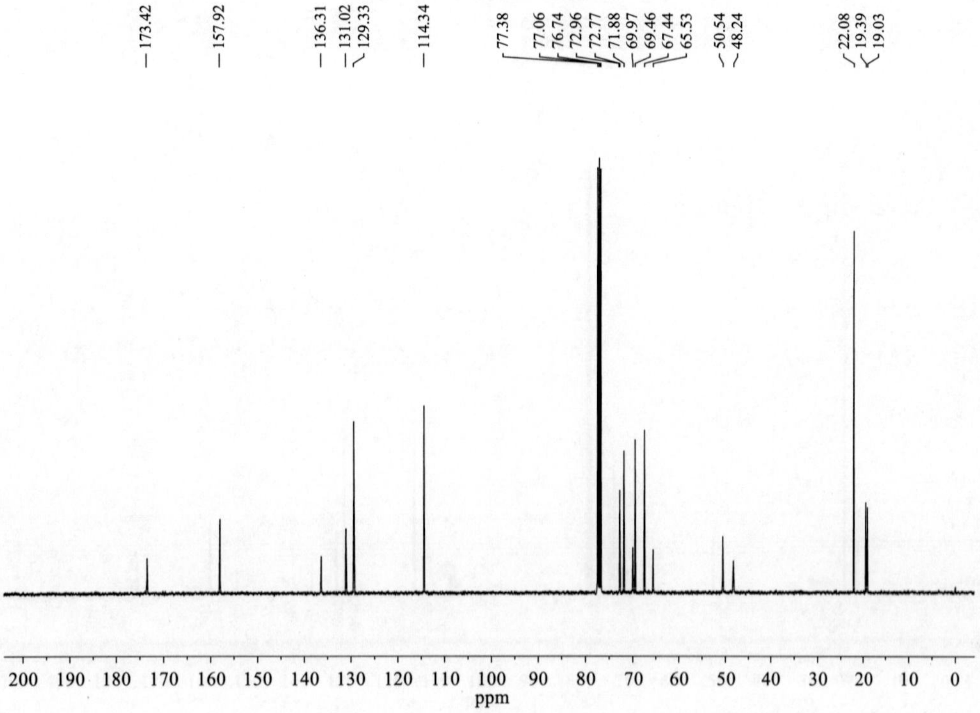

图 2　富马酸比索洛尔的 ^{13}C NMR 谱（溶剂：$CDCl_3$）

^{13}C NMR：δ 173.42（C－1′，4′），157.92（C－12），136.31（C－7），131.02（C－2′，3′），129.33（C－8，9），114.34（C－10，11），72.77（C－6），71.88（C－5），69.97（C－3），69.46（C－13），67.44（C－4），65.53（C－14），50.54（C－16），48.24（C－15），22.08（C－1，2），19.39（C－17），19.03（C－18）

备注

1. **中文化学名**　（±）－1－[4－[[2－(1－甲基乙氧基)乙氧基]甲基]－苯氧基]－3－[(1－甲基乙基)胺基]－2－丙醇富马酸盐
2. **英文化学名**　（±）－1－[[α－(2－isoproproxyethoxy)－*p*－tolyl]oxy]－3－(isopropylamino)－2－propanol fumarate(2∶1)(salt)
3. **性状**　本品为白色粉末;无臭。
4. **溶解性**　本品在水中极易溶解,在乙醇中易溶,在丙酮中微溶,在乙醚中不溶。
5. **对照品编号与批号**　100711－200401

马来酸氨氯地平

英文名 Amlodipine Maleate

分子式 $C_{20}H_{25}ClN_2O_5 \cdot C_4H_4O_4$

分子量 524.96

CAS 号 88150-47-4

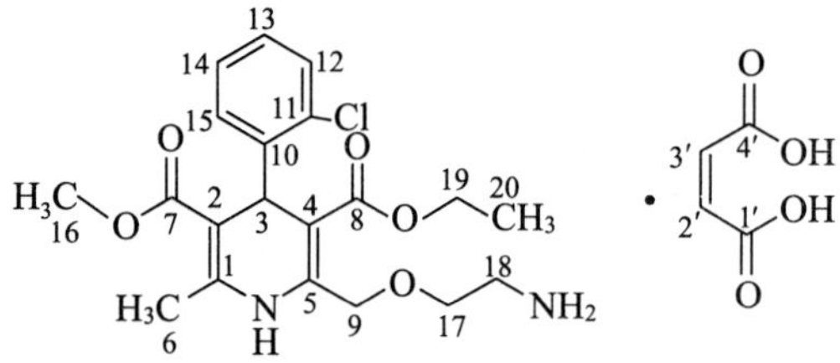

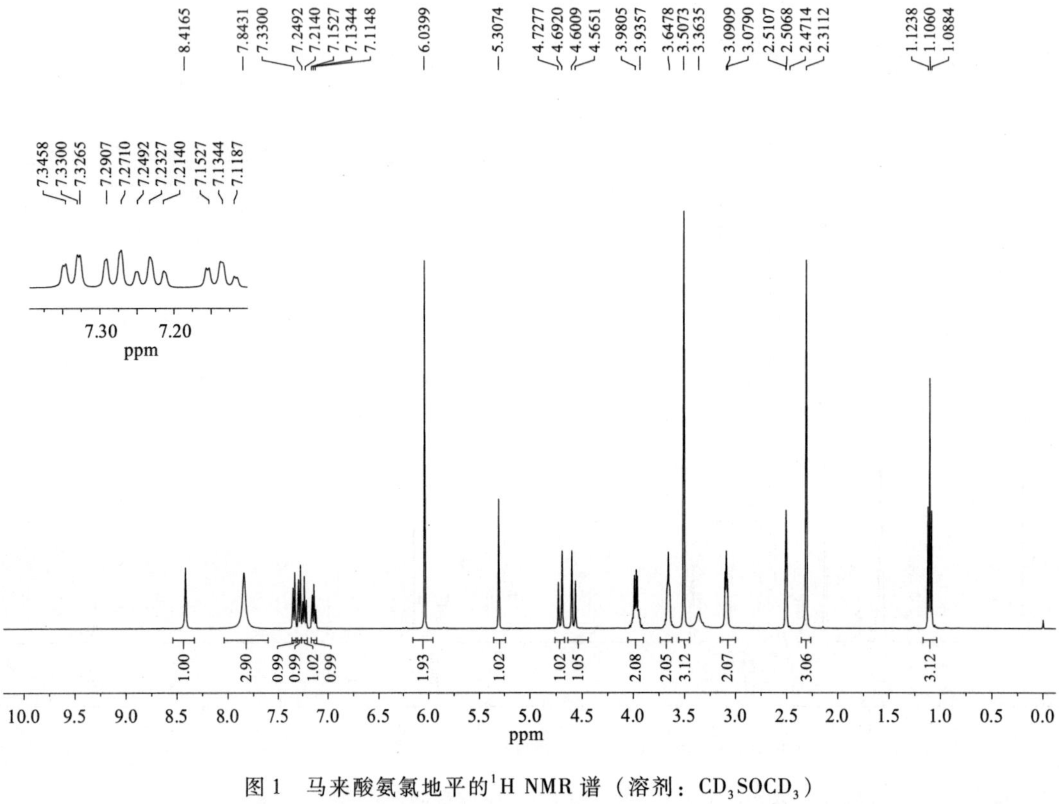

图 1 马来酸氨氯地平的^{1}H NMR 谱（溶剂：CD_3SOCD_3）

^{1}H NMR：δ 8.42（NH，brs，1H），7.84（2OH，NH，brs，3H），7.34（H-15，dd，*J* = 7.8，1.6 Hz，1H），7.28（H-12，d，*J* = 7.8 Hz，1H），7.23（H-13，t，*J* = 7.8 Hz，1H），7.14（H-14，td，*J* = 7.8，1.6 Hz，1H），6.04（H-2′，3′，s，2H），5.31（H-3，s，1H），4.71（H-9a，d，*J* = 14.3 Hz，1H），4.58（H-9b，d，*J* = 14.3 Hz，1H），4.07～3.89（H-17，m，2H），3.69～3.62（H-19，m，2H），3.51（H-16，s，3H），3.15～3.00（H-18，m，2H），2.31（H-6，s，3H），1.11（H-20，t，*J* = 7.1 Hz，3H）

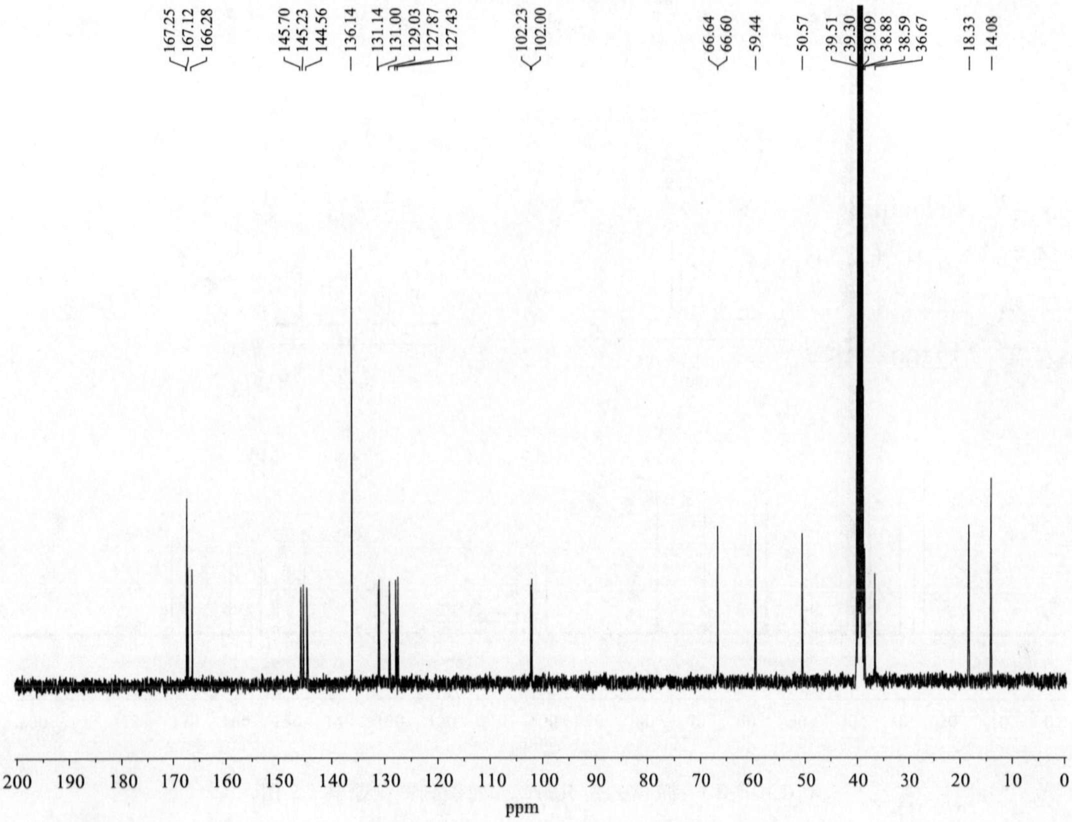

图 2　马来酸氨氯地平的^{13}C NMR 谱（溶剂：CD_3SOCD_3）

^{13}C NMR：δ 167.25（C－1′，4′），167.12（C－8），166.28（C－7），145.70（C－5），145.23（C－1），144.56（C－10），136.14（C－2′，3′），131.14（C－11），131.00（C－15），129.03（C－14），127.87（C－13），127.43（C－12），102.23（C－4），102.00（C－2），66.64（C－9），66.60（C－17），59.44（C－19），50.57（C－16），38.59（C－18），36.67（C－3），18.33（C－6），14.08（C－20）

备注

1. **中文化学名**　2－[(2－氨基乙氧基)甲基]－4－(2－氯苯基)－1,4－二氢－6－甲基－3,5－吡啶二羧酸－3－乙基－5－甲酯顺丁烯二酸盐
2. **英文化学名**　3－ethyl－5－methyl(4*RS*)－2－[(2－aminoethoxy)methyl]－4－(2－chlorophenyl)－6－methyl－1,4－dihydropyridine－3,5－dicarboxylate maleate
3. **性状**　本品为类白色或微黄色结晶性粉末；无臭，味微苦。
4. **溶解性**　本品在冰醋酸中易溶，在甲醇中溶解，在水或丙酮中微溶，在三氯甲烷或乙酸乙酯中不溶。
5. **对照品编号与批号**　100712－200401

非 洛 地 平

英文名 Felodipine

分子式 $C_{18}H_{19}Cl_2NO_4$

分子量 384.25

CAS 号 72509 - 76 - 3

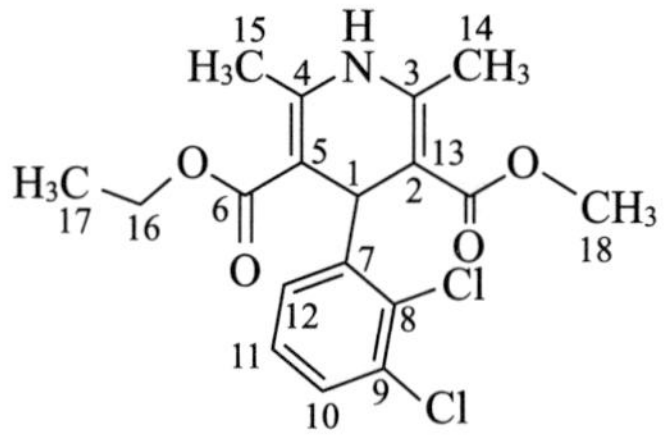

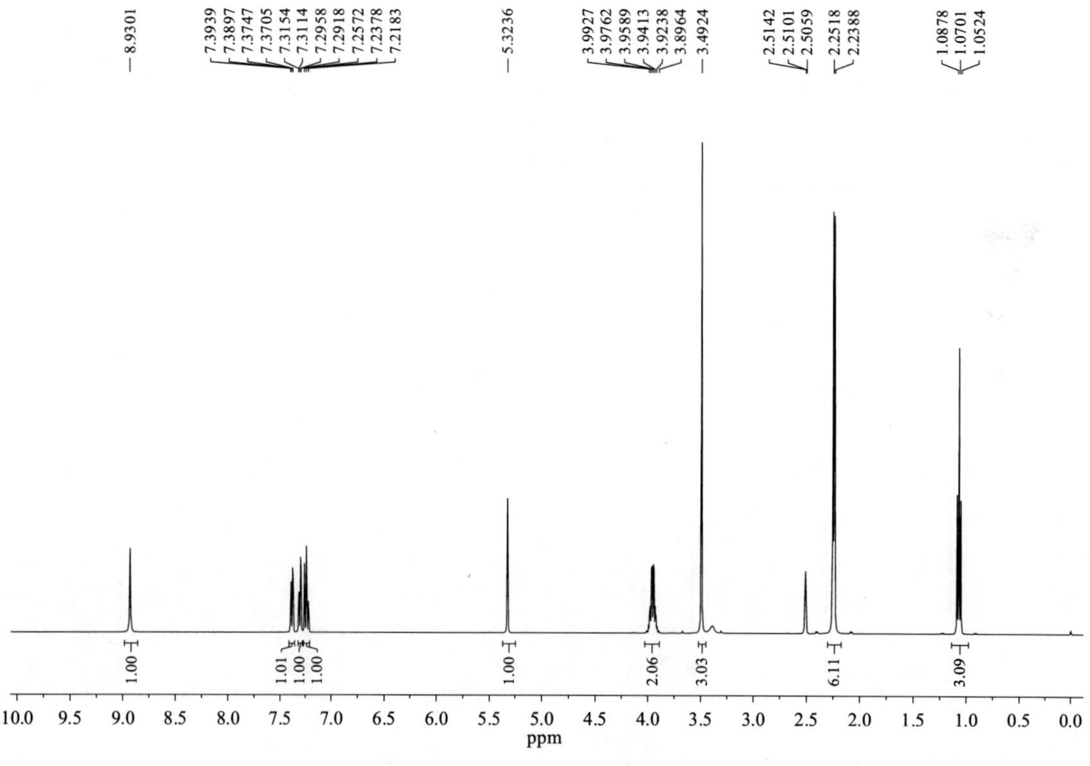

图 1 非洛地平的[1]H NMR 谱（溶剂：CD_3SOCD_3）

^{1}H NMR：δ 8.93（NH，s，1H），7.38（H - 12，dd，J = 7.8，1.6 Hz，1H），7.30（H - 10，dd，J = 7.8，1.6 Hz，1H），7.24（H - 11，t，J = 7.8 Hz，1H），5.32（H - 1，s，1H），3.99 ~ 3.90（H - 16，m，2H），3.49（H - 18，s，3H），2.25（H - 15，s，3H），2.24（H - 14，s，3H），1.07（H - 17，t，J = 7.1 Hz，3H）

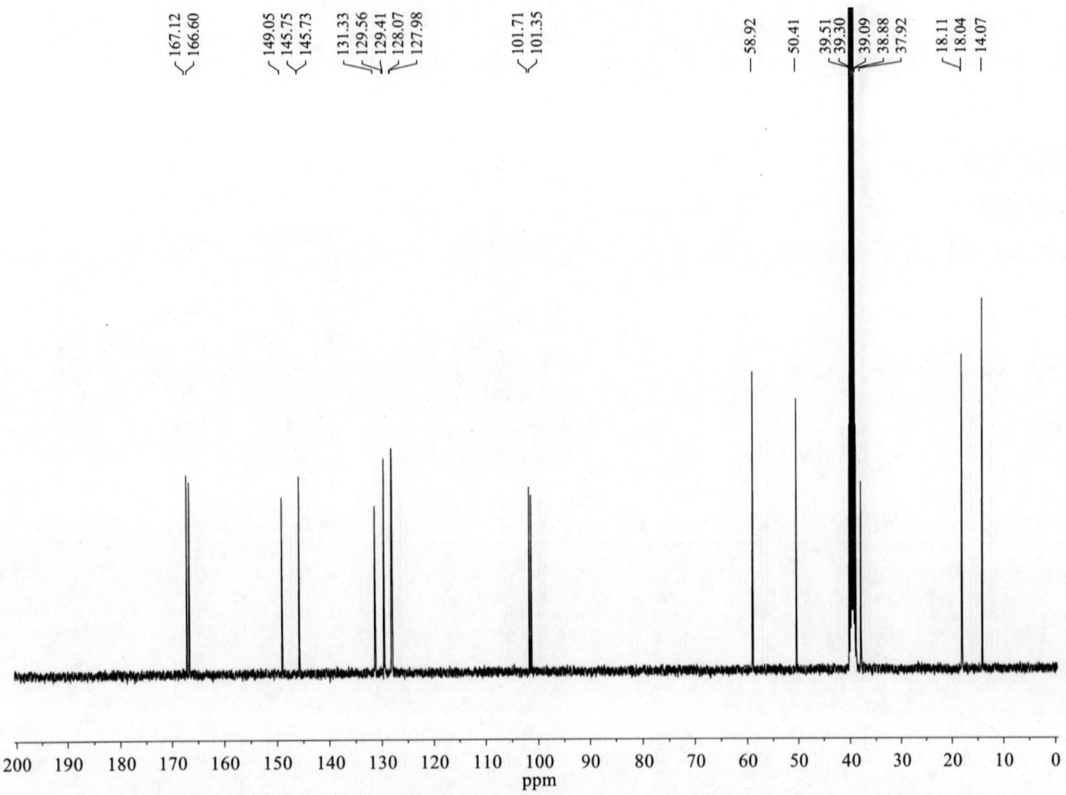

图2　非洛地平的^{13}C NMR 谱（溶剂：CD_3SOCD_3）

^{13}C NMR：δ 167.12（C－13），166.60（C－6），149.05（C－7），145.75（C－3），145.73（C－4），131.33（C－9），129.56（C－12），129.41（C－8），128.07（C－10），127.98（C－11），101.71（C－5），101.35（C－2），58.92（C－16），50.41（C－18），37.92（C－1），18.11（C－14），18.04（C－15），14.07（C－17）

备注

1. 中文化学名　（±）－2,6－二甲基－4－(2,3－二氯苯基)－1,4－二氢－3,5－吡啶二甲酸甲酯乙酯

2. 英文化学名　（±）－ethyl methyl－4－(2,3－dichlorophenyl)－1,4－dihydro－2,6－dimethyl－3,5－pyri dinedicarboxylate

3. 性状　本品为白色至淡黄色结晶或结晶性粉末；无臭，无味；遇光不稳定。

4. 溶解性　本品在丙酮、甲醇或乙醇中易溶，在水中几乎不溶。

5. 对照品编号与批号　100717－201002

对羟基苯甲酸甲酯钠

英文名 Sodium Methyl Hydroxybenzoate

分子式 $C_8H_7O_3Na$

分子量 174.13

CAS 号 5026 - 62 - 0

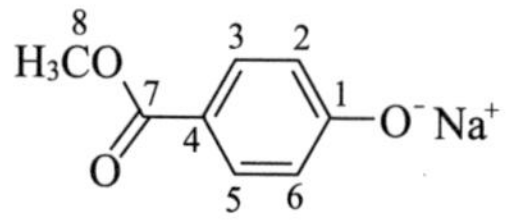

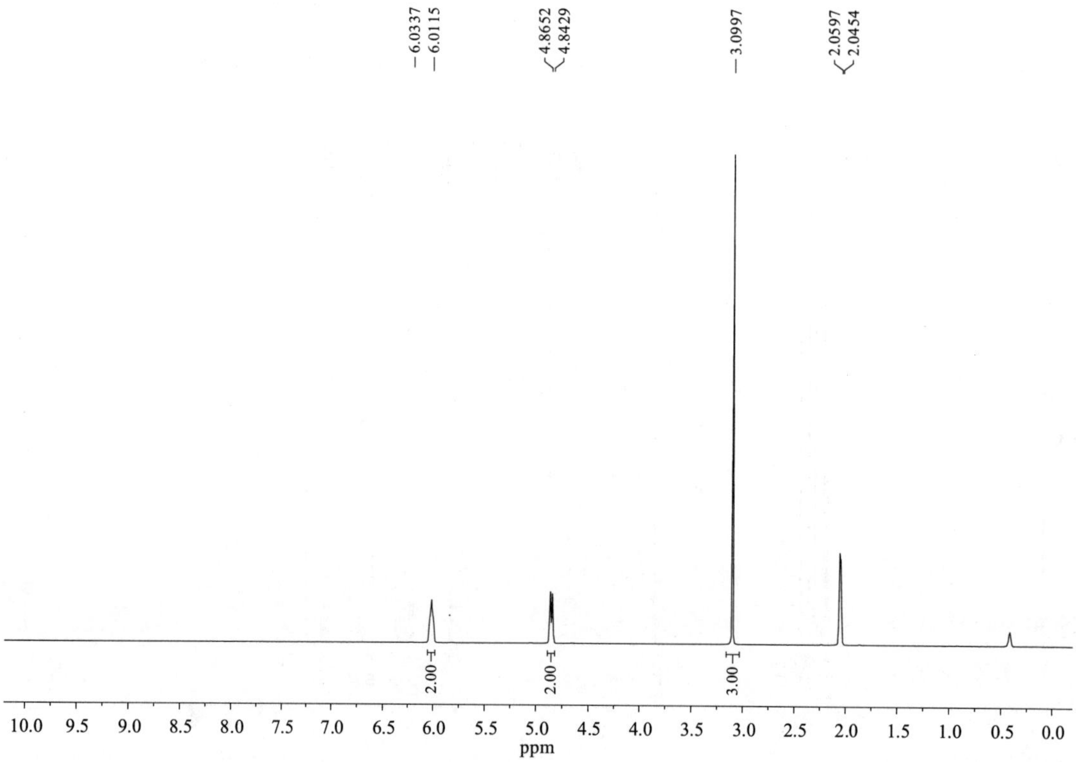

图 1 对羟基苯甲酸甲酯钠的^{1}H NMR 谱（溶剂：CD_3COCD_3）

^{1}H NMR：δ 6.01（H-3, 5, d, J = 8.9 Hz, 2H），4.85（H-2, 6, d, J = 8.9 Hz, 2H），3.10（H-8, s, 3H）

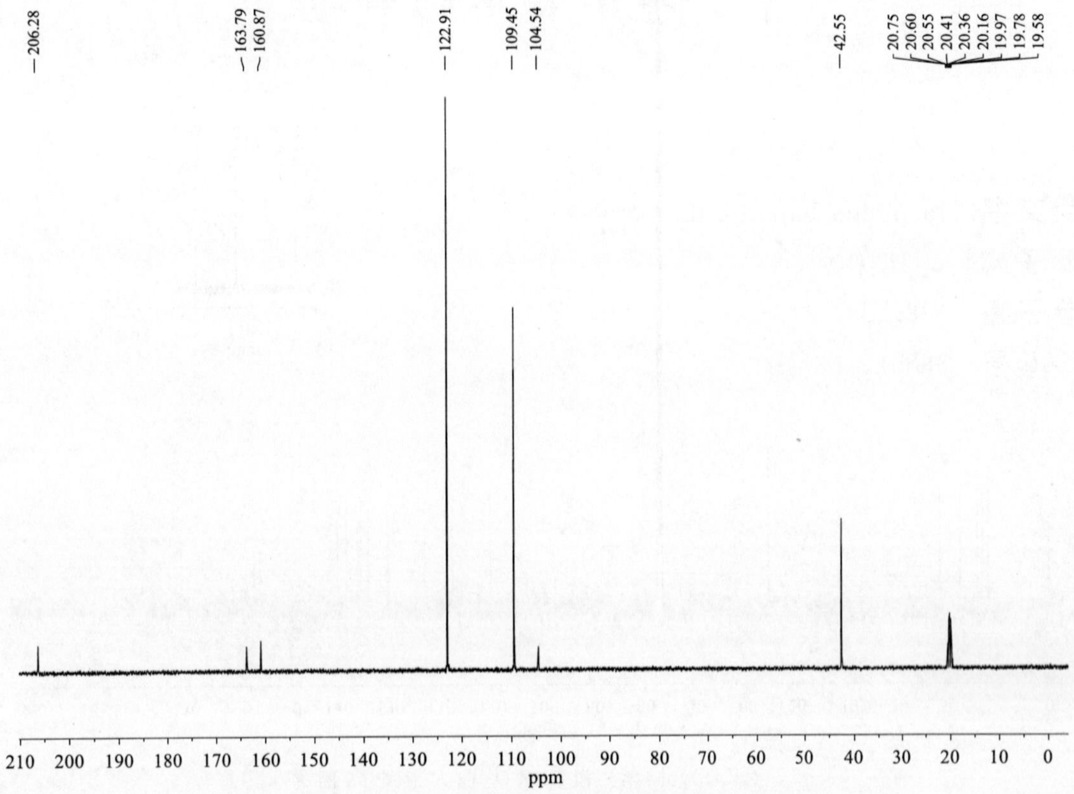

图 7　对羟基苯甲酸甲酯钠的 ^{13}C NMR 谱（溶剂：CD_3COCD_3）

^{13}C NMR：δ 163.79（C－1），160.87（C－7），122.91（C－3，5），109.45（C－2，6），104.54（C－4），42.55（C－8）

备注

1. **中文化学名**　4－羟基苯甲酸甲酯钠盐
2. **英文化学名**　sodium 4－(methoxycarbonyl) phenolate
3. **性状**　本品为白色或类白色结晶性粉末。
4. **溶解性**　本品易溶于水，在乙醇中略溶，在二氯甲烷中几乎不溶。
5. **对照品编号与批号**　100719－200701

布洛芬杂质 B

英文名 Ibuprofen Impurity B

分子式 $C_{11}H_{14}O_2$

分子量 178.23

CAS 号 38861－88－0

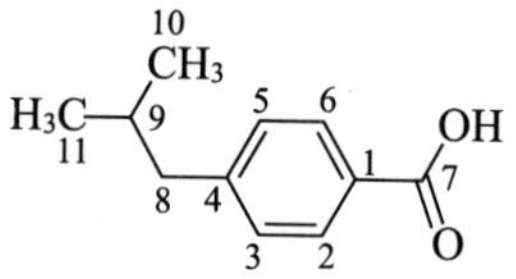

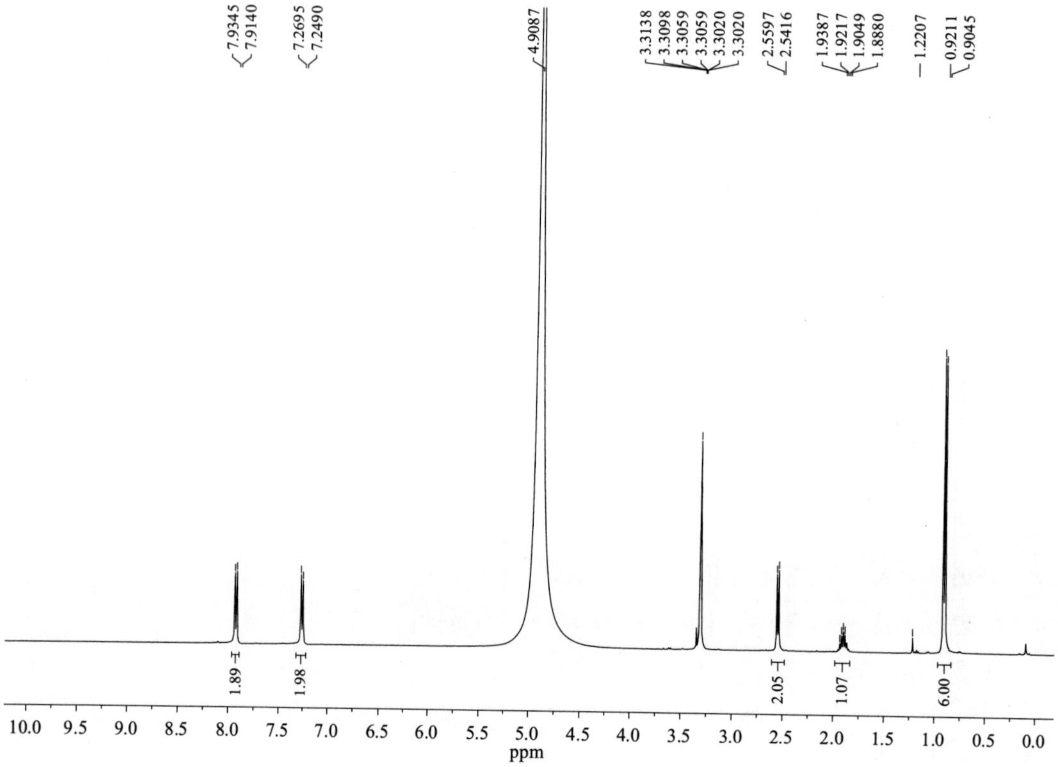

图 1　布洛芬杂质 B 的 ^{1}H NMR 谱（溶剂：CD_3OD）

^{1}H NMR：δ 7.92（H－2, 6, d, J＝8.2 Hz, 2H），7.26（H－3, 5, d, J＝8.2 Hz, 2H），2.55（H－8, d, J＝7.2 Hz, 2H），1.91（H－9, m, 1H），0.91（H－10, 11, d, J＝6.6 Hz, 6H）

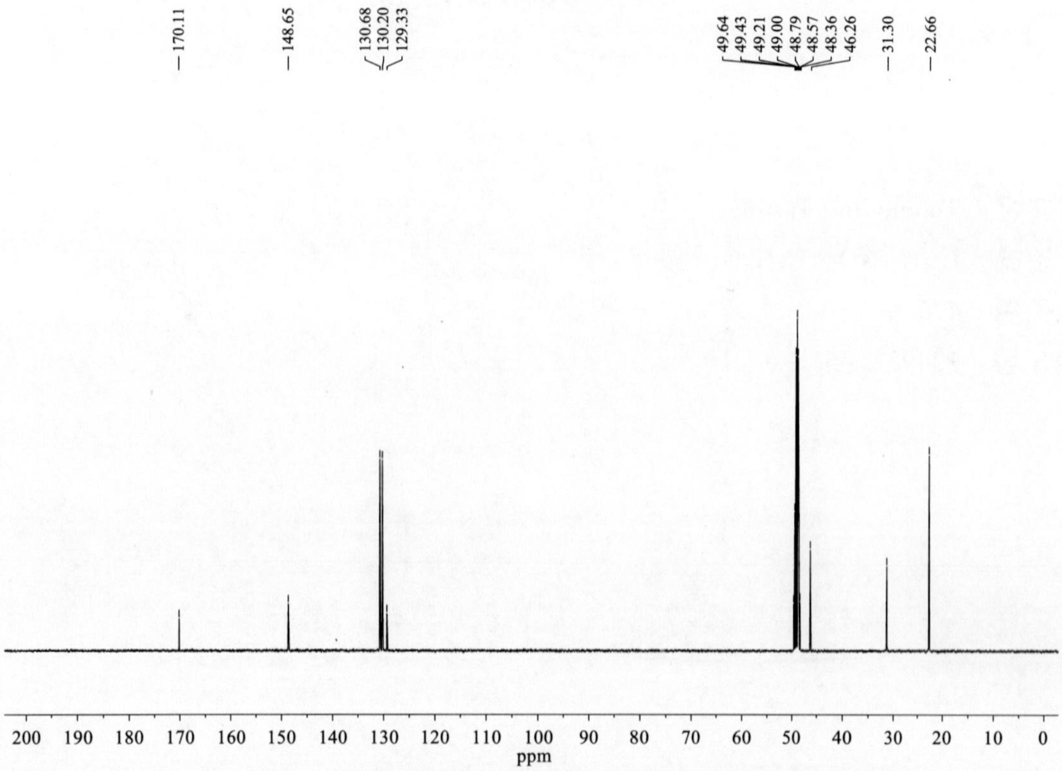

图 2　布洛芬杂质 B 的^{13}C NMR 谱（溶剂：CD_3OD）

^{13}C NMR：δ 170.11（C－7），148.65（C－4），130.68（C－2，6），130.20（C－3，5），129.33（C－1），46.26（C－8），31.30（C－9），22.66（C－10，11）

备注

1. 中文化学名　4－异丁基苯甲酸

2. 英文化学名　4－(2－methylpropyl) benzoic acid

3. 性状　本品为白色结晶性粉末。

4. 对照品编号与批号　100721－201102

L-酒石酸托特罗定

英文名 Tolterodine Tartrate

分子式 $C_{22}H_{31}NO \cdot C_4H_6O_6$

分子量 475.6

CAS 号 124937-51-5

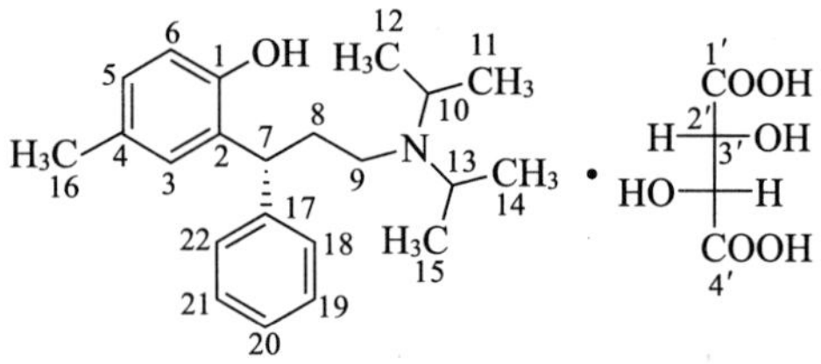

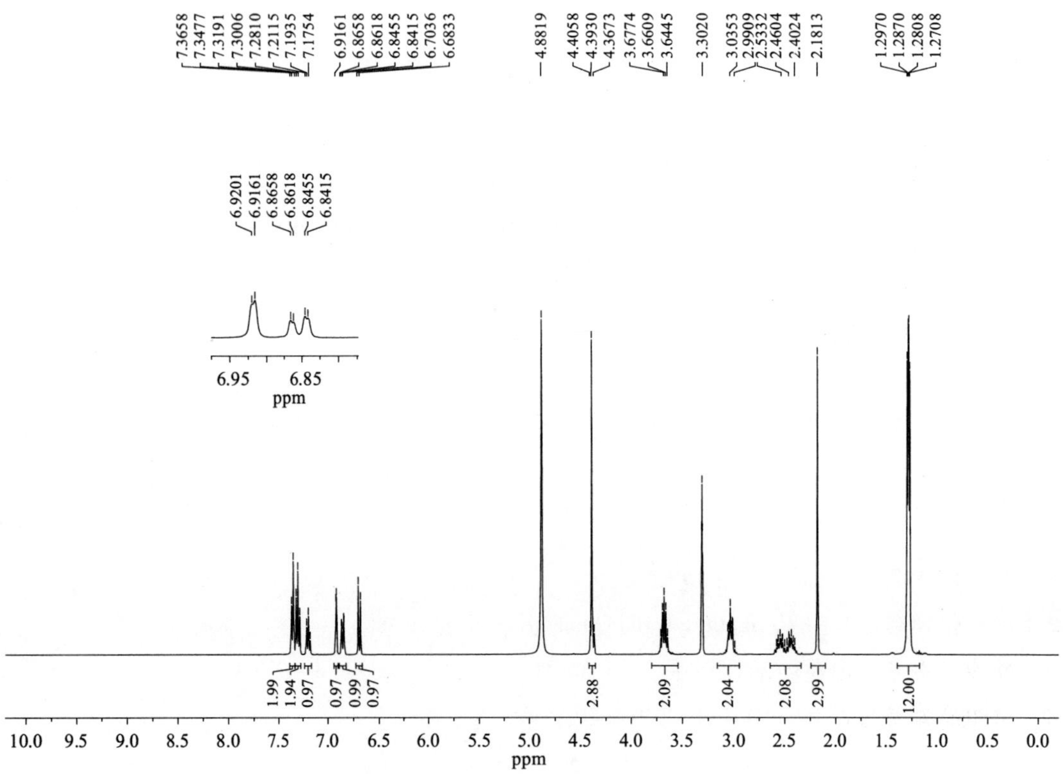

图 1 *L*-酒石酸托特罗定的^{1}H NMR 谱（溶剂：CD_3OD）

^{1}H NMR：δ 7.36 (H-18, 22, d, *J* = 7.3 Hz, 2H), 7.30 (H-19, 21, t, *J* = 7.6 Hz, 2H), 7.19 (H-20, t, *J* = 7.2 Hz, 1H), 6.92 (H-3, d, *J* = 1.6 Hz, 1H), 6.85 (H-5, dd, *J* = 8.1, 1.6 Hz, 1H), 6.69 (H-6, d, *J* = 8.1 Hz, 1H), 4.42～4.36 (H-7, 2′, 3′, m, 3H), 3.73～3.64 (H-10, 13, m, 2H), 3.11～2.97 (H-9, m, 2H), 2.62～2.37 (H-8, m, 2H), 2.18 (H-16, s, 3H), 1.29 (H-11, 14, d, *J* = 4.0 Hz, 6H), 1.28 (H-12, 15, d, *J* = 4.0 Hz, 6H)

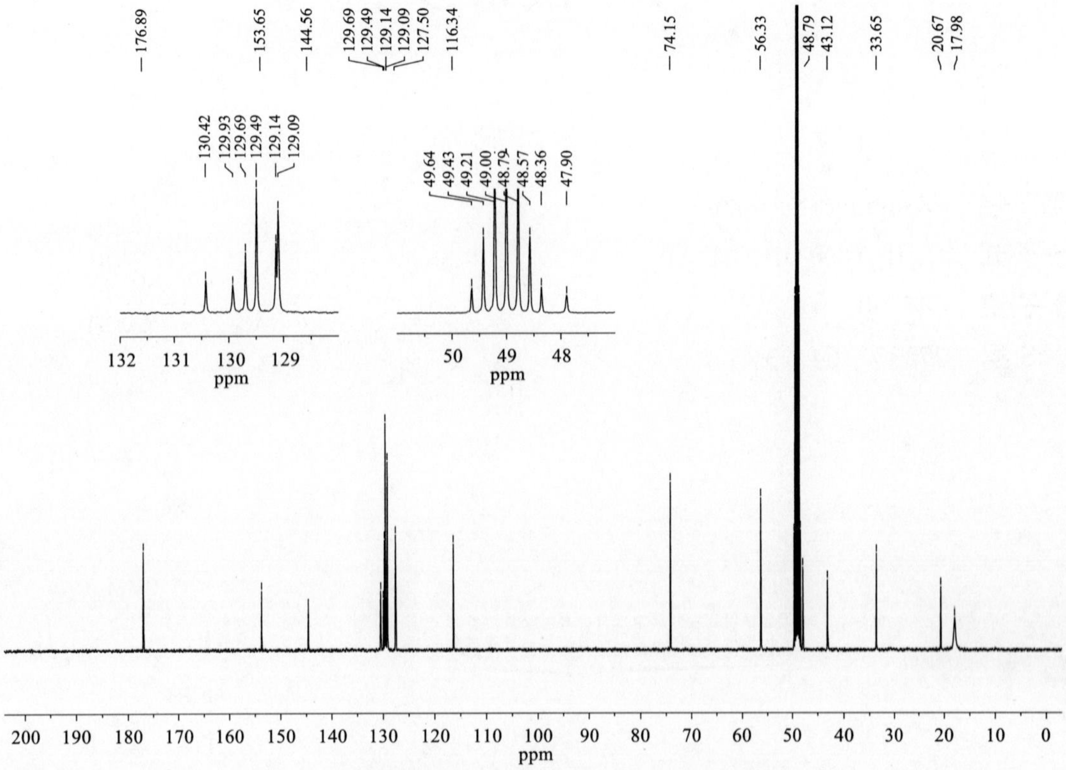

图2 *L*-酒石酸托特罗定的^{13}C NMR 谱（溶剂：CD_3OD）

^{13}C NMR：δ 176.89（C-1′, 4′），153.65（C-1），144.56（C-17），130.42（C-2），129.93（C-4），129.69（C-3），129.49（C-19, 21），129.14（C-5），129.09（C-18, 22），127.50（C-20），116.34（C-6），74.15（C-2′, 3′），56.33（C-10, 13），47.90（C-9），43.12（C-7），33.65（C-8），20.67（C-11, 12, 14, 15），17.98（C-16）

备注

1. **中文化学名** （+）-*N*,*N*-二异丙基-3-(2-羟基-5-甲基苯基）-3-苯基丙胺
2. **英文化学名** （+）-*N*,*N*-diisopropyl-3-(2-hydroxy-5-methylphenyl）-3-phenylpropylamine
3. **性状** 本品为白色结晶性粉末；无臭。
4. **溶解性** 本品在甲醇中略溶，在水中微溶，在三氯甲烷中几乎不溶。
5. **对照品编号与批号** 100723-200401

参考文献

[1] Prakash L, Himaja M, Subbaiah B V. Isolation identification and characterization of degradant impurities in tolterodine tartrate formulation. J Pharmaceut Biomed, 2014, 90: 215(^{1}H NMR, ^{13}C NMR).

丁二酸洛沙平

英文名 Loxapine Succinate

分子式 $C_{18}H_{18}ClN_3O \cdot C_4H_6O_4$

分子量 445.90

CAS 号 27833－64－3

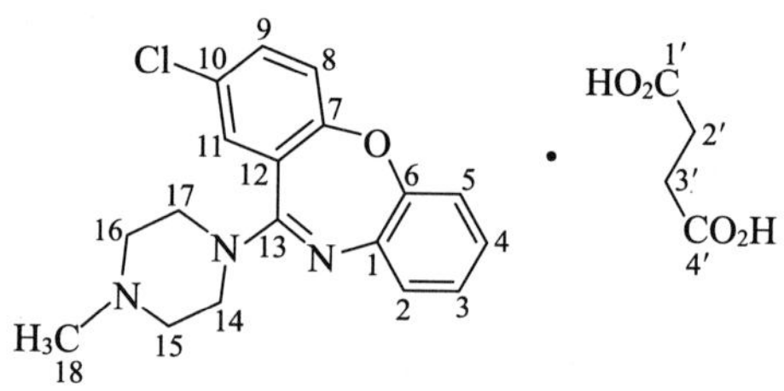

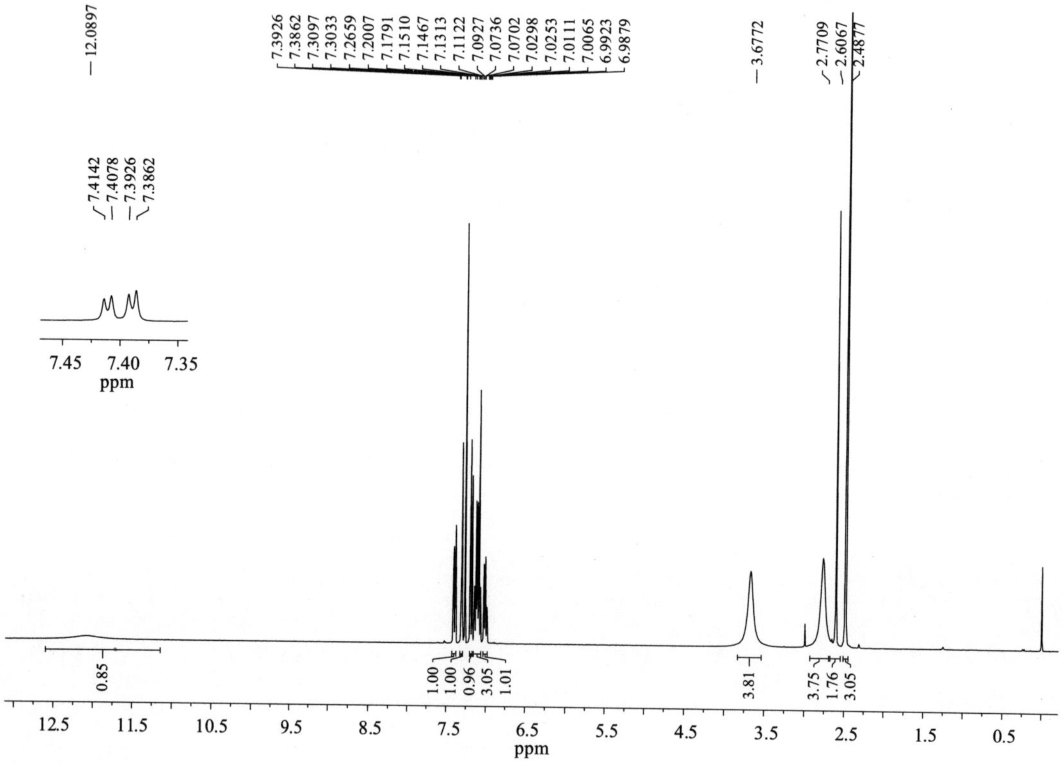

图 1　丁二酸洛沙平的 ^{1}H NMR 谱（溶剂：$CDCl_3$）

^{1}H NMR：δ 12.09（COOH，brs，1H），7.40（H－9，dd，J＝8.6，2.6 Hz，1H），7.31（H－11，d，J＝2.6 Hz，1H），7.19（H－8，d，J＝8.6 Hz，1H），7.06～7.16（H－2，4，5，m，3H），7.01（H－3，m，1H），3.98～3.51（H－15，16，m，4H），2.98～2.62（H－14，17，m，4H），2.61（H－2′，3′，s，2H），2.49（H－18，s，3H）

注：核磁分析表明丁二酸与洛沙平的比例为 1∶2，非 1∶1

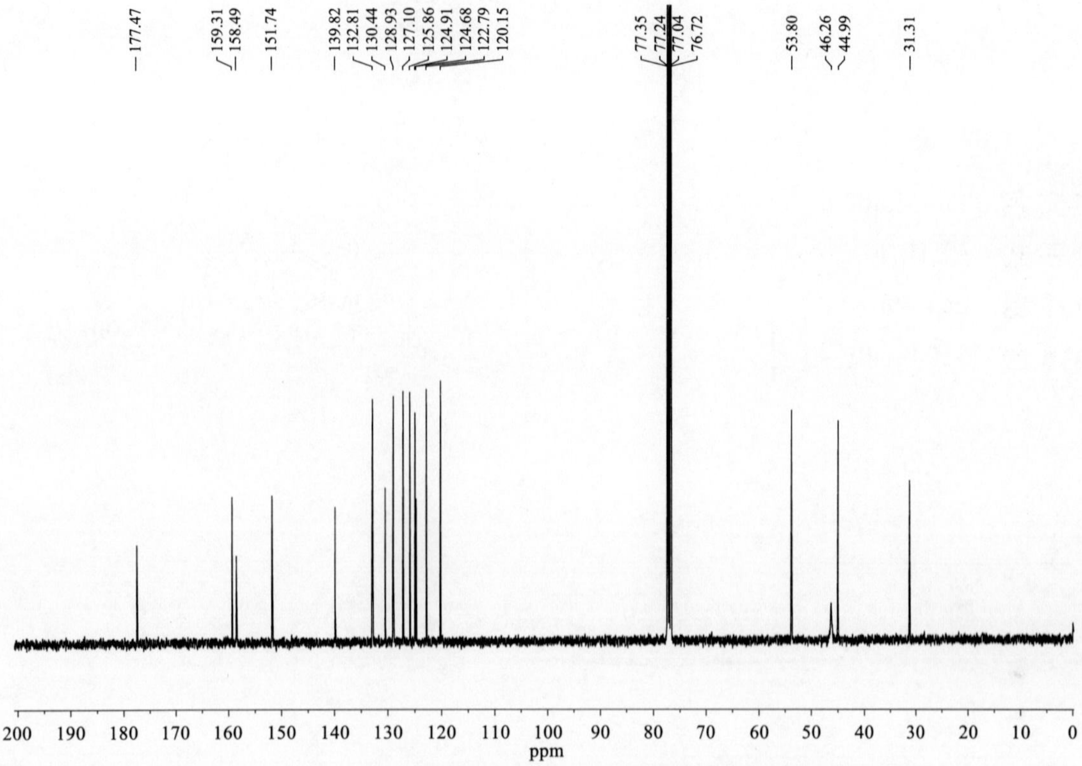

图2　丁二酸洛沙平的^{13}C NMR谱（溶剂：$CDCl_3$）

^{13}C NMR：δ 177.47（C－1′，4′），159.31（C－13），158.49（C－6），151.74（C－7），139.82（C－1），132.81（C－9），130.44（C－10），128.93（C－11），127.10（C－4），125.86（C－3），124.9 1（C－2），124.68（C－12），122.79（C－8），120.15（C－5），53.80（C－15，16），46.26（C－18），44.99（C－14，17），31.31（C－2′，3′）

备注

1. 中文化学名　2－氯－11－(4－甲基－1－哌嗪基)二苯并[*b*,*f*][1,4]氧氮杂丁二酸盐(1∶1)

2. 英文化学名　2－chloro－11－(4－methyl－1－piperazinyl) dibenz[*b*,*f*][1,4] oxazepine succinate(1∶1)

3. 性状　本品为白色粉末。

4. 对照品编号与批号　100724－200401

氟 比 洛 芬

英文名 Flurbiprofen

分子式 $C_{15}H_{13}FO_2$

分子量 244.26

CAS 号 5104－49－4

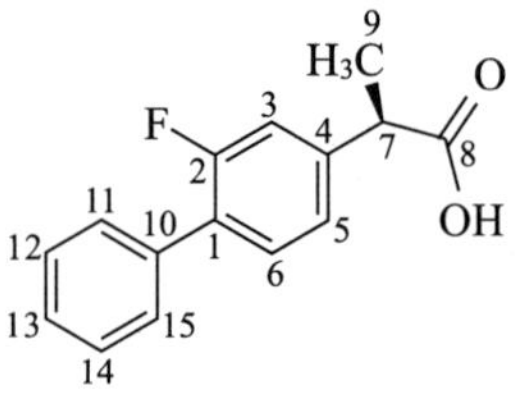

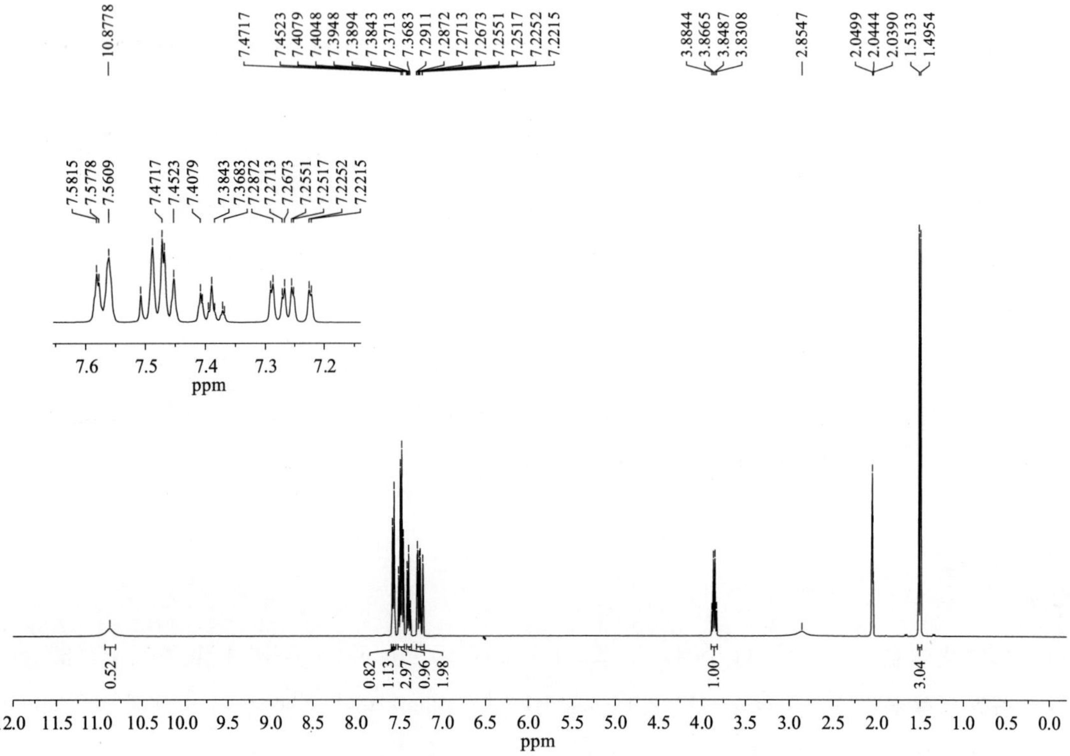

图 1　氟比洛芬的^{1}H NMR 谱（溶剂：CD_3COCD_3）

^{1}H NMR：δ 10.88（OH，brs，1H），7.60～7.54（Ar－H，m，2H），7.52～7.44（Ar－H，m，3H），7.42～7.36（Ar－H，m，1H），7.30～7.21（Ar－H，m，2H），3.86（H－7，q，J＝7.2 Hz，1H），1.50（H－9，d，J＝7.2 Hz，3H）

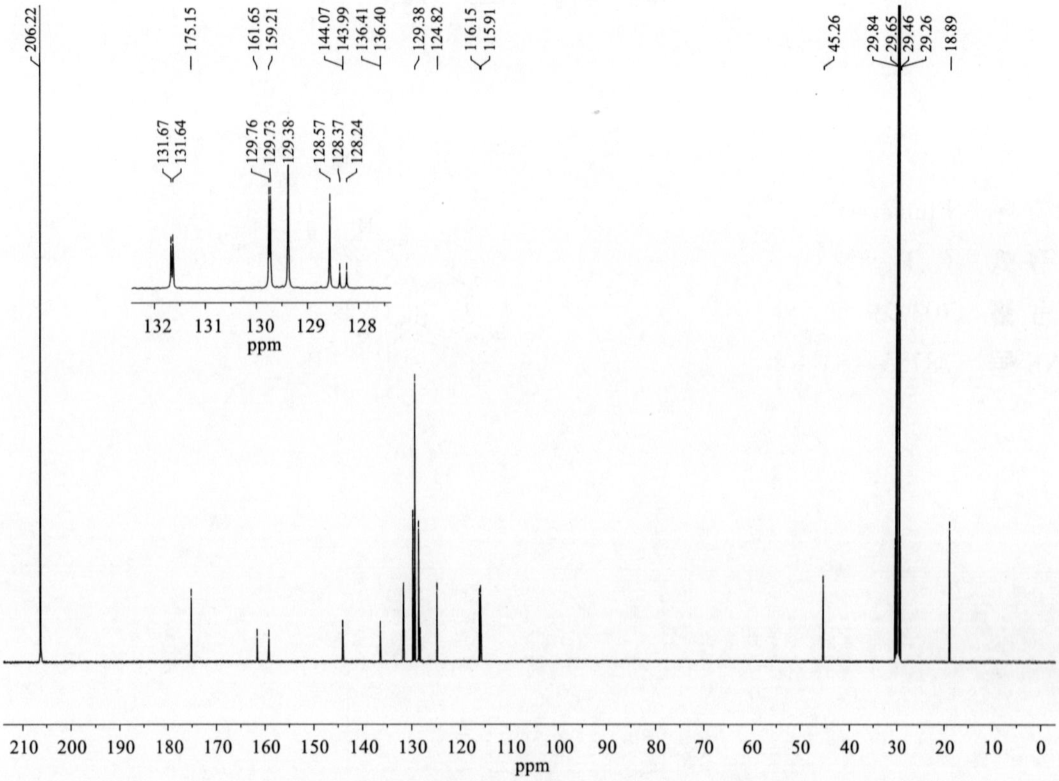

图 2　氟比洛芬的^{13}C NMR 谱（溶剂：CD_3COCD_3）

^{13}C NMR：δ 175.15（C－8），160.43（C－2，d，J＝246.3 Hz，1F），144.03（C－4，d，J＝7.8 Hz），136.41（C－10，d，J＝1.1 Hz），131.66（C－6，d，J＝3.9 Hz），129.76（C－11，15，d，J＝3.0 Hz），129.38（C－12，14），128.57（C－13），128.30（C－1，d，J＝13.5 Hz），124.84（C－5，d，J＝3.3 Hz），116.03（C－3，d，J＝23.7 Hz），45.26（C－7），18.89（C－9）

备注

1. 中文化学名　（±）－2－（2－氟－4－联苯基）－丙酸

2. 英文化学名　（2*RS*）－2－（2－fluorobiphenyl－4－yl）propanoic acid

3. 性状　本品为白色或类白色结晶性粉末。

4. 溶解性　本品在甲醇、乙醇、丙酮或乙醚中易溶，在乙腈中溶解，在水中几乎不溶。

5. 对照品编号与批号　100725－200401

参 考 文 献

[1] 毕凤云. 氟比洛芬的合成工艺研究. 青岛科技大学硕士学位论文，2012（^{1}H NMR，^{13}C NMR）.

氟马西尼

英文名　Flumazenil

分子式　$C_{15}H_{14}FN_3O_3$

分子量　303.29

CAS 号　78755－81－4

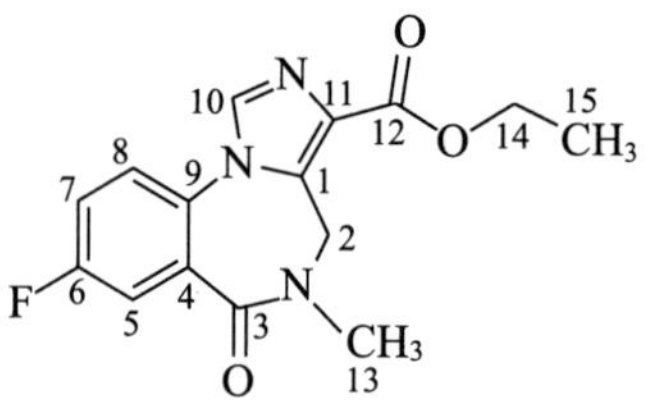

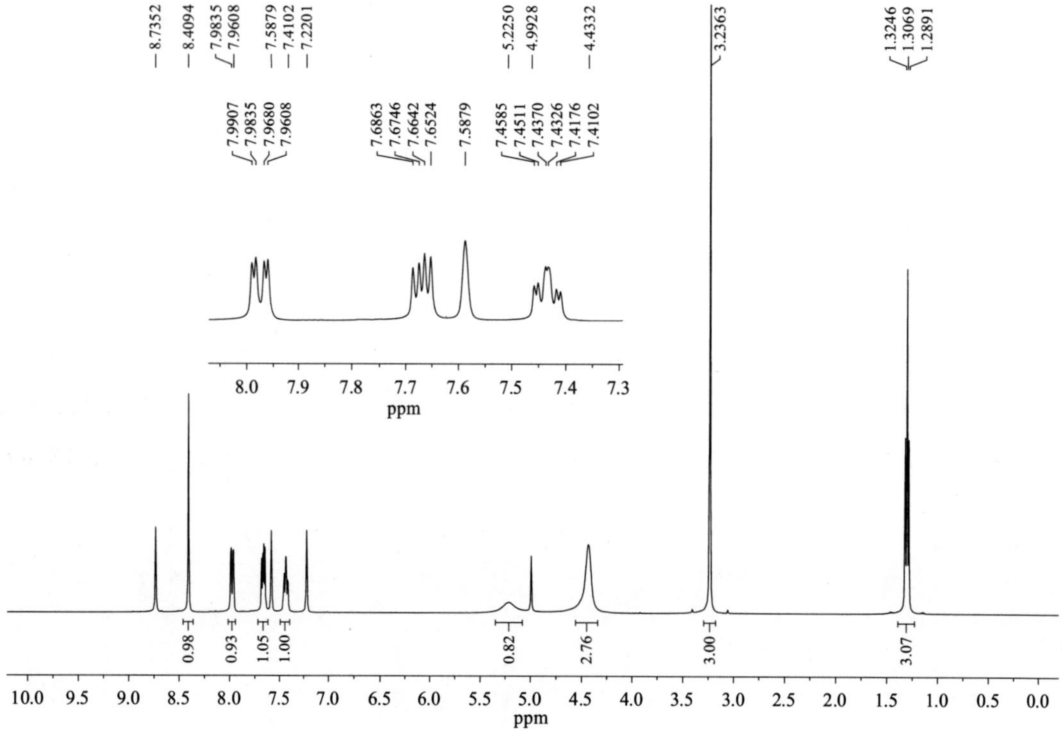

图 1　氟马西尼的¹H NMR 谱（溶剂：C_5D_5N）

¹H NMR：δ 8.41（H－10，s，1H），7.98（H－5，dd，*J*＝9.1，2.9 Hz，1H），7.66（H－8，dd，*J*＝8.8，4.7 Hz，1H），7.43（H－7，m，1H），5.23（H－2a，brs，1H），4.43（H－2b，14，brs，3H），3.24（H－13，s，3H），1.30（H－15，t，*J*＝7.1 Hz，3H）

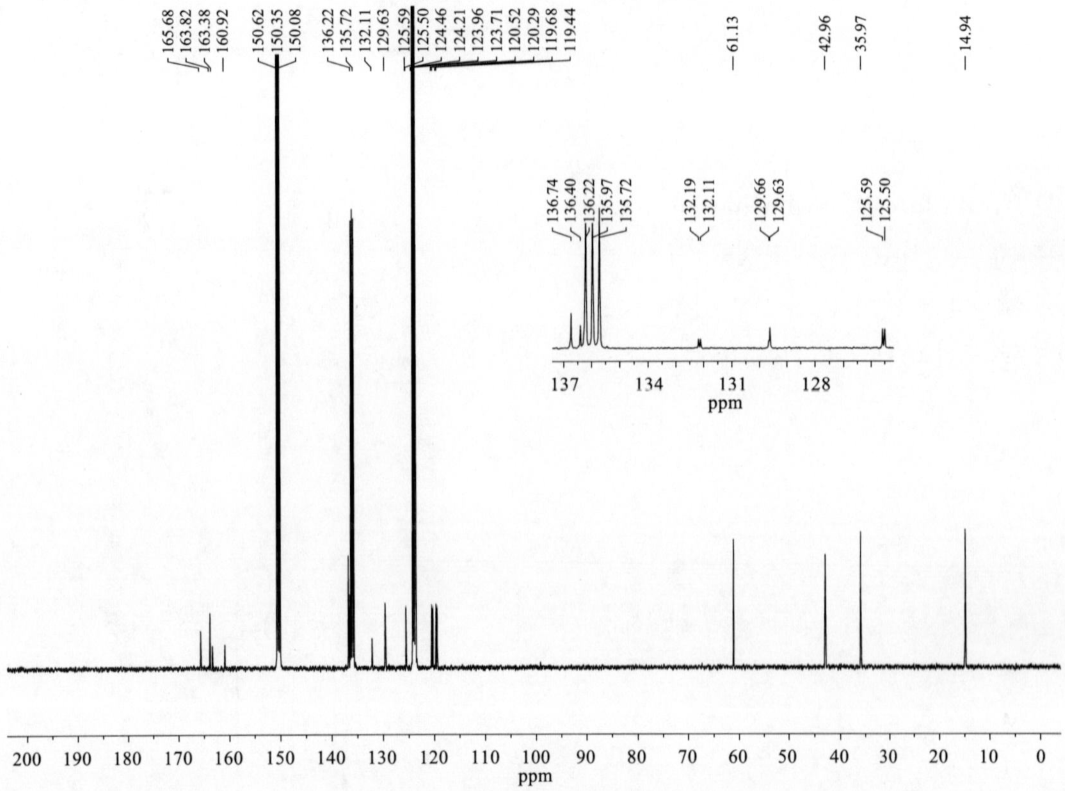

图2　氟马西尼的^{13}C NMR谱（溶剂：C_5D_5N）

^{13}C NMR：δ 165.68（C-3），163.82（C-12），162.09（C-6，d，J=248.5 Hz），136.74（C-1，10），136.40（C-11），132.15（C-4，d，J=8.1 Hz），129.64（C-9，d，J=3.0 Hz），125.55（C-8，d，J=8.1 Hz），120.40（C-5，d，J=23.2 Hz），119.56（C-7，d，J=23.2 Hz），61.13（C-14），42.96（C-2），35.97（C-13），14.94（C-15）

备注

1. 中文化学名　8-氟-5,6-二氢-5-甲基-6-氧代-4*H*-咪唑并-[1,5-*a*][1,4]苯并二氮䓬-3-甲酸乙酯

2. 英文化学名　ethyl 8-fuoro-5,6-dihydro-5-methyl-6-oxo-4*H*-imidazo[1,5-*a*][1,4]benzodiazepine-3-carboxylate

3. 性状　本品为白色或类白色结晶性粉末；无臭，无味。

4. 溶解性　本品在三氯甲烷或冰醋酸中易溶，在甲醇中略溶，在水中几乎不溶。

5. 对照品编号与批号　100727-200601

参考文献

[1] Donohue R, Dannals F. A concise and efficient synthesis of flumazenil and its precursor for radiolabeling with fluorine-18. Tetrahedron Lett, 2009, 50: 7271.

盐酸阿呋唑嗪

英文名 Alfuzosin Hydrochloride

分子式 $C_{19}H_{27}N_5O_4 \cdot HCl$

分子量 425.92

CAS 号 81403 - 68 - 1

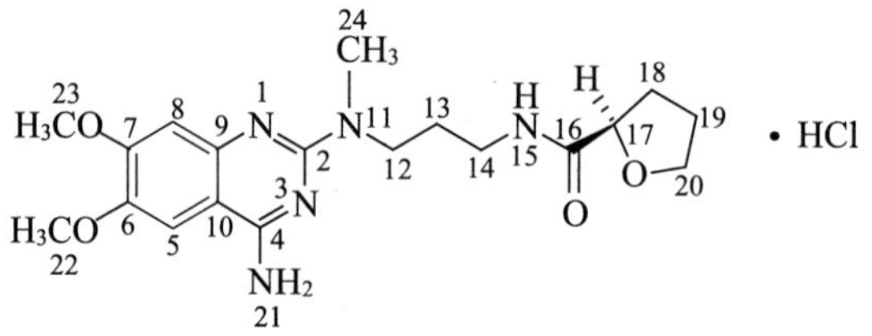

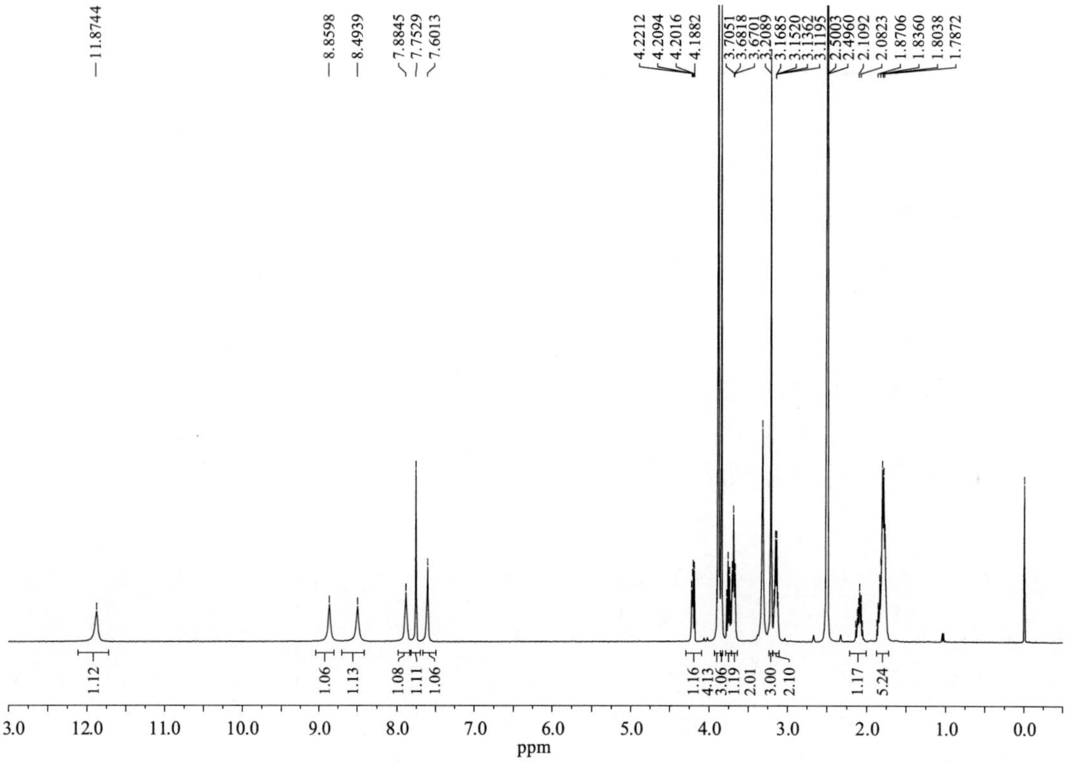

图 1 盐酸阿呋唑嗪的 ^1H NMR 谱（溶剂：CD_3SOCD_3）

^1H NMR：δ 11.87（HCl，brs，1H），8.86（NH，brs，1H），8.49（NH，brs，1H），7.88（NH，brs，1H），7.75（H-8，s，1H），7.60（H-5，s，1H），4.21（H-17，dd，J=8.2，5.0 Hz，1H），3.89（H-20a，m，1H），3.88（H-23，s，3H），3.84（H-22，s，3H），3.75（H-20b，m，1H），3.69（H-12，t，J=7.0 Hz，2H），3.21（H-24，s，3H），3.14（H-14，dd，J=13.0，6.7 Hz，2H），2.10（m，1H），1.88～1.72（m，5H）

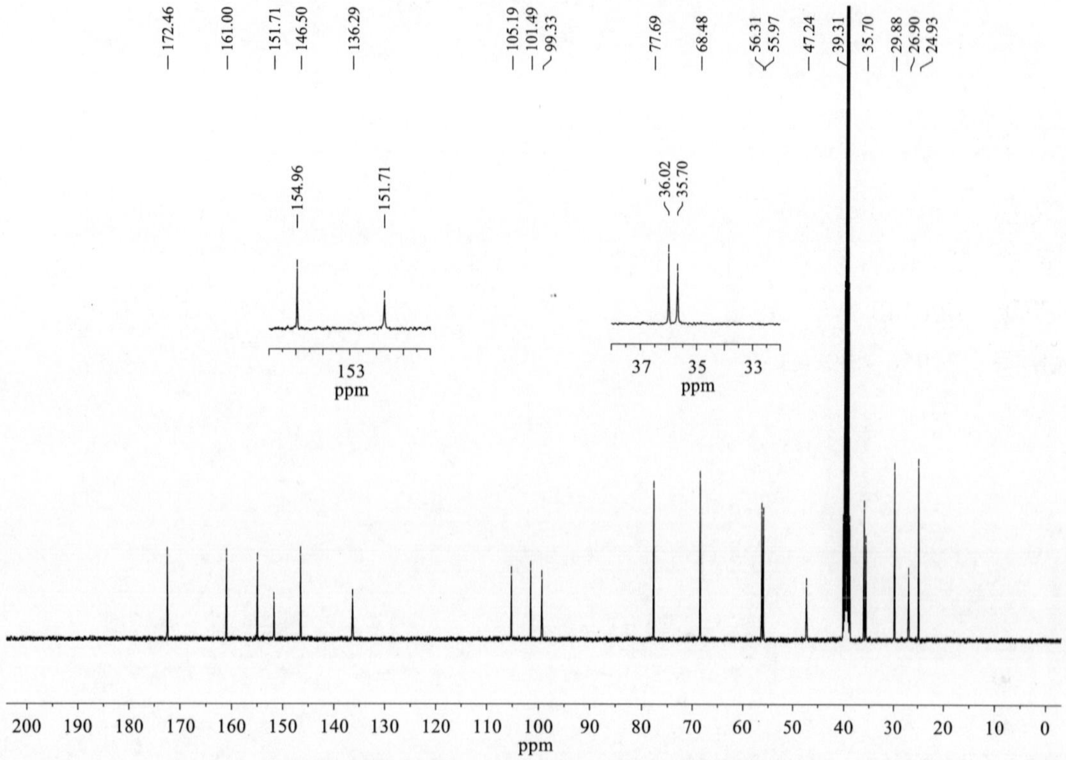

图 2　盐酸阿呋唑嗪的^{13}C NMR 谱（溶剂：CD_3SOCD_3）

^{13}C NMR：δ 172.46（C－16），161.00（C－2），154.96（C－4），151.71（C－7），146.50（C－9），136.29（C－6），105.19（C－8），101.49（C－10），99.33（C－5），77.69（C－17），68.48（C－20），56.31，55.97（C－22，23），47.24（C－12），36.02（C－14），35.70（C－24），29.88（C－18），26.90（C－13），24.93（C－19）

备注

1. 中文化学名　(2*RS*)－*N*－[3－[(4－氨基－6,7－二甲氧基－2－喹唑啉基)甲基氨基]丙基]四氢－2－呋喃甲酰胺盐酸盐

2. 英文化学名　(2*RS*)－*N*－[3－[(4－amino－6,7－dimethoxyquinazolin－2－yl) methylamino] propyl] tetrahydrofuran－2－carboxamide hydrochloride

3. 性状　本品为白色或类白色结晶性粉末；有微吸湿性。

4. 对照品编号与批号　100728－200501

卡 维 地 洛

英文名 Carvedilol

分子式 $C_{24}H_{26}N_2O_4$

分子量 406.48

CAS 号 72956 - 09 - 3

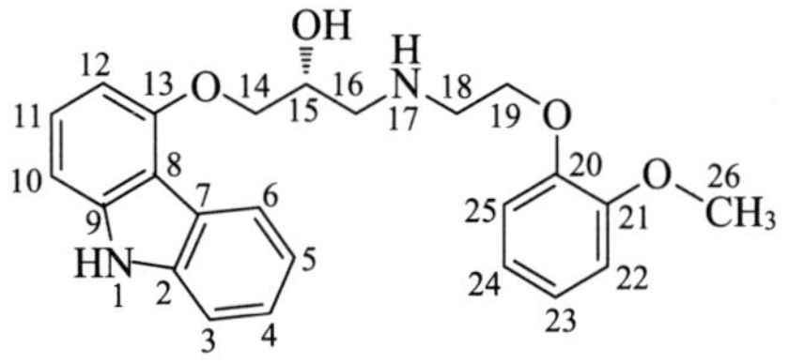

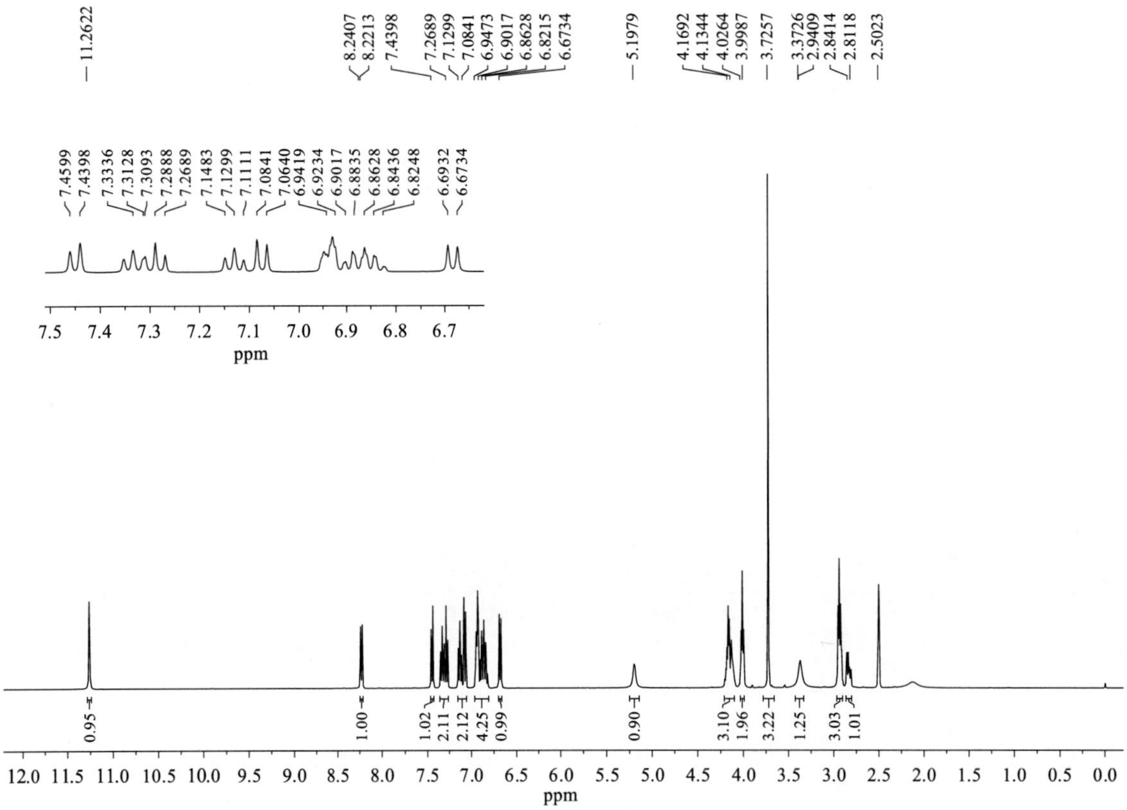

图 1 卡维地洛的¹H NMR 谱（溶剂：CD_3SOCD_3）

¹H NMR：δ 11.26（H - 1，s，1H），8.23（H - 6，d，*J* = 7.8 Hz，1H），7.45（H - 3，d，*J* = 8.0 Hz，1H），7.33（H - 4，t，*J* = 7.4 Hz，1H），7.29（H - 11，t，*J* = 8.0 Hz，1H），7.13（H - 5，t，*J* = 7.4 Hz，1H），7.07（H - 10，d，*J* = 8.0 Hz，1H），6.98 ~ 6.80（H - 22，23，24，25，m，4H），6.68（H - 12，d，*J* = 8.0 Hz，1H），5.20（OH，brs，1H），4.29 ~ 4.07（H - 14，15，m，3H），4.01（H - 19，t，*J* = 5.5 Hz，2H），3.73（H - 26，s，3H），3.37（H - 17，brs，1H），2.98 ~ 2.89（H - 16a，18，m，3H），2.83（H - 16b，m，1H）

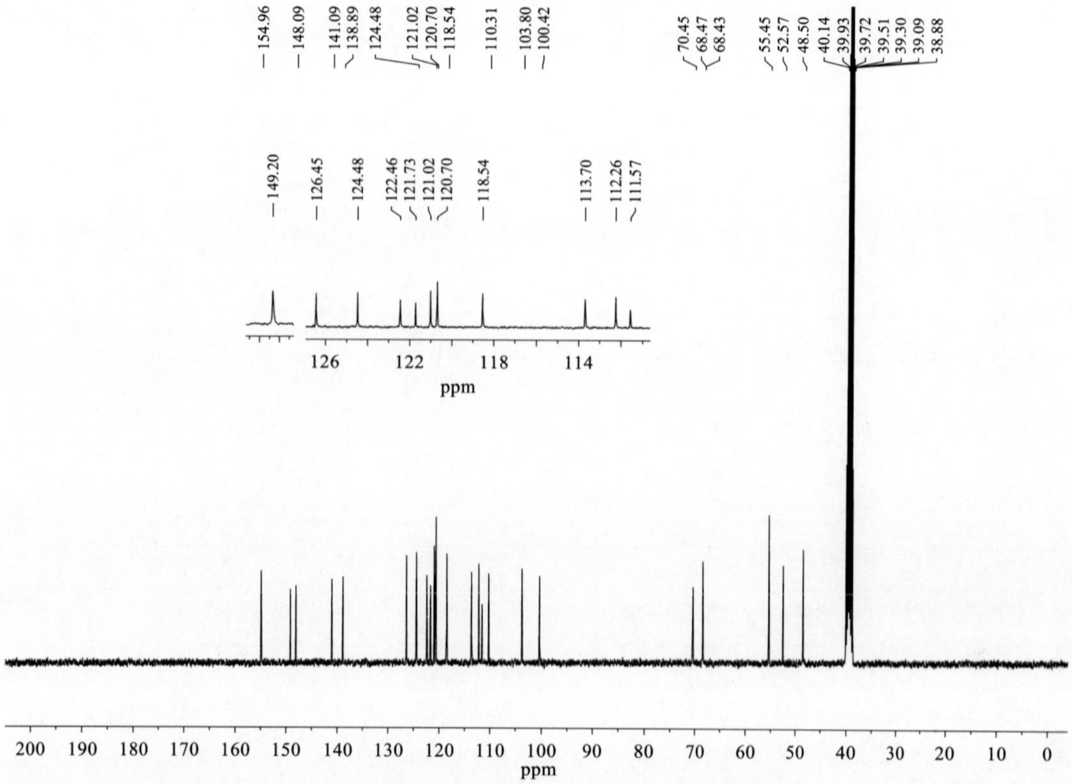

图 2　卡维地洛的 ^{13}C NMR 谱（溶剂：CD_3SOCD_3）

^{13}C NMR：δ 154.96（C－13），149.20（C－21），148.09（C－20），141.09（C－2），138.89（C－9），126.45（C－4），124.48（C－11），122.46（C－5），121.73（C－7），121.02（C－23），120.70（C－24），118.54（C－6），113.70（C－25），112.26（C－22），111.57（C－8），110.31（C－3），103.80（C－10），100.42（C－12），70.45（C－14），68.47（C－19），68.43（C－15），55.45（C－26），52.57（C－16），48.50（C－18）

备注

1. **中文化学名**　1－（9*H*－咔唑－4－氧基）－3－［2－（2－甲氧基苯氧基）乙基氨基］－2－丙醇
2. **英文化学名**　1－（9*H*－carbazol－4－yloxy）－3－［［2－（2－methoxyphenoxy）ethyl］amino］－2－propanol
3. **性状**　本品为白色或类白色结晶性粉末；无臭。
4. **溶解性**　本品在三氯甲烷中溶解，在甲醇或乙酸乙酯中略溶，在水中不溶，在冰醋酸中易溶。
5. **对照品编号与批号**　100730－200401

参 考 文 献

［1］Kumar B A, Babu K V, Rao R K, et al. Synthesis of racemic and chiral carvedilol starting from corresponding 5－(chloromethyl) oxazolidin－2－one. Indian J Chem, 2012, 51B: 1430.

阿　维　A

英文名　Acitretin

分子式　$C_{21}H_{26}O_3$

分子量　326. 43

CAS 号　55079 - 83 - 9

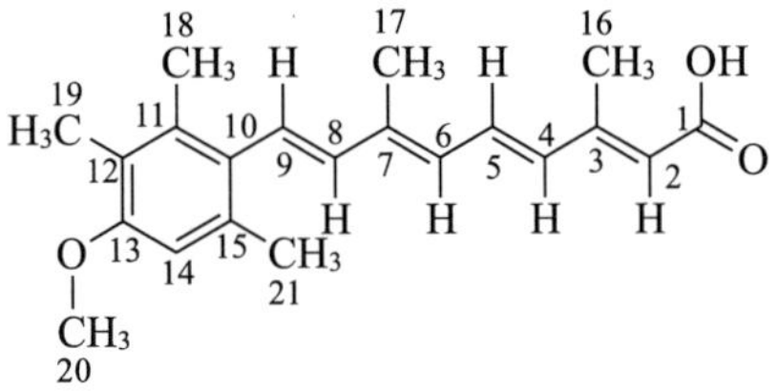

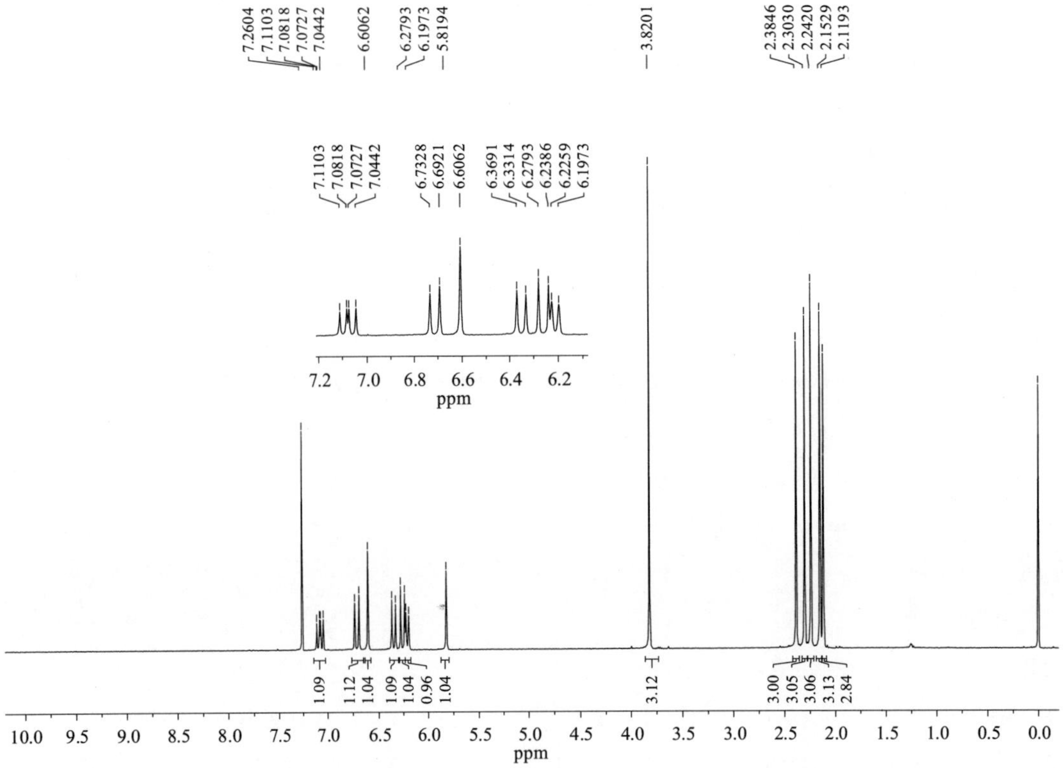

图 1　阿维 A 的¹H NMR 谱（溶剂：$CDCl_3$）

¹H NMR：δ 7. 08（H - 5，dd，*J* = 15. 1，11. 4 Hz，1H），6. 71（H - 9，d，*J* = 16. 3 Hz，1H），6. 61（H - 14，s，1H），6. 35（H - 4，d，*J* = 15. 1 Hz，1H），6. 26（H - 8，d，*J* = 16. 3 Hz，1H），6. 21（H - 6，d，*J* = 11. 4 Hz，1H），5. 82（H - 2，s，1H），3. 82（H - 20，s，3H），2. 38（H - 16，s，3H），2. 30（H - 21，s，3H），2. 24（H - 18，s，3H），2. 15（H - 17，s，3H），2. 12（H - 19，s，3H）

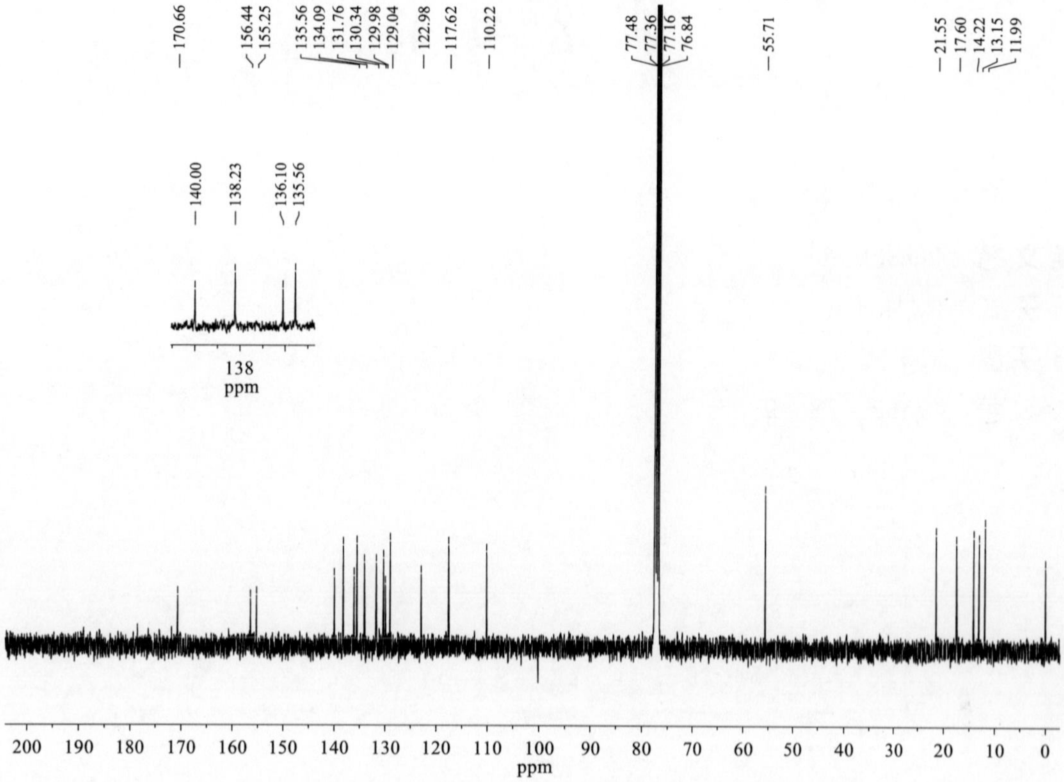

图 2　阿维 A 的 ^{13}C NMR 谱（溶剂：$CDCl_3$）

^{13}C NMR：δ 170.66（C－1），156.44（C－13），155.25（C－3），140.00（C－7），138.23（C－8），136.10（C－4），135.56（C－10），134.09（C－12），131.76（C－5），130.34（C－6），129.98（C－15），129.04（C－9），122.98（C－11），117.62（C－2），110.22（C－14），55.71（C－20），21.55（C－21），17.60（C－18），14.22（C－16），13.15（C－17），11.99（C－19）

备注

1. 中文化学名　全反式－9－(4－甲氧基－2,3,6－三甲基苯基)－3,7－二甲基－2,4,6,8－壬四烯

2. 英文化学名　(2*E*,4*E*,6*E*,8*E*)－9－(4－methoxy－2,3,6－trimethylphenyl)－3,7－dimethyl－2,4,6,8－nonatetraenoic acid

3. 性状　本品为黄色结晶性粉末；无臭；遇光不稳定。

4. 溶解性　本品在二甲基甲酰胺中溶解，在二甲基亚砜中略溶，在乙醇中极微溶解，在水中几乎不溶。

5. 对照品编号与批号　100731－201302

参 考 文 献

[1] 王明安,郑世津.阿维 A 和扎来普隆的 NMR 信号指认及构型确定.第十一届全国波谱学学术会议论文,2000(^{1}H NMR,^{13}C NMR).

非诺贝特

英文名 Fenofibrate

分子式 $C_{20}H_{21}ClO_4$

分子量 360.831

CAS 号 49562－28－9

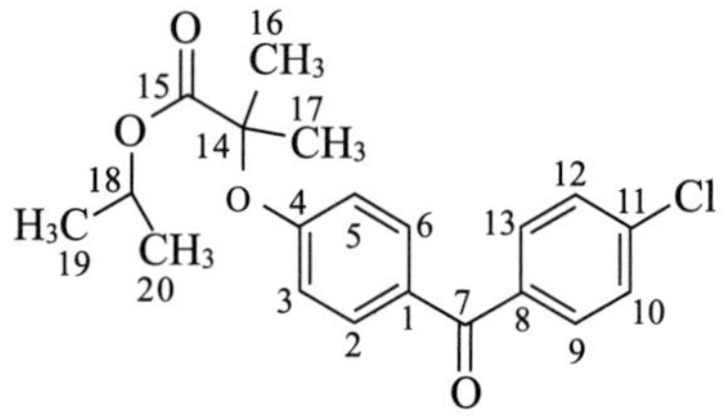

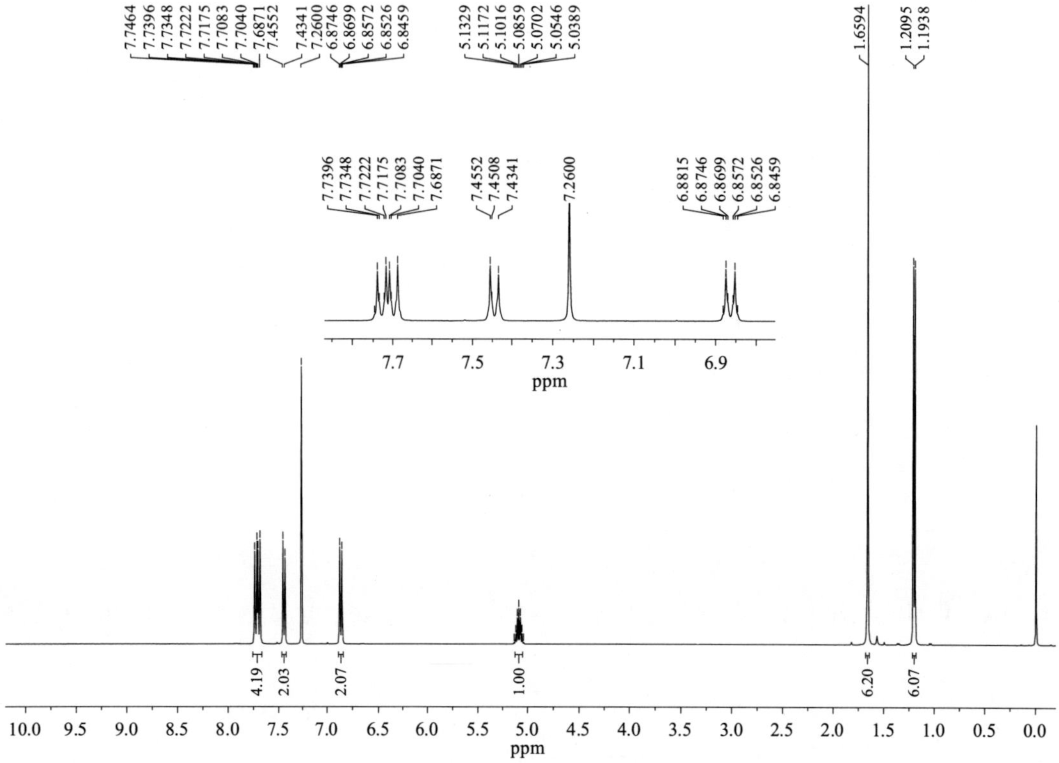

图 1 非诺贝特的^{1}H NMR 谱（溶剂：$CDCl_3$）

^{1}H NMR：δ 7.72（H－2，6，9，13，m，4H），7.45（H－10，12，m，2H），6.87（H－3，5，m，2H），5.09（H－18，m，1H），1.66（H－16，17，s，6H），1.20（H－19，20，d，J＝6.3 Hz，6H）

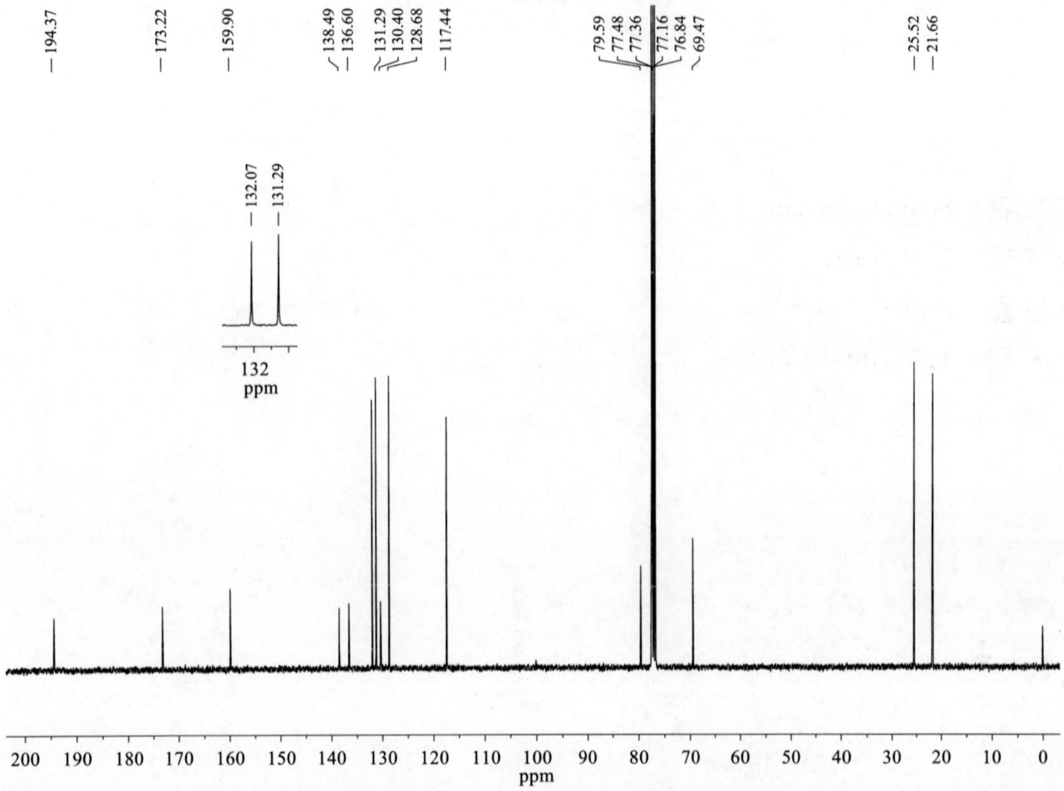

图 2　非诺贝特的^{13}C NMR 谱（溶剂：$CDCl_3$）

^{13}C NMR：δ 194.37（C－7），173.22（C－15），159.90（C－4），138.49（C－11），136.60（C－8），132.07（C－9，13），131.29（C－2，6），130.40（C－1），128.68（C－10，12），117.44（C－3，5），79.59（C－14），69.47（C－18），25.52（C－16，17），21.66（C－19，20）

备注

1. 中文化学名　2－甲基－2－[4－(4－氯苯甲酰基)苯氧基]丙酸异丙酯

2. 英文化学名　1－methylethyl 2－[4－(4－chlorobenzoyl) phenoxy]－2－methylpropanoate

3. 性状　本品为白色或类白色结晶性粉末；无臭，无味。

4. 溶解性　本品在三氯甲烷中极易溶解，在丙酮或乙醚中易溶，在乙醇中略溶，在水中几乎不溶。

5. 对照品编号与批号　100733－200401

醋　酸　钠

英文名　Sodium Acetate

分子式　$C_2H_3NaO_2$

分子量　82.03

CAS 号　127-09-3

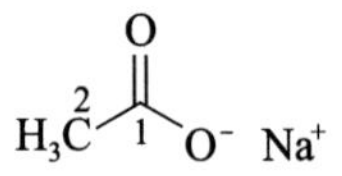

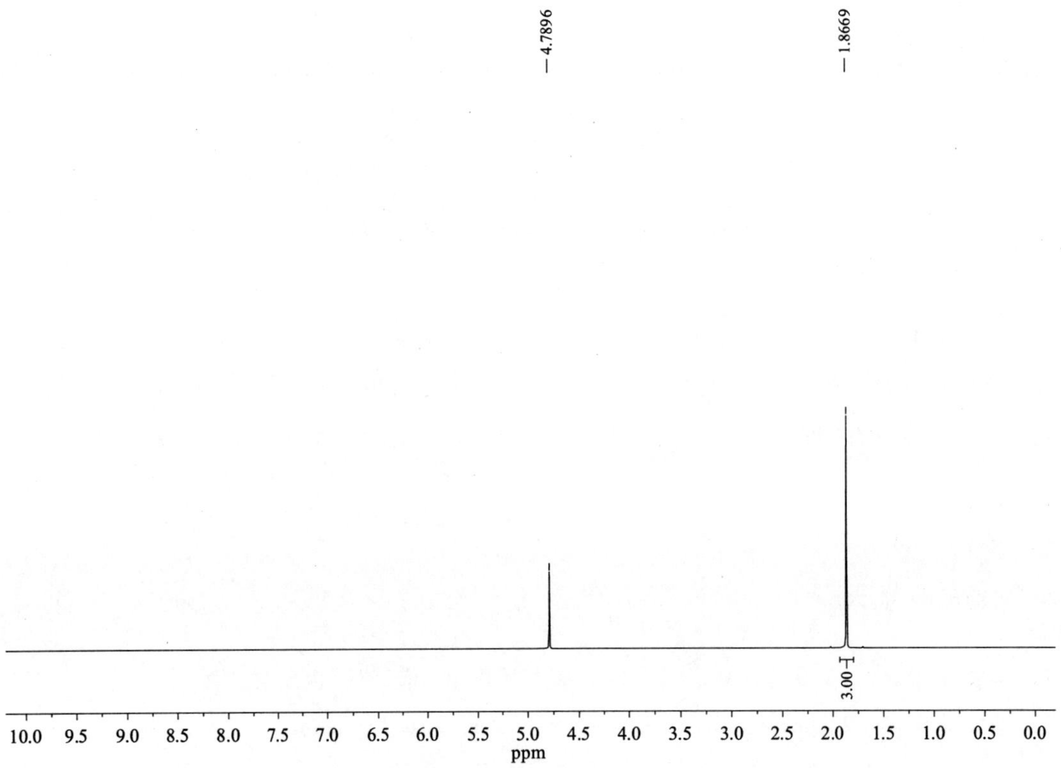

图 1　醋酸钠的 ^1H NMR 谱（溶剂：D_2O）

^1H NMR：δ 1.87（H-2，s，3H）

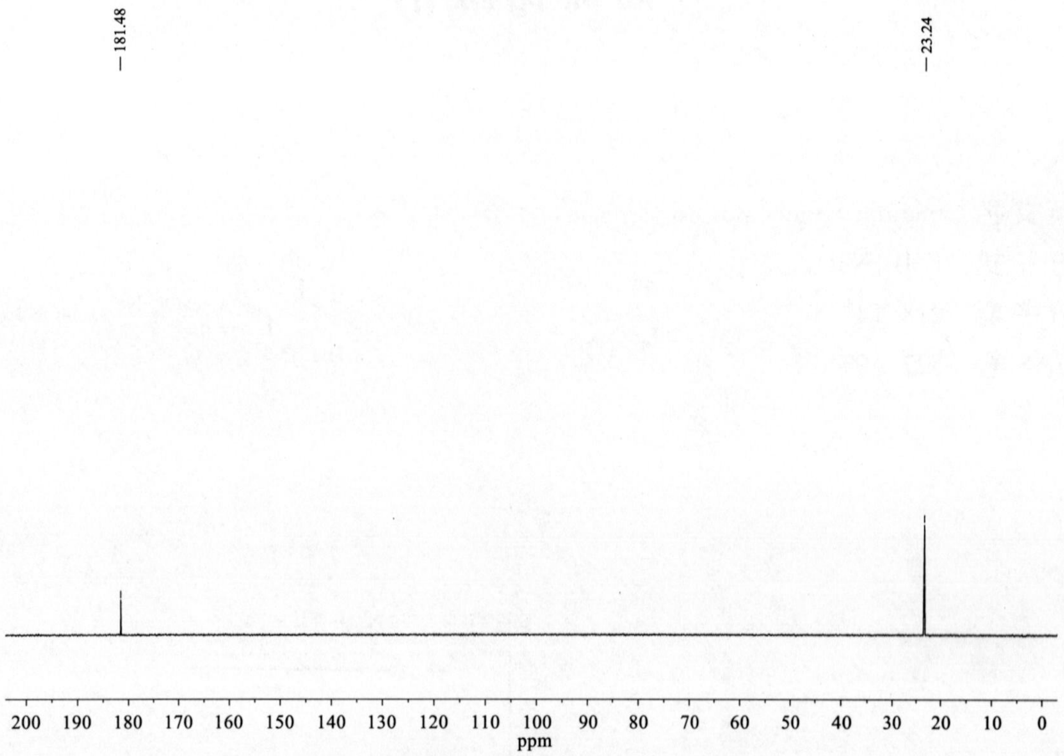

图 2　醋酸钠的 ^{13}C NMR 谱（溶剂：D_2O）

^{13}C NMR：δ 181.48（C－1），23.24（C－2）

备注

1. 性状　本品为白色结晶或白色结晶性粉末，微带醋酸味。

2. 溶解性　本品在水中易溶。

3. 对照品编号与批号　100735－200401

葡萄糖酸钠

英文名 Sodium Gluconate

分子式 $C_6H_{11}NaO_7$

分子量 218. 14

CAS 号 527 - 07 - 1

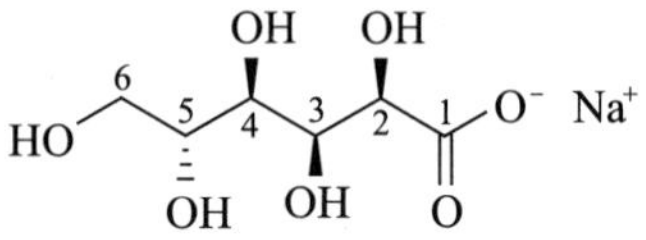

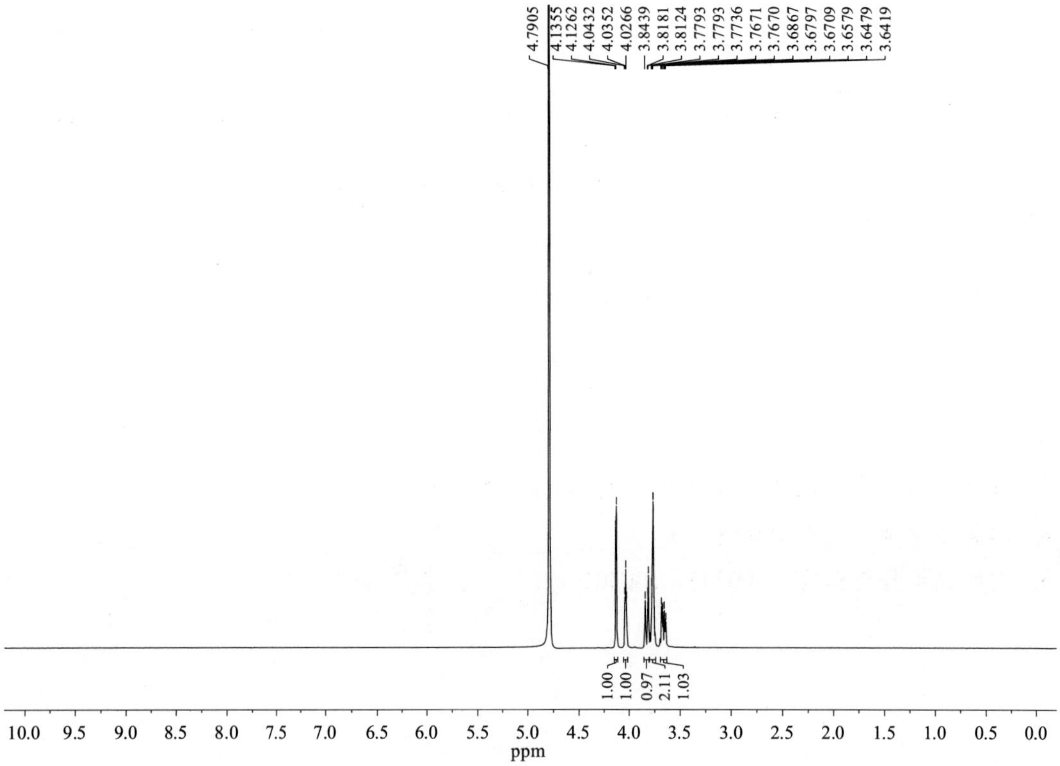

图 1 葡萄糖酸钠的^{1}H NMR 谱（溶剂：D_2O）

^{1}H NMR：δ 4. 13 （H-2, d, J=3. 7 Hz, 1H）, 4. 03 （H-3, t, J=3. 3 Hz, 1H）, 3. 82 （H-6a, m, 1H）, 3. 80～3. 74 （H-4, 5, m, 2H）, 3. 66 （H-6b, m, 1H）

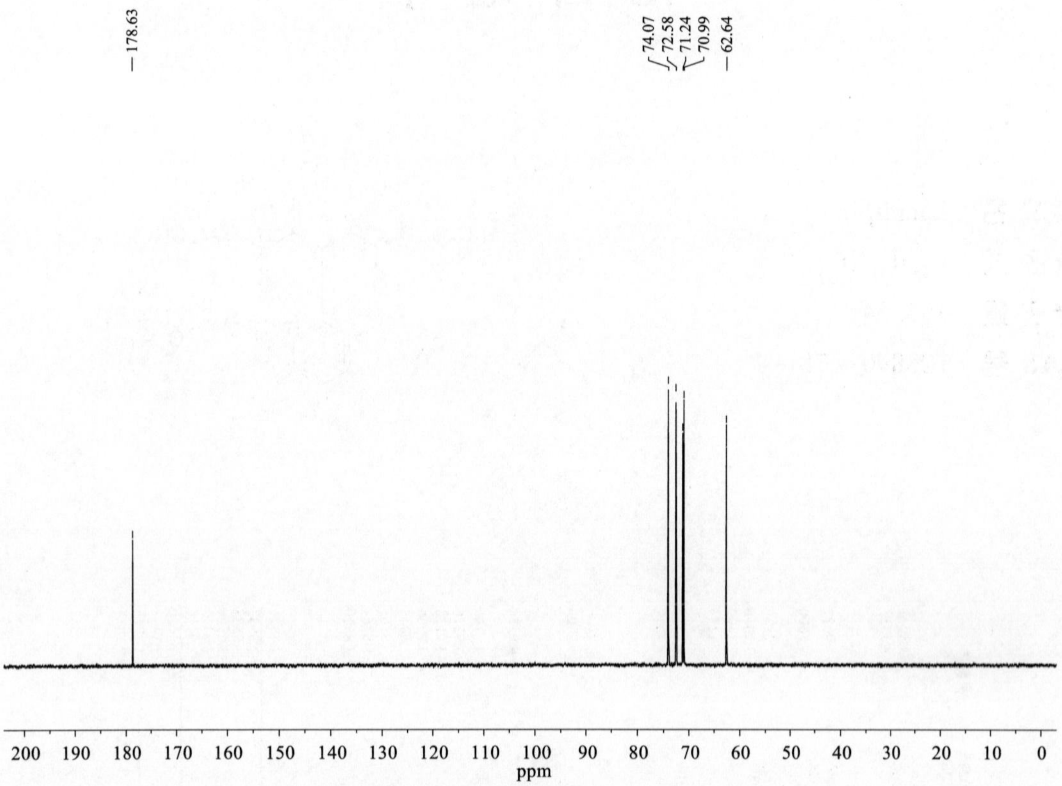

图 2　葡萄糖酸钠的^{13}C NMR 谱（溶剂．D_2O）

^{13}C NMR：δ 178.63（C－1），74.07（C－2），72.58（C－3），71.24（C－4），70.99（C－5），62.64（C－6）

备注

1. **中文化学名**　*D*－葡萄糖酸钠盐
2. **英文化学名**　*D*－gluconic acid，monosodium salt
3. **性状**　本品为白色结晶性粉末。
4. **溶解性**　本品在水中极易溶解，在乙醇中微溶，在乙醚中不溶。
5. **对照品编号与批号**　100736－200401

参 考 文 献

[1] http://sdbs.db.aist.go.jp/sdbs/cgi－bin/direct_frame_top.cgi(SDBS)(^{1}H NMR,^{13}C NMR).

拉 西 地 平

英文名 Lacidipine

分子式 $C_{26}H_{33}NO_6$

分子量 455.54

CAS 号 103890 - 78 - 4

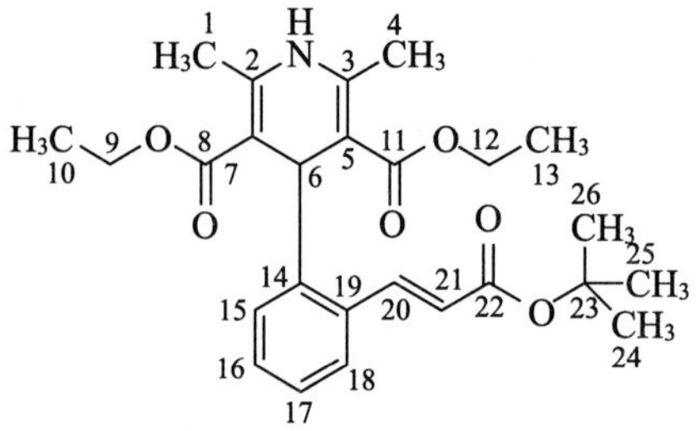

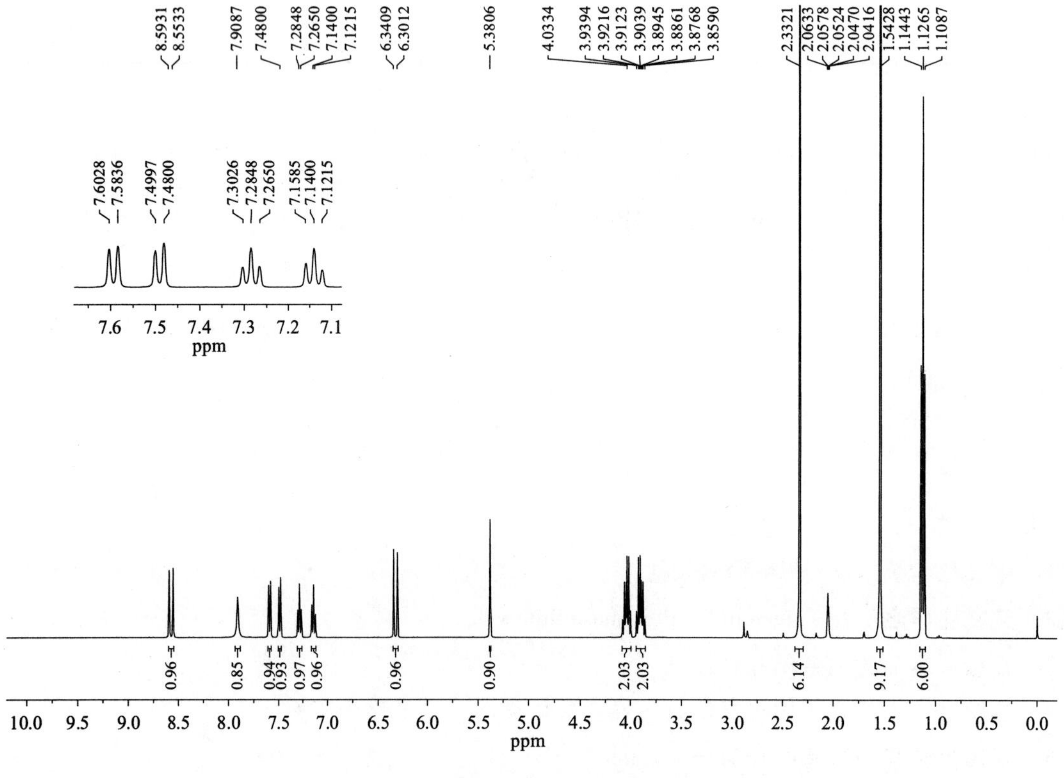

图 1　拉西地平的^{1}H NMR 谱（溶剂：CD_3COCD_3）

^{1}H NMR：δ 8.57（H - 20，d，J = 15.9 Hz，1H），7.91（NH，brs，1H），7.59（H - 15，d，J = 7.8 Hz，1H），7.49（H - 18，d，J = 7.8 Hz，1H），7.28（H - 16，t，J = 7.5 Hz，1H），7.13（H - 17，t，J = 7.5 Hz，1H），6.32（H - 21，d，J = 15.9 Hz，1H），5.38（H - 6，s，1H），4.10 ~ 3.98（H - 12，m，2H），3.96 ~ 3.84（H - 9，m，2H），2.33（H - 1，4，s，6H），1.54（H - 24，25，26，s，9H），1.13（H - 10，13，t，J = 7.1 Hz，6H）

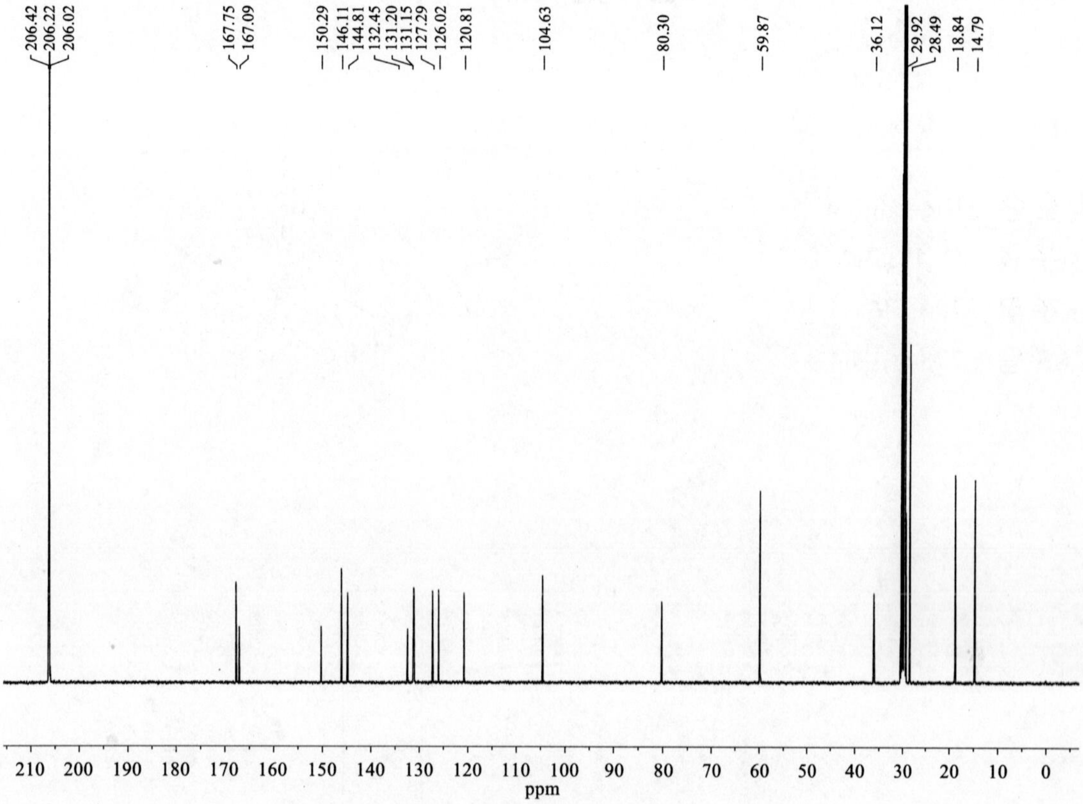

图 2　拉西地平的 ^{13}C NMR 谱（溶剂：CD_3COCD_3）

^{13}C NMR：δ 167.75（C－8，11），167.09（C－22），150.29（C－19），146.11（C－2，3），144.81（C－20），132.45（C－14），131.20（C－18），131.15（C－15），127.29（C－17），126.02（C－16），120.81（C－21），104.63（C－5，7），80.30（C－23），59.87（C－9，12），36.12（C－6），28.49（C－24，25，26），18.84（C－1，4），14.79（C－10，13）

备注

1. **中文化学名**　（*E*）－4－[2－[3－（羧叔丁基）－3－氧代－1－丙烯基]苯基]－1,4－二氢－2,6－二甲基－3,5－吡啶－二甲酸二乙酯
2. **英文化学名**　（*E*）－4－[2－[3－(1,1－dimethylethoxy)－3－oxo－1－propenyl]phenyl]－1,4－dihydro－2,6－dimethyl－3,5－pyridinedicarboxylic acid diethyl ester
3. **性状**　本品为白色或类白色结晶性粉末；无臭，无味；遇光不稳定。
4. **溶解性**　本品在乙酸乙酯中易溶，在丙酮中溶解，在甲醇或乙醇中略溶，在水中几乎不溶。
5. **对照品编号与批号**　100741－200802

参考文献

[1] Prasada R, Ravindra V, Mathad V T, et al. A facile one－pot synthesis of lacidipine using in situ generation of wittig intermediates. Org Process Res Dev, 2009, 13: 710.

尼麦角林

英文名 Nicergoline

分子式 $C_{24}H_{26}BrN_3O_3$

分子量 484.39

CAS 号 27848-84-6

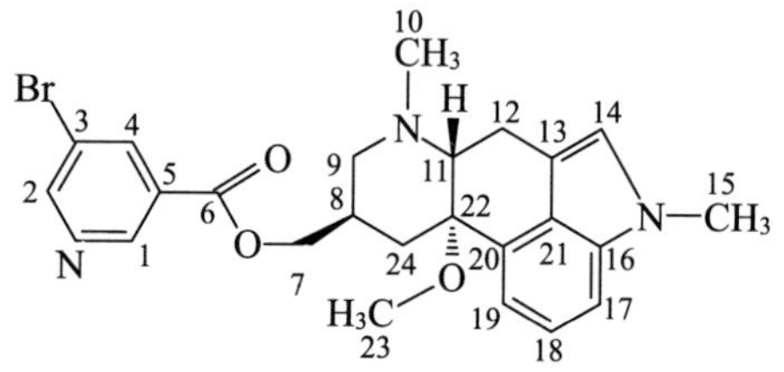

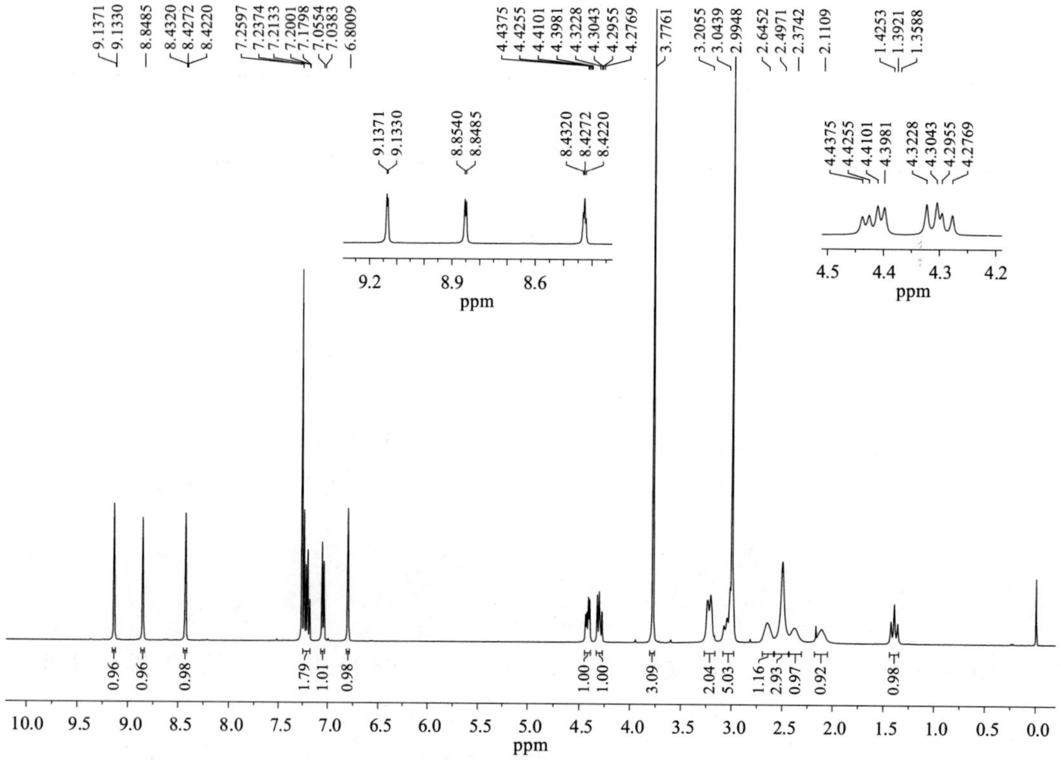

图 1 尼麦角林的¹H NMR 谱（溶剂：$CDCl_3$）

¹H NMR：δ 9.13（H-1，d，*J*=1.6 Hz，1H），8.85（H-2，d，*J*=2.2 Hz，1H），8.40（H-4，t，*J*=2.0 Hz，1H），7.25（H-17，d，*J*=6.8 Hz，1H），7.20（H-18，t，*J*=6.8 Hz，1H），7.05（H-19，d，*J*=6.8 Hz，1H），6.80（H-14，s，1H），4.42（H-7a，dd，*J*=11.0，4.8 Hz，1H），4.30（H-7b，dd，*J*=11.0，7.4 Hz，1H），3.78（H-23，s，3H），3.29～3.14（H-11，9a，m，2H），3.11～2.94（H-12，m，2H），2.99（H-15，s，3H），2.65（H-9b，brs，1H），2.49（H-10，s，3H），2.37（H-8，brs，1H），2.11（H-12a，brs，1H），1.39（H-12b，t，*J*=13.3 Hz，1H）

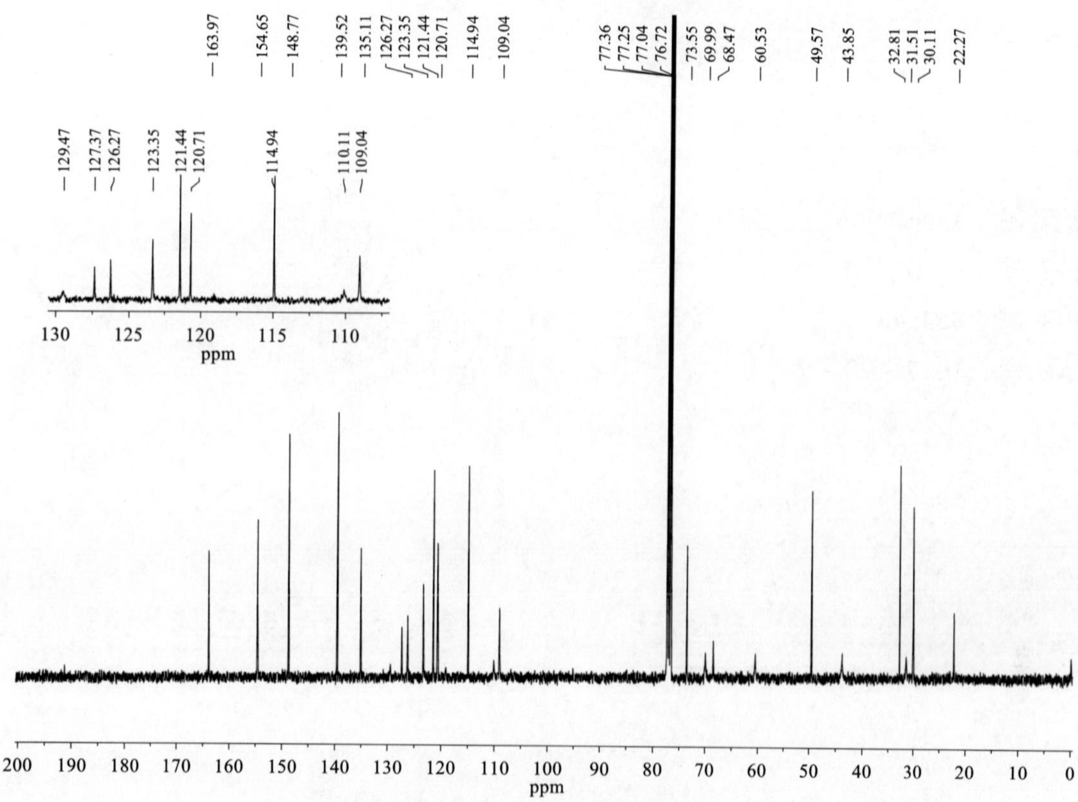

图 2　尼麦角林的^{13}C NMR 谱（溶剂：$CDCl_3$）

^{13}C NMR：δ 163.97（C－6），154.65（C－2），148.77（C－1），139.52（C－4），135.11（C－14），129.47（C－16），127.37（C－20），126.27（C－21），123.35（C－5），121.44（C－18），120.71（C－3），114.94（C－19），110.11（C－13），109.04（C－17），73.55（C－7），69.99（C－22），68.47（C－11），60.53（C－9），49.57（C－23），43.85（C－8），32.81（C－10），31.51（C－15），30.11（C－24），22.27（C－12）

备注

1. 中文化学名　(8β)－10－甲氧基－1,6－二甲基麦角林－8－甲醇基－5－溴－3－吡啶羧酸酯

2. 英文化学名　(8β)－10－methoxy－1,6－dimethylergoline－8－methanol－5－bromo－3－pyridinecarboxylate ester

3. 性状　本品为白色或微黄色结晶性粉末。

4. 对照品编号与批号　100742－200501

长 春 胺

英文名 Vincamine

分子式 $C_{21}H_{26}N_2O_3$

分子量 354.44

CAS 号 1617 - 90 - 9

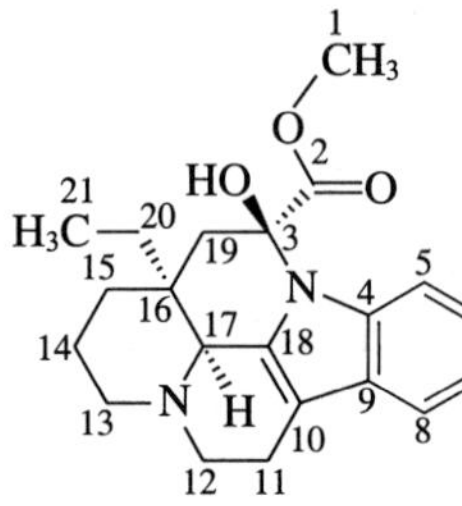

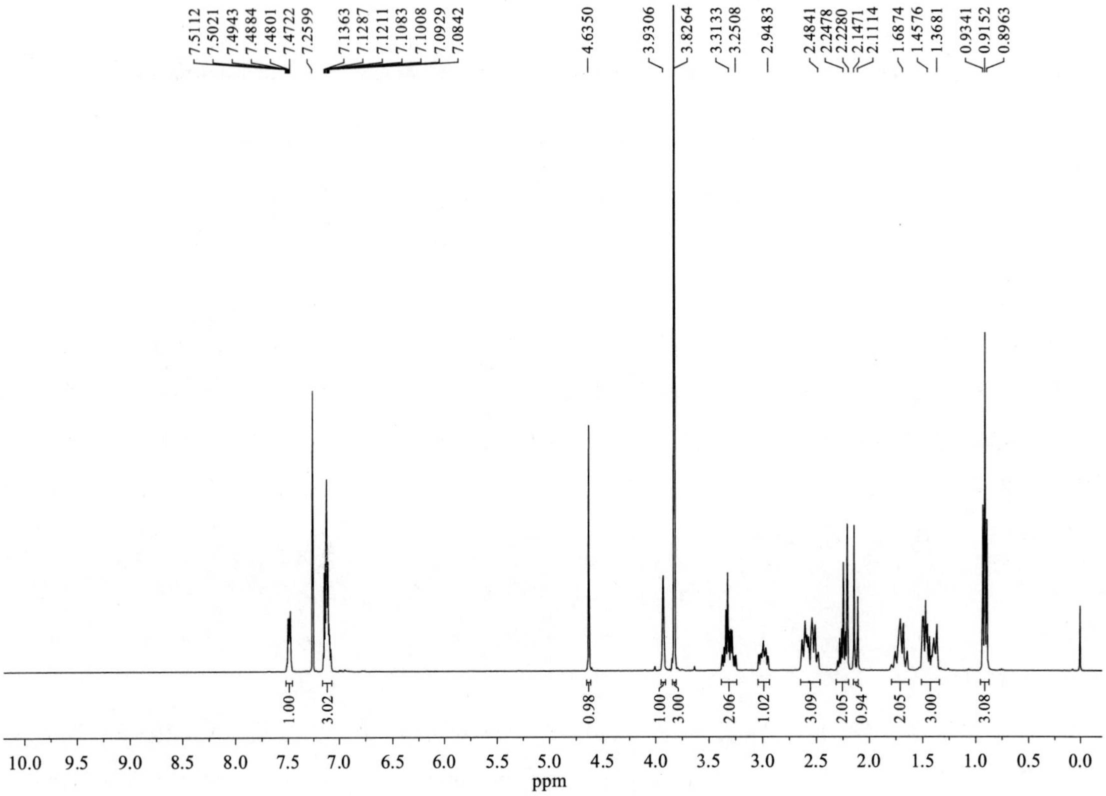

图 1 长春胺的 ^{1}H NMR 谱（溶剂：$CDCl_3$）

^{1}H NMR：δ 7.50（H - 8，m，1H），7.18 ~ 7.07（H - 5，6，7，m，3H），4.64（OH，s，1H），3.94（H - 17，s，1H），3.83（H - 1，s，3H），3.39 ~ 3.25（H - 12，m，2H），3.00（H - 11a，m，1H），2.66 ~ 2.48（H - 11b，13，m，3H），2.25（H - 20a，m，1H），2.24（H - 19a，d，J = 14.3 Hz，1H），2.14（H - 19b，d，J = 14.3 Hz，1H），1.84 ~ 1.64（H - 14a，15a，m，2H），1.56 ~ 1.33（H - 14b，15b，20b，m，3H），0.92（H - 21，t，J = 7.6 Hz，3H）

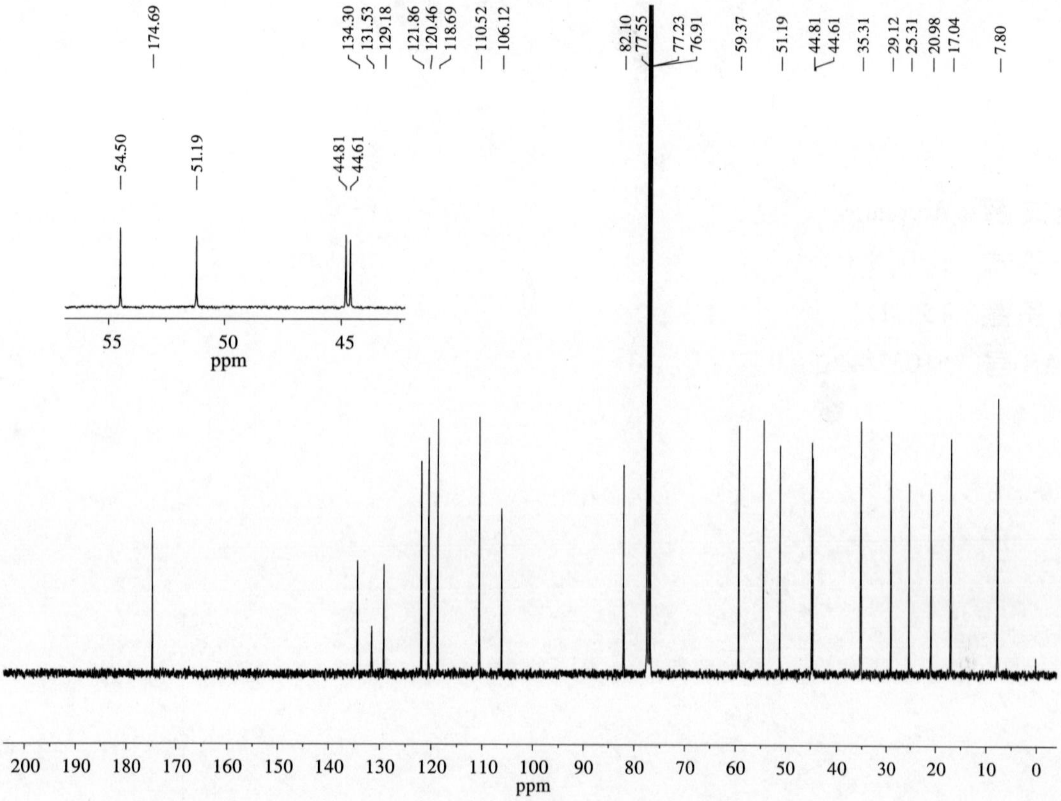

图 2　长春胺的^{13}C NMR 谱（溶剂：$CDCl_3$）

^{13}C NMR：δ 174.69（C－2），134.30（C－4），131.53（C－18），129.18（C－9），121.86（C－7），120.46（C－6），118.69（C－8），110.52（C－5），106.12（C－10），82.10（C－3），59.37（C－17），54.50（C－1），51.19（C－12），44.81（C－13），44.61（C－19），35.31（C－16），29.12（C－20），25.31（C－15），20.98（C－14），17.04（C－11），7.80（C－21）

备注

1. 中文化学名　13*a*－乙基－2,3,5,6,12,13,13*a*,13*b*－八氢－12－氢氧－1*H*－吲哚[3,2,1－脱]吡啶并[3,2,1－*ij*][1,5]萘啶－12－羧酸甲酯

2. 英文化学名　methyl 13*a*－ethyl－12－hydroxy－2,3,5,6,12,13,13*a*,13*b*－octahydro－1*H*－indolo[3,2,1－*de*]pyrido[3,2,1－*ij*][1,5]naphthyridine－12－carboxylate

3. 性状　本品为白色结晶性粉末；无味。

4. 溶解性　本品在三氯甲烷中溶解，在乙醚或乙醇中微溶，在水中几乎不溶。

5. 对照品编号与批号　100747－200501

参 考 文 献

[1] http://sdbs.db.aist.go.jp/sdbs/cgi－bin/direct_frame_top.cgi(SDBS)(^{1}H NMR,^{13}C NMR).

阿 昔 莫 司

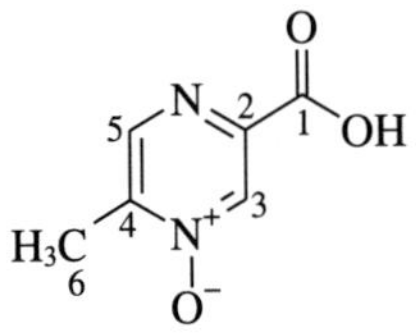

英文名　Acipimox

分子式　$C_6H_6N_2O_3$

分子量　154. 12

CAS 号　51037 - 30 - 0

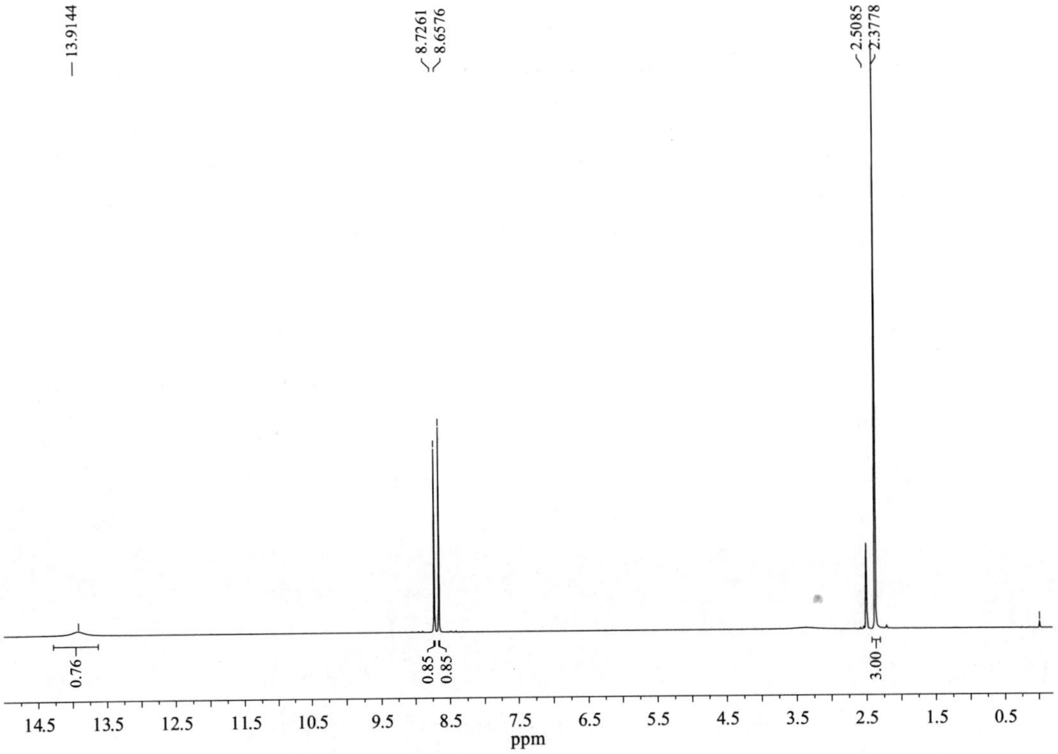

图 1　阿昔莫司的^{1}H NMR 谱（溶剂：CD_3SOCD_3）

^{1}H NMR：δ 13. 91（COOH，brs，1H），8. 73（H - 5，s，1H），8. 66（H - 3，s，1H），2. 38（H - 6，s，3H）

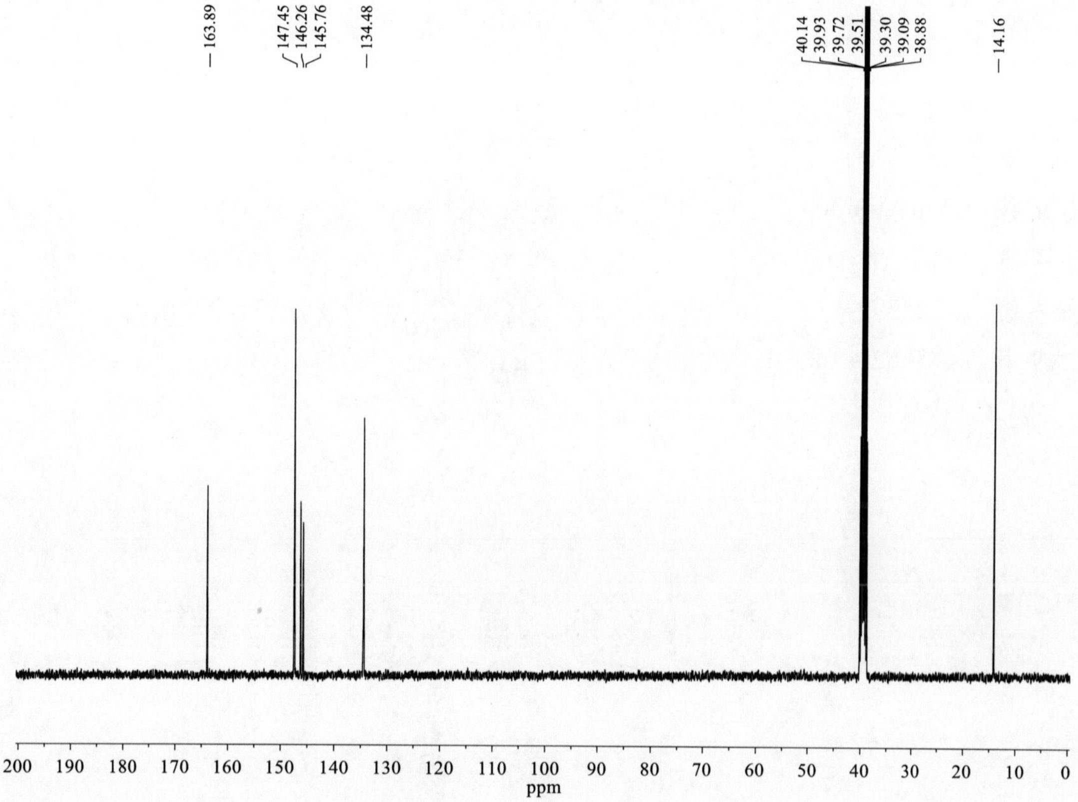

图 2　阿昔莫司的^{13}C NMR 谱（溶剂：CD_3SOCD_3）

^{13}C NMR：δ 163.89（C－1），147.45（C－3），146.26（C－4），145.76（C－2），134.48（C－5），14.16（C－6）

备注

1. **中文化学名**　5－甲基吡嗪－2－羧酸－4－氧化物
2. **英文化学名**　5－methylpyrazinecarboxylic acid 4－oxide
3. **性状**　本品为白色或类白色粉末。
4. **溶解性**　本品在水中略溶，在乙醇、甲醇、丙酮或三氯甲烷中微溶。
5. **对照品编号与批号**　100750－200601

参考文献

[1] 张贵民，肖月华，王洪刚，等. 阿昔莫司的合成. 中国医药工业杂志，2009，40：724（^1H NMR）.

瑞格列奈

英文名 Repaglinide

分子式 $C_{27}H_{36}N_2O_4$

分子量 452.59

CAS 号 135062-02-1

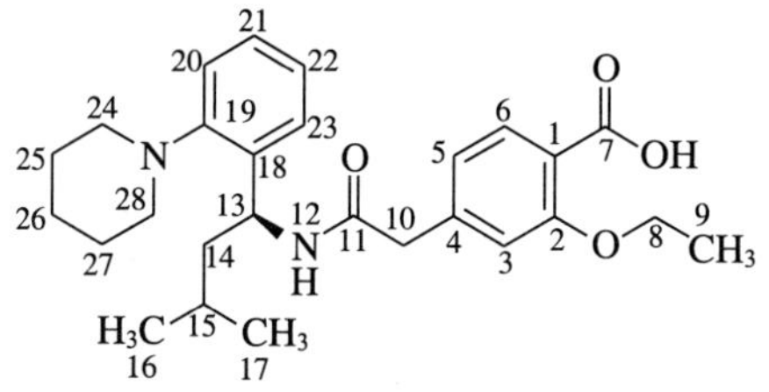

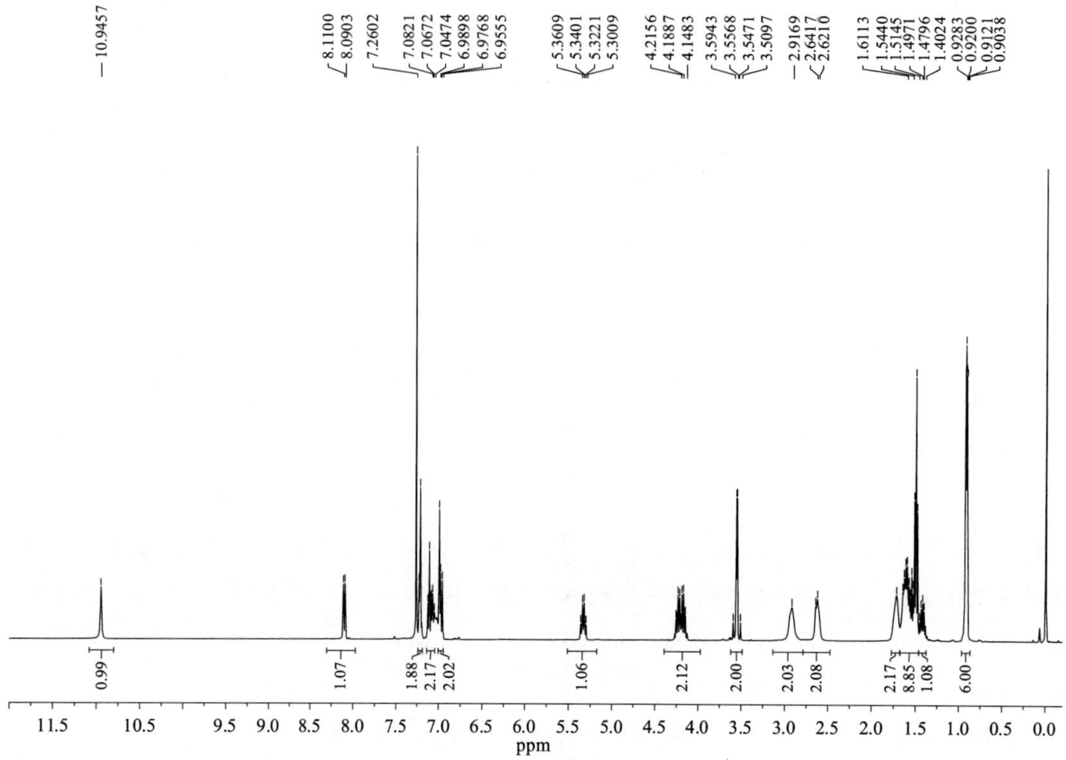

图 1 瑞格列奈的 ^1H NMR 谱（溶剂：$CDCl_3$）

^1H NMR：δ 10.95 (OH, s, 1H), 8.10 (H-6, d, J=7.9 Hz, 1H), 7.24~7.18 (Ar-H, m, 2H), 7.14~7.04 (Ar-H, m, 2H), 7.00~6.92 (Ar-H, m, 2H), 5.33 (H-13, dd, J=15.6, 8.4 Hz, 1H), 4.29~4.12 (H-8, m, 2H), 3.61~3.49 (H-10, m, 2H), 3.00~2.84 (H-24a, 28a, m, 2H), 2.75~2.55 (H-24b, 28b, m, 2H), 1.79~1.68 (H-14, m, 2H), 1.67~1.52 (H-25, 26, 27, m, 6H), 1.50 (H-9, t, J=7.0 Hz, 3H), 1.40 (H-15, m, 1H), 0.93 (H-16, d, J=6.5 Hz, 3H), 0.91 (H-17, d, J=6.5 Hz, 3H)

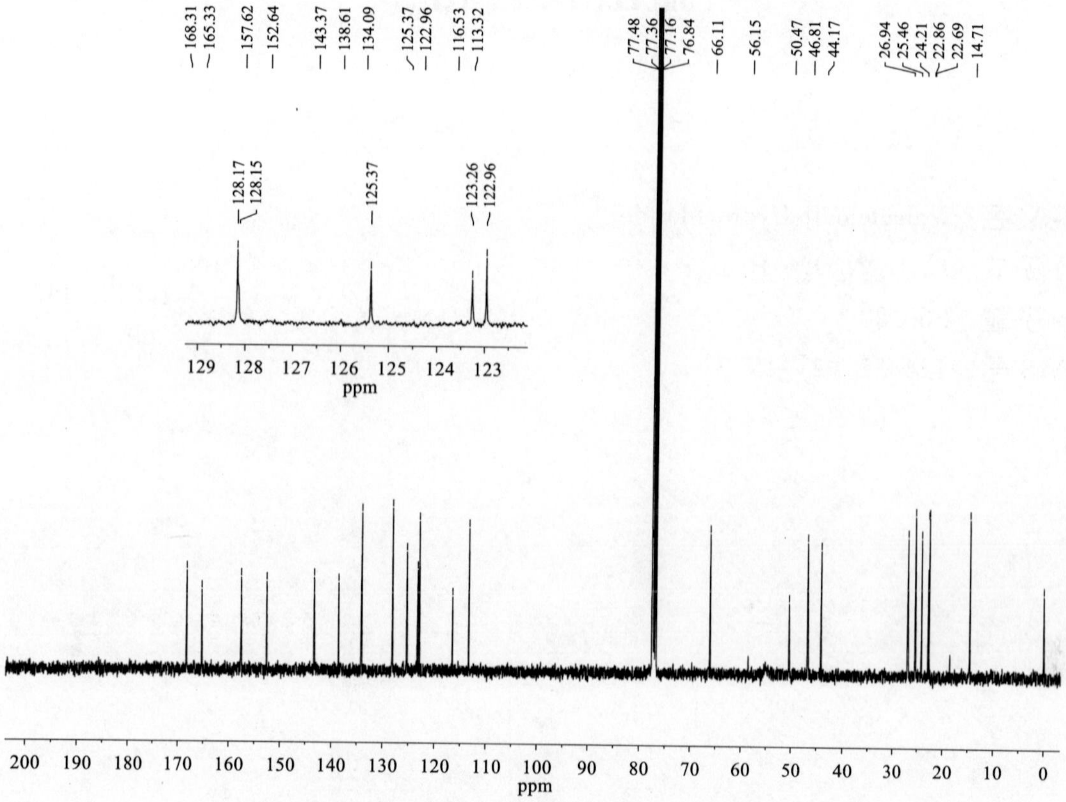

图 2　瑞格列奈的 ^{13}C NMR 谱（溶剂：$CDCl_3$）

^{13}C NMR：δ 168.31（C－11），165.33（C－7），157.62（C－2），152.64（C－19），143.37（C－4），138.61（C－18），134.09（C－6），128.17（C－23），128.15（C－21），125.37（C－5），123.26（C－22），122.96（C－20），116.53（C－1），113.32（C－3），66.11（C－8），56.15（C－24，28），50.47（C－13），46.81（C－14），44.17（C－10），26.94（C－26），25.46（C－25，27），24.21（C－15），22.86（C－16），22.69（C－17），14.71（C－9）

备注

1. 中文化学名　(*S*)－2－乙氧基－4－[2－[[甲基－1－[2－(1－哌啶基)苯基]丁基]氨基]－2－氧代乙基]苯甲酸

2. 英文化学名　2－ethoxy－4－[2－[[(1*S*)－3－methyl－1－[2－(1－piperidinyl)phenyl]butyl]amino]－2－oxoethyl]benzoic acid

3. 性状　本品为白色或类白色结晶性粉末；无臭。

4. 溶解性　本品在三氯甲烷中易溶，在乙醇或丙酮中略溶，在水中几乎不溶，在 0.1 mol/L 盐酸溶液中微溶。

5. 对照品编号与批号　100753－201102

盐酸伐昔洛韦

英文名 Valaciclovir Hydrochloride

分子式 $C_{13}H_{20}N_6O_4 \cdot HCl$

分子量 360.80

CAS 号 124832-27-5

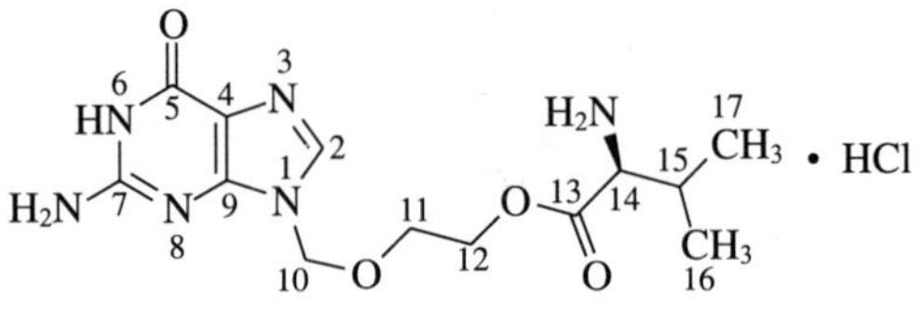

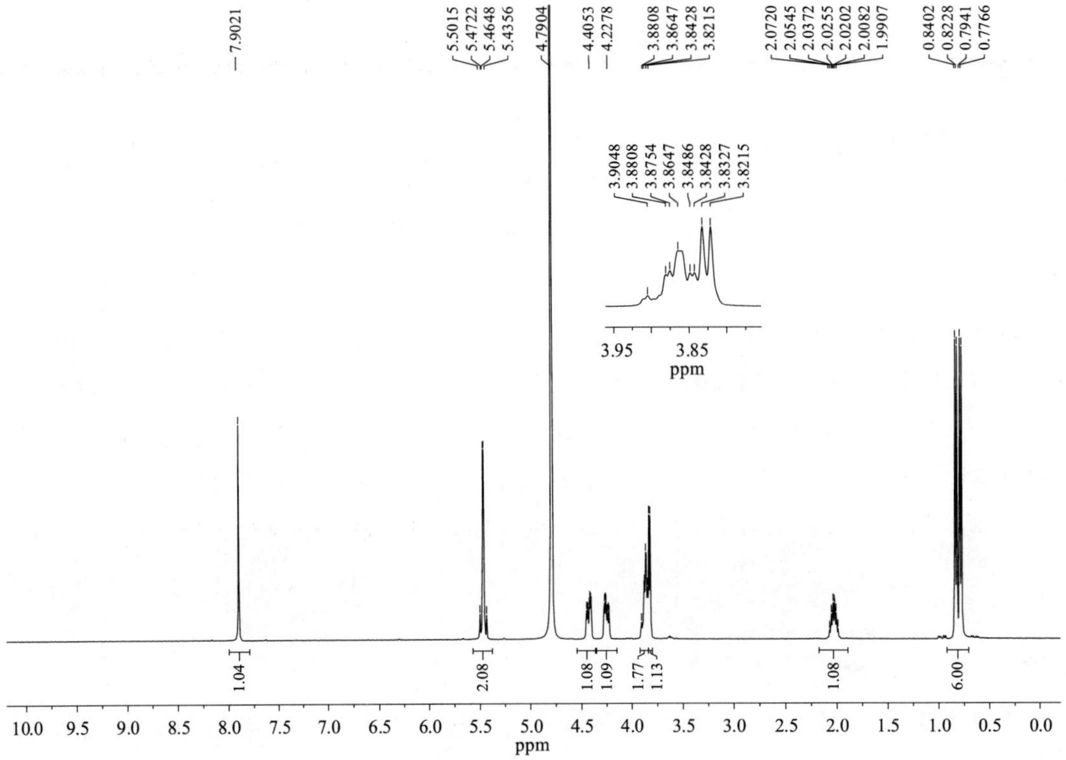

图 1 盐酸伐昔洛韦的 ^1H NMR 谱（溶剂：D_2O）

^1H NMR：δ 7.90（H-2，s，1H），5.46（H-10，dd，J=11.7，3.0 Hz，2H），4.42（H-12a，m，1H），4.25（H-12b，m，1H），3.92～3.84（H-11，m，2H），3.82（H-14，d，J=4.5 Hz，1H），2.03（H-15，m，1H），0.83（H-16，d，J=7.0 Hz，3H），0.78（H-17，d，J=7.0 Hz，3H）

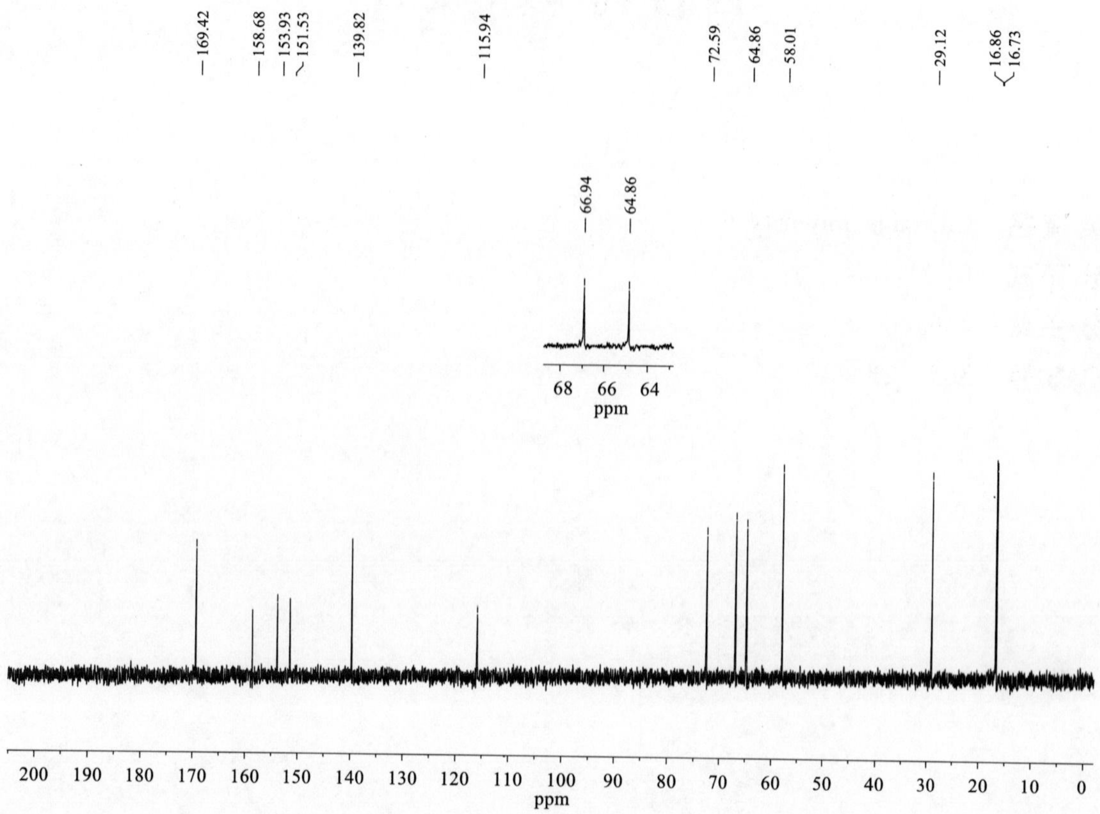

图 2 盐酸伐昔洛韦的 ^{13}C NMR 谱（溶剂：D_2O）

^{13}C NMR：δ 169.42（C－13），158.68（C－5），153.93（C－7），151.53（C－9），139.82（C－2），115.94（C－4），72.59（C－10），66.94（C－11），64.86（C－12），58.01（C－14），29.12（C－15），16.86（C－16），16.73（C－17）

备注

1. 中文化学名 *L*－缬氨酸－2－[(2－氨基－1,6－二氢－6－氧代－9H－嘌呤－9－基)甲氧基]乙酯盐酸盐

2. 英文化学名 *L*－valine－2－[(2－amino－1,6－dihydro－6－oxo－9*H*－purin－9－yl) methoxy] ethyl ester, monohydrochloride

3. 性状 本品为白色或类白色结晶性粉末；无臭，味微苦；有引湿性。

4. 溶解性 本品在水中易溶，在甲醇中微溶，在乙醇中极微溶解，在二氯甲烷中不溶。

5. 对照品编号与批号 100754－201003

参考文献

[1] 刘力军，仲伯华，缪振春，等. 盐酸伐昔洛韦的波谱学研究. 波谱学杂志，2006，22：309（^{1}H NMR，^{13}C NMR）.

西替利嗪杂质 A

英文名 Citirizine Impurity A

分子式 $C_{17}H_{19}ClN_2$

分子量 286.80

CAS 号 303-26-4

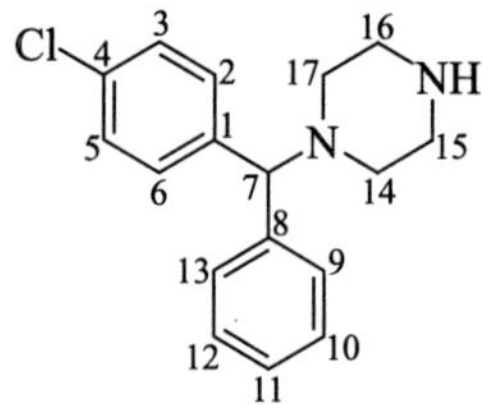

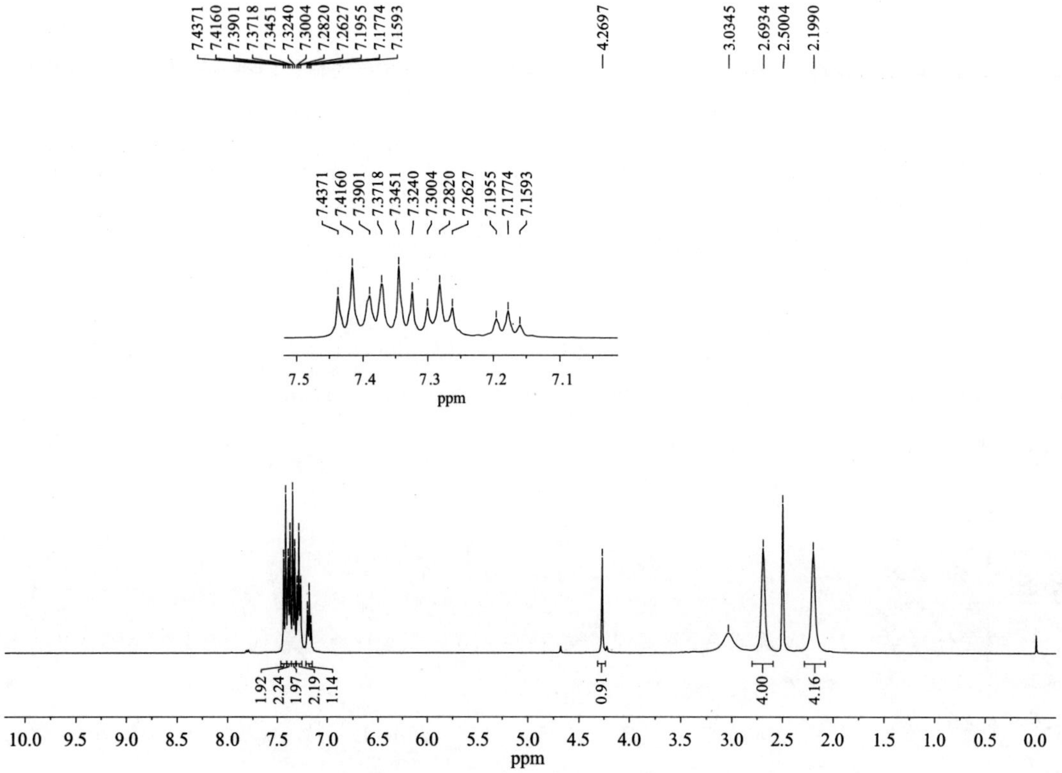

图 1 西替利嗪杂质 A 的 ^1H NMR 谱（溶剂：CD_3SOCD_3）

^1H NMR：δ 7.43 (H-3, 5, d, J=8.5 Hz, 2H), 7.38 (H-9, 13, d, J=7.3 Hz, 2H), 7.33 (H-2, 6, d, J=8.5 Hz, 2H), 7.28 (H-10, 12, t, J=7.5 Hz, 2H), 7.18 (H-11, t, J=7.2 Hz, 1H), 4.27 (H-7, s, 1H), 2.69 (H-15, 16, brs, 4H), 2.20 (H-14, 17, brs, 4H)

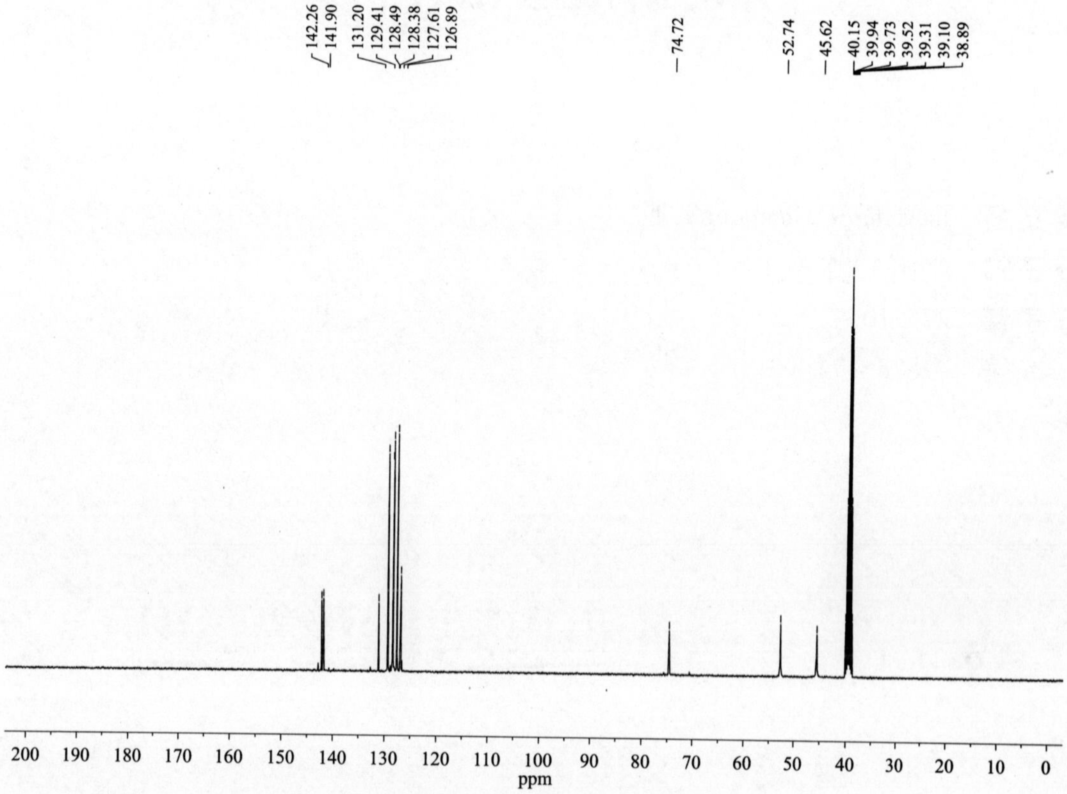

图 2　西替利嗪杂质 A 的 ^{13}C NMR 谱（溶剂：CD_3SOCD_3）

^{13}C NMR：δ 142.26（C－8），141.90（C－1），131.20（C－4），129.41（C－2，6），128.49（C－3，5），128.38（C－10，12），127.61（C－9，13），126.89（C－11），74.72（C－7），52.74（C－14，17），45.62（C－15，16）

备注

1. **中文化学名**　1－[(4－氯苯)苯甲基]哌嗪
2. **英文化学名**　1－(4－chlorobenzhydryl)piperazine
3. **性状**　本品为淡黄色粉末。
4. **对照品编号与批号**　100756－200401

异环磷酰胺化合物Ⅲ

英文名 Isosfamide Compound Ⅲ

分子式 $C_7H_{13}Cl_2N_2O_3P$

分子量 275.10

CAS 号 72578－71－3

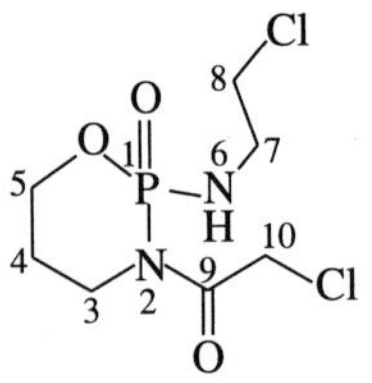

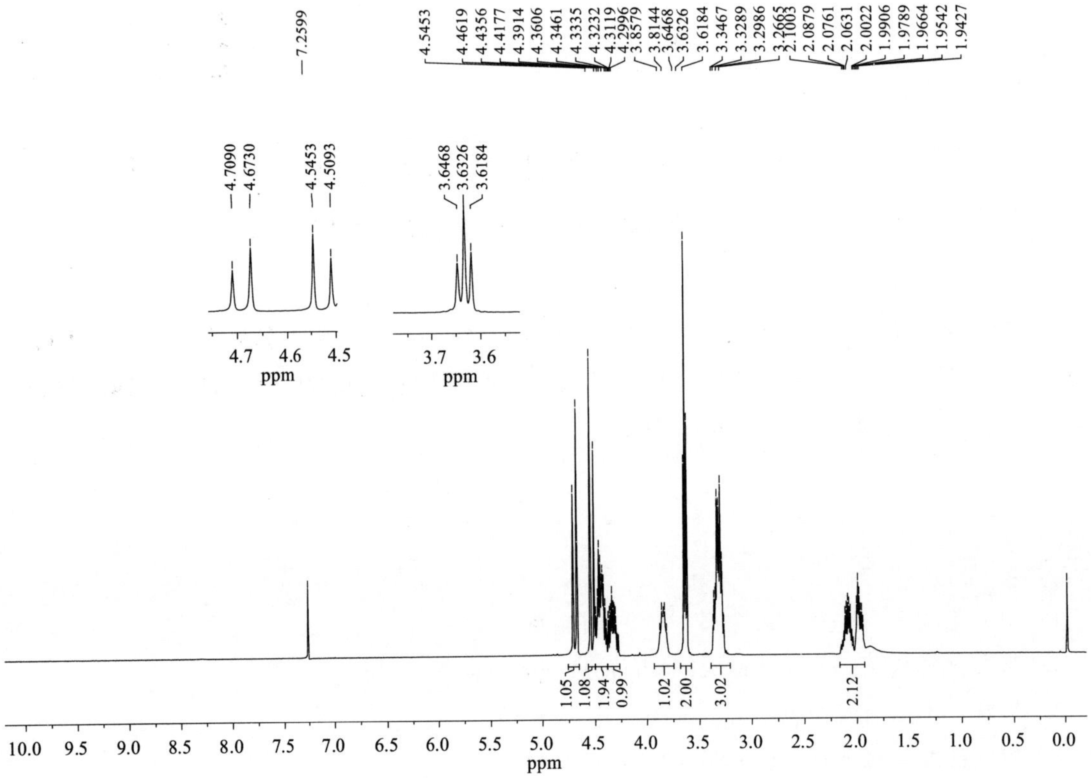

图 1 异环磷酰胺化合物Ⅲ的[1]H NMR 谱（溶剂：$CDCl_3$）

^{1}H NMR：δ 4.69（H－10a，d，J＝14.4 Hz，1H），4.53（H－10b，d，J＝14.4 Hz，1H），4.50～4.38（H－5，m，2H），4.32（H－3a，m，1H），3.84（H－6，m，1H），3.63（H－8，t，J＝5.7 Hz，2H），3.38～3.26（H－3b，7，m，3H），2.16～1.90（H－4，m，2H）

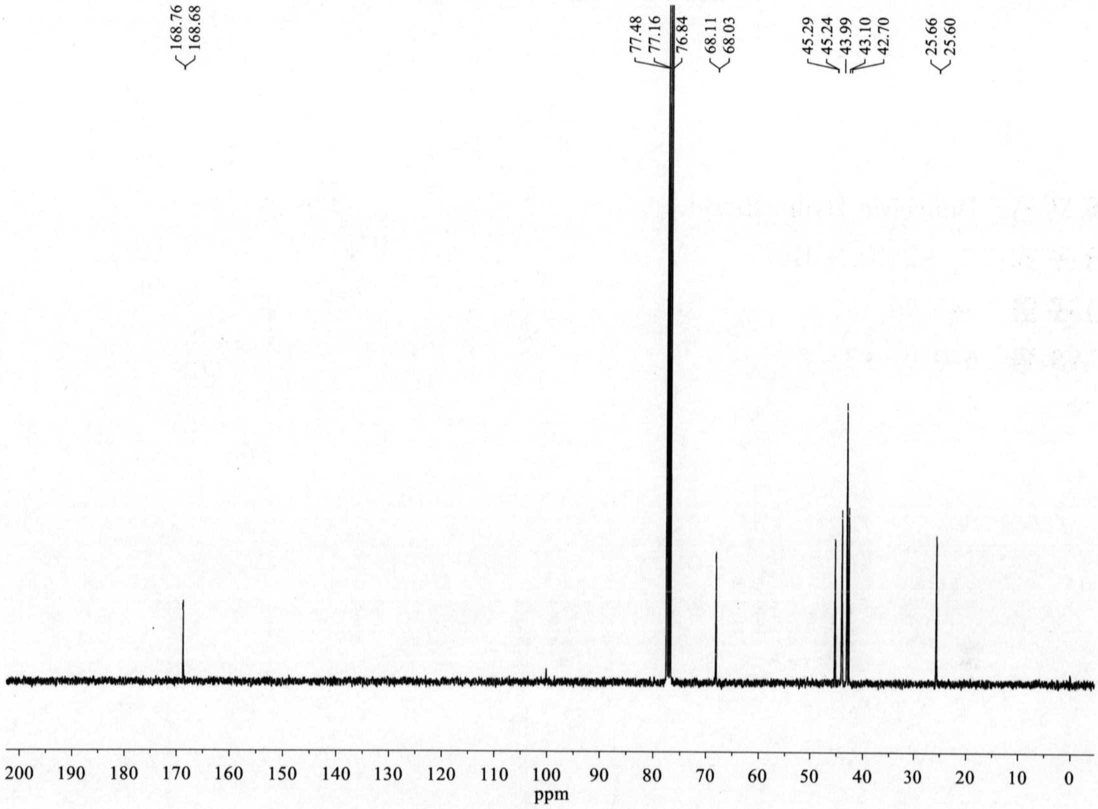

图 2　异环磷酰胺化合物Ⅲ的^{13}C NMR 谱（溶剂：$CDCl_3$）

^{13}C NMR：δ 168.72（C－9，d，J=8.6 Hz），68.07（C－5，d，J=7.8 Hz），45.27（C－8，d，J=5.7 Hz），43.99（C－10），43.10（C－7），42.70（C－3），25.63（C－4，d，J=5.6 Hz）

备注

1. 中文化学名　3－(2－氯乙酰基)－2－[(2－氯乙基)氨基]－四氢－2H－1,3,2－噁磷－2－氧化物

2. 英文化学名　3－(2－chloroethyl)－2－[(2－chloroethyl)amino]perhydro－2H－1,3,2－oxazaphosphorineoxide

3. 性状　本品为白色结晶性粉末。

4. 对照品编号与批号　100762－200501

盐酸地匹福林

英文名 Dipivefrin Hydrochloride

分子式 $C_{19}H_{29}NO_5 \cdot HCl$

分子量 387.90

CAS 号 64019－93－8

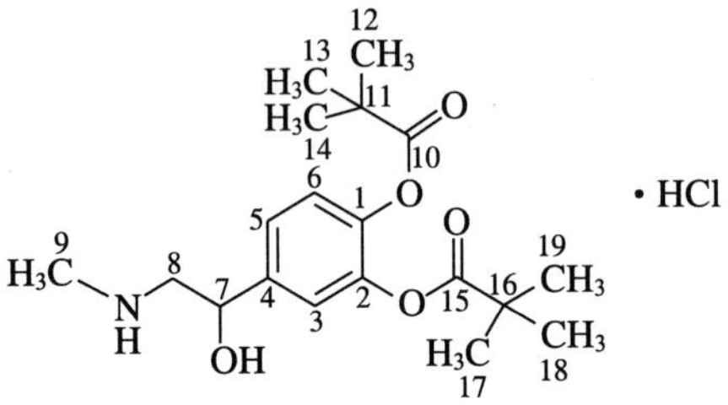

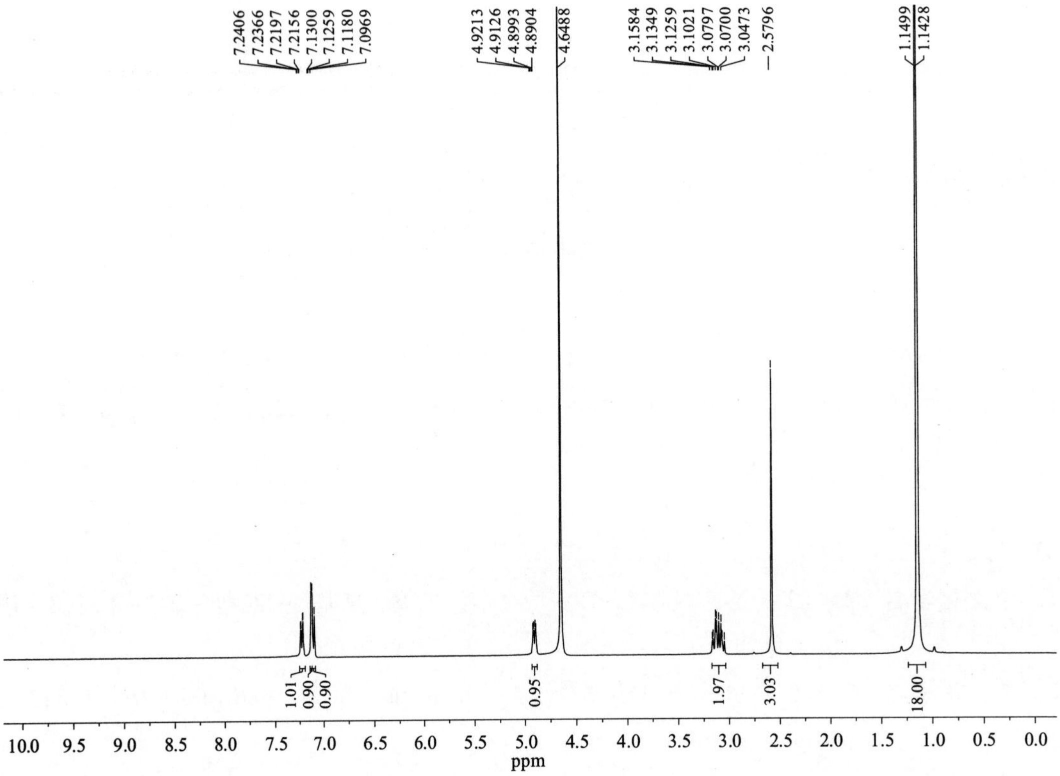

图 1 盐酸地匹福林的^{1}H NMR 谱（溶剂：D_2O）

^{1}H NMR：δ 7.23（H－5，dd，J＝8.4，1.6 Hz，1H），7.13（H－3，d，J＝1.6 Hz，1H），7.11（H－6，d，J＝8.4 Hz，1H），4.91（H－7，dd，J＝8.8，3.5 Hz，1H），3.18～3.03（H－8，m，2H），2.58（H－9，s，3H），1.15（H－12，13，14，s，9H），1.14（H－17，18，19，s，9H）

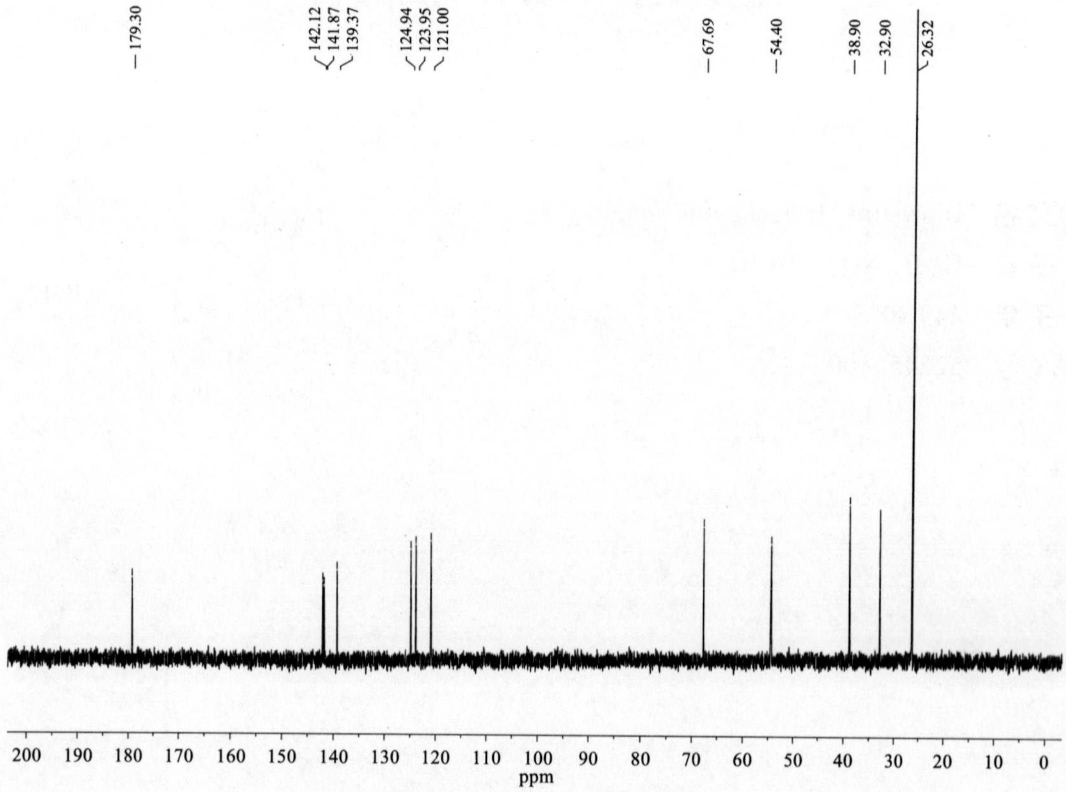

图 2　盐酸地匹福林的^{13}C NMR 谱（溶剂：D_2O）

^{13}C NMR：δ 179.30（C－10，15），142.12（C－2），141.87（C－1），139.37（C－4），124.94（C－5），123.95（C－6），121.00（C－3），67.69（C－7），54.40（C－8），38.90（C－11，16），32.90（C－9），26.32（C－12，13，14，17，18，19）

备注

1. **中文化学名**　(±)3,4－二羟基－α－[(甲氨基)甲基]－苯甲醇－3,4－二新戊醇酯盐酸盐
2. **英文化学名**　(±)3,4－dihydroxy－α－[(methylamino)methyl]benzyl－3,4－dipivalate hydrochloride
3. **性状**　本品为白色或类白色结晶性粉末；无臭，味苦；有引湿性；与日光或空气接触易变质。
4. **溶解性**　本品在水中极易溶解，在乙醇中易溶，在乙酸乙酯中极微溶解，在石油醚中几乎不溶。
5. **对照品编号与批号**　100763－200501

盐酸地匹福林杂质 A

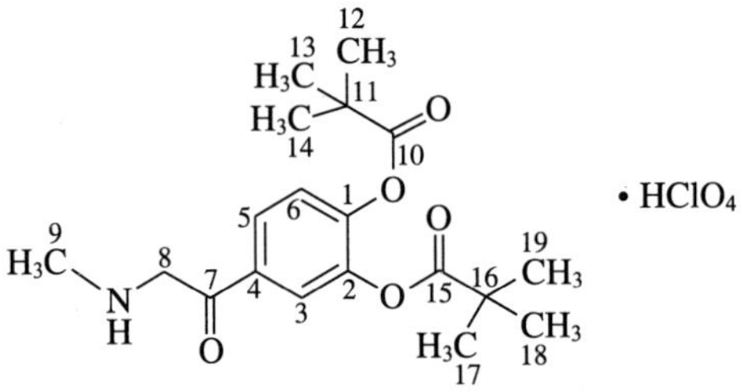

英文名 Dipivefrin Hydrochloride Impurity A

分子式 $C_{19}H_{27}NO_5 \cdot HClO_4$

分子量 449.88

CAS 号 52245－00－8

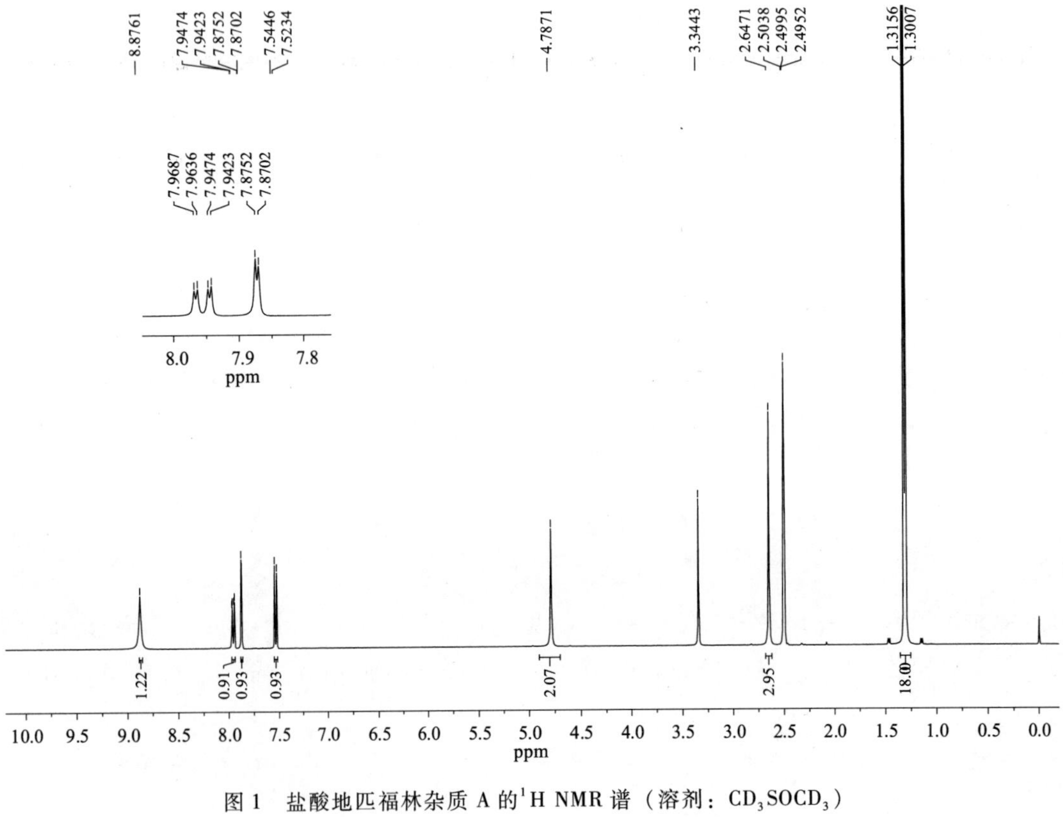

图 1　盐酸地匹福林杂质 A 的^{1}H NMR 谱（溶剂：CD_3SOCD_3）

^{1}H NMR：δ 8.88（NH，s，1H），7.96（H－5，dd，J＝8.5，2.1 Hz，1H），7.88（H－3，d，J＝2.0 Hz，1H），7.54（H－6，d，J＝8.5 Hz，1H），4.79（H－8，s，2H），2.65（H－9，s，3H），1.32（H－12，13，14，s，9H），1.30（H－17，18，19，s，9H）

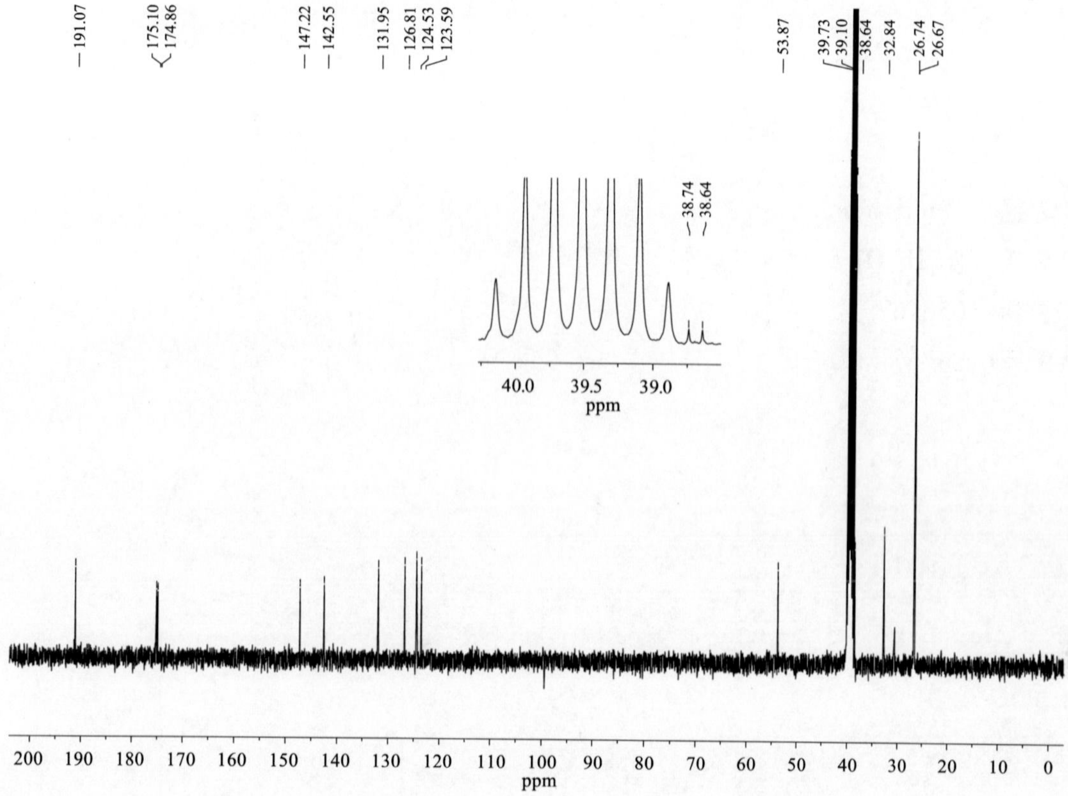

图 2　盐酸地匹福林杂质 A 的^{13}C NMR 谱（溶剂：CD_3SOCD_3）

^{13}C NMR：δ 191.07（C-7），175.10（C-10），174.86（C-15），147.22（C-1），142.55（C-2），131.95（C-4），126.81（C-5），124.53（C-6），123.59（C-3），53.87（C-8），38.74（C-11），38.64（C-16），32.84（C-9），26.74（C-12，13，14），26.67（C-17，18，19）

备注

1. 中文化学名　(±)3,4-二羟基-2′-甲氨基苯乙酮-3,4-二新戊酸酯高氯酸盐

2. 英文化学名　propanoicacid,2,2-dimethyl-,1,1′-[4-[2-(methylamino)acetyl]-1,2-phenylene]ester

3. 性状　本品为白色结晶性粉末。

4. 对照品编号与批号　100764-200501

替 尼 泊 苷

英文名 Teniposide

分子式 $C_{32}H_{32}O_{13}S$

分子量 656.67

CAS 号 29767－20－2

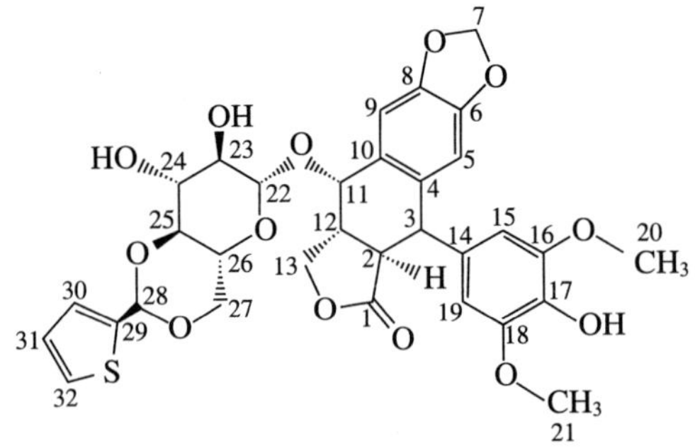

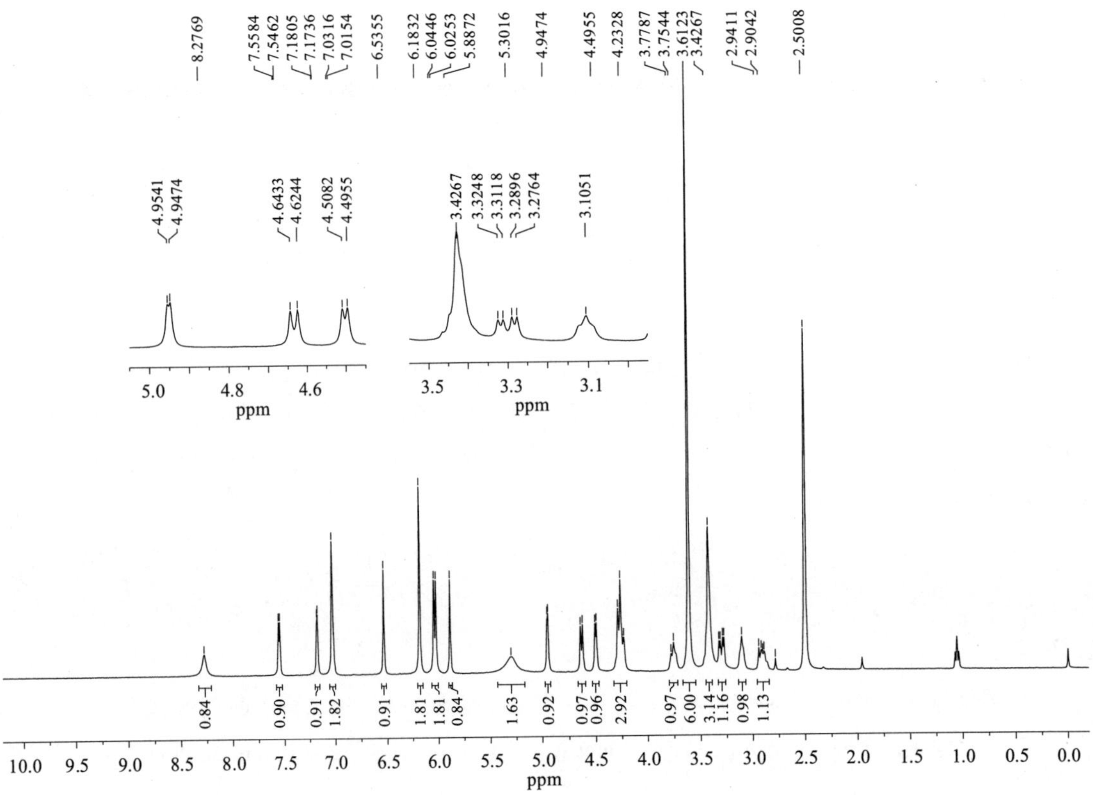

图 1　替尼泊苷的 ^{1}H NMR 谱（溶剂：CD_3SOCD_3）

^{1}H NMR：δ 8.28（C_{17}—OH，brs，1H），7.55（H－32，d，J＝4.9 Hz，1H），7.18（H－30，d，J＝2.8 Hz，1H），7.02（H－9，31，overlapped，2H），6.54（H－5，s，1H），6.18（H－15，19，s，2H），6.03（H－7，d，J＝7.7 Hz，2H），5.89（H－28，s，1H），5.30（G_{23}—OH，C_{24}—OH brs，2H），4.95（H－11，d，J＝2.7 Hz，1H），4.63（H－22，d，J＝7.6 Hz，1H），4.50（H－3，d，J＝5.1 Hz，1H），4.33～4.21（H－13，27a，m，3H），3.77（H－27b，d，J＝9.7 Hz，1H），3.61（H－20，21，s，6H），3.43（H－24，25，26，overlapped，3H），3.30（H－2，dd，J＝14.1，5.3 Hz，1H），3.11（H－23，m，1H），2.91（H－12，m，1H）

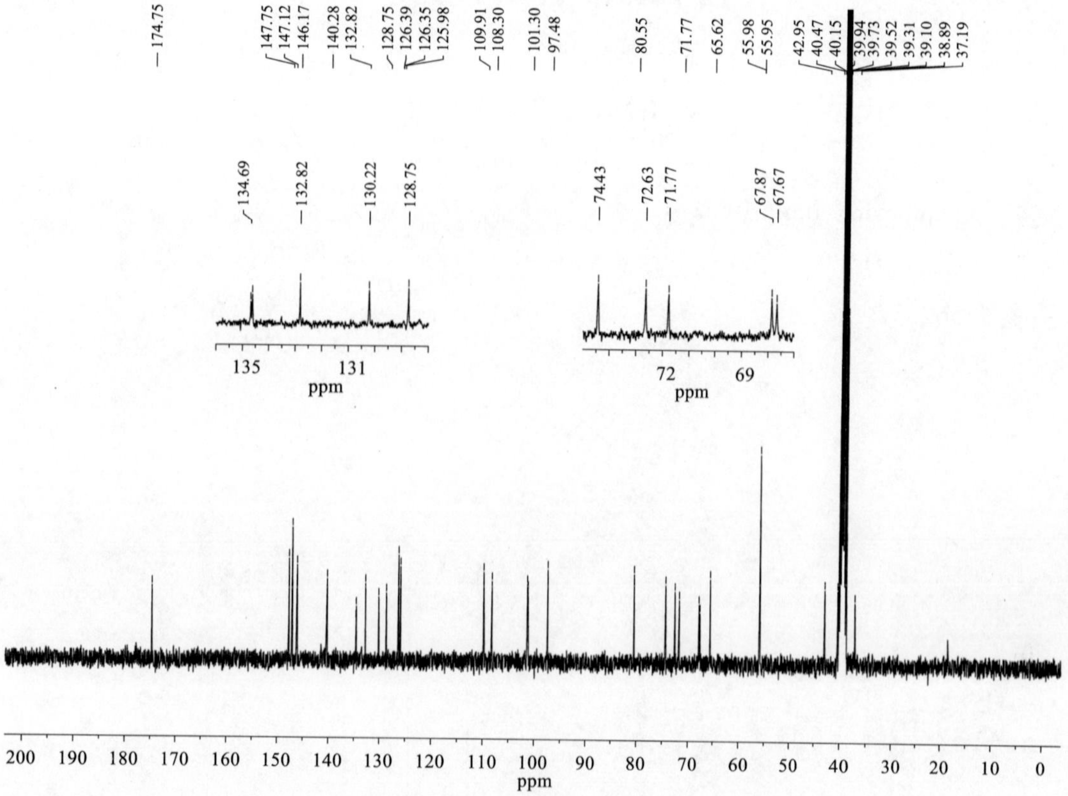

图2 替尼泊苷的^{13}C NMR谱（溶剂：CD_3SOCD_3）

^{13}C NMR：δ 174.75（C－1），147.75（C－6），147.12（C－16，18），146.17（C－8），140.28（C－29），134.69（C－17），132.82（C－4），130.22（C－14），128.75（C－10），126.39（C－32），126.35（C－31），125.98（C－30），109.91（C－5，9），108.30（C－15，19），101.42（C－22），101.30（C－7），97.48（C－28），80.55（C－25），74.43（C－23），72.63（C－24），71.77（C－11），67.87（C－27），67.67（C－13），65.62（C－26），55.98（C－20），55.95（C－21），42.95（C－3），40.47（C－2），37.19（C－12）

备注

1. **中文化学名** 4′－去甲基表鬼臼毒－*β*－*D*－噻吩亚甲基吡喃葡萄糖苷
2. **英文化学名** 4′－demethylepipodophyllotoxin－*β*－*D*－thenylidine glucoside
3. **性状** 本品为白色或类白色结晶性粉末；无臭。
4. **溶解性** 本品在二甲基酰胺中易溶，在丙酮或乙腈中微溶，在三氯甲烷或甲醇中极微溶解，在乙醇或水中几乎不溶。
5. **对照品编号与批号** 100765－200901

参考文献

[1] 李文，沙沂，朱丹. 新药替尼泊苷的碳氢 NMR 信号全归属. 波谱学杂志，2009，26：120(^{1}H NMR，^{13}C NMR).

替尼泊苷杂质 A

英文名 Teniposide Impurity A

分子式 $C_{27}H_{30}O_{13}$

分子量 562.52

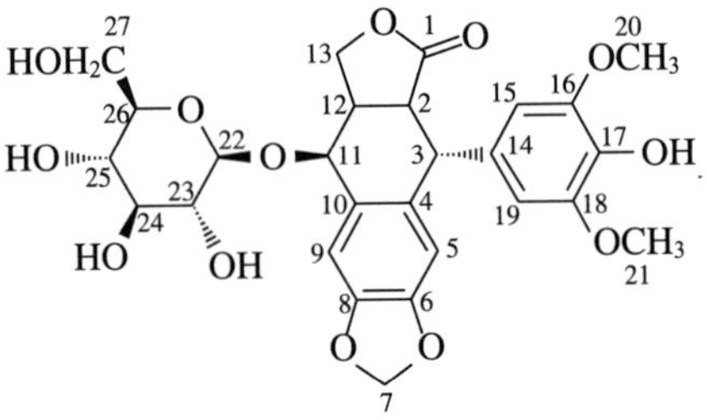

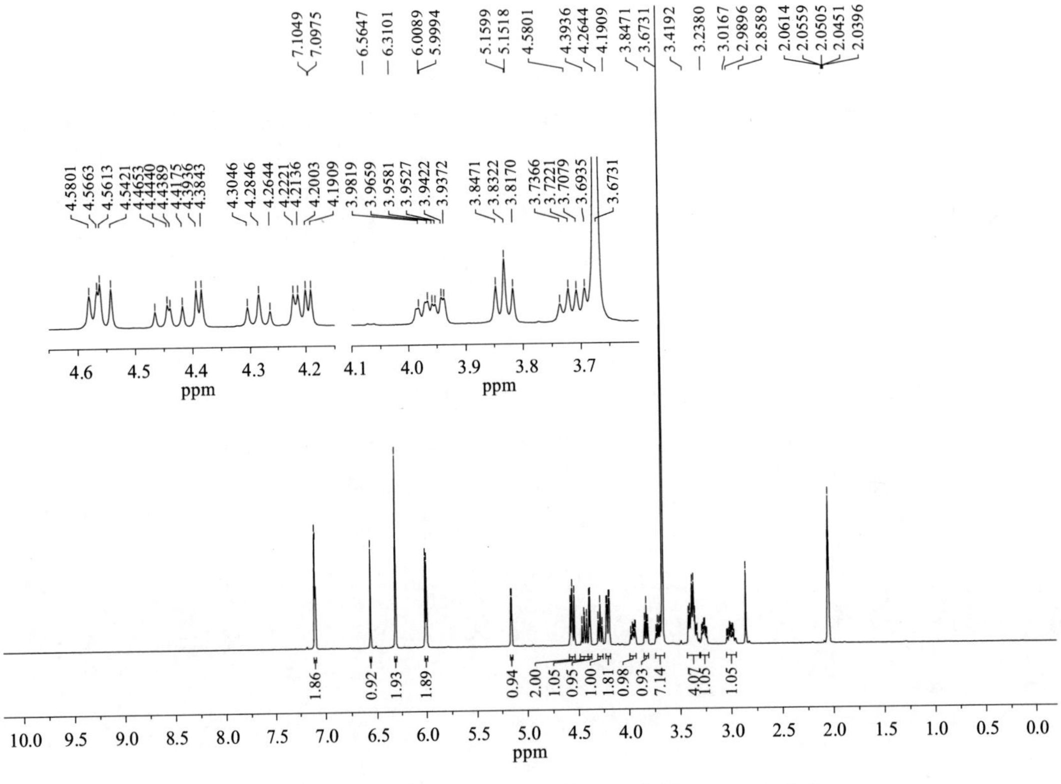

图 1 替尼泊苷杂质 A 的 ^{1}H NMR 谱（溶剂：CD_3COCD_3）

^{1}H NMR：δ 7.10（H－9，s，1H），7.09（H－5，s，1H），6.56（OH－17，s，1H），6.31（H－15，19，s，2H），6.00（H－7，d，J＝3.8 Hz，2H），5.16（H－11，d，J＝3.2 Hz，1H），4.56（H－13，dd，J＝8.6，6.6 Hz，2H），4.44（H－3，dd，J＝10.6，8.6 Hz，1H），4.39（H－22，d，J＝3.7 Hz，1H），4.28（OH，t，J＝8.0 Hz，1H），4.21（OH，d，J＝3.6 Hz，1H），4.19（OH，d，J＝3.6 Hz，1H），3.92～4.00（H－27a，m，1H），3.83（H－24，t，J＝6.0 Hz，1H），3.72（H－27b，m，1H），3.67（H－20，21，s，6H），3.44～3.30（H－23，25，26，OH，m，4H），3.26（H－2，m，1H），3.00（H－12，m，1H）

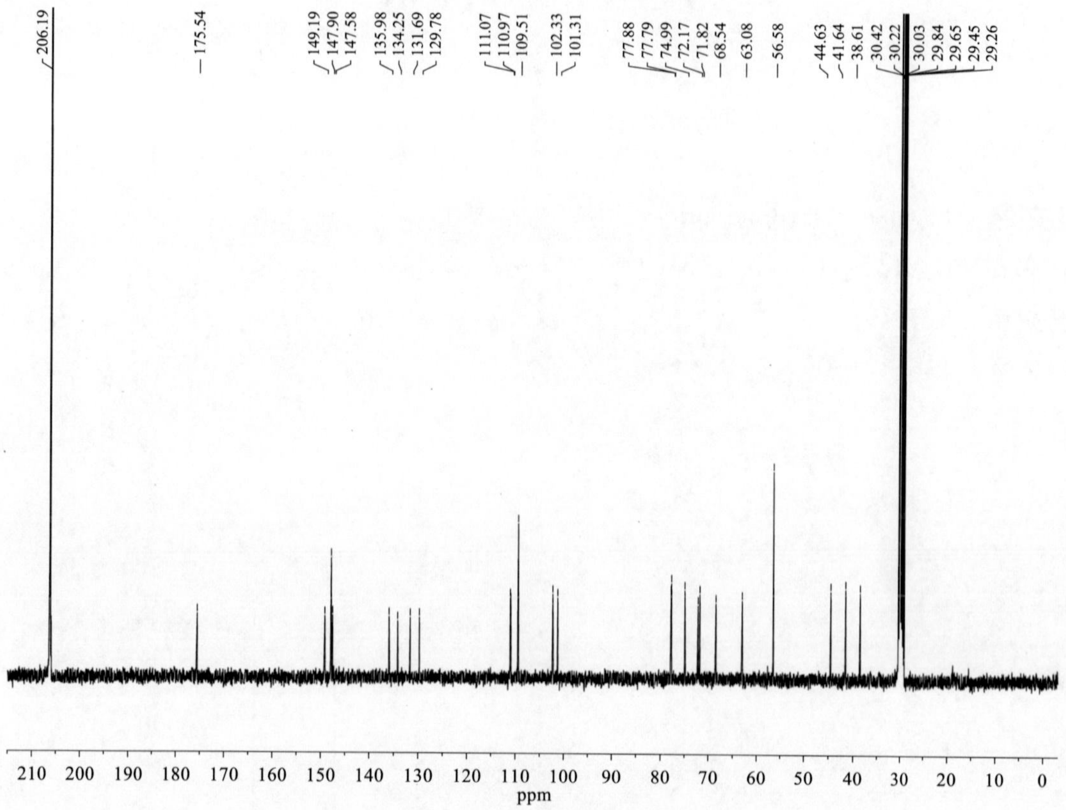

图 2　替尼泊苷杂质 A 的 ^{13}C NMR 谱（溶剂：CD_3COCD_3）

^{13}C NMR：δ 175.54（C－1），149.19（C－8），147.90（C－16，18），147.58（C－6），135.98（C－14），134.25（C－17），131.69（C－4），129.78（C－10），111.07（C－5），110.97（C－9），109.51（C－15，19），102.33（C－22），101.31（C－7），77.88（C－11），77.79（C－26），74.99（C－24），72.17（C－23），71.82（C－13），68.54（C－25），63.08（C－27），56.58（C－20，21），44.63（C－2），41.64（C－3），38.61（C－12）

备注

1. **中文化学名**　4′－去甲基表鬼臼毒－β－D－吡喃葡萄糖苷
2. **英文化学名**　4′－demethylepipodophyllotoxin－β－D－gucopyranoside
3. **性状**　本品为白色结晶性粉末；无臭。
4. **对照品编号与批号**　100766－200801

参 考 文 献

[1] Zhao C, Huang J, Nagatsu A, et al. Two new podophyllotoxin glucosides from sinopodophyllum emodi (WALL.) YING. Chem Pharm Bull, 2001, 49: 773 (^{1}H NMR, ^{13}C NMR).

盐酸伊立替康

英文名 Irinotecan Hydrochloride

分子式 $C_{33}H_{38}N_4O_6 \cdot HCl \cdot 3H_2O$

分子量 677.19

CAS 号 136572－09－3

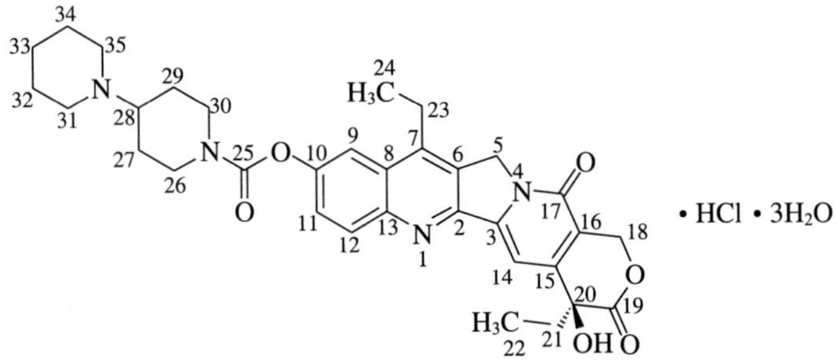

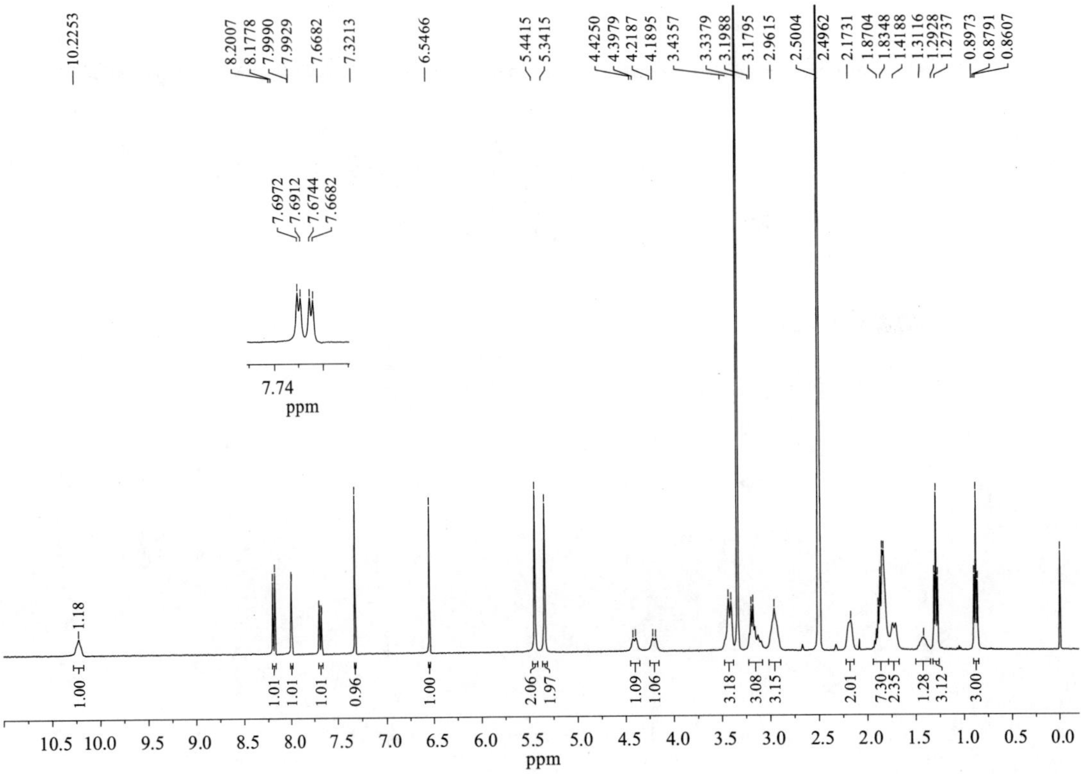

图 1　盐酸伊立替康的 ^1H NMR 谱（溶剂：CD_3SOCD_3）

^1H NMR：δ 10.23（HCl，brs，1H），8.19（H－12，d，J＝9.2 Hz，1H），8.00（H－9，d，J＝2.4 Hz，1H），7.69（H－11，dd，J＝9.2，2.4 Hz，1H），7.32（H－14，s，1H），6.55（OH，s，1H），5.44（H－18，s，2H），5.34（H－5，s，2H），4.41（H－26a，m，1H），4.21（H－30a，m，1H），3.48～3.38（m，3H），3.28～3.06（m，3H），3.06～2.88（m，3H），2.24～2.12（m，2H），1.96～1.79（m，7H），1.77～1.68（m，2H），1.42（m，1H），1.29（H－24，t，J＝7.6 Hz，3H），0.88（H－22，t，J＝7.3 Hz，3H）

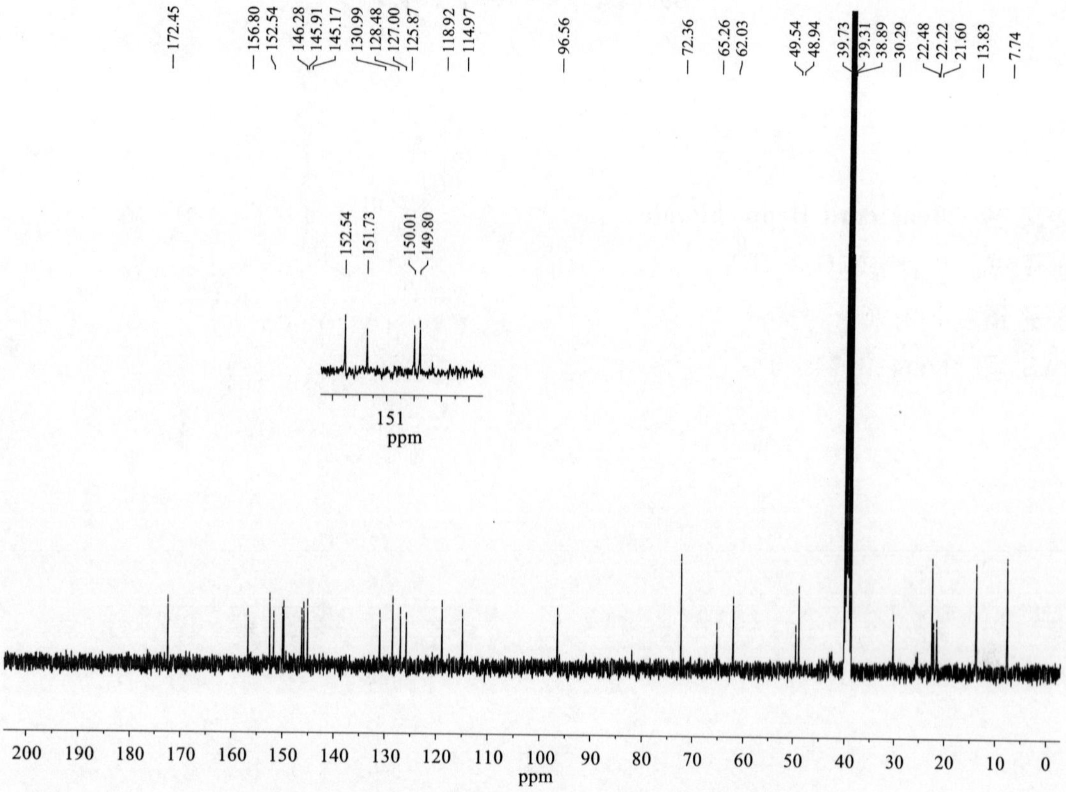

图 2　盐酸伊立替康的 ^{13}C NMR 谱（溶剂：CD_3SOCD_3）

^{13}C NMR：δ 172.45 (C-19), 156.80 (C-17), 152.54 (C-25), 151.73 (C-2), 150.01 (C-10), 149.80 (C-7), 146.28 (C-13), 145.91 (C-3), 145.17 (C-15), 130.99 (C-12), 128.48 (C-11), 127.00 (C-6), 125.87 (C-16), 118.92 (C-9), 114.97 (C-8), 96.56 (C-14), 72.36 (C-18), 65.26 (C-20), 62.03 (C-5), 49.54 (C-28), 48.94 (C-26, 30, 31, 35), 30.29 (C-33), 22.48 (C-27, 29, 32, 34), 22.22 (C-23), 21.60 (C-21), 13.83 (C-24), 7.74 (C-22)

备注

1. 中文化学名　(+)-(4*S*)-4,11-二乙基-4-羟基-9-[(4-哌啶基哌啶)羰基]-1*H*-吡喃并 3,4,6,7]吲哚嗪[1,2-*b*]喹啉-3,14-(4*H*,12*H*)-二酮盐酸盐

2. 英文化学名　(+)-(4*S*)-4,11-diethyl-4-hydroxy-9-[(4-piperidinopiperidino)carbonyloxy]-1*H*-pyrano[3,4,6,7]indolizino[1,2-*b*]quinoline-3,14-(4*H*,12*H*)-dione, monohydrochloride

3. 性状　本品为微黄色结晶性粉末。

4. 溶解性　本品在水、乙醇或三氯甲烷中微溶，在丙酮中几乎不溶。

5. 对照品编号与批号　100767-201102

盐酸贝那普利

英文名 Benazepril Hydrochloride

分子式 $C_{24}H_{28}N_2O_5 \cdot HCl$

分子量 460.96

CAS 号 86541-74-4

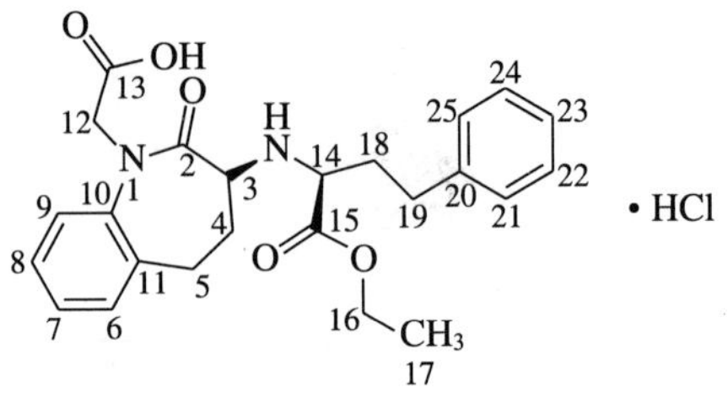

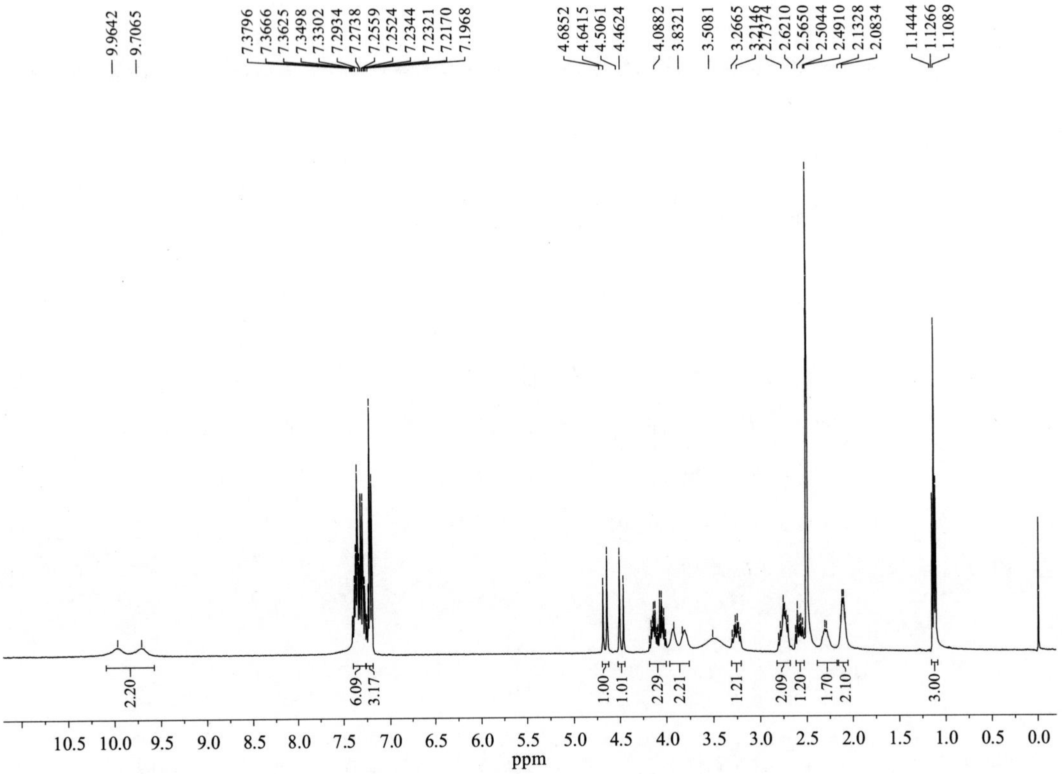

图 1 盐酸贝那普利的 ^1H NMR 谱（溶剂：CD_3SOCD_3）

^1H NMR：δ 9.96 (HCl, brs, 1H), 9.71 (OH, brs, 1H), 7.41 ~ 7.26 (Ar-H, m, 6H), 7.26 ~ 7.18 (Ar-H, m, 3H), 4.66 (H-12a, d, J = 17.5 Hz, 1H), 4.48 (H-12b, d, J = 17.5 Hz, 1H), 4.19 ~ 4.00 (H-16, m, 2H), 3.98 ~ 3.76 (H-3, 14, m, 2H), 3.26 (H-5a, m, 1H), 2.83 ~ 2.68 (H-19, m, 2H), 2.57 (H-5b, m, 1H), 2.38 ~ 2.20 (H-4, m, 2H), 2.16 ~ 2.04 (H-18, m, 2H), 1.13 (H-17, t, J = 7.1 Hz, 3H)

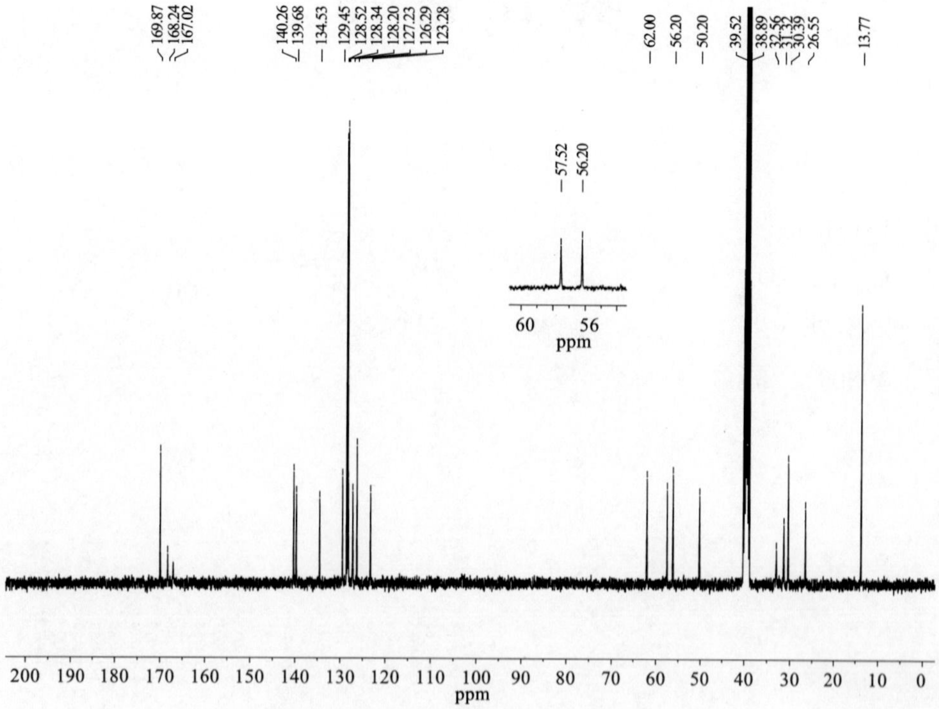

图 2　盐酸贝那普利的^{13}C NMR 谱（溶剂：CD_3SOCD_3）

^{13}C NMR：δ 169.87（C－13），168.24（C－15），167.02（C－2），140.26（C－10），139.68（C－20），134.53（C－11），129.45（C－6），128.52（C－22，24），128.34（C－21，25），128.20（C－8），127.23（C－23），126.29（C－7），123.28（C－9），62.00（C－14），57.52（C－16），56.20（C－3），50.20（C－12），32.96（C－19），31.32（C－4），30.39（C－18），26.55（C－5），13.77（C－17）

备注

1. 中文化学名　[（3*S*）－3－[[（1*S*）－1－（乙氧羰基）－3－苯基]丙基]－2－氧－2,3,4,5－四氢－1*H*－1－苯丙氮䓬]乙酸盐酸盐

2. 英文化学名　[（3*S*）－3－[[（1*S*）－1－（ethoxycarbonyl）－3－phenylpropyl]amino]－2－oxo－2,3,4,5－tetrahydro－1*H*－1－benzazepin－1－yl]acetic acid hydrochloride

3. 性状　本品为白色或类白色结晶性粉末。

4. 溶解性　本品在甲醇和乙醇中易溶，在水和磷酸盐缓冲液（pH＝7.0）中溶解，在二氯甲烷和乙酸乙酯中微溶，在环己烷中不溶。

5. 对照品编号与批号　100768－201102

参考文献

[1] Narayanam M, Sahu A, Singh S. Characterization of stress degradation products of benazepril by using sophisticated hyphenated techniques. J Chromatogr A, 2013, 1271: 124(^{1}H NMR).

[2] Shinde V R, Trivedi A, Upadhayay P R. Isolation and characterization of benazepril unknown impurity by chromatographic and spectroscopic methods. J Pharmaceut Biomed, 2006, 42: 395(^{13}C NMR).

喷 昔 洛 韦

英文名 Penciclovir

分子式 $C_{10}H_{15}N_5O_3$

分子量 253.26

CAS 号 39809-25-1

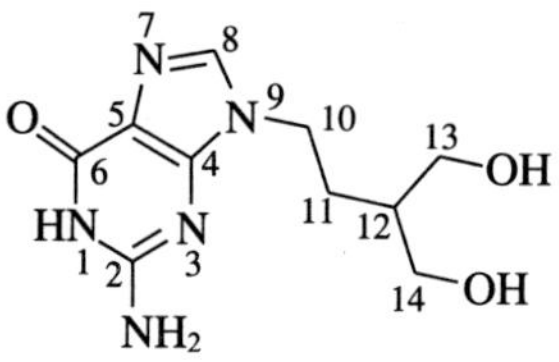

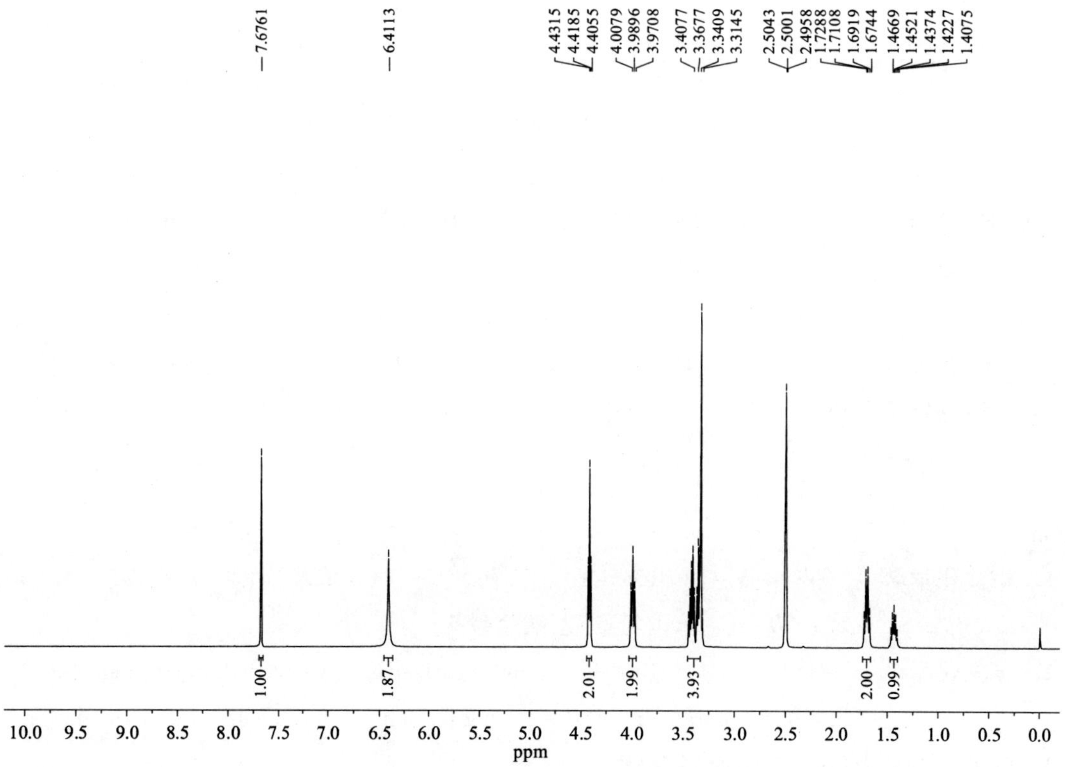

图 1 喷昔洛韦的¹H NMR 谱（溶剂：CD_3SOCD_3）

^{1}H NMR：7.68（H-8，s，1H），6.41（NH_2，s，2H），4.42（OH，t，J=5.2 Hz，2H），3.99（H-10，t，J=7.4 Hz，2H），3.46～3.31（H-13，14，m，4H），1.69（H-11，q，J=6.9 Hz，2H），1.43（H-12，m，1H）

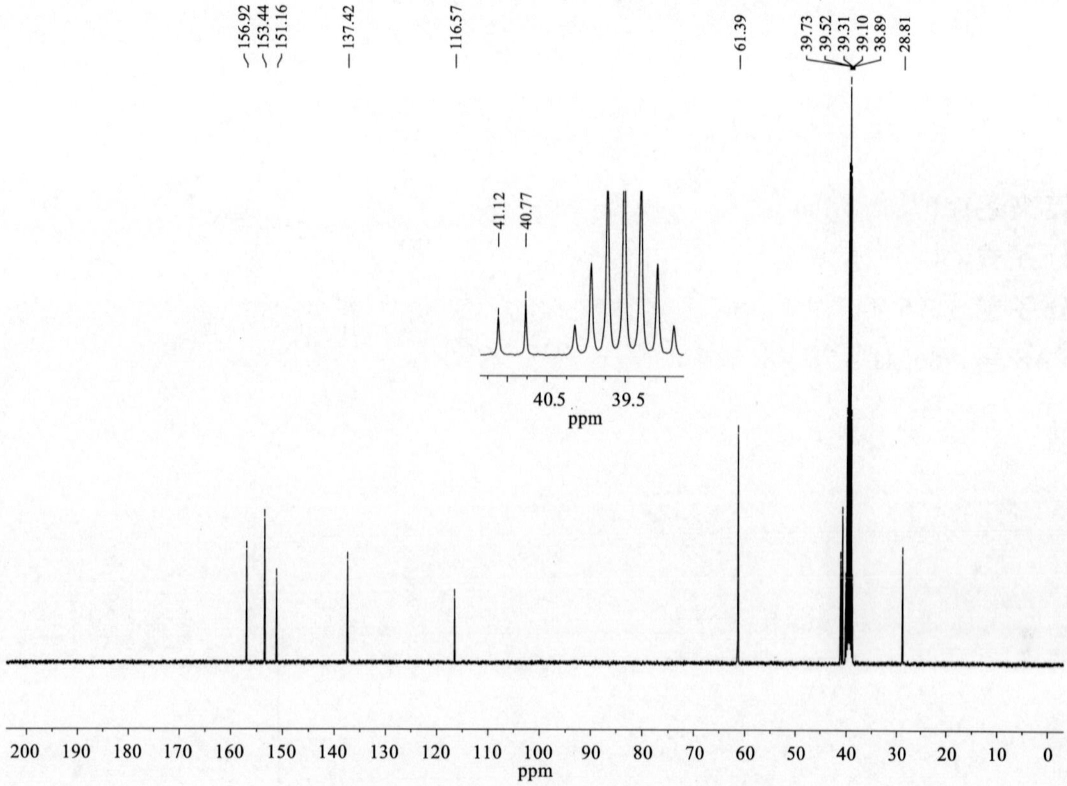

图 2 喷昔洛韦的^{13}C NMR 谱（溶剂：CD_3SOCD_3）

^{13}C NMR：δ 156.92（C－6），153.44（C－2），151.16（C－4），137.42（C－8），116.57（C－5），61.39（C－13，14），41.12（C－10），40.77（C－12），28.81（C－11）

备注

1. 中文化学名 9－［4－羟基－3－（羟甲基）－丁基］－鸟嘌呤

2. 英文化学名 2－amino－9－［4－hydroxy－3－（hydroxymethyl）butyl］－3，9－dihydropurin－6－one

3. 性状 本品为白色或淡黄色粉末。

4. 溶解性 本品在二甲亚砜中溶解，在 0.1 mol/L 盐酸溶液或 0.1 mol/L 氢氧化钠溶液中略溶，在甲醇、乙醇中极微溶解，在三氯甲烷中几乎不溶。

5. 对照品编号与批号 100769－200401

参 考 文 献

［1］ 邓燕，何农跃，张永强，等. 喷昔洛韦的合成工艺研究. 中国现代应用药学，2009，26：737（^{1}H NMR）.

［2］ á O Toole K J，Vereá Hodge R A. Synthesis of isotopically chiral［^{13}C］penciclovir（BRL 39123）and its use to determine the absolute configuration of penciclovir triphosphate formed in herpes virus infected cells. J Chem Soc Chem Commun，1990，7：555（^{13}C NMR）.

贝那普利拉

英文名 Benazeprilat

分子式 $C_{22}H_{24}N_2O_5$

分子量 396.44

CAS 号 86541-78-8

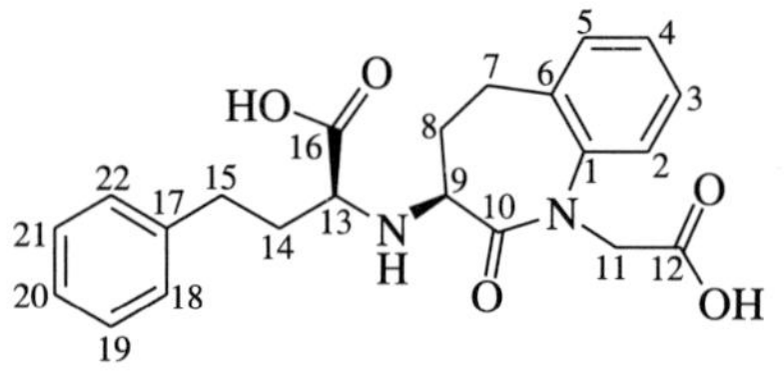

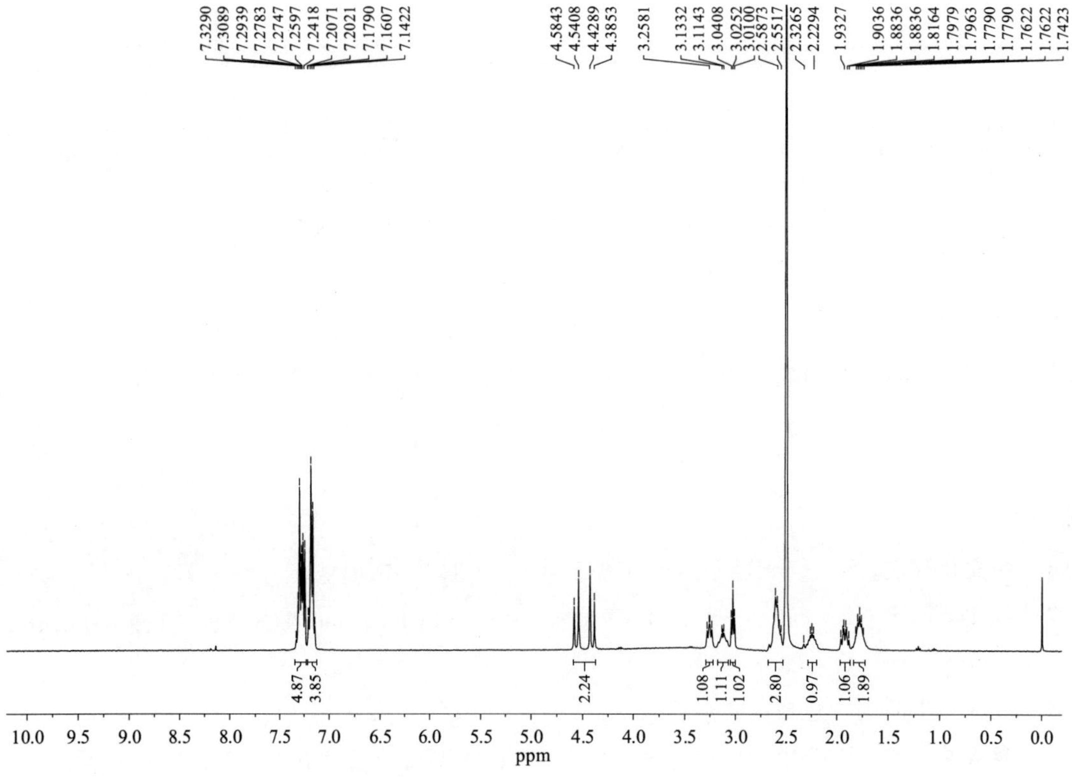

图 1 贝那普利拉的^{1}H NMR 谱（溶剂：CD_3SOCD_3）

^{1}H NMR：δ 7.35~7.23（Ar-H，m，5H），7.22~7.13（Ar-H，m，4H），4.56（H-11a，d，J=17.4 Hz，1H），4.41（H-11b，d，J=17.4 Hz，1H），3.26（H-9，m，1H），3.13（m，1H），3.03（H-13，m，1H），2.59（m，3H），2.25（m，1H），1.92（m，1H），1.86~1.70（m，2H）

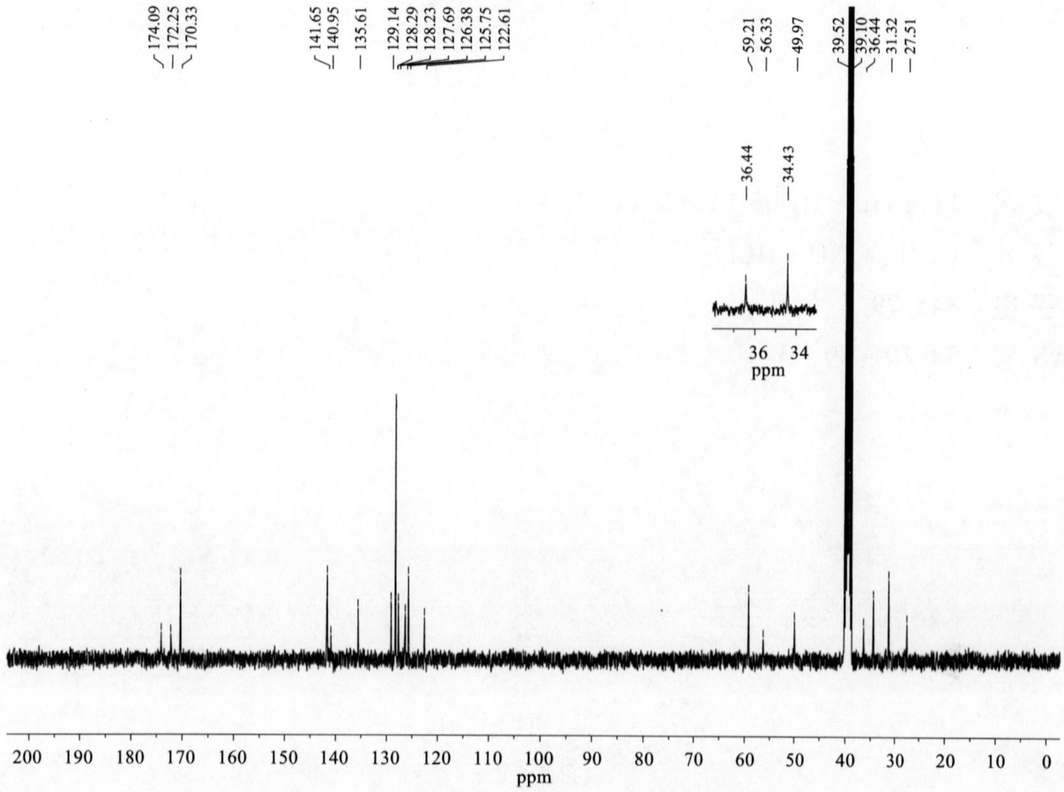

图2 贝那普利拉的[13]C NMR 谱（溶剂：CD_3SOCD_3）

^{13}C NMR：δ 174.09（C－16），172.25（C－12），170.33（C－10），141.65（C－1），140.95（C－17），135.61（C－6），129.14（C－5），128.29（C－18，22），128.23（C－19，21），127.69（C－3），126.38（C－20），125.75（C－2），122.61（C－4），59.21（C－11），56.33（C－13），49.97（C－9），36.44（C－8），34.43（C－7），31.32（C－15），27.51（C－14）

备注

1. **中文化学名** （3*S*）－3－［［［（1*S*）－1－乙氧羰基］－3－苯基丙基］氨基］－2,3,4,5－四氢－2－氧代－1*H*－1－苯并氮䓬－1－乙酸
2. **英文化学名** 3－（1－carboxy－3－phenyl－1（*S*）－propyl）amino－2,3,4,5－tetrahydro－2－oxo－1*H*－1－（3*S*）－benzazepine 1－acetic acid
3. **性状** 本品为白色结晶性粉末。
4. **对照品编号与批号** 100771－201001

盐酸氟西汀杂质 C

英文名 Fluoxetine Hydrochloride Impurity C

分子式 $C_{17}H_{18}F_3NO \cdot HCl$

分子量 345.79

CAS 号 54910-89-3

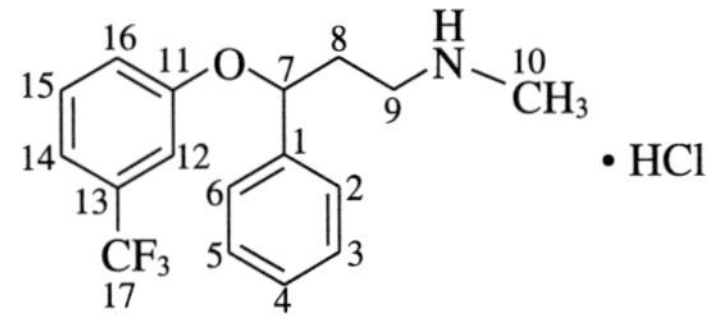

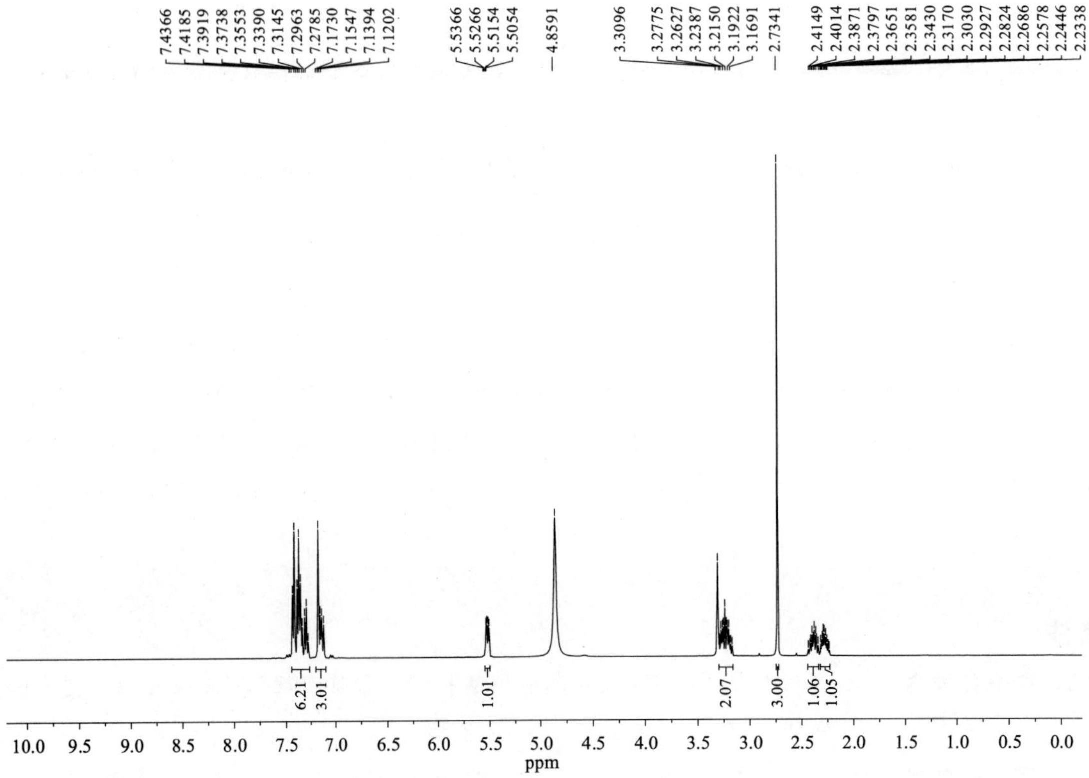

图 1 盐酸氟西汀杂质 C 的 ^{1}H NMR 谱（溶剂：CD_3OD）

^{1}H NMR：δ 7.45~7.27（Ar-H，m，6H），7.20~7.10（Ar-H，m，3H），5.52（H-7，dd，J=8.5，4.0 Hz，1H），3.30~3.16（H-9，m，2H），2.73（H-10，s，3H），2.39（H-8a，m，1H），2.27（H-8b，m，1H）

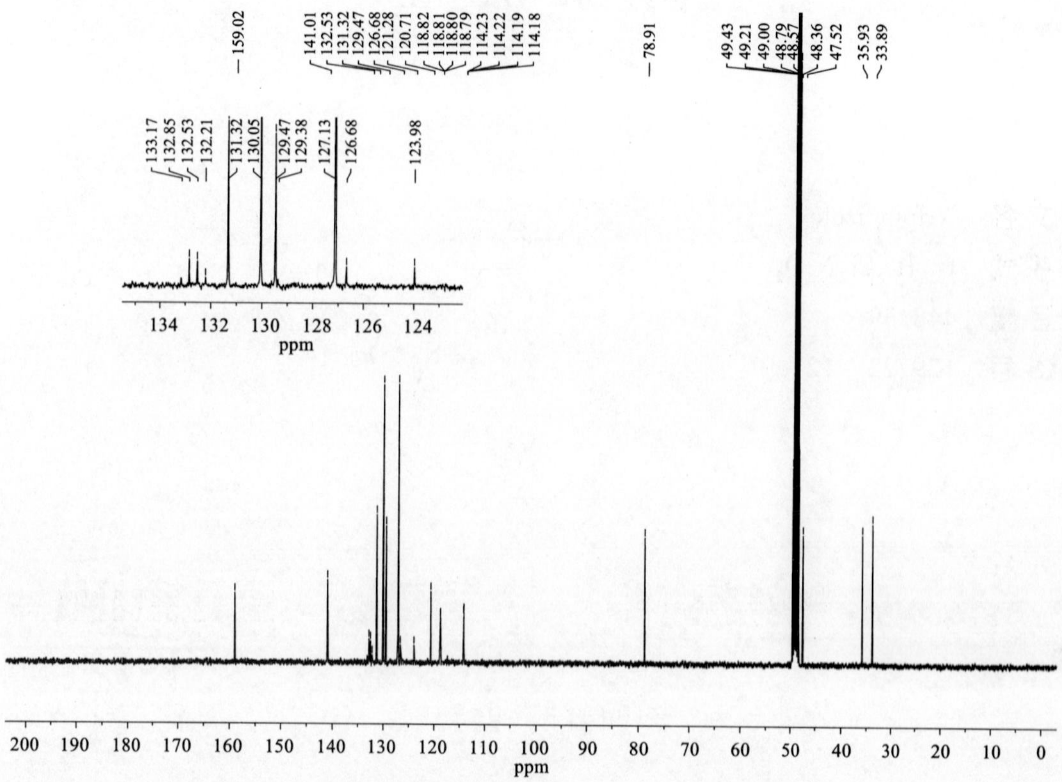

图 2　盐酸氟西汀杂质 C 的 ^{13}C NMR 谱（溶剂：CD_3OD）

^{13}C NMR：δ 159.02 (C－11)，141.01 (C－1)，132.69 (C－13，q，J＝32.3 Hz)，131.32 (C－15)，130.05 (C－3，5)，129.47 (C－4)，127.13 (C－2，6)，125.33 (C－17，q，J＝272.7 Hz)，120.71 (C－16)，118.81 (C－14，q，J＝3.9 Hz)，114.20 (C－12，q，J＝3.9 Hz) 78.91 (C－7)，47.52 (C－9)，35.93 (C－10)，33.89 (C－8)

备注

1. **中文化学名**　N－甲基－3－(3－三氟甲基苯氧基)－3－苯基丙胺盐酸盐
2. **英文化学名**　methyl[3－phenyl－3－[4－(trifluoromethyl)phenoxy]propyl]amine hydrochloride
3. **性状**　本品为白色结晶性粉末。
4. **对照品编号与批号**　100774－200401

阿 立 哌 唑

英文名 Aripiprazole

分子式 $C_{23}H_{27}Cl_2N_3O_2$

分子量 448.39

CAS 号 129722 - 12 - 9

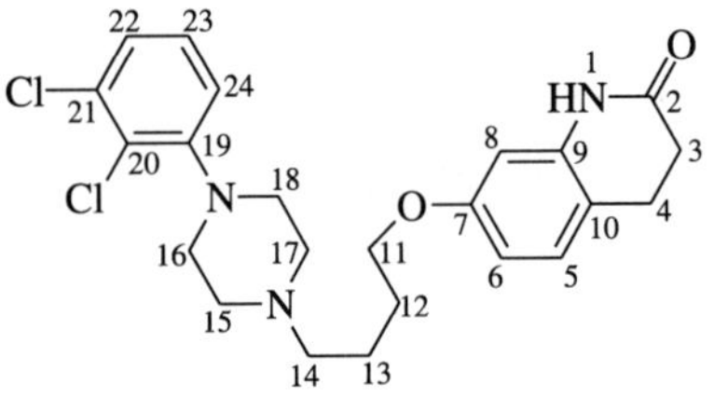

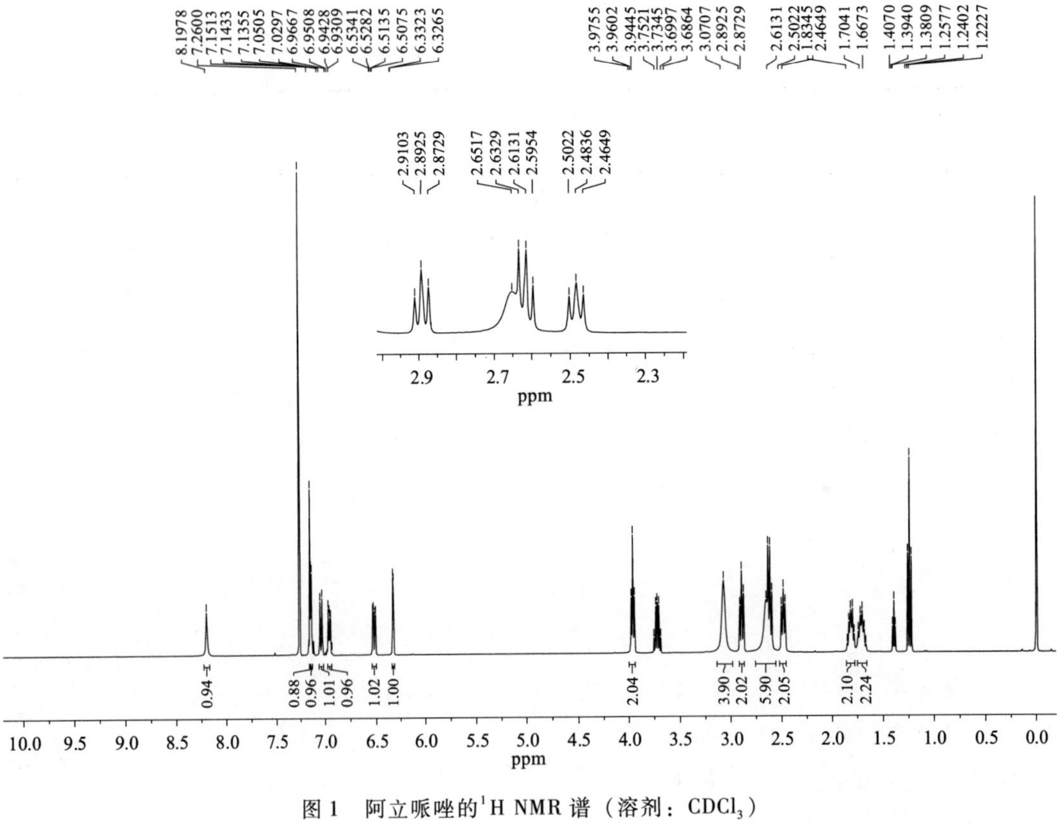

图 1 阿立哌唑的^{1}H NMR 谱（溶剂：$CDCl_3$）

^{1}H NMR：δ 8.20（NH，s，1H），7.15（H－23，d，J=6.4 Hz，1H），7.14（H－22，d，J=3.2 Hz，1H），7.04（H－5，d，J=8.3 Hz，1H），6.95（H－24，dd，J=6.4，3.2 Hz，1H），6.52（H－6，dd，J=8.3，2.4 Hz，1H），6.33（H－8，d，J=2.4 Hz，1H），3.96（H－11，t，J=6.2 Hz，2H），3.07（H－16，18，brs，4H），2.90（H－4，t，J=7.5 Hz，2H），2.65（H－15，17，brs，4H），2.61（H－3，t，J=7.5 Hz，2H），2.49（H－14，t，J=7.4 Hz，2H），1.87～1.77（H－12，m，2H），1.75～1.65（H－13，m，2H）

注：样品含有乙醇杂质，δ 3.72（CH_2，q，J=7.0 Hz，2H），1.24（CH_3，t，J=7.0 Hz，3H）

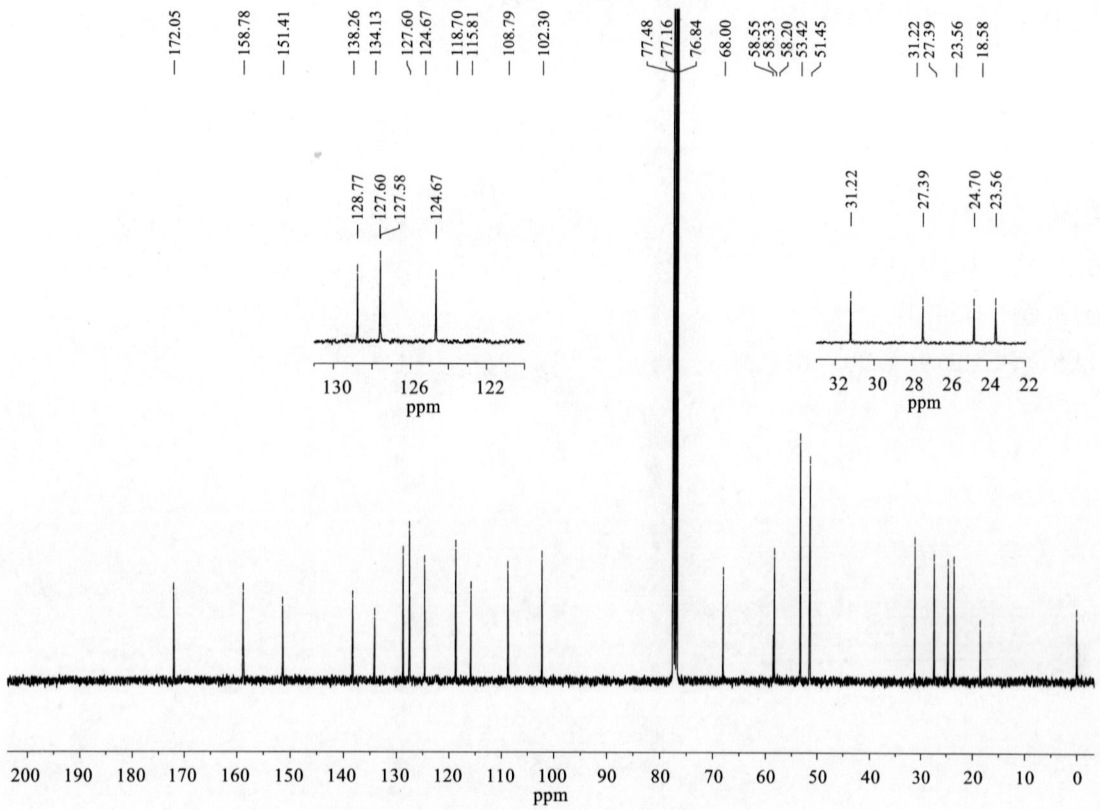

图 2 阿立哌唑的^{13}C NMR 谱（溶剂：$CDCl_3$）

^{13}C NMR：δ 172.05（C－2），158.78（C－7），151.41（C－19），138.26（C－9），134.13（C－20），128.77（C－5），127.60（C－21），127.58（C－23），124.67（C－22），118.70（C－24），115.81（C－10），108.79（C－6），102.30（C－8），68.00（C－11），58.20（C－14），53.42（C－15，17），51.45（C－16，18），31.22（C－3），27.39（C－12），24.70（C－4），23.56（C－13）

注：样品含有乙醇杂质，δ 58.55（CH_2），18.58（CH_3）

备注

1. **中文化学名** 7－[4－[4－(2,3－二氯苯基)－1－哌嗪基]丁氧基]－3,4－二氢喹啉酮
2. **英文化学名** 7－[4－[4－(2,3－dichlorophenyl)－1－piperazinyl]butoxy]－3,4－dihydrocarbostyril
3. **性状** 本品为白色或类白色结晶性粉末；无臭。
4. **溶解性** 本品在三氯甲烷中易溶，在甲醇或丙酮中微溶，在乙腈或无水乙醇中极微溶解，在水、0.1 mol/L 盐酸溶液或 0.1 mol/L 氢氧化钠溶液中几乎不溶。
5. **对照品编号与批号** 100776－200501

参考文献

[1] 李剑峰,刘爱祥,夏广新,等.阿立哌唑的谱学研究.光谱学与光谱分析,2007,5:007(^{1}H NMR,^{13}C NMR).

醋 氯 芬 酸

英文名　Aceclofenac

分子式　$C_{16}H_{13}Cl_2NO_4$

分子量　354.18

CAS 号　89796 - 99 - 6

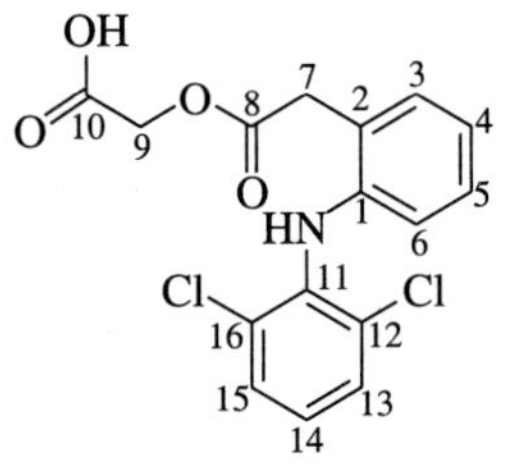

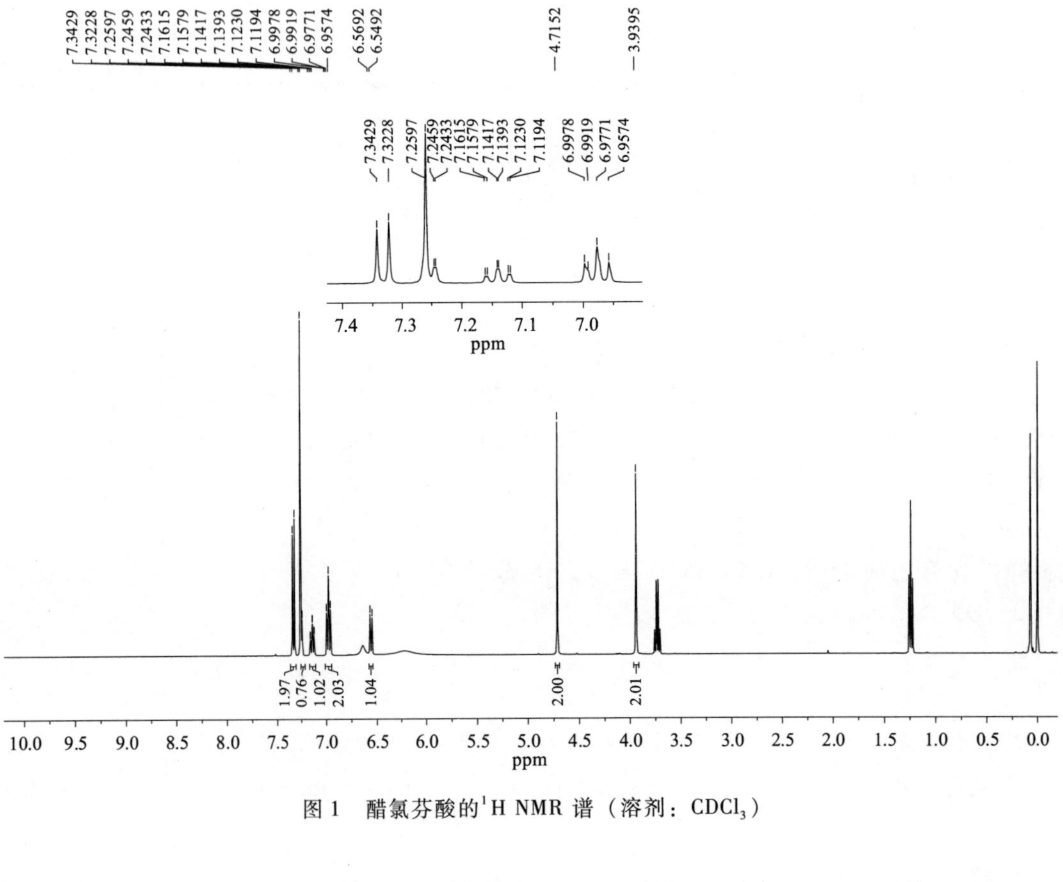

图 1　醋氯芬酸的^{1}H NMR 谱（溶剂：$CDCl_3$）

^{1}H NMR：δ 7.33（H - 13，15，d，J = 8.1 Hz，2H），7.24（H - 3，d，J = 1.4 Hz，1H），7.14（H - 14，td，J = 8.0，1.4 Hz，1H），6.98（H - 4，5，m，2H），6.56（H - 6，d，J = 8.0 Hz，1H），4.72（H - 9，s，2H），3.94（H - 7，s，2H）

注：样品含有乙醇杂质，δ 3.75（CH_2，q，J = 7.0 Hz，2H），1.24（CH_3，t，J = 7.0 Hz，3H）

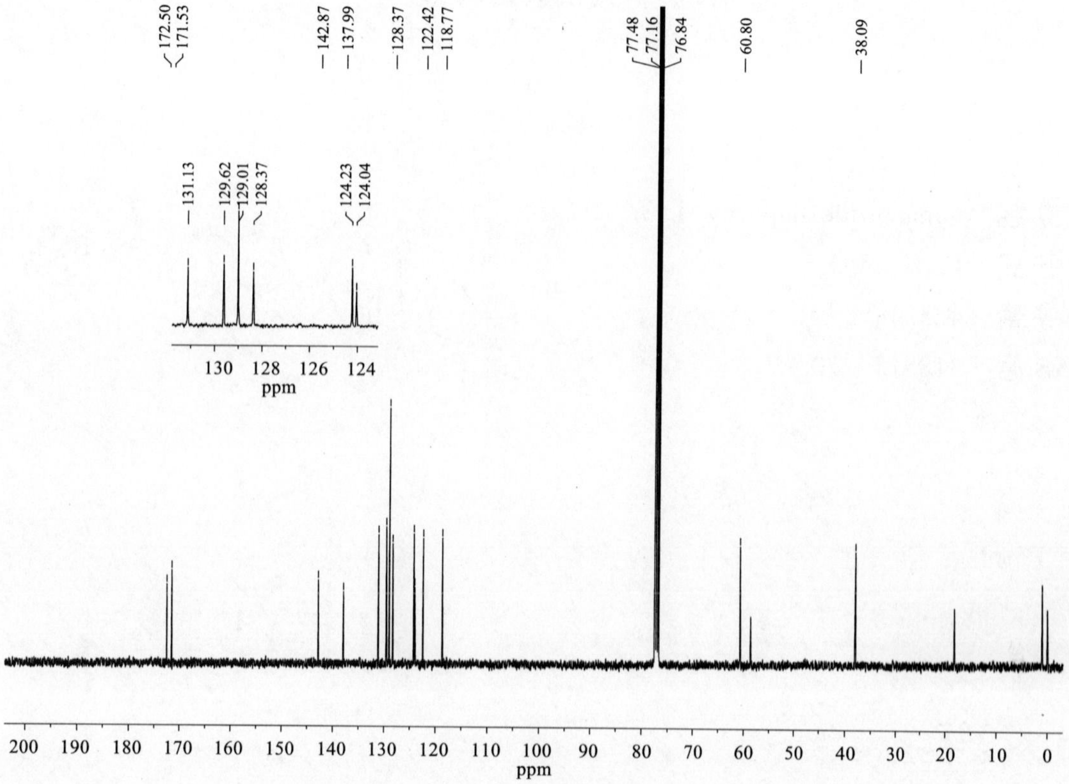

图 2 醋氯芬酸的^{13}C NMR 谱（溶剂：$CDCl_3$）

^{13}C NMR：δ 172.50（C－10），171.53（C－8），142.87（C－1），137.99（C－11），131.13（C－3），129.62（C－12，16），129.01（C－13，15），128.37（C－5），124.23（C－2），124.04（C－14），122.42（C－6），118.77（C－4），60.80（C－9），38.09（C－7）

备注

1. **中文化学名** 2－[[2,6－二氯苯基]氨基]苯乙酰氧基乙酸
2. **英文化学名** 2－[2－[2－(2,6－dichlorophenyl) aminophenyl] acetyl] oxyacetic acid
3. **性状** 本品为白色或类白色结晶性粉末。
4. **溶解性** 本品在乙醇中略溶，在三氯甲烷中微溶，在水、稀盐酸溶液与稀氢氧化钠溶液中不溶。
5. **对照品编号与批号** 100777－200401

格列美脲杂质 I

英文名 Glimepiride Impurity Ⅰ

分子式 $C_{19}H_{25}N_{3}O_{6}S$

分子量 423.48

CAS 号 318515 - 70 - 7

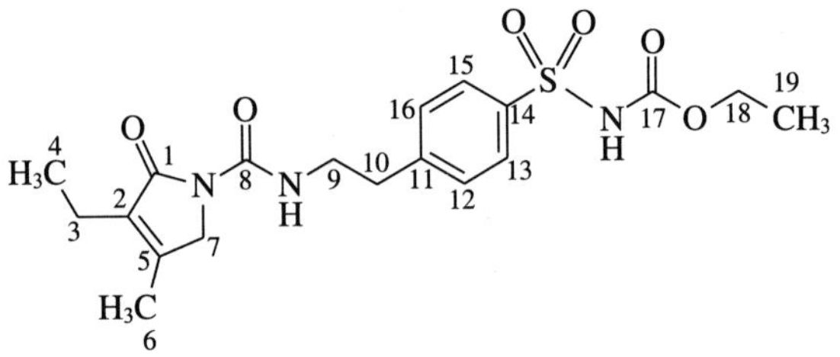

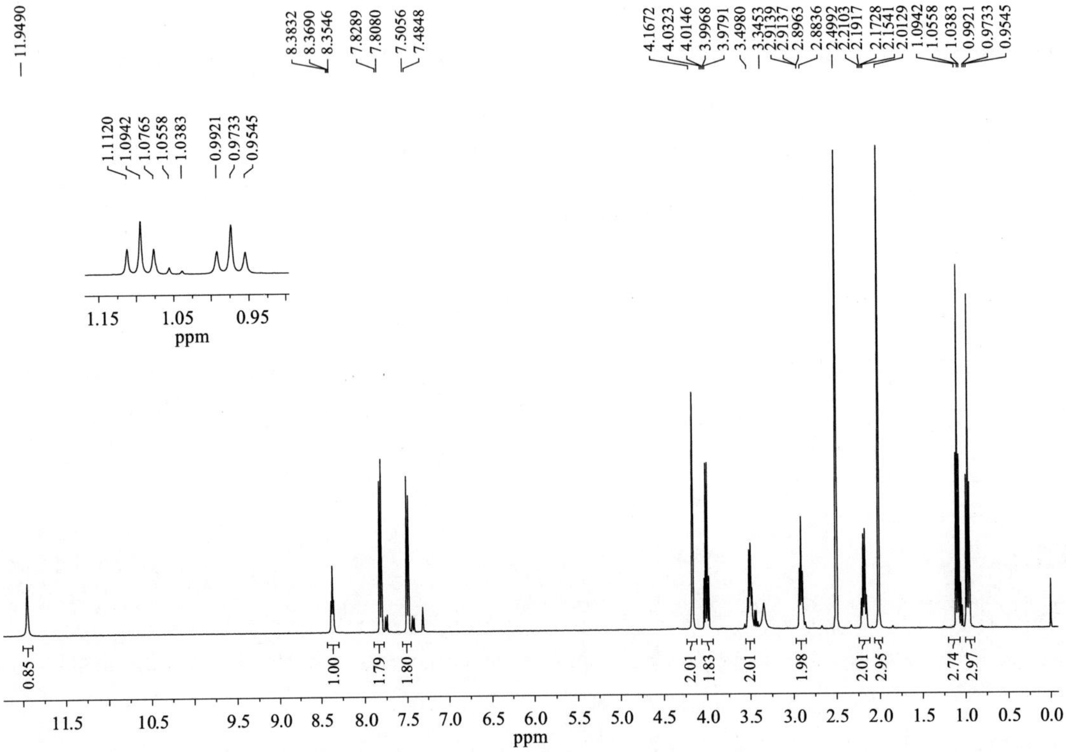

图 1 格列美脲杂质 I 的^{1}H NMR 谱（溶剂：CD_3SOCD_3）

^{1}H NMR：δ 11.95（SO_2NH，brs，1H），8.37（CONH，t，J=5.7 Hz，1H），7.82（H－13，15，d，J=8.3 Hz，2H），7.50（H－12，16，d，J=8.3 Hz，2H），4.17（H－7，s，2H），4.01（H－18，q，J=7.1 Hz，2H），3.55～3.46（H－9，m，2H），2.91（H－10，t，J=7.1 Hz，2H），2.18（H－3，q，J=7.5 Hz，2H），2.01（H－6，s，3H），1.06（H－19，t，J=7.1 Hz，3H），0.97（H－4，t，J=7.5 Hz，3H）

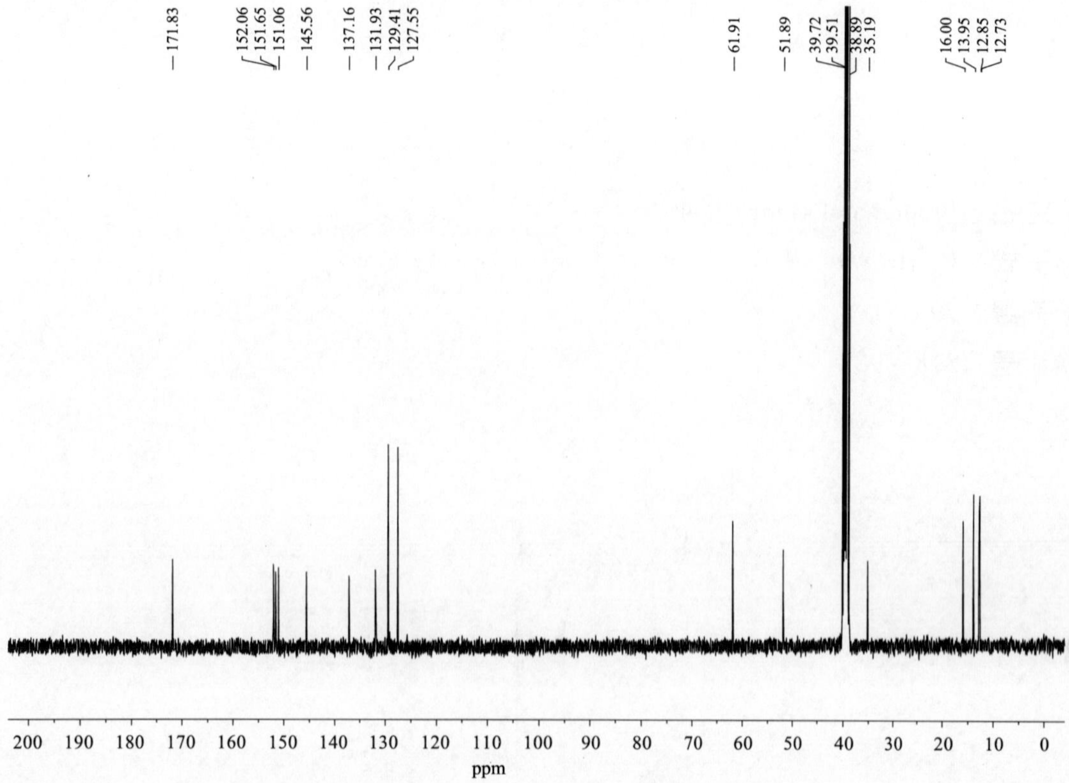

图 2 格列美脲杂质 I 的 ^{13}C NMR 谱（溶剂：CD_3SOCD_3）

^{13}C NMR：δ 171.83（C－1），152.06（C－17），151.65（C－5），151.06（C－8），145.56（C－11），137.16（C－17），131.93（C－2），129.41（C－12，16），127.55（C－13，15），61.91（C－18），51.89（C－7），39.72（C－9），35.19（C－10），16.00（C－3），13.95（C－6），12.85（C－19），12.73（C－4）

备注

1. 中文化学名 4－[2－(3－乙基－4－甲基－2－氧－3－吡咯啉－1－甲基酰胺基)乙基]苯磺酰胺甲酸乙酯

2. 英文化学名 ehyl[4－[2－(3－ethyl－4－methyl－2－oxo－2,5－dihydro－1*H*－pyrrole－1－carboxamido)ethyl]phenyl]sulfonylcarbamate

3. 性状 本品为白色结晶性粉末。

4. 对照品编号与批号 100781－200501

盐酸普萘洛尔

英文名 Propranolol Hydrochloride

分子式 $C_{16}H_{21}NO_2 \cdot HCl$

分子量 295.81

CAS 号 318 - 98 - 9

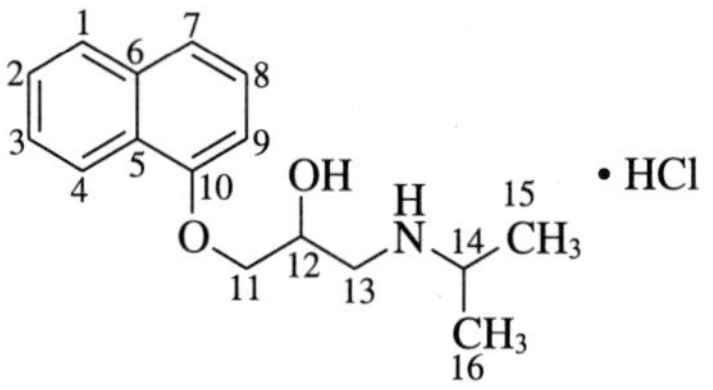

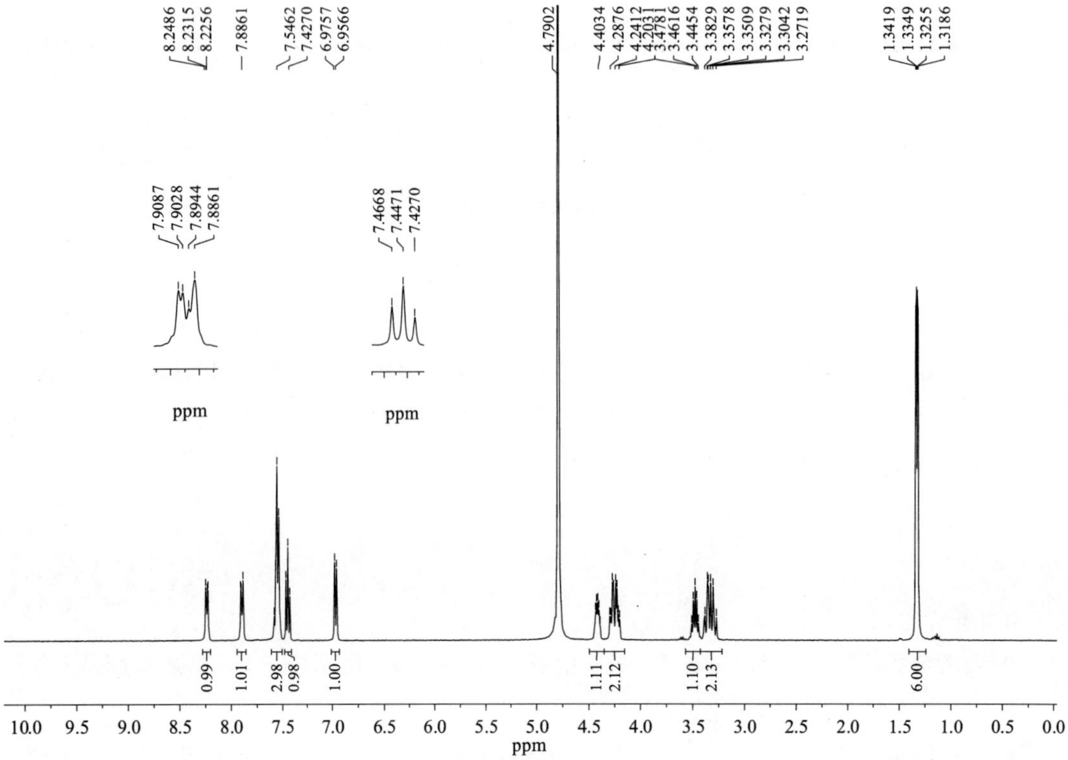

图 1 盐酸普萘洛尔的 ^{1}H NMR 谱（溶剂：D_2O）

^{1}H NMR：δ 8.24（H - 4，m，1H），7.90（H - 1，dd，J = 6.2，2.9 Hz，1H），7.59 ~ 7.52（H - 2，3，7，m，3H），7.45（H - 8，t，J = 8.0 Hz，1H），6.97（H - 9，d，J = 7.6 Hz，1H），4.42（H - 12，m，1H），4.32 ~ 4.18（H - 11，m，2H），3.48（H - 14，m，1H），3.33（H - 13，dt，J = 22.4，11.5 Hz，2H），1.33（H - 15，16，dd，J = 6.5，2.8 Hz，6H）

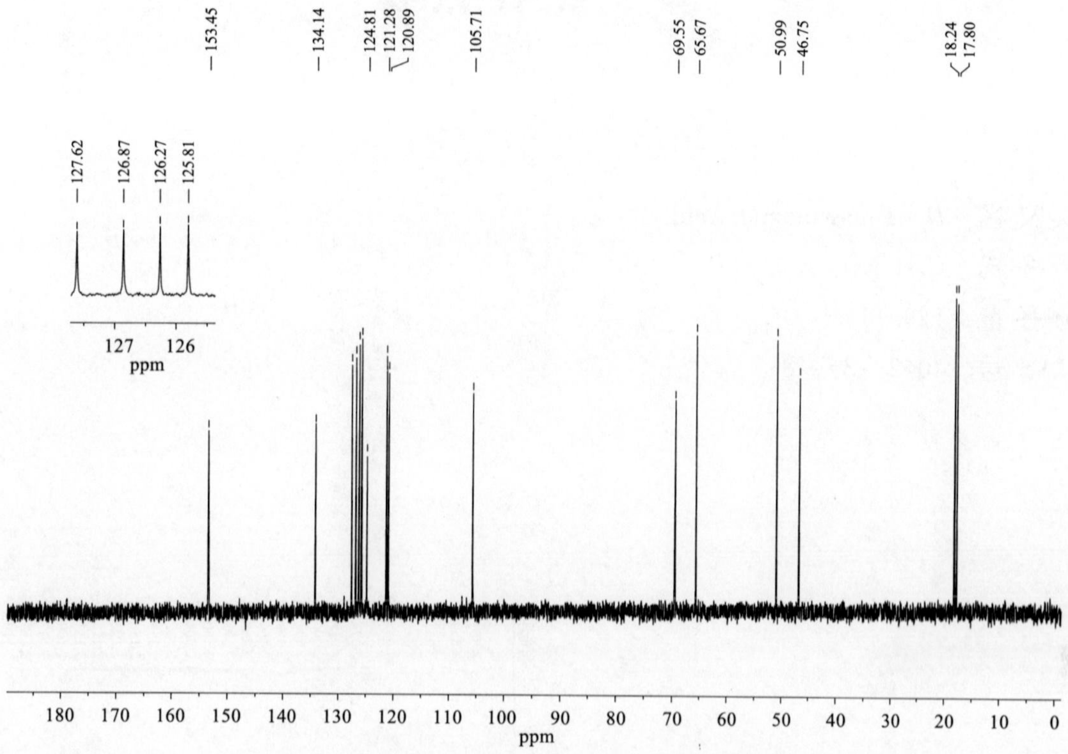

图 2　盐酸普萘洛尔的^{13}C NMR 谱（溶剂：D_2O）

^{13}C NMR：δ 153.45（C－10），134.14（C－6），127.62（C－5），126.87（C－1），126.27（C－2），125.81（C－8），124.81（C－3），121.28（C－4），120.89（C－7），105.71（C－9），69.55（C－11），65.67（C－12），50.99（C－13），46.75（C－14），18.24（C－15），17.80（C－16）

备注

1. 中文化学名　1－异丙氨基－3－(1－萘氧基)－2－丙醇盐酸盐

2. 英文化学名　1－(isopropylamino)－3－(1－naphthyloxy)－2－propanol hydrochloride

3. 性状　本品为白色或类白色的结晶性粉末；无臭，味微甜后苦。

4. 溶解性　本品在水或乙醇中溶解，在三氯甲烷中微溶。

5. 对照品编号与批号　100783－201202

参 考 文 献

[1] Hu J, Cheng Y, Wu Q. Host－guest chemistry of dendrimer－drug complexes 3 competitive binding of multiple drugs by a single dendrimer for combination therapy. J phys chem B, 2009, 113: 14172.

[2] Hu J, Cheng Y, Wu Q. Host－guest chemistry of dendrimer－drug complexes 2 effects of molecular properties of guests and surface functionalities of dendrimers. J Phys Chem B, 2009, 113: 10650.

D - 焦谷氨酸

英文名 *D* - Pyroglutamic Acid

分子式 $C_5H_7NO_3$

分子量 129. 11

CAS 号 4042 - 36 - 8

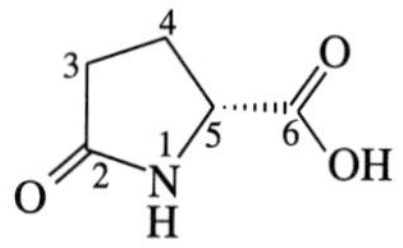

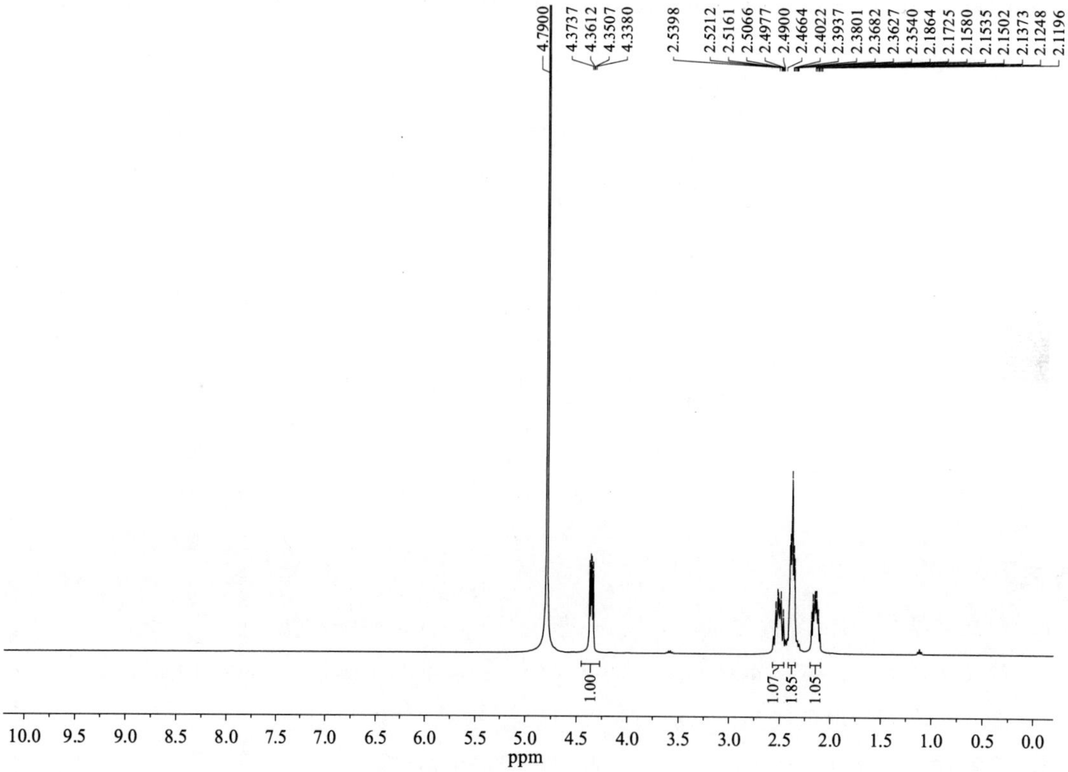

图 1 *D* - 焦谷氨酸的^{1}H NMR 谱（溶剂：D_2O）

^{1}H NMR：δ 4. 36（H - 5，dd，*J* = 9. 2，5. 0 Hz，1H），2. 51（H - 4a，m，1H），2. 45 ~ 2. 30（H - 3，m，2H），2. 15（H - 4b，m，1H）

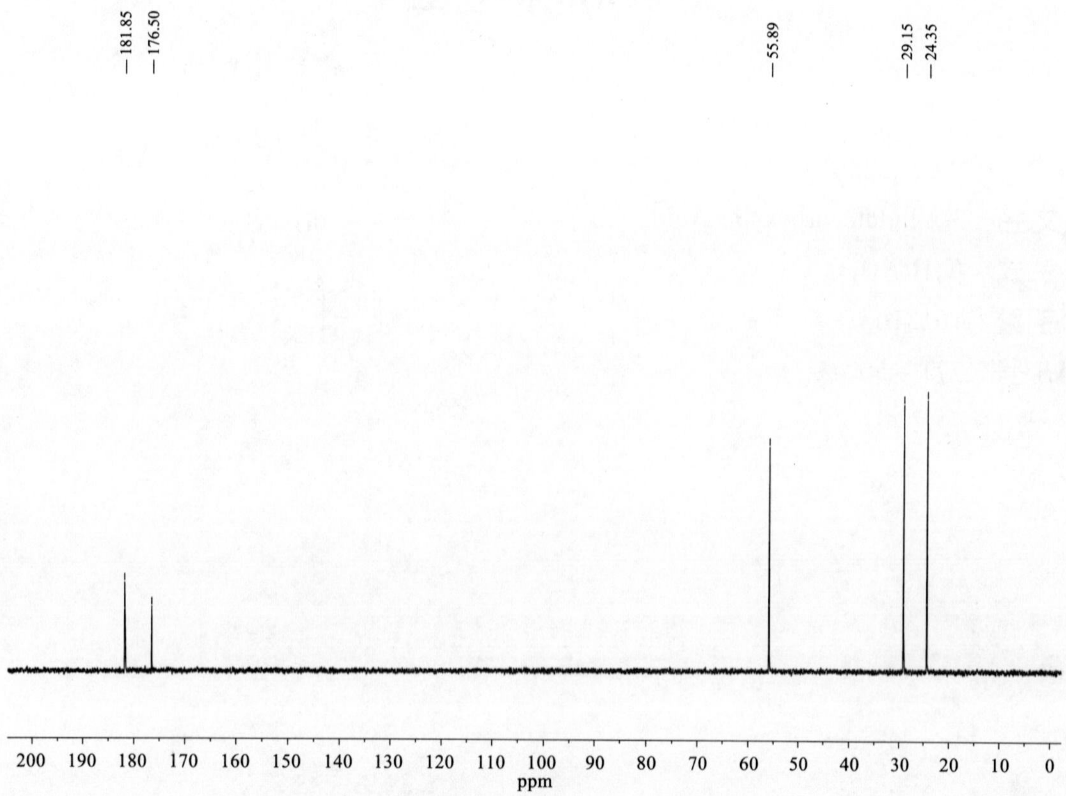

图 2 *D*－焦谷氨酸的 ^{13}C NMR 谱（溶剂：D_2O）

^{13}C NMR：δ 181.85（C－2），176.50（C－6），55.89（C－5），29.15（C－3），24.35（C－4）

备注

1. 中文化学名 *D*－5－羧酸吡咯烷酮

2. 英文化学名 2－pyrrolidone－5－carboxylic acid

3. 性状 本品为白色结晶性粉末。

4. 对照品编号与批号 100785－200701

参 考 文 献

[1] http://sdbs.db.aist.go.jp/sdbs/cgi－bin/direct_frame_top.cgi(SDBS)(^{1}H NMR, ^{13}C NMR).

3-吲哚甲酸

英文名 3-Indolecarboxylic Acid

分子式 $C_9H_7NO_2$

分子量 161.16

CAS 号 771-50-6

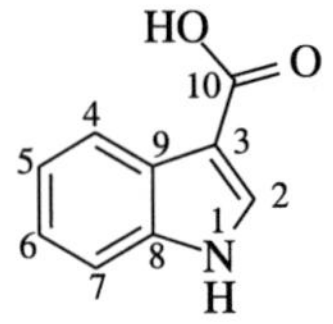

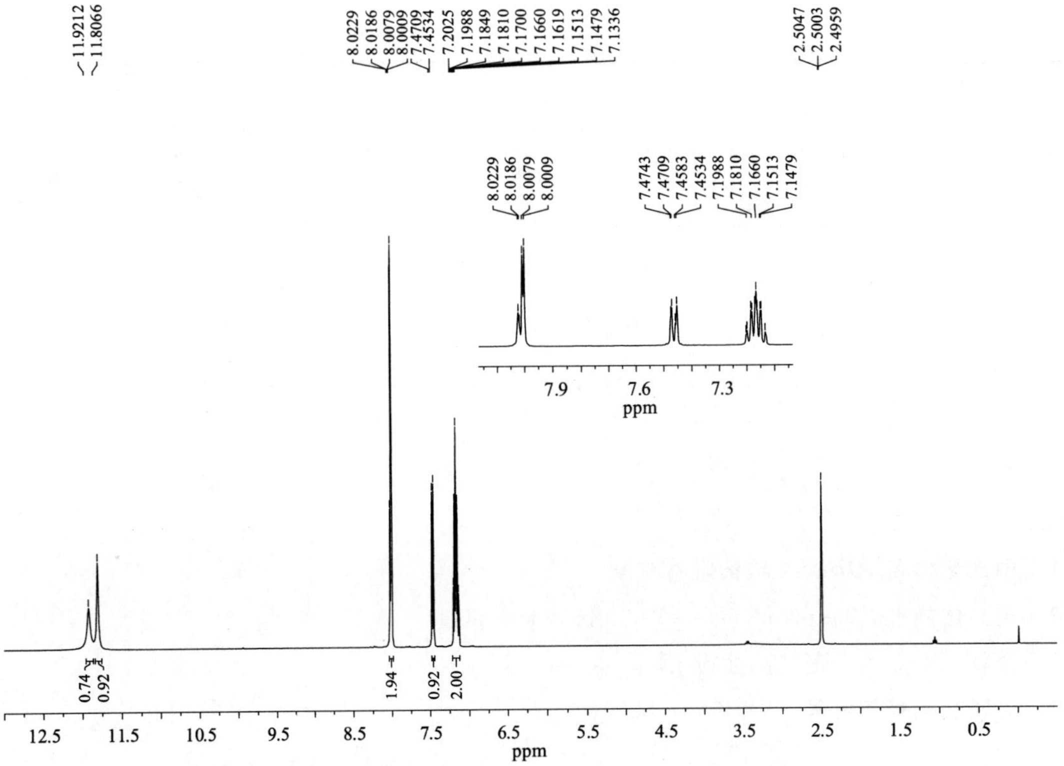

图 1 3-吲哚甲酸的^{1}H NMR 谱（溶剂：CD_3SOCD_3）

^{1}H NMR：δ 11.92（OH，brs，1H），11.81（H-1，s，1H），8.01（H-2，4，m，2H），7.46（H-7，dd，J=6.7，1.7 Hz，1H），7.21～7.12（H-5，6，m，2H）

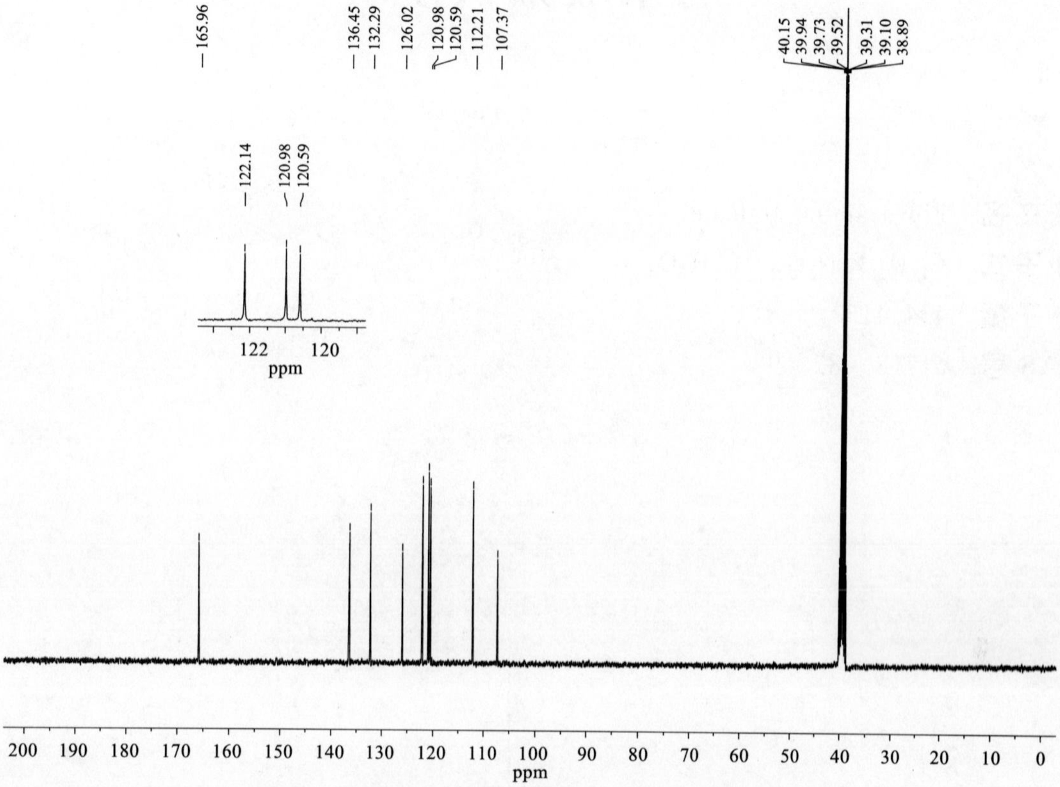

图2 3-吲哚甲酸的^{13}C NMR谱（溶剂：CD_3SOCD_3）

^{13}C NMR：δ 165.96（C-10），136.45（C-9），132.29（C-2），126.02（C-8），122.14（C-5），120.98（C-6），120.59（C-4），112.21（C-7），107.37（C-3）

备注

1. **性状** 本品为类白色结晶性粉末。
2. **对照品编号与批号** 100788-200501

参考文献

[1] 杨胜祥.苦楝内生真菌和动物放线菌次生代谢产物及其生物活性的研究.西北农林科技大学博士学位论文,2011(^{1}H NMR,^{13}C NMR).

马来酸氟伏沙明

英文名 Fluvoxamine Maleate

分子式 $C_{15}H_{21}F_3N_2O_2 \cdot C_4H_4O_4$

分子量 434.41

CAS 号 61718-82-9

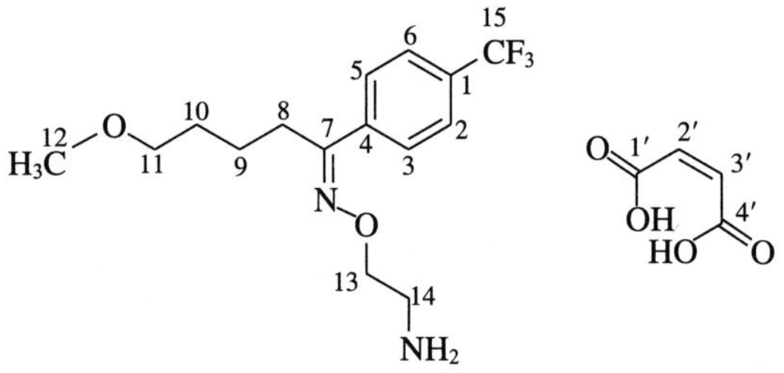

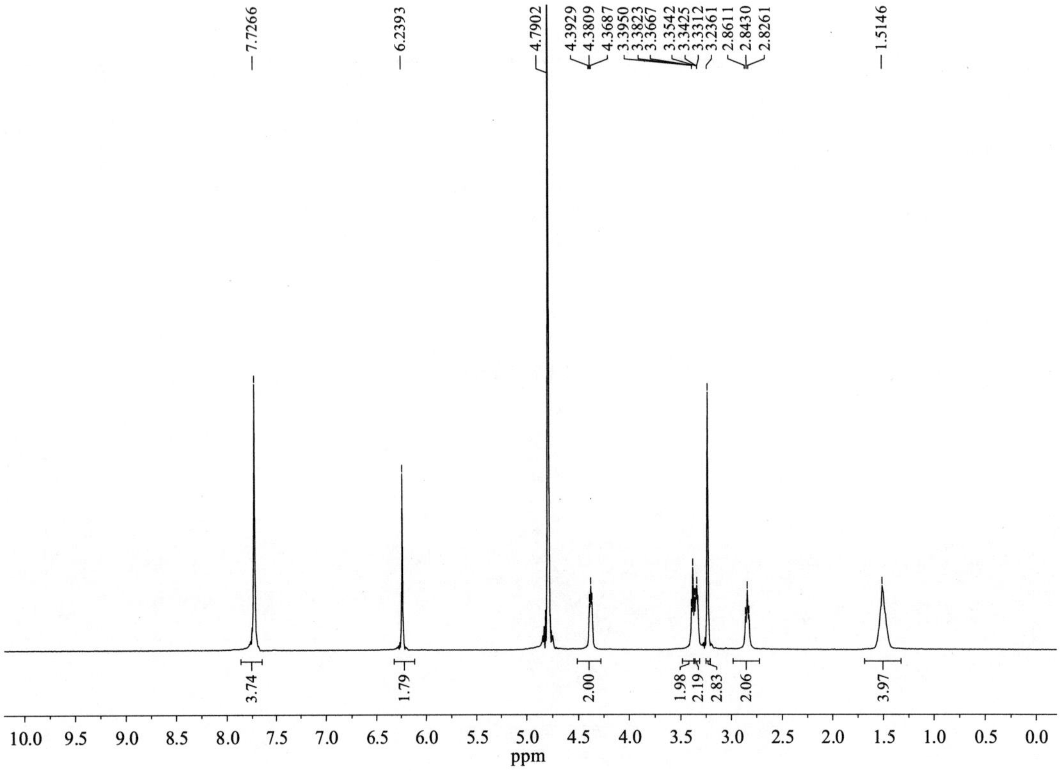

图 1 马来酸氟伏沙明的 ^{1}H NMR 谱（溶剂：D_2O）

^{1}H NMR：δ 7.73（H-2, 3, 5, 6, s, 4H），6.24（H-2′, 3′, s, 2H），4.38（H-13, t, J=4.8 Hz, 2H），3.38（H-11, t, J=5.7 Hz, 2H），3.34（H-14, t, J=4.8 Hz, 2H），3.24（H-12, s, 3H），2.84（H-8, t, J=7.0 Hz, 2H），1.51（H-9, 10, m, 4H）

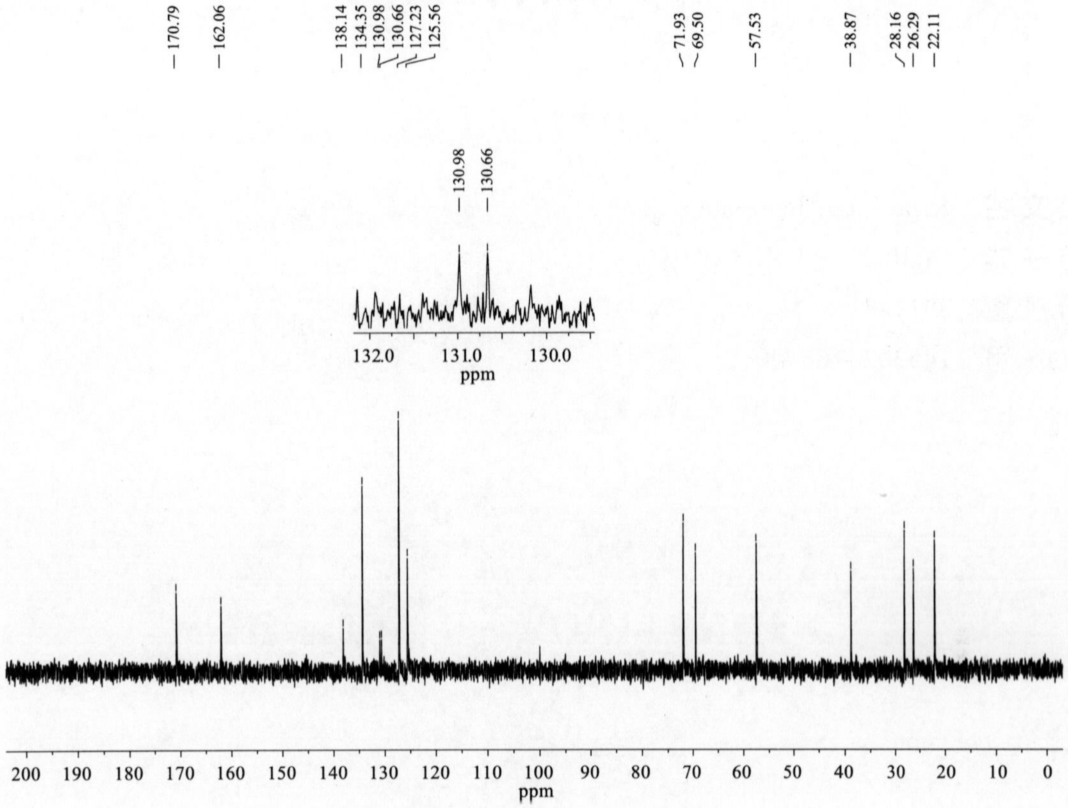

图 2 马来酸氟伏沙明的^{13}C NMR 谱（溶剂：D_2O）

^{13}C NMR：δ 170.79（C－1′，4′），162.06（C－7），138.14（C－4），134.35（C－2′，3′），130.82（C－1），127.23（C－3，5），125.56（C－2，6，15），71.93（C－13），69.50（C－11），57.53（C－12），38.87（C－14），28.16（C－8），26.29（C－10），22.11（C－9）

备注

1. 中文化学名 （*E*）－5－甲氧基－4′－三氟甲基苯戊酮－氧－(2－氨乙酰基肟)马来酸盐

2. 英文化学名 （*E*）－5－methoxy－4′－trifluoromethylvalerophenone－*O*－2－aminoethyloxime maleate

3. 性状 本品为白色或类白色结晶性粉末；无臭。

4. 溶解性 本品在甲醇、乙醇中易溶，在水中略溶。

5. 对照品编号与批号 100792－200601

苯甲酸利扎曲坦

英文名 Rizatriptan Benzoate

分子式 $C_{15}H_{19}N_5 \cdot C_6H_5COOH$

分子量 391.47

CAS 号 145202-66-0

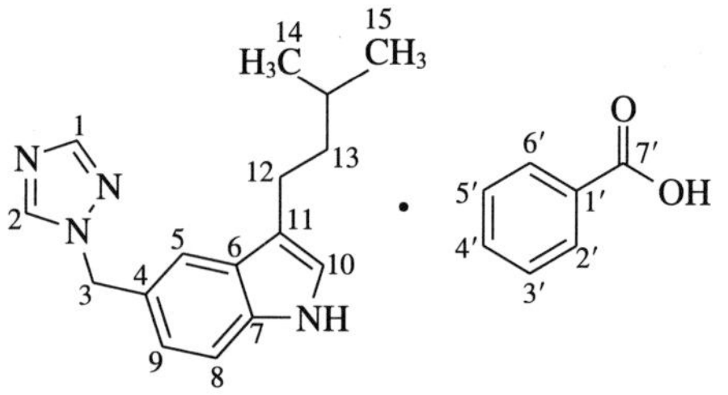

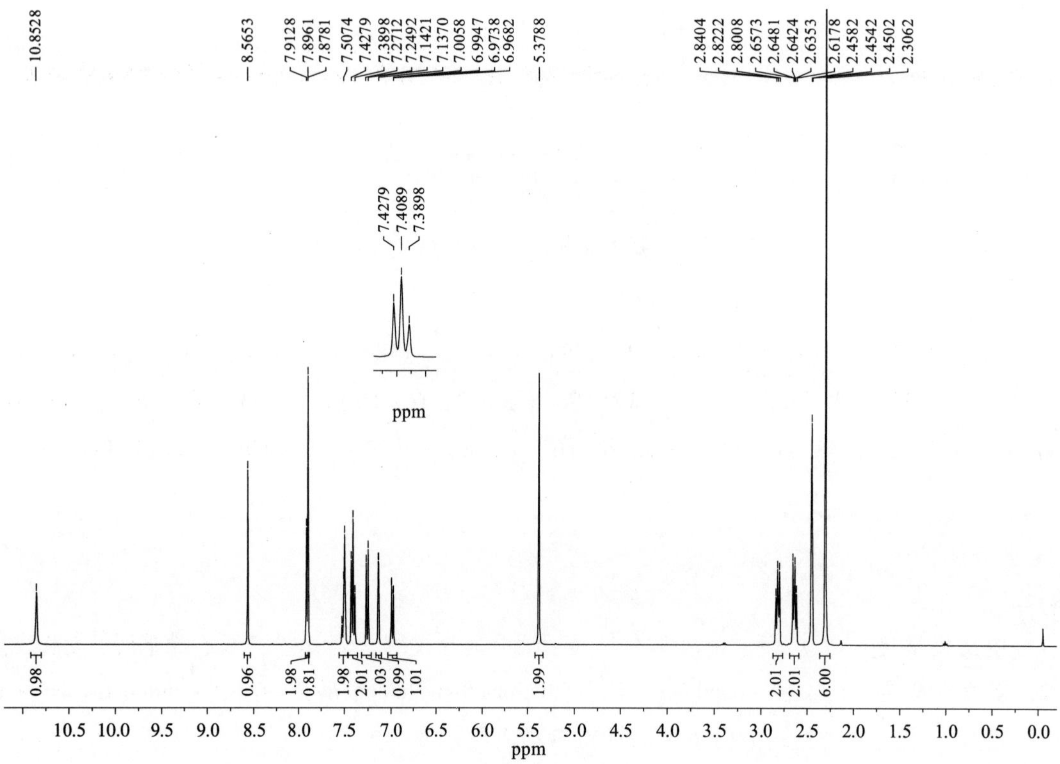

图 1 苯甲酸利扎曲坦的^{1}H NMR 谱（溶剂：CD_3SOCD_3）

^{1}H NMR：δ 10.85（OH, s, 1H），8.57（H-1, s, 1H），7.91（H-2, s, 1H），7.90（H-6′, 2′, d, J=7.6 Hz, 2H），7.56～7.44（H-9, 4′, m, 2H），7.41（H-3′, 5′, t, J=7.6 Hz, 2H），7.26（H-8, d, J=8.3 Hz, 1H），7.14（H-10, d, J=2.0 Hz, 1H），6.99（H-5, dd, J=8.3, 1.2 Hz, 1H），5.38（H-3, s, 2H），2.88～2.77（H-13, m, 2H），2.69～2.58（H-12, m, 2H），2.31（H-14, 15, s, 6H）

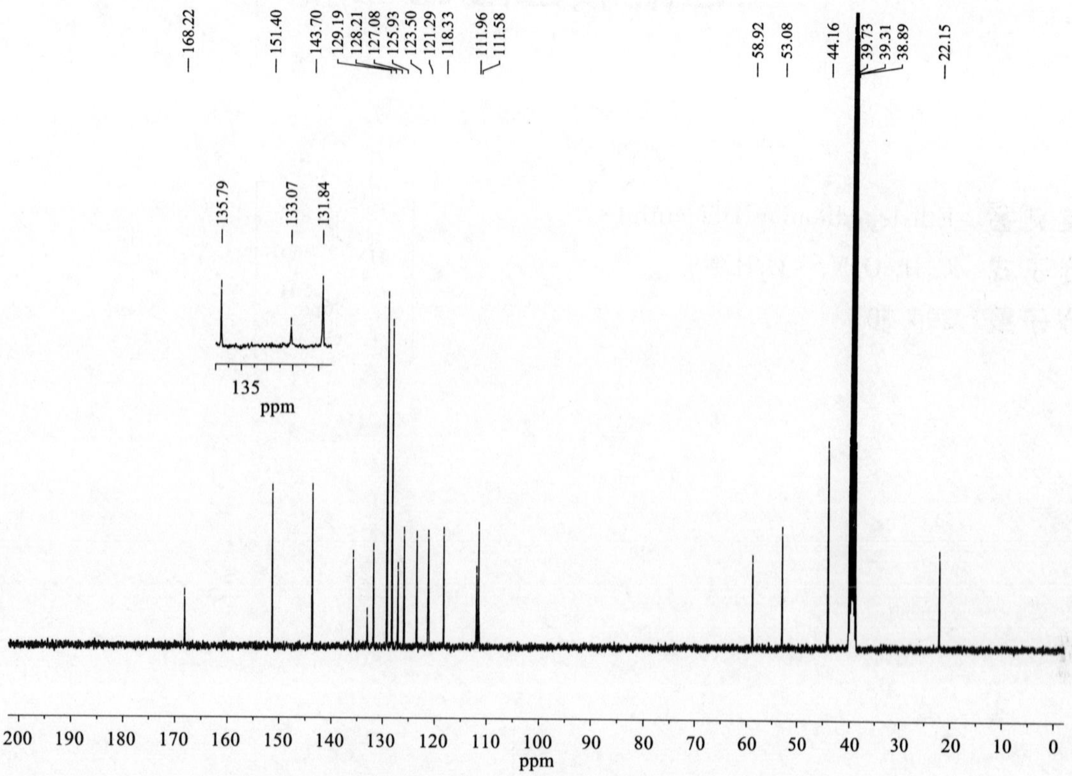

图 2 苯甲酸利扎曲坦的^{13}C NMR 谱（溶剂：CD_3SOCD_3）

^{13}C NMR：δ 168.22（C－7′），151.40（C－1），143.70（C－2），135.79（C－11），133.07（C－9），131.84（C－4′），129.19（C－6′，2′），128.21（C－3′，5′），127.08（C－4），125.93（C－1′），123.50（C－5），121.29（C－7），118.33（C－6），111.96（C－8），111.58（C－11），58.92（C－13），53.08（C－3），44.16（C－14，15），22.15（C－12）

备注

1. **中文化学名** *N*,*N*－二甲基－2－［5－（1,2,4－三唑－1－基甲基）－1*H*－吲哚－3－基］乙胺苯甲酸盐
2. **英文化学名** *N*,*N*－dimethyl－2－［5－（1,2,4－triazol－1－ylmethyl）－1*H*－indol－3yl］ethylamine monobenzoate
3. **性状** 本品为白色或类白色结晶性粉末。
4. **溶解性** 本品在水或甲醇中溶解，在乙醇中略溶，在乙酸乙酯中极微溶解；在 0.1 mol/L 盐酸溶液中微溶。
5. **对照品编号与批号** 100793－200501

二乙酰胺乙酸乙二胺

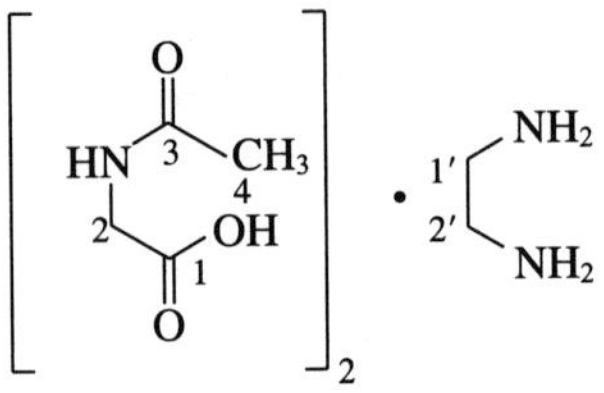

英文名　Ethylenediamine Diaceturate

分子式　$C_8H_{14}O_6N_2 \cdot C_2H_8N_2$

分子量　294.30

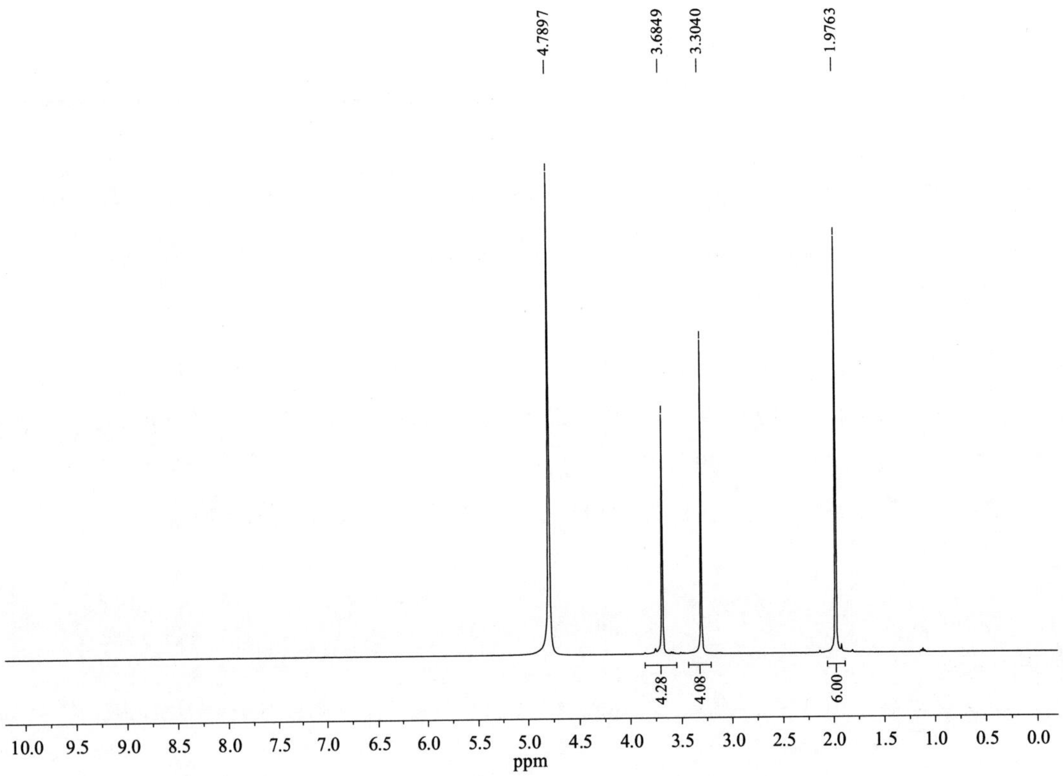

图1　二乙酰胺乙酸乙二胺的^{1}H NMR谱（溶剂：D_2O）

^{1}H NMR：δ 3.68 (H-2, s, 4H), 3.30 (H-1′, 2′, s, 4H), 1.98 (H-4, s, 6H)

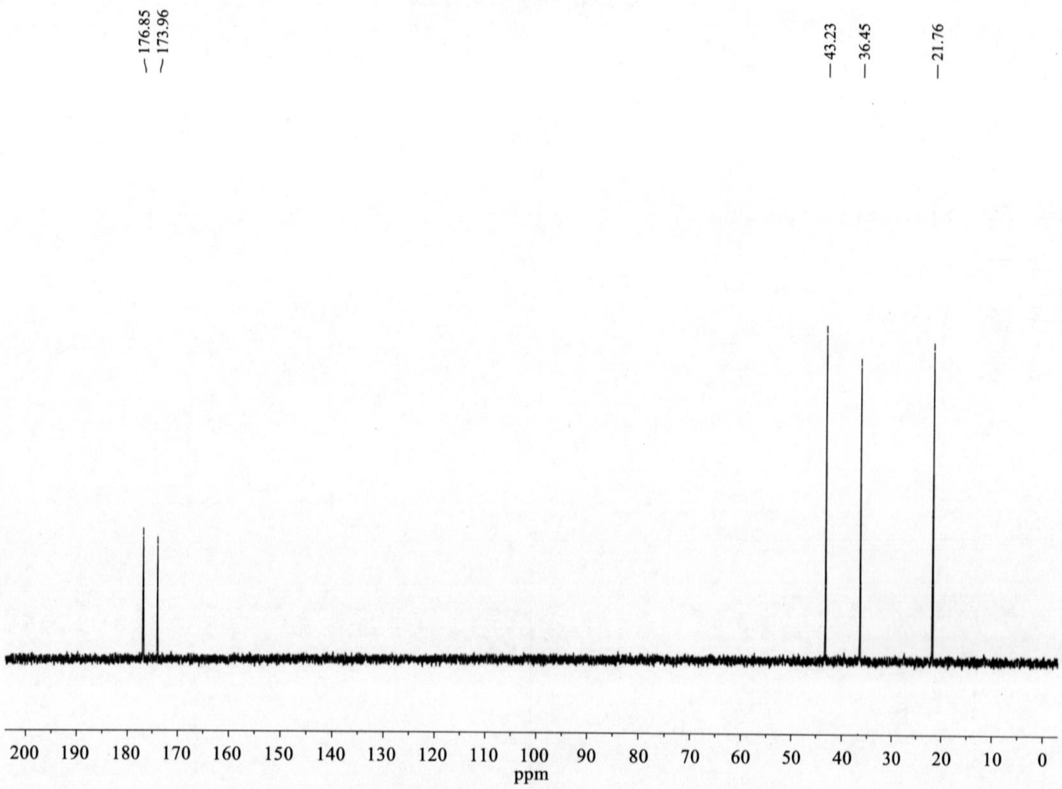

图 2　二乙酰胺乙酸乙二胺的 ^{13}C NMR 谱（溶剂：D_2O）

^{13}C NMR：δ 176.85（C－1），173.96（C－3），43.23（C－1′，2′），36.45（C－2），21.76（C－4）

备注

1．性状　本品为白色粉末；微臭，味涩微酸。

2．溶解性　本品在水中易溶，在乙醇、三氯甲烷、乙醚或丙酮中几乎不溶。

3．对照品编号与批号　100795－200401

氟伐他汀钠

英文名 Fluvastatin Sodium

分子式 $C_{24}H_{25}FNNaO_4$

分子量 433.45

CAS 号 93957－55－2

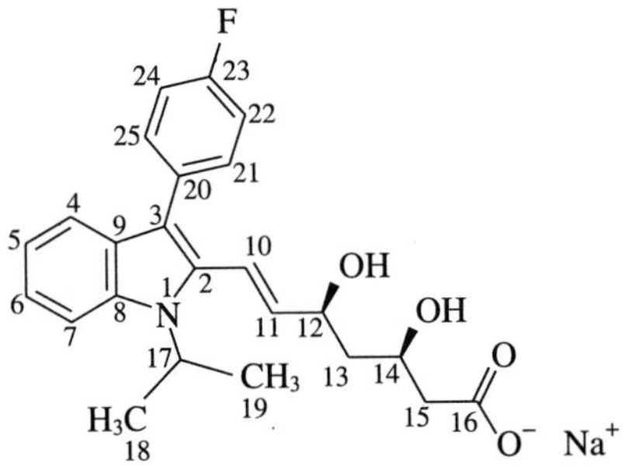

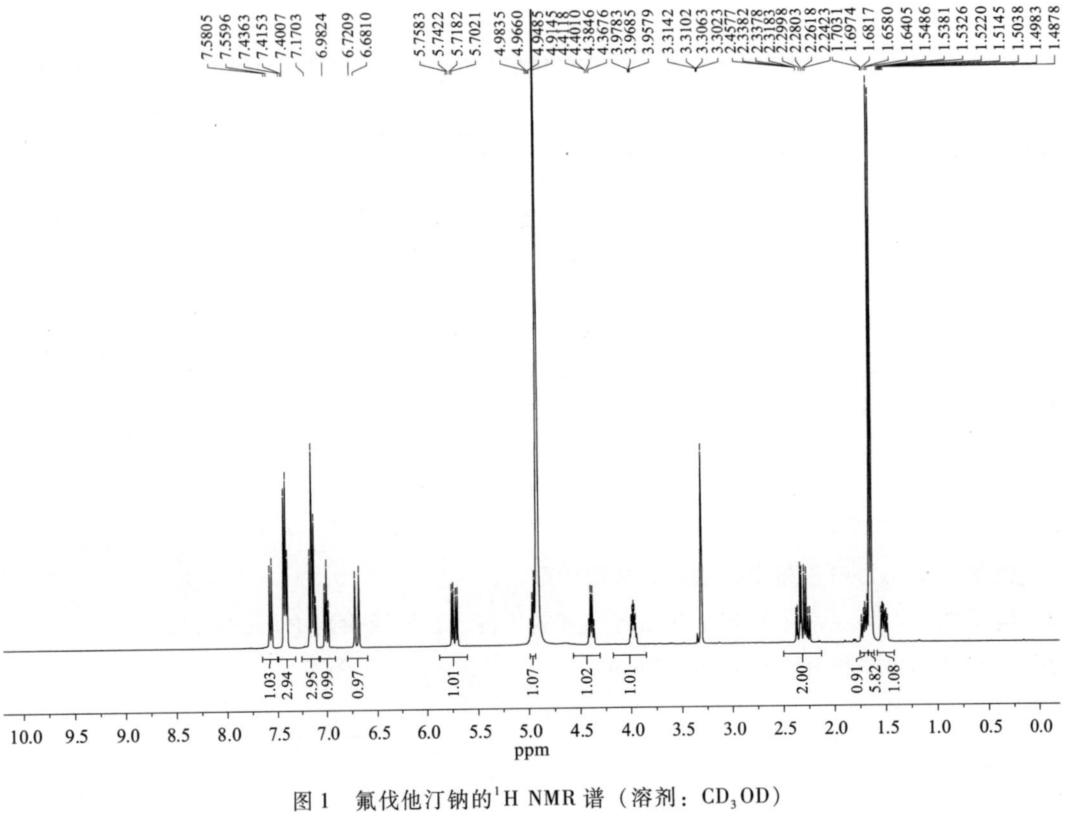

图 1　氟伐他汀钠的^{1}H NMR 谱（溶剂：CD_3OD）

^{1}H NMR：δ 7.57（H－4，d，J=8.4 Hz，1H），7.42（H－5，6，7，m，3H），7.20～6.85（H－21，22，24，25，m，4H），6.70（H－10，d，J=16.0 Hz，1H），5.73（H－11，dd，J=16.0，6.4 Hz，1H），4.97（H－12，m，1H），4.39（H－14，q，J=6.7 Hz，1H），3.98（H－17，m，1H），2.31（H－15，qd，J=15.2，6.3 Hz，2H），1.71（H－13a，m，1H），1.65（H－18，19，d，J=7.0 Hz，6H），1.52（H－13b，m，1H）

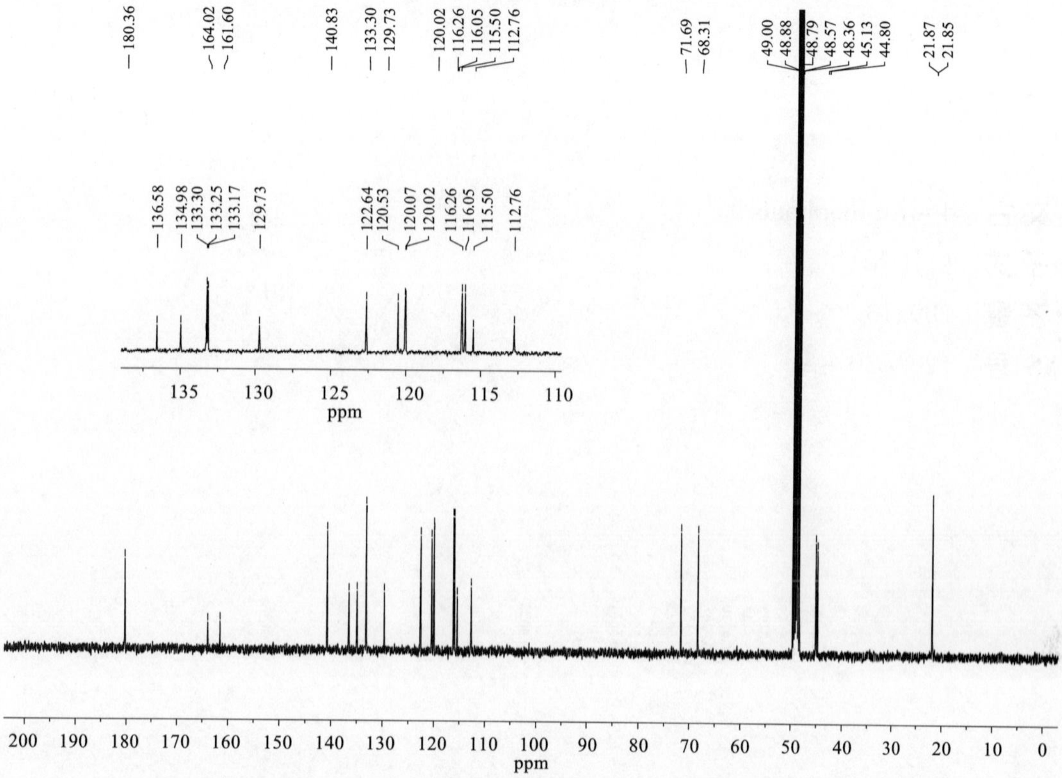

图 2　氟伐他汀钠的 ^{13}C NMR 谱（溶剂：CD_3OD）

^{13}C NMR：δ 180.36（C－16），162.80（C－23，d，J＝243.5 Hz），140.83（C－8），136.58（C－11），134.98（C－2），133.30（C－20），133.21（C－21，25，d，J＝7.8 Hz），129.73（C－9），122.64（C－5），120.53（C－10），120.07（C－6），120.02（C－4），116.16（C－22，24，d，J＝21.4 Hz），115.50（C－3），112.76（C－7），71.69（C－12），68.31（C－14），48.88（C－17），45.13（C－13），44.80（C－15），21.87（C－18），21.85（C－19）

备注

1. 中文化学名　(3*R*,5*S*,6*E*)－7－[3－(4－氟苯基)－1－(1－甲基乙基)－1*H*－吲哚－2－基]－3,5－羟基－6－庚酸钠

2. 英文化学名　(3*R*,5*S*,6*E*)－7－[3－(4－fluorophenyl)－1－(1－methylethyl)－1*H*－indol－2－yl]－3,5－dihydroxy－6－heptenoic acid, monosodium salt

3. 性状　本品为浅黄色结晶性粉末。

4. 溶解性　本品在水、甲醇或乙醇中易溶。

5. 对照品编号与批号　100800－200701

参 考 文 献

[1] 吴科颖. 氘标记药物标准品双氯芬酸，氟伐他汀钠的合成. 南京航空航天大学硕士学位论文，2010（^{1}H NMR，^{13}C NMR）.

对 氨 基 酚

英文名 4 - Aminophenol

分子式 C_6H_7NO

分子量 109. 13

CAS 号 123 - 30 - 8

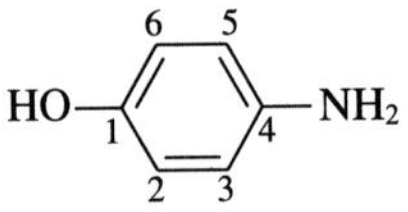

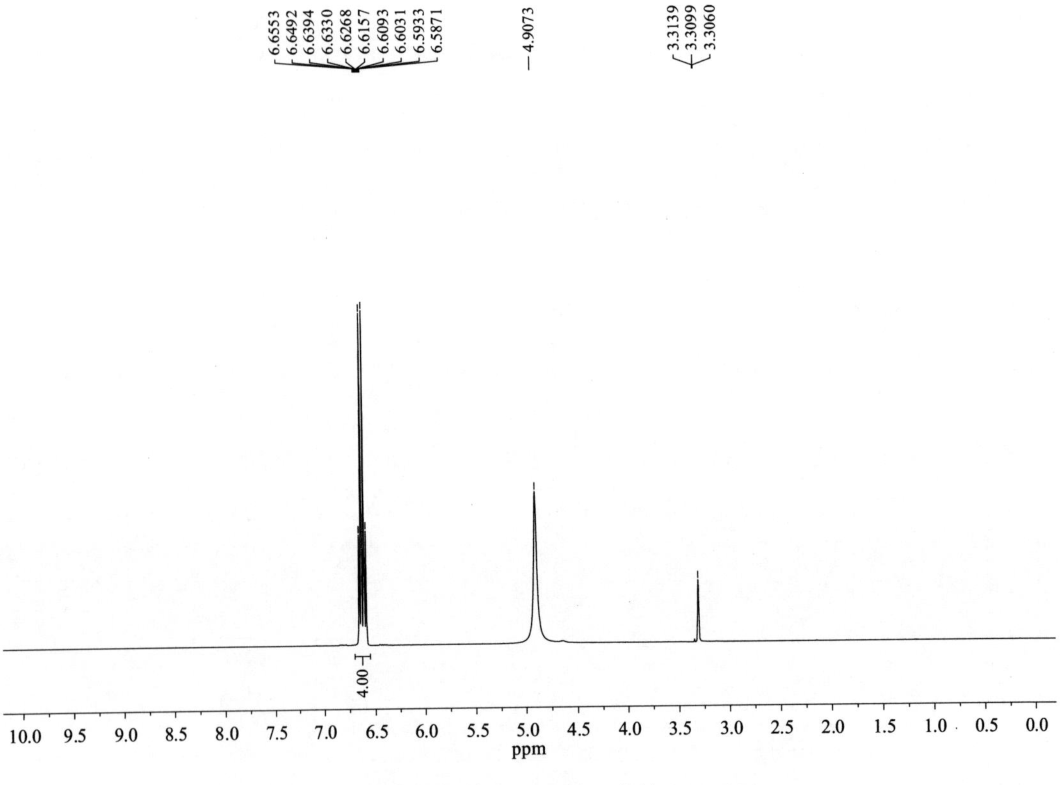

图 1 对氨基酚的 ^{1}H NMR 谱（溶剂：CD_3OD）

^{1}H NMR：δ 6. 67 ~ 6. 62（H - 2，6，m，2H），6. 62 ~ 6. 57（H - 3，5，m，2H）

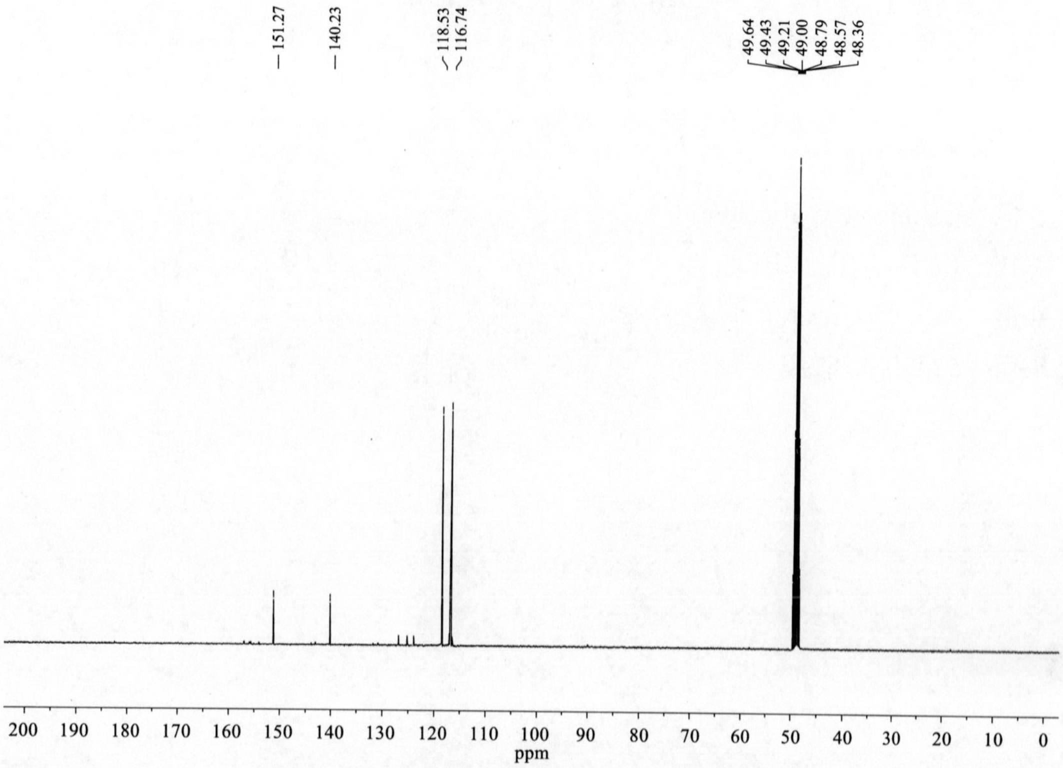

图 2　对氨基酚的^{13}C NMR 谱（溶剂：CD_3OD）

^{13}C NMR：δ 151.27（C－1），140.23（C－4），118.53（C－2，6），116.74（C－3，5）

备注

1. 中文化学名　4－氨基苯酚

2. 英文化学名　4－amino－1－hydroxybenzene

3. 性状　本品为类白色结晶性粉末。

4. 对照品编号与批号　100802－201002

参 考 文 献

[1] http://sdbs. db. aist. go. jp/sdbs/cgi－bin/direct_frame_top. cgi(SDBS)(^{1}H NMR,^{13}C NMR).

盐酸塞利洛尔

英文名 Celiprolol Hydrochloride

分子式 $C_{20}H_{33}N_3O_4 \cdot HCl$

分子量 415.95

CAS 号 57470－78－7

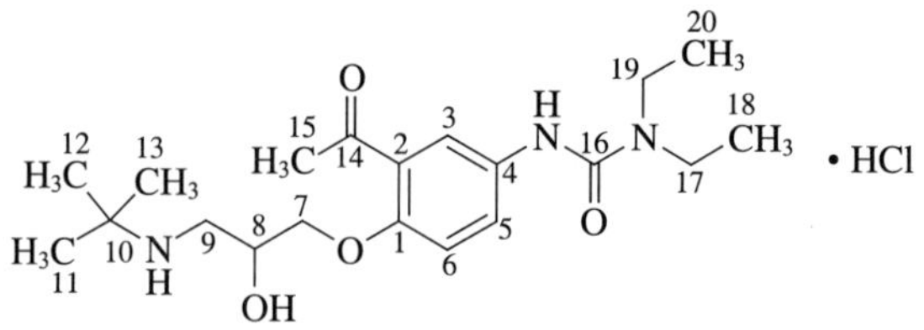

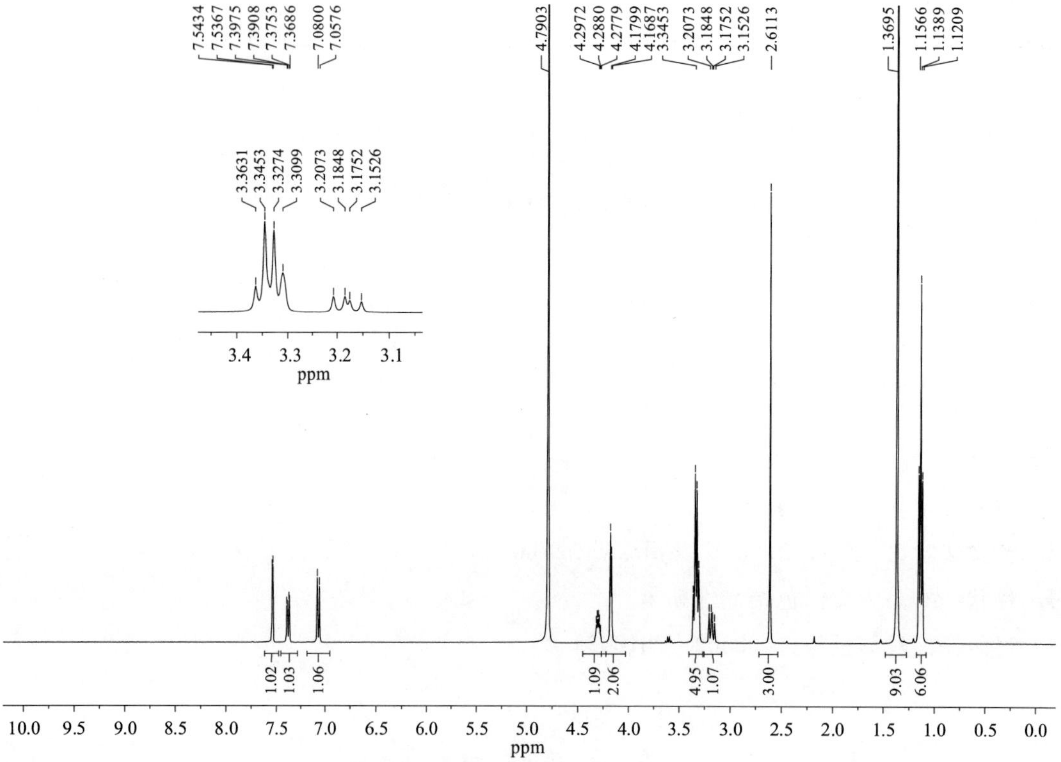

图 1 盐酸塞利洛尔的 ^{1}H NMR 谱（溶剂：D_2O）

^{1}H NMR：δ 7.54（H－3，d，J＝2.7 Hz，1H），7.38（H－5，dd，J＝8.9，2.7 Hz，1H），7.06（H－6，d，J＝8.9 Hz，1H），4.29（H－7a，m，1H），4.19～4.16（H－7b，8，m，2H），3.38～3.29（H－17，19，9a，m，5H），3.18（H－9b，dd，J＝12.9，9.0 Hz，1H），2.61（H－15，s，3H），1.37（H－11，12，13，s，9H），1.13（H－18，20，t，J＝7.1 Hz，6H）

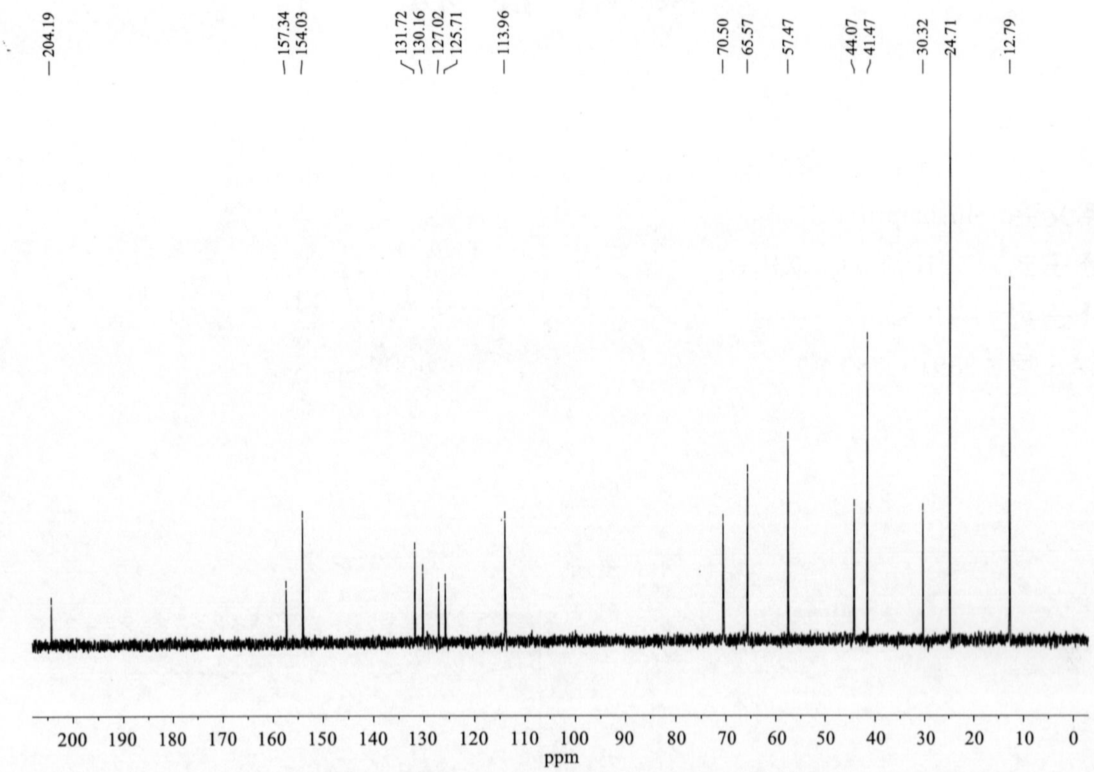

图 2　盐酸塞利洛尔的 ^{13}C NMR 谱（溶剂：D_2O）

^{13}C NMR：δ 204.19（C－14），157.34（C－1），154.03（C－16），131.72（C－4），130.16（C－5），127.02（C－2），125.71（C－3），113.96（C－6），70.50（C－7），65.57（C－8），57.47（C－10），44.07（C－9），41.47（C－17，19），30.32（C－15），24.71（C－11，12，13），12.79（C－18，20）

备注

1. **中文化学名**　3－［3－乙酰基－4－（3－叔丁氨基－2－羟基）丙氧基］苯基－1,1－二乙基脲盐酸盐
2. **英文化学名**　3－［3－acetyl－4－（3－*tert*－butylamino－2－hydroxy）propoxy］phenyl－1,1－diethylurea hydrochloride
3. **性状**　本品为白色或类白色结晶性粉末；无臭；味苦。
4. **溶解性**　本品在水或甲醇中易溶，在无水乙醇中略溶，在丙酮中几乎不溶。
5. **对照品编号与批号**　100807－200501

参 考 文 献

［1］ Kumar N, Strohbeck C, Ammon H L. The structure of celiprolol. Pharma Res, 1992, 9:365（^{1}HNMR, ^{13}C NMR）.

赖 诺 普 利

英文名 Lisinopril

分子式 $C_{21}H_{31}N_3O_5 \cdot 2H_2O$

分子量 441.52

CAS 号 83915－83－7

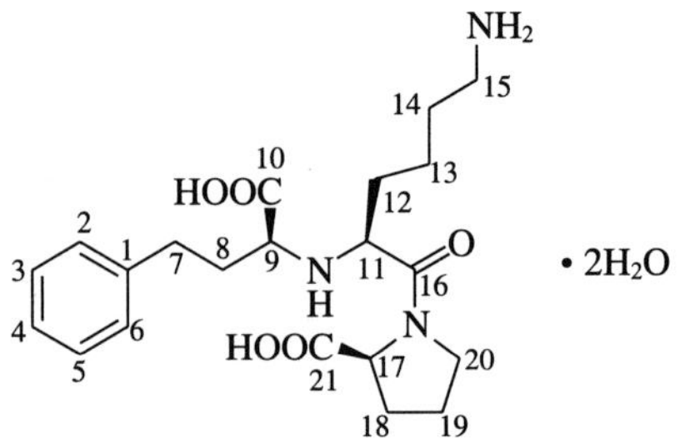

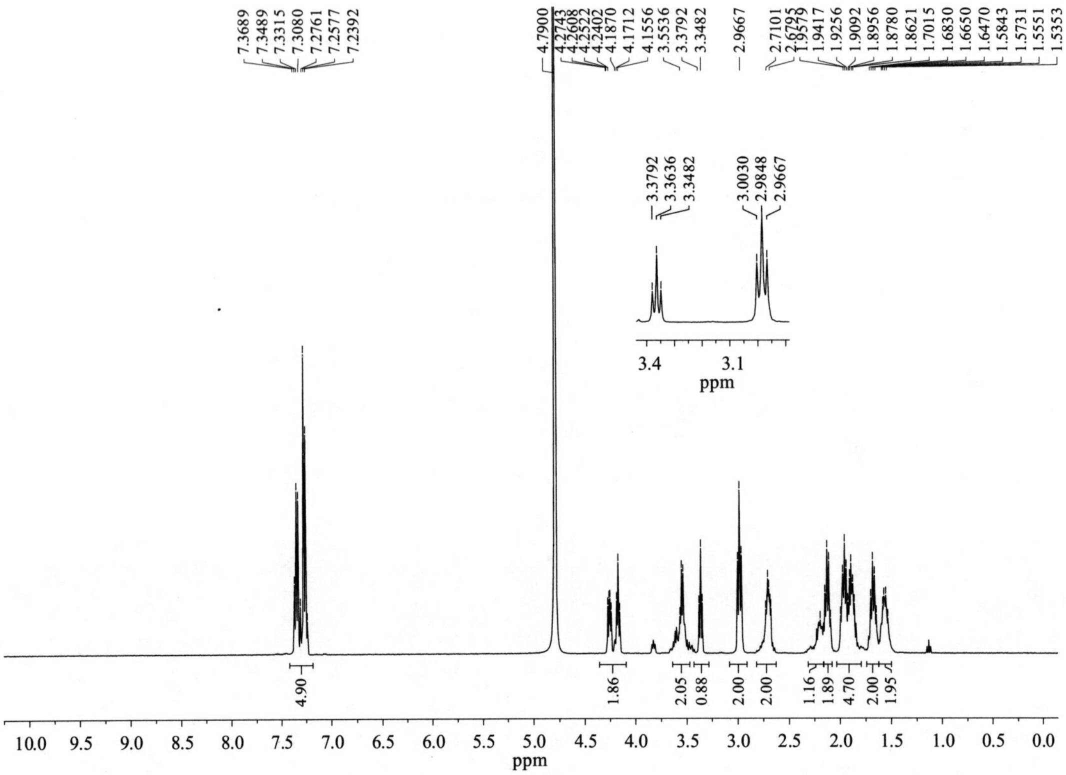

图 1　赖诺普利的^{1}H NMR 谱（溶剂：D_2O）

^{1}H NMR：δ 7.49～7.19（Ar－H，m，5H），4.26（H－17，dd，J＝8.5，5.1 Hz，1H），4.17（H－11，t，J＝6.3 Hz，1H），3.70～3.44（H－9，20a，m，2H），3.36（H－20b，t，J＝6.2 Hz，1H），2.98（H－15，t，J＝7.3 Hz，2H），2.70（H－7，2H），2.19（m，1H），2.17～2.07（m，2H），2.04～1.78（m，5H），1.74～1.63（m，2H），1.62～1.48（m，2H）

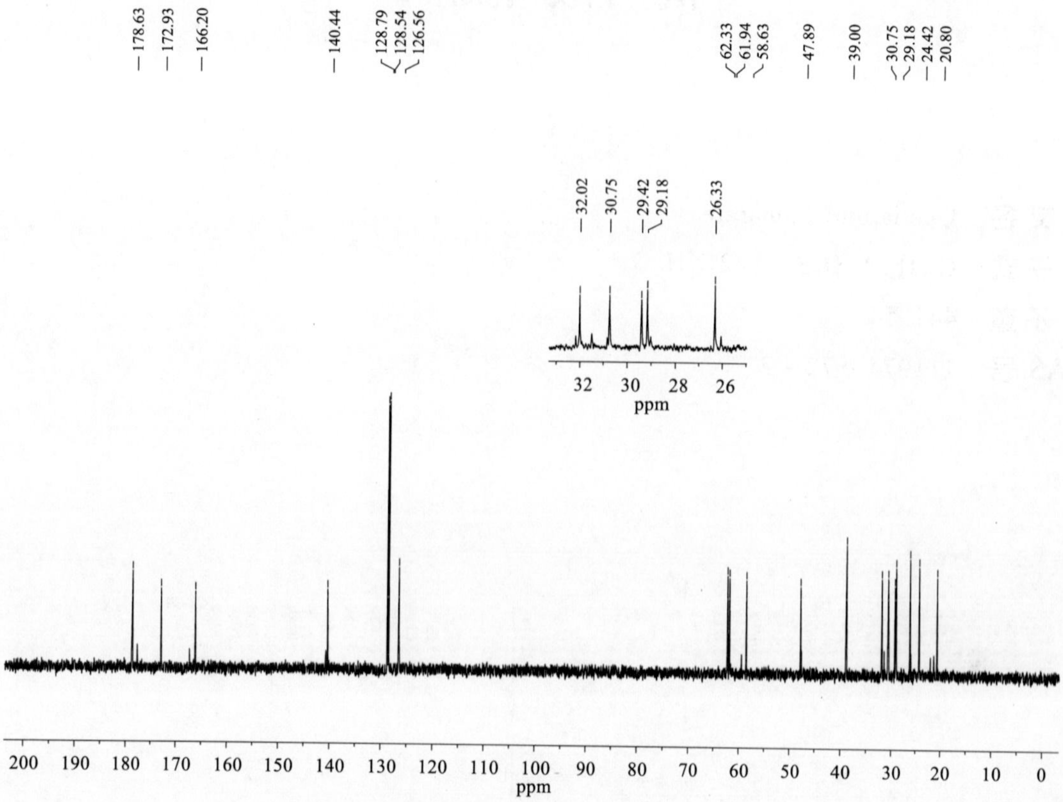

图 2　赖诺普利的 ^{13}C NMR 谱（溶剂：D_2O）

^{13}C NMR：δ 178.63（C－21），172.93（C－10），166.20（C－16），140.44（C－1），128.79（C－3，5），128.54（C－2，6），126.56（C－4），62.33（C－17），61.94（C－9），58.63（C－11），47.89（C－20），39.00（C－15），32.02（C－12），30.75（C－8），29.42（C－14），29.18（C－7），26.33（C－18），24.42（C－13），20.80（C－19）

备注

1. 中文化学名　1－［*N′*－［（*S*）－1－羧基－3－苯基丙基］－*L*－赖氨酰］－*L*－脯氨酸二水合物

2. 英文化学名　1－［*N′*－［（*S*）－1－carboxy－3－phenylpropyl］－*L*－lysyl］－*L*－proline dihydrate

3. 性状　本品为白色或类白色结晶性粉末；无臭，微有引湿性。

4. 溶解性　本品在水中溶解，在甲醇中略溶，在乙醇或三氯甲烷中几乎不溶。

5. 对照品编号与批号　100814－200701

参考文献

［1］ Filip X, Tripon C, Borodi G. Structural investigation of lisinopril by powder X－ray diffraction and solid－state NMR//Journal of physics: conference series. IOP Publishing, 2009, 182: 012007（^{13}C NMR）.

富马酸喹硫平

英文名 Quetiapine Fumarate

分子式 $C_{21}H_{25}N_3O_2S \cdot 1/2C_4H_4O_4$

分子量 441.54

CAS 号 111974－72－2

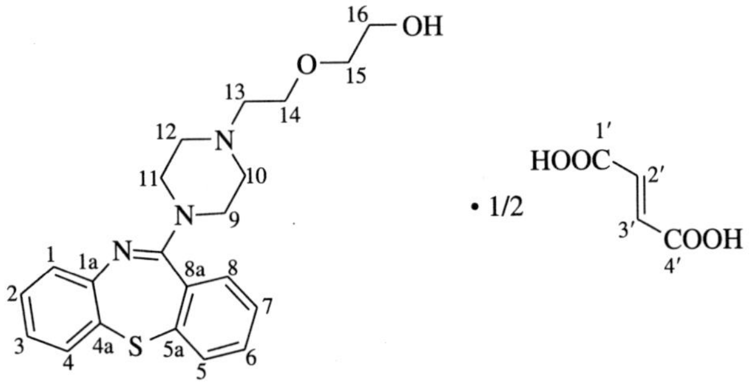

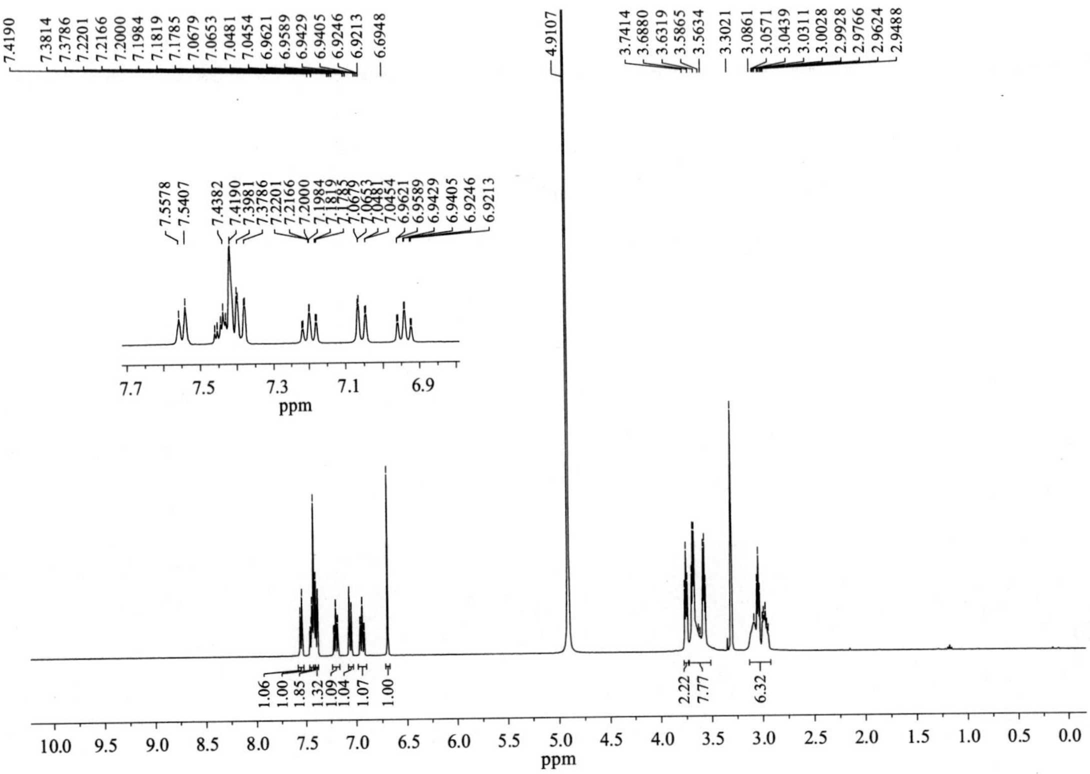

图 1　富马酸喹硫平的^{1}H NMR 谱（溶剂：CD_3OD）

^{1}H NMR：δ 7.55（H－8，d，J=6.9 Hz，1H），7.45（H－5，m，1H），7.42（H－1，6，s，2H），7.39（H－7，dd，J=7.9，1.2 Hz，1H），7.20（H－3，td，J=8.0，1.4 Hz，1H），7.06（H－4，dd，J=8.0，1.0 Hz，1H），6.94（H－2，td，J=7.7，1.3 Hz，1H），6.69（H－2′，3′，s，1H），3.75（H－16，t，J=5.2 Hz，2H），3.70～3.56（m，8H），3.15～2.93（m，6H）

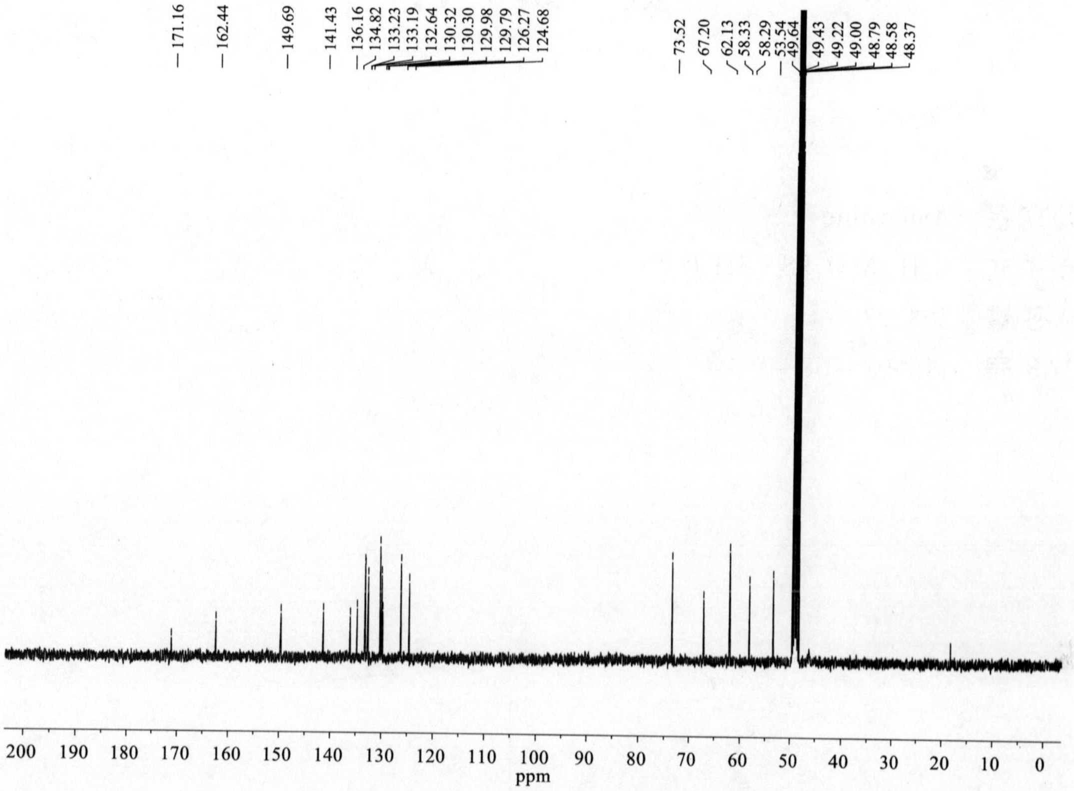

图 2　富马酸喹硫平的 ^{13}C NMR 谱（溶剂：CD_3OD）

^{13}C NMR：δ 171.16（C－1′，4′），162.44（C＝N），149.69（C－1a），141.43（C－8a），136.16（C－5a），134.82（C－4a），133.23（C－4），133.19（C－5），132.64（C－6），130.32（C－2′，3′），130.30（C－2），129.98（C－3），129.79（C－7），126.27（C－8），124.68（C－1），73.52（C－15），67.20（C－14），62.13（C－16），58.33（C－13），58.29（C－10，12），53.54（C－9，11）

备注

1. 中文化学名　11－［4－［2－［2－（羧乙氧基）乙基－1－哌嗪］］］二苯并［*b*,*f*］［1,4］硫氮杂䓬·1/2 富马酸盐

2. 英文化学名　11－［4－［2－［2－（carboxy）ethyl－1－piperazinyl］］］dibenzo［*b*,*f*］［1,4］thiazepine ·1/2 fumarate salt

3. 性状　本品为类白色或微黄色结晶性粉末；无臭，无味。

4. 溶解性　本品在甲醇或乙醇中微溶，在水中几乎不溶，在冰醋酸中溶解。

5. 对照品编号与批号　100815－200501

参考文献

［1］潘元. 抗精神病药半富马酸喹硫平及其关键中间体的合成工艺研究. 重庆大学，2009.

氨 磷 汀

英文名 Amifostine

分子式 $C_5H_{15}N_2O_3PS \cdot 3H_2O$

分子量 268.27

CAS 号 112901-68-5

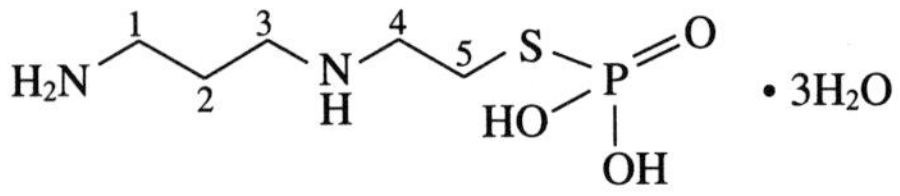

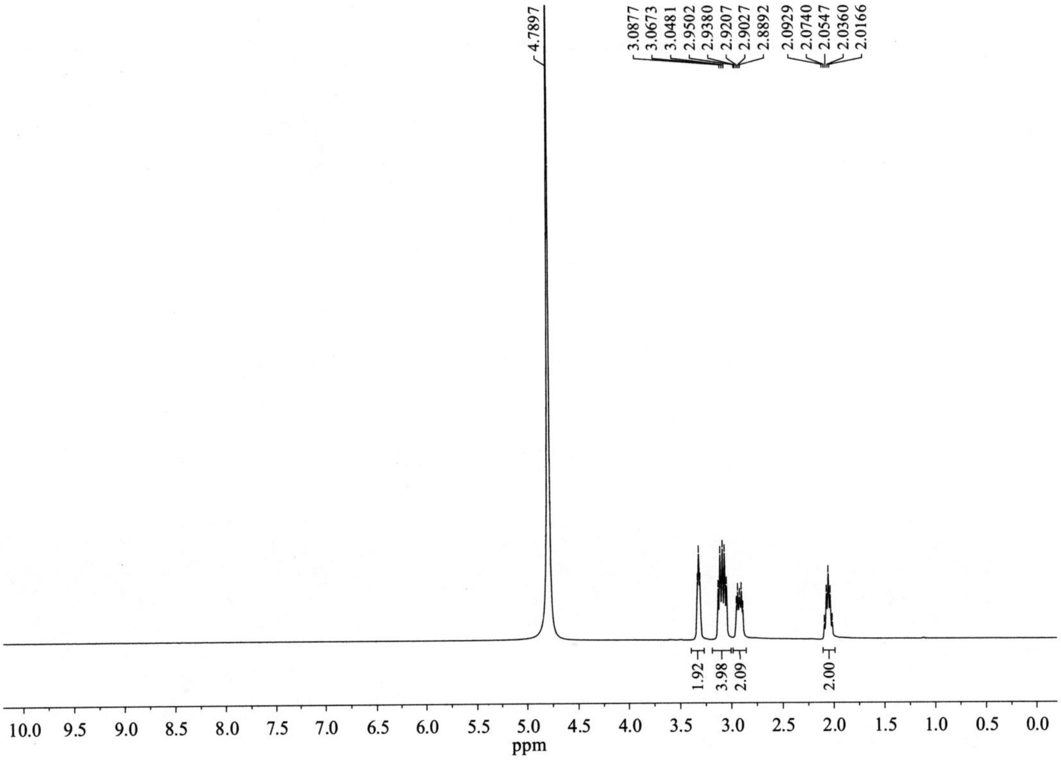

图 1 氨磷汀的 ^1H NMR 谱（溶剂：D_2O）

^1H NMR：δ 3.39～3.27（H-4，m，2H），3.19～3.00（H-1，5，m，4H），2.98～2.86（H-3，m，2H），2.11～1.99（H-2，m，2H）

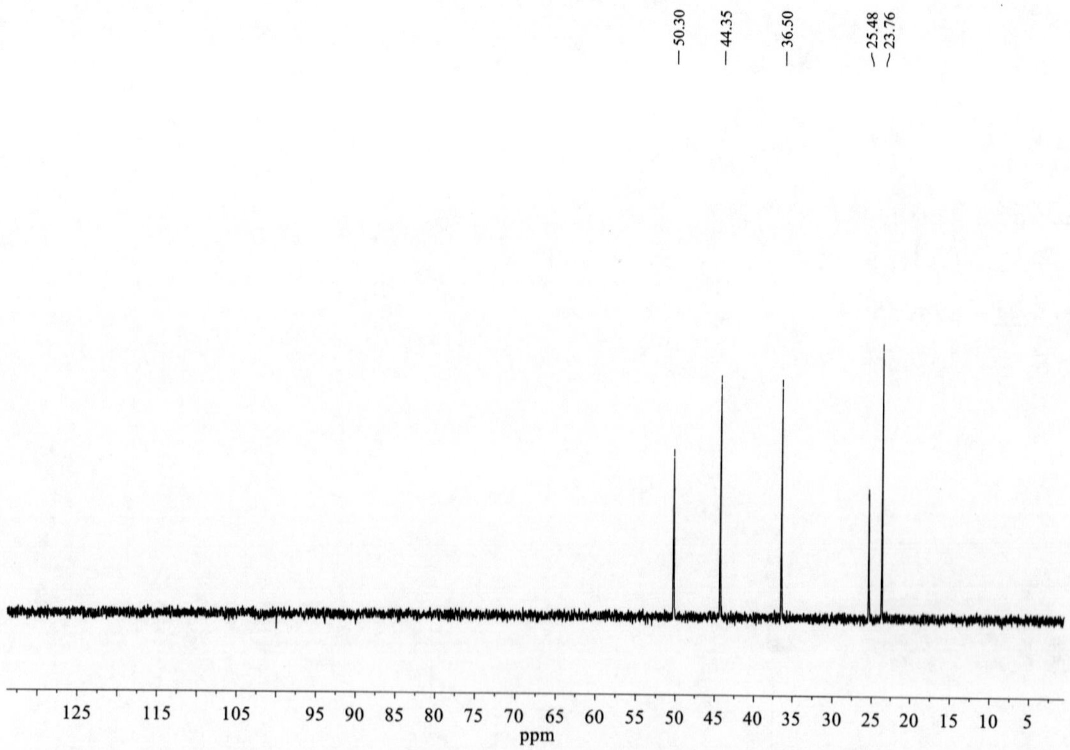

图 2　氨磷汀的^{13}C NMR 谱（溶剂：D_2O）

^{13}C NMR：δ 50.30（C－4），44.35（C－3），36.50（C－1），25.48（C－2），23.76（C－5）

备注

1. 中文化学名　*S*－2－[（3－氨丙基）胺基]－乙基硫代磷酸三水合物

2. 英文化学名　*S*－[[2－(3－aminopropyl)amino]ethyl]dihydrogen phosphorothioate, trihydrate

3. 性状　本品为白色结晶或结晶性粉末。

4. 溶解性　本品在水中易溶，在甲醇、乙醇、乙酸乙酯、丙酮或乙醚中不溶。

5. 对照品编号与批号　100816－200701

曲 昔 匹 特

英文名 Troxipide

分子式 $C_{15}H_{22}N_2O_4$

分子量 294.35

CAS 号 30751 - 05 - 4

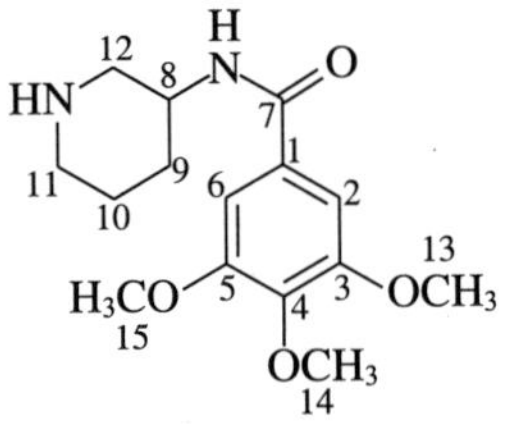

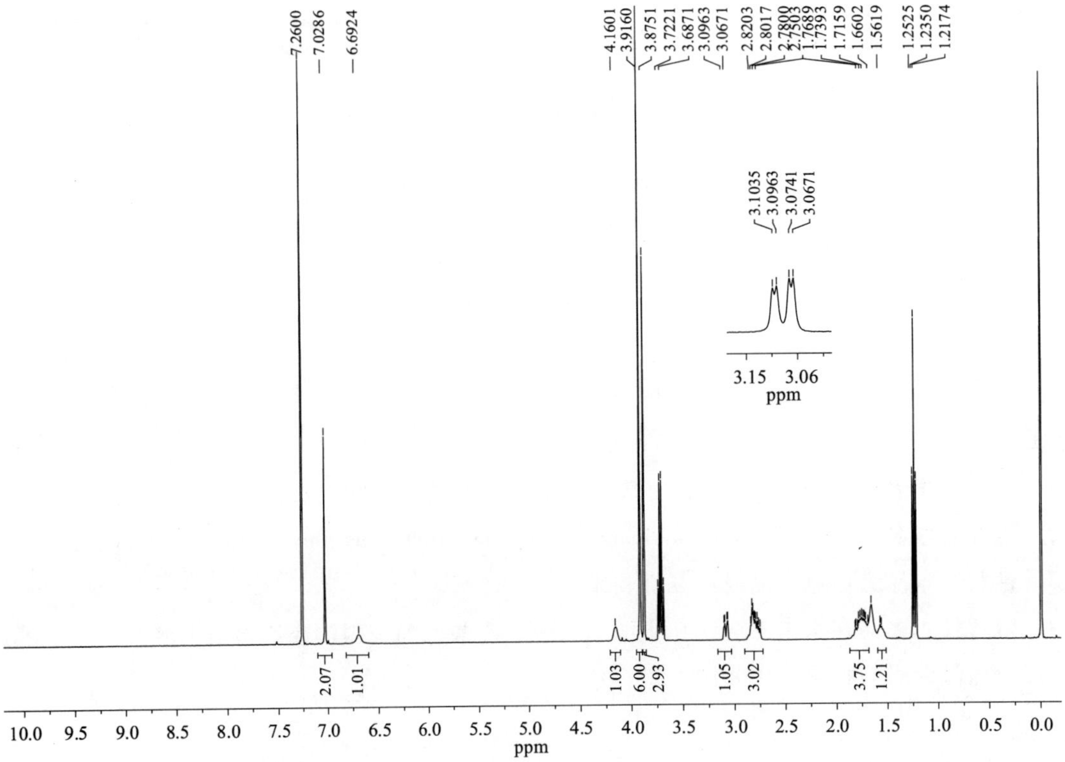

图 1 曲昔匹特的^{1}H NMR 谱（溶剂：$CDCl_3$）

^{1}H NMR：δ 7.03（H - 2, 6, s, 2H），6.69（CONH, s, 1H），4.16（NH, s, 1H），3.92（H - 13, 15, s, 6H），3.88（H - 14, s, 3H），3.09（H - 8, dd, J = 11.7, 2.9 Hz, 1H），2.93 ~ 2.72（m, 3H），1.90 ~ 1.69（m, 4H），1.56（m, 1H）

注：样品含有乙醇杂质，δ 3.71（CH_2, q, J = 7.0 Hz, 2H），1.23（CH_3, t, J = 7.0 Hz, 3H）

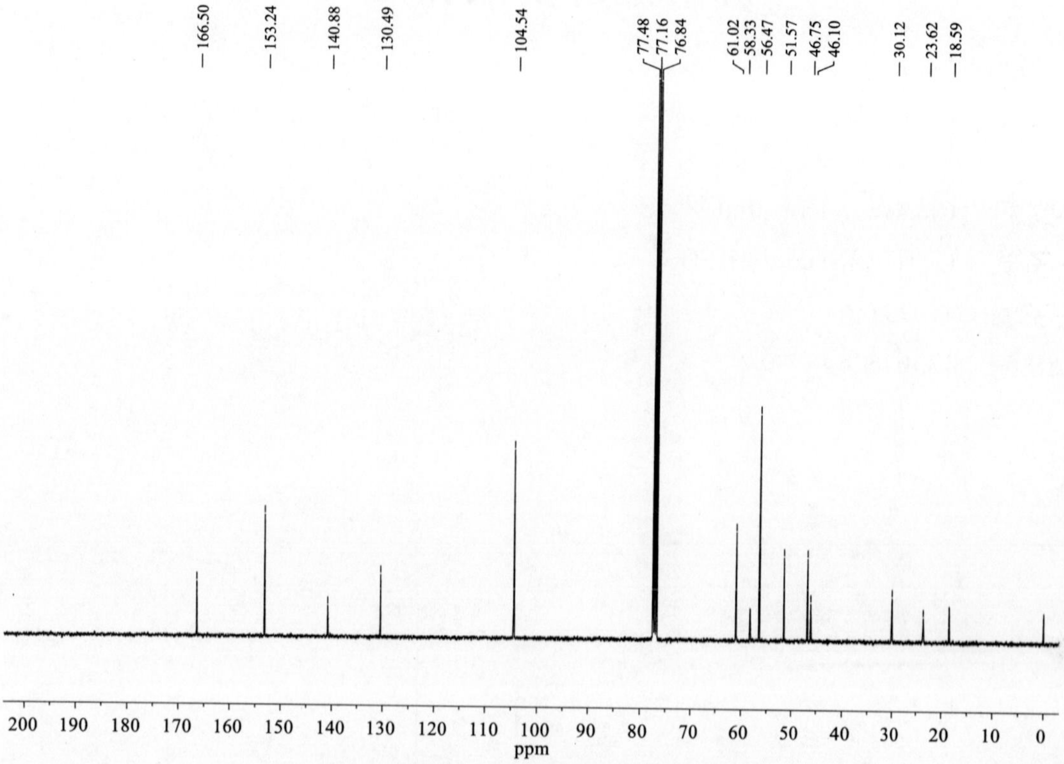

图 2　曲昔匹特的^{13}C NMR 谱（溶剂：$CDCl_3$）

^{13}C NMR：δ 166.50（C－7），153.24（C－3，5），140.88（C－4），130.49（C－1），104.54（C－2，6），61.02（C－14），56.47（C－13，15），51.57（C－12），46.75（C－11），46.10（C－8），30.12（C－9），23.62（C－10）

注：样品含有乙醇杂质，δ 58.33（CH_2），18.59（CH_3）

备注

1. **中文化学名**　(±)3,4,5－三甲氧基－*N*－3－哌啶基苯甲酰胺
2. **英文化学名**　(±)3,4,5 － trimethoxy－*N*－3－piperidinylbenzamide
3. **性状**　本品为白色结晶性粉末。
4. **溶解性**　本品在丙酮中易溶，在甲醇中溶解，在乙醇中略溶，在水中微溶。
5. **对照品编号与批号**　100817－200501

硫酸氢氯吡格雷

英文名 Clopidogrel Bisulfate

分子式 $C_{16}H_{16}ClNO_2S \cdot H_2SO_4$

分子量 419.91

CAS 号 135046-48-9

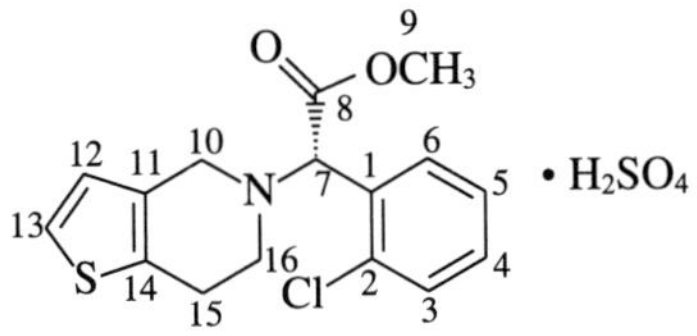

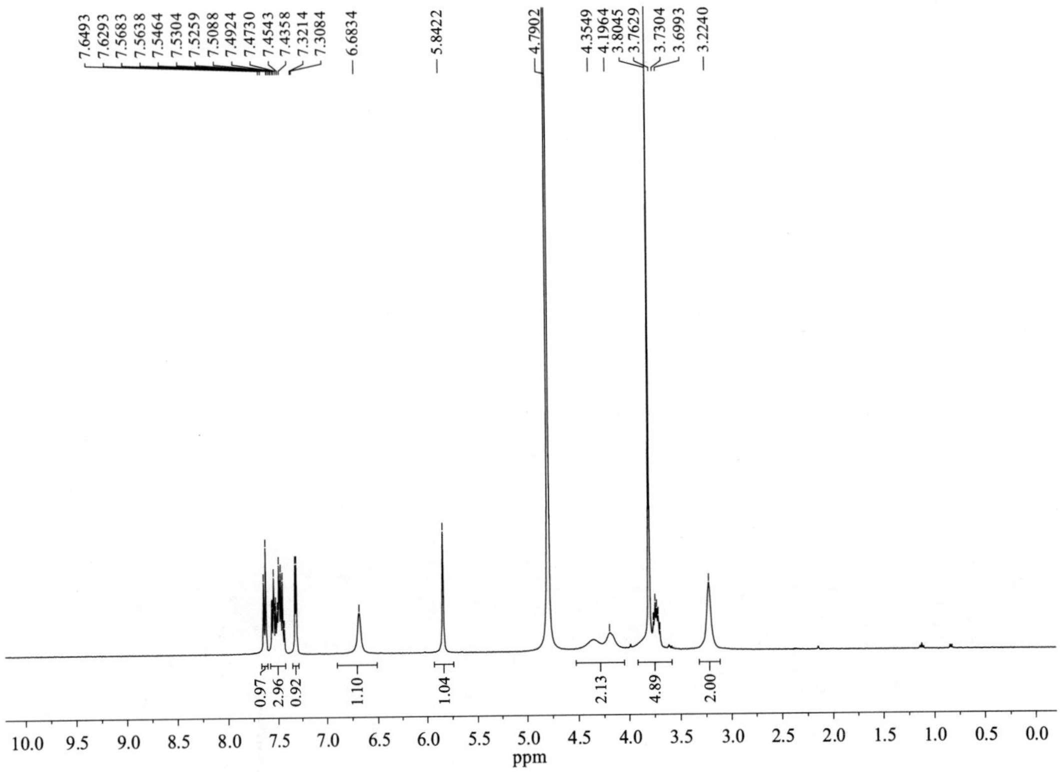

图 1 硫酸氢氯吡格雷的 ^1H NMR 谱（溶剂：D_2O）

^1H NMR：δ 7.64（H-6，d，J=8.0 Hz，1H），7.58~7.42（H-3，4，5，m，3H），7.31（H-13，d，J=5.2 Hz，1H），6.68（H-12，brs，1H），5.84（H-7，s，1H），4.58~4.05（H-10，m，2H），3.80（H-9，s，3H），3.78~3.68（H-16，m，2H），3.34~3.12（H-15，brs，2H）

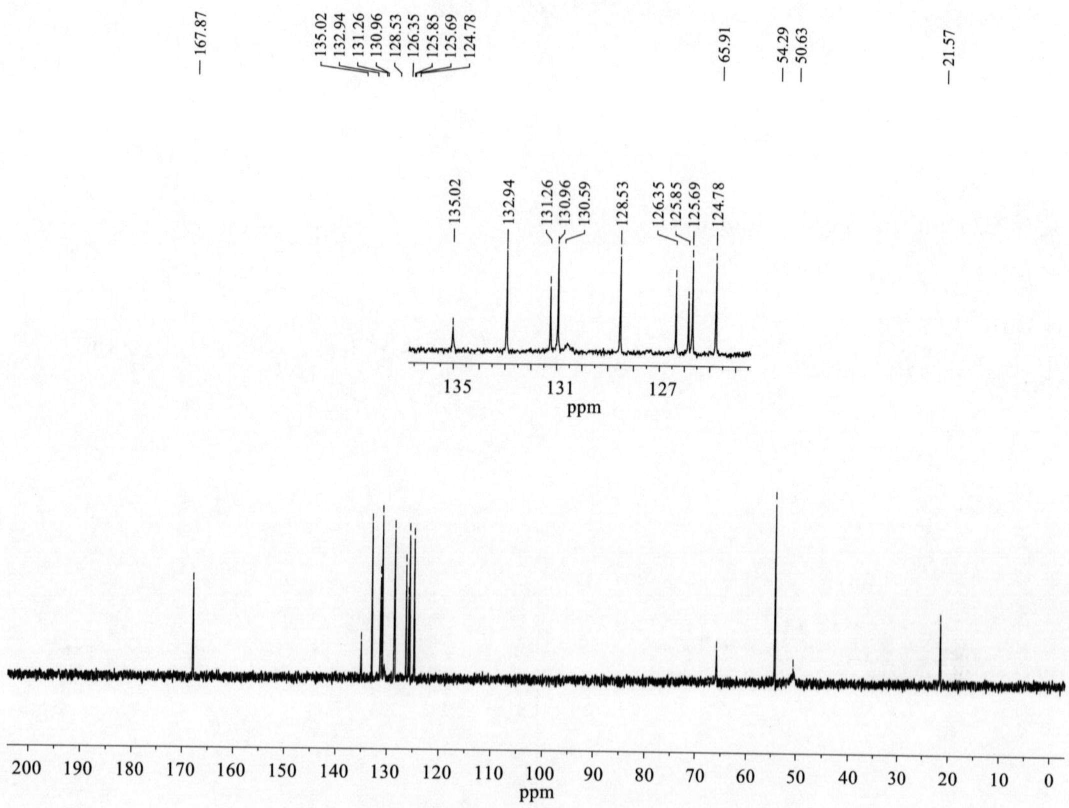

图 2　硫酸氢氯吡格雷的^{13}C NMR 谱（溶剂：D_2O）

^{13}C NMR：δ 167.87（C－8），135.02（C－2），132.94（C－3），131.26（C－14），130.96（C－6），130.59（C－5），128.53（C－4），126.35（C－11），125.85（C－1），125.69（C－13），124.78（C－12），65.91（C－7），54.29（C－9），50.63（C－10，16），21.57（C－15）

备注

1. **中文化学名**　*S*(＋)－2－(2－氯苯基)－2－[4,5,6,7－四氢噻吩[3,2－*c*]并吡啶－5]乙酸甲酯的硫酸氢盐
2. **英文化学名**　*S*(＋)－2－(2－chlorophenyl)－2－[4,5,6,7－tetrahydro－thieno [3,2－*c*] pyridine－5]acetate bisulfate
3. **性状**　本品为白色或类白色的结晶性粉末；无臭。
4. **溶解性**　本品在水、甲醇中极易溶解。
5. **对照品编号与批号**　100819－201102

参 考 文 献

[1] 李勤，杨春晖，刘雪辉，等.3 种药物分子的^{1}H 和^{13}C NMR 谱线全指定.波谱学杂志，2004，21：221（^{1}H NMR，^{13}C NMR）.

盐酸萘替芬

英文名 Naftifine Hydrochloride

分子式 $C_{21}H_{21}N \cdot HCl$

分子量 323.88

CAS 号 65473－14－5

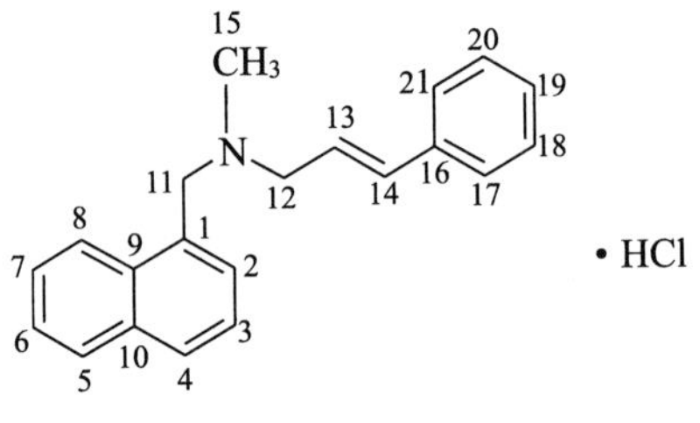

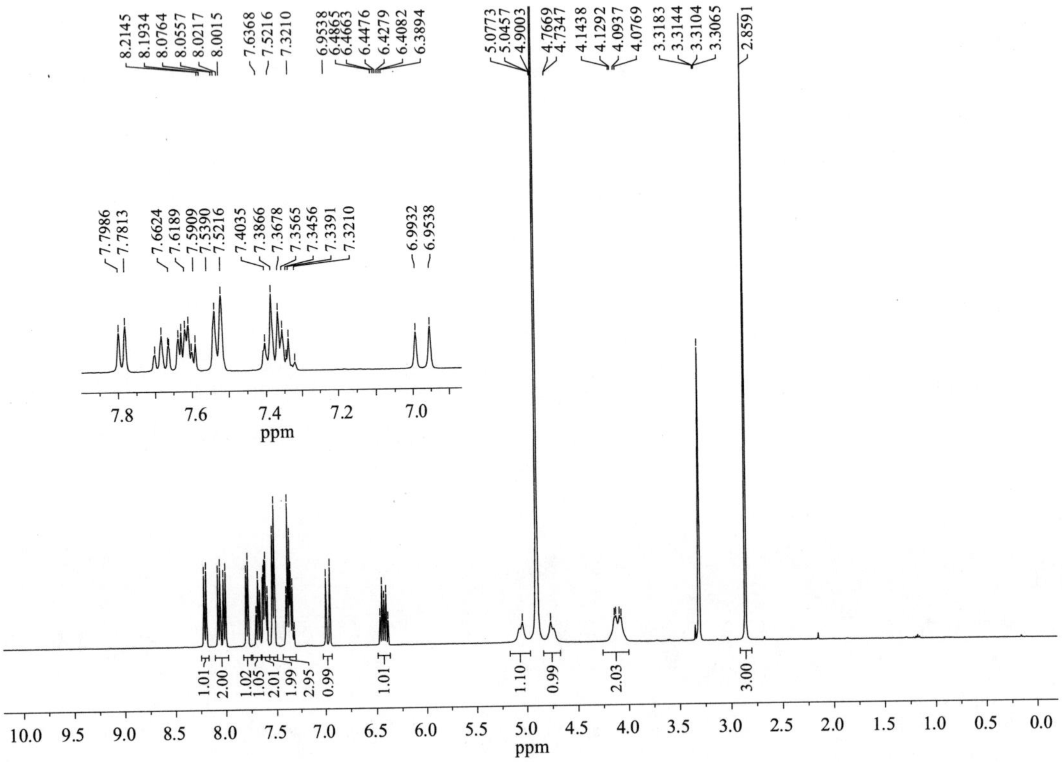

图 1 盐酸萘替芬的^{1}H NMR 谱（溶剂：CD_3OD）

^{1}H NMR：δ 8.20（H－8，d，J＝8.5 Hz，1H），8.07（H－5，d，J＝8.3 Hz，1H），8.01（H－4，d，J＝8.1 Hz，1H），7.79（H－7，d，J＝6.9 Hz，1H），7.68（H－6，m，1H），7.65～7.58（H－2，3，m，2H），7.53（H－17，21，d，J＝7.0 Hz，2H），7.39～7.29（H－18，19，20，m，3H），6.97（H－14，d，J＝15.4 Hz，1H），6.43（H－13，dt，J＝15.4，7.5 Hz，1H），5.06（H－11a，d，J＝12.6 Hz，1H），4.75（H－11b，d，J＝12.6 Hz，1H），4.11（H－12，m，2H），2.86（H－15，s，3H）

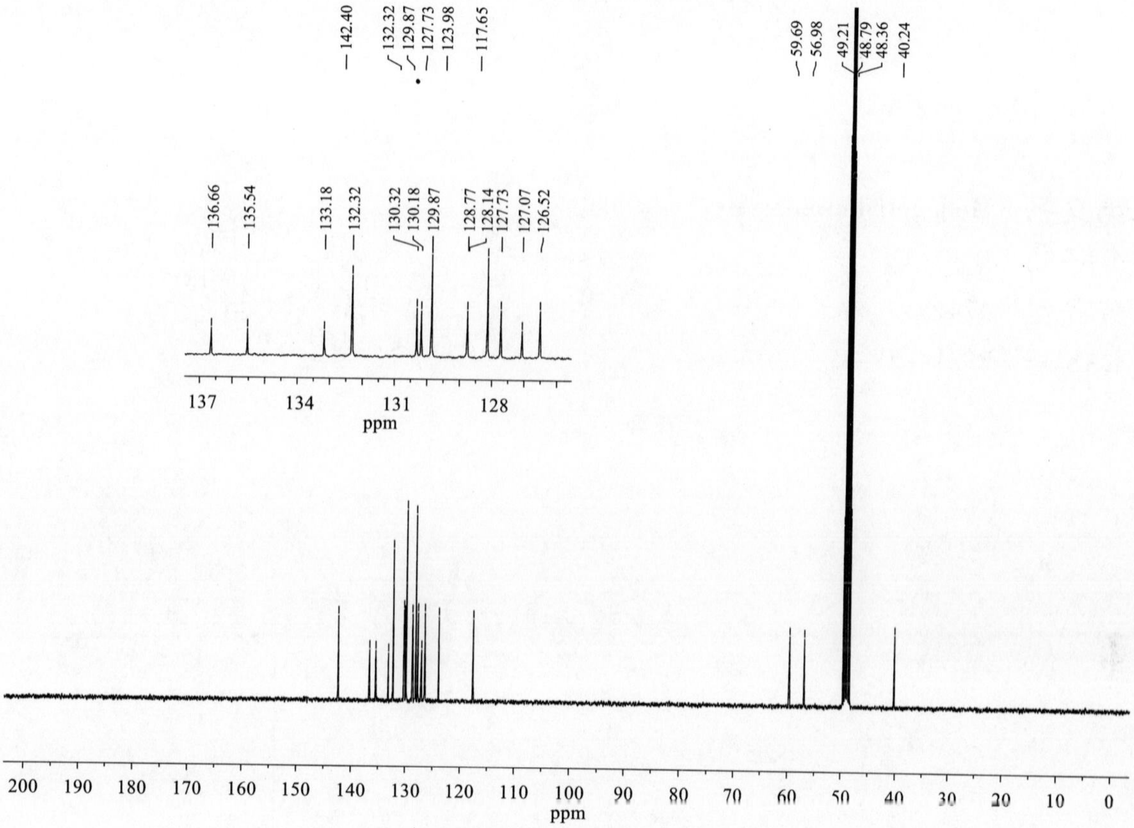

图 2　盐酸萘替芬的^{13}C NMR 谱（溶剂：CD_3OD）

^{13}C NMR：δ 142.40（C－16），136.66（C－1），135.54（C－10），133.18（C－9），132.32（C－13），130.32（C－14），130.18（C－5），129.87（C－18，20），128.77（C－19），128.14（C－17，21），127.73（C－4），127.07（C－7），126.52（C－6），123.98（C－2），117.65（C－8），59.69（C－11），56.98（C－12），40.24（C－15）

备注

1. 中文化学名　（*E*）－*N*－甲基－*N*－（3－苯基－2－丙烯基）－1－萘甲胺盐酸盐

2. 英文化学名　（*E*）－*N*－methyl－*N*－（3－phenyl－2－propenyl）－1－naphthalene－methylamine hydrochloride

3. 性状　本品为白色或类白色结晶性粉末；无臭。

4. 溶解性　本品在甲醇、三氯甲烷中易溶，在水中几乎不溶。

5. 对照品编号与批号　100823－200501

琥珀酸甲泼尼龙

英文名 Methylprednisolone Hemisuccinate

分子式 $C_{26}H_{34}O_8$

分子量 474.55

CAS 号 2921－57－5

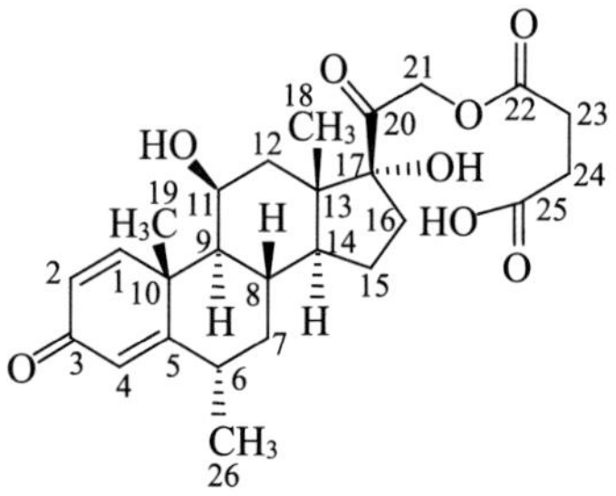

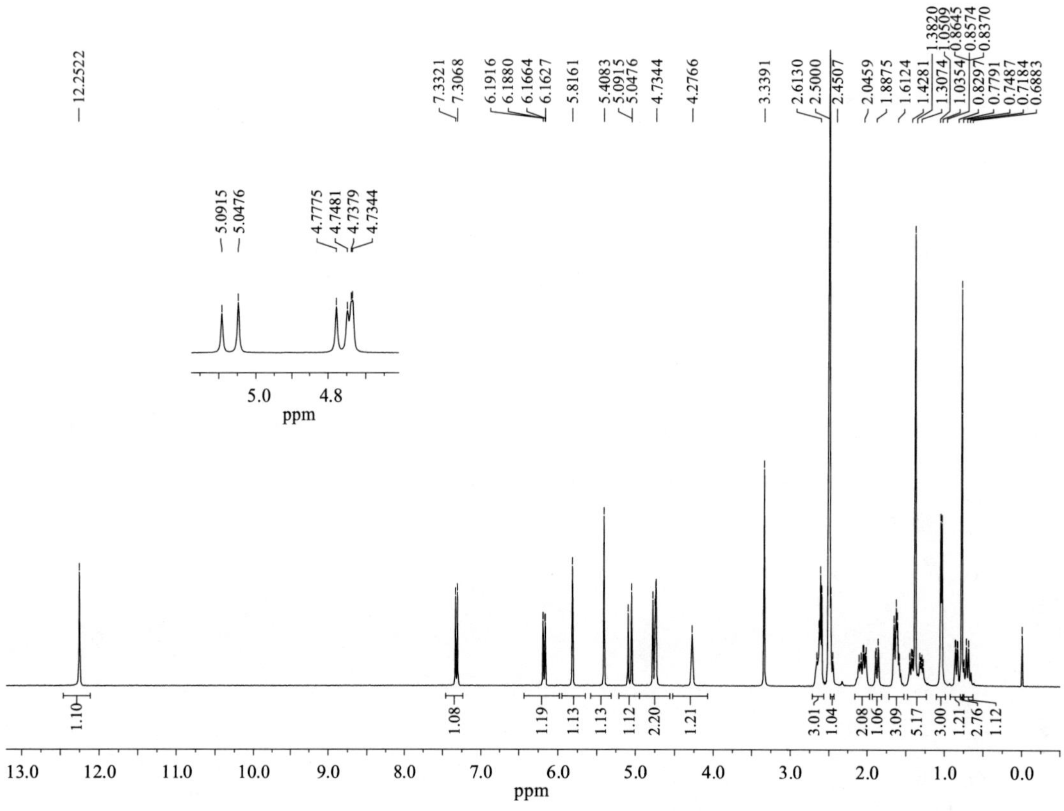

图 1 琥珀酸甲泼尼龙的^{1}H NMR 谱（溶剂：CD_3SOCD_3）

^{1}H NMR：δ 12.25（COOH，s，1H），7.32（H－2，d，J＝10.1 Hz，1H），6.18（H－1，dd，J＝10.1，1.5 Hz，1H），5.82（OH，s，1H），5.41（H－4，s，1H），5.07（H－21a，d，J＝17.6 Hz，1H），4.75（H－11，21b，overlapped，2H），4.28（OH，s，1H），2.74～2.59（m，3H），2.47（d，J＝10.8 Hz，1H），2.21～1.99（m，2H），1.88（m，1H），1.71～1.54（m，3H），1.45（m，1H），1.39（H－19，s，3H），1.30（d，J＝11.4 Hz，1H），1.05（H－26，d，J＝6.2 Hz，3H），0.85（dd，J＝11.0，2.9 Hz，1H），0.78（H－18，s，3H），0.71（q，J＝12.1 Hz，1H）

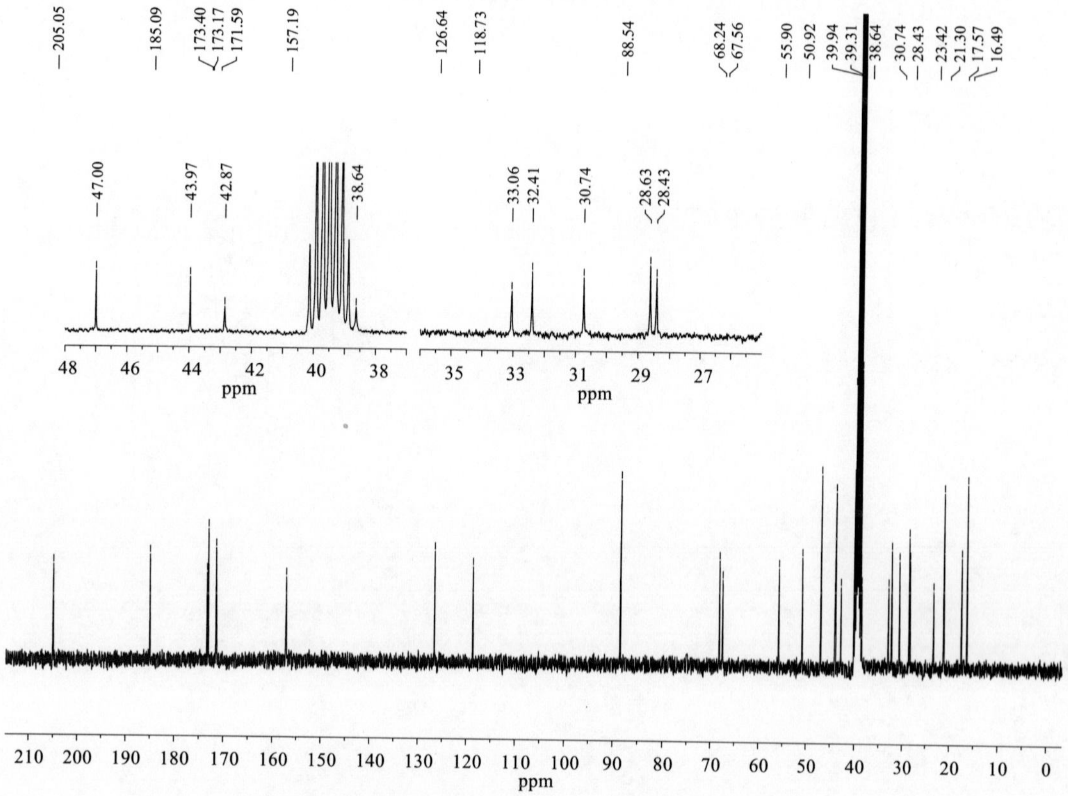

图 2 琥珀酸甲泼尼龙的^{13}C NMR 谱（溶剂：CD_3SOCD_3）

^{13}C NMR：δ 205.05（C－20），185.09（C－3），173.40（C－25），173.17（C－5），171.59（C－22），157.19（C－1），126.64（C－2），118.73（C－4），88.54（C－17），68.24（C－11），67.56（C－21），55.90（C－9），50.92（C－14），47.00（C－13），43.97（C－12），42.87（C－10），38.64（C－7），33.06（C－6），32.41（C－24），30.74（C－16），28.63（C－23），28.43（C－8），23.42（C－19），21.30（C－15），17.57（C－26），16.49（C－18）

备注

1. **中文化学名** 11β,17α,21－三羟基－6α－甲基孕甾－1,4－二烯－3,20－二酮－21－琥珀酸
2. **英文化学名** 11β,17α,21－trihydroxy－6α－methyl－pregna－1,4－diene－3,20－dione－21－succinic acid
3. **性状** 本品为类白色结晶性粉末；无臭，有引湿性。
4. **溶解性** 本品在四氢呋喃中易溶，在二氧六环中溶解，在乙醇或丙酮中略溶，在水中或三氯甲烷中几乎不溶。
5. **对照品编号与批号** 100827－200501

甲泼尼龙

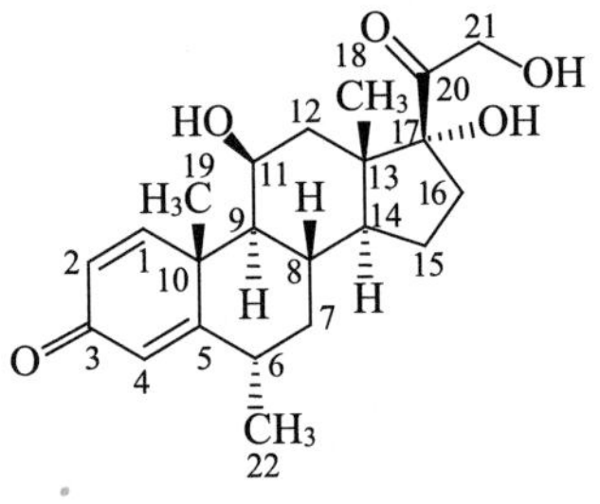

英文名 Methylprednisolone

分子式 $C_{22}H_{30}O_5$

分子量 374.47

CAS 号 83-43-2

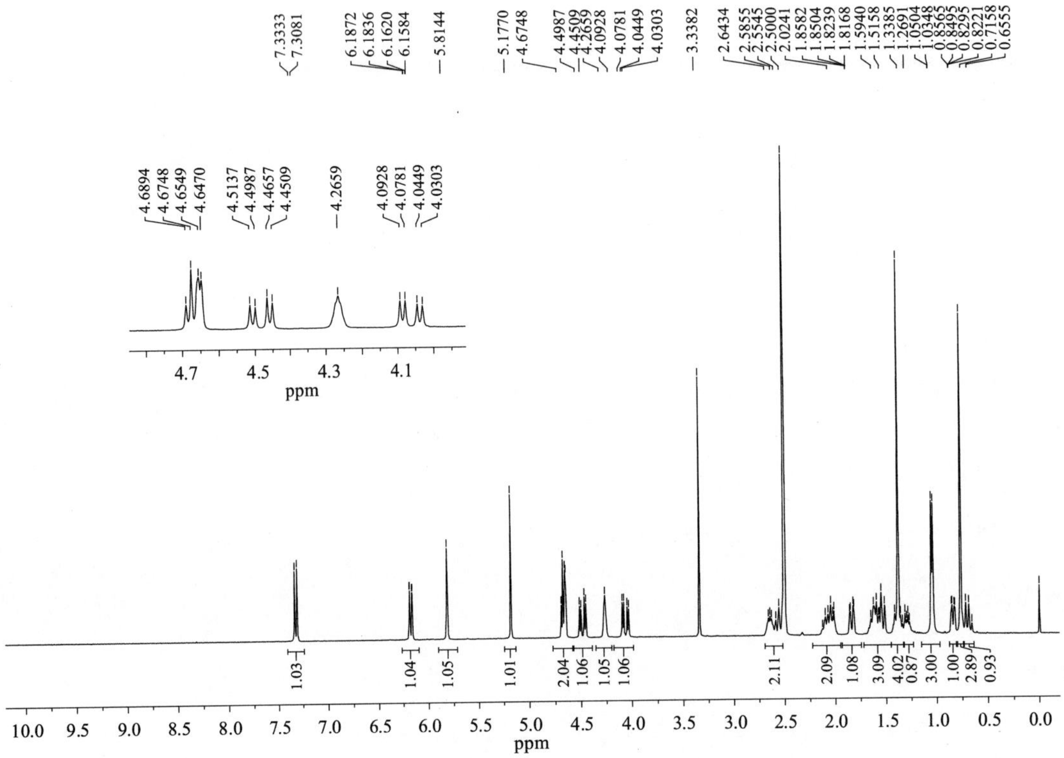

图 1 甲泼尼龙的^{1}H NMR 谱（溶剂：CD_3SOCD_3）

^{1}H NMR：δ 7.32（H-2，d，J=10.1 Hz，1H），6.18（H-1，dd，J=10.1，1.4 Hz，1H），5.81（OH，s，1H），5.17（H-4，s，1H），4.67（H-11，OH，dd，J=12.5，4.5 Hz，2H），4.49（H-21a，dd，J=19.2，6.0 Hz，1H），4.27（OH，brs，1H），4.06（H-21b，dd，J=19.2，6.0 Hz，1H），2.71～2.52（m，2H），2.17～1.98（m，2H），1.84（dd，J=13.6，3.0 Hz，1H），1.71～1.48（m，3H），1.34（H-19，s，3H），1.37～1.21（m，2H），1.05（H-22，d，J=6.3 Hz，3H），0.84（dd，J=11.0，2.8 Hz，1H），0.72（H-18，s，3H），0.68（m，1H）

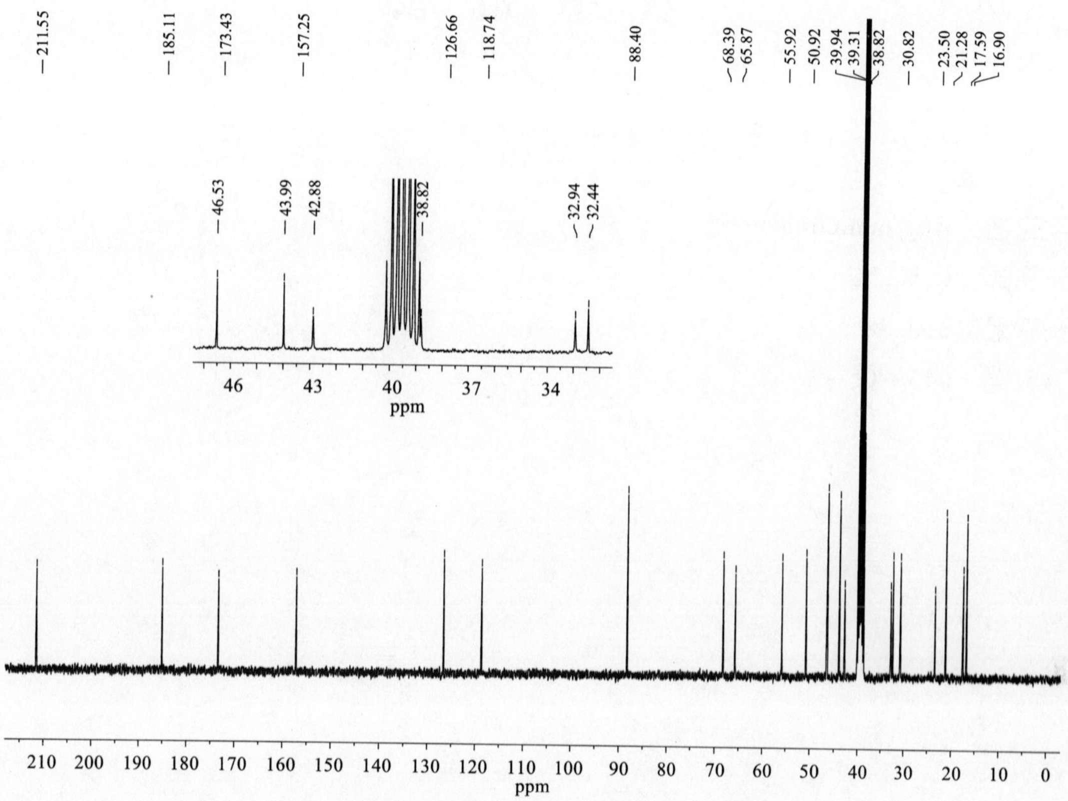

图 2　甲泼尼龙的^{13}C NMR 谱（溶剂：CD_3SOCD_3）

^{13}C NMR：δ 211.55（C－20），185.11（C－3），173.43（C－5），157.25（C－1），126.66（C－2），118.74（C－4），88.40（C－17），68.39（C－11），65.87（C－21），55.92（C－9），50.92（C－14），46.53（C－13），43.99（C－12），42.88（C－10），38.82（C－7），32.94（C－6），32.44（C－16），30.82（C－8），23.50（C－19），21.28（C－15），17.59（C－22），16.90（C－18）

备注

1. **中文化学名**　11β,17α,21－三羟基－6α－甲基孕甾－1,4－二烯－3,20－二酮
2. **英文化学名**　11β,17α,21－trihydroxy－6α－methyl－pregna－1,4－diene－3,20－dione
3. **性状**　本品为白色结晶性粉末；无臭。
4. **溶解性**　本品在甲醇、乙醇或二氧六环中略溶，在丙酮中微溶，在三氯甲烷中极微溶解，在水或乙醚中几乎不溶。
5. **对照品编号与批号**　100828－200501

六 甲 蜜 胺

英文名 Altretamine

分子式 $C_9H_{18}N_6$

分子量 210.28

CAS 号 645-05-6

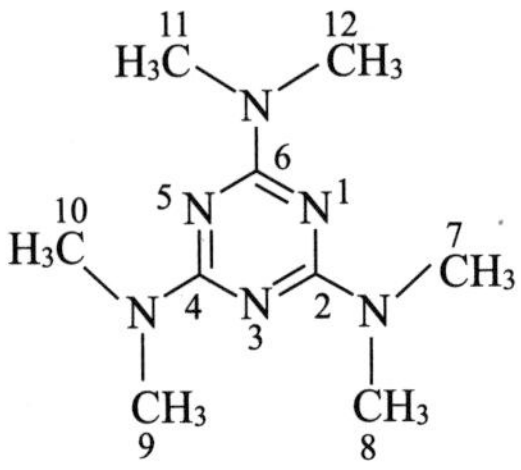

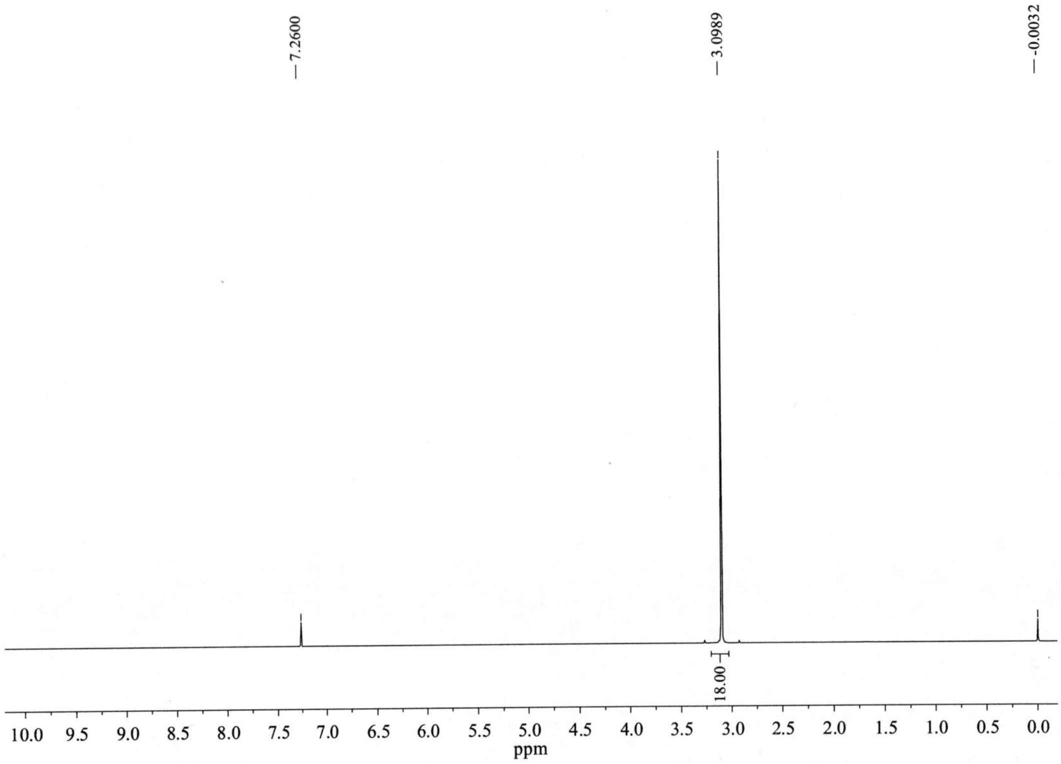

图 1 六甲蜜胺的 ^1H NMR 谱（溶剂：$CDCl_3$）

^1H NMR：δ 3.10 (H-7, 8, 9, 10, 11, 12, s, 18H)

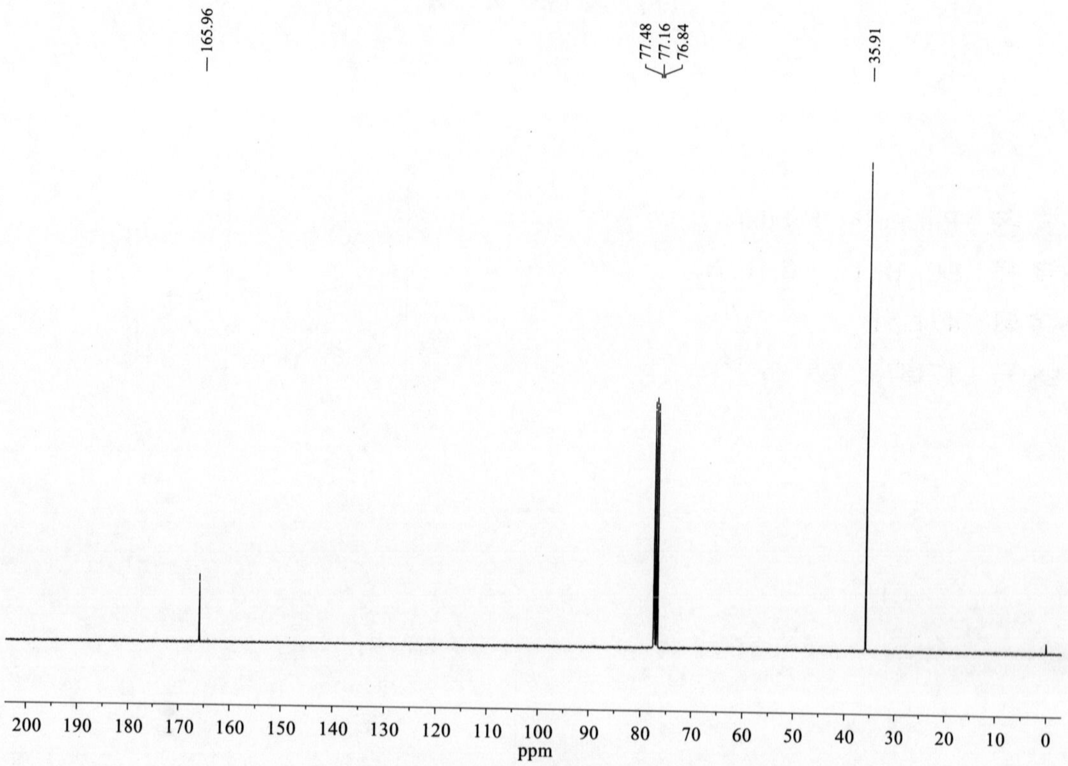

图 2　六甲蜜胺的^{13}C NMR 谱（溶剂：$CDCl_3$）

^{13}C NMR：δ 165.96（C－2，4，6），35.91（C－7，8，9，10，11，12）

备注

1. 中文化学名　2,4,6－三(二甲氨基)均三嗪

2. 英文化学名　2,4,6－tris(dimethylamino)－1,3,5－triazine

3. 性状　本品为白色结晶性粉末；无臭，能升华。

4. 溶解性　本品在三氯甲烷中易溶，在乙醇中略溶，在水中不溶，在稀盐酸中易溶。

5. 对照品编号与批号　100831－201002

阿魏酸哌嗪

英文名 Piperazine Ferulate

分子式 $2C_{10}H_{10}O_4 \cdot C_4H_{10}N_2$

分子量 474.51

CAS 号 171876－65－6

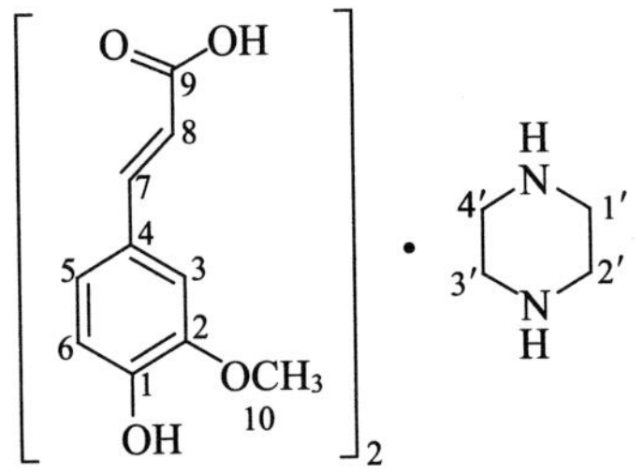

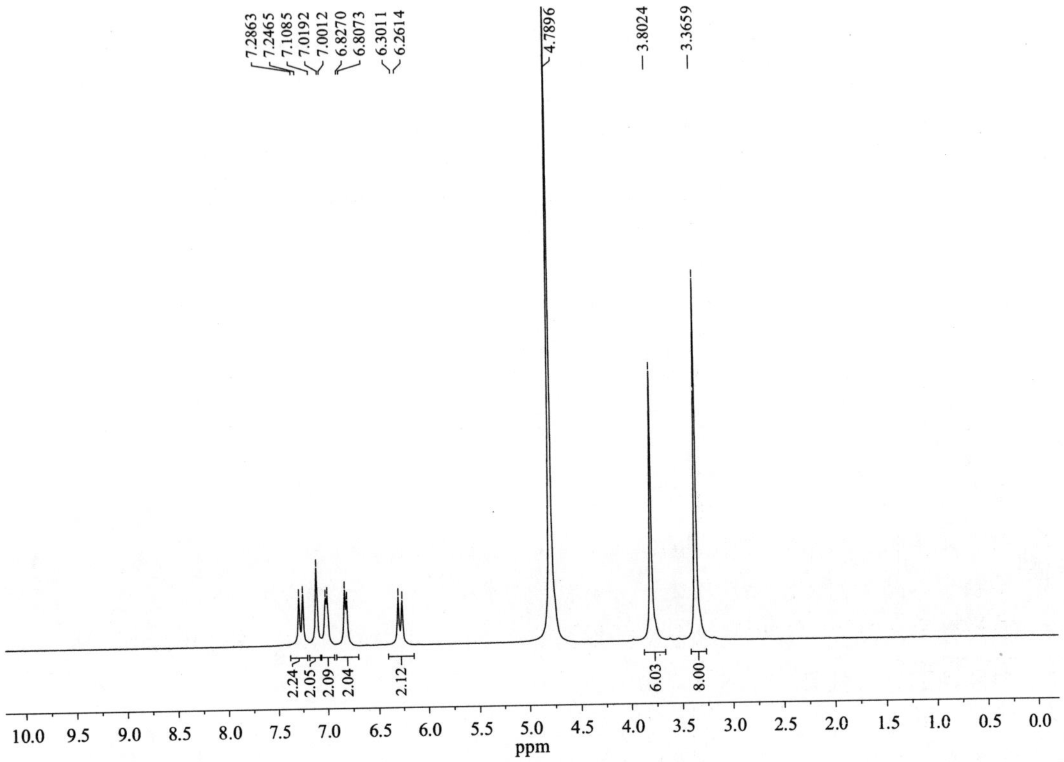

图 1　阿魏酸哌嗪的 ^{1}H NMR 谱（溶剂：D_2O）

^{1}H NMR：δ 7.27（H－7，d，J＝15.9 Hz，2H），7.11（H－3，s，2H），7.01（H－5，d，J＝7.2 Hz，2H），6.82（H－6，d，J＝7.9 Hz，2H），6.28（H－8，d，J＝15.9 Hz，2H），3.80（H－10，s，6H），3.37（H－1′，2′，3′，4′，brs，8H）

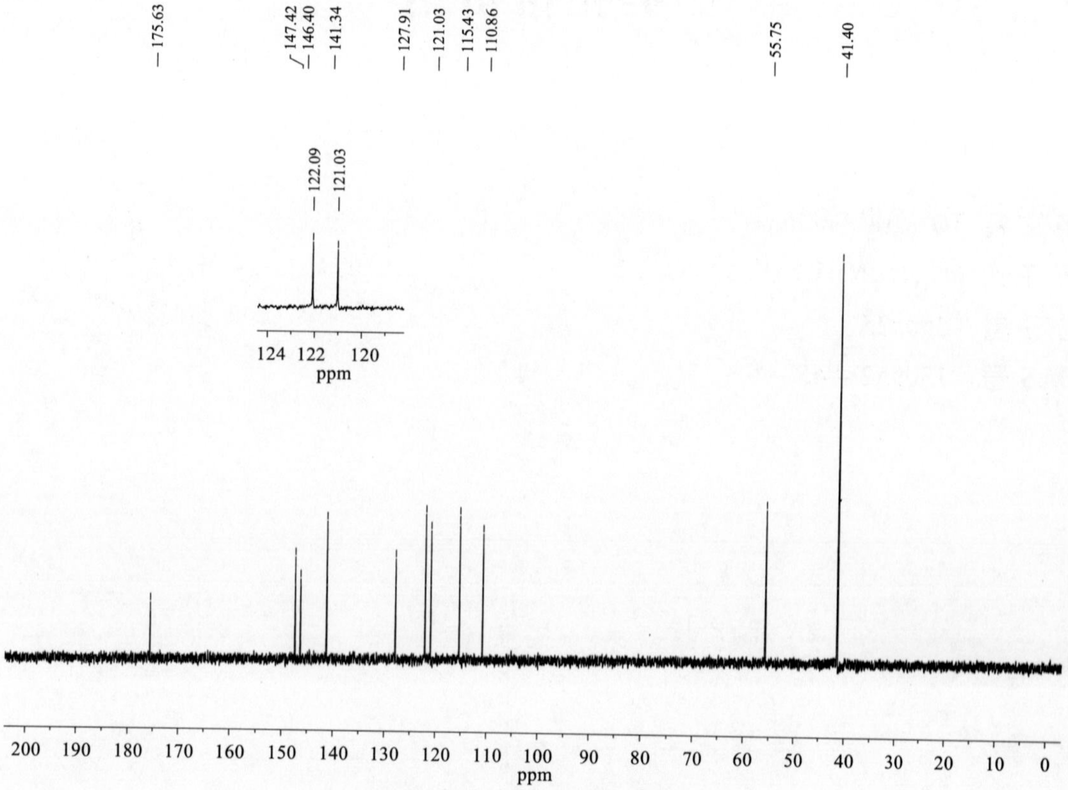

图 2　阿魏酸哌嗪的^{13}C NMR 谱（溶剂：D_2O）

^{13}C NMR：δ 175.63（C－9），147.42（C－2），146.40（C－7），141.34（C－1），127.91（C－4），122.09（C－5），121.03（C－6），115.43（C－8），110.86（C－3），55.75（C－14），41.40（C－1′，2′，3′，4′）

备注

1. **中文化学名**　3－甲氧基－4－羟基桂皮酸哌嗪
2. **英文化学名**　3－methoxy－4－hydroxycinnamic acid piperazine
3. **性状**　本品为白色或类白色片状结晶或结晶性粉末；无臭，味微涩。
4. **溶解性**　本品在水中微溶，在乙醇中极微溶解，在三氯甲烷中几乎不溶。
5. **对照品编号与批号**　100834－200701

奥扎格雷钠

英文名 Ozagrel Sodium

分子式 $C_{13}H_{11}N_2O_2Na$

分子量 250.25

CAS 号 130952-46-4

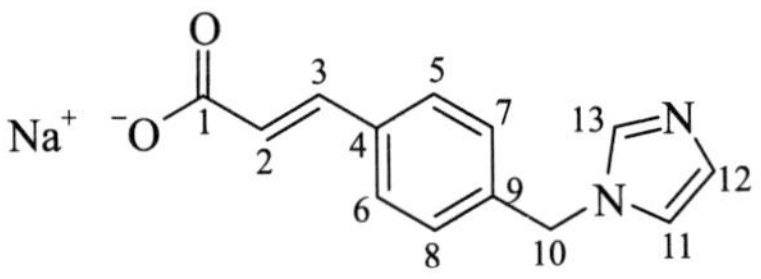

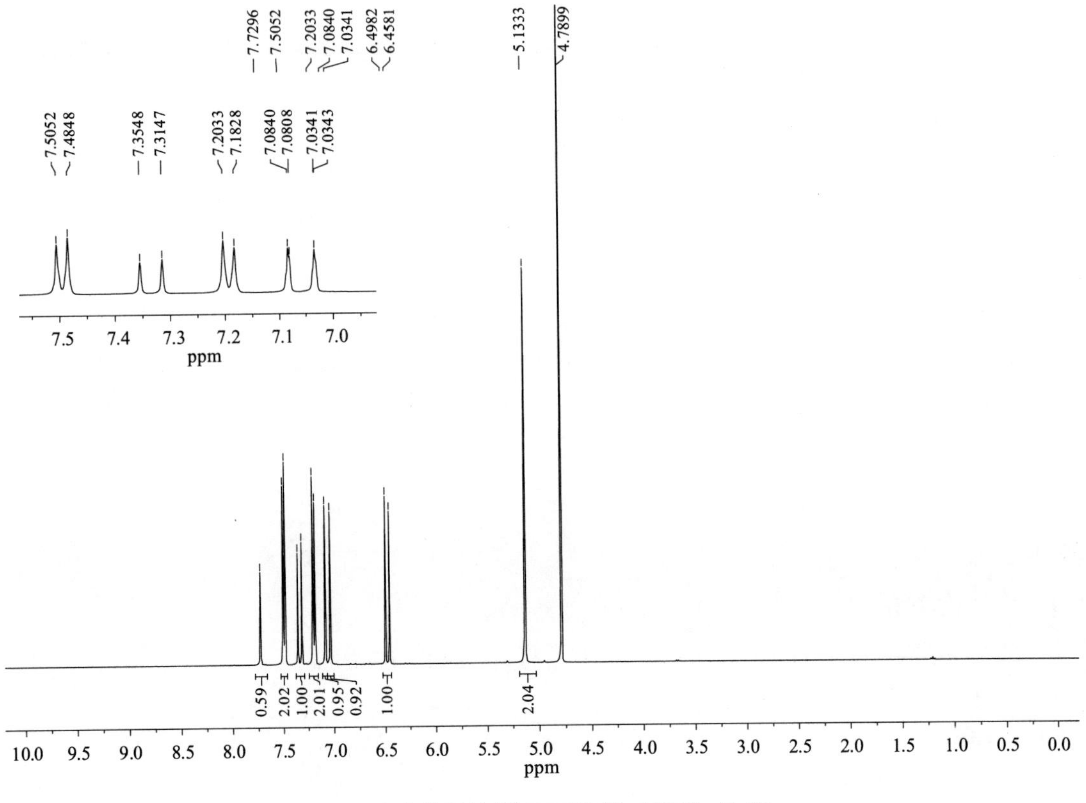

图 1 奥扎格雷钠的 ^{1}H NMR 谱（溶剂：D_2O）

^{1}H NMR：δ 7.73（H-13，s，1H），7.50（H-5，6，d，J=8.2 Hz，2H），7.33（H-3，d，J=16.0 Hz，1H），7.19（H-7，8，d，J=8.2 Hz，2H），7.08（H-11，d，J=1.3 Hz，1H），7.03（H-12，d，J=1.3 Hz，1H），6.48（H-2，d，J=16.0 Hz，1H），5.13（H-10，s，2H）

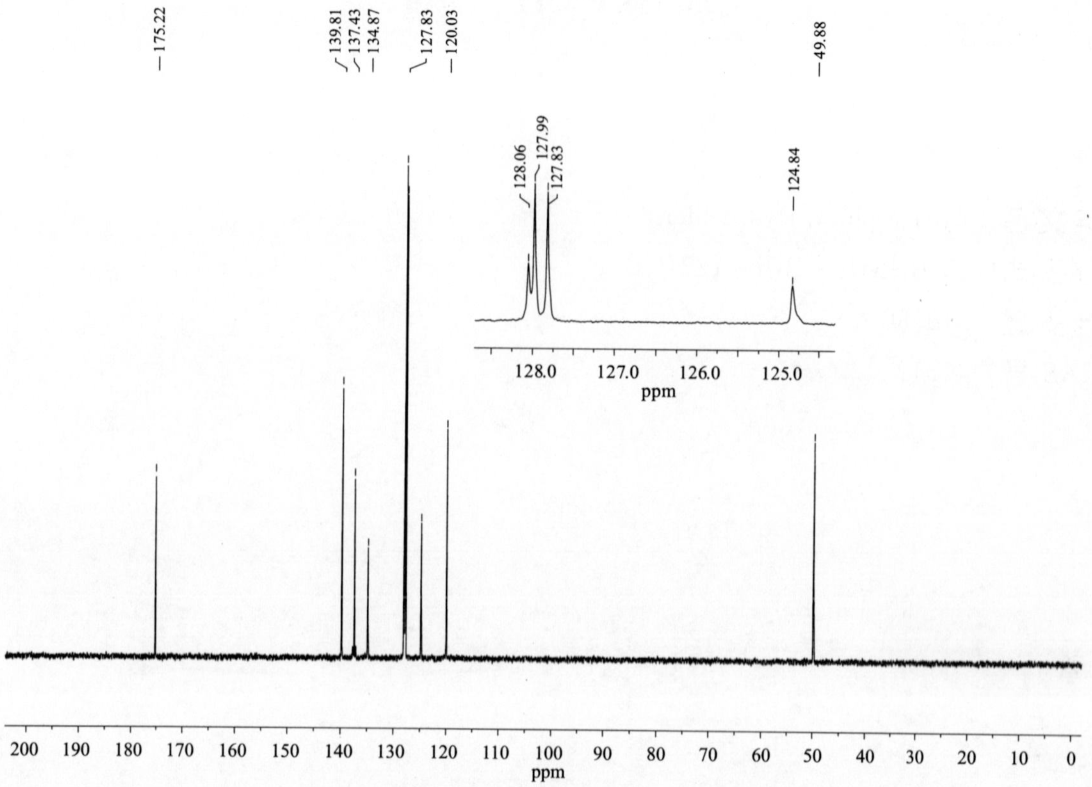

图 2　奥扎格雷钠的 ^{13}C NMR 谱（溶剂：D_2O）

^{13}C NMR：δ 175.22（C－1），139.81（C－3），137.43（C－13），134.87（C－4，9），128.06（C－12），127.99（C－7，8），127.83（C－5，6），124.84（C－11），120.03（C－2），49.88（C－10）

备注

1. 中文化学名　反式－3－［4－(1*H*－咪唑基－1－甲基)苯基］－2－丙烯酸钠

2. 英文化学名　(*E*)－3－［4－(1*H*－imidazol－1－methyl)phenyl］－2－popenoic acid sodium salt

3. 性状　本品为白色或类白色结晶性粉末；无臭，无味。

4. 溶解性　本品在水中溶解，在乙醇或丙酮中微溶。

5. 对照品编号及批号　100837－201102

盐酸阿扑吗啡

英文名 Apomorphine Hydrochloride

分子式 $C_{17}H_{17}NO_2 \cdot HCl \cdot 1/2H_2O$

分子量 312.80

CAS 号 41372-20-7

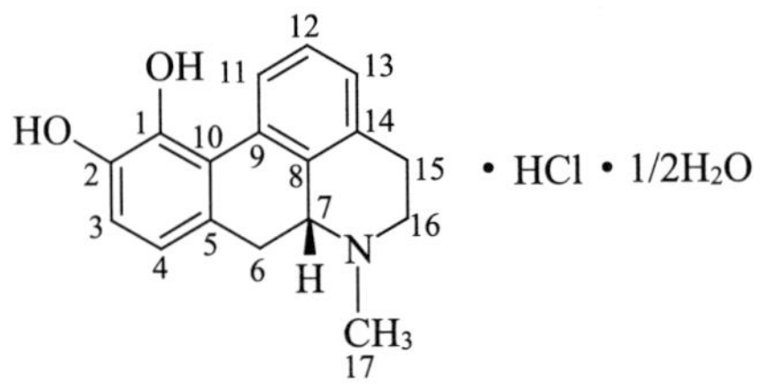

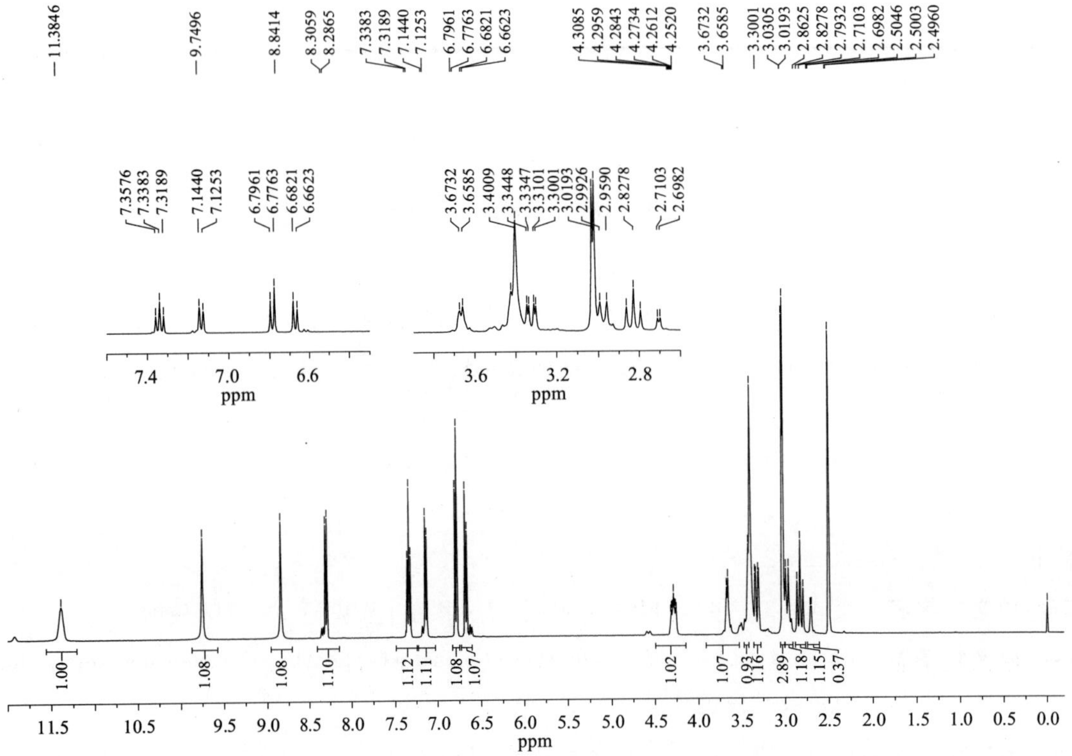

图 1 盐酸阿扑吗啡的^{1}H NMR 谱（溶剂：CD_3SOCD_3）

^{1}H NMR：δ 11.38（HCl，s，1H），9.75（OH，s，1H），8.84（OH，s，1H），8.29（H-11，d，J=7.8 Hz，1H），7.33（H-12，t，J=7.7 Hz，1H），7.13（H-13，d，J=7.5 Hz，1H），6.78（H-4，d，J=7.9 Hz，1H），6.67（H-3，d，J=7.9 Hz，1H），4.28（H-7，m，1H），3.66（H-6a，d，J=5.9 Hz，1H），3.42（H-6b，m，1H），3.31（H-16a，dd，J=13.9，4.0 Hz，1H），3.02（H-17，S，3H），2.97（H-15a，d，J=13.4 Hz，1H），2.82（H-16b，t，J=13.9 Hz，1H），2.70（H-15b，d，J=4.8 Hz，1H）

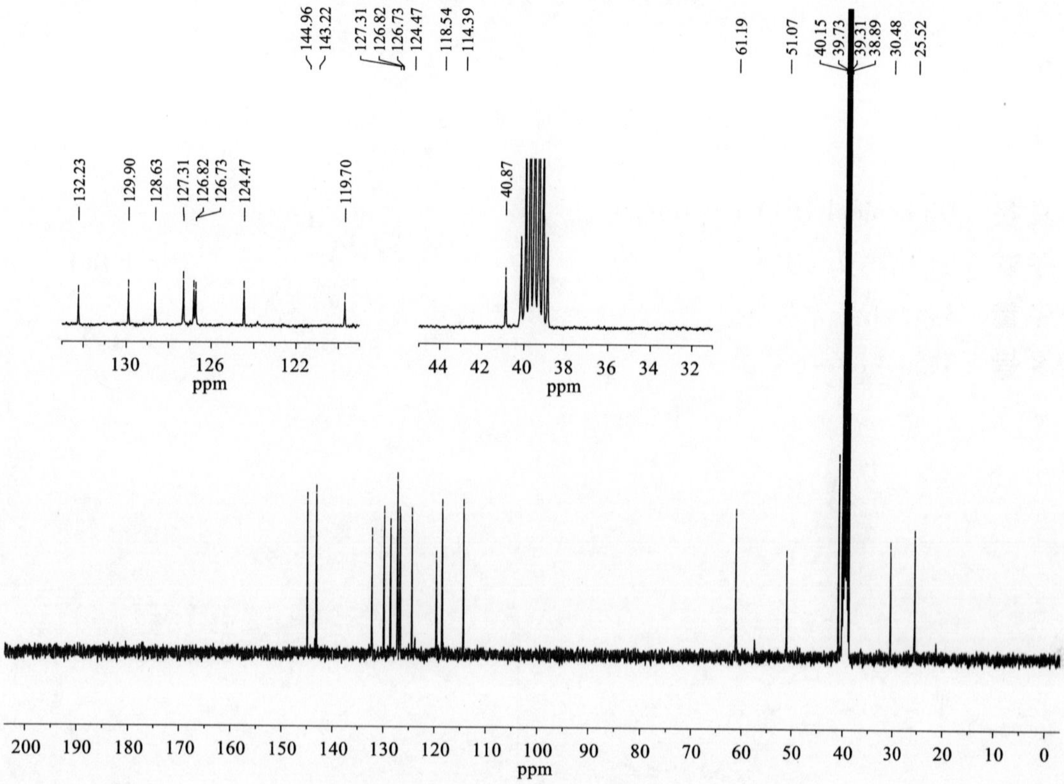

图2 盐酸阿扑吗啡的^{13}C NMR 谱（溶剂：CD_3SOCD_3）

^{13}C NMR：δ 144.96（C－2），143.22（C－1），132.23（C－14），129.90（C－8），128.63（C－9），127.31（C－5），126.82（C－12），126.73（C－10），124.47（C－13），119.70（C－11），118.54（C－4），114.39（C－3），61.19（C－7），51.07（C－16），40.87（C－17），30.48（C－6），25.52（C－15）

备注

1. 中文化学名 （*R*）－6－甲基－5,6,6*α*,7－四氢－4*H*－二苯并[*de*,*g*]喹啉－10,11－二酚盐酸盐半水合物

2. 英文化学名 （*R*）－methyl－5,6,6*α*,7－tetrahydro－4*H*－dibenzo[*de*,*g*]quinoline－10,11－diol hydrochloride hemihydrate

3. 性状 本品为白色或灰白色有闪光的结晶或结晶性粉末；无臭；在空气或日光中渐变绿色。

4. 溶解性 本品在热水中溶解，在水或乙醇中略溶，在三氯甲烷或乙醚中极微溶解。

5. 对照品编号与批号 100839－200601

盐酸地芬尼多

英文名 Diphenidol Hydrochloride

分子式 $C_{21}H_{27}NO \cdot HCl$

分子量 345.91

CAS 号 3254－89－5

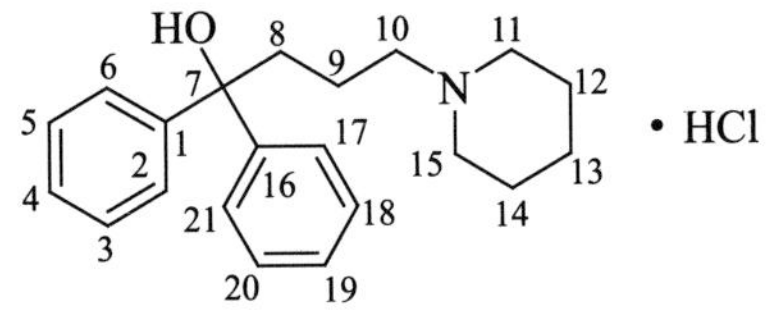

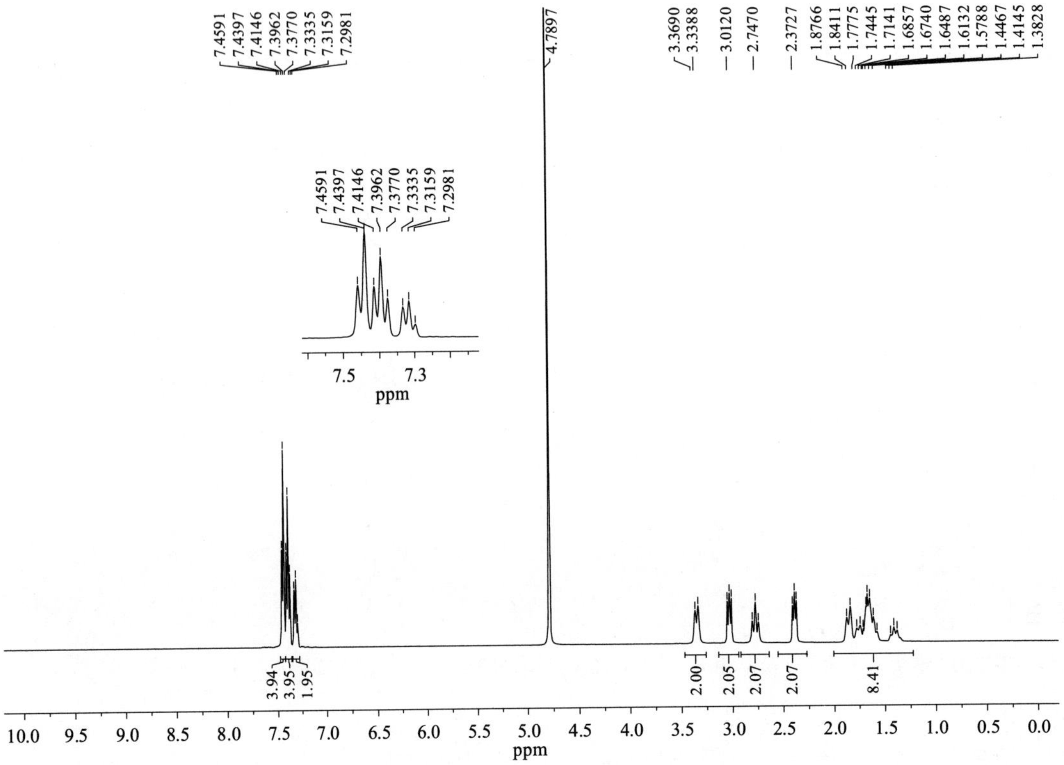

图 1　盐酸地芬尼多的^{1}H NMR 谱（溶剂：D_2O）

^{1}H NMR：δ 7.45（H－2，6，17，21，d，J＝7.7 Hz，4H），7.40（H－3，5，18，20，t，J＝7.5 Hz，4H），7.32（H－4，19，t，J＝7.1 Hz，2H），3.37～3.34（H－11a，15a，m，2H），3.07～3.0（H－10，m，2H），2.84～2.72（H－11b，15b，m，2H），2.44～2.35（H－8，m，2H），1.95～1.27（H－9，12，13，14，m，8H）

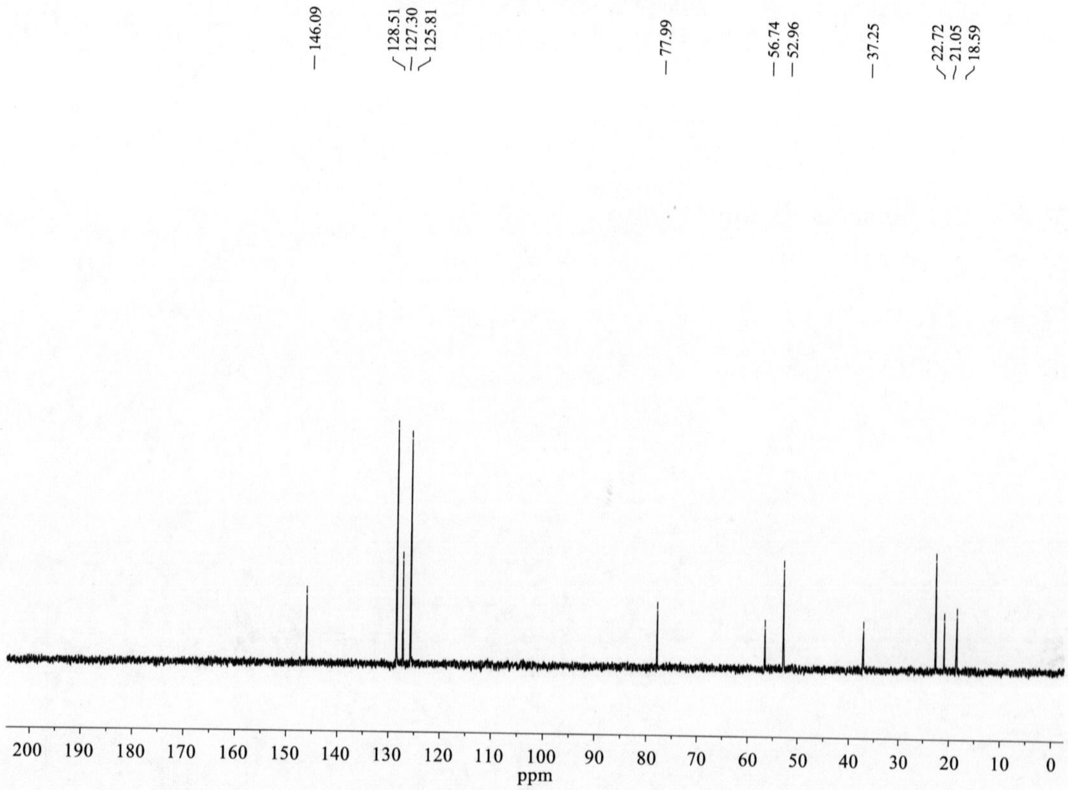

图 2　盐酸地芬尼多的^{13}C NMR 谱（溶剂：D_2O）

^{13}C NMR：δ 146.09（C－1，16），128.51（C－3，5，18，20），127.30（C－4，19），125.81（C－2，6，17，21），77.99（C－7），56.74（C－10），52.96（C－11，15），37.25（C－8），22.72（C－12，14），21.05（C－13），18.59（C－9）

备注

1. **中文化学名**　1,1－二苯基－4－(1－哌啶基)－1－丁醇盐酸盐
2. **英文化学名**　1,1－diphenyl－4－(1－piperidyl) butan－1－ol hydrochloride
3. **性状**　本品为白色结晶性粉末；无臭，味涩。
4. **溶解性**　本品在甲醇中易溶，在乙醇中溶解，在水或三氯甲烷中略溶。
5. **对照品编号与批号**　100841－201102

参考文献

[1] http://sdbs.db.aist.go.jp/sdbs/cgi－bin/direct_frame_top.cgi(SDBS)(^{1}H NMR,^{13}C NMR).

盐酸氯米帕明

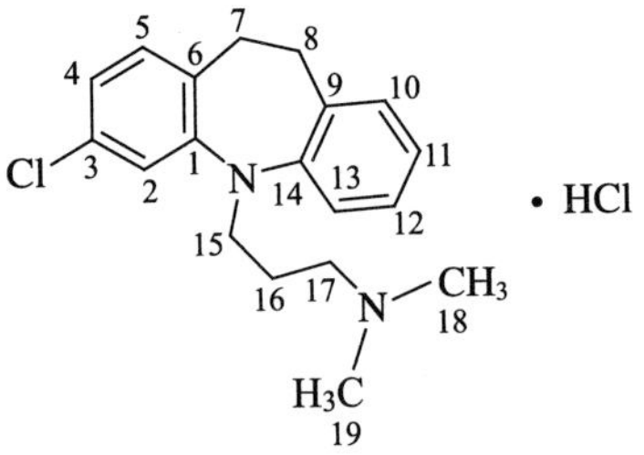

英文名 Clomipramine Hydrochloride

分子式 $C_{19}H_{23}ClN_2 \cdot HCl$

分子量 351.31

CAS 号 17321 - 77 - 6

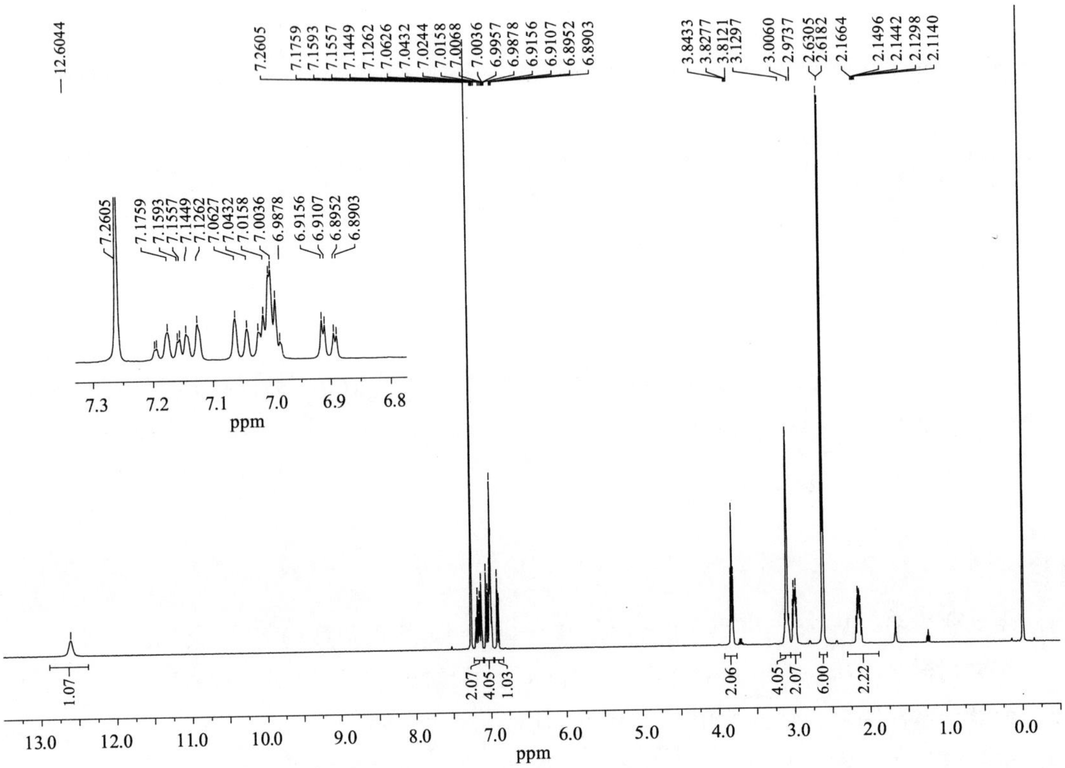

图 1 盐酸氯米帕明的^{1}H NMR 谱(溶剂:$CDCl_3$)

^{1}H NMR: δ 12.60 (HCl, s, 1H), 7.18 (H - 12, m, 1H), 7.14 (H - 10, d, J = 7.5 Hz, 1H), 7.05 (H - 2, d, J = 7.8 Hz, 1H), 7.03 ~ 6.97 (H - 5, 11, 13, m, 3H), 6.90 (H - 4, dd, J = 8.2, 2.0 Hz, 1H), 3.83 (H - 15, t, J = 6.3 Hz, 2H), 3.13 (H - 7, 8, brs, 4H), 3.04 ~ 2.96 (H - 17, m, 2H), 2.62 (H - 18, 19, d, J = 4.9 Hz, 6H), 2.20 ~ 2.10 (H - 16, m, 2H)

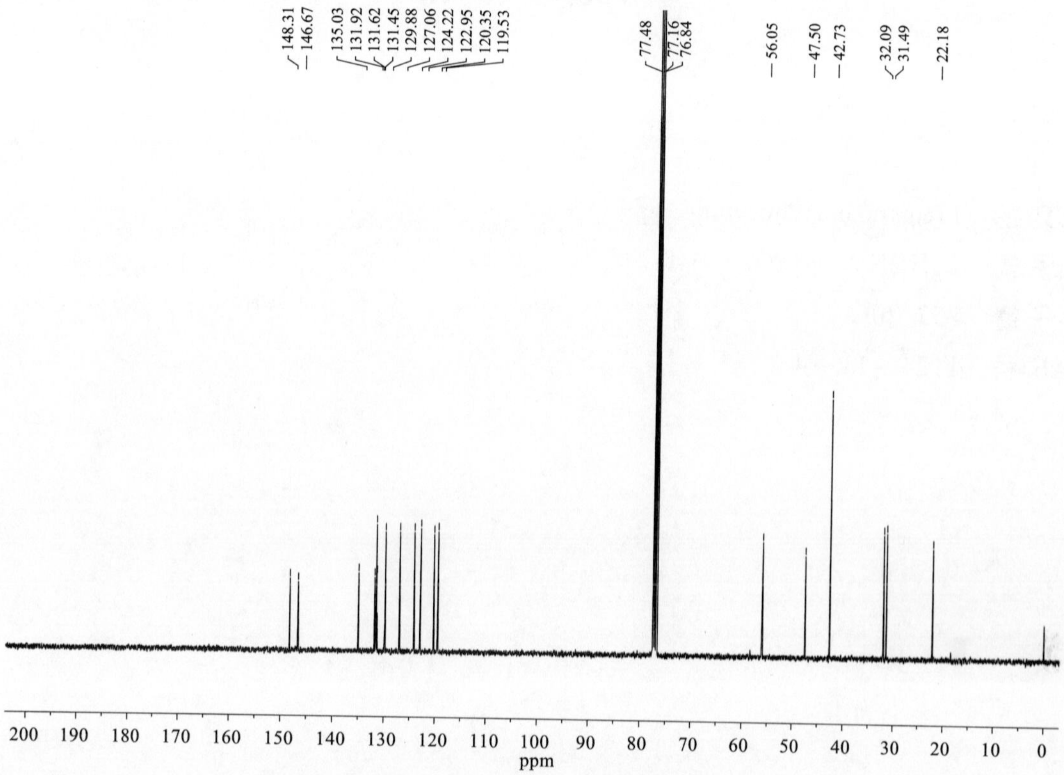

图 2　盐酸氯米帕明的 ^{13}C NMR 谱（溶剂：$CDCl_3$）

^{13}C NMR：δ 148.31（C－1），146.67（C－14），135.03（C－9），131.92（C－6），131.62（C－5），131.45（C－3），129.88（C－10），127.06（C－12），124.22（C－11），122.95（C－4），120.35（C－13），119.53（C－2），56.05（C－17），47.50（C－15），42.73（C－18，19），32.09（C－7），31.49（C－8），22.18（C－16）

备注

1. **中文化学名**　*N*,*N*－二甲基－10,11－二氢－3－氯－5*H*－二苯并[*b*,*f*]氮杂䓬－5－丙胺盐酸盐
2. **英文化学名**　*N*,*N*－dimethyl－10,11－dihydro－3－chloro－5*H*－dibenz［*b*,*f*］azepine－5－propylamin hydrochloride
3. **性状**　本品为白色至微黄色结晶性粉末；无臭，味苦；遇光色渐变黄。
4. **溶解性**　本品在三氯甲烷或冰醋酸中极易溶解，在水或乙醇中易溶，在丙酮中微溶，在乙醚中几乎不溶。
5. **对照品编号与批号**　100843－200501

参考文献

[1] Misiuk W, Zalewska M. Study on the inclusion interactions of β－cyclodextrin and its derivative with clomipramine by spectroscopy and its analytic application. Anal Lett, 2008, 41: 543（^{1}H NMR，^{13}C NMR）.

磷酸川芎嗪

英文名 Ligustrazine Phosphate

分子式 $C_8H_{12}N_2 \cdot H_3PO_4 \cdot H_2O$

分子量 252.20

CAS 号 1124－11－4

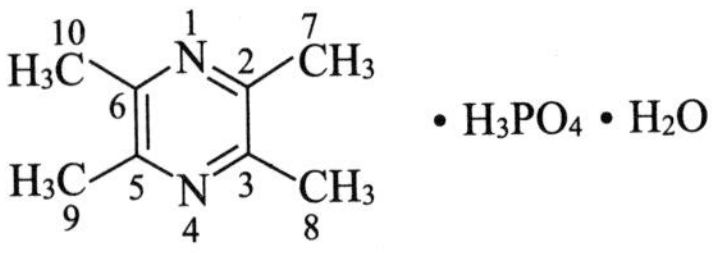

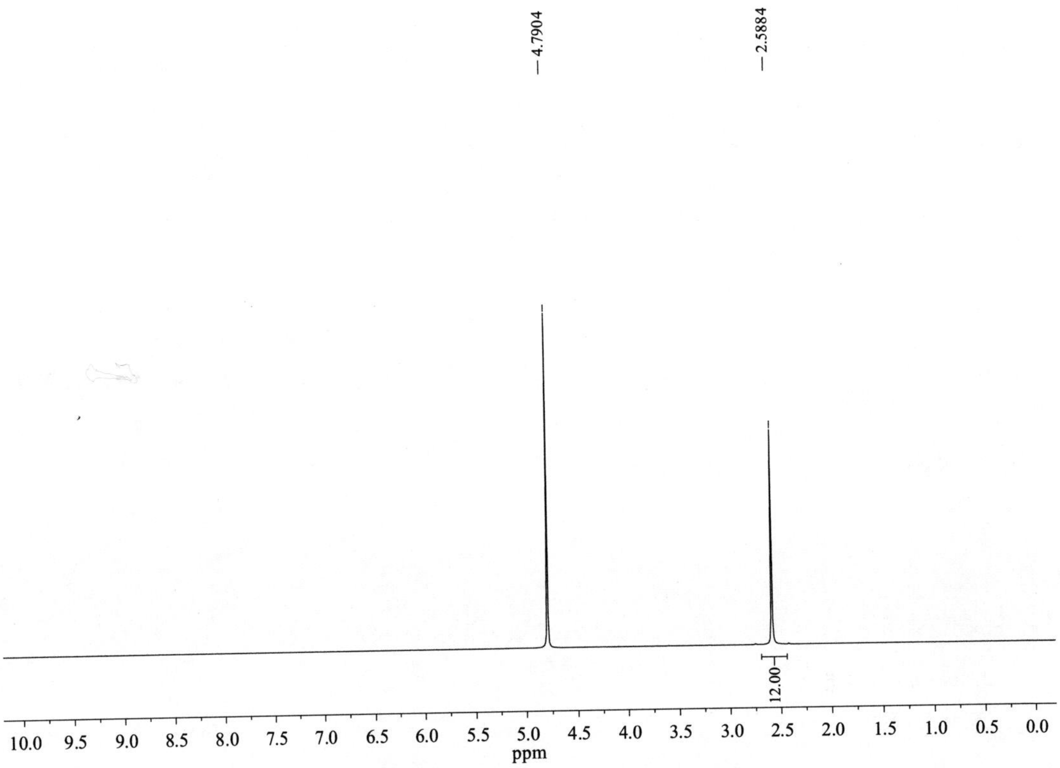

图 1 磷酸川芎嗪的^{1}H NMR 谱（溶剂：D_2O）

^{1}H NMR：δ 2.59（H－7，8，9，10，s，12H）

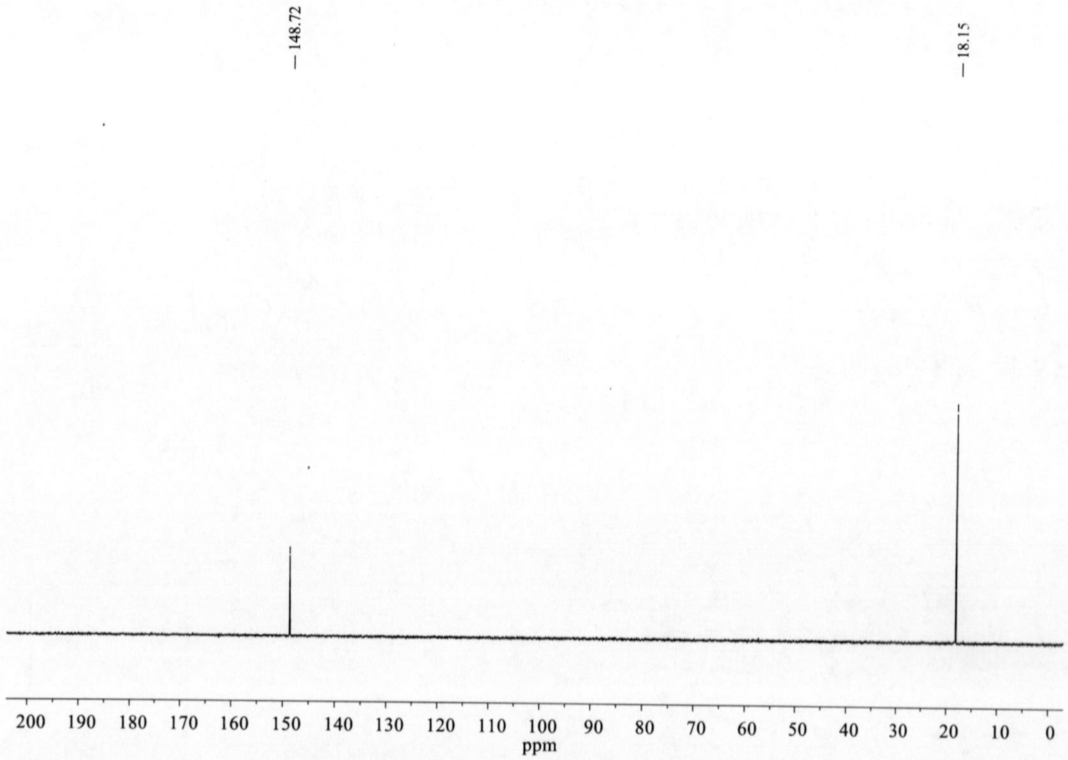

图 2　磷酸川芎嗪的^{13}C NMR 谱（溶剂：D_2O）

^{13}C NMR：δ 148.72（C－2，3，5，6），18.15（C－7，8，9，10）

备注

1. **中文化学名**　2,3,5,6－四甲基哌嗪磷酸盐一水合物
2. **英文化学名**　2,3,5,6－tetramethyl－piperazine phosphate monohydrate
3. **性状**　本品为白色或类白色结晶性粉末；微臭，味苦。
4. **溶解性**　本品在水或乙醇中溶解，在三氯甲烷中不溶。
5. **对照品编号与批号**　100845－201002

格列喹酮杂质（异喹啉物）

英文名 Gliquidone Sulphonamide

分子式 $C_{20}H_{22}N_2O_5S$

分子量 402.46

CAS 号 33456 - 68 - 7

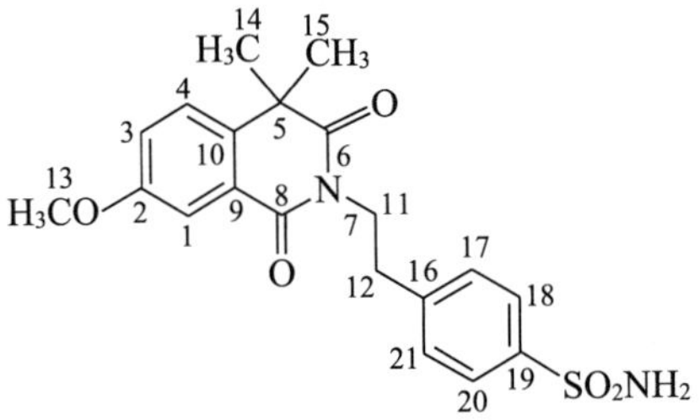

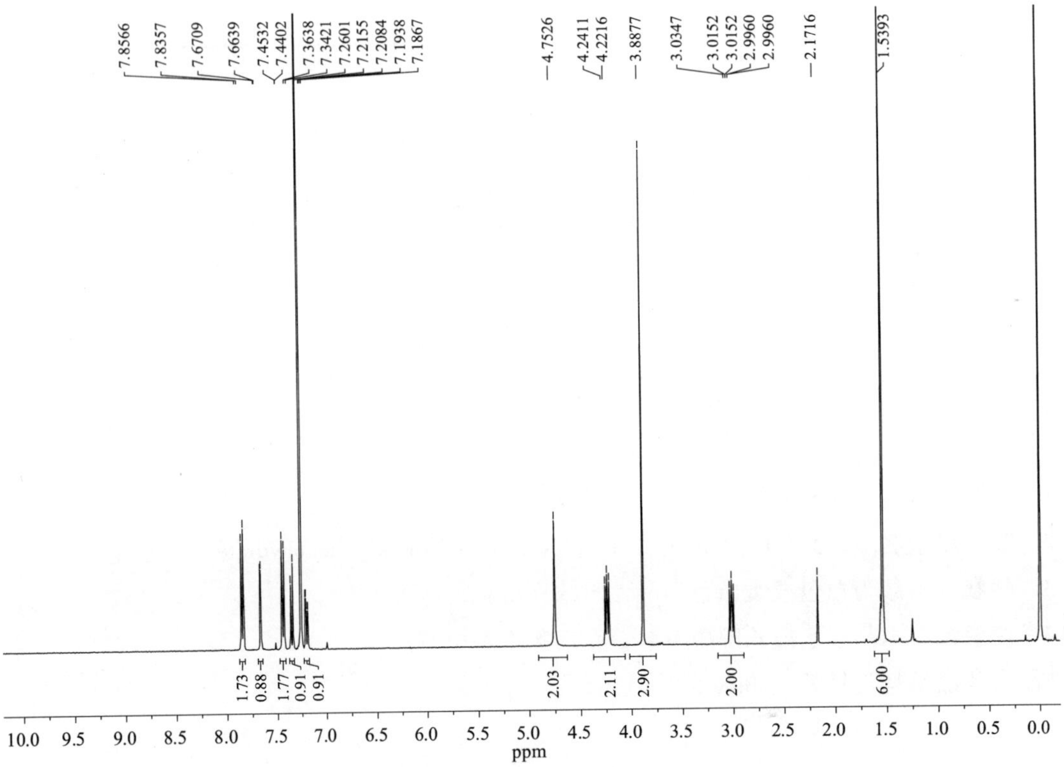

图 1　格列喹酮杂质的[1]H NMR 谱（溶剂：$CDCl_3$）

^{1}H NMR：δ 7.85（H - 18，20，d，*J* = 8.3 Hz，2H），7.67（H - 1，d，*J* = 2.8 Hz，1H），7.44（H - 17，21，d，*J* = 8.3 Hz，2H），7.35（H - 4，d，*J* = 8.7 Hz，1H），7.20（H - 3，dd，*J* = 8.7，2.8 Hz，1H），4.75（NH_2，s，2H），4.24（H - 11，m，2H），3.89（H - 13，s，3H），3.02（H - 12，m，2H），1.54（H - 14，15，s，6H）

注：样品含有丙酮杂质，δ 2.17（CH_3）

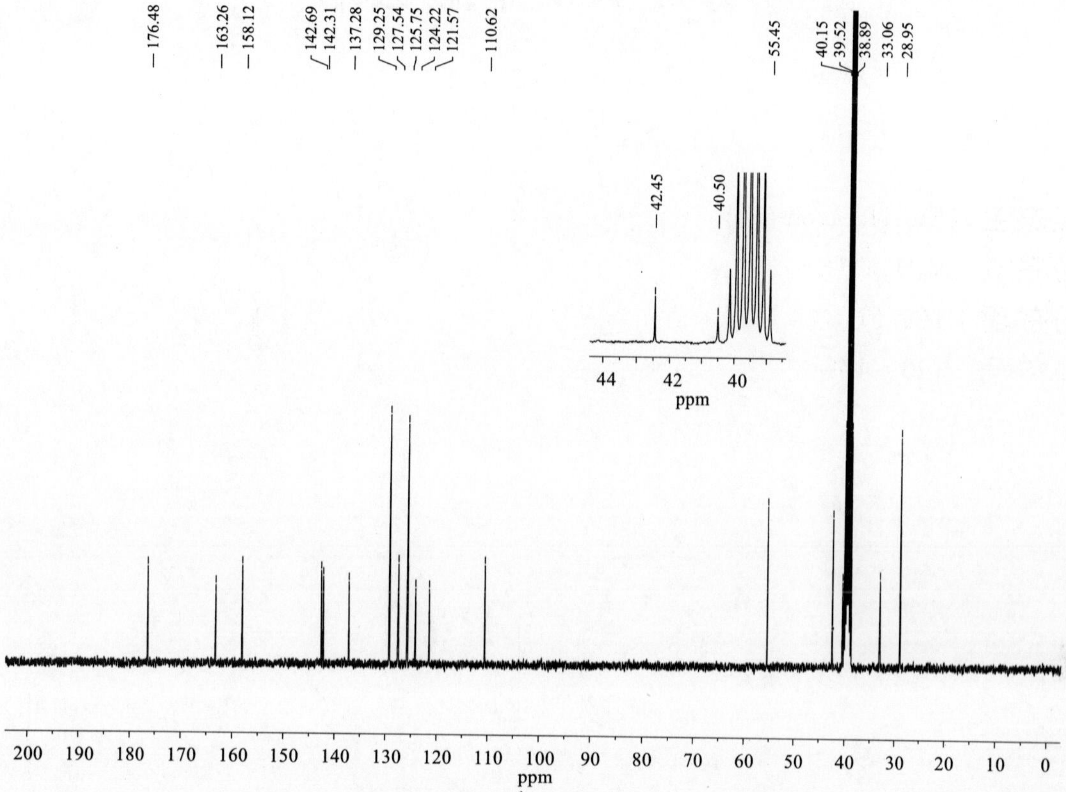

图 2　格列喹酮杂质的^{13}C NMR 谱（溶剂：$CDCl_3$）

^{13}C NMR：δ 176.48（C－6），163.26（C－2），158.12（C－8），142.69（C－16），142.31（C－10），137.28（C－9），129.25（C－18，20），127.54（C－19），125.75（C－17，21），124.22（C－4），121.57（C－3），110.62（C－1），55.45（C－13），42.45（C－11），40.50（C－5），33.06（C－12），28.95（C－14，15）

备注

1. **中文化学名**　1,2,3,4－四氢－2－(4－磺胺基苯基)－4,4－二甲基－7－甲氧基－1,3－二酮－异喹啉
2. **英文化学名**　1,2,3,4－tetrahydro－2－(4－sulfonamide phenyl)－4,4－dimethyl－7－methoxyl－1,3－dione－isoquinolins
3. **性状**　本品为白色结晶性粉末。
4. **对照品编号与批号**　100846－200501

对羟基苯甲酸乙酯

英文名 Ethylparaben

分子式 $C_9H_{10}O_3$

分子量 166.17

CAS 号 120－47－8

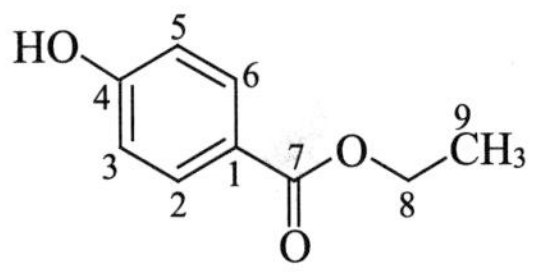

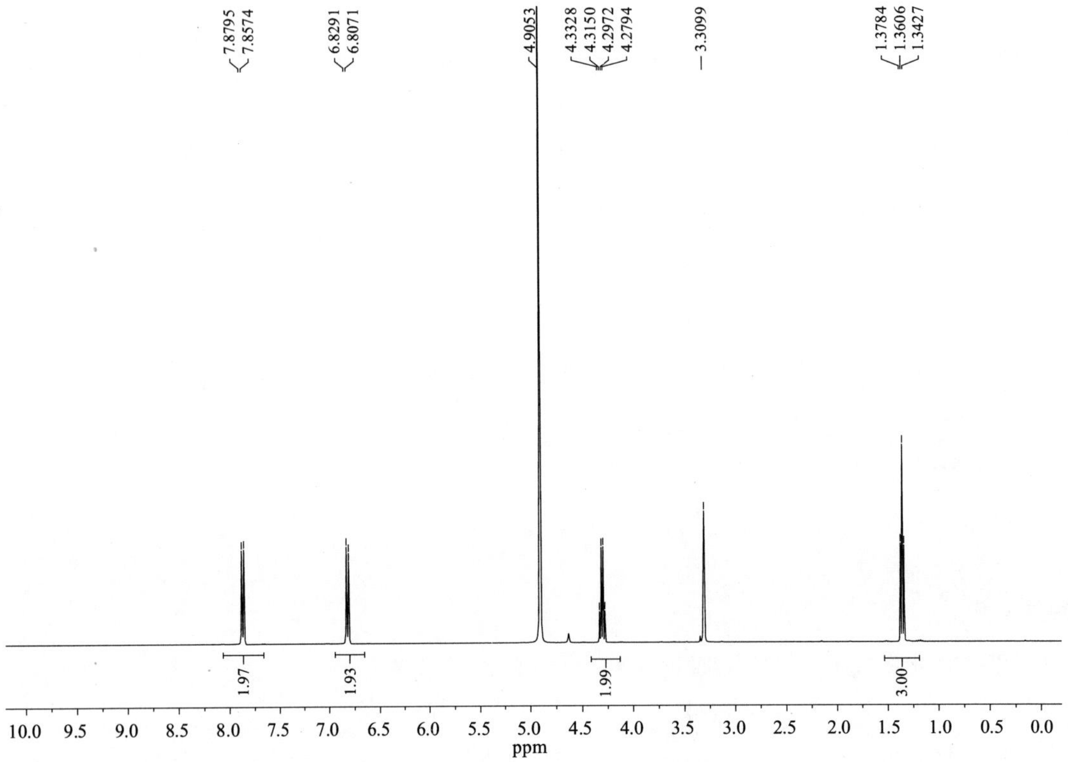

图 1　对羟基苯甲酸乙酯的^{1}H NMR 谱（溶剂：CD_3OD）

^{1}H NMR：δ 7.87（H－2，6，d，J＝8.8 Hz，2H），6.82（H－3，5，d，J＝8.8 Hz，2H），4.31（H－8，q，J＝7.1 Hz，2H），1.36（H－9，t，J＝7.1 Hz，3H）

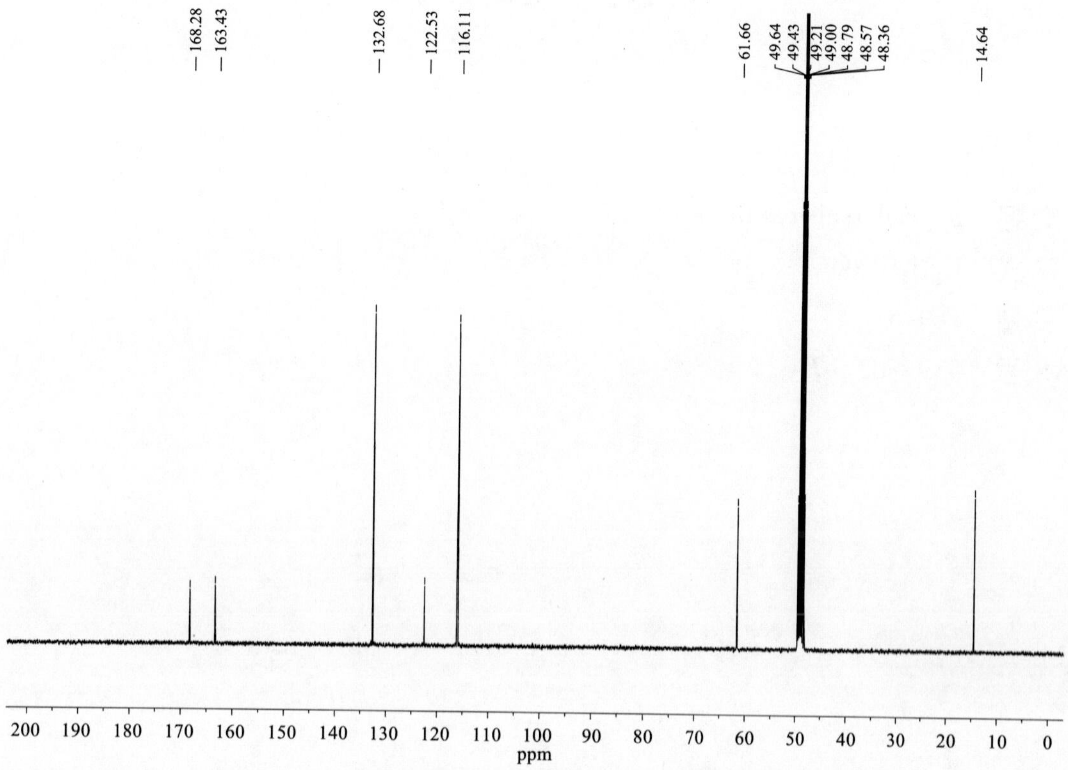

图 2　对羟基苯甲酸乙酯的 ^{13}C NMR 谱（溶剂：CD_3OD）

^{13}C NMR：δ 168.28（C－7），163.43（C－4），132.68（C－2，6），122.53（C－1），116.11（C－3，5），61.66（C－8），14.64（C－9）

备注

1. 中文化学名　4－羟基苯甲酸乙酯

2. 英文化学名　ethyl 4－hydroxybenzoate

3. 性状　本品为无色或白色结晶或结晶性粉末。

4. 溶解性　本品在乙醇或丙酮中易溶，在水中极微溶解。

5. 对照品编号与批号　100847－201102

对氯苯乙酰胺

英文名 *p* - Chloroacetanilide

分子式 C_8H_8ClNO

分子量 169.61

CAS 号 539 - 03 - 7

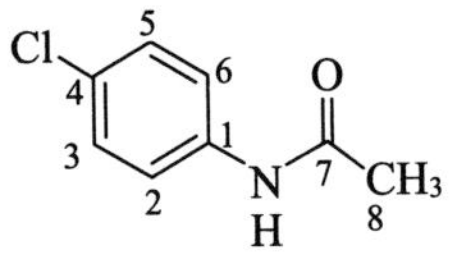

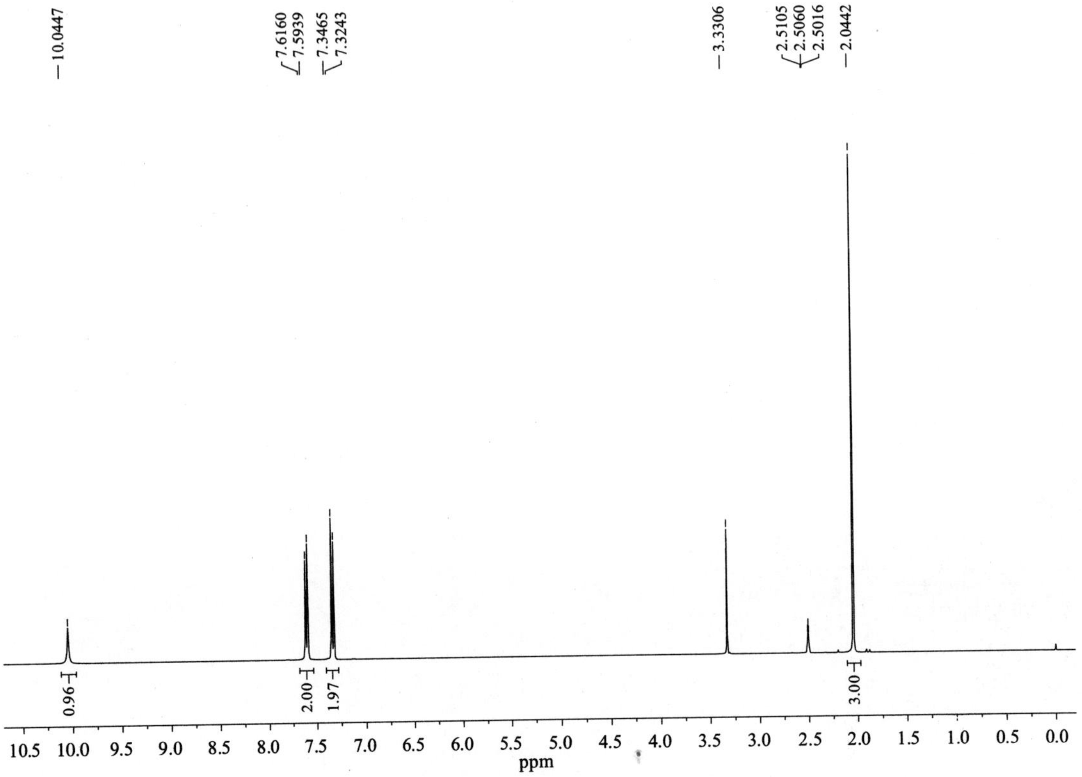

图 1 对氯苯乙酰胺的 ^1H NMR 谱（溶剂：CD_3SOCD_3）

^1H NMR：δ 10.04（NH，s，1H），7.60（H - 2，6，d，J = 8.9 Hz，2H），7.34（H - 3，5，d，J = 8.9 Hz，2H），2.04（H - 8，s，3H）

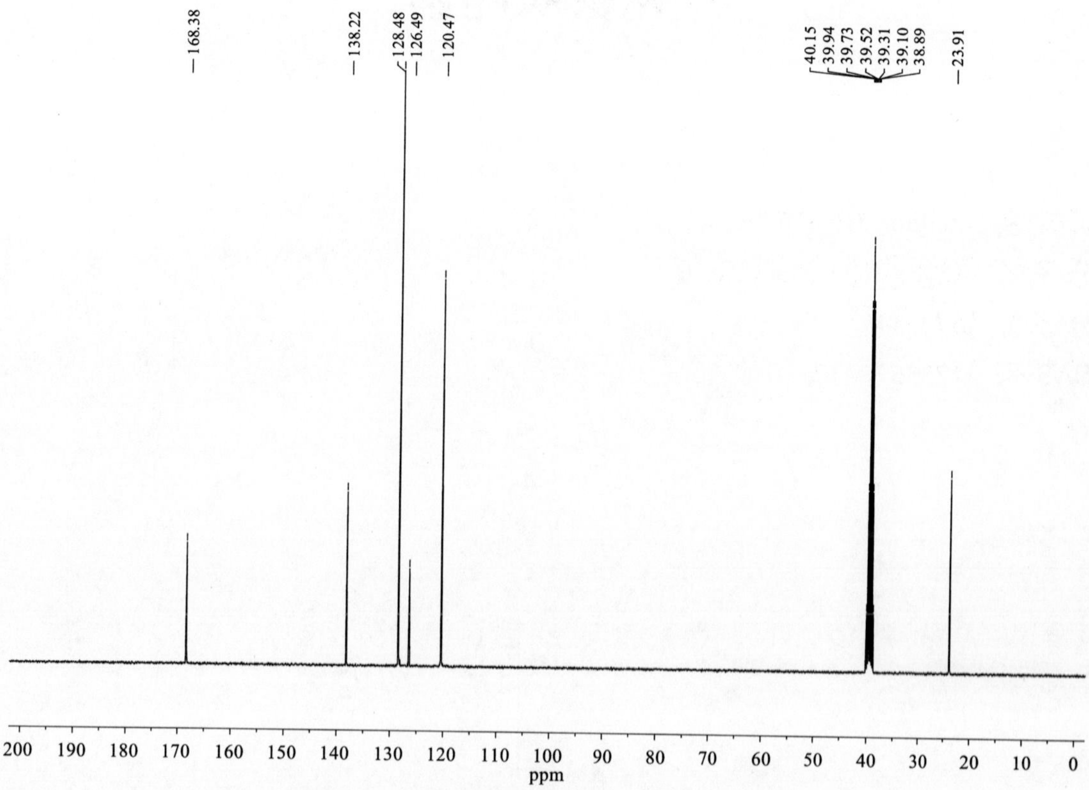

图 2 对氯苯乙酰胺的^{13}C NMR 谱（溶剂：CD_3SOCD_3）

^{13}C NMR：δ 168.38（C－7），138.22（C－1），128.48（C－3，5），126.49（C－4），120.47（C－2，6），23.91（C－8）

备注

1. **中文化学名** 4－氯苯乙酰胺
2. **英文化学名** 4－clorobenzene acetamide
3. **性状** 本品为白色结晶性粉末。
4. **对照品编号与批号** 100850－201102

参 考 文 献

[1] Charmian J O, Duncan J M. Substituent effects on the NMR spectra of carboxylic acid derivatives. Aust J Chem, 1984, 37:497 (^{13}C NMR).

[2] http://sdbs.db.aist.go.jp/sdbs/cgi－bin/cre_index.cgi? lang = eng(SDBS) (^{1}H NMR).

甘氨双唑钠

英文名 Sodium Glycididazole

分子式 $C_{18}H_{23}N_7O_{10}Na \cdot 3H_2O$

分子量 573.44

CAS 号 173357－17－0

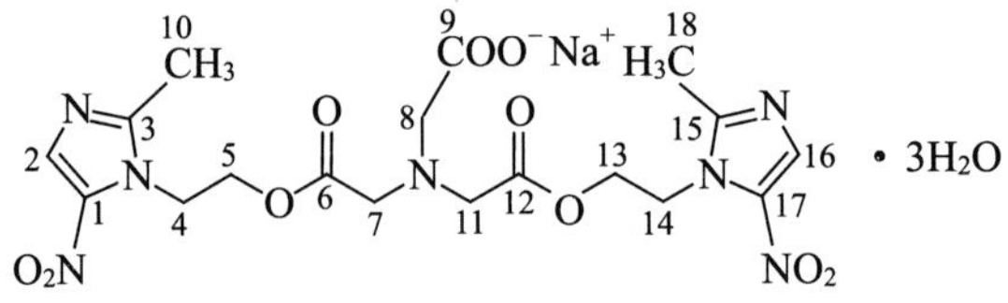

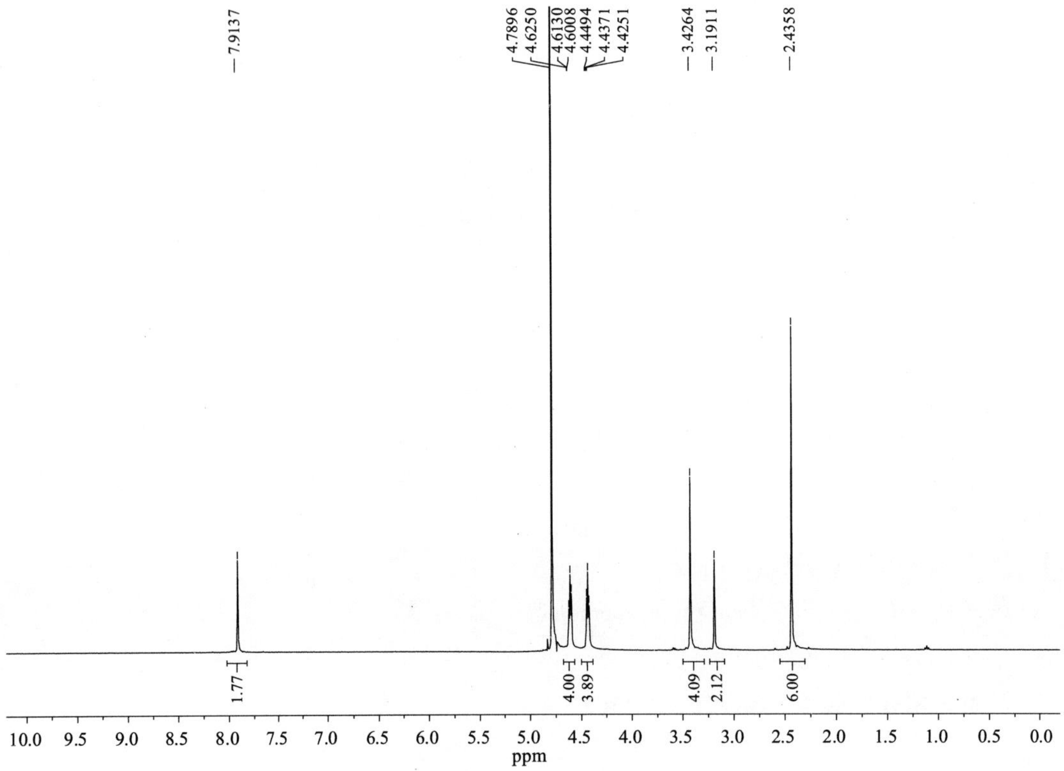

图 1　甘氨双唑钠的 ^{1}H NMR 谱（溶剂：D_2O）

^{1}H NMR：δ 7.91（H－2，16，s，2H），4.61（H－5，13，t，J＝4.8 Hz，4H），4.44（H－4，14，t，J＝4.8 Hz，4H），3.43（H－7，11，s，4H），3.19（H－8，s，2H），2.44（H－10，18，s，6H）

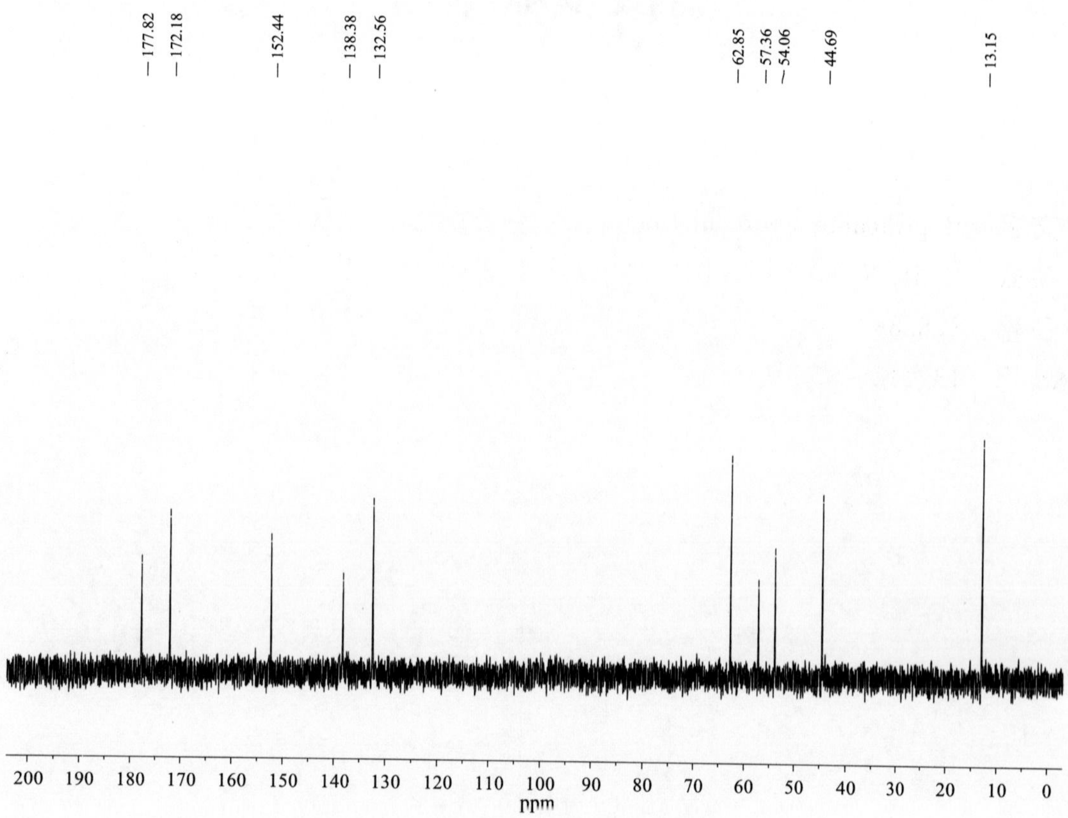

图 2　甘氨双唑钠的^{13}C NMR 谱（溶剂：D_2O）

^{13}C NMR：δ 177.82（C－9），172.18（C－6，12），152.44（C－3，15），138.38（C－1，17），132.56（C－2，16），62.85（C－5，13），57.36（C－8），54.06（C－7，11），44.69（C－4，14），13.15（C－10，18）

备注

1. 中文化学名　*N*,*N*－双[(2－甲基－5 硝基－1*H*－咪唑－1－基)－乙氧羰甲基]甘氨酸钠三水合物

2. 英文化学名　*N*,*N*－[(2－methyl－5 nitro－1*H*－imidazol－1－yl)－ethoxycarbonyl－methyl] glycine monosodium trihydrate

3. 性状　本品为类白色至微黄色的结晶或结晶性粉末；无臭，味苦；遇光色渐变深。

4. 溶解性　本品在冰醋酸中易溶，在水或甲醇中溶解，在三氯甲烷或环己烷中不溶。

5. 对照品编号与批号　100851－201102

盐酸罗哌卡因

英文名 Ropivacaine Hydrochloride

分子式 $C_{17}H_{26}N_2O \cdot HCl \cdot H_2O$

分子量 328.88

CAS 号 132112-35-7

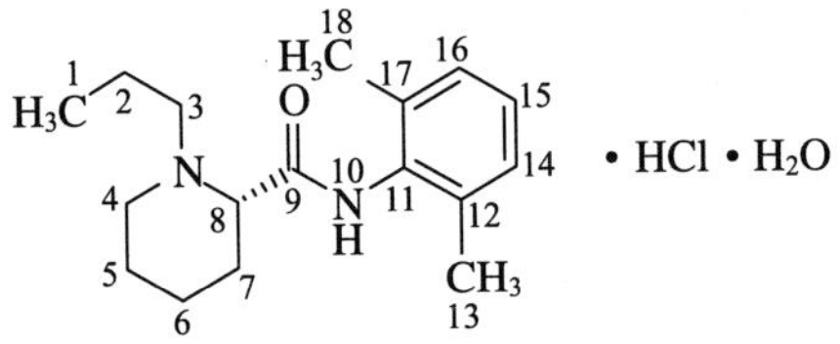

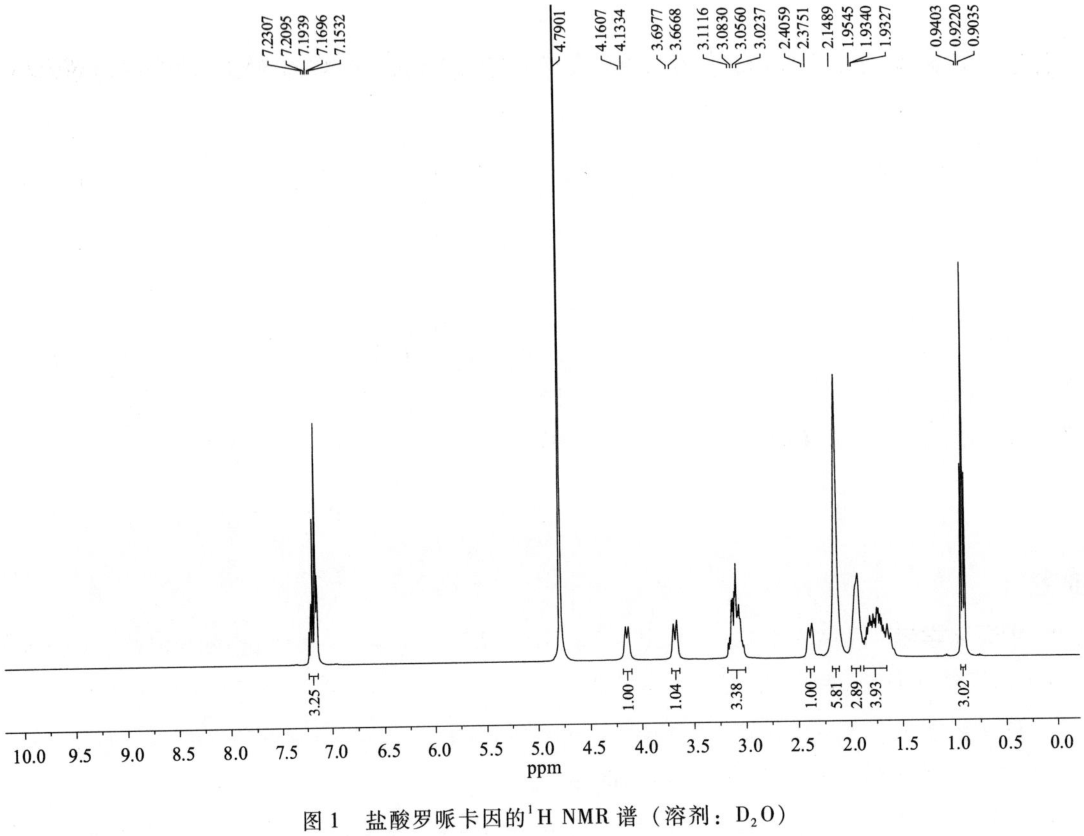

图 1 盐酸罗哌卡因的 ^{1}H NMR 谱（溶剂：D_2O）

^{1}H NMR：δ 7.24～7.15（Ar-H，m，3H），4.15（H-4a，d，J=10.9 Hz，1H），3.68（H-3a，d，J=12.3 Hz，1H），3.25～2.97（H-3b，4b，8，m，3H），2.39（H-7a，d，J=12.3 Hz，1H），2.15（H-13，18，s，6H），2.01～1.92（H-5，7b，m，3H），1.89～1.58（H-2，6，m，4H），0.92（H-1，t，J=7.4 Hz，3H）

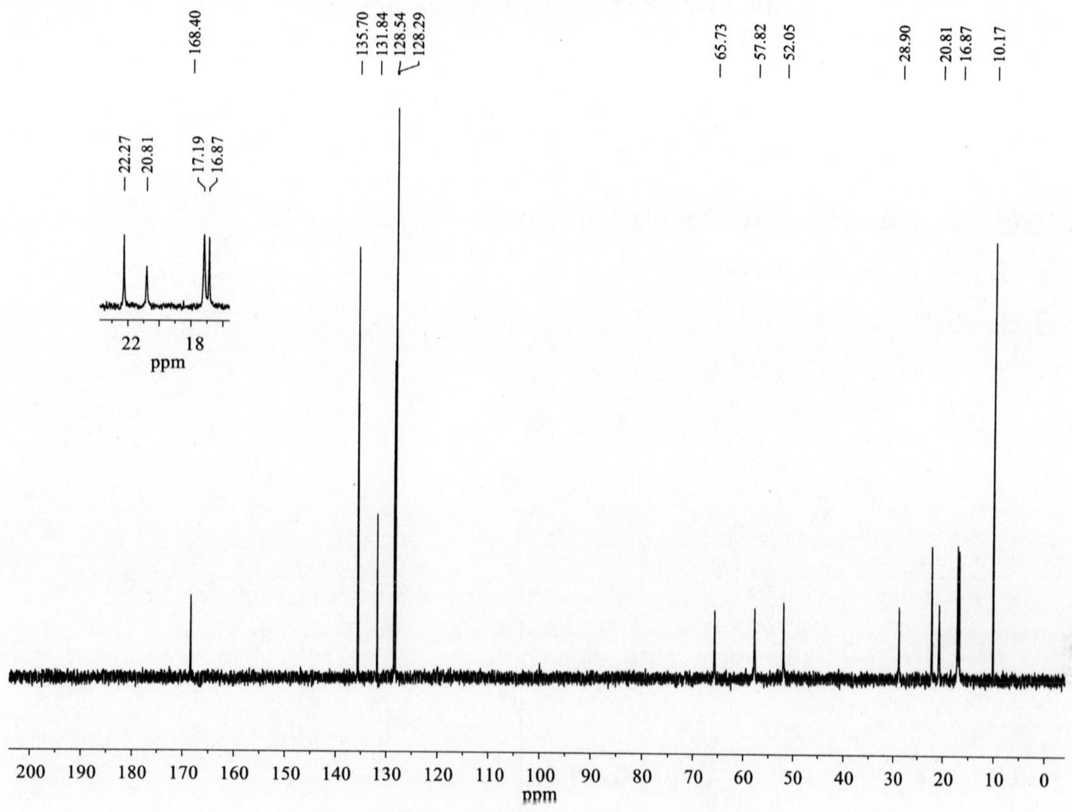

图 2　盐酸罗哌卡因的^{13}C NMR 谱（溶剂：D_2O）

^{13}C NMR：δ 168.40（C－9），135.70（C－12，17），131.84（C－11），128.54（C－15），128.29（C－14，16），65.73（C－8），57.82（C－3），52.05（C－4），28.90（C－6），22.27（C－7），20.81（C－5），17.19（C－2），16.87（C－1），10.17（C－13，18）

备注

1. **中文化学名**　(*S*)－*N*－(2,6－二甲基苯基)－1－丙基－2－哌啶甲酰胺盐酸盐一水合物
2. **英文化学名**　(*S*)－*N*－(2,6－dimethylphenyl)－1－propyl－2－piperidinecarboxamide hydrochloride monohydrate
3. **性状**　本品为白色结晶性粉末。
4. **溶解性**　本品在水或乙醇中溶解，在丙酮或乙醚中几乎不溶。
5. **对照品编号与批号**　100866－200701

盐酸罗哌卡因杂质 B

英文名 Ropivacaine Hydrochloride Impurity B

分子式 $C_{17}H_{26}N_2O \cdot HCl \cdot H_2O$

分子量 328.88

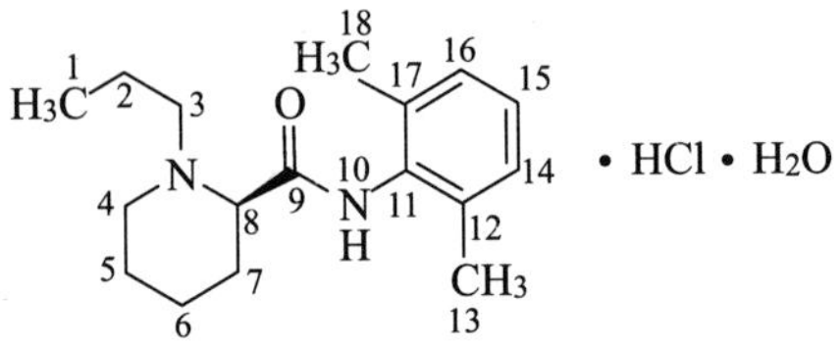

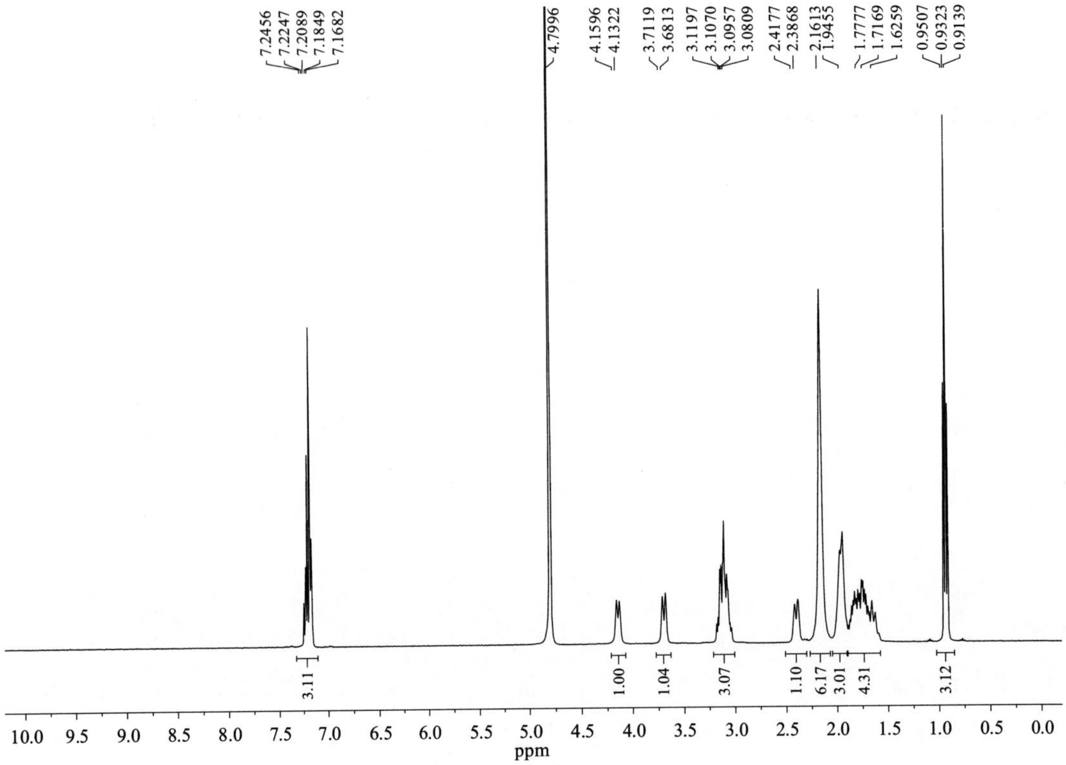

图 1 盐酸罗哌卡因杂质 B 的 ^1H NMR 谱（溶剂：D_2O）

^1H NMR：δ 7.27 ~ 7.12（Ar − H，m，3H），4.15（H − 4a，d，J = 10.9 Hz，1H），3.70（H − 3a，d，J = 12.3 Hz，1H），3.25 ~ 2.97（H − 3b，4b，8，m，3H），2.40（H − 7a，d，J = 12.3 Hz，1H），2.16（H − 13，18，s，6H），2.01 ~ 1.92（H − 5，7b，m，3H），1.89 ~ 1.58（H − 2，6，m，4H），0.94（H − 1，t，J = 7.4 Hz，3H）

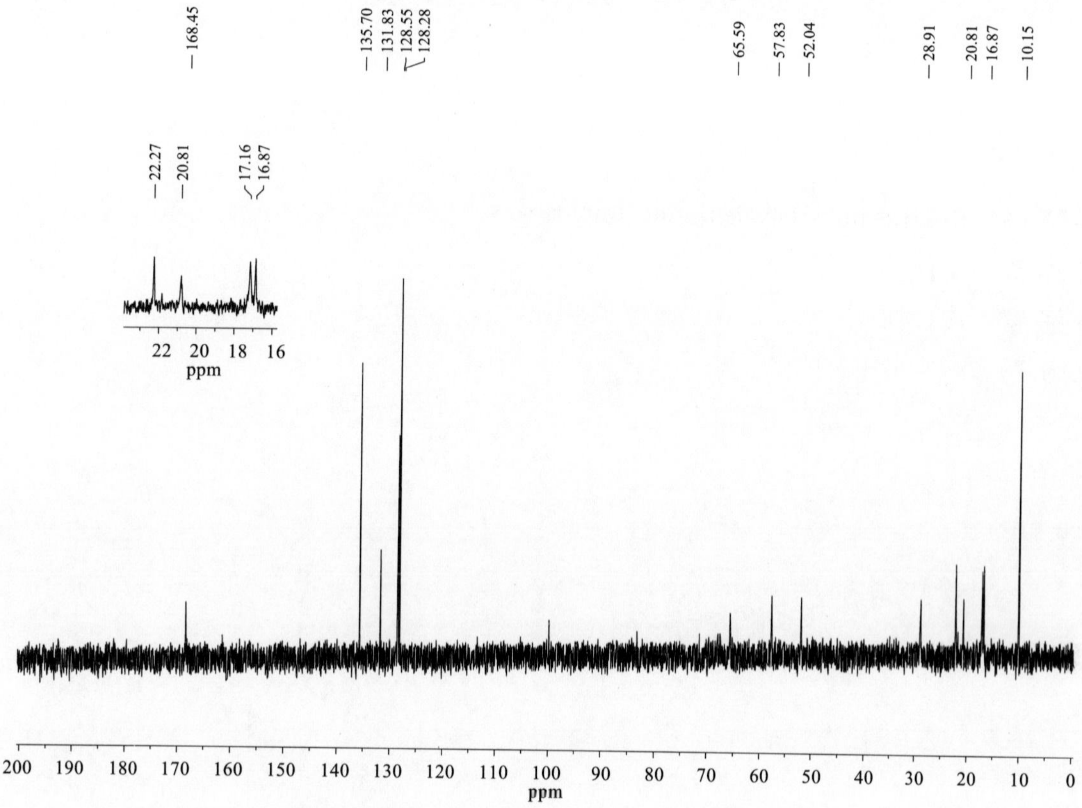

图 2　盐酸罗哌卡因杂质 B 的 ^{13}C NMR 谱（溶剂：D_2O）

^{13}C NMR：δ 168.45（C－9），135.70（C－12，17），131.83（C－11），128.55（C－15），128.28（C－14，16），65.59（C－8），57.83（C－3），52.04（C－4），28.91（C－6），22.27（C－7），20.81（C－5），17.16（C－2），16.87（C－1），10.15（C－13，18）

备注

1．中文化学名　（*R*）－*N*－（2,6－二甲基苯基）－1－丙基－2－哌啶甲酰胺盐酸盐一水合物

2．英文化学名　（*R*）－*N*－（2,6－dimethylphenyl）－1－propyl－2－piperidinecarboxamidehydrochloride

3．性状　本品为白色结晶性粉末。

4．对照品编号与批号　100867－201302

盐酸罗哌卡因杂质 A

英文名 Ropivacaine Hydrochloride Impurity A

分子式 $C_8H_{11}N$

分子量 121.18

CAS 号 87-62-7

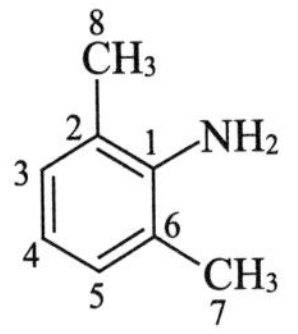

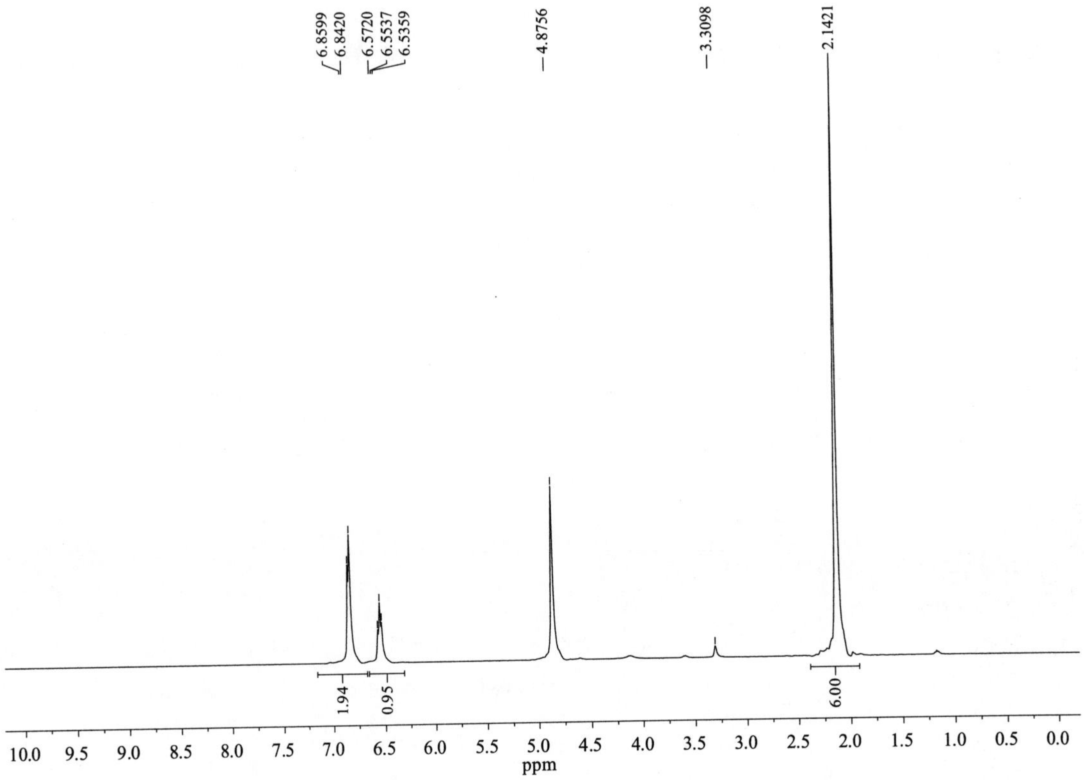

图 1 盐酸罗哌卡因杂质 A 的 ^{1}H NMR 谱（溶剂：CD_3OD）

^{1}H NMR：δ 6.85（H-3，5，d，J=7.2 Hz，2H），6.55（H-4，t，J=7.2 Hz，1H），2.14（H-7，8，s，6H）

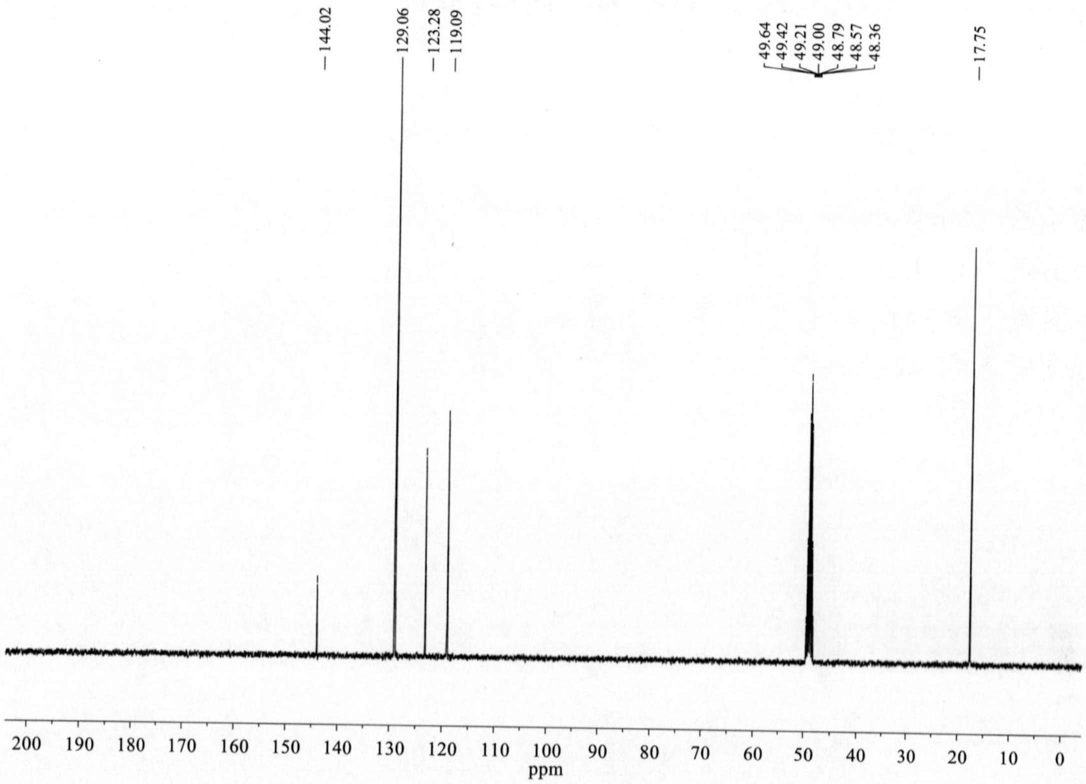

图 2　盐酸罗哌卡因杂质 A 的^{13}C NMR 谱（溶剂：CD_3OD）

^{13}C NMR：δ 144.02（C－1），129.06（C－3，5），123.28（C－2，6），119.09（C－4），17.75（C－7，8）

备注

1. **中文化学名**　2,6－二甲基苯胺
2. **英文化学名**　2,6－dimethylaniline
3. **性状**　本品为黄色至红棕色的澄明液体。
4. **溶解性**　本品不溶于水，溶于乙醇、乙醚。
5. **对照品编号与批号**　100868－200801

参考文献

[1] http://sdbs. db. aist. go. jp/sdbs/cgi－bin/cre_index. cgi? lang＝eng(SDBS)(^{1}H NMR,^{13}C NMR).

佐匹克隆

英文名 Zopiclone

分子式 $C_{17}H_{17}ClN_6O_3$

分子量 388.81

CAS 号 43200-80-2

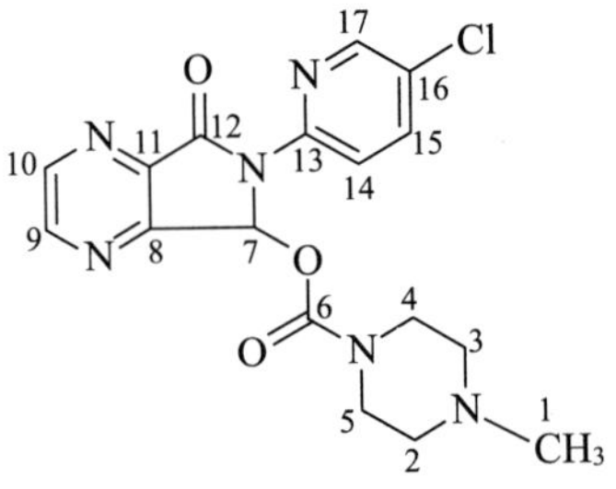

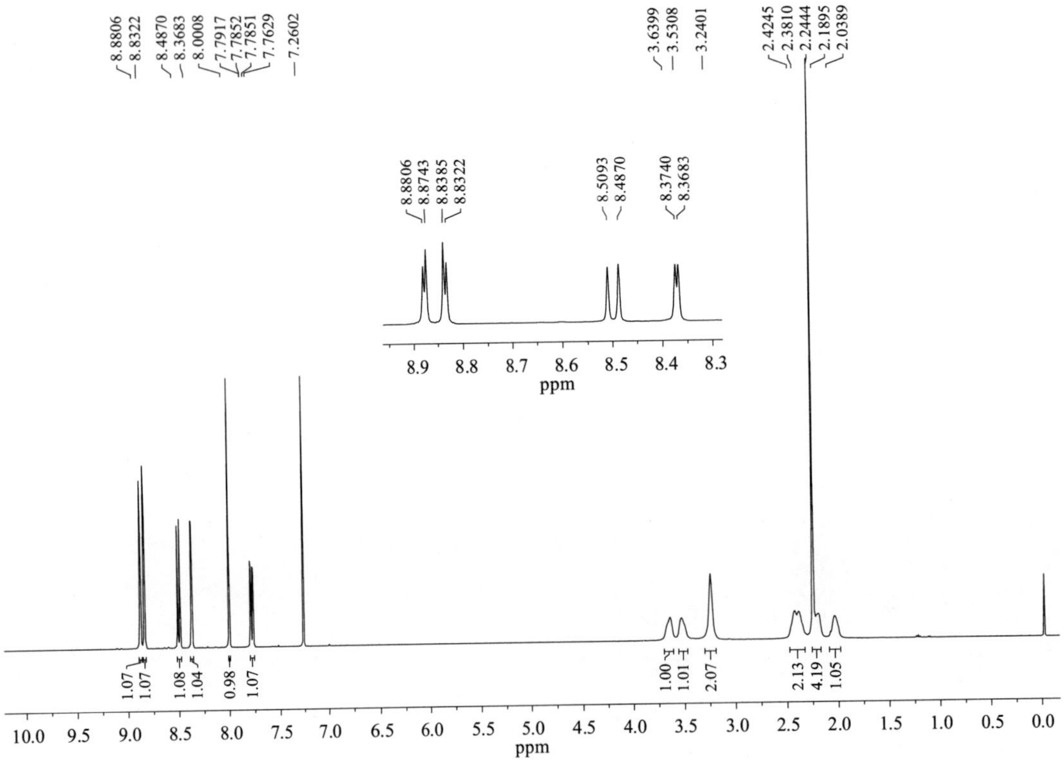

图 1 佐匹克隆的[1]H NMR 谱（溶剂：$CDCl_3$）

^{1}H NMR：δ 8.88（H-9，d，J=2.5 Hz，1H），8.84（H-10，d，J=2.5 Hz，1H），8.50（H-14，d，J=8.9 Hz，1H），8.37（H-17，d，J=2.4 Hz，1H），8.00（H-7，s，1H），7.78（H-15，dd，J=8.9，2.4 Hz，1H），3.64（H-4a，brs，1H），3.53（H-5a，brs，1H），3.24（H-4b，5b，brs，2H），2.52～2.30（H-2a，3a，m，2H），2.24（H-1，s，3H），2.23（H-2b，m，1H），2.04（H-3b，brs，1H）

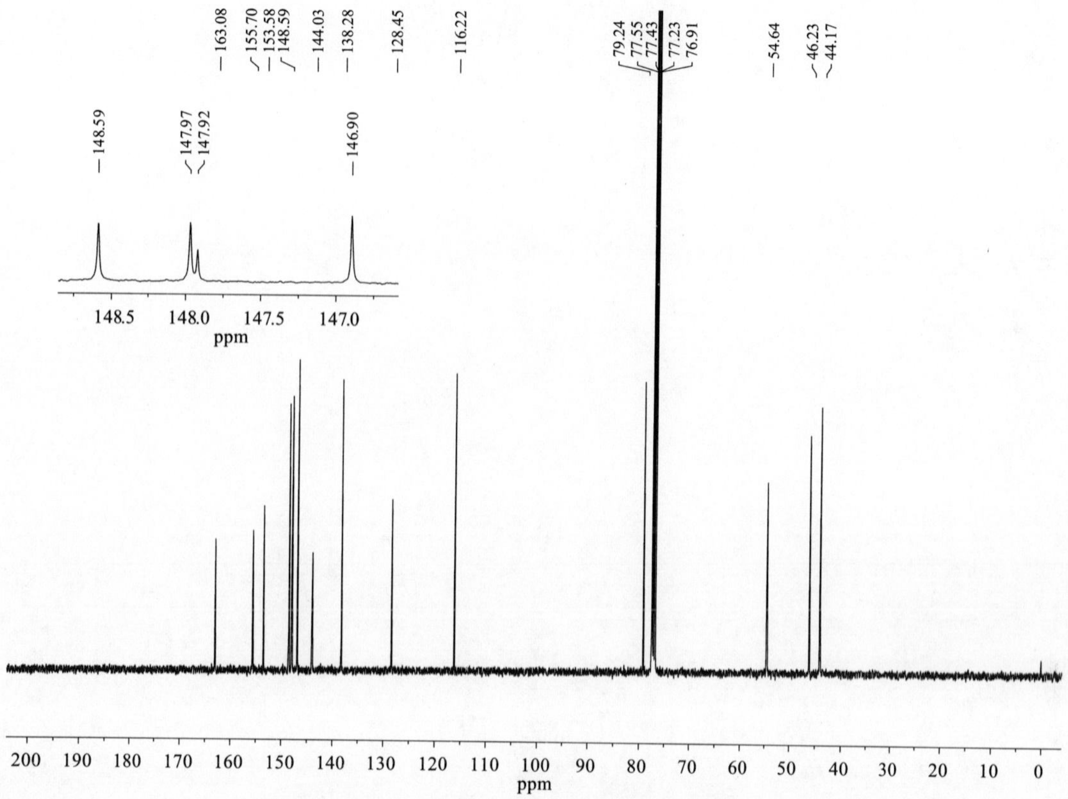

图2　佐匹克隆的^{13}C NMR谱（溶剂：$CDCl_3$）

^{13}C NMR：δ 163.08（C－12），155.70（C－11），153.58（C－6），148.59（C－10），147.97（C－13），147.92（C－9），146.90（C－17），144.03（C－8），138.28（C－15），128.45（C－16），116.22（C－14），79.24（C－7），54.64（C－2，3），46.23（C－1），44.17（C－4，5）

备注

1. 中文化学名　6－(5－氯吡啶－2－基)－7－[(4－甲基哌嗪－1－基)羰氧基]－5,6－二氢吡并[3,4－*b*]吡嗪－5－酮

2. 英文化学名　6－(5－chloro－2－yl)－7－[(4－methyl－piperazin－1－yl)carbonyloxy]－5,6－dihydro－pyrrolo[3,4－*b*] pyrazin－5－one

3. 性状　本品为白色结晶性粉末。

4. 溶解性　本品在三氯甲烷或二氯乙烷中易溶，在甲醇或二甲基甲酰胺中略溶，在乙醇中微溶，在水中几乎不溶或不溶。

5. 对照品编号与批号　100870－200801

右佐匹克隆

英文名 Dexzopiclone

分子式 $C_{17}H_{17}ClN_6O_3$

分子量 388.81

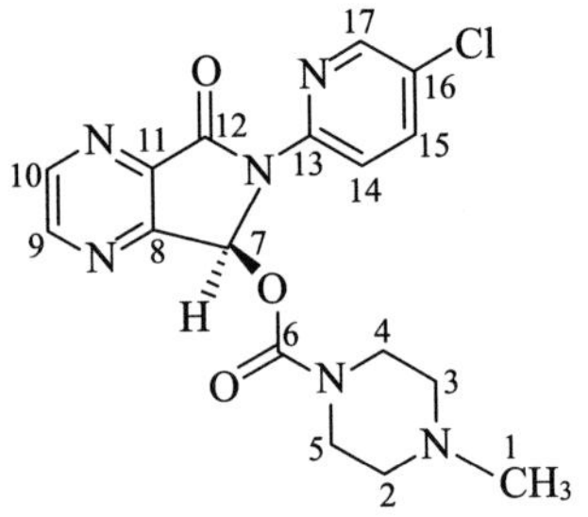

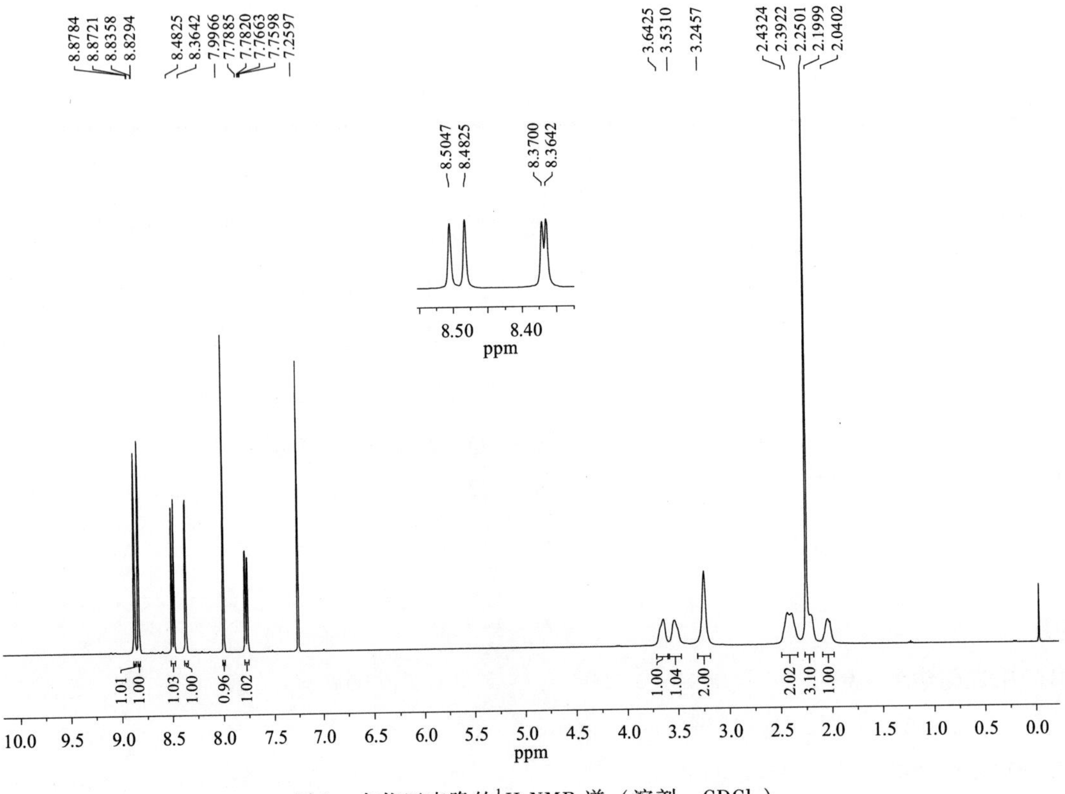

图 1　右佐匹克隆的^{1}H NMR 谱（溶剂：$CDCl_3$）

^{1}H NMR：δ 8.88（H-9，d，J=2.5 Hz，1H），8.83（H-10，d，J=2.5 Hz，1H），8.49（H-14，d，J=8.9 Hz，1H），8.37（H-17，d，J=2.4 Hz，1H），8.00（H-7，s，1H），7.77（H-15，dd，J=8.9，2.4 Hz，1H），3.64（H-4a，brs，1H），3.53（H-5a，brs，1H），3.24（H-4b，5b，brs，2H），2.53～2.31（H-2a，3a，m，2H），2.25（H-1，s，3H），2.25（H-2b，m，1H），2.04（H-3b，m，1H）

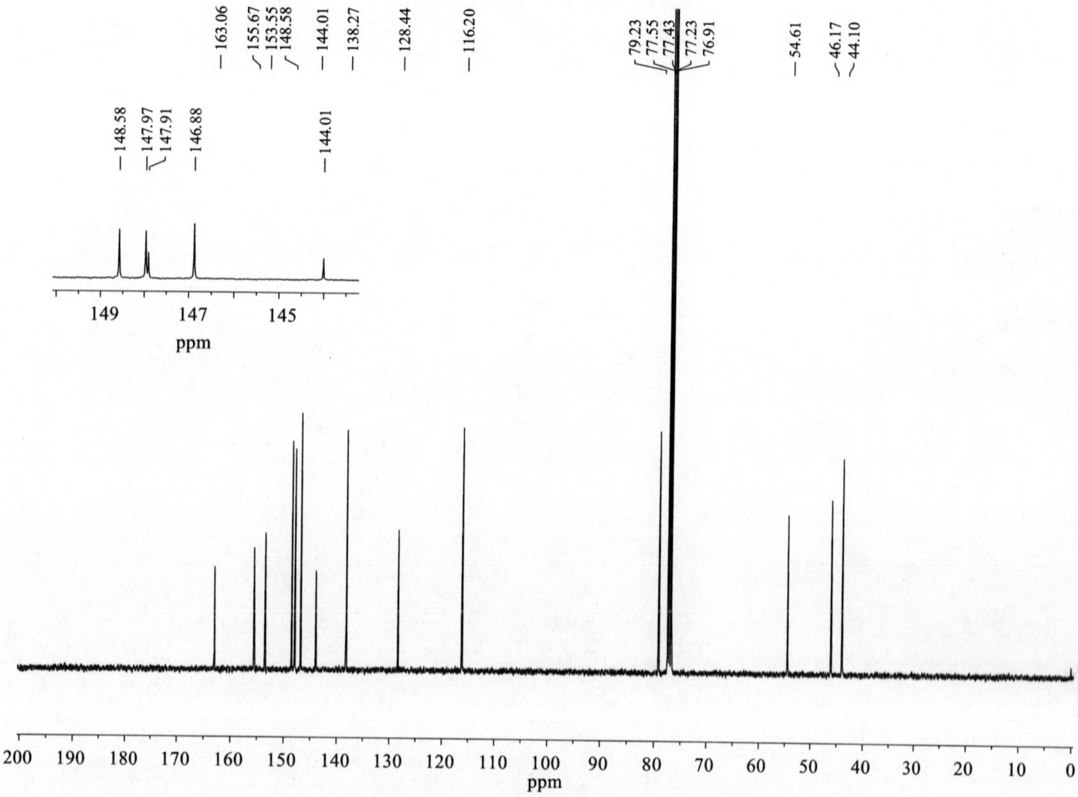

图 2　右佐匹克隆的 ^{13}C NMR 谱（溶剂：$CDCl_3$）

^{13}C NMR：δ 163.06（C－12），155.67（C－11），153.55（C－6），148.58（C－10），147.97（C－13），147.91（C－9），146.88（C－17），144.01（C－8），138.27（C－15），128.44（C－16），116.20（C－14），79.23（C－7），54.61（C－2，3），46.17（C－1），44.10（C－4，5）

备注

1. 中文化学名　（＋）－6－(5－氯－吡啶－2－基)－7－[(4－甲基哌嗪－1－基)羰氧基]－5,6－二氢吡咯[3,4－*b*]吡嗪－5－酮

2. 英文化学名　（＋）－6－(5－chloro－pyridin－2－yl)－7－[(4－methyl－piperazin－1－yl) carbonyloxy]－5,6－dihydro－pyrrolo[3,4－*b*]pyrazin－5－one

3. 性状　本品为白色至类白色结晶或结晶性粉末；无臭，味极苦。

4. 溶解性　本品在三氯甲烷中易溶，在甲醇或丙酮中微溶，在乙醇中极微溶解，在水中几乎不溶，在 0.1 mol/L 盐酸溶液中溶解。

5. 对照品编号与批号　100871－200801

恩 曲 他 滨

英文名 Emtricitabine

分子式 $C_8H_{10}FN_3O_3S$

分子量 247.25

CAS 号 143491－57－0

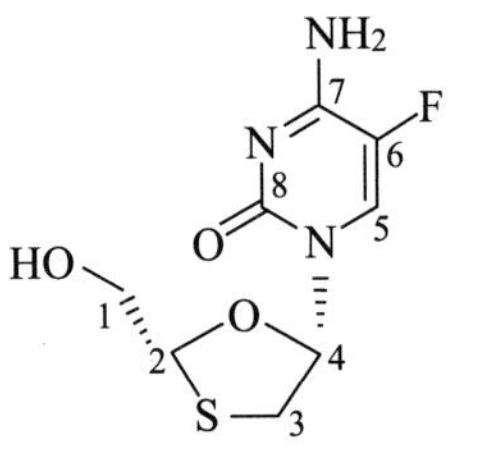

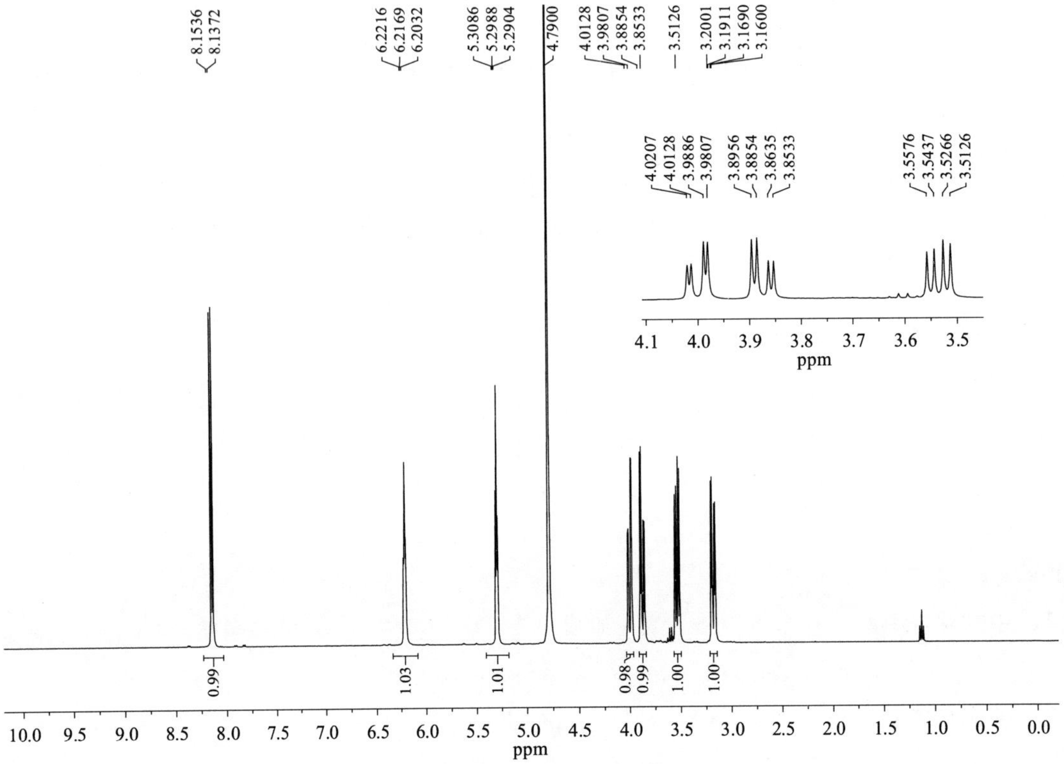

图 1　恩曲他滨的 ^{1}H NMR 谱（溶剂：D_2O）

^{1}H NMR：δ 8.14（H－5，d，J＝6.6 Hz，1H），6.22（H－4，m，1H），5.30（H－2，t，J＝3.6 Hz，1H），4.00（H－1a，dd，J＝12.9，3.2 Hz，1H），3.87（H－1b，dd，J＝12.9，4.1 Hz，1H），3.54（H－3a，dd，J＝12.4，5.6 Hz，1H），3.18（H－3b，dd，J＝12.4，3.6 Hz，1H）

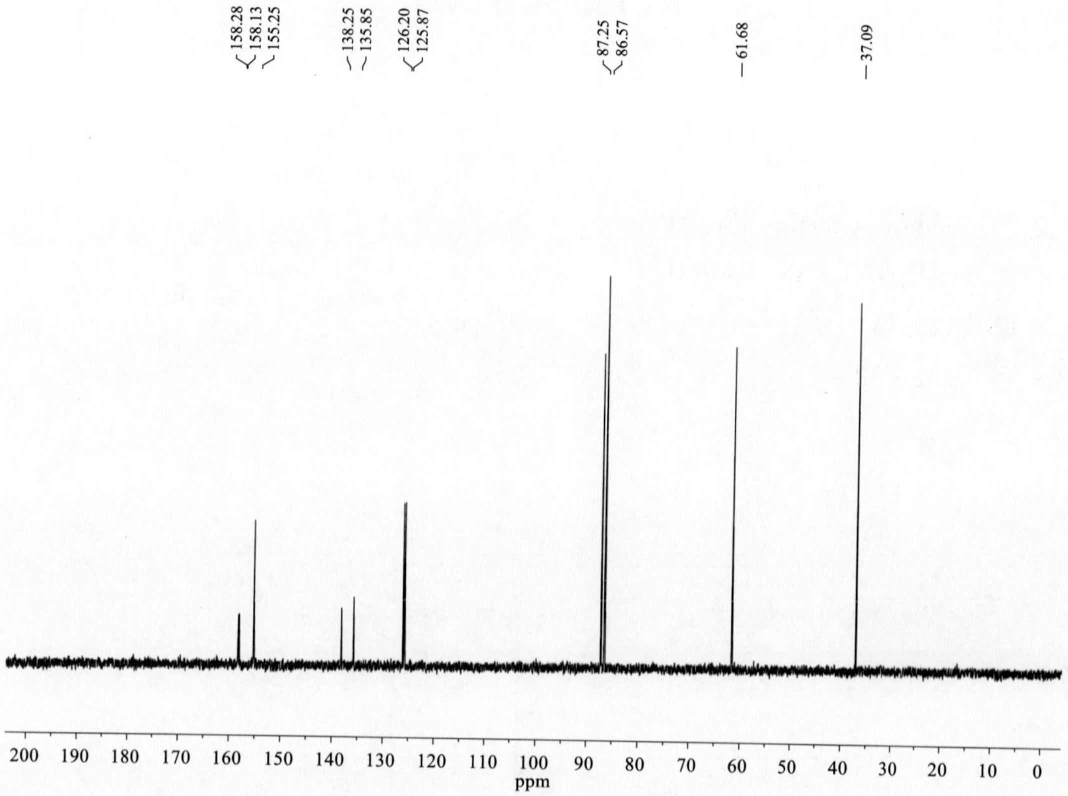

图 2　恩曲他滨的 ^{13}C NMR 谱（溶剂：D_2O）

^{13}C NMR：δ 158.21（C－7，d，J＝15.2 Hz），155.25（C－8），137.06（C－6，d，J＝242.4 Hz），126.04（C－5，d，J＝33.3 Hz），87.25（C－4），86.57（C－2），61.68（C－1），37.09（C－3）

备注

1. 中文化学名　（2R,5S）－4－氨基－5－氟－1－［2－羟甲基－［1,3］氧硫杂环戊烷－5－基］－1H－嘧啶－2－酮

2. 英文化学名　（2R,5S）－4－amino－5－fluoro－1－［2－（hydroxymethyl）－［1,3］oxathiolan－5－yl］1H－pyrimidin－2－one

3. 性状　本品为白色或类白色粉末或结晶性粉末。

4. 对照品编号与批号　100873－200901

磷酸肌酸钠

英文名 Sodium Creatine Phosphate

分子式 $C_4H_8N_3O_5PNa_2 \cdot 4H_2O$

分子量 327.14

CAS 号 922－32－7

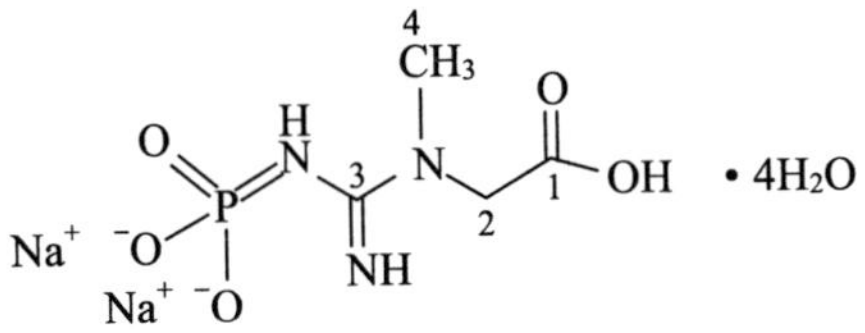

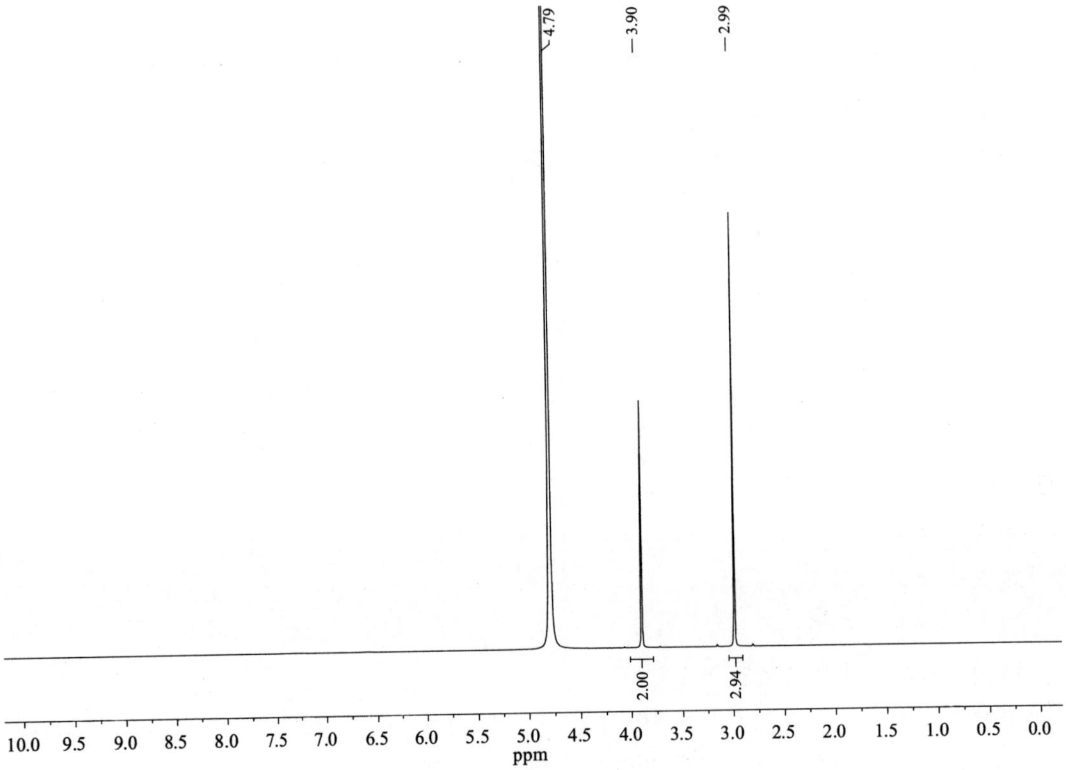

图 1　磷酸肌酸钠的^{1}H NMR 谱（溶剂：D_2O）

^{1}H NMR：δ 3.90（H－2，s，2H），2.99（H－4，s，3H）

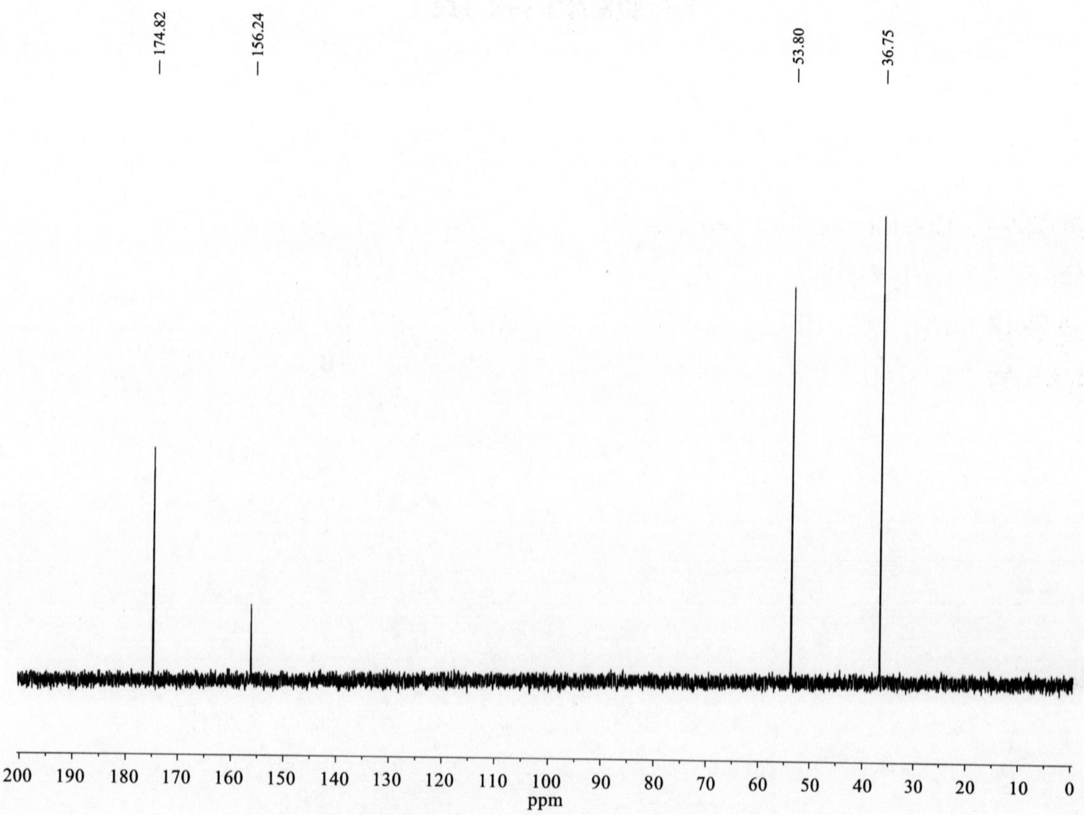

图 2　磷酸肌酸钠的 ^{13}C NMR 谱（溶剂：D_2O）

^{13}C NMR：δ 174.82（C-1），156.24（C-3），53.80（C-2），36.75（C-4）

备注

1. 中文化学名　*N*-[亚氨基(膦氨基)甲基]-*N*-甲基甘氨酸二钠盐四水合物

2. 英文化学名　*N*-[imino-(phosphonomethyl amino)methyl]-*N*-methyl-glycine disodium salt tetrahydrate

3. 性状　本品为白色或类白色结晶性粉末。

4. 溶解性　本品在水中易溶，在甲醇中微溶，在乙醇、乙醚、丙酮或三氯甲烷中几乎不溶。

5. 对照品编号与批号　100875-200901

参考文献

[1] 练美华. 中国医药工业杂志,2013:44,655(^{1}H NMR,^{13}C NMR).

肌　　酸

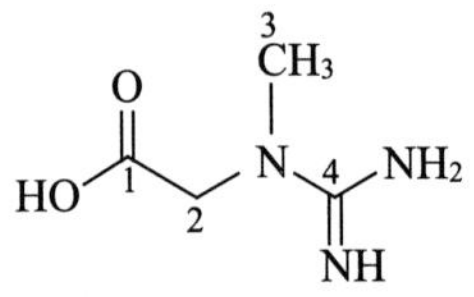

英文名 Creatine

分子式 $C_4H_9N_3O_2$

分子量 131.13

CAS 号 57-00-1

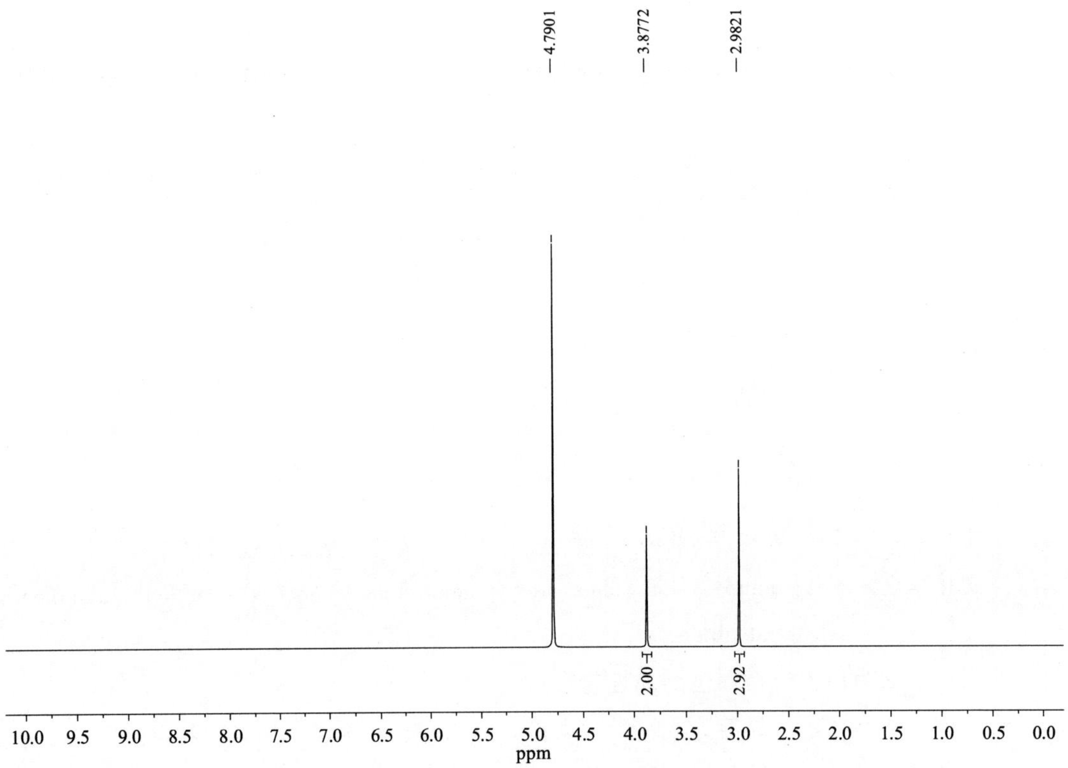

图 1　肌酸的 ^{1}H NMR 谱（溶剂：D_2O）

^{1}H NMR：δ 3.88（H-2，s，2H），2.98（H-3，s，3H）

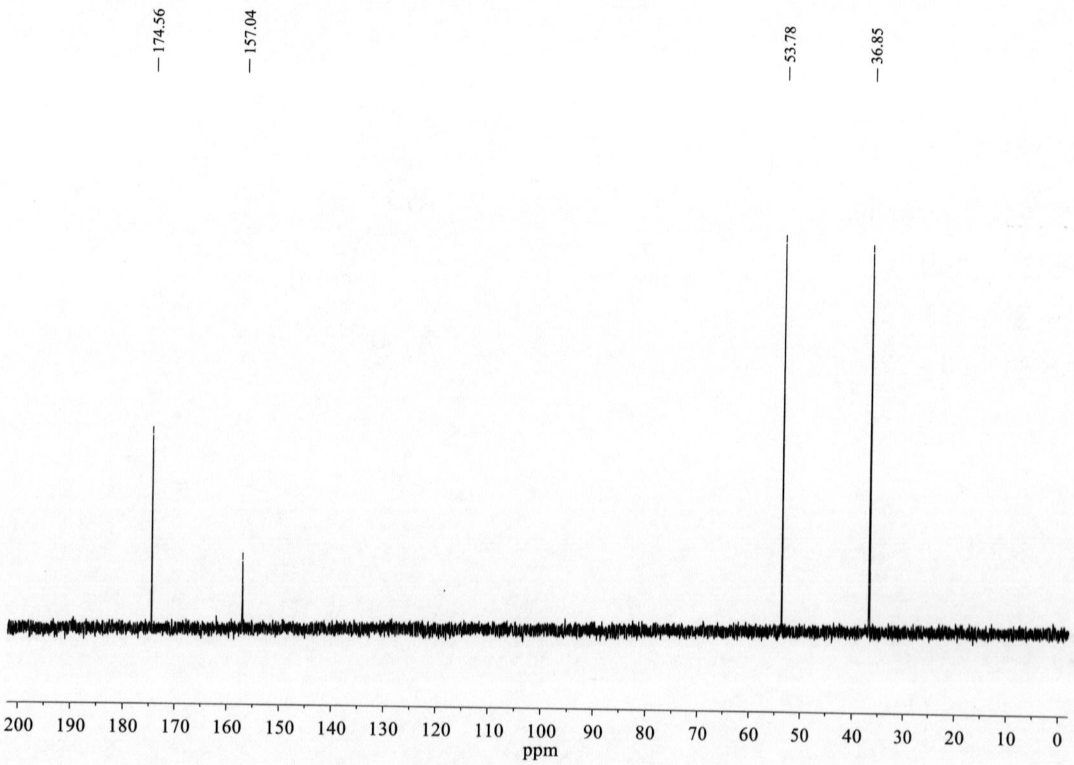

图2 肌酸的^{13}C NMR谱（溶剂．D_2O）

^{13}C NMR：δ 174.56（C－1），157.04（C－4），53.78（C－2），36.85（C－3）

备注

1. **中文化学名** *N*－(氨基亚氨基甲基)－*N*－甲基甘氨酸
2. **英文化学名** *N*－(aminoiminomethyl)－*N*－methylglycine
3. **性状** 本品为白色结晶性粉末。
4. **溶解性** 本品在乙醇中微溶，在乙醚中不溶。
5. **对照品批号与批号** 100876－200901

参考文献

[1] Keun H, Beckonert O, Griffin J, et al. Gryogenic probe ^{13}CNMR spectroscopy of urine for metabonomic studies. Anal Chem, 2002, 74:4588.

肌　　酐

英文名　Creatinine

分子式　$C_4H_7N_3O$

分子量　113.12

CAS 号　60－27－5

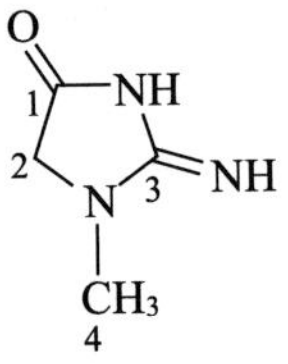

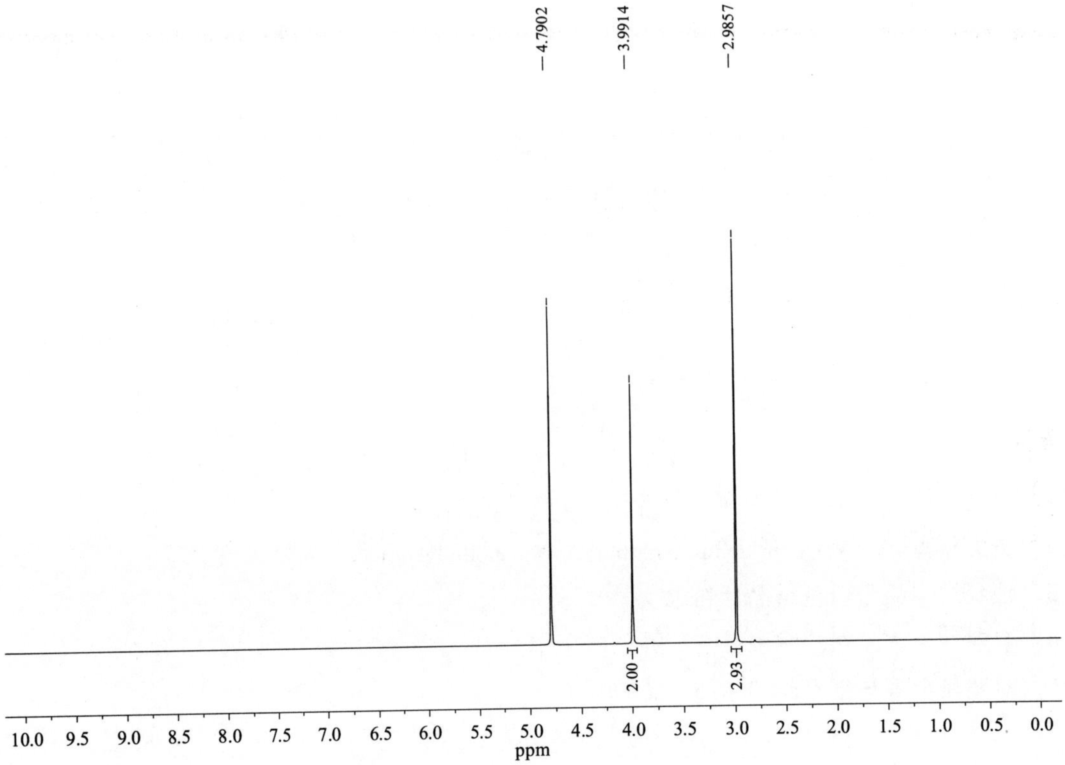

图 1　肌酐的^{1}H NMR 谱（溶剂：D_2O）

^{1}H NMR：δ 3.99（H－2，s，2H），2.99（H－4，s，3H）

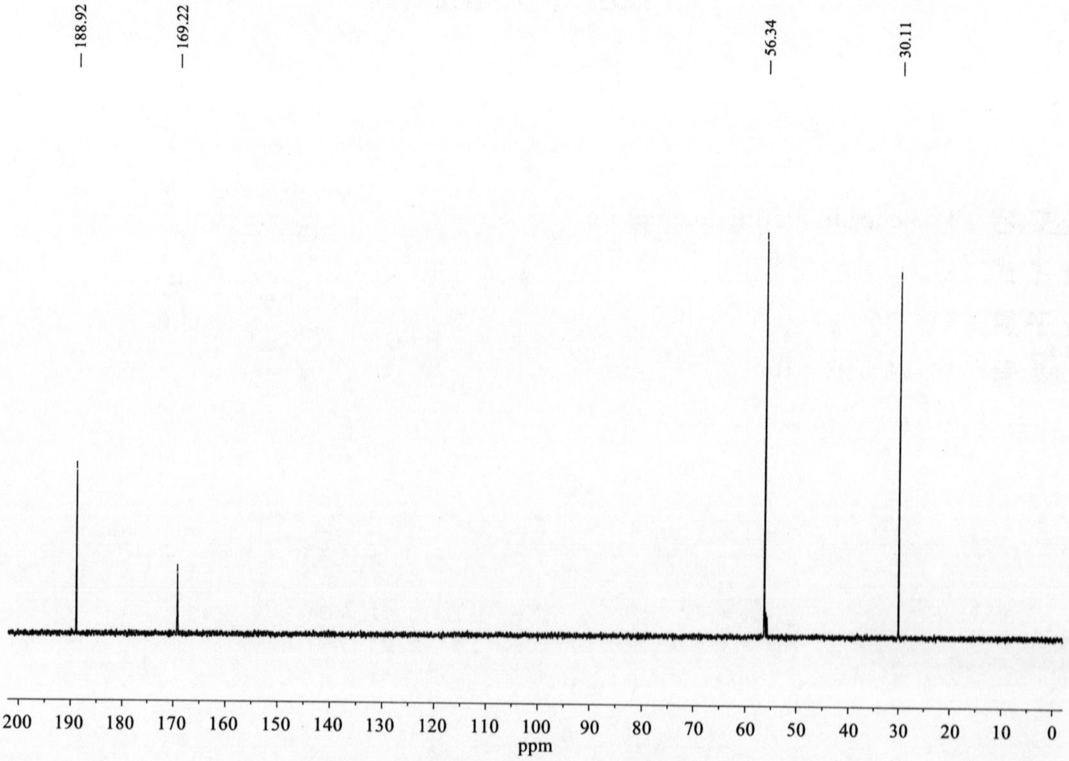

图 2　肌酐的^{13}C NMR 谱（溶剂：D_2O）

^{13}C NMR：δ 188.92（C－1），169.22（C－3），56.34（C－2），30.11（C－4）

备注

1. 中文化学名　2－氨基－1,5－二氢－1－甲基－4*H*－咪唑啉－4－酮

2. 英文化学名　2－amino－1,5－dihydro－1－methyl－4*H*－imidazol－4－one

3. 性状　本品为白色至淡黄色结晶性粉末。

4. 溶解性　本品溶于 12 份水，微溶于乙醇，几乎不溶于乙醚、丙酮和三氯甲烷。

5. 对照品编号与批号　100877－200901

参 考 文 献

[1] http://sdbs.db.aist.go.jp/sdbs/cgi-bin/cre_index.cgi? lang=eng(SDBS)(^{1}H NMR,^{13}C NMR).

盐酸曲美他嗪

英文名 Trimetazidine Hihydrochloride

分子式 $C_{14}H_{22}N_2O_3 \cdot 2HCl$

分子量 339. 26

CAS 号 13171 - 25 - 0

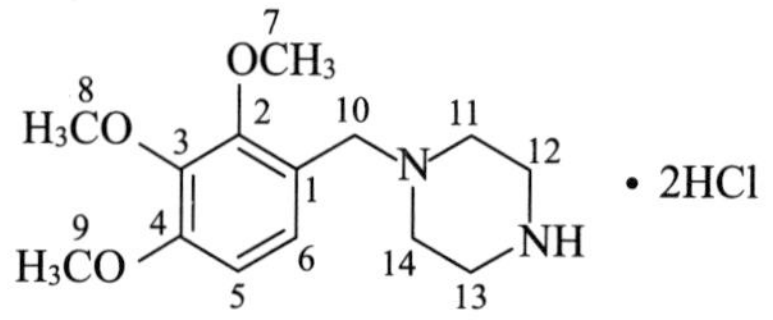

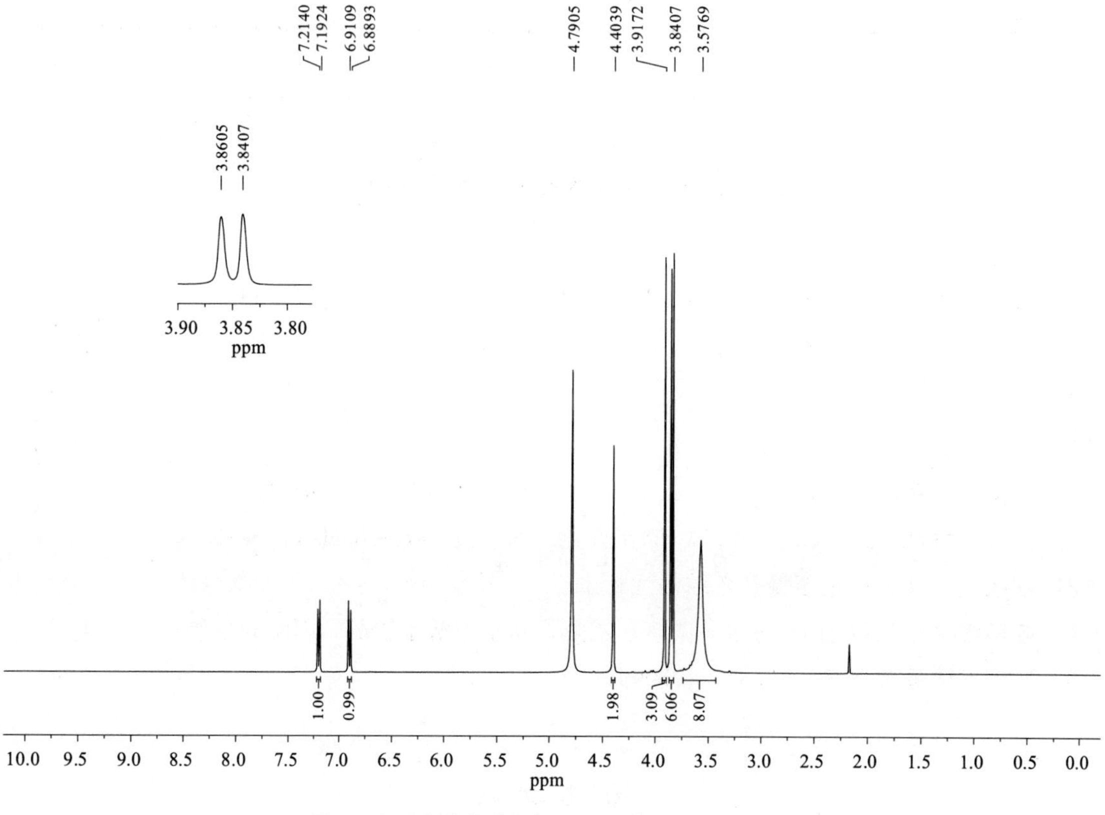

图 1 盐酸曲美他嗪的^{1}H NMR 谱（溶剂：D_2O）

^{13}C NMR：δ 7. 20 （H - 6，d，J = 8. 6 Hz，1H），6. 90 （H - 5，d，J = 8. 6 Hz，1H），4. 40 （H - 10，s，2H），3. 92 （H - 7，s，3H），3. 86 （H - 9，s，3H），3. 84 （H - 8，s，3H），3. 58 （H - 11，12，13，14，brs，8H）

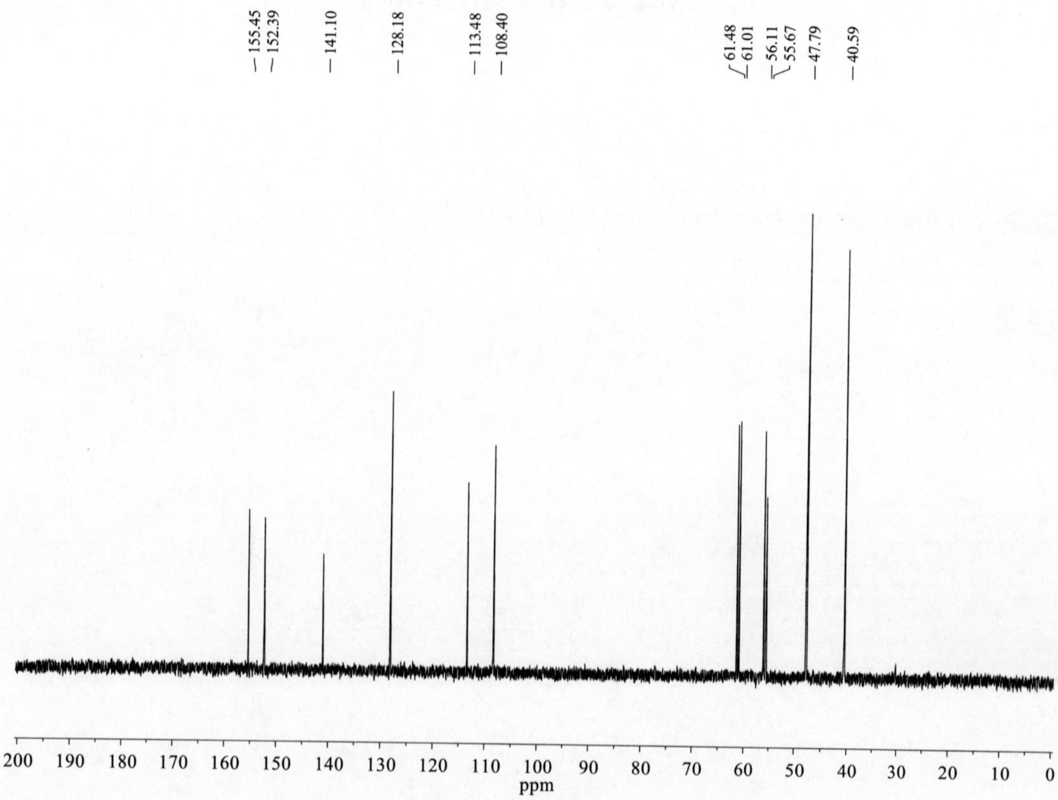

图 2　盐酸曲美他嗪的 ^{13}C NMR 谱（溶剂：D_2O）

^{13}C NMR：δ 155.45（C－4），152.39（C－2），141.10（C－3），128.18（C－6），113.48（C－1），108.40（C－5），61.48（C－7），61.01（C－8），56.11（C－9），55.67（C－10），47.79（C－11，14），40.59（C－12，13）

备注

1. 中文化学名　1－(2,3,4－三甲氧基苄基)哌嗪二盐酸盐

2. 英文化学名　1－[(2,3,4－trimethoxyphenyl)methyl]piperazine dihydrochloride

3. 性状　本品为白色结晶性粉末。

4. 溶解性　本品在水和甲酸中极易溶解，在甲醇中略溶，在乙醇中微溶。

5. 对照品编号与批号　100889－200901

参 考 文 献

[1] http://sdbs.db.aist.go.jp/sdbs/cgi－bin/direct_frame_top.cgi(^1H NMR, ^{13}C NMR).

盐酸曲美他嗪杂质 I

英文名 Trimetazidine Dihydrochloride Impurity Ⅰ

分子式 $C_{10}H_{14}O_4$

分子量 198.22

CAS 号 71989 - 96 - 3

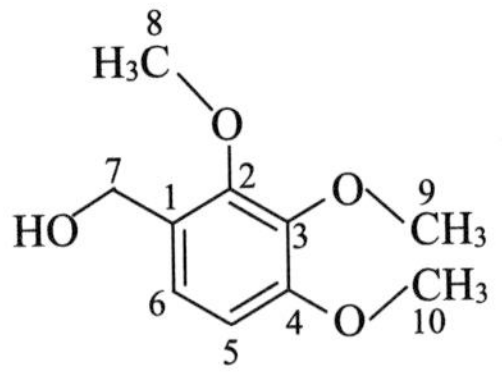

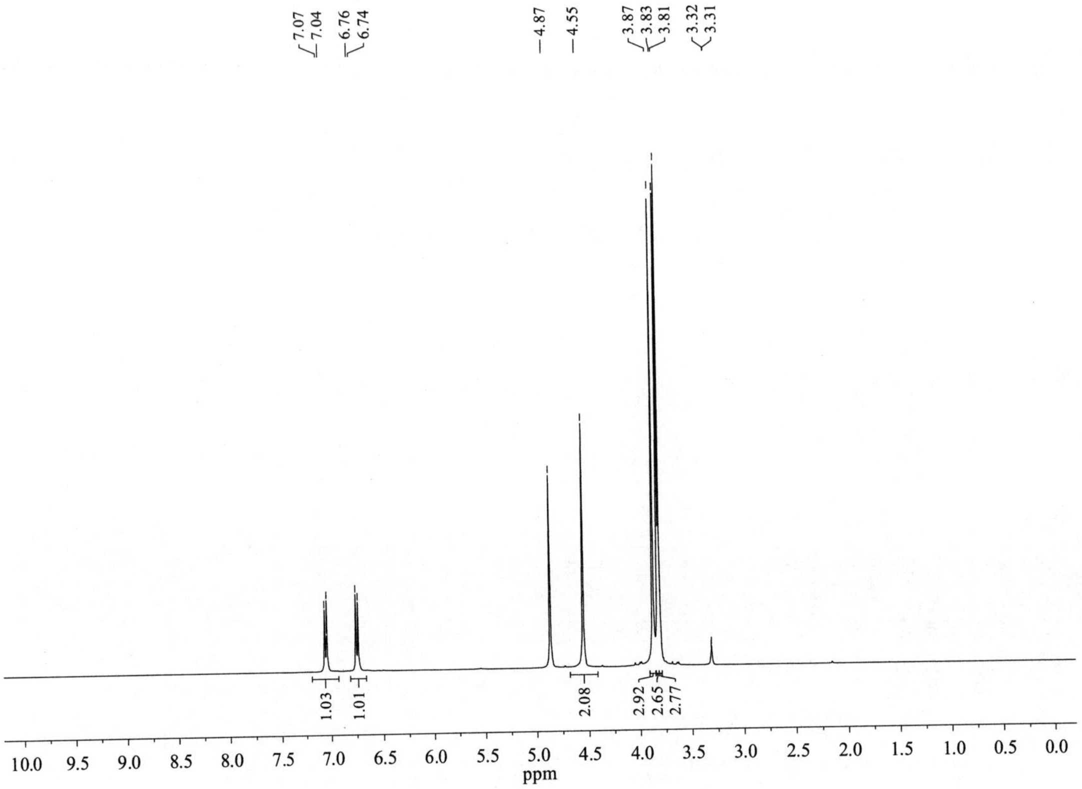

图 1 盐酸曲美他嗪杂质 I 的 ^1H NMR 谱（溶剂：CD_3OD）

^1H NMR：δ 7.06（H - 6，d，J = 8.5 Hz，1H），6.75（H - 5，d，J = 8.5 Hz，1H），4.55（H - 7，s，2H），3.87（H - 9，s，3H），3.83（H - 8，s，3H），3.81（H - 10，s，3H）

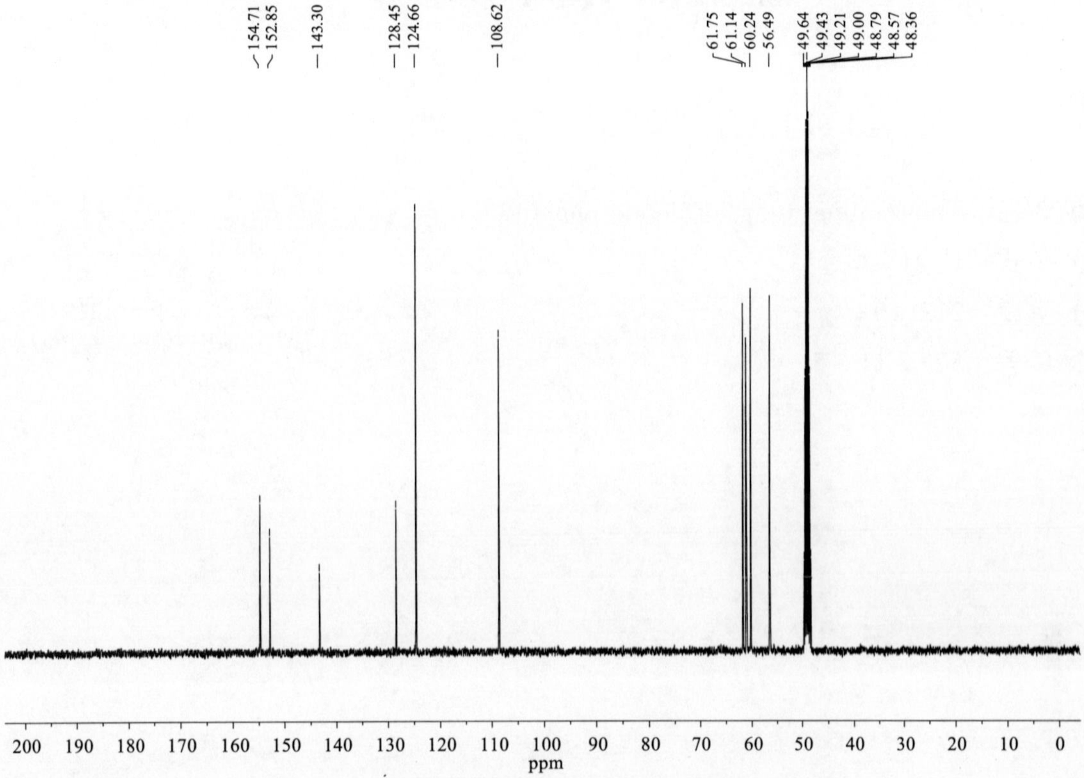

图 2　盐酸曲美他嗪杂质 Ⅰ 的 ^{13}C NMR 谱（溶剂：CD_3OD）

^{13}C NMR：δ 154.71（C－4），152.85（C－2），143.30（C－3），128.45（C－1），124.66（C－6），108.62（C－5），61.75（C－7），61.14（C－8），60.24（C－9），56.49（C－10）

备注

1. **中文化学名**　2,3,4－三甲氧基苯甲醇
2. **英文化学名**　2,3,4－trimethoxybenzyl alcohol
3. **性状**　本品为无色黏稠液体。
4. **对照品编号与批号**　100890－200901

盐酸曲美他嗪杂质Ⅱ

英文名 Trimetazidine Dihydrochloride Impurity Ⅱ

分子式 $C_{10}H_{12}O_5$

分子量 212.20

CAS 号 573-11-5

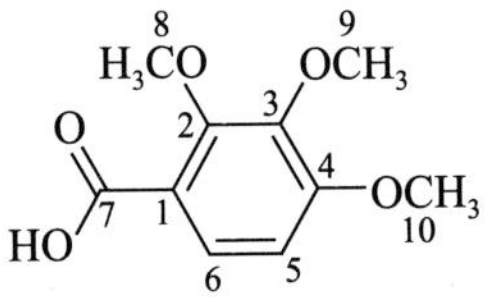

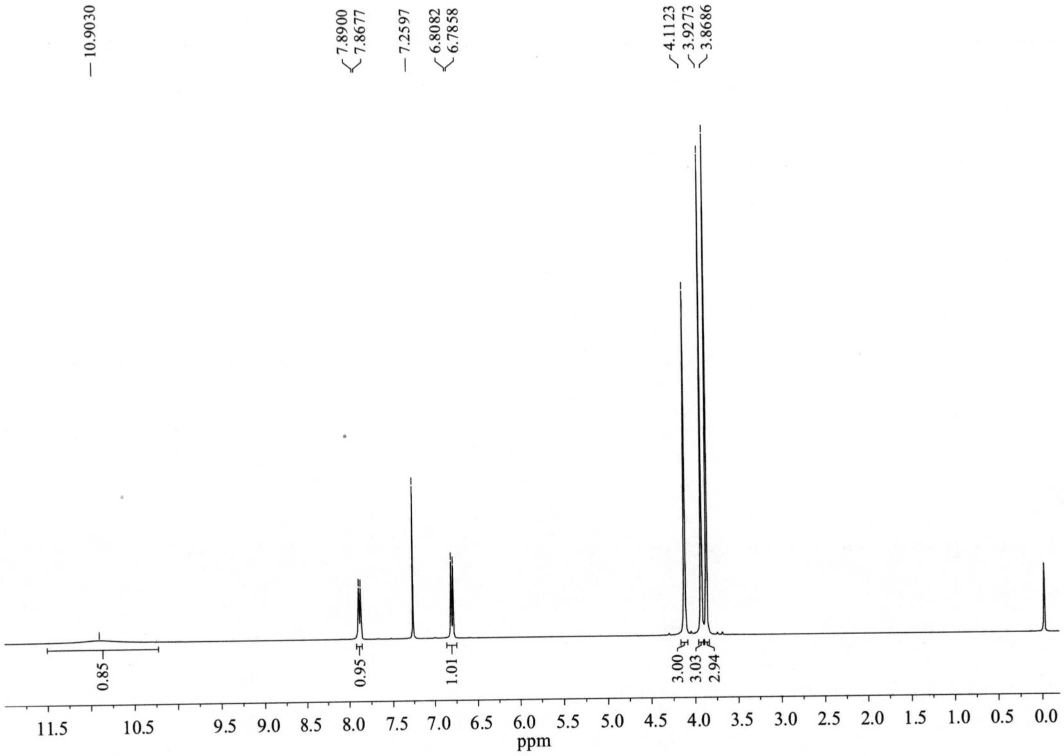

图 1 盐酸曲美他嗪杂质Ⅱ的 ^{1}H NMR 谱（溶剂：$CDCl_3$）

^{1}H NMR：δ 10.90（OH，brs，1H），7.88（H-6，d，J=9.0 Hz，1H），6.80（H-5，d，J=9.0 Hz，1H），4.11（H-8，s，3H），3.93（H-10，s，3H），3.87（H-9，s，3H）

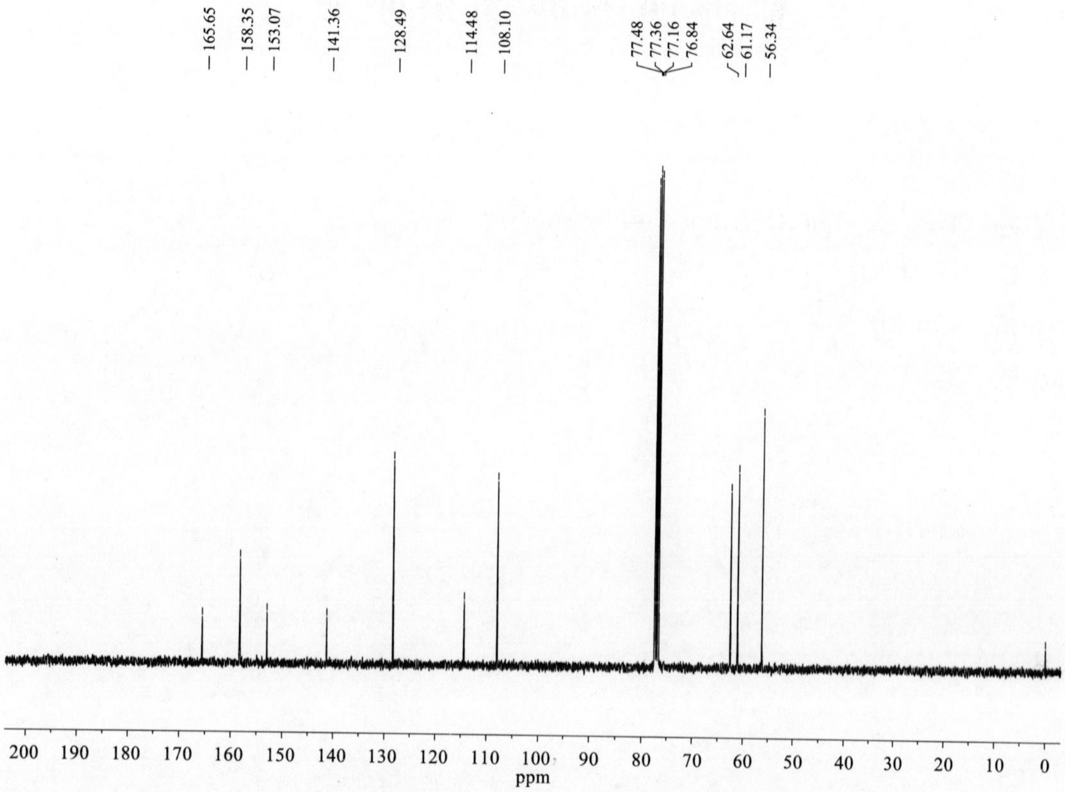

图2 盐酸曲美他嗪杂质Ⅱ的^{13}C NMR谱（溶剂：$CDCl_3$）

^{13}C NMR：δ 165.65（C－7），158.35（C－2），153.07（C－4），141.36（C－3），128.49（C－6），114.48（C－1），108.10（C－5），62.64（C－8），61.17（C－9），56.34（C－10）

备注

1. 中文化学名 2,3,4－三甲氧基苯甲酸

2. 英文化学名 2,3,4－trimethoxybenzoic acid

3. 性状 本品为白色结晶性粉末。

4. 对照品编号与批号 100891－200901

参考文献

[1] http://sdbs.db.aist.go.jp/sdbs/cgi－bin/direct_frame_top.cgi(SDBS)(^{1}H NMR, ^{13}CNMR).

盐酸曲美他嗪杂质Ⅲ

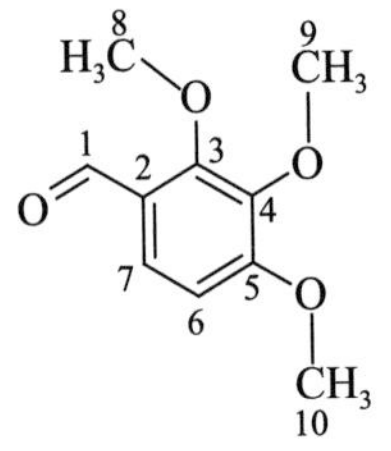

英文名 Trimetazidine Dihydrochloride Impurity Ⅲ

分子式 $C_{10}H_{12}O_4$

分子量 196.20

CAS 号 2103－57－3

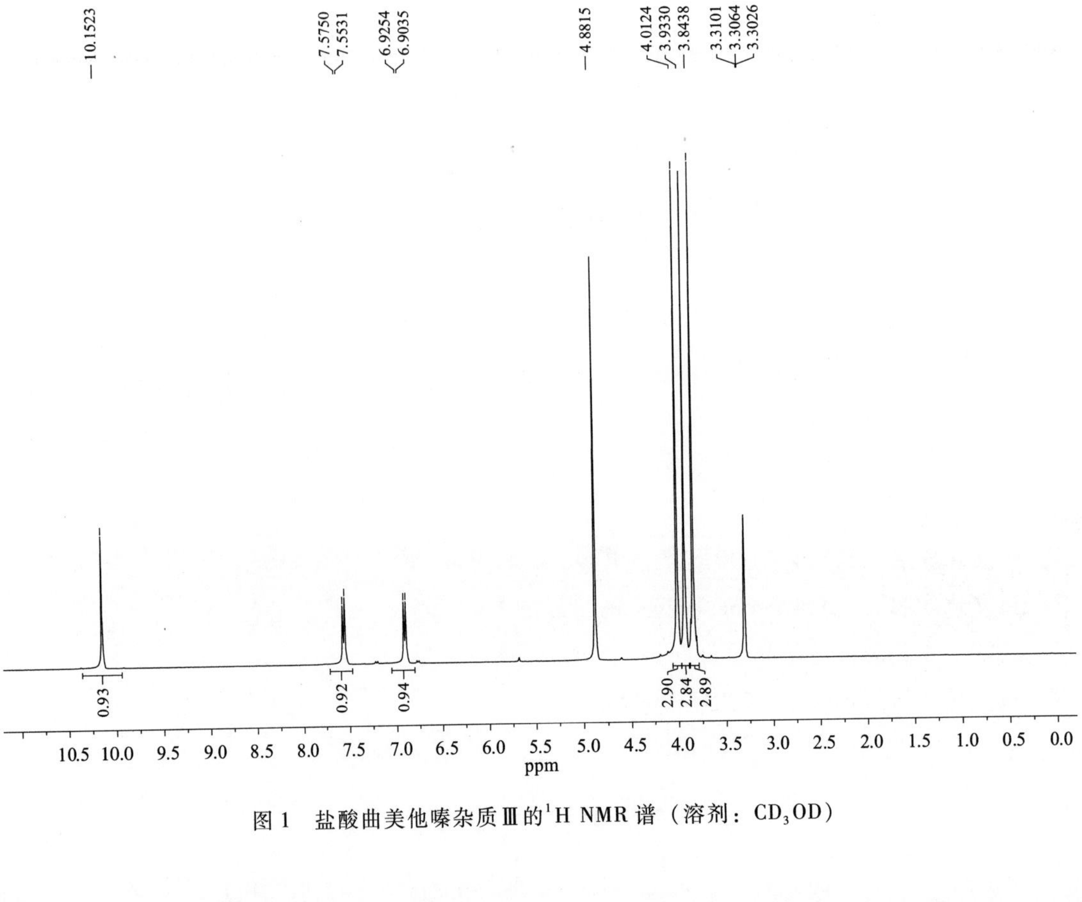

图1 盐酸曲美他嗪杂质Ⅲ的^{1}H NMR谱（溶剂：CD_3OD）

^{1}H NMR：δ 10.15（H－1，s，1H），7.56（H－7，d，J＝8.8 Hz，1H），6.91（H－6，d，J＝8.8 Hz，1H），4.01（H－8，s，3H），3.93（H－10，s，3H），3.84（H－9，s，3H）

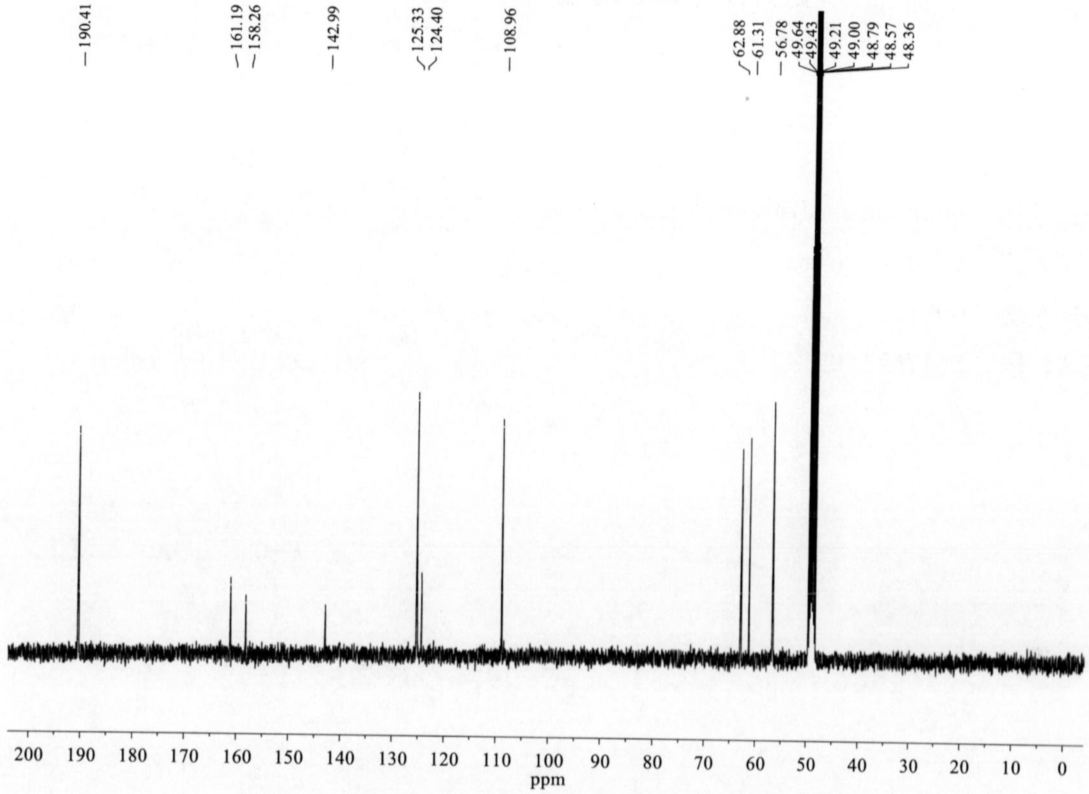

图 2 盐酸曲美他嗪杂质Ⅲ的^{13}C NMR 谱（溶剂：CD_3OD）

^{13}C NMR：δ 190.41（C－1），161.19（C－3），158.26（C－5），142.99（C－4），125.33（C－7），124.40（C－2），108.96（C－6），62.88（C－8），61.31（C－9），56.78（C－10）

备注

1. **中文化学名** 2,3,4－三甲氧基苯甲醛
2. **英文化学名** 2,3,4－trimethoxybenzaldenhyde
3. **性状** 本品为白色结晶性粉末。
4. **对照品编号与批号** 100892－200901

参 考 文 献

[1] Álvarez C, Álvarez R, Corchete P, et al. Naphthyphenstation as tubuline ligands: synthesis and biological evaluation. Bioorg Med Chem, 2008, 16: 8999.

[2] http://sdbs.db.aist.go.jp/sdbs/cgi－bin/cre_index.cgi? lang＝eng(SDBS)(^{1}H NMR, ^{13}C NMR).

孟鲁司特钠

英文名 Montelukast Sodium

分子式 $C_{35}H_{35}ClNNaO_3S$

分子量 608.17

CAS 号 151767－02－1

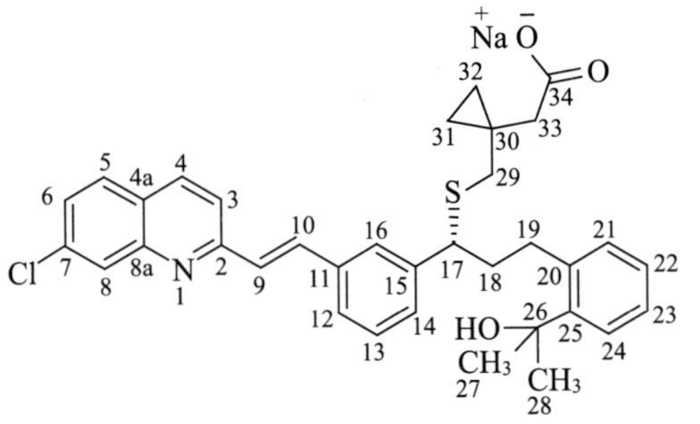

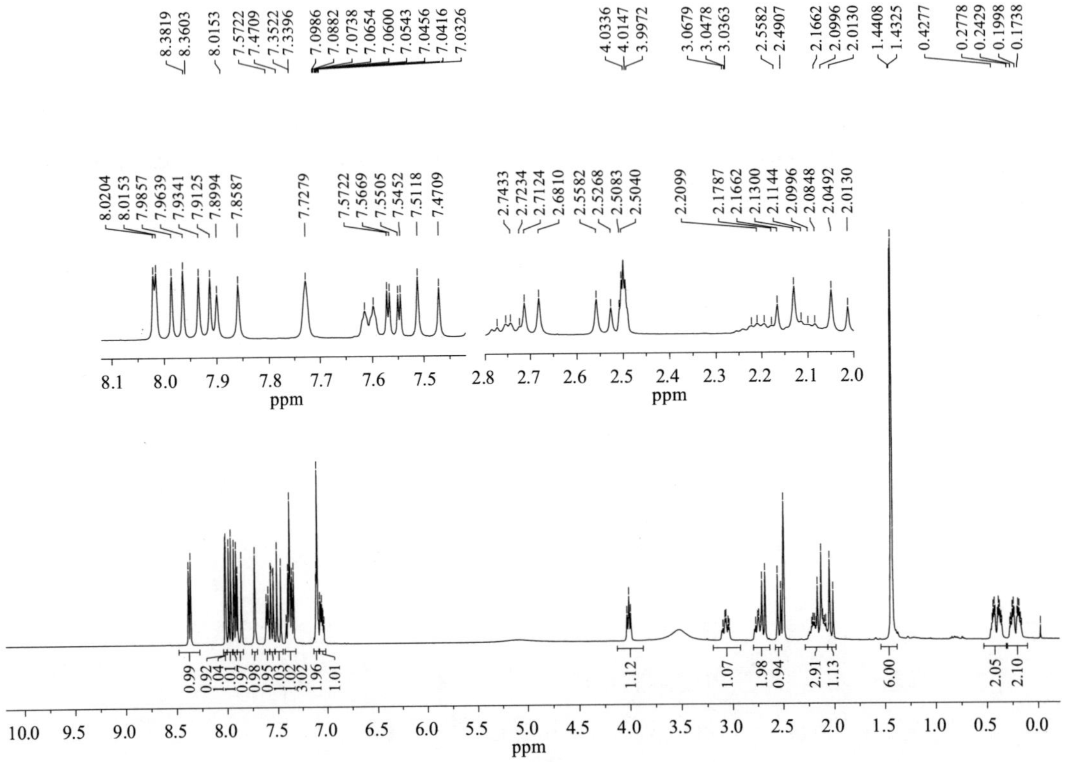

图 1 孟鲁司特钠的^{1}H NMR 谱（溶剂：CD_3SOCD_3）

^{1}H NMR：δ 8.37（H－4，d，J＝8.6 Hz，1H），8.02（H－8，d，J＝2.0 Hz，1H），7.97（H－5，d，J＝8.7 Hz，1H），7.92（H－3，d，J＝8.6 Hz，1H），7.88（H－10，d，J＝16.3 Hz，1H），7.73（H－16，s，1H），7.61（H－12，m，1H），7.56（H－6，dd，J＝8.7，2.0 Hz，1H），7.49（H－9，d，J＝16.3 Hz，1H），7.43～7.37（H－13，14，m，2H），7.35（H－24，d，J＝7.6 Hz，1H），7.15～7.08（H－21，22，m，2H），7.05（H－23，m，1H），4.02（H－17，t，J＝7.3 Hz，1H），3.08（H－19a，m，1H），2.75（H－19b，m，1H），2.70（H－29a，d，J＝12.6 Hz，1H），2.54（H－29b，d，J＝12.6 Hz，1H），2.27～2.07（H－18，m，2H），2.15（H－33a，d，J＝14.5 Hz，1H），2.03（H－33b，d，J＝14.5 Hz，1H），1.44（H－27，s，3H），1.43（H－28，s，3H），0.48～0.33（H－31，m，2H），0.29～0.14（H－32，m，2H）

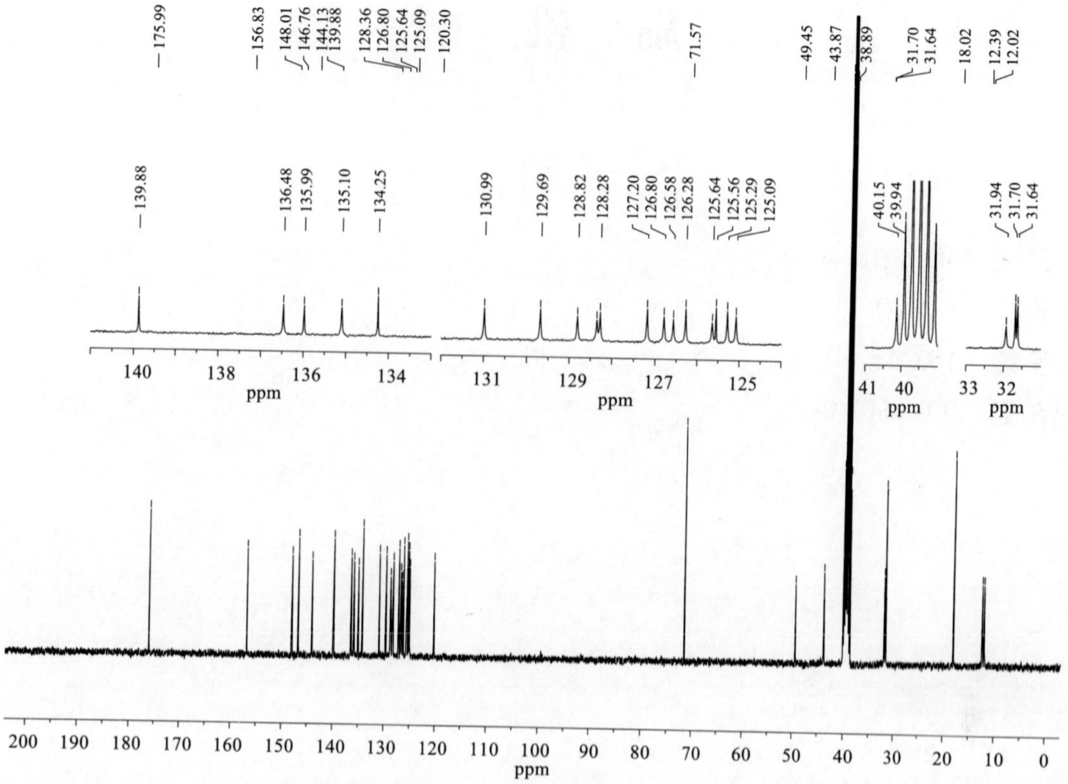

图 2　孟鲁司特钠的^{13}C NMR 谱（溶剂：CD_3SOCD_3）

^{13}C NMR：δ 175.99（C－34），156.83（C－2），148.01（C－8a），146.76（C－25），144.13（C－15），139.88（C－20），136.48（C－4），135.99（C－11），135.10（C－10），134.25（C－7），130.99（C－21），129.69（C－5），128.82（C－13），128.36（C－14），128.28（C－9），127.20（C－8），126.80（C－16），126.58（C－12），126.28（C－22），125.64（C－6），125.56（C－4a），125.29（C－24），125.09（C－23），120.30（C－3），71.57（C－26），49.45（C－17），43.87（C－33），40.20（C－29），39.99（C－18），31.94（C－19），31.70（C－28），31.64（C－27），18.02（C－30），12.39（C－31），12.02（C－32）

备注

1. 中文化学名　[*R*－(*E*)]－1－[[[1－[3－[2－(7－氯－2－喹啉)乙烯基]苯基]－3－[2－(1－羟基－1－甲基乙基)苯基]丙基]硫]甲基]环丙烷乙酸钠

2. 英文化学名　[*R*－(*E*)]－1－[[[1－[3－[2－(7－chloro－2－quinolinyl)ethenyl]phenyl]－3－[2－(1－hydroxy－1－methylethyl)phenyl]propyl]thio]methyl]cyclopropaneacetic sodium

3. 性状　本品为白色或类白色粉末；无臭，无味；在湿空气中易吸湿，遇光分解变黄色。

4. 溶解性　本品在乙醇、甲醇或三氯甲烷中易溶，在水中溶解，在 0.1 mol/L 氢氧化钠溶液中微溶，在 0.1 mol/L 盐酸溶液中不溶。

5. 对照品编号与批号　100893－200601

参考文献

[1] 骆红英. 孟鲁司特的合成研究. 浙江大学硕士学位论文，2012.

扁 桃 酸

英文名 Mandelic Acid

分子式 $C_8H_8O_3$

分子量 152.15

CAS 号 90-64-2

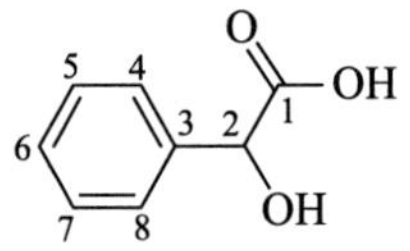

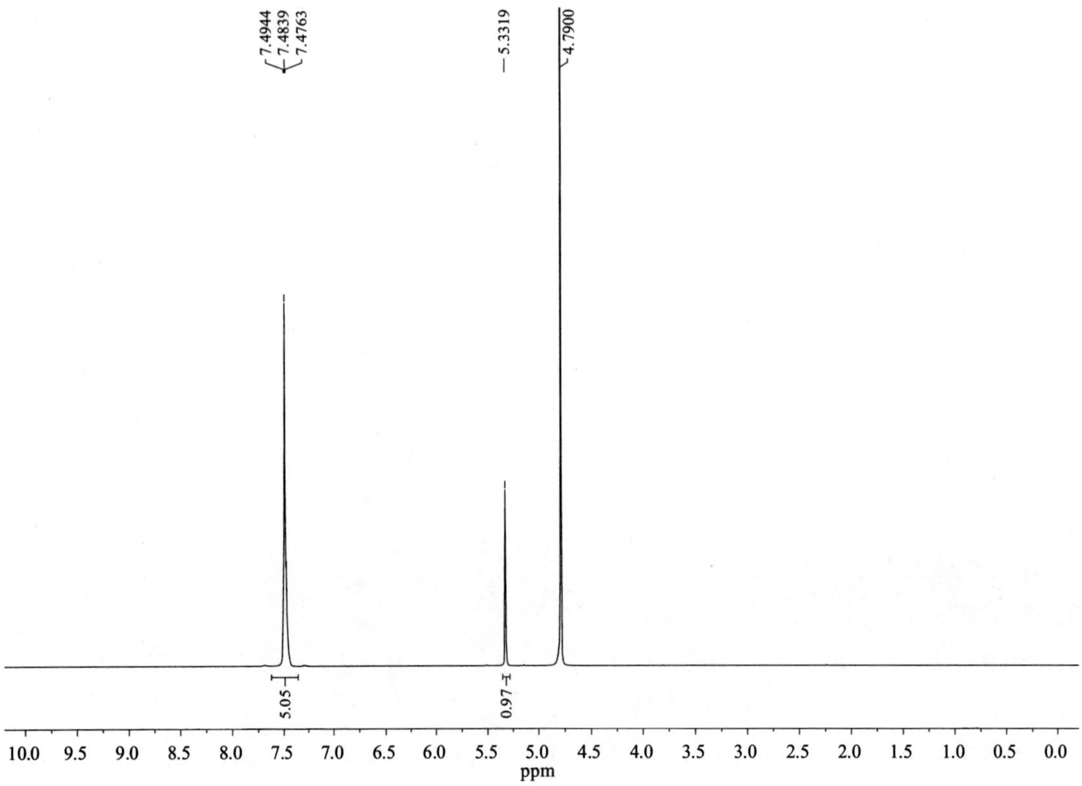

图 1 扁桃酸的 ^{1}H NMR 谱（溶剂：D_2O）

^{1}H NMR：δ 7.49（H-4，5，6，7，8，m，5H），5.33（H-2，s，1H）

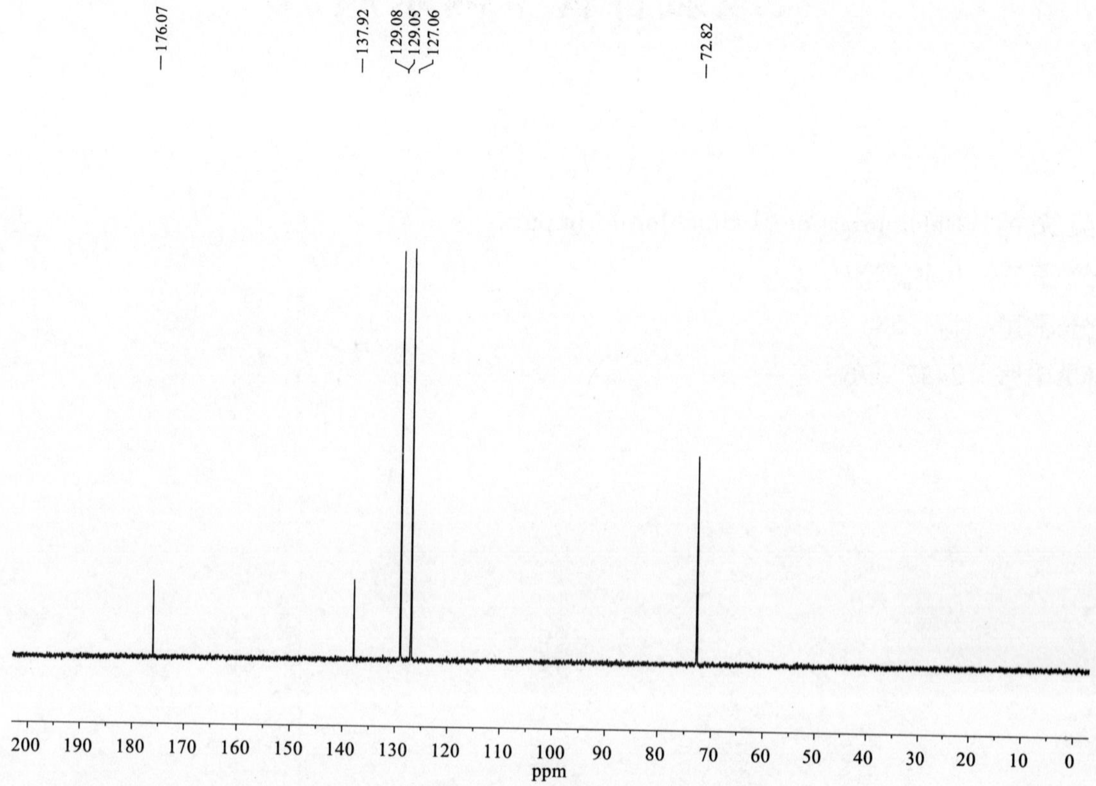

图 2　扁桃酸的^{13}C NMR 谱（溶剂：D_2O）

^{13}C NMR：δ 176.07（C－1），137.92（C－3），129.08（C－5，7），129.05（C－6），127.06（C－4，8），72.82（C－2）

备注

1. **中文化学名**　α－羟基苯乙酸
2. **英文化学名**　α－hydroxybenzeneacetic acid
3. **性状**　本品为白色结晶或结晶性粉末；无味或稍带芳香气味；遇光色渐变黑并分解。
4. **溶解性**　本品在水、醚或乙醇中易溶。
5. **对照品编号与批号**　100980－200701

参考文献

[1] Rey P, Rossi J－C, Taillades J, et al. Hydrolysis of nitriles using an immobilized nitrilase: applications to the synthesis of methionine hydroxy analogue derivatives. J Agric Food Chem, 2004, 52: 8155(^{1}H NMR, ^{13}C NMR).

盐酸氯普鲁卡因杂质 A

英文名 Chloroprocaine Hydrochloride Impurity A

分子式 $C_7H_6ClNO_2$

分子量 171.58

CAS 号 2457 - 76 - 3

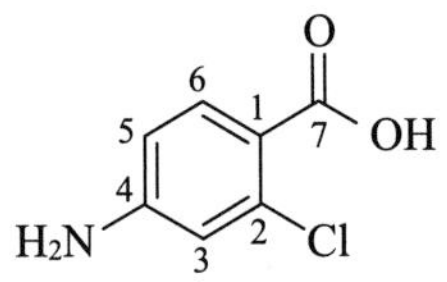

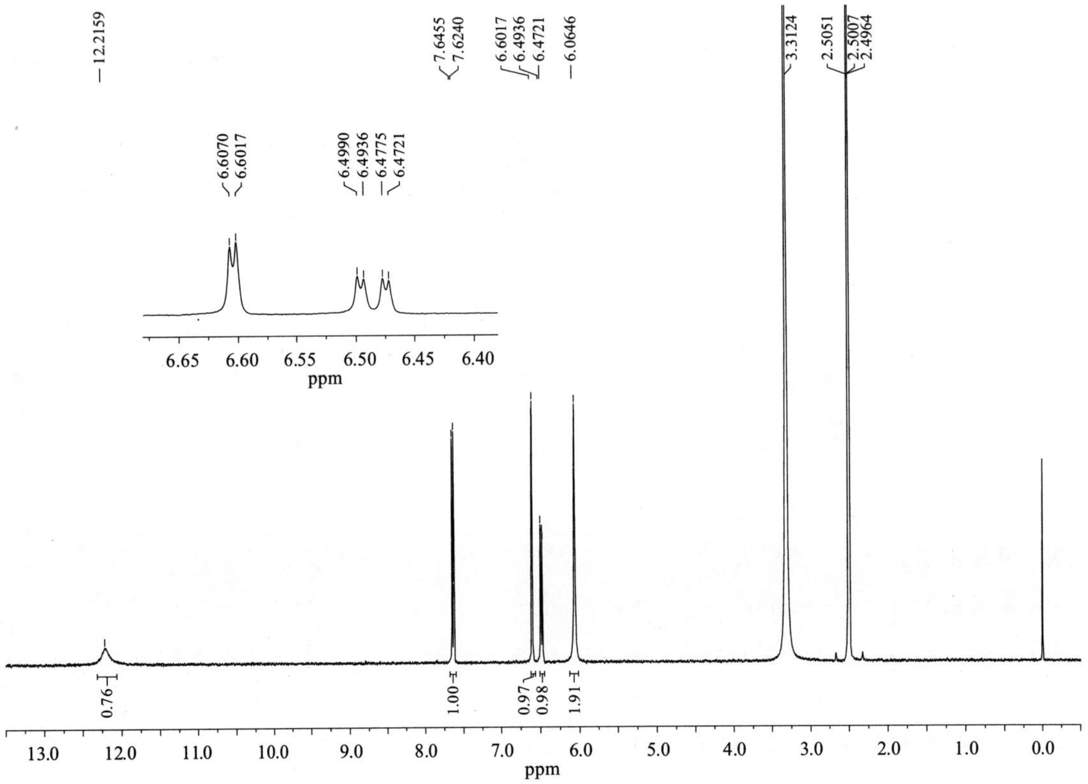

图 1　盐酸氯普鲁卡因杂质 A 的 ^1H NMR 谱（溶剂：CD_3SOCD_3）

^1H NMR：δ 12.22（OH，brs，1H），7.63（H－6，d，J＝8.6 Hz，1H），6.60（H－3，d，J＝2.1 Hz，1H），6.49（H－5，dd，J＝8.6，2.2 Hz，1H），6.06（NH_2，brs，2H）

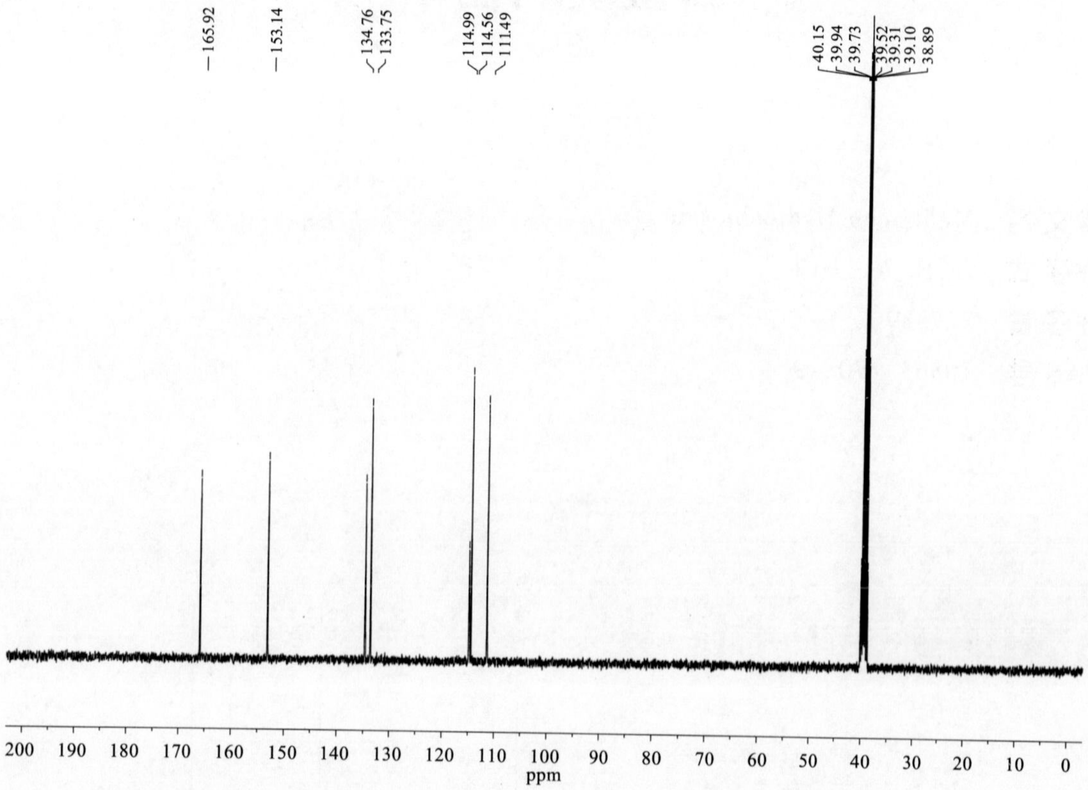

图 2　盐酸氯普鲁卡因杂质 A 的 ^{13}C NMR 谱（溶剂：CD_3SOCD_3）

^{13}C NMR：δ 165.92（C－7），153.14（C－4），134.76（C－2），133.75（C－6），114.99（C－1），114.56（C－3），111.49（C－5）

备注

1. 中文化学名　2－氯－4－氨基苯甲酸

2. 英文化学名　4－amino－2－chlorobenzoic acid

3. 对照品编号与批号　100985－200801

参考文献

[1] Gangjee A, Jain H D, McGuire J J, et al. Benzoyl ring halogenated classical 2－amino－6－methyl－3,4－dihydro－4－oxo－5－substituted thiobenzoyl－7H－pyrrolo[2,3－d]pyrimidine antifolates as inhibitors of thymidylate synthase and as antitumor agents. J Med Chem, 2004, 47: 6730(^1H NMR).

盐酸美利曲辛

英文名 Melitracen Hydrochloride

分子式 $C_{21}H_{25}N \cdot HCl$

分子量 327.89

CAS 号 10563 - 70 - 9

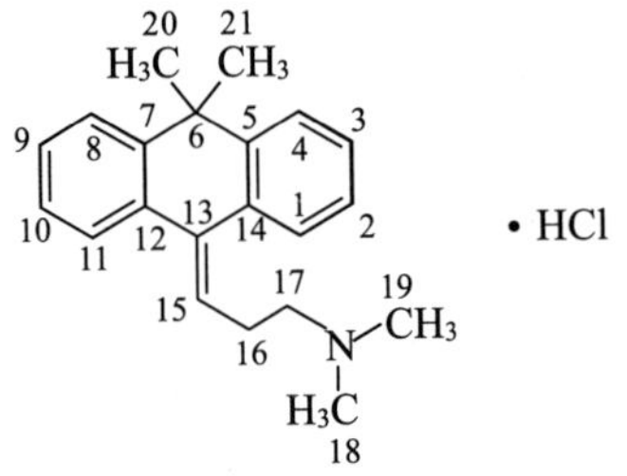

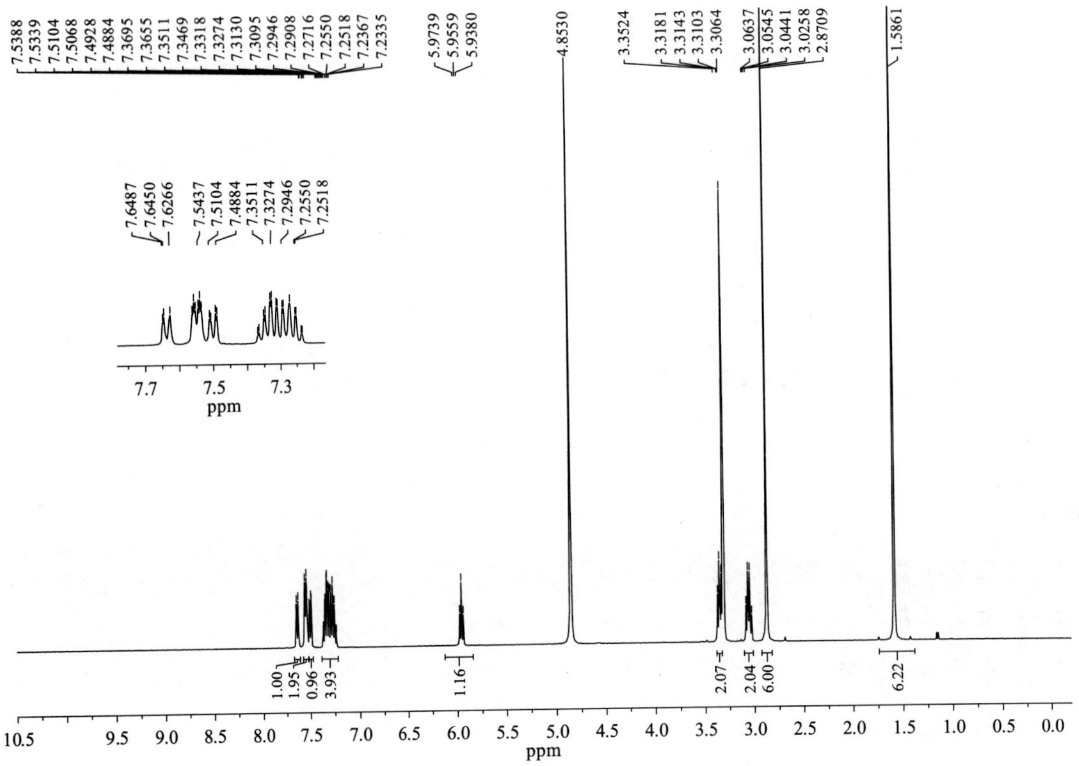

图 1 盐酸美利曲辛的 ^{1}H NMR 谱（溶剂：CD_3OD）

^{1}H NMR：δ 7.64（Ar - H，m，1H），7.58 ~ 7.52（Ar - H，m，2H），7.50（Ar - H，m，1H），7.39 ~ 7.22（Ar - H，m，4H），5.96（H - 15，t，J = 7.2 Hz，1H），3.39 ~ 3.33（H - 17，m，2H），3.10 ~ 3.02（H - 16，m，2H），2.87（H - 18，19，s，6H），1.59（H - 20，21，s，6H）

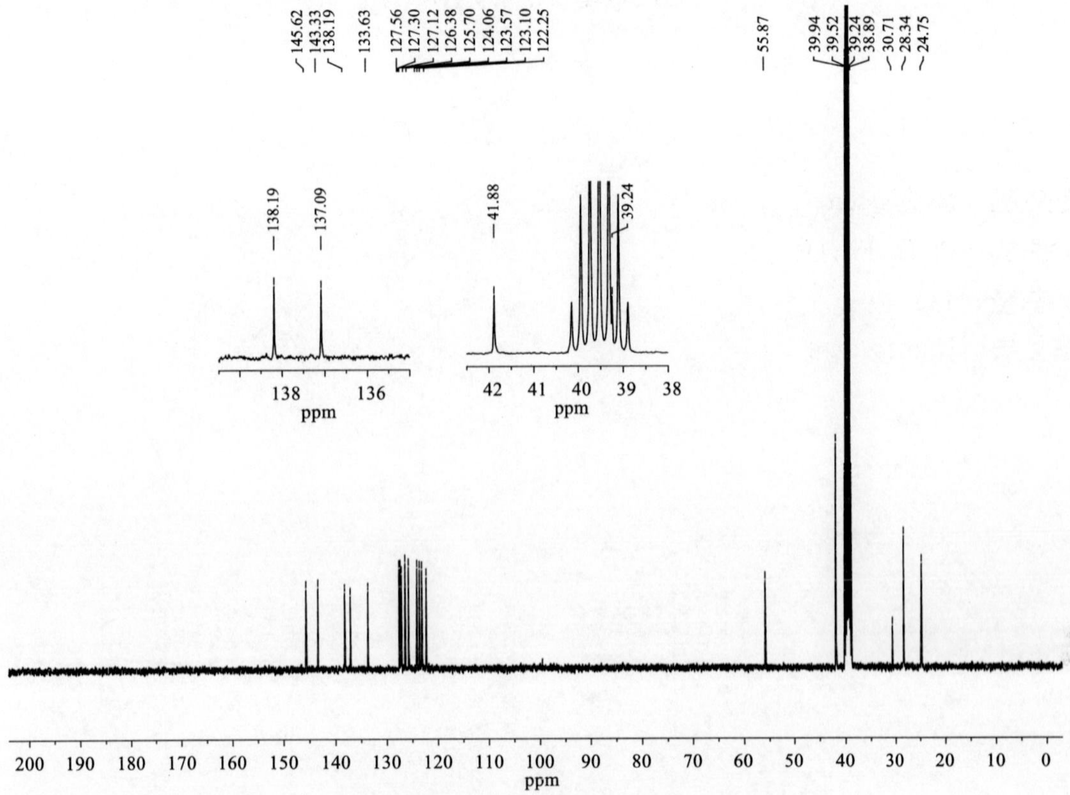

图 2　盐酸美利曲辛的 ^{13}C NMR 谱（溶剂：CD_3OD）

^{13}C NMR：δ 145.62 (C-5), 143.33 (C-7), 138.19 (C-12), 137.09 (C-13), 133.63 (C-14), 127.56 (C-3), 127.30 (C-1), 127.12 (C-10), 126.38 (C-9), 125.70 (C-2), 124.06 (C-11), 123.57 (C-4), 123.10 (C-8), 122.25 (C-15), 55.87 (C-17), 41.88 (C-18, 19), 39.24 (C-6), 28.34 (C-20, 21), 24.75 (C-16)

备注

1. **中文化学名**　3-(10,10-二甲基-9(10*H*)-蒽叉)-*N*,*N*-二甲基-1-丙胺盐酸盐
2. **英文化学名**　3-(10,10-dimethyl-9(10*H*)-anthracenylidene)-*N*,*N*-dimethyl-1-propanamine hydrochloride
3. **性状**　本品为白色或类白色结晶性粉末；无臭，无味。
4. **溶解性**　本品在二氯甲烷中易溶，在水、乙醇中溶解。
5. **对照品编号与批号**　100912-200901

参考文献

[1] 许崇德，郑艳萍，孙秀燕. 新药盐酸美利曲辛的有机波谱. 分析测试学报，2007，26：255（^{1}H NMR，^{13}C NMR）.

咪 唑 斯 汀

英文名 Mizolastine

分子式 $C_{24}H_{25}FN_6O$

分子量 432.49

CAS 号 108612 -45 -9

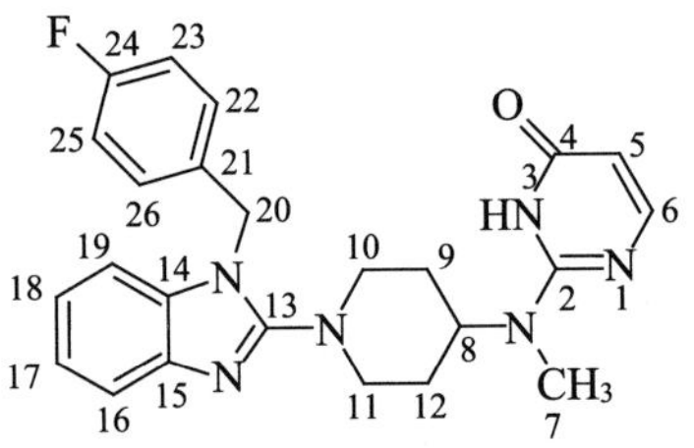

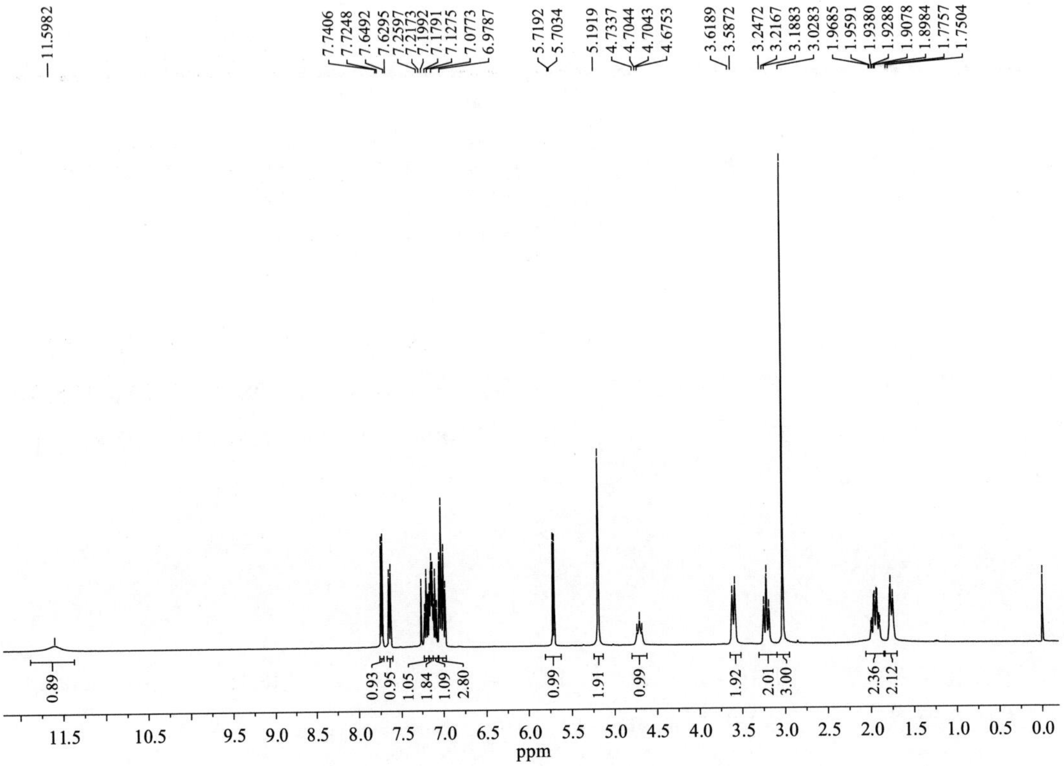

图 1 咪唑斯汀的 ^1H NMR 谱（溶剂：$CDCl_3$）

^1H NMR：δ 11.60（H-3，s，1H），7.74（H-6，d，J=6.3 Hz，1H），7.64（H-19，d，J=7.9 Hz，1H），7.20（H-18，t，J=7.2 Hz，1H），7.17~6.97（H-16，17，22，23，25，26，m，6H），5.71（H-5，d，J=6.3 Hz，1H），5.19（H-20，s，2H），4.71（H-8，m，1H），3.65~3.56（H-10a，11a，d，m，2H），3.27~3.16（H-10b，11b，m，2H），3.03（H-7，s，3H），2.03~1.87（H-9a，12a，m，2H），1.82~1.70（H-9b，12b，m，2H）

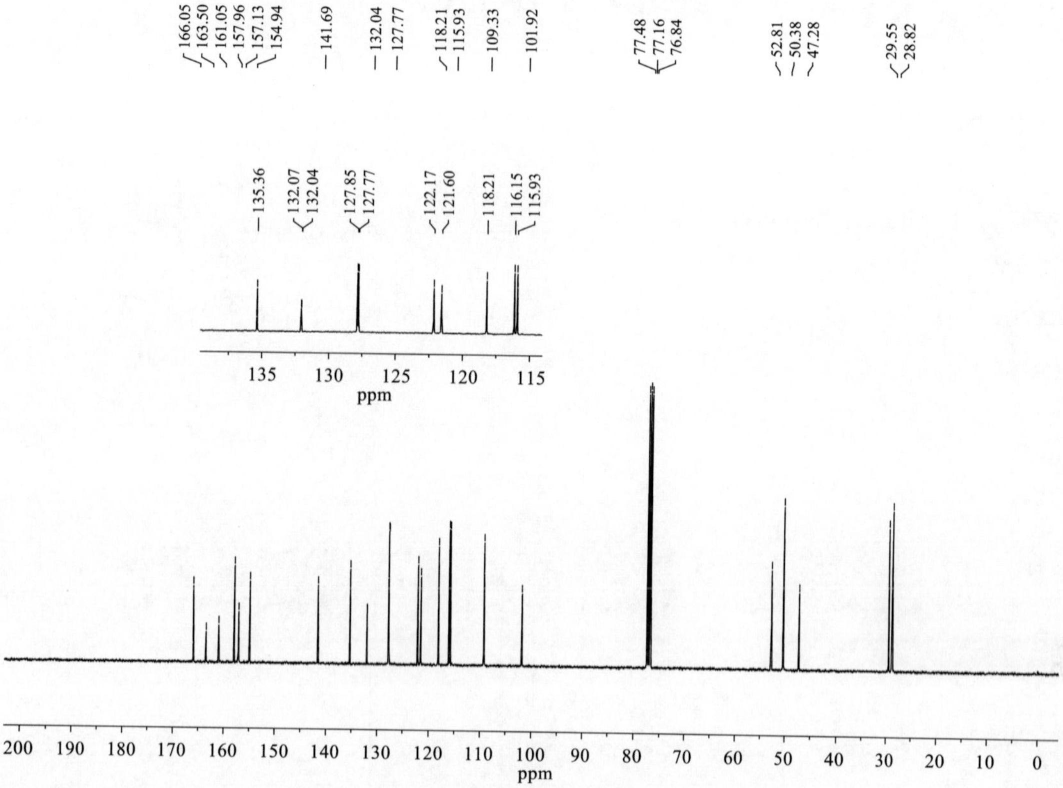

图 2　咪唑斯汀的 ^{13}C NMR 谱（溶剂：$CDCl_3$）

^{13}C NMR：δ 166.05（C－4），162.27（C－24，d，J＝247.53 Hz），157.96（C－6），157.13（C－2），154.94（C－13），141.69（C－15），135.36（C－14），132.04（C－21，d，J＝3.2 Hz），127.81（C－22，26，d，J＝8.1 Hz），122.17（C－18），121.60（C－17），118.21（C－16），116.03（C－23，25，d，J＝21.77 Hz），109.33（C－19），101.92（C－5），52.81（C－8），50.38（C－10，11），47.28（C－20），29.55（C－7），28.82（C－9，12）

备注

1. 中文化学名　2－[[1－[1－[(4－氟苯基)甲基]苯并咪唑－2－基]－4－哌啶基]－甲基氨基]－3H－嘧啶－4－酮

2. 英文化学名　2－[[1－[1－[(4－fluorophenyl) methyl]－1H－benzimidazol－2－yl]－4－piperidinyl] methylamino]－4(1H)－pyrimidinone

3. 性状　本品为白色或类白色结晶性粉末；无臭，无味。

4. 溶解性　本品在三氯甲烷中易溶，在甲醇和 0.1 mol/L 盐酸溶液中略溶，在乙醇和乙腈中极微溶解，在水和 0.1 mol/L 氢氧化钠溶液中不溶。

5. 对照品编号与批号　100913－200701

紫杉醇杂质Ⅱ

英文名 Paclitaxel Impurity Ⅱ

分子式 $C_{45}H_{49}NO_{13}$

分子量 811.87

CAS 号 78432－77－6

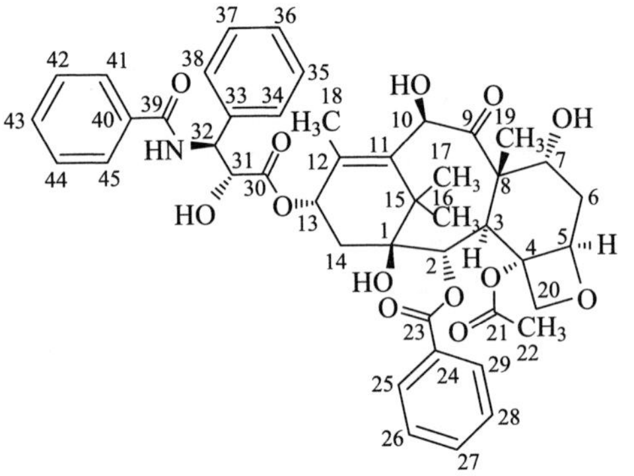

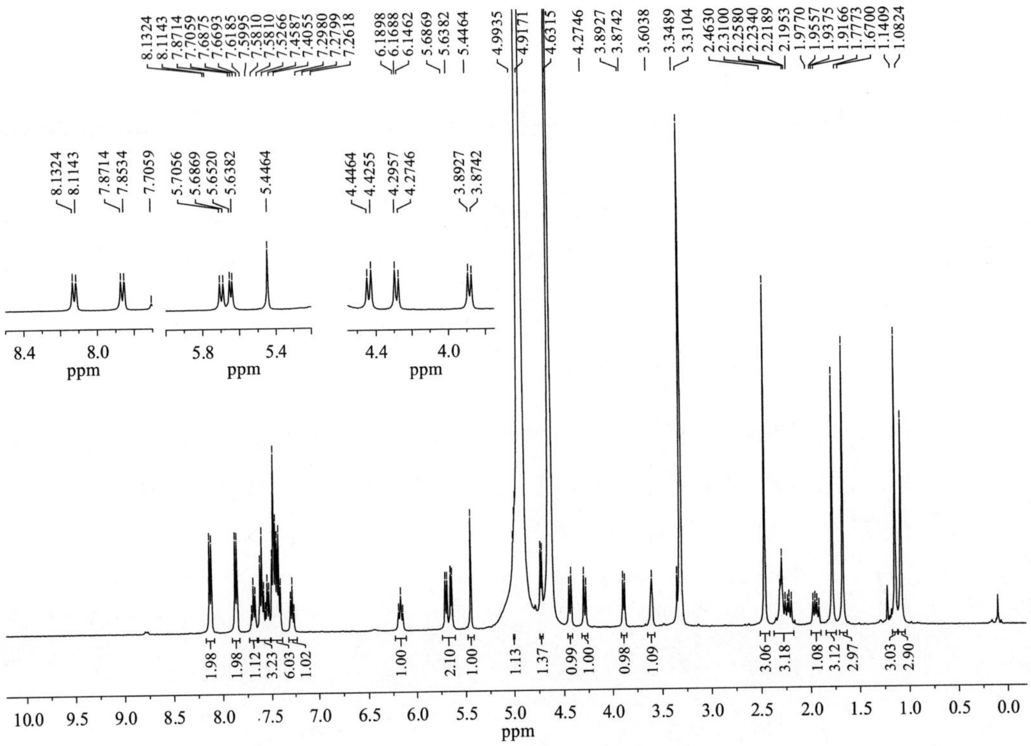

图1 紫杉醇杂质Ⅱ的^{1}H NMR 谱（溶剂：CD_3OD）

^{1}H NMR：δ 8.12（H－25，29，d，J＝8.1 Hz，2H），7.86（H－41，45，d，J＝8.2 Hz，2H），7.69（H－43，t，J＝7.2 Hz，1H），7.60（H－42，44，t，J＝7.5 Hz，2H），7.54（H－27，t，J＝7.4 Hz，1H），7.51～7.39（H－26，28，34，35，37，38，m，6H），7.28（H－36，t，J＝7.2 Hz，1H），6.17（H－13，t，J＝8.7 Hz，1H），5.70（H－32，d，J＝7.5 Hz，1H），5.65（H－2，d，J＝5.5 Hz，1H），5.45（H－10，s，1H），4.99（H－5，m，1H），4.73（H－31，d，J＝5.5 Hz，1H），4.44（H－20a，d，J＝8.4 Hz，1H），4.29（H－20b，d，J＝8.4 Hz，1H），3.89（H－3，d，J＝7.4 Hz，1H），3.61（H－7，m，1H），2.47（H－22，s，3H），2.30（H－6，m，2H），2.23（H－14a，dd，J＝15.6，9.5 Hz，1H），1.95（H－14b，dd，J＝15.6，8.4 Hz，1H），1.78（H－18，s，3H），1.67（H－19，s，3H），1.14（H－17，s，3H），1.08（H－16，s，3H）

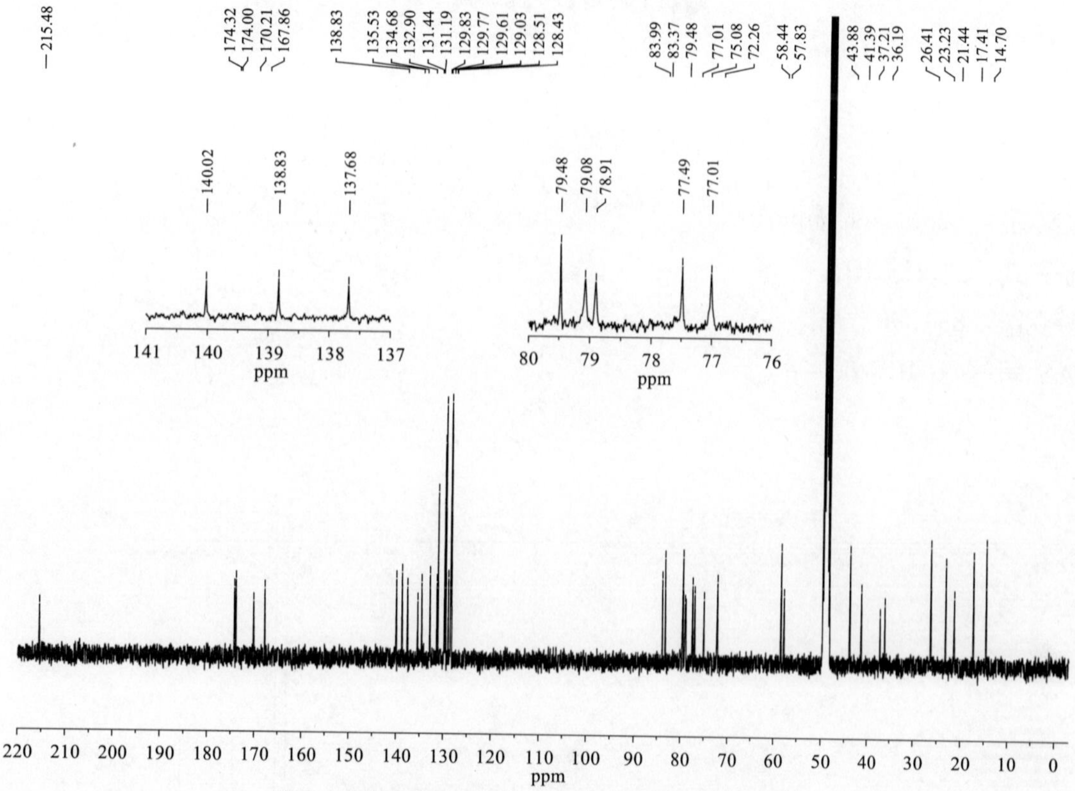

图 2　紫杉醇杂质Ⅱ的^{13}C NMR 谱（溶剂：CD_3OD）

^{13}C NMR：δ 215.48（C－9），174.32（C－30），174.00（C－21），170.21（C－23），167.86（C－39），140.02（C－33），138.83（C－12），137.68（C－11），135.53（C－27），134.68（C－40），132.90（C－43），131.44（C－24），131.19（C－25，29），129.83（C－42，44），129.77（C－26，28），129.61（C－35，37），129.03（C－36），128.51（C－41，45），128.43（C－34，38），83.99（C－5），83.37（C－4），79.48（C－1），79.08（C－10），78.91（C－20），77.49（C－7），77.01（C－2），75.08（C－31），72.26（C－13），58.44（C－8），57.83（C－32），43.88（C－15），41.39（C－3），37.21（C－6），36.19（C－14），26.41（C－17），23.23（C－22），21.44（C－16），17.41（C－19），14.70（C－18）

备注

1. 中文化学名　7－表－10－去乙酰基紫杉醇

2. 英文化学名　7－epi－10－deacetyl－taxol

3. 性状　本品为白色结晶性粉末。

4. 对照品编号与批号　100925－201102

参考文献

[1] 陈未名，张佩玲，周金云，等. 云南红豆杉化学成分的研究Ⅳ－二个新紫杉烷类三环二萜成分的分离和鉴定. 药学学报，1994，29：751（^{1}H NMR）.

紫杉醇杂质 I

英文名 Paclitaxel Impurity I

分子式 $C_{45}H_{53}NO_{14}$

分子量 831.90

CAS 号 71610－00－9

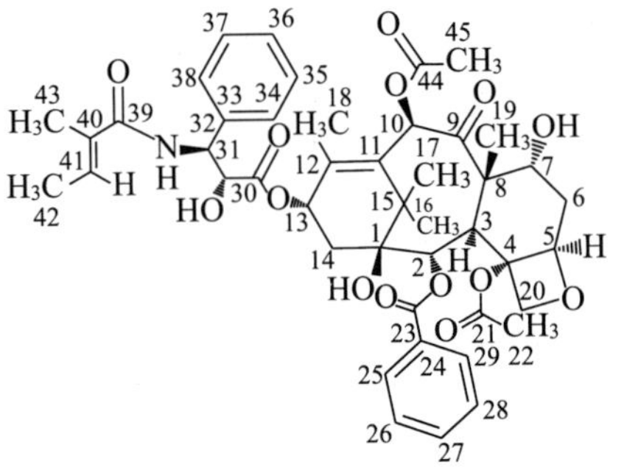

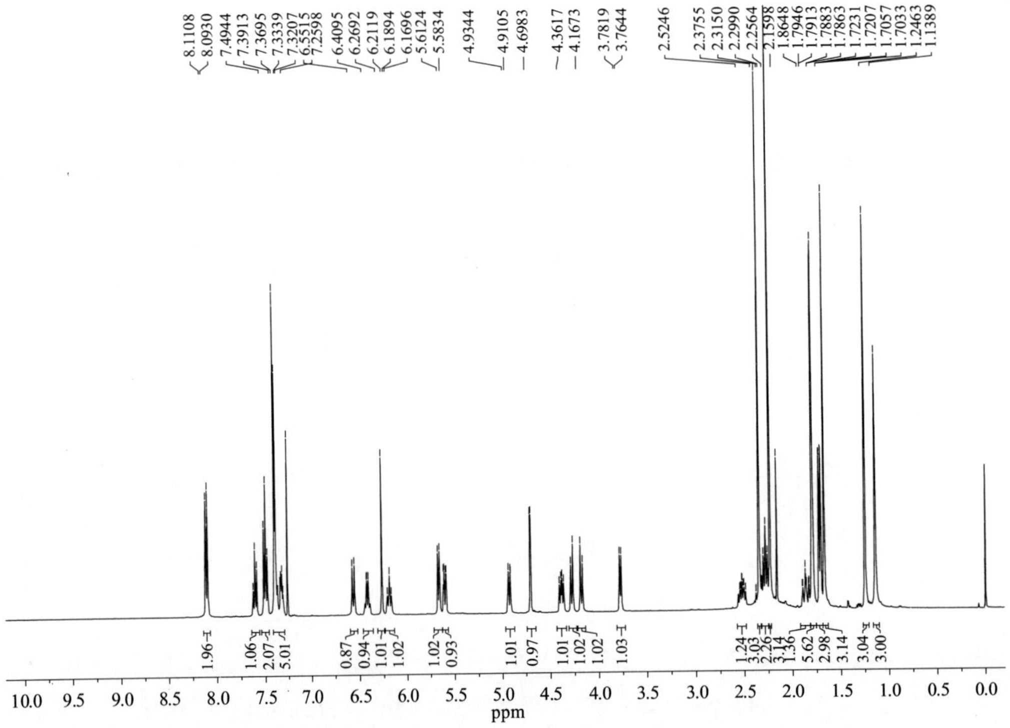

图 1 紫杉醇杂质 I 的 ^{1}H NMR 谱（溶剂：$CDCl_3$）

^{1}H NMR：δ 8.10（H－25，29，d，J＝7.1 Hz，2H），7.61（H－27，t，J＝7.4 Hz，1H），7.49（H－26，28，t，J＝7.6 Hz，2H），7.43～7.29（H－34，35，36，37，38，m，5H），6.56（NH，d，J＝8.8 Hz，1H），6.42（H－41，m，1H），6.27（H－10，s，1H），6.19（H－13，brt，J＝8.5 Hz，1H），5.66（H－2，d，J＝7.1 Hz，1H），5.60（H－32，dd，J＝8.8，2.8 Hz，1H），4.92（H－5，m，1H），4.70（H－31，d，J＝2.9 Hz，1H），4.38（H－7，dd，J＝10.9，6.7 Hz，1H），4.28（H－20a，d，J＝8.4 Hz，1H），4.18（H－20b，d，J＝8.5 Hz，1H），3.77（H－3，d，J＝7.0 Hz，1H），2.52（H－6a，m，1H），2.34（H－22，s，3H），2.32～2.25（H－14，m，2H），2.23（H－45，s，3H），1.86（H－6b，m，1H），1.79（H－43，d，J＝1.0 Hz，3H），1.78（H－18，d，J＝1.1 Hz，3H），1.71（H－42，dd，J＝6.9，1.0 Hz，3H），1.67（H－19，s，3H），1.25（H－17，s，3H），1.14（H－16，s，3H）

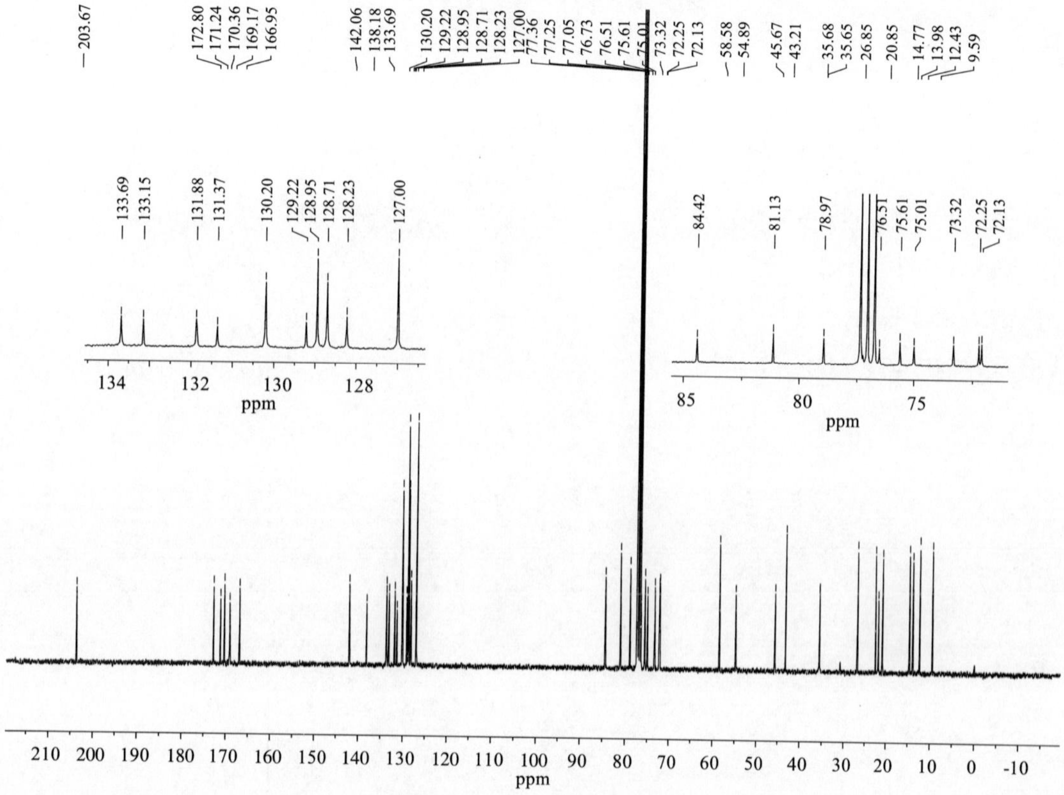

图 2　紫杉醇杂质Ⅰ的 ^{13}C NMR 谱（溶剂：$CDCl_3$）

^{13}C NMR：δ 203.67（C－9），172.80（C－30），171.24（C－44），170.36（C－21），169.17（C－39），166.95（C－23），142.06（C－12），138.18（C－40），133.69（C－27），133.15（C－11），131.88（C－41），131.37（C－33），130.20（C－25，29），129.22（C－24），128.95（C－26，28），128.71（C－35，37），128.23（C－36），127.00（C－34，38），84.42（C－5），81.13（C－4），78.97（C－1），76.51（C－20），75.61（C－10），75.01（C－2），73.32（C－31），72.25（C－13），72.13（C－7），58.58（C－8），54.89（C－32），45.67（C－3），43.21（C－15），35.68（C－6），35.66（C－14），26.85（C－17），22.57（C－22），21.88（C－16），20.85（C－45），14.77（C－18），13.98（C－42），12.43（C－43），9.59（C－19）

备注

1. 中文化学名　三尖杉宁碱

2. 英文化学名　cephalomannine

3. 性状　本品为白色结晶性粉末。

4. 对照品编号与批号　100926－201102

紫杉醇杂质Ⅲ

英文名　Paclitaxel Impurity Ⅲ

分子式　$C_{47}H_{51}NO_{14}$

分子量　853.91

CAS 号　105454－04－4

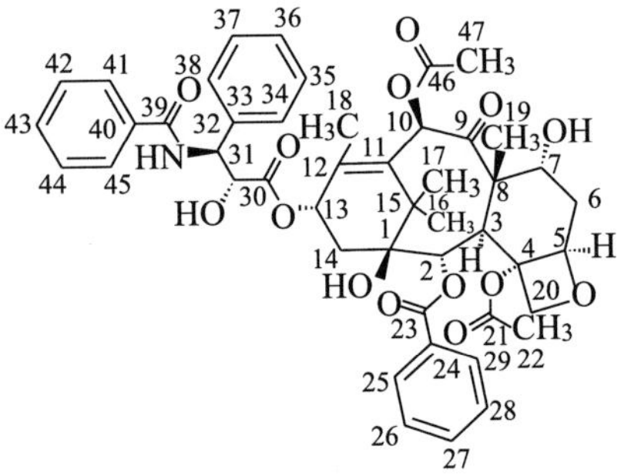

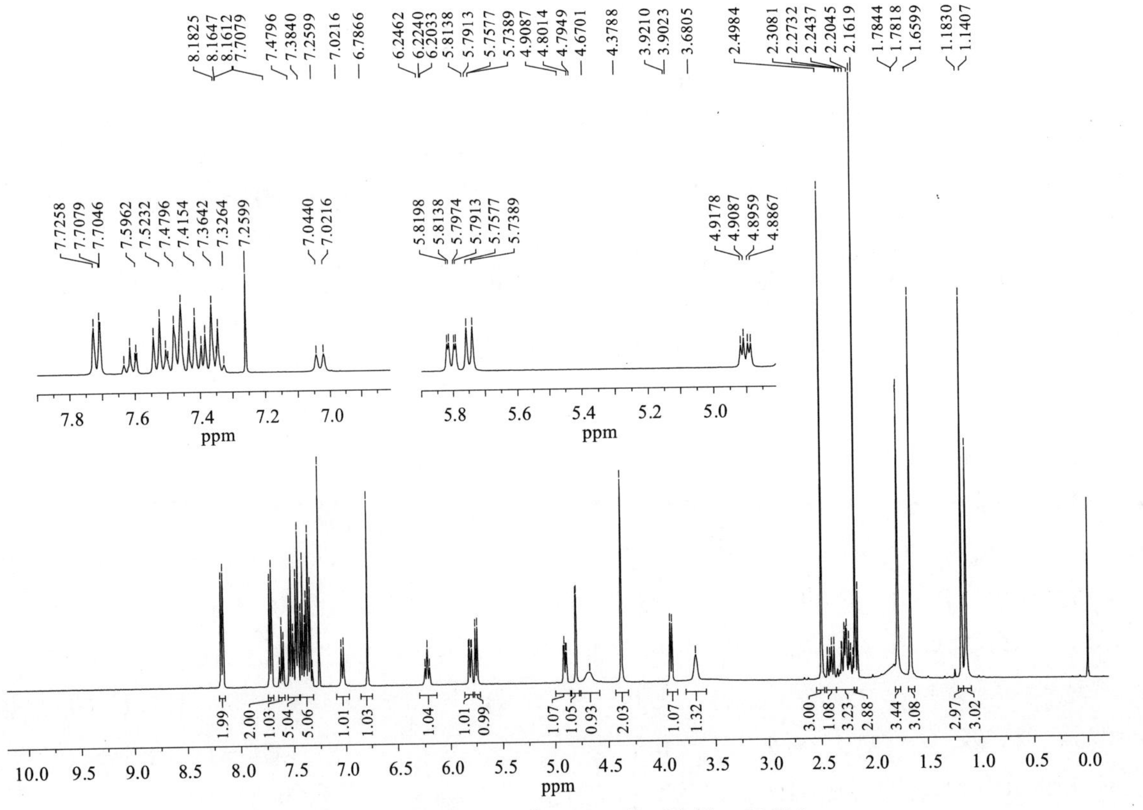

图1　紫杉醇杂质Ⅲ的¹H NMR 谱（溶剂：$CDCl_3$）

^{1}H NMR：δ 8.17（H－25，29，m，2H），7.71（H－41，45，m，2H），7.61（H－27，m，1H），7.56～7.44（H－26，28，34，38，43，m，5H），7.41（H－35，37，t，J=7.5 Hz，2H），7.39～7.31（H－36，41，45，m，3H），7.03（NH，d，J=8.9 Hz，1H），6.79（H－10，s，1H），6.22（H－13，t，J=8.5 Hz，1H），5.81（H－32，dd，J=9.0，2.4 Hz，1H），5.75（H－2，d，J=7.5 Hz，1H），4.90（H－5，dd，J=8.8，3.7 Hz，1H），4.80（H－31，d，J=2.6 Hz，1H），4.67（C_7—OH，brs，1H），4.38（H－20，s，2H），3.91（H－3，d，J=7.5 Hz，1H），3.68（H－7，brs，1H），2.50（H－22，s，3H），2.41（H－14a，dd，J=15.5，9.3 Hz，1H），2.32～2.22（H－6，14b，m，3H），2.19（H－47，s，3H），1.78（H－18，d，J=1.0 Hz，3H），1.66（H－19，s，3H），1.18（H－17，s，3H），1.14（H－16，s，3H）

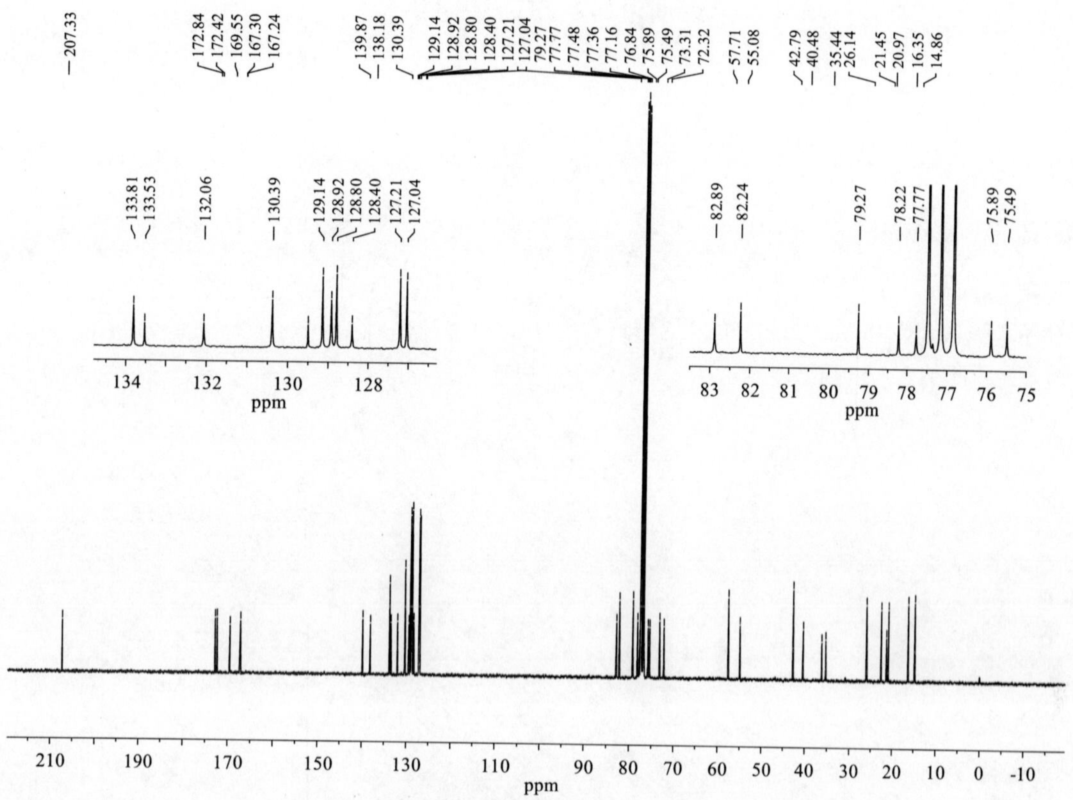

图 2　紫杉醇杂质Ⅲ的^{13}C NMR 谱（溶剂：$CDCl_3$）

^{13}C NMR：δ207.33（C-9），172.84（C-30），172.42（C-21），169.55（C-46），167.30（C-23），167.24（C-39），139.87（C-12），138.18（C-33），133.81（C-27，40），133.53（C-11），132.06（C-43），130.39（C-25，29），129.50（C-24），129.14（C-42，44），128.92（C-26，28），128.80（C-35，37），128.40（C-36），127.21（C-41，45），127.04（C-34，38），82.89（C-5），82.24（C-4），79.27（C-1），78.22（C-10），77.77（C-20），75.89（C-7），75.49（C-2），73.31（C-31），72.32（C-13），57.71（C-8），55.08（C-32），42.79（C-15），40.48（C-3），36.32（C-6），35.44（C-14），26.14（C-17），22.68（C-22），21.45（C-16），20.97（C-47），16.35（C-19），14.86（C-18）

备注

1. 中文化学名　7-表-紫杉醇

2. 英文化学名　7-epipaclitaxel

3. 性状　本品为白色结晶性粉末。

4. 对照品编号与批号　100927-200701

雌 三 醇

英文名 Estriol

分子式 $C_{18}H_{24}O_3$

分子量 288.38

CAS 号 50 - 27 - 1

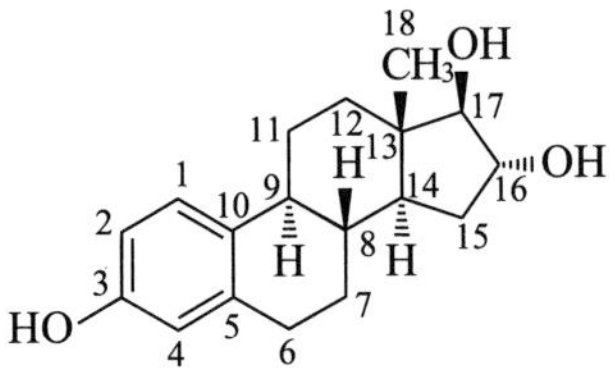

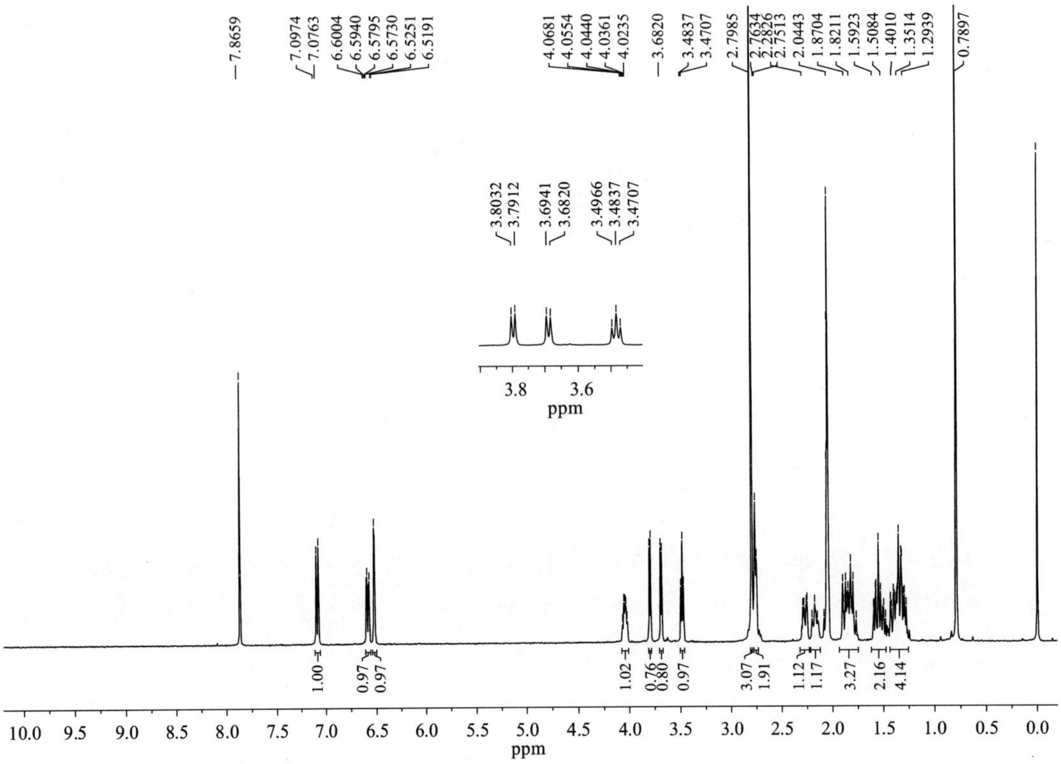

图 1 雌三醇的^{1}H NMR 谱（溶剂：CD_3COCD_3）

^{1}H NMR：δ 7.86（C_3—OH，s，1H），7.09（H－1，d，J＝8.4 Hz，1H），6.59（H－2，dd，J＝8.4，2.6 Hz，1H），6.52（H－4，d，J＝2.6 Hz，1H），4.06（H－16，m，1H），3.80（C_{16}—OH，d，J＝4.8 Hz，1H），3.69（C_{17}—OH，d，J＝4.8 Hz，1H），3.49（H－17，t，J＝5.2 Hz，1H），2.79～2.72（H－7，m，2H），2.28（H－15a，m，1H），2.17（H－9，m，1H），1.94～1.75（H－6a，11a，15b，m，3H），1.62～1.48（H－12，m，2H），1.48～1.22（H－6b，8，11b，14，m，4H），0.79（H－18，s，3H）

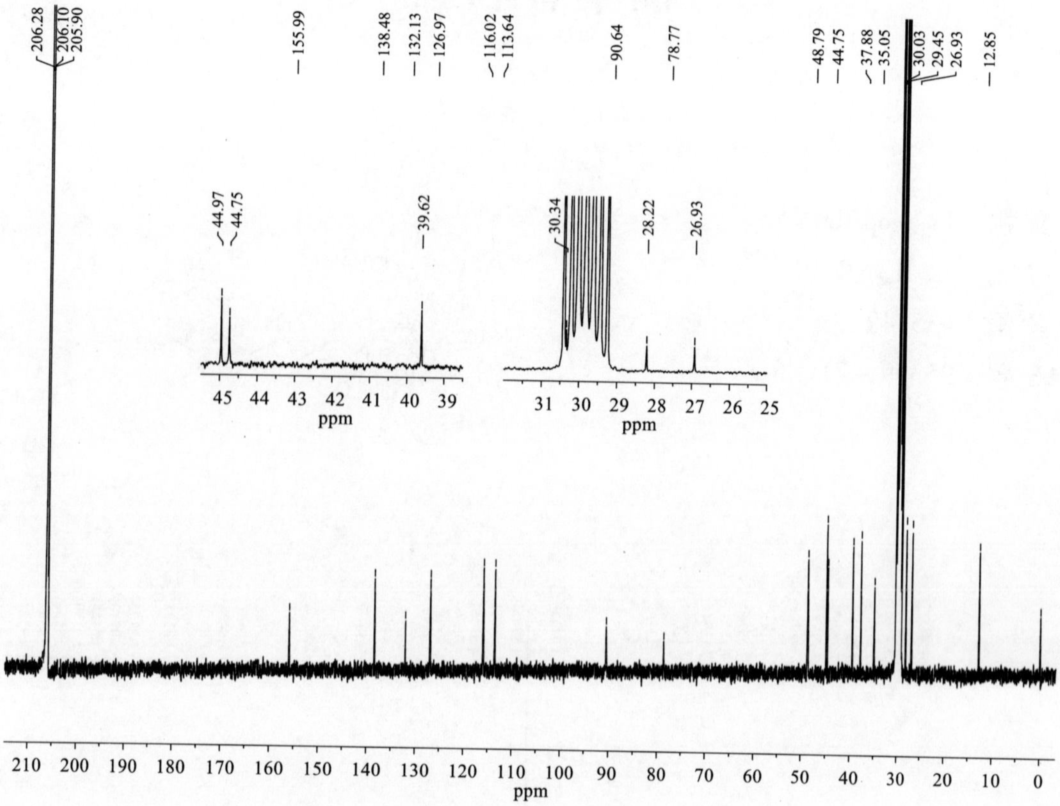

图 2　雌三醇的^{13}C NMR 谱（溶剂：CD_3COCD_3）

^{13}C NMR：δ 155.99（C－3），138.48（C－5），132.13（C－10），126.97（C－1），116.02（C－4），113.64（C－2），90.64（C－17），78.77（C－16），48.79（C－14），44.97（C－9），44.75（C－13），39.62（C－8），37.88（C－6），35.05（C－12），30.34（C－7），28.22（C－11），26.93（C－15），12.85（C－18）

备注

1. **中文化学名**　1,3,5(10)－三烯－3β,16α,17β－三醇 16,17－二羟甾醇
2. **英文化学名**　(16α,17β)－estra－1,3,5(10)－triene－3,16,17－triol
3. **性状**　本品为白色或类白色结晶性粉末；无臭。
4. **溶解性**　本品在乙醇中极微溶解，在水中几乎不溶。
5. **对照品编号与批号**　100934－200701

参 考 文 献

[1] 凌仰之,张志亮,徐春芳,等.雌三醇的 NMR 研究.北京大学学报(医学版),1990,3:30(^{1}H NMR,^{13}C NMR).

福辛普利拉

英文名 Fosinoprilat

分子式 $C_{23}H_{34}NO_5P$

分子量 435.49

CAS 号 95399－71－6

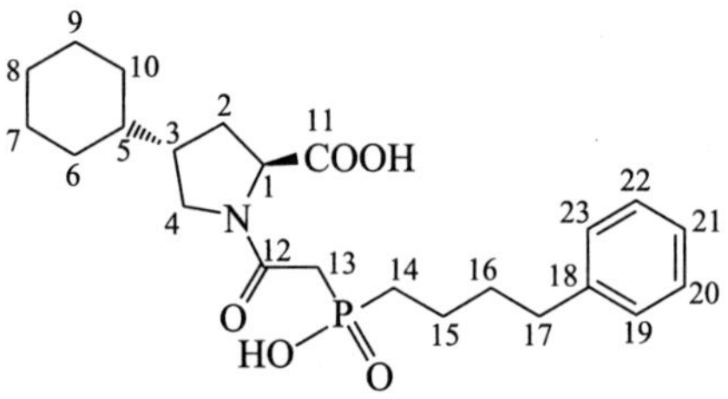

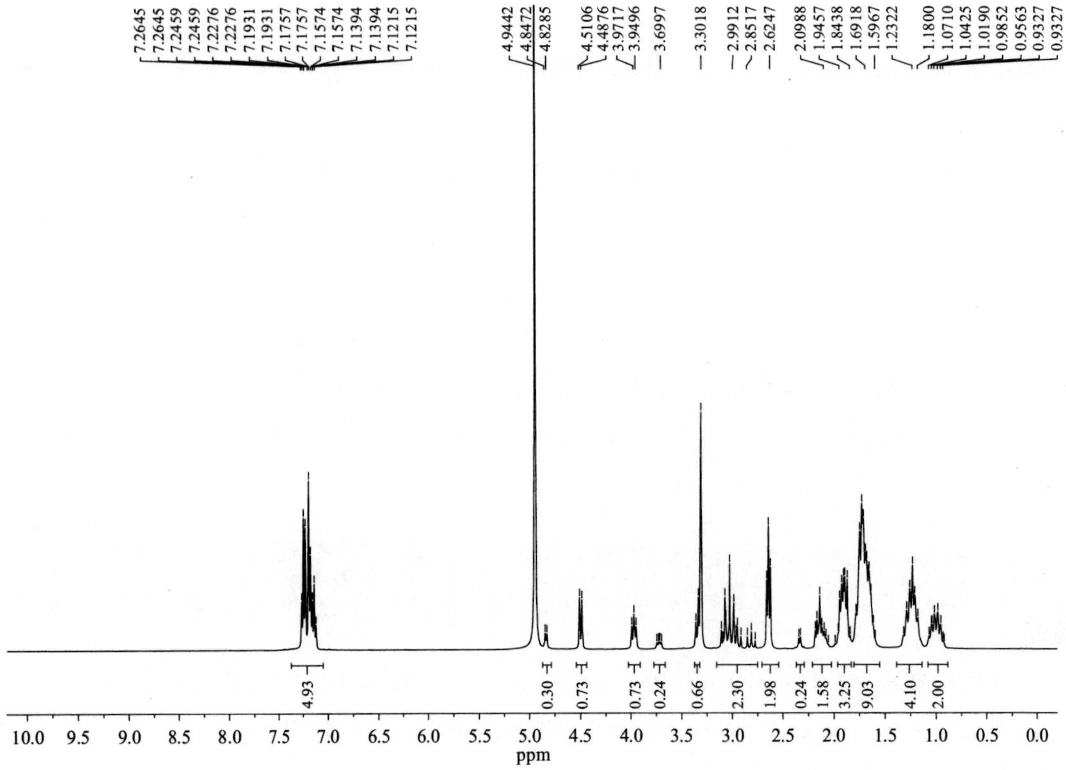

图 1 福辛普利拉的^{1}H NMR 谱（溶剂：CD_3OD）

^{1}H NMR：δ 7.38～7.05（Ar－H，m，5H），4.50（H－1，m，1H），3.97（H－4a，m，1H），3.36（H－4b，m，1H），3.16～2.76（H－13，m，2H），2.64（H－17，m，2H），2.33，2.12（H－2，m，2H），1.97～1.84（m，3H），1.81～1.56（m，9H），1.39～1.14（H－15，16，m，4H），1.08～0.89（H－14，m，2H）

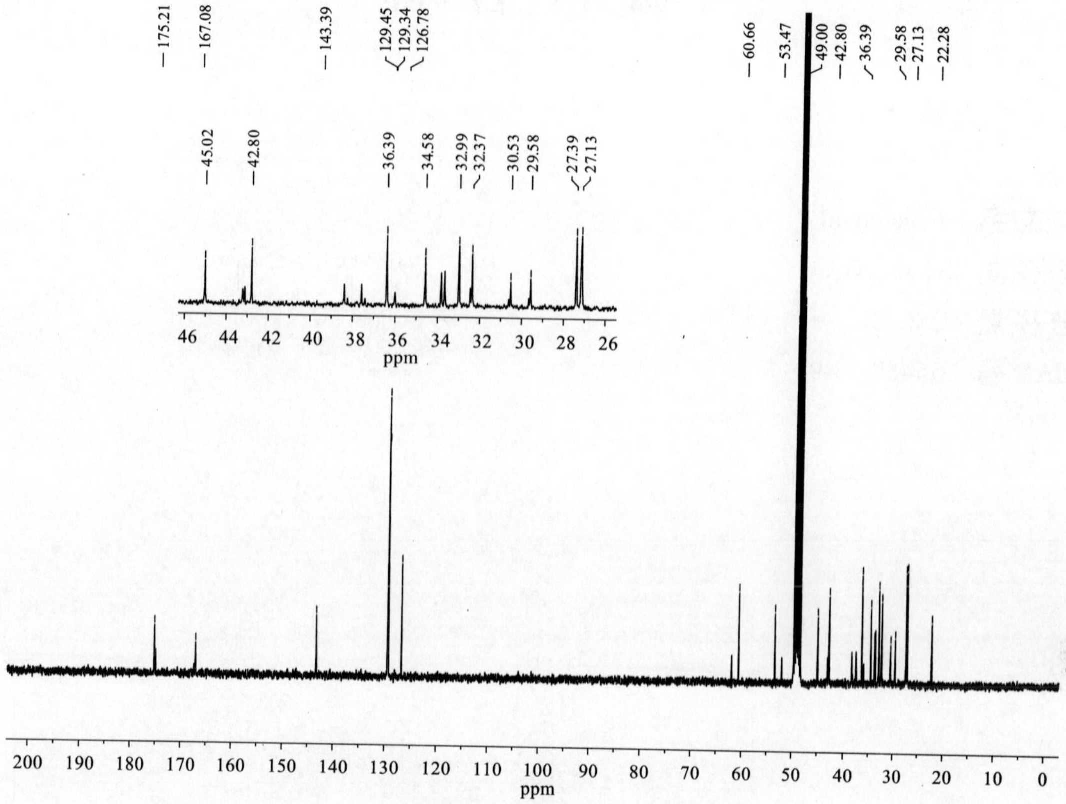

图 2　福辛普利拉的^{13}C NMR 谱（溶剂：CD_3OD）

^{13}C NMR：δ 175.21（C－11），167.08（C－12），143.39（C－18），129.45（C－20，22），129.34（C－19，23），126.78（C－21），60.66（C－1），53.47（C－4），45.02（C－5），42.80（C－17），36.39（C－3），34.58（C－16），32.99（C－2），32.37（C－6，10），30.53（C－13），29.58（C－8），27.39（C－14），27.13（C－7，9），22.28（C－15）

备注

1. 中文化学名　(4*S*)－4－环己基－1－[[[2－甲基－1－(1－丙酰氧基)丙氧基](4－苯丁基)氧膦基]乙酰]－*L*－脯氨酸

2. 英文化学名　(4*S*)－4－cyclohexyl－1－[[(*R*)－[(1*S*)－2－methyl－1－(1－oxopropoxy)propoxy](4－phenylbutyl)phosphinyl]acetyl]－*L*－proline

3. 性状　本品为白色粉末。

4. 对照品编号与批号　100951－200801

呱西替柳

英文名 Guacetisal

分子式 $C_{16}H_{14}O_5$

分子量 286.28

CAS 号 55482-89-8

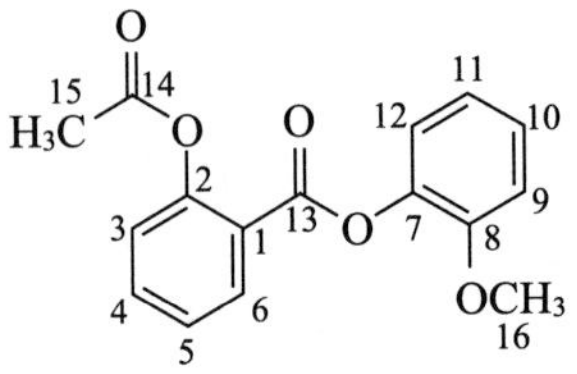

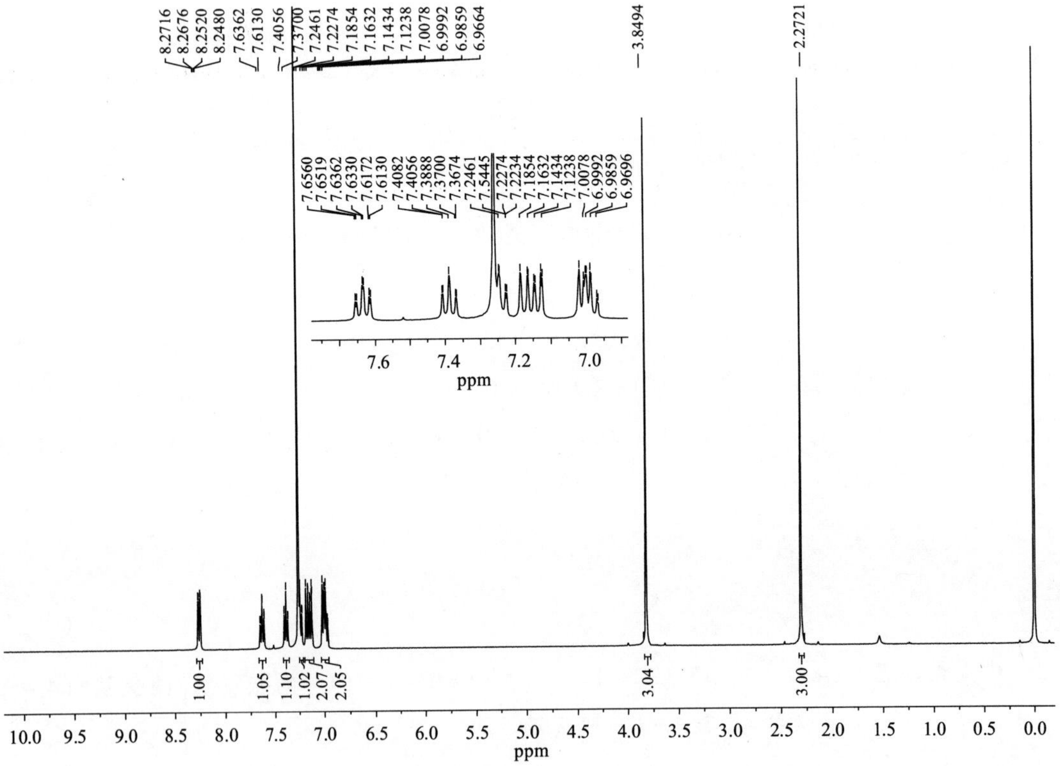

图 1 呱西替柳的¹H NMR 谱（溶剂：$CDCl_3$）

¹H NMR：δ 8.26（H-6, dd, J=7.9, 1.6 Hz, 1H），7.63（H-4, td, J=7.9, 1.6 Hz, 1H），7.39（H-10, td, J=7.9, 1.0 Hz, 1H），7.22（H-3, dd, J=7.9, 1.6 Hz, 1H），7.17（H-12, dd, J=7.9, 1.0 Hz, 1H），7.11（H-5, dd, J=7.9, 1.6 Hz, 1H），6.99（H-9, H-11, m, 2H），3.85（H-16, s, 3H），2.27（H-15, s, 3H）

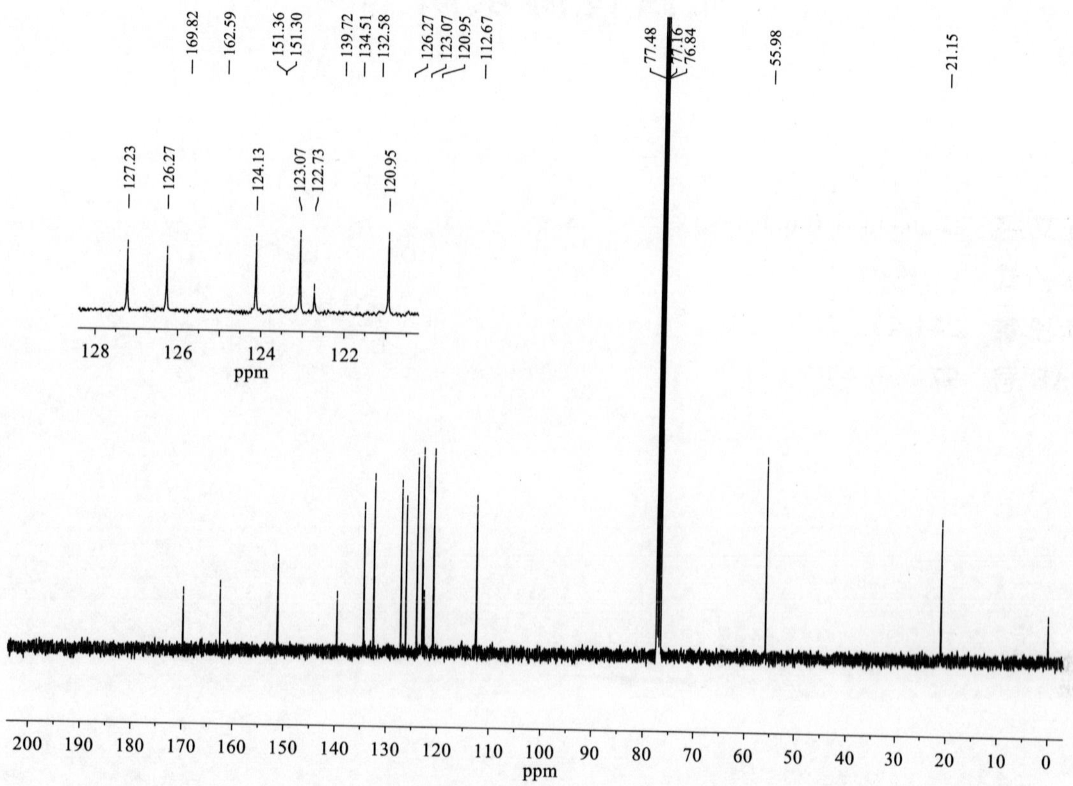

图 2 呱西替柳的^{13}C NMR 谱（溶剂：$CDCl_3$）

^{13}C NMR：δ 169. 82（C－14），162. 59（C－13），151. 36（C－2），151. 30（C－8），139. 72（C－7），134. 51（C－4），132. 58（C－6），127. 23（C－5），126. 27（C－10），124. 13（C－3），123. 07（C－11），122. 73（C－1），120. 95（C－9），112. 67（C－12），55. 98（C－16），21. 15（C－15）

备注

1. **中文化学名** 2－(乙酰氧基)苯甲酸－2－甲氧基苯酯
2. **英文化学名** 2－methoxyphenyl－2－ acetylsalicylate
3. **性状** 本品为白色结晶性粉末；几乎无臭，无味。
4. **溶解性** 本品在三氯甲烷或苯中易溶，在热乙醇或无水乙醚中溶解，在水中不溶。
5. **对照品编号与批号** 100959－200801

呱西替柳杂质 A

英文名 Guacetisal Impurity A

分子式 $C_{14}H_{12}O_4$

分子量 244.25

CAS 号 97-16-1

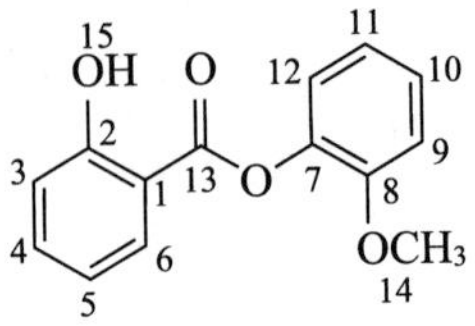

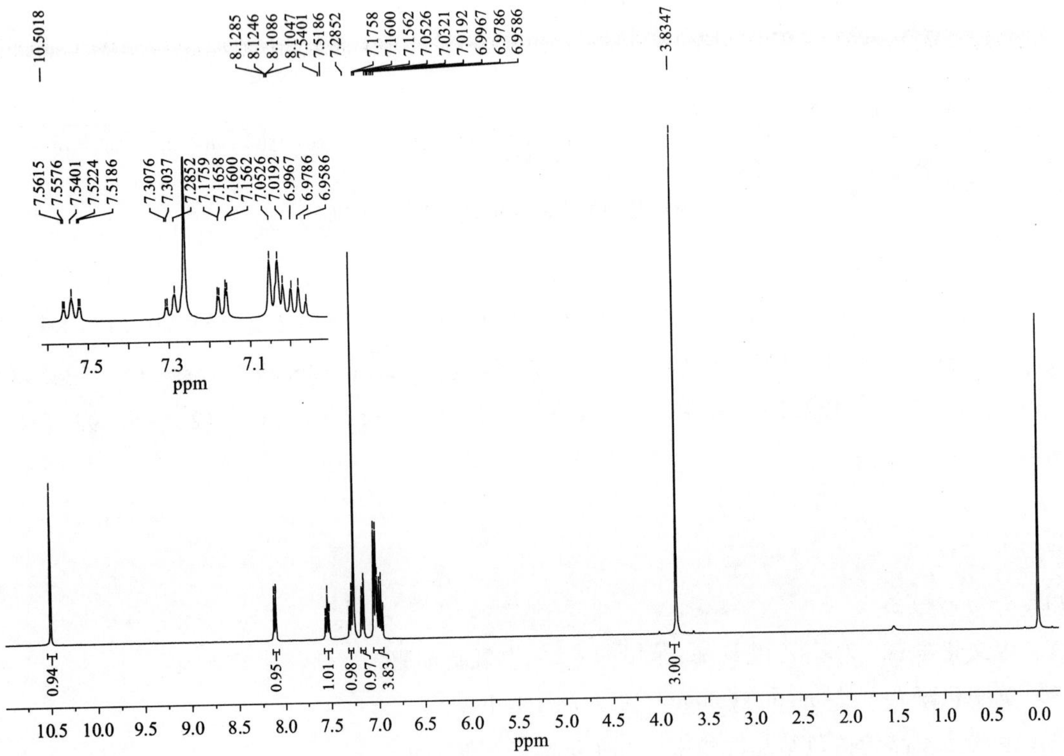

图 1 呱西替柳杂质 A 的 ^{1}H NMR 谱（溶剂：$CDCl_3$）

^{1}H NMR：δ 10.50（H-15，s，1H），8.12（H-6，dd，J=7.9，1.6 Hz，1H），7.54（H-4，td，J=7.9，1.6 Hz，1H），7.30（H-5，td，J=7.9，1.6 Hz，1H），7.17（H-3，dd，J=7.9，1.6 Hz，1H），7.02（H-9，10，11，12，m，4H），3.83（H-14，s，3H）

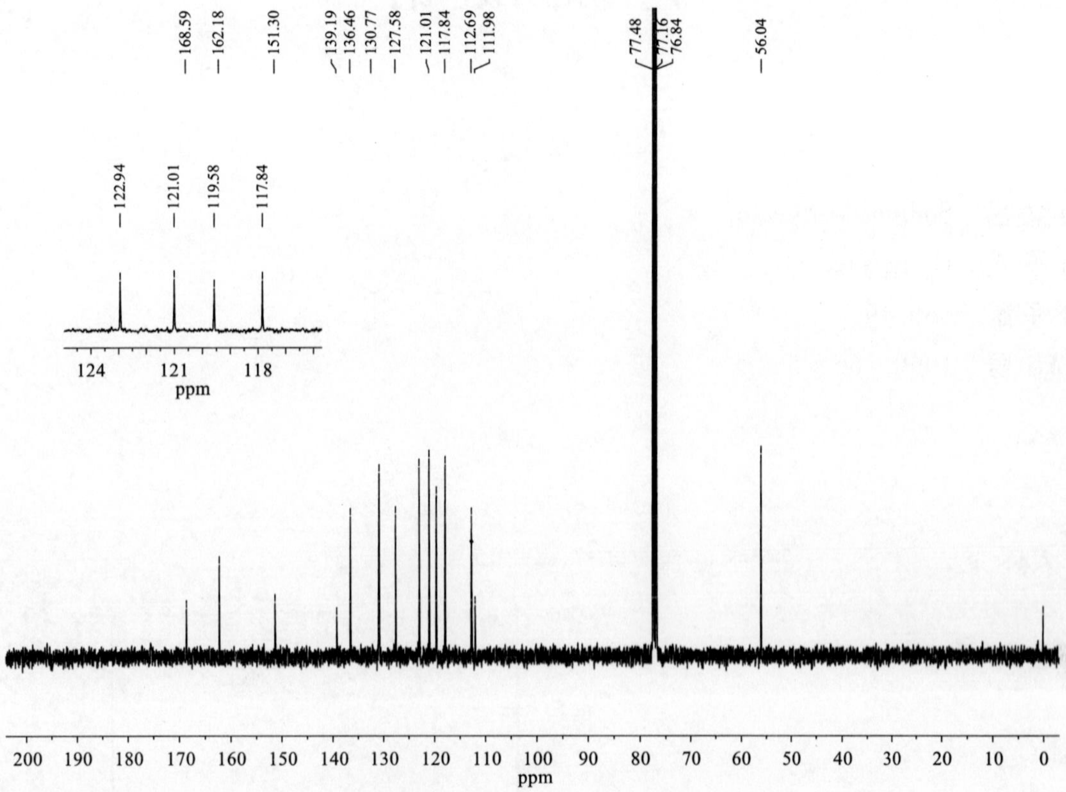

图 2　哌西替柳杂质 A 的 ^{13}C NMR 谱（溶剂：$CDCl_3$）

^{13}C NMR：δ 168.59（C－13），162.18（C－2），151.30（C－8），139.19（C－7），136.46（C－4），130.77（C－6），127.58（C－10），122.94（C－11），121.01（C－12），119.58（C－5），117.84（C－3），112.69（C－9），111.98（C－1），56.04（C－14）

备注

1. 中文化学名　2－羟基苯甲酸－2－甲氧基苯酯

2. 英文化学名　2－methoxyphenyl－2－hydroxybenzoate

3. 性状　本品为白色结晶性粉末。

4. 对照品编号与批号　100960－200801

丙戊酸钠

英文名 Sodium Valproate

分子式 $C_8H_{15}NaO_2$

分子量 166.19

CAS 号 1069-66-5

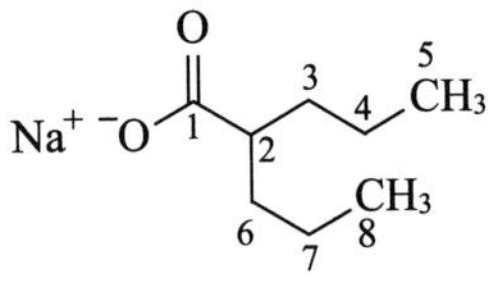

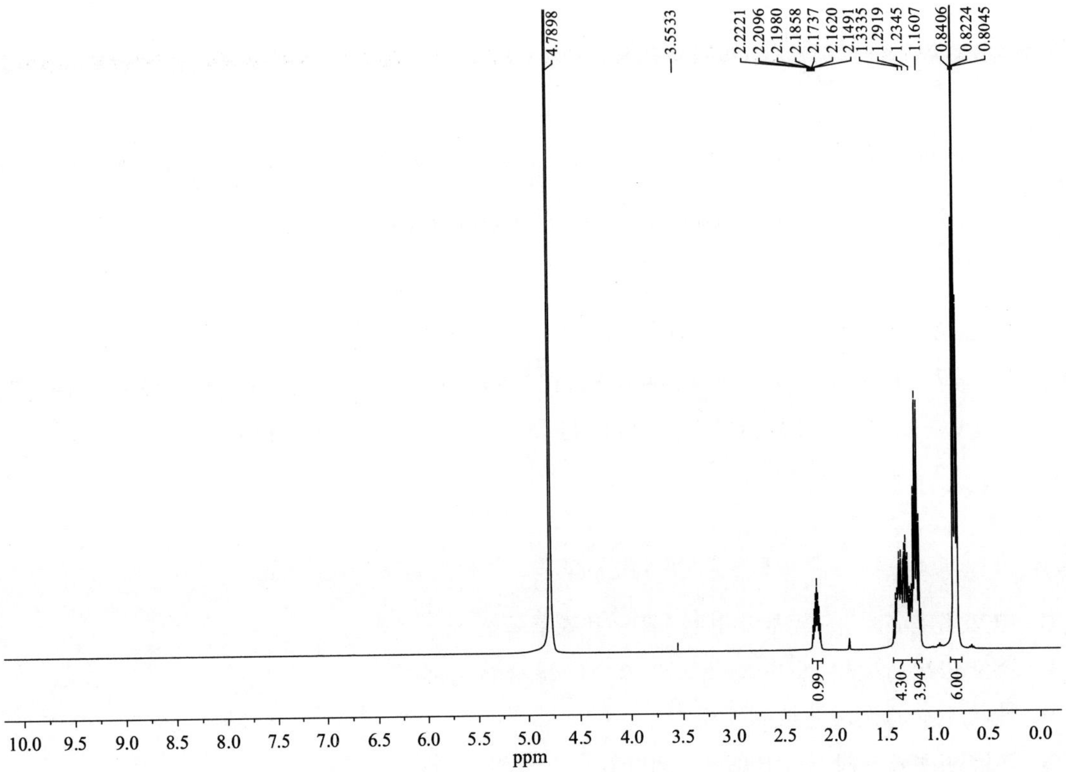

图 1 丙戊酸钠的^{1}H NMR 谱（溶剂：D_2O）

^{1}H NMR：δ 2.21（H-2，m，1H），1.44 ~ 1.25（H-3，6，m，4H），1.25 ~ 1.14（H-4，7，m，4H），0.82（H-5，8，t，J=7.2 Hz，6H）

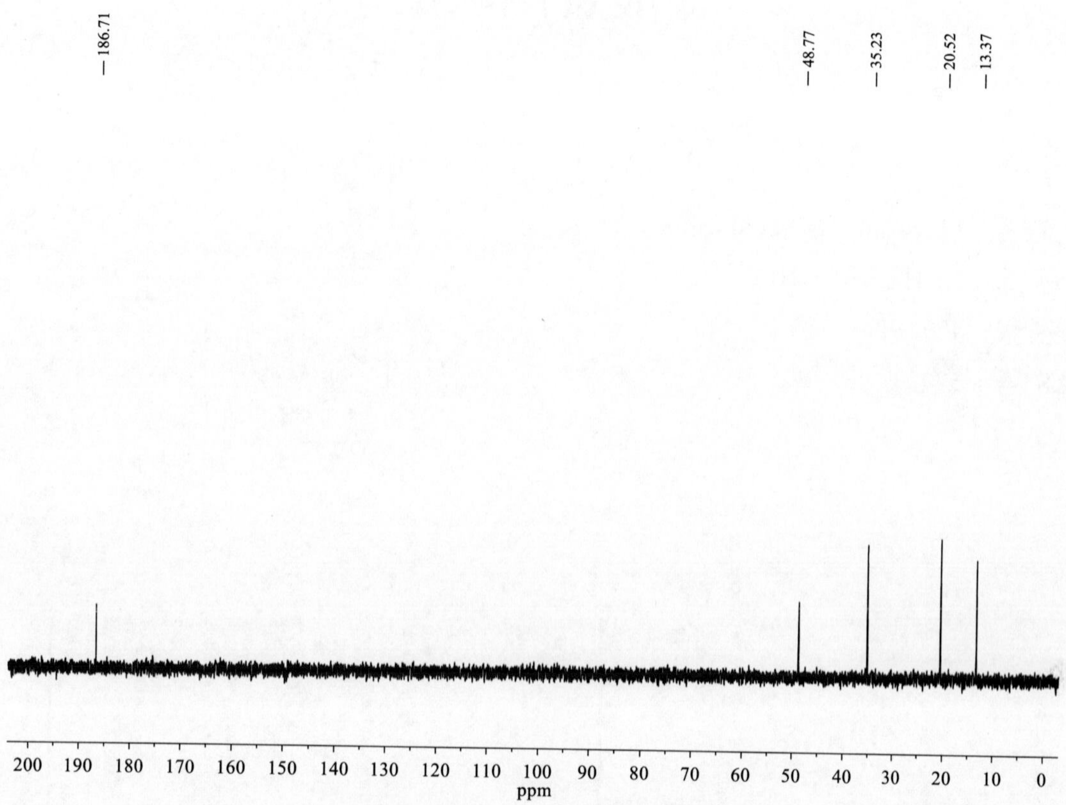

图 2　丙戊酸钠的[13]C NMR 谱（溶剂：D_2O）

^{13}C NMR：δ 186.71（C－1），48.78 C－2），35.24（C－3，6），20.52（C－4，7），13.38（C－5，8）

备注

1. 中文化学名　2－丙基戊酸钠

2. 英文化学名　sodium 2－propylpenanoate

3. 性状　本品为白色结晶性粉末或颗粒；味微涩。

4. 溶解性　本品在水中极易溶解，在甲醇或乙醇中易溶，在丙酮中几乎不溶。

5. 对照品编号与批号　100963－201101

盐酸黄酮哌酯

英文名 Flavoxate Hydrochloride

分子式 $C_{24}H_{25}NO_4 \cdot HCl$

分子量 427.92

CAS 号 3717－88－2

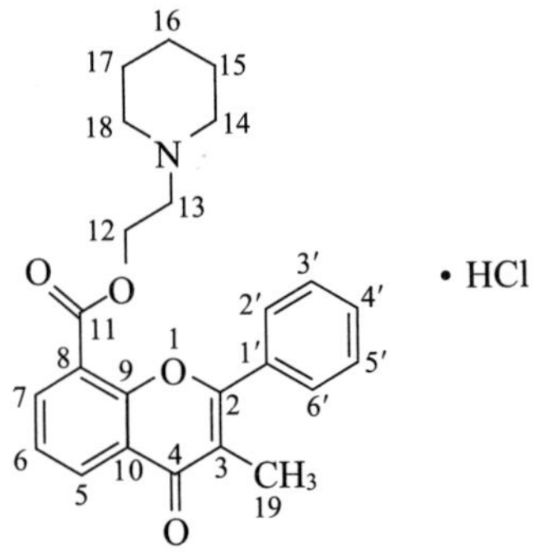

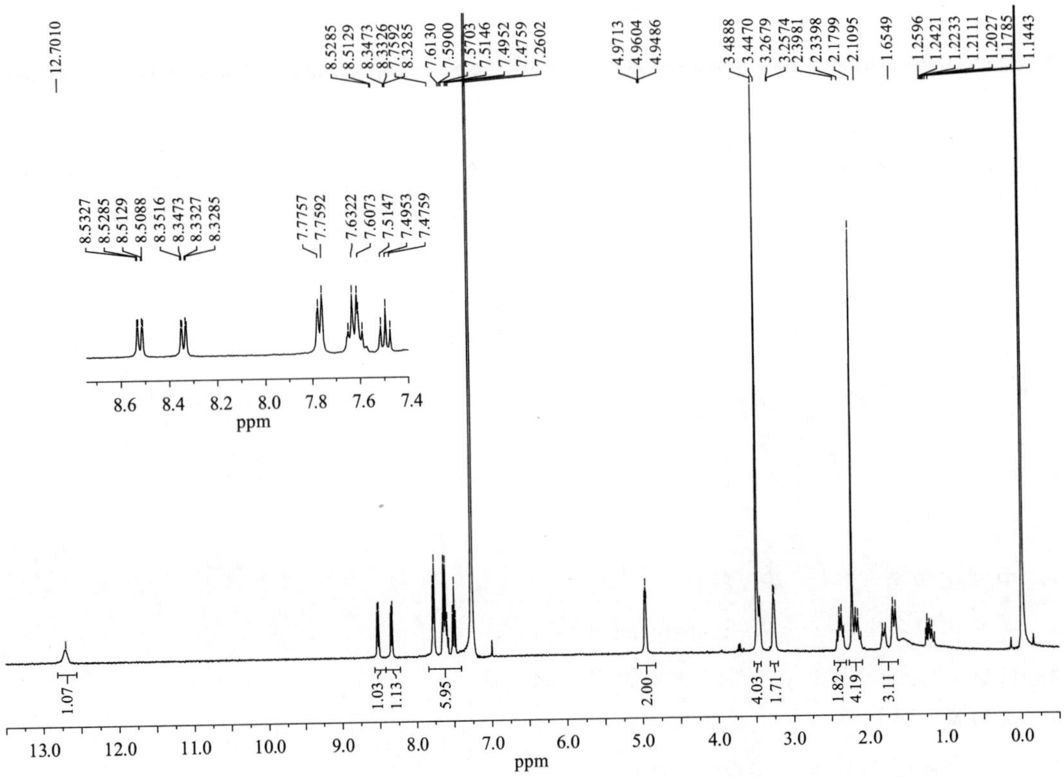

图 1 盐酸黄酮哌酯的^{1}H NMR 谱（溶剂：$CDCl_3$）

^{1}H NMR：δ 12.70（HCl，s，1H），8.52（H－5，dd，J＝7.9，1.7 Hz，1H），8.34（H－7，dd，J＝7.9，1.7 Hz，1H），7.77（H－2′，6′，d，J＝6.6 Hz，2H），7.67～7.56（3′，4′，5′，m，3H），7.50（H－6，t，J＝7.7 Hz，1H），4.96（H－12，t，J＝6.3 Hz，2H），3.51～3.43（H－14，18，m，4H），3.32～3.23（H－13，m，2H），2.47～2.30（m，2H），2.18（H－19，s，3H），2.20～2.09（m，1H），1.90～1.62（m，3H）

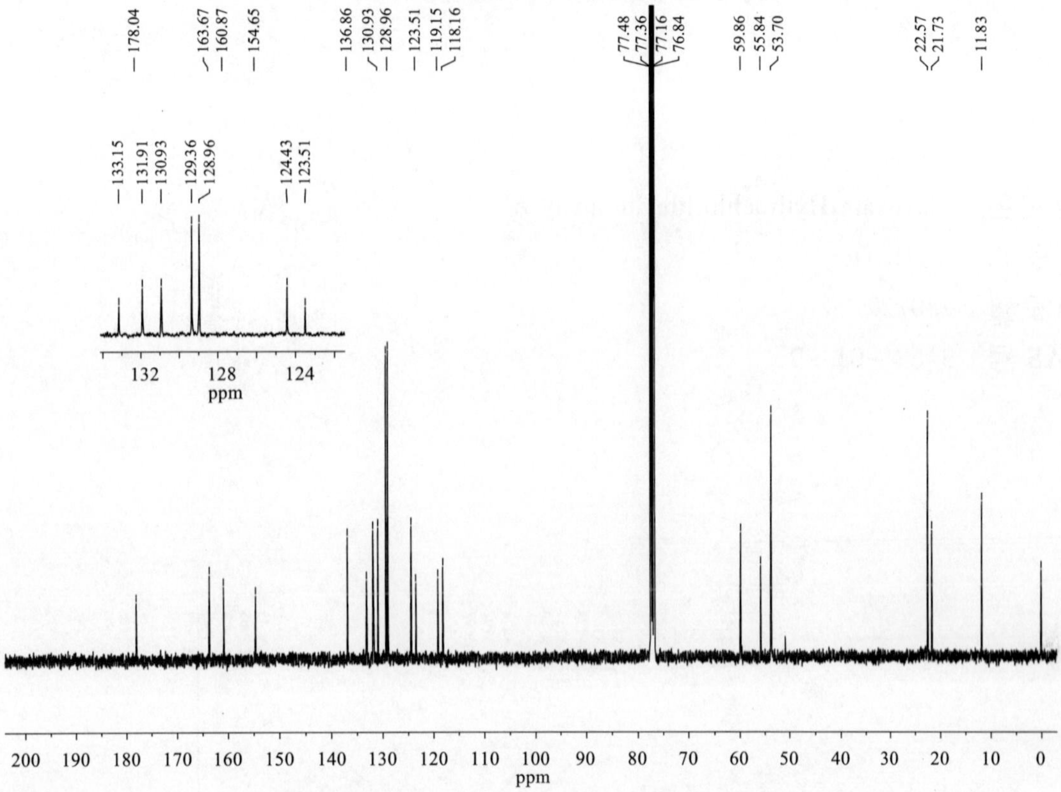

图 2　盐酸黄酮哌酯的^{13}C NMR 谱（溶剂：$CDCl_3$）

^{13}C NMR：δ 178.04（C－4），163.67（C－11），160.87（C－2），154.65（C－9），136.86（C－7），133.15（C－1′），131.91（C－5），130.93（C－4′），129.36（C－2′，6′），128.96（C－3′，5′），124.43（C－6），123.51（C－10），119.15（C－8），118.16（C－3），59.86（C－12），55.84（C－13），53.70（C－14，18），22.57（C－15，17），21.73（C－16），11.83（C－19）

备注

1. 中文化学名　3－甲基黄酮－8－羧酸－2－哌啶乙酯盐酸盐

2. 英文化学名　2－(piperidin－1－yl)ethyl 3－methyl－4－oxo－2－phenyl－4*H*－chromene－8－carboxylate hydrochloride

3. 性状　本品为白色或类白色结晶性粉末；无臭，味苦。

4. 溶解性　本品在三氯甲烷或冰醋酸中溶解，在水或甲醇中略溶，在丙酮或乙醚中几乎不溶。

5. 对照品编号与批号　100964－200701

参 考 文 献

[1] Pérez－Hernández N, Morales－Ríos M S, Cerda－García－Rojas C M. Conformational evaluation and detailed ^{1}H and ^{13}C NMR assignments of flavoxate, a urinary tract antispasmodic agent. J Pharmaceut Biomed, 2006, 41: 603(^{1}H NMR, ^{13}C NMR).

盐酸黄酮哌酯杂质 A

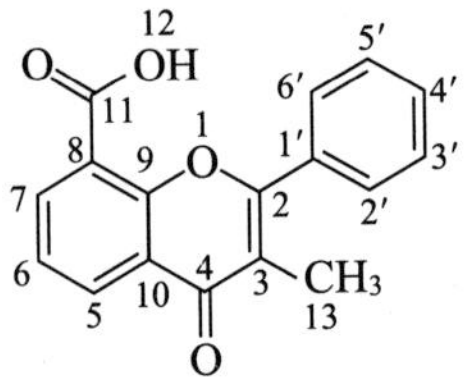

英文名 Flavoxate Hydrochloride Impurity A

分子式 $C_{17}H_{12}O_4$

分子量 280. 27

CAS 号 3468 - 01 - 7

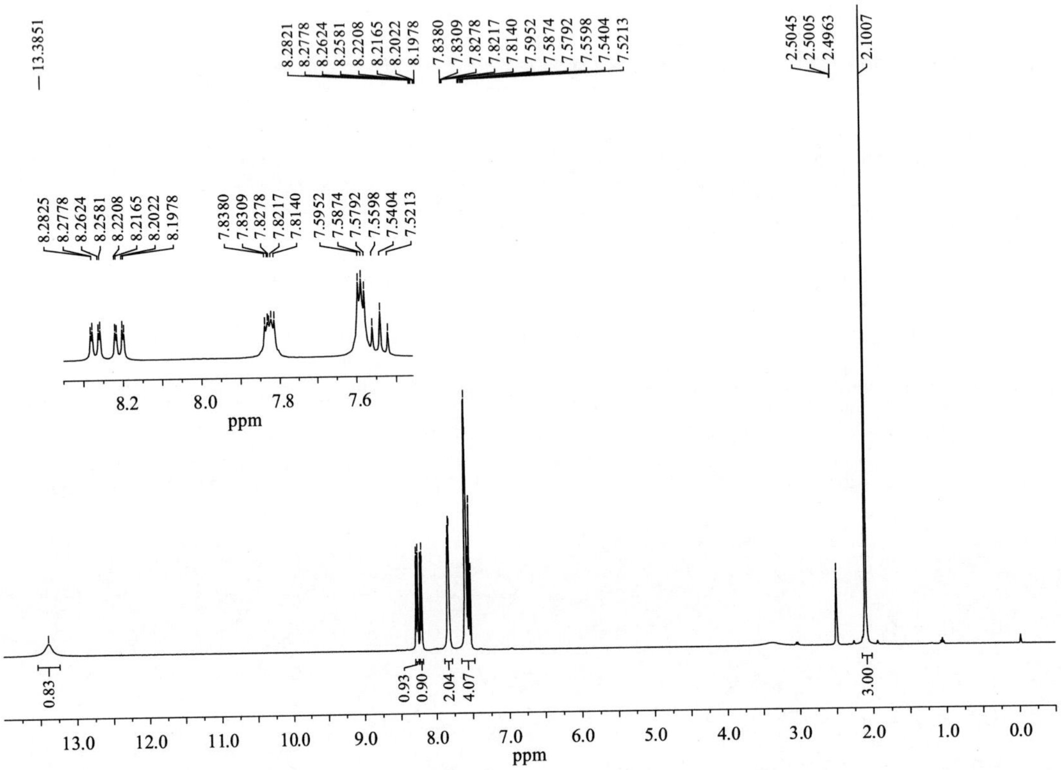

图 1 盐酸黄酮哌酯杂质 A 的¹H NMR 谱（溶剂：CD_3SOCD_3）

^{1}H NMR：δ 13. 39（H－12，s，1H），8. 28（H－5，dd，J＝7. 9，1. 7 Hz，1H），8. 22（H－7，dd，J＝7. 5，1. 7 Hz，1H），7. 83（H－2′，6′，m，2H），7. 60（H－3′，4′，5′，m，3H），7. 55（H－6，t，J＝7. 5 Hz，1H），2. 11（H－13，s，3H）

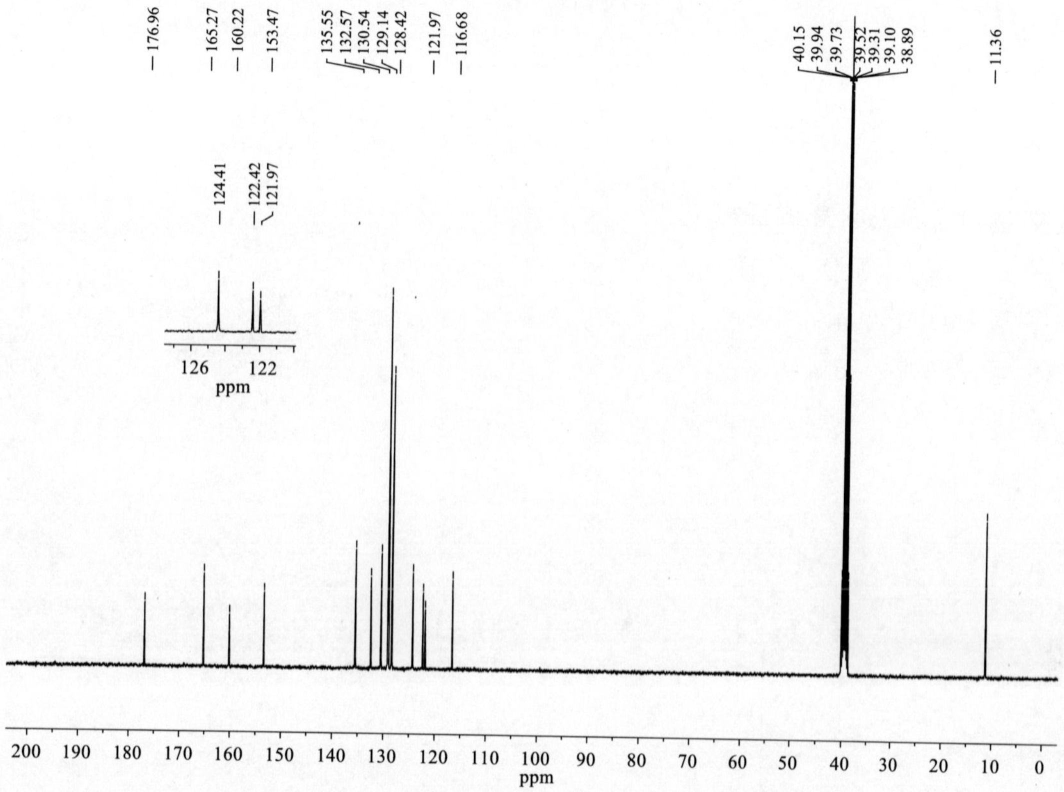

图 2　盐酸黄酮哌酯杂质 A 的 ^{13}C NMR 谱（溶剂：CD_3SOCD_3）

^{13}C NMR：δ 176.96（C－4），165.27（C－11），160.22（C－2），153.47（C－9），135.55（C－7），132.57（C－1′），130.54（C－5），129.14（C－3′，4′，5′），128.42（2′，6′），124.41（C－6），122.42（C－10），121.97（C－8），116.68（C－3），11.36（C－13）

备注

1. 中文化学名　3－甲基黄酮－8－羧酸

2. 英文化学名　3－methylflavone－8－carboxylic acid

3. 性状　本品为灰白色粉末。

4. 对照品编号与批号　100965－200701

甲磺酸加贝酯

英文名 Gabexate Mesylate

分子式 $C_{16}H_{23}N_3O_4 \cdot CH_4O_3S$

分子量 417.48

CAS 号 56974 - 61 - 9

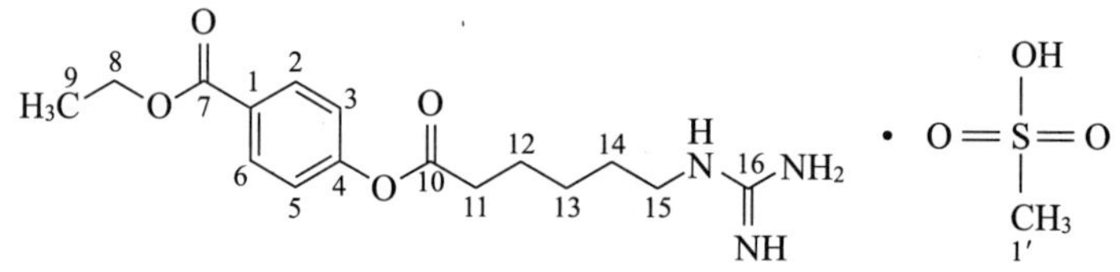

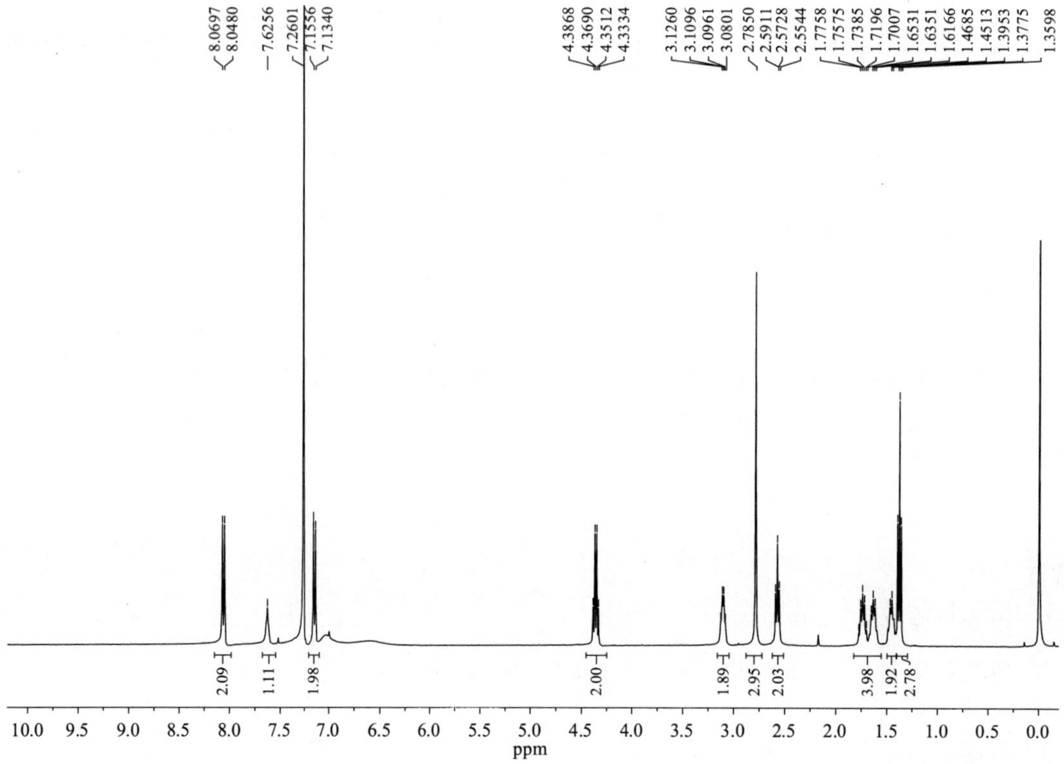

图 1 甲磺酸加贝酯的^{1}H NMR 谱（溶剂：$CDCl_3$）

^{1}H NMR：δ 8.06（H - 2，6，d，J = 8.7 Hz，2H），7.63（NH，s，1H），7.14（H - 3，5，d，J = 8.7 Hz，2H），4.36（H - 8，q，J = 7.1 Hz，2H），3.16 ~ 3.06（H - 15，m，2H），2.79（H - 1′，s，3H），2.57（H - 11，t，J = 7.3 Hz，2H），1.81 ~ 1.69（H - 12，m，2H），1.68 ~ 1.57（H - 14，m，2H），1.46（H - 13，d，J = 6.9 Hz，2H），1.38（H - 9，t，J = 7.1 Hz，3H）

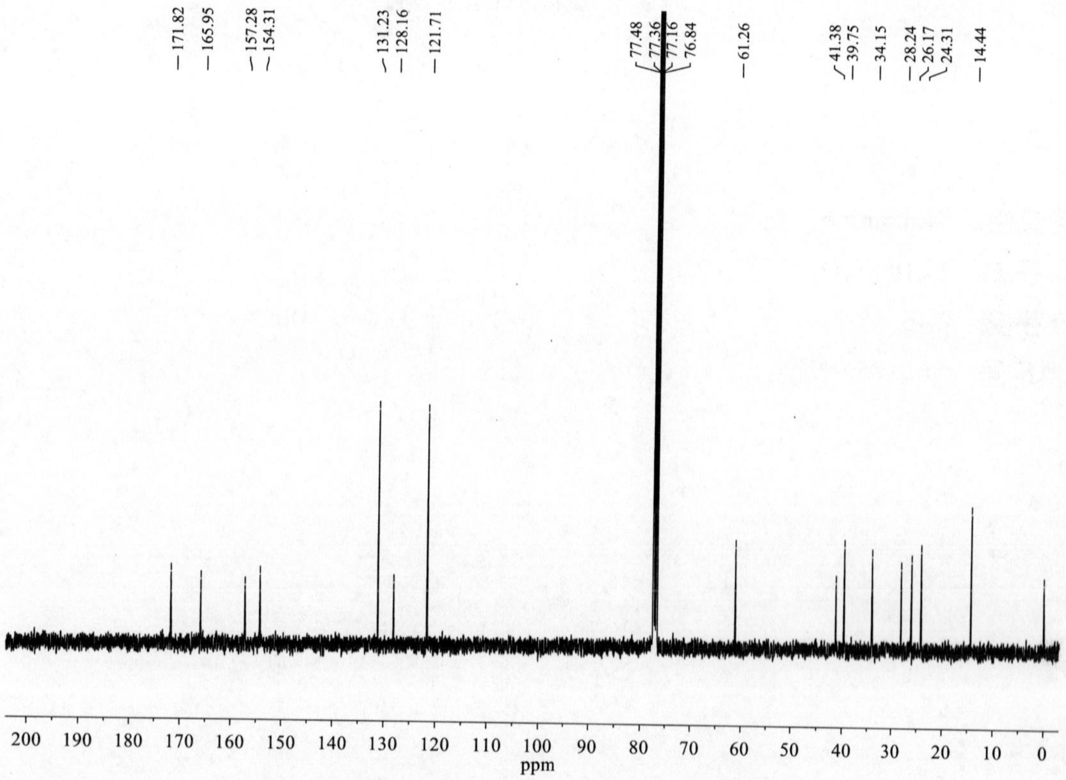

图2 甲磺酸加贝酯的^{13}C NMR 谱（溶剂：$CDCl_3$）

^{13}C NMR：δ 171.82（C－10），165.95（C－7），157.28（C－16），154.31（C－4），131.23（C－2，6），128.16（C－1），121.71（C－3，5），61.26（C－8），41.38（C－15），39.75（C－1′），34.15（C－11），28.24（C－14），26.17（C－13），24.31（C－12），14.44（C－9）

备注

1. 中文化学名 4－(6－胍基己酰氧基)苯甲酸乙酯甲磺酸盐

2. 英文化学名 ethyl 4－[[6－[(aminoiminomethyl)amino]－1－oxohexyl]oxyl]benzoate methanesulfonate(1∶1)

3. 性状 本品为白色或类白色结晶性粉末；无臭，味苦。

4. 溶解性 本品在水或乙醇中易溶，在乙酸乙酯或乙醚中几乎不溶。

5. 对照品编号与批号 100966－200701

谷氨酰胺

英文名 Glutamine

分子式 $C_5H_{10}N_2O_3$

分子量 146.15

CAS 号 56-85-9

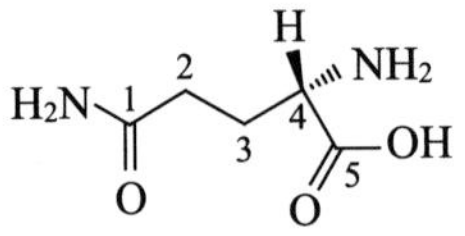

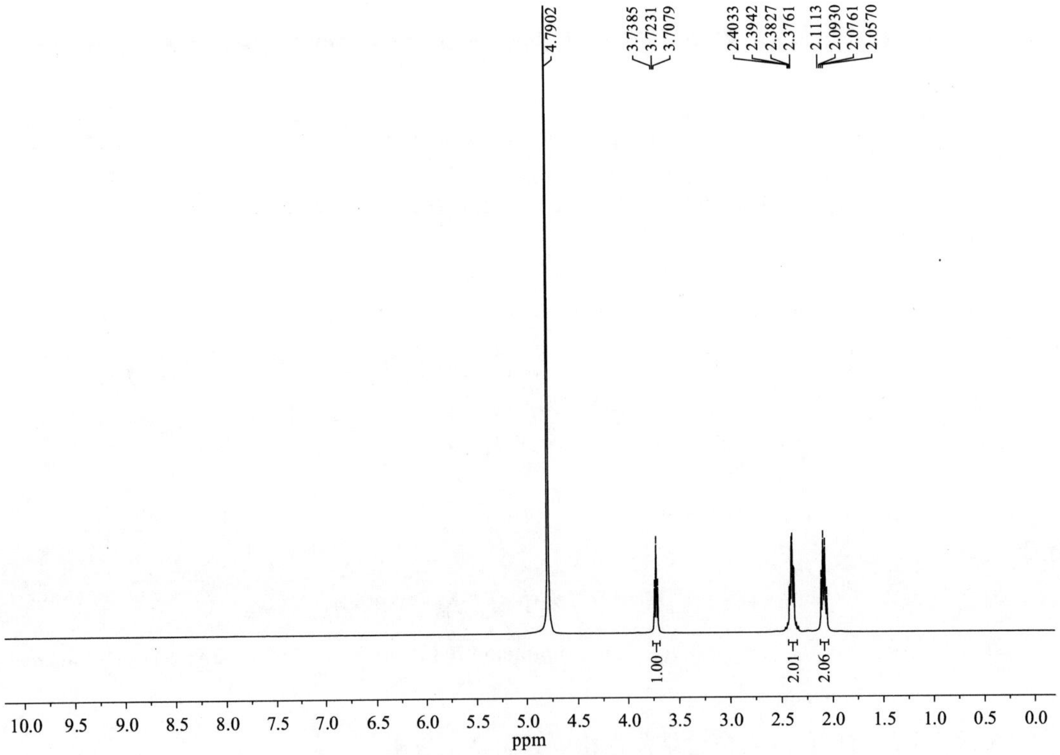

图 1 谷氨酰胺的 ^1H NMR 谱（溶剂：D_2O）

^1H NMR：δ 3.72（H-4，t，J=6.1 Hz，1H），2.47～2.33（H-3，m，2H），2.13～2.04（H-2，m，2H）

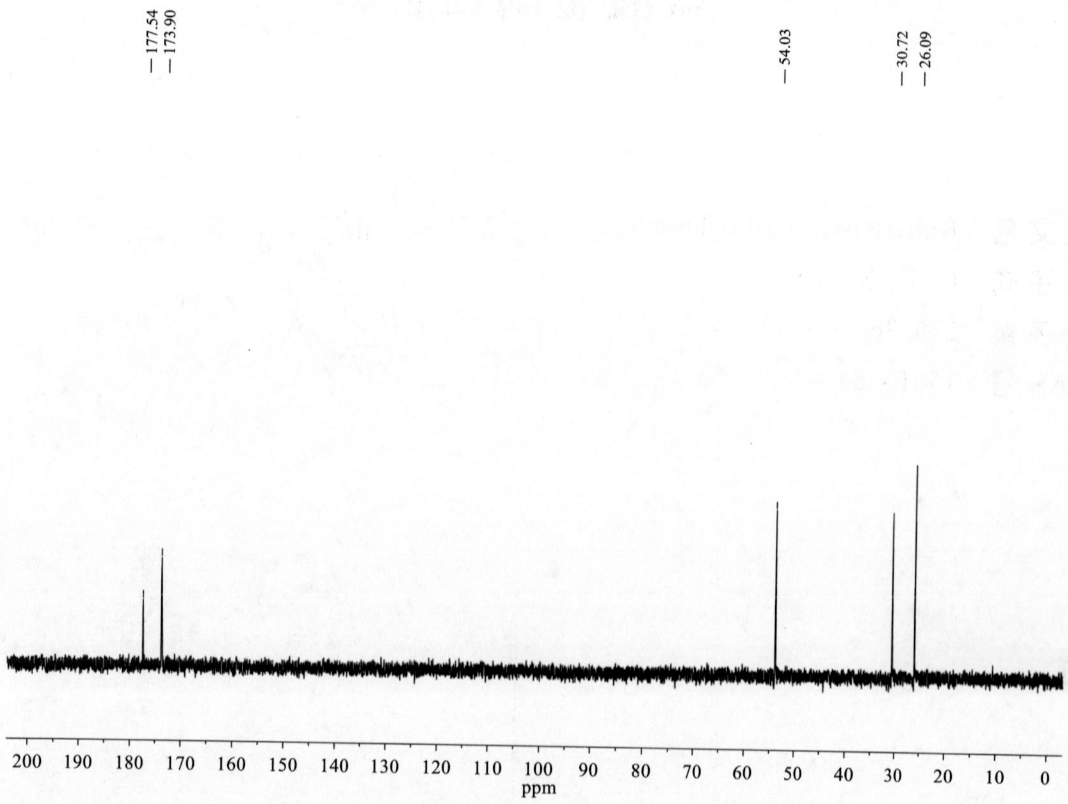

图 2　谷氨酰胺的^{13}C NMR 谱（溶剂：D_2O）

^{13}C NMR：δ 177.54（C－5），173.90（C－1），54.03（C－4），30.72（C－3），26.09（C－2）

备注

1. **中文化学名**　*L*－2－氨基戊二酸－酰胺
2. **英文化学名**　*L*－2－aminoglutaramic acid
3. **性状**　本品为白色结晶或结晶性粉末；无臭。
4. **溶解性**　本品在水中略溶，在乙醇或乙醚中不溶。
5. **对照品编号与批号**　100968－201001

参 考 文 献

[1] http://sdbs.db.aist.go.jp/sdbs/cgi-bin/direct_frame_top.cgi(SDBS)(^{1}H NMR, ^{13}C NMR).

盐酸金刚乙胺

英文名 Rimantadine Hydrochloride

分子式 $C_{12}H_{21}N \cdot HCl$

分子量 215.76

CAS 号 1501－84－4

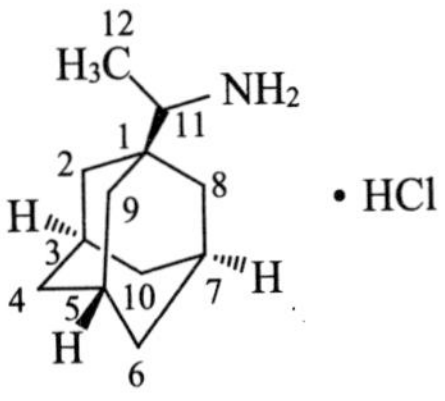

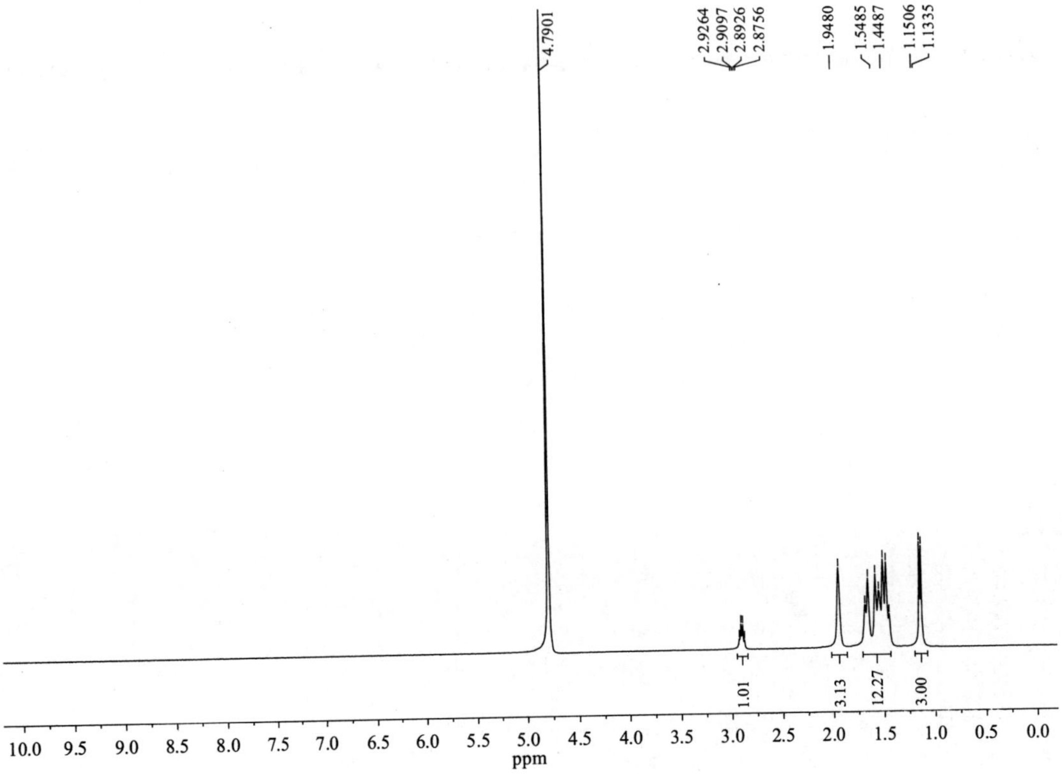

图 1 盐酸金刚乙胺的^{1}H NMR 谱（溶剂：D_2O）

^{1}H NMR：δ 2.90（H－11，q，J=6.8 Hz，1H），1.95（H－3，5，7，brs，3H），1.75～1.31（H－2，4，6，8，9，10，m，12H），1.14（H－12，d，J=6.8 Hz，3H）

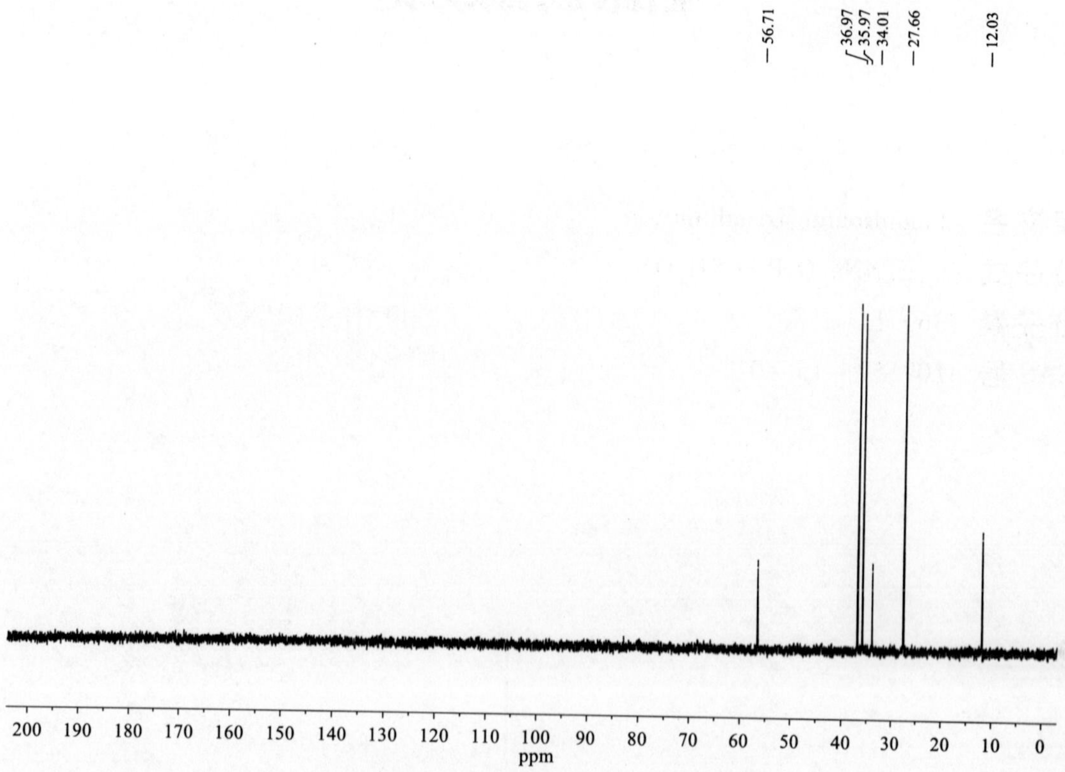

图 2　盐酸金刚乙胺的 ^{13}C NMR 谱（溶剂，D_2O）

^{13}C NMR：δ 56.71（C－11），36.97（C－2，8，9），35.97（C－4，6，10），34.01（C－1），27.66（C－3，5，7），12.03（C－12）

备注

1. 中文化学名　α－甲基－1－金刚烷甲基胺盐酸盐

2. 英文化学名　α－methyl－1－adamantanemethylamine hydrochloride

3. 性状　本品为白色结晶性粉末；无臭，味苦，含辛辣味。

4. 溶解性　本品在甲醇中易溶，在水或乙醇中溶解。

5. 对照品编号与批号　100969－201101

参考文献

[1] http://sdbs.db.aist.go.jp/sdbs/cgi－bin/direct_frame_top.cgi(SDBS)(^1H NMR, ^{13}C NMR).

帕米膦酸二钠

英文名 Pamidronate Disodium

分子式 $C_3H_9NNa_2O_7P_2 \cdot 5H_2O$

分子量 369.11

CAS 号 109552-15-0

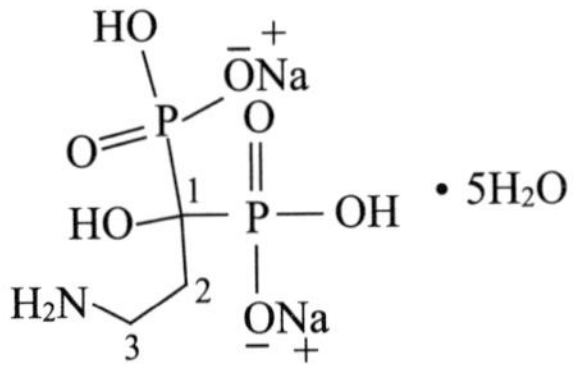

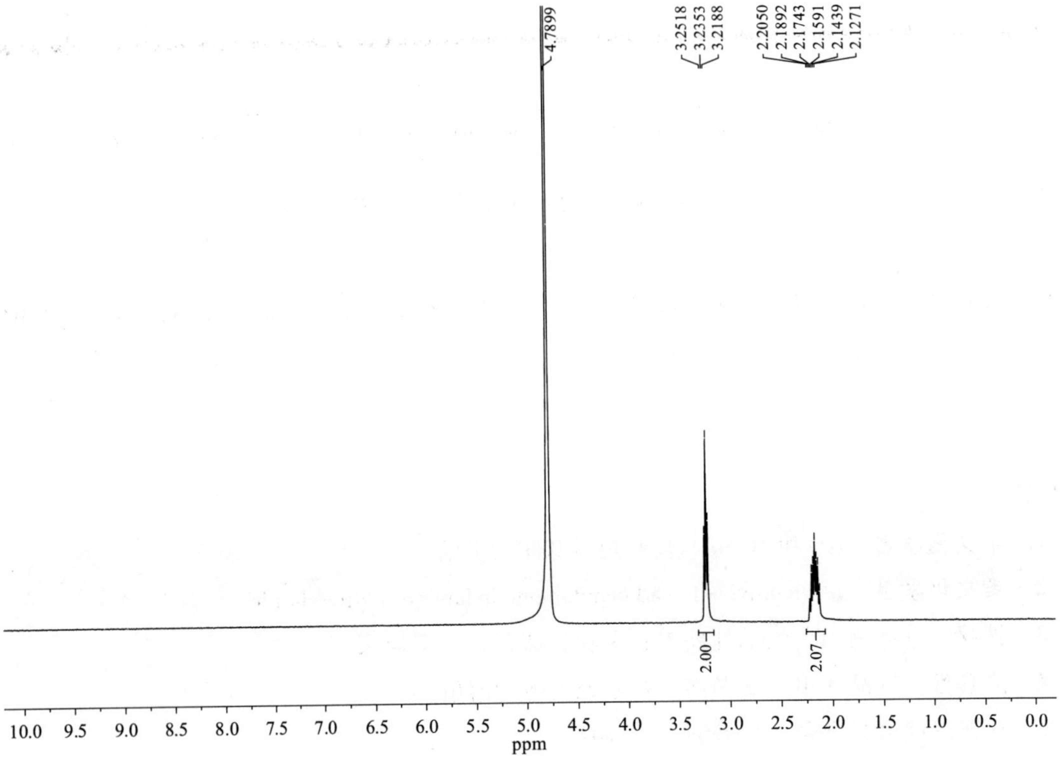

图 1 帕米膦酸二钠的 ^1H NMR 谱（溶剂：D_2O）

^1H NMR：δ 3.24（H-3，t，J=6.6 Hz，2H），2.36~2.12（H-2，m，2H）

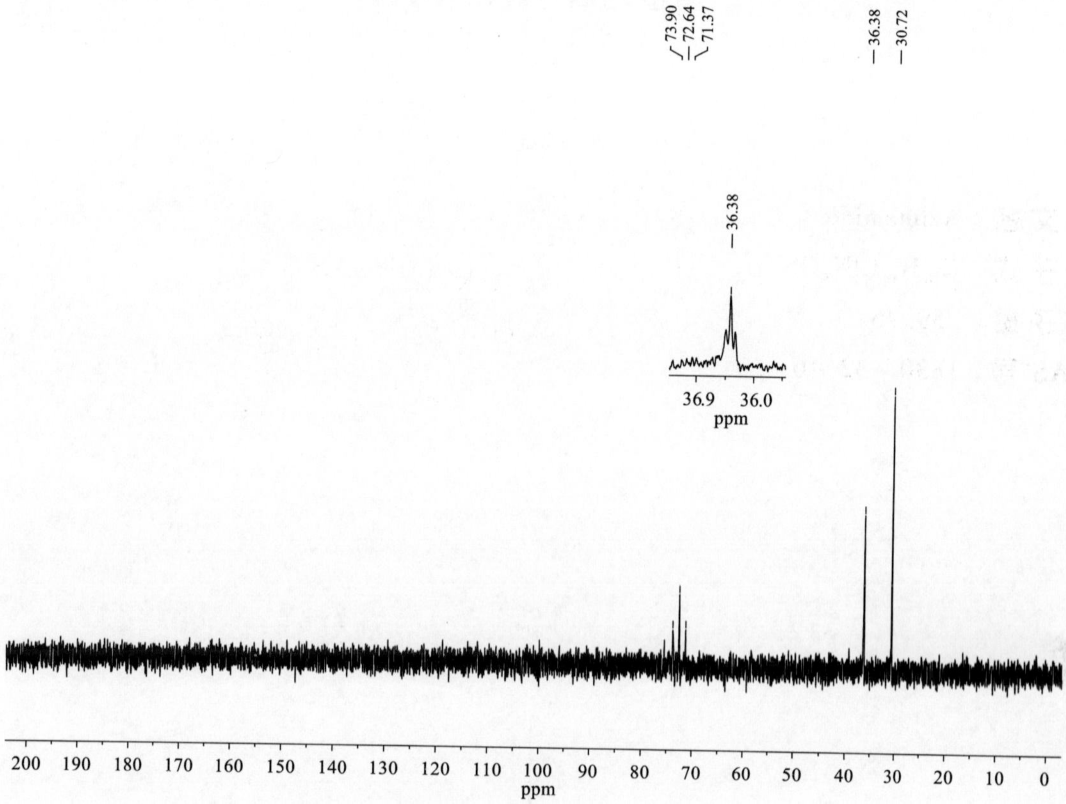

图 2　帕米膦酸二钠的^{13}C NMR 谱（溶剂：D_2O）

^{13}C NMR：δ 72.64（C－1，t，J＝30.3 Hz），36.38（C－3，t，J＝0.7 Hz），30.72（C－2）

备注

1. 中文化学名　3－氨基－1－羟基亚丙叉－1,1－二膦酸二钠五水合物

2. 英文化学名　disodium dihydrogen(3－amino－1－hydroxypropylidene)diphosphonate,pentahydrate

3. 性状　本品为白色结晶或结晶性粉末；无臭，无味，略有引湿性。

4. 溶解性　本品在水中溶解，在乙醇中不溶，在氢氧化钠试液中易溶。

5. 对照品编号与批号　100976－200701

阿嗪米特

英文名 Azintamide

分子式 $C_{10}H_{14}ClN_3OS$

分子量 259.76

CAS 号 1830-32-6

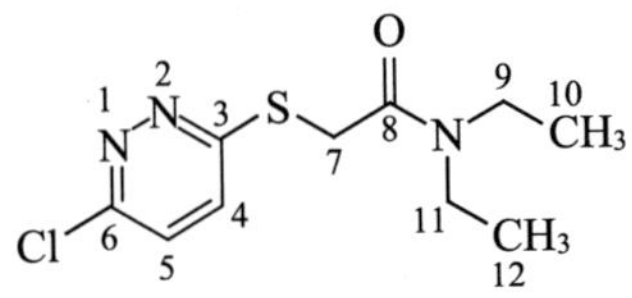

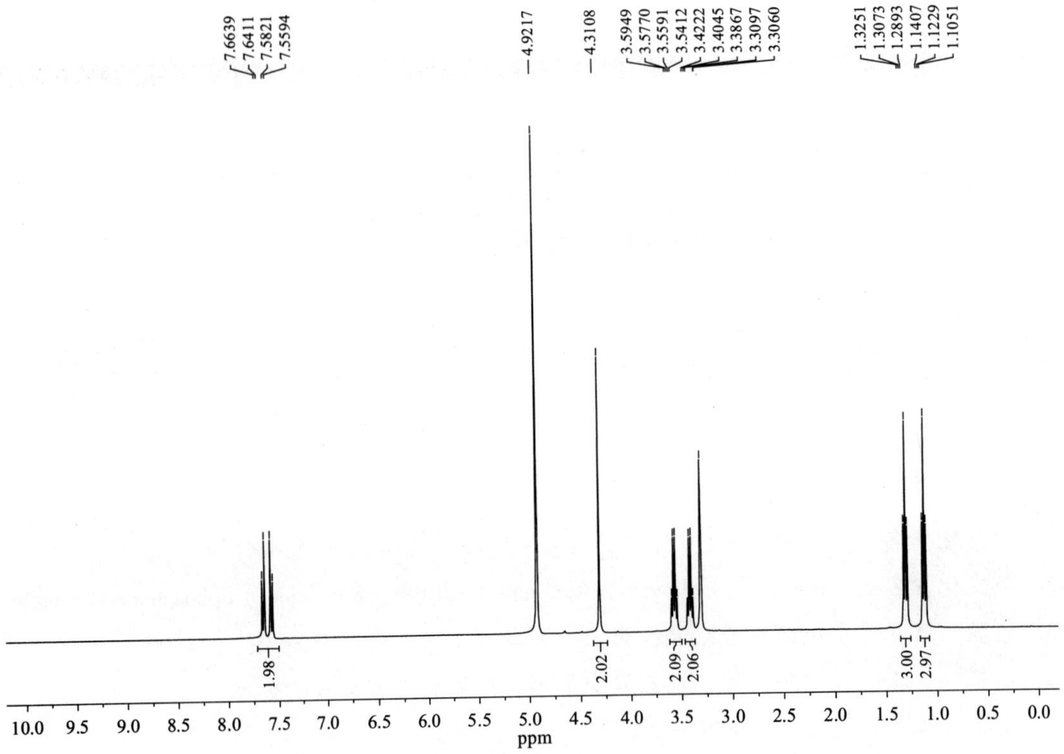

图 1 阿嗪米特的 ^1H NMR 谱（溶剂：CD_3OD）

^1H NMR：δ 7.65（H-5，d，J=9.1 Hz，1H），7.57（H-4，d，J=9.1 Hz，1H），4.31（H-7，s，2H），3.57（H-9，q，J=7.2 Hz，2H），3.40（H-11，q，J=7.2 Hz，2H），1.31（H-10，t，J=7.2 Hz，3H），1.12（H-12，t，J=7.2 Hz，3H）

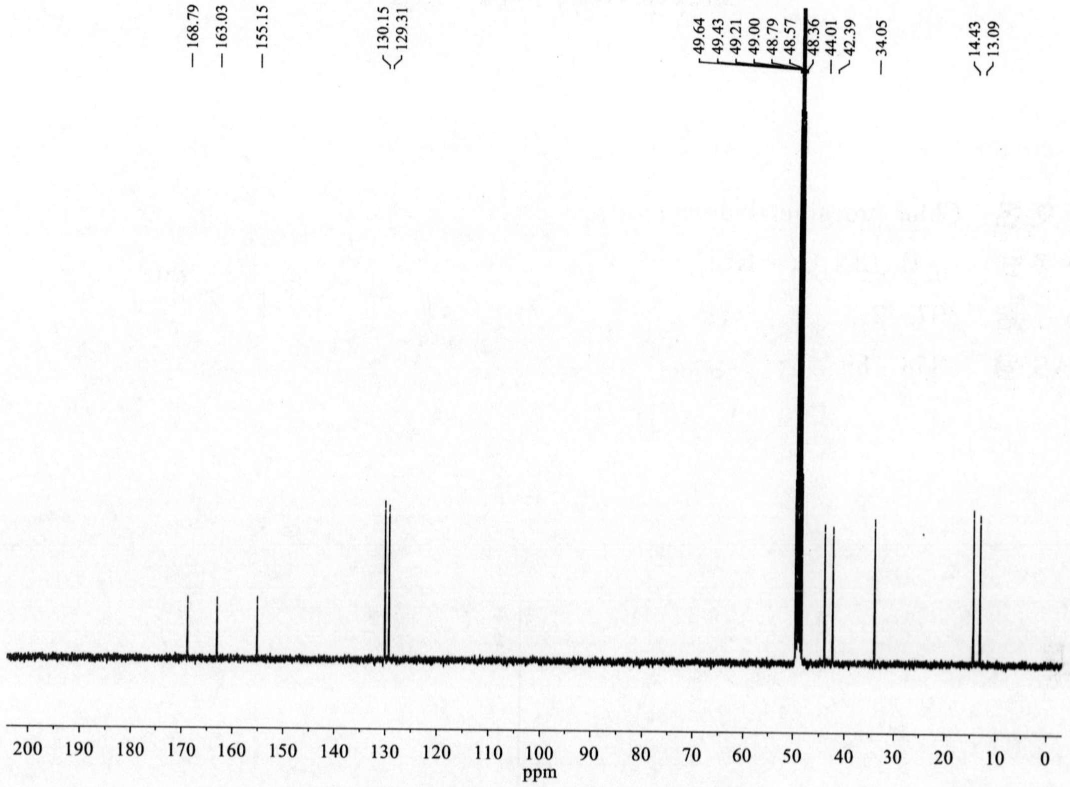

图 2　阿嗪米特的 ^{13}C NMR 谱（溶剂：CD_3OD）

^{13}C NMR：δ 168.79（C－8），163.03（C－3），155.15（C－6），130.15（C－5），129.31（C－4），44.01（C－9），42.39（C－11），34.05（C－7），14.43（C－10），13.09（C－12）

备注

1. 中文化学名　2－[(6－氯－3－哒嗪基)硫基]－*N*,*N*－二乙基乙酰胺

2. 英文化学名　2－[(6－chloro－3－pyridazinyl)thio]－*N*,*N*－diethylacetamide

3. 性状　本品为白色结晶性粉末；无味。

4. 溶解性　本品在乙醇、丙酮和苯中易溶，在水中微溶。

5. 对照品编号与批号　100982－200701

盐酸氯普鲁卡因

英文名 Chloroprocaine Hydrochloride

分子式 $C_{13}H_{19}ClN_2O_2 \cdot HCl$

分子量 307.22

CAS 号 3858－89－7

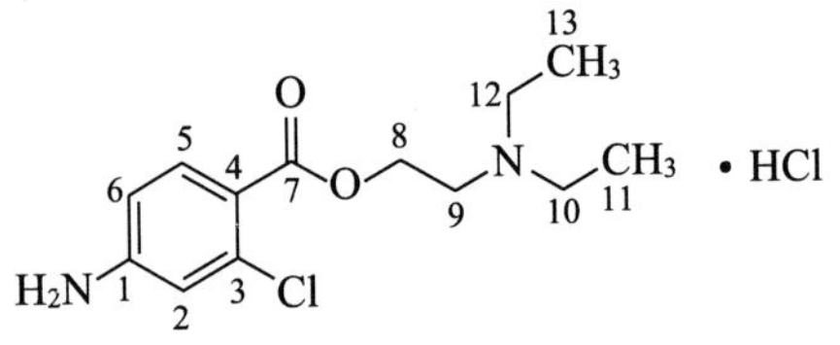

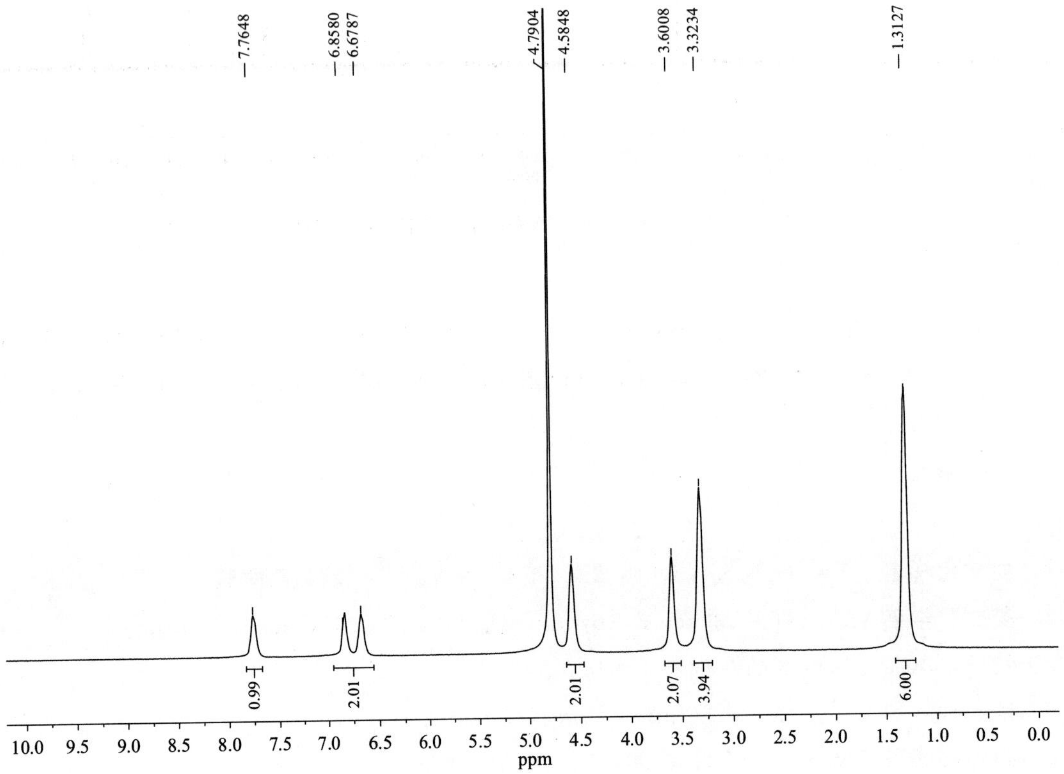

图 1　盐酸氯普鲁卡因的^{1}H NMR 谱（溶剂：D_2O）

^{1}H NMR：δ 7.76（H－5，brs，1H），6.86（H－6，brs，1H），6.68（H－2，brs，1H），4.58（H－8，brs，2H），3.60（H－9，brs，2H），3.32（H－10，12，brs，4H），1.31（H－11，13，brs，6H）

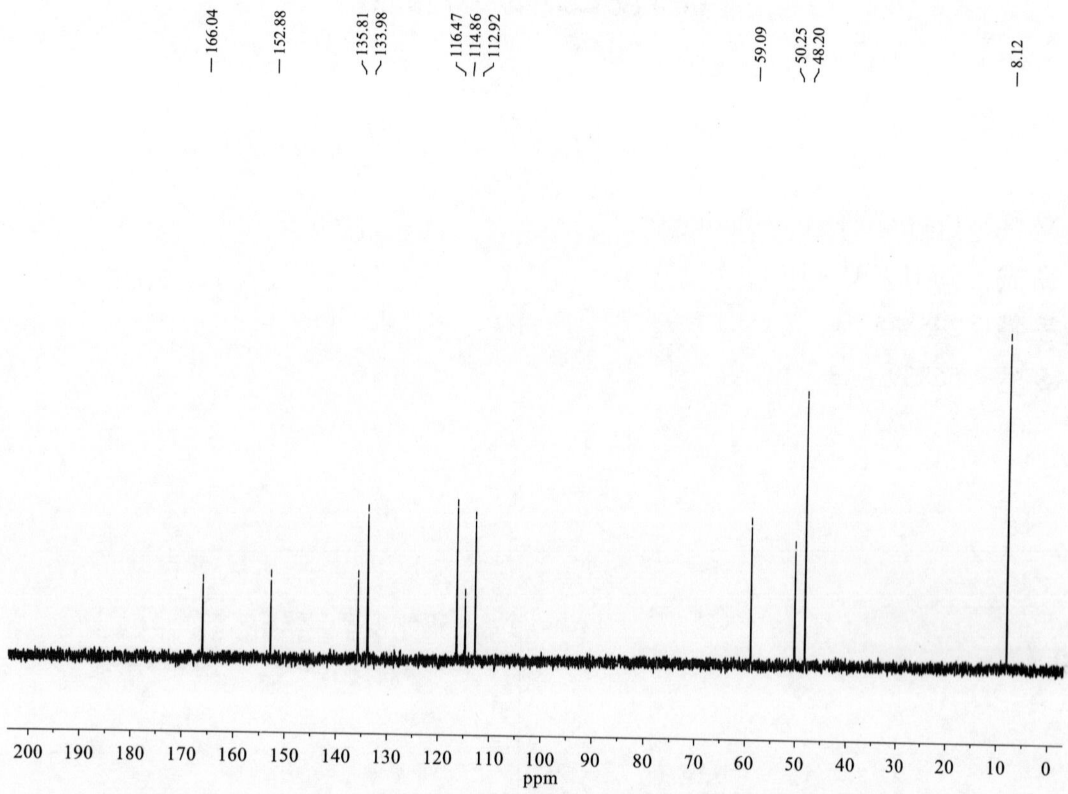

图 2　盐酸氯普鲁卡因的^{13}C NMR 谱（溶剂：D_2O）

^{13}C NMR：δ 166.04（C－7），152.88（C－1），135.81（C－3），133.98（C－5），116.47（C－2），114.86（C－4），112.92（C－6），59.09（C－8），50.25（C－9），48.20（C－10，12），8.12（C－11，13）

备注

1. **中文化学名**　4－氨基－2－氯苯甲酸－2－(二乙氨基)乙酯盐酸盐
2. **英文化学名**　2－diethylaminoethyl－4－amino－2－chlorobenzoate hydrochloride
3. **性状**　本品为白色或类白色针状结晶；无臭，味苦，有麻痹感。
4. **溶解性**　本品在水中溶解，在甲醇中略溶，在乙酸乙酯中不溶。
5. **对照品编号与批号**　100984－200801

盐酸乙哌立松

英文名 Eperison Hydrochloride

分子式 $C_{17}H_{25}NO \cdot HCl$

分子量 295.85

CAS 号 56839 - 43 - 1

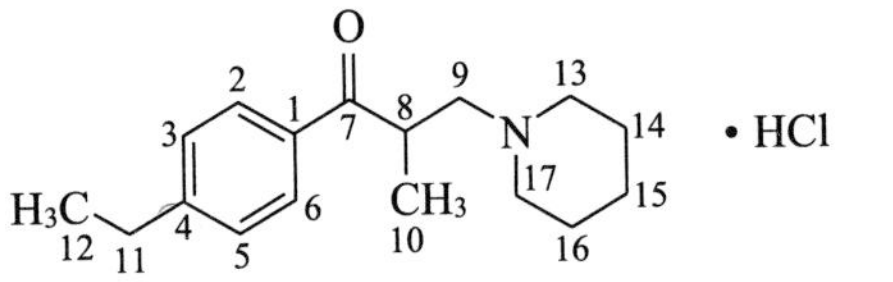

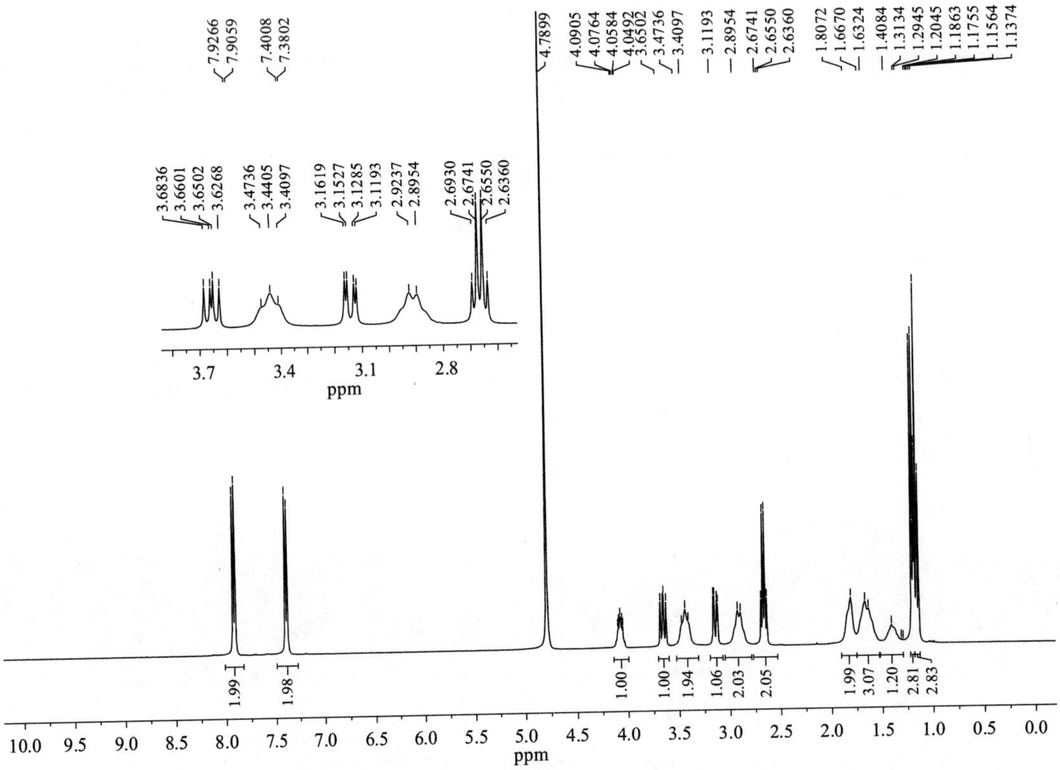

图 1 盐酸乙哌立松的 ^{1}H NMR 谱（溶剂：D_2O）

^{1}H NMR：δ 7.92 (H - 2, 6, d, J = 8.3 Hz, 2H), 7.39 (H - 3, 5, d, J = 8.2 Hz, 2H), 4.08 (H - 8, m, 1H), 3.66 (H - 9a, dd, J = 13.3, 9.4 Hz, 1H), 3.44 (H - 13a, H - 17a, m, 2H), 3.14 (H - 9b, dd, J = 13.3, 9.4 Hz, 1H), 2.91 (H - 13b, H - 17b, m, 2H), 2.66 (H - 11, q, J = 7.6 Hz, 2H), 1.93 ~ 1.76 (m, 2H), 1.74 ~ 1.52 (m, 3H), 1.40 (m, 1H), 1.20 (H - 10, d, J = 7.3 Hz, 3H), 1.16 (H - 12, t, J = 7.6 Hz, 3H)

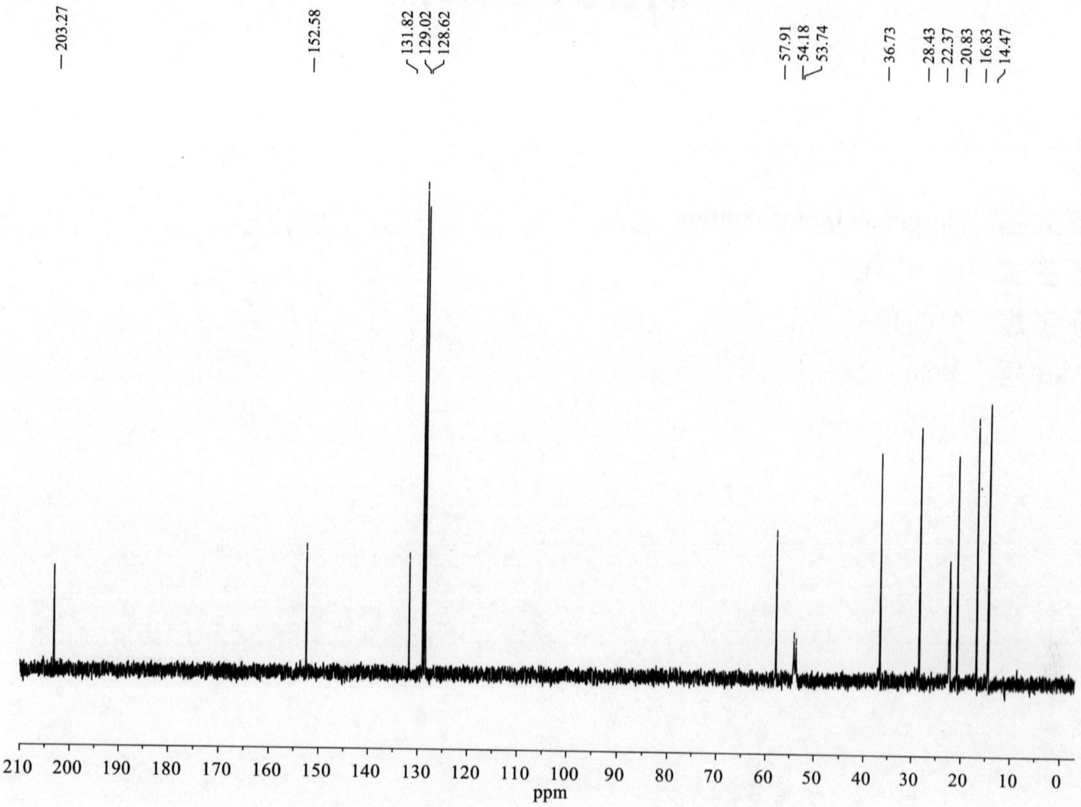

图 2　盐酸乙哌立松的^{13}C NMR 谱（溶剂：D_2O）

^{13}C NMR：δ 203.27（C－7），152.58（C－4），131.82（C－1），129.02（C－2，6），128.62（C－3，5），57.91（C－9），54.18（C－13），53.74（C－17），36.73（C－8），28.43（C－11），22.37（C－14，16），20.83（C－15），16.83（C－12），14.47（C－10）

备注

1. 中文化学名　4－乙基－2－甲基－3－哌啶基苯丙酮盐酸盐

2. 英文化学名　1－(4－ethylphenyl)－2－methyl－3－(1－piperidinyl)－1－propanone hydrochloride

3. 性状　本品为白色结晶性粉末。

4. 溶解性　本品在水、甲醇和乙酸中易溶，在乙醇中溶解。

5. 对照品编号与批号　100986－200801

庚酸炔诺酮

英文名 Norethisterone Enantate

分子式 $C_{27}H_{38}O_3$

分子量 410. 59

CAS 号 3836 - 23 - 5

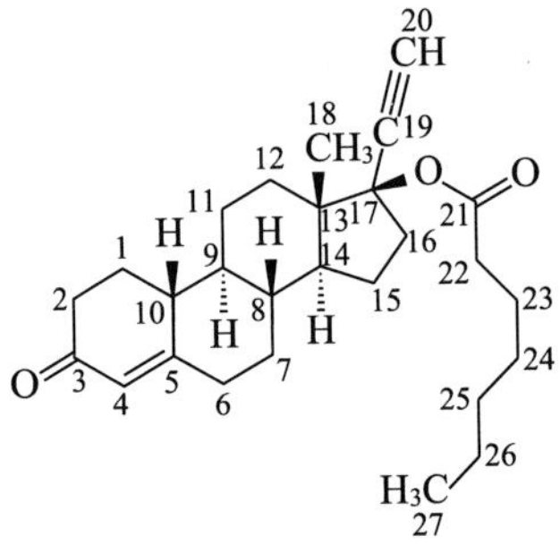

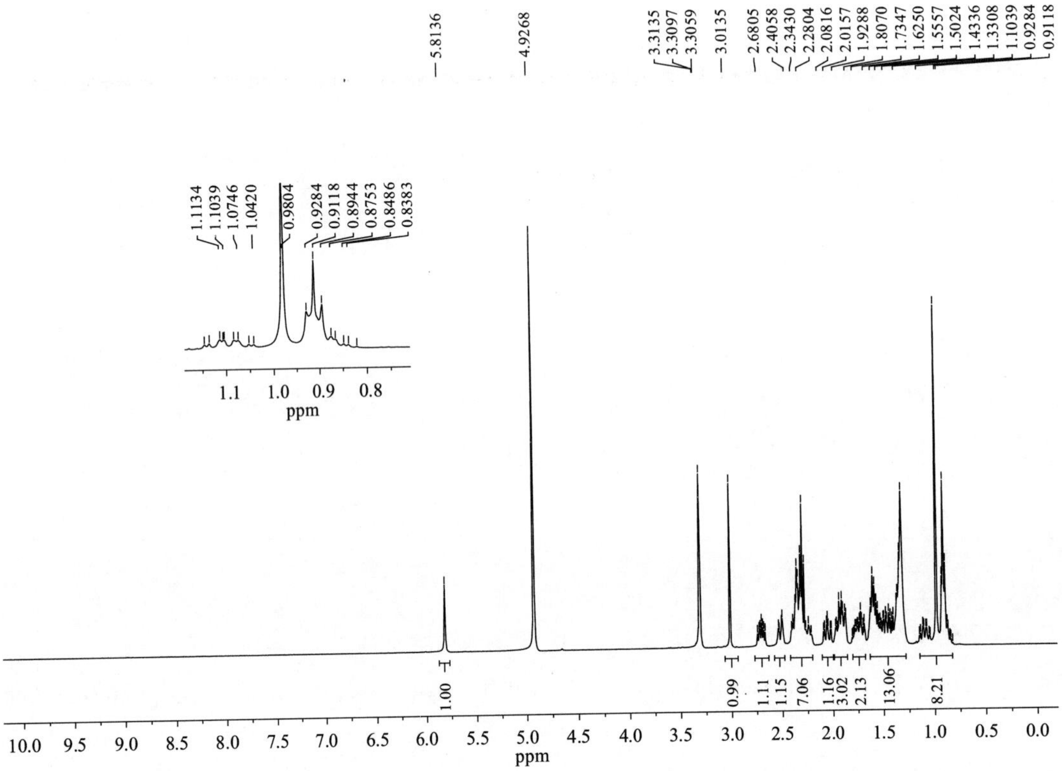

图 1 庚酸炔诺酮的^{1}H NMR 谱（溶剂：CD_3OD）

^{1}H NMR：δ 5. 81 (H - 4, s, 1H), 3. 01 (H - 20, s, 1H), 2. 70 (H - 12a, m, 1H), 2. 51 (H - 2a, m, 1H), 2. 44 ~ 2. 17 (m, 7H), 2. 05 (m, 1H), 2. 00 ~ 1. 85 (m, 3H), 1. 84 ~ 1. 67 (m, 2H), 1. 66 ~ 1. 25 (m, 13H), 1. 09 (m, 1H), 0. 98 (H - 18, s, 3H), 0. 91 (H - 27, t, J = 6. 8 Hz, 3H), 0. 84 (m, 1H)

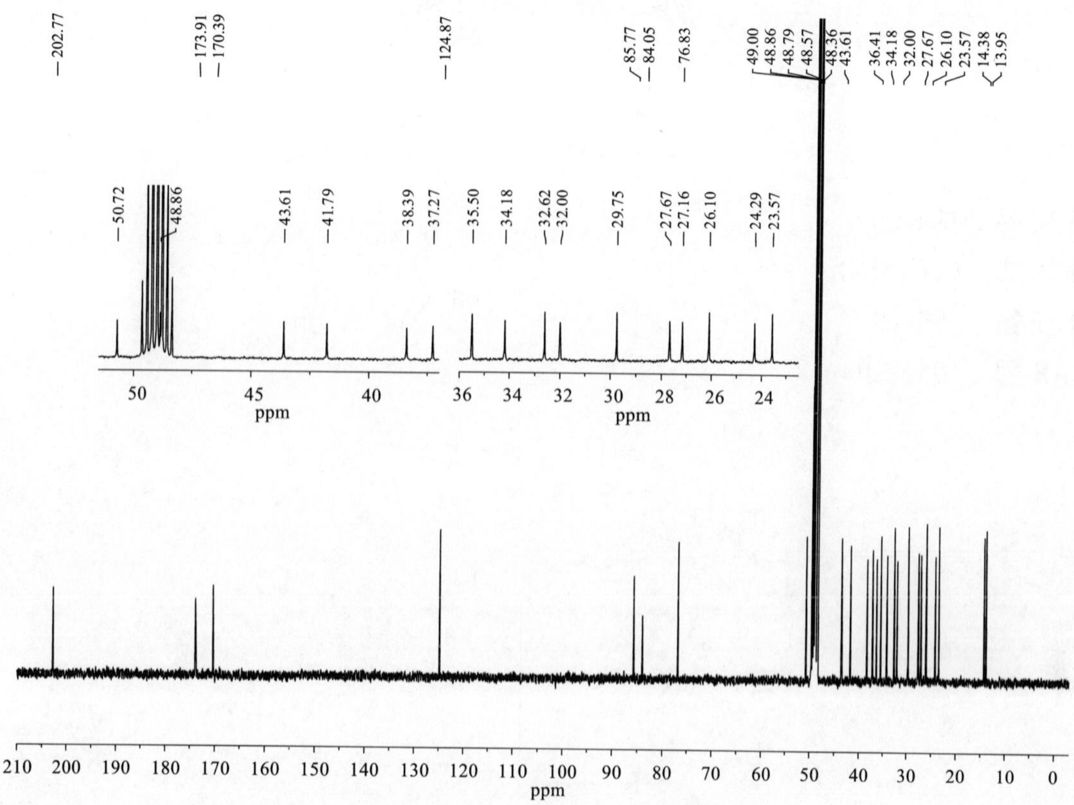

图 2　庚酸炔诺酮的^{13}C NMR 谱（溶剂：CD_3OD）

^{13}C NMR：δ 202.77（C－3），173.91（C－21），170.39（C－5），124.87（C－4），85.77（C－17），84.05（C－19），76.83（C－20），50.72（C－14），48.86（C－13），43.61（C－9），41.79（C－10），38.39（C－8），37.27（C－2），36.41（C－6），35.50（C－16，22），34.18（C－25），32.62（C－7），32.00（C－12），29.75（C－24），27.67（C－23），27.16（C－11），26.10（C－26），24.29（C－15），23.57（C－1）14.38（C－27），13.95（C－18）

备注

1. **中文化学名**　17β－羟基－19－去甲－17α－孕甾－4－烯－20－炔－3－酮－17－庚酸酯
2. **英文化学名**　17α－ethynyl－19－nortestosterone－17－heptanoate
3. **性状**　本品为白色或类白色结晶性粉末；无臭，味微苦。
4. **溶解性**　本品在乙醇、丙酮、三氯甲烷或植物油中易溶，在石油醚中微溶，在水中几乎不溶。
5. **对照品编号与批号**　100988－200901

硫 普 罗 宁

英文名 Tiopronin

分子式 $C_5H_9NO_3S$

分子量 163.19

CAS 号 1953-02-2

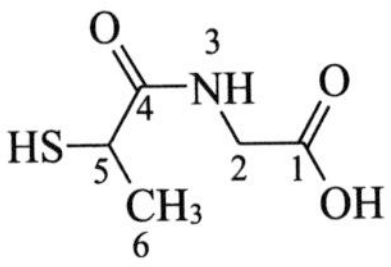

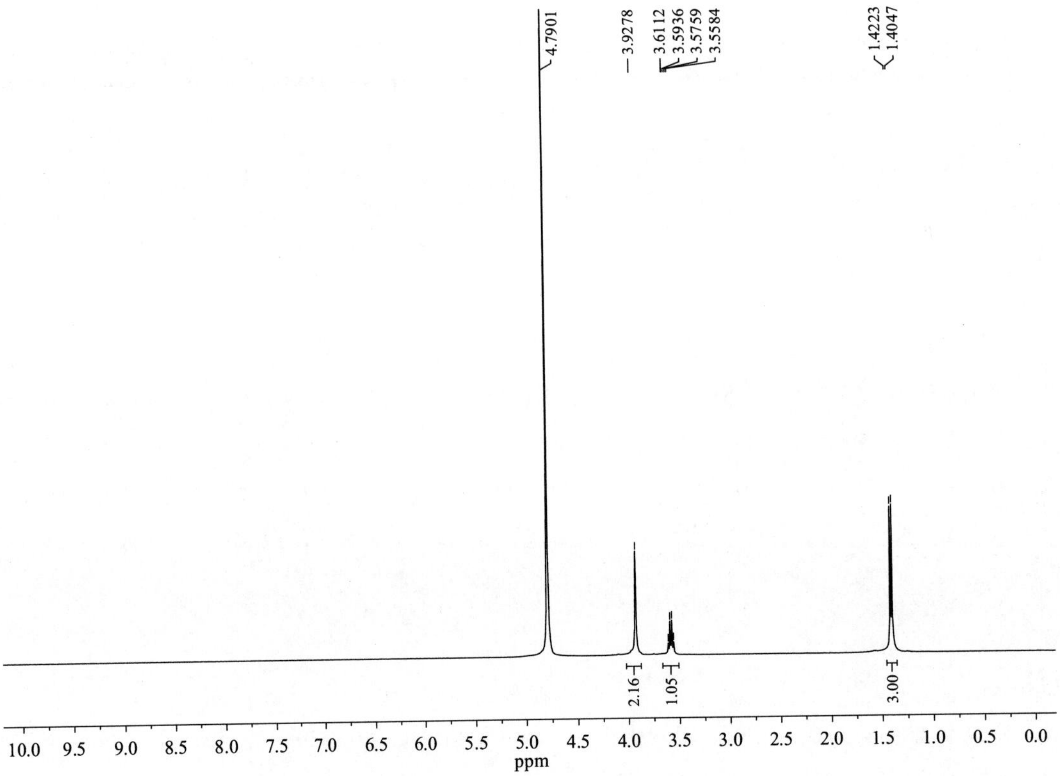

图 1　硫普罗宁的 ^1H NMR 谱（溶剂：D_2O）

^1H NMR：δ 3.93（H-2，s，2H），3.58（H-5，q，J=7.0 Hz，1H），1.41（H-6，d，J=7.0 Hz，3H）

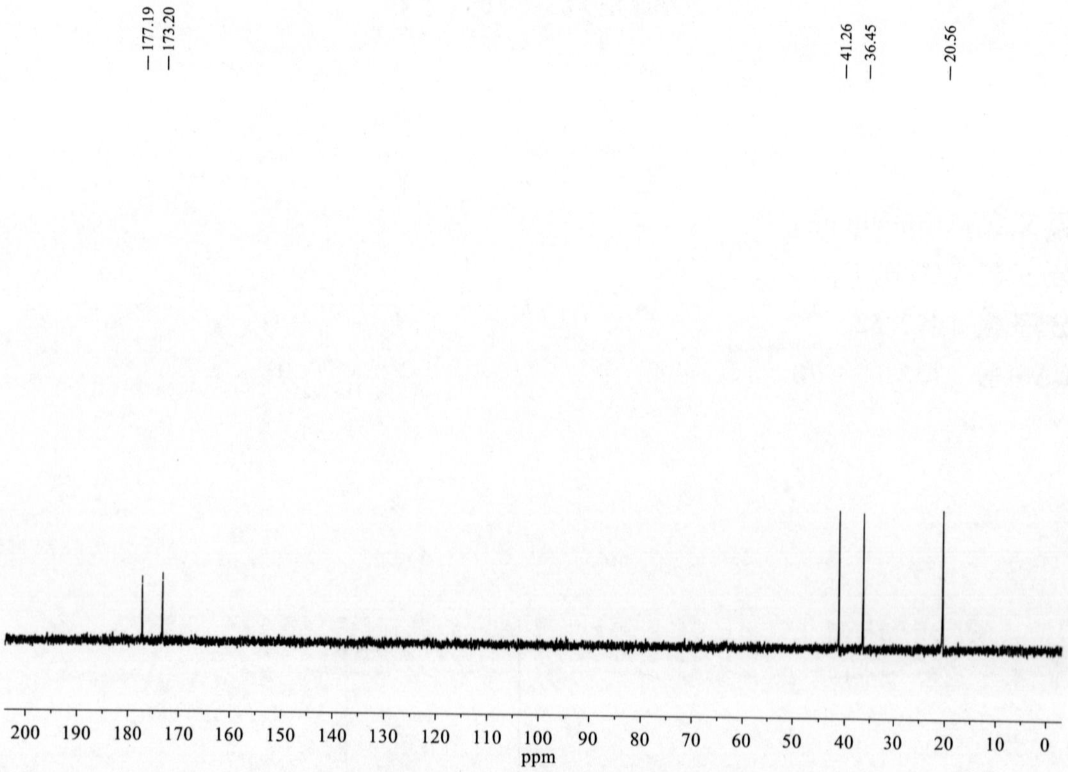

图 2　硫普罗宁的 ^{13}C NMR 谱（溶剂：D_2O）

^{13}C NMR：δ 177.19（C－1），173.20（C－4），41.26（C－2），36.45（C－5），20.56（C－6）

备注

1. 中文化学名　*N*－(2－巯基丙酰基)－甘氨酸

2. 英文化学名　*N*－(2－mercapto－1－oxopropyl) glycine

3. 性状　本品为白色结晶性粉末；有特臭，味酸。

4. 溶解性　本品在水或乙醇中易溶，在乙醚或三氯甲烷中极微溶解。

5. 对照品编号与批号　100991－200901

西 尼 地 平

英文名 Cilnidipine

分子式 $C_{27}H_{28}N_2O_7$

分子量 492.52

CAS 号 132203 - 70 - 4

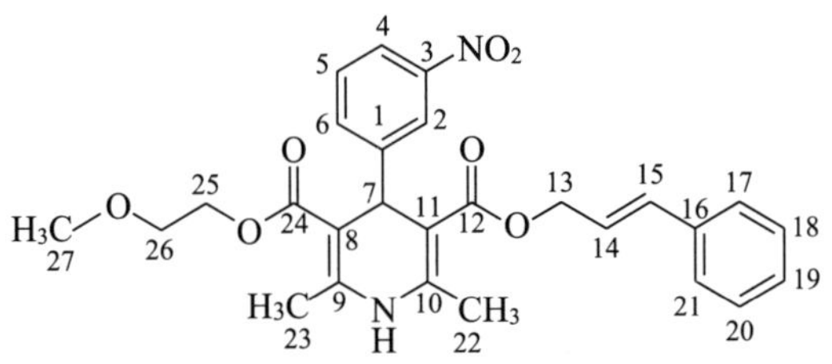

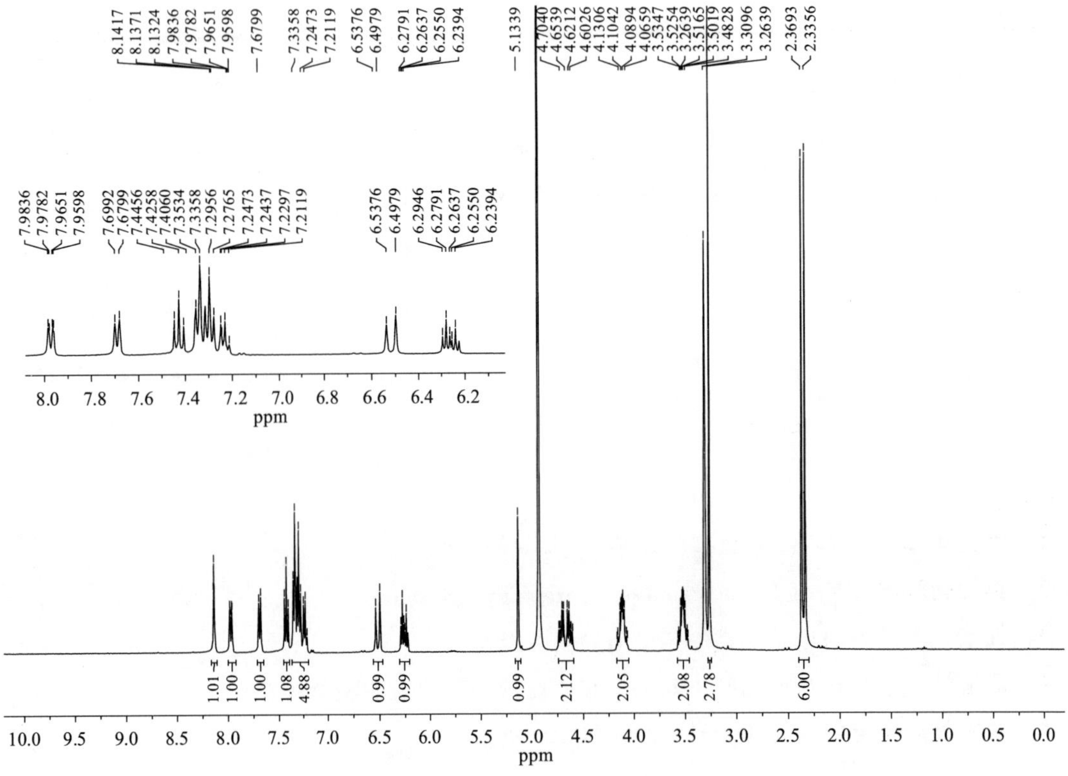

图 1　西尼地平的[1]H NMR 谱（溶剂：CD_3OD）

^{1}H NMR：δ 8.14（H－2，t，J＝1.8 Hz，1H），7.98（H－4，dd，J＝7.4，2.1 Hz，1H），7.69（H－6，d，J＝7.7 Hz，1H），7.43（H－5，t，J＝7.9 Hz，1H），7.28（H－17，18，19，20，21，m，5H），6.52（H－15，d，J＝15.9 Hz，1H），6.27（H－14，m，1H），5.13（H－7，s，1H），4.75～4.59（H－13，m，2H），4.18～4.05（H－25，m，2H），3.58～3.46（H－26，m，2H），3.27（H－27，s，3H），2.37（H－22，s，3H），2.34（H－23，s，3H）

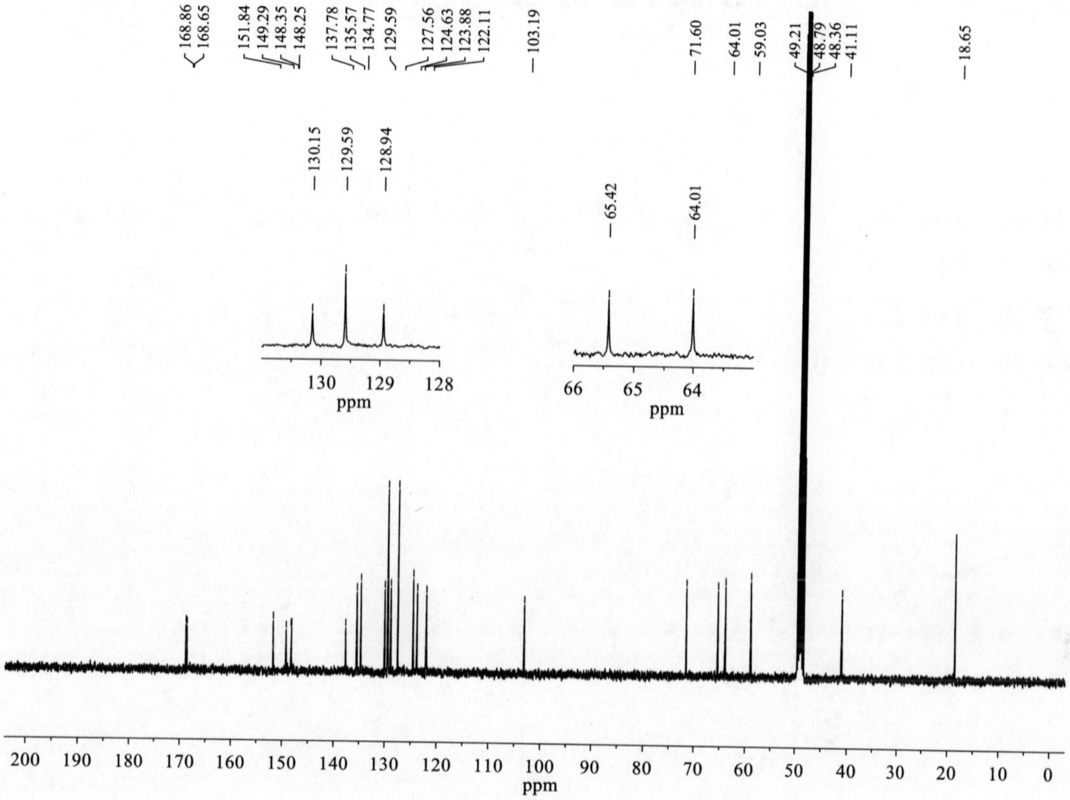

图 2 西尼地平的 ^{13}C NMR 谱（溶剂：CD_3OD）

^{13}C NMR：δ 168.86（C－24），168.65（C－12），151.84（C－1），149.29（C－3），148.35（C－10），148.25（C－9），137.78（C－6），135.57（C－16），134.77（C－15），130.15（C－5），129.59（C－18，20），128.94（C－19），127.56（C－17，21），124.63（C－14），123.88（C－2），122.11（C－4），103.19（C－8，11），71.60（C－26），65.42（C－13），64.01（C－25），59.03（C－27），41.11（C－7），18.65（C－22，23）

备注

1. **中文化学名** 1,4－二氢－2,6－二甲基－4－(3－硝基苯基)－3,5－吡啶二羧酸－2－甲氧基乙酯肉桂醇酯
2. **英文化学名** 2－methoxyethyl cinnamyl 2,6－dimethyl－4－(3－nitrophenyl)－1,4－dihydropyridine－3,5－dicarboxylate
3. **性状** 本品为淡黄色粉末。
4. **溶解性** 本品在丙酮或乙酸乙酯中易溶，在甲醇或乙醇中略溶，在水中几乎不溶。
5. **对照品编号与批号** 100993－200701

参 考 文 献

[1] 张家海，杜定准，吴季辉. 西尼地平核磁共振碳谱氢谱的谱峰归属. 分析化学，2003，31：1044（^1H NMR，^{13}C NMR）.

托酸托烷司琼杂质

英文名 Tropine

分子式 $C_8H_{15}NO$

分子量 141.21

CAS 号 120－29－6

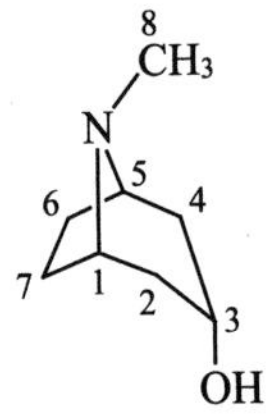

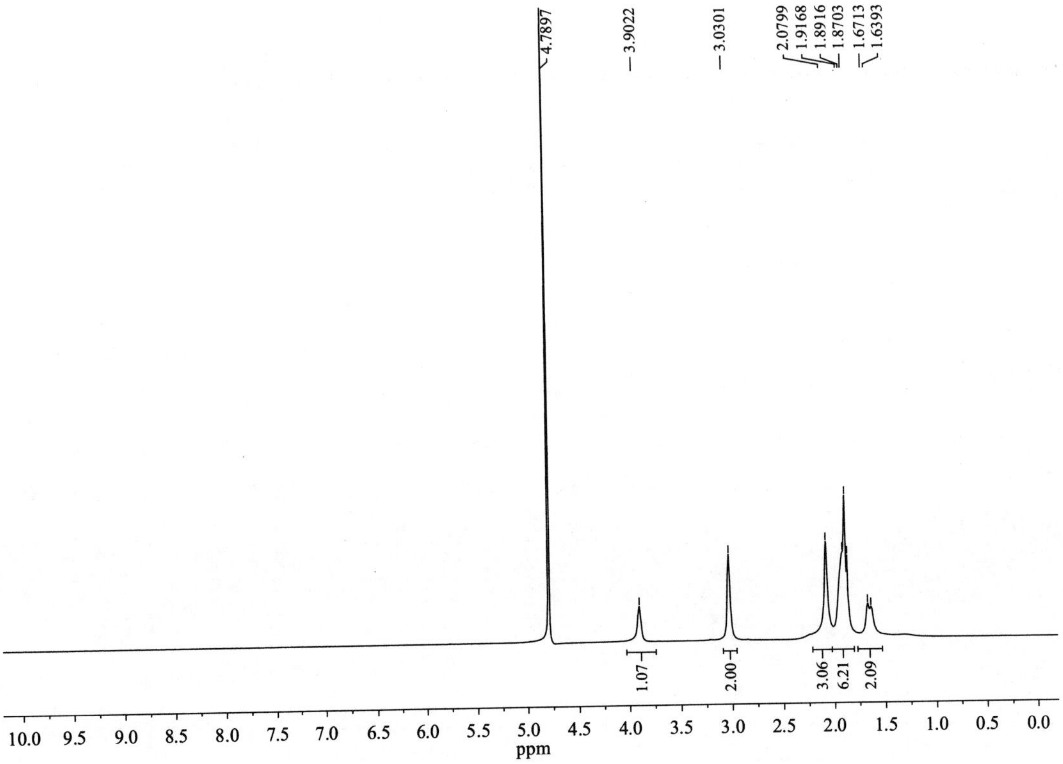

图 1　托酸托烷司琼杂质的 ^1H NMR 谱（溶剂：D_2O）

^1H NMR：δ 3.90（H－3，brs，1H），3.03（H－1，5，brs，2H），2.08（H－8，brs，3H），2.02～1.82（H－2a，4a，6，7，m，6H），1.74～1.58（H－2b，4b，m，2H）

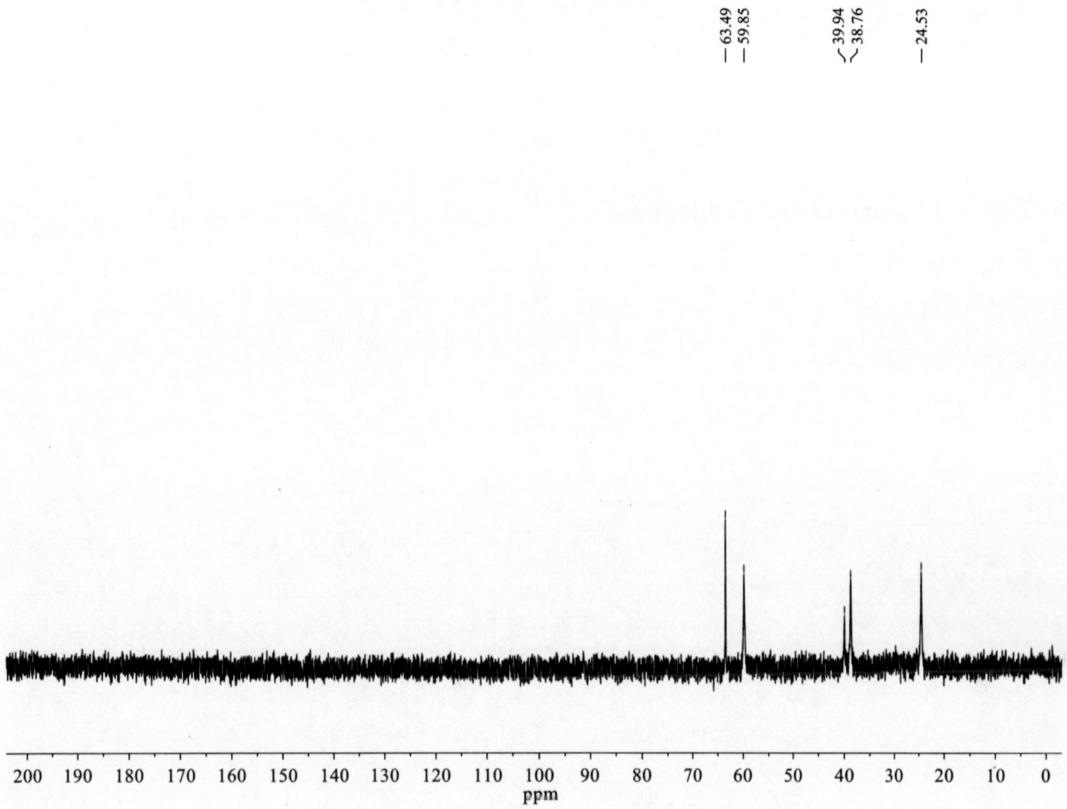

图 2 托酸托烷司琼杂质的^{13}C NMR 谱（溶剂：D_2O）

^{13}C NMR：δ 63.49（C－3），59.85（C－1，5），39.94（C－8），38.76（C－2，4），24.53（C－6，7）

备注

1. **中文化学名** 8－甲基－8－氮杂双环[3.2.1]－3－辛烷醇
2. **英文化学名** 8－methyl－8－azabicyclo [3.2.1]octan－3－ol
3. **性状** 本品为类白色结晶性粉末。
4. **对照品编号与批号** 100994－201101

参考文献

[1] http://sdbs.db.aist.go.jp/sdbs/cgi－bin/direct_frame_top.cgi(SDBS)(^{1}H NMR,^{13}C NMR).

盐酸美金刚

英文名 Memantine Hydrochloride

分子式 $C_{12}H_{21}N \cdot HCl$

分子量 215.76

CAS 号 41100－52－1

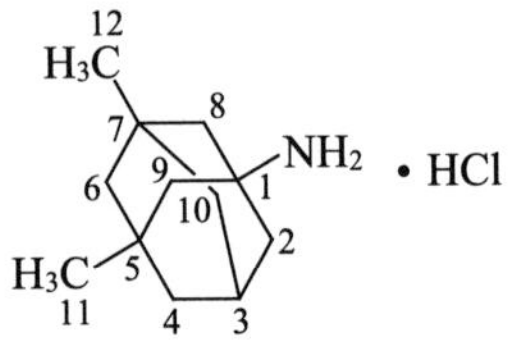

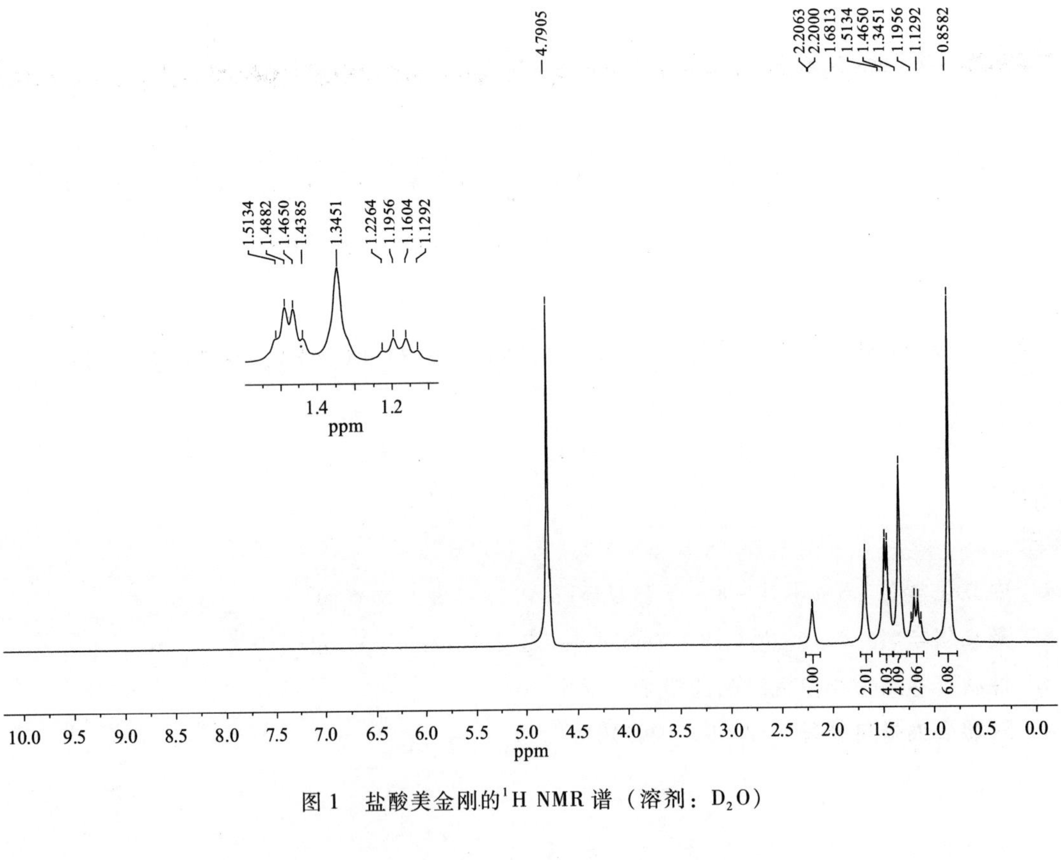

图 1 盐酸美金刚的^{1}H NMR 谱（溶剂：D_2O）

^{1}H NMR：δ 2.20（H－3，m，1H），1.68（s，2H），1.48（q，J＝10.3 Hz，4H），1.35（s，4H），1.18（q，J＝12.4 Hz，2H），0.86（H－11，12，s，6H）

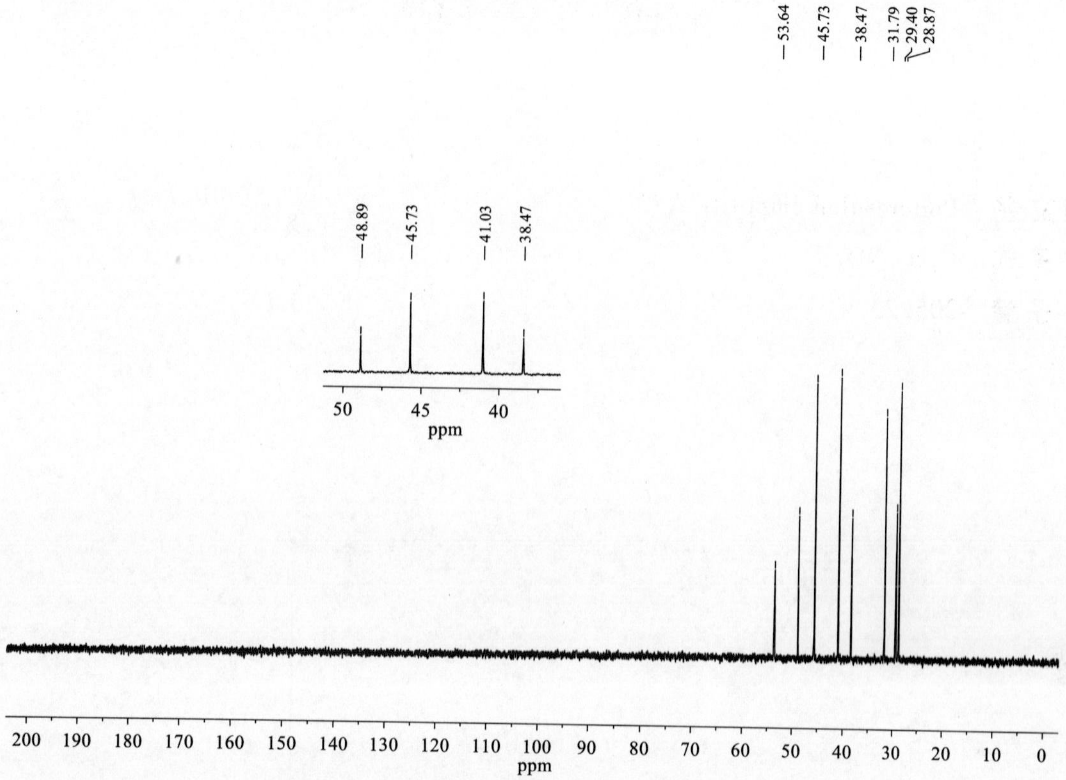

图 2　盐酸美金刚的^{13}C NMR 谱（溶剂：D_2O）

^{13}C NMR：δ 53.64（C-1），48.89（C-6），45.73（C-8，9），41.03（C-4，10），38.47（C-2），31.79（C-5，7），29.40（C-3），28.87（C-11，12）

备注

1. **中文化学名**　1-氨基-3,5-二甲基金刚胺盐酸盐
2. **英文化学名**　3,5-dimethyltricyclo[3.3.1.$1^{3,7}$]decan-1-amine hydrochloride
3. **性状**　本品为白色结晶性粉末；无臭，味苦。
4. **溶解性**　本品在乙醇中易溶，在水中溶解，在三氯甲烷、冰醋酸中略溶。
5. **对照品编号与批号**　100996-200701

聚甲酚磺醛杂质 A

英文名 Policresulen Impurity A

分子式 $C_7H_{11}NO_4S$

分子量 205.23

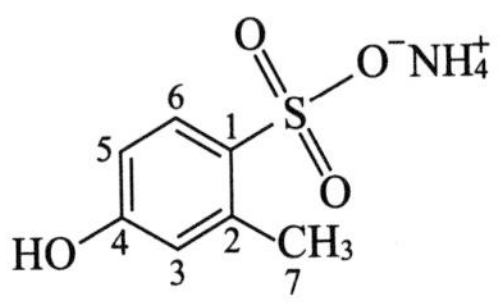

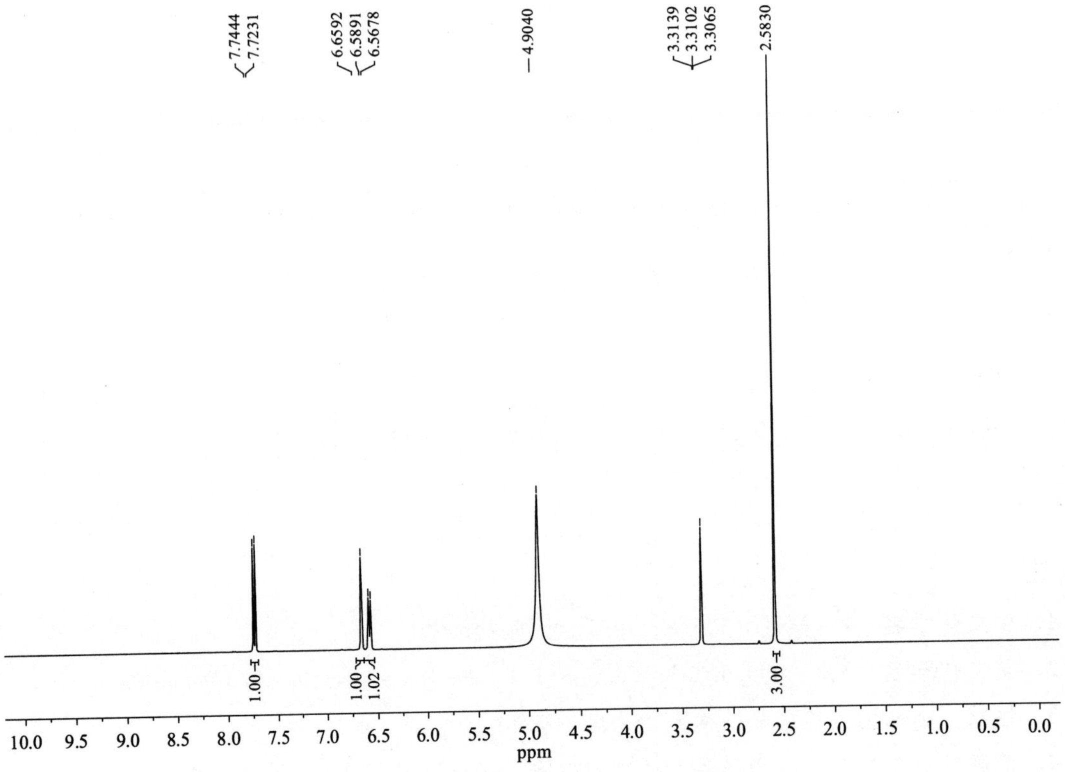

图 1 聚甲酚磺醛杂质 A 的 ^{1}H NMR 谱（溶剂：CD_3OD）

^{1}H NMR：δ 7.73（H-6，d，J=8.5 Hz，1H），6.66（H-3，s，1H），6.58（H-5，d，J=8.5 Hz，1H），2.58（H-7，s，3H）

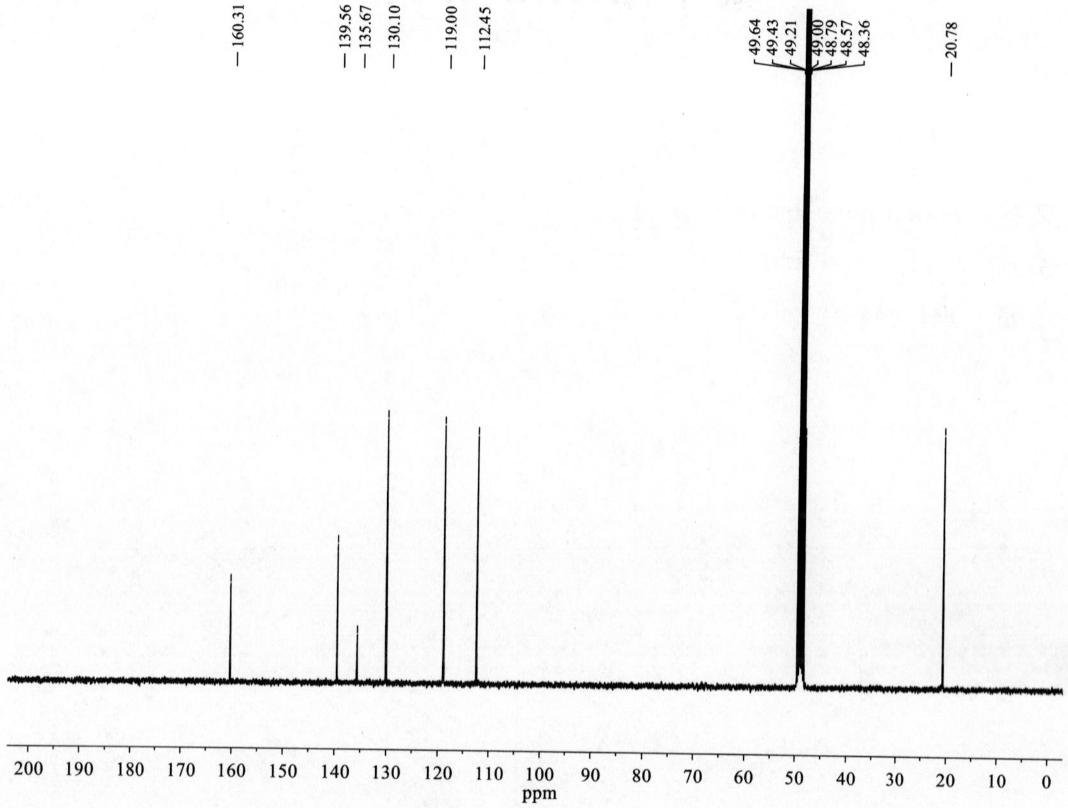

图 2　聚甲酚磺醛杂质 A 的 ^{13}C NMR 谱（溶剂：CD_3OD）

^{13}C NMR：δ 160.31（C－4），139.56（C－2），135.67（C－1），130.10（C－6），119.00（C－3），112.45（C－5），20.78（C－7）

备注

1. 中文化学名　*m*－甲酚－4－磺酸铵

2. 英文化学名　ammonium 4－hydroxy－2－methylbenzene sulfonate

3. 性状　本品为白色结晶性粉末。

4. 对照品编号与批号　100998－200701

聚甲酚磺醛杂质 B

英文名 Policresulen Impurity B

分子式 $C_7H_6O_7S_2 \cdot 2NH_4$

分子量 302.33

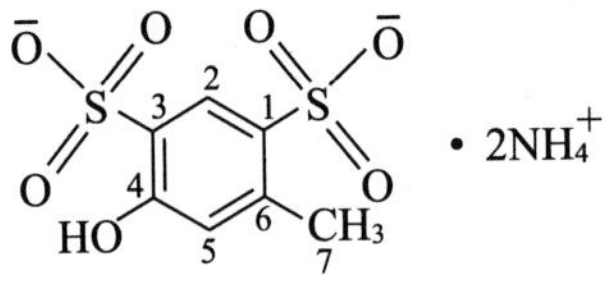

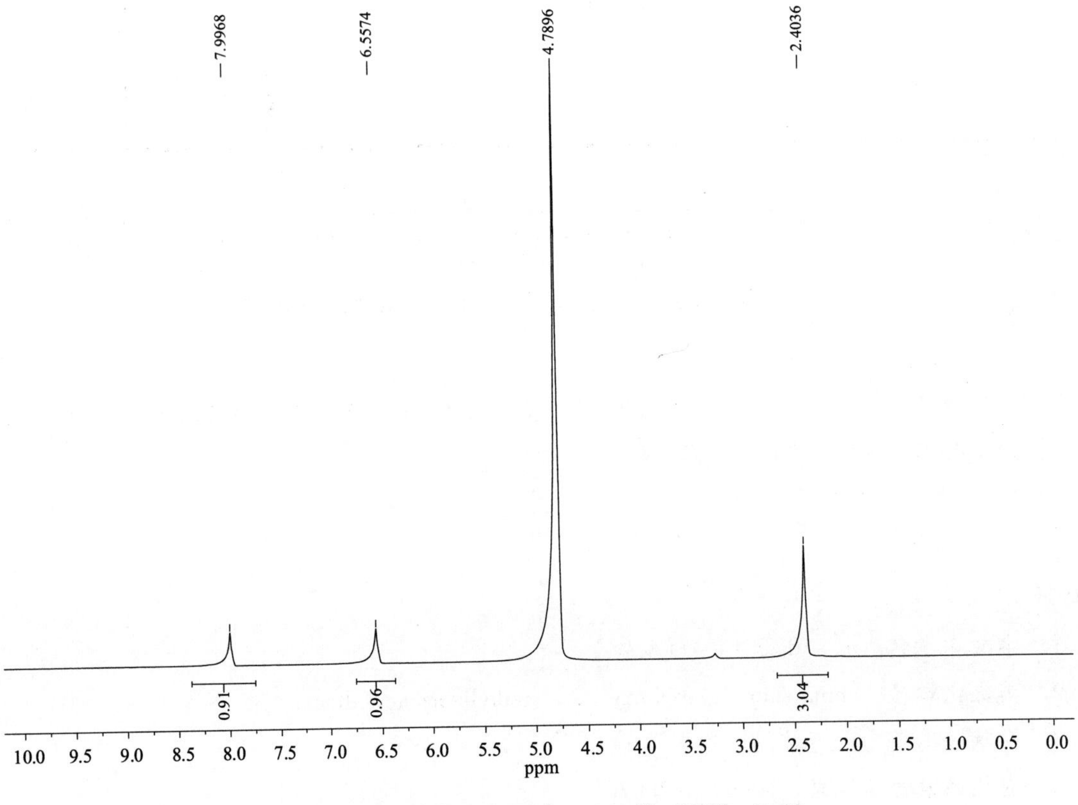

图 1　聚甲酚磺醛杂质 B 的 ^1H NMR 谱（溶剂：D_2O）

^1H NMR：δ 8.00（H－2，s，1H），6.56（H－5，s，1H），2.40（H－7，s，3H）

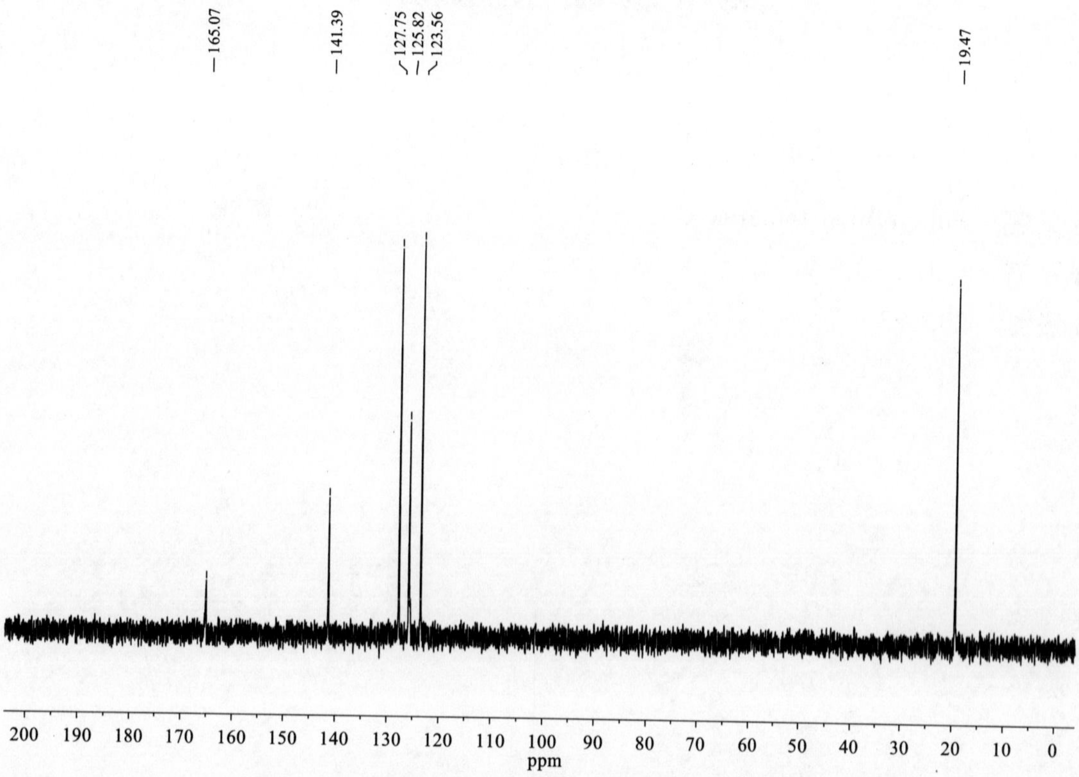

图 2　聚甲酚磺醛杂质 B 的 ^{13}C NMR 谱（溶剂：D_2O）

^{13}C NMR：δ 165.07（C－4），141.39（C－6），127.75（C－2），125.82（C－1，3），123.56（C－5），19.47（C－7）

备注

1. 中文化学名　*m*－甲酚－4,6－二磺酸铵盐

2. 英文化学名　diammonium 4－hydroxy－6－methylbenzene－1,3－disulfonate

3. 性状　本品为白色或类白色结晶性粉末。

4. 对照品编号与批号　100999－200701

聚甲酚磺醛杂质 C

英文名 Policresulen Impurity C

分子式 $C_7H_{11}NO_4S$

分子量 205.23

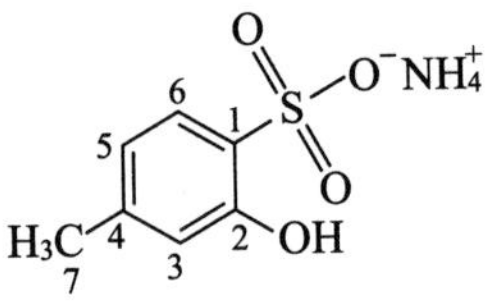

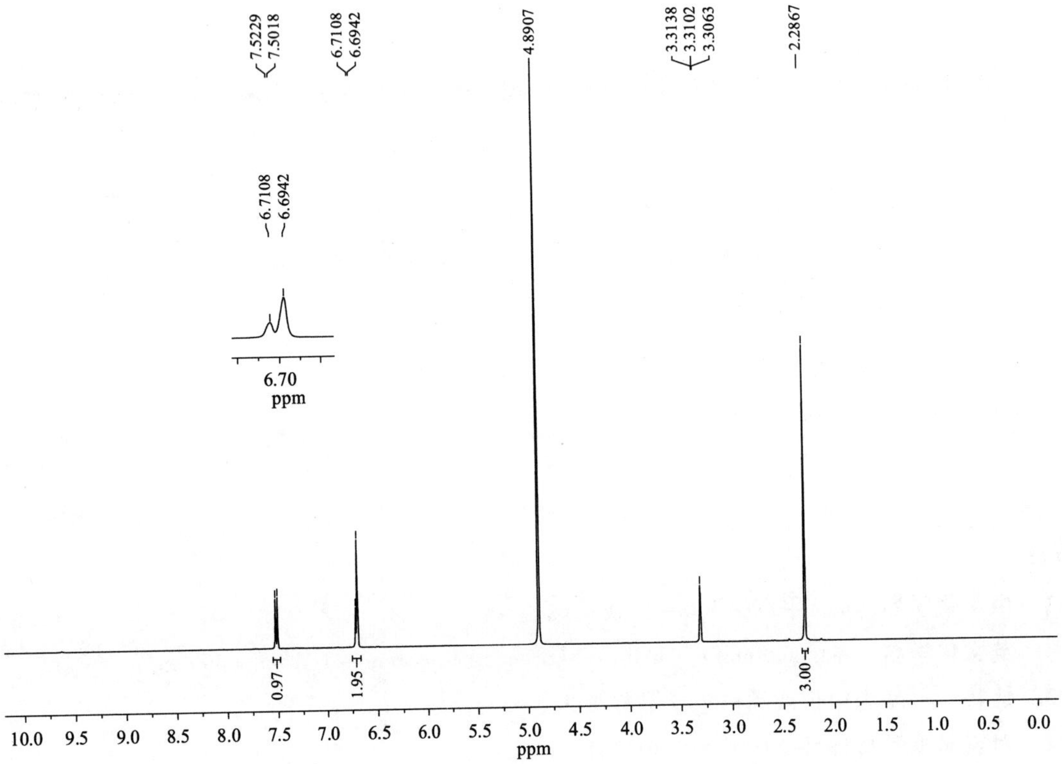

图 1　聚甲酚磺醛杂质 C 的 ^{1}H NMR 谱（溶剂：CD_3OD）

^{1}H NMR：δ 7.51（H－6，d，J＝8.4 Hz，1H），6.73～6.68（H－3，5，m，2H），2.29（H－7，s，3H）

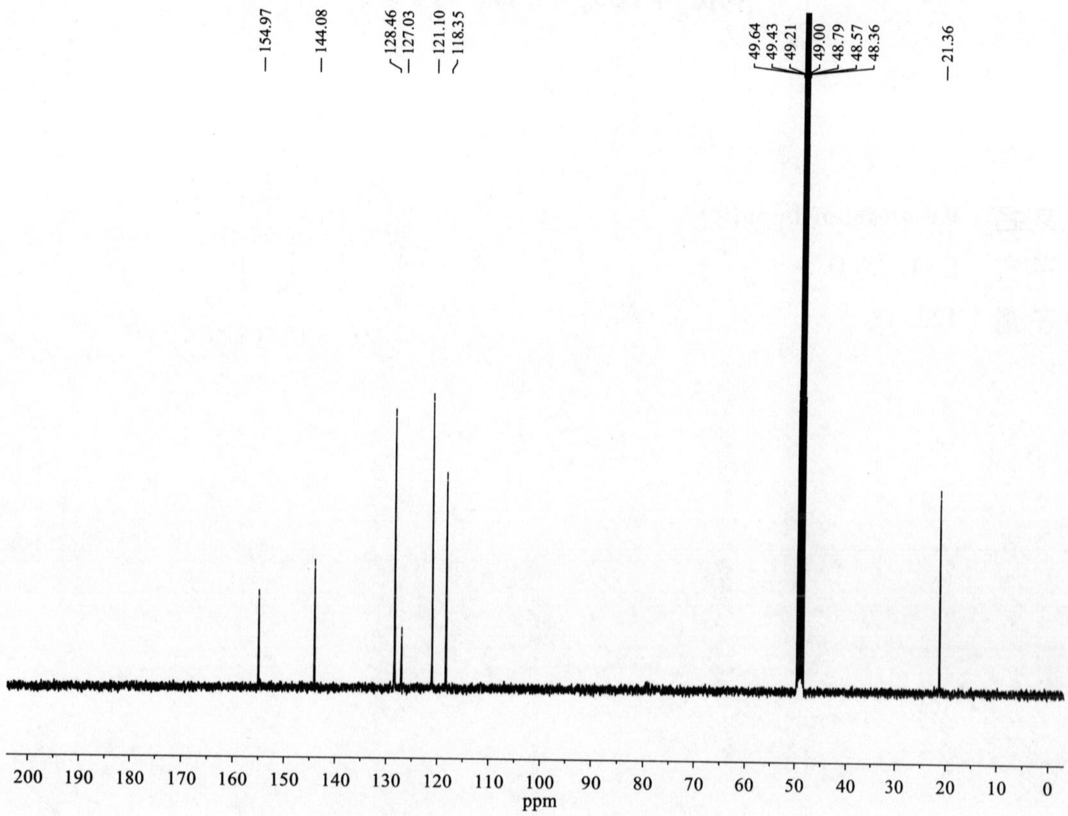

图 2 聚甲酚磺醛杂质 C 的 ^{13}C NMR 谱（溶剂：CD_3OD）

^{13}C NMR：δ 154.97（C－2），144.08（C－4），128.46（C－6），127.03（C－1），121.10（C－5），118.35（C－3），21.36（C－7）

备注

1. 中文化学名 *m*－甲酚－6－磺酸铵

2. 英文化学名 ammonium 2－hydroxy－4－methylbenzene sulfonate

3. 性状 本品为白色或类白色的结晶性粉末。

4. 对照品编号与批号 101000－200701

聚甲酚磺醛杂质

英文名 Policresulen Impurity

分子式 $C_{15}H_{22}N_2O_8S_2$

分子量 422.47

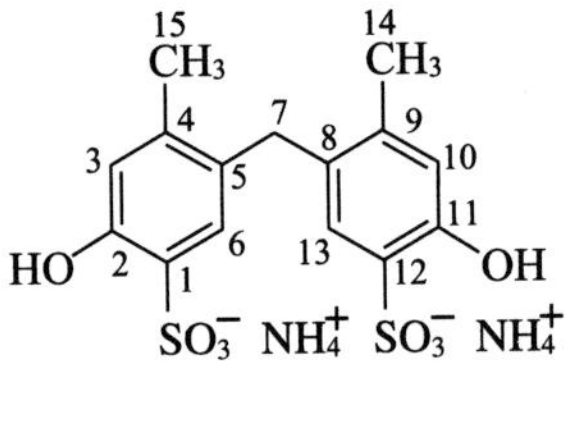

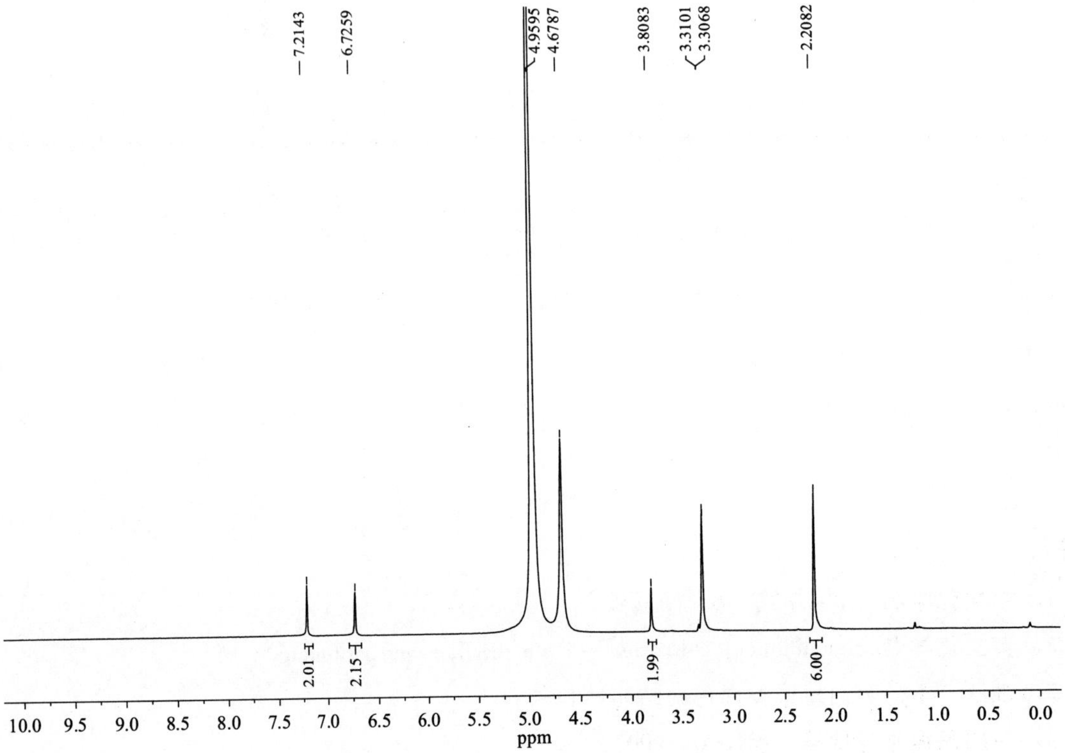

图1 聚甲酚磺醛杂质的^{1}H NMR 谱（溶剂：CD_3OD）

^{1}H NMR：δ 7.21（H-6, 13, s, 2H），6.73（H-3, 10, s, 2H），3.81（H-7, s, 2H），2.21（H-14, 15, s, 6H）

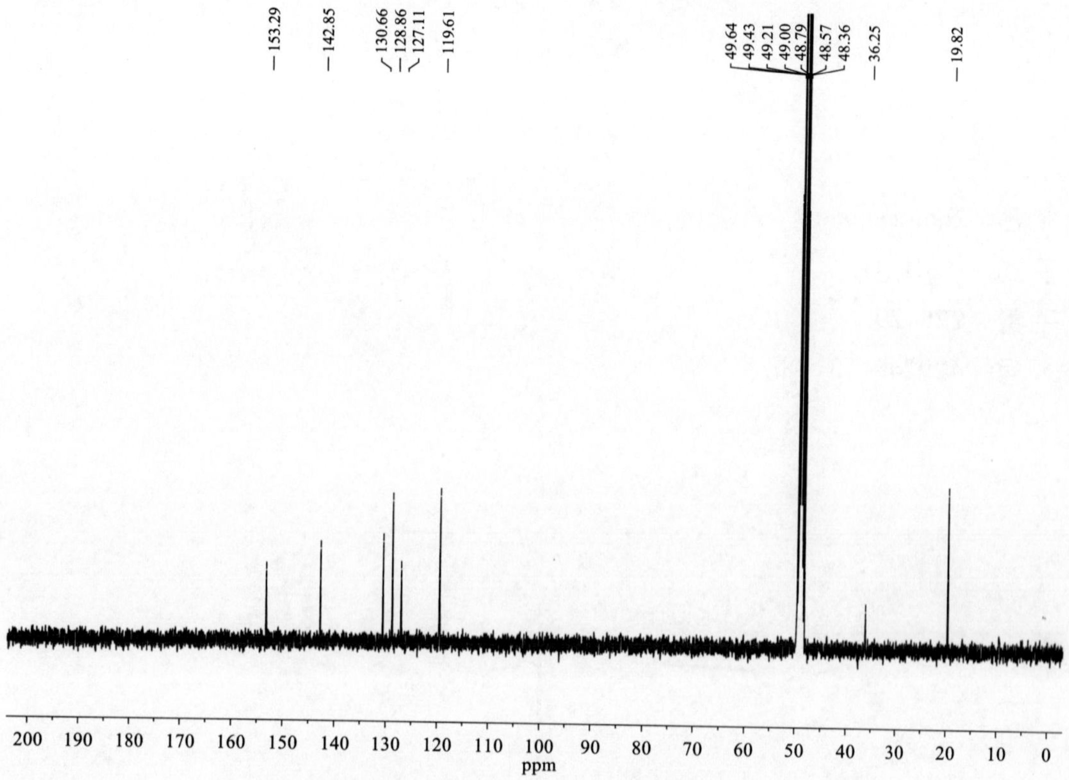

图 2　聚甲酚磺醛杂质的^{13}C NMR 谱（溶剂：CD_3OD）

^{13}C NMR：δ 153.29（C－2，11），142.85（C－4，9），130.66（C－5，8），128.86（C－6，13），127.11（C－1，12），119.61（C－3，10），36.25（C－7），19.82（C－14，15）

备注

1. 中文化学名　双甲酚磺酸铵

2. 英文化学名　3,3′－methanediylbis(6－hydroxy－4－methylbenzenesulfonic acid)

3. 性状　本品为白色结晶性粉末。

4. 对照品编号与批号　101001－201202

奈 丁 美 酮

英文名 Nabumetone

分子式 $C_{15}H_{16}O_2$

分子量 228.29

CAS 号 42924－53－8

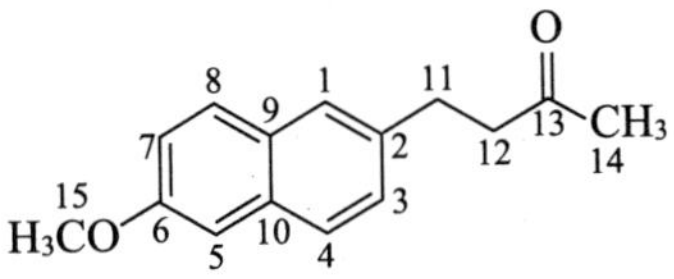

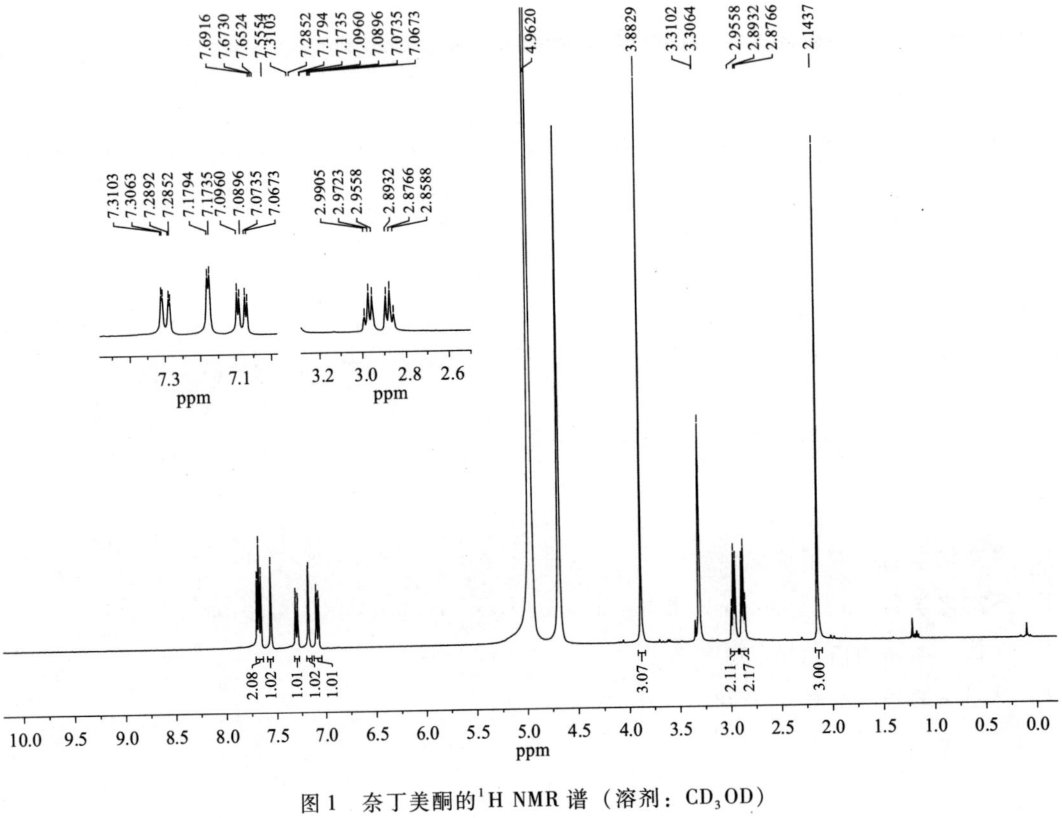

图 1 奈丁美酮的 ^{1}H NMR 谱（溶剂：CD_3OD）

^{1}H NMR：δ 7.71～7.64（H－4，8，m，2H），7.56（H－1，s，1H），7.30（H－3，dd，J＝8.4，1.6 Hz，1H），7.18（H－5，d，J＝2.4 Hz，1H），7.08（H－7，dd，J＝9.0，2.5 Hz，1H），3.88（H－15，s，3H），2.97（H－11，t，J＝6.9 Hz，2H），2.88（H－12，t，J＝6.9 Hz，2H），2.14（H－14，s，3H）

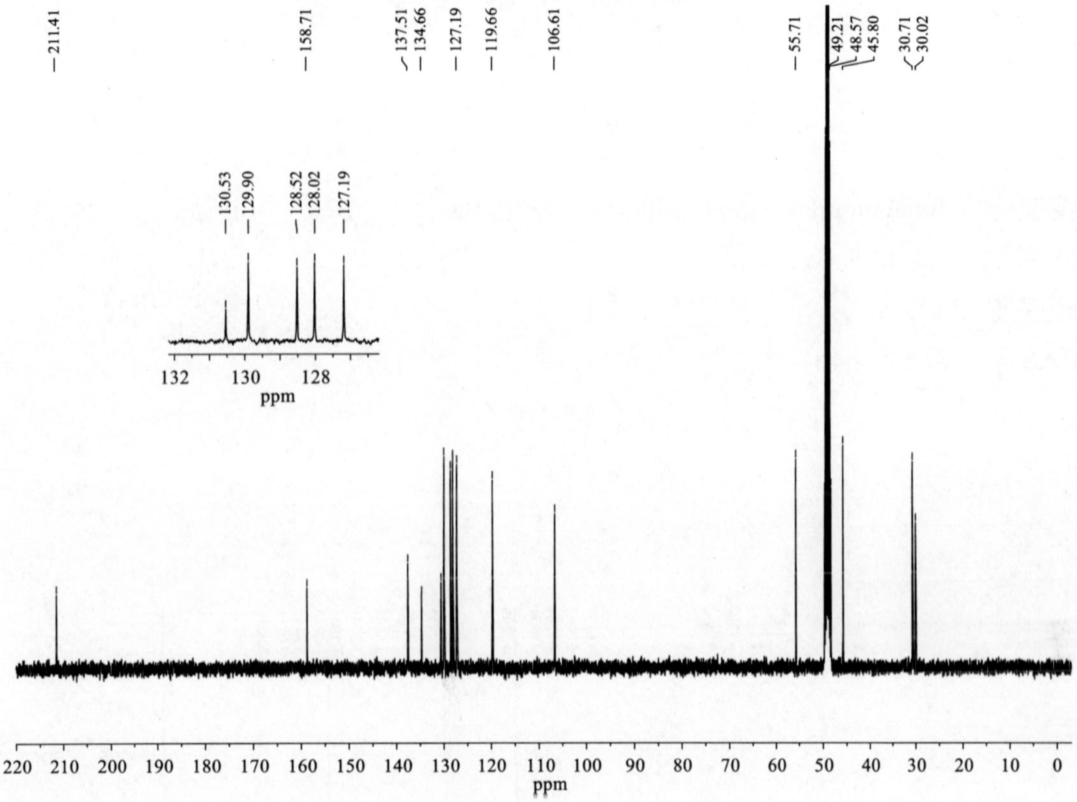

图 2　奈丁美酮的^{13}C NMR 谱（溶剂：CD_3OD）

^{13}C NMR：δ 211.41 （C－13），158.71 （C－6），137.51 （C－2），134.66 （C－10），130.53 （C－9），129.90 （C－8），128.52 （C－3），128.02 （C－1），127.19 （C－4），119.66 （C－7），106.61 （C－5），55.71 （C－15），45.80 （C－12），30.71 （C－14），30.02 （C－11）

备注

1. **中文化学名**　4－(6－甲氧基－2－萘基)－丁－2－酮
2. **英文化学名**　4－(6－methoxy－2－naphthalenyl)－2－butanone
3. **性状**　本品为白色或类白色针状结晶或结晶性粉末。
4. **溶解性**　本品在丙酮、三氯甲烷、乙酸乙酯或热乙醇中易溶，在乙醇中略溶，在水中不溶。
5. **对照品编号与批号**　101003－200801

盐酸班布特罗

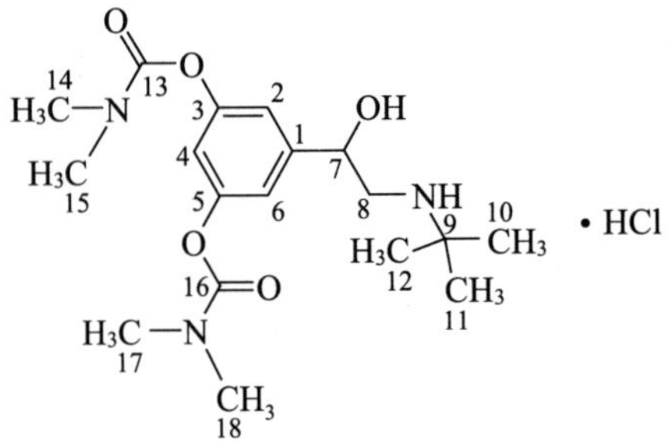

英文名 Bambuterol Hydrochloride

分子式 $C_{18}H_{29}N_3O_5 \cdot HCl$

分子量 403.90

CAS 号 81732－46－9

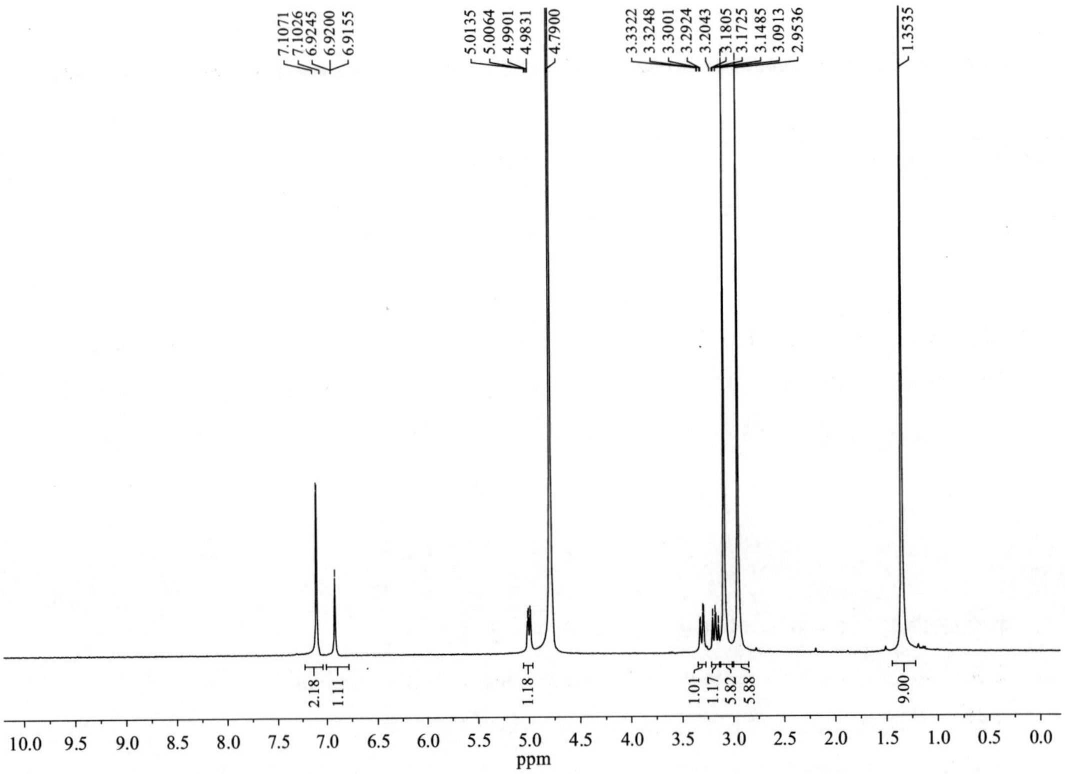

图 1　盐酸班布特罗的^{1}H NMR 谱（溶剂：D_2O）

^{1}H NMR：δ 7.10（H－2，6，d，J=1.8 Hz，2H），6.92（H－4，t，J=1.8 Hz，1H），5.00（H－7，dd，J=9.3，2.8 Hz，1H），3.31（H－8a，dd，J=12.8，2.8 Hz，1H），3.18（H－8b，dd，J=12.8，9.3 Hz，1H），3.09（H－14，15，s，6H），2.95（H－17，18，s，6H），1.35（H－10，11，12，s，9H）

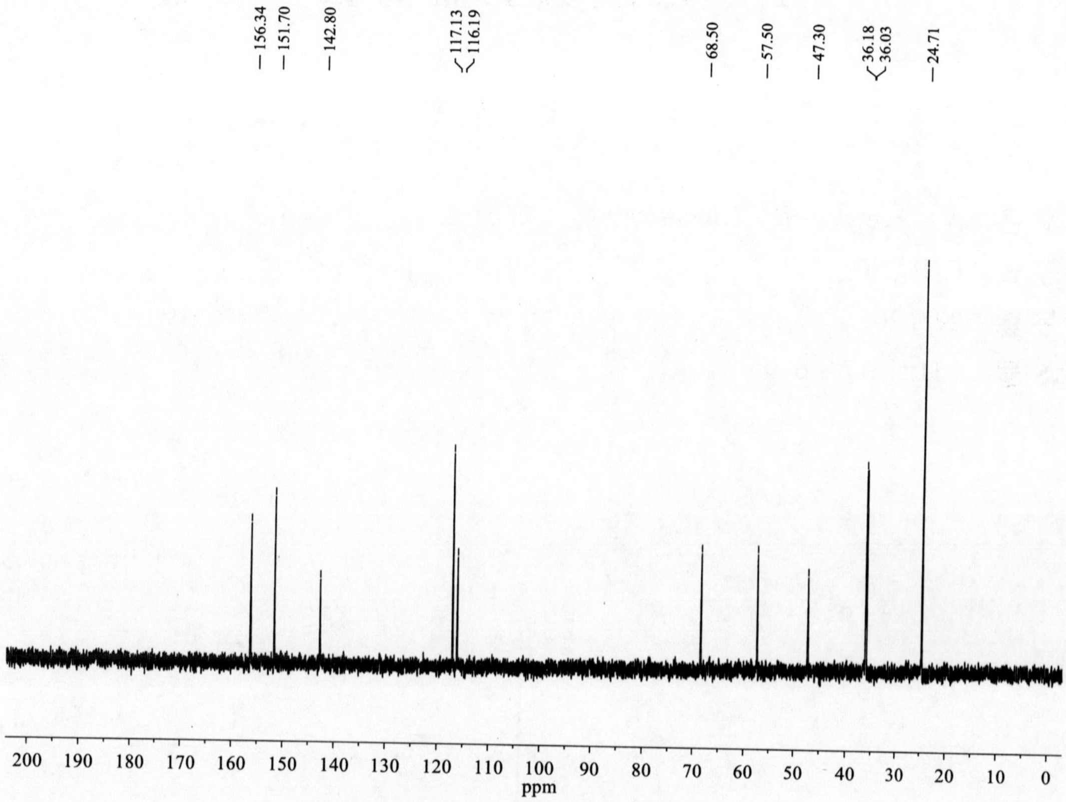

图 2　盐酸班布特罗的^{13}C NMR 谱（溶剂：D_2O）

^{13}C NMR：δ 156.34（C－13，16），151.70（C－3，5），142.80（C－1），117.13（C－2，6），116.19（C－4），68.50（C－7），57.50（C－8），47.30（C－9），36.18（C－14，15），36.03（C－17，18），24.71（C－10，11，12）

备注

1. 中文化学名　1－［双－(3′,5′－*N*,*N*－二甲氨甲酰氧基)苯基］－2－*N*－叔丁基氨基乙醇盐酸盐

2. 英文化学名　dimethylcarbamic acid 5－［2－［(1，－1－dimethylethyl)amino］－1－hydroxyethyl］－1,3－phenylene ester hydrochloride

3. 性状　本品为白色或类白色结晶性粉末；无臭，味苦。

4. 溶解性　本品在甲醇或水中易溶，在三氯甲烷中、乙醇中溶解，在乙酸乙酯或丙酮中几乎不溶。

5. 对照品编号与批号　101009－200701

N－乙酰氨基葡萄糖

英文名 N – Acetyl – D – Glucosamine

分子式 $C_8H_{15}NO_6$

分子量 221.20

CAS 号 7512 – 17 – 6

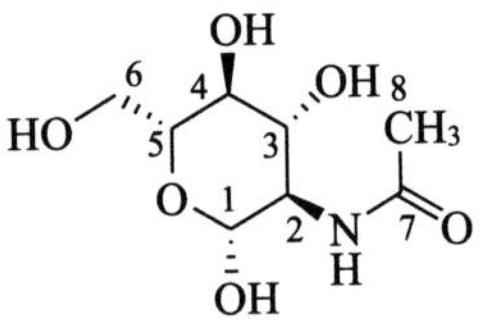

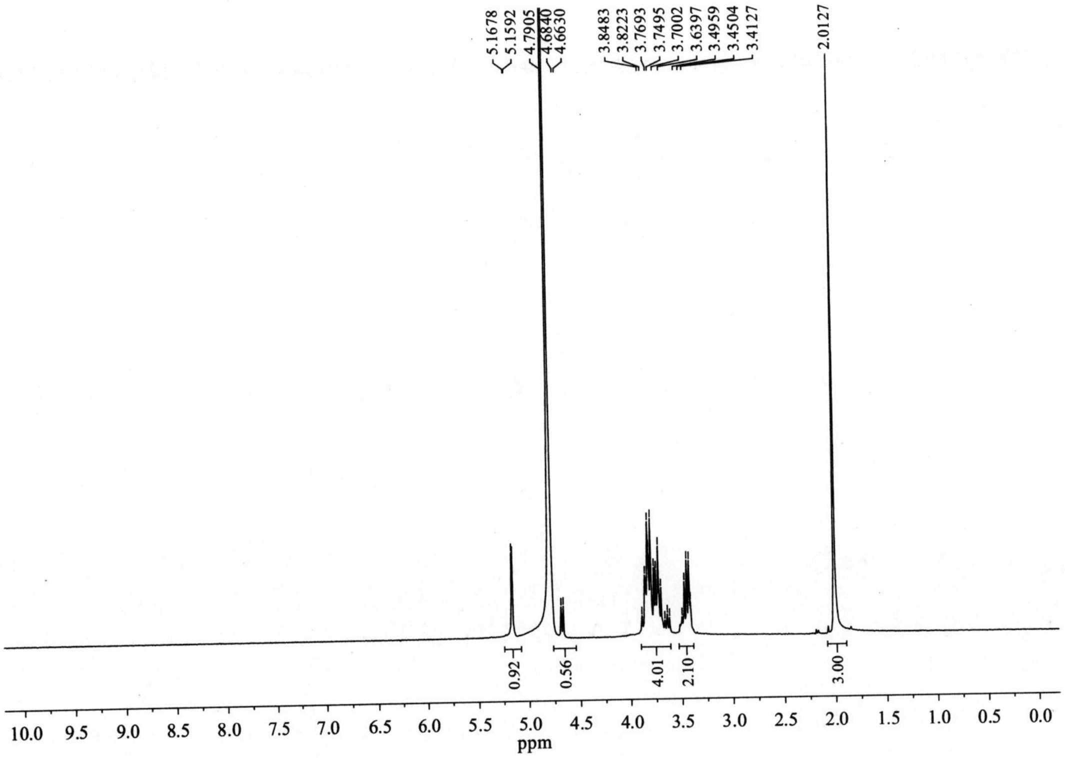

图 1　N－乙酰氨基葡萄糖的 ^{1}H NMR 谱（溶剂：D_2O）

^{1}H NMR：δ 5.16（H – 1，d，J = 3.4 Hz，1H），3.90 ~ 3.58（m，4H），3.56 ~ 3.38（m，2H），2.01（H – 8，s，3H）

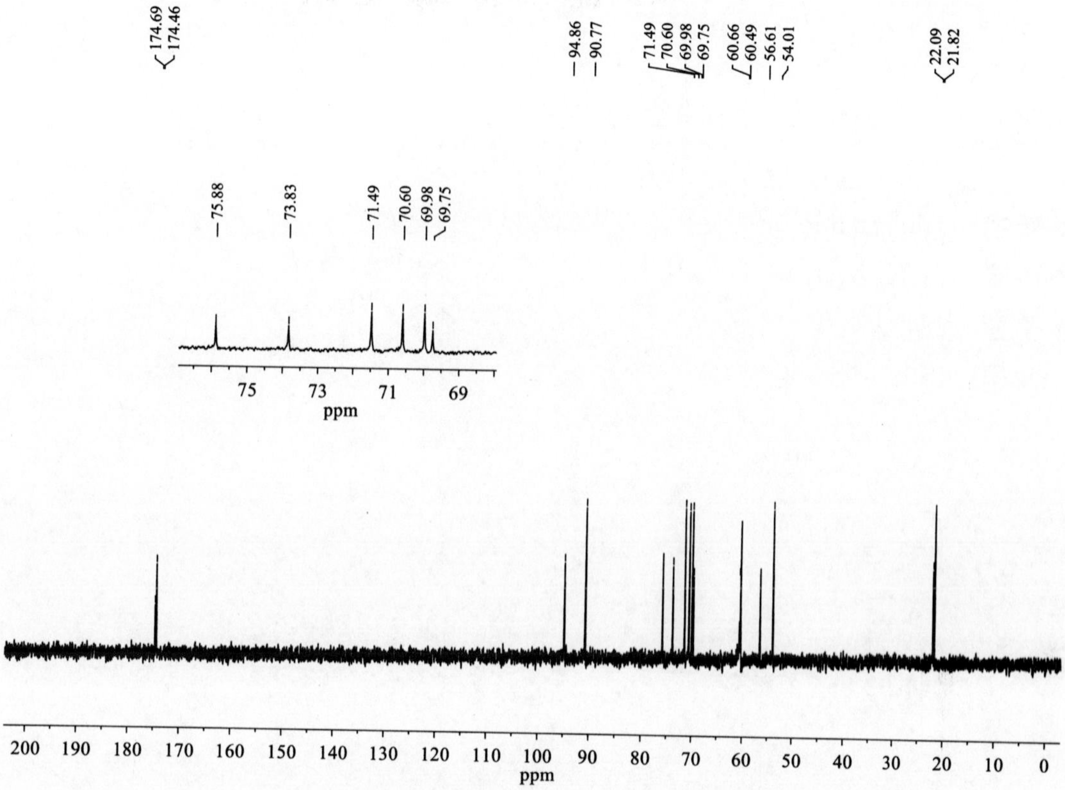

图 2 *N*－乙酰氨基葡萄糖的^{13}C NMR 谱（溶剂：D_2O）

^{13}C NMR：δ 174.69，174.46（C－7），94.86，90.77（C－1），75.88，73.83（C－5），71.49，70.60（C－3），69.98，69.75（C－4），60.66，60.49（C－6），56.61，54.01（C－2），22.09，21.82（C－8）

注：存在异构体

备注

1. 中文化学名 *N*－乙酰－*D*－氨基葡萄糖

2. 英文化学名 *N*－acetyl－*β*－*D*－glucosamine

3. 性状 本品为白色或类白色结晶性粉末；无臭，味甜。

4. 溶解性 本品在水中易溶，在甲醇中微溶，在无水乙醇中极微溶，在丙酮中不溶。

5. 对照品编号与批号 101011－200801

托 吡 卡 胺

英文名 Tropicamide

分子式 $C_{17}H_{20}N_2O_2$

分子量 284.36

CAS 号 1508－75－4

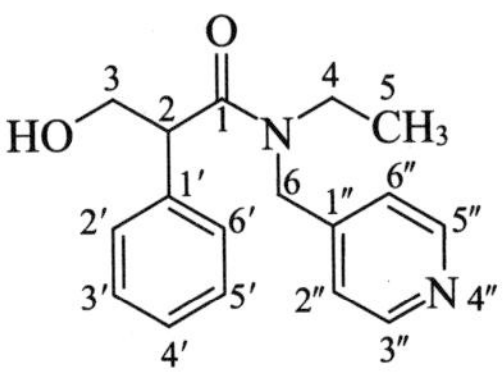

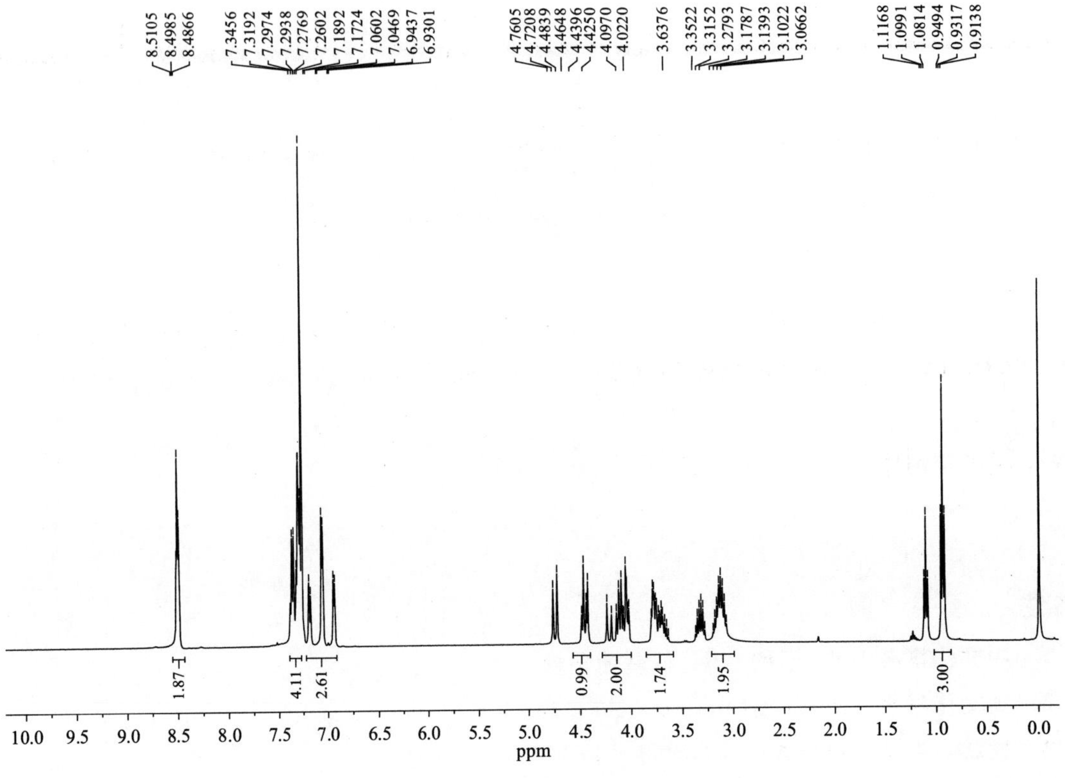

图 1　托吡卡胺的^{1}H NMR 谱（溶剂：$CDCl_3$）

^{1}H NMR：δ 8.50（H－3″，5″，t，J＝4.8 Hz，2H），7.42～7.27（H－2″，6″，3′，5′，m，4H），7.21～6.92（H－2′，4′，6′，m，3H），4.45（dd，J＝16.8，6.7 Hz，1H），4.30～4.00（m，2H），3.93～3.57（m，2H），3.46～2.94（H－4，m，2H），0.93（H－5，t，J＝7.1 Hz，3H）

注：存在异构体

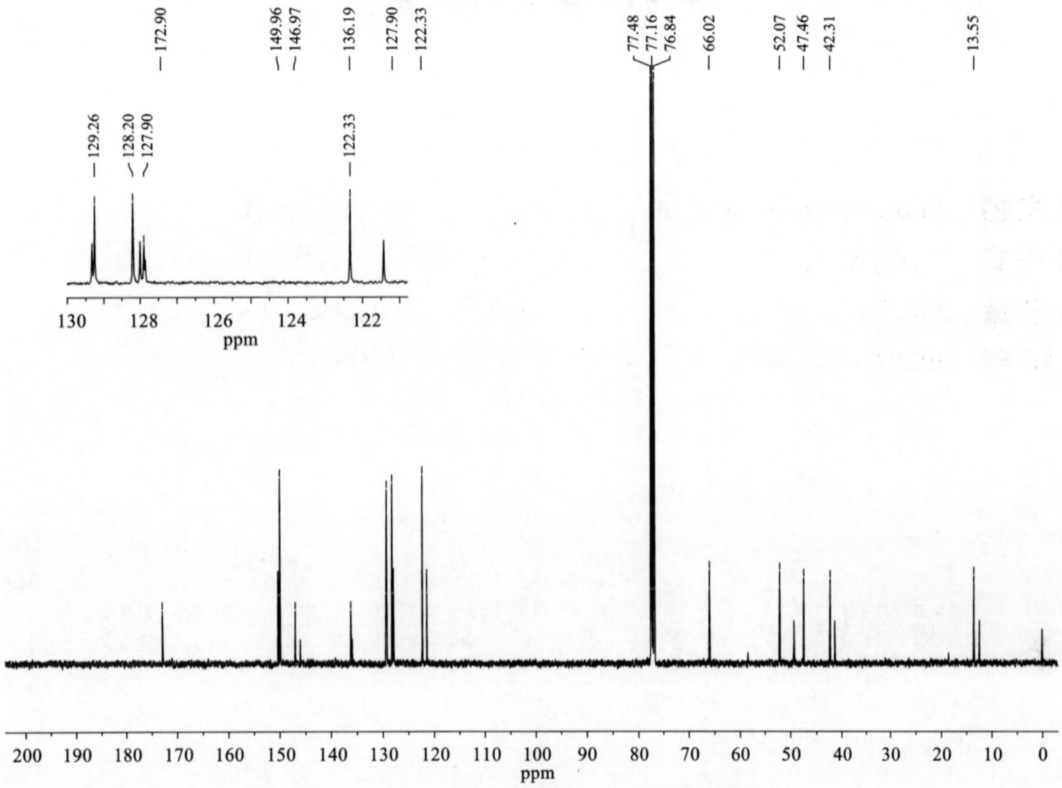

图 2　托吡卡胺的 ^{13}C NMR 谱（溶剂：$CDCl_3$）

^{13}C NMR：δ 172.90（C－1），149.96（C－3″，5″），146.97（C－1″），136.19（C－1′），129.26（C－2′，6′），128.20（C－3′，5′），127.90（C－4′），122.33（C－2″，6″），66.02（C－3），52.07（C－6），47.46（C－2），42.31（C－4），13.55（C－5）

注：存在异构体

备注

1. **中文化学名**　*N*－乙基－2－苯基－*N*－(4－吡啶甲基)羟丙酰胺
2. **英文化学名**　*N*－ethyl－*N*－(hydroxymethyl)－*N*－(4－pyridinylmethyl)benzeneacetamide
3. **性状**　本品为白色结晶性粉末；无臭。
4. **溶解性**　本品在乙醇或三氯甲烷中易溶，在水中微溶；在稀盐酸或稀硫酸中易溶。
5. **对照品编号与批号**　101019－200801

尼群地平杂质 A

英文名 Nitrendipine Impurity A

分子式 $C_{18}H_{18}N_2O_6$

分子量 358.34

CAS 号 89267-41-4

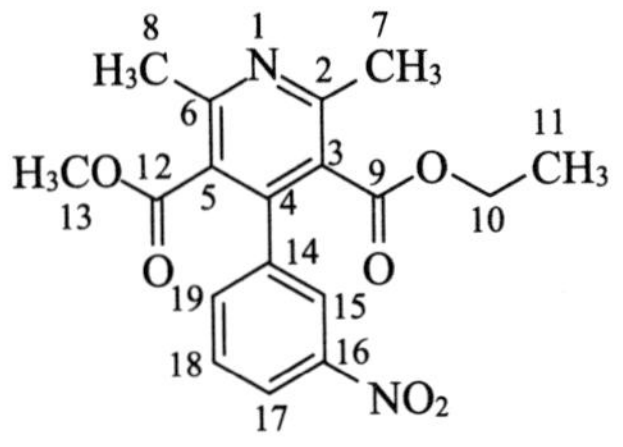

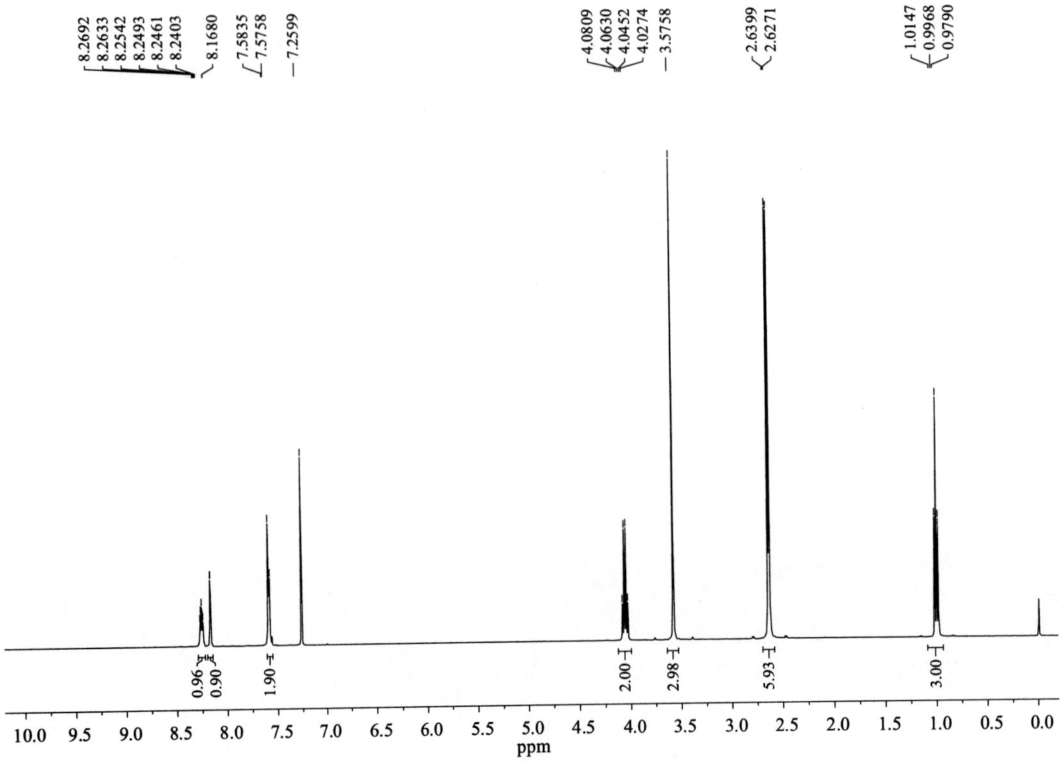

图 1 尼群地平杂质 A 的 ^1H NMR 谱（溶剂：$CDCl_3$）

^1H NMR：δ 8.25（H-17，m，1H），8.17（H-15，s，1H），7.61~7.55（H-18，19，m，2H），4.05（H-10，q，J=7.1 Hz，2H），3.58（H-13，s，3H），2.64（H-7，s，3H），2.63（H-8，s，3H），1.00（H-11，t，J=7.1 Hz，3H）

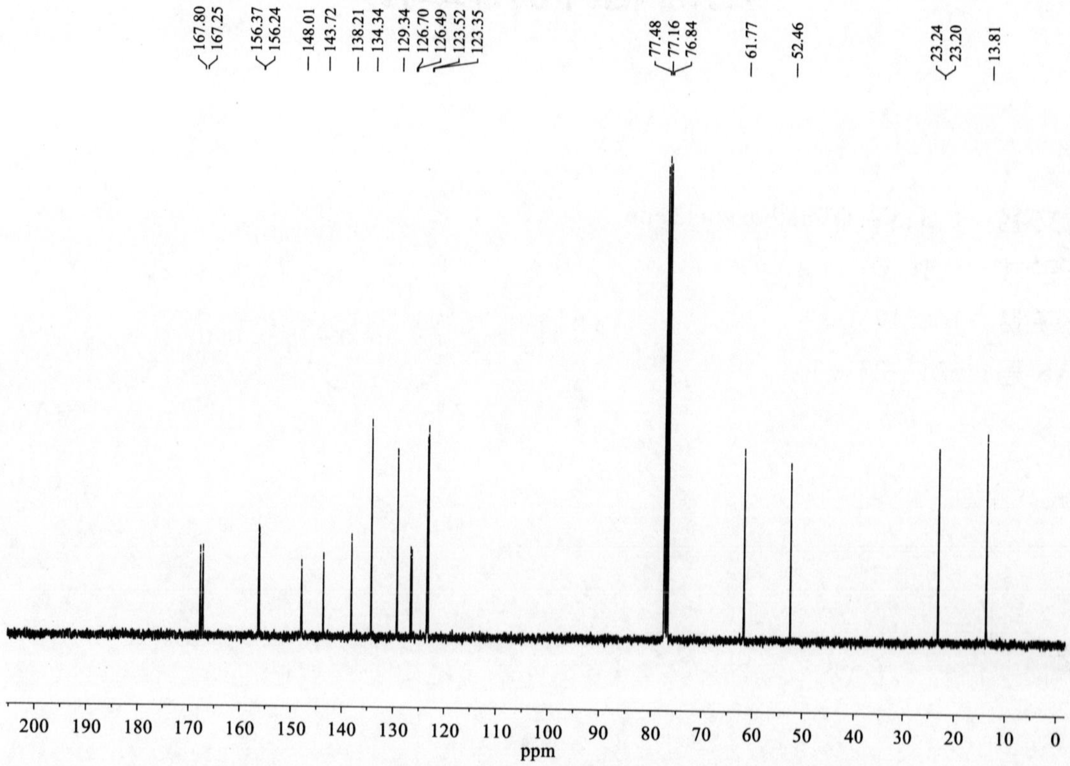

图 2　尼群地平杂质 A 的 ^{13}C NMR 谱（溶剂：$CDCl_3$）

^{13}C NMR：δ 167.80（C－12），167.25（C－9），156.37（C－6），156.24（C－2），148.01（C－16），143.72（C－4），138.21（C－14），134.34（C－19），129.34（C－15），126.70（C－5），126.49（C－3），123.52（C－17），123.35（C－18），61.77（C－10），52.46（C－13），23.24（C－7），23.20（C－8），13.81（C－11）

备注

1. **中文化学名**　2,6－二甲基－4－(3－硝基苯基)吡啶－3,5－二甲酸－甲基乙基酯
2. **英文化学名**　2,6－dimethyl－4－(3－nitrophenyl) pyridine－3,5－dicarboxylate
3. **性状**　本品为白色结晶性粉末。
4. **对照品编号与批号**　101020－200801

三甲基间苯三酚

英文名 1,3,5 – Trimethoxybenzene

分子式 $C_9H_{12}O_3$

分子量 168.19

CAS 号 621 – 23 – 8

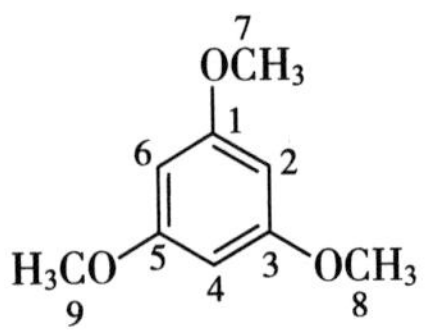

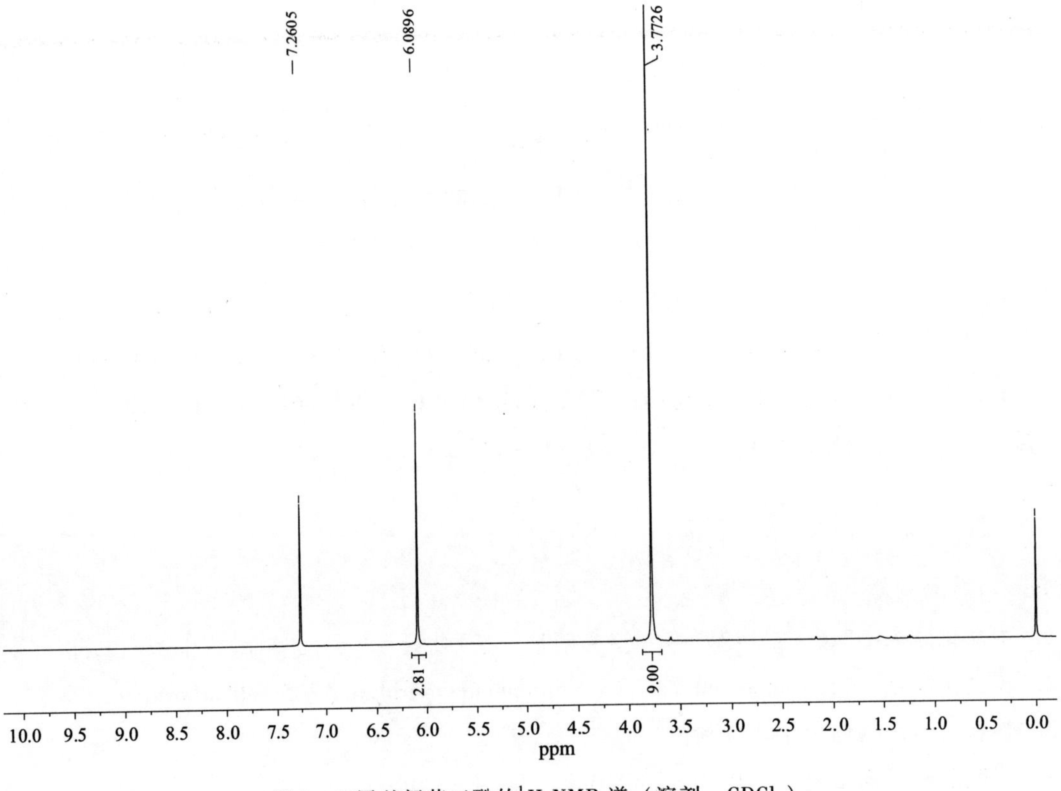

图 1 三甲基间苯三酚的 ^1H NMR 谱（溶剂：$CDCl_3$）

^1H NMR：δ 6.09（H – 2，4，6，s，3H），3.77（H – 7，8，9，s，9H）

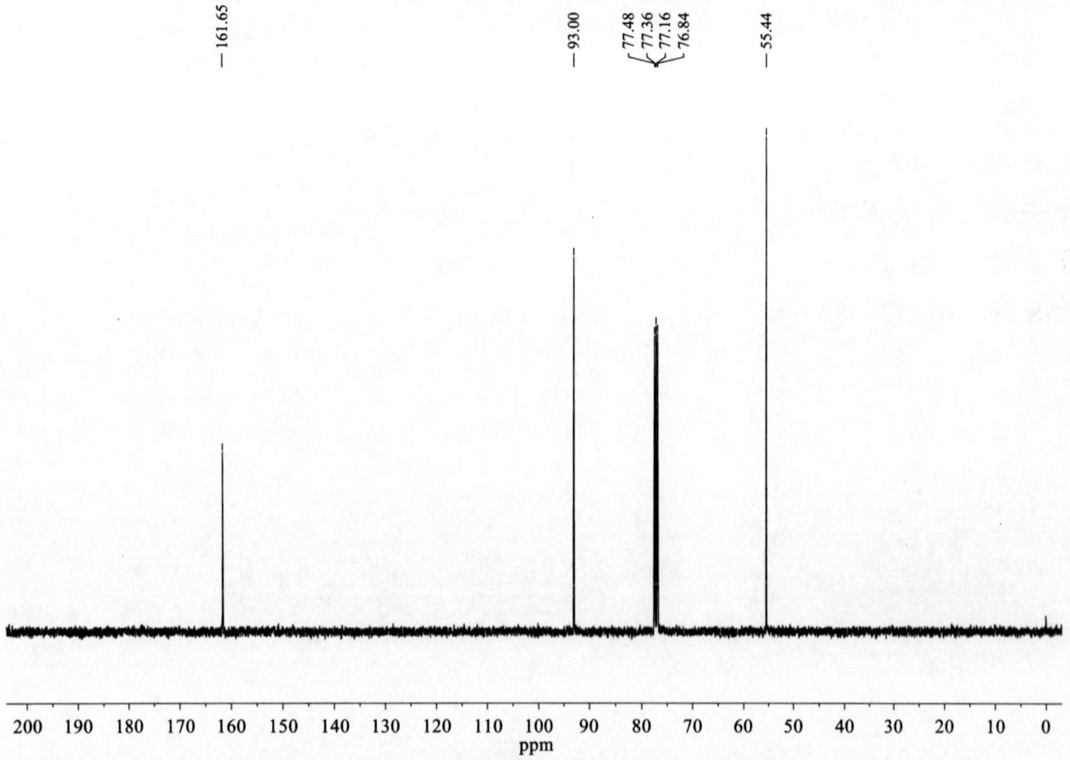

图 2 三甲基间苯三酚的 ^{13}C NMR 谱（溶剂：$CDCl_3$）

^{13}C NMR：δ 161.65（C－1，3，5），93.00（C－2，4，6），55.44（C－7，8，9）

备注

1. 中文化学名 1,3,5－三甲氧基苯

2. 性状 本品为白色结晶性粉末。

3. 对照品编号与批号 101022－201302

奥拉西坦

英文名 Oxiracetam

分子式 $C_6H_{10}N_2O_3$

分子量 158.16

CAS号 62613－82－5

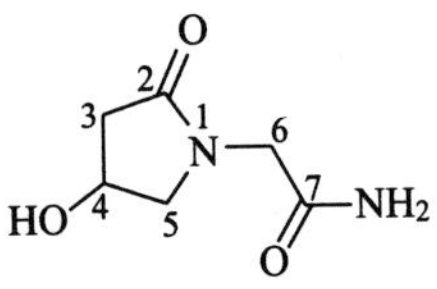

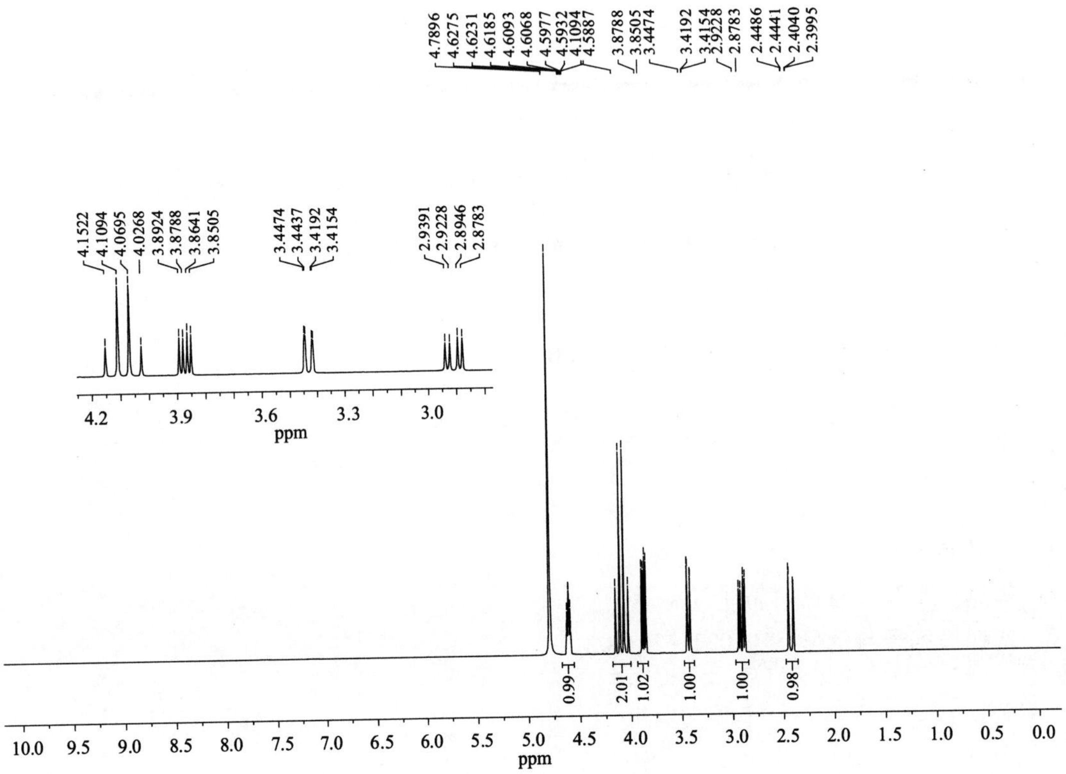

图1　奥拉西坦的¹H NMR谱（溶剂：D_2O）

¹H NMR：δ 4.61（H－4，m，1H），4.09（H－6，q，J＝17.1 Hz，2H），3.87（H－5a，dd，J＝11.3，5.4 Hz，1H），3.43（H－5b，dd，J＝11.3，1.5 Hz，1H），2.91（H－3a，dd，J＝17.8，6.5 Hz，1H），2.42（H－3b，dd，J＝17.8，1.8 Hz，1H）

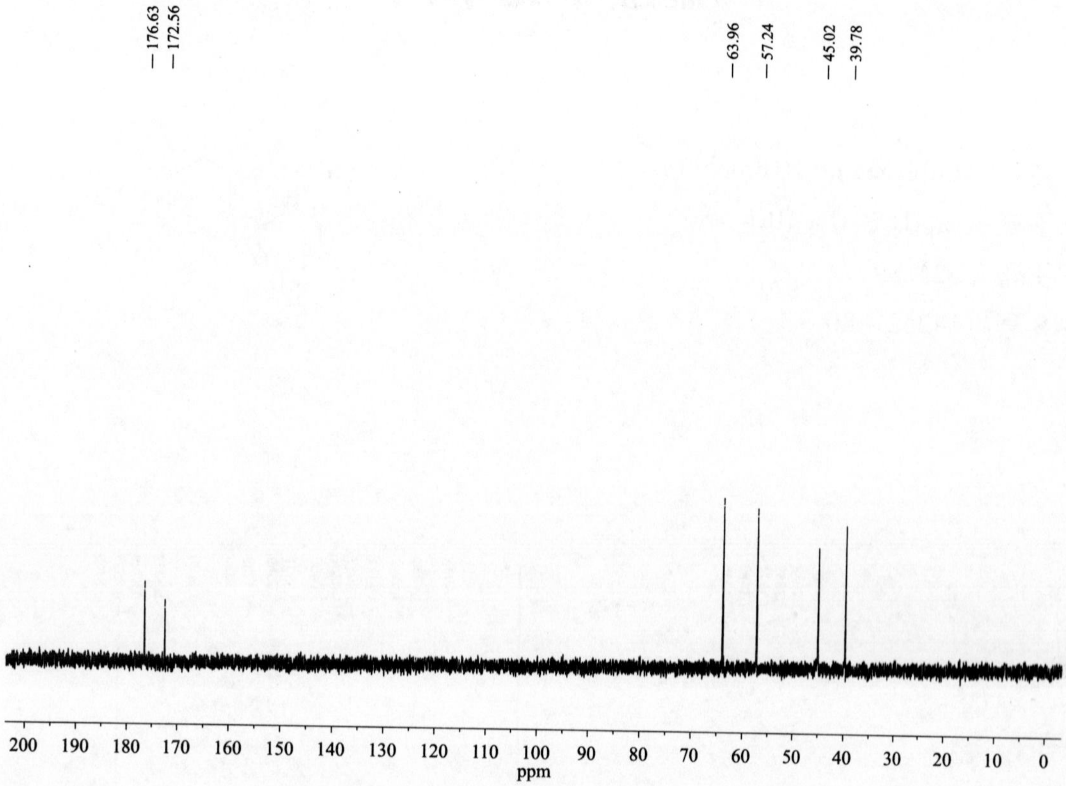

图 2 奥拉西坦的 ^{13}C NMR 谱（溶剂：D_2O）

^{13}C NMR：δ 176.63（C－2），172.56（C－7），63.96（C－4），57.24（C－6），45.02（C－5），39.78（C－3）

备注

1. **中文化学名** 4－羟基－2－氧代－1－吡咯烷乙酰胺
2. **英文化学名** 4－hydroxy－2－oxo－1－pyrrolidineacetamide
3. **性状** 本品为白色结晶或结晶性粉末；无臭，味微甜。
4. **溶解性** 本品在水中易溶，在甲醇或乙醇中极微溶解，在丙酮、三氯甲烷或苯中几乎不溶。
5. **对照品编号与批号** 101032－200901

盐酸布比卡因

英文名 Bupivacaine Hydrochloride

分子式 $C_{18}H_{28}N_2O \cdot HCl$

分子量 324.89

CAS 号 14252-80-3

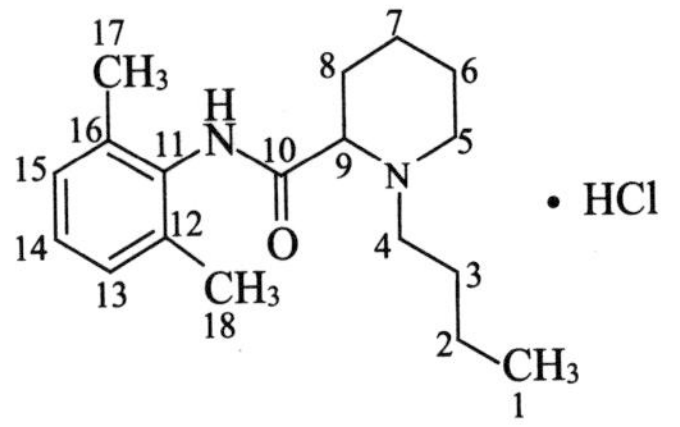

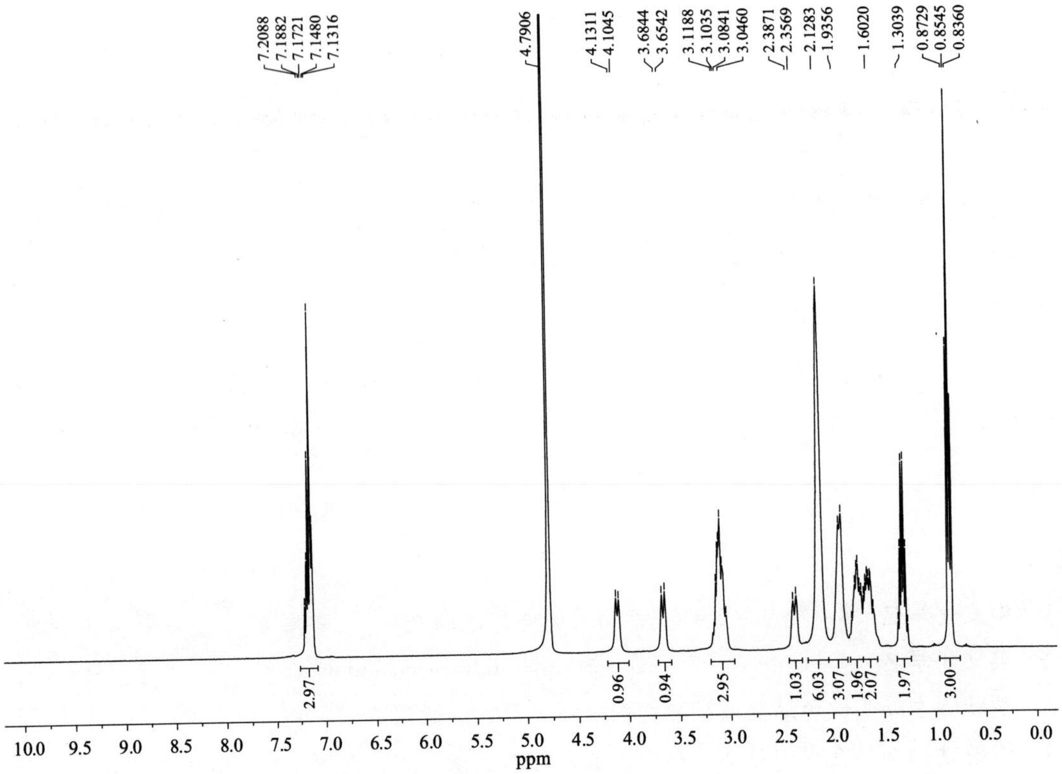

图 1 盐酸布比卡因的 ^{1}H NMR 谱（溶剂：D_2O）

^{1}H NMR：δ 7.22～7.09（H-13, 14, 15, m, 3H），4.12（H-9, m, 1H），3.67（H-5a, m, 1H），3.20～2.97（H-4, 8a, m, 3H），2.37（H-5b, m, 1H），2.13（H-17, 18, s, 6H），2.02～1.85（H-7, 8b, m, 3H），1.82～1.70（H-6, m, 2H），1.70～1.57（H-3, m, 2H），1.39～1.25（H-2, m, 2H），0.85（H-1, t, J = 7.4 Hz, 3H）

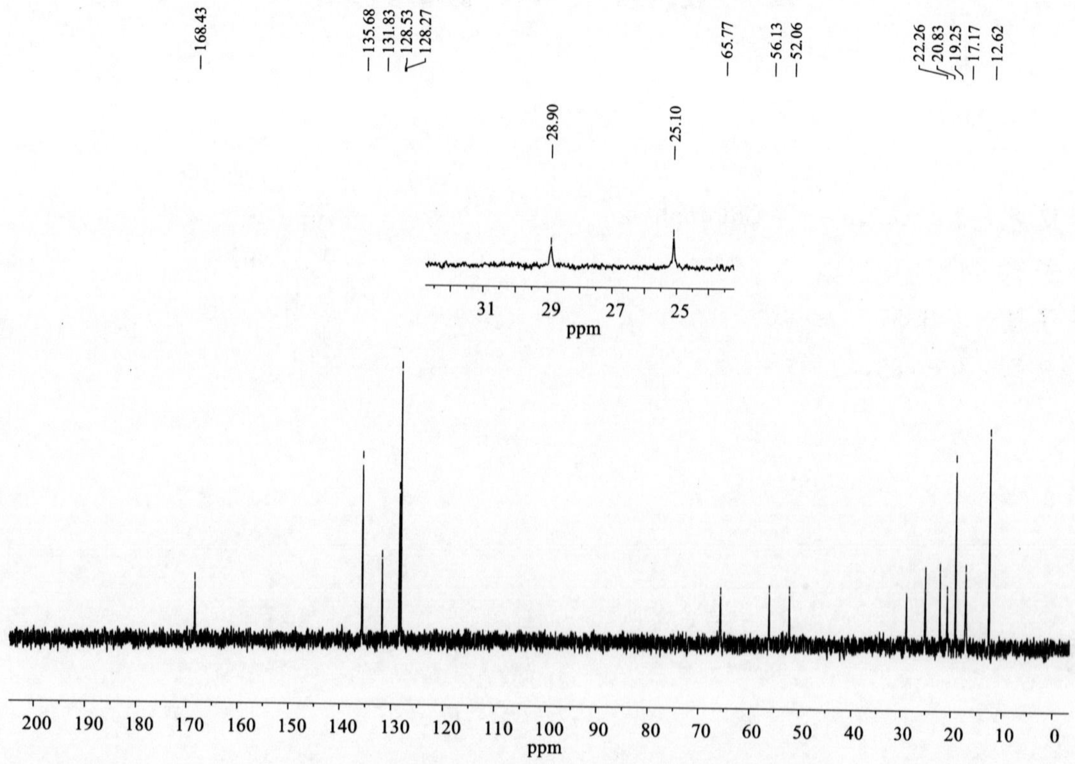

图 7　盐酸布比卡因的 ^{13}C NMR 谱（溶剂：D_2O）

^{13}C NMR：δ 168.43（C－10），135.68（C－12，16），131.83（C－11），128.53（C－14），128.27（C－13，15），65.77（C－9），56.13（C－4），52.06（C－5），28.90（C－3），25.10（C－7），22.26（C－8），20.83（C－6），19.25（C－2），17.17（C－17，18），12.62（C－1）

备注

1. **中文化学名**　1－丁基－2－［*N*－（2,6－二甲基苯胺甲酰基）］哌啶盐酸盐
2. **英文化学名**　1－butyl－*N*－（2,6－dimethylphenyl）－2－piperidinecarboxamide hydrochloride
3. **性状**　本品为白色结晶性粉末；无臭，味苦。
4. **溶解性**　本品在乙醇中易溶，在水中溶解，在三氯甲烷中微溶，在乙醚中几乎不溶。
5. **对照品编号与批号**　101034－200801

2－氨基－4－氯苯酚

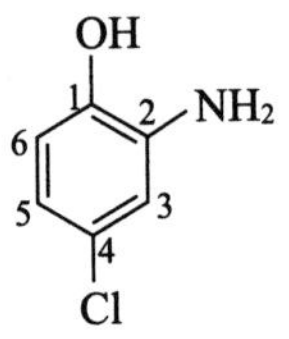

英文名　2－Amino－4－Chlorophenol

分子式　C_6H_6ClNO

分子量　143.57

CAS 号　95－85－2

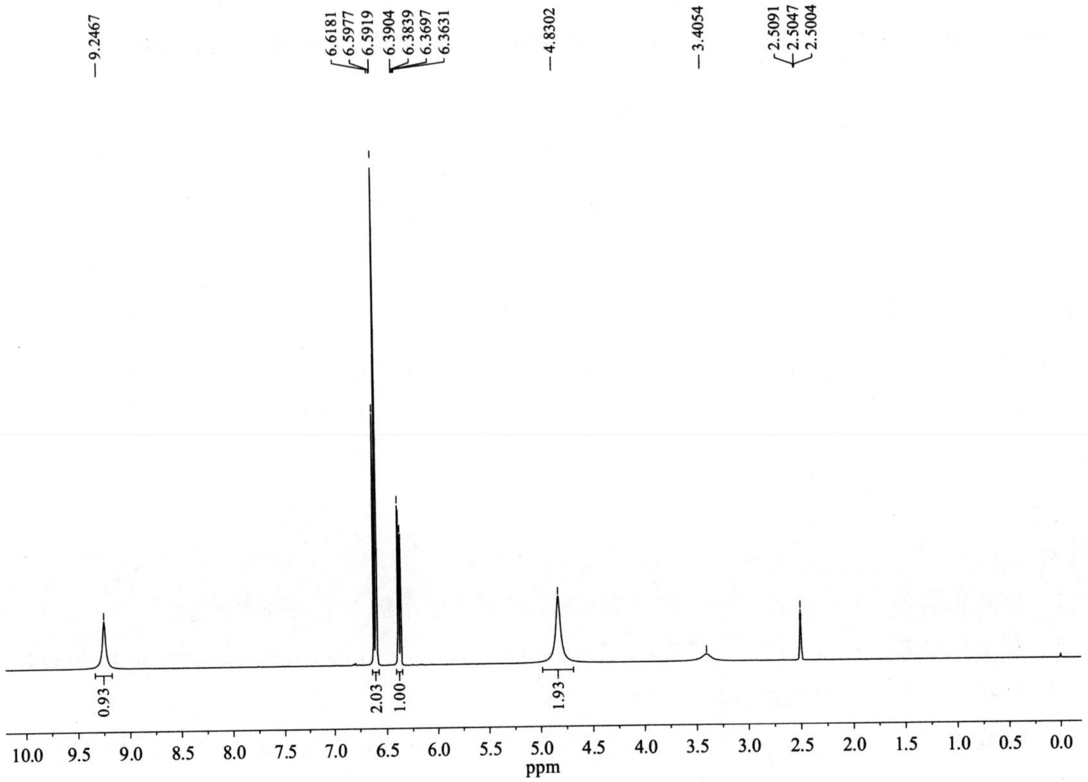

图 1　2－氨基－4－氯苯酚的 ^{1}H NMR 谱（溶剂：CD_3SOCD_3）

^{1}H NMR：δ 9.25（OH，brs，1H），6.62～6.59（H－3，6，m，2H），6.38（H－5，dd，J＝8.3，2.6 Hz，1H），4.83（NH_2，brs，2H）

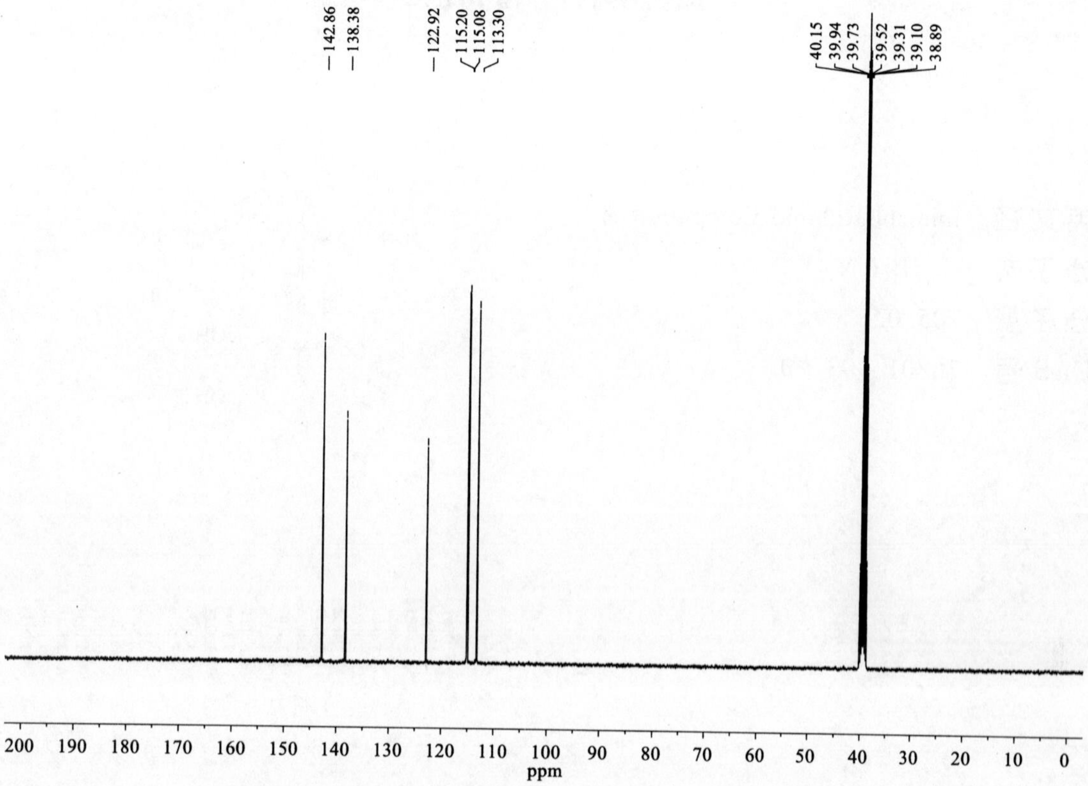

图2 2－氨基－4－氯苯酚的 ^{13}C NMR 谱（溶剂：CD_3SOCD_3）

^{13}C NMR：δ 142.86（C－1），138.38（C－4），122.92（C－2），115.20（C－6），115.08（C－3），113.30（C－5）

备注

1. 性状 本品为砖红色结晶。

2. 对照品编号与批号 101038－200901

参考文献

[1] Sharma U, Verma P K, Kumar N, et al. Phosphane－free green protocol for selective nitro reduction with an iron－based catalyst. Chem Eur J, 2011, 17: 5903.

[2] http://sdbs. db. aist. go. jp/sdbs/cgi－bin/cre_index. cgi? lang＝eng(SDBS)(^{1}H NMR, ^{13}C NMR).

碘海醇杂质 I

英文名 Iohexol Related Compound Ⅰ

分子式 $C_{14}H_{18}I_3N_3O_6$

分子量 705.02

CAS 号 76801 - 93 - 9

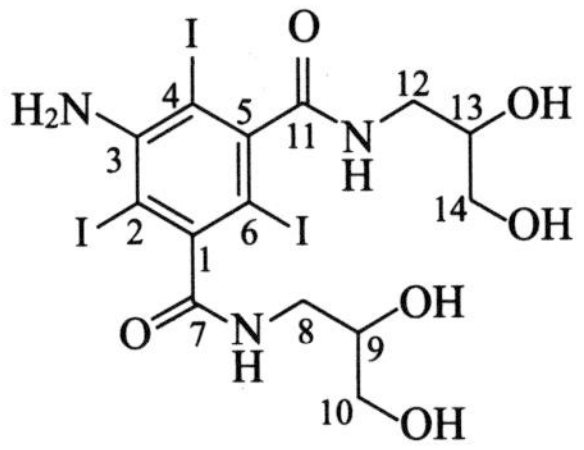

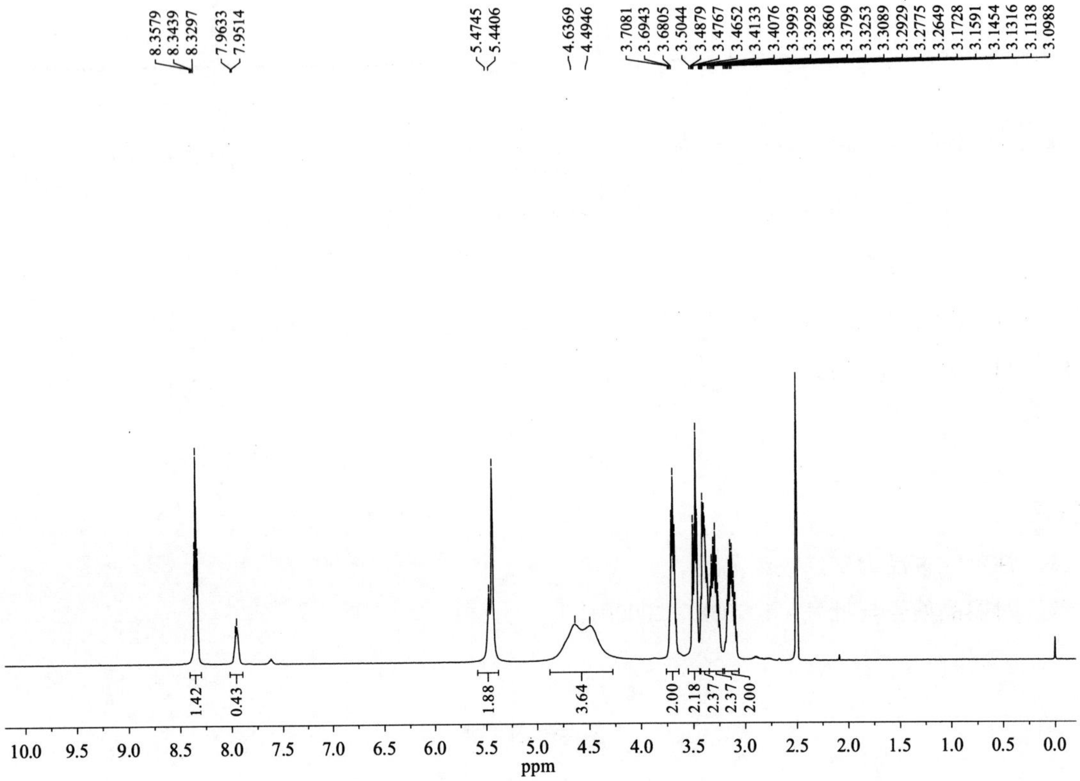

图 1 碘海醇杂质 I 的 ^1H NMR 谱（溶剂：CD_3SOCD_3）

^1H NMR：δ 8.36 ~ 8.33，7.99 ~ 7.94（NH_2，m，2H），5.47 ~ 5.44（NH，m，2H），4.64 ~ 4.49（OH，br，4H），3.76 ~ 3.64（H - 9，13，m，2H），3.55 ~ 3.43（H - 10a，14a，m，2H），3.44 ~ 3.35（H - 10b，14b，m，2H），3.35 ~ 3.22（H - 8a，12a，m，2H），3.20 ~ 3.06（H - 8b，12b，m，2H）

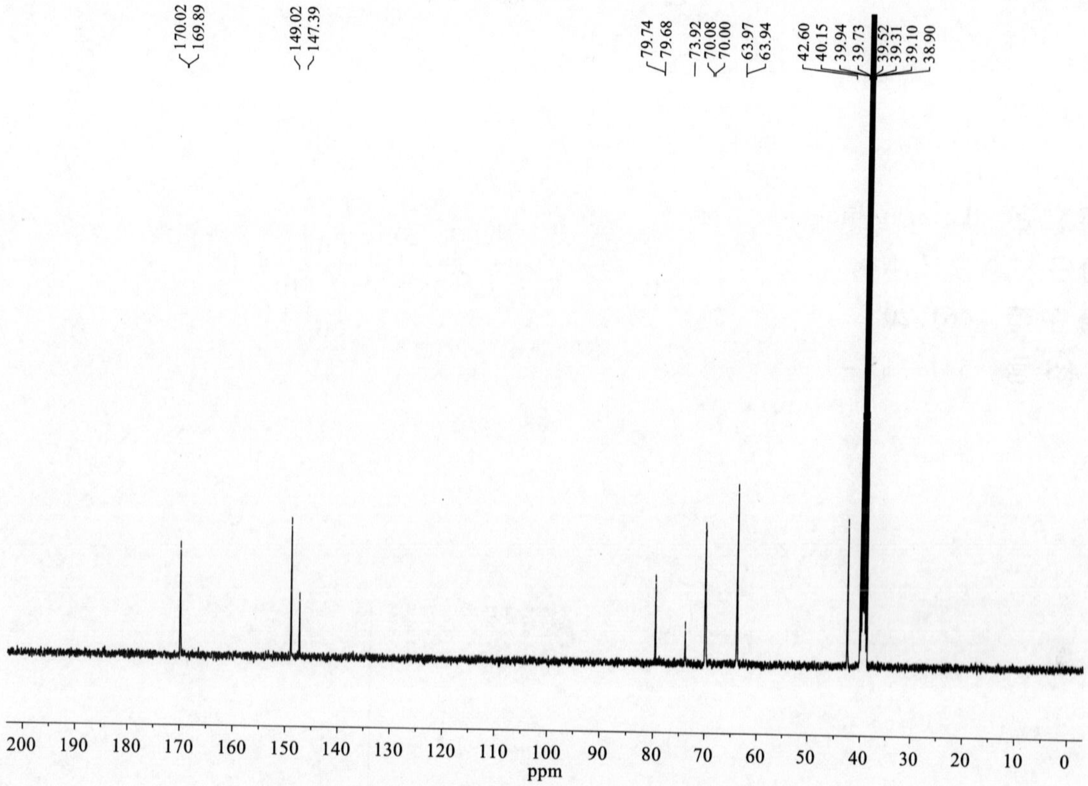

图 2　碘海醇杂质 I 的 ^{13}C NMR 谱（溶剂：CD_3SOCD_3）

^{13}C NMR：δ 170.02，169.89（C－7，11），149.02（C－1，5），147.39（C－3），79.74，79.68（C－2，4），73.92（C－6），70.08，70.00（C－9，13），63.97，63.94（C－10，14），42.60（C－8，12）

备注

1. 中文化学名　5－氨基－*N*－*N′*－双(2,3－二羟丙基)－2,4,6－三碘－1,3－苯二甲酰胺

2. 英文化学名　5－amino－*N*－*N′*－bis(2,3－dihydropropyl)－2,4,6－triiodo－1,3－benzenedicarboxamide

3. 性状　本品为类白色或浅褐色粉末。

4. 对照品编号与批号　101039－201001

左 卡 尼 汀

英文名 Levocarnitine

分子式 $C_7H_{15}NO_3$

分子量 161.20

CAS 号 541－15－1

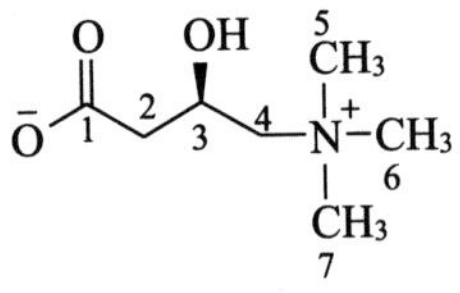

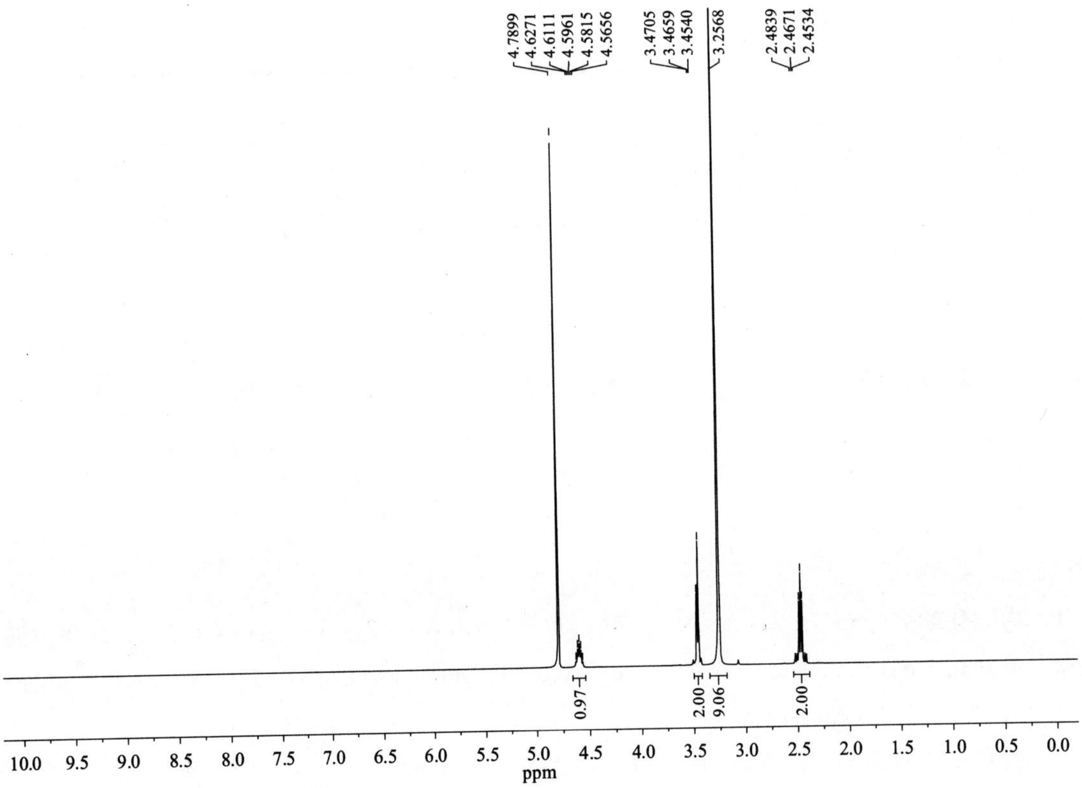

图 1　左卡尼汀的^{1}H NMR 谱（溶剂：D_2O）

^{1}H NMR：δ 4.60（H－3，m，1H），3.47～3.45（H－4，m，2H），3.26（H－5，6，7，s，9H），2.48～2.45（H－2，m，2H）

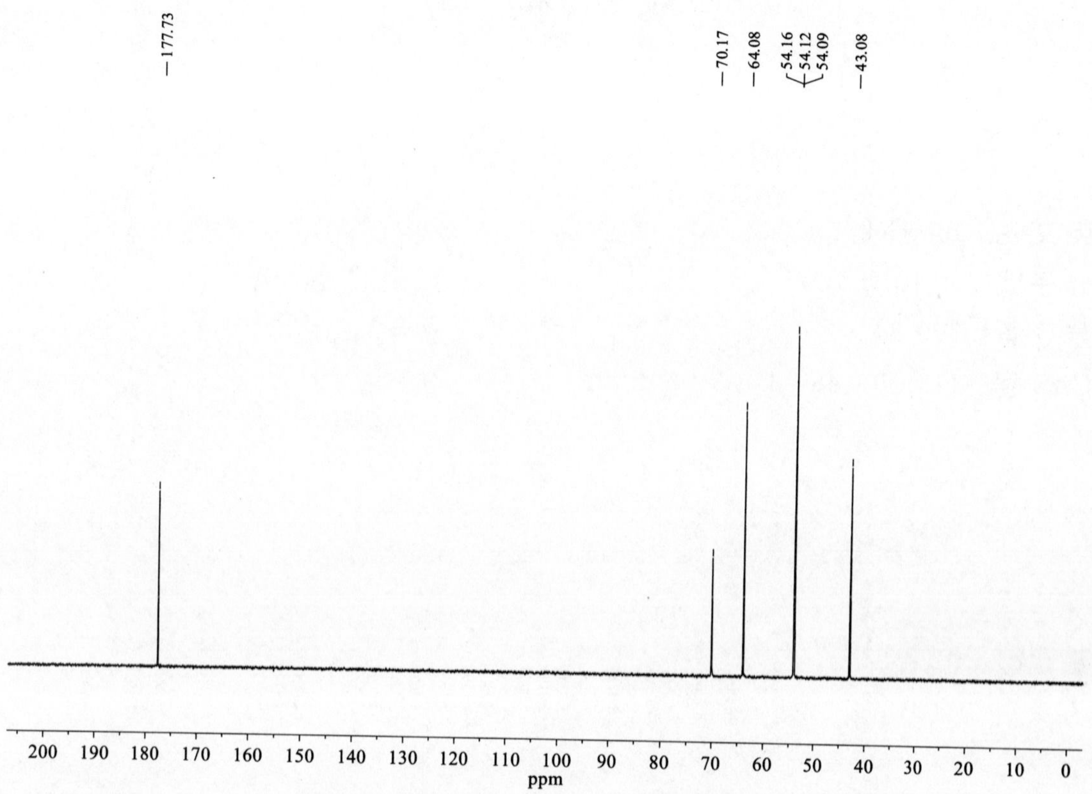

图2 左卡尼汀的^{13}C NMR谱（溶剂：D_2O）

^{13}C NMR：δ 177.73（C－1），70.17（C－4），64.08（C－3），54.16，54.12，54.09（C－5，6，7），43.08（C－2）

备注

1. 中文化学名 （*R*）－3－羧基－2－羟基－*N*,*N*,*N*－三甲基－1－丙胺氢氧化物

2. 英文化学名 （3*R*）－3－hydroxy－4－(trimethylammonio)butanoate

3. 性状 本品为白色结晶性粉末。

4. 溶解性 本品在水或乙醇中易溶，在丙酮或乙醚中几乎不溶，在甲酸中易溶。

5. 对照品编号与批号 101041－200901

参考文献

[1] Kawagishi H, Murakami H, Sakai S, et al. Carnitine－esters from the mushroom suillus laricinus. Phytochemistry, 2006, 67: 2676(^{1}H NMR, ^{13}C NMR).

[2] Litos C, Parsons S, Karaliota A. Synthesis of two dicopper(II) complexes of *L*－carnitine: the first structural determination of a metal complex containing *L*－carnitine. Polyhedron, 2007, 26: 1397(^{1}H NMR, ^{13}C NMR).

双 环 醇

英文名 Bicyclol

分子式 $C_{19}H_{18}O_9$

分子量 390.34

CAS 号 118159-48-1

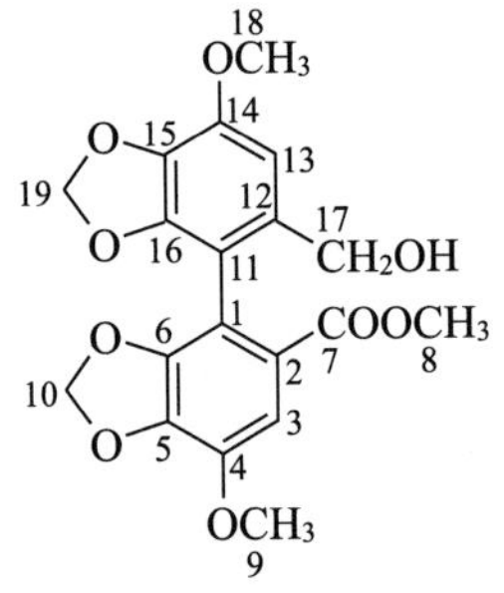

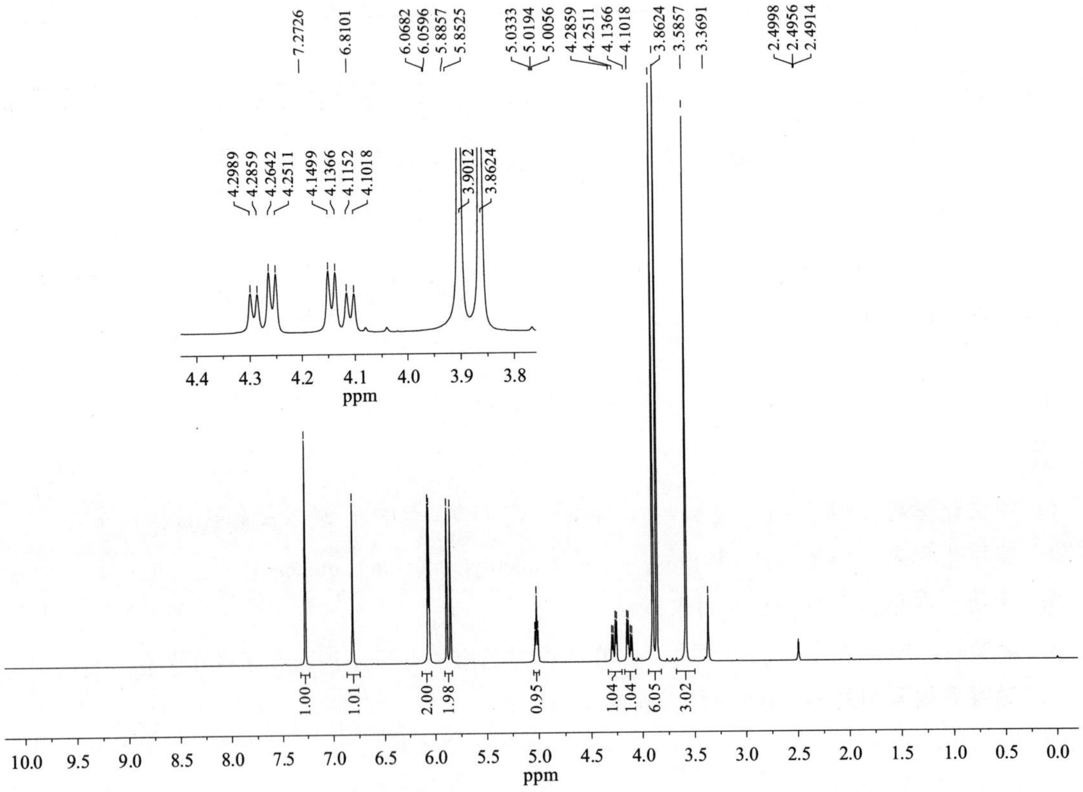

图 1 双环醇的^{1}H NMR 谱（溶剂：CD_3SOCD_3）

^{1}H NMR：δ 7.27（H-3，s，1H），6.81（H-13，s，1H），6.06（H-10，d，J=3.4 Hz，2H），5.87（H-19，d，J=13.3 Hz，2H），5.02（OH，t，J=5.5 Hz，1H），4.28（H-17a，dd，J=13.9，5.2 Hz，1H），4.13（H-17b，dd，J=13.9，5.4 Hz，1H），3.90（H-9，s，3H），3.86（H-18，s，3H），3.59（H-8，s，3H）

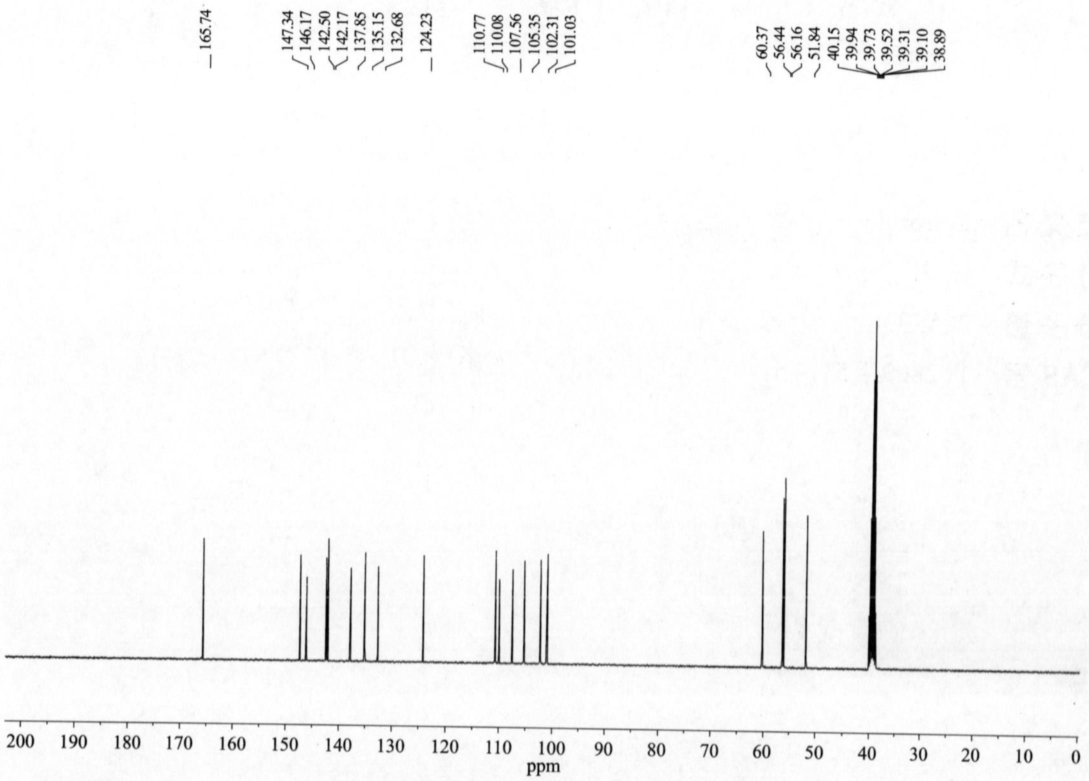

图 2　双环醇的^{13}C NMR 谱（溶剂：CD_3SOCD_3）

^{13}C NMR：δ 165.74（C－7），147.34（C－14），146.17（C－4），142.50（C－6），142.17（C－16），137.85（C－5），135.15（C－15），132.68（C－12），124.23（C－2），110.77（C－11），110.08（C－1），107.56（C－3），105.35（C－13），102.31（C－10），101.03（C－19），60.37（C－17），56.44，56.16（C－9，18），51.84（C－8）

备注

1. 中文化学名　4,4′－二甲氧基－5,6,5′,6′－双(亚甲二氧基)－2－羟甲基－2′－甲氧羰基联苯

2. 英文化学名　4,4′－dimethoxy－5,6,5′,6′－bis(methylenedioxy)－2－(hydroxymethyl)－2′－methoxycarbonylbiphenyl

3. 性状　本品为白色或类白色结晶性粉末。

4. 对照品编号与批号　101044－201001

来 曲 唑

英文名 Letrozole

分子式 $C_{17}H_{11}N_5$

分子量 285.3

CAS 号 112809－51－5

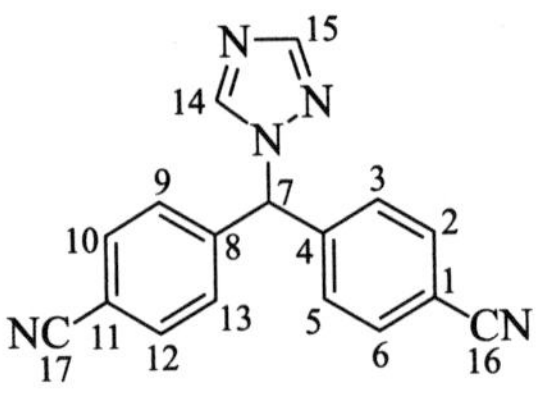

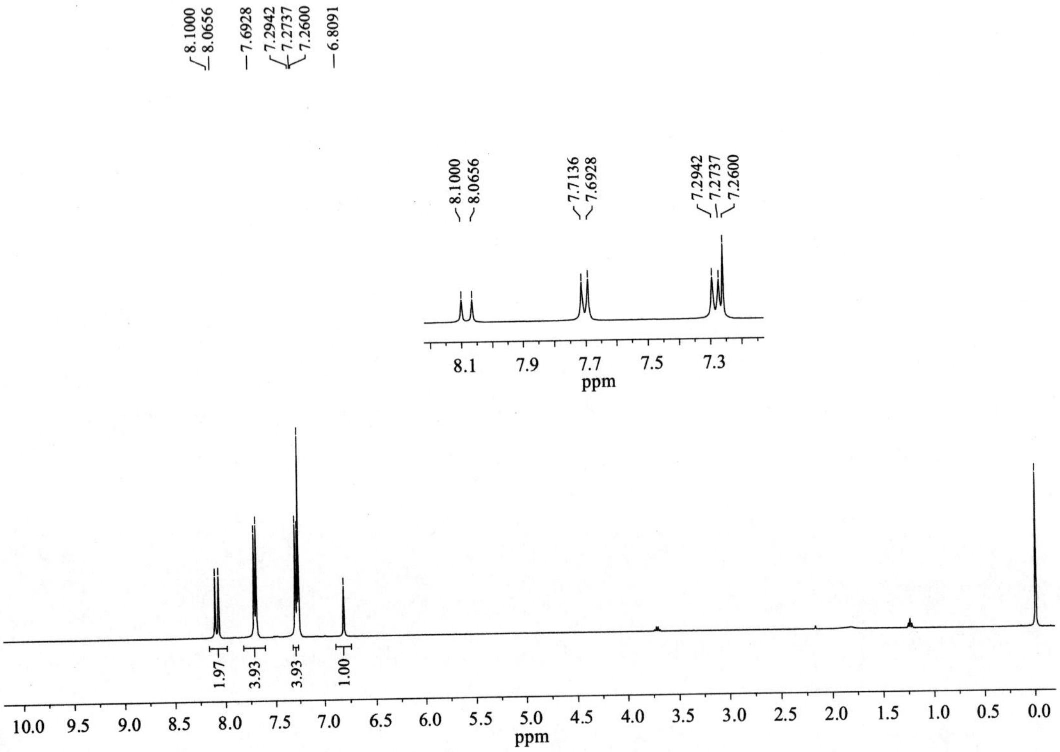

图 1 来曲唑的 ^{1}H NMR 谱（溶剂：$CDCl_3$）

^{1}H NMR：δ 8.10（H－14，s，1H），8.07（H－15，s，1H），7.70（H－2，6，10，12，d，*J*＝8.2 Hz，4H），7.28（H－3，5，9，13，d，*J*＝8.2 Hz，4H），6.81（H－7，s，1H）

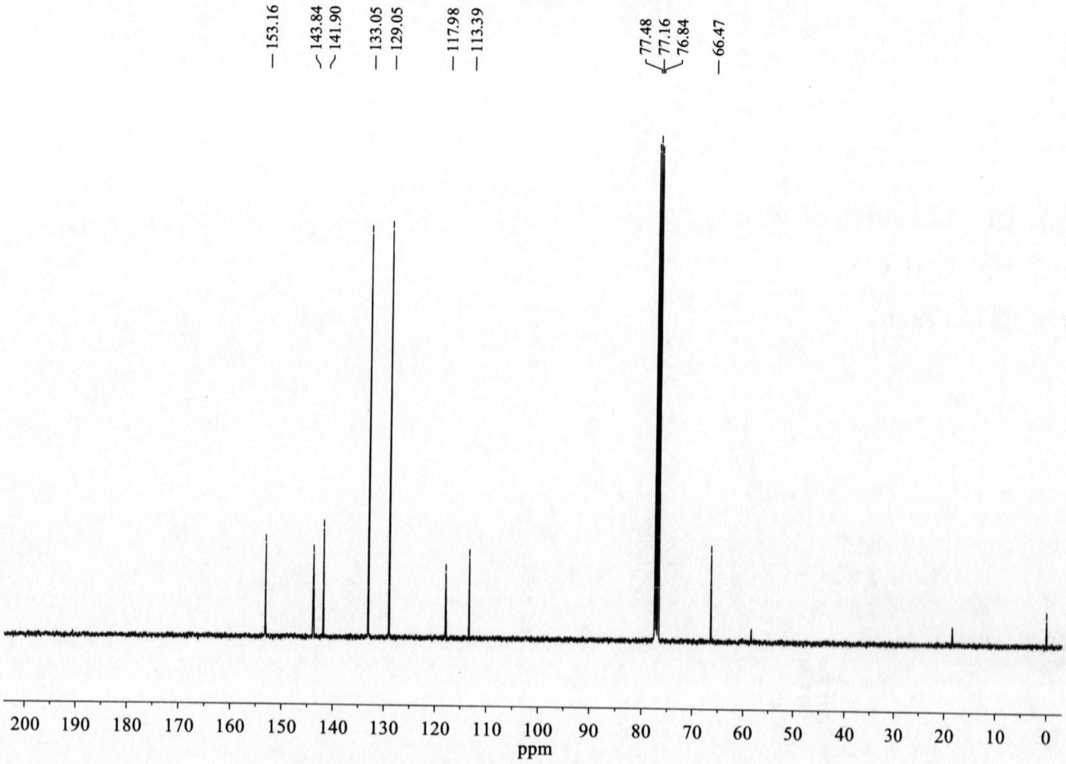

图 2 来曲唑的 ^{13}C NMR 谱（溶剂：$CDCl_3$）

^{13}C NMR：δ 153.16（C－15），143.84（C－14），141.90（C－4，8），133.05（C－2，6，10，12），129.05（C－3，5，9，13），117.98（C－16，17），113.39（C－1，11），66.47（C－7）

备注

1. 中文化学名 4,4′－(1*H*－1,2,4－三氮唑基－亚甲基)－二苯腈

2. 英文化学名 4,4′－(1*H*－1,2,4－triazol－1－ylmethylene) bisbenzonitrile

3. 性状 本品为白色或类白色结晶性粉末；无臭。

4. 溶解性 本品在三氯甲烷或丙酮中溶解，在甲醇中略溶，在水中几乎不溶。

5. 对照品编号与批号 101045－201101

氯 氧 喹

英文名 Chloroxoquinoline

分子式 C_9H_6ClNO

分子量 179.61

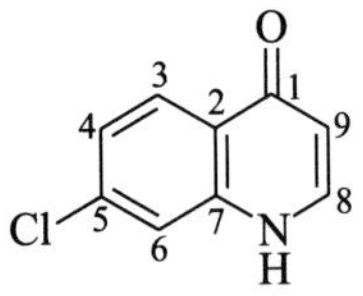

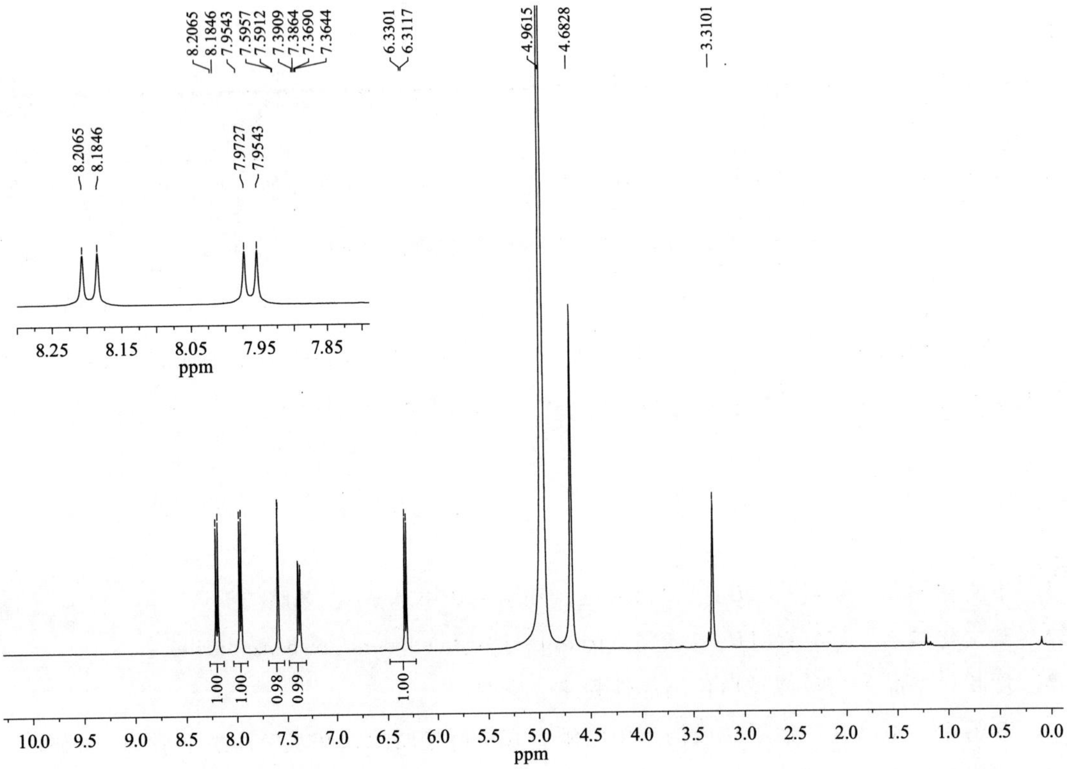

图 1 氯氧喹的 ^{1}H NMR 谱（溶剂：CD_3OD）

^{1}H NMR：δ 8.20（H－3，d，J＝8.8 Hz，1H），7.96（H－8，d，J＝7.3 Hz，1H），7.59（H－6，d，J＝1.8 Hz，1H），7.38（H－4，dd，J＝8.8，1.8 Hz，1H），6.32（H－9，d，J＝7.3 Hz，1H）

注：4.57 处应该是氘代甲醇的杂质峰

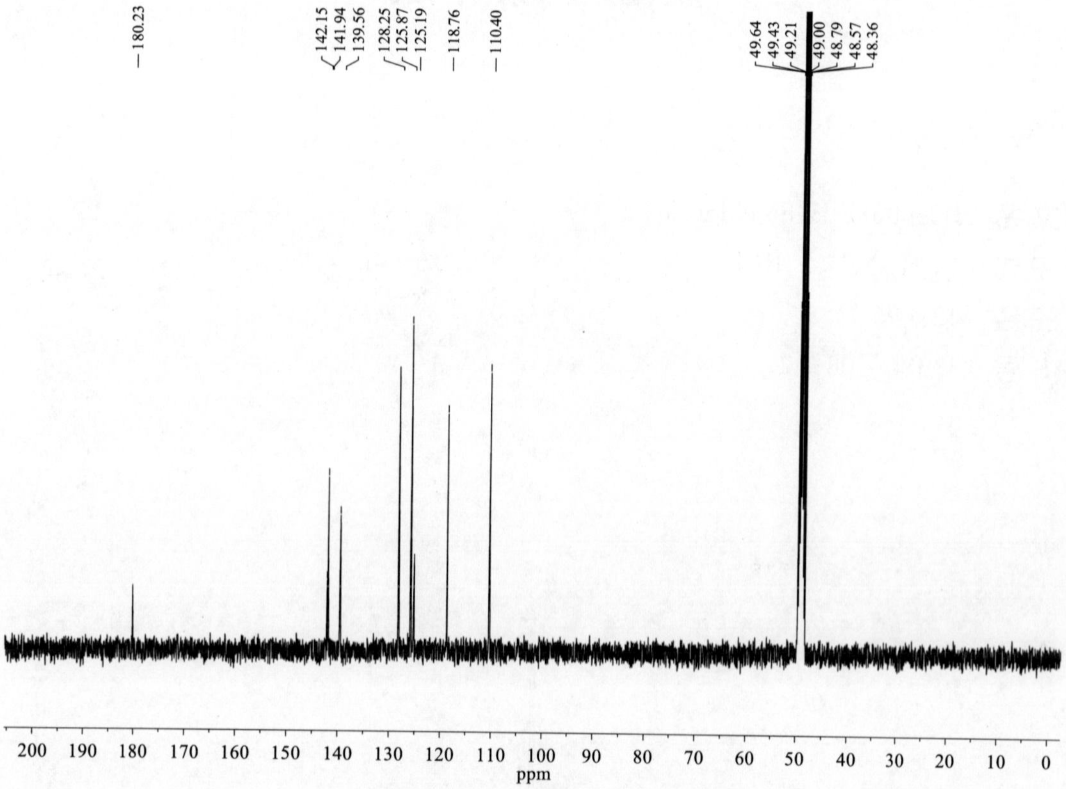

图 2　氯氧喹的^{13}C NMR 谱（溶剂：CD_3OD）

^{13}C NMR：δ 180.23（C－1），142.15（C－7），141.94（C－8），139.56（C－5），128.25（C－3），125.87（C－4），125.19（C－2），118.76（C－6），110.40（C－9）

备注

1．中文化学名　7－氯－4－氧代－喹啉

2．英文化学名　7－chloro－4－oxo－quinoline

3．性状　本品为白色或类白色结晶性粉末；无臭，味苦。

4．溶解性　本品在甲醇或乙醇中略溶，在丙酮中微溶，在水中极微溶解，在三氯甲烷或乙醚中几乎不溶，在冰醋酸中略溶。

5．对照品编号与批号　101058－200901

盐酸丁螺环酮

英文名 Buspirone Hydrochloride

分子式 $C_{21}H_{31}N_5O_2 \cdot HCl$

分子量 421.96

CAS 号 33386－08－2

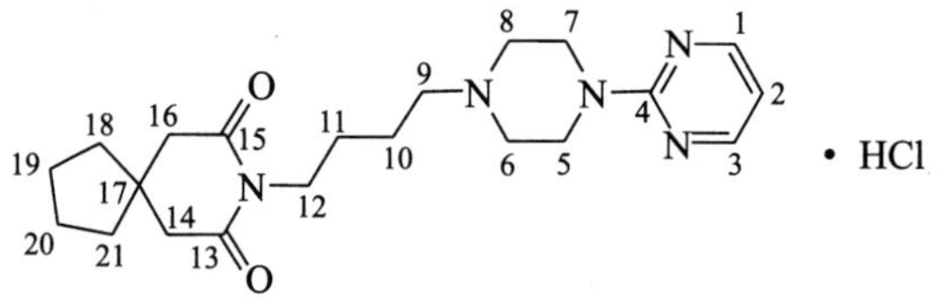

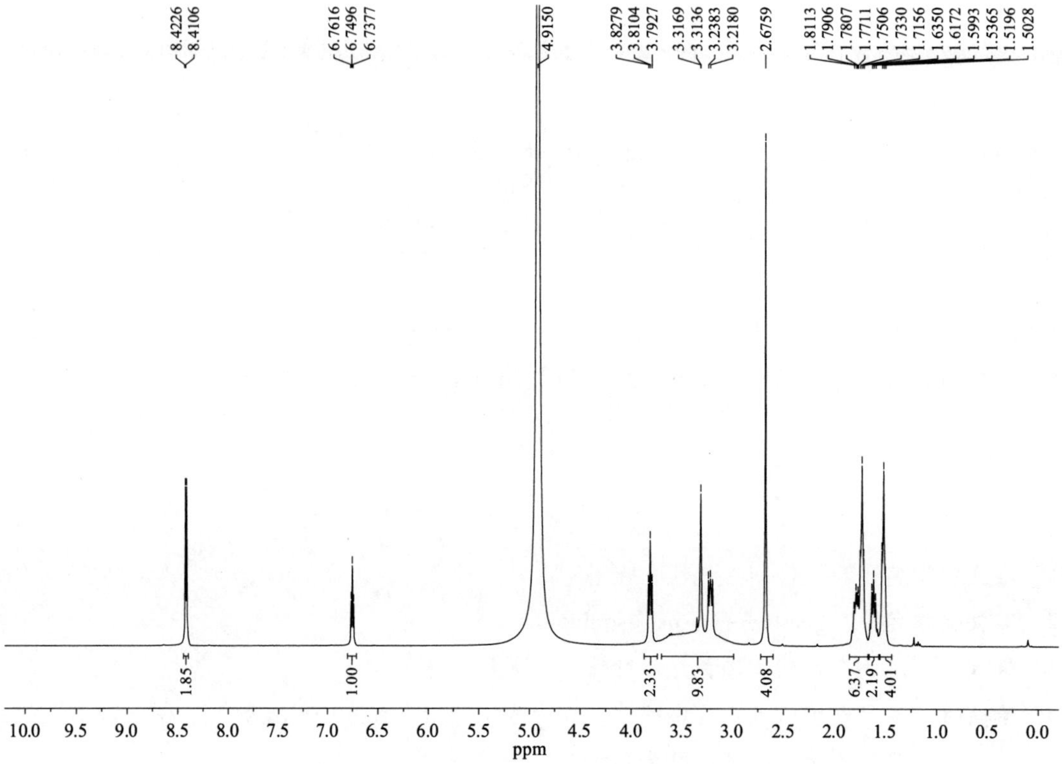

图 1 盐酸丁螺环酮的 ^{1}H NMR 谱（溶剂：CD_3OD）

^{1}H NMR：δ 8.42（H－1，3，d，J=4.8 Hz，2H），6.75（H－2，t，J=4.8 Hz，1H），3.81（H－12，t，J=7.0 Hz，2H），3.70～3.00（H－5，6，7，8，m，8H），3.27～3.16（H－9，m，2H），2.68（H－14，16，s，4H），1.85～1.67（H－11，19，20，m，6H），1.67～1.57（H－10，m，2H），1.55～1.44（H－18，21，m，4H）

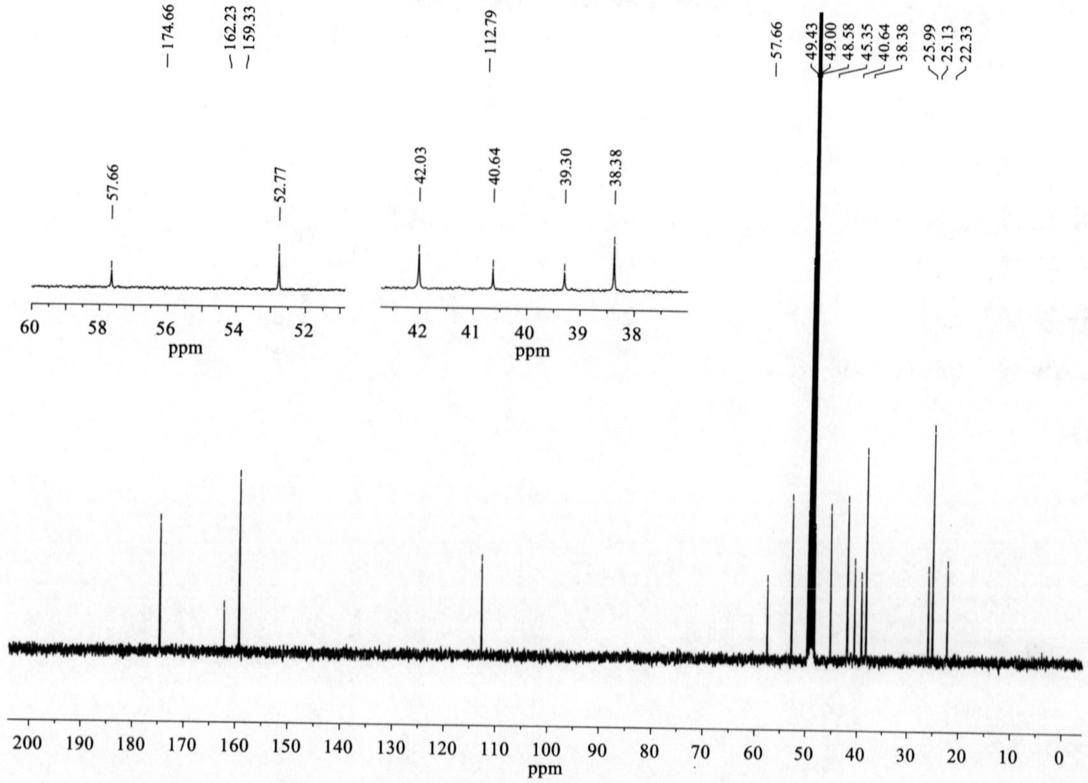

图2　盐酸丁螺环酮的^{13}C NMR谱（溶剂：CD_3OD）

^{13}C NMR：δ 174.66（C－13，15），162.23（C－4），159.33（C－1，3），112.79（C－2），57.66（C－9），52.77（C－6，8），45.35（C－5，7），42.03（C－14，16），40.64（C－12），39.30（C－17），38.38（C－18，21），25.99（C－11），25.13（C－19，20），22.33（C－10）

备注

1. 中文化学名　8－氮杂螺[4,5]癸烷－7,9－二酮－8－[4－(4－2－嘧啶基)－1－哌嗪基]丁基盐酸盐

2. 英文化学名　8－[4－[4－(pyrimidin－2－yl)piperazin－1－yl]butyl]－8－azaspiro[4,5]decane－7,9－dione hydrochloride

3. 性状　本品为白色或类白色结晶性粉末；无臭，味涩。

4. 溶解性　本品在水、甲醇或三氯甲烷中易溶，在乙醇中溶解；在乙醚中几乎不溶。

5. 对照品编号与批号　101059－201101

吲哚布芬

英文名 Indobufen

分子式 $C_{18}H_{17}NO_3$

分子量 295.33

CAS 号 63610－08－2

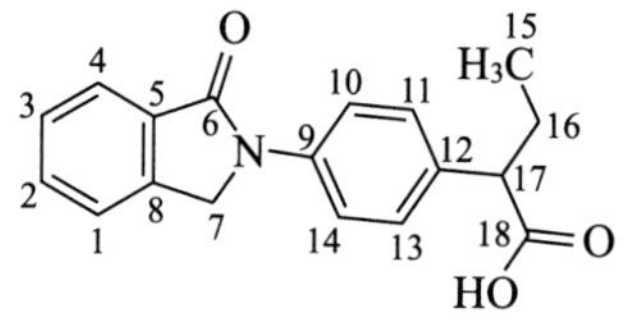

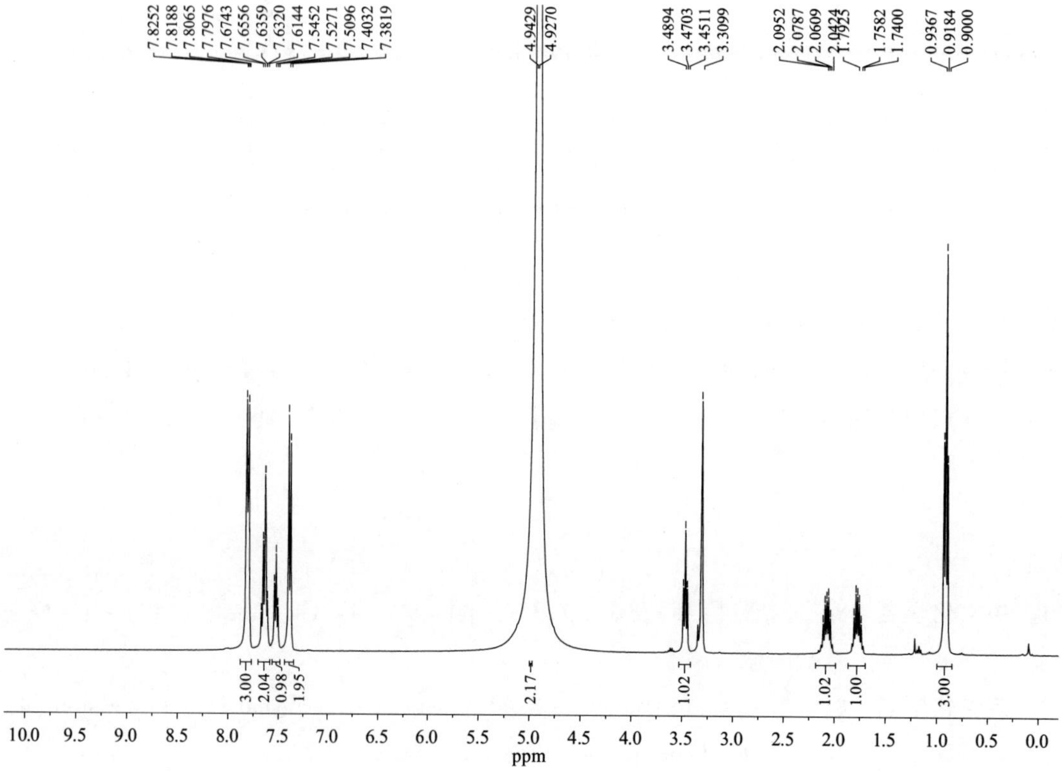

图 1 吲哚布芬的 ^1H NMR 谱（溶剂：CD_3OD）

^1H NMR：δ 7.87～7.77（H－4，10，14，m，3H），7.72～7.57（H－1，2，m，2H），7.53（H－3，t，J＝7.1 Hz，1H），7.39（H－11，13，d，*J*＝8.5 Hz，2H），4.93（H－7，s，2H），3.47（H－17，t，*J*＝7.7 Hz，1H），2.10（H－16a，m，1H），1.78（H－16b，m，1H），0.92（H－15，t，*J*＝7.3 Hz，3H）

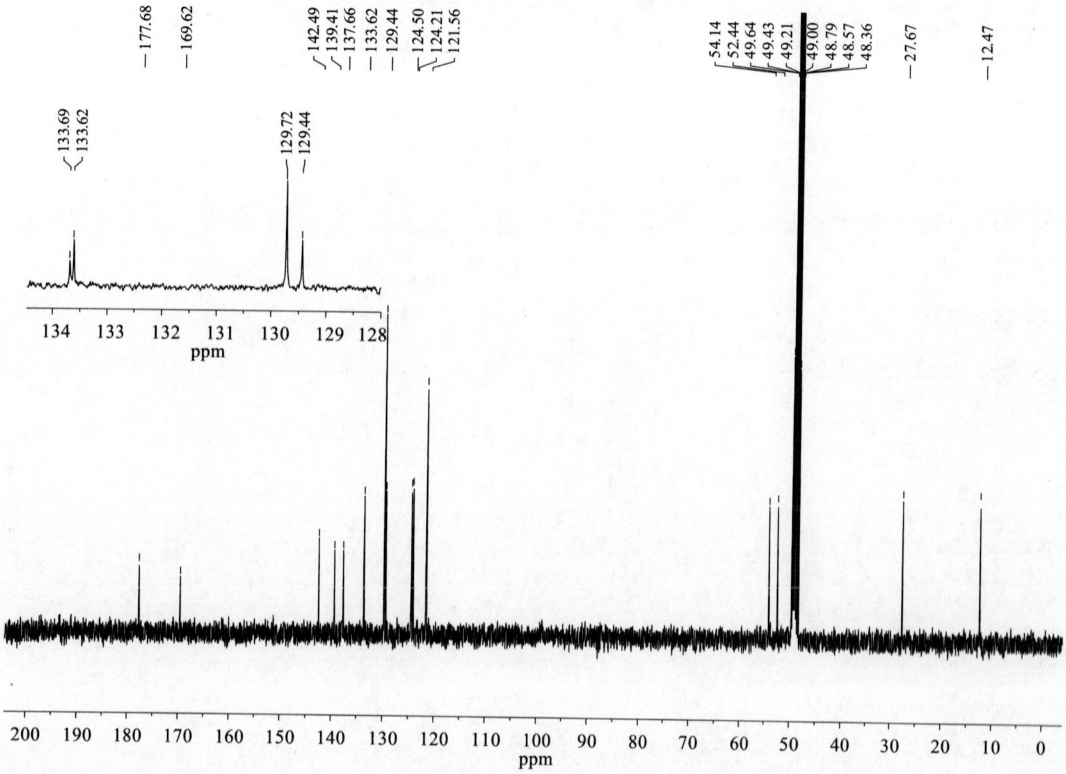

图 2　吲哚布芬的 ^{13}C NMR 谱（溶剂：CD_3OD）

^{13}CNMR：δ 177.68（C－18），169.62（C－6），142.49（C－8），139.41（C－9），137.66（C－12），133.69（C－5），133.62（C－2），129.72（C－11，13），129.44（C－3），124.50（C－1），124.21（C－4），121.56（C－10，14），54.14（C－17），52.44（C－7），27.67（C－16），12.47（C－15）

备注

1. 中文化学名　（±）[4－(1－氧代－2－异二氢吲哚基)苯基]丁酸

2. 英文化学名　4－[1,3－dihydro－1－oxo－(2*H*)－isoindol－2－yl]－α－ethylbenzeneacetic acid

3. 性状　本品为白色结晶性粉末；无臭，无味。

4. 溶解性　本品在丙酮中略溶，在甲醇、乙醇中微溶，在水中不溶。

5. 对照品编号与批号　101060－201001

托 吡 酯

英文名 Topiramate

分子式 $C_{12}H_{21}NO_8S$

分子量 339.36

CAS 号 97240-79-4

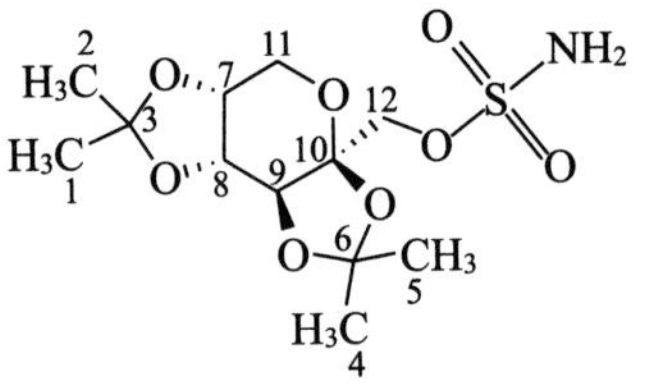

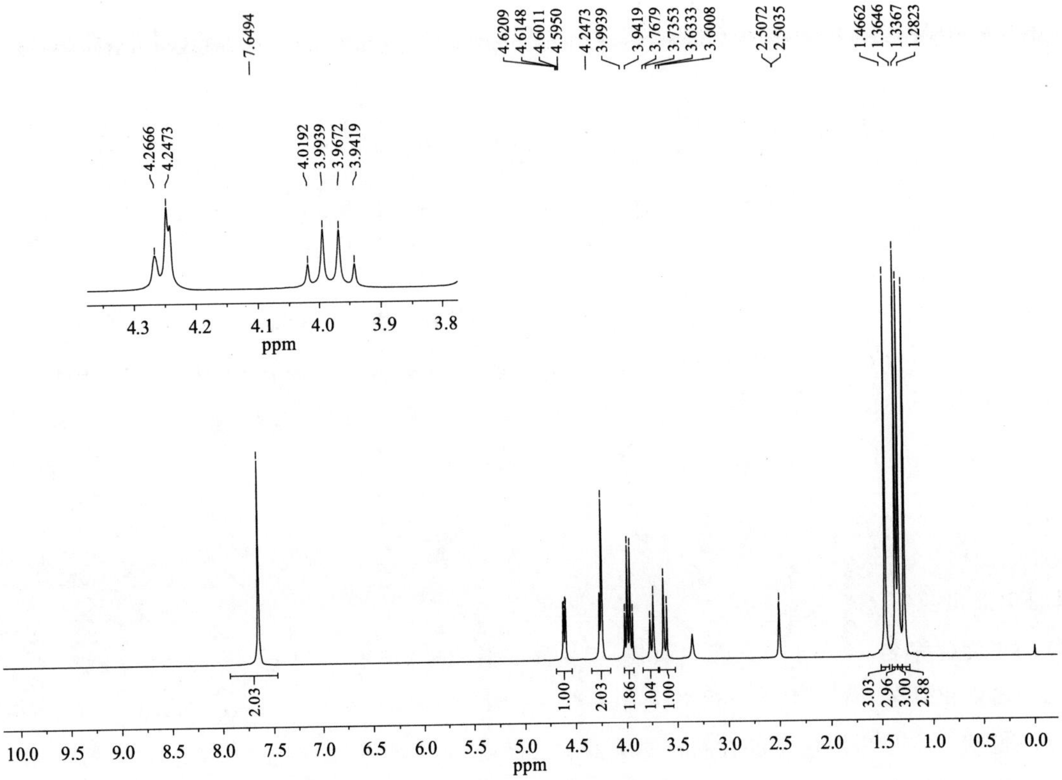

图 1 托吡酯的 ^{1}H NMR 谱（溶剂：CD_3SOCD_3）

^{1}H NMR：δ 7.65（NH_2，brs，2H），4.61（H-8，dd，J = 7.9 Hz，2.4 Hz，1H），4.33～4.17（H-7，9，m，2H），4.01（H-12a，d，J = 10.1 Hz，1H），3.95（H-12b，d，J = 10.1 Hz，1H），3.75（H-11a，d，J = 13.0 Hz，1H），3.62（H-11b，d，J = 13.0 Hz，1H），1.47（H-1，s，3H），1.36（H-2，s，3H），1.34（H-4，s，3H），1.28（H-5，s，3H）

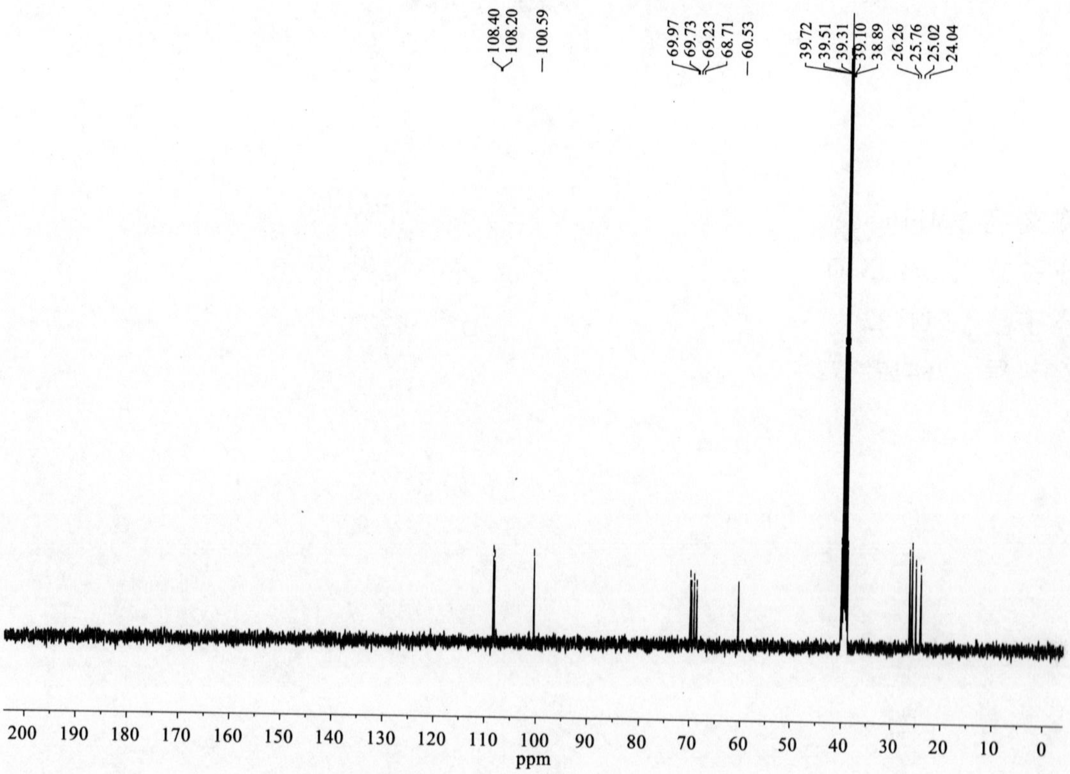

图 2　托吡酯的 ^{13}C NMR 谱（溶剂：CD_3SOCD_3）

^{13}C NMR：δ 108.40（C－6），108.20（C－3），100.59（C－10），69.97（C－9），69.73（C－8），69.23（C－7），68.71（C－12），60.53（C－11），26.26（C－4），25.76（C－5），25.02（C－1），24.04（C－2）

备注

1. **中文化学名**　2,3∶4,5－双－*O*－（1－甲基亚乙基）－*β*－*D*－吡喃果糖氨基磺酸酯
2. **英文化学名**　2,3∶4,5－bis－*O*－（1－methylethylidene）－*β*－*D*－fructopyranose sulfamate
3. **性状**　本品为白色结晶性粉末；有苦味。
4. **溶解性**　本品极易溶于氢氧化钠或磷酸钠等 pH 为 9～10 的碱性溶液中，易溶于丙酮、三氯甲烷、二甲基亚砜和乙醇。
5. **对照品编号与批号**　101061－201001

米力农

英文名 Milrinone

分子式 $C_{12}H_9N_3O$

分子量 211.22

CAS 号 78415 - 72 - 2

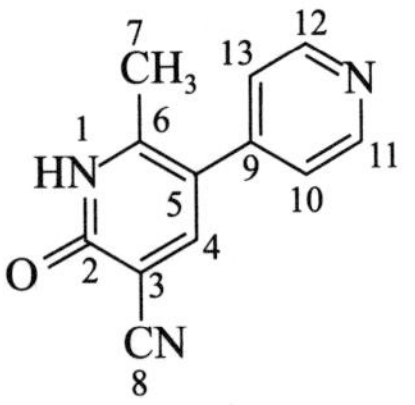

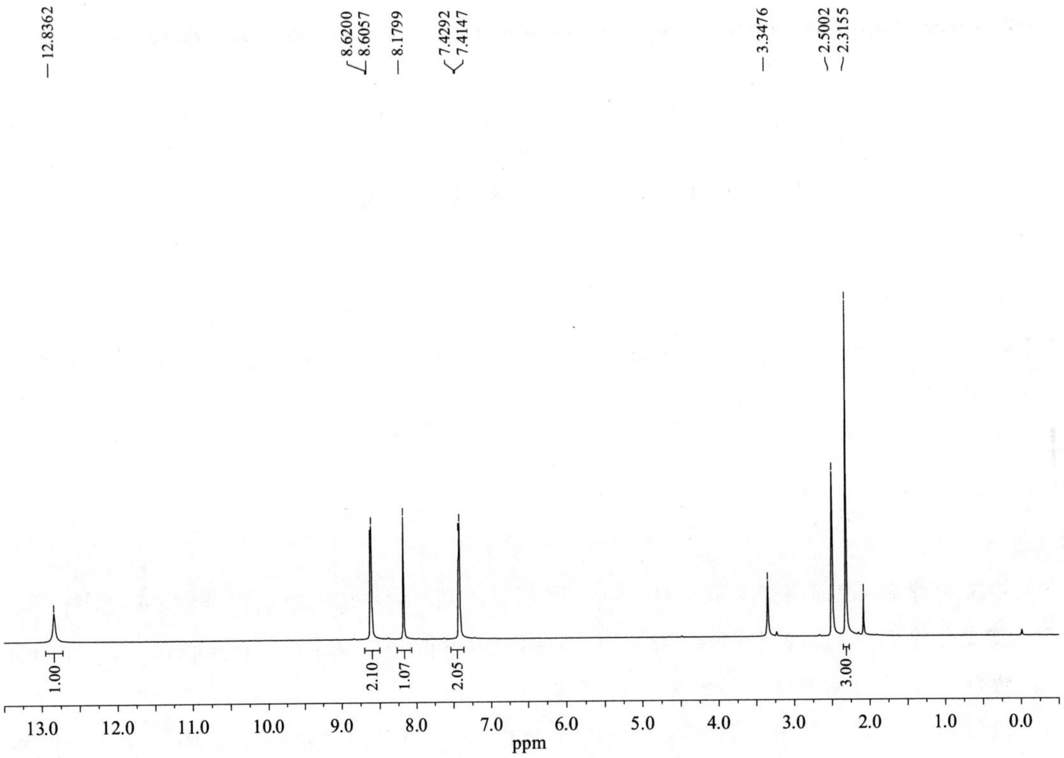

图 1 米力农的 ^1H NMR 谱（溶剂：CD_3SOCD_3）

^1H NMR：δ 12.84（H-1，s，1H），8.61（H-11，12，d，J = 5.8 Hz，2H），8.18（H-4，s，1H），7.42（H-10，13，d，J = 5.8 Hz，2H），2.32（H-8，s，3H）

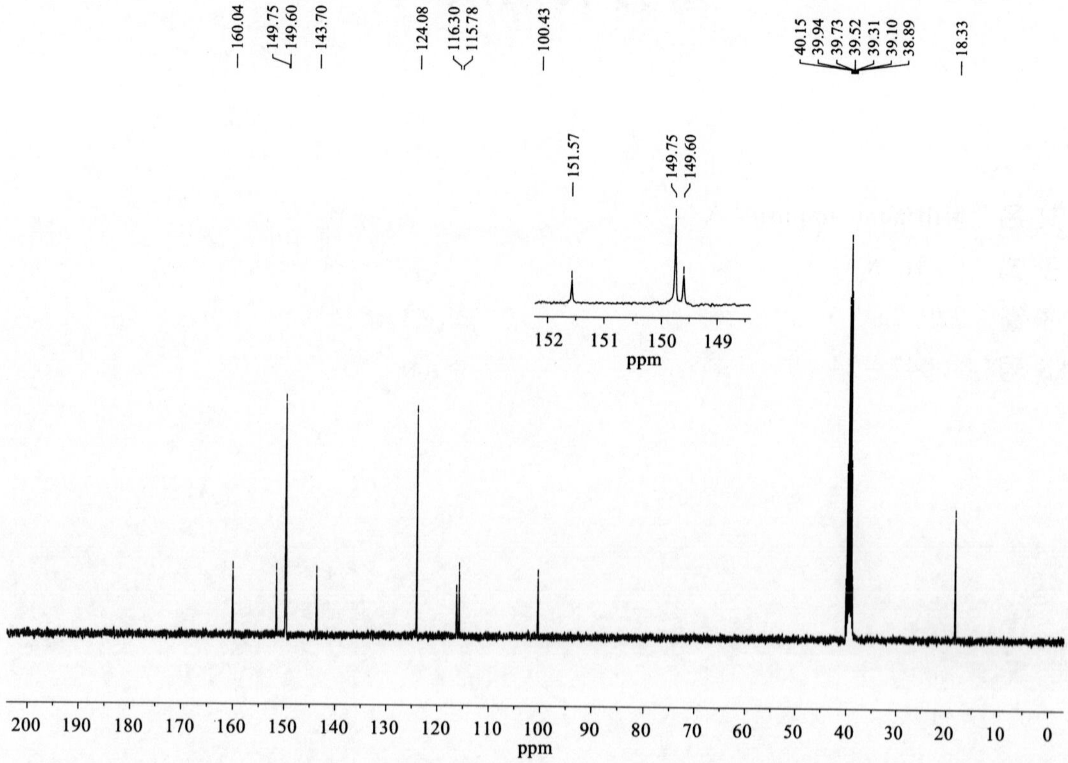

图 2　米力农的 ^{13}C NMR 谱（溶剂：CD_3SOCD_3）

^{13}C NMR：δ 160.04（C－2），151.57（C－4），149.75（C－11，12），149.60（C－9），143.70（C－5），124.08（C－10，13），116.30（C－6），115.78（C－8），100.43（C－3），18.33（C－7）

备注

1. **中文化学名**　1,6－二氢－2－甲基－6－氧代－(3,4′－双吡啶)－5－甲腈
2. **英文化学名**　1,6－dihydro－2－methyl－6－oxo－(3,4′－bipyridine)－5－carbonitrile
3. **性状**　本品为类白色结晶性粉末；无臭。
4. **溶解性**　本品在水或乙醇中几乎不溶，在稀盐酸中略溶。
5. **对照品编号与批号**　101065－201001

米力农杂质 A

英文名 Milrinone Impurity A

分子式 $C_{12}H_{11}N_3O_2$

分子量 229.23

CAS 号 80047－24－1

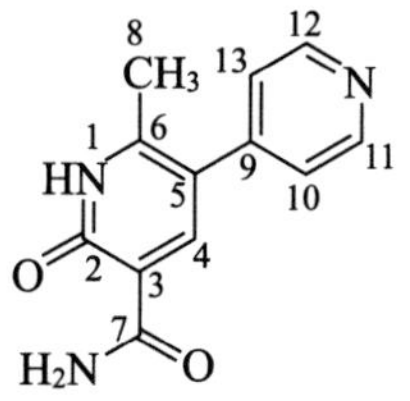

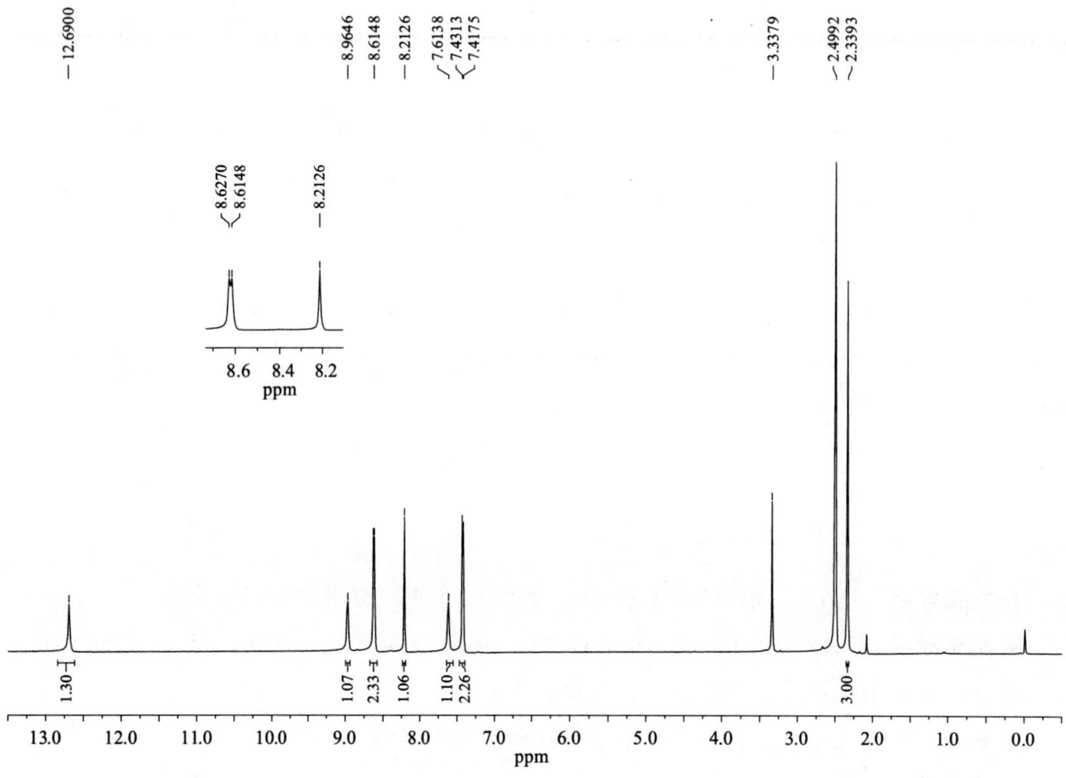

图 1　米力农杂质 A 的 ^{1}H NMR 谱（溶剂：CD_3SOCD_3）

^{1}H NMR：δ 12.69 (H－1, s, 1H), 8.96 (NH_2, s, 1H), 8.62 (H－11, 12, d, J=4.9 Hz, 2H), 8.21 (H－4, s, 1H), 7.61 (NH_2, s, 1H), 7.42 (H－10, 13, d, J=5.5 Hz, 2H), 2.34 (H－8, s, 3H)

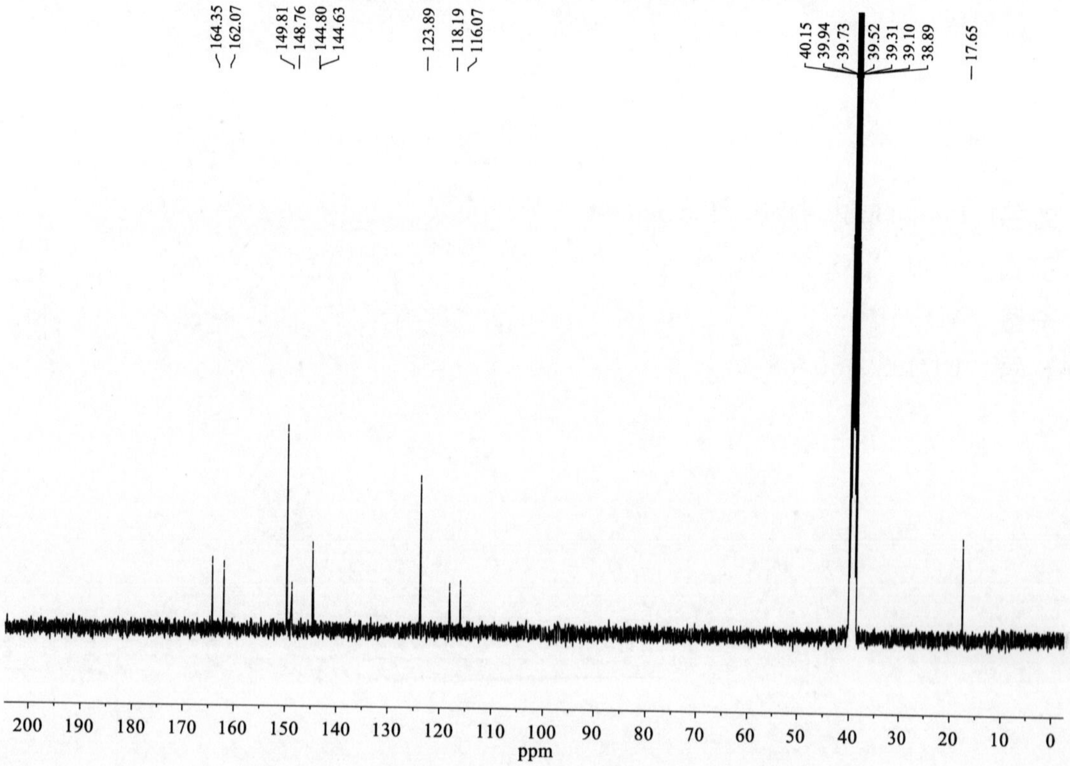

图2 米力农杂质A的^{13}C NMR谱（溶剂：CD_3SOCD_3）

^{13}C NMR：δ 164.35（C－7），162.07（C－2），149.81（C－11，12），148.76（C－9），144.80（C－4），144.63（C－5），123.89（C－10，13），118.19（C－3），116.07（C－6），17.65（C－8）

备注

1. 中文化学名 1,6－二氢－2－甲基－6－氧代－(3,4′－二吡啶)－5－酰胺

2. 英文化学名 1,6－dihydro－2－methyl－6－oxo－(－3,4′－bipyridine)－5－carboxamide

3. 性状 本品为类白色结晶性粉末。

4. 对照品编号与批号 101066－201001

培哚普利叔丁胺盐

英文名 Perindopril - Tert - Butylamine

分子式 $C_{19}H_{32}N_2O_5 \cdot C_4H_{11}N$

分子量 441.61

CAS 号 107133 - 36 - 8

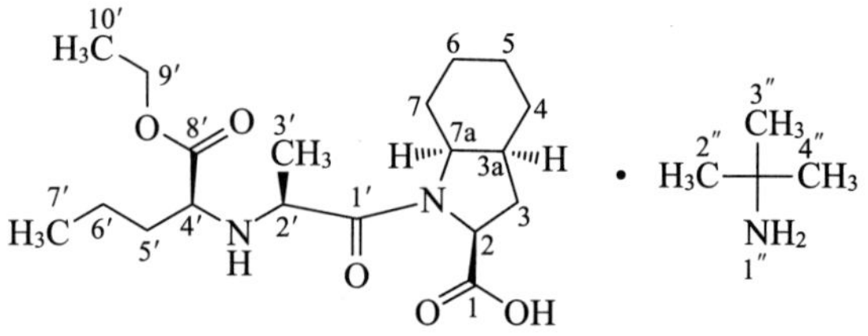

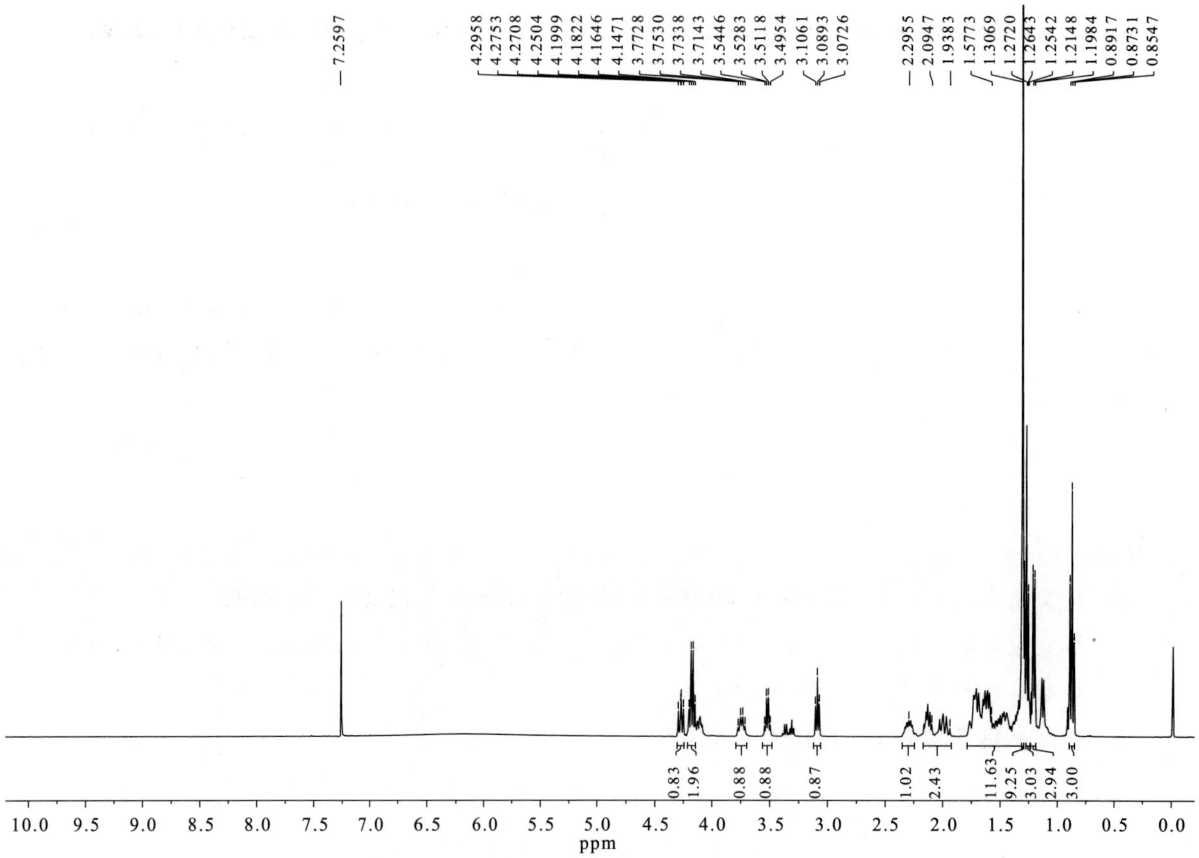

图 1 培哚普利叔丁胺盐的 ^{1}H NMR 谱（溶剂：$CDCl_3$）

^{1}H NMR：δ 4.27（H - 2，dd，J = 10.0，8.2 Hz，1H），4.17（H - 9′，q，J = 7.0 Hz，2H），3.74（H - 2′，m，1H），3.52（7a，m，1H），3.09（H - 4′，t，J = 6.7 Hz，1H），2.30（H - 3a，m，1H），2.17 ~ 1.92（H - 3，m，2H），1.79 ~ 1.31（4，5，6，7，5′，6′，m，12H），1.31（H - 2″，3″，4″，s，9H），1.26（H - 10′，t，J = 7.2 Hz，3H），1.21（H - 3′，d，J = 6.0 Hz，3H），0.87（H - 7′，t，J = 7.4 Hz，3H）

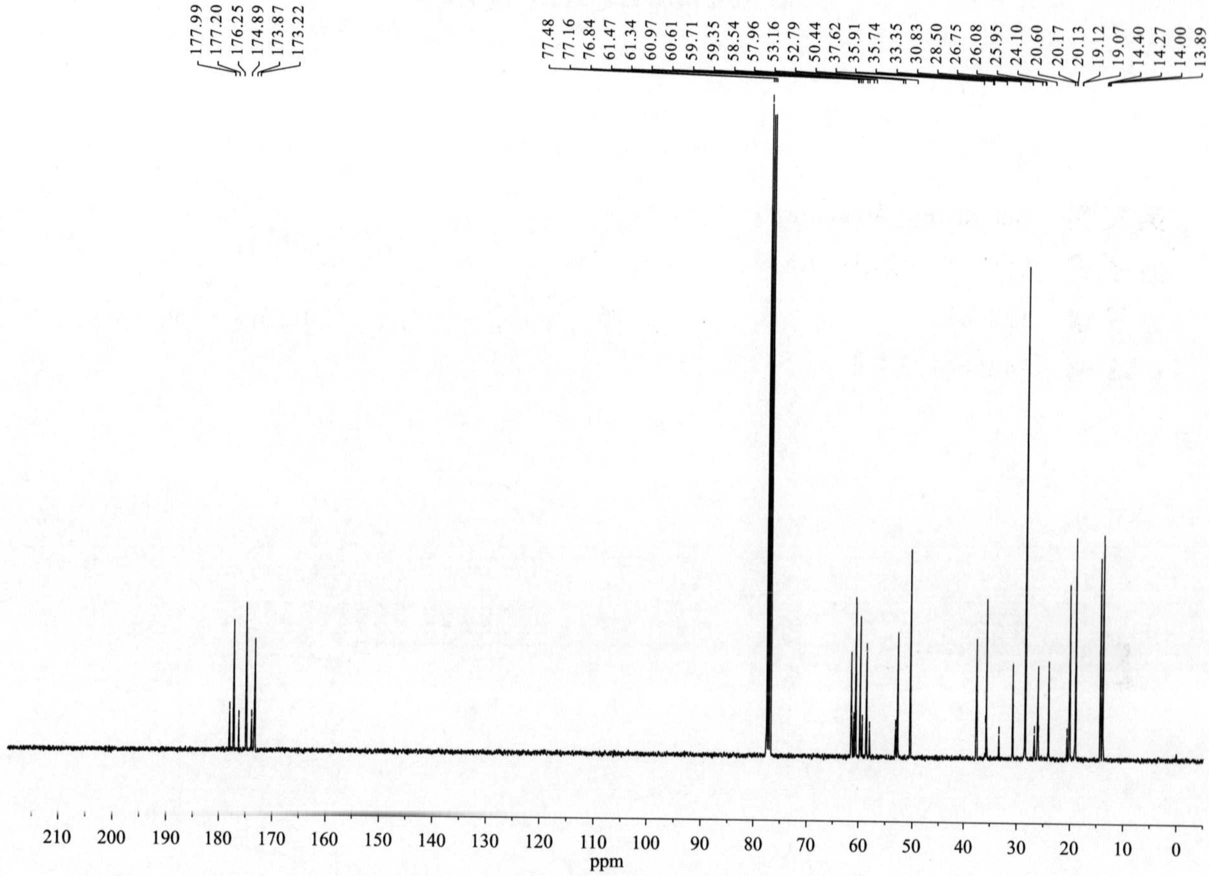

图 2　培哚普利叔丁胺盐的^{13}C NMR 谱（溶剂：$CDCl_3$）

^{13}C NMR：δ 177.99，177.20（C－1），176.25，174.89（C－8′），173.87，173.22（C－1′），61.47，61.34（C－2），60.97，60.61（C－9′），59.71，59.35（C－4′），58.54，57.96（C－7a），53.16，52.79（C－2′），50.44（C－1），37.62（C－3a），35.91，35.74（C－5′），33.35，30.83（C－3），28.50（C－7），26.75（C－2″，3″，4″），26.08，25.95（C－4），24.10（C－6），20.60（C－5），20.17，20.13（C－6′），19.12，19.07（C－3′），14.40，14.27（C－10′），14.00，13.89（C－7′）

备注

1. 中文化学名　(2*S*,3*aS*,7*aS*)－1－[(2*S*)－2－[[(1*S*)－1－(乙氧羰基)丁基]氨基]丙酰基]八氢－1*H*－吲哚－2－羧酸叔丁胺盐；培哚普利；培哚普利叔丁胺盐

2. 英文化学名　2－propanamine,2－methyl－,(2*S*,3*aS*,7*aS*)－1－[(2*S*)－2－[[(1*S*)－1－(ethoxycarbonyl)butyl]amino]－1－oxopropyl]octahydro－1*H*－indole－2－carboxylate

3. 性状　本品为白色或类白色结晶性粉末。

4. 溶解性　本品在水或乙醇中易溶，在二氯甲烷中溶解或略溶。

5. 对照品编号与批号　101072－201101

甲磺酸倍他司汀

英文名 Betahistine Mesilate

分子式 $C_8H_{12}N_2 \cdot 2CH_4O_3S$

分子量 328.41

CAS 号 54856－23－4

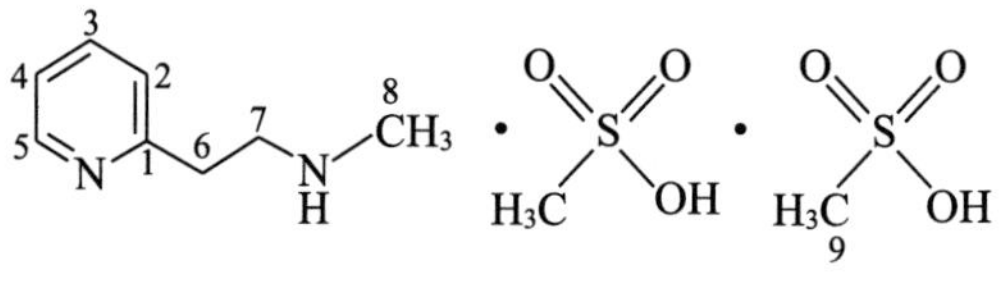

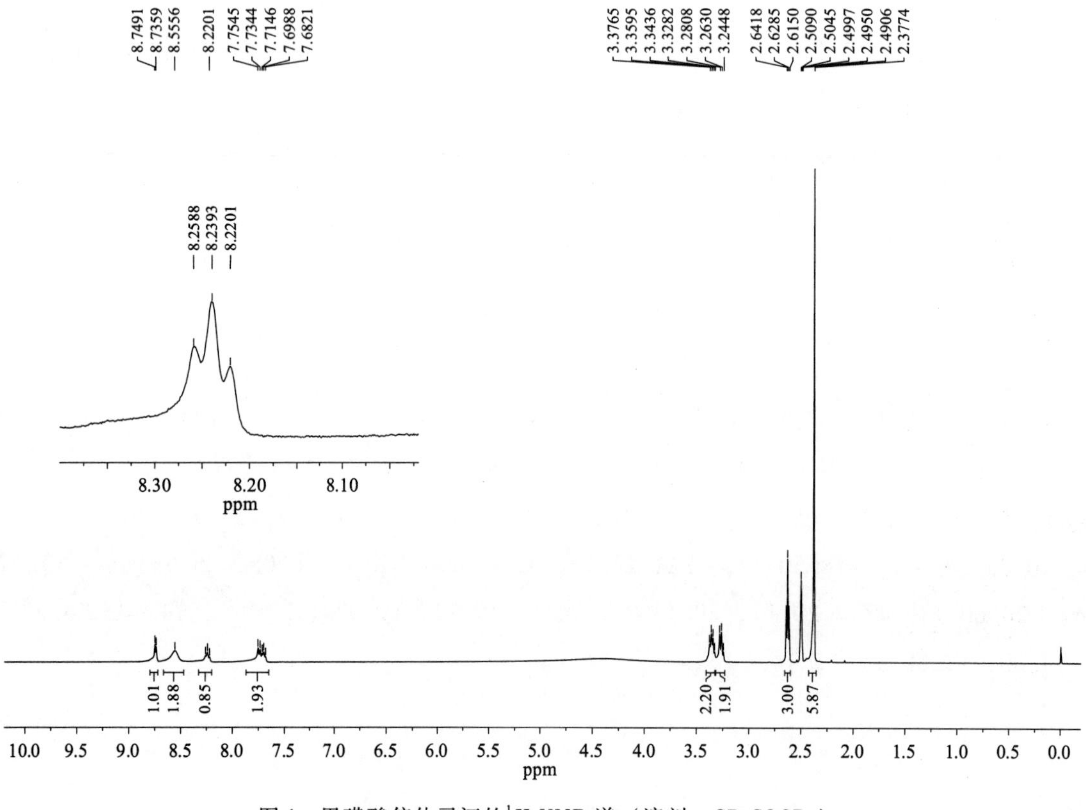

图 1　甲磺酸倍他司汀的 ^1H NMR 谱（溶剂：CD_3SOCD_3）

^1H NMR：δ 8.74（H－5，d，J＝5.3 Hz，1H），8.56（OH，s，2H），8.24（H－3，t，J＝7.7 Hz，1H），7.87～7.65（H－2，4，m，2H），3.35（H－7，m，2H），3.26（H－6，t，J＝7.2 Hz，2H），2.63（H－8，t，J＝5.4 Hz，3H），2.38（H－9，s，6H）

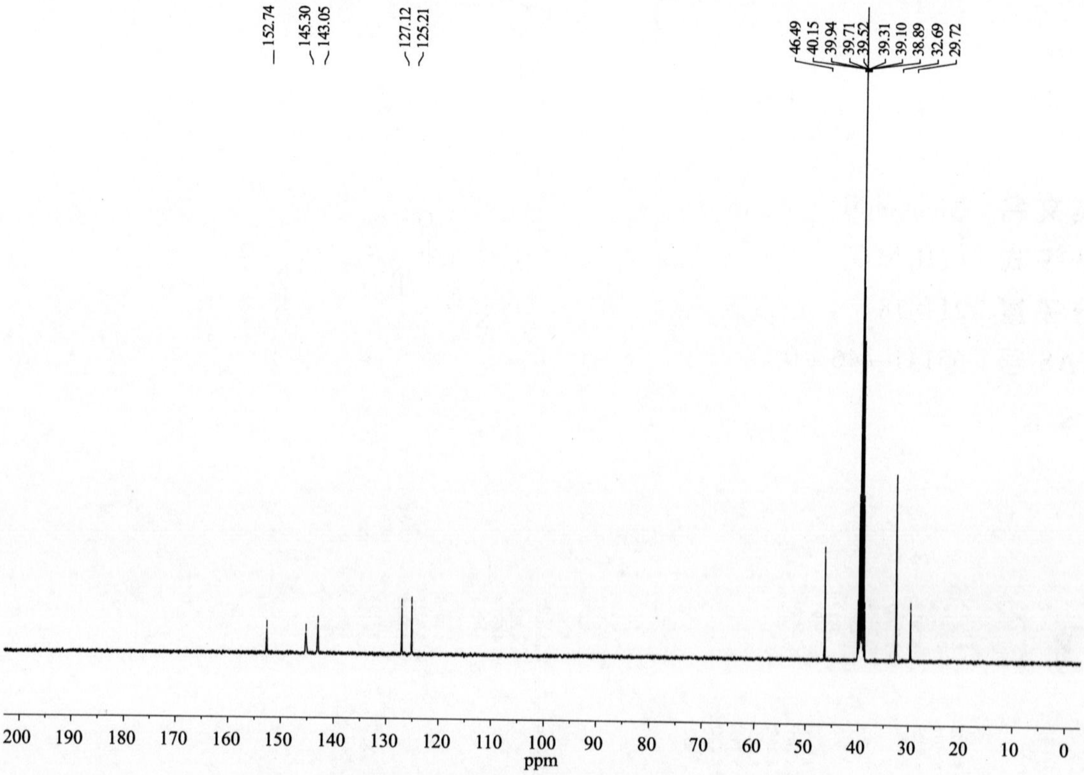

图2 甲磺酸倍他司汀的^{13}C NMR谱（溶剂：CD_3SOCD_3）

^{13}C NMR：δ 152.74（C－1），145.30（C－3），143.05（C－5），127.12（C－2），125.21（C－4），46.49（C－7），39.71（C－9），32.69（C－8），29.72（C－6）

备注

1. **中文化学名** *N*－甲基－2－吡啶乙胺二甲磺酸盐
2. **英文化学名** *N*－methyl－2－pyridineethylamine dimethanesulphonate
3. **性状** 本品为白色结晶性粉末。无臭，味微苦；易潮解。
4. **溶解性** 本品在水中极易溶解，在甲醇或冰醋酸中易溶，在无水乙醇中略溶，在醋酐中极易溶解，在乙醚中几乎不溶。
5. **对照品编号与批号** 101076－200901

参考文献

[1] http://sdbs. db. aist. go. jp/sdbs/cgi－bin/cre_index. cgi? lang＝eng(SDBS)(^{1}H NMR，^{13}C NMR).

尼可地尔

英文名 Nicorandil

分子式 $C_8H_9N_3O_4$

分子量 211.18

CAS 号 65141－46－0

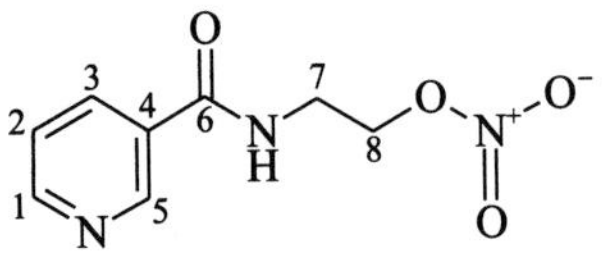

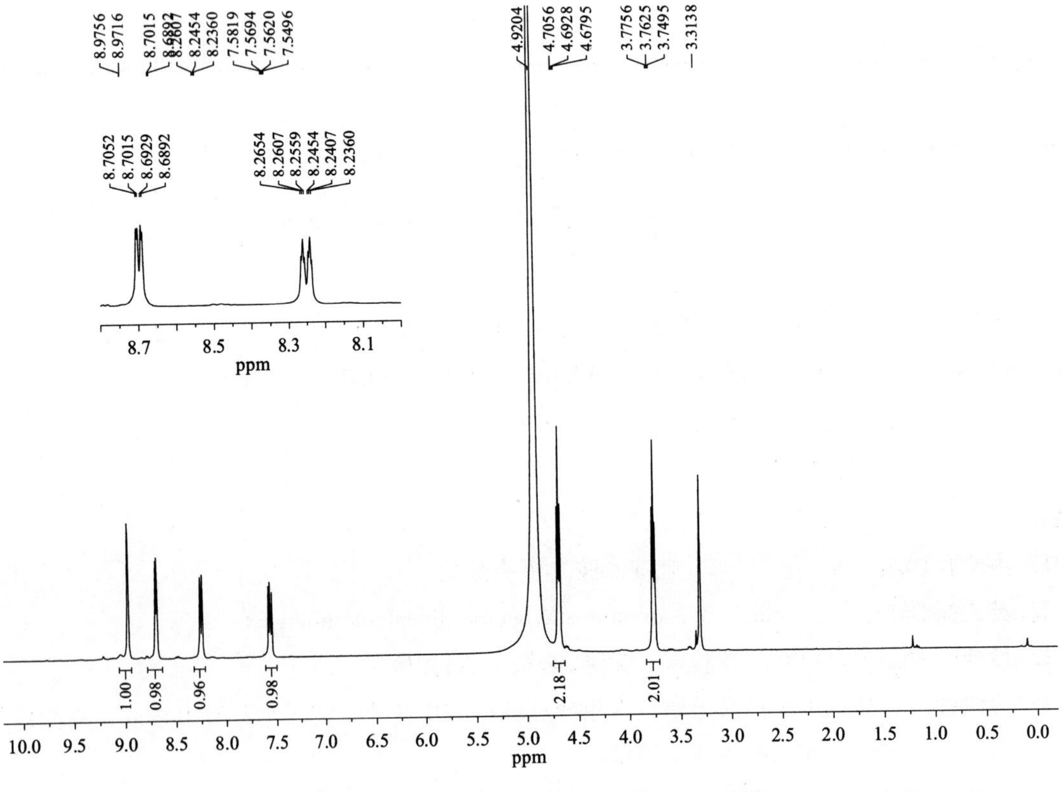

图1　尼可地尔的^{1}H NMR 谱（溶剂：CD_3OD）

^{1}H NMR：δ 8.97（H－5，d，J＝1.6 Hz，1H），8.70（H－1，dd，J＝4.9，1.5 Hz，1H），8.25（H－3，dt，J＝8.0，1.9 Hz，1H），7.57（H－2，dd，J＝8.0，5.0 Hz，1H），4.69（H－8，t，J＝5.2 Hz，2H），3.76（H－7，t，J＝5.2 Hz，2H）

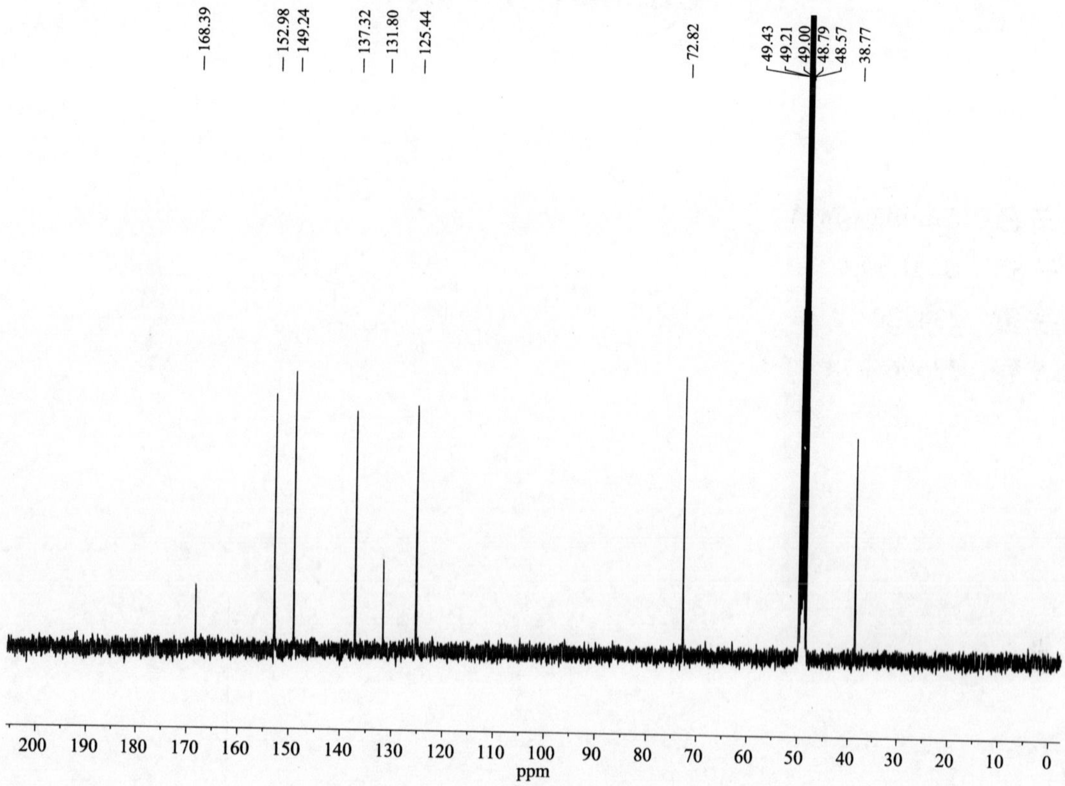

图 2　尼可地尔的^{13}C NMR 谱（溶剂：CD_3OD）

^{13}C NMR：δ 168.39 (C－6)，152.98 (C－5)，149.24 (C－1)，137.32 (C－3)，131.80 (C－4)，125.44 (C－2)，72.82 (C－8)，38.77 (C－7)

备注

1. 中文化学名　*N*－(2－硝氧乙基)烟酰胺硝酸酯

2. 英文化学名　*N*－[2－(nitrooxy)ethyl]－3－pyridinecarboxamide

3. 性状　本品为白色或类白色针状结晶或结晶性粉末;无臭或微有特臭,味苦。

4. 溶解性　本品在甲醇、乙醇、丙酮、冰醋酸及稀乙醇中易溶，在三氯甲烷中溶解，在水中略溶，在乙醚中几乎不溶。

5. 对照品编号与批号　101079－201001

亮菌甲素

英文名 Armillarisin A

分子式 $C_{12}H_{10}O_5$

分子量 234.20

CAS 号 53696-74-5

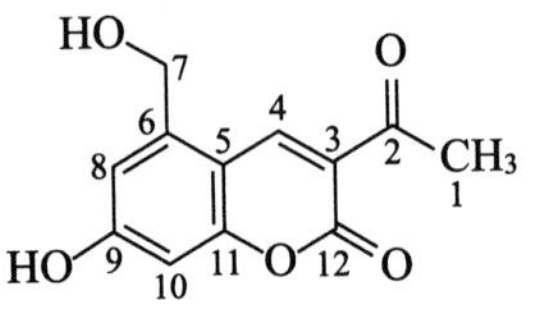

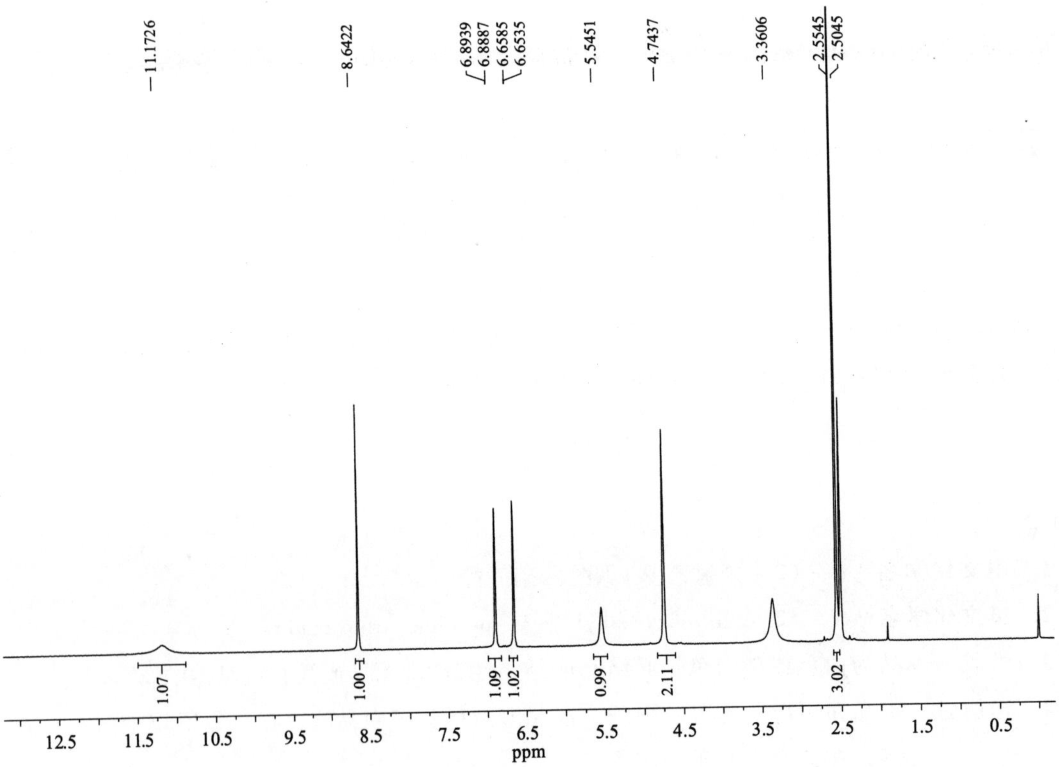

图 1 亮菌甲素的 ^1H NMR 谱（溶剂：CD_3SOCD_3）

^1H NMR：δ 11.17（C_9—OH，brs，1H），8.64（H-4，s，1H），6.89（H-8，d，J=2.0 Hz，1H），6.66（H-10，d，J=2.0 Hz，1H），5.55（C_7—OH，brs，1H），4.74（H-7，s，2H），2.55（H-1，s，3H）

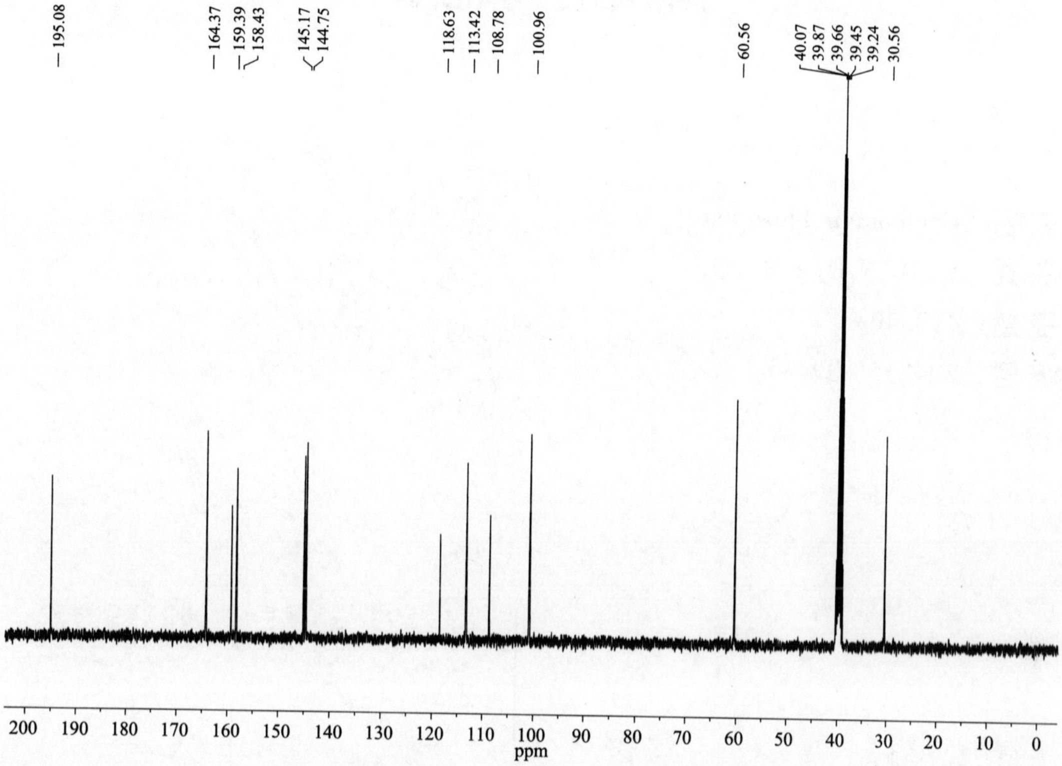

图 2　亮菌甲素的^{13}C NMR 谱（溶剂：CD_3SOCD_3）

^{13}C NMR：δ 195.08（C－2），164.37（C－12），159.39（C－9），158.43（C－11），145.17（C－6），144.75（C－4），118.63（C－3），113.42（C－8），108.78（C－5），100.96（C－10），60.56（C－7），30.56（C－1）

备注

1. 中文化学名　3－乙酰基－5－羟甲基－7－羟基香豆素

2. 英文化学名　3－acetyl－5－hydroxymethyl－7－hydroxycoumarin

3. 性状　本品为黄色或橙黄色结晶性粉末；无臭。

4. 溶解性　本品在稀碱溶液中溶解，在乙醇或甲醇中极微溶解，在水中几乎不溶。

5. 对照品编号与批号　101091－200901

磷酸奥司他韦

英文名 Oseltamivir Phosphate

分子式 $C_{16}H_{28}N_2O_4 \cdot H_3PO_4$

分子量 410.40

CAS 号 204255-11-8

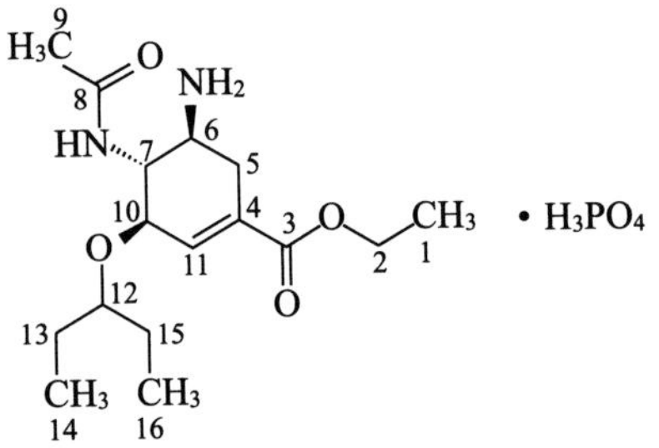

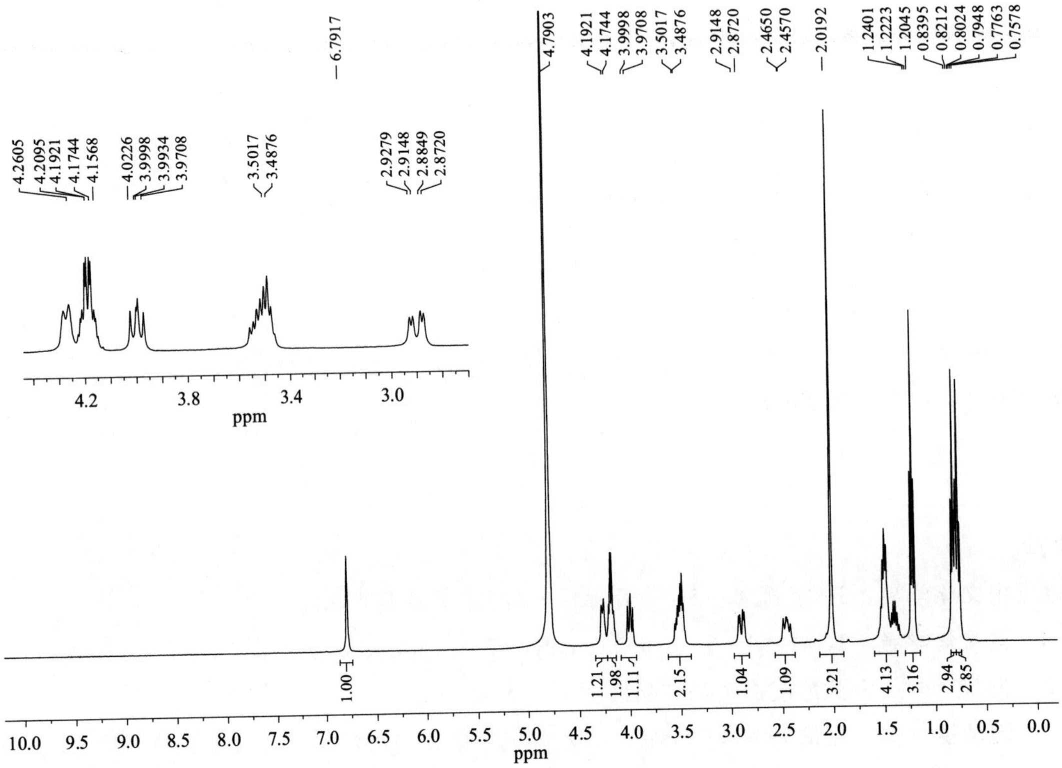

图1 磷酸奥司他韦的^{1}H NMR谱（溶剂：D_2O）

^{1}H NMR：δ 6.79（H-11，s，1H），4.27（H-10，m，1H），4.17（H-2，q，J=7.1 Hz，2H），4.00（H-7，dd，J=11.6 Hz，9.1 Hz，1H），3.60～3.42（H-6，12，m，2H），2.90（H-5a，dd，J=17.2，5.2 Hz，1H），2.46（H-5b，m，1H），2.02（H-9，s，3H），1.62～1.33（H-13，15，m，4H），1.22（H-1，t，J=7.1 Hz，3H），0.82（H-14，t，J=7.4 Hz，3H），0.78（H-16，t，J=7.4 Hz，3H）

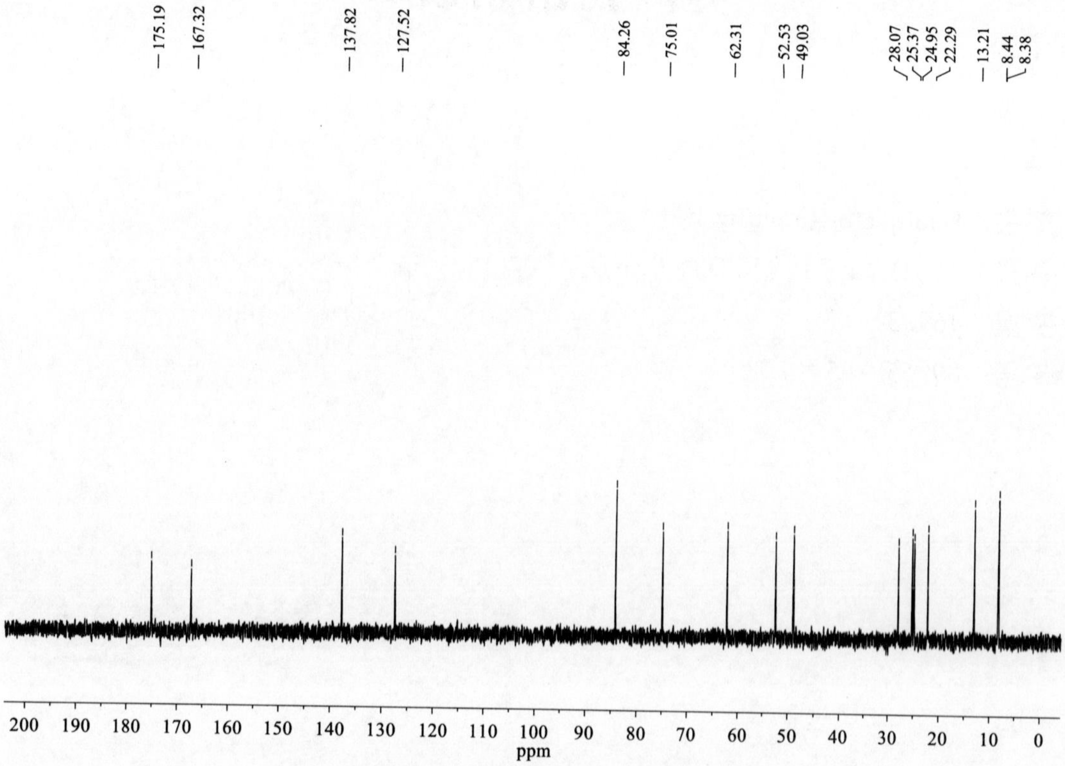

图 2 磷酸奥司他韦的 ^{13}C NMR 谱（溶剂：D_2O）

^{13}C NMR：δ 175.19（C－8），167.32（C－3），137.82（C－11），127.52（C－4），84.26（C－12），75.01（C－10），62.31（C－2），52.53（C－6），49.03（C－7），28.07（C－5），25.37（C－13），24.95（C－15），22.29（C－9），13.21（C－1），8.44（C－14），8.38（C－16）

备注

1. 中文化学名 （3*R*,4*R*,5*S*）－4－乙酰胺基－5－氨基－3－（1－乙基丙氧基）－1－环己烯－1－羧酸乙酯磷酸盐

2. 英文化学名 ethyl(3*R*,4*R*,5*S*)－4－acetamido－5－amino－3－(1－ethylpropoxy)－1－cyclohexene－1－carboxylate,phosphate(1:1)

3. 性状 本品为白色或类白色结晶性粉末。

4. 对照品编号与批号 101096－200901

奥沙利铂杂质 B

英文名 Oxaliplatin Impurity B

分子式 $(C_6H_{14}N_2)Pt(H_2O)_2 \cdot 2NO_3$

分子量 469.31

CAS 号 89955－85－1

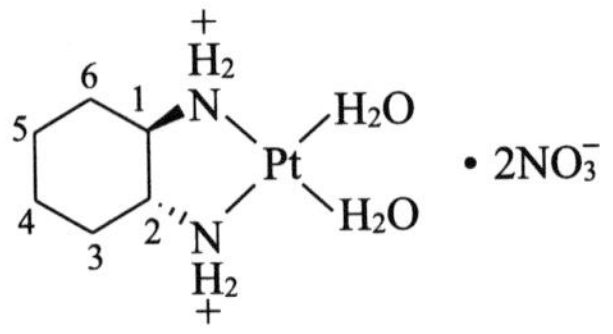

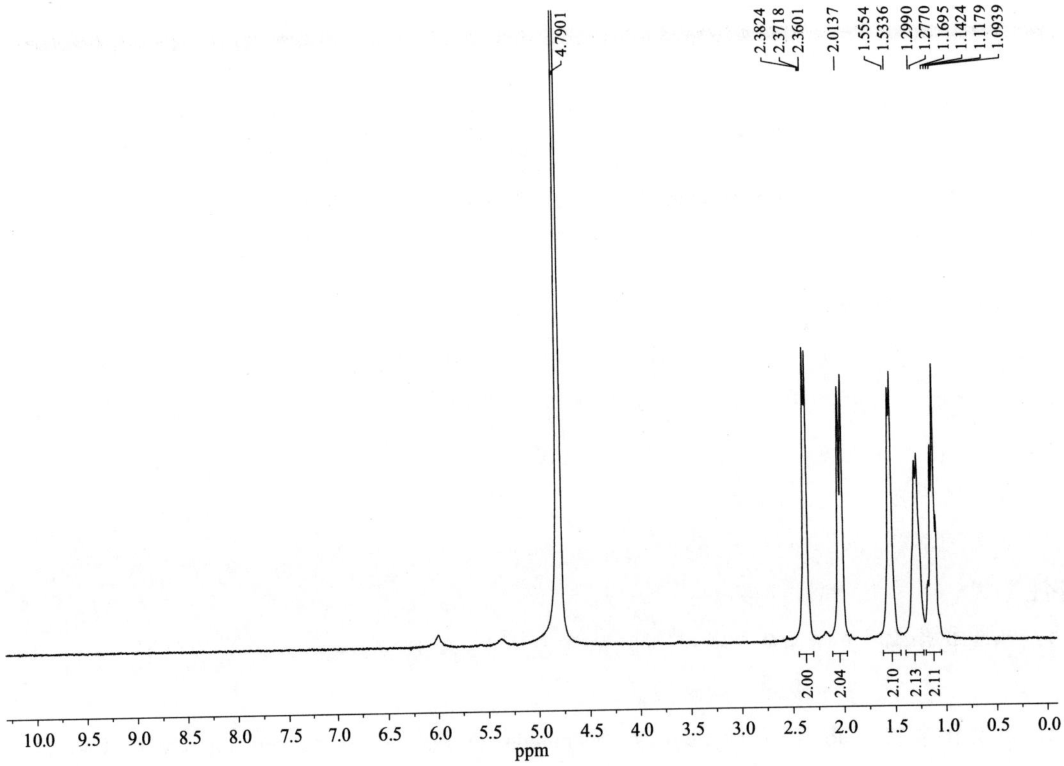

图 1 奥沙利铂杂质 B 的 ^{1}H NMR 谱（溶剂：D_2O）

^{1}H NMR：δ 2.42～2.34（H－1，2，m，2H），2.11～1.96（H－3a，6a，m，2H），1.63～1.43（H－3b，6b，m，2H），1.39～1.20（H－4a，5a，m，2H），1.20～1.03（H－4b，5b，m，2H）

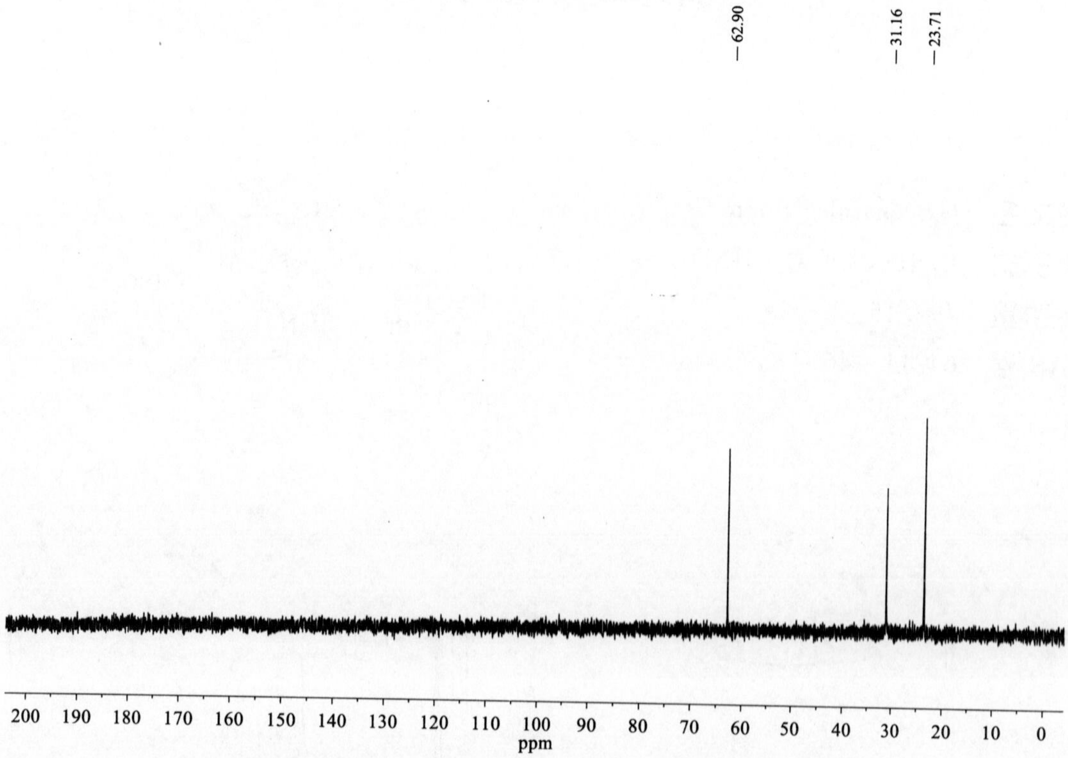

图2 奥沙利铂杂质B的^{13}C NMR谱（溶剂：D_2O）

^{13}C NMR：δ 62.90（C－1，2），31.16（C－3，6），23.71（C－4，5）

备注

1. **中文化学名** 双水[（1*R*,2*R*）－1,2－环己二胺－*N*,*N'*]合铂二硝酸盐
2. **英文化学名** diaqua[（1*R*,2*R*）－cyclohexane－1,2－diamine－*N*,*N'*]platinum dinitrate
3. **性状** 本品为类白色粉末。
4. **对照品编号与批号** 101100－200901

硝酸奥昔康唑

英文名 Oxiconazole Nitrate

分子式 $C_{18}H_{13}Cl_4N_3O \cdot HNO_3$

分子量 492.15

CAS 号 64211－46－7

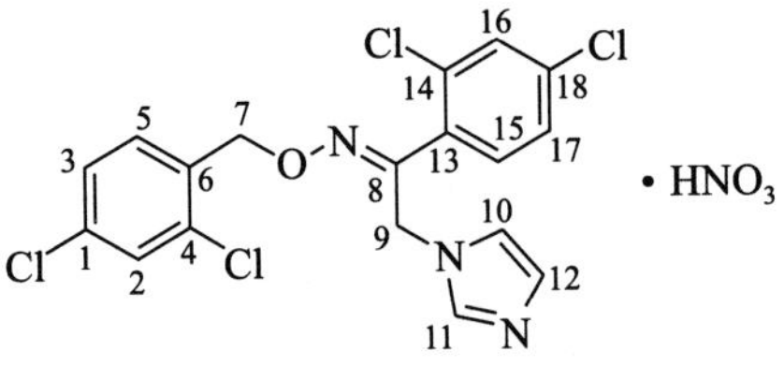

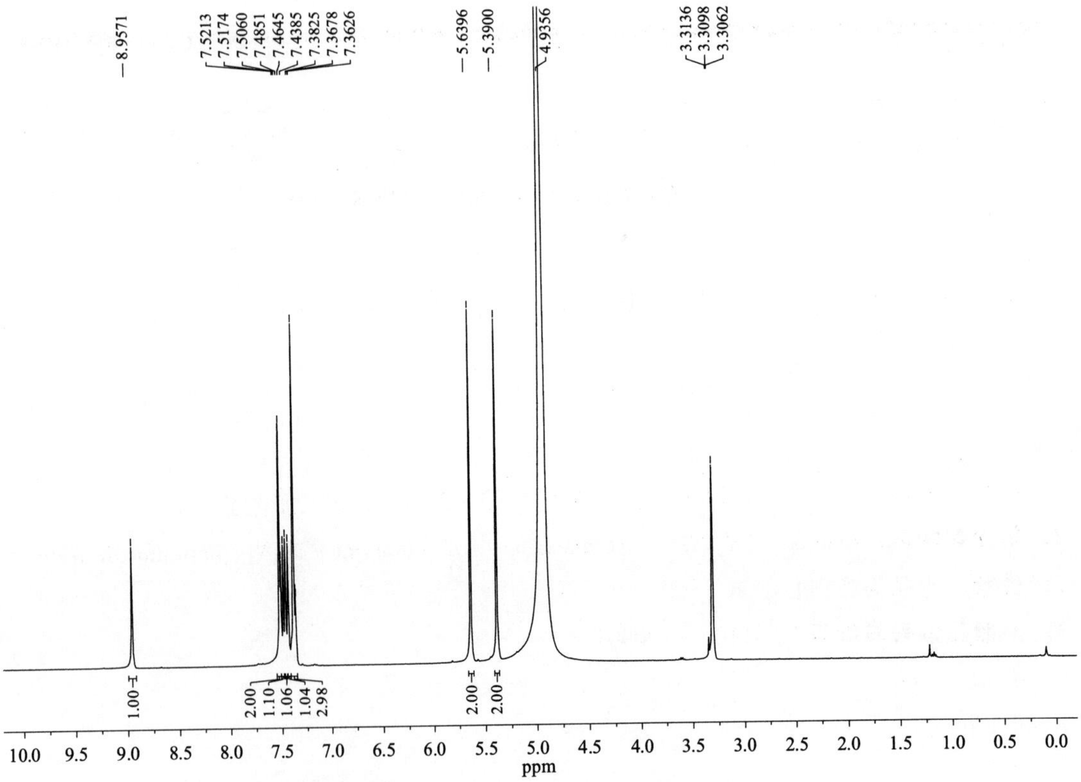

图 1 硝酸奥昔康唑的 ^{1}H NMR 谱（溶剂：CD_3OD）

^{1}H NMR：δ 8.96（H－11，s，1H），7.52（H－2，16，d，J＝1.6 Hz，2H），7.49（H－5，d，J＝8.3 Hz，1H），7.46（H－3，m，1H），7.43（H－15，m，1H），7.41～7.34（H－10，12，17，m，3H），5.64（H－9，s，2H），5.39（H－7，s，2H）

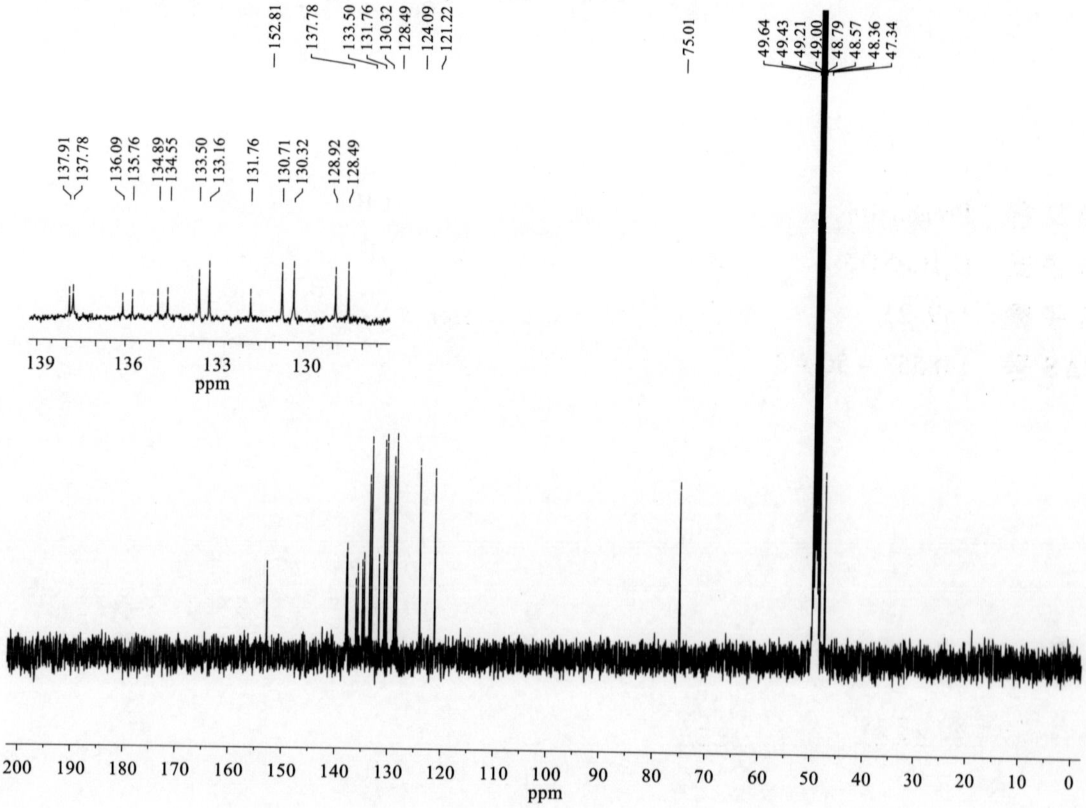

图 2　硝酸奥昔康唑的 ^{13}C NMR 谱（溶剂：CD_3OD）

^{13}C NMR：δ 152.81（C－8），137.91（C－11），137.78（C－18），136.09（C－4），135.76（C－6），134.89（C－1），134.55（C－14），133.50（C－15），133.16（C－17），131.76（C－13），130.71（C－5），130.32（C－2），128.92（C－12），128.49（C－16），124.09（C－3），121.22（C－10），75.01（C－7），47.34（C－9）

备注

1. 中文化学名　（*Z*）－2′－（1－咪唑基）－*O*－（2,4－二氯苄基）－2,4－二氯苯乙酮肟硝酸盐

2. 英文化学名　（*Z*）－1－（2,4－dichlorophenyl）－2－（1*H*－imidazol－1－yl）ethanone－*O*－[（2,4－dichlorophenyl）methyl] oxime mononitrate

3. 性状　本品为白色结晶性粉末。

4. 溶解性　本品在 *N*,*N*－二甲基甲酰胺中易溶，在甲醇中溶解，在乙醇、丙酮中略溶，在二氯甲烷中微溶，在水中不溶，在 0.1 mol/L 盐酸溶液、0.1 mol/L 氢氧化钠溶液中不溶。

5. 对照品编号与批号　101105－201001

普瑞巴林

英文名 Pregabalin

分子式 $C_8H_{17}NO_2$

分子量 159.23

CAS 号 148553-50-8

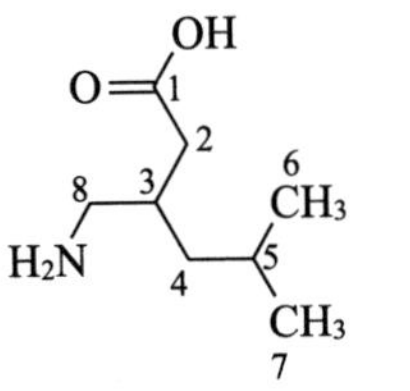

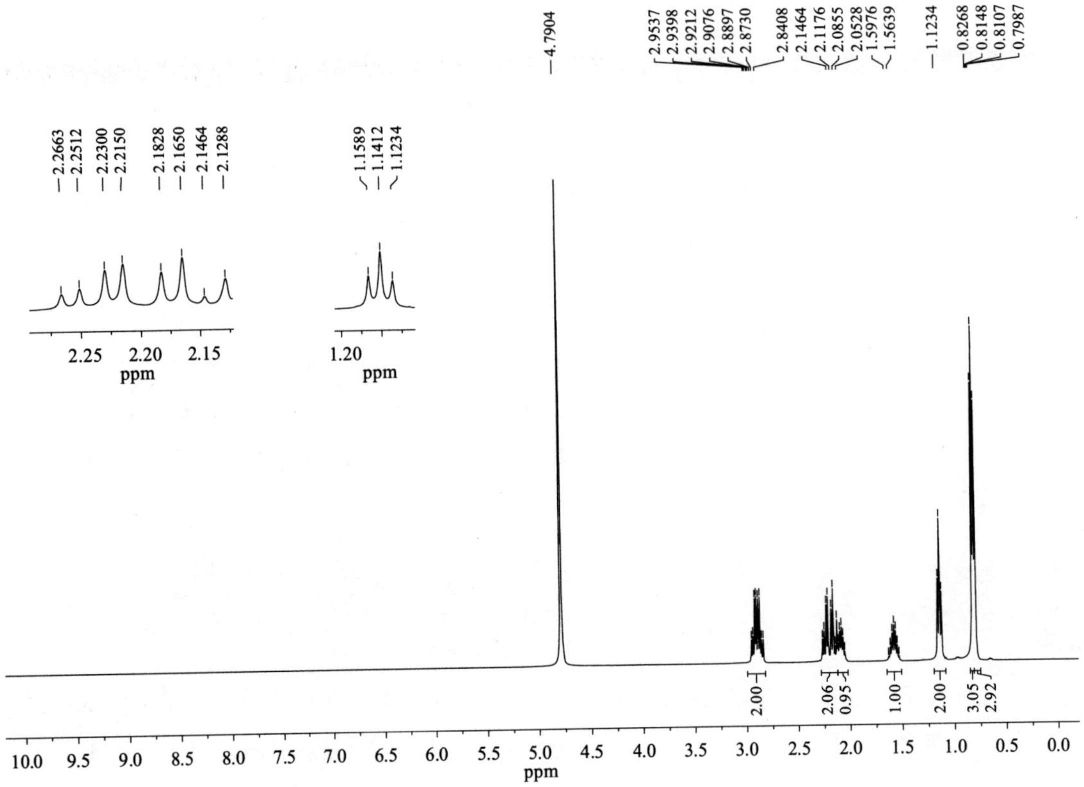

图 1 普瑞巴林的^{1}H NMR 谱（溶剂：D_2O）

^{1}H NMR：δ 2.98～2.82（H－2，m，2H），2.24（H－8a，dd，J=14.5，6.0 Hz，1H），2.14（H－8b，dd，J=14.5，6.0 Hz，1H），2.08（H－3，m，1H），1.57（H－5，m，1H），1.14（H－4，t，J=7.1 Hz，2H），0.82（H－6，d，J=6.4 Hz，3H），0.80（H－7，d，J=6.4 Hz，3H）

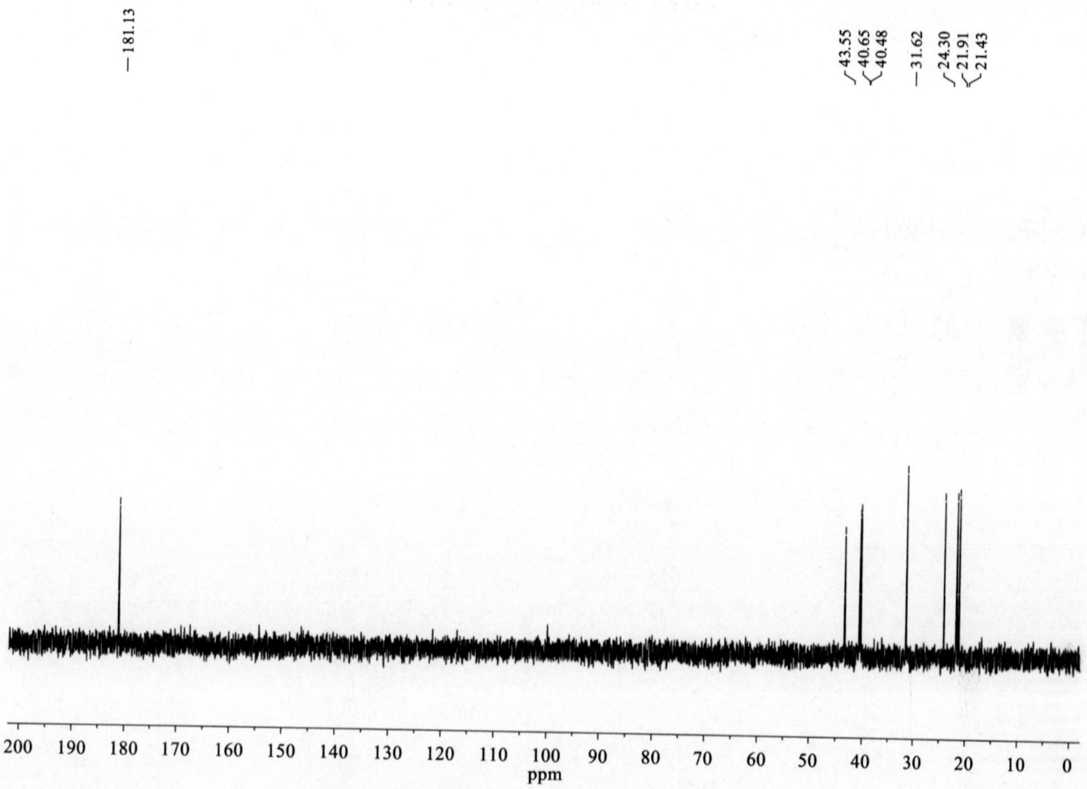

图 2　普瑞巴林的 ^{13}C NMR 谱（溶剂：D_2O）

^{13}C NMR：δ 181.13（C－1），43.55（C－2），40.65（C－8），40.48（C－3），31.62（C－5），24.30（C－4），21.91（C－7），21.43（C－6）

备注

1. 中文化学名　(3*S*)－3－(氨甲基)－5－甲基己酸

2. 英文化学名　(3*S*)－3－(aminomethyl)－5－methylhexanoic acid

3. 性状　本品为白色或类白色结晶性粉末。

4. 溶解性　本品在 0.1 mol/L 盐酸溶液中溶解，在水、0.1 mol/L 氢氧化钠溶液中略溶，在甲醇中极微溶解，在异丙醇、*N*,*N*－二甲基甲酰胺中不溶或几乎不溶。

5. 对照品编号与批号　101106－201001

山　梨　醇

英文名　Sorbitol

分子式　$C_6H_{14}O_6$

分子量　182.17

CAS 号　50-70-4

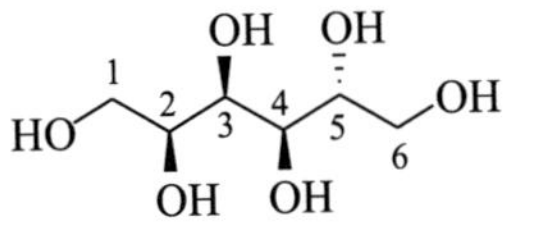

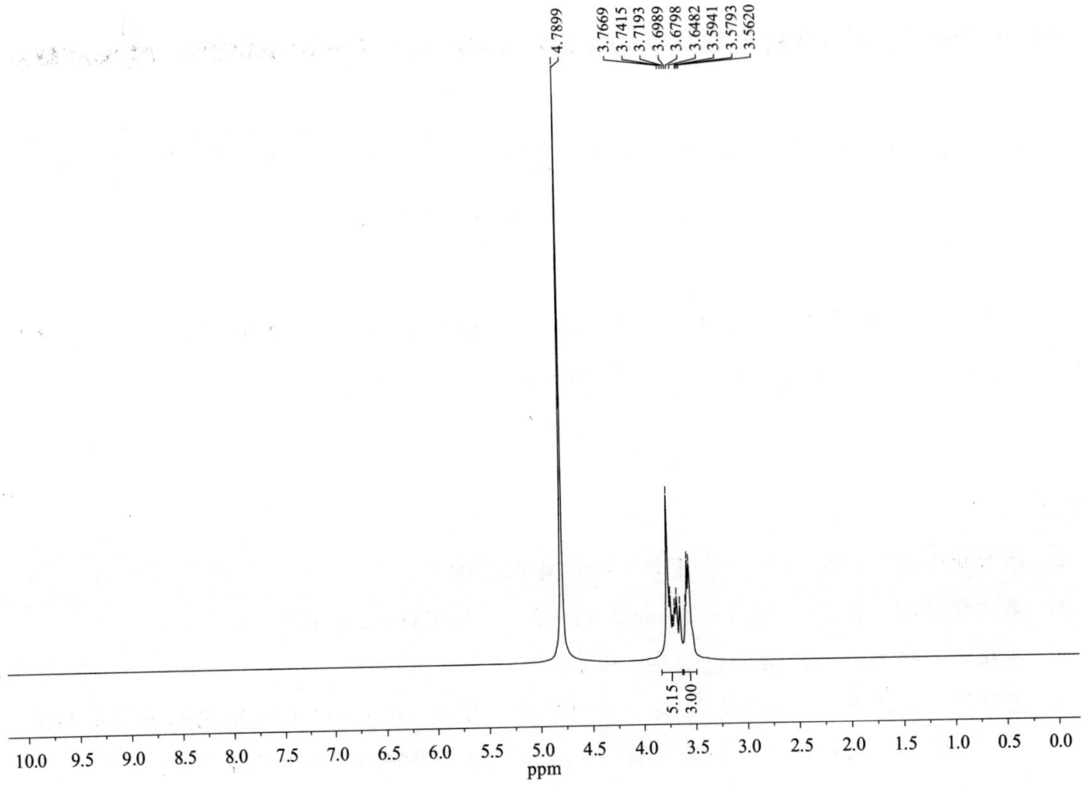

图 1　山梨醇的^{1}H NMR 谱（溶剂：D_2O）

^{1}H NMR：δ 3.82 ~ 3.62（H-3，6，2，5，m，5H），3.62 ~ 3.50（H-1，4，m，3H）

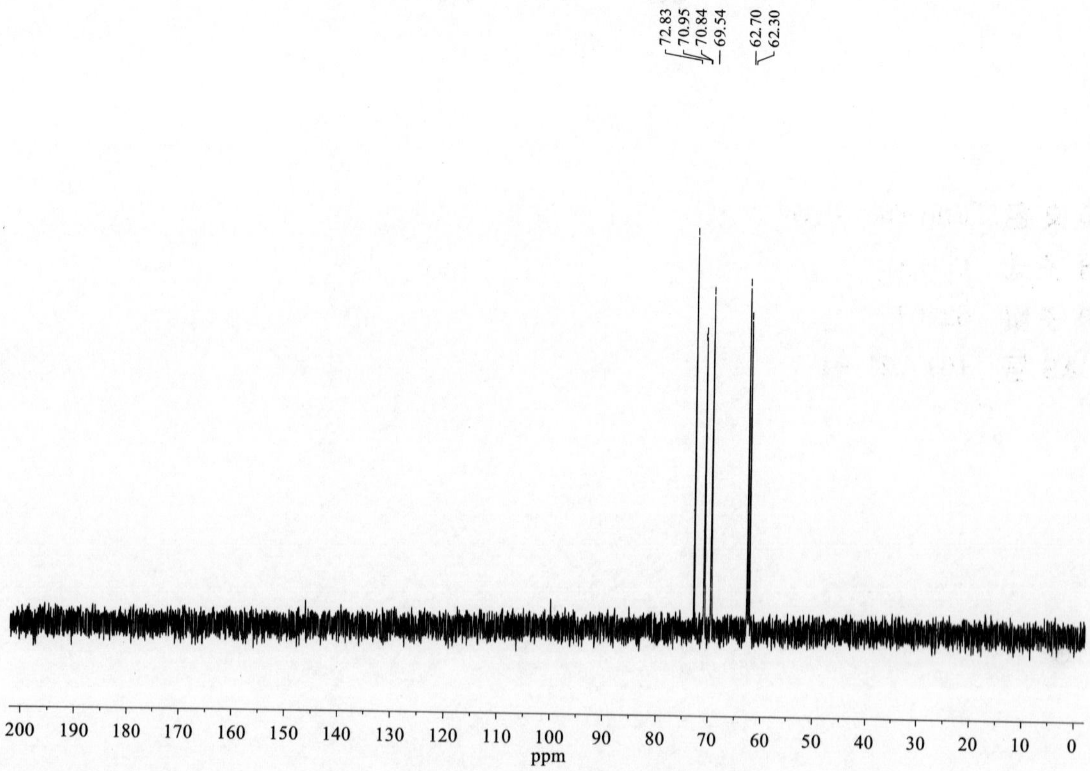

图 2 山梨醇的^{13}C NMR 谱（溶剂，D_2O）

^{13}C NMR：δ 72.83（C－2），70.95（C－4），70.84（C－5），69.54（C－3），62.70（C－6），62.30（C－1）

备注

1. **中文化学名** *D*－山梨糖醇
2. **英文化学名** *D*－glucitol
3. **性状** 本品为白色结晶性粉末；无臭，味甜；有引湿性。
4. **溶解性** 本品在水中易溶，在乙醇中微溶，在三氯甲烷或乙醚中不溶。
5. **对照品编号与批号** 101109－201001

参考文献

[1] 冯卫生，郝志友，郑晓珂，等. 哥兰叶化学成分的研究. 药学学报，2007，42：625（^{13}C NMR）.

[2] http://sdbs.db.aist.go.jp/sdbs/cgi-bin/cre_index.cgi? lang=eng（SDBS）（^1H NMR，^{13}C NMR）.

乙　二　醇

英文名　Ethylene Glycol

分子式　$C_2H_6O_2$

分子量　62.07

CAS 号　107－21－1

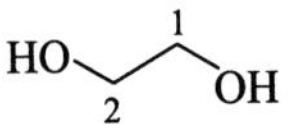

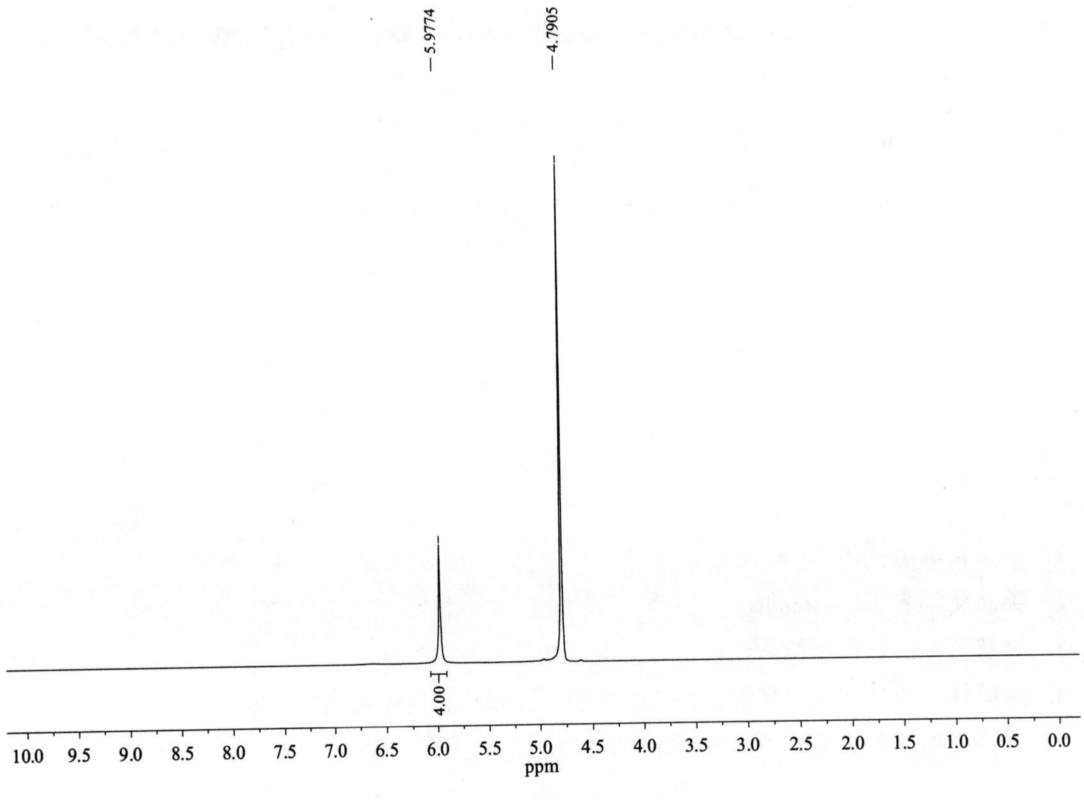

图 1　乙二醇的^{1}H NMR 谱（溶剂：D_2O）

^{1}H NMR：δ 5.98（H－1，2，s，4H）

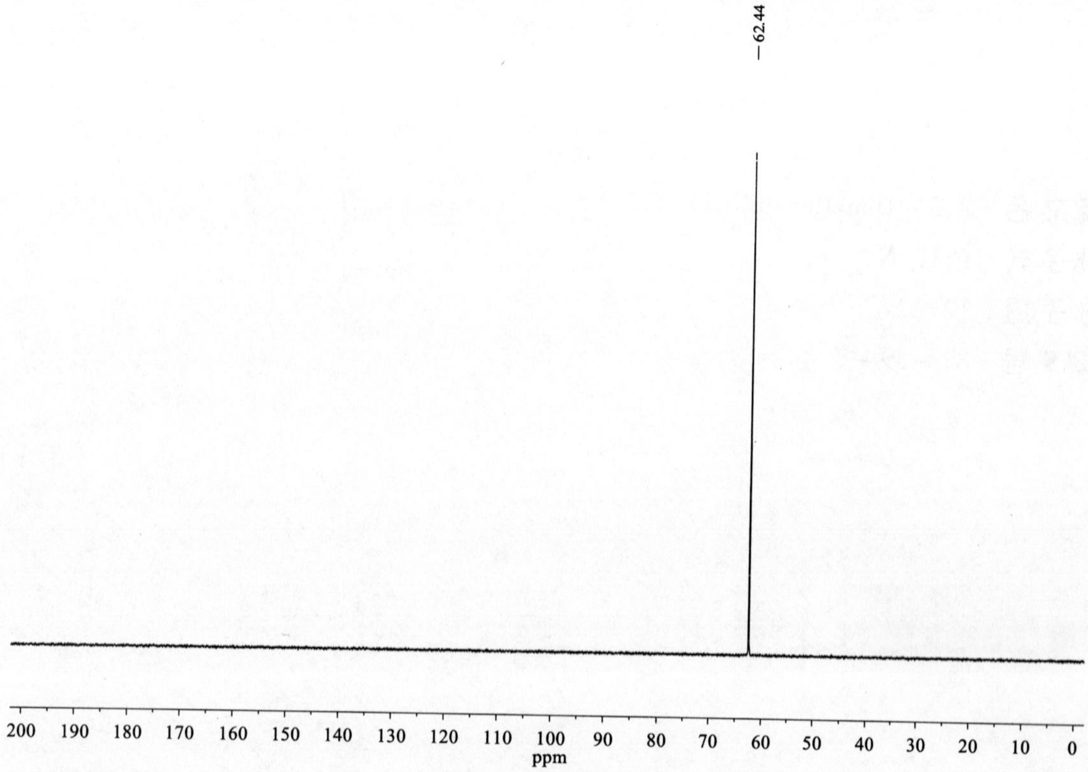

图 2　乙二醇的^{13}C NMR 谱（溶剂：D_2O）

^{13}C NMR：δ 62.44（C-1，2）

备注

1. **中文化学名**　1,2-乙二醇
2. **英文化学名**　ethane-1,2-diol
3. **性状**　本品为无色、澄清的黏稠液体。
4. **对照品编号与批号**　101111-201101

2,3-二甲基苯胺

英文名 2,3-Dimethylaniline

分子式 $C_8H_{11}N$

分子量 121.2

CAS 号 87-59-2

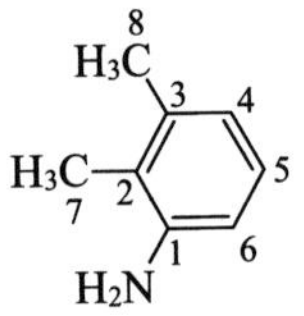

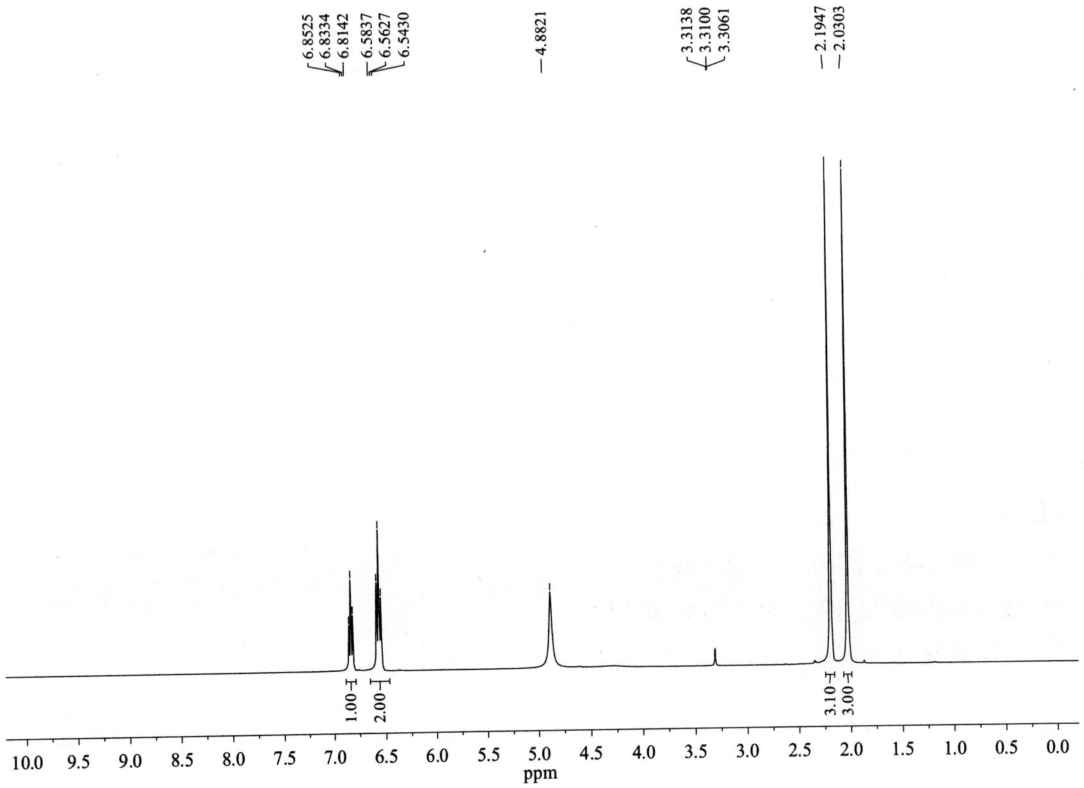

图1 2,3-二甲基苯胺的^{1}H NMR谱（溶剂：CD_3OD）

^{1}H NMR：δ 6.83（H-5，t，J=7.7 Hz，1H），6.56（H-4，6，t，J=8.2 Hz，2H），2.19（H-8，s，3H），2.03（H-7，s，3H，）

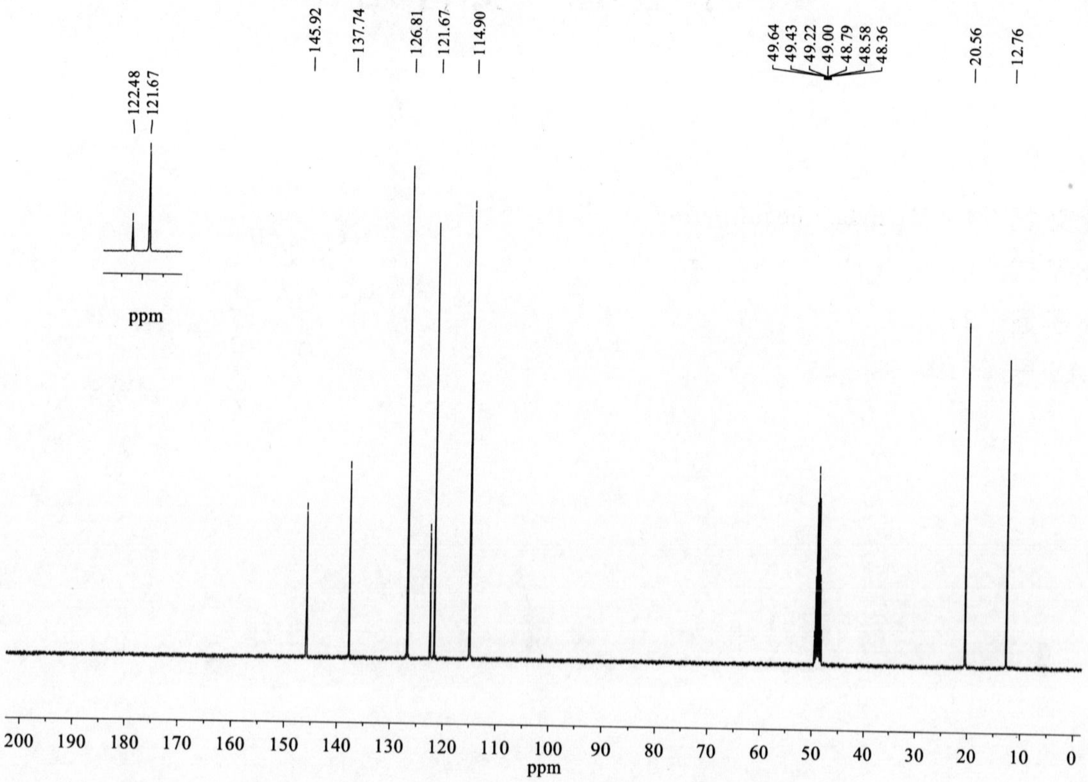

图2 2,3-二甲基苯胺的^{13}C NMR谱（溶剂：CD_3OD）

^{13}C NMR：δ 145.92（C-1），137.74（C-3），126.81（C-5），122.48（C-2），121.67（C-4），114.90（C-6），20.56（C-8），12.76（C-7）

备注

1. 性状 本品为棕黄色液体。

2. 对照品编号与批号 101114-201101

参考文献

[1] http://sdbs.db.aist.go.jp/sdbs/cgi-bin/cre_index.cgi? lang=eng(SDBS)(^{1}H NMR,^{13}C NMR).

4－甲氨基－安替比林

英文名 4－Methylaminoantipyrine

分子式 $C_{12}H_{15}N_3O$

分子量 217.27

CAS 号 519－98－2

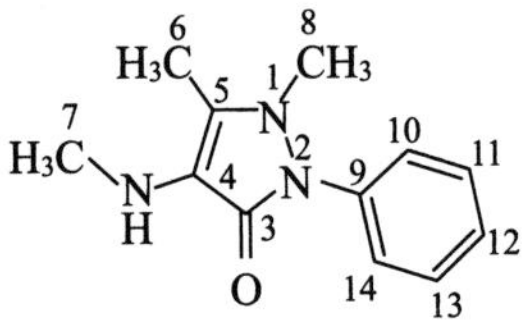

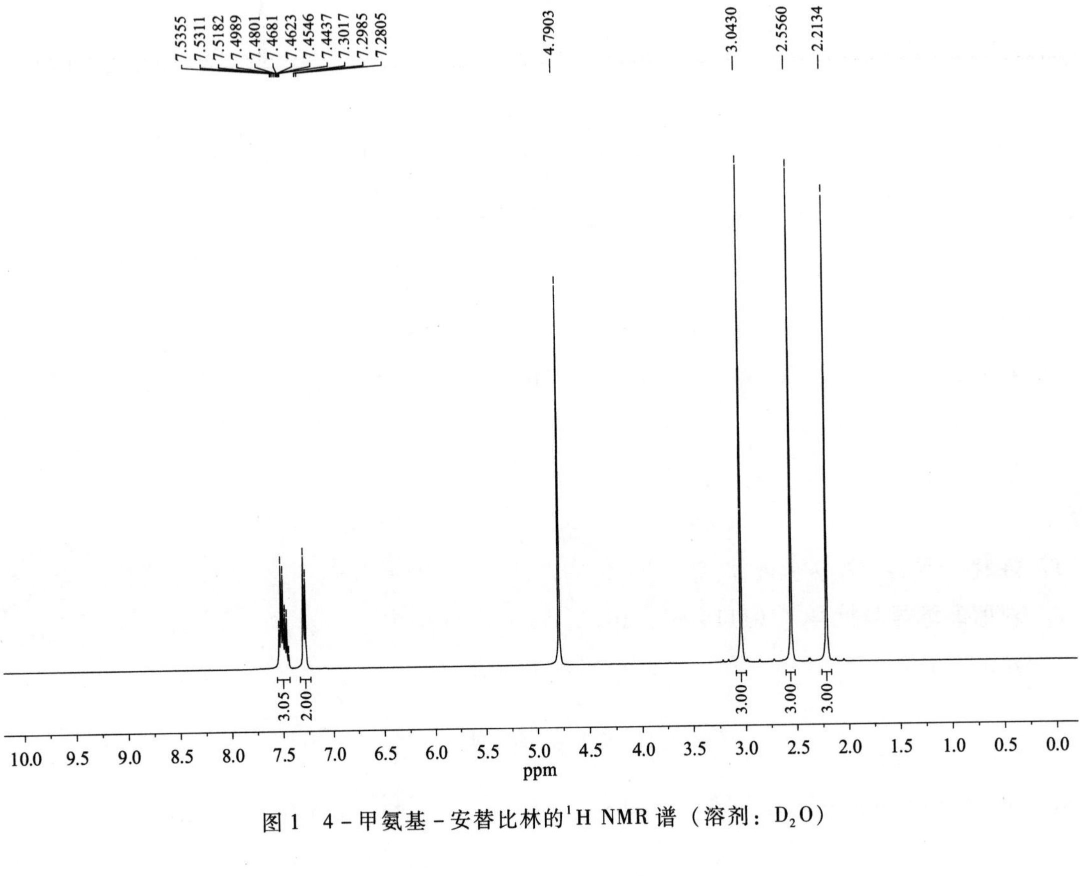

图 1 4－甲氨基－安替比林的[1]H NMR 谱（溶剂：D_2O）

^{1}H NMR：δ 7.56～7.44（H－11，12，13，m，3H），7.33～7.23（H－10，14，m，2H），3.04（H－8，s，3H），2.56（H－7，s，3H），2.21（H－6，s，3H）

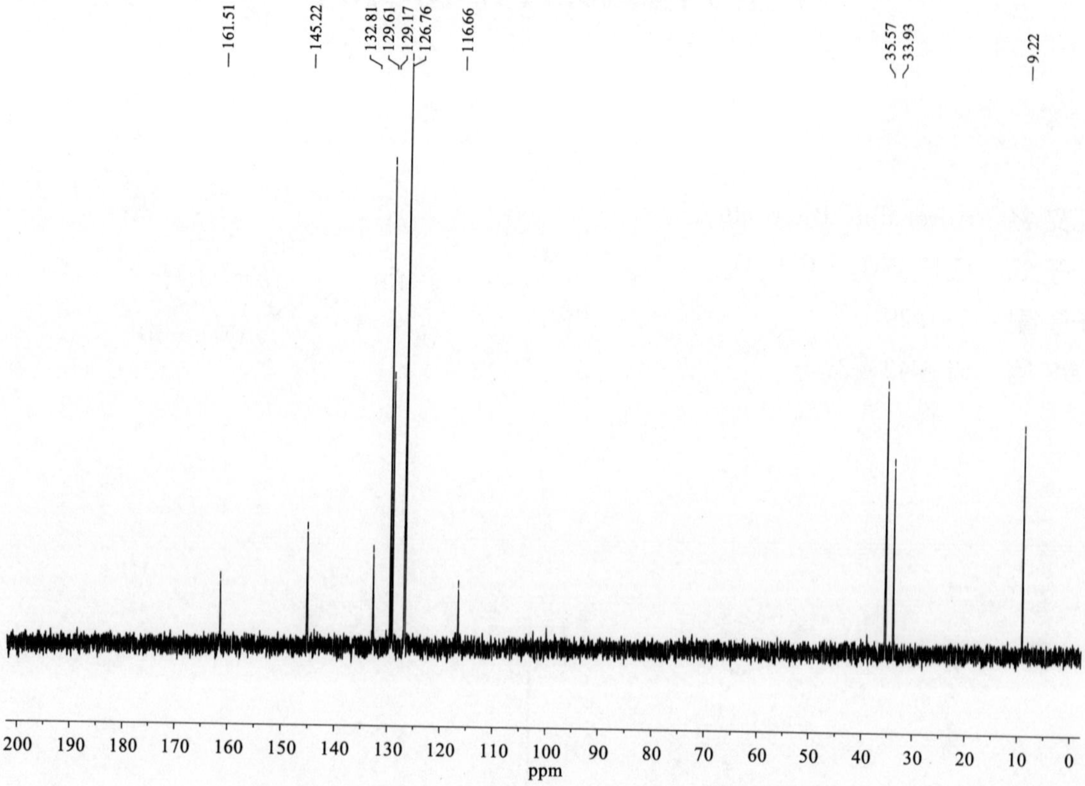

图 2 4 - 甲氨基 - 安替比林的^{13}C NMR 谱（溶剂：D_2O）

^{13}C NMR：δ 161.51 （C - 3），145.22 （C - 5），132.81 （C - 9），129.61 （C - 11，13），129.17 （C - 12），126.76 （C - 10，14），116.66 （C - 4），35.57 （C - 8），33.93 （C - 7），9.22 （C - 6）

备注

1. 中文化学名 1,2 - 二氢 - 1,5 - 二甲基 - 4 - （甲氨基） - 2 - 苯基 - 3*H* - 吡唑 - 3 - 酮

2. 英文化学名 1,2 - dihydro - 1,5 - dimethyl - 4 - （methylamino） - 2 - phenyl - 3*H* - pyrazol - 3 - one

3. 性状 本品为白色粉末。

4. 对照品编号与批号 101115 - 201101

参 考 文 献

[1] Santos P M P, Antunes A M M, Noronha. Scavenging activity of aminoantipyrines against hydroxyl radical. J Eur J Med Chem, 2010, 45: 2258(^{1}H NMR, ^{13}C NMR).

重酒石酸肾上腺素

英文名 Adrenaline Bitartrate

分子式 $C_9H_{13}NO_3 \cdot C_4H_6O_6$

分子量 333.29

CAS 号 51-42-3

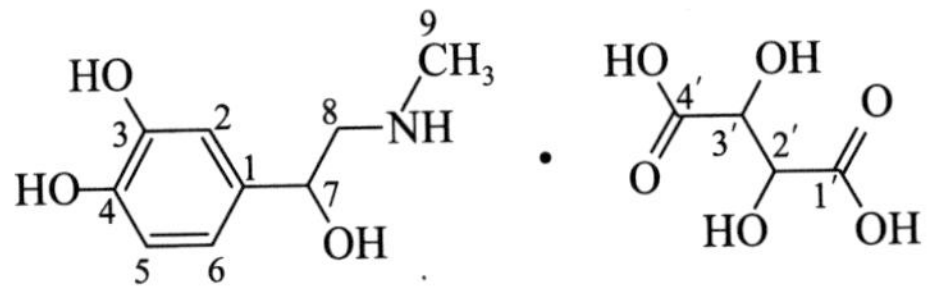

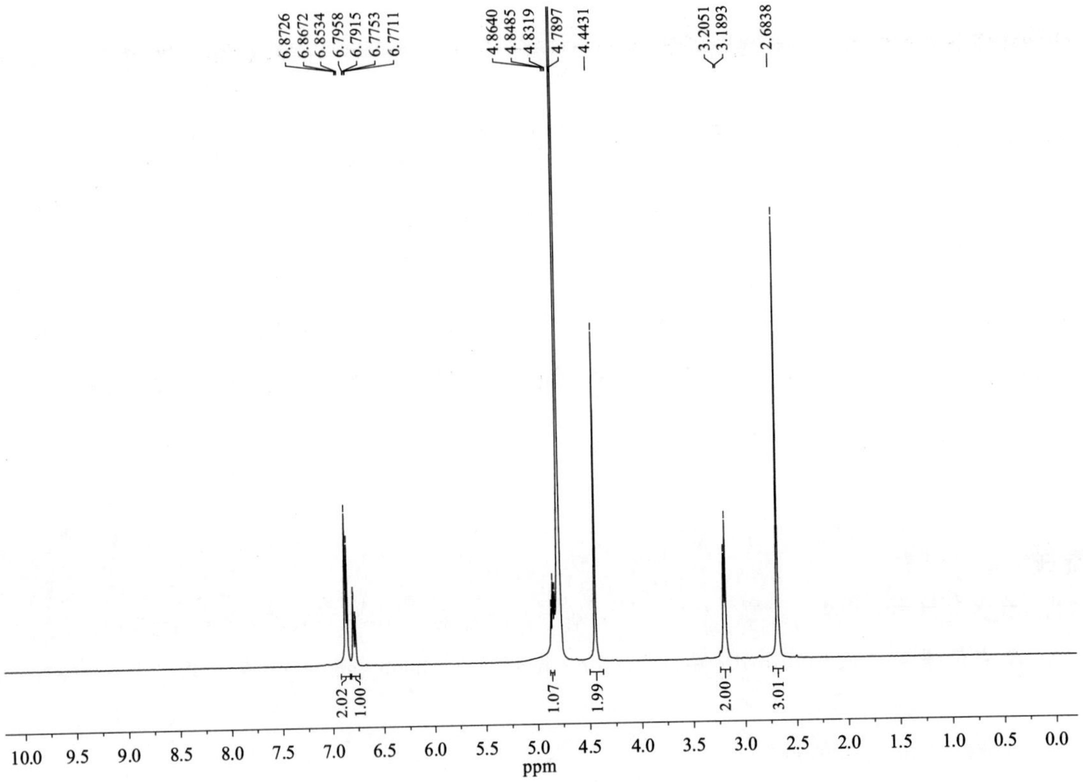

图 1 重酒石酸肾上腺素的 ^1H NMR 谱（溶剂：D_2O）

^1H NMR：δ 6.91~6.83（H-2, 5, m, 2H），6.78（H-6, dd, J = 8.2, 1.7 Hz, 1H），4.84（H-7, m, 1H），4.44（H-2′, 3′, s, 2H），3.20（H-8, d, J = 6.3 Hz, 2H），2.68（H-9, s, 3H）

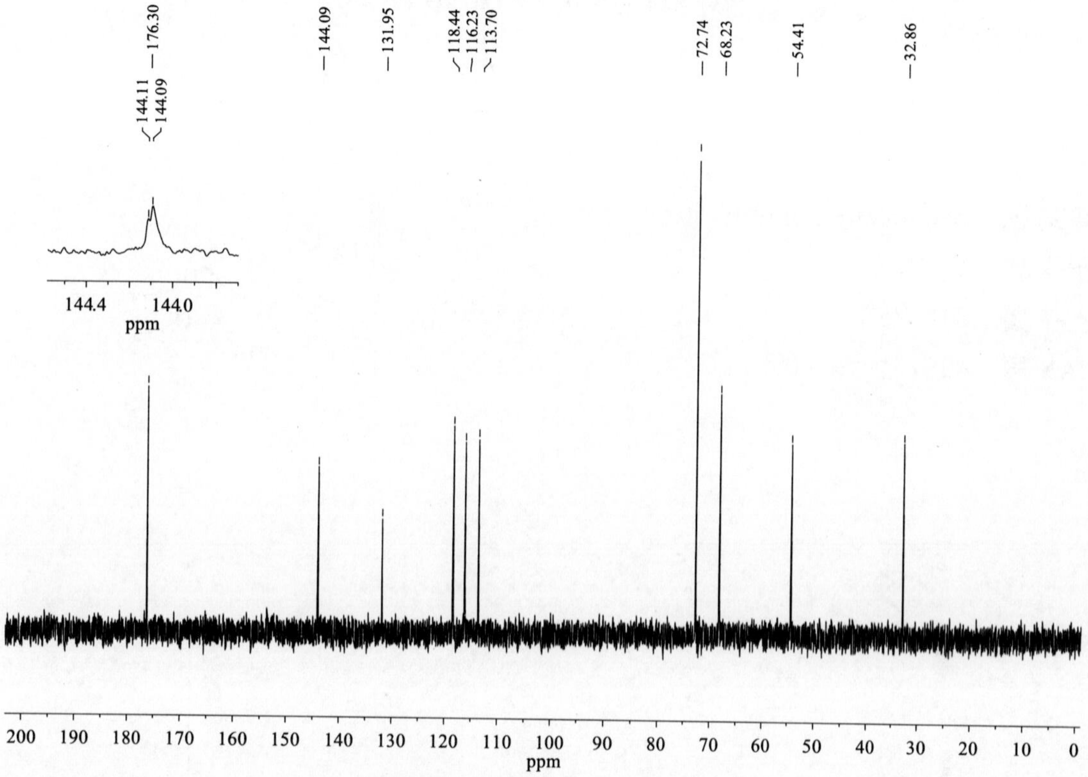

图 2　重酒石酸肾上腺素的^{13}C NMR 谱（溶剂：D_2O）

^{13}C NMR：δ 176.30（C－1′，4′），144.11（C－4），144.09（C－3），131.95（C－1），118.44（C－6），116.23（C－5），113.70（C－2），72.74（C－2′，3′），68.23（C－7），54.41（C－8），32.86（C－9）

备注

1. **中文化学名**　*L*－3,4－二羟基－α－[（甲氨基）甲基]苄醇 *D*－酒石酸氢盐
2. **英文化学名**　(－)－3,4－dihydroxy－α－[(methylamino)methyl]benzyl alcohol(＋)－tartrate (1∶1) salt
3. **性状**　本品为白色结晶性粉末。
4. **溶解性**　本品在水中易溶，在乙醇中微溶。
5. **对照品编号与批号**　101120－201001

参考文献

[1] Bonechi C, Martini S, Rossi C. Interaction study of bioactive molecules with fibrinogen and human platelets determined by ^{1}H NMR relaxation experiments. Bioorgan Med Chem, 2009, 17: 1630(^{1}H NMR).

[2] http://sdbs.db.aist.go.jp/sdbs/cgi-bin/cre_index.cgi? lang=eng(SDBS)(^{1}H NMR).

非诺贝特杂质Ⅱ

英文名 Fenofibrate Impurity Ⅱ

分子式 $C_{17}H_{15}ClO_4$

分子量 318.75

CAS 号 42017－89－0

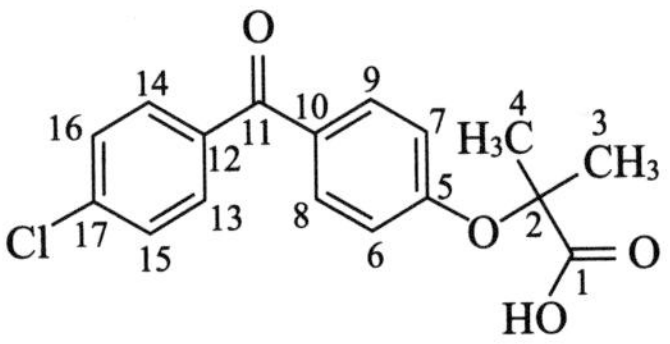

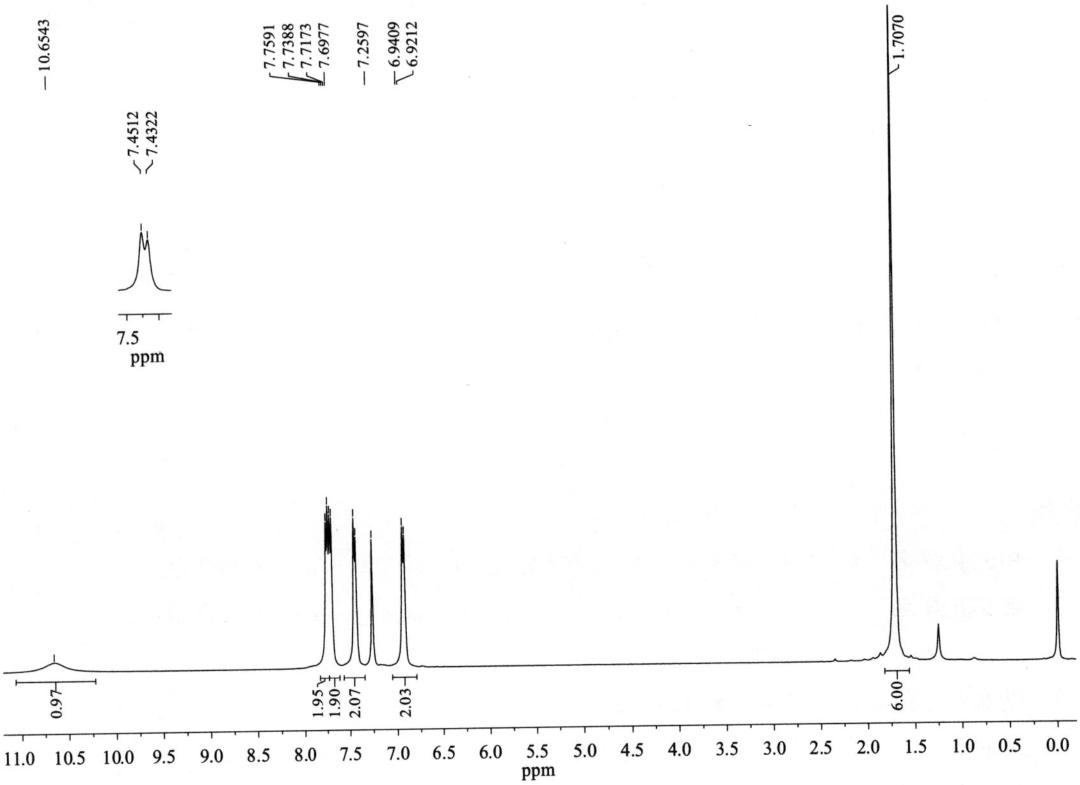

图 1　非诺贝特杂质Ⅱ的 ^{1}H NMR 谱（溶剂：$CDCl_3$）

^{1}H NMR：δ 10.65（COOH，s，1H），7.75（H－13，14，d，J＝8.0 Hz，2H），7.71（H－8，9，d，J＝8.0 Hz，2H），7.44（H－15，16，d，J＝8.0 Hz，2H），6.93（H－6，7，d，J＝8.0 Hz，2H），1.71（H－3，4，s，6H）

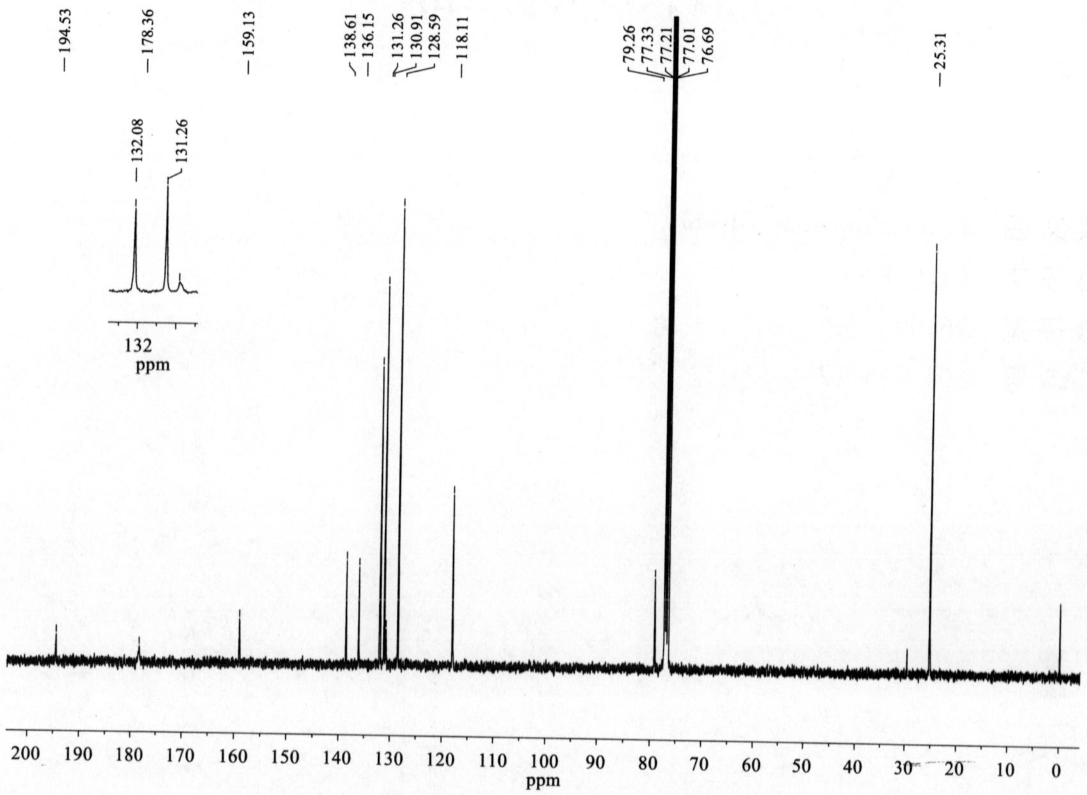

图 2　非诺贝特杂质 II 的 ^{13}C NMR 谱（溶剂：$CDCl_3$）

^{13}C NMR：δ 194.53（C－11），178.36（C－1），159.13（C－5），138.61（C－17），136.15（C－12），132.08（C－8，9），131.26（C－13，14），130.91（C－10），128.59（C－15，16），118.11（C－6，7），79.26（C－2），25.31（C－3，4）

备注

1. **中文化学名**　2－［4－（4－氯苯甲酰）－苯氧基］－2－甲基丙酸
2. **英文化学名**　2－［4－（4－chlorobenzoyl）phenoxy］－2－methylpropanoic acid
3. **性状**　本品为浅黄色粉末。
4. **对照品编号与批号**　101122－201001

1,3-丙二醇

英文名　1,3-Propylene Glycol

分子式　$C_3H_8O_2$

分子量　76.09

CAS号　504-63-2

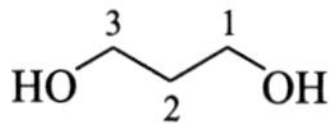

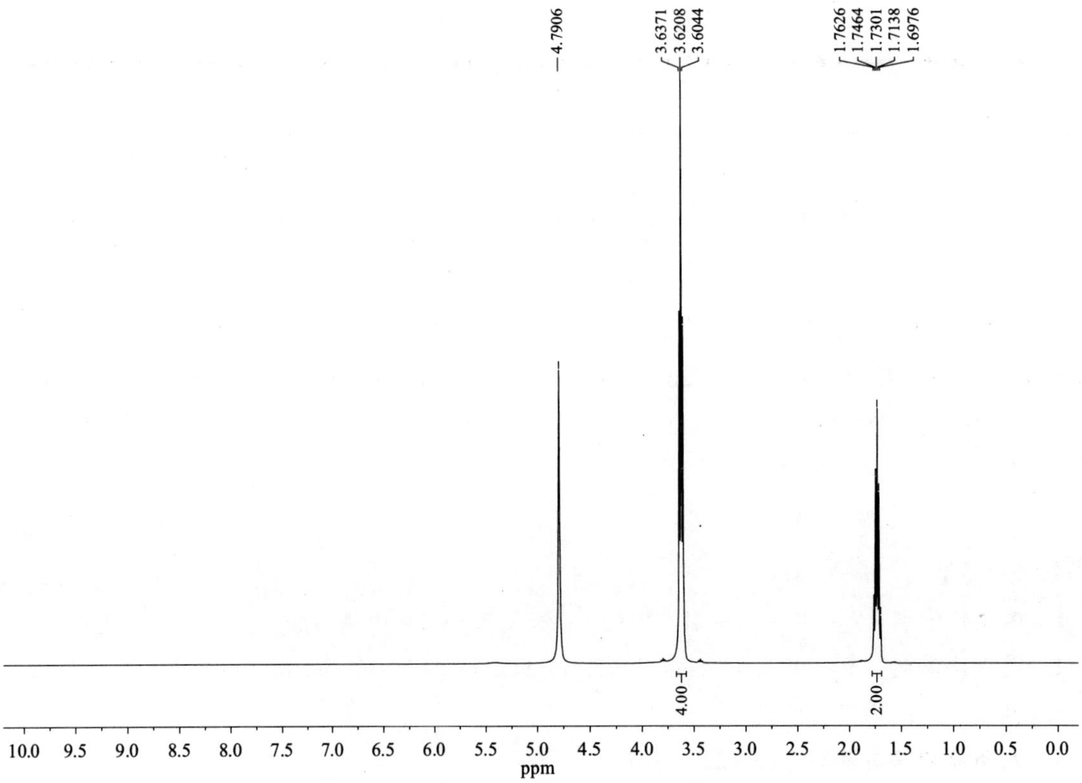

图1　1,3-丙二醇的^{1}H NMR谱（溶剂：D_2O）

^{1}H NMR：δ 3.62（H-1, 3, t, J=6.5 Hz, 4H），1.73（H-2, p, J=6.5 Hz, 2H）

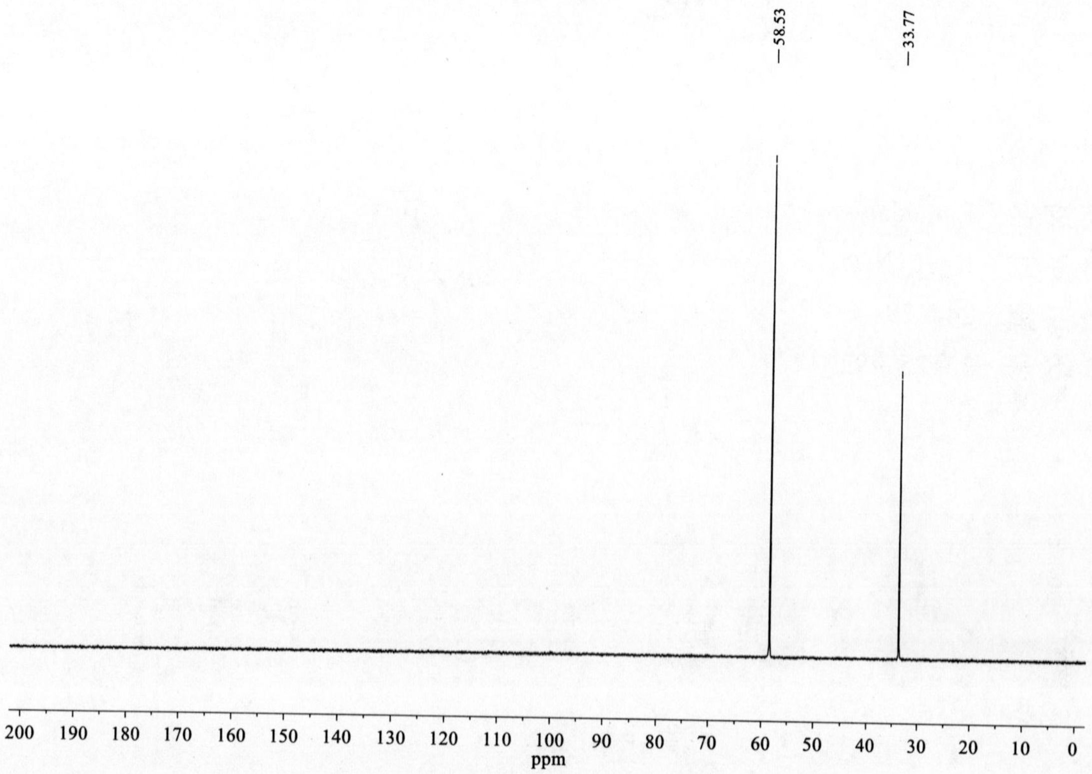

图 2　1,3　丙二醇的^{13}C NMR 谱（溶剂：D_2O）

^{13}C NMR：δ 58.53（C－1，3），33.77（C－2）

备注

1. 性状　本品为无色澄清的黏稠液体。

2. 对照品编号与批号　101126－201001

依 托 咪 酯

英文名 Etomidate

分子式 $C_{14}H_{16}N_2O_2$

分子量 244.29

CAS 号 33125-97-2

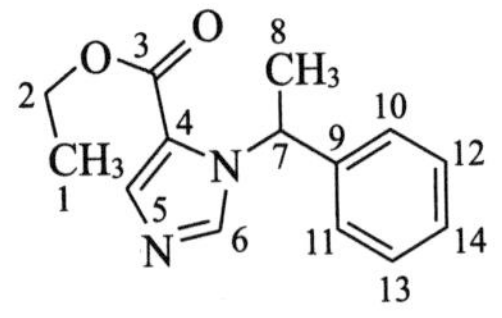

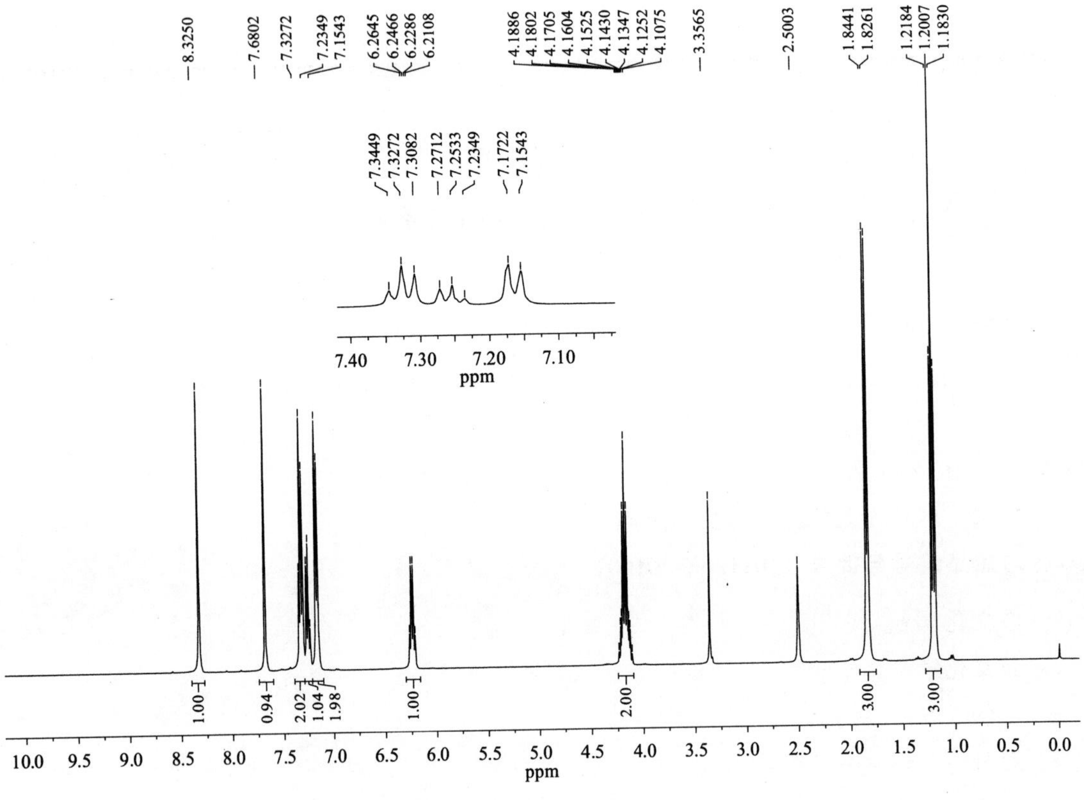

图 1 依托咪酯的 ^1H NMR 谱（溶剂：CD_3SOCD_3）

^1H NMR：δ 8.33（H-6，s，1H），7.68（H-5，s，1H），7.33（H-12，13，t，J = 7.3 Hz，2H），7.25（H-14，t，J = 7.3 Hz，1H），7.16（H-10，11，d，J = 7.3 Hz，2H），6.24（H-7，q，J = 7.2 Hz，1H），4.24～4.10（H-2，m，2H），1.84（H-8，d，J = 7.2 Hz，3H），1.20（H-1，t，J = 7.1 Hz，3H）

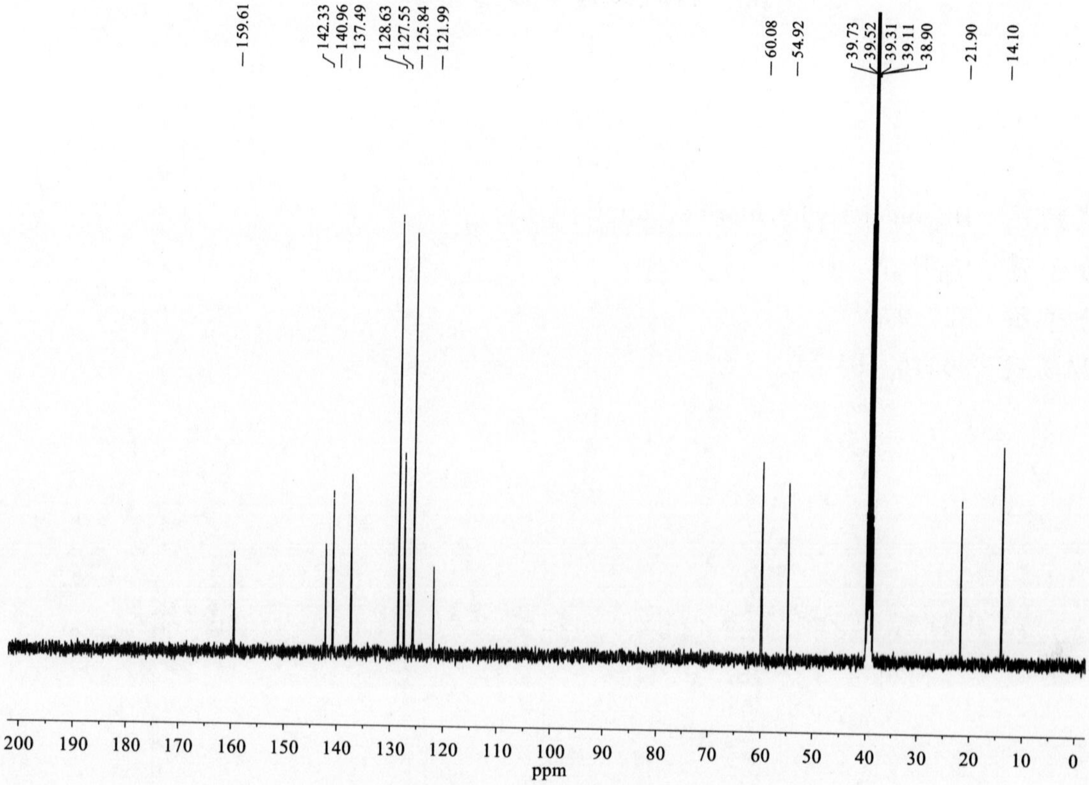

图 2 依托咪酯的^{13}C NMR 谱（溶剂：CD_3SOCD_3）

^{13}C NMR：δ 159.61（C－3），142.33（C－9），140.96（C－6），137.49（C－5），128.63（C－12，13），127.55（C－14），125.84（C－10，11），121.99（C－4），60.08（C－2），54.92（C－7），21.90（C－8），14.10（C－1）

备注

1. **中文化学名** 1－[（1*R*）－（1－苯乙基）]－1*H*－咪唑－5－甲酸乙酯
2. **英文化学名** ethyl－1－[（1*R*）－1－phenylethyl]－1*H*－imidazole－5－carboxylate
3. **性状** 本品为白色结晶或结晶性粉末。
4. **溶解性** 本品在乙醇或三氯甲烷中极易溶解，在水中不溶；在稀盐酸中易溶。
5. **对照品编号与批号** 101132－201001

盐酸地芬尼多杂质

英文名 Difenidol Hydrochloride Impurity

分子式 $C_{21}H_{25}N \cdot HCl$

分子量 327.9

CAS 号 89410 - 63 - 9

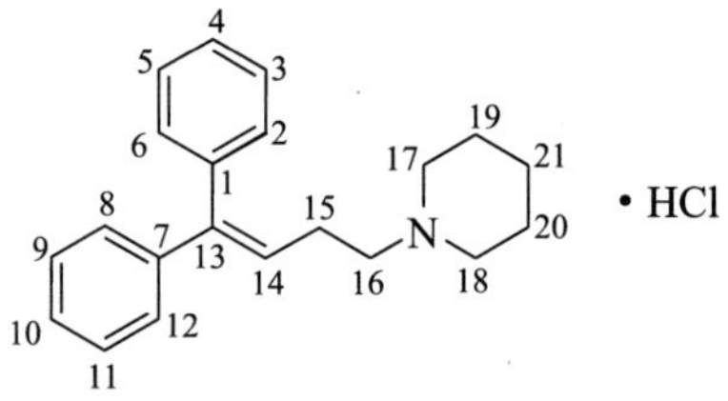

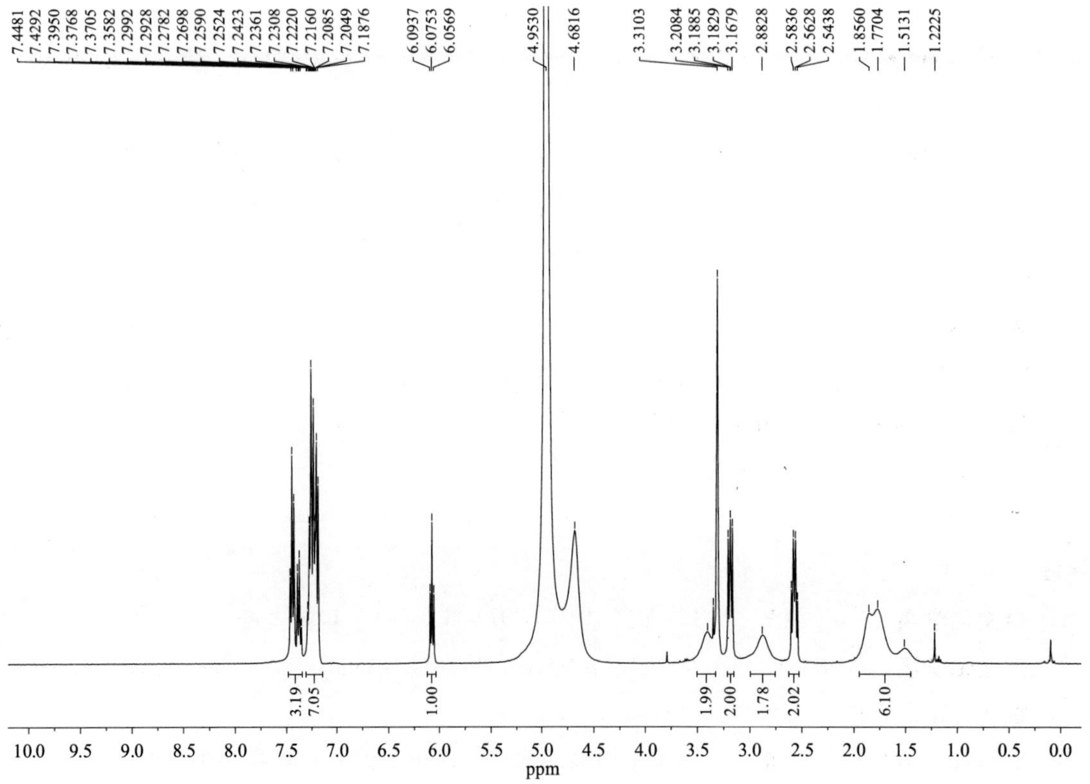

图 1 盐酸地芬尼多杂质的^{1}H NMR 谱（溶剂：CD_3OD）

^{1}H NMR：δ 7.49 ~ 7.32（Ar - H，m，3H），7.14 ~ 7.32（Ar - H，m，7H），6.08（H - 14，t，J = 7.4 Hz，1H），3.49 ~ 3.32（H - 17a，18a，m，2H），3.23 ~ 3.13（H - 16，m，2H），3.00 ~ 2.75（H - 17b，18b，m，2H），2.63 ~ 2.51（H - 15，m，2H），1.95 ~ 1.44（H - 19，20，21，m，6H）

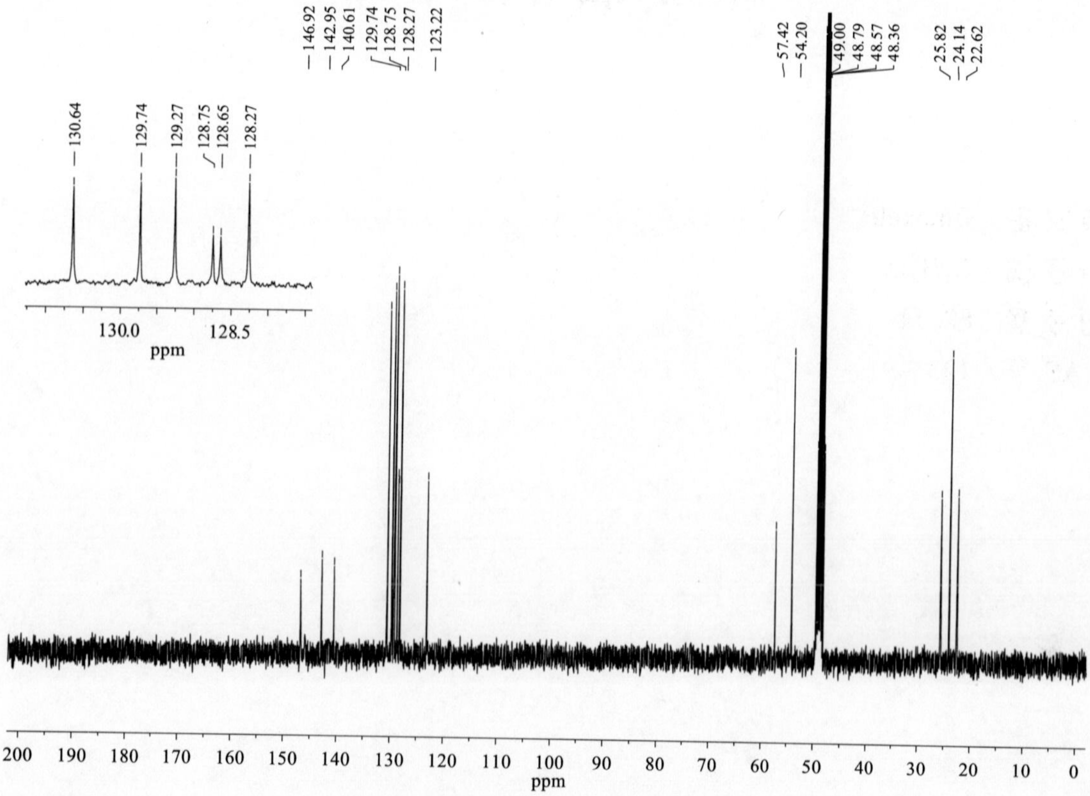

图 2　盐酸地芬尼多杂质的^{13}C NMR 谱（溶剂：CD_3OD）

^{13}C NMR：δ 146.92（C－13），142.95（C－7），140.61（C－1），130.64（C－3，5），129.74（C－9，11），129.27（C－4），128.75（C－10），128.65（C－2，6），128.27（C－8，12），123.22（C－14），57.42（C－16），54.20（C－17，18），25.82（C－15），24.14（C－19，20），22.62（C－21）

备注

1. **中文化学名**　1,1－二苯基－4－哌啶－1－丁烯盐酸盐
2. **英文化学名**　1,1－diphenyl－4－piperidino－1－butene hydrochloride
3. **性状**　本品为白色或类白色结晶或结晶性粉末。
4. **溶解性**　本品在乙醇、三氯甲烷、二氯乙烷及热水中溶解。
5. **对照品编号与批号**　101133－201101

二 氧 六 环

英文名 Ddioxide

分子式 $C_4H_8O_2$

分子量 88.11

CAS 号 123－91－1

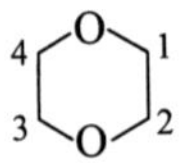

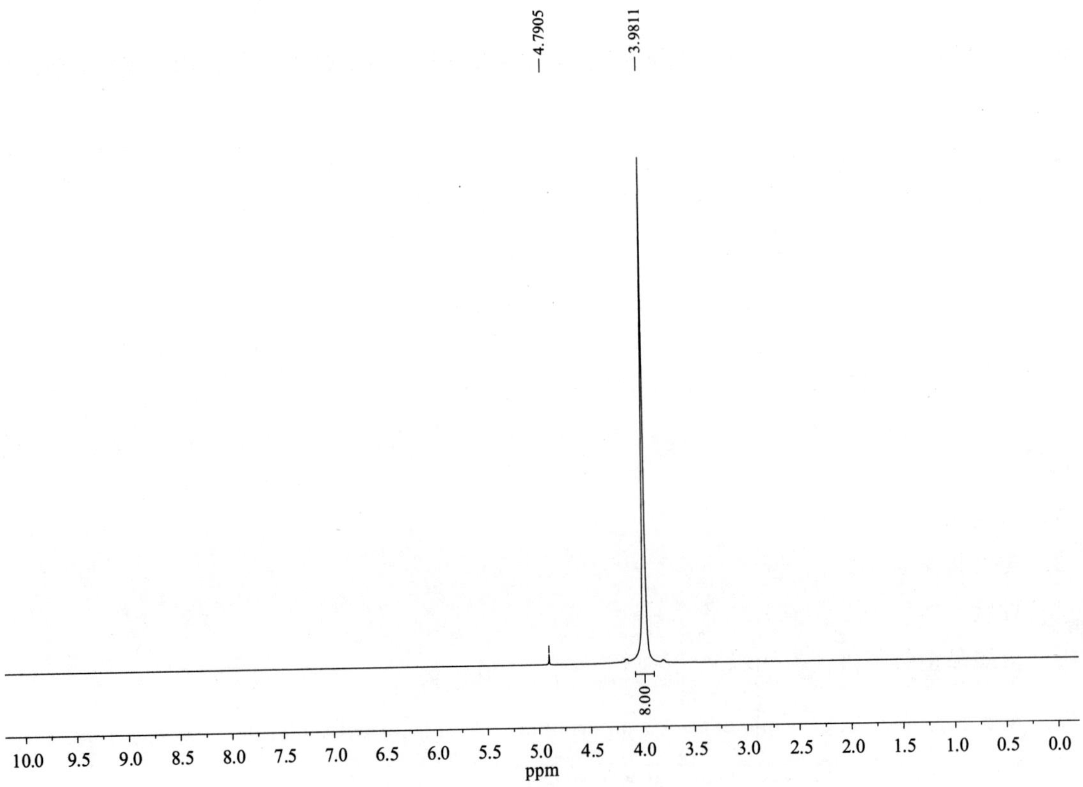

图 1　二氧六环的^{1}H NMR 谱（溶剂：D_2O）

^{1}H NMR：δ 3.98（H－1，2，3，4，s，8H）

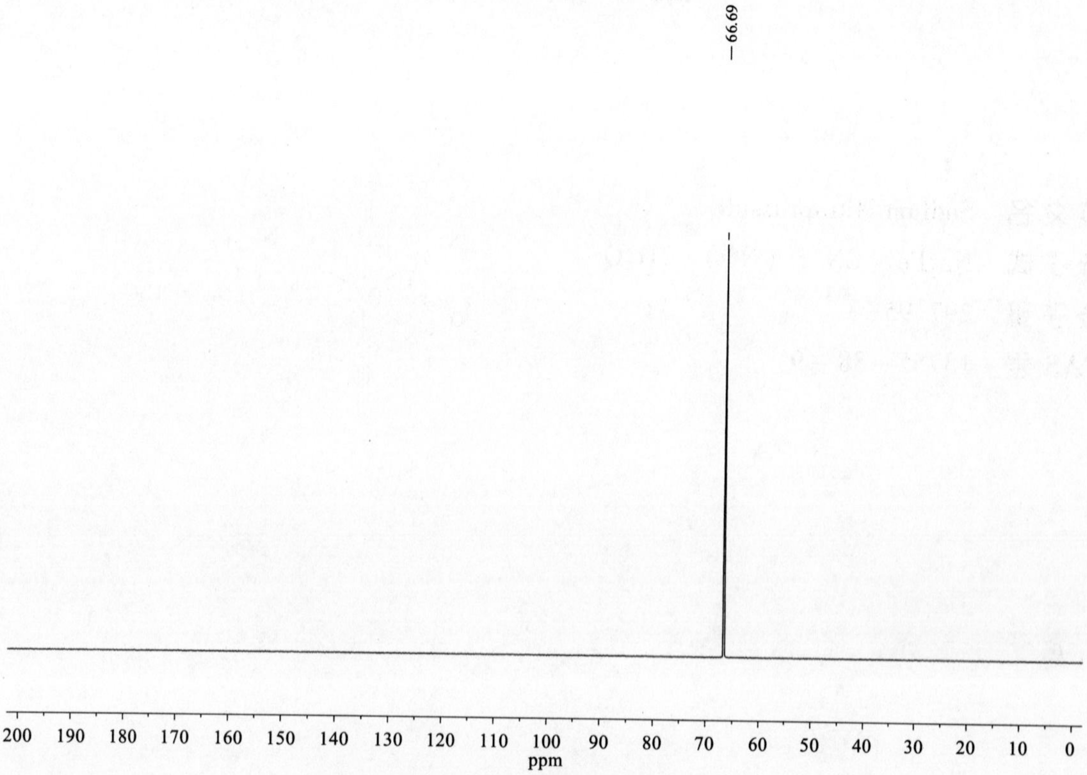

图 2　二氧六环的^{13}C NMR 谱（溶剂：D_2O）

^{13}C NMR：δ 66.69（C－1，2，3，4）

备注

1. 中文化学名　1,4－二氧杂环己烷

2. 英文化学名　1,4－diethylene dioxide

3. 性状　本品为无色澄清液体。

4. 对照品编号与批号　101136－201101

硝 普 钠

英文名 Sodium Nitroprusside

分子式 $Na_2Fe(CN)_5(NO) \cdot 2H_2O$

分子量 297.95

CAS 号 13755-38-9

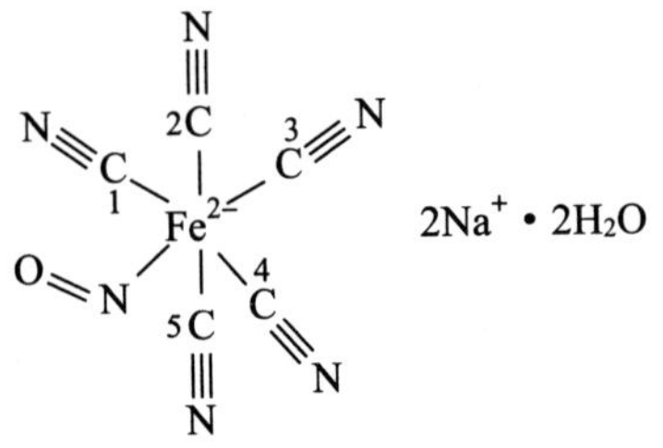

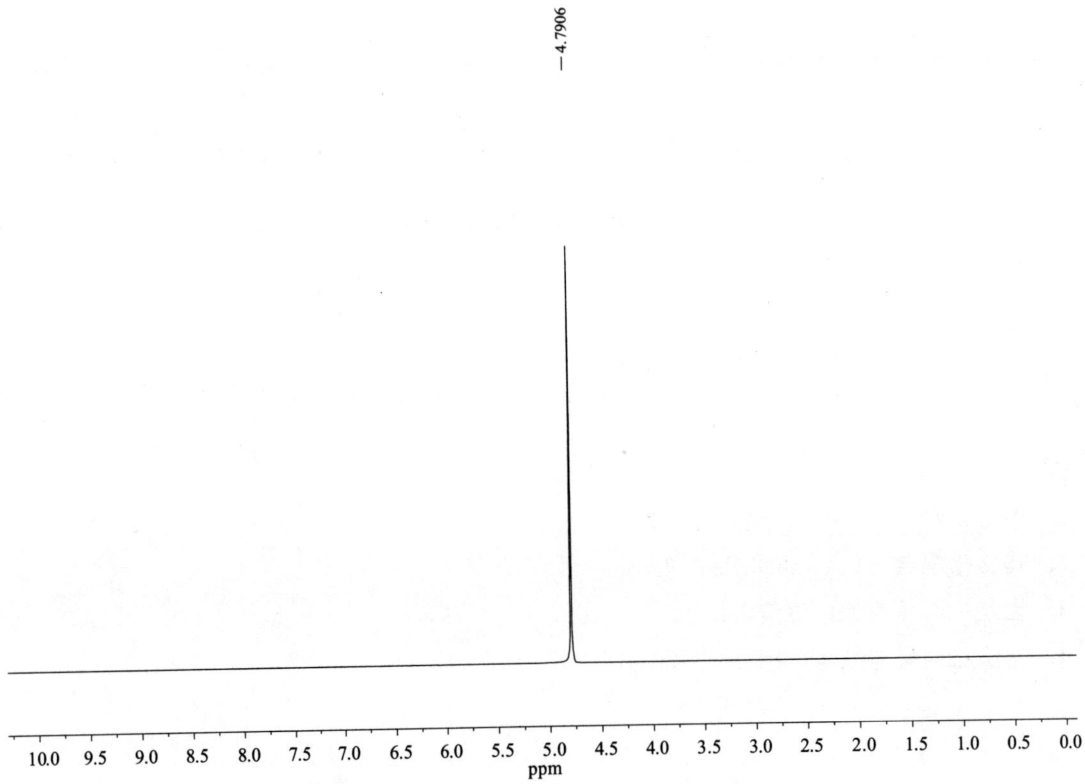

图 1 硝普钠的[1]H NMR 谱（溶剂：D_2O）

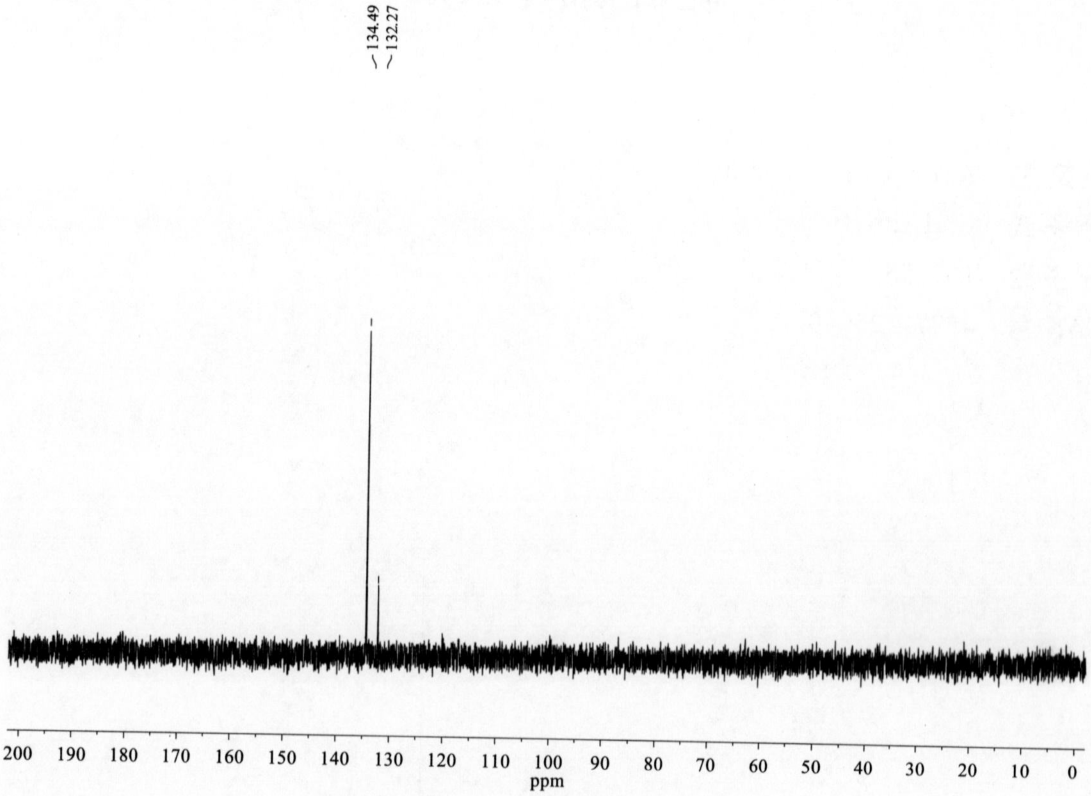

图 2　硝普钠的^{13}C NMR 谱（溶剂：D_2O）

^{13}C NMR：δ 134.49（C－1，2，4，5），132.27（C－3）

备注

1. **中文化学名**　亚硝基铁氰化钠二水合物
2. **英文化学名**　sodium nitroprusside dihydrate
3. **性状**　本品为红棕色的结晶或粉末；无臭或几乎无臭。
4. **溶解性**　本品在水中易溶，在乙醇中微溶。
5. **对照品编号与批号**　101137－201101

硫唑嘌呤杂质

英文名 Azathioprine Impurity

分子式 $C_4H_4ClN_3O_2$

分子量 161.55

CAS 号 4897 - 25 - 0

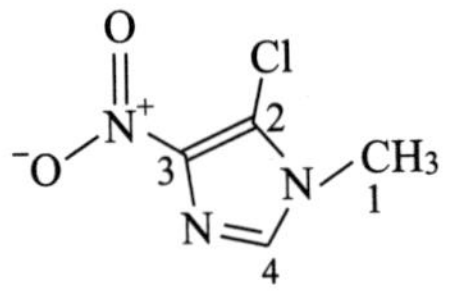

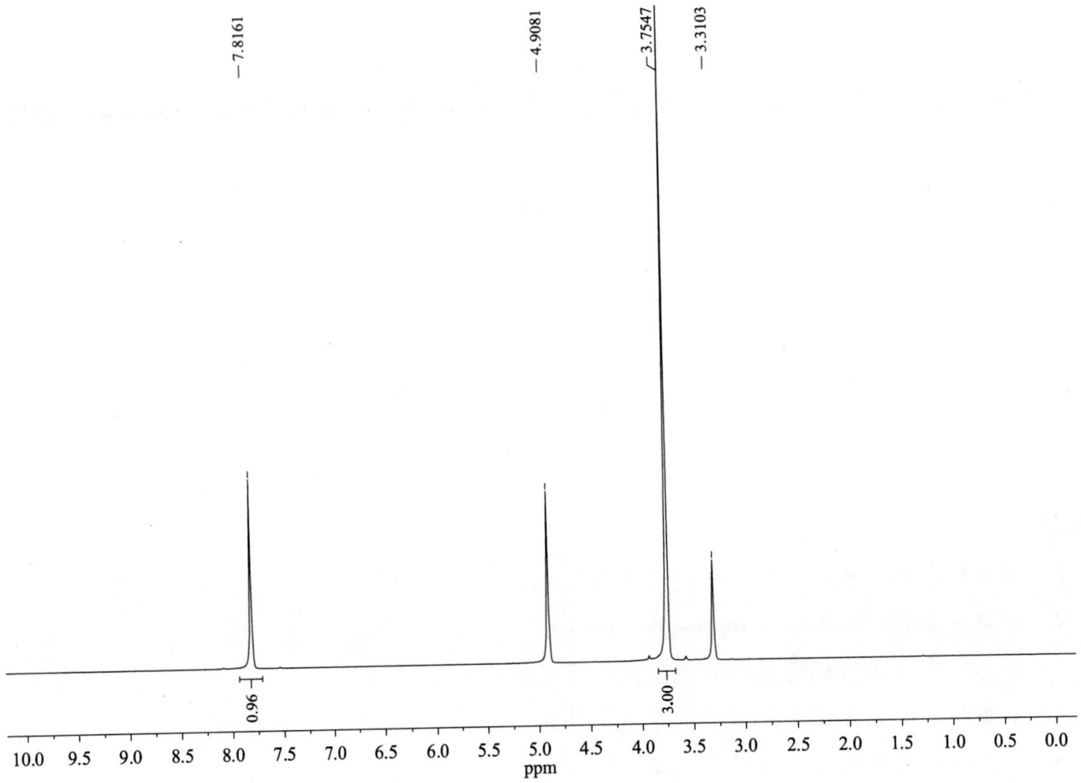

图 1　硫唑嘌呤杂质的^1H NMR 谱（溶剂：CD_3OD）

^1H NMR：δ 7.82（H－4，s，1H），3.75（H－1，s，3H）

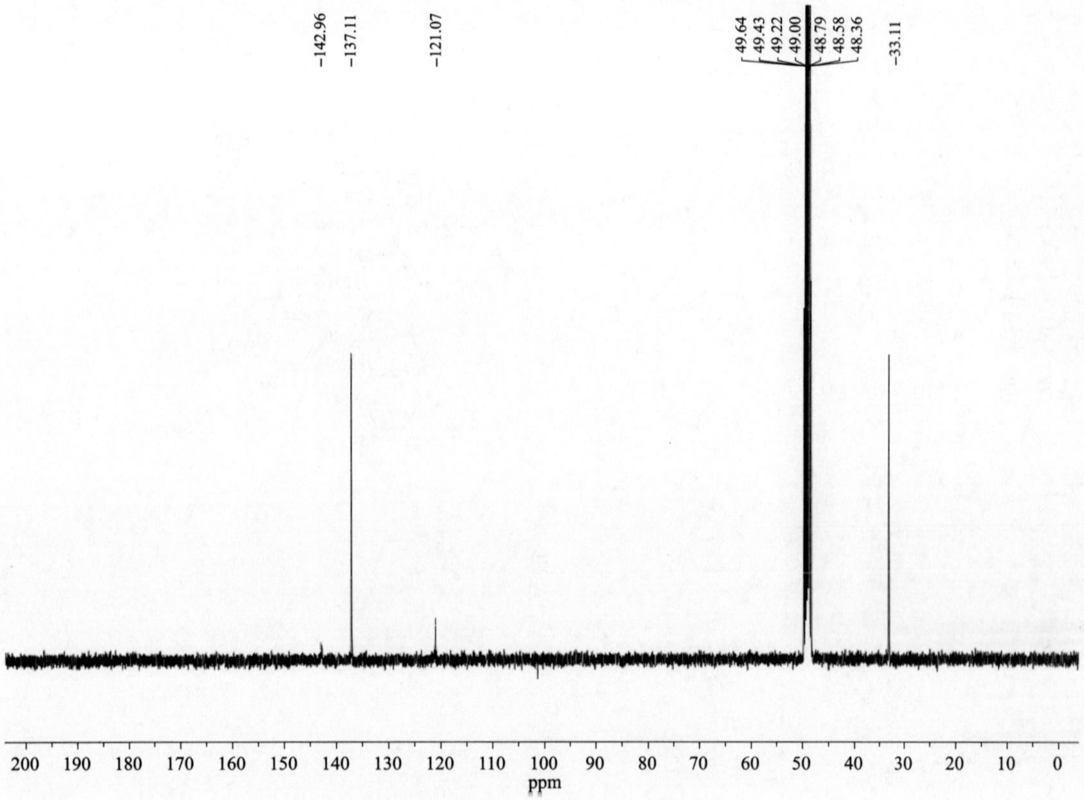

图 2　硫唑嘌呤杂质的^{13}C NMR 谱（溶剂：CD_3OD）

^{13}C NMR：δ 142.96（C－3），137.11（C－4），121.07（C－2），33.11（C－1）

备注

1. 中文化学名　5－氯－1－甲基－4－硝基咪唑

2. 英文化学名　5－chloro－1－methyl－4－nitroimidazole

3. 性状　本品为白色结晶性粉末。

4. 对照品编号与批号　101138－201001

氯法齐明

英文名 Clofazimine

分子式 $C_{27}H_{22}Cl_2N_4$

分子量 473.40

CAS 号 2030-63-9

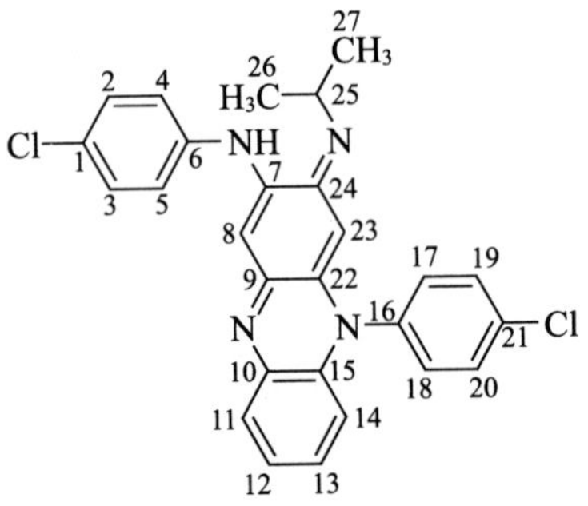

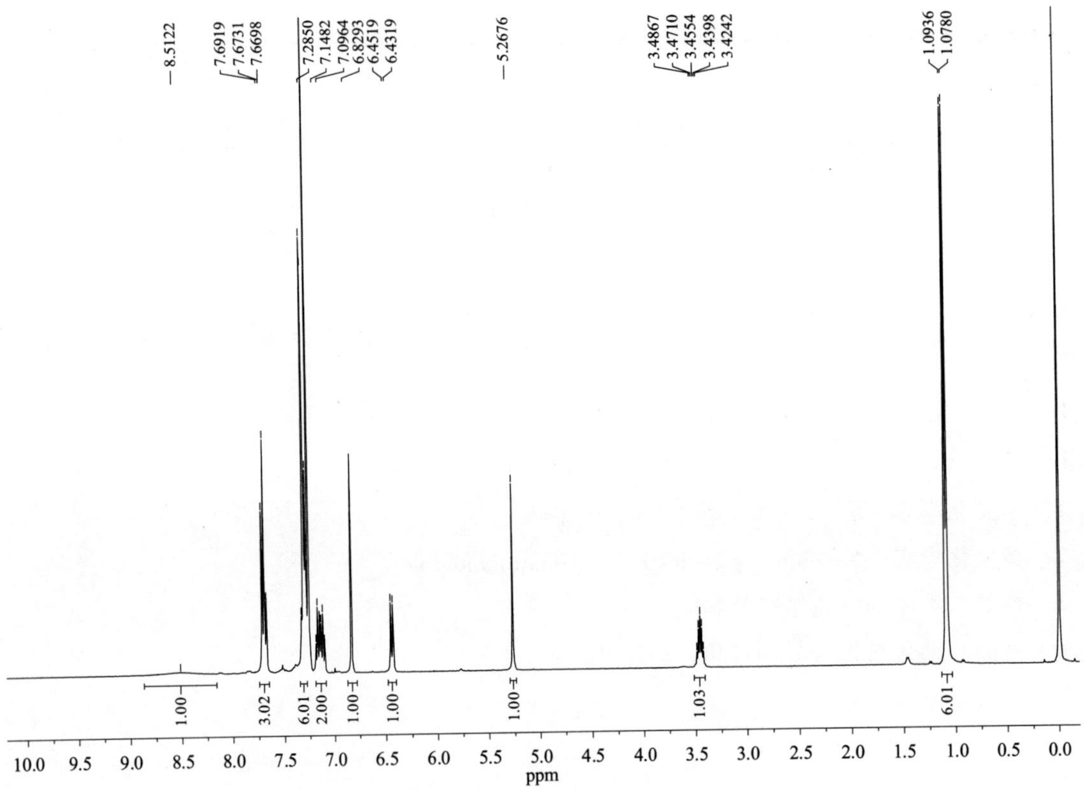

图 1 氯法齐明的^{1}H NMR 谱（溶剂：$CDCl_3$）

^{1}H NMR：δ 8.51 (NH, brs, 1H), 7.81 ~ 7.57 (H-11, 17, 18, m, 3H), 7.37 ~ 7.24 (H-2, 3, 4, 5, 19, 20, m, 6H), 7.22 ~ 7.06 (H-12, 13, m, 2H), 6.83 (H-8, s, 1H), 6.44 (H-14, d, J=8.0 Hz, 1H), 5.27 (H-23, s, 1H), 3.46 (H-25, m, 1H), 1.09 (H-26, 27, d, J=6.2 Hz, 6H)

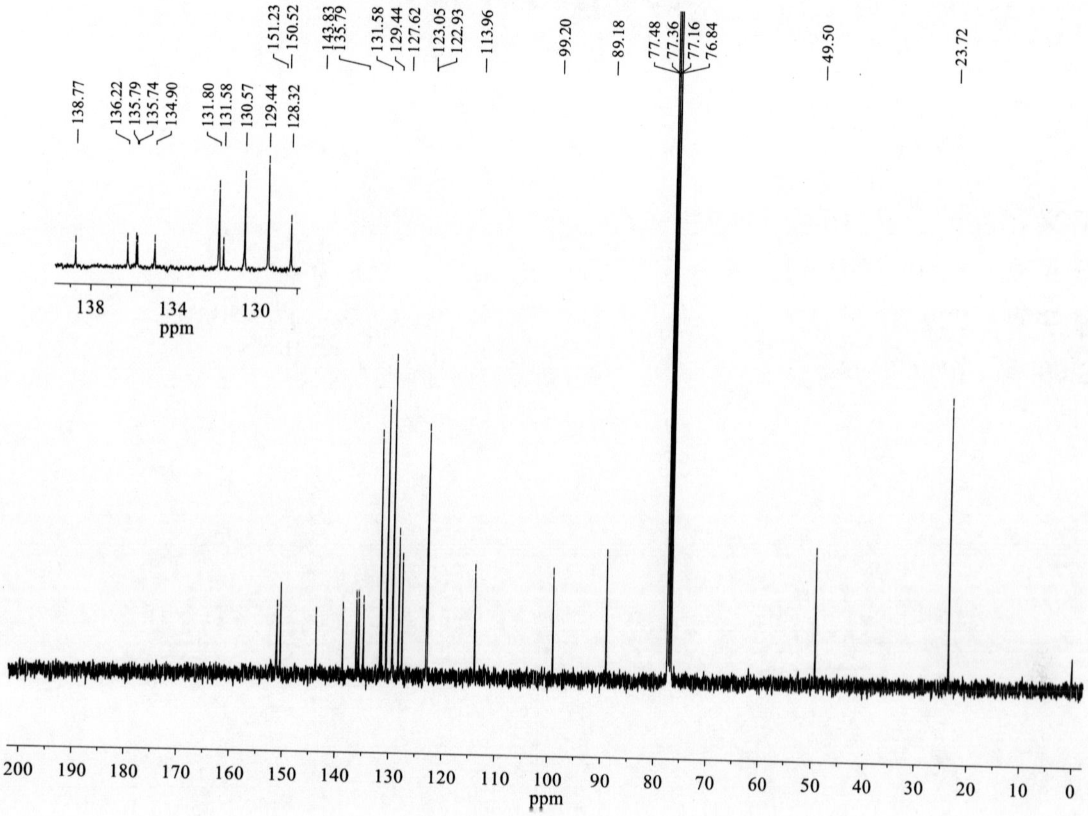

图 2　氯法齐明的 ^{13}C NMR 谱（溶剂：$CDCl_3$）

^{13}C NMR：δ 151.23（C－9），150.52（C－24），143.83（C－15，22），138.77（C－7），136.22（C－16），135.79（C－6），135.74（C－10），134.90（C－21），131.80（C－19，20），131.58（C－12），130.57（C－17，18），129.44（C－2，3），128.32（C－1），127.62（C－13），123.05（C－11），122.93（C－4，5），113.96（C－14），99.20（C－23），89.18（C－8），49.50（C－25），23.72（C－26，27）

备注

1. **中文化学名**　10－（对－氯苯基）－2，10－二氢－3－（对－氯苯氨基）－2－异丙亚氨基吩嗪
2. **英文化学名**　3－（*p*－chloroanilino）－10－（*p*－chlorophenyl）－2，10－dihydro－2－（isopropylimino）phenazine
3. **性状**　本品为棕红色至红褐色的结晶或结晶性粉末；无臭。
4. **溶解性**　本品在三氯甲烷中溶解，在乙醚中微溶，在乙醇中极微溶解，在水中不溶。
5. **对照品编号与批号**　101139－201001

反式帕罗西汀

英文名 （+）- Trans - Paroxetine

分子式 $C_{19}H_{20}FNO_3$

分子量 329.37

CAS 号 61869 - 08 - 7

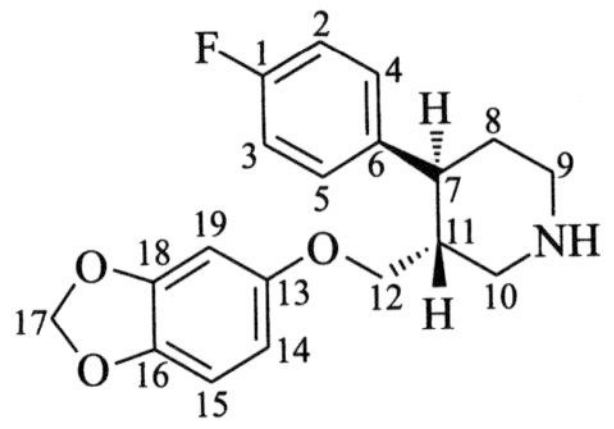

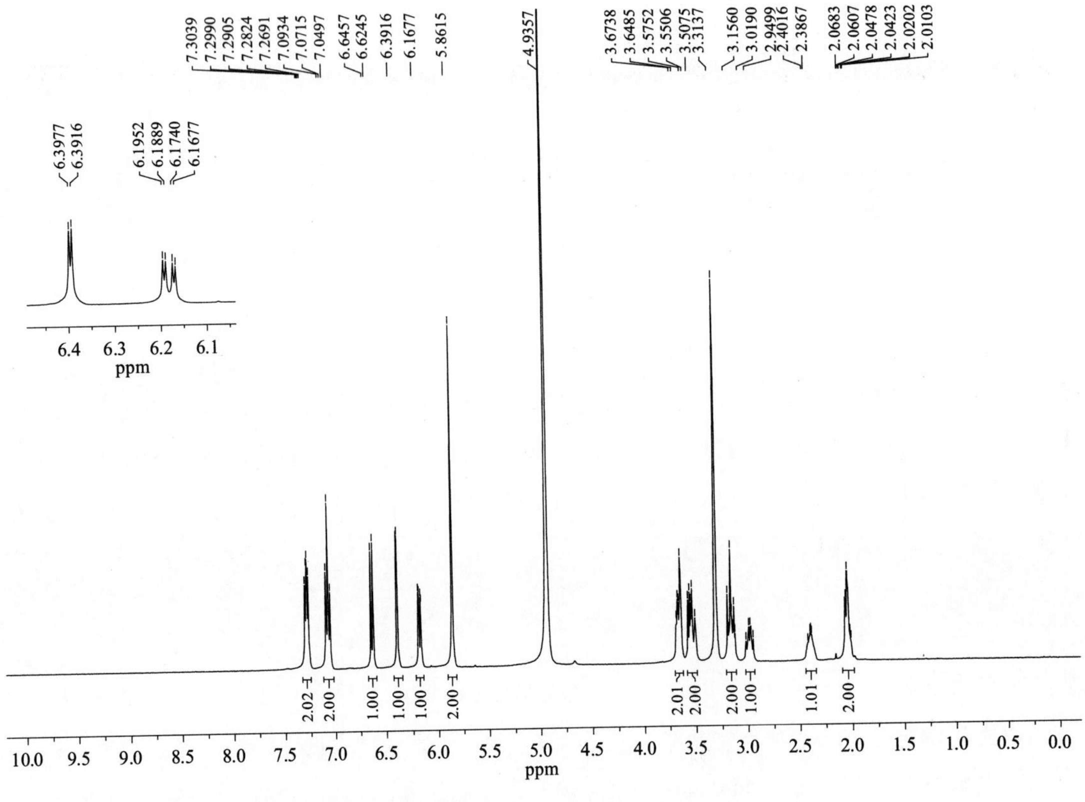

图 1 反式帕罗西汀的 ^1H NMR 谱（溶剂：CD_3OD）

^1H NMR：δ 7.34 ~ 7.25（H - 4，5，m，2H），7.07（H - 2，3，t，*J* = 8.7 Hz，2H），6.64（H - 15，d，*J* = 8.5 Hz，1H），6.39（H - 19，d，*J* = 2.5 Hz，1H），6.18（H - 14，dd，*J* = 8.5，2.5 Hz，1H），5.86（H - 17，s，2H），3.71 ~ 3.63（H - 12，m，2H），3.59 ~ 3.49（H - 9a，10a，m，2H），3.21 ~ 3.11（H - 9b，10b，m，2H），2.98（H - 7，m，1H），2.30（H - 11，m，1H），2.11 ~ 1.98（H - 8，m，2H）

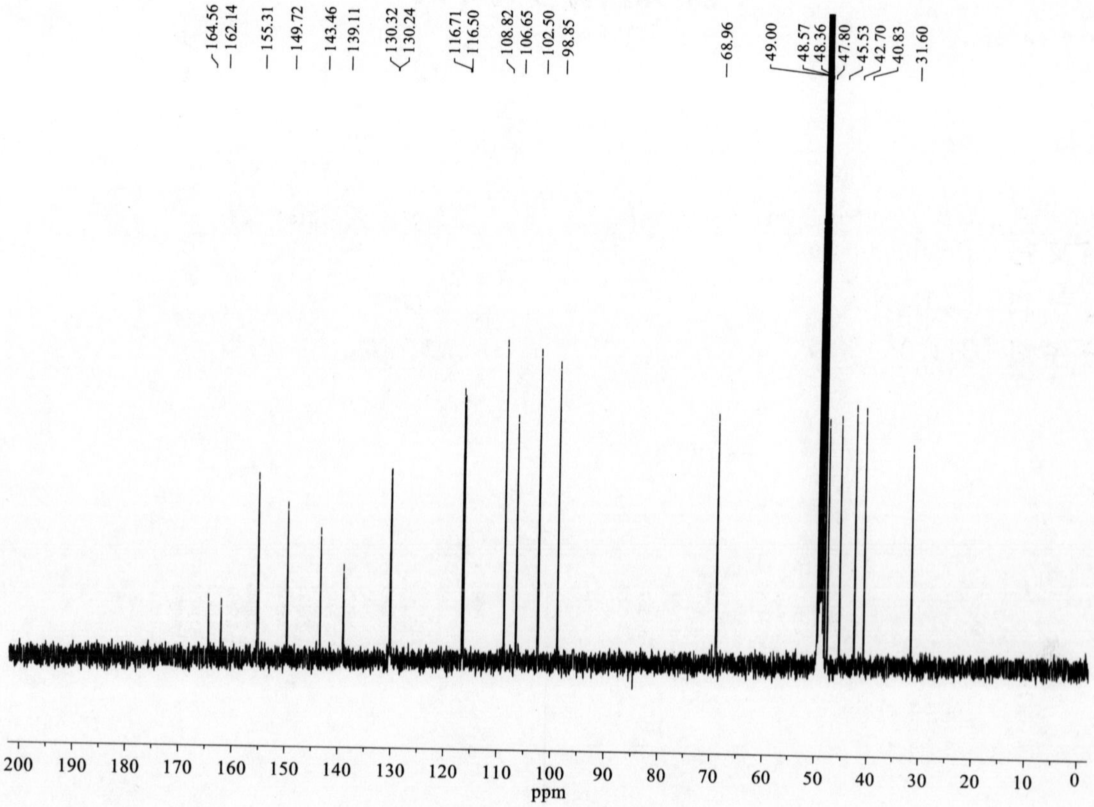

图 2　反式帕罗西汀的^{13}C NMR 谱（溶剂：CD_3OD）

^{13}C NMR：δ 163.35（C－1，d，J＝245.4 Hz），155.31（C－13），149.72（C－18），143.46（C－16），139.11（C－6），130.28（C－4，5，d，J＝8.1 Hz），116.62（C－2，3，d，J＝22.2 Hz），108.82（C－14），106.65（C－15），102.50（C－17），98.85（C－19），68.96（C－12），47.80（C－10），45.53（C－9），42.70（C－7），40.83（C－11），31.60（C－8）

备注

1. 中文化学名　(3R,4S)－3－[(1,3－苯并间二氧杂环戊烯－5－基氧基)甲基]－4－(4－氟苯基)哌啶

2. 英文化学名　(3R,4S)－3－[(1,3－benzodioxol－5－yloxy)methyl]－4－(4－fluorophenyl)piperidine

3. 性状　本品为类白色结晶。

4. 对照品编号与批号　101144－201001

去氟帕罗西汀

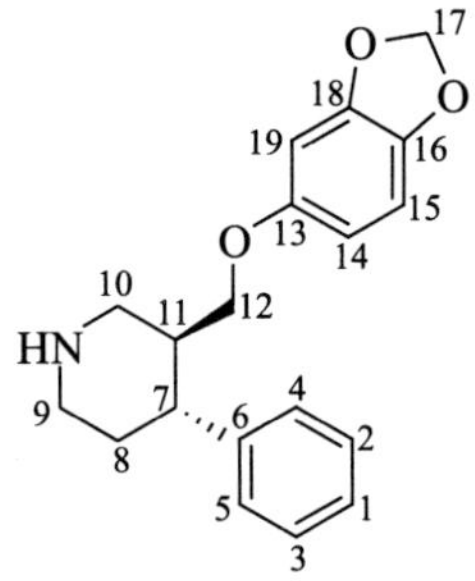

英文名 Desfluoroparoxetine

分子式 $C_{19}H_{21}NO_3$

分子量 311.38

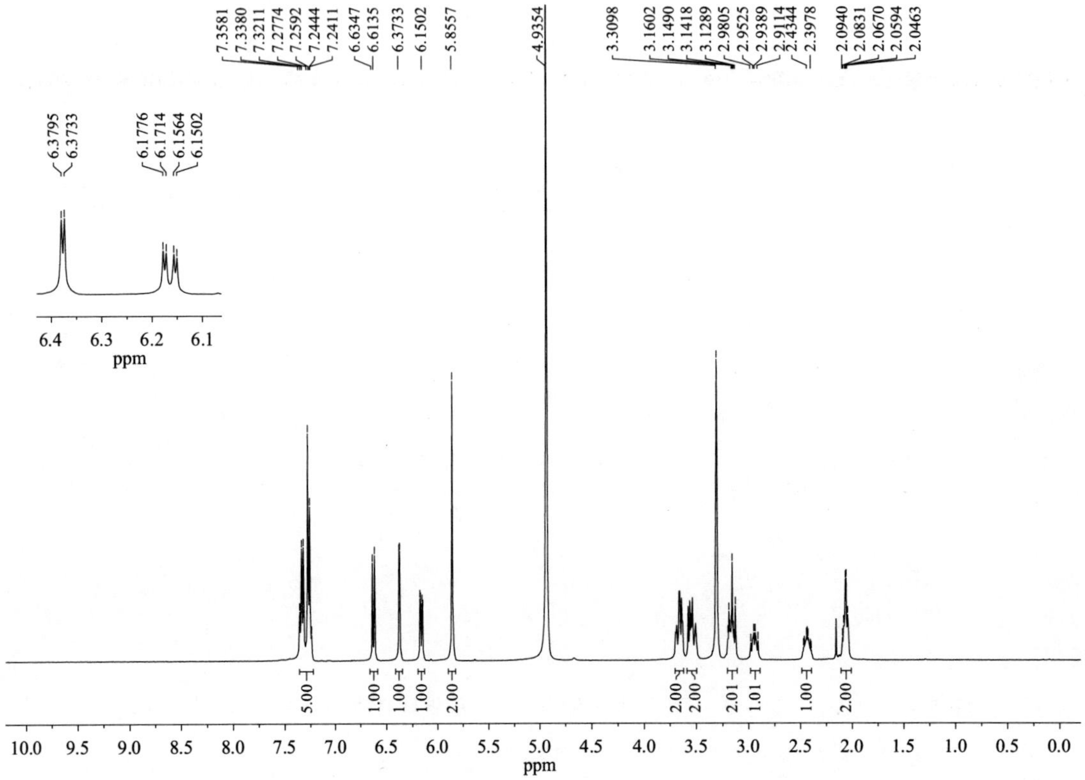

图 1 去氟帕罗西汀的 ^1H NMR 谱（溶剂：CD_3OD）

^1H NMR：δ 7.36 ~ 7.22（H－1,2,3,4,5,m,5H），6.62（H－15,d,J = 8.5 Hz,1H），6.38（H－19,d,J = 2.5 Hz,1H），6.16（H－14,dd,J = 8.5,2.5 Hz,1H），5.86（H－17,s,2H），3.70 ~ 3.62（H－12,m,2H），3.59 ~ 3.50（H－9a,10a,m,2H），3.22 ~ 3.10（H－9b,10b,m,2H），2.94（H－7,m,1H），2.44（H－11,m,1H），2.11 ~ 2.01（H－8,m,2H）

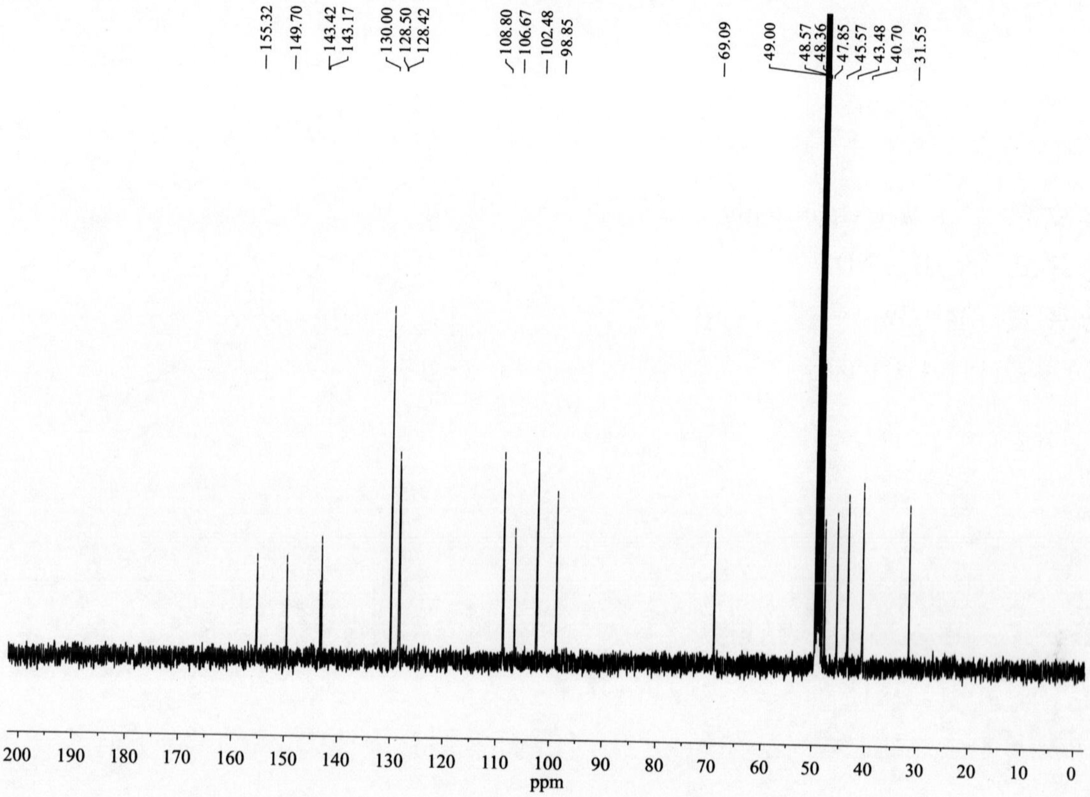

图 2　去氟帕罗西汀的^{13}C NMR 谱(溶剂:CD_3OD)

^{13}C NMR: δ 155.32(C－13),149.70(C－18),143.42(C－16),143.17(C－6),130.00(C－4,5),128.50(C－2,3),128.42(C－1),108.80(C－14),106.67(C－15),102.48(C－17),98.85(C－19),69.09(C－12),47.85(C－10),45.57(C－9),43.48(C－7),40.70(C－11),31.55(C－8)

备注

1. 中文化学名　(3*S*,4*R*)－3－[(1,3－苯并间二氧杂环戊烯－5－基氧基)甲基]－4－苯基哌啶

2. 英文化学名　(3*S*,4*R*)－3－[(1,3－benzodioxol－5－yloxy)methyl]－4－phenyl piperidine

3. 性状　本品为类白色结晶。

4. 对照品编号与批号　101145－201001

N - 甲基帕罗西汀

英文名　*N* - Methylparoxetine

分子式　$C_{20}H_{22}FNO_3$

分子量　343. 39

CAS 号　110429 - 36 - 2

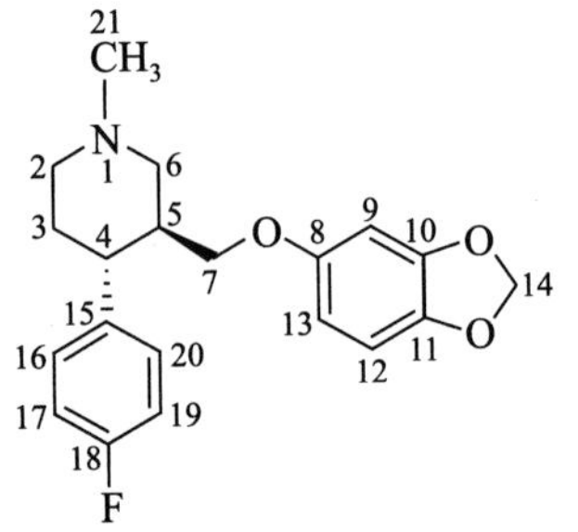

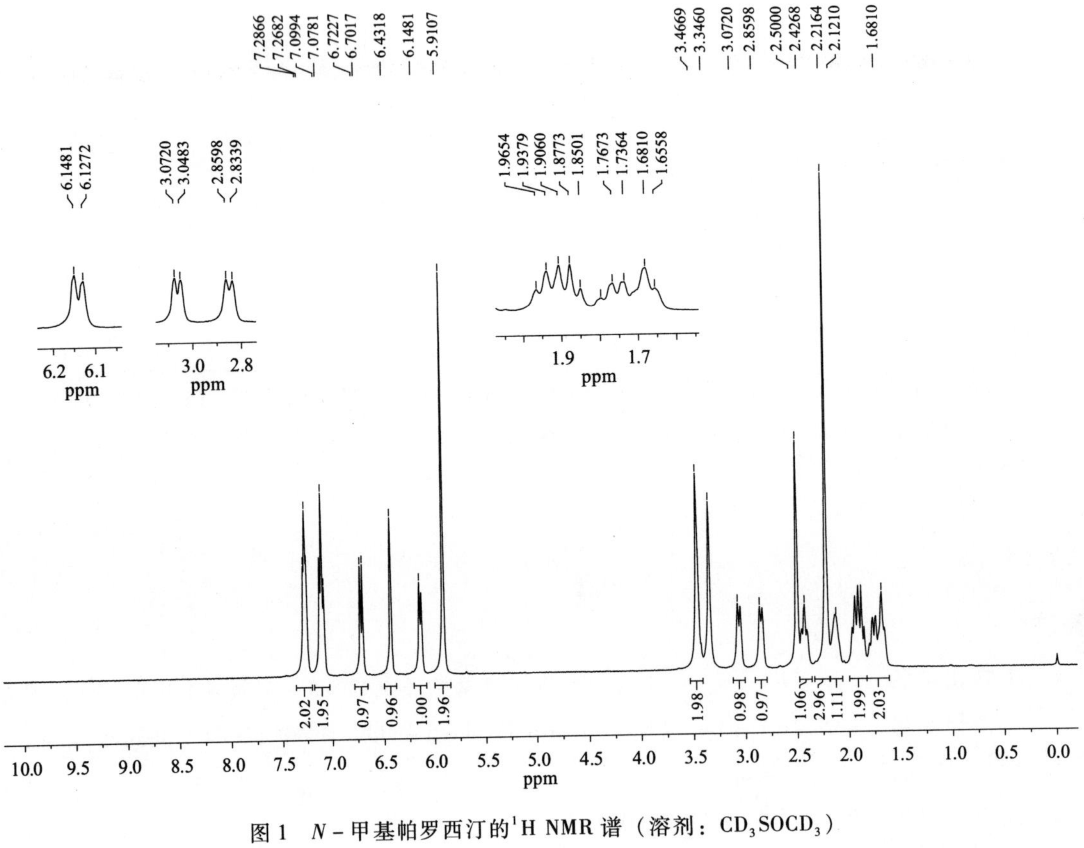

图 1　*N* - 甲基帕罗西汀的[1]H NMR 谱（溶剂：CD_3SOCD_3）

^{1}H NMR：δ 7. 37 ~ 7. 20（H - 16，20，m，2H），7. 15 ~ 7. 03（H - 17，19，m，2H），6. 71（H - 12，d，*J* = 8. 4 Hz，1H），6. 43（H - 9，s，1H），6. 14（H - 13，d，*J* = 8. 4 Hz，1H），5. 91（H - 14，s，2H），3. 47（H - 7，brs，2H），3. 06（H - 2a，d，*J* = 10. 0 Hz，1H），2. 85（H - 6a，d，*J* = 10. 3 Hz，1H），2. 43（H - 4，m，1H），2. 22（H - 21，s，3H），2. 13（H - 5，m，1H），2. 00 ~ 1. 83（H - 2b，6b，m，2H），1. 83 ~ 1. 61（H - 3，m，2H）

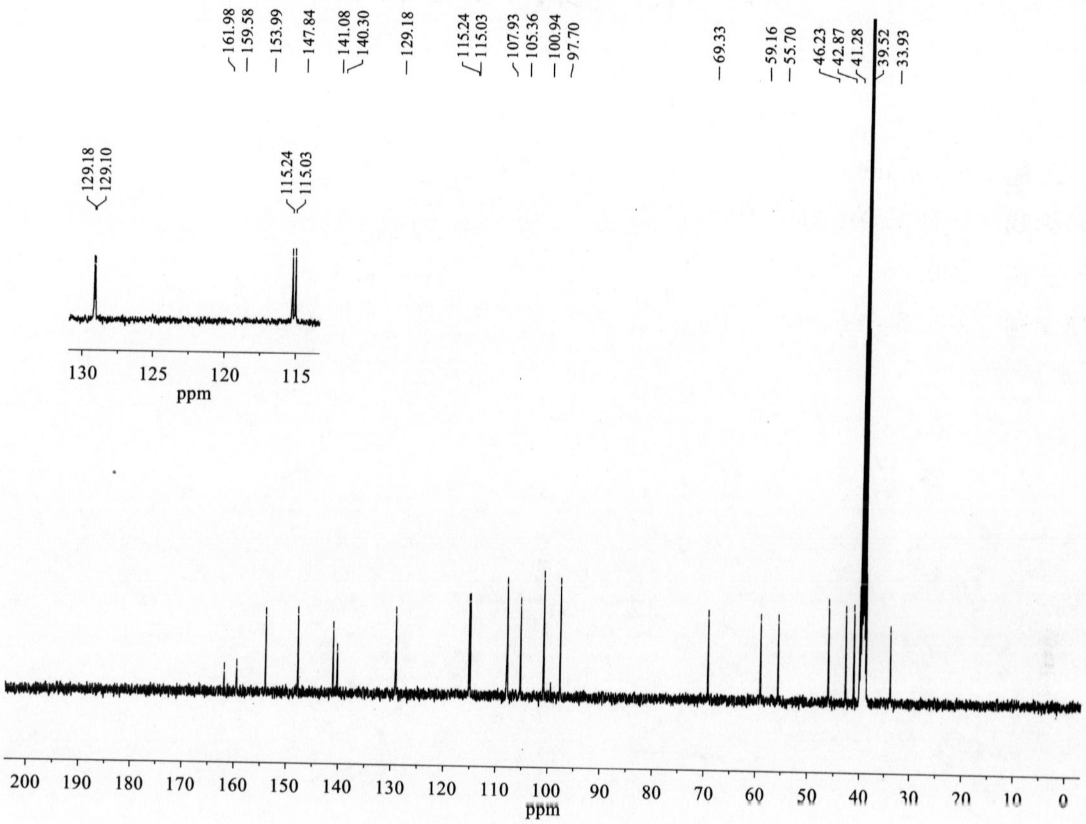

图 2　*N* - 甲基帕罗西汀的^{13}C NMR 谱（溶剂：CD_3SOCD_3）

^{13}C NMR：δ 160.78（C－18，d，*J*＝242.40 Hz），153.99（C－8），147.84（C－10），141.08（C－11），140.30（C－15），129.14（C－16，20，d，*J*＝8.08 Hz），115.14（C－17，19，d，*J*＝21.21 Hz），107.93（C－13），105.36（C－12），100.94（C－14），97.70（C－9），69.33（C－7），59.16（C－6），55.70（C－2），46.23（C－21），42.87（C－4），41.28（C－5），33.93（C－3）

备注

1. 中文化学名　(3*S*,4*R*)－1－甲基－3－[[3,4－(亚甲二氧基)苯氧基]甲基]－4－(4′－氟苯基)哌啶

2. 英文化学名　(3*S*,4*R*)－3－[(1,3－benzodioxol－5－yloxy)methyl]－4－(4′－fluorophenyl)－*N*－methylpiperidine

3. 性状　本品为类白色结晶。

4. 溶解性　本品在水中不溶，在甲苯中溶解。

5. 对照品编号与批号　101146－201001

七 氟 烷

英文名 Sevoflurane

分子式 $C_4H_3F_7O$

分子量 200.05

CAS 号 28523-86-6

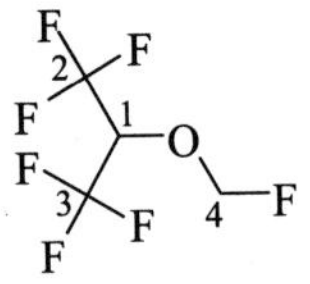

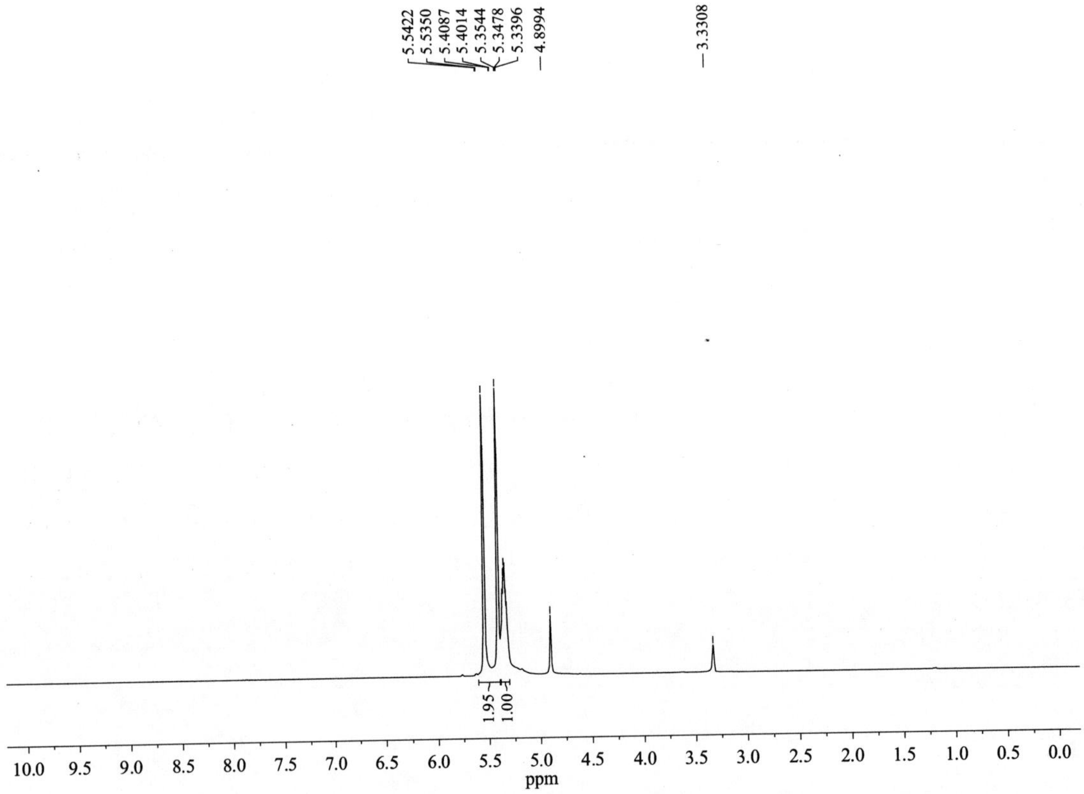

图 1 七氟烷的^{1}H NMR 谱（溶剂：CD_3OD）

^{1}H NMR：δ 5.47（H-4，dd，J=53.4，2.9 Hz，2H），5.34（H-1，m，1H）

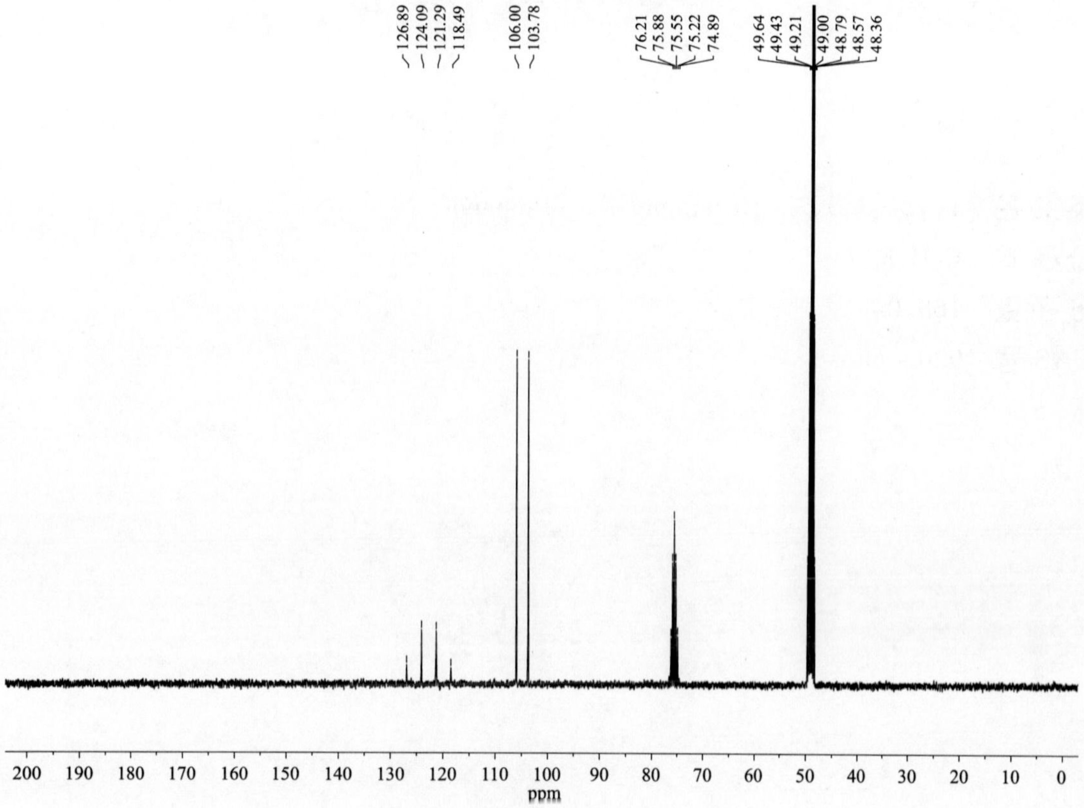

图 2　七氟烷的^{13}C NMR 谱（溶剂：CD_3OD）

^{13}C NMR：δ 122.69（C－2，3，q，J＝281.4 Hz），104.89（C－4，d，J＝223.9 Hz），75.55（C－1，sept，J＝33.33 Hz）

备注

1. **中文化学名**　1,1,1,3,3,3－六氟－2－(氟甲氧基)－丙烷
2. **英文化学名**　1,1,1,3,3,3－Hexafluoro－2－(trifluoromethoxy)－propane
3. **性状**　本品为无色澄清液体，易挥发，不易燃。
4. **溶解性**　本品与乙醇或乙酸乙酯或三氟甲烷均能任意混合，在水中几乎不溶。
5. **对照品编号与批号**　101147－201001

六氟异丙醇

英文名 1,1,1,3,3,3 – Hexafluoro – 2 – Propanol

分子式 $C_3H_2F_6O$

分子量 168.04

CAS 号 920 – 66 – 1

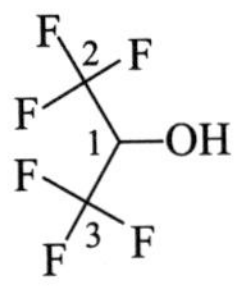

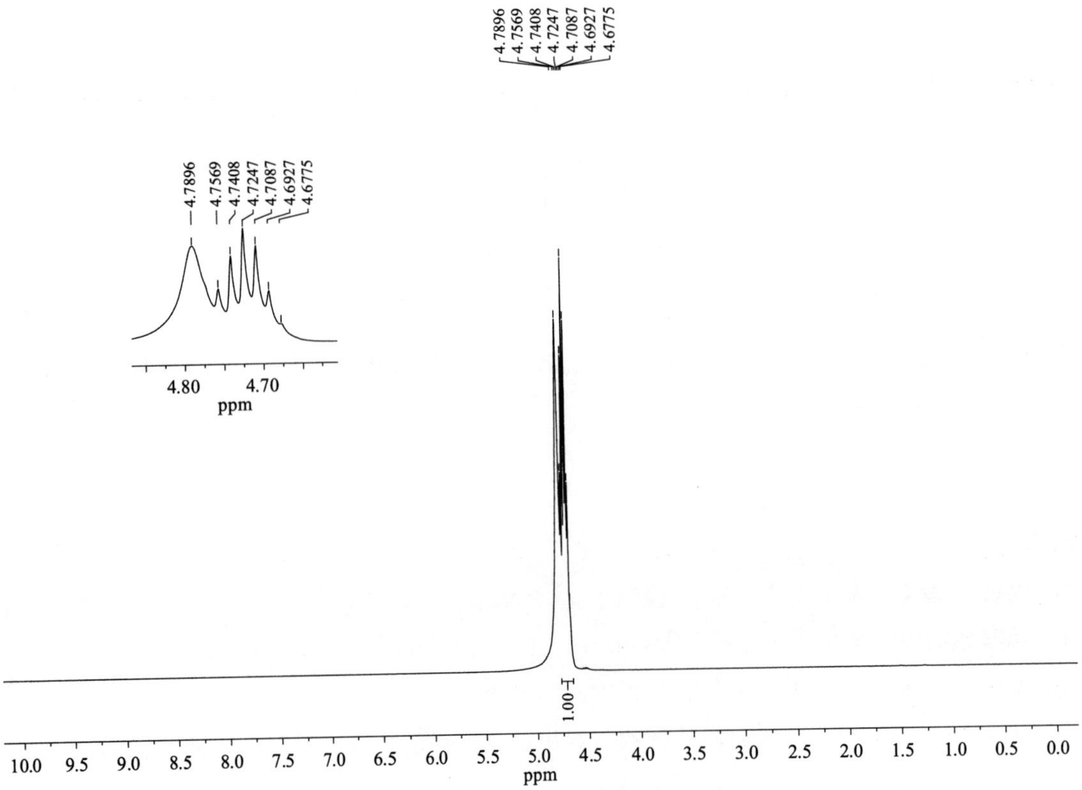

图 1　六氟异丙醇的 ^{1}H NMR 谱（溶剂：D_2O）

^{1}H NMR：δ 4.74（H – 1，sept J = 6.1 Hz，1H）

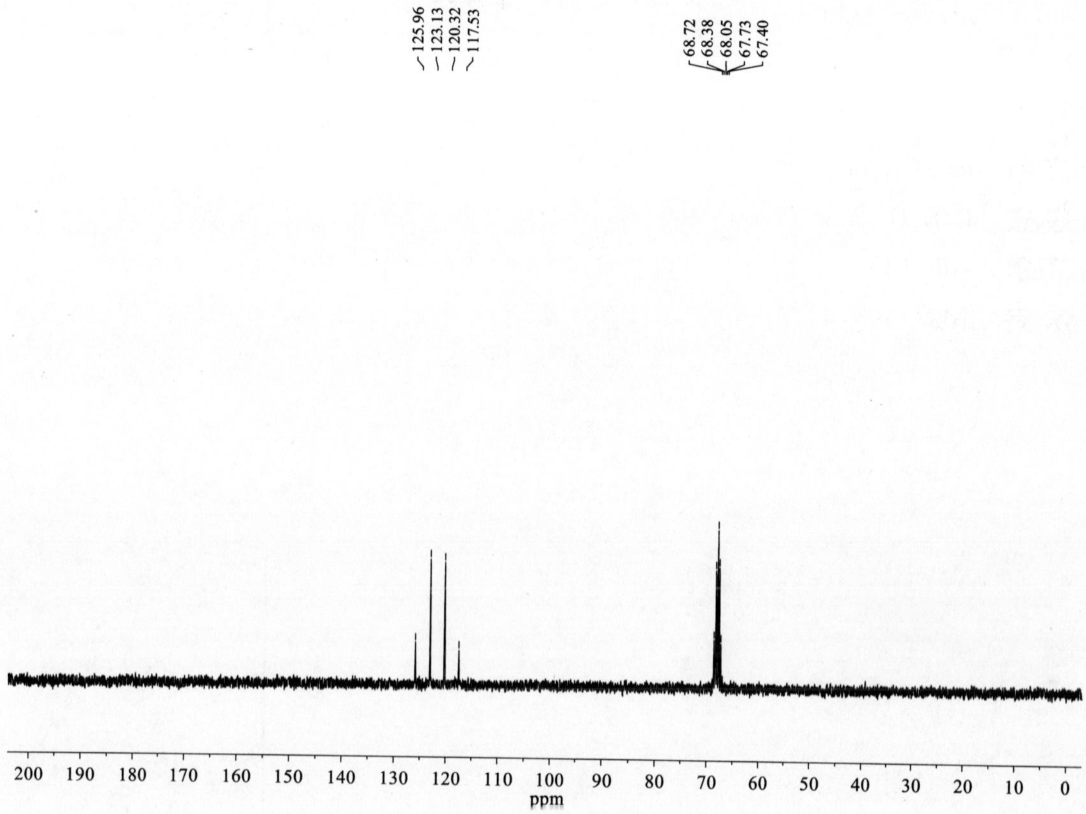

图 2　六氟异丙醇的 ^{13}C NMR 谱（溶剂：D_2O）

^{13}C NMR：δ 121.73（C－2，3，q，J = 283.8 Hz），68.05（C－1，sept，J = 32.32 Hz）

备注

1. 中文化学名　1,1,1,3,3,3－六氟代－2－丙醇

2. 性状　本品为无色澄清液体。

3. 对照品编号与批号　101148－201101

间 甲 酚

英文名 *m* – Cresol

分子式 C_7H_8O

分子量 108.14

CAS 号 108 – 39 – 4

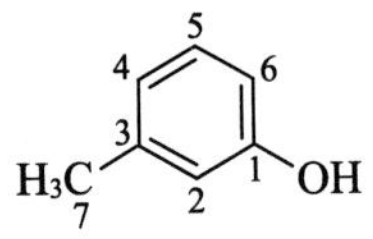

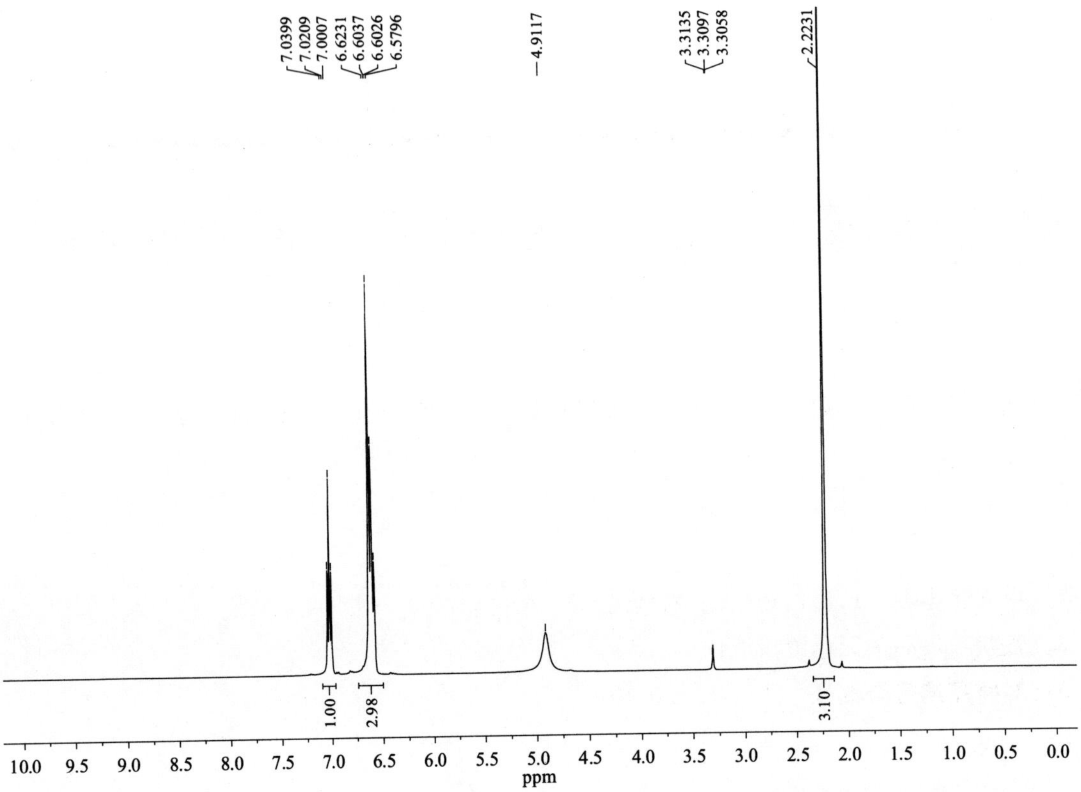

图 1 间甲酚的^1H NMR 谱（溶剂：CD_3OD）

^1H NMR：δ 7.02（H – 5，t，*J* = 7.8 Hz，1H），6.62 ~ 6.57（H – 2，4，6，m，3H），2.22（H – 7，s，3H）

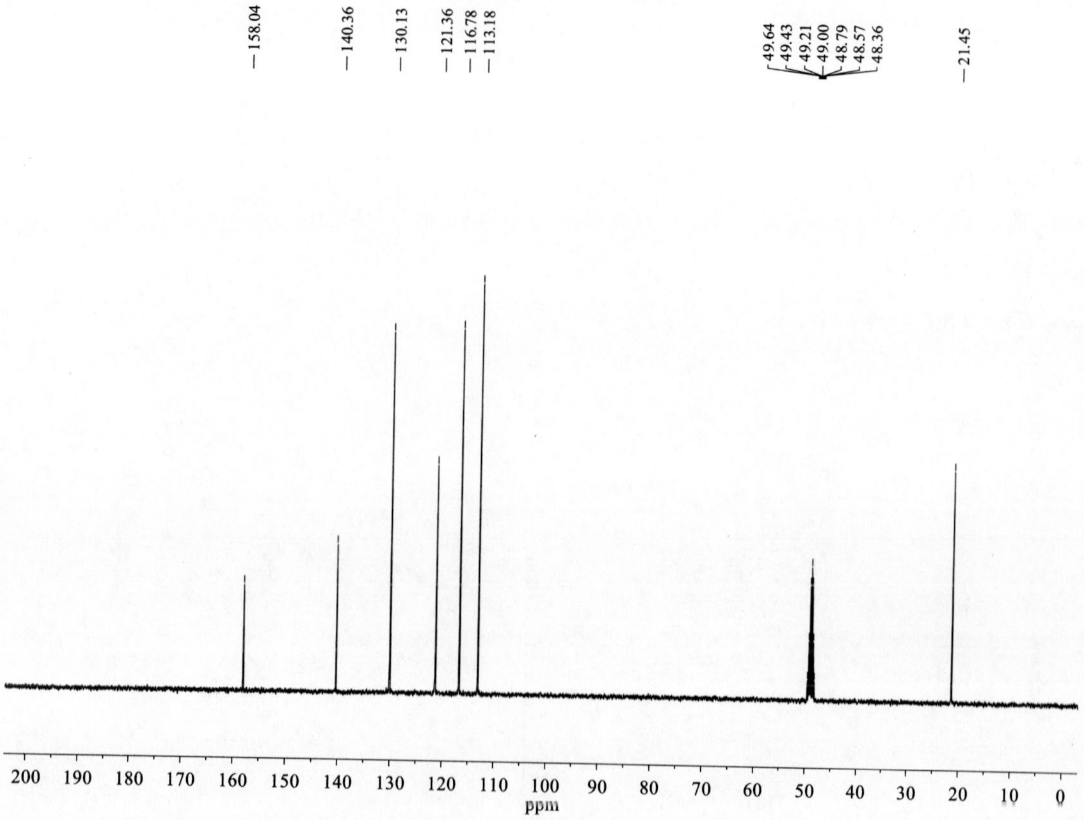

图 2　间甲酚的^{13}C NMR 谱（溶剂：CD_3OD）

^{13}C NMR：δ 158.04（C－1），140.36（C－3），130.13（C－5），121.36（C－4），116.78（C－2），113.18（C－6），21.45（C－7）

备注

1. 中文化学名　间位甲酚

2. 性状　本品为无色液体，有臭味。

3. 溶解性　本品能与乙醇、乙醚、三氯甲烷混溶；本品在氢氧化钠溶液中溶解。

4. 对照品编号与批号　101153－201001

参考文献

[1] Archer R A, Johnson D W, Hagaman E W, et al. Carbon－13 nuclear magnetic resonance spectroscopy of naturally occurring substances 47 cannabinoid compounds. J Org Chem, 1977, 42: 490(^{13}C NMR).

[2] Newmark R A, Hill J R. Use of ^{13}C isotope shifts to assign carbon atoms α and β(and para) to a hydroxy group in alkyl substituted phenols and alcohols. Org Magn Resonance, 1980, 13: 40(^{13}C NMR).

[3] http://sdbs.db.aist.go.jp/sdbs/cgi－bin/cre_index.cgi? lang＝eng(SDBS)(^{1}H NMR, ^{13}C NMR).

对　甲　酚

英文名　*p* – Cresol

分子式　C_7H_8O

分子量　108.14

CAS 号　106 – 44 – 5

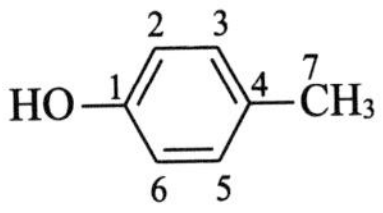

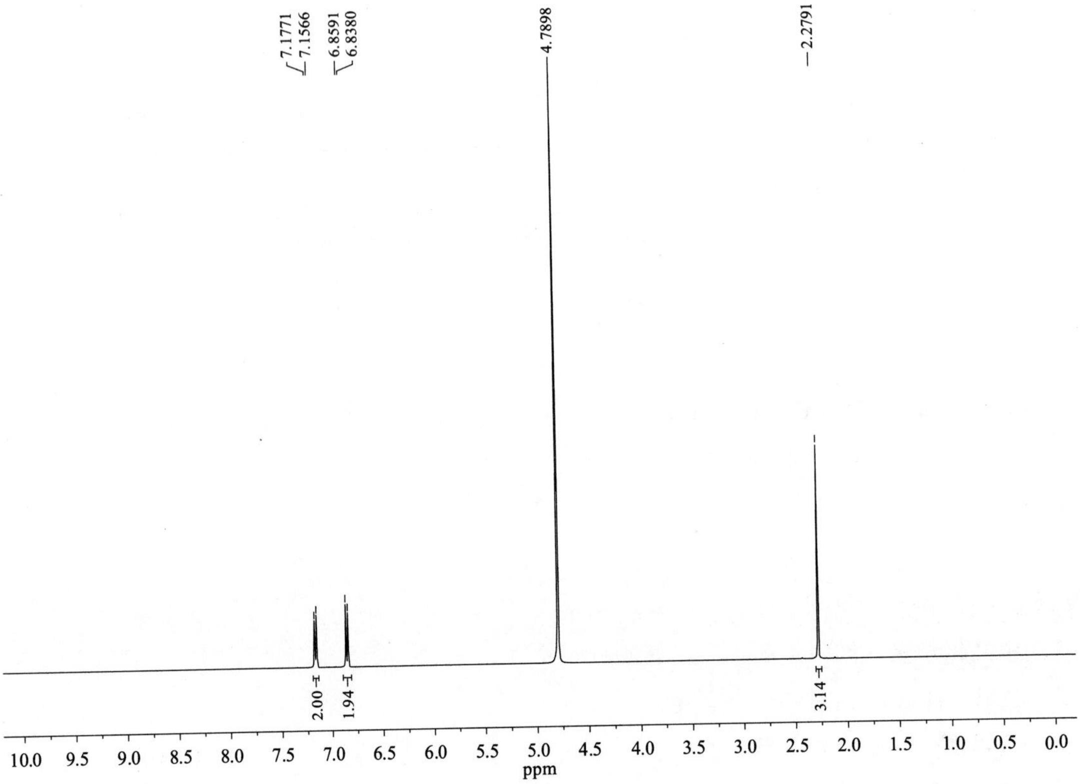

图 1　对甲酚的 ^{1}H NMR 谱（溶剂：D_2O）

^{1}H NMR：δ 7.17（H – 3，5，d，*J* = 8.2 Hz，2H），6.85（H – 2，6，d，*J* = 8.4 Hz，2H），2.28（H – 7，s，3H）

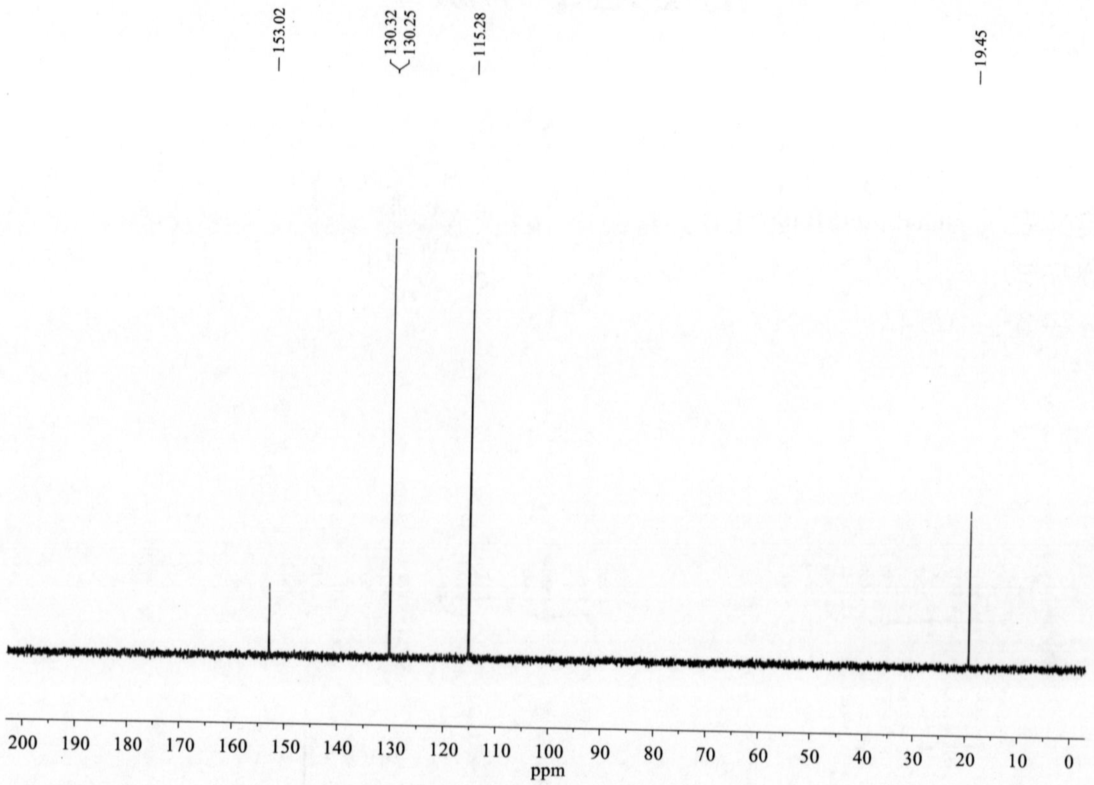

图 2 对甲酚的^{13}C NMR 谱（溶剂：D_2O）

^{13}C NMR：δ 153.02（C－1），130.32（C－4），130.25（C－3，5），115.28（C－2，6），19.45（C－7）

备注

1. **中文化学名** 4－甲基苯酚
2. **英文化学名** 1－methyl－4－hydroxybenzene
3. **性状** 本品为无色结晶。
4. **对照品编号与批号** 101154－201001

参考文献

[1] Inamoto K, Nozawa K, Yonemoto M, et al. Micellar system in copper－catalysed hydroxylation of arylboronic acids: facile access to phenols. Chem Comm, 2011, 47: 11775.

尼莫地平杂质 I

英文名 Nimodipine Impurity I

分子式 $C_{21}H_{24}N_2O_7$

分子量 416.42

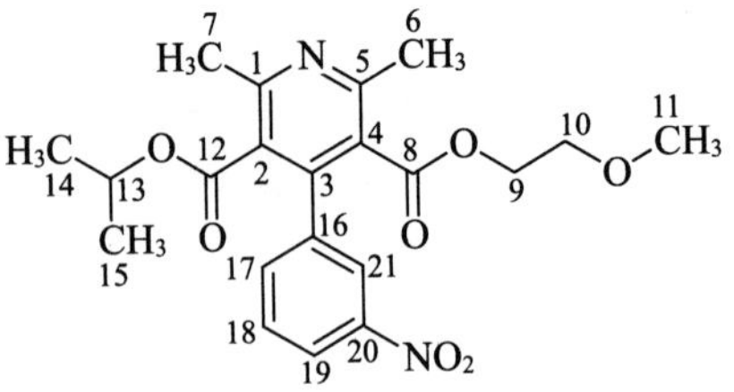

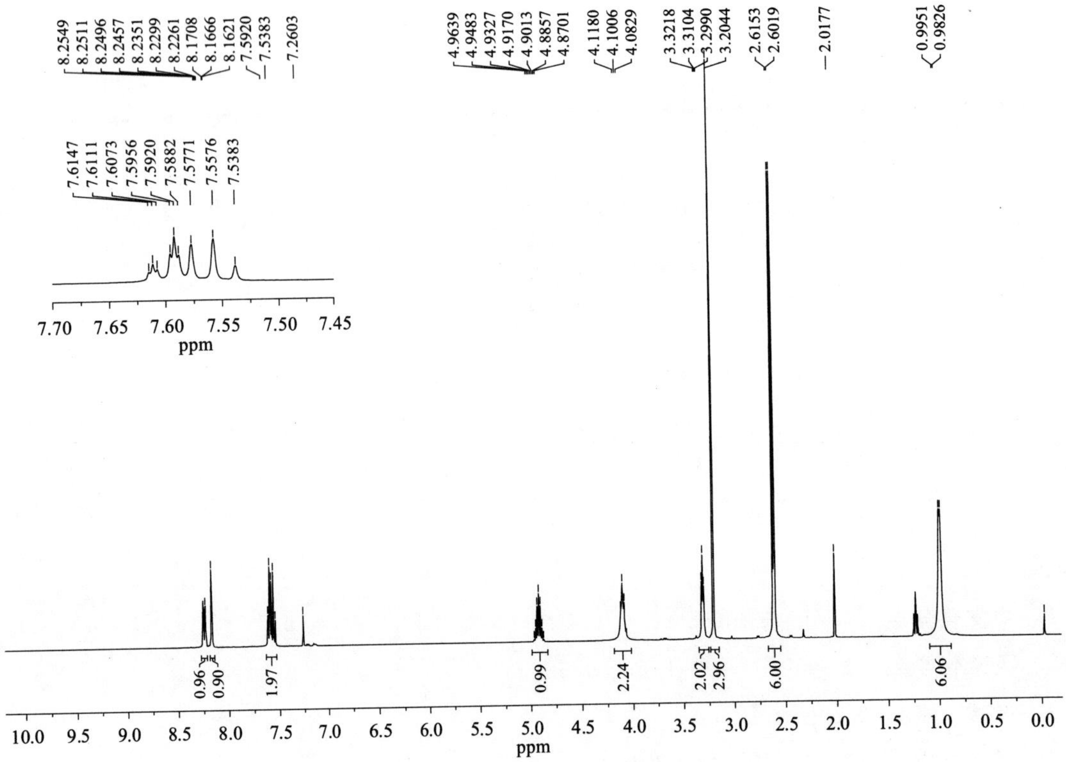

图1 尼莫地平杂质 I 的^{1}H NMR 谱（溶剂：$CDCl_3$）

^{1}H NMR：δ 8.24（H－19，m，1H），8.17（H－21，t，J＝1.7 Hz，1H），7.60（H－17，dt，J＝7.6，1.5 Hz，1H），7.56（H－18，t，J＝7.8 Hz，1H），4.92（H－13，sept，J＝6.3 Hz，1H），4.10（H－9，t，J＝7.0 Hz，2H），3.31（H－10，t，J＝4.6 Hz，2H），3.20（H－11，s，3H），2.62（H－6，s，3H），2.60（H－7，s，3H），0.99（H－14，15，d，J＝5.0 Hz，6H）

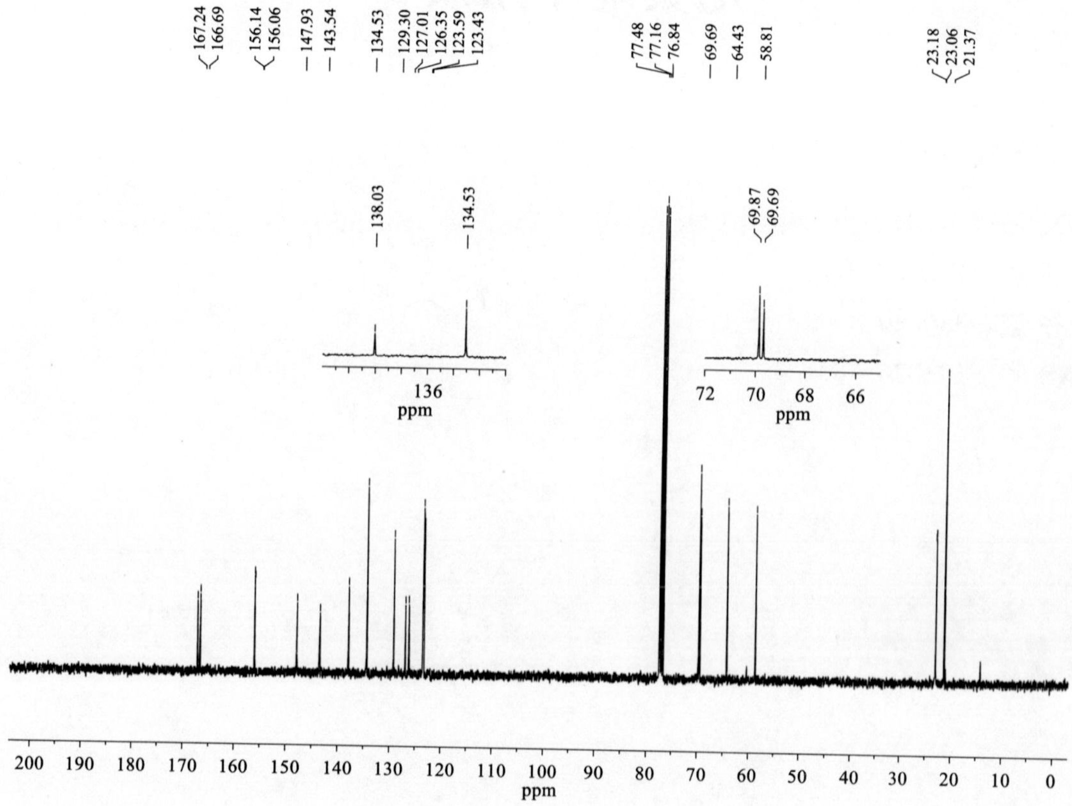

图 2　尼莫地平杂质 I 的 ^{13}C NMR 谱（溶剂：$CDCl_3$）

^{13}C NMR：δ 167.24（C－1），166.69（C－5），156.14（C－12），156.06（C－8），147.93（C－20），143.54（C－3），138.03（C－16），134.53（C－17），129.30（C－18），127.01（C－21），126.35（C－19），123.59（C－2），123.43（C－4），69.87（C－13），69.69（C－9），64.43（C－11），58.81（C－10），23.18（C－6），23.06（C－7），21.37（C－14，15）

备注

1. 中文化学名　2－甲氧基－1－甲基乙基－2,6－二甲基－4－(3－硝基苯基)吡啶－3,5－二甲酸酯

2. 英文化学名　2－methoxyethyl－1－methylethyl－2,6－dimethyl－4－(3－nitrophenyl)pyridine－3,5－dicarboxylate

3. 性状　本品为黄色油状液体。

4. 对照品编号与批号　101156－201001

尼索地平杂质 I

英文名 Nisoldipine Impurity I

分子式 $C_{20}H_{22}N_{2}O_{6}$

分子量 386.40

CAS 号 103026 - 83 - 1

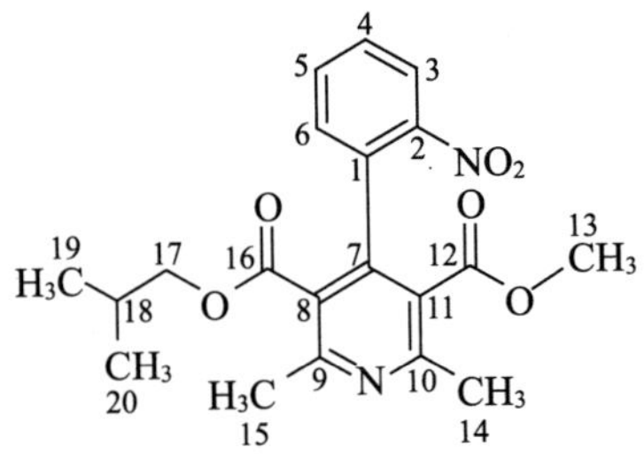

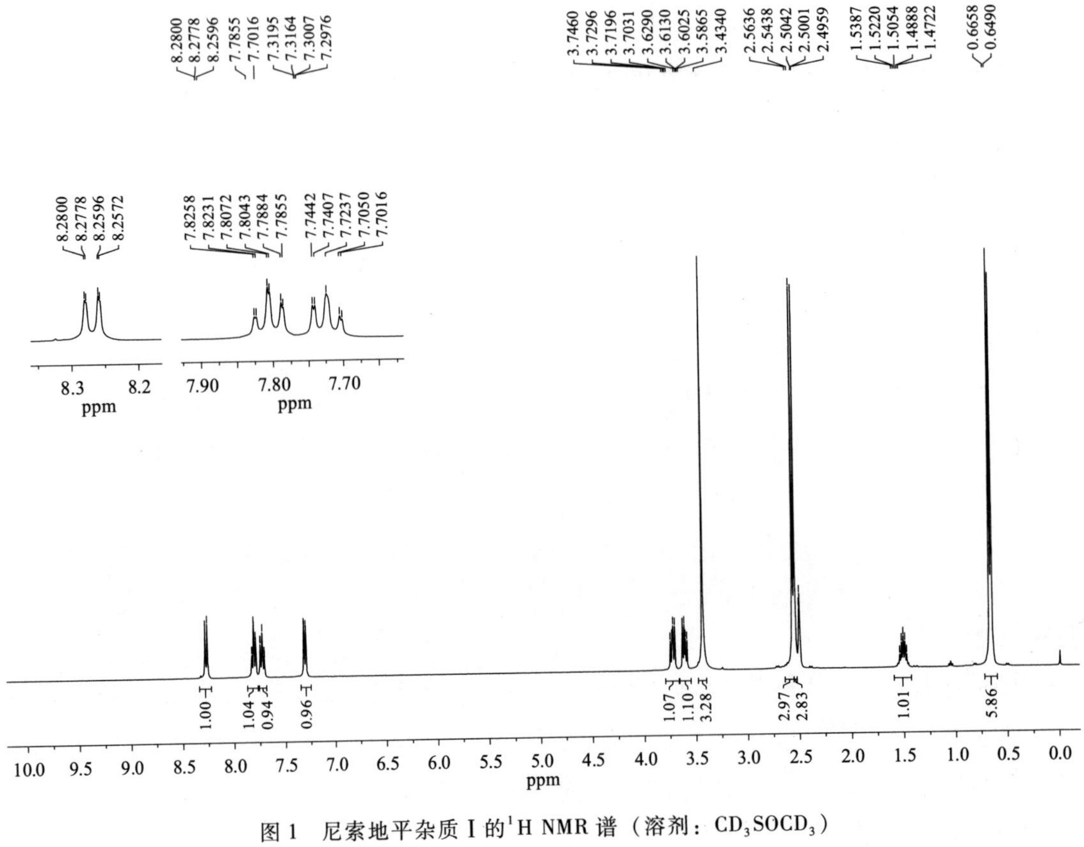

图 1 尼索地平杂质 I 的^{1}H NMR 谱（溶剂：CD_3SOCD_3）

^{1}H NMR：δ 8.27（H－3，dd，J = 7.7，0.9 Hz，1H），7.81（H－4，td，J = 7.5，1.1 Hz，1H），7.72（H－5，td，J = 7.5，1.4 Hz，1H），7.31（H－6，dd，J = 7.5，1.2 Hz，1H），3.72（H－17a，dd，J = 10.6，6.6 Hz，1H），3.61（H－17b，dd，J = 10.6，6.4 Hz，1H），3.43（H－13，s，3H），2.56（H－14，s，3H），2.54（H－15，s，3H），1.50（H－18，m，1H），0.66（H－19，20，d，J = 6.7 Hz，6H）

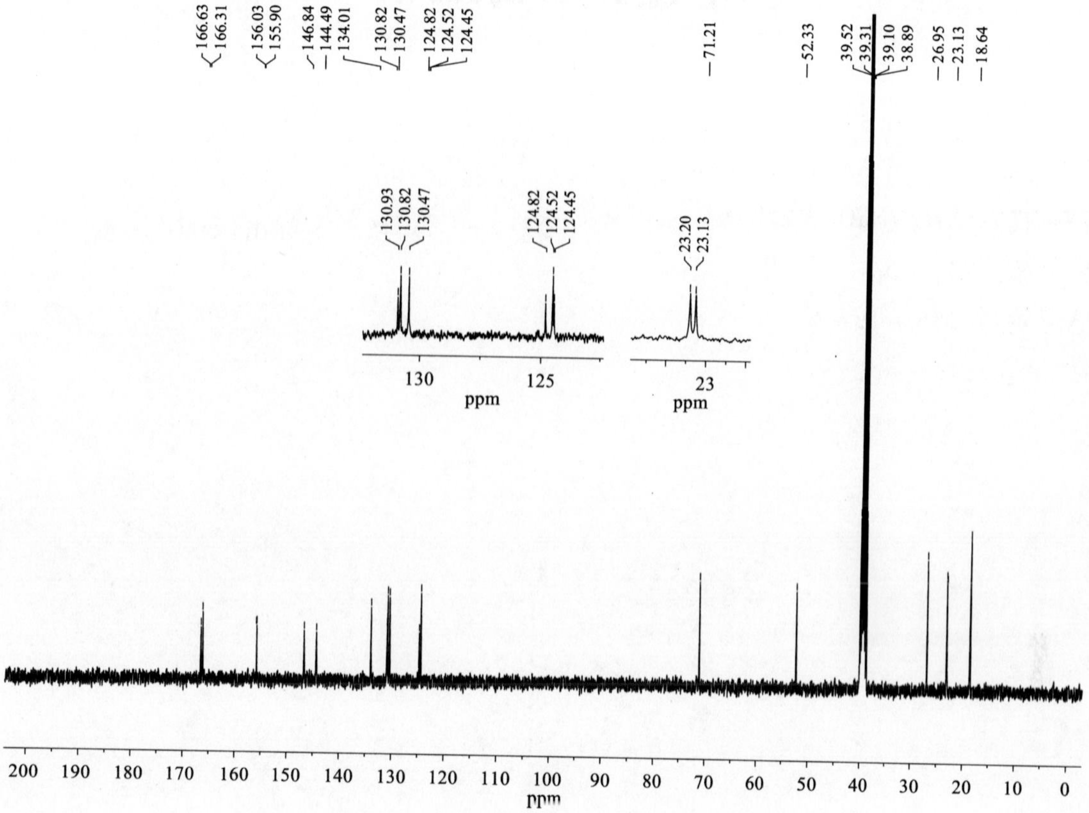

图 2　尼索地平杂质 I 的 ^{13}C NMR 谱（溶剂：CD_3SOCD_3）

^{13}C NMR：δ 166.63 （C－12），166.31 （C－16），156.03 （C－10），155.90 （C－9），146.84 （C－2），144.49 （C－7），134.01 （C－5），130.93 （C－1），130.82 （C－6），130.47 （C－4），124.82 （C－11），124.52 （C－3），124.45 （C－8），71.21 （C－17），52.33 （C－13），26.95 （C－18），23.20 （C－14），23.13 （C－15），18.64 （C－19，20）

备注

1. **中文化学名**　2,6－二甲基－4－(2－硝基苯基)－3,5－吡啶二羧酸甲酸甲酯异丁酯
2. **英文化学名**　2,6－dimethyl－4－(2－nitrophenyl)－3,5－pyridinedicarboxylic acid methyl isobuty ester
3. **性状**　本品为淡黄色的结晶性粉末；无臭。
4. **对照品编号与批号**　101157－201101

参 考 文 献

[1] Boecker R H, Guengerich F P. Oxidation of 4－aryl－and 4－alkyl－substituted 2,6－dimethyl－3,5－bis(alkoxycarbonyl)－1,4－dihydropyridines by human liver microsomes and immunoch mical evidence for the involvement of a form of cytochrome P－450. J Med Chem, 1986, 29: 1596(^{1}H NMR).

对氨基水杨酸钠

英文名 Sodium Aminosalicylate

分子式 $C_7H_6NNaO_3 \cdot 2H_2O$

分子量 211.15

CAS 号 6018－19－5

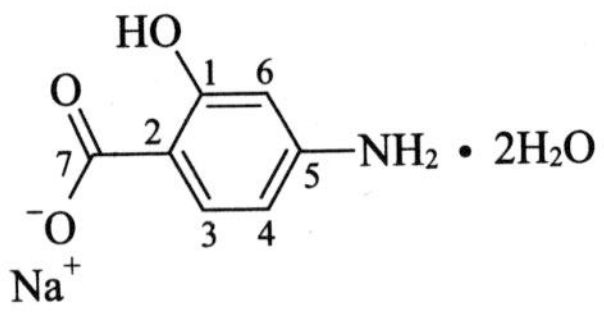

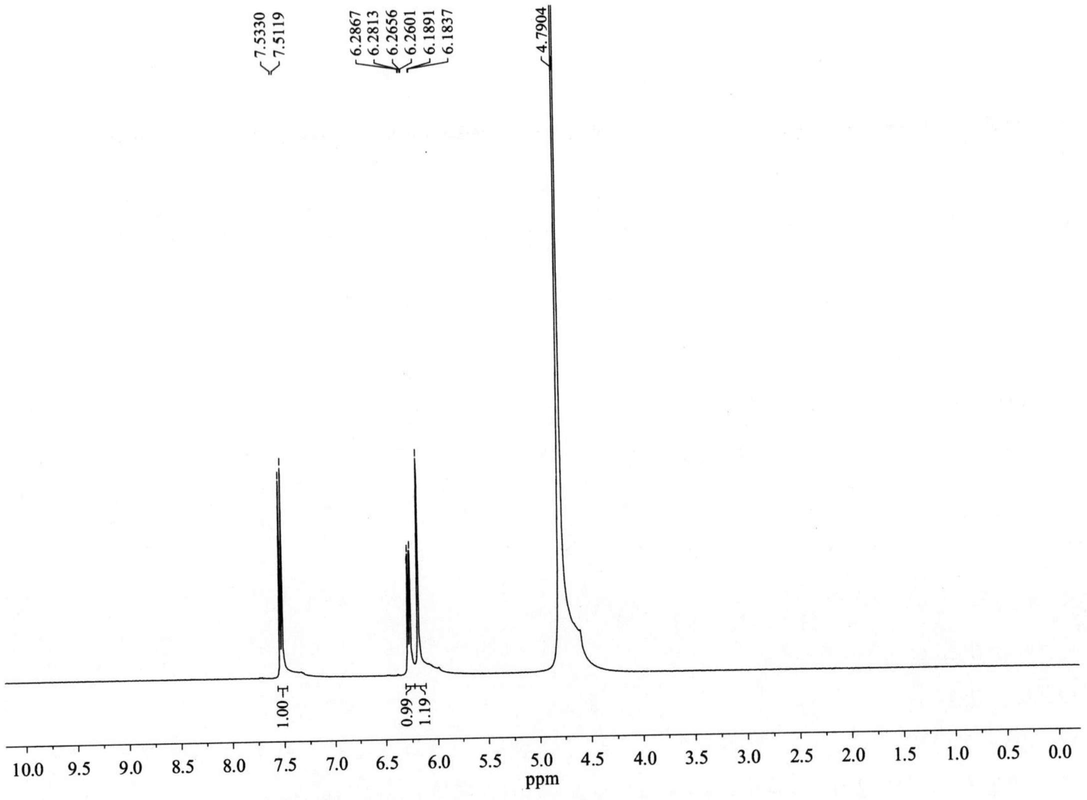

图 1　对氨基水杨酸钠的[1]H NMR 谱（溶剂：D_2O）

^{1}H NMR：δ 7.52（H－3，d，J＝8.5 Hz，1H），6.27（H－4，dd，J＝8.5，2.2 Hz，1H），6.19（H－6，d，J＝2.2 Hz，1H）

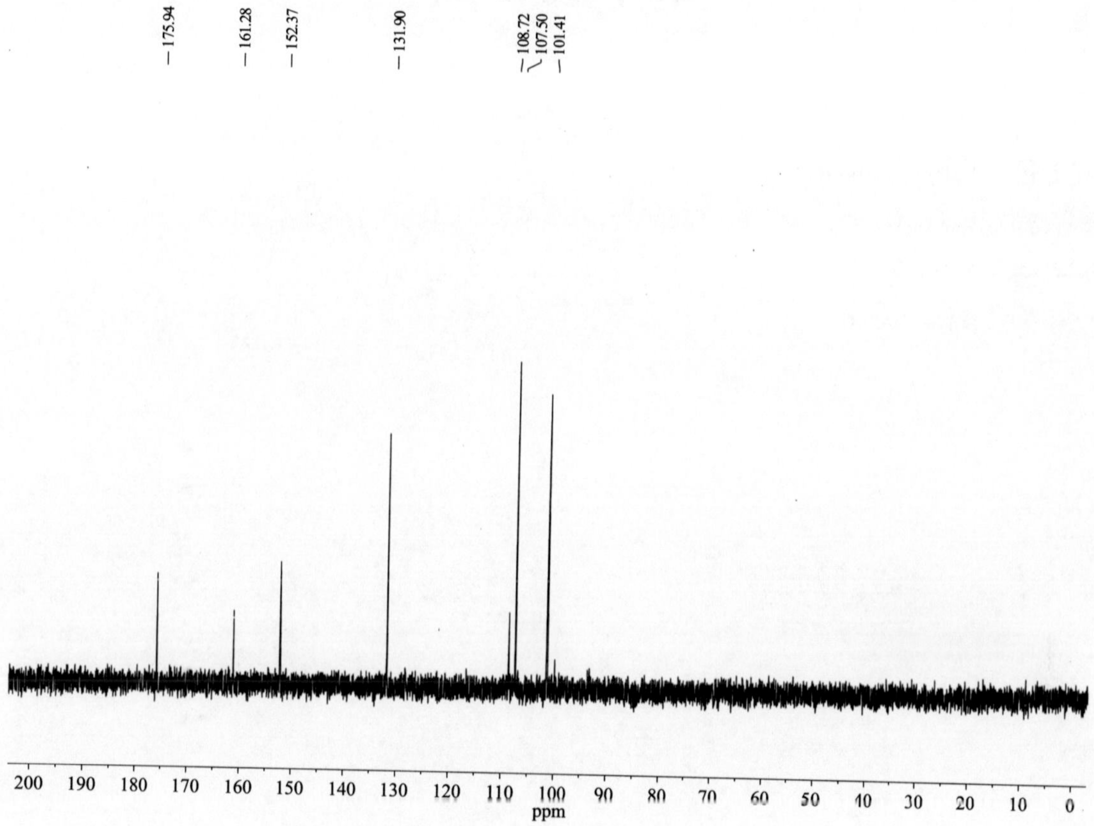

图 2 对氨基水杨酸钠的^{13}C NMR 谱（溶剂：D_2O）

^{13}C NMR：δ 175.94 (C－7)，161.28 (C－1)，152.37 (C－5)，131.90 (C－3)，108.72 (C－2)，107.50 (C－4)，101.41 (C－6)

备注

1. **中文化学名** 4－氨基－2－羟基苯甲酸钠盐二水合物
2. **英文化学名** 4－amino－2－hydroxybenzoic acid sodium salt dihydrate
3. **性状** 本品为白色或类白色的结晶或结晶性粉末；无臭，味甜带咸。
4. **溶解性** 本品在水中易溶，在乙醇中略溶，在乙醚中不溶。
5. **对照品编号与批号** 101159－201001

参考文献

[1] Silva M D, Menezes C M S, Ferreira E I L, et al. Topliss method in the optimization of salicylic acid derivatives as potential antimycobacterial agents A. Chem Biol Drug Des, 2008, 71: 167(^{13}C NMR).

苯甲酸乙酯

英文名 Ethyl Benzoate

分子式 $C_9H_{10}O_2$

分子量 150.17

CAS 号 93-89-0

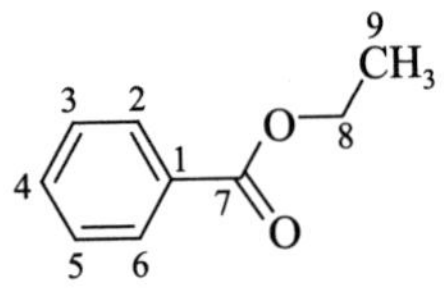

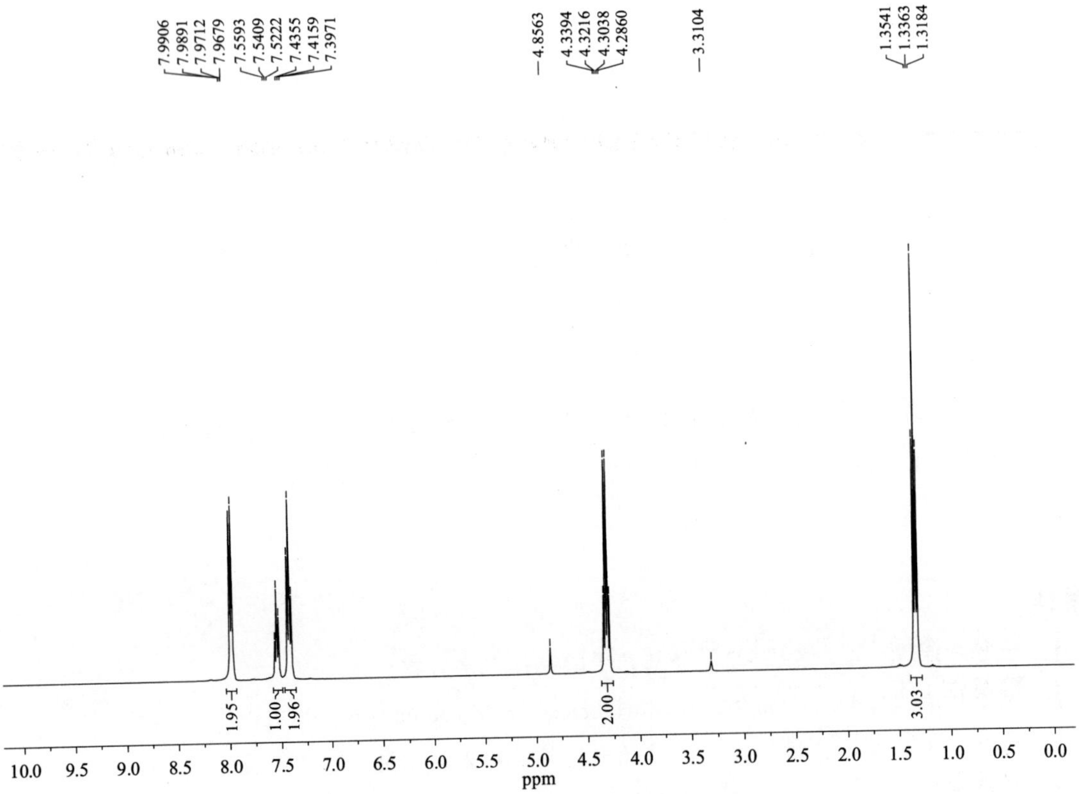

图 1 苯甲酸乙酯的 ^1H NMR 谱（溶剂：CD_3OD）

^1H NMR：δ 7.98（H-2，6，dd，J=8.1，1.0 Hz，2H），7.54（H-4，t，J=7.4 Hz，1H），7.42（H-3，5，t，J=7.7 Hz，2H），4.31（H-8，q，J=7.1 Hz，2H），1.34（H-9，t，J=7.1 Hz，3H）

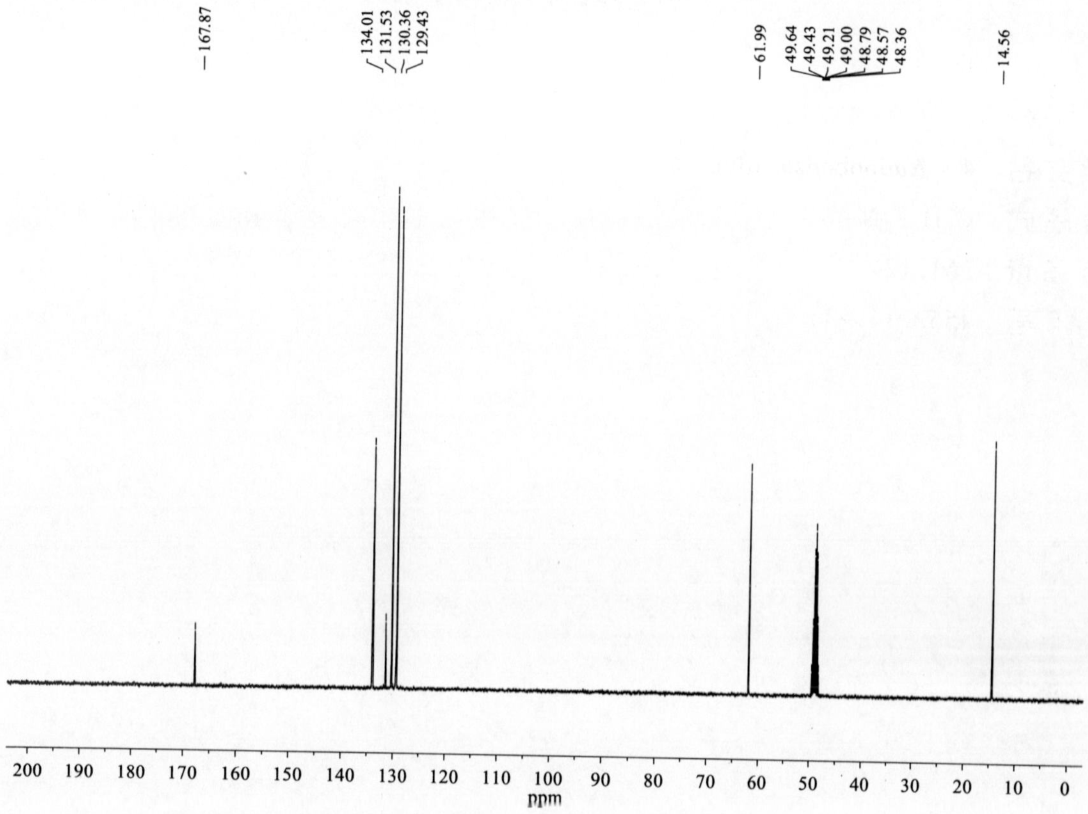

图 2　苯甲酸乙酯的^{13}C NMR 谱（溶剂：CD_3OD）

^{13}C NMR：δ 167.87（C－7），134.01（C－4），131.53（C－1），130.36（C－2，6），129.43（C－3，5），61.99（C－8），14.56（C－9）

备注

1. **性状**　本品为无色透明液体。
2. **溶解性**　本品在乙醇、乙醚、石油醚、丙二醇、矿物油和大多数非挥发性油中溶解，在水和甘油中不溶。
3. **对照品编号与批号**　101162－201001

参考文献

[1] Llabrès G, Baiwir M, Christiaens L, et al. Carbon－13 NMR spectra of some o－carbonyl benzeneselenenyl derivatives. Org Magn Resonance, 1983, 21: 461(^{13}C NMR).

[2] http://sdbs.db.aist.go.jp/sdbs/cgi－bin/cre_index.cgi? lang＝eng(SDBS)(^{1}H NMR, ^{13}C NMR).

4-三氟甲基苯胺

英文名 4-Aminobenzotrifluoride

分子式 $C_7H_6F_3N$

分子量 161.12

CAS 号 455-14-1

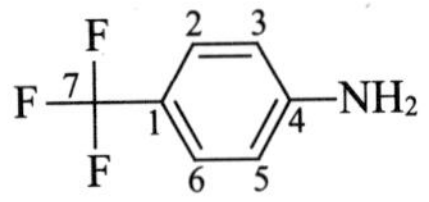

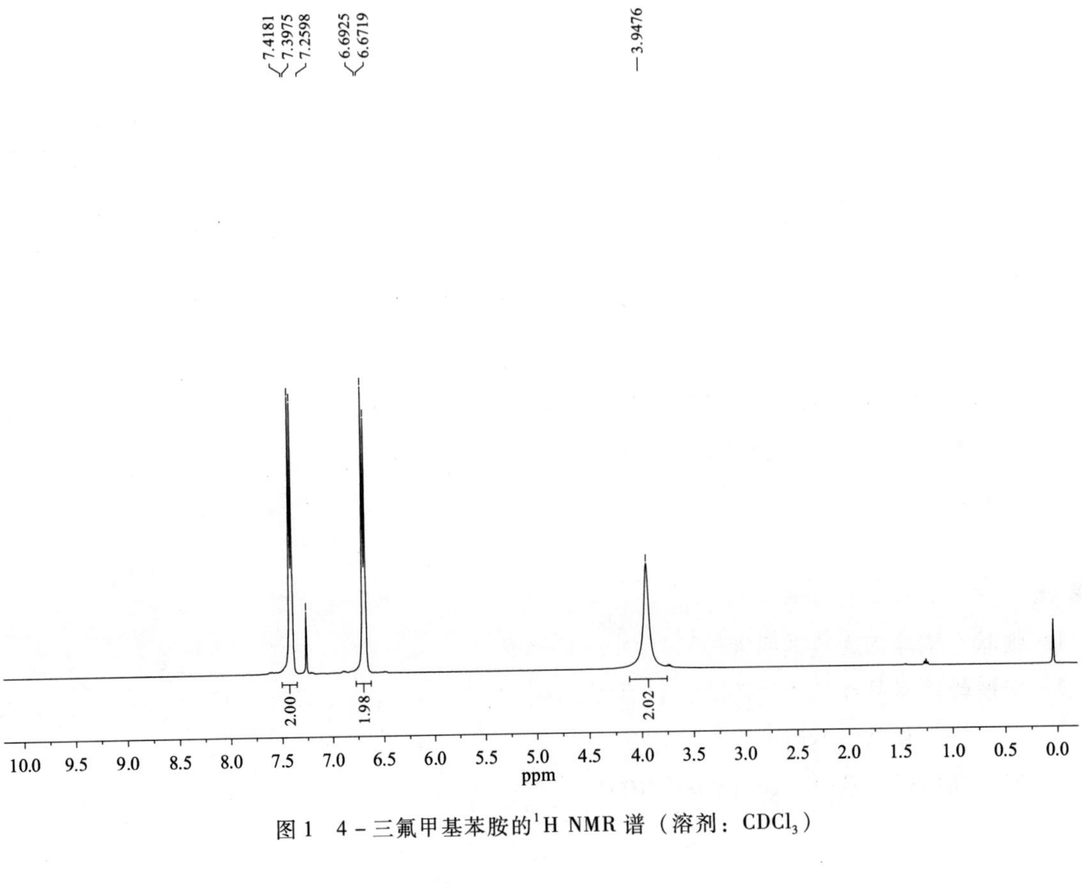

图 1 4-三氟甲基苯胺的 ^{1}H NMR 谱（溶剂：$CDCl_3$）

^{1}H NMR：δ 7.41（H-2，6，d，J=8.2 Hz，2H），6.68（H-3，5，d，J=8.2 Hz，2H），3.95（NH_2，brs，2H）

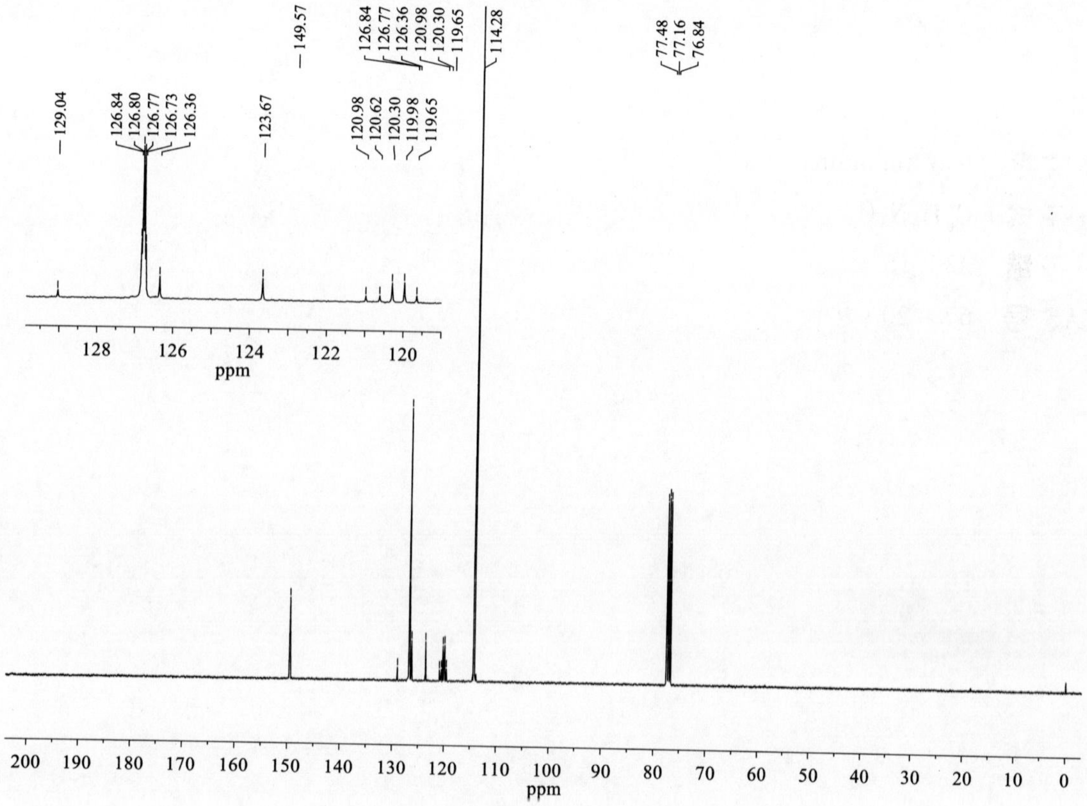

图2 4－三氟甲基苯胺的^{13}C NMR谱（溶剂：$CDCl_3$）

^{13}C NMR：δ 149.57（C－4），126.78（C－2，6，q，J＝3.8 Hz），126.79（C－7，q，J＝271.7 Hz），120.14（C－1，q，J＝32.6 Hz），114.28（C－3，5）

备注

1. 性状 本品为无色液体。

2. 对照品编号与批号 101164－201001

参 考 文 献

［1］Newmark R A, Hill J R. Carbon－13－fluorine－19 coupling constants in benzotrifluorides. Org Magn Resonance, 1977, 9: 589（^{13}C NMR）.

呋喃妥因

英文名 Nitrofurantoin

分子式 $C_8H_6N_4O_5$

分子量 238.16

CAS 号 67-20-9

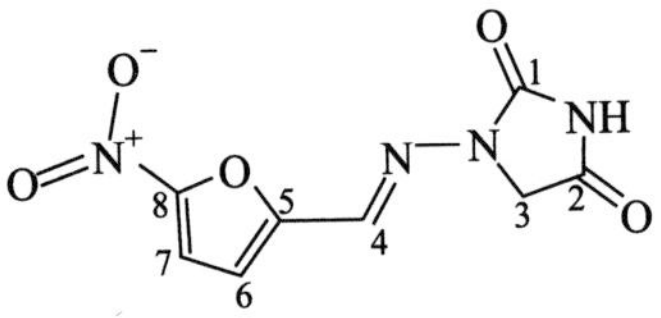

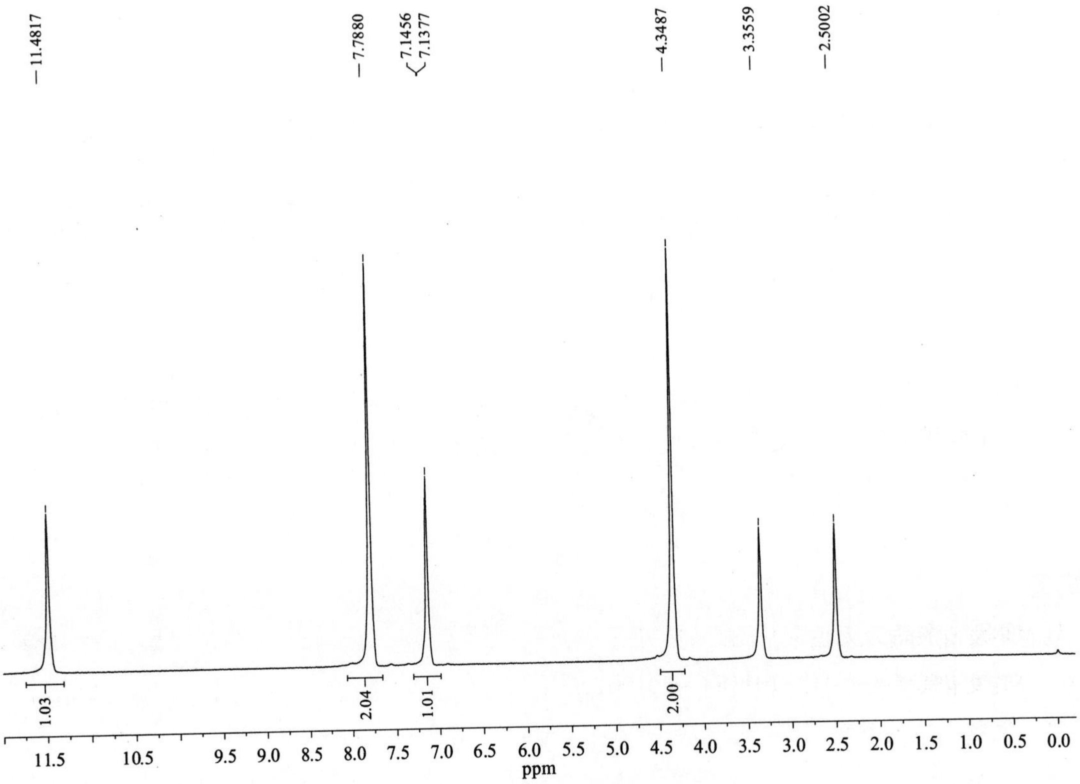

图 1 呋喃妥因的 ^1H NMR 谱（溶剂：CD_3SOCD_3）

^1H NMR：δ 11.48（NH，s，1H），7.79（H-4，7，brs，2H），7.14（H-6，d，J=3.2 Hz，1H），4.35（H-3，s，2H）

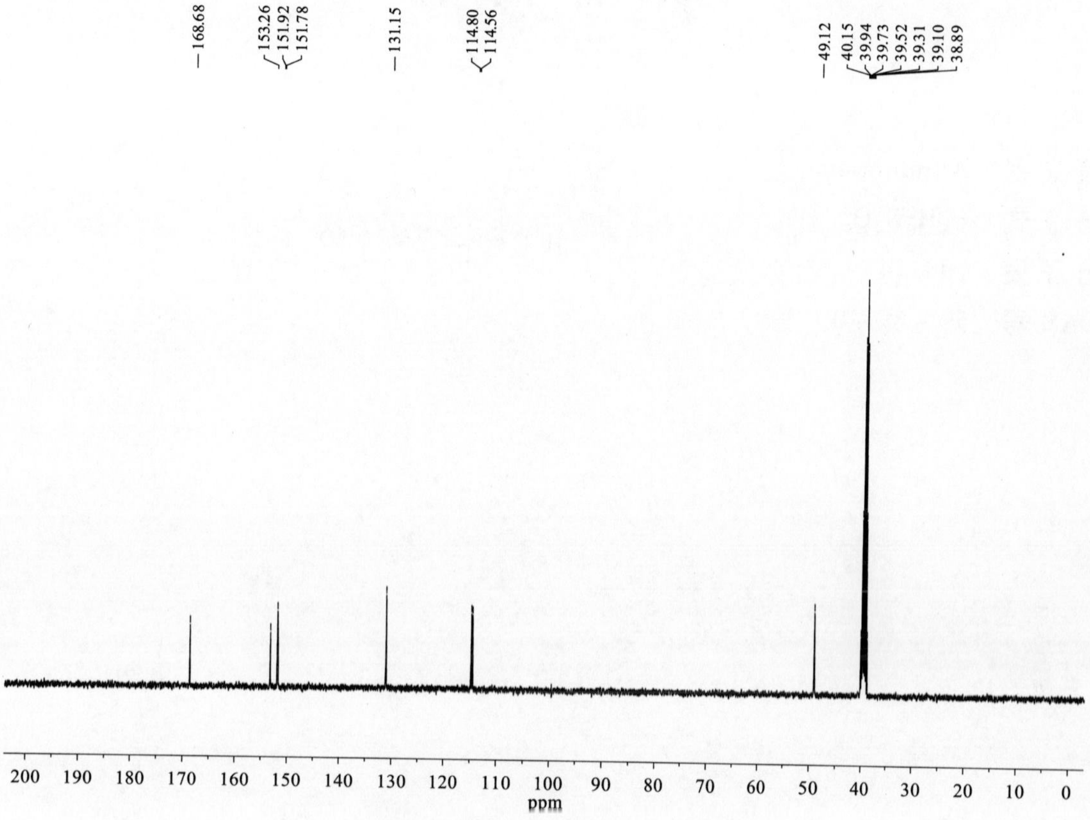

图 2　呋喃妥因的^{13}C NMR 谱（溶剂：CD_3SOCD_3）

^{13}C NMR：δ 168.68（C－2），153.26（C－1），151.92（C－5），151.78（C－8），131.15（C－4），114.80（C－7），114.56（C－6），49.12（C－3）

备注

1. 中文化学名　1－[（5－硝基呋喃亚甲基）氨基]乙内酰脲

2. 英文化学名　1－[[（5－nitrofuran－2－yl）methylene]amino]imidazolidine－2,4－dione

3. 性状　本品为黄色结晶性粉末；无臭，味苦；遇光色渐变深。

4. 溶解性　本品在二甲基甲酰胺中溶解，在丙酮中微溶，在乙醇中极微溶解，在水或三氯甲烷中几乎不溶。

5. 对照品编号与批号　101166－201001

参考文献

[1] http://sdbs.db.aist.go.jp/sdbs/cgi－bin/cre_index.cgi? lang＝eng（SDBS）（^{1}H NMR，^{13}C NMR）.

呋 喃 西 林

英文名 Nitrofurazone

分子式 $C_6H_6N_4O_4$

分子量 198.14

CAS 号 59 - 87 - 0

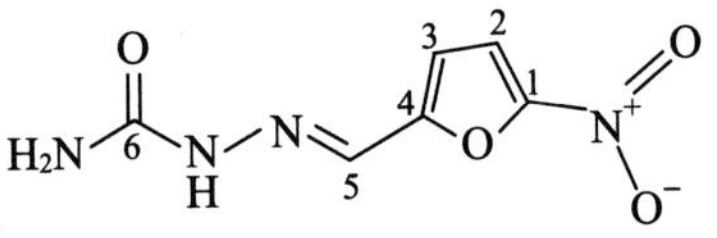

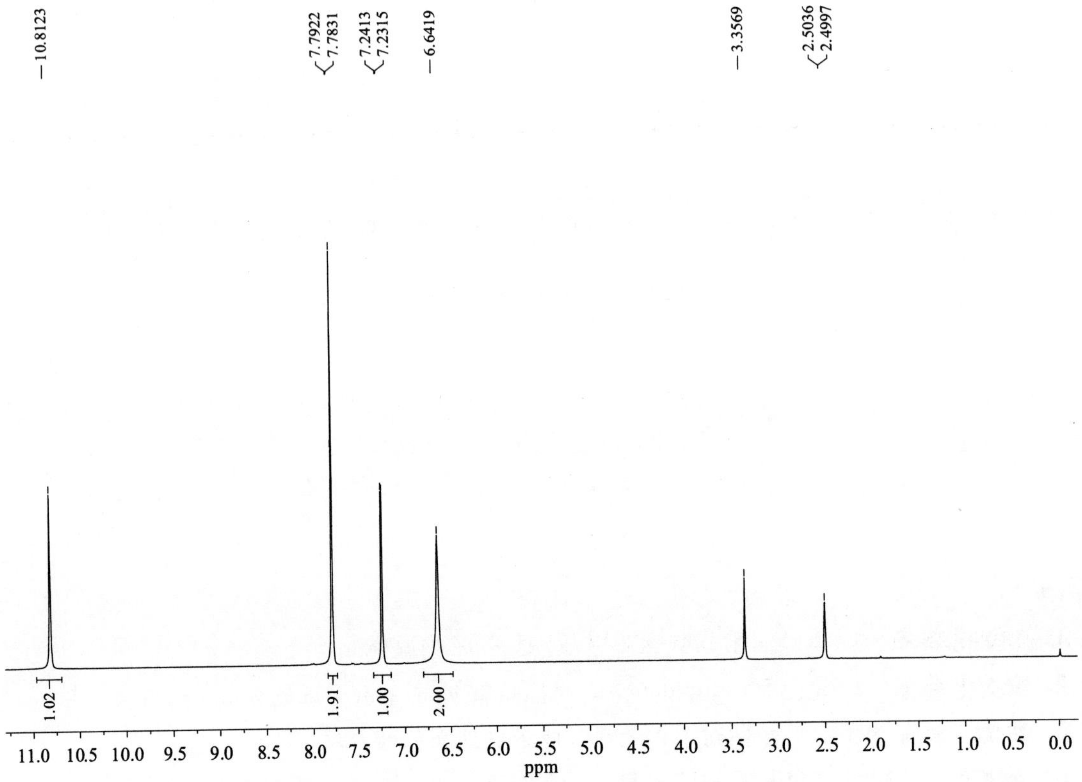

图 1 呋喃西林的^{1}H NMR 谱（溶剂：CD_3SOCD_3）

^{1}H NMR：δ 10.81（NH，s，1H），7.84～7.73（H－2，5，m，2H），7.24（H－3，d，J = 3.9 Hz，1H），6.64（NH_2，brs，2H）

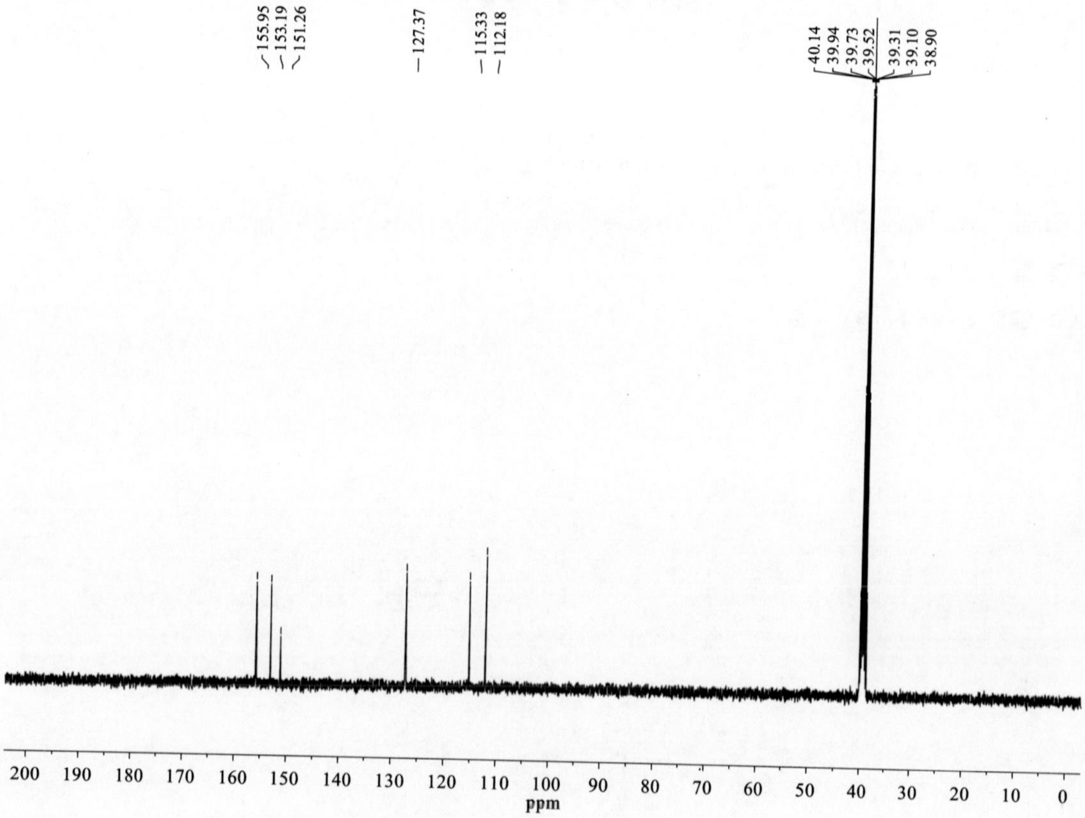

图 2 呋喃西林的^{13}C NMR 谱（溶剂：CD_3SOCD_3）

^{13}C NMR：δ 155.95（C－6），153.19（C－4），151.26（C－1），127.37（C－5），115.33（C－2），112.18（C－3）

备注

1. **中文化学名** 5－硝基－2－呋喃醛缩氨基脲
2. **英文化学名** 5－nitro－2－furaldehyde semicarbazone
3. **性状** 本品为淡黄色细微结晶性粉末。
4. **溶解性** 本品溶于碱性溶液，微溶于乙醇和丙二醇，极微溶于水，不溶于乙醚。
5. **对照品编号与批号** 101167－201001

参考文献

[1] Otero L, Noblia P, Gambino D, et al. New rhenium(V) nitrofuryl semicarbazone complexes crystal structure of [$ReOCl_2$(PPh_3)(3－(5－Nitrofuryl) acroleine semicarbazone)]. Anorg Allg Chem, 2003, 629: 1033(^{1}H NMR, ^{13}C NMR).

N－(4－氯苯甲酰化基)酪胺

英文名　*N*－(4－Chlorobenzoyl) Tyramine

分子式　$C_{15}H_{14}ClNO_2$

分子量　275.73

CAS 号　41859－57－8

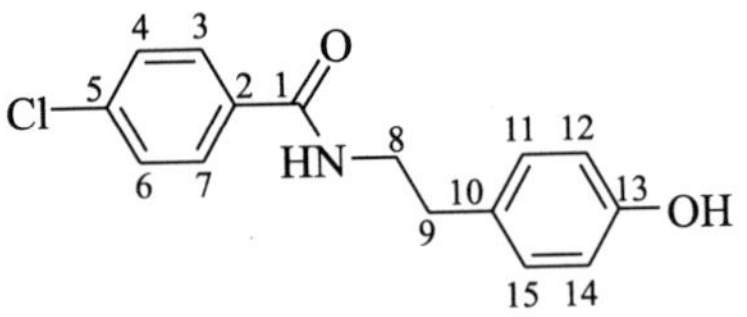

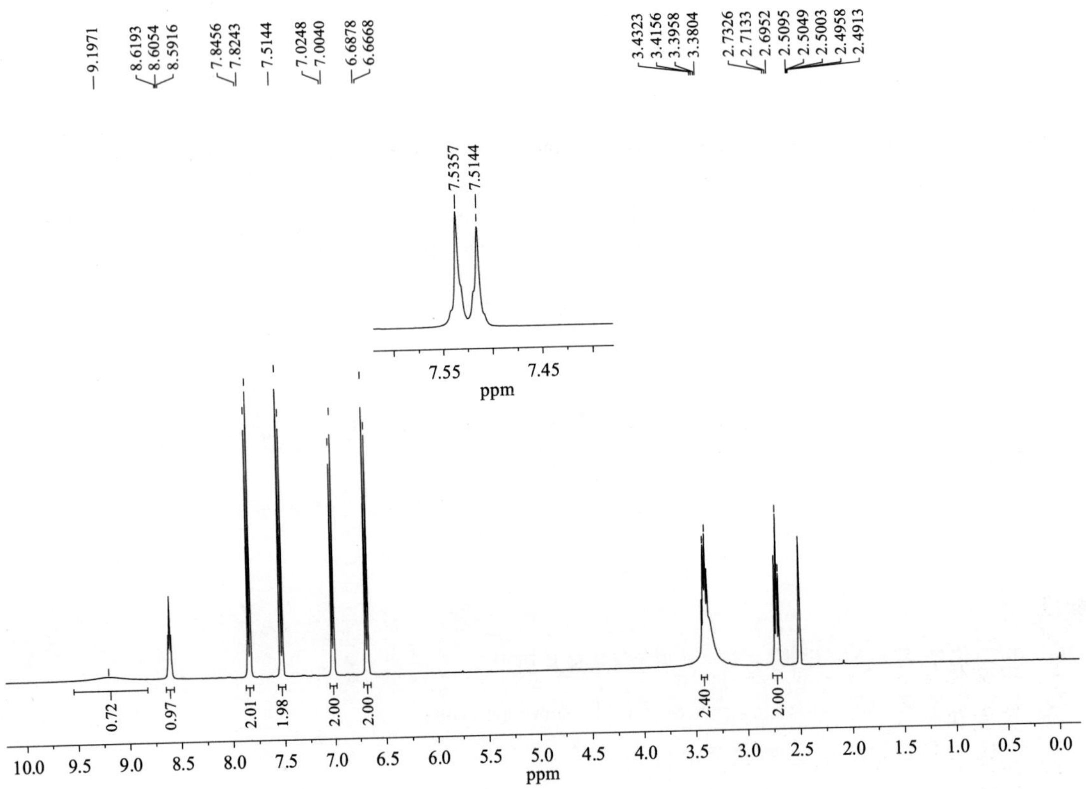

图 1　*N*－(4－氯苯甲酰化基)酪胺的^{1}H NMR 谱（溶剂：CD_3SOCD_3）

^{1}H NMR：δ 9.20（OH，brs，1H），8.61（NH，t，J＝5.5 Hz，1H），7.83（H－3，7，d，J＝8.5 Hz，2H），7.53（H－4，6，d，J＝8.5 Hz，2H），7.01（H－11，15，d，J＝8.4 Hz，2H），6.68（H－12，14，d，J＝8.4 Hz，2H），3.45～3.39（H－8，m，2H），2.71（H－9，t，J＝7.5 Hz，2H）

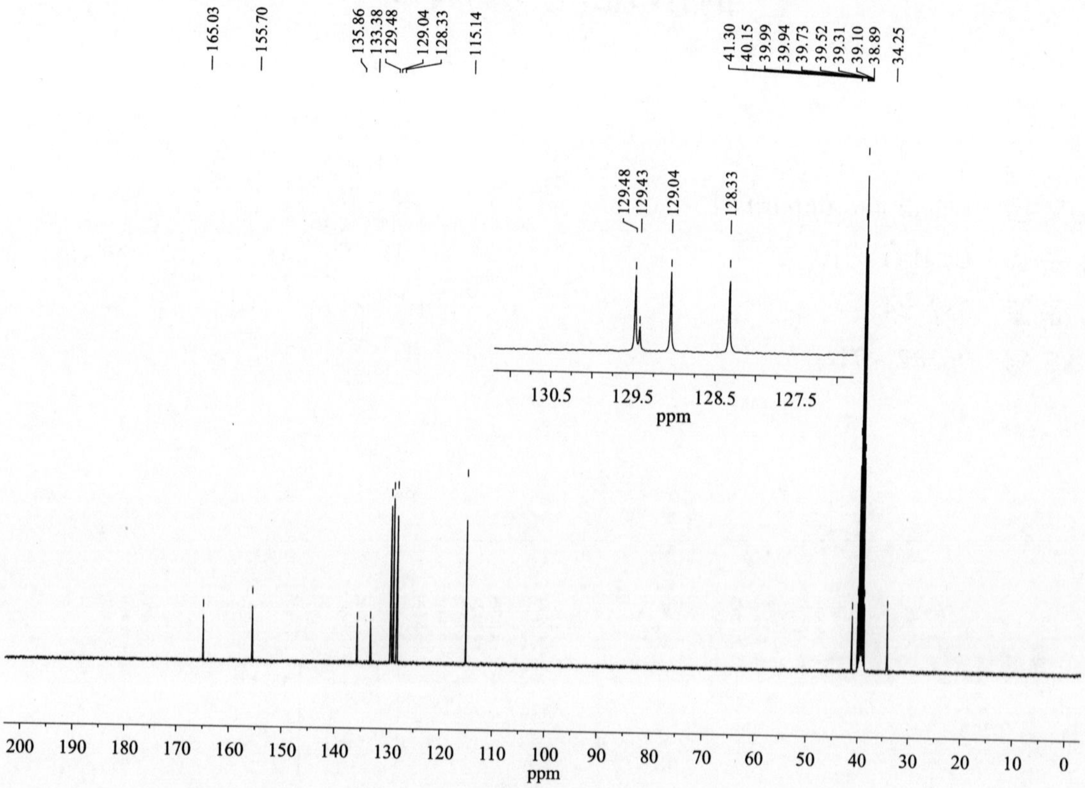

图 2 *N*－(4－氯苯甲酰化基)酪胺的^{13}C NMR 谱（溶剂：CD_3SOCD_3）

^{13}C NMR：δ 165.03（C－1），155.70（C－13），135.86（C－5），133.38（C－2），129.48（C－3，7），129.43（C－10），129.04（C－11，15），128.33（C－4，6），115.14（C－12，14），41.30（C－8），34.25（C－9）

备注

1. **中文化学名** 4－氯－*N*－[2－(4－羟基苯基)乙基]苯甲酰胺
2. **英文化学名** 4－chloro－*N*－[2－(4－hydroxyphenyl)ethyl]benzamide
3. **对照品编号与批号** 101169－201001

参考文献

[1] Mahindroo N, Connelly M C, Punchihewa C, et al. Structure－activity relationships and cancer－cell selective toxicity of novel inhibitors of glioma－associated oncogene homologue 1(Gli1)mediated transcription. J Med Chem, 2009, 52:4277.

非洛地平杂质 I

英文名 Felodipine Impurity I

分子式 $C_{18}H_{17}Cl_2NO_4$

分子量 382.24

CAS 号 96382 - 71 - 7

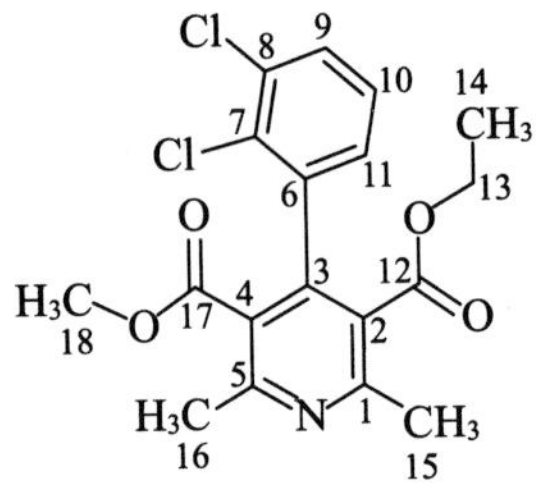

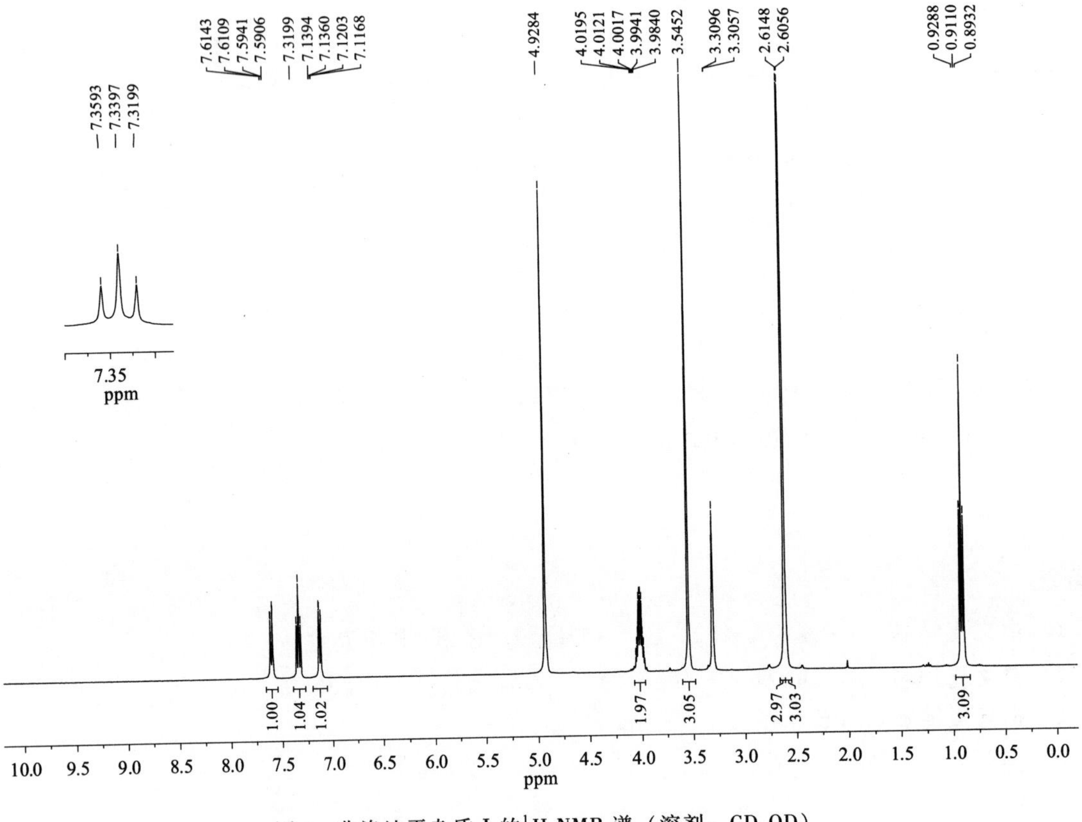

图 1 非洛地平杂质 I 的 ^{1}H NMR 谱（溶剂：CD_3OD）

^{1}H NMR：δ 7.60（H－9，dd，J＝8.1，1.4 Hz，1H），7.34（H－10，t，J＝8.0 Hz，1H），7.13（H－11，dd，J＝7.7，1.4 Hz，1H），4.07～3.97（H－13，m，2H），3.55（H－18，s，3H），2.61（H－15，s，3H），2.60（H－16，s，3H），0.91（H－14，t，J＝7.1 Hz，3H）

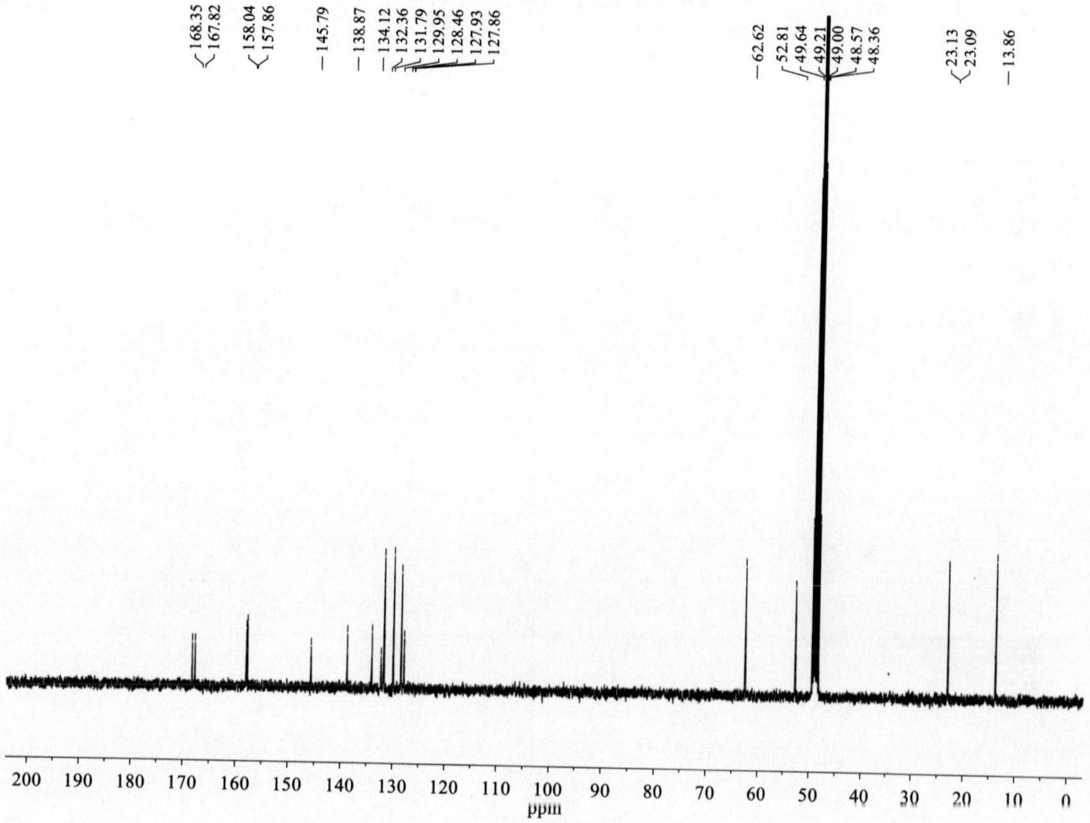

图 2　非洛地平杂质Ⅰ的^{13}C NMR 谱（溶剂：CD_3OD）

^{13}C NMR：δ 168.35（C－17），167.82（C－12），158.04（C－5），157.86（C－1），145.79（C－3），138.87（C－6），134.12（C－8），132.36（C－7），131.79（C－9），129.95（C－11），128.46（C－10），127.93（C－4），127.86（C－2），62.62（C－13），52.81（C－18），23.13（C－16），23.09（C－15），13.86（C－14）

备注

1. **中文化学名**　2,6－二甲基－4－(2,3－二氯苯基)－3,5－吡啶二甲酸甲酯乙酯
2. **英文化学名**　2,6－dimethyl－4－(2,3－dichlorophenyl)－3,5－pyridine dicarboxylate ester
3. **性状**　本品为白色结晶性粉末。
4. **对照品编号与批号**　101173－201001

参 考 文 献

[1] Jung J, Kim L, Lee C S, et al. Total assignment of the ^{1}H and ^{13}C NMR data for felodipine and its derivatives. Magn Reson Chem, 2001, 39:406(^{1}H NMR, ^{13}C NMR).

依替膦酸二钠

英文名 Etidronate Disodium

分子式 $C_2H_6Na_2O_7P_2$

分子量 249.99

CAS 号 7414 - 83 - 7

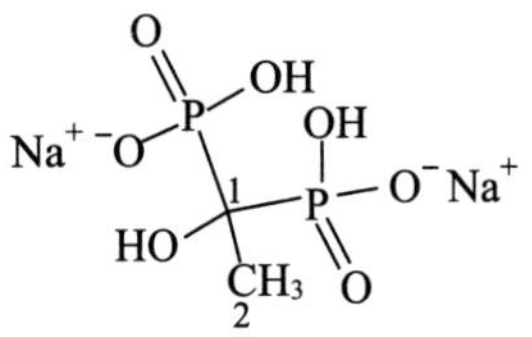

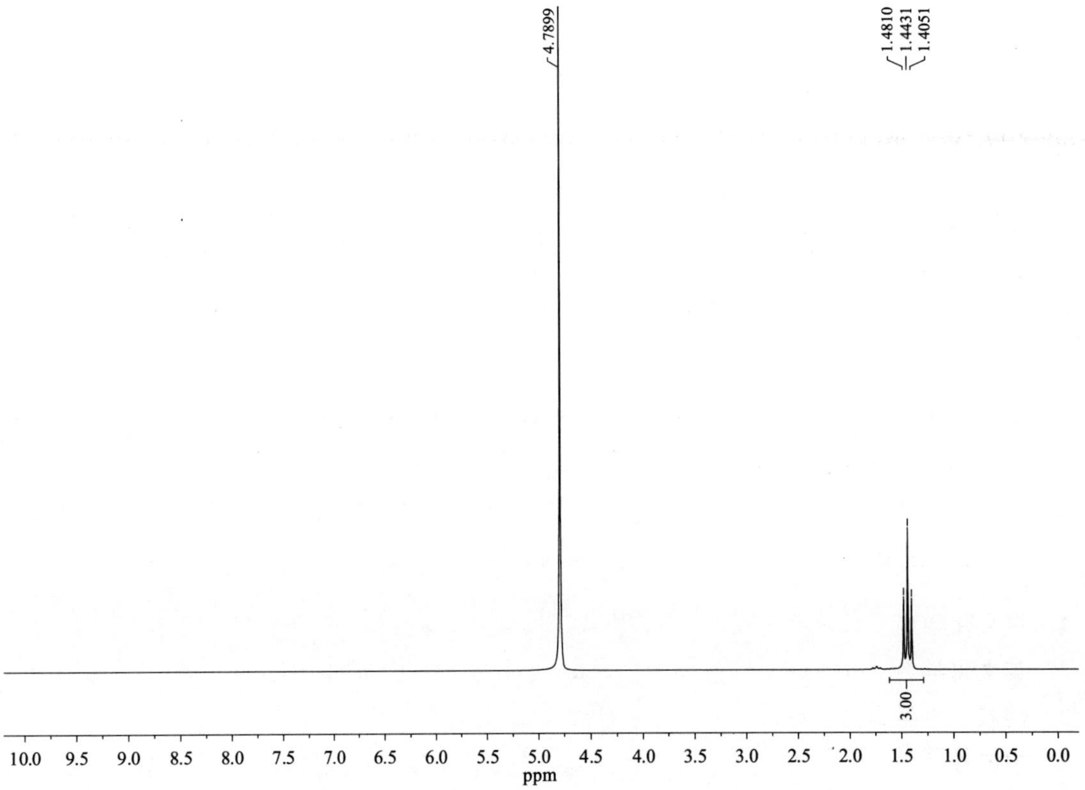

图 1　依替膦酸二钠的^{1}H NMR 谱（溶剂：D_2O）

^{1}H NMR：δ 1.44（H - 2，t，J = 15.2 Hz，3H）

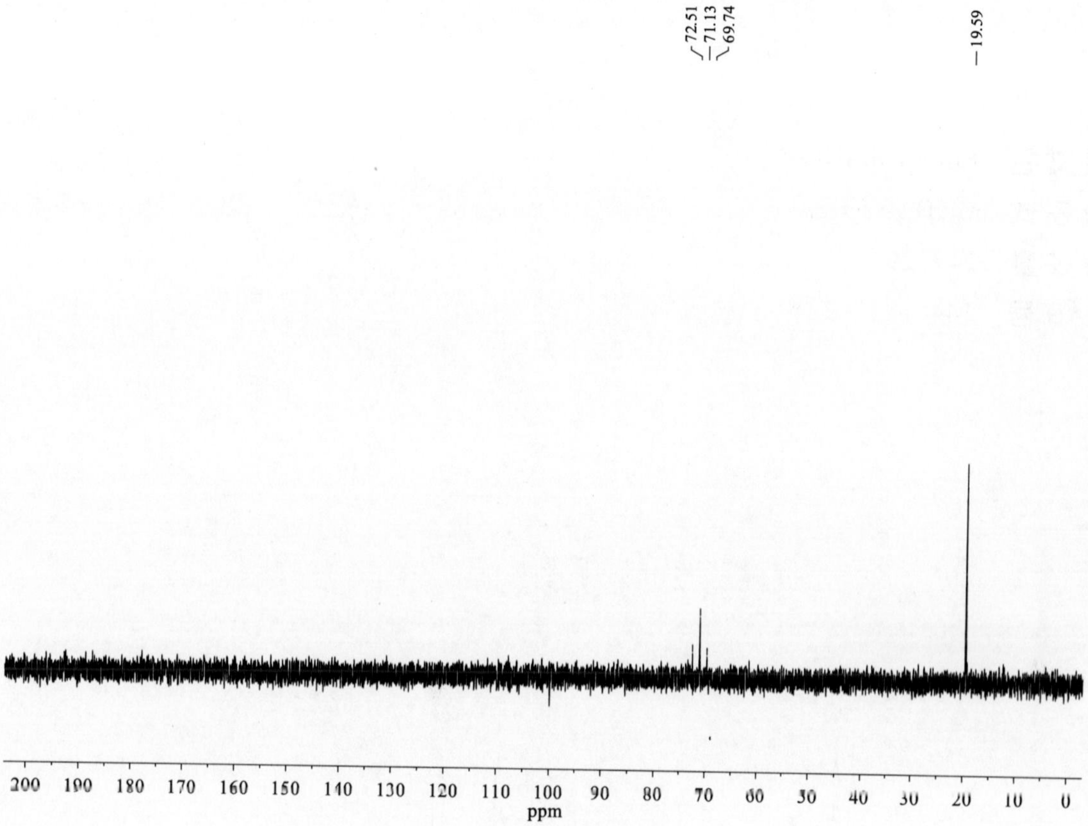

图 2　依替膦酸二钠的^{13}C NMR 谱（溶剂：D_2O）

^{13}C NMR：δ 71.13（C－1，t，J＝139.4 Hz），19.59（C－2）

备注

1. 中文化学名　(1－羟基亚乙基)二磷酸二钠盐

2. 英文化学名　disodium dihydrogen(1－hydroxyethylidene)bisphosphonate

3. 性状　本品为白色粉末；无臭，味微咸；有引湿性。

4. 溶解性　本品在水中易溶，在甲醇、无水乙醇、三氯甲烷或乙醚中几乎不溶。

5. 对照品编号与批号　101174－201001

磺 胺 吡 啶

英文名 Sulfapyridine

分子式 $C_{11}H_{11}N_3O_2S$

分子量 249. 29

CAS 号 144 - 83 - 2

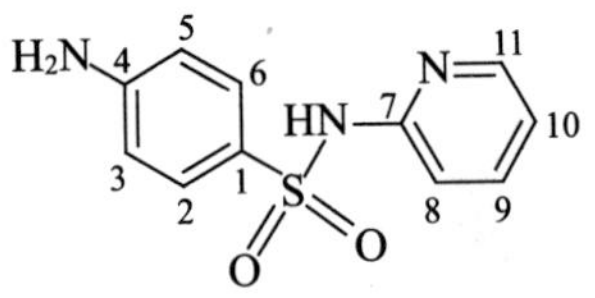

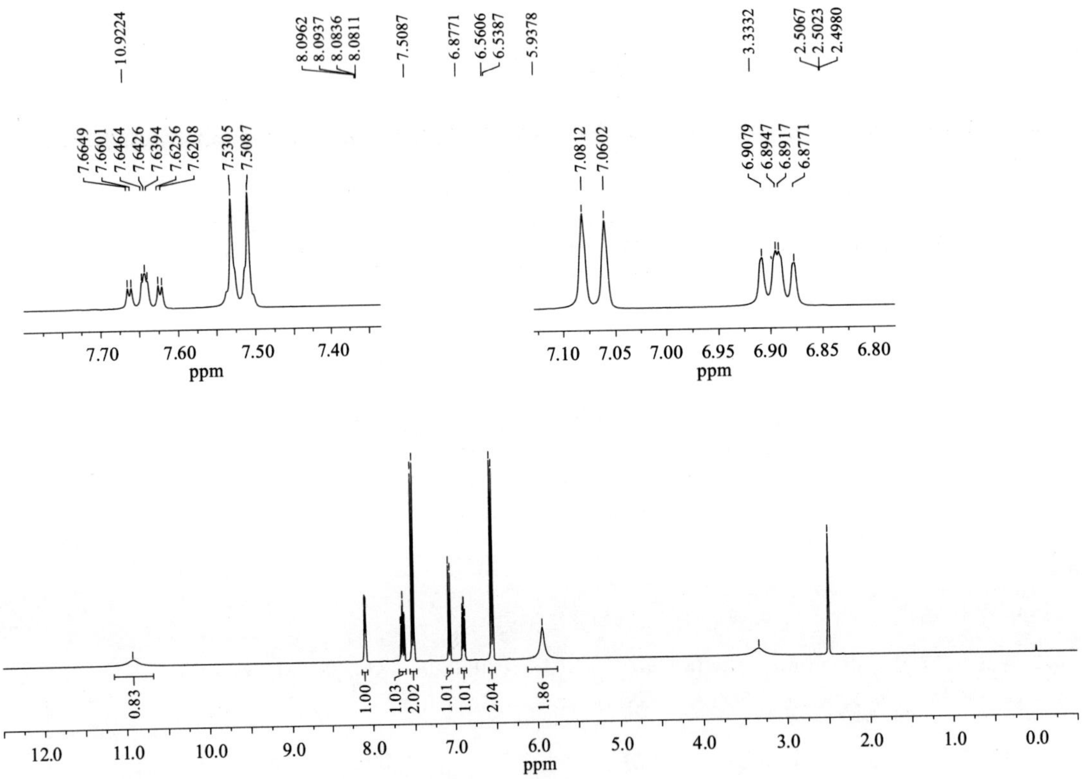

图 1 磺胺吡啶的^{1}H NMR 谱（溶剂：CD_3SOCD_3）

^{1}H NMR：δ 10. 92 (NH，brs，1H)，8. 09 (H - 11，dd，*J* = 5. 0，1. 0 Hz，1H)，7. 64 (H - 9，m，1H)，7. 52 (H - 2，6，d，*J* = 8. 7 Hz，2H)，7. 07 (H - 8，d，*J* = 8. 4 Hz，1H)，6. 89 (H - 10，dd，*J* = 6. 8，5. 6 Hz，1H)，6. 55 (H - 3，5，d，*J* = 8. 7 Hz，2H)，5. 94 (NH_2，brs，2H)

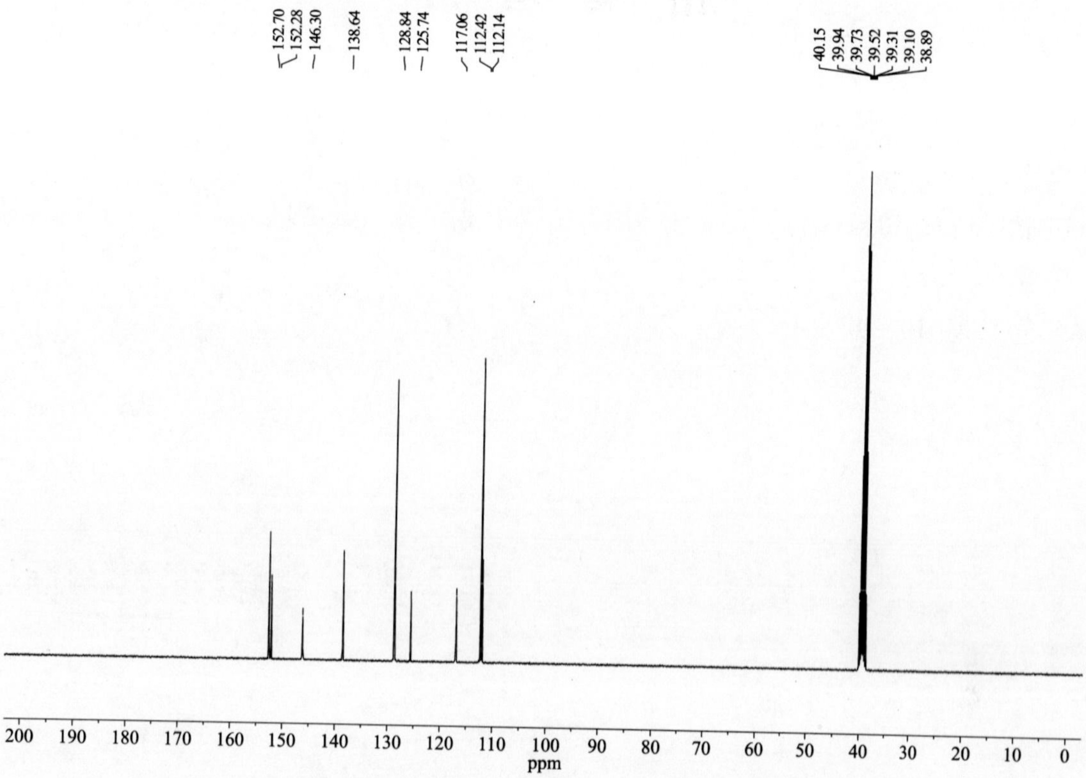

图 2 磺胺吡啶的 ^{13}C NMR 谱（溶剂：CD_3SOCD_3）

^{13}C NMR：δ 152.70（C－7），152.28（C－4），146.30（C－11），138.64（C－9），128.84（C－2，6），125.74（C－1），117.06（C－10），112.42（C－3，5），112.14（C－8）

备注

1. **中文化学名** 4－氨基－*N*－(2－吡啶基)苯磺酰胺
2. **英文化学名** 4－amino－*N*－2－pyridinylbenzenesulfonamide
3. **对照品编号与批号** 101175－201001

洛莫司汀

英文名 Lomustine

分子式 $C_9H_{16}ClN_3O_2$

分子量 233.7

CAS 号 13010-47-4

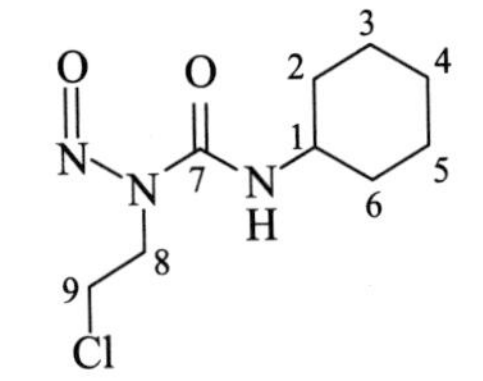

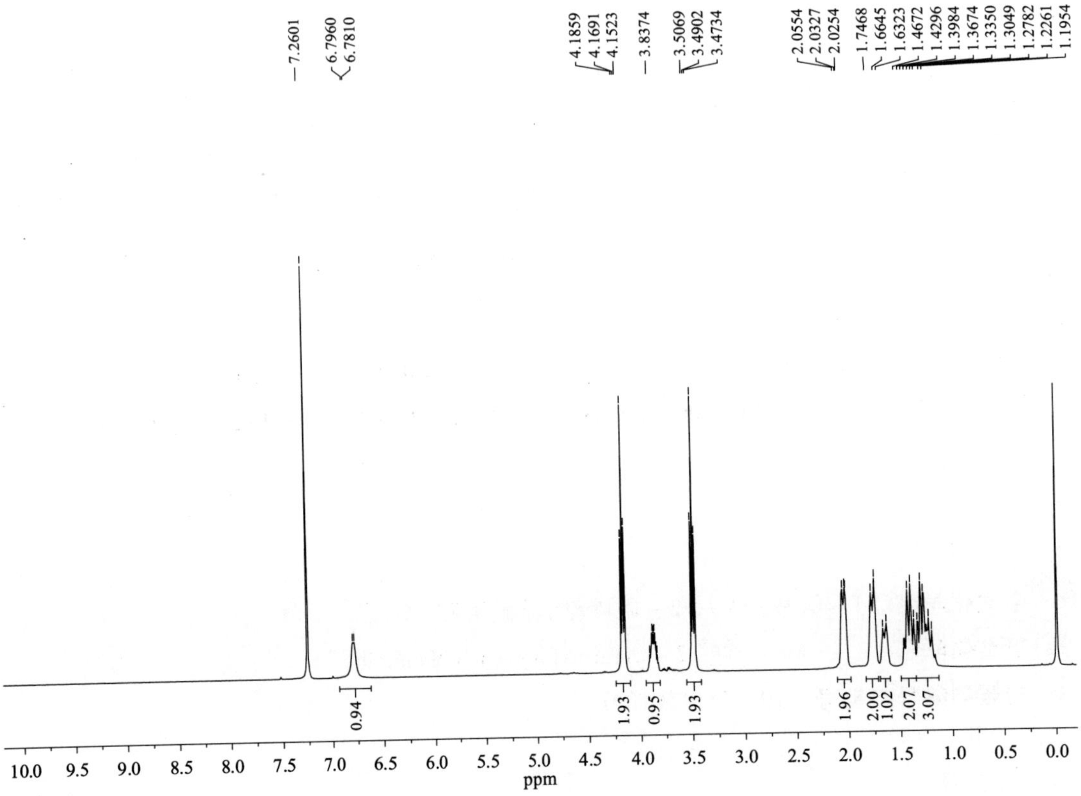

图1 洛莫司汀的¹H NMR 谱（溶剂：$CDCl_3$）

¹H NMR：δ 6.79（NH，d，*J* = 6.0 Hz，1H），4.17（H-9，t，*J* = 6.7 Hz，2H），3.87（H-1，m，1H），3.49（H-8，t，*J* = 6.7 Hz，2H），2.11～1.98（H-2a，6a，m，2H），1.82～1.71（H-3a，5a，m，2H），1.65（H-4a，m，1H），1.48～1.35（H-2b，6b，m，2H），1.35～1.14（H-3b，4b，5b，m，3H）

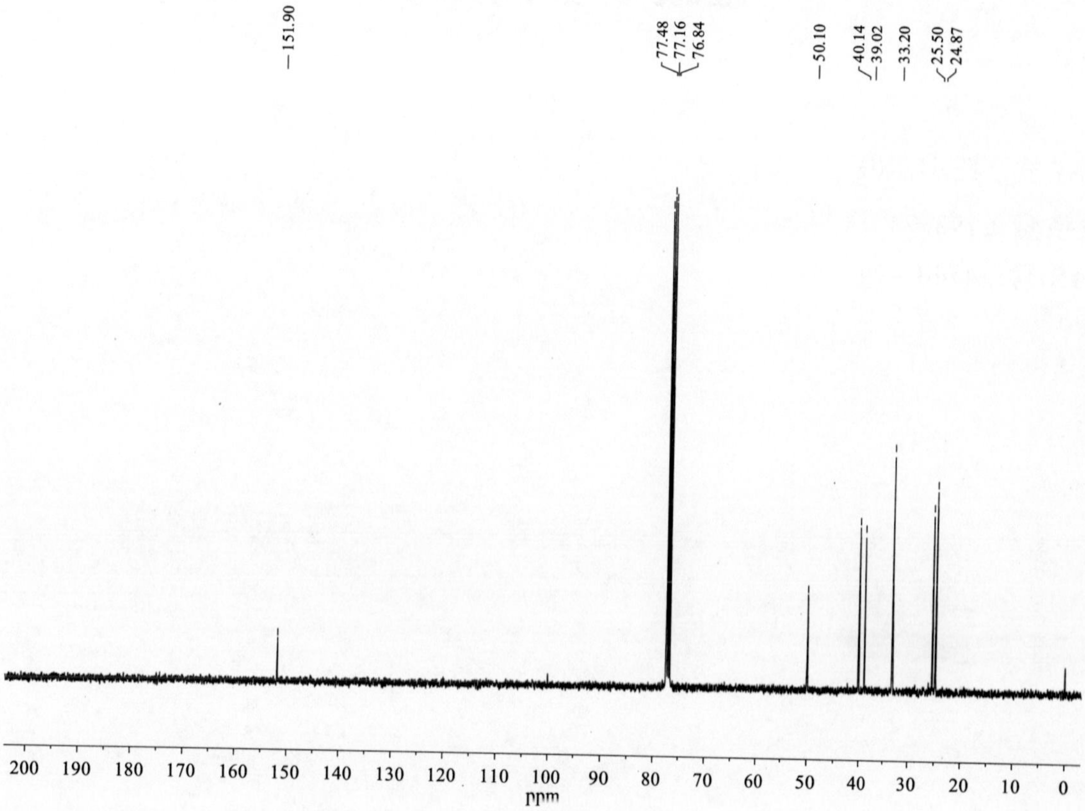

图 2　洛莫司汀的 ^{13}C NMR 谱（溶剂：$CDCl_3$）

^{13}C NMR：δ 151.90（C－7），50.10（C－1），40.14（C－8），39.02（C－9），33.20（C－2，6），25.50（C－4），24.87（C－3，5）

备注

1. **中文化学名**　*N*－(2－氯乙基)－*N′*－环己基－*N*－亚硝基脲
2. **英文化学名**　1－(2－chloroethyl)－3－cyclohexyl－1－nitrosourea
3. **性状**　本品为淡黄色结晶或结晶性粉末；无臭。
4. **溶解性**　本品在三氯甲烷中易溶，在乙醇或四氯化碳中溶解，在环己烷中略溶，在水中几乎不溶。
5. **对照品编号与批号**　101181－201101

参 考 文 献

[1] Lown J W, Chauhan S M S. Synthesis of specifically nitrogen－15－and carbon－13－labeled antitumor(2－haloethyl) nitrosoureas. The study of their conformations in solution by nitrogen－15 and carbon－13 nuclear magnetic resonance electronic control in their aqueous decomposition. J Org Chem, 1981, 46: 5309(^{13}C NMR).

盐酸丁卡因杂质

分子式 $C_{11}H_{15}NO_2$

分子量 193.24

CAS 号 4740-24-3

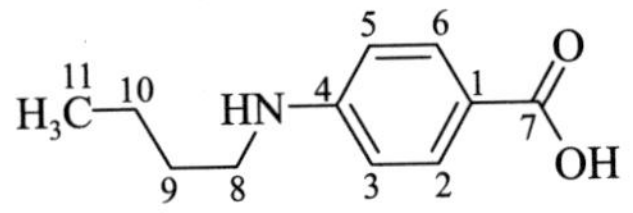

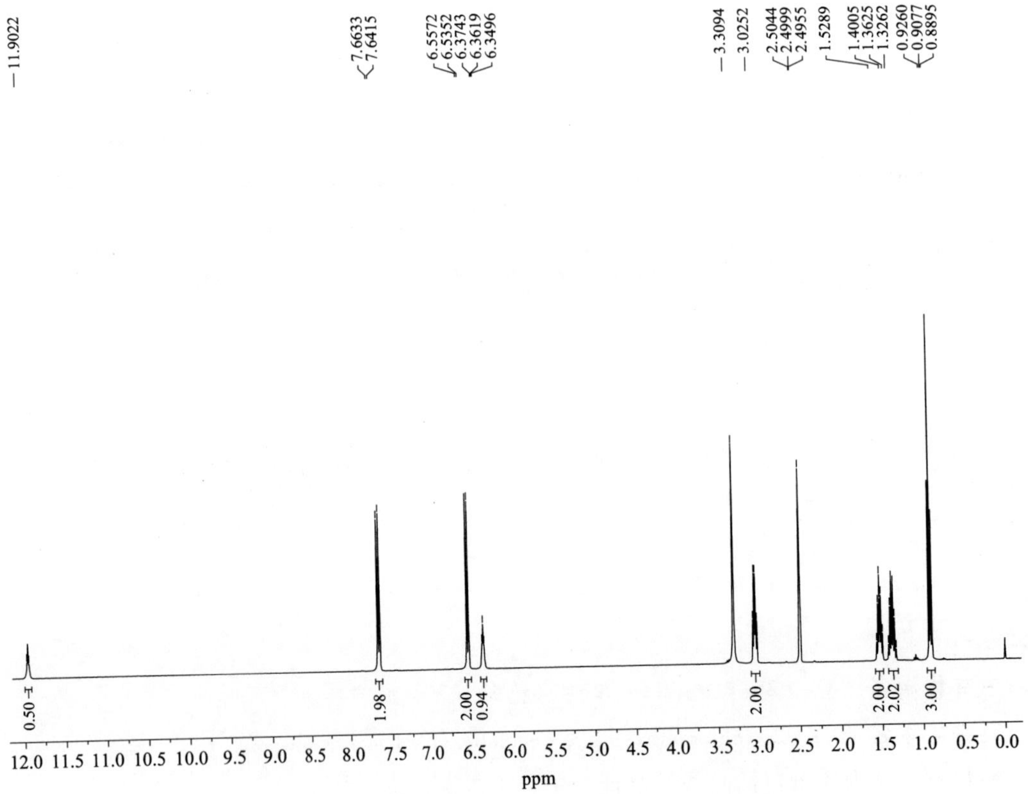

图 1 盐酸丁卡因杂质的 ^{1}H NMR 谱（溶剂：CD_3SOCD_3）

^{1}H NMR：δ 11.90（OH，s，1H），7.65（H-2，6，d，J=8.7 Hz，2H），6.55（H-3，5，d，J=8.8 Hz，2H），6.36（NH，t，J=5.0 Hz，1H），3.07～3.02（H-8，m，2H），1.56～1.49（H-9，m，2H），1.42～1.33（H-10，m，2H），0.91（H-11，t，J=7.3 Hz，3H）

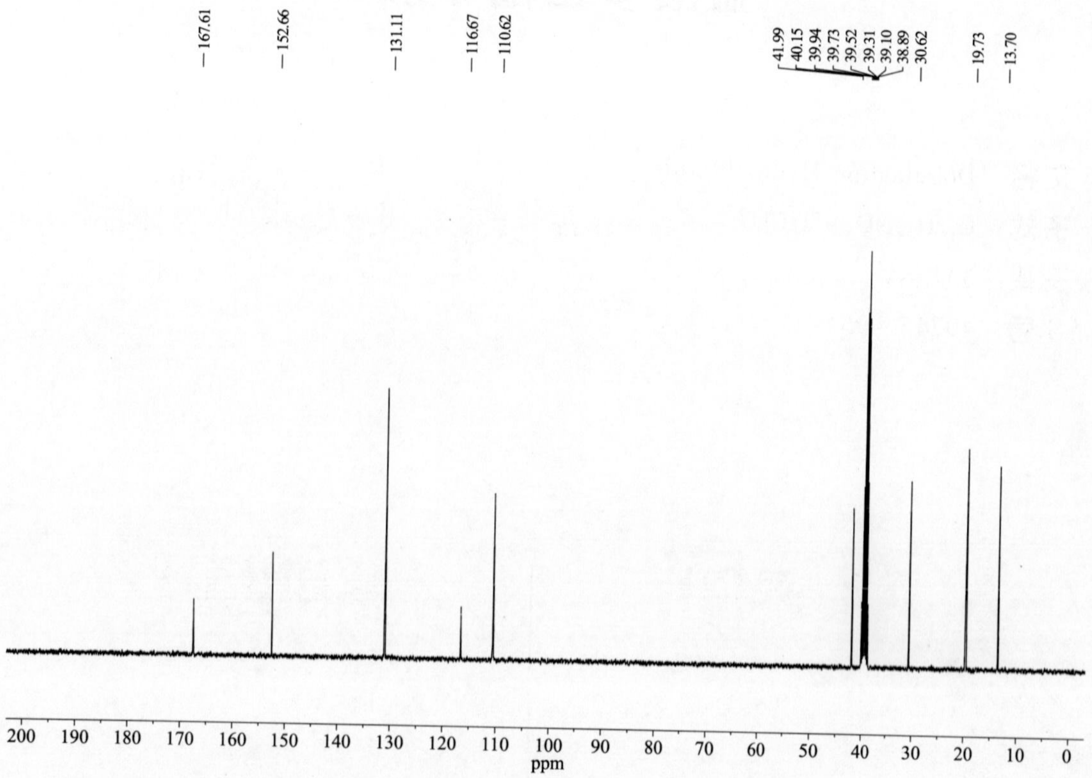

图 2 盐酸丁卡因杂质的^{13}C NMR 谱（溶剂：CD_3SOCD_3）

^{13}C NMR：δ 167.61（C－7），152.66（C－4），131.11（C－2，6），116.67（C－1），110.62（C－3，5），41.99（C－8），30.62（C－9），19.73（C－10），13.70（C－11）

备注

1. 中文化学名 对丁氨基苯甲酸

2. 英文化学名 4－(butylamino)benzoic acid

3. 性状 本品为白色结晶性粉末。

4. 对照品编号与批号 101183－201001

参 考 文 献

[1] Mori A, Kato N, Takeshita H, et al. Roles of sigmatropic migration of a benzoyl group and intermolecular hydrogen bonding between a tropone carbonyl and an NH group on the mesomorphic properties of 2－(4－alkoxybenzoyloxy)－5－alkylaminotropones and 5－alkoxy－2－(4－alkylaminobenzoyloxy) tropo. Liq Cryst, 2001, 28: 1425.

[2] Andrade A L, Melich K, Whatley G G, et al. Cyclic nucleotide－gated channel block by hydrolysis－resistant tetracaine derivatives. J Med Chem, 2011, 54: 4904.

盐酸多巴酚丁胺

英文名 Dobutamine Hydrochloride

分子式 $C_{18}H_{23}NO_3 \cdot HCl$

分子量 337.84

CAS 号 49745-95-1

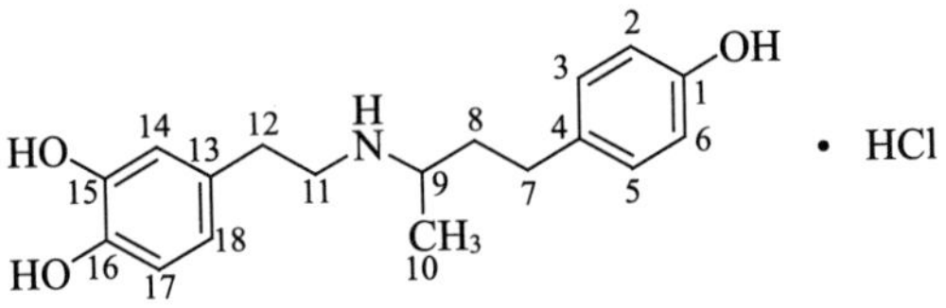

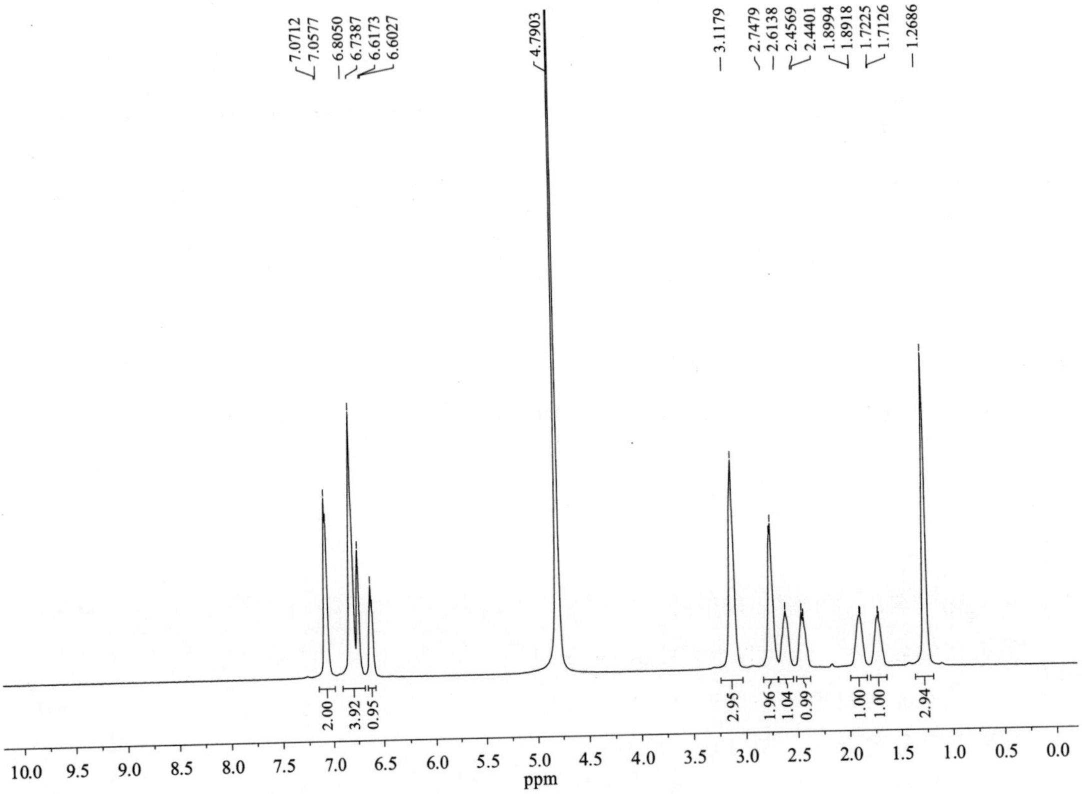

图 1 盐酸多巴酚丁胺的 ^1H NMR 谱（溶剂：D_2O）

^1H NMR：δ 7.06（H-3，5，d，J=5.4 Hz，2H），6.86～6.70（H-2，6，17，18，m，4H），6.61（H-14，d，J=5.8 Hz，1H），3.23～3.03（H-9，11，m，3H），2.83～2.68（H-12，m，2H），2.61（H-7a，m，1H），2.42（H-7b，m，1H），1.90（H-8a，m，1H），1.72（H-8b，m，1H），1.27（H-10，brs，3H）

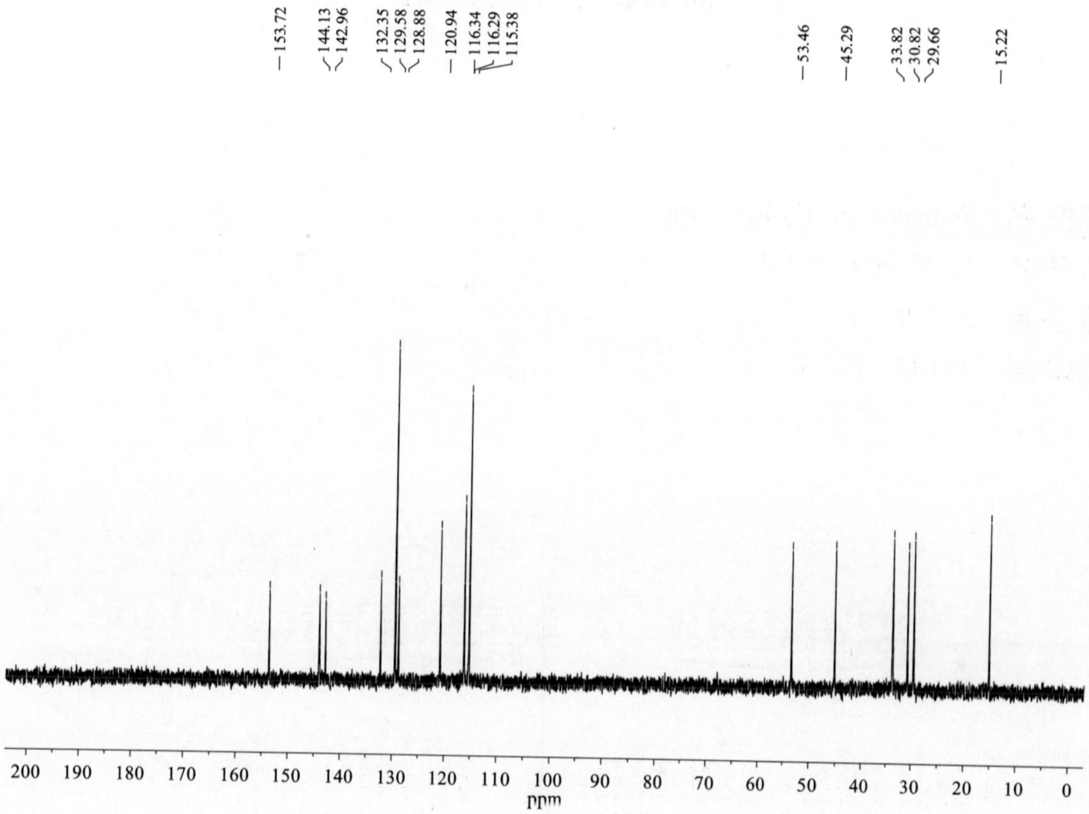

图 2　盐酸多巴酚丁胺的^{13}C NMR 谱（溶剂：D_2O）

^{13}C NMR：δ 153.72（C－1），144.13（C－15），142.96（C－16），132.35（C－4），129.58（C－3，5），128.88（C－13），120.94（C－18），116.34（C－14），116.29（C－17），115.38（C－2，6），53.46（C－9），45.29（C－11），33.82（C－8），30.82（C－12），29.66（C－7），15.22（C－10）

备注

1. **中文化学名**　4－[2－[[1－甲基－3－(羟苯基)丙基]氨基]乙基]－1,2－苯二酚盐酸盐
2. **英文化学名**　4－[2－[[3－(4－hydroxyphenyl)－1－methylpropyl]amino]ethyl]benzene－1,2－diol hydrochloride
3. **性状**　本品为白色或类白色结晶性粉末；几乎无臭，味微苦；露置空气中及遇光色变深。
4. **溶解性**　本品在水或无水乙醇中略溶，在三氯甲烷中几乎不溶。
5. **对照品编号与批号**　101185－201202

参 考 文 献

[1] Alonen A, Aitio O, Hakala K, et al. Biosynthesis of dobutamine monoglucuronides and glucuronidation of dobutamine by recombinant human UDP－glucuronosyltransferases. Drug Metab Dispos, 2005, 33: 657(^{1}H NMR, ^{13}C NMR).

盐酸普罗帕酮

英文名 Propafenone Hydrochloride

分子式 $C_{21}H_{27}NO_3 \cdot HCl$

分子量 377.91

CAS 号 34183-22-7

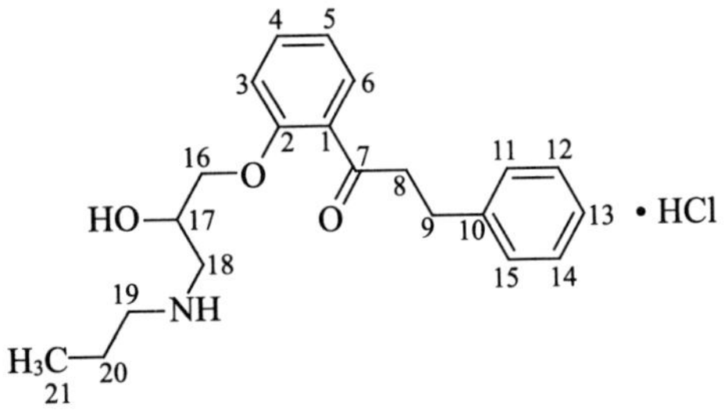

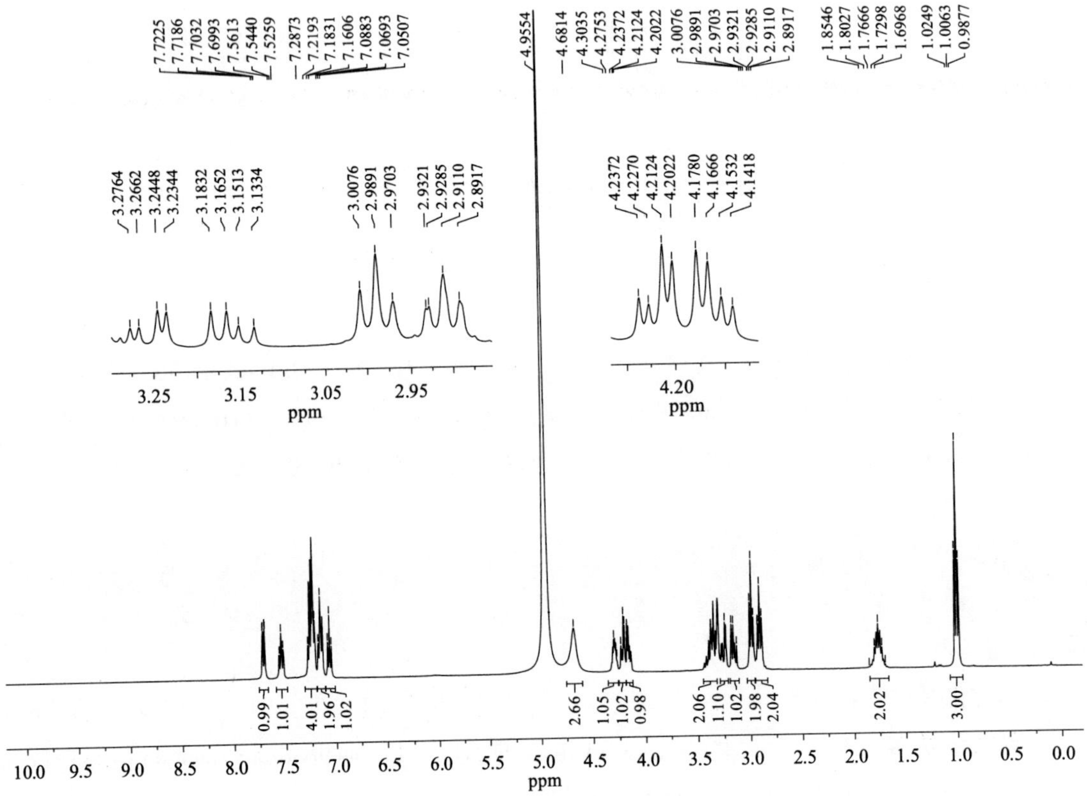

图 1 盐酸普罗帕酮的 ^1H NMR 谱（溶剂：CD_3OD）

^1H NMR：δ 7.71（H-6，dd，J=7.7，1.6 Hz，1H），7.54（H-4，t，J=7.4 Hz，1H），7.31～7.21（H-11，12，14，15，m，4H），7.20～7.12（H-3，13，m，2H），7.07（H-5，t，J=7.5 Hz，1H），4.72～4.60（NH，OH，m，2H），4.30（H-17，m，1H），4.22（H-16a，dd，J=9.9，4.1 Hz，1H），4.16（H-16b，dd，J=9.9，4.6 Hz，1H），3.45～3.33（H-8，m，2H），3.26（H-18a，dd，J=12.7，4.1 Hz，1H），3.16（H-18b，dd，J=12.7，7.2 Hz，1H），2.99（H-9，t，J=7.4 Hz，2H），2.91（H-19，m，2H），1.86～1.67（H-20，m，2H），1.01（H-21，t，J=7.4 Hz，3H）

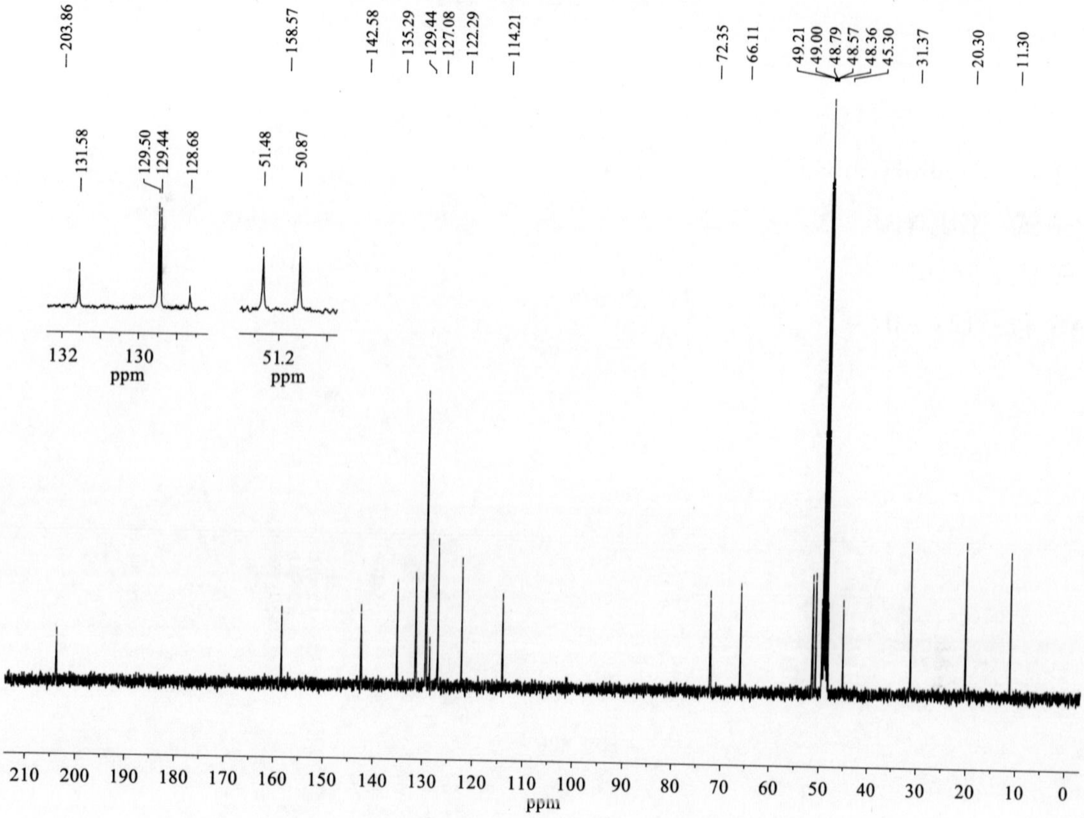

图 2　盐酸普罗帕酮的 ^{13}C NMR 谱（溶剂：CD_3OD）

^{13}C NMR：δ 203.86（C－7），158.57（C－2），142.58（C－10），135.29（C－4），131.58（C－6），129.50（C－12，14），129.44（C－11，15），128.68（C－1），127.08（C－13），122.29（C－5），114.21（C－3），72.35（C－16），66.11（C－17），51.48（C－18），50.87（C－19），45.30（C－8），31.37（C－9），20.30（C－20），11.30（C－21）

备注

1. **中文化学名**　3－苯基－1－[2－[3－(丙氨基)2－羟基丙氧基]苯基]－1－丙酮盐酸盐
2. **英文化学名**　1－[2－[(2*RS*)－2－hydroxy－3－(propylamino)propyloxy]phenyl]－3－phenyl-propan－1－one monohydrochloride
3. **性状**　本品为白色结晶性粉末；无臭，味苦。
4. **溶解性**　本品在乙醇、三氯甲烷或冰醋酸中微溶，在水中极微溶解。
5. **对照品编号与批号**　101190－201101

参 考 文 献

[1] Holzer W. Unambiguous assignment of the ^{1}H－and ^{13}C－NMR spectra of propafenone and a thiophene analogue. Molecules, 2001, 6: 796(^{1}H NMR, ^{13}C NMR).

羟 基 脲

英文名 Hydroxycarbamide

分子式 $CH_4N_2O_2$

分子量 76.05

CAS 号 127－07－1

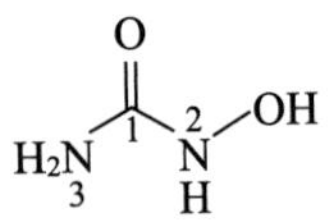

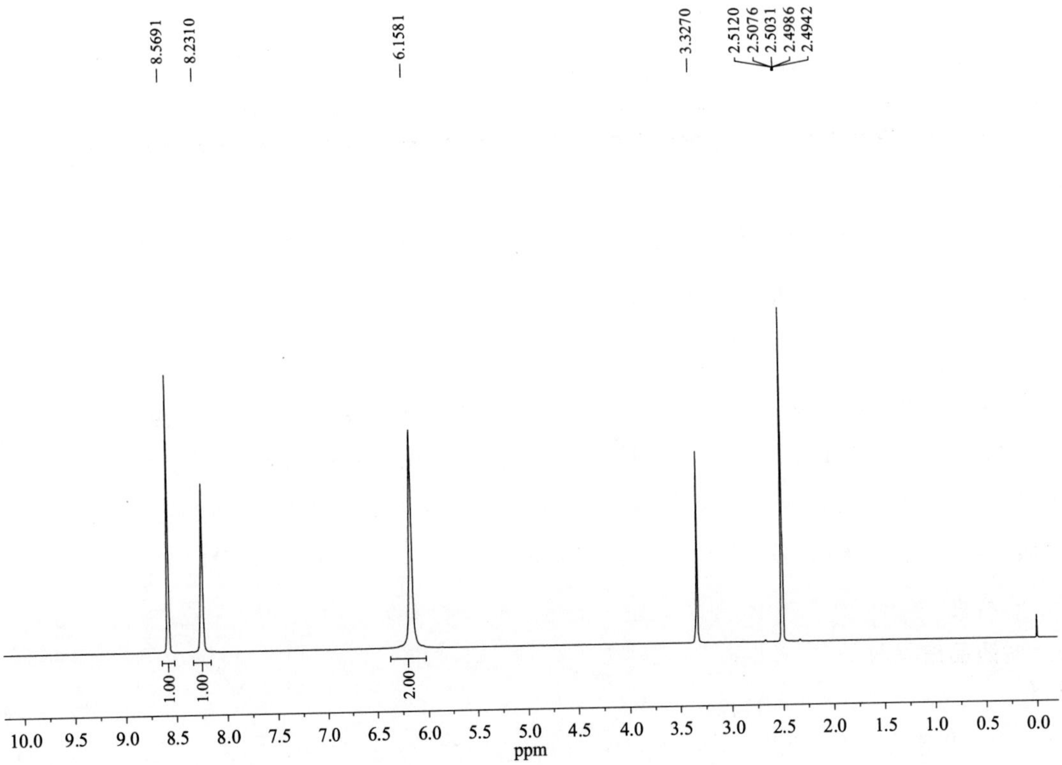

图 1 羟基脲的¹H NMR 谱（溶剂：CD_3SOCD_3）

¹H NMR：δ 8.57 (H－2, brs, 1H), 8.23 (OH, brs, 1H), 6.16 (H－3, brs, 2H)

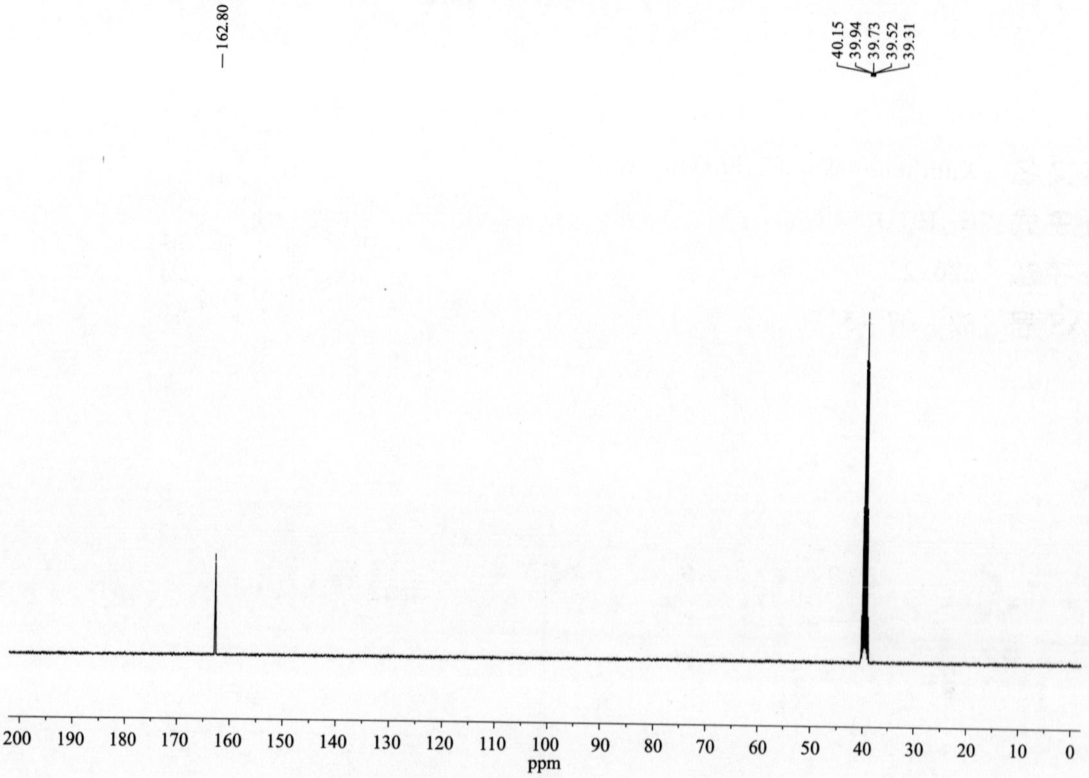

图 2　羟基脲的^{13}C NMR 谱（溶剂：CD_3SOCD_3）

^{13}C NMR：δ 162.80（C－1）

备注

1. 性状　本品为白色结晶性粉末；无臭，味微涩。

2. 溶解性　本品在水中易溶，在乙醇中微溶，在乙醚中不溶。

3. 对照品编号与批号　101192－201001

呫 吨 酸

英文名 Xanthene - 9 - Carboxylic Acid

分子式 $C_{14}H_{10}O_3$

分子量 226.23

CAS 号 82 - 07 - 5

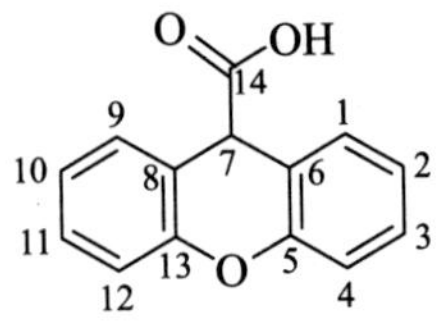

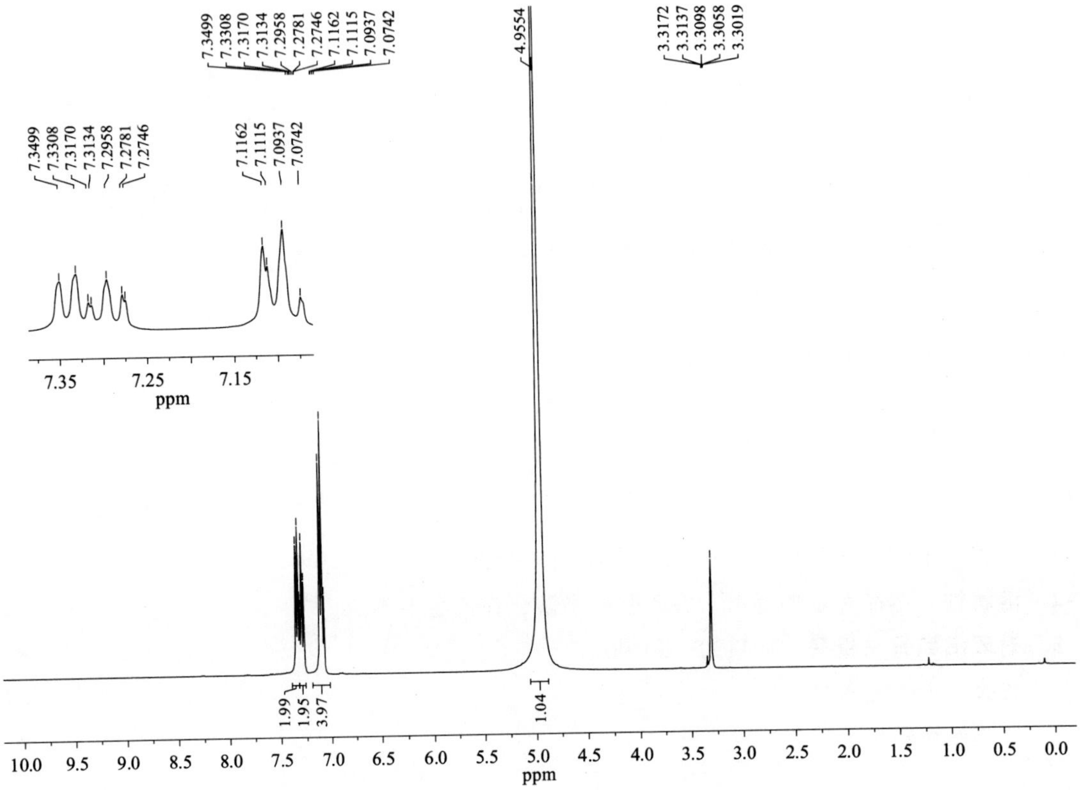

图 1 呫吨酸的 ^{1}H NMR 谱（溶剂：CD_3OD）

^{1}H NMR：δ 7.34（H - 1，9，d，J = 7.6 Hz，2H），7.29（H - 3，11，td，J = 7.6，2.0 Hz，2H），7.11（H - 4，12，d，J = 7.6 Hz，2H），7.09（H - 2，10，t，J = 7.5 Hz，2H），4.96（H - 7，s，1H）

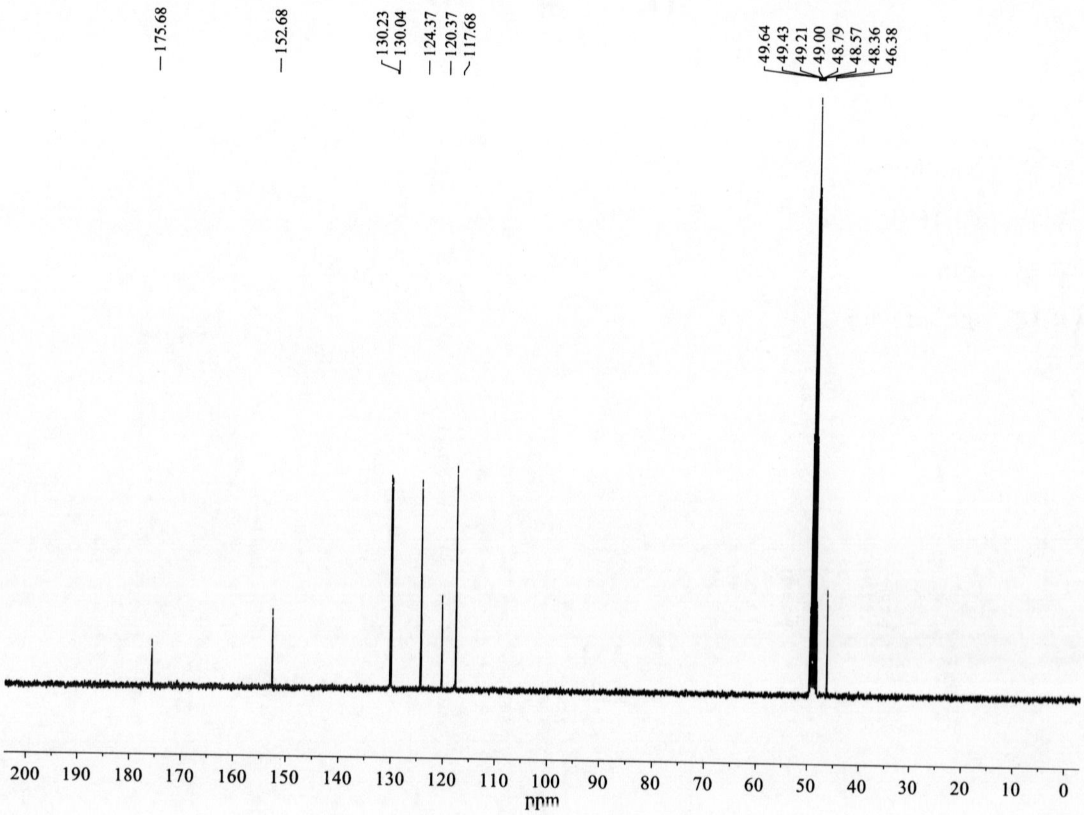

图 2　呫吨酸的 ^{13}C NMR 谱（溶剂：CD_3OD）

^{13}C NMR：δ 175.68（C－14），152.68（C－5，13），130.23（C－1，9），130.04（C－3，11），124.37（C－2，10），120.37（C－6，8），117.68（C－4，12），46.38（C－7）

备注

1. 中文化学名　呫吨－9－羧酸

2. 性状　本品为白色粉末，无臭。

3. 对照品编号与批号　101198－201001

参 考 文 献

[1] http://sdbs.db.aist.go.jp/sdbs/cgi－bin/cre_index.cgi? lang＝eng(SDBS)(^{1}H NMR,^{13}C NMR).

呫　吨　酮

英文名 Xanthone

分子式 $C_{13}H_8O_2$

分子量 196.2

CAS 号 97-47-1

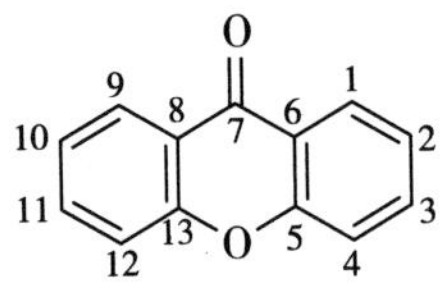

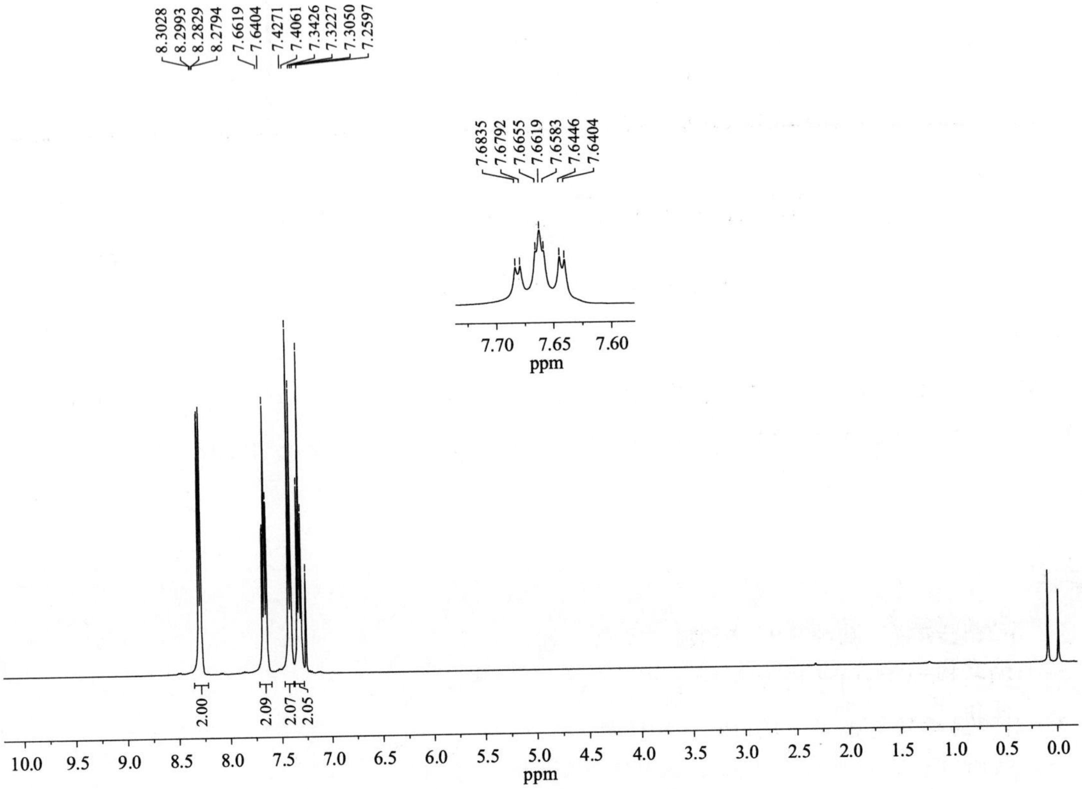

图 1　呫吨酮的 ^1H NMR 谱（溶剂：$CDCl_3$）

^1H NMR：δ 8.29（H-1，9，dd，J=8.0，1.4 Hz，2H），7.66（H-3，11，td，J=8.0，1.4 Hz，2H），7.42（H-4，12，d，J=8.0 Hz，2H），7.32（H-2，10，t，J=8.0 Hz，2H）

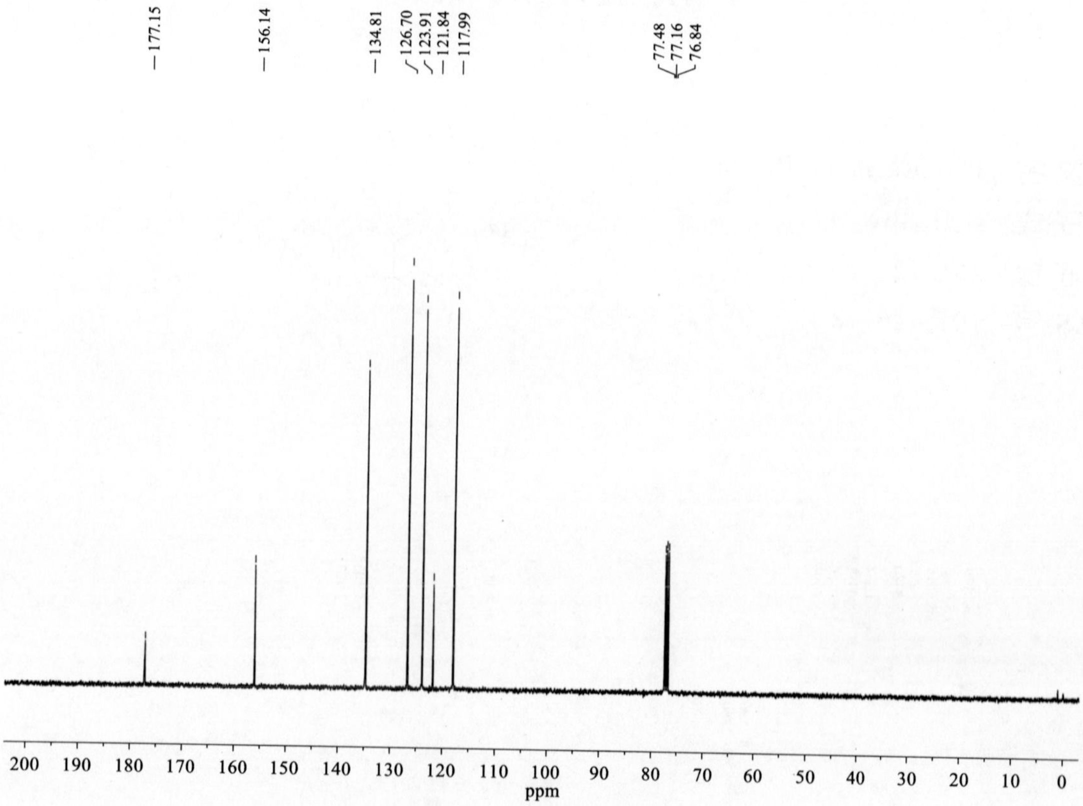

图 2　呫吨酮的 ^{13}C NMR 谱（溶剂：$CDCl_3$）

^{13}C NMR：δ 177.15（C－7），156.14（C－5，13），134.81（C－3，11），126.70（C－1，9），123.91（C－2，10），121.84（C－6，8），117.99（C－4，12）

备注

1. **中文化学名**　二苯并－γ－吡喃酮
2. **英文化学名**　dibenzo－γ－pyrone
3. **性状**　本品为浅黄色粉末。
4. **溶解性**　本品在水中不溶，在三氯甲烷和苯中溶解。
5. **对照品编号与批号**　101199－201001

参考文献

[1] Pomilio A B, Tettamanzi M C. NMR study of substituted 1－bromo－2－aryloxyethanes and monosubstituted xanthones. Magn Reson Chem, 1996, 34: 165(^{1}H NMR, ^{13}C NMR).

[2] Still I W J, Kutney G W, McLean D. Convenient method for the conversion of thiols and disulfides to the corresponding chlorides. J Org Chem, 1982, 47: 555(^{13}C NMR).

溴吡斯的明

英文名 Pyridostigmine Bromide

分子式 $C_9H_{13}BrN_2O_2$

分子量 261.12

CAS 号 101-26-8

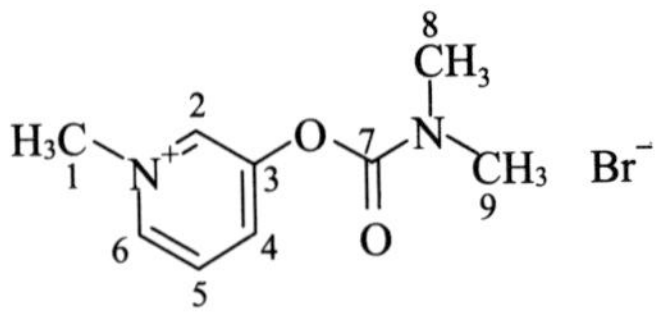

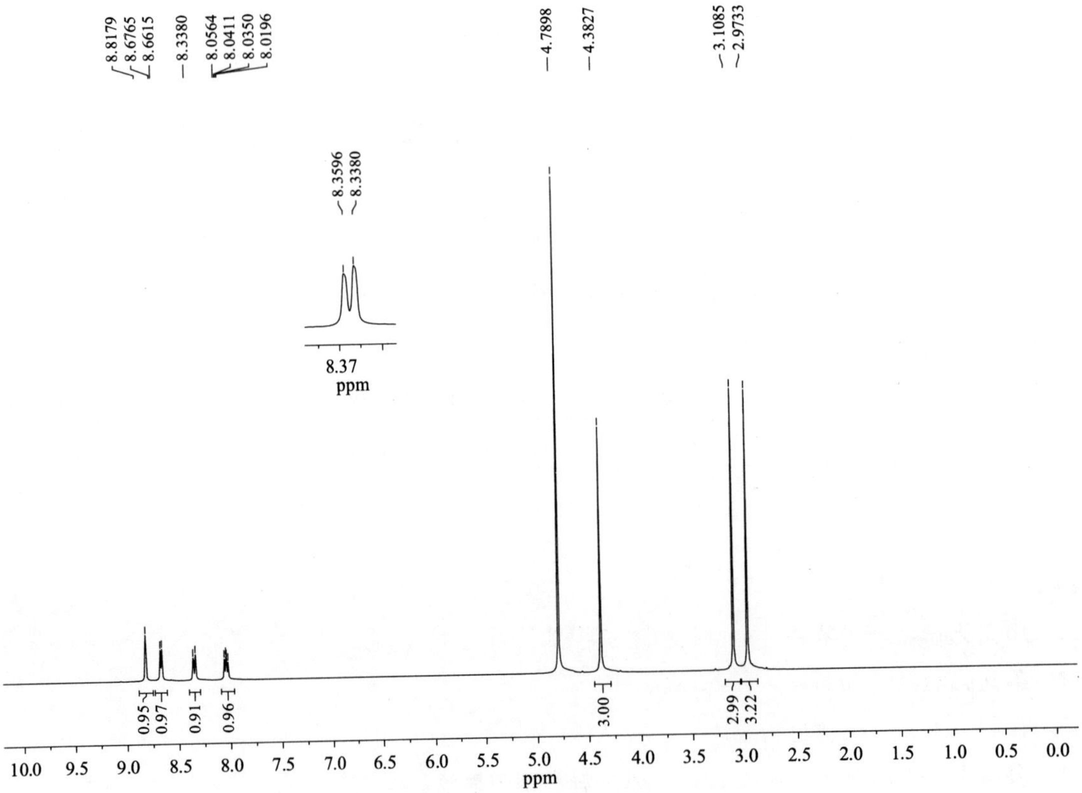

图 1 溴吡斯的明的[1]H NMR 谱（溶剂：D_2O）

^{1}H NMR：δ 8.82（H-2，s，1H），8.67（H-6，d，J = 6.0 Hz，1H），8.35（H-4，d，J = 8.6 Hz，1H），8.04（H-5，dd，J = 8.6，6.0 Hz，1H），4.38（H-1，s，3H），3.11（H-8，s，3H），2.97（H-9，s，3H）

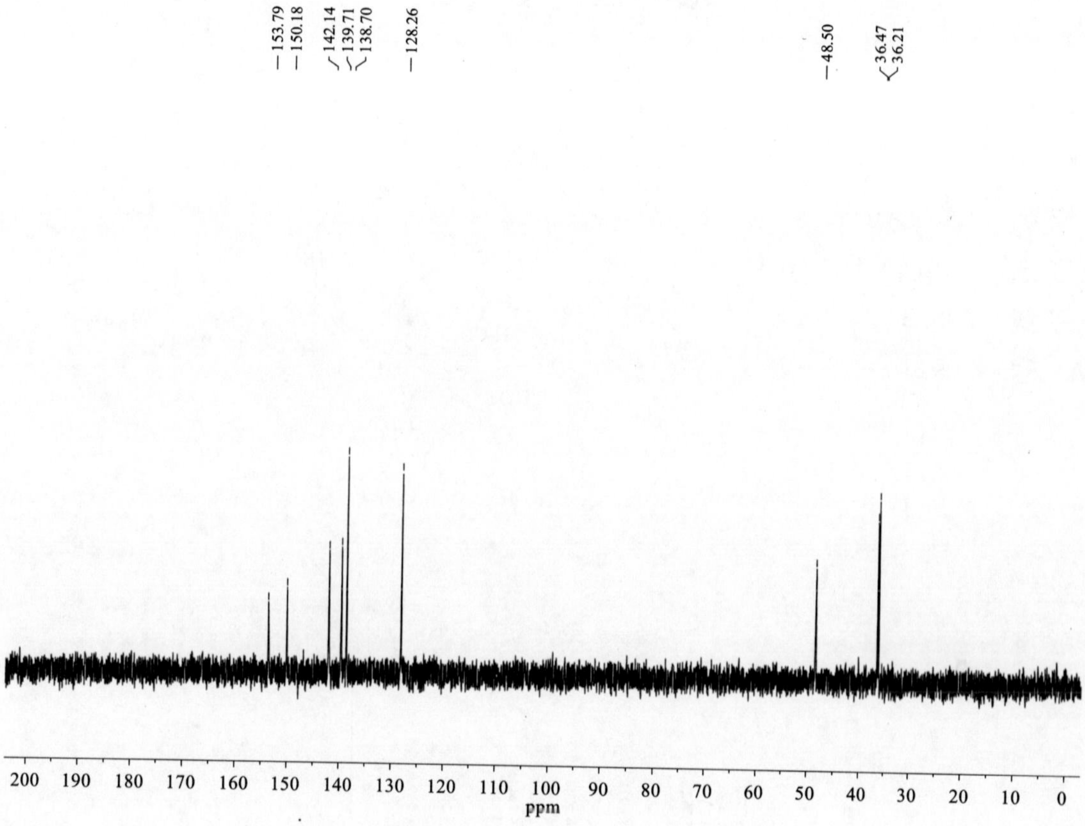

图 2　溴吡斯的明的^{13}C NMR 谱（溶剂：D_2O）

^{13}C NMR：δ 153.79（C－7），150.18（C－3），142.14（C－6），139.71（C－2），138.70（C－4），128.26（C－5），48.50（C－1），36.47（C－8），36.21（C－9）

备注

1. **中文化学名**　溴化 1－甲基－3－羟基吡啶鎓二甲氨基甲酸酯
2. **英文化学名**　3－(dimethylcarbamoyloxy)－1－methylpyridinium bromide
3. **性状**　本品为白色或类白色的结晶性粉末；味苦；有引湿性。
4. **溶解性**　本品在水、乙醇或三氯甲烷中极易溶解，在石油醚或乙醚中极微溶解。
5. **对照品编号与批号**　101201－201101

恩 替 卡 韦

英文名 Entecavir

分子式 $C_{12}H_{15}N_5O_3 \cdot H_2O$

分子量 295.30

CAS 号 209216 – 23 – 9

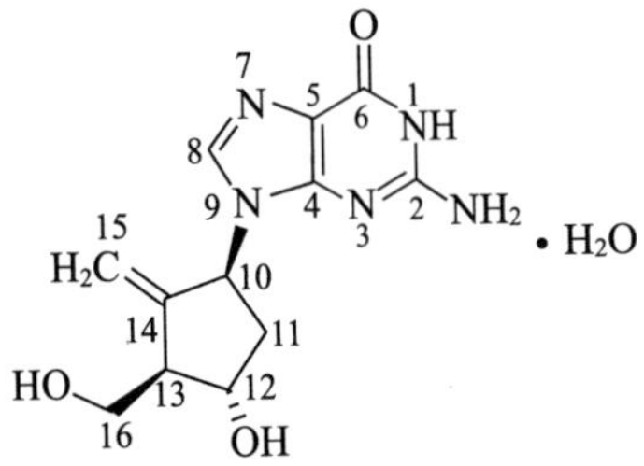

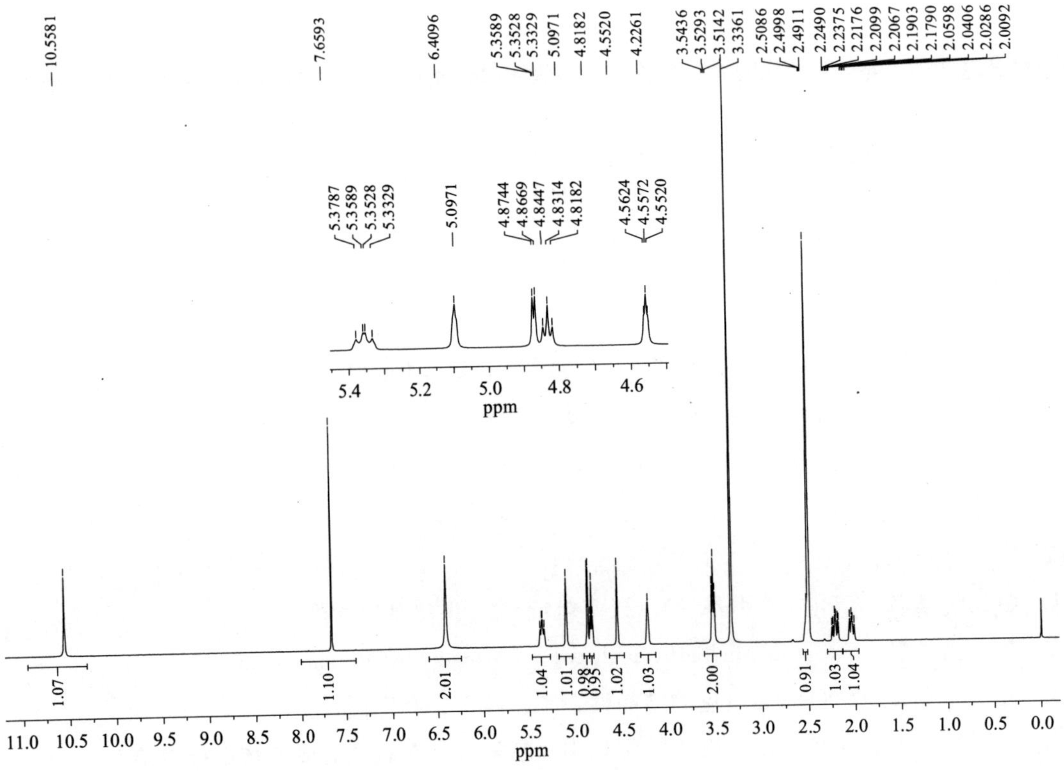

图 1 恩替卡韦的 ^{1}H NMR 谱（溶剂：CD_3SOCD_3）

^{1}H NMR：δ 10.56（H – 1，s，1H），7.66（H – 8，s，1H），6.41（NH_2，s，2H），5.36（H – 10，dd，J = 10.4，7.9 Hz，1H），5.10（H – 15a，brs，1H），4.87（C_{12}—OH，d，J = 3.0 Hz，1H），4.83（C_{16}—OH，t，J = 5.3 Hz，1H），4.56（H – 15b，t，J = 2.1 Hz，1H），4.23（H – 12，s，1H），3.53（H – 16，t，J = 5.9 Hz，2H），2.52（H – 13，m，1H），2.21（H – 11a，m，1H），2.03（H – 11b，m，1H）

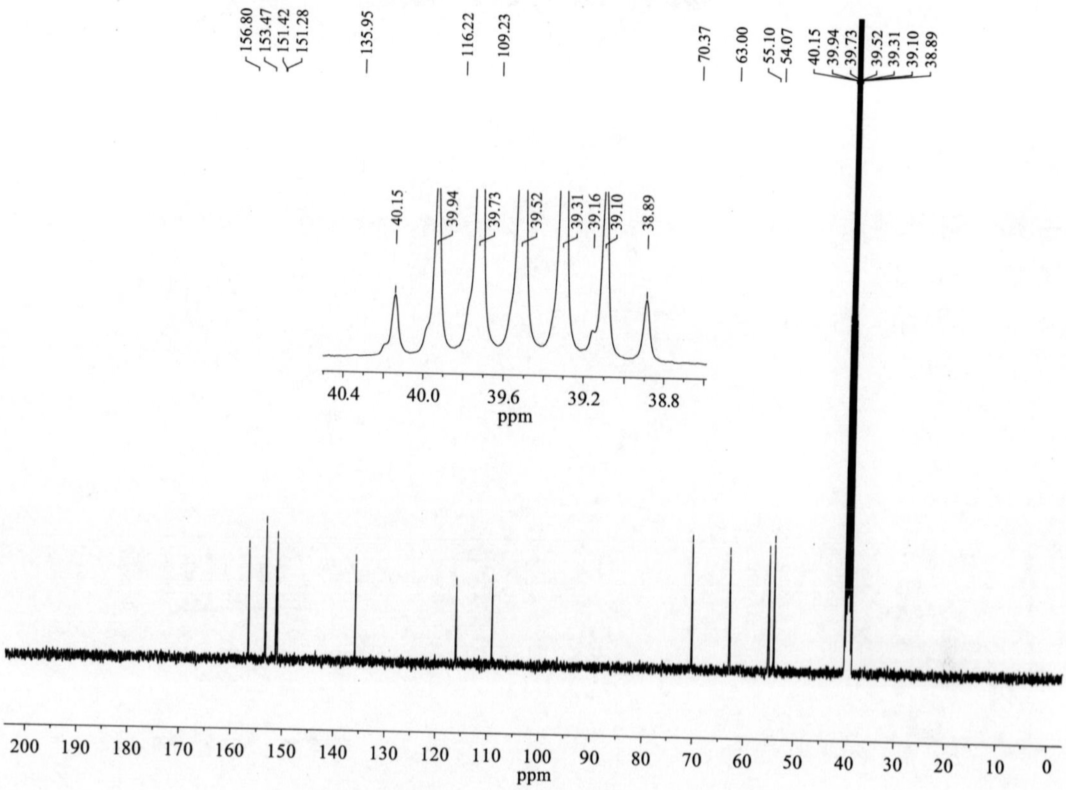

图 2　恩替卡韦的^{13}C NMR 谱（溶剂：CD_3SOCD_3）

^{13}C NMR：δ156. 80（C－6），153. 47（C－2），151. 42（C－4），151. 28（C－14），135. 95（C－8），116. 22（C－5），109. 23（C－15），70. 37（C－12），63. 00（C－16），55. 10（C－10），54. 07（C－13），39. 16（C－11）

备注

1. **中文化学名**　2－氨基－1,9－2*H*－9－[（1*S*,3*R*,4*S*）－4－羟基－3－（羟甲基）－2－亚甲基环戊基]－6*H*－嘌呤－6－酮一水合物
2. **英文化学名**　2－amino－1,9－dihydro－9－[（1*S*,3*R*,4*S*）－4－hydroxy－3－（hydroxymethyl）－2－methylenecyclopentyl]－6*H*－purin－6－one monohydrate
3. **性状**　本品为白色至类白色结晶或结晶性粉末，可含块状物，有引湿性。
4. **溶解性**　本品在热水、二甲基亚砜中溶解，在水、甲醇中微溶，在二氯甲烷中极微溶解，在乙醚中不溶。
5. **对照品编号与批号**　101248－201202

氟芬那酸丁酯

英文名 Butyli Flufenamatum

分子式 $C_{18}H_{18}F_3NO_2$

分子量 337.37

CAS 号 67330-25-0

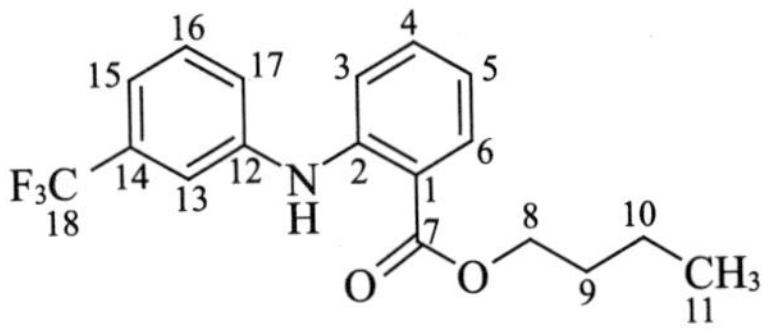

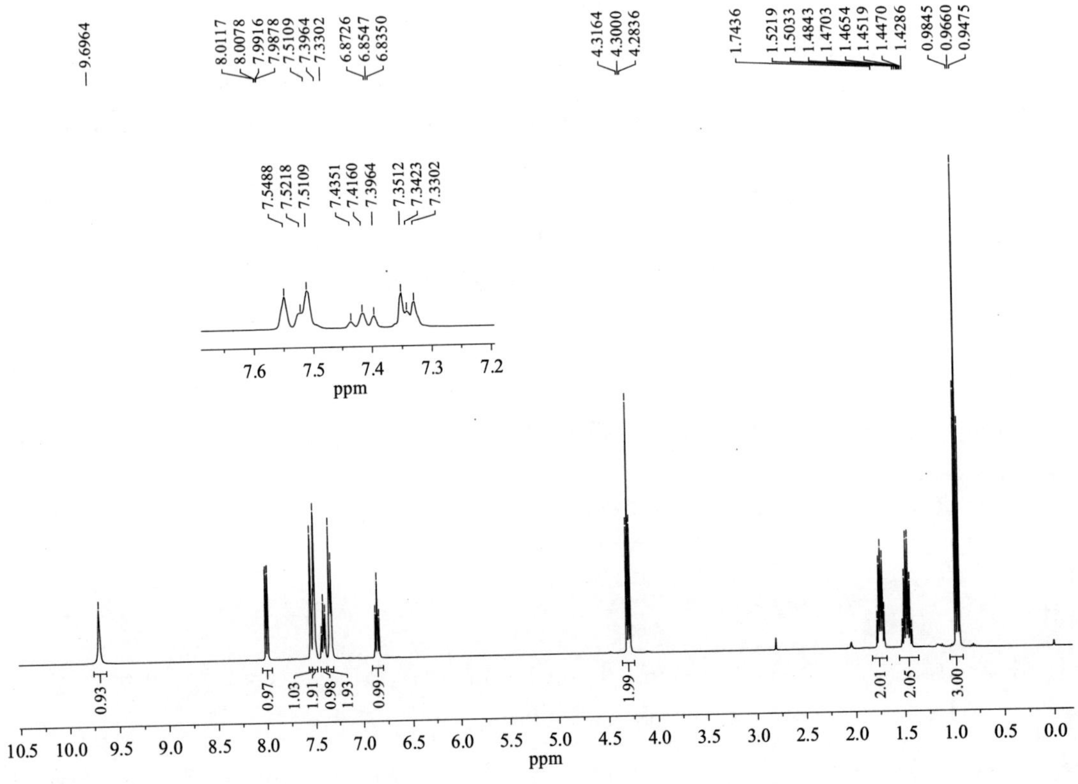

图 1 氟芬那酸丁酯的 ^1H NMR 谱（溶剂：CD_3COCD_3）

^1H NMR：δ 9.70（NH，s，1H），8.01（H-6，dd，J=8.0，1.6 Hz，1H），7.61~7.48（Ar-H，m，3H），7.42（Ar-H，t，J=7.7 Hz，1H），7.38~7.28（Ar-H，m，2H），6.85（Ar-H，t，J=7.5 Hz，1H），4.30（H-8，t，J=6.6 Hz，2H），1.80~1.68（H-9，m，2H），1.54~1.42（H-10，m，2H），0.97（H-11，t，J=7.4 Hz，3H）

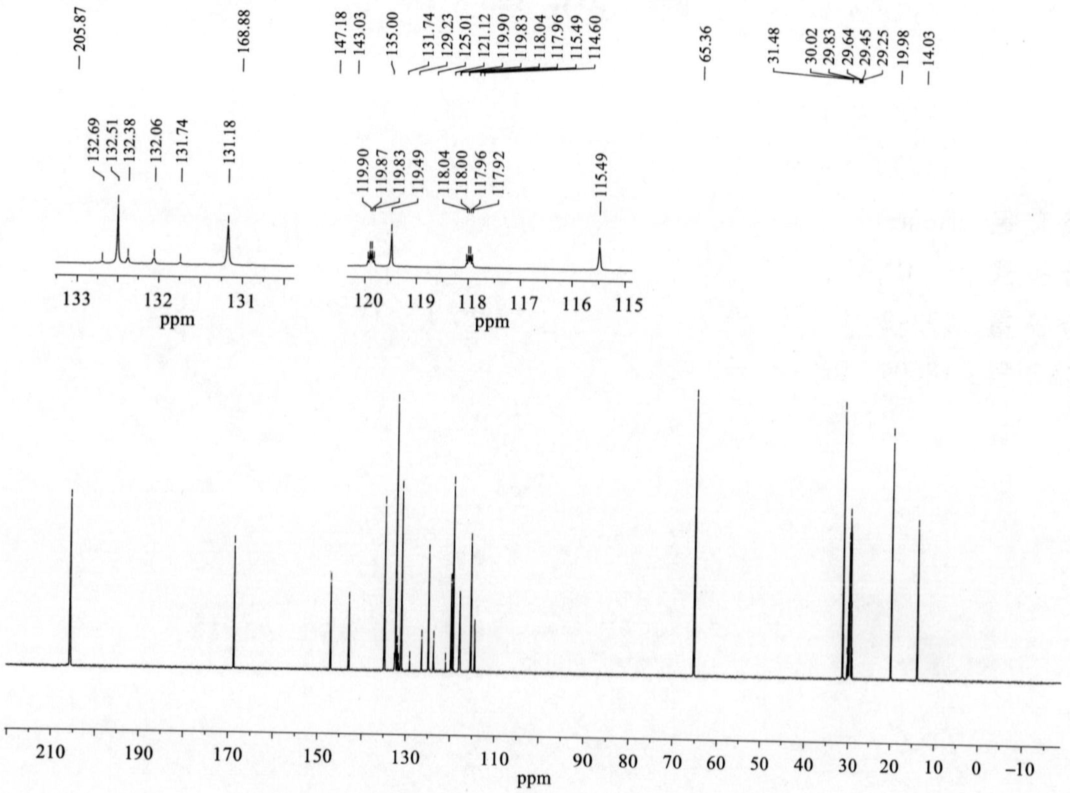

图 2　氟芬那酸丁酯的 ^{13}C NMR 谱（溶剂：CD_3COCD_3）

^{13}C NMR：δ 168.88（C－7），147.18（C－2），143.03（C－12），135.00（C－4），132.51（C－6），132.22（C－14，q，J＝31.9 Hz），131.18（C－16），125.18（C－18，q，J＝271.8 Hz），125.01（C－17），119.88（C－13，q，J＝3.9 Hz），119.49（C－3），117.98（C－15，q，J＝3.7 Hz），115.49（C－5），114.60（C－1），65.36（C－8），31.48（C－9），19.98（C－10），14.03（C－11）

备注

1. **中文化学名**　2－[[(3－三氟甲基)－苯基]－氨基]－苯甲酸丁酯
2. **英文化学名**　butyl 2－[[3－(trifluoromethyl) phenyl] amino] benzoate
3. **性状**　本品为微黄色澄明油状液体；有特臭，几乎无味。
4. **溶解性**　本品在丙酮中极易溶解，在乙醇中易溶，在水中几乎不溶。
5. **对照品编号与批号**　101281－201401

阿 克 他 利

英文名 Actarit

分子式 $C_{10}H_{11}NO_3$

分子量 193.2

CAS 号 18699-02-0

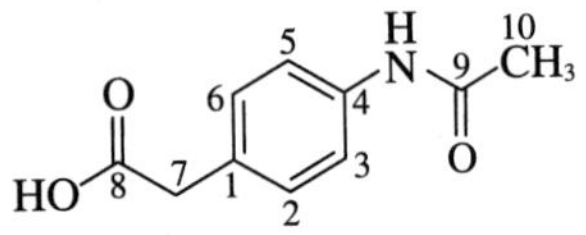

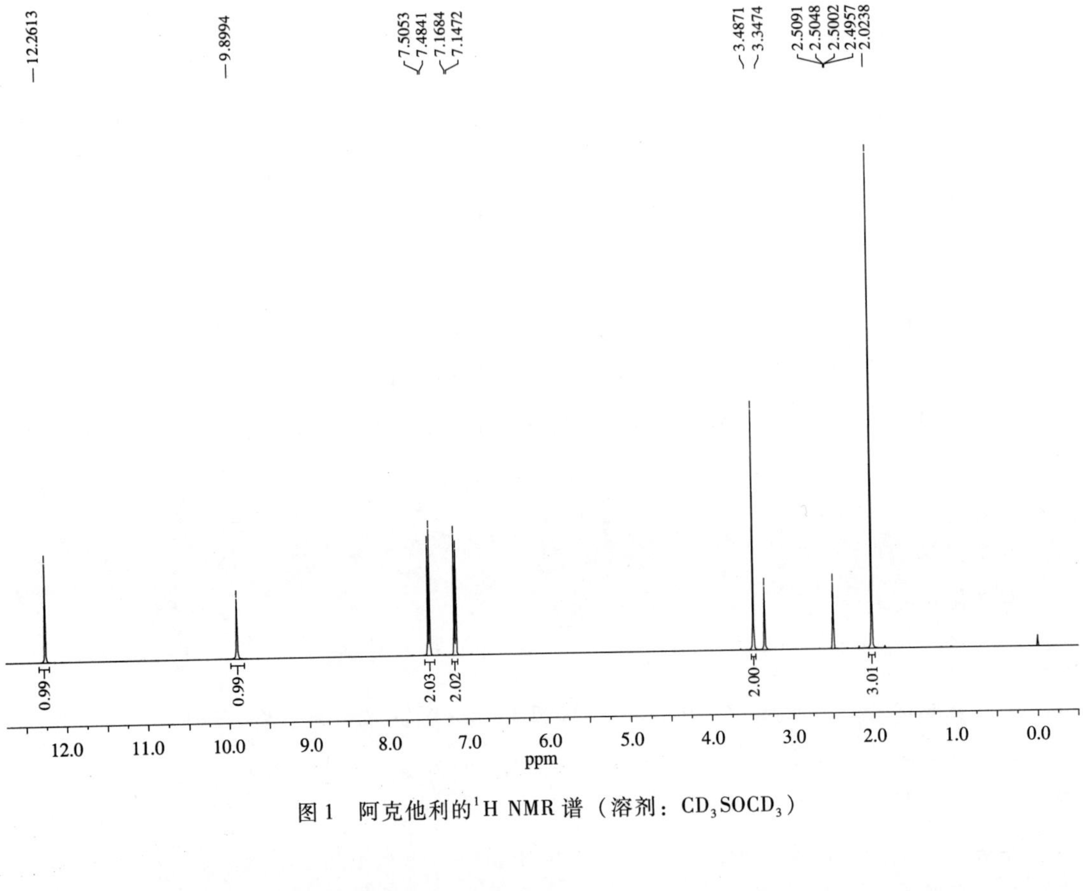

图 1 阿克他利的 ^{1}H NMR 谱（溶剂：CD_3SOCD_3）

^{1}H NMR：δ 12.26（COOH，s，1H），9.90（NH，s，1H），7.49（H-3，5，d，J=8.5 Hz，2H），7.16（H-2，6，d，J=8.5 Hz，2H），3.49（H-7，s，2H），2.02（H-10，s，3H）

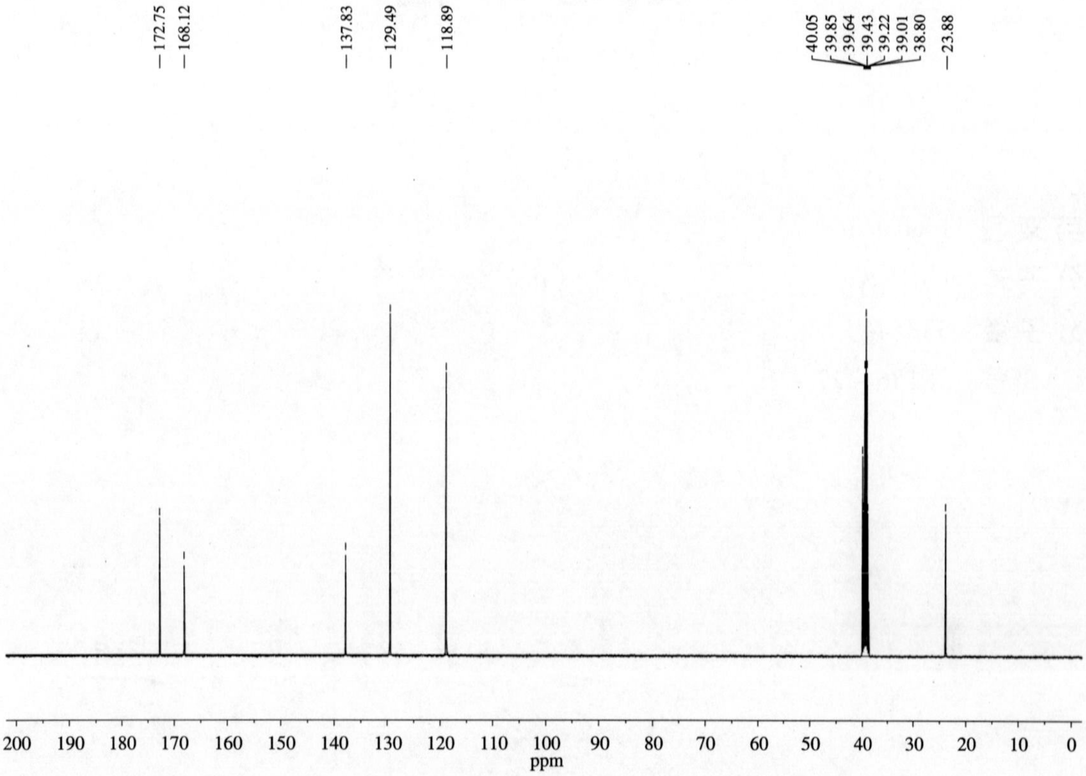

图 2　阿克他利的^{13}C NMR 谱（溶剂：CD_3SOCD_3）

^{13}C NMR：δ 172.84（C－8），168.21（C－9），137.92（C－4），129.58（C－1，2，6），118.99（C－3，5），40.15（C－7），23.97（C－10）

备注

1. 中文化学名　4－乙酰胺基苯乙酸

2. 英文化学名　2－(4－acetamidophenyl) acetic acid

艾地苯醌

英文名 Idebenone

分子式 $C_{19}H_{30}O_5$

分子量 338.44

CAS 号 58186－27－9

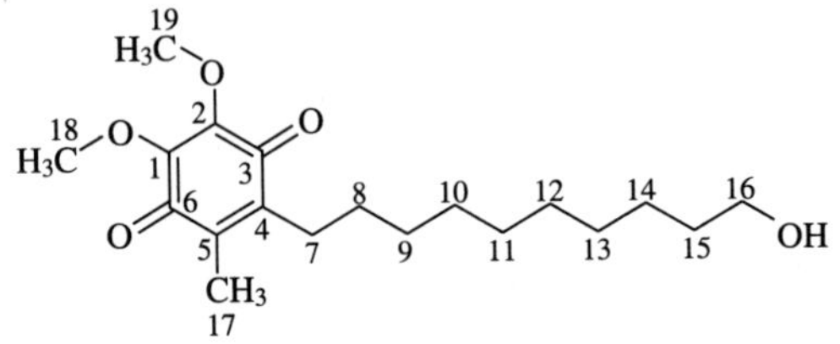

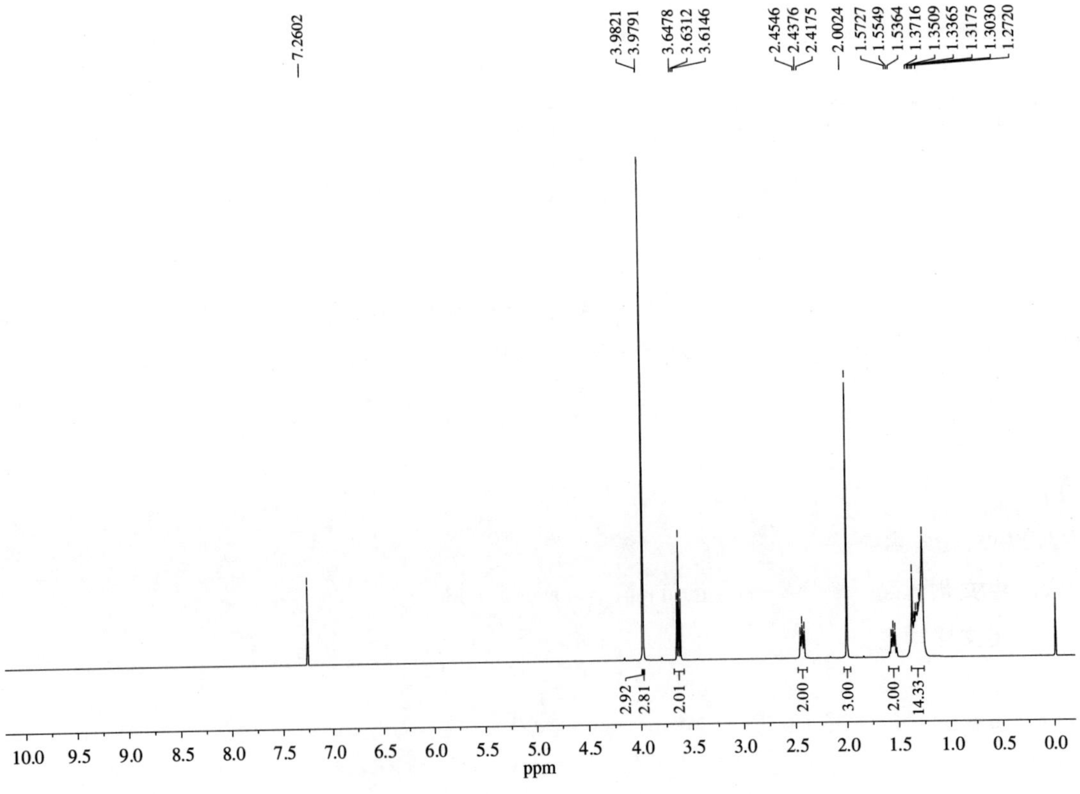

图 1 艾地苯醌的[1]H NMR 谱（溶剂：$CDCl_3$）

^{1}H NMR：δ 3.98（H－19，s，3H），3.98（H－18，s，3H）3.63（H－16，t，*J*＝6.6 Hz，2H），2.44（H－7，t，*J*＝6.8 Hz，2H），2.00（H－17，s，3H），1.60～1.50（H－15，m，2H），1.38～1.26（H－8，9，10，11，12，13，14，m，14H）

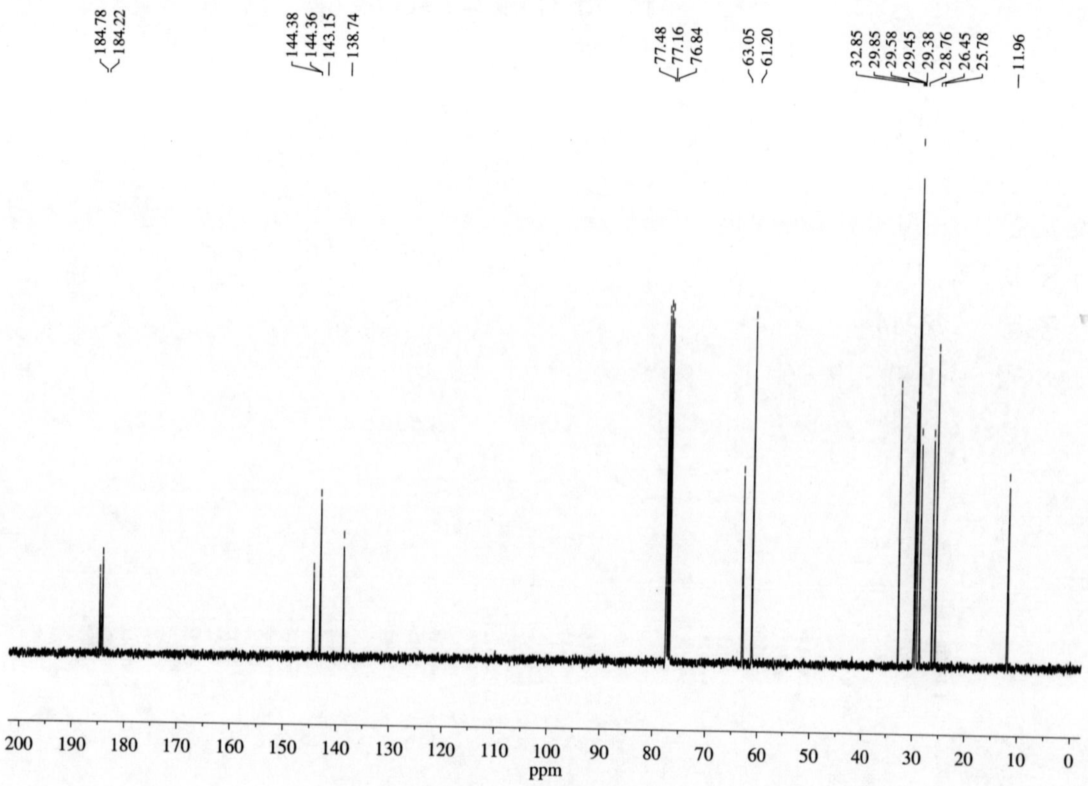

图 2　艾地苯醌的 ^{13}C NMR 谱（溶剂：$CDCl_3$）

^{13}C NMR：δ 184.78（C－3），184.22（C－6），144.38（C－1），144.36（C－2），143.15（C－4），138.74（C－5），63.05（C－16），61.20（C－18，19），32.85（C－15），29.85，29.58，29.45，29.38，28.76，26.45，25.78，（C－7，8，9，10，11，12，13，14），11.96（C－17）

备注

1. **中文化学名**　6－(10－羟基癸基)－2,3－二甲氧基－5－甲基－1,4－苯醌
2. **英文化学名**　6－(10－hydroxydecyl)－2,3－dimethoxy－5－methyl－1,4－benzoquinone
3. **性状**　本品为橙色或橙黄色结晶性粉末。
4. **溶解性**　本品在甲醇或三氯甲烷中极易溶解，在无水乙醇或乙酸乙酯中易溶，在水中几乎不溶。

8-甲基依托度酸

英文名　8-Methyl Etodolac

分子式　$C_{16}H_{19}NO_3$

分子量　273.14

CAS 号　41340-19-6

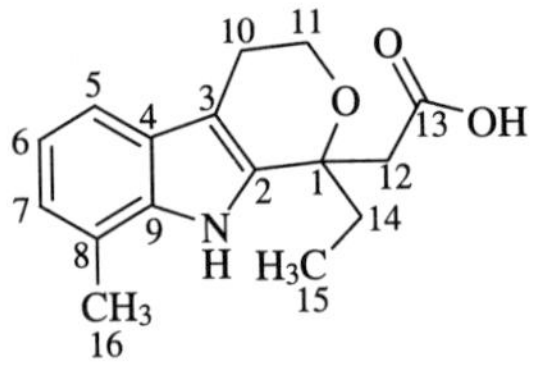

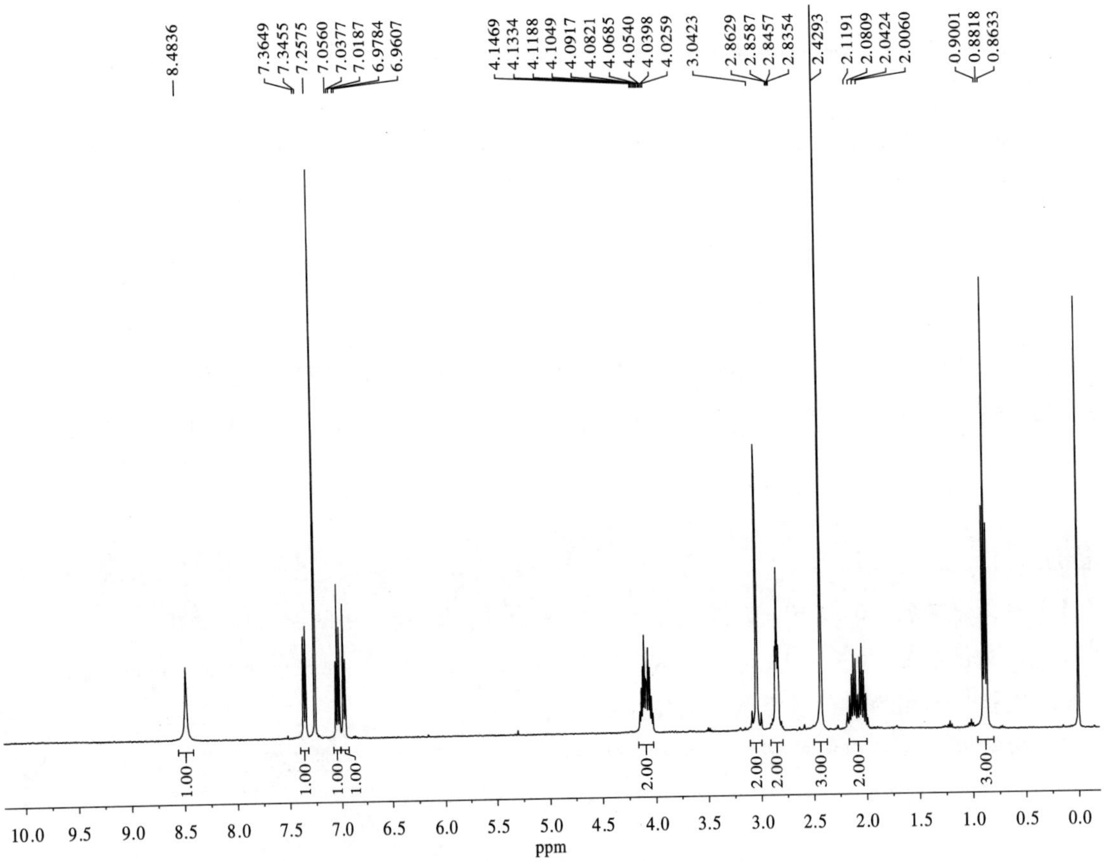

图 1　8-甲基依托度酸的 ^1H NMR 谱（溶剂：$CDCl_3$）

^1H NMR：δ 8.48（NH，s，1H），7.36（H-7，d，J=7.8 Hz，1H），7.04（H-6，t，J=7.5 Hz，2H），6.97（H-5，d，J=7.1 Hz，1H），4.16～4.02（H-11，m，2H），3.04（H-12，s，2H），2.90～2.79（H-10，m，2H），2.43（H-16，s，3H），2.16～2.00（H-14，m，2H），0.88（H-15，t，J=7.4 Hz，3H）

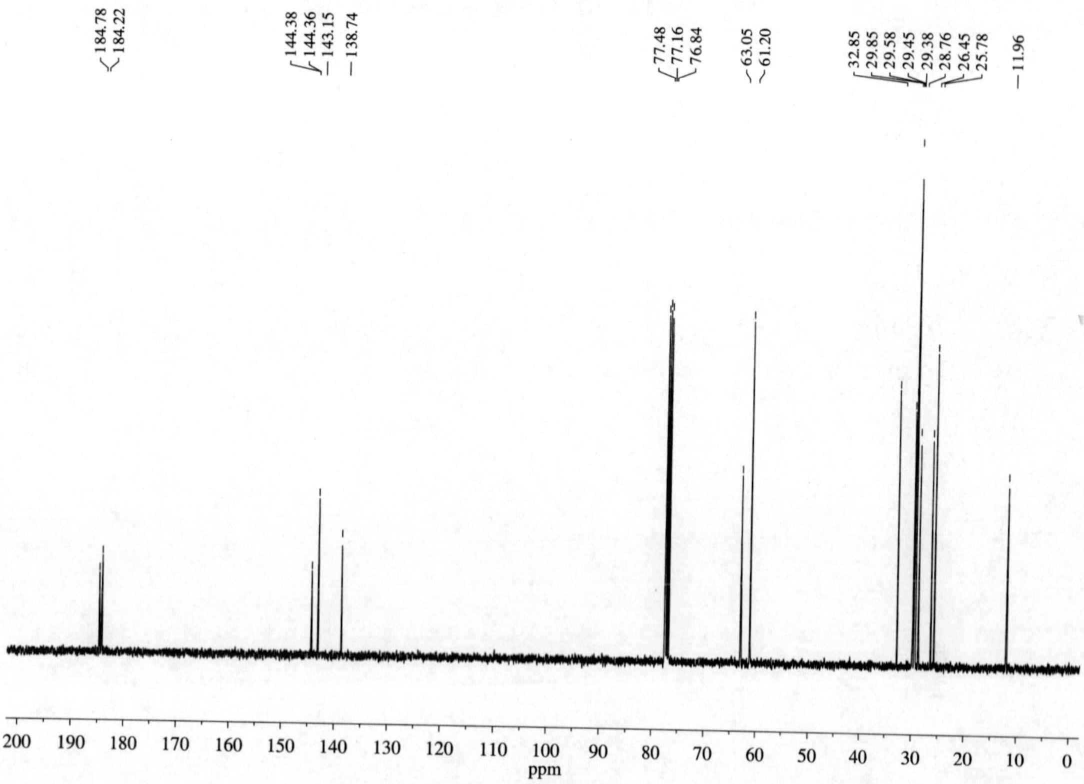

图 2　艾地苯醌的^{13}C NMR 谱（溶剂：$CDCl_3$）

^{13}C NMR：δ 184.78（C－3），184.22（C－6），144.38（C－1），144.36（C－2），143.15（C－4），138.74（C－5），63.05（C－16），61.20（C－18，19），32.85（C－15），29.85，29.58，29.45，29.38，28.76，26.45，25.78，（C－7，8，9，10，11，12，13，14），11.96（C－17）

备注

1. 中文化学名　6－(10－羟基癸基)－2,3－二甲氧基－5－甲基－1,4－苯醌

2. 英文化学名　6－(10－hydroxydecyl)－2,3－dimethoxy－5－methyl－1,4－benzoquinone

3. 性状　本品为橙色或橙黄色结晶性粉末。

4. 溶解性　本品在甲醇或三氯甲烷中极易溶解，在无水乙醇或乙酸乙酯中易溶，在水中几乎不溶。

8－甲基依托度酸

英文名　8－Methyl Etodolac

分子式　$C_{16}H_{19}NO_3$

分子量　273.14

CAS 号　41340－19－6

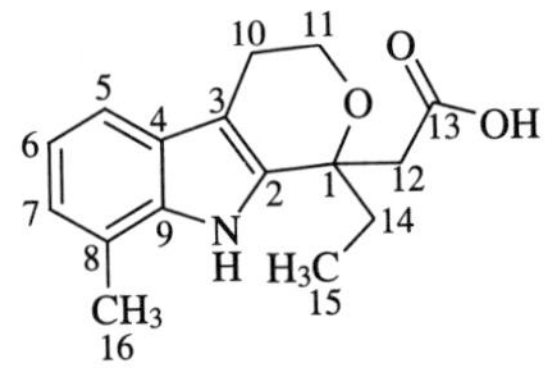

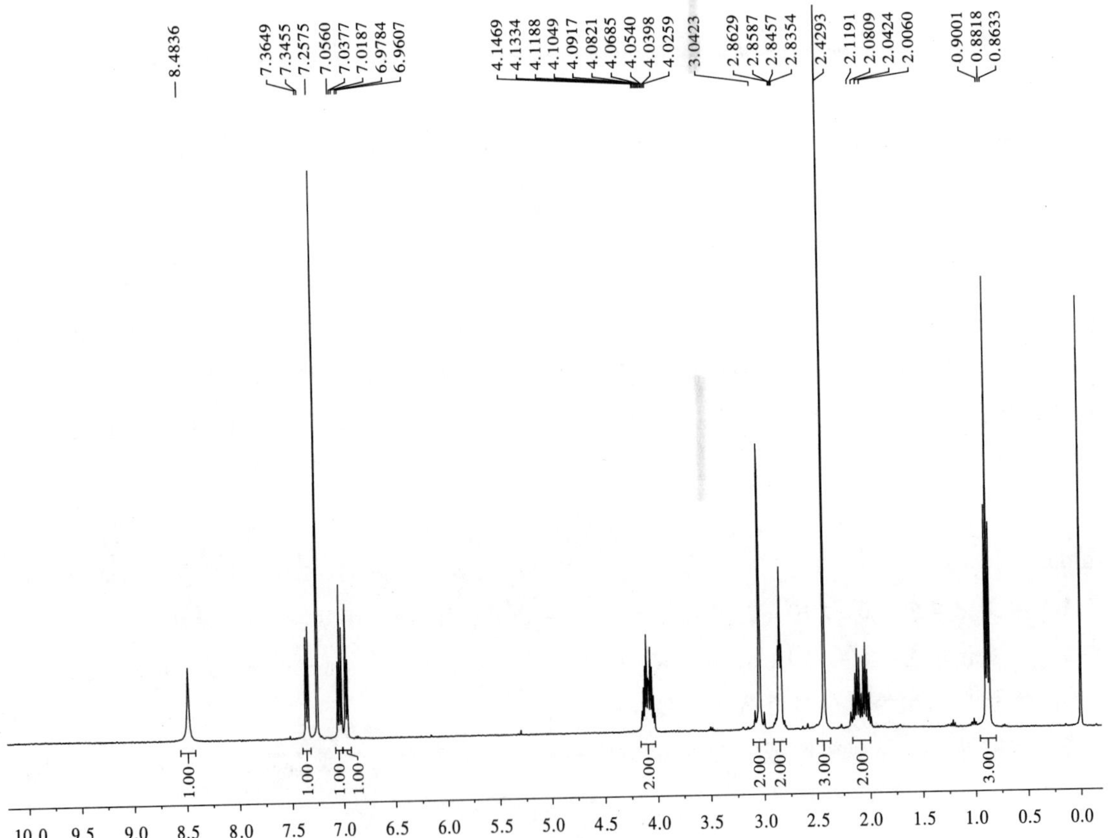

图1　8－甲基依托度酸的^{1}H NMR 谱（溶剂：$CDCl_3$）

^{1}H NMR：δ 8.48（NH，s，1H），7.36（H－7，d，J＝7.8 Hz，1H），7.04（H－6，t，J＝7.5 Hz，2H），6.97（H－5，d，J＝7.1 Hz，1H），4.16～4.02（H－11，m，2H），3.04（H－12，s，2H），2.90～2.79（H－10，m，2H），2.43（H－16，s，3H），2.16～2.00（H－14，m，2H），0.88（H－15，t，J＝7.4 Hz，3H）

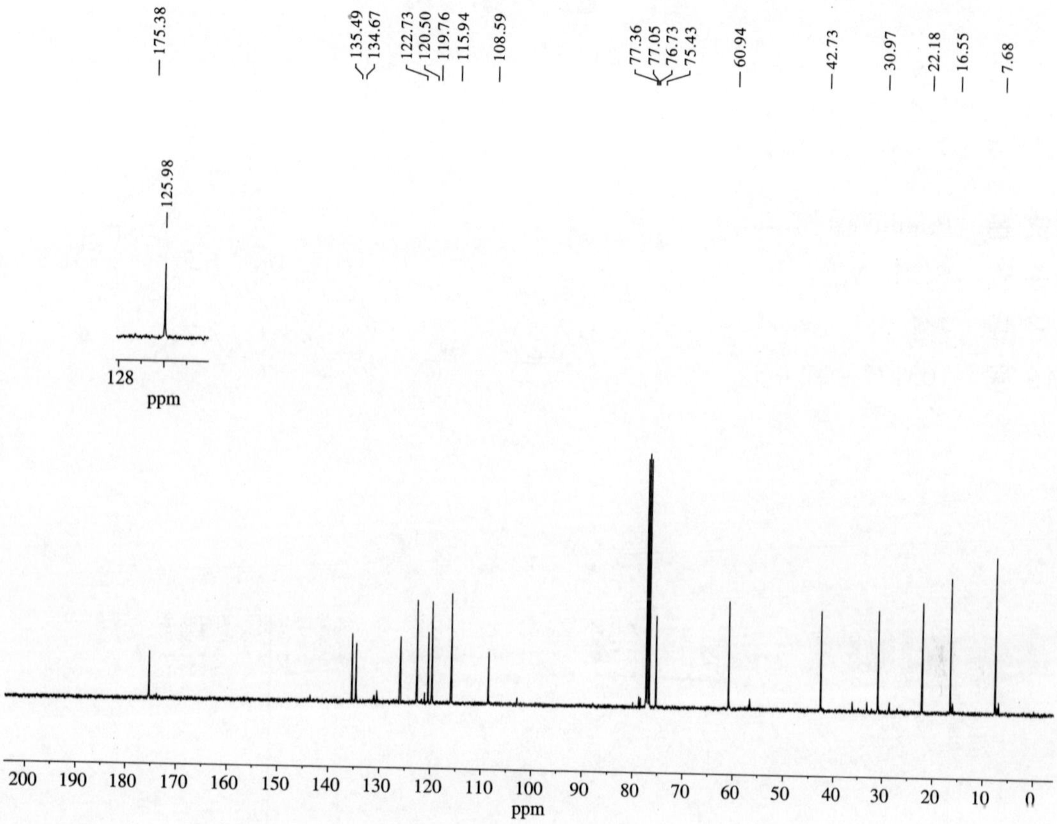

图 2　8－甲基依托度酸的^{13}C NMR 谱（溶剂：$CDCl_3$）

^{13}C NMR：δ 175.38（C－13），135.49（C－2），134.67（C－9），125.98（C－4），122.73（C－7），120.50（C－8），119.76（C－6），115.94（C－5），108.59（C－3），75.43（C－1），60.94（C－11），42.73（C－12），30.97（C－10），22.18（C－16），16.55（C－14），7.68（C－15）

备注

1. 中文化学名　1－乙基－9－甲基－1,3,4,9－四氢吡喃(3,4－*b*)吲哚－1－乙酸

2. 英文化学名　1－ethyl－9－methyl－1,3,4,9－tetrahydropyrano(3,4－*b*)indole－1－acetic acid

普 仑 司 特

英文名 Pranlukast
分子式 $C_{27}H_{23}N_5O_4$
分子量 481.5
CAS 号 103177 - 37 - 3

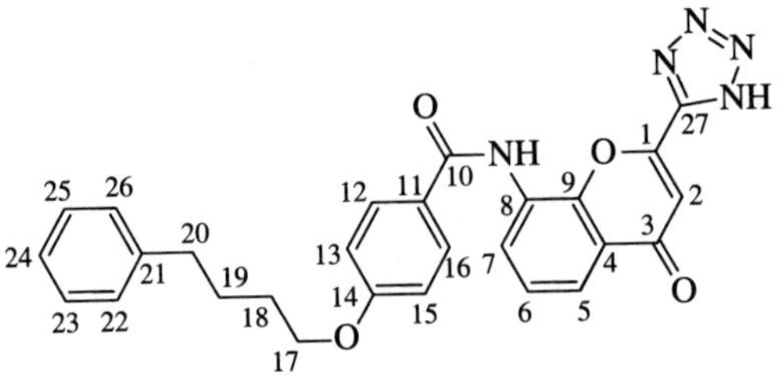

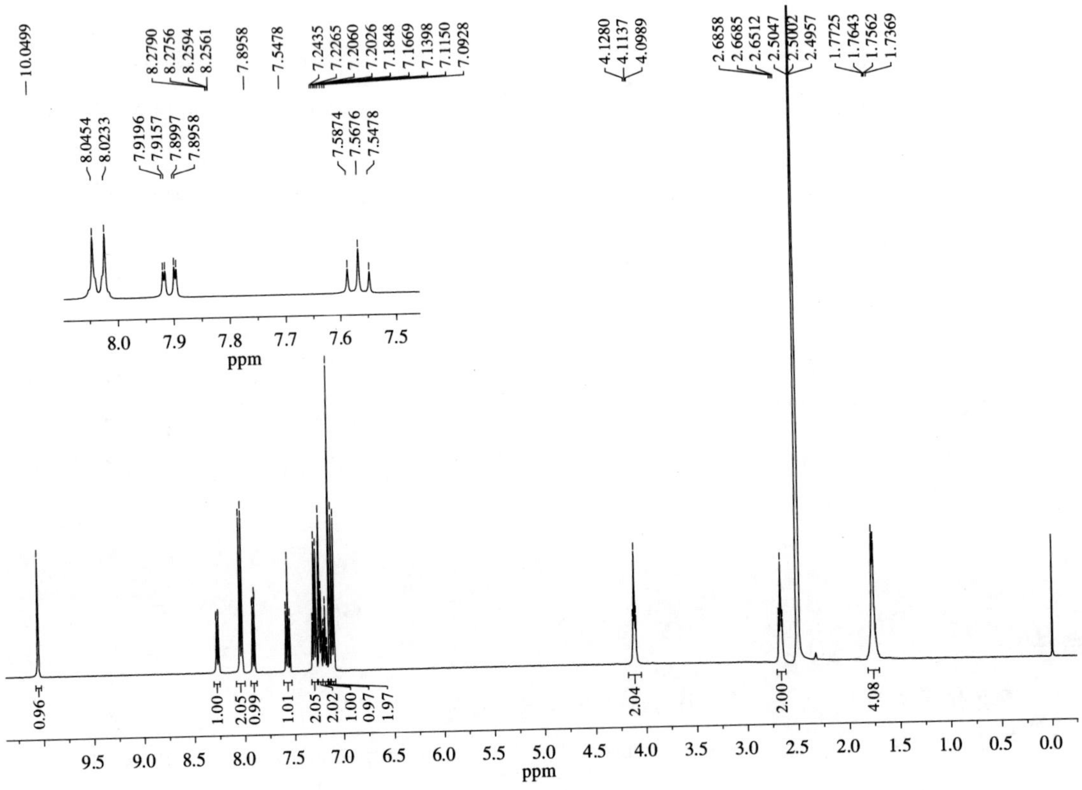

图 1 普仑司特的[1]H NMR 谱（溶剂：CD_3SOCD_3）

^{1}H NMR：δ 10.05（CONH，s，1H），8.27（H - 7，dd，J = 7.8，1.3 Hz，1H），8.03（H - 12，16，d，J = 8.8 Hz，2H），7.91（H - 5，dd，J = 8.0，1.6 Hz，1H），7.57（H - 24，t，J = 7.9 Hz，1H），7.29（H - 23，25，m，2H），7.24（H - 22，26，d，J = 8.2 Hz，2H），7.19（H - 6，m，1H），7.14（H - 2，s，1H），7.10（H - 13，15，d，J = 8.9 Hz，2H），4.11（H - 17，t，J = 5.8 Hz，2H），2.67（H - 20，t，J = 6.9 Hz，2H），1.81 ~ 1.70（H - 18，19，m，4H）

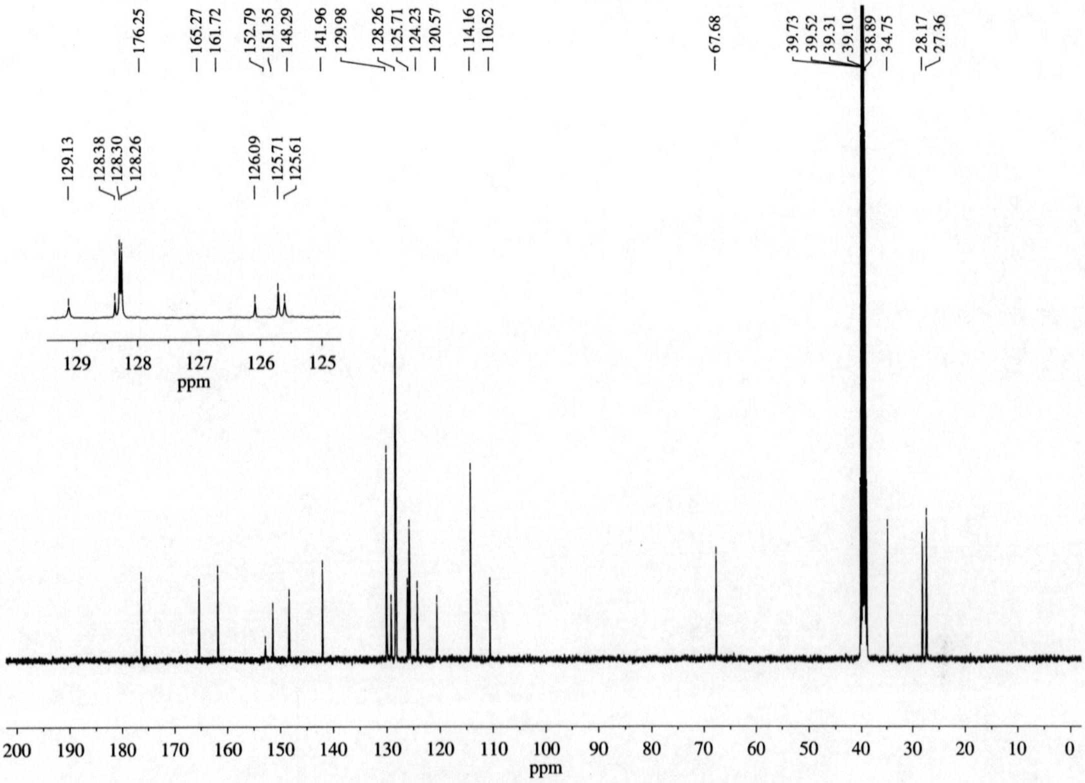

图2　普仑司特的^{13}C NMR 谱（溶剂：CD_3SOCD_3）

^{13}C NMR：δ 176.25（C－3），165.27（C－1），161.72（C－10），152.79（C－14），151.35（C－9），148.29（C－27），141.96（C－21），129.98（C－12，16），129.13（C－8），128.38（C－24），128.30（C－23，25），128.26（C－22，26），126.09（C－11），125.71（C－6），125.61（C－7），124.23（C－4），120.57（C－5），114.16（C－13，15），110.52（C－2），67.68（C－17），34.75（C－20），28.17（C－19），27.36（C－18）

备注

1. 中文化学名　4－氧代－8－[4－(4－苯基丁氧基)苯甲酰氨基]－2－四氮杂茂－4*H*－1－苯并吡喃

2. 英文化学名　4－oxo－8－[4－(4－phenylbutoxy)benzoylamino]－2－(tetrazol－5－yl)－4*H*－1－benzopyran

3. 性状　本品为白色至淡黄色结晶性粉末。

匹伐他汀钙

英文名 Pitavastatin Calcium

分子式 $C_{50}H_{46}CaF_2N_2O_8$

分子量 880.98

CAS 号 147526－32－7

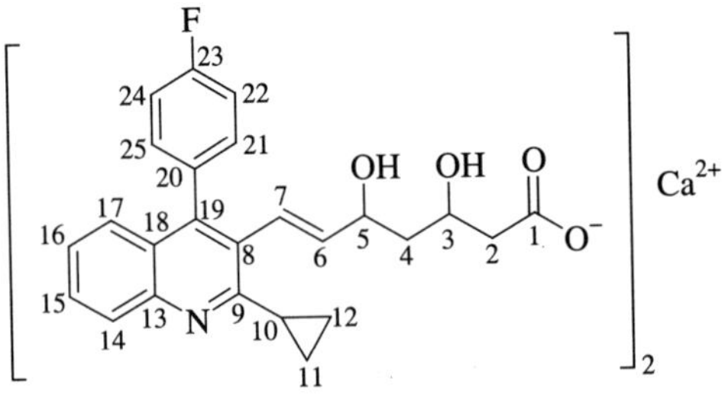

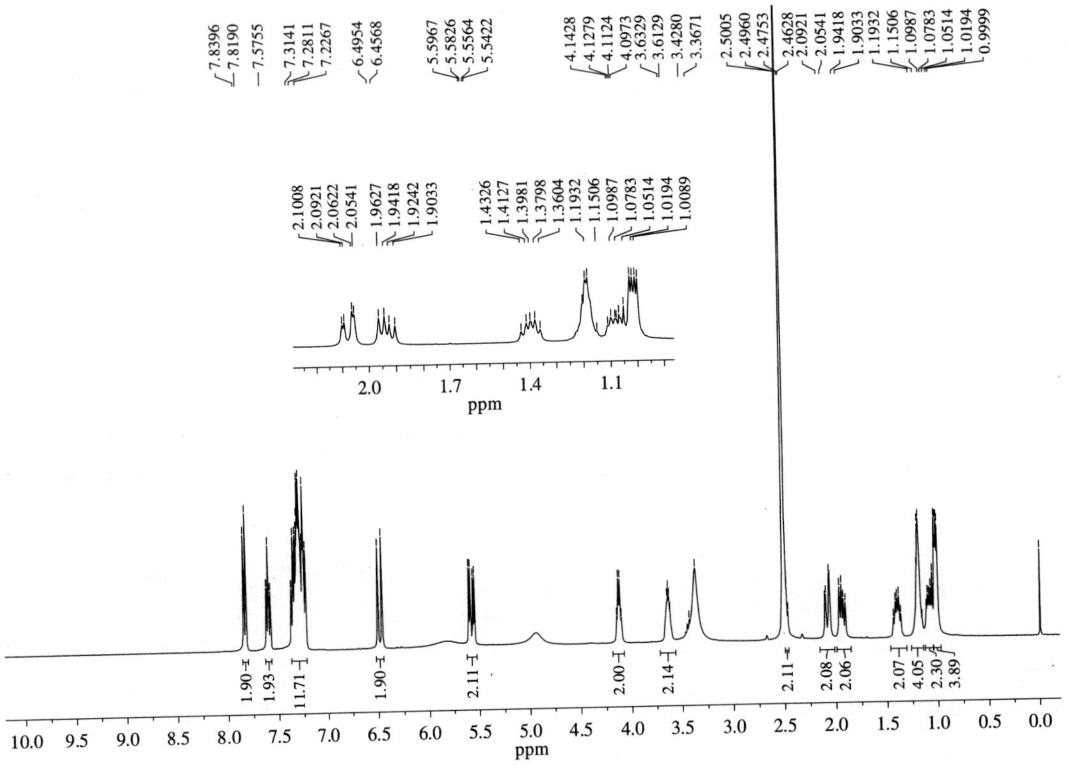

图 1　匹伐他汀钙的 ^1H NMR 谱（溶剂：CD_3SOCD_3）

^1H NMR：δ 7.83（H－14，d，J＝8.2 Hz，2H），7.64～7.56（H－15，m，2H），7.30（H－16，17，20，21，23，24，m，12H），6.48（H－7，d，J＝15.5 Hz，2H），5.57（H－6，dd，J＝16.2，5.7 Hz，2H），4.12（H－5，dd，J＝12.2，6.0 Hz，2H），3.72～3.55（H－3，m，2H），2.49～2.45（H－10，m，2H），2.08（H－4a，dd，J＝15.4，3.4 Hz，2H），1.93（H－4b，dd，J＝15.4，8.4 Hz，2H），1.47～1.30（H－2a，m，2H），1.26～1.13（H－11a，12a，m，4H），1.13～1.04（H－2b，m，2H），1.01（H－11b，12b，m，4H）

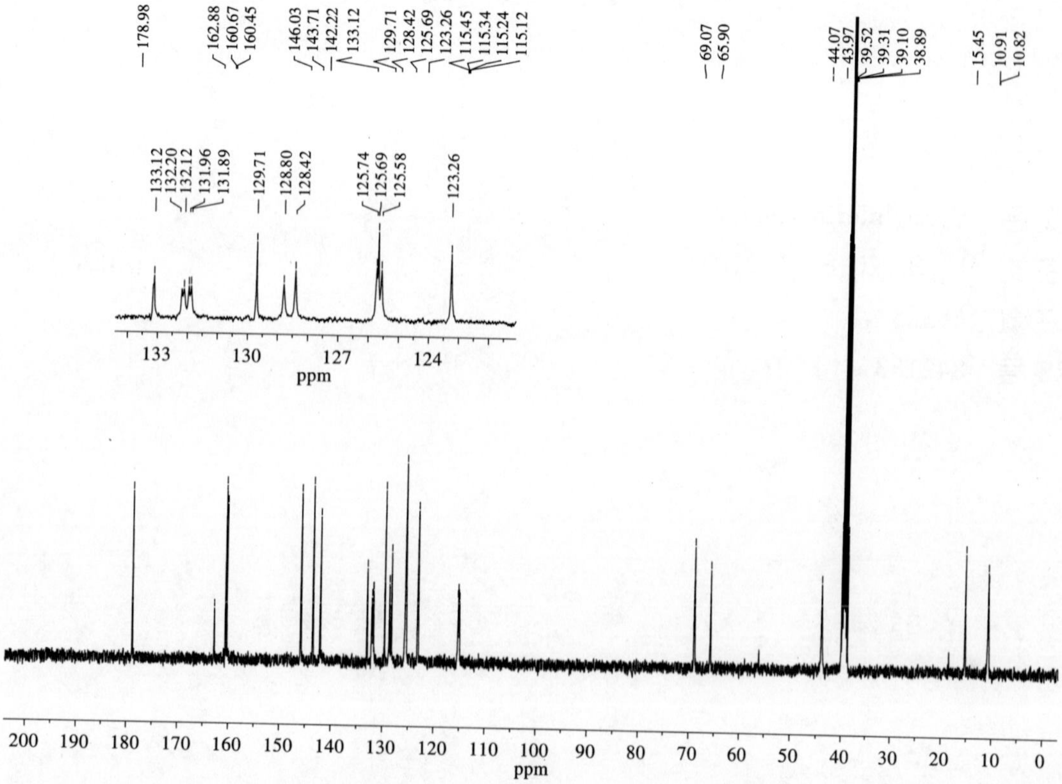

图 2 匹伐他汀钙的 ^{13}C NMR 谱（溶剂，CD_3SOCD_3）

^{13}C NMR：δ 178.98（C－1），162.88（C－9），160.67（C－13），160.45（C－19），144.87（C－23，d，J＝234.3 Hz），142.22（C－6），133.12（C－20），132.16（C－21，d，J＝7.5 Hz），131.92（C－25，d，J＝7.5 Hz），129.71（C－8），128.80（C－15），128.42（C－7），125.74（C－14），125.69（C－17），125.58（C－16），123.26（C－18），115.35（C－22，d，J＝22.2 Hz），115.23（C－24，d，J＝22.2 Hz），69.07（C－5），65.90（C－3），44.07（C－4），43.97（C－2），15.45（C－10），10.91（C－11），10.82（C－12）

备注

1. 中文化学名　（＋）－双[（3R,5S,6E）－7－[2－环丙基－4－（4－氟代苯基）喹啉－3－基]－3,5－二羟基－6－庚烯酸]钙盐(2:1)

2. 英文化学名　（＋）－bis[（3R,5S,6E）－7－[2－cyclopropyl－4－（4－fluorophenyl）－3－quinolyl]－3,5－dihydroxy－6－heptenoate]monocalcium salt

3. 性状　本品为白色至类白色粉末。

4. 溶解性　本品在四氢呋喃中易溶，在乙二醇中溶解，在二甲基亚砜、50% 的乙腈溶液中略溶和甲醇中微溶。

卡 格 列 净

英文名 Canagliflozin

分子式 $C_{24}H_{25}FO_5S \cdot 1/2H_2O$

分子量 453.53

CAS 号 842133－18－0

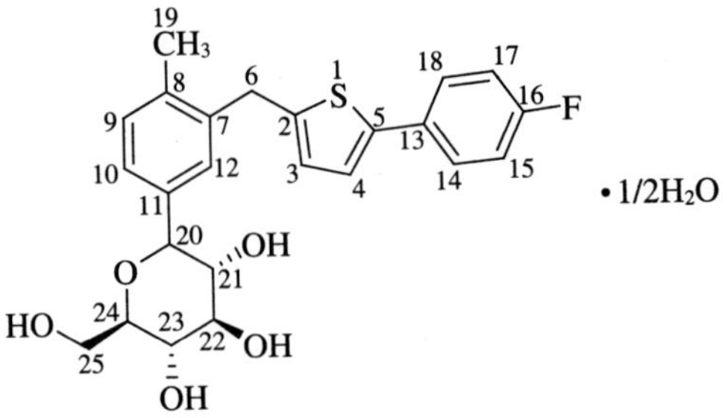

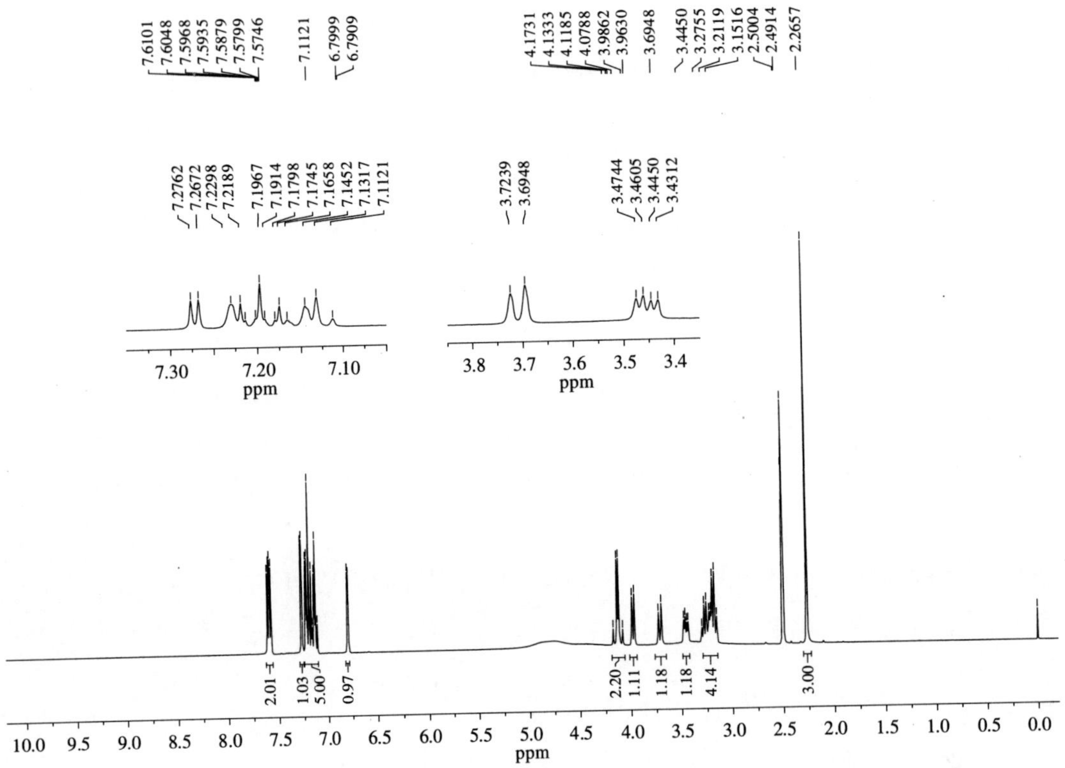

图 1　卡格列净的¹H NMR 谱（溶剂：CD_3SOCD_3）

¹H NMR：δ 7.63～7.56（H－14，18，m，2H），7.27（H－4，d，J＝3.6 Hz，1H），7.23（H－12，d，J＝1.5 Hz，1H），7.22～7.16（H－15，17，m，2H），7.16（H－10，dd，J＝7.9，1.5 Hz，1H），7.12（H－9，d，J＝7.9 Hz，1H），6.80（H－3，d，J＝3.6 Hz，1H），4.15（H－6a，d，J＝16.2 Hz，1H），4.10（H－6b，d，J＝16.2 Hz，1H），3.97（H－20，d，J＝9.3 Hz，1H），3.71（H－25a，dd，J＝11.7，5.5 Hz，1H），3.45（H－25b，dd，J＝11.7，5.5 Hz，1H），3.32～3.13（H－21，22，23，24，m，4H），2.27（H－19，s，3H）

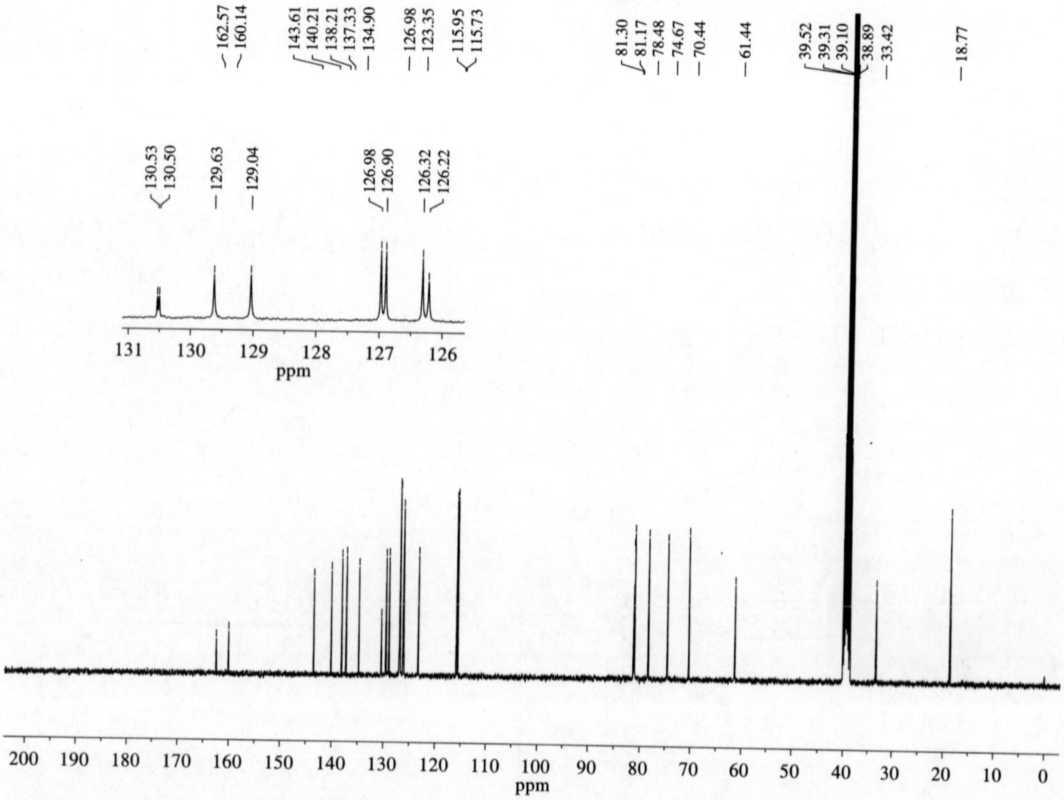

图 2　卡格列净的^{13}C NMR 谱（溶剂：CD_3SOCD_3）

^{13}C NMR：δ 161.36（C－16，d，J＝244.5 Hz），143.61（C－2），140.21（C－5），138.21（C－11），137.33（C－7），134.90（C－8），130.52（C－13，d，J＝3.2 Hz），129.63（C－9），129.04（C－12），126.94（C－14，18，d，J＝8.1 Hz），126.32（C－3），126.22（C－10），123.35（C－4），115.84（C－15，17，d，J＝21.7 Hz），81.30（C－20），81.17（C－24），78.48（C－22），74.67（C－21），70.44（C－23），61.44（C－25），33.42（C－6），18.77（C－19）

备注

1. 中文化学名　(1*S*)－1,5－脱氢－1－*c*－[3－[[5－(4－氟苯基)－2－噻吩基]甲基]－4－甲基苯基]－*D*－葡萄糖醇

2. 英文化学名　(1*S*)－1,5－anhydro－1－*c*－[3－[[5－(4－fluorophenyl)－2－thienyl]methyl]－4－methylphenyl]－*D*－glucitol

磷酸西格列汀

英文名 Sitagliptin Phosphate Monohydrate

分子式 $C_{16}H_{15}F_6N_5O \cdot H_3PO_4 \cdot H_2O$

分子量 523.32

CAS 号 654671-77-9

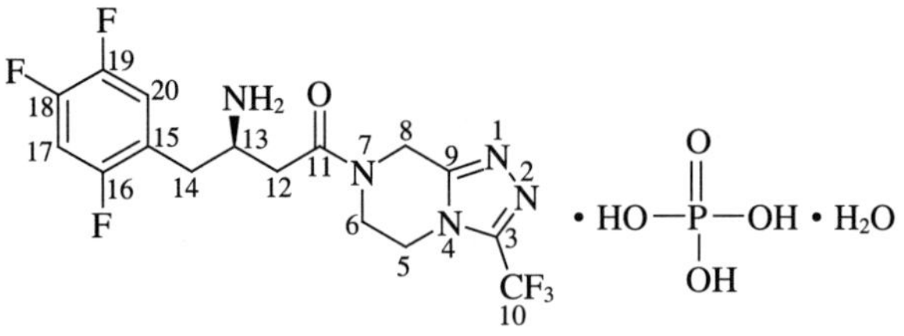

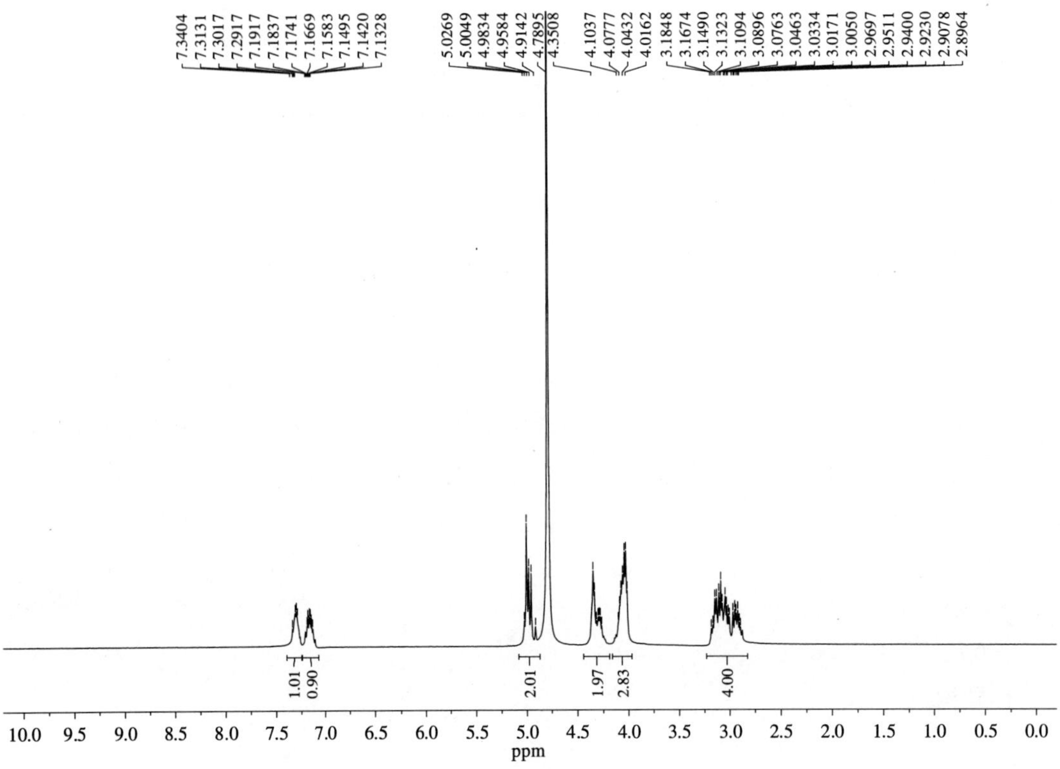

图 1 磷酸西格列汀的 ^{1}H NMR 谱（溶剂：D_2O）

^{1}H NMR：δ 7.31 (H-20, m, 1H), 7.16 (H-17, m, 1H), 5.06～4.90 (H-8, m, 2H), 4.42～4.24 (H-5, m, 2H), 4.15～3.98 (H-13, 6, m, 3H), 3.23～2.84 (H-12, 14, m, 4H)

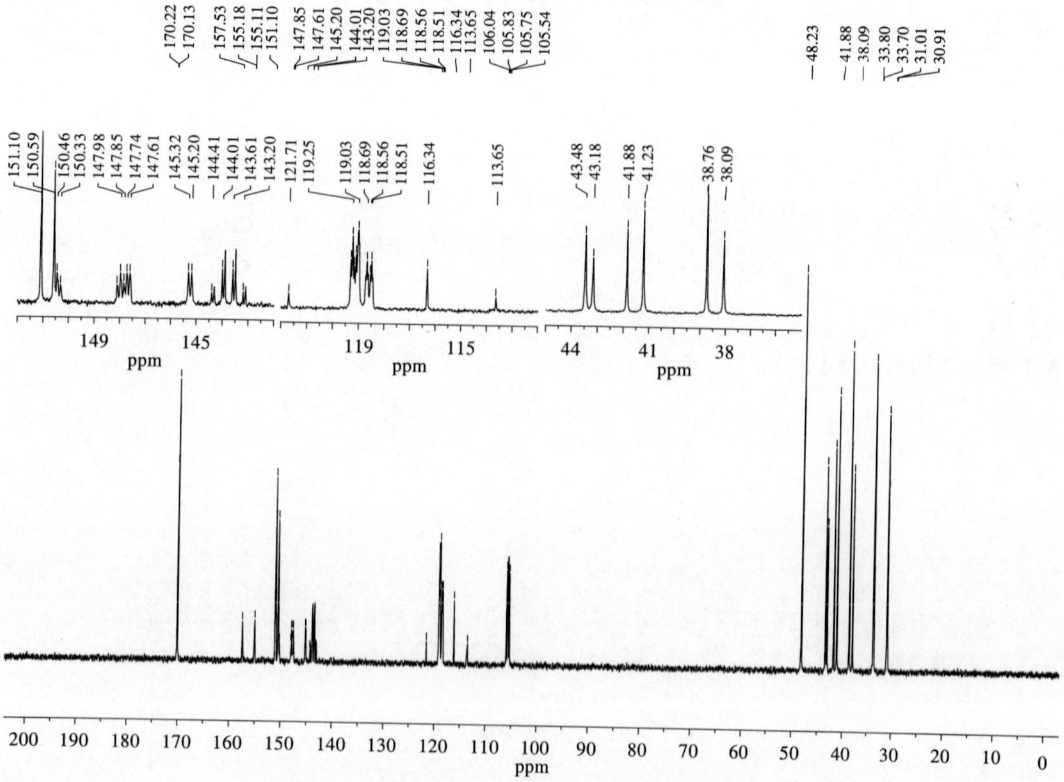

图 2　磷酸西格列汀的^{13}C NMR 谱（溶剂：D_2O）

^{13}C NMR：δ 170.22 (C－11)，170.13 (C－11)，157.53 (C－16，m)，155.15 (C－16，m)，151.10 (C－9)，150.59 (C－9)，150.39 (C－18，m)，147.99 (C－18，m)，147.68 (C－19，m)，145.26 (C－19，m)，143.81 (C－3，q，J＝40.7 Hz)，143.71 (C－3，q，J＝40.7 Hz)，119.25 (C－20，m)，119.03 (C－20，m)，118.69 (C－15，m)，118.53 (C－15，m)，117.68 (C－10，q，J＝271.69 Hz)，105.79 (C－17，dd，J＝28.7，21.2 Hz)，48.23 (C－13)，43.48 (C－5)，43.18 (C－5)，41.88 (C－8)，41.23 (C－6)，38.76 (C－8)，38.09 (C－6)，33.80 (C－12)，33.70 (C－12)，31.01 (C－14)，30.91 (C－14)

注：有异构体

备注

1. 中文化学名　7－[(3*R*)－3－氨基－1－氧－4－(2,4,5－三氟苯基)丁基]－5,6,7,8－四氢－3－(三氟甲基)－1,2,4－三唑酮[4,3－*a*]吡嗪磷酸盐(1∶1)一水合物

2. 英文化学名　7－[(3*R*)－3－amino－1－oxo－4－(2,4,5－trifluorophenyl)butyl]－5,6,7,8－tetrahydro－3－(trifluoromethyl)－1,2,4－triazolo[4,3－*a*]pyrazine phosphate monohydrate

3. 性状　本品为白色结晶性粉末。

盐酸左布诺洛尔

英文名 Levobunolol Hydrochloride

分子式 $C_{17}H_{25}NO_3 \cdot HCl$

分子量 327.85

CAS 号 27912－14－7

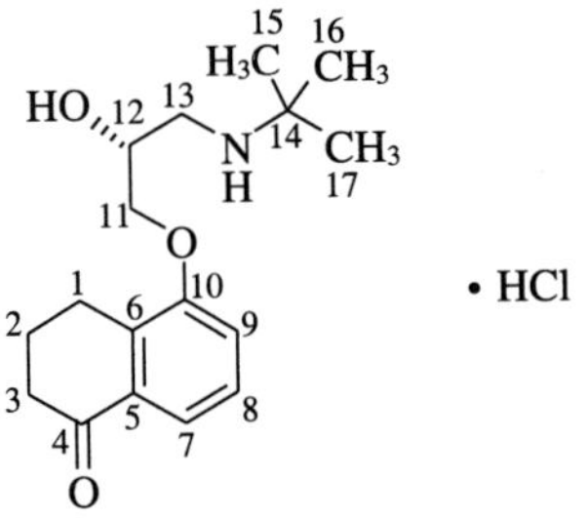

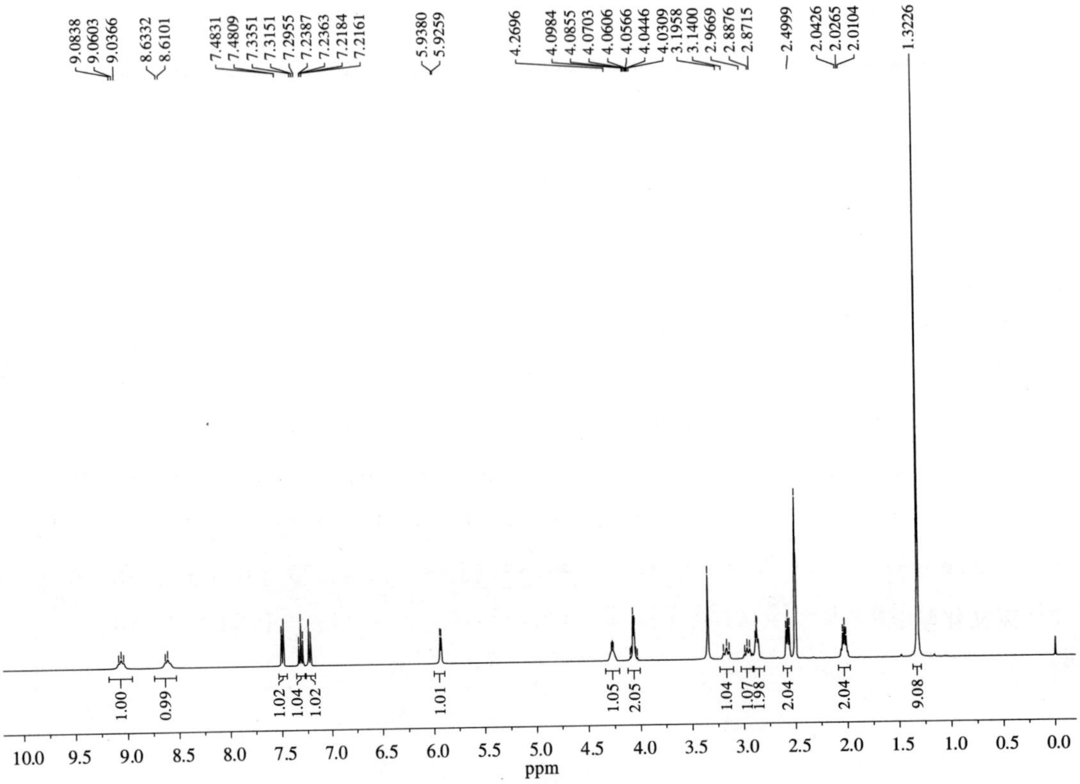

图 1 盐酸左布诺洛尔的 ^1H NMR 谱（溶剂：CD_3SOCD_3）

^1H NMR：δ 9.06（HCl，brs，1H），8.62（NH，brs，1H），7.49（H－7，dd，J＝7.8，0.9 Hz，1H），7.32（H－8，t，J＝7.9 Hz，1H），7.23（H－9，dd，J＝8.1，0.9 Hz，1H），5.93（OH，d，J＝4.8 Hz，1H），4.27（11a，m，1H），4.14～3.95（H－11b，12，m，2H），3.17（H－13a，m，1H），2.97（H－13b，m，1H），2.90～2.80（H－1，m，2H），2.62～2.54（H－3，m，2H），2.08～1.97（H－2，m，2H），1.32（H－15，16，17，s，9H）

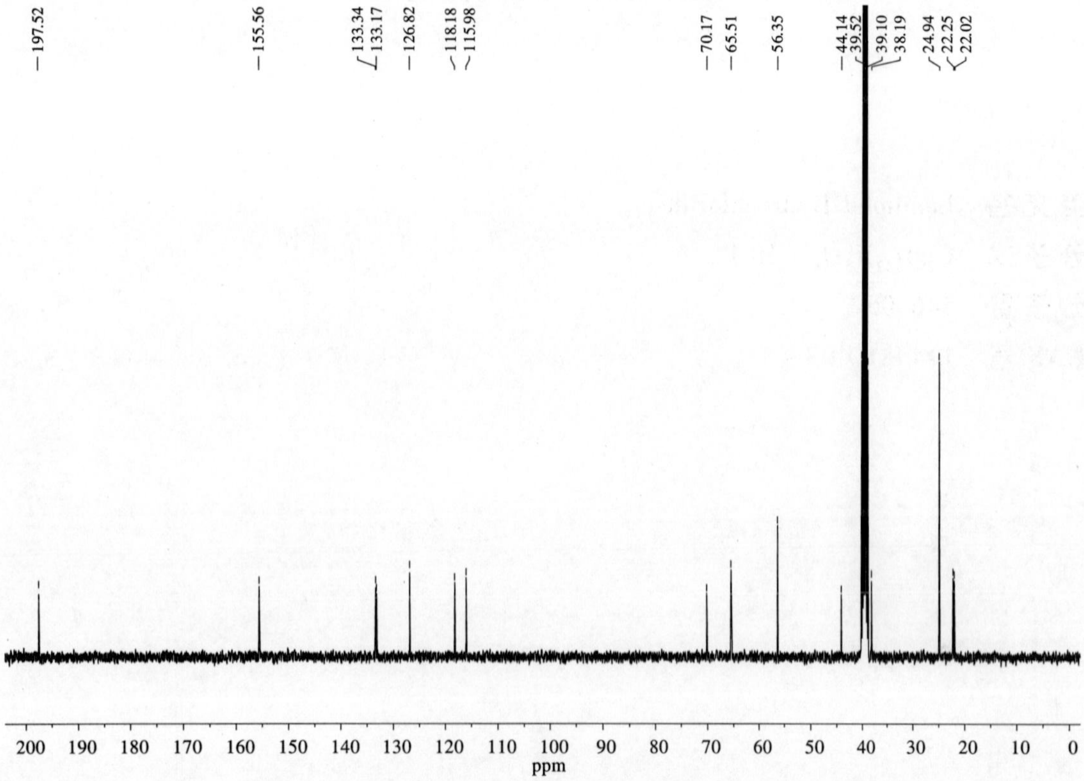

图 2　盐酸左布诺洛尔的 ^{13}C NMR 谱（溶剂：CD_3SOCD_3）

^{13}C NMR：δ 197.52（C－4），155.56（C－10），133.34（C－6），133.17（C－5），126.82（C－8），118.18（C－7），115.98（C－9），70.17（C－11），65.51（C－12），56.35（C－14），40.15（C－13），38.89（C－3），24.94（C－2），22.25（C－1），22.02（C－15，16，17）

备注

1. 中文化学名　5－(3－叔丁基氨基－2－羟基丙氧基)－3,4－二氢－2*H*－萘－1－酮盐酸盐

2. 英文化学名　1(2*H*) － naphthalenone,5 －［(2*S*) － 3 －［(1,1 － dimethylethyl) amino］－ 2 － hydroxy propoxy］－ 3,4 － dihydro hydrochloride(1∶1)

盐酸兰地洛尔

英文名 Landiolol Hydrochloride

分子式 $C_{25}H_{39}N_3O_8 \cdot HCl$

分子量 546.05

CAS 号 144481 - 98 - 1

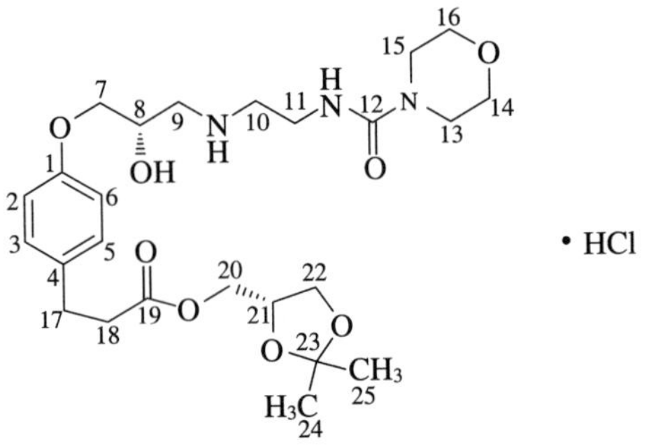

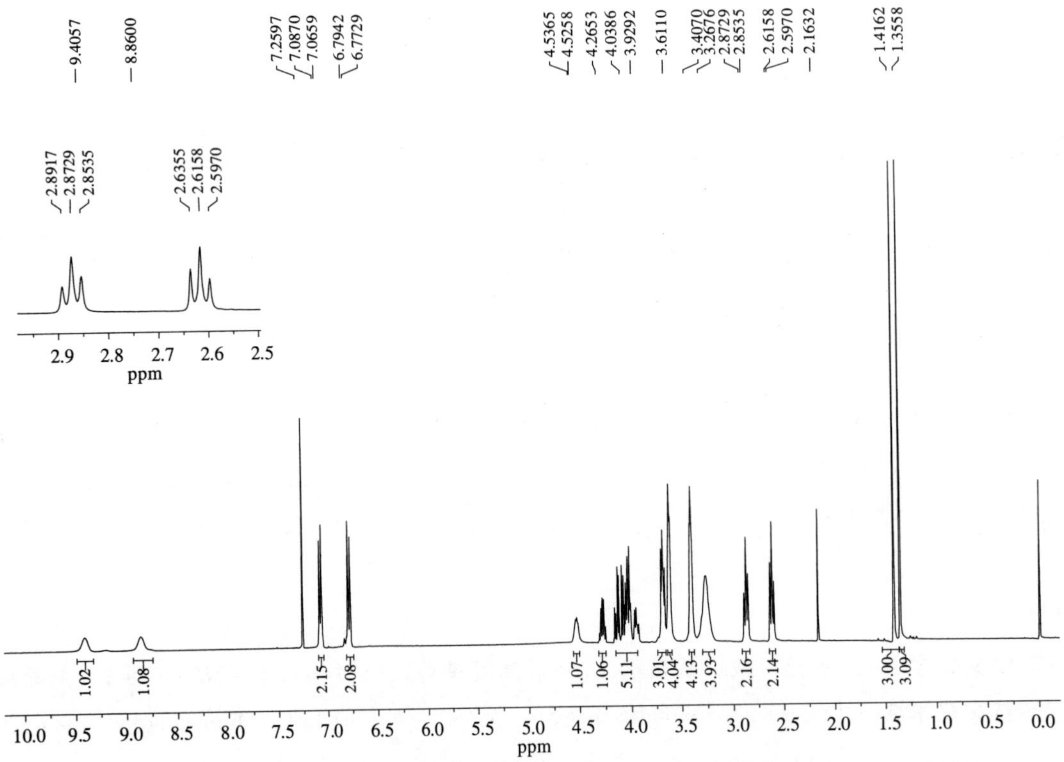

图 1 盐酸兰地洛尔的^{1}H NMR 谱（溶剂：$CDCl_3$）

^{1}H NMR：δ 9.41（HCl，brs，1H），8.86（OH，brs，1H），7.08（H-3，5，d，J = 8.4 Hz，2H），6.78（H-2，6，d，J = 8.5 Hz，2H），4.53（H-8，m，1H），4.27（H-21，m，1H），4.16～3.91（H-7，20，22b，m，5H），3.75～3.65（H-11，22a，m，3H），3.68～3.65（H-14，16，m，4H），3.42～3.38（H-13，15，m，4H），3.32～3.20（H-9，10，m，4H），2.87（H-17，t，J = 7.6 Hz，2H），2.62（H-18，t，J = 7.7 Hz，2H），1.42（H-24，s，3H），1.36（H-25，s，3H）

注：含丙酮杂质：δ 2.16

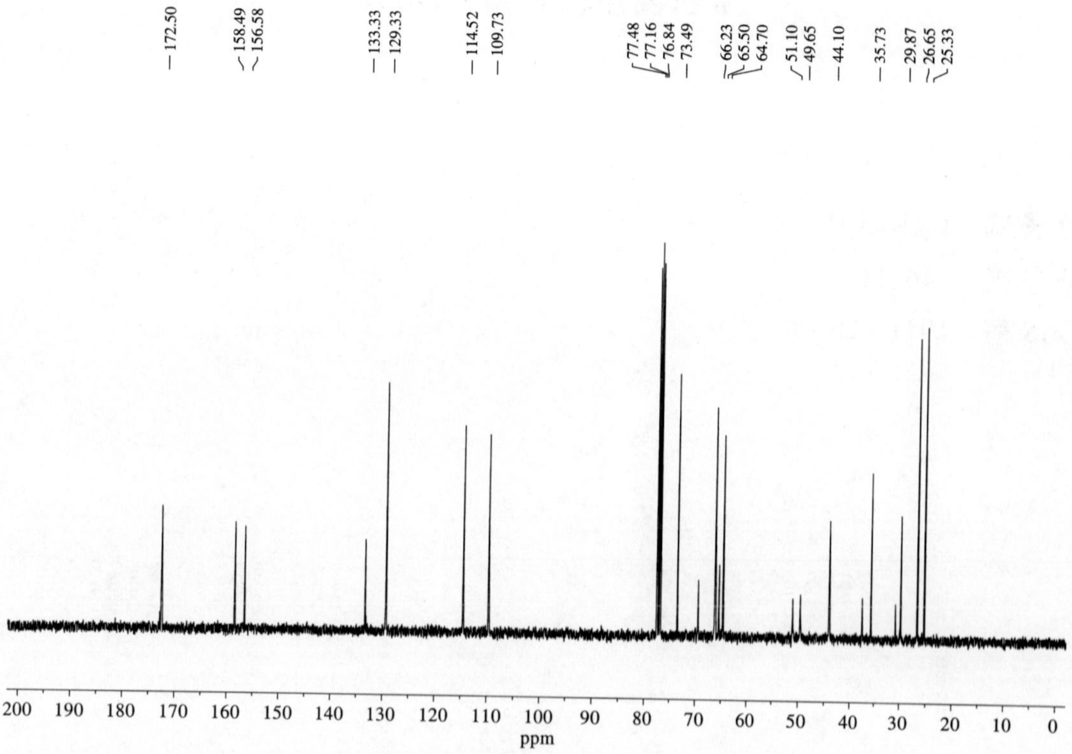

图 2　盐酸兰地洛尔的[13]C NMR 谱（溶剂：$CDCl_3$）

^{13}C NMR：δ 172.50（C－19），158.49（C－12），156.58（C－1），133.33（C－4），129.33（C－3，5），114.52（C－2，6），109.73（C－23），73.49（C－21），69.52（C－7），66.33（C－14，16），66.23（C－22），65.50（C－8），64.70（C－20），51.10（C－9），49.65（C－10），44.10（C－13，15），37.56（C－11），35.73（C－18），29.87（C－17），26.65（C－24），25.33（C－25）

备注

1. 中文化学名　［(4*S*)－2,2－二甲基－1,3－二氧戊环－4－基］甲基－3－［4－［(2*S*)－2－羟基－3－［2－(吗啉－4－甲酰氨基)乙基氨基］丙氧基］苯基］丙酸酯盐酸盐

2. 英文化学名　［(4*S*)－2,2－dimethyl－1,3－dioxolan－4－yl］methyl－3－［4－［(2*S*)－2－hydroxy－3－［2－(morpholine－4－carbonylamino) ethylamino］propoxy］phenyl］propanoate hydrochloride

3. 性状　本品为白色结晶性粉末。

4. 溶解性　本品在水或甲醇中极易溶解，在乙醇中溶解。

盐酸胺碘酮杂质

分子式　$C_{19}H_{16}I_2O_3$

分子量　546.14

CAS 号　1951-26-4

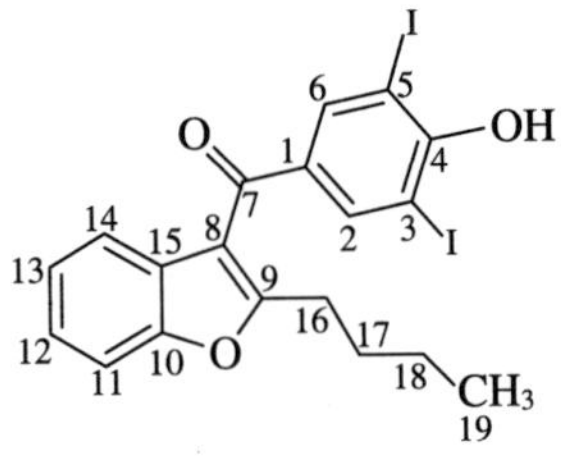

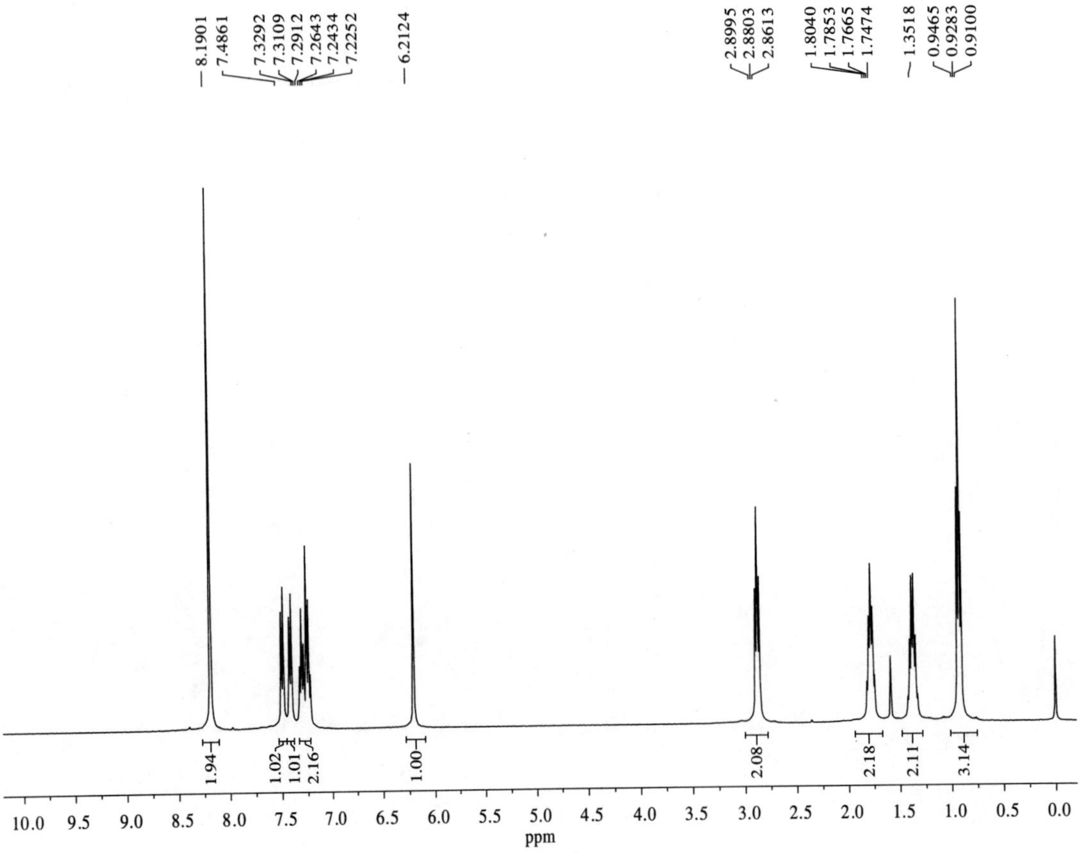

图 1　盐酸胺碘酮杂质的^{1}H NMR 谱（溶剂：$CDCl_3$）

^{1}H NMR：δ 8.19（H-2，6，s，2H），7.50（H-14，d，J = 8.1 Hz，1H），7.42（H-11，d，J = 7.7 Hz，1H），7.34～7.23（H-12，13，m，2H），6.21（OH，s，1H），2.88（H-16，t，J = 7.6 Hz，2H），1.94～1.67（H-17，m，2H），1.40～1.33（H-18，m，2H），0.93（H-19，t，J = 7.3 Hz，3H）

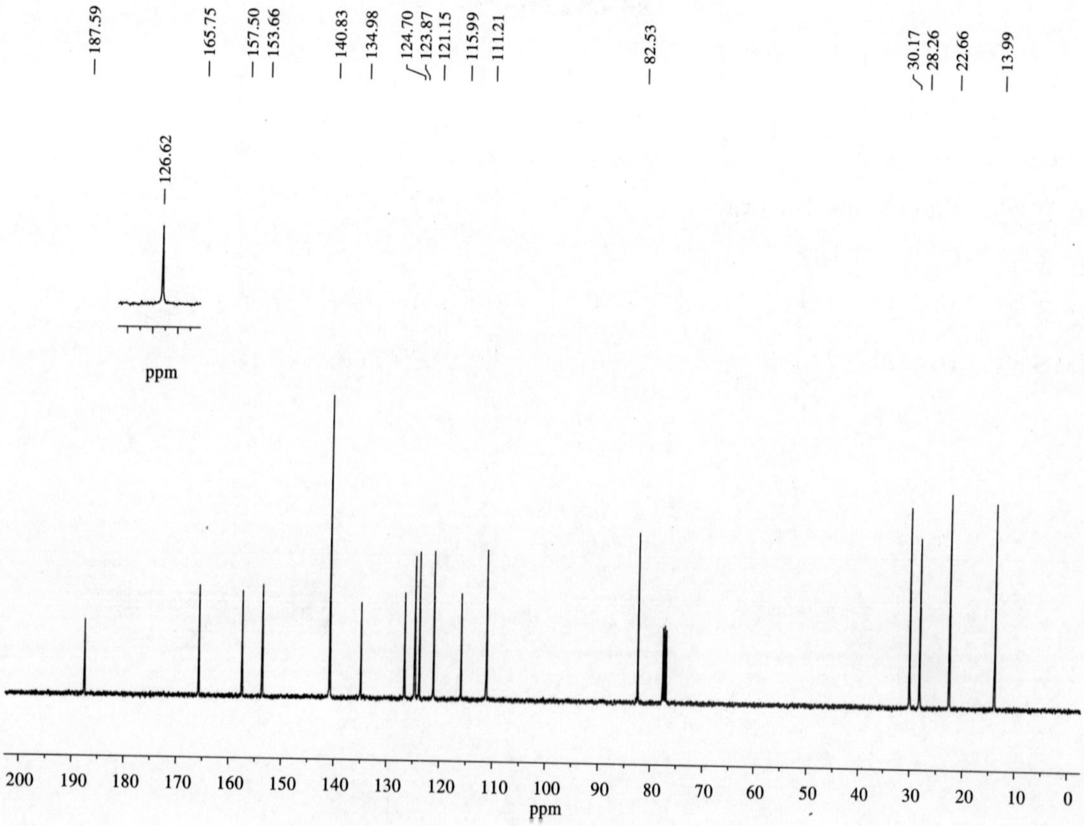

图 2　盐酸胺碘酮杂质的^{13}C NMR 谱（溶剂：$CDCl_3$）

^{13}C NMR：δ 187.59（C－7），165.75（C－9），157.50（C－4），153.66（C－10），140.83（C－2，6），134.98（C－1），126.62（C－15），124.70（C－13），123.87（C－12），121.15（C－14），115.99（C－8），111.21（C－11），82.53（C－3，5），30.17（C－16），28.26（C－17），22.66（C－18），13.99（C－19）

备注

1. **中文化学名**　(2－丁基苯并呋喃－3－基)(4－羟基－3,5－二碘苯基)－甲酮
2. **英文化学名**　(2－butyl－3－benzofuranyl)(4－hydroxy－3,5－diiodophenyl)－methanone

丁酸氯维地平

英文名 Clevidipine Butyrate

分子式 $C_{21}H_{23}Cl_2NO_6$

分子量 456.32

CAS 号 167221－71－8

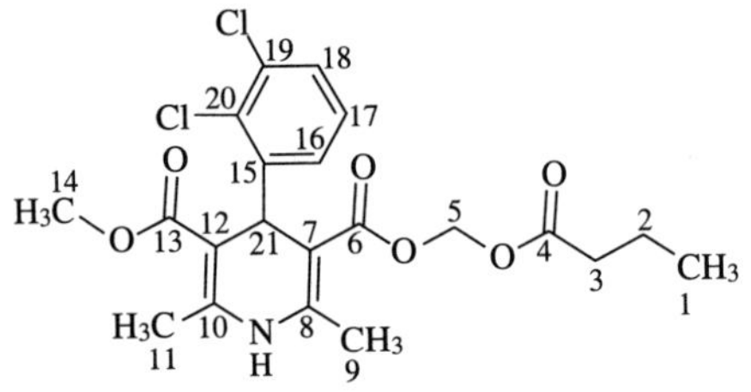

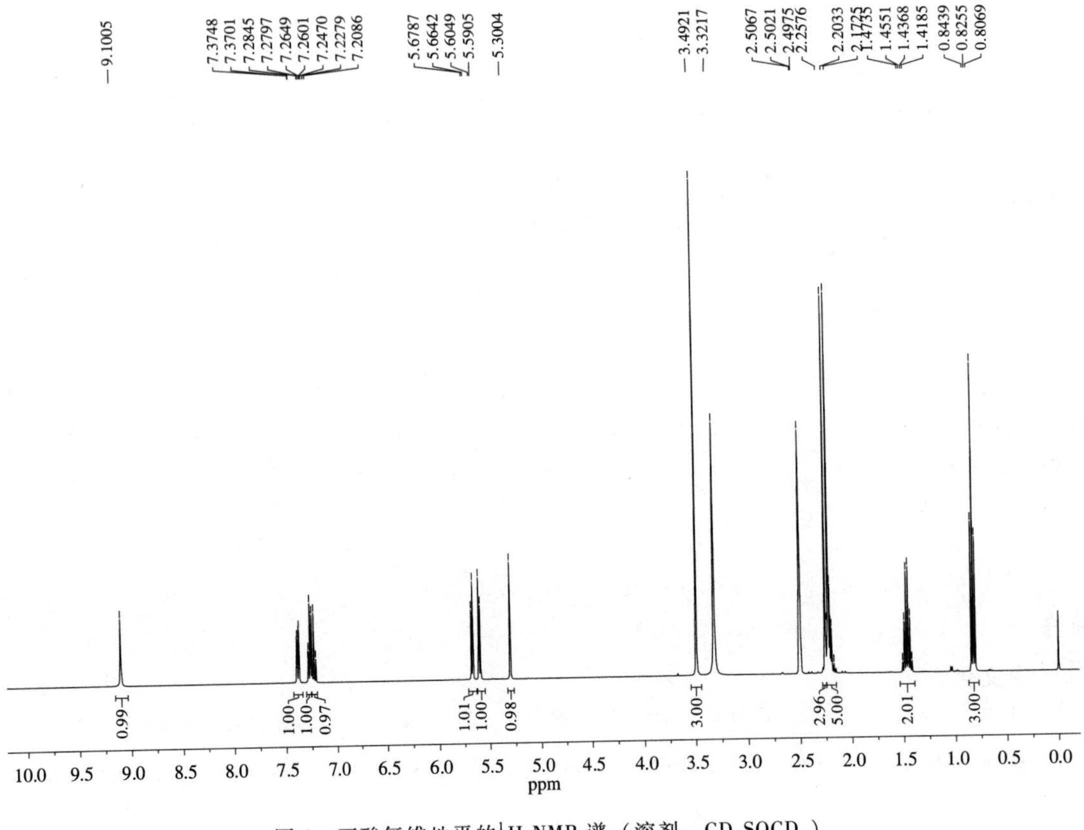

图 1　丁酸氯维地平的^{1}H NMR 谱（溶剂：CD_3SOCD_3）

^{1}H NMR：δ 9.01（NH，s，1H），7.38（H－16，dd，J=7.5，1.9 Hz，1H），7.27（H－18，dd，J=7.8，1.9 Hz，1H），7.23（H－17，t，J=7.7 Hz，1H），5.67（H－5a，d，J=5.8 Hz，1H），5.60（H－5b，d，J=5.8 Hz，1H），5.30（H－21，s，1H），3.49（H－14，s，3H），2.26（H－11，s，3H），2.25～2.15（H－9，3，m，5H），1.46（H－2，m，2H），0.83（H－1，t，J=7.4 Hz，3H）

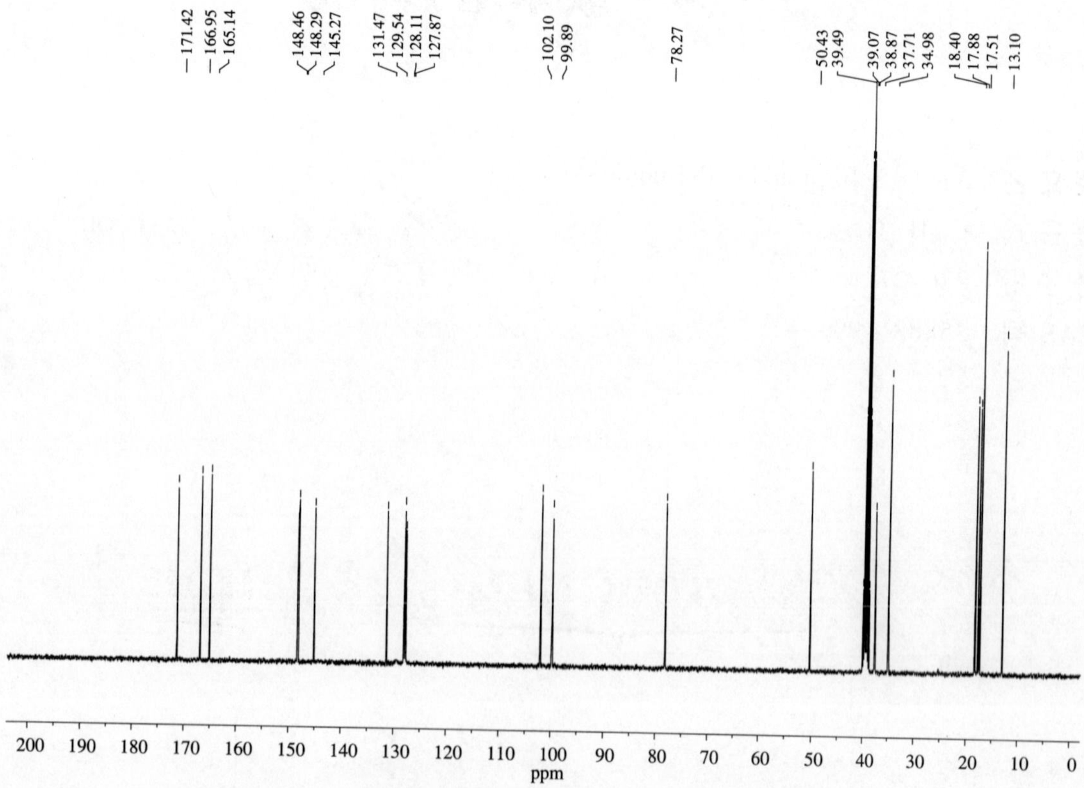

图 2　丁酸氯维地平的^{13}C NMR 谱（溶剂：CD_3SOCD_3）

^{13}C NMR：δ 171.42（C－4），166.95（C－13），165.14（C－6），148.46（C－8），148.29（C－10），145.27（C－15），131.47（C－19），129.54（C－20），128.11（C－18，16），127.87（C－17），102.10（C－12），99.89（C－7），78.27（C－5），50.43（C－14），37.71（C－21），34.98（C－3），18.40（C－9），17.88（C－11），17.51（C－2），13.10（C－1）

备注

1. 中文化学名　4－(2,3－二氯苯基)－1,4－二氢－2,6－二甲基－3,5－吡啶二甲酸甲基－(1－丁酰氧基)甲酯

2. 英文化学名　4－(2,3－dichlorophenyl)－1,4－dihydro－2,6－dimethyl－3,5－pyridinedicarboxylic acid methyl－(1－oxobutoxy)methyl ester

3. 性状　本品为白色粉末。

3-(4-联苯基)丙酸

英文名 3-(4-Biphenyl) Propionic Acid

分子式 $C_{15}H_{14}O_2$

分子量 226.27

CAS 号 35888-99-4

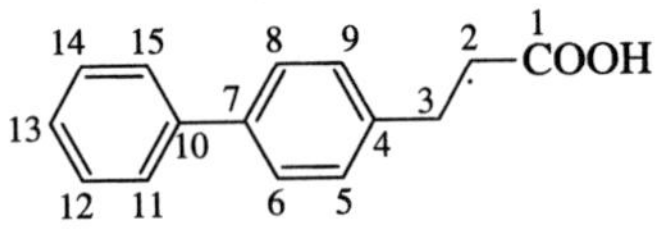

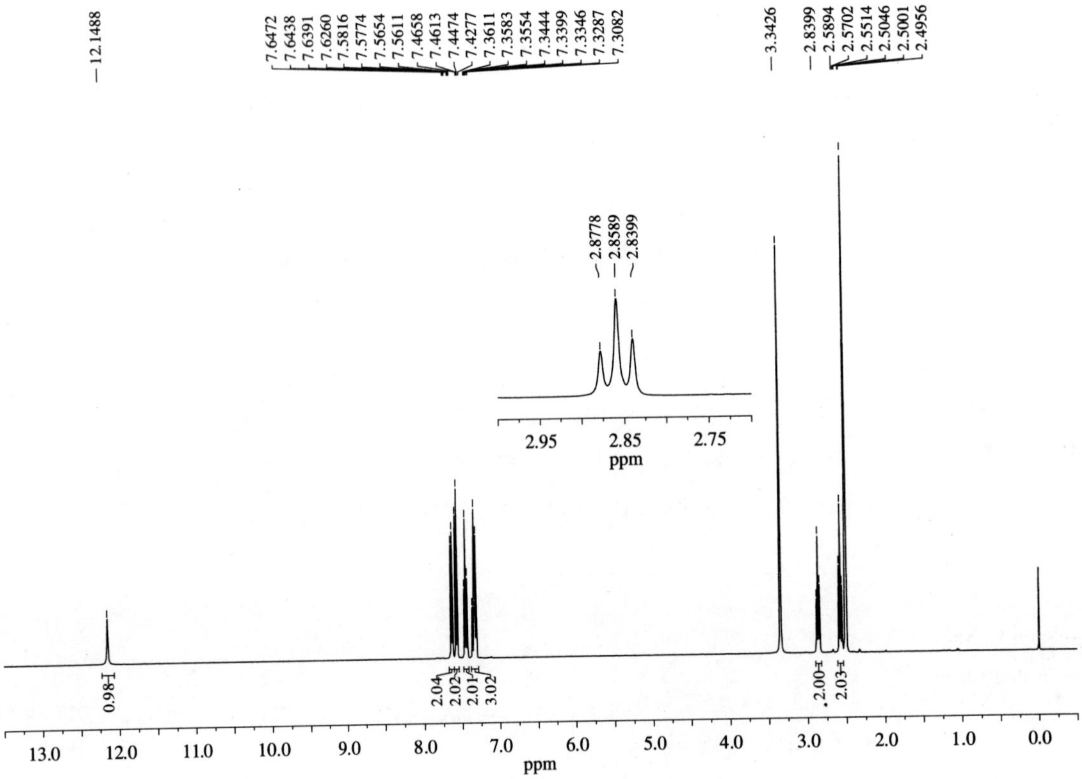

图 1 3-(4-联苯基) 丙酸的 ^{1}H NMR 谱（溶剂：CD_3SOCD_3）

^{1}H NMR: δ 12.15 (OH, br, 1H), 7.64 (H-11, 15, dd, J = 5.2, 3.3 Hz, 2H), 7.61~7.54 (H-6, 8, m, 2H), 7.45 (H-12, 14, dd, J = 10.4, 4.8 Hz, 2H), 7.38~7.28 (H-5, 9, 13, m, 3H), 2.86 (H-3, t, J = 7.6 Hz, 2H), 2.57 (H-2, t, J = 7.6 Hz, 2H)

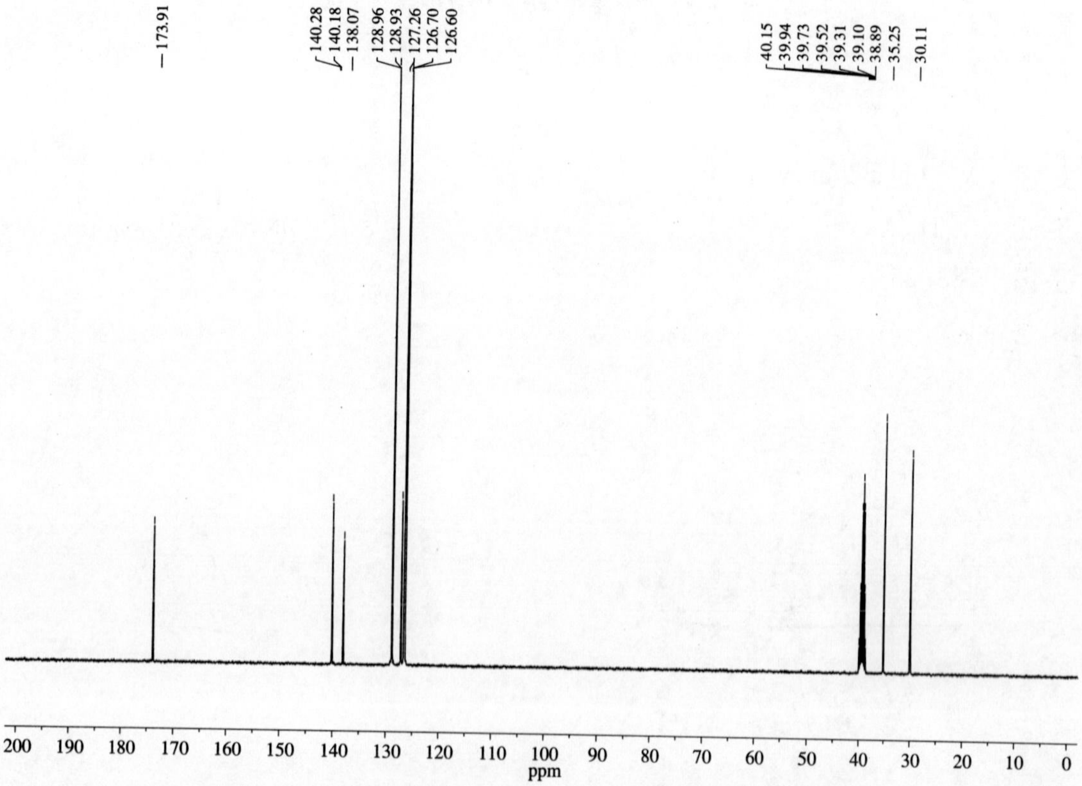

图 2　3 -（4 - 联苯基）丙酸的 ^{13}C NMR 谱（溶剂：CD_3SOCD_3）

^{13}C NMR：δ 173.91（C - 1），140.28（C - 10），140.18（C - 7），138.07（C - 4），128.96（C - 5，9），128.93（C - 12，14），127.26（C - 13），126.70（C - 11，15），126.00（C - 6，8），35.25（C - 2），30.11（C - 3）

参 考 文 献

[1] Hardouin C, Kelso M J, Romero F A, et al. Structure - activity relationships of ketooxazole inhibitors of fatty acid amide hydrolase. J Med Chem, 2007, 50: 3359.

N-苄基苯胺

英文名　*N*-Phenylbenzylamine

分子式　$C_{13}H_{13}N$

分子量　183.25

CAS 号　103-32-2

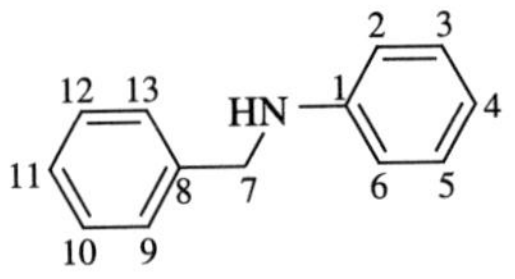

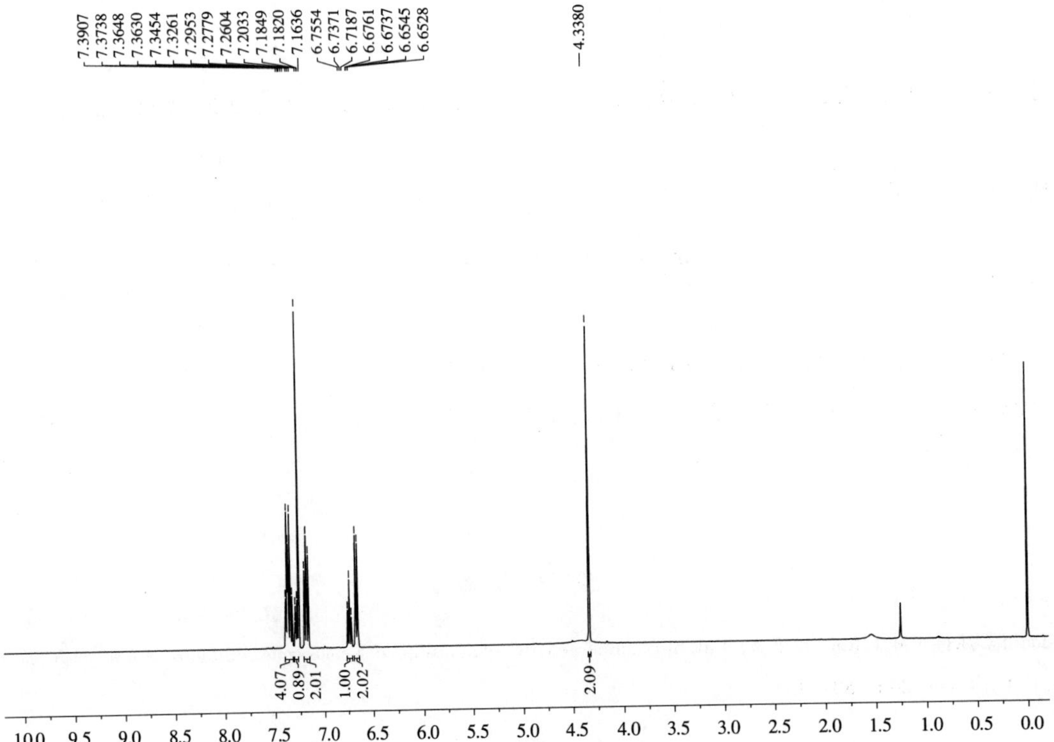

图 1　*N*-苄基苯胺的^{1}H NMR 谱（溶剂：$CDCl_3$）

^{1}H NMR：δ 7.39~7.27（H-9，10，11，12，13，m，5H），7.18（H-3，5，dd，*J*=8.5，7.4 Hz，2H），6.74（H-4，t，*J*=7.3 Hz，1H），6.66（H-2，6，dd，*J*=8.5，0.8 Hz，2H），4.34（H-7，s，2H）

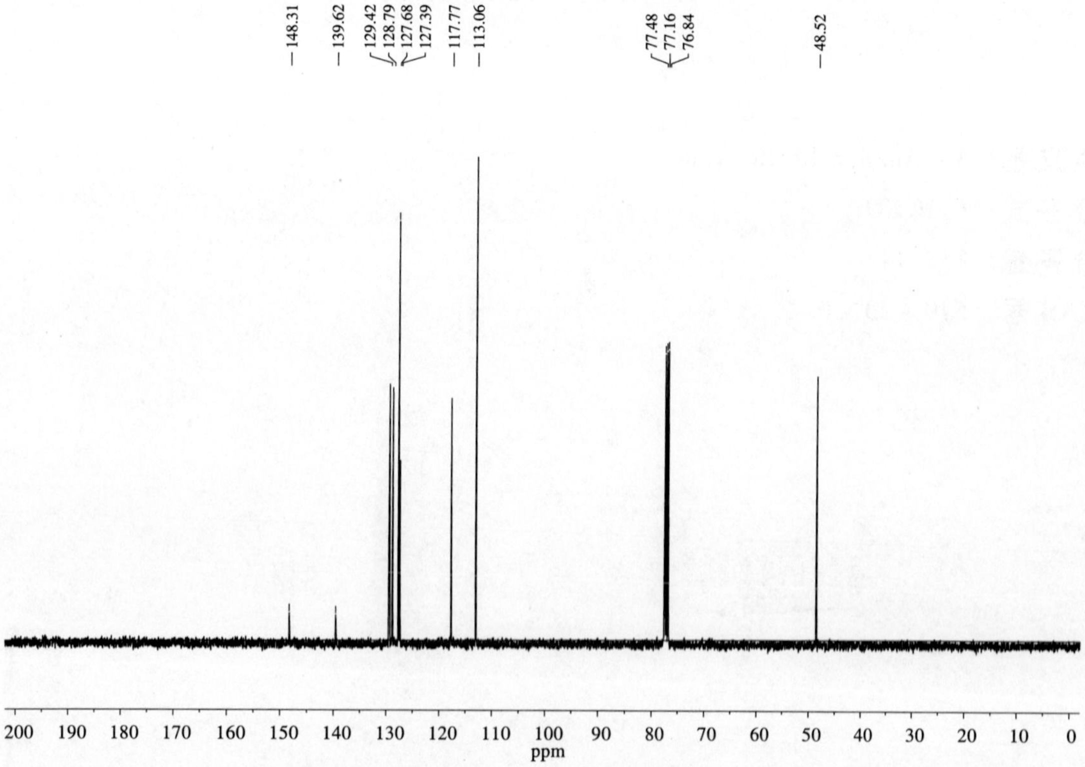

图2 *N*－苄基苯胺的^{13}C NMR谱（溶剂：$CDCl_3$）

^{13}C NMR：δ 148.31（C－1），139.62（C－8），129.42（C－9，13），128.79（C－3，5），127.68（C－10，12），127.39（C－11），117.77（C－4），113.06（C－2，6），48.52（C－7）

备注

1. 性状 本品为柱状结晶。

2. 溶解性 本品不溶于水，溶于乙醇、乙醚、三氯甲烷。

参考文献

[1] Bagal D B, Watile R A, Khedkar M V, et al. PS－Pd － NHC: an efficient and heterogeneous recyclable catalyst for direct reductive amination of carbonyl compounds with primary/secondary amines in aqueous medium. Catal Sci Technol, 2012, 2: 354.

[2] http://sdbs.db.aist.go.jp/sdbs/cgi－bin/cre_index.cgi? lang = eng(SDBS)(^{1}H NMR, ^{13}C NMR).

3-氨基水杨酸

英文名 3-Aminosalicylic Acid

分子式 $C_7H_7NO_3$

分子量 153.14

CAS 号 570-23-0

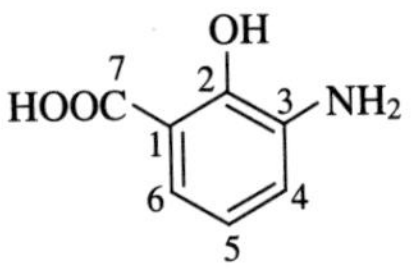

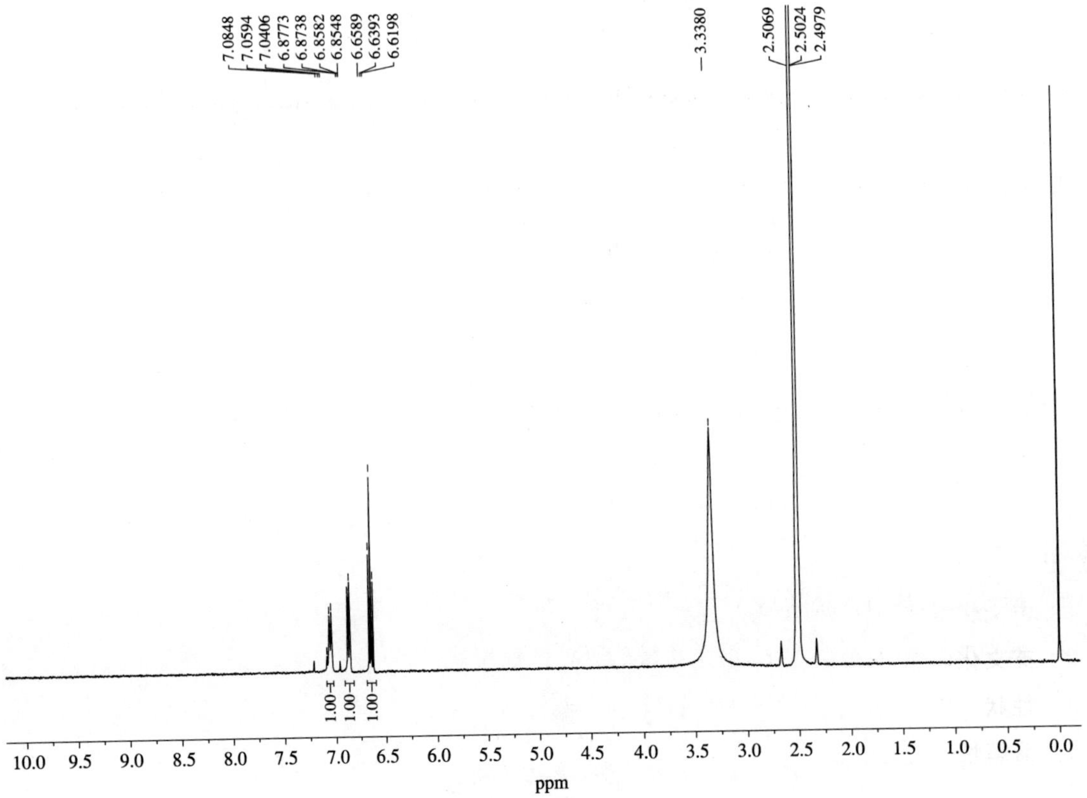

图 1 3-氨基水杨酸的 ^{1}H NMR 谱（溶剂：CD_3SOCD_3）

^{1}H NMR：δ 7.06（H-6，m，1H），6.87（H-4，dd，J=7.6，1.4 Hz，1H），6.64（H-5，t，J=7.8 Hz，1H）

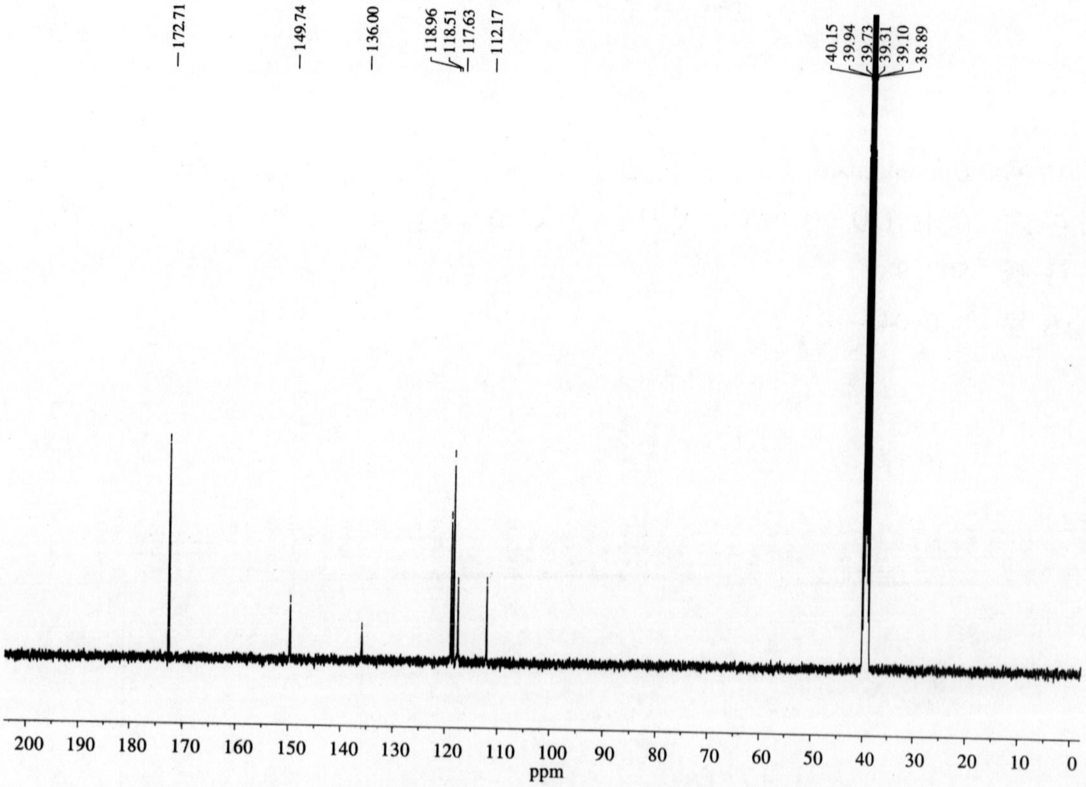

图 2 3－氨基水杨酸的 ^{13}C NMR 谱（溶剂：CD_3SOCD_3）

^{13}C NMR：δ 172.71（C－7），149.74（C－2），136.00（C－3），118.96（C－4），118.51（C－5），117.63（C－6），112.17（C－1）

备注

1. 中文化学名 3－氨基邻羟基苯甲酸

2. 英文化学名 3－amino－2－hydroxybenzoic acid

3. 性状 本品为黄褐色或棕色粉末，刺激眼睛、呼吸系统和皮肤。

4. 溶解性 本品在水中微溶。

达格列净丙二醇

英文名 Dapagliflozin

分子式 $C_{21}H_{25}ClO_6 \cdot C_3H_8O_2 \cdot H_2O$

分子量 502.98

CAS 号 960404-48-2

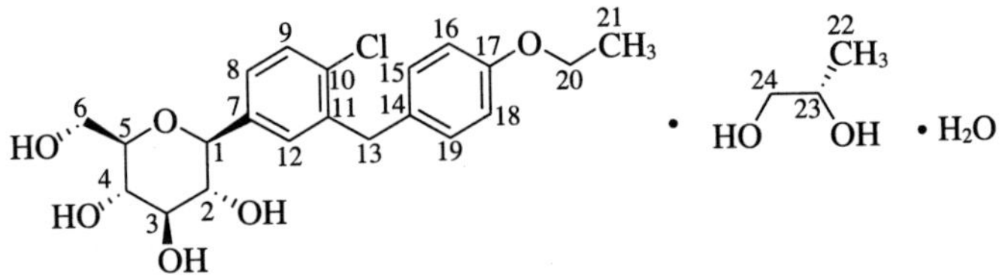

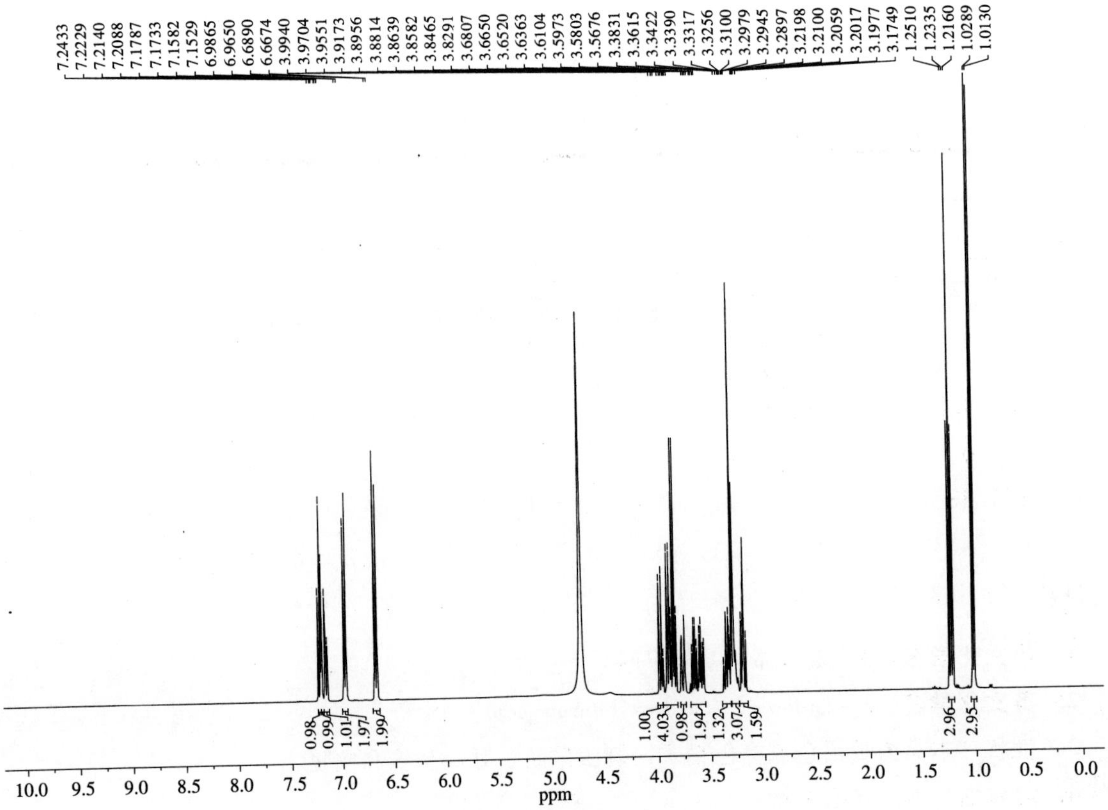

图 1 达格列净丙二醇的 ^{1}H NMR 谱（溶剂：CD_3OD）

^{1}H NMR：δ 7.23（H-9，d，J = 8.2 Hz，1H），7.21（H-12，d，J = 2.1 Hz，1H），7.17（H-8，dd，J = 8.2，2.1 Hz，1H），6.98（H-15，19，d，J = 8.6 Hz，2H），6.68（H-16，18，d，J = 8.6 Hz，2H），3.98（H-1，d，J = 9.4 Hz，1H），3.91（H-13，q，J = 15.1 Hz，2H），3.86（H-20，q，J = 7.0 Hz，2H），3.76（H-6a，dd，J = 12.1，2.0 Hz，1H），3.70～3.60（H-6b，23，m，2H），3.35（H-4，m，1H），3.30～3.24（H-5，24，m，3H），3.21（H-3，m，1H），3.20（H-2，t，J = 9.1 Hz，1H），1.23（H-21，t，J = 7.0 Hz，3H），1.02（H-22，d，J = 6.4 Hz，3H）

注：3.30～3.24（H-5，24，m，3H）与溶剂峰有重叠

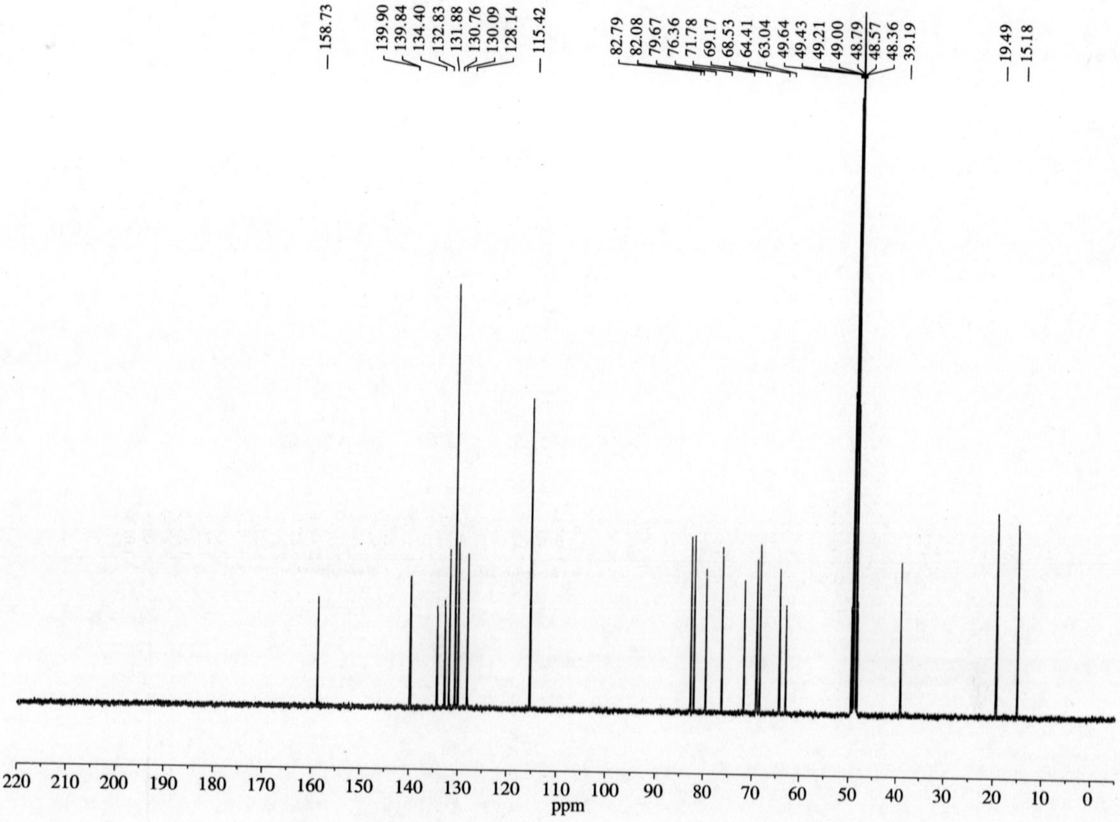

图 2　达格列净丙二醇的 ^{13}C NMR 谱（溶剂：CD_3OD）

^{13}C NMR：δ 158.73（C-17），139.90（C-7），139.84（C-11），134.40（C-10），132.83（C-14），131.88（C-12），130.76（C-15，19），130.09（C-9），128.14（C-8），115.42（C-15，18），82.79（C-1），82.08（C-3），79.67（C-4），76.36（C-2），71.78（C-5），69.17（C-23），68.53（C-24），64.41（C-20），63.04（C-6），39.19（C-13），19.49（C-22），15.18（C-21）

备注

1. 英文化学名　*D*-glucitol,1,5-anhydro-1-*C*-[4-chloro-3-[(4-ethoxyphenyl)methyl]phenyl]-,(1*S*)-,compd with(2*S*)-1,2-propanediol,hydrate(1∶1∶1)

索　　引

中文索引

（按汉语拼音顺序排序）

A

B

C

D

E

F

G

H

J

K

L

M

N

P

Q

R

S

T

W

X

Y

Z

中文索引

（按笔画顺序排序）

一画

二画

三画

四画

五画

六画

七画

八画

九画

十画

十一画

十二画

十三画

十四画

十五画

十六画

十七画

二十一画

英文索引

A

B

C

D

E

F

G

H

I

K

L

M

N

O

P

Q

R

S

T

U

V

X

Z